W0253585

BLUTKRANKHEITEN
UND
BLUTDIAGNOSTIK

LEHRBUCH DER KLINISCHEN HÄMATOLOGIE

VON

DR. MED. OTTO NAEGELI, LL. D. H. C.
O. PROFESSOR DER INNEREN MEDIZIN AN DER UNIVERSITÄT ZÜRICH
UND DIREKTOR DER MEDIZINISCHEN UNIVERSITÄTSKLINIK

FÜNFTE VOLLKOMMEN NEUBEARBEITETE
UND ERWEITERTE AUFLAGE

MIT 104 ZUM GRÖSSTEN TEIL
FARBIGEN ABBILDUNGEN

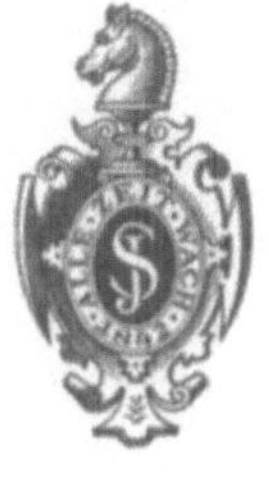

BERLIN
VERLAG VON JULIUS SPRINGER
1931

ISBN-13: 978-3-642-90192-8 e-ISBN-13: 978-3-642-92049-3
DOI: 10.1007/978-3-642-92049-3

Softcover reprint of the hardcover 5th edition 1931

Vorwort.

Die fünfte Auflage des seit 6 Jahren vergriffenen Werkes behandelt die Blutuntersuchungen, die Blutkrankheiten und alle sich daran anschließenden Probleme in völlig neuer Bearbeitung nach den ausgedehnten Forschungen der letzten 8 Jahre, die fast auf allen Gebieten große Fortschritte unseres Wissens herbeigebracht haben. Ich stelle alle hier erörterten Probleme auf einen weiten biologischen, sowohl allgemein naturwissenschaftlichen wie histologisch-physiologischen Boden mit dem ausgesprochenen Bestreben, aus der Fülle der Einzelheiten und der Einzelergebnisse allgemeine Gesichtspunkte abzuleiten. Viele neue diagnostisch wertvolle Feststellungen hat die Forschung der letzten Jahre gebracht; sie mit größter Kritik in den Kreis des Gesamtbildes hineinzuflechten, war mein Bestreben.

Bei den Untersuchungsmethoden ist entsprechend ihrer großen Bedeutung die Senkungsreaktion eingehend und kritisch dargestellt. Ich lege den größten Wert darauf, nicht nur die nackten Zahlen festzustellen, sondern die Umstände ins Auge zu fassen, die diese Zahlen beherrschen. In besonders kritischer Weise sind die an unserer Klinik unerläßlich gewordenen Bestimmungen der Eiweißkörper, vor allem des Globulinwertes zur Darstellung gebracht. Sie sind uns von der allergrößten Bedeutung für die Feststellung von Infektionen und Kachexien. Eine Parallele mit der Senkungsreaktion kann niemals bestehen.

In der Morphologie und Embryologie sind die neueren Forschungen eingehend berücksichtigt. Mit größtem Nachdruck auf Grund vieler weiterer Untersuchungen vertrete ich den prinzipiellen Unterschied zwischen Megaloblasten und Normoblasten und daher deren Trennung. Die pathologischen Zellen, vor allem die pathologischen Neutrophilen, die in Kern, Zelleib und Granulation verändert sind, finden eine breite Darstellung entsprechend der Wichtigkeit dieser Veränderungen für die Klinik. In der Embryologie und in der Abgrenzung der einzelnen Zellen mußte ich vielfach den Auffassungen des verstorbenen Forschers Maximow entgegentreten, weil die hier zur Erörterung kommenden Probleme nicht allein histologisch, sondern nur auf breitester biologischer Basis eine Lösung finden können. Es würde einen großen Rückschritt in unseren Auffassungen bedeuten, wenn, wie zu befürchten steht, die Maximowschen Auffassungen von den Vertretern der normalen Anatomie und Histologie angenommen würden. Das hat mich gezwungen, in dieser Frage mit aller Bestimmtheit die mir richtig erscheinende Auffassung zu vertreten. In den Problemen über die Myeloblasten und den Dualismus der beiden blutzellenbildenden Gewebe habe ich gesucht, alles heranzuziehen, von allen Forschungsrichtungen her, um die in diesem Buche seit $2^1/_2$ Dezennien vertretenen Gesichtspunkte weiter zu festigen, und ich kann mich darauf berufen, daß die Forscher auf klinischem und pathologisch-anatomischem Boden so gut wie ausnahmslos die hier vertretenen Ideen angenommen haben.

Unter den Anämien sind konstitutionell bedingte Formen besonders scharf herausgehoben, und vor allem ist die Perniciosa, entsprechend dem großen

Fortschritte unseres Wissens und unseres therapeutischen Könnens sehr eingehend zur Darstellung gebracht. Die Colitoxingenese und verwandte Theorien der intestinalen Giftresorption werden abgelehnt und durch eine Menge von Gegenargumenten widerlegt. Der besondere pathologische Mechanismus in der Entstehung der Perniciosa ist auf breiter Grundlage gezeichnet, selbstverständlich, wie auch bisher schon immer, nicht wie einzelne Autoren zu Unrecht behaupteten, fast ausschließlich nach dem Blutbilde. Würde aber auf die eingehende Blutmorphologie nicht die größte Sorgfalt gelegt, so entstände mit Sicherheit eine völlig unscharfe Begriffsfassung, die uns in der Forschung nicht weiter bringen könnte und größte Verwirrung anstiften müßte. Selbstverständlich ist die neue Lebertherapie mit all den an sie anschließenden Problemen zur breiten Darstellung gekommen.

Bei den Leukämien ist mit Nachdruck auf die abweichenden biologischen Typen mit atypischen, dem normalen Leben fehlenden Zellen hingewiesen, und es sind diese biologisch verschiedenen Formen schon durch die Namengebung, Paramyeloblastosen, in ihrer Besonderheit herausgehoben. Mit großem Nachdruck ist auf die Überlegenheit der Arsentherapie gegenüber der Röntgenbehandlung der Leukämien hingewiesen auf Grund einer langjährigen großen Erfahrung.

Einen großen Abschnitt stellen heute die Anginen und verwandte Krankheiten dar, in denen wir ohne sorgfältigste Blutuntersuchungen in bezug auf Diagnose und Prognose sonst keinen sichern Boden mehr haben. Vor wenigen Jahren hätte noch niemand solche Auffassungen in diesem Gebiet für möglich gehalten. In gleicher Weise ist der sehr wichtige Abschnitt „hämorrhagische Diathesen“ einer ganz besonders sorgfältigen Neubearbeitung unterzogen worden.

Die Weltliteratur ist in einem wohl ungewöhnlichen Umfang in allen Kapiteln berücksichtigt. Überall übernimmt aber die persönliche Erfahrung, Forschung und Auffassung die Führung.

Es unterliegt keinem Zweifel, daß die Basis der Blutuntersuchungen seit 10 Jahren sich wiederum ganz erheblich verbreitert hat und daß auch in Zukunft noch weitere große Fortschritte erwartet werden dürfen. Das Buch soll aber nicht eine rein spezialistische Darstellung bieten, sondern durch die breite naturwissenschaftlich-biologische Grundlage die Darstellung weit über die Grenzen des Spezialistentums hinausheben.

Zürich, im Januar 1931.

NAEGELI.

Inhaltsverzeichnis.

Die roten Blutkörperchen (R.).

Die weißen Blutkörperchen, Leukocyten (L.).

Die Anämien.

Die Perniciosa (Biermer, Ehrlich).

Die Leukämien (Leukosen): Myelosen und Lymphadenosen.

Der Symptomenkomplex Pseudoleukämie.

Infektionskrankheiten.

Nomenklatur.

Kursivgedruckt sind die von mir in diesem Buche verwendeten Bezeichnungen.

Acidophile Zellen = α-Granulation = *Eosinophile.* S. 156.

„Azurgranula". Die allein mit Giemsa färbbaren, keine Oxydasenreaktion gebenden Granula der $\mathfrak{L}$. (S. 132), eine bestimmte Art der azurophilen Granula.

Azurophile Granula, einfach tinktorieller Begriff für bei Giemsa rot gefärbte, sehr verschiedenartige Gebilde. S. 132.

Basophile Zellen. Zellen mit basophilen Granulationen:

a) metachromatische Granula = *Mastzellen* = γ-Granulation. S. 166.

b) nicht metachromatisch:

I. dauernd basophile Körnelung bei Tieren, δ-Granulation von Ehrlich;

II. basophile Jugendquote der Granulation, oft neben eosinophilen oder neutrophilen. S. 171, 172, 173.

Endothelien (mit Reticulumzellen zusammen retikulo-endothelialer Apparat) bilden keine Blutzellen, sind gelegentlich ins Blut abgeschilfert. S. 152.

Eosinophile = acidophile Zellen = α-Granulation. S. 156.

Hämatoblast, theoretische Stammzellen von Blutzellen. Hayemscher Hämatoblast = Blutplättchen. S. 183.

Hämatogonie, theoretische Stammzelle von roten und weißen Blutzellen.

Hämohistioblast (Ferrata). Artefakt labiler Myelocyten. S. 276.

Hämocytoblast (Ferrata). Theoretische Stammzelle der roten und weißen Blutzellen, morphologisch identisch mit Myeloblast. Neuerdings als Begriff aufgegeben. S. 276.

Histiocyten (Aschoff), Zellen des retikulären Bindegewebes (nicht Endothelien!), erkennbar durch Vitalspeicherung. S. 150, 232.

Histioide Leukocyten, Zellen des Bindegewebes. S. 232.

Klasmatocyt = Adventitiazelle, ruhende Wanderzelle.

Leukoblast (Pappenheim, früher dessen Myeloblast), Zwischenstadium Myeloblast-Myelocyt, mit bereits älterer Kernstruktur. Begriff aufgegeben.

Lymphoblast, jungkerniger größerer Lymphocyt. S. 131.

Lymphocyt, Zelle des lymphatischen Systems, morphologisch-histogenetischer Begriff. S. 130.

Lymphoidocyt (Pappenheim) = theoretische Stammzelle aller Leukocyten, morphologisch identisch mit Myeloblast, heute aufgegeben.

Lymphogonie (Benda), theoretische Stammzelle der $\mathfrak{L}$., daher synonym mit Lymphoblast. S. 131.

Lymphoide Zellen = lymphocytenähnliche Zellen, über deren Abstammung aus lymphatischem oder myeloischem System man sich nicht aussprechen kann oder will. (Morphologischer Begriff!) Nur in diesem Sinne sollte der Name noch gebraucht werden.

Makroblasten (NAEGELI): junge, große, jungkernige Normoblasten ohne Nucleolen, einfache Jugendformen. S. 98.

Makrophagen, biolog. Begriff: Histiocyten, Monoc., Polyblasten usw.

Markzellen = (weiße) Knochenmarkzellen:

1. Granulierte = *Myelocyten* (EHRLICH). S. 171.

2. Ungranulierte = *Myeloblasten* (NAEGELI), sofern sie dem myeloischen System angehören. S. 175.

CORNILsche, H. F. MÜLLERsche, ROBINsche Markzellen sind Myelocyten + (!) Myeloblasten, keineswegs nur Myeloblasten, weil all diesen Autoren der Nachweis der Granula nicht gelungen ist, und erst dieser die Trennung gestattet.

3. Hyaline Markzellen (GRAWITZ), angebliche Stammformen aller roten und weißen Blutzellen, Artefakte der Ausstriche.

Mastzellen = γ-granulierte Leukocyten. S. 166.

Mesemchymzelle, indifferent gebliebene Zelle des Reticulums ohne Vitalspeicherung.

Megakaryocyt = Parenchymriesenzelle des Knochenmarkes. S. 180.

Metamyelocyt (PAPPENHEIM), Myelocyten mit beginnender Kernpolymorphie, Zwischenform zu polymorphkernigen Leukocyten. S. 173.

Monocyten = große Mononucleäre und Übergangsformen von EHRLICH. S. 137.

Myeloblast (NAEGELI), ungranulierte Stammzelle der myeloischen L. S. 175.

Synonyma: 1. Lymphoide Knochenmarkzelle (TÜRK 1904); ist aber nicht nur im Knochenmark. 2. Hämocytoblast (FERRATA), morphologisch identisch, begrifflich von Myeloblast verschieden. S. 276. 3. Lymphoidocyt (PAPPENHEIM) und Leukoblast (PAPPENHEIM). 4. Basophiler Myelocyt (DOMINICI). 5. Knochenmarkslymphocyten (unitaristische Auffassung).

Myelocyt (EHRLICH):

1. α-, γ-, δ-, ε-granulierte eosinophile, basophile und neutrophile Markzellen des myeloischen Systems. S. 170.

2. Basophiler Myelocyt (DOMINICI) = Myeloblast (Protoplasma basophil).

3. Basophiler Myelocyt (GRAWITZ) = basophil granulierter Myelocyt.

4. Basophiler Myelocyt (BLUMENTHAL) = Myelocyten mit unreifer neutrophiler Granulation. S. 173.

Myelogonie (BENDA), theoretische Stammzelle des myeloischen Systems.

Neutrophile Zelle N. = ε-Granulation. S. 154.

Mononucleäre große Zellen (EHRLICH) = *Monocyten.* S. 137.

Plasmazelle. S. 195. Zellformen des lymphoiden Gewebes. WALDEYERsche Plasmazelle = Mastzelle. Vom Typ MARSCHALKO = mit Radkern. Vom Typ KROMPECHER = mit stark vakuolisiertem Protoplasma. Vom Typ UNNA = ohne Radkern, angeblich aus Bindegewebszellen.

Polyblast (MAXIMOW), Sammelname für die hämatogenen und histiogenen $\mathcal{L}$. und Monoc. bei Entzündung des Bindegewebes. S. 234 f.

Polynucleäre Zelle, schlechter, unrichtiger Name statt des hier konsequent gebrauchten „polymorphkernige Zellen“. Hierher N., Eos., Ma.

Proerythroblasten, Erythroblasten mit sehr jungem, noch Nucleolen zeigendem Kern und tiefblauem basophilen Protoplasma. S. 100.

Promegaloblast (FERRATA), sehr jungkerniger Megaloblast. S. 100.

Promyelocyten (PAPPENHEIM), Zwischenform Myeloblast-Myelocyt. S. 172.

FERRATA trennt proneutrophilen Myeloblast mit feiner, azurophiler Granulation und neutrophilem Promyelocyt mit schon neutrophiler Körnelung.

Pronormoblast (FERRATA), sehr jungkerniger Normoblast. S. 100.

Radkernlymphocyt, Lymphocyt mit Radkern, Kernpyknose. S. 131, 132.

Verzeichnis der Lehrbücher, Zeitschriften und Atlanten der Hämatologie. Monographien.

ABDERHALDEN: Handbuch der biologischen Arbeitsmethoden Abt. IV. — ARNETH: Die qualitative Blutlehre. Leipzig: Wilh. Klinkhardt. Die speziellen Blutkrankheiten im Lichte der qualitativen Blutlehre. Münster 1930.

BANTI: Trattato di Anatomia patologica. Milano 1906. — BETHE-BERGMANN-EMBDEN-ELLINGER: Handbuch der normalen und pathologischen Physiologie, Blut, Bd. 6. Berlin: Julius Springer 1928. — BEZANÇON et LABBÉ: Traité d'hématologie. Paris 1904.

CABOT: Clinical Examination of the blood. 3. Aufl. Longmans, Green and Co. — CHAMPY: Le sang et les maladies du sang. Soc. d'édit. scient. et méd. Paris 1913. — COLES: The Blood. 3. Aufl. London 1905. — DA COSTA: Clinical Hematology. 2. Aufl. Philadelphia 1906.

DECASTELLO, v. u. KRJUKOFF: Untersuchungen über die Struktur der Blutzellen. Wien: Urban u. Schwarzenberg 1912. — DOMARUS: Taschenbuch der klinischen Hämatologie. 2. Aufl. Leipzig: Georg Thieme 1920. Methodik der Blutuntersuchung. Berlin: Julius Springer 1921; Einführung in die Hämatologie. Leipzig: Georg Thieme 1929.

EHRLICH: Farbenanalytische Untersuchungen zur Histologie und Klinik des Blutes. Berlin 1891. — EHRLICH u. LAZARUS: Die Anämie. Nothnagelsche Slg Wien 1898. — EMILE-WEIL et MARCEL BLOCH: Maladies du sang Précis de Pathologie méd., 1927. — EWING: Clinical pathology of the blood. 2. Aufl. Philadelphia 1903.

FERRATA: Morfologia del sangue normale e pathologica. Milano 1912. Le Emopatie. Milano 1918. — Folia haematologica. Intern. Zentralorgan für Blut- und Serumforschung, herausgegeben von NAEGELI, HIRSCHFELD, DOWNEY. 1904—1930, Bd. 1—42. — FRANK u. SEELIGER: Untersuchungsmethoden der hämopoetischen Organe in Abderhaldens Handbuch biolog. Arbeitsmethoden. — FREIFELD: Hämatologie (russisch). Moskau 1927.

GHIRON: Malattie del Sangue. Roma Pozzi 1928. — GILBERT et WEINBERG: Traité du sang. Paris: Baillières 1913. — GRAWITZ: Klinische Pathologie des Blutes. 4. Aufl. Leipzig 1911. — GULLAND and GOODALL: The Blood. Edinburgh and London: W. Green 1912.

Haematologica. Redigiert von FERRATA, 1920—1930. — HAMBURGER: Osmotischer Druck und Ionenlehre. Wiesbaden 1902. — HAYEM: Du Sang et de ses altérations anatomiques. Paris 1889; Leçons sur les maladies du sang. Paris 1900. — HELLY: Die hämopoetischen Organe usw. Nothnagelsche Slg Wien 1906. — HENKE-LUBARSCH: Handbuch spezieller Pathologie, Bd. 1. 1926. Blut, Knochenmark, Lymphknoten, Milz. Berlin: Julius Springer 1926. — HERZ: Differentialdiagnose d. Blutkrankh. Dresden: Theodor Steinkopff 1929. — HIRSCHFELD: Lehrbuch der Blutkrankheiten. 2. Aufl. Berlin: August Hirschwald 1928. — HOLLER: Die Differenzierung der Blutzellen. Berlin: Julius Springer 1924. — HOLTHUSEN: Krankh. des Blutes. Lehrbuch der Strahlentherapie, Bd. 3. Wien u. Berlin: Urban u. Schwarzenberg 1926.

JAGIC u. SPENGLER: Klinik u. Therapie der Blutkrankheiten. Wien u. Berlin: Urban u. Schwarzenberg 1928.

LABADIE-LAGRAVE: Traité des maladies du sang. Paris 1893. — LAMBIN: L'état actuel de l'Hématologie morph. Ceuterick, Louvain 1923. — LAZARUS u. NAEGELI: Die Anämie. 2. Aufl. Wien: Alfred Hölder 1909. Nothnagelsche Slg. — LIMBECK: Grundriß einer klinischen Pathologie des Blutes. 2. Aufl. Jena 1896. — LÖWIT: Studien zur Physiologie und Pathologie des Blutes. Jena 1892.

MARTELLI: Le malattie del sangue e degli organi emato-poietici. Torino 1913. — MEYER, E. u. RIEDER: Atlas der klinischen Mikroskopie des Blutes. Leipzig 1907. — MORAWITZ:

Blutkrankh. in Bergmann-Staehelin. Blutkrankh. in der Praxis. München: J. F. Lehmann 1923. — Möllendorff, v.: Handbuch der Anatomie und Histologie. — Maximow: Bindegewebe und blutbildende Gewebe in Handbuch der mikroskopischen Anatomie von v. Moellendorff, 1927. — Mülleen, v.: Grundriß der klinischen Blutuntersuchung. Leipzig u. Wien 1909.

Naegeli: Krankheiten des Blutes und der Drüsen mit innerer Sekretion in diagnostische und therapeutische Irrtümer. Leipzig: Georg Thieme 1920.

Paltauf-Freund-Sternberg: Die Pathologie des Blutes, in Krehl-Marchand. — Pappenheim: Atlas der menschlichen Blutzellen. Jena 1905—1911; Die Zellen der leukämischen Myelose; Technik der klinischen Blutuntersuchung. Berlin: Julius Springer 1911. Technik und Methodologie der klinischen Blutuntersuchung. Leipzig: Wilh. Klinkhardt 1919. Morphologische Hämatologie. Leipzig: Wilh. Klinkhardt 1920. — Parrisius: Röntgentherapie innerer Krankh. Leipzig: S. Hirzel 1926. — Piney: Recent Advences in Haematology. London: Churchill 1927.

Ribierre: Maladies du sang. — Rieux: Précis d'hématologie. Paris 1911; Traité d'hématologie clinique. Paris: Gaston Doin 1924. — Roger, Widal, Teissier: Nouveau Traité de Médecine, Tome 9. Affections du sang et des organes hémoprétiques par Aubertin, Mouquin, Kindberg, Clerc, Pagniez et Emile-Weil. Paris: Masson u. Co. 1927.

Sabrazès: Hématologie clinique. Paris 1900. — Schilling: Angewandte Blutlehre der Tropenkrankheiten. Leipzig: Johann Ambrosius Barth 1914. Sonderdruck aus Mense, Tropenkrankheiten; Das Blutbild und seine klinische Verwertung. Jena: Fischer. 7. bis 8. Aufl. 1929. — Schittenhelm: Handbuch, Krankheiten des Blutes. Berlin: Julius Springer 1925. — Schleip u. Alder: Atlas der Blutkrankheiten. Wien u. Berlin: Urban u. Schwarzenberg 1928. 2. Aufl. — Schridde-Naegeli: Hämatologische Technik. 2. Aufl. Jena 1921. — Sternberg: Pathologie der Primärerkrankungen des lymphatischen und hämopoetischen Apparates usw. Wiesbaden 1905.

Türk: Vorlesungen über klinische Hämatologie. Wien 1904—1912.

Vasiliu: Blutkrankheiten (rumänisch). Cluj med. (rum.) **1923**.

Weidenreich: Die Leukocyten und verwandte Zellformen. Wiesbaden 1911.

Ziemann: Hämatol. Prakticum. Berlin: S. Karger 1927.

Einleitung.

1. Überblick auf die Entwicklung der Hämatologie.

Das Blut ist zu allen Zeiten und in allen Zonen stets als etwas besonders Wichtiges angesehen worden. In zahllosen Sprichwörtern und Sentenzen kommt denn auch diese Auffassung zum Ausdruck. Schon ARISTOTELES, der am bebrüteten Vogelei die rhythmischen Bewegungen der ersten Herzanlage beobachtete, erschien dieses Punctum saliens als Urquell des Lebens, ja direkt als die Seele selbst.

LEEUWENHOEK in Delft entdeckte 1673 die roten Blutkörperchen und die Lymphocyten in den Lymphgefäßen; später fand HEWSON die Leukocyten.

Noch in der Krasentheorie von ROKITANSKY spielte, wie auch in den früheren nosologischen Systemen, das Blut eine wichtige Rolle. Wenn auch VIRCHOW mit der Cellularpathologie diese Spekulationen zerstörte, so wußte er doch durch die Entdeckung der Leukämie (1845) als Erkrankung der blutbildenden Organe das Interesse dem Blute zu erhalten. MAX SCHULTZE und VIRCHOW unterschieden bereits Lymphocyten und größere Leukocyten. Es wurde jetzt der Begriff der Leukocytose geprägt und in Gegensatz zu Leukämie gebracht.

Im Jahre 1868 erkannte BIERMER in Zürich die perniziöse Anämie als besondere Krankheit und zeichnete ihre Symptome, so daß fortan die Diagnose gestellt werden konnte. Ins gleiche Jahr fällt die Entdeckung von NEUMANN, daß das Knochenmark die Bildungsstätte der roten Blutzellen darstellt, und bald entstand die Gewißheit, daß kein anderes Organ jenseits der embryonalen Epoche diese Zellen zu erzeugen vermag. Die fetalen Blutbildungsstätten dagegen waren schon 1845 durch KOELLIKER in Zürich erkannt worden.

Schon 1870 entdeckte NEUMANN auch die Bedeutung des Knochenmarkes für die Genese der Leukämie, und später verfocht er immer entschiedener die Auffassung, daß jede Leukämie myelogener Genese sei.

Ende der 70er Jahre kamen die ersten Zählapparate für rote und weiße Blutkörperchen in Anwendung und gestatteten den Wert der Blutbefunde über bloße Schätzungen hinaus zu erheben. Bald gelang auch die Bestimmung des Hämoglobins, wenn freilich zuverlässige Methoden noch lange einen sehr fühlbaren Mangel bedeuteten. In den 80er Jahren schuf EHRLICH in genialer Weise das stolze Gebäude der Blutmorphologie durch seine farbenanalytischen Untersuchungen. Er lernte uns fast alle heute bekannten Arten der roten und weißen Blutkörperchen kennen, so die Megaloblasten, die Myelocyten und die in der Granulation voneinander abweichenden Leukocyten. Er baute die Lehre von der Spezifität und der Funktion der Granula auf und begann, die neu gewonnenen Kenntnisse für die Klinik nutzbar zu machen.

Nach 1900 hat viele Autoren die Abstammung der Blutzellen, die Spezifität der verschiedenen Arten, die Entstehung der verschiedenen Blutveränderungen und die Funktion der Zellen beschäftigt. Ich habe 1900 die Myeloblasten als die Vorstufe aller weißen Knochenmarkszellen beschrieben und damit die damals erschütterte Lehre des EHRLICHschen Dualismus auf festen Boden gestellt, die

Lehre nämlich, daß zwei verschiedene Blutbildungssysteme, das myeloische und das lymphatische, alle Blutzellen bilden, ihre eigenen Vorstufen haben, die Myeloblasten und die Lymphocyten, die nie ineinander übergehen.

Nach vieljährigem Studium der Cytologie, der embryonalen und histologischen und klinischen Veränderungen ist heute die Cytogenese der Blutzellen weitgehend geklärt und es bestehen fast nur noch in Einzelfragen Abweichungen in den Ansichten der Forscher. Namentlich in der Klinik ist der EHRLICHsche Dualismus in der ganzen Weltliteratur vollständig durchgedrungen.

Auch die Forscher der pathologischen Anatomie stehen fest auf dem von der Klinik geschaffenen Boden, während einzelne Autoren der normalen Anatomie immer noch zurückhaltend oder gar ablehnend sich verhalten. Dies ist nicht überraschend. Viele der hier erörterten Fragen können durch morphologisches Studium allein und in Schnittfärbungen nicht gelöst werden, weil die von der normalen Histologie geübte Schnittfärbung für die Darstellung der Kernstruktur, also für den entscheidendsten Faktor, nicht ausreicht. Als ebenso wichtig für die Klärung der oft verwickelten Verhältnisse hat sich die *funktionell-biologische* von der Klinik gepflegte Forschungsrichtung erwiesen.

2. Umfang und Ziele der heutigen Blutforschungen.

Man kann auf dem Gebiete der Blutuntersuchungen drei große Forschungsrichtungen unterscheiden, die bakteriologisch-serologische, die physikalisch-chemische und die morphologisch-biologische.

Die bakteriologischen Untersuchungen erstreben den Nachweis der Infektionserreger, der Toxine, Antitoxine, Agglutine usw. im Blute. Sie liefern der Klinik wertvolle und häufig beweisende Befunde. Diese Forschung hat volle Selbständigkeit entsprechend ihrer hohen Bedeutung gewonnen.

Die *physikalisch-chemische Forschungsrichtung* studiert die Volumenverhältnisse des Blutplasmas und der Blutkörperchen, die quantitative chemische Zusammensetzung, z. B. den Gehalt an Eiweiß, Eisen und Salzen. Sie untersucht die Schwankungen des spezifischen Gewichtes, der Isotonie, des osmotischen Druckes, der Gerinnungsfähigkeit, der Viscosität usw. Manche dieser Untersuchungsmethoden werden immer rein klinische Methoden bleiben. Andere beginnen praktisch diagnostische Bedeutung zu gewinnen und dürfen heute für die Klärung gewisser Erkrankungen nicht übergangen werden. Hierher zählt die Prüfung der osmotischen Resistenz der roten Blutkörperchen für die Aufklärung mancher Anämien und Milztumoren.

Sehr wertvoll ist die Viscositätsuntersuchung. Sie gibt ausgezeichnete Einblicke in das Zusammenwirken einer großen Zahl von Einzelfaktoren (Hb.-Wert, R.-Zahl, Eiweißwert des Plasmas, Größe und Volumen der Zellen usw.) und eignet sich trefflich als Generalkontrolle der Richtigkeit aller Einzelbestimmungen. Dabei ist die Untersuchung einfach und rasch beendigt. Immer wichtiger werden Prüfungen über den Eiweißgehalt des Serums, erschlossen durch Refraktometrie oder Viscosimetrie. Auch die von mir eingeführte kombinierte Refrakto-Viscosimetrie zur Ablesung der Albumin- und Globulinwerte des Serums nach der ROHRERschen Tabelle ist auf unserer Klinik zu einer unentbehrlichen Methode für Diagnose und Prognose geworden.

Allgemein eingebürgert ist die *Senkungsreaktion* des Blutes, die zwar äußerst komplexer Natur ist, aber Störungen aller Art in sinnfälliger Weise anzeigt.

Ausgezeichnet bewährt hat sich die Prüfung der Farbe des Serums und der Bilirubinwerte als Kriterien des Blutzerfalls oder der Leberschädigung.

Die *morphologisch-biologische Forschungsrichtung* erstrebt die genaueste Kenntnis aller morphologischen Verhältnisse an den Zellen des Blutes, deren genetische Erklärung, biologische Bedeutung und diagnostisch-prognostische Verwertung. Sie unterhält die engsten Beziehungen zu den embryologischen, vergleichend anatomischen, experimentellen und pathologisch-anatomischen Forschungen. Ihre Hauptdomäne ist das Gebiet der eigentlichen Blutkrankheiten. Bei den schweren Anämien, den leukämischen Affektionen und auch bei den unter dem klinischen Bilde der Pseudoleukämie verlaufenden Erkrankungen hat der morphologische Blutbefund die erste Bedeutung. Alle klinische Erfahrung, alle noch so scharfsinnigen Kombinationen aus den übrigen Symptomen können ohne morphologische Analyse des Blutes nicht zu sicheren Ergebnissen führen. So entscheidet der Blutbefund, ob eine schwere Anämie die Perniciosa ist oder nicht.

Wie lange ist dieser Satz selbst von bedeutenden Blutforschern bestritten worden und wie fest ist heute unsere Überzeugung von seiner Richtigkeit. Daß das Blutbild allein die Perniciosa in den frühesten Frühstadien erkennen läßt, habe ich bewiesen[1], selbst dann, wenn der gewiegteste Kliniker noch nicht einmal einen Verdacht für das Bestehen einer so schweren Krankheit hegt und die Hb.-Werte völlig normale sind. Desgleichen klassifiziert der Blutbefund ein Leiden als Leukämie, ob der übrige klinische Befund so oder anders ausfällt.

Bei vielen Infektionskrankheiten geben Leukocytenuntersuchungen, besonders wenn sie wiederholt durchgeführt werden, wertvolle Aufschlüsse. Freilich sollten sie nur nach der genauesten klinischen Untersuchung und in voller Berücksichtigung des klinischen Befundes und unter dem Gesichtspunkt biologischen Denkens verwertet werden. Dann aber sprechen sie oft entscheidend. Ich erinnere nur daran, mit welcher Schnelligkeit, Sicherheit und Eleganz die früher so ungemein schwierige Frage, Typhus oder Trichinosis, heute aus der Zahl der eosinophilen Zellen beantwortet wird. Ich hebe hervor, wie Chirurgen heute aus der Zahl der Leukocyten die in manchen Fällen so schwierige Differentialdiagnose, Typhus oder Perityphlitis durchführen, so daß unnötige Operationen unterbleiben. Ich weise darauf hin, wie manchmal eine latente croupöse Pneumonie, eine Eiterung, ja selbst eine Knochenmarkscarcinose und damit die Diagnose eines latenten Carcinoms, durch die morphologischen Verhältnisse des Blutes sichergestellt wird. Wir erkennen in vielen Erkrankungen an bestimmten Veränderungen der weißen Blutzellen die Schwere und damit die *Prognose* einer Krankheit. Wir fürchten die geringe Leukocytose bei croupöser Pneumonie; denn ein sehr großer Prozentsatz dieser Erkrankungen endigt letal, und wir beurteilen einen Fall von klinisch schwerer Perityphlitis als ganz besonders ungünstig, wenn abnorm niedrige Leukocytenzahl vorliegt. Wir freuen uns über das Hinaufschnellen der Lymphocytenwerte bei Infektionen; denn das zeigt uns die Überwindung der Schädlichkeiten an.

Auch für die Erkennung zweifelhafter oder abgeblaßter Exantheme ist das Blutbild oft ausschlaggebend, so für Scharlach durch die Leukocytose und Eosinophilie, für Röteln durch die große Zahl der Plasmazellen.

So erfährt denn heute der Satz von keiner Seite her Widerspruch: *In allen diagnostisch nicht genügend klaren Fällen müssen genaue Blutuntersuchungen* durchgeführt werden. Jeder Patient einer Klinik sollte zu seinem Eintrittstatus einen genaueren Blutbefund haben! Lehrreich ist, was mein Kollege WALTHARD von der Frauenklinik im Jahresbericht 1925 an die Behörden schreibt:

„Die Bestimmung der Blutkörperchensenkungsgeschwindigkeit, die Bestimmung des Serumeiweißgehaltes und seiner Verhältnisse der Albumin-

[1] NAEGELI: Dtsch. Arch. klin. Med. **124**, 221 (1918).

Globulinfraktion haben sich für die Diagnostik und Therapie so wertvoll erwiesen, daß sie bei sämtlichen gynäkologisch Kranken durchgeführt werden, sowohl nach Aufnahme als in bestimmten Abständen. Der Wert dieser Untersuchungen ist von solcher Bedeutung, daß sie höher einzuschätzen sind wie die regelmäßigen Temperatur- und Pulsmessungen. Diese Untersuchungen ermöglichen in viel präziserer Form die Differentialdiagnose zwischen Neubildungen und entzündlichen Affektionen und zwischen Eileiterentzündung und Eileiterschwangerschaft, oder zwischen Stieldrehung eines Eierstocktumors gegenüber einer Eierstockentzündung, wie sämtliche bisher bekannten diagnostischen Kriterien.“ Zuzufügen wäre, daß die Frauenklinik damals schon längst die Leukocytenwerte und die Differenzierung der L.-Arten in allergrößtem Umfang für Diagnose und Prognose verwertet hat.

Von größter Bedeutung ist endlich die genaueste Histologie der weißen Blutzellen bei Infektionen geworden, die Beachtung *pathologischer Veränderungen* an den Kernen, dem Protoplasma und der Granulation. Ich weiß, daß diese von mir seit Jahren auf breitester Basis durchgeführten Prüfungen auf *qualitative Blutveränderungen* die größte Wichtigkeit für den Kliniker besitzen und wegen ihrer enormen Bedeutung trotz ihrer Kompliziertheit zu einer klinischen Analyse unerläßlich sind. Noch mehr als schon in der 4. Auflage werde ich hier in Wort und Bild diese Pathologie des weißen Blutbildes zur Darstellung bringen und in ihrer weittragenden Bedeutung hervorheben. Ich verweise hier schon auf die aus meinem Institut stammenden eingehenden Arbeiten von ALDER: Die morphologischen Veränderungen der weißen Blutzellen bei Infektionskrankheiten[1] und von GLOOR: Die klinische Bedeutung der qualitativen Veränderungen der Leukocyten (Georg Thieme: Leipzig 1929). Es ist mir unzweifelhaft, daß auf diesem Spezialgebiete der Hämatologie die stärkste Bereicherung der klinischen Blutuntersuchungen für die nächsten Jahre zu erwarten ist, freilich nur in Verbindung mit sorgfältigster klinischer Analyse.

Endlich erörtere ich die *biologische Bedeutung* des Blutbefundes. Die Zellen, die wir im Blute finden, sind das Produkt einer Organtätigkeit, das Ergebnis der Funktion der blutbildenden Gewebe, also des Knochenmarkes und des lymphatischen Systems. Wenn wir unreifen Gebilden (kernhaltigen roten, Myelocyten usw.) in der Peripherie begegnen, so liegt eine Funktionstörung vor. Wenn wir aber bei croupöser Pneumonie in dem einen Falle eine hochgradige Leukocytose und in dem andern, gewöhnlich letalen Fall, sogar eine Verminderung der weißen Zellen beobachten, so müssen wir unbedingt histologisch von *Hyperfunktion* und pathologischer *Hypofunktion,* d. h. biologisch von *Suffizienz* und *Insuffizienz* sprechen. Wir führen also die ganz verschiedenen Reaktionen, trotz Gleichheit der Infektionserreger und Gleichheit der anatomischen Verhältnisse, auf die Verschiedenheit der Organtätigkeit zurück und somit, wie überall in der Physiologie und Pathologie, auf die Erscheinungen der Reizung und Lähmung einer Organfunktion. Daß nur diese Auffassung richtig sein kann, darüber belehren uns große Zahlen klinischer Befunde, und die experimentelle Pathologie liefert die direkten Beweise: Geringe Toxinmenge: mäßige Reaktion, stärkere Toxinmenge: hochgradige Leukocytose, sehr große Dosis: von vornherein — Fehlen aller Reaktion.

Diese Auffassung[2] muß noch weit mehr als bisher die Deutung der Blutbefunde leiten und beherrschen. Wenn ich in zwei Worten sagen soll, worin die Prinzipien der morphologischen Blutuntersuchungen bestehen, so sind es

[1] ALDER: Schweiz. med. Wschr. **1921**, Nr 19.

[2] Siehe NAEGELI: Die Prinzipien der morphologischen Blutuntersuchungen. Korresp.bl. Schweiz. Ärzte **1905**, Nr 24. — NAEGELI: Ergebnisse und Ziele der heutigen Blutuntersuchungen. Schweiz. med. Wschr. **1923**.

die *Grundsätze der Funktionsdiagnostik* und die *innigste Verbindung der Morphologie mit biologischen Gesichtspunkten.*

In letzter Zeit habe ich die Chlorose und manche Anämien als verändertes Zusammenarbeiten innersekretorischer Drüsen gedeutet. Unter diesem Gesichtspunkt, dem ich eine möglichst breite klinische und naturwissenschaftliche Grundlage[1] zu geben versucht habe, dürfte unsere Auffassung der Pathogenese und der Zusammenhänge sicherlich gewonnen haben. Es ist denn auch große Zustimmung zu dieser Art der Betrachtung in der Literatur erfolgt.

Der größte Fortschritt seit der 4. Auflage dieses Buches im Gebiet der Blutkrankheiten ist der bei Perniciosa. Ich werde die damit entstandenen Probleme eingehend schildern. In der Leukämieforschung möchte ich die weitgehende Verbesserung der therapeutischen Erfolge durch energische Arsenkuren vertreten; als neue Gesichtspunkte von großer Wichtigkeit die Begriffe des Hiatus leucaemicus und der Paraleukoblastosen aufstellen. Mit meiner Theorie der Korrelationstörungen begreifen wir die Tumorähnlichkeit und doch die Verschiedenheit von bösartiger Neubildung und von Infektionen besser als bisher.

Auch in anderen Fragen sind naturwissenschaftliche und konstitutionelle Gesichtspunkte gegenüber früherer Auffassung schärfer gezeichnet. So sollte es das Bestreben der Forschung auf diesem Gebiete sein, durch Erweiterung des Gesichtskreises in naturwissenschaftlicher Beziehung das Verständnis zu vertiefen und die Einzelerscheinungen in das Gebiet der Fragen von allgemeiner Bedeutung hineinzubringen und hier nach Klärung und Verständnis zu streben.

---

[1] Naegeli: Allgemeine Konstitutionslehre in naturwissenschaftlicher und medizinischer Betrachtung. Berlin: Julius Springer 1927.

Technik der Blutuntersuchungen.

Die Blutentnahme.

Allgemeine Vorbemerkungen. Die richtige Blutentnahme ist sehr wichtig für genaue Untersuchungen. Es läßt sich zeigen, daß die Hauptfehler bei nacheinander vorgenommenen und nicht übereinstimmenden Ergebnissen von Hb.-, Erythrocyten- und Leukocytenbestimmungen nicht durch die Instrumente, sondern durch die Blutentnahme bedingt sind.

Ein unzulässiger Druck auf die Stichwunde bringt gestautes Blut mit mehr roten Blutkörperchen und mehr Hämoglobin zum Vorschein, wie dies am raschesten durch die erhöhte Viscosität des Bluttropfens bewiesen wird. Erst wenn wenig Blut mehr ausfließt, kommt auf Pressen mit Gewebeflüssigkeit vermengtes Blut und die Werte der Erythrocyten, von Hämoglobin, Viscosität usw. sinken. Lymphbeimengung ist bei Fingerblut nach Wegwischen des ersten Tropfens sonst minimal oder wahrscheinlich Null, da wegen des viel höheren Druckes in den Blutgefäßen eher Blut in die Lymphgefäße eindringt.

Für jede nicht bloß orientierende Untersuchung soll ein *warmes Handbad* gegeben werden, aber nicht zu heiß. Es soll im Wasser ständig Faustschluß gemacht und geöffnet werden. Nachher tüchtiges Abreiben und Trocknen. Jetzt ist eine aktive Hyperämie erreicht. Jetzt fließt das Blut viel besser aus der kleinen Stichwunde und seine Zusammensetzung ist eine ganz gleichmäßige (Naegeli) und zeigt bei verschiedenen Einstichen an mehreren Fingern völlig konstante Zusammensetzung in bezug auf Erythrocytenzahl, Hb., Leukocyten, Viscosität des Gesamtblutes und des Serums, Eiweißwerte und Globulin- und Albuminwerte des Serums, wie das heute allgemein anerkannt ist[1]. Selbst für eine genaue Hb.-Untersuchung ist diese Art der Blutentnahme allein zulässig, weil sonst Abweichungen von über 10% vorkommen.

Die aktive Hyperämie durch ein kurzdauerndes warmes Handbad macht keine lokale Leukocytose, ändert aber gegenüber einer trägen lokalen, peripherischen Blutzirkulation die Verhältnisse im Sinne der Blutzusammensetzung in den größeren Blutgefäßen. Richtig ist freilich, die 2 ersten Bluttropfen wegzuwischen.

Das *Blut muß* nach Einstich *spontan herausquellen*. Geschieht dies nicht, so ist leichtes Klaffen der Wunde zu versuchen oder Zuwarten, bis ein oft anfänglich vorhandener Gefäßkrampf sich löst. Sonst ist tieferer Einstich nötig.

Die Blutentnahme am Ohrläppchen sollte verlassen werden. Die Außentemperatur beeinflußt hier stark die Gefäßweite und damit die Durchströmung. Die am Ohrläppchen vorhandenen Härchen können Blutplättchen und Leukocyten zurückhalten. Die Erzeugung aktiver Hyperämie kann nie sicher erzielt werden (siehe auch Marx und Walterhöfer)[2].

Zum *Einstich* benutzt man Lanzetten, die den Einschnitt nur bis zu einer gewollten Tiefe gelangen lassen, so daß der Patient wenig Schmerz empfindet

---

[1] Siehe schon Cohnstein u. Zuntz: Pflügers Arch. **42**, 303 (1888). — Alder: In meinem Institut. — Hess: Dtsch. Arch. klin. Med. **137**, 200 (1921). Lit.! — Rud: Kongreßzbl. inn. Med. **35**, 378. Für Hb.- und R.-Zahl. — Hofmeier: Z. exper. Med. **35**, 191 (1923). R.-Zahlen in Cap., Venen Arterien gleich. — Nonnenbruch: Z. exper. Med. **29**, 547 (1922). Cap. Art. Vene gl. R.-Zahl. — Hofmeier: Z. exper. Med. **35**, 191 (1923). — Reichel: Klin. Wschr. **1929**, 1712. In Arterien, Vene, Fingerblut. R., Hb. und L. gleich.

[2] Marx: Klin. Wschr. **1927**, 947. — Walterhöfer: Klin. Wschr. **1927**, 350.

und sich dann auch öfters wiederholten Untersuchungen unterzieht. Dann ist die hervorströmende Blutmenge nicht zu groß, was die Herstellung guter Ausstrichpräparate verhindert. Geeignet ist die FRANCKEsche Nadel.

Ähnliche Instrumente, aber ohne Verwendung von Federn, die indessen doch Garantie für eine bestimmte Stichtiefe geben, sind von SAHLI[1] und TÜRK[2] konstruiert worden.

Unter unzähligen Blutentnahmen habe ich nur einmal bei einer akuten Leukämie eine kleine Infektion der Stichwunde erlebt. Nach Gewinnung des Blutes verklebt die Stichwunde rasch besonders bei leichter Kompression. Ein Verband ist überflüssig.

Zur Gewinnung großer Blutmengen, namentlich für physiologisch-chemische Zwecke, ist die *Venenpunktion* die einzig zulässige Methode.

Größere Einschnitte in die Haut sind zu verwerfen. Ganz unbrauchbar, wegen Gewebsplasmabeimischung, ist das Blut aus Schröpfköpfen.

Bei der Venenpunktion ist oft ein gewisser Grad von Stauung unvermeidbar. Nun zeigten aber ZUNTZ und SAHLI, daß gestautes Blut, namentlich im Gehalt an festen Bestandteilen und Wasser, rasch in hohem Grade verändert wird. Man kann sich denken, wie oft frühere Untersucher mit diesen angeblich so exakten Volumenprozent- oder Trockenrückstandbestimmungen die Opfer schwerer Täuschungen geworden sind!

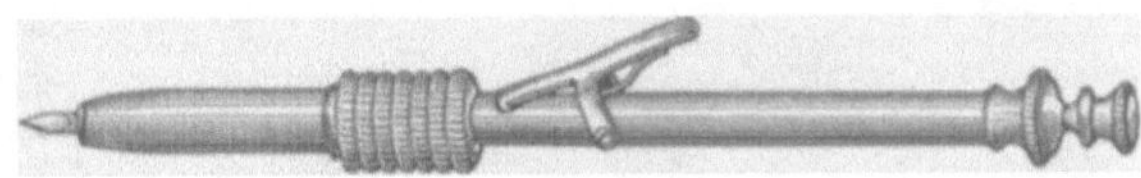

Abb. 1. FRANCKEsche Nadel.

Es ist also unbedingt nötig, nach Einführung der Kanüle die Stauung durch Weglassen der Aderlaßbinde oder des Handdruckes wieder aufzuheben.

Unter günstigen Verhältnissen und bei Übung und Vorsicht können, wie ALDER gezeigt hat, genau gleiche Werte in der Vene wie am Fingerblut gewonnen werden, und es ist die Zusammensetzung des peripherischen Blutes in arterialisierten Capillaren und in den Venen in bezug auf Hb.-, R.-Zahl, L.-Zahl, Eiweißgehalt des Serums und Plasmas, Albumin- und Globulinwert gleich; einzig der Volumenwert der R. ist in der Vene etwas höher, dagegen bietet das Blut in inneren Organen andere Verhältnisse. Die gleichen Werte in bezug auf Hb. und R. hat auch BÜRKER[3] für Finger, Cubitalvene und Ohrläppchen bewiesen; anders lauten freilich die Angaben von BING[4].

Große Schwierigkeiten bietet die Blutentnahme bei Tieren, wie jeder bald herausfinden wird. Auf die vielen Fehlermöglichkeiten haben besonders KLIENEBERGER und CARL[5] hingewiesen. Diese Schwierigkeiten sind indessen durch gute Technik überwindbar, wie BÜRCKER an Hand von durchaus konstanten Ergebnissen am Tierblut gezeigt hat.

Die *Blutentnahme* soll in den Morgenstunden erfolgen, am besten vor dem Frühstück und bei Bettruhe. Jede Erregung kann die Werte erheblich verändern; desgleichen Bewegung oder größere Mahlzeiten. Für alle genauen Untersuchungen ist auf diese Verhältnisse Rücksicht zu nehmen.

Die Herstellung ungefärbter Präparate (Nativpräparate).

Der Bluttropfen wird mit der Unterseite eines vorher in Äther und Alkohol gereinigten Deckgläschens abgehoben und auf einen sauberen Objektträger gelegt. Das Blut breitet sich durch Capillarität gleichmäßig aus.

Das Deckgläschen wird an einer Ecke mit den Fingerkuppen gefaßt. Es soll rasch mit dem Bluttropfen beschickt werden. Auch so kommt es vor, daß es sich durch die Wasserverdunstung der Haut des Patienten beschlägt; indessen verschwindet der Beschlag schnell wieder, wenn man einen Augenblick zuwartet.

Es empfiehlt sich, ein dünneres und ein dickeres Nativpräparat anzufertigen. Im ersteren sollen die Blutkörperchen isoliert, im letzteren in Geldrollen sich zeigen.

Im Nativpräparat erkennt man Größe und Gestalt der *Erythrocyten* und erhält Aufschluß, ob die *Zahl der Leukocyten* normal, erheblich vermehrt oder vermindert ist. Der Geübte vermag die Zahl der L. zu schätzen.

---

[1] Erhältlich bei Optiker Büchi in Bern. [2] Bei Reiner oder Hayek, Wien IX/3.
[3] BÜRKER: Arch. f. Physiol. **1917**. [4] BING: Bull. Soc. biol. Paris **84**, 315 (1921).
[5] KLIENEBERGER u. CARL: Zbl. inn. Med. **1910**, Nr 24.

Dazu muß das Präparat nach allen Richtungen durchforscht werden. Niemals darf man die Beurteilung nach einer fixen Zahl, etwa drei Leukocyten als Norm im Gesichtsfeld bei mittelstarker Vergrößerung, vornehmen. Es ist ja leicht einzusehen, daß diese Zahl ganz anders in dicken als in dünnen Präparaten ausfallen muß. Man kann also nur Schätzungen nach der Häufigkeit der Leukocyten im Verhältnis zur Erythrocytenmenge wagen. Das ist Sache der Übung und Erfahrung. Wenn die Zahl der roten Blutkörperchen nicht normal ist, werden diese Schätzungen unsicher. Man kommt leicht in Versuchung, eine Leukocytose anzunehmen, wenn eine einseitige Abnahme der Erythrocyten besteht.

Im ungefärbten Präparat erkennt man die *verschiedenen Leukocytenarten.*

Eosinophile Zellen: Ihre Körnchen glänzen wie Fett und sind groß (Zelle 1).

Neutrophile Zellen bieten viel feinere Körnchen ohne Glanz und finden sich in der gewöhnlich vorherrschenden Zellart (Zelle 3).

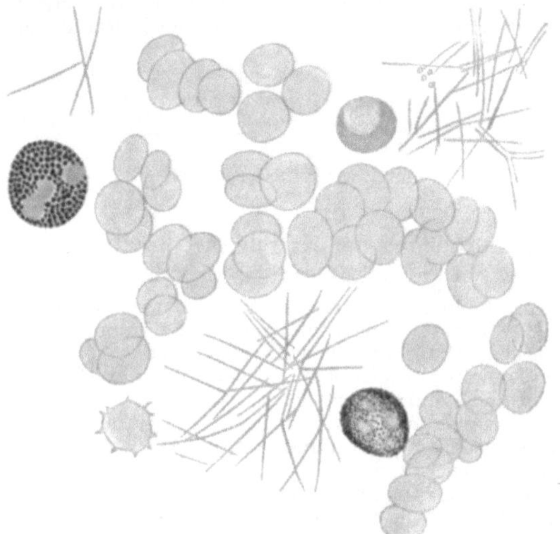

Abb. 2. Ungefärbtes Blutpräparat. Vergrößerung 700fach. Die roten Blutkörperchen liegen zum Teil isoliert, zum Teil in Geldrollen. Eine Zelle links unten zeigt bereits Stechapfelform. Der Hämoglobingehalt der Erythrocyten ist gut. Es sind feine Fibrinnetze entstanden. Das oberste Netz zeigt feine Körnchen; zum Teil handelt es sich um körniges Fibrin, zum Teil um Blutstäubchen, die unter tanzenden Bewegungen beständig ihre Lage verändern. Die Blutplättchen sind bereits vollständig untergegangen. Man erkennt drei Leukocyten, oben rechts einen Lymphocyten, links eine grob granulierte eosinophile Zelle, deren Körner wie Fett glänzen, unten einen polymorphkernigen neutrophilen Leukocyten, dessen Körnelung überaus fein beschaffen ist und sich mit größter Leichtigkeit von der groben eosinophilen unterscheiden läßt.

Die *Lymphocyten* zeigen geringe Größe, einen die Zelle fast ganz erfüllenden, runden oder ovalen Kern und im Protoplasma eine undeutlich granuläre Beschaffenheit (Zelle 2). *Monocyten* verraten sich durch erhebliche Zellgröße und meist auch durch den polymorphen Kern. Im Protoplasma sieht man eine besondere Art feiner Granulation.

Mastzellen in sehr geringer Zahl sind klein, haben große, nicht lichtbrechende Granula.

Die *Blutplättchen* erscheinen als kleine, matt grauliche, rundliche Körperchen, die oft traubenartig zusammenhängen und bald verschmelzen, und schließlich erkennt man auch die Blutstäubchen, die im Gesichtsfeld eigenartig tanzende Bewegungen ausführen.

Nach einiger Übung erkennt man also alle Leukocytenarten und die gegenseitigen Mengenverhältnisse; so wird eine Eosinophilie, eine Lymphocytose oder eine Vermehrung der Neutrophilen sehr rasch bemerkbar werden.

An den *roten Zellen* kann man Poikilocytose und Anisocytose wahrnehmen. Auch ist zu erkennen, ob der Hämoglobingehalt der Scheiben gut oder schlecht ist.

Nach etwa 5—10 Minuten zeigen sich *Fibrinfäden,* die sich an Plättchenhaufen anschließen. Bei exsudativ-entzündlichen Prozessen werden die Fibrinsterne bald zahlreich und groß. In anderen Erkrankungen besteht Fibrinmangel (Hypinose).

Endlich erkennt man eine wesentliche *Polyplasmie,* wenn die Zellen auch bei Benutzung größerer Bluttropfen abnorm weit auseinanderliegen oder die Plasmaräume zwischen den Geldrollen der Erythrocyten viel beträchtlicher als in der Norm ausfallen.

Man kann also dem Nativpräparate mit einiger Übung viel entnehmen; besonders ist die Beurteilung des Fibringehaltes wertvoll; sonst aber wird es heute in jeder anderen Hinsicht durch die Vitalfärbung übertroffen.

Färbungen.

Durch die verschiedene Affinität der einzelnen Zellbestandteile gegenüber Farbstoffen erzielt man wie in der Histologie feine Differenzierungen. Diese

Affinität beruht auf chemischen und auf physikalischen Unterschieden. So verhält sich der Kern, der im wesentlichen aus Nucleinsäuren besteht, basophil, d. h. er bindet die basischen Farbstoffe, ist mithin selbst ein saurer Zellbestandteil. Immerhin erfolgen die Färbungen nicht wie chemische Prozesse, und es kommt sehr darauf an, wie Fixation und Färbung vorgenommen werden.

So geht die Affinität des Lymphocytenkernes gegenüber dem stark basischen Methylenblau bei höherer Hitzefixation verloren, und die Farbnuance der acidophilen Granulation wie der neutrophilen kann nicht unwesentlich verändert werden. Auch ist es keineswegs gleichgültig, welche Lösungsmittel für die Farbstoffe verwendet worden sind. Es darf daher nicht wundernehmen, wenn die gleiche Granulation bei verschiedener Fixation und verschiedener Färbung bei verschiedenem P^{H} nicht im gleichen Farbentone sich zeigt. Ja selbst an dünnen und dickeren Stellen des gleichen Präparates können die Granula verschieden gefärbt sein.

Man kann also kritische Zellen nur bei Berücksichtigung aller Färbeverhältnisse an allen Zellen eines Präparates beurteilen.

Bei der Färbung mit einem einzigen Farbstoff nehmen diejenigen Zellbestandteile, die eine große chemische Affinität zu dem dargebotenen Körper besitzen, diesen in intensiver Weise auf. So färben sich Kerne und basophile Granula mit basischen Reagenzien und eosinophile Körner mit sauren außerordentlich stark. Oft kommt es aber zu einer leichten Übertünchung auch anderer Substanzen. Dies letztere unerwünschte Ereignis kann bei kurzdauernder Färbung, starker Verdünnung der Lösung und sorgfältiger Auswaschung ganz oder nahezu vermieden werden, so daß für gewisse Zwecke (z. B. für reine Kernfärbungen, basophile Körner der Erythrocyten, Polychromasie) die singuläre Färbung die geeignetste ist.

Panoptischer gestalten sich die Bilder, wenn gleichzeitig basische und saure oder außerdem noch neutrale Farbstoffe angeboten werden. Dies kann in succedaner oder zuverlässiger in simultaner Färbung geschehen. Alsdann geht jeder Zellbestandteil elektiv diejenige Bindung ein, die durch seine chemische Natur, zum Teil auch durch sein physikalisches Verhalten, bedingt ist. Es kommt aber auch vor, daß Gebilde mit acidophilem und gleichzeitig auch basophilem Charakter (halbreife Granula) vorhanden sind. Sie färben sich dann in einem Mischtone. Selbst unter sauren oder basischen Körpern gibt es verschiedene Intensitätsgrade der Acido- und Basophilie, die bei Verwendung zweier saurer oder zweier basischer Farbstoffe dann tinktoriell verschieden ausfallen.

So färbt Triacid acidophile Granula leuchtend rot im Tone des Säurefuchsins, das gleichfalls säureliebende Hb der roten Blutkörperchen aber matt in der Nuance des Orange.

Literatur über die Theorie der Färbungen: Die Lehrbücher der Farbchemie von L. Michaelis und von Pappenheim, ferner Enzyklopädie der mikroskop. Technik von Ehrlich, Krause, Mosse und Rosin. Berlin, 2. Aufl. 1910.

Herstellung gefärbter Präparate.

Die sorgfältige Reinigung und Entfettung der *Deckgläschen* ist unerläßlich. Man bringt sie in eine Schale von Äther und Alkohol āā, läßt sie eine Viertelstunde verweilen und trocknet sie mit einem leinenen Läppchen.

Man stellt sich eine größere Zahl auf Vorrat her und hebt sie in Papiertüten auf.

Jetzt wird die Unterseite eines Deckgläschens mit einem kleinstecknadelkopfgroßen Bluttropfen kurz in Berührung gebracht; es wird ein Augenblick gewartet, wenn der Finger des Patienten durch Wasserdampfausdunstung einen hauchartigen Beschlag erzeugt hat, der rasch wieder vergeht; und der Bluttropfen ohne Druck, nur durch Capillarität, zwischen zwei Deckgläschen ausgebreitet. Ist die gleichmäßige Verteilung erzielt, so zieht man die beiden Deckgläschen mit einem einzigen sanften Zug ohne Gewalt auseinander.

Dies muß unbedingt von Hand geschehen, weil es viel sorgfältiger ausfällt als unter Benutzung von Pinzetten. Dabei empfiehlt sich die Haltung der Finger und das Auseinanderziehen der Deckgläschen nach folgendem Verfahren (Ausziehen über Eck), damit die bestrichene Fläche nie mit den Fingern in Berührung kommt:

An der Luft trocknet ein richtig hergestelltes Präparat rasch und wird dann in eine Papiertüte gebracht. Man schreibt Name und Datum und kann die Weiterbehandlung zu gelegener Zeit durchführen.

Zuerst muß das lufttrockene Präparat fixiert werden, sofern nicht die Fixation, wie bei der wichtigsten Färbung (kombinierte Giemsafärbung) gleichzeitig mit dem Färben vorgenommen wird.

Manche Autoren stellen *Objektträgerpräparate* her. Ich möchte davor sehr warnen! Auch bei der besten Technik werden auf solchen Präparaten die Erythrocyten oft gequetscht

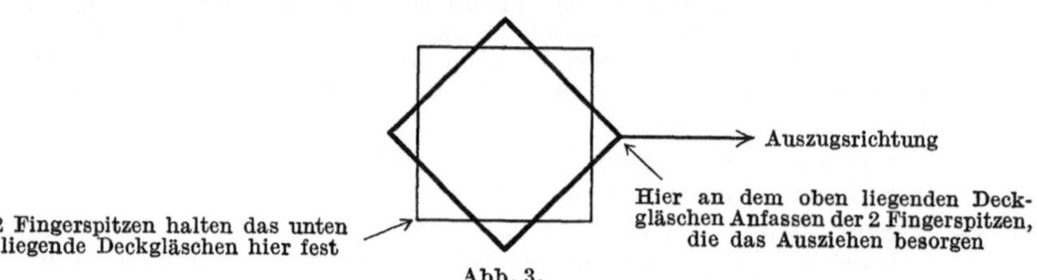

Abb. 3.

und für die Beurteilung fast ungeeignet. Die Verteilung der Leukocyten ist ungleich; die Hauptmenge klebt am Rande und ist oft deformiert. Besonders werden durch leichte Quetschungen zu viel jugendliche Neutrophile vorgetäuscht.

Auch in guten Deckgläschen-Ausstrichen sind nie alle Stellen gut. Dickere Stellen des Präparates färben sich ganz anders als dünnere und versagen oft im Giemsaeffekt. Besonders gilt dies für Monocyten. Man kann daher fragliche Zellelemente oft nur aus dem Vergleich, wie die anderen Zellen gefärbt sind, sicher erkennen.

Die Fixation.

1. *Beste Fixation in abs. Methylalkohol* (3 Min.) unter Luftabschluß in einem Blockschälchen. Ältere, mehr als 12 Stunden lufttrockene Präparate verlangen nur 2 Min. Fixation.

2. Fixation in reinem Aceton (5 Min.). Wenig empfehlenswert.

3. Fixation in Aceton und Methylalkohol āā. 5 Min.

4. Fixation in abs. Alkohol und Äther āā. 10—30 Min. unter Luftabschluß.

5. Fixation in abs. Alkohol. 20—30 Min. unter Luftabschluß, für Färbungen nach Giemsa, Jenner, May-Grünwald.

6. Fixation auf der Kupferplatte für Triacidfärbung. Man benutzt eine überzinnte Kupferplatte, erhöht sie auf der freien Seite durch die Flamme eines Bunsenbrenners, bis eine gewisse Konstanz der Temperaturen auf der Platte eingetreten ist. Auf sehr heißen Partien (140°) rollt ein Tropfen Wasser sofort als Kugel ab (Leidenfrostsches Phänomen); auf kälteren verdunstet er rasch unter Zischen. Man sucht jetzt diejenige Stelle, wo der Tropfen gerade noch sphärisch abrollt, und legt hierher das Präparat, läßt es 5—10—20 Sekunden, je nach der Dünne der Blutschicht, verweilen.

7. Manche Farblösungen enthalten die Farbe schon in der fixierenden Flüssigkeit, so Jenner- und May-Grünwald-Lösungen in Methylalkohol, oder es werden die Tabletten der Farbstoffe (für Jenner- oder Giemsafärbung) in 10 ccm Methylalkohol gelöst. Bei der heute gebräuchlichsten kombinierten Jenner-Giemsalösung wird die Fixation mit der Jennerlösung vorgenommen.

8. Fixation mit Osmium: Agar-Osmium-Methode von Weidenreich (S. 11), die Methoden von Schridde (S. 18) und Freifeld (S. 18) zur Darstellung der Chondriokonten.

Wenn auch die Osmiummethode für die Darstellung gewisser Zellbestandteile Vorzügliches leistet, so eignen sich osmierte Präparate nach Giemsas Ausspruch wenig für Giemsafärbungen. Die schwierige Färbbarkeit hebt auch Heidenhain hervor. Schlecht färben sich Präparate aus Blut mit viel Plasma und viel Globulinen.

9. Marchand[1] bringt die *feuchten* Abstriche vor Antrocknen sofort in Fixationsflüssigkeit und verwendet Fixationen in Zenker, Formol, Alkohol usw. Auch die weitere Behandlung wird nach den Prinzipien der Histologie vorgenommen: Auswaschen, Färben, Entwässerung in Alkohol, Karbol-xylol, Xylol, Kanadabalsam.

[1] Marchand: Münch. med. Wschr. **1908**, Nr 8.

10. HEIDENHAIN hat für die Darstellung der Centriolen mit Eisenhämatoxylin die Sublimatfixation eingeführt (Plasma und Zelle, Jena 1907).

11. WEIDENREICH rät zur Fixation der feuchten Ausstriche mit Osmium. Er bringt die gereinigten Objektträger für 1 Min. auf eine Glasschale, in die man einige Kubikzentimeter einer 1%igen Osmiumsäurelösung gegeben hat. Dann Ausstreichen des Bluttropfens auf der den Dämpfen ausgesetzten Seite des Objektträgers, den man jetzt für 20 Sekunden wieder in die Schale zurückbringt und den Dämpfen zur Fixation aussetzt.

Zur besseren Darstellung der Kernstruktur kann man der Osmiumsäure Eisessig (höchstens 2 Tropfen auf 1 ccm) zusetzen.

12. SZÉCSI empfiehlt Lucidol (Verein. Chem. Werke Charlottenburg) als gutes Fixiermittel. Nach LANGERON[1] macht es auch alte Präparate wieder zur Färbung geeignet.

Die Färbungen.

Die Zahl der Färbungen ist Legion; aber eine einzige, die *Giemsafärbung* besonders in ihrer von PAPPENHEIM *ausgebildeten Kombination* mit Jennerfärbung, *überragt alle* so sehr in der Differenzierung, daß seit Jahren nahezu überall nur noch diese Färbung vorgenommen wird und höchstens für seltene Spezialfragen noch eine andere Methode in Frage kommt.

So prachtvoll die heutigen Färbungen die Blutzellen in strahlenden Farben darstellen, so muß doch vor Überschätzung der Bedeutung tinktorieller Methoden gewarnt werden. Manche Entscheidungen über Verwandtschaft der Zellen, über Abstammung, Entwicklung, Reifung, über das Wesen gewisser Veränderungen können aus biologischen Untersuchungen viel sicherer gewonnen werden. Die gleiche Farbenreaktion spricht an sich niemals für volle Wesensgleichheit und hat nicht selten in unseren Argumentationen nur so lange Wert, bis neue Färbungen doch Differenzen ergeben. Gerade weil die Färbungen nicht ausschließlich chemisch bedingt sind, sondern von physikalischen Momenten stark mitbeeinflußt werden, so ist Vorsicht bei allen Deutungen angezeigt. Ich habe auch immer betont, daß die bei den Färbungen zum Ausdruck kommende chemische Reaktion nur eine kleine Nebenfrage berührt, nämlich die, ob saure, neutrale oder basische Reaktion vorliegt. Das Problem haftet gleichsam an der Oberfläche und dringt nicht in das Wesen der Dinge ein.

Anders verhält es sich mit der FEULGENschen Nuclealreaktion, mit der Thymonucleinsäure erkannt wird und mit der bei verschiedenen Affektionen Abweichung in der Nuclealreaktion der Kerne gefunden werden. Siehe FEULGEN: Z. physik. Chem. **135, 203** (1924). ABDERHALDEN: Handbuch biologischer Arbeitsmethoden, Abt. V, Teil 2, S. 1055. Lit.! — KAMSLER: Schweiz. med. Wschr. **1925**, 751. — VOIT u. KOCHMANN: Fol. haemat. (Lpz.).

Die Herstellung guter Farbstoffe ist schwer. Reinheit kann nur durch mehrfaches Umkrystallisieren erzwungen werden. Nur der Großbetrieb kann hier Garantie für gute Farblösungen geben. Ich empfehle daher, alle *Farbstoffe* von Dr. HOLLBORN in *Leipzig* oder *Ciba, Basel,* kommen zu lassen.

Übersicht über die geeignetsten Färbungen für spezielle Zwecke:

1. Am meisten Einzelheiten gleichzeitig (panoptische Färbung) gibt	kombinierte Giemsa nach PAPPENHEIM.
2. Darstellung reifer neutrophiler Granula . . .	Triacid, kombinierte Giemsa-Jenner.
3. Jugendliche neutrophile Granulation mit erheblicher basophiler Jugendquote	kombinierte Giemsafärbung, reine Giemsa-Jenner-Färbung.
4. Pathologische Leukocyten, bes. Neutrophile .	kombinierte Giemsa. Färbungen nach MOMMSEN, FREIFELD, GRAHAM.
5. Für eosinophile Granulation	Magdalafärbung am besten. Jenner-Giemsa, Eosin-Methylenblau.

[1] LANGERON: Bull. Soc. Biol. Paris **1914**.

6. Mastzellenfärbung	Dahlia, Methylenblaujod, Jenner, Leishman.
7. Für Myelocyten	Giemsa, kombinierte Giemsa, Triacid, Jenner.
8. Für Myeloblasten	kombinierte Giemsafärbung.
9. Für „Azurgranulation“ der Lymphocyten	nur Giemsa und Leishman.
10. Für ALTMANN-SCHRIDDEsche Lymphocytengranulation	ALTMANN-SCHRIDDEsche Färbung. FREIFELDsche Färbung.
11. Monocyten	reine Giemsa noch besser als kombinierte Giemsa. Dünner Ausstrich nötig.
12. Für Plasmazellen	Giemsa, Hämatoxylin, Karbol-Methylgrün-Pyronin.
13. Für Polychromasie	Methylenblaufärbung noch besser als Giemsa, Jenner.
14. Für basophile Punktierung der roten Blutkörperchen	reine Methylenblaufärbung besser als Giemsa und Jenner.
15. Vital granuläre Erythrocyten (Retikulocyten)	Vitalfärbung.
16. Für Ringkörper und kleine Chromatinkörnchen in roten Blutkörperchen	Giemsa, kombinierte Giemsa, lange Färbung, sehr dünne Ausstriche.
17. Für acidophile Fleckung der Erythrocyten	FREIFELDsche Färbung.
18. Für Kernstruktur	kombinierte Giemsa, Hämatoxylin.
19. Für Nucleolen	Vitalfärbung, Giemsa, kombinierte Giemsa, Pyronin-Methylgrün, Methylenblau.
20. Für Oxychromatinstruktur	FREIFELDsche Färbung.
21. Für Centrosomen	WEIDENREICHsche Fixation und Giemsa. FREIFELDsche Färbung.
22. Für Chondriokonten und Protoplasmareticulum	FREIFELDsche Färbung. Vitalfärbung mit Janusgrün-Neutralrot.
23. Für Blutplättchen	Giemsa und DEETJENsche Methode.
24. Für Fibrin- und Blutstäubchen	Nativpräparat.
25. Für Parasiten	Giemsa; Anreicherung nach STÄUBLI (Kap. Trichinosis); dicker Tropfen S. 24.

Vornahme der Färbungen.

1. Deckglasausstrich mit Strichseite nach unten in ein Uhrschälchen oder ein Blockglas legen.

2. Zufließenlassen der Farblösung von der Seite her, so daß das Präparat schwimmt und alle evtl. Niederschläge zu Boden sinken.

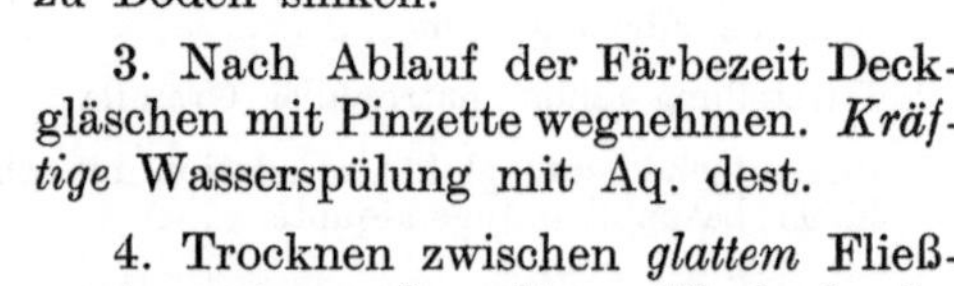

Abb. 4.

3. Nach Ablauf der Färbezeit Deckgläschen mit Pinzette wegnehmen. *Kräftige* Wasserspülung mit Aq. dest.

4. Trocknen zwischen *glattem* Fließpapier unter mehrmaligem Wechseln der Lage des Deckgläschens. Weitertrocknen an der Luft.

5. Einbetten in *neutralen* Kanadabalsam (Firma Dr. K. Hollborn, Leipzig).

Das ist unerläßlich, wenn man Präparate lange Zeit, evtl. jahrelang, in guter Färbung konservieren will. Der gewöhnliche Balsam enthält Säure, die meist bald entfärbt.

Giemsafärbungen.

1. Kombinierte Giemsafärbungen.

Dies ist die beste, allen anderen überlegene Färbung der Gegenwart.

Die Lösung enthält Methylenazur neben Eosin und Methylenblau in Glycerin und Methylalkohol gelöst.

1. Herstellung einer verdünnten Giemsalösung; 15—16 Tropfen der käuflichen Lösung auf einen kleinen Meßzylinder von 10 ccm Aq. dest.

2. Präparat wird mit der käuflichen Lösung von eosinsaurem Methylenblau (= Jennerlösung, = May-Grünwald-Lösung) unterschichtet. Dauer 3 Min. (ältere Präparate, mehr als 24 Stunden alt, 2 Min.).

Der Methylalkohol der Farblösung nimmt die Fixation vor.

3. Zufließenlassen von Aq. dest. in abgemessener, genau gleicher Menge wie eosinsaures Methylenblau.

Zuwarten 1 Min. Jetzt tritt die Färbung ein.

4. Mit Pinzette Abheben des Deckgläschens und Auf-die-Kante-Stellen über Fließpapier. Dadurch Abfließen der überschüssigen Farblösung. Abwischen der allfällig auf die nicht bestrichene Seite gekommenen Farblösung.

5. Präparat mit bestrichener Seite nach unten wird mit der unter 1 hergestellten Giemsalösung unterschichtet. Färbedauer 10—12 Min.

6. Kräftiges Abspülen mit Wasserstrahl (Aq. dest. oder Brunnenwasser).

7. Trocknen zwischen Fließpapier und an der Luft.

(8. Kontrolle der Färbung [schwache Vergrößerung] auf gute Kernfärbung.)

9. Neutraler Kanadabalsam.

2. Einfache Giemsafärbung.

1. Fixation mit abs. Methylalkohol 3 Min. in Blockschälchen, das gut zugedeckt wird (Vermeidung von Verdunstung); 2 Min. bei über 24 Stunden alten Ausstrichen.

2. Färbung wie oben unter 5.

3. Alles wie oben unter 6., 7., 8., 9.

Zur Färbung besonderer Gebilde (Spirochaeta pallida, Trypanosomen, Kapseln der Malariahalbmonde) setzt man zu 10 ccm der nach 2. verdünnten Farblösung 1—2 Tropfen einer 1%igen Kaliumcarbonatlösung zu.

Fehlermöglichkeiten bei der Färbung.

1. Die Schicht geht weg: ungenügende Fixation.

2. Die Kernstruktur ist plump: Färbung nach Giemsa war zu lange.

3. Das Präparat ist blau: Abspülung zu gering.

4. Das Präparat ist rot, die Kerne nicht gefärbt. Säure in den Schalen oder unrichtige Giemsamischung.

5. Kernfärbung sehr schwach: Giemsa zu kurz.

6. Jede Färbung ungenügend: schlechte Giemsalösung, die Niederschläge ausfallen läßt, oder unreines Wasser (immer Aq. dest.!) benützt.

Säure, selbst in minimaler Menge, z. B. zur Reinigung der Blockgläschen oder Schalen verwendet, vernichtet den Giemsaeffekt und zerstört das Methylenazur. Jetzt müssen alle Schalen in stark verdünnte Lauge gebracht und nachher vielfach mit destilliertem Wasser ausgewaschen werden.

Ergebnisse der Färbungen.

Die *Kerne* erscheinen in dünnen Ausstrichen rot, in dickeren Partien aber bläulich; auch pyknotische Kerne sind oft blau. Die Kernstrucktur ist deutlich erkennbar und erlaubt, jungkernige, feinstrukturierte von altkernigen Zellen mit dickerem Basichromatinnetzwerk zu trennen.

Nucleolen können oft wahrgenommen werden (Abb. 28, 52, 55, 59, 60, 67, 68).

Die *neutrophile Granulation* erscheint violettrot, in jungen Zellen dunkel purpurviolett (Abb. 52, 55), manchmal rotbräunlich und ist dann halbreif (Abb. 56), die *eosinophile* rot bis rotbraun bis matt rotbraun. Hellere rote Farbentöne bekommt man bei Färbung innerhalb 24 Stunden nach Herstellung der Ausstriche. Später mehr matt braunrote Tinktion, die an Schönheit viel zu wünschen übrig läßt.

In den *Mastzellen* färben sich die durch das Wasser nicht zerstörten Granula violett malvenfarben (Abb. 50).

Die *unreife acidophile* (Abb. 53) und die *unreife Mastzellengranulation* (Abb. 54) färbt sich bläulich bis tiefblau, hat also noch rein basophilen Charakter.

In einem Teil der *Lymphocyten* beobachtet man eine spärliche grobe, hell leuchtendrote „Azurgranulation" (Abb. 41—43), seltener eine feine und dann etwas zahlreichere Körnelung.

Die *Monocyten* (Abb. 44, 45) haben in dickeren Ausstrichen und bei wenig langer Färbung ein bläuliches Protoplasma mit mehr oder weniger zahlreichen, sehr feinen rotgefärbten Granula. In dünnen und länger gefärbten Ausstrichen tritt die bläuliche Protoplasmafärbung zurück, erscheint nur noch matt schieferfarben, düster graublau und ist oft fast vollkommen überlagert von einer das ganze Protoplasma ausfüllenden, sehr feinen Granulation, die alsdann in gleicher Menge in jeder Zelle dieser Art nachweisbar ist.

Die *Myelocyten* zeigen je nach ihrer Reifung blaues, fast ungefärbtes Protoplasma und unreife, dunkel purpurfarbene oder reife mehr bräunliche Granula.

Bei Färbungen an etwas dickeren Ausstrichen versagt die Granulation der Myelocyten fast ganz oder ganz, und es sprechen Unerfahrene solche Zellen für große Lymphocyten oder Myeloblasten an. Die Durchsicht gut gefärbter dünner Stellen klärt aber sofort auf.

In den *roten Blutkörperchen* wird die Polychromasie deutlich durch eine mehr oder weniger starke Tendenz zur Blaufärbung (Abb. 23, 24, 25, 28). Die basophile Punktierung (Abb. 40) hebt sich sehr gut ab, sie erscheint blau, aber bei schweren Anämien in ganz dünnen Ausstrichen rot (3. Aufl. Taf. III, Zellen 30 und 31), oder man beobachtet eine Mischung roter und blauer basophiler Punktierung (3. Aufl. Taf. III, Zelle 24; Taf. II, Zelle 4).

Kernpartikelchen nehmen einen intensiv roten Farbenton an. Leuchtend rot erscheinen gewöhnlich in der Peripherie gelegene sehr kleine Chromatinkörnchen (Abb. 37, 38); recht oft hebt sich in der Mitte der polychromatischen Zellen ein einzelnes rotes Korn heraus (Howell-Jolly-Körper bzw. dessen Rest (Abb. 29 u. 36).

Aufs schönste werden die *Ringkörper* rot (Abb. 39), mitunter auch bläulich dargestellt. Für die Erzielung der Ringkörperfärbung und der roten basophilen Punktierung muß die Färbung sehr lange, bis zu $1/2$—1 Stunde andauern und an sehr dünnen Ausstrichen vorgenommen werden. Auch die Punktierung der von dem Tertianparasiten der Malaria befallenen roten Blutkörperchen fällt rot aus.

Die *Blutplättchen* zeigen eine periphere, mehr oder weniger bläuliche Schicht und eine zentrale mit roten Chromatinkörnchen.

Modifikationen der Giemsafärbung:

Agar-Osmium-Methode für Giemsafärbung nach WEIDENREICH[1].

---

[1] WEIDENREICH: Arch. mikrosk. Anat. **72** (1908); s. 2. Aufl. dieses Lehrbuchs.

Feuchtfärbung nach GIEMSA[1].
Panchromfärbung nach PAPPENHEIM[2]. Die Färbung erfolgt völlig wie die Giemsafärbung.
Färbung mit Kardosmischung von HOLLBORN[3].
Leishmanfärbung[4].

Einfache Eosin-Methylenblau-Methylenazurfärbung nach ASSMANN[5].

1. Auftropfen von 30 Tropfen May-Grünwald-Farblösung auf den in einer Petrischale liegenden unfixierten, aber gut lufttrockenen Blutausstrich, Zudecken der Schale, Einwirkung durch 3 Minuten.

2. Hinzugießen — nicht direktes Übergießen des Präparates! — von 15 ccm Aqua destillata, dem kurz zuvor 1 Tropfen „UNNAS polychromes Methylenblau" beigemischt wurde, und Bewegen der Schale, bis eine gleichmäßig klare Verdünnung erzielt ist, danach in offener Schale 3—4 Minuten färben. An Stelle des 1 Tropfens „UNNAS polychromes Methylenblau" können im Notfall auch 5 Tropfen „LÖFFLERS Methylenblau alt" dem Verdünnungswasser beigemischt werden.

3. Kurzes Abspülen des Präparates mit fließendem destilliertem Wasser.

Die Färbung entspricht im wesentlichen dem Resultat einer gut gelungenen May-Giemsa-Färbung mit satten Farbtönen, doch sind die eosinophilen Granula durch ihren nicht braunroten, sondern leuchtend roten Ton noch leichter zu differenzieren. Die azurophilen Granula der Lymphocyten erscheinen intensiv violett gefärbt. Die Färbung nimmt, wenn man die 3 Minuten der Vorfärbung zur Herstellung der Verdünnungsmischung verwertet, nur etwa 7—8 Minuten in Anspruch.

Färbung mit eosinsaurem Methylenblau (JENNER und MAY-GRÜNWALD)[6].

JENNER (1899, Lancet) hat zuerst die chemische Verbindung Eosin-Methylenblau als färbendes Prinzip in Anwendung gebracht, und in ganz ähnlicher Weise nachher auch MAY und GRÜNWALD (1902).

HOLLBORN, Leipzig, hat Tabletten des Farbstoffes in den Handel gebracht, die in 10 ccm Methylalkohol gelöst werden, so daß man sich die Lösung selber herstellen kann.

1. Fixation: Unterschichten der Deckgläschen mit der Farblösung, z. B. 0,5 ccm, 2 bis 3 Minuten, nicht länger.

2. Färbung: Verdünnung der Farblösung mit ebensoviel Aq. dest., als vorher reine Farblösung zugesetzt war. Färbedauer 5—10—15 Min.

Nach Zusetzen des destillierten Wassers (Unterschichtung mit Pipette) sorgt man für eine gute Mischung der Farblösung und des Wassers, indem man mit der Pipette mehrmals aufsaugt und wieder ausbläst; dabei bleibt das Deckgläschen auf der Mischung schwimmend.

3. Ganz kurzes Eintauchen in ein Glas mit gewöhnlichem Wasser, oder kurzes gründliches Abspülen mit destilliertem Wasser, bis das Präparat rosafarben aussieht. Von vielen wird 1—2 Tropfen Essigsäure auf 1 l Wasser zur Differenzierung zugefügt.

4. Weitere Behandlung wie immer.

Vorschrift für ältere oder schwer färbbare Ausstriche.

1. Fixation in abs. Äthyl- oder Methylalkohol 10—20 und mehr Minuten.

2. Unterschichten oder Übergießen mit einem frisch hergestellten Gemisch von 1 Teil Farblösung und 2 Teilen Aq. dest. — Färbedauer 5—15 Min. — 3. und 4. wie oben.

Diese Färbungen zeichnen sich aus durch gute Darstellung der Kerne, durch vorzügliche (metachromatische) violette Färbung der Mastzellengranulation, durch sehr gute Darstellung der eosinophilen Granula und durch gute Färbung der reifen neutrophilen Körnelung. Nicht, oder nur selten durch Azurbeimischung, gefärbt wird die Azurgranulation der Lymphocyten; nicht genügend deutlich und zuweilen nicht sichtbar bleibt die jugendliche neutrophile Granulation und die Körnelung der Monocyten, indem bei den letzteren die starke Blaufärbung des Protoplasmas dominiert. Ganz unmöglich ist die Trennung mancher Lymphocyten von Monocyten, und dies *ist ein schwerer Nachteil dieser Färbung.*

---

[1] GIEMSA: Dtsch. med. Wschr. **1909**, 1751; s. 2. Aufl.
[2] PAPPENHEIM: Fol. haemat. (Lpz.) **11**, 194; s. 2. Aufl.
[3] HOLLBORN: Fol. haemat. (Lpz.) **12**, 39.
[4] Brit. med. J. Sept. **1921**, 1901; s. 2. Aufl.
[5] ASSMANN: Münch. med. Wschr. **1926**, 2210.
[6] Abbildung s. 4. Aufl. Taf. VIII, Zellen 13—21; Taf. IX, Zelle 4.

Bei den roten Blutkörperchen kommt die Polychromasie und die basophile Punktierung gut zum Vorschein, Ringkörper und Chromatinpartikelchen werden nicht gefärbt.

Die Jennerfärbung wird in verschiedenen Modifikationen vorgenommen (ASSMANN[1]):

1. Übergießt die Objektträgerausstriche des eben lufttrockenen Präparates mit 40 Tropfen der Lösung in Petrischalen für $^1/_2$ Min.
2. Zusatz von 20 ccm Aq. dest. + 5 Tropfen 1 prom. Kaliumcarbonatlösung 1 Min.
3. Abspülen in Aq. dest.

KLEIN[2] sucht eine distinkte Kernfärbung mit besonderer Modifikation zu erreichen (s. 3. Aufl., S. 19).

Eosin-Hämatoxylin-Färbungen[3].

Die reine Hämatoxylinfärbung hat keinerlei Vorzug. Man wendet daher besser die succedane Eosin-Hämatoxylin-Doppelfärbung an.

Hämatoxylin an sich ist schwach sauer; enthält aber die Lösung einen Überschuß von Alaun als Beize, so hat das Hämatoxylin jetzt gegenüber den Kernen stark basische Eigenschaft und gibt die ausgezeichnetste Kernfärbung. Als besonders geeignet empfehle ich die Färbung mit DELAFIELDschem Hämatoxylin (Lösung vor Gebrauch filtrieren!).

1. Fixation in Methylalkohol 3—5 Min.
2. Das Deckgläschen wird herausgenommen und mit $^1/_2$%iger alkoholischer Eosinlösung unterschichtet. Färbedauer 3—5 Min.
3. Wasserspülung; gutes Trocknen zwischen Fließpapier, dann in der Nähe der Flamme.
4. Unterschichten mit DELAFIELDschem Hämatoxylin, 3—5 Min.

Wenn die Hämatoxylinlösungen älter sind, muß die verwendete Farblösung mehrmals filtriert werden; bei frischen Lösungen ist das nicht nötig.

5. Abspülen, Trocknen, Einbetten.

Die neutrophilen Granulationen sind zerstört, sehr gut gefärbt sind die Eosinophilen, besonders schön alle Kernstrukturen. Die Färbung eignet sich besonders für Lymphocyten und lymphatische Leukämien, ebenso für Myeloblasten, für die Kernstruktur und sehr gut wird auch das Protoplasmareticulum der Zellen dargestellt.

Triazidfärbung[4].

Das EHRLICHsche Triazid enthält in Lösung Methylgrün, dessen 3 basische Gruppen (daher der Name Triazidlösung) mit den sauren Farbstoffen Orange G. und Säurefuchsin gesättigt sind. Es entsteht eine neutrale Verbindung und die Möglichkeit, neutrophile Granula sicher darzustellen. Der neutrale Farbstoff ist erst im Überschuß einer sauren Verbindung löslich; bei EHRLICHs Triazid ist der neutrale Farbstoff in Säurefuchsin gelöst.

1. Fixation: Am besten Hitzefixation der lufttrockenen Präparate, und besser erst einige Stunden, z. B. 24 Stunden nach Herstellung der Ausstriche, nicht sofort.
2. Unterschichtung mit Triazid. Die Lösung wird mit der Pipette aus der Flasche entnommen, weil die Flasche vor Schütteln bewahrt werden muß. — Färbedauer 5 Min.
3. Abwaschen unter Wasserstrahl, bis das Präparat keine Farbe mehr abgibt.
4. Trocknen, Einbetten.

Die Triazidfärbung ist die beste Methode der Darstellung für die neutrophile Granulation, namentlich für die reife neutrophile Granulation. Ganz feine neutrophile Körnchen, wie sie sich in Vorstufen von Myelocyten und als spezifisch verschiedene Gebilde in Monocyten finden, heben sich vielfach nicht deutlich ab, weil der Kontrast fehlt und das Protoplasma einen gleichmäßig rötlichen Farbenton angenommen hat.

Ergebnisse: Die Zellkerne sind grünlich-bläulich, Kernstruktur ganz undeutlich, ein schwerer Mangel der Färbung! Oft zeigen sich auf den Kernen einzelne schwärzliche Niederschläge. Die feinen neutrophilen Granula sind violettrot, die groben eosinophilen leuchtend rot. Das Protoplasma der Lymphocyten und Monocyten ist ungefärbt oder schwach rosa. Die roten Blutkörperchen erscheinen rot-orange. Polychromasie ist in stärkeren Graden durch ihre tief rotviolette Färbung erkennbar. Nicht gefärbt werden die Mastzellengranulationen, von denen man nur ab und zu einzelne schwärzliche Flecken noch bemerken kann. Nicht gefärbt werden ferner basophile Punktierung, Azurgranulation der Lymphocyten, Ringkörper und feinste Chromatinpartikelchen.

Man kann auf die Triazidfärbung noch eine Methylenblaufärbung folgen lassen, wodurch die Kernstrukturen deutlicher werden, und benutzt am besten eine $^1/_4$%ige wässerige Methylenblaulösung zur kurzen Nachfärbung.

---

[1] ASSMANN: Inaug.-Diss. Leipzig 1908.
[2] KLEIN: Fol. haemat. (Lpz.) 10 (1910).
[3] Abbildungen und Erklärungen s. 4. Aufl. Taf. VIII, Zellen 34—42, Taf. IX, Zellen 11—14.
[4] Abbildungen und Erklärungen s. 4. Aufl. Taf. VIII, Zellen 1—12.

Reine Methylenblaufärbungen[1].

Man verwendet Methylenblau medicinale purissimum Höchst, Methylenblau rectificatum Ehrlich oder Methylenblau (B. pat. Dr. HOLLBORN) und benutzt davon 1proz. bis $^1/_4$%ige wässerige Lösungen oder auch sog. LÖFFLERsches alkalisches Methylenblau oder am besten MANSONsche Boraxmethylenblaulösung.

Lösung I: 2 g Borsäure, 1 g Methylenblau in 100 ccm Aq. dest. frei von CO_2 in Glas, das wenig Alkali abgibt.

Lösung II: 0,28% Natronlauge. Vor Gebrauch in einem Meßzylinder 6 Tropfen Lösung I und 8 Tropfen Lösung II schütteln. Auffüllen mit abgekochtem Aq. destill. auf 10 ccm.

1. Fixation: Methyl-, Äthylalkohol und Hitze besonders zu empfehlen.
2. Färbedauer: je nach der Färbekraft der Lösung wenige, z. B. 5 Sek. bis 20 und mehr.

Die Lösungen sind, je nach Alter und Beimischungen, außerordentlich verschieden kräftig und müssen ausprobiert werden.

3. Tüchtige Wasserspülung mit CO_2-freiem Wasser.
4. Trocknen und Einbetten.

Manche Methylenblaulösungen nehmen mitunter einen violetten Farbenton an und sind für die Färbungen nicht mehr zu verwenden.

Reine Methylenblaufärbung ist empfehlenswert für gute Darstellung der Zellkerne (oft auch die Nucleolen deutlich), ferner für Darstellung des basophilen Protoplasmareticulums, für die Darstellung selbst der leichtesten Grade von Polychromasie und für distinkte Färbung der basophilen Punktierung in roten Blutkörperchen. — Gut erkennbar sind auch die Plasmazellen durch intensive Blaufärbung des Protoplasmas.

Die roten Blutkörperchen färben sich leicht gelblich-grünlich, die polychromatischen tiefblau-hellblau, je nach der Stärke der Polychromasie. Von den Leukocytengranula färben sich nur die Mastzellen blauviolett, sind aber meist nicht erhalten, weil wasserlöslich.

Für den Nachweis des basophilen Protoplasmareticulums erhitzt man die Präparate bei der Fixation noch stärker als gewöhnlich. An manchen Zellen verliert jetzt der Kern seine Basophilie, besonders der Lymphocytenkern[2] und erscheint nahezu oder völlig ungefärbt. Sein Kernkörperchen tritt aber mit deutlicher Wand hervor, ebenso das Protoplasmanetzwerk, dessen Knotenpunkte fast wie Granula erscheinen. Man überzeugt sich indessen leicht, daß keine Granulation vorliegt. Auch Monocyten, Myelocyten, Myeloblasten und jugendliche polymorphkernige Zellen zeigen das Protoplasmareticulum.

Karbolpyronin-Methylgrünfärbung (PAPPENHEIM-UNNA)[3].

Sie enthält in Lösung 2 basische Körper; Pyronin färbt die basophilen Substanzen intensiv rot. Methylgrün färbt das Kernchromatin (PAPPENHEIM).

1. Hitzefixation oder andere Fixationen.
2. Färbung 5—10 Min. (Ferrata färbt nur 30 Sek.).
3. Tüchtiges Abwaschen mit gewöhnlichem Wasser, Trocknen, Einbetten.

Das Lymphocytenprotoplasma ist intensiv leuchtend rot (Taf. IX, Zelle 15), ebenso das tief basophile Protoplasma der Plasmazellen (Taf. IX, Zellen 16—18) und die stärkeren Grade der Polychromasie. Die Lymphocytenkerne sind blaugrünlich, die Leukocytenkerne mehr violett, besonders diejenigen der Plasmazellen. Die Färbung beweist zwar keineswegs die Lymphocytennatur einer Zelle; aber sicher ist ein Gebilde kein Lymphocyt, dessen Protoplasma nicht leuchtend rot sich tingiert (NAEGELI). Dieser negative Nachweis ist nicht selten wertvoll. Gut werden die *Nucleolen*, z. B. in den Lymphocyten, gefärbt, rot im blauen Kerne! Für Nucleolenfärbung empfiehlt BUTTERFIELD Fixation 1 Min. auf der Kupferplatte, Färbung mit den sehr verschiedenen Lösungen 10 Min. bis 24 Stunden.

Dahliafärbung für basophile Granula nach EHRLICH.

Die Lösung (HOLLBORN, Leipzig) enthält Dahlia in alkoholischer Lösung.

1. Fixation. Hitze oder Methylalkohol.
2. Färbung 4—6 Stunden mit der Lösung.
3. Kurzes Abspülen in Wasser.
4. Entfärben in Alkohol, bis kein Farbstoff mehr abgeht.

Die Mastzellen sind violett granuliert.

Methylenblaujodfärbung nach TÜRK für Mastzellen (s. 2. Aufl.).

[1] Abbildungen s. 4. Aufl. Taf. VIII, Zellen 22—33.

[2] S. 4. Aufl. Taf. VIII, Zellen 23—25.

[3] PAPPENHEIM: Fol. haemat. (Lpz.) **4**, Suppl. 320; **6**, 51 u. **7**, Arch. 572. Abbildung siehe 3. Aufl. und 4. Aufl. Taf. IX, Zellen 15—18.

Methoden für die Färbung der ALTMANN-SCHRIDDEschen Lymphocytengranula (Mitochondrien, Chondriokonten).

a) Nach SCHRIDDE[1]:

1. Ausbreiten des Blutes in dünner Schicht auf dem Objektträger.
2. Objektträger kommen sofort in Formol-Müller (1 : 9) für 1—2 Stunden.
3. Abspülen einige Minuten mit gewöhnlichem Wasser, dann mit Aq. dest.
4. Einlegen in 1%ige Osmiumlösung 1/2 Stunde unter Lichtabschluß.
5. Kurzes Abspülen.
6. Färbung mit Anilinwasser-Säurefuchsinlösung (100 ccm kalt gesättigt, filtrierte Lösung von Anilin in Aq. dest. + 20 g Säurefuchsin. Filtrieren).

Man bringt eine hohe Schicht der Lösung auf den Objektträger, erwärmt 5—6mal über der Flamme, bis kleine Dämpfe aufsteigen, und läßt zuletzt vollständig erkalten.

7. Nach Fortwischen der angetrockneten Farbstoffränder auf den Seiten des Objektträgers mit Fließpapier Differenzierung mit Pikrinsäurealkohol: 1 Teil gesättigte alkoholische Pikrinsäurelösung, 7 Teile 20proz. Alkohol.

Mehrmaliges Auftropfen, bis das Präparat gelblich oder hellgelblich aussieht.

8. Kurzes Abspülen mit abs. Alkohol.
9. Toluol oder Xylol.
10. Einbetten in Kanadabalsam.

Die eosinophilen Granula sind schwarzrot, die neutrophilen und amphophilen blaß bräunlichrot, die basophilen farblos wie Vakuolen; die Lymphocyten haben perinucleäre, gelblich-karmoisinrote Körnchen oder Stäbchen.

Zweifellos sicherer ist die folgende unter meiner Leitung ausgearbeitete Methode:

b) Nach FREIFELD[2], siehe auch KLEIN:

1. Fixation der lufttrockenen Präparate in frischer 1%iger Osmiumtetroxydlösung unter Luft- und Lichtabschluß, 1/2—1 Stunde.
2. Kurzes Abspülen in Aq. dest.
3. Färbung 15—20 Min. mit ALTMANNscher Anilinwasser-Säurefuchsinlösung unter leichtem Erwärmen (keine Dampfbildung!) über einer kleinen Flamme (Spiritusflamme), indem das Präparat etwa 4—5 cm von der Flamme entfernt gehalten und etwa 5mal langsam darüber hingezogen wird, dann Erkaltenlassen und nach dem Erkalten von neuem in gleicher Weise erwärmen. (Jede starke Erwärmung ist streng zu vermeiden.) Wiederholen der Prozedur während 15—20 Min. Die Erwärmung kann auch im Trockenschranke oder auf der Metallplatte vorgenommen werden.
4. Abspülen des vollständig abgekühlten Präparates tropfenweise mit Pikrinsäurelösung, bis die abfließende Flüssigkeit rein gelb und nicht mehr rötlich wird.
5. Kurzes Abspülen in abs. Alkohol.
6. Kurzes Hineinbringen in säurefreies Xylol.
7. Einbetten in neutralen Kanadabalsam.

Normale rote Blutkörperchen färben sich intensiv diffus rot; unter pathologischen und embryonalen Verhältnissen erscheinen rote Blutkörperchen mit blaßrotem bis fast ganz gelbem Protoplasma mit einer acidophilen roten Fleckung. Die Oxychromatinstruktur der Kerne färbt sich bräunlich-rötlich. Die Lymphocyten zeigen ungefärbtes Protoplasma, aber perinucleär intensiv rotgefärbte punkt- bis stächenförmige, acidophile SCHRIDDE-ALTMANNsche Granula; der Lymphocytenkern ist leicht gelblich tingiert. Die neutrophilen Leukocyten zeigen diffus rötlichviolett gefärbtes Protoplasma; die Granula sind sehr fein rötlichbraun-violett. Zwischen den Einbuchtungen des Kerns ist das Centrosom stark rotgefärbt. Die eosinophilen Leukocyten zeigen grobe rotviolette Granula, welche das ganze Protoplasma dicht ausfüllen. Die Mastzellen zeigen ungefärbte Granula (negative Granulafärbung), manchmal mit leichter roter Umwandlung.

In den Monocyten sind die roten Stäbchen, Streifchen und Körnchen viel reichlicher und gleichmäßiger verteilt nachzuweisen, so daß eine leicht violette Farbentönung entsteht. In den Myeloblasten erscheinen eigenartige Strichelungen, Streifen und Schleifen, oft ähnlich den fuchsinophilen Granula der Lymphocyten, aber im Unterschied von den Lymphocyten ganz diffus im Protoplasma in großer Zahl und morphologisch verschieden (Abbildungen in SCHRIDDE-NAEGELI).

c) Methode BUTTERFIELD, HEINEKE, MEYER und MERRIAN[3].

---

[1] SCHRIDDE: In NAEGELI: Ehrlichs Anämie, 2. Aufl., 1909, S. 70.
[2] FREIFELD: Inaug.-Diss. Zürich 1909; KLEIN: Fol. haemat. (Lpz.) **10** (1910).
[3] BUTTERFIELD, HEINEKE, MEYER u. MERRIAN: Fol. haemat. (Lpz.) **1909, 328.**

Färbung der pathologischen Granulation in Neutrophilen nach MOMMSEN.

Normale neutrophile Granula färben sich optimal bei einem p_H der Farblösung von 6,0—7,0. Pathologische Granula (siehe diese) färben sich aber isoliert bei p_H 5,4 (MOMMSEN).

MOMMSEN empfiehlt folgende Technik:

1. Fixation in Methylalkohol.

2. 1 Teil Giemsalösung, 40 Teile Aq. dest., 50 Teile Pufferlösung von p_H = 5,4, Aq. dest. ad 100,0 Färbung 1 Stunde und Abspülen mit Pufferlösung.

Methode FREIFELD zur Darstellung der pathol. Granula. Fixation in Methylalkohol. ZIEHLsches Karbolfuchsin = Lösung I. 1% wässerige Methylenblaulösung II. Auf 20 ccm Leitungswasser 7 Tropfen der Lösung I und 5 Tropfen der Lösung II. Färbungsdauer 1 Stunde.

Die Färbung ergibt Basichromatin stark blau, Oxychromatin mehr rötlichblau, Centrosom stark rot. Protoplasma leicht rot. Pathol. Neutr. zeigen stark basophiles Protoplasma und besonders stark basophile pathol. Granulation.

Methode GRAHAM siehe S. 82. Lit. siehe S. 207.

Färbungen an Organschnitten.

Für alle wissenschaftlichen Forschungen auf dem Gebiete der Blutkrankheiten und der Genese der Blutzellen nehmen Schnittfärbungen eine wichtige Stelle ein, nachdem es gelungen ist, eine gute Granulafärbung im Schnitte zu erzielen. Hier kann ich freilich nicht alle Methoden besprechen und verweise auf die „Hämatologische Technik" von SCHRIDDE und NAEGELI.

Zur Fixation der Gewebsteile sind für das Studium pathologisch-anatomischer Veränderungen ZENKERsche Lösung, Müllerformol, 4%iges Formol allein, Sublimatalkohol, Zenkerformol und Alkohol am meisten in Gebrauch, während für embryologisches Material MAXIMOW Fixation nach HELLY (Zenkerformol), dabei aber statt 5%iges Formol 10%iges empfiehlt und nachher Celloidinschnitte vornimmt. Als Fixationsmittel hat sich auch Lucidol (KAHLBAUM) sehr bewährt.

Dagegen hält SCHRIDDE[1] die ZENKER-HELLYsche Flüssigkeit für embryonales Gewebe für ungeeignet wegen Vakuolisierung des Protoplasmas und ungenügender Darstellung der Kernstruktur und auch die Celloidinschnitte für Granulafärbung ungünstig; er empfiehlt für embryonales Material MÜLLER 9: Formol 1 und nachher Paraffinschnitte. Ich muß in dieser Frage auf die Originalvorschriften hinweisen. Sehr wichtig ist, unter allen Umständen möglichst frisches Material, am besten lebenswarm, zu verwenden und sehr dünne Paraffinschnitte (unter 5 μ) herzustellen.

Mit älterem Leichenmaterial ist nie mehr eine gute Färbung möglich.

Besonders bewährte Verfahren für Schnittfärbungen sind die folgenden:

1. Für Triacidfärbungen:

STERNBERG empfiehlt nach Alkoholfixation Giemsafärbung (0,5 Farblösung auf 20 ccm gekochtes Aq. dest.) — Färbung 24 Stunden — Abspülen in Wasser — kurze Differenzierung in $^1/_2$%ige Essigsäure, bis der Schnitt rötlich ist — Abwaschen in Wasser — kurze Differenzierung in Alkohol, wobei die Präparate wieder bläulich werden, dann Einbettung.

FABIAN. Fixation in ORTHscher Flüssigkeit (10 Teile MÜLLERscher Flüssigkeit + 1 Teil Formol) oder in ZENKER, jedoch ohne Essigsäure, dafür mit Zusatz von 5%igem Formol (HELLYs Gemisch). Färbung möglichst dünner Schnitte, ganz kurz, in verdünntem Triacid oder $^1/_4$—1 Min. in unverdünnter Lösung.

Abspülen kurz mit stark verdünnter Essigsäure (1 : 1000—1 : 3000).

Eintauchen in Wasser, Objektträger äußerst sorgfältig mit Tuch und Fließpapier abtrocknen.

Darauf Eintauchen in abs. Alkohol, bis die Schnitte bläulich oder blaugrün werden.

Aufhellung in säurefreiem Xylol.

Einbetten in säurefreiem Kanadabalsam.

---

[1] SCHRIDDE: Z. Mikrosk. 27 (1910).

Die roten Blutkörperchen sind orange, die Kerne dunkelgrün, nur diejenigen der großen Lymphoidzellen blaßgrün. Fibrin rot, eosinophile Granula ± intensiv rot-braunrot, neutrophile Granula graublau-blaßviolett-braunviolett.

2. Für Färbungen mit eosinsaurem Methylenblau:

ZIELER erhielt nur bei dünnsten Paraffinschnitten und peinlich genauer Innehaltung der Vorschriften gute Resultate. Er schlägt daher Jenner- oder May-Grünwaldfärbung vor. ZIELER färbt mit der Lösung unverdünnt, 2—3 Min., wäscht in Aq. dest. bis zur ordentlichen Rotfärbung aus, trocknet zwischen Fließpapier, bringt die Präparate in säurefreies Aceton, wo noch blaue Wolken abgehen, dann Xylol und säurefreier Kanadabalsam. Die Mastzellen sind tiefschwarz, eosinophile Granula rot, neutrophile rosarotviolett, Erythrocyten blaßgrün-tieforange, Kerne blau.

ASSMANN bringt folgende Methode in Vorschlag:

Die Gewebeschnitte dürfen 5 μ nicht überschreiten.

1. Übergießen mit 40 Tropfen Eosin-Methylenblau in methylalkoholischer Lösung (fertig von HOLLBORN zu beziehen). Färbedauer mehrere Stunden.

2. Übergießen mit 20 ccm Aq. dest., dem 5 Tropfen 1 prom. Essigsäurelösung zugesetzt worden ist. Färbedauer 15 Min.

3. Herausnehmen. Kurzes Abspülen in abs. Alkohol. Abspülen in Xylol. Einbetten in neutralen Kanadabalsam. Der Alkohol muß streng wasserfrei sein und dazu einen Bodensatz von ausgeglühtem Kupfersulfat enthalten.

Statt 3 wird auch vorgeschlagen: Einlegen in 20 ccm Aq. dest. + gleichfalls 5 Tropfen $1^0/_0$ige Essigsäure. Verweilen 15 Min.

Herausnehmen, sobald makroskopisch der rote Eosinton deutlich erkennbar wird. Abwaschen im Wasserstrahl mit Aq. dest. 1 Min.

4. Entwässern, Einbetten.

BUTTERFIELD: Fixation in $4^0/_0$igem Formol, 5 μ dicke Paraffinschnitte. Aufkleben, Entparaffinieren in Xylol. Alkohol. Aq. dest. Färbung auf Objektträger.

Bedecken mit dicker Schicht der Jennerlösung, 2—5 Min. Dann 3—5 Tropfen Aq. dest. der Farblösung zutropfen, leises Blasen, bis Methylalkohol und Wasser gleichmäßig gemischt sind.

Es entsteht ein feiner Niederschlag und die Oberfläche zeigt metallischen Glanz. So färbt man 5—10 Min. weiter.

Dann Abfließenlassen der Farbmischung.

Sorgfältiges Trocknen des Präparates mit Fließpapier.

Schnelle Entwässerung in abs. Alkohol 2—3mal. Xylol. Neutraler Kanadabalsam.

Es sind die neutrophilen Granula staubartig rotviolett, die eosinophilen gröber und meist leuchtend rot, die Mastzellengranula schwarzblau.

Die Kerne sind tiefblau, das Lymphocytenplasma hellblau.

Die besten Präparate erhielt ich mit der Methode meines Mitarbeiters FISCHER.

FISCHERsche Färbung. Fixation in Zenker, Zenker-Helly, Formol-Müller oder Flemming (dieses speziell für Mast- und Plasmazellenfärbung).

A. 1. Kernfärbung in Alauncarmin 5—20 Min.

2. Abspülen in Wasser und Differenzieren mit Salzsäure-Alkohol (4 Tropfen konz. HCl: 100 ccm $70^0/_0$igem Alkohol), bis das Protoplasma farblos erscheint.

3. Auswässern in gewöhnlichem Wasser 5—15 Min.

4. Abspülen in Aq. dest.

B. 1. Färbung in einer Mischung von 30 ccm Aq. dest., 7 Tropfen $1^0/_0$iger Essigsäure und 60 Tropfen MAY-GRÜNWALDschem Eosin-Methylenblau während 1—24 Stunden.

2. Abspülen in Brunnenwasser und Differenzieren in 150 ccm Aq. dest. und 1—2 Tropfen Eisessig während einiger Sekunden bis Minuten, bis die Granula distinkt zum Vorschein kommen (Kontrolle unter dem Mikroskop!).

3. Abspülen in Aq. dest.

4. Abtrocknen des Objektträgers bis an den Rand des Schnittes und Absaugen des Wassers vom Schnitte mit Fließpapier.

5. Schnelles Entwässern in abs. Alkohol eine bis mehrere Sekunden, je nach der Intensität der Methylenblaufärbung.

6. Aufhellen in säurefreiem Xylol. Kanada.

Ist bei der Eosin-Methylenblaufärbung das Methylenblau zu stark in den Vordergrund getreten, so kann man das Präparat noch einige Minuten in 1 prom. wässeriger Eosinlösung nachfärben und dann evtl. noch in Essigsäure differenzieren.

Methode ELLERMANN.

1. Fixation der 2 mm dicken Schnitte 24 Stunden bei Zimmertemperatur in Sublimat 5,0, Kaliumbichromat 2,5, Natr. sulf. 1,0, Aq. dest. 100,0. Kurz vor Gebrauch $^1/_{10}$ Vol. Formalin zusetzen.

2. Wässern in fließendem Wasser 24 Stunden.

3. Alkoholreihe 70—99% Xylol, Paraffin, 5 μ Schnitte.
4. Schnitte mit Xylol, abs. Alkohol und Wasser behandelt. Abdrücken mit Fließpapier.
5. Vorfärbung mit Formol-Eosin 15 Min. (1%ige wässerige Eosinlösung 5,0, neutrales Formalin 0,25.
6. Aq. dest. 45° C, 2—4 Min.
7. Färbung mit 0,5%iger methylalkoholischer eosinsaurer Methylenblaulösung + gleiche Teile Aq. dest., 30 Min.
8. Destilliertes Wasser 5—10 Min.
9. Differenzieren in 100%igem Alkohol 2—4 Min.
10. Xylol, Dammarharz in Xylol.

3. Für Romanowskyfärbungen:

GIEMSA (1910) empfiehlt besonders auch für Parasiten:
1. 5 mm dicke Organstücke werden mit Hornpinzette in Sublimat-Alkohol für mindestens 48 Stunden eingelegt. Schnitte von 4 μ.
2. Durchführen durch Alkoholreihe Xylol. Einbetten in Paraffin.
3. Überführen durch Xylol, Alkoholreihen in Wasser.
4. Schnitte bleiben 10 Min. in Lösung von Jodkali 2,0, Aq. dest. 100,0, LUGOLsche Lösung 3 ccm, oder in LUGOLscher Lösung allein, oder in alkoholverdünnter Jodtinktur.
5. Kurzes Abwaschen mit Aq. dest.; dann 10 Min. in 5%iger wässeriger Lösung von Natriumthiosulfat, darauf in Leitungswasser oder kurz in Aq. dest.
6. Giemsa frisch, 3 Tropfen: 1—2 ccm Wasser, Färbung 2—12 Stunden und länger.
7. Abspülen in Aq. dest. und Hindurchführen durch Aceton-Xylolreihe (95 + 5; 70 + 30; 70 + 30; Xylol pur.), Cedernöl.

SCHRIDDES Azur II.-Eosin-Acetonmethode. Fixation beliebig, z. B. Formol-Müller (Formol 40%ig 1 Teil, Müller 9 Teile), Färbung Giemsa (2 Tropfen auf je 1 ccm Aq. dest.), 20 Minuten. Sorgfältiges Waschen. Trocknen mit Fließpapier; dann für 1 Min. in wasserfreies Aceton puriss. (KAHLBAUM). Überführung in säurefreies Xylol oder Toluol. Neutraler Kanada. Aufbewahren im Dunkeln. In Aceton darf Entfärbung nicht eintreten, sonst ist Säure da.

Die neutrophilen Granula sind violettrot, die eosinophilen rot, Mastzellen dunkelblau, alle Kerne blau, Erythrocyten grasgrün. Bindegewebe blaßrötlich.

PAPPENHEIM[1] hat eine kombinierte May-Giemsafärbung und eine Panchromfärbung für gute Kerndarstellung in Schnittpräparaten ausgearbeitet.

Literatur über Blutfärbungen, siehe auch viele Hinweise im Text.

ASSMANN: Münch. med. Wschr. **1906**, 1350 u. Inaug.-Diss. Leipzig 1908.

BUTTERFIELD: Dtsch. Arch. **92** (1908).

DOWNEY u. WEIDENREICH: Arch. mikrosk. Anat. **80** (1912).

EHRLICH: Farbenanalytische Untersuchungen. Berlin 1891; Die Anämie. Bd. 1, NOTHNAGELsche Sammlung. — ELLERMANN: Z. Mikrosk. **36**, 56 (1919); Virchows Arch. **244**.

FABIAN: Beitr. path. Anat. **1908**, 51. — FISCHER: Myeloische Metaplasie. Berlin: Julius Springer 1909.

GAMMA: Giemsaschnittfärbung. Wien. klin. Wschr. **1914**, 1589. — GIEMSA: Zbl. Bakter. **31**, 429; **32**, 307; **37**, 308; Dtsch. med. Wschr. **1905**, Nr 26; **1909**, 1751; **1910**, Nr 12; Zbl. Bakter. **89**, 99 (1922). Wesen der Giemsafärbung u. **91**, 343 (1924).

HAUSWALD: Dtsch. med. Wschr. **1901**, Nr 46 u. Fol. haemat. (Lpz.) **3**, 344 (1906); **11**, 373; **12**, 178. — HEIOLEPRIEM: Zbl. Gewerbehyg. **5**, 266 (1928). Tierblutfärbung.

JENNER: Lancet **1899** I, 370.

KIYONO: Altmanngranulafärbung ohne Osmiumsäure. Zbl. Path. **1914**, Nr 11. — KLEEBERG u. LEITNER: Münch. med. Wschr. **1927**, Nr 19. — KLEIN: Polychromfärbung. Dtsch. med. Wschr. **1913**, Nr 46.

LAPORTE: Fortschr. Med. **1903**, Nr 11. — LEISHMAN: Brit. med. J. 21. Sept. **1901**; J. of Hyg. 4 (1904).

MAXIMOW: Z. Mikrosk. **26** (1909). — MAY: Münch. med. Wschr. **1906**, Nr 8. — MAY u. GRÜNWALD: Zbl. inn. Med. **1902**. — MICHAELIS: Zbl. Bakter. **29** (1901); Einführung in die Farbstoffchemie. Berlin: S. Karger 1902. — MOELLENDORFF, v.: Erg. Anat. **25** (1924). MOMMSEN: Fol. haemat. (Lpz.) Arch. **34** (1927). — MOSCHKOWSKI: Virchows Arch. **248**, (1924). Theorie der Azur-Eosinfärbung. — MOSSE: Zbl. path. Anat. **1905**.

NOCHT: Zbl. Bakter. **24** u. **25**; Encyklopädie der mikroskopischen Technik 1903.

OCHS: Fol. haemat. (Lpz.) **37**, 241 (1928).

PAPPENHEIM: Virchows Arch. **157** (1899); Grundriß der Farbchemie. Berlin 1901; Festschrift für UNNA 1910; Fol. haemat. (Lpz.) Arch. **13**, 339 (1912). Morpholog. Hämatologie

[1] PAPPENHEIM: Fol. haemat. (Lpz.) **11**, 373 u. **12**, 178.

Leipzig 1919. — PETRI: Kongreßzbl. inn. Med. **51**, 40. Schnittfbg f. myel. Gewebe. — PRÖSCHER: Zbl. path. Anat. **1905**, Nr 21.

REUTER: Zbl. Bakter. **1901**, Nr 6. — ROMANOWSKY: Petersburg. med. Wschr. **1891**. — RUBINSTEIN: Z. Mikrosk. **14** (1898).

SCHRIDDE: Giemsafärbung f. Gefrierschnitte. Zbl. path. Anat. **1912**, 625; Münch. med. Wschr. **1905**, 1233; **1906**, 160; Zbl. path. Anat. **1905**, Nr 19; Zbl. Physiol. **19** (1905); Z. Mikrosk. **27** (1910). — SCHRIDDE-NAEGELI: Hämatologische Technik, 2. Aufl. Jena 1921. — SCHWARZ: Klin. Wschr. **1922**, 2426. Mansonfärbg. — STERNBERG: Verh. dtsch. path. Ges. **1903**; Zbl. Path. **1905**, Nr 8. — SZÉCSI: Dtsch. med. Wschr. **1912**, 1082 u. **1913**, 1584.

TÜRK: Vorlesungen über klin. Hämatologie. Wien 1904—1912.

WEIDENREICH: Die Leukocyten u. verwandte Zellformen. Wiesbaden 1911. — WILLEBRANDT, v.: Dtsch. med. Wschr. **1901**, Nr 4.

UNNA: Zbl. Bakter. 88, 159 (1922) u. **89**, 223 (1922). Wesen d. Giemsafärbung.

ZIELER: Zbl. path. Anat. **17** (1906). — ZIEMANN: Zbl. Bakter. **24** (1898).

Färbungen in der Zählkammer.

Da bei der Herstellung von Ausstrichpräparaten häufig einzelne Zellen zerstört werden und auch die Leukocyten sich oft etwas ungleich verteilen, so liegt es nahe, Färbungen in der Zählkammer selbst vorzunehmen. Diese Färbungen sind aber insofern unvollständig, als es nie gelang, alle Leukocytenarten völlig differenziert und erkennbar darzustellen. Daher sind Ausstrichpräparate außerdem noch nötig. Gleichwohl ist eine Kammerfärbung wertvoll, da ihre Resultate für bestimmte Zwecke genauer und schneller erreichbar sind als die Ergebnisse der Ausstrichpräparate. Bedingung ist auch hier, daß mindestens 300 Leukocyten ausgezählt werden, damit der Zufall keine größere Rolle spielt.

Zuerst hat ZOLLIKOFER[1] nach diesem Prinzip Färbungen vorgenommen. Er bezweckte namentlich eine Kammerfärbung der eosinophilen Zellen, um deren Zahl mit größerer Genauigkeit festzustellen. Seine Färbungsmethode (s. 2. Aufl.) ist später von RIEBES modifiziert worden (s. 2. Aufl.).

Weit besser ist die folgende Färbung von DUNGER[2] für eine rasche und zuverlässige Zählung der Eosinophilen:

1 Prozent wässerige Eosinlösung		gut verkorkt,
Aceton	ää 10,0	
Aqu. dest.	ad 100,0	lange haltbar.

Die Eosinophilen sind durch die glänzend rotgefärbten Körner auffallend.

DUNZELT[3], LENZMANN[4], VAN WALSEM, SCHÜFFNER[5] haben weitere Methoden zur Kammerfärbung und Differenzierung aller Leukocytenarten angegeben. Eine Erkennung aller Leukocyten in der Kammer ist aber unmöglich und die Methode nur ein Notbehelf.

Am besten empfiehlt sich die Modifikation von TÜRK, bei der Leukocytenzählung 1% und nicht $^1/_3$% Essigsäure zu gebrauchen und Gentianaviolett zuzusetzen.

Acidi acetici glacial.	3,0
Aq. dest.	300,0
1%ige wässerige Gentianaviolettfärbung	3,0

Ich kann nach jahrelangem Gebrauche und nach Benutzung ganz ähnlicher Lösungen schon vor der TÜRKschen Publikation diese Technik aufs beste empfehlen. Man erkennt die Leukocytenkerne aufs deutlichste, und unterscheidet die Lymphocyten an ihrem kleinen runden oder leicht eingekerbten Kerne und ihrem schmalen Protoplasma; die polymorphkernigen Leukocyten an den Kernen; leider können aber eosinophile und neutrophile Granula nicht getrennt werden; die Mastzellen erscheinen als violettblaue Kugeln, ohne daß man gewöhnlich noch den Kern zu erkennen vermöchte; die Monocyten haben großes Protoplasma, blasse und wenig scharf abgesetzte Kerne; eine sichere Trennung von größeren Lymphocyten und Myeloblasten ist unmöglich. Der Geübte wird auch Myelocyten und kernhaltige Rote herausfinden.

---

[1] ZOLLIKOFER: Z. Mikrosk. **1900**.
[2] DUNGER: Münch. med. Wschr. **1910**, Nr 37.
[3] DUNZELT: Münch. med. Wschr. **1913**, 2616.
[4] LENZMANN: Med. Klin. **1913**, 587.
[5] SCHÜFFNER: Münch. med. Wschr. **1911**, 1451.

Vitalfärbungen.

Eigentliche Vitalfärbungen kommen nie vor, weil die lebendige Zelle entweder den Farbstoff nicht aufnimmt, oder wenn derselbe, wie Methylenblau, doch ins Innere der Zelle dringt, durch Oxydation oder Reduktion unschädlich macht. Dagegen sind absterbende Zellen im hohen Grade empfänglich für gewisse Farbstoffe wie Neutralrot, Methylenblau, Brillant-Kresylblau (konzentr. alkohol. Lösungen), Pyronin-Methylgrün, Methylenazur usw.; mithin liegen postvitale Färbungen infolge von Nekrobiose vor. Gleichwohl sind viele präformierte Zellbestandteile mit dieser Methodik zu färben, wenn auch nebenbei Artefakte entstehen, deren Deutung zuweilen Schwierigkeiten bereitet.

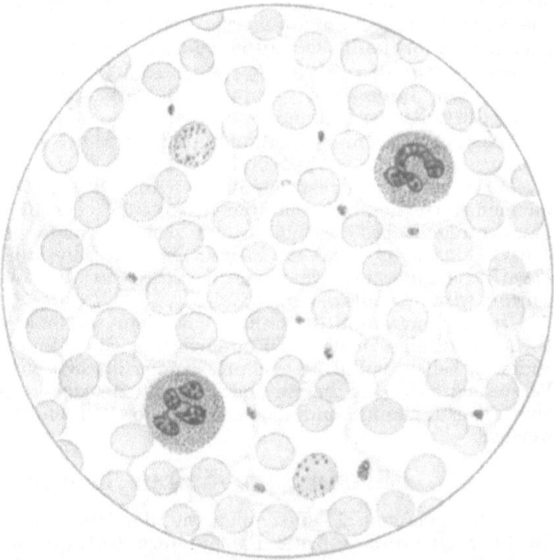

Abb. 5a. Erythrocyten. 2 neutrophile L. Blutplättchen. 2 vitalgranuläre R. (Retikulocyten). Vitalfärbung. Methylenblau 1 : 500.

Viele Autoren sind gegenüber den Ergebnissen dieser Untersuchungsmethode äußerst zurückhaltend; so nennt HEIDENHAIN die Befunde ein Konvolut heterogener Erscheinungen.

Technik: Ausstreichen einer dünnen Schicht der Farblösungen mit einem Glasstabe oder mit geschliffenem Objektträger und Eintrocknenlassen in der Nähe der Flamme auf einem Objektträger. Nachher legt man das Deckgläschen mit dem frischen Bluttropfen auf die Farbschicht. Beobachtung in den folgenden 30 oder mehr Minuten.

SABRAZÈS stellt lufttrockene Blutausstriche auf Deckgläschen her und nimmt die Färbung sofort oder beliebig später vor, indem er das Deckgläschen auf einen kleinen Tropfen von Methylenblau medic. pur. in Aq. dest. 1 : 500 legt. Diese Methode benutze ich regelmäßig. *Sie sollte Allgemeingut der Ärzte für die rasche (vorläufige) Beurteilung des Blutes werden.*

Sofort erkennt man Leukocytose oder Leukocytenverminderung, die prachtvoll granulierten Neutrophilen, die eine Färbung zuerst ablehnenden Eosinophilen und die Lymphocyten, nur sind diese von Monocyten nicht sicher zu trennen. Trefflich kann man die Kernstruktur beurteilen, besonders auch Monocyten auf alte oder junge Kerne prüfen. Blutplättchen sind als kleine Kugeln gefärbt. An den roten Blutkörperchen sieht man die nur durch Vitalfärbung darstellbare vital basophile Granulierung: Retikulocyten.

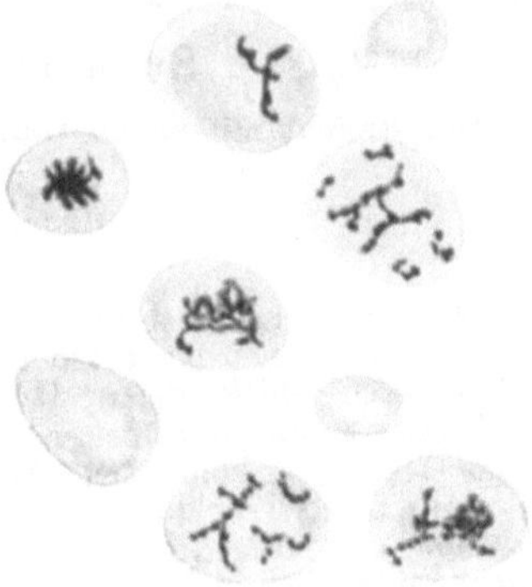

Abb. 5b. Vitalfärbung. Brillantkresylblau. Blut von Perniciosa.

Nucleolen zeigen sich in Lymphocyten und Myeloblasten oft schön.

Man kann nach der Vitalfärbung Trockenpräparate machen, indem man das Deckgläschen mit einer Kante vorstehen läßt und nach Eintrocknen nach einigen Tagen abhebt. Solche vitalgefärbte Präparate lassen sich nach PAPPENHEIM[1] in Methylalkohol fixieren und dann umfärben.

[1] PAPPENHEIM: Fol. haemat. (Lpz.) 7, 19 (1909).

Vitalfärbung mit Janusgrün-Neutralrot für Erkennung der Monocyten.

Diese Färbungen spielen in der Monocytenfrage eine große Rolle, weil seit SABIN (1921) und DOAN, CUNNINGHAM und SABIN (1925) besonders in Amerika die sichere Differenzierung der Monocyten als erreicht angesehen worden und eine gewaltige Literatur entstanden ist. Die Monocyten sollten durch die Neutralrotrosette um die Centrosphäre und durch periphersche Anordnung der Mitochondrien scharf von allen anderen Zellen abgrenzbar sein.

Stammlösungen: 1. 0,2% Neutralrot (GRÜBLER) in 96% Alkohol.

2. 0,2% Janusgrün (GRÜBLER) in 96% Alkohol.

3. 96% Reiner Alkohol.

Mischung: 1 ccm 96% Alkohol und 0,5 ccm Neutralrot- und 0,2 ccm Janusgrün-Stammlösung.

Methodik: Peinlichst gereinigte Objektträger werden nach vorherigem, leichtem Erwärmen mittels eines geschliffenen Objektträgers mit dünnster Schicht des rötlich violetten Farbstoffgemisches beschickt, und beliebig lange im Dunkeln trocken aufbewahrt. Auf den Objektträger wird ein kleiner Tropfen Blut auf ein Deckgläschen gebracht und mit Paraffin eingebettet. Nachdem das Präparat 10—20 Min. im Brutschrank stehen gelassen wurde, wird es mikroskopiert.

In der neuesten kritischen Übersicht besonders der amerikanischen Literatur von HALL wird eine sichere Differenzierung der Monocyten mit dieser Methode gegenüber anderen Zellen völlig abgelehnt. Immerhin legt ihr auch ASCHOFF erheblichen Wert bei. Persönlich halte ich die Methoden nicht für sicher genug. Überhaupt können Blutzellen ohne Kernfärbung, und das ist bei dieser Technik ganz unmöglich, nie sicher erkannt werden.

Färbung im dicken Tropfen (ROSS, SCHILLING).

Auffangen von 2 Bluttropfen mit der Mitte eines Objektträgers. Verteilen mit Platinöse oder Glasstab auf die Fläche eines 10 Rappenstücks. Eintrocknenlassen mindestens 2 Stunden im Brutschrank oder mehrere Stunden an der Luft. Jetzt Übergießen *ohne Fixation* (!) mit verdünnter Giemsalösung zur Auflösung der Erythrocyten. Alle 3 Min. Wechsel der Farblösung, so bis 20—30 Minuten, sachtes Abspülen mit Aq. dest. Durch Zufließenlassen von der Seite dann energisches Abspülen. Präparat auf Kante stellen und lange trocknen lassen an der Luft (kein Fließpapier!). Für Protozoennachweis ausgezeichnet. Dagegen ist mir, wie auch v. DOMARUS und BÜRKER, diese Methodik für den Nachweis der Polychromasie und der Retikulocyten nicht sympathisch, weil die Präparate zu unsauber ausfallen.

Sudanfärbung nach CESARIS-DEMEL.

Man streicht mit einem Glasstab von folgender Lösung auf einen Objektträger:

Brillantkresylblau	0,02
Sudan III	0,04
Alkohol. absolutus	15,0.

Die Lösung trocknet sofort ein und bildet einen staubförmigen Belag. Man fängt mit einem Deckgläschen einen kleinen Bluttropfen auf und legt das Deckgläschen auf den so vorbereiteten Objektträger. Granulation tiefblau, Fett rot.

Bessere Resultate erhielten WEIGELT und GLOOR mit der Färbung nach SAVINI: Ganz dünne Ausstriche kommen trocken 24 Stunden in 5% Kupferbichromatlösung. Abspülen mit Aqua dest., Trocknen mit Fließpapier. Dann 3 Tage in filtrierte gesättigte Scharlachrotlösung mit 50% Alkohol (gut verschließen!). Sehr kurzes Abwarten in 30% Alkohol. Sofort Eintauchen in Aq. dest. Kernfärbung in Hämalaun, destilliertes Wasser, Abtrocknen. Beobachtung in Glycerin oder Lävulose.

Vitalspeicherung nach intravenöser Injektion von Farblösungen.

Die wichtigsten Studien auf diesem Gebiet stammen von RIBBERT, ASCHOFF, GOLDMANN, KIYONO. GOLDMANN nahm eine Pyrrholspeicherung bei Mäusen vor und zeigte, daß die Ablagerung in besonderen Zellen, seinen Pyrrholzellen, stattfindet. ASCHOFF und KIYONO gingen zur RIBBERTschen Carminspeicherung zurück und suchten besonders für die Entzündungslehre Aufschluß zu gewinnen, mit dem Ergebnis, daß nur bestimmte Gewebszellen Speicherung vornehmen, nämlich die Zellen in den Milchflecken des Netzes, im interfollikulären Gewebe der Lymphknoten und der Milz (Pulpa); ferner die Klasmatocyten der Gefäße, die KUPFFERschen Sternzellen der Leber und die Reticulumzellen in Milz, Knochenmark usw. Alle diese Zellen bilden nach ASCHOFF eine biologische Einheit, *den retikuloendothelialen Apparat*. Sie sind die *Histiocyten*. Über Beziehungen zu Monocyten siehe diese.

Lymphocyten färben sich nie, sind also mindestens biologisch verschieden; die Serosaendothelien der großen Körperhöhlen nehmen nur eine eigenartige feine Speicherung an. Endothelien speichern nur minim, siehe auch S. 46.

Hauptsächliche Literatur der Vitalfärbungen und der Vitalspeicherungen.

ACHARD et AYNAUD: Bull. Soc. Biol. Paris **14**, 11 (1908). Plättchen. — ASCHOFF: Path. Tagg Marburg **1913**. — ASCHOFF u. KIYONO: Fol. haemat. (Lpz.) **15** (1913). — ARNOLD: Virchows Arch. **157**; Anat. Anz. **16**.

BIBERGEIL: Inaug.-Diss. Kiel 1903. — BIFFI: Boll. Sci. med. **1908**. — BIONDI: Fol. haemat. (Lpz.) **7**, 205. — BLOCH: Z. klin. Med. **43** (1901). Lit.! — BRULÉ: Inaug.-Diss. Paris 1909.

CADE et CHARLIER: Lyon méd. **1909**. — CADWALADER: Amer. J. med. Sci. **1905**. — CAGNETTO: Riforma med. **1908**. — CESARIS-DEMEL: Virchows Arch. **195**; Fol. haemat. (Lpz.) **4**, 1. Suppl., 1907. Lit.!

DURAND: Riforma med. **1922**.

EHRLICH: Anämie, I. Teil, NOTHNAGELsche Sammlung u. Charité-Ann. **10**.

FERRATA: Fol. haemat. (Lpz.) **4**, 253, Suppl. 9. Literatur hier zusammengestellt, bes. italienische, ferner Fol. haemat. (Lpz.) **9**, 274. — FERRATA u. BOSELLI: Fol. haemat. (Lpz.) **10** (1910). — FERRATA u. VIGLIOLI: Fol. clin. chim. et microsc. (Bologna) **3** (1911). — FIESSINGER et ABRAMI: Rev. Méd. **1909**, 1. — FIESSINGER u. PEIGNY: Arch. Mal. Coeur **1909**, 454. — FLEISCHMANN: Med. Klin. **1905**, Nr 11. — FLÖSSNER: Z. Biol. **78**, 25 (1923). — FOÀ: Beitr. path. Anat. **5**.

GIGLIO-TOS: S. FERRATA. — GLOOR: S. 207. Monogr. S. 73. Klinisch. Bedeut. d. qualit. Veränderung d. Leukocyten. — GOLDMANN: Path. Tagg **1910**, Monogr. Tübingen 1912; Berl. klin. Wschr. **1912**, Nr 36. — GORECKI: Bull. Soc. Biol. Paris **91** (1924). Sudanfärbung.

HALL: Übers.-Ref. amerik. Arb. Fol. haemat. (Lpz.) **42** (1930). — HAWES: Boston med. J. **1909**. — HAYEM: Sang. Paris 1889. — HEIDENHAIN: Plasma und Zelle. — HEINZ: Virchows Arch. **118**, **122**, **168**; Beitr. path. Anat. **29**. — HERTZ: Fol. haemat. (Lpz.) **9**, 293. Fol. haemat. (Lpz.) **10**, 419. Lit.! — HERZOG: Beitr. path. Anat. **53**. — HIRSCHFELD u. HITTMAIR: Fol. haemat. (Lpz.) **31**, 135 (1925). — HOFMANN: Fol. haemat. (Lpz.) **18**, 136 (1914). — HOLLER: Fol. haemat. (Lpz.) **29**, 172 (1923). Zählkammerfärbg. — HORSLEY: Münch. med. Wschr. **1897**, 625; granuläre R. bei Vitalfärbungen.

ISRAEL u. PAPPENHEIM: Virchows Arch. **143**.

JOLLY: Arch. Mal. Coeur **1908**.

KIYONO: Die vitale Carminspeicherung. Jena: Gustav Fischer 1914.

MAXIMOW: Arch. f. Anat. **1899**.

NAKANISHI: Münch. med. Wschr. **1900**, 187 u. 680. — NOËL, FIESSINGER et PEIGNEY: Arch. Mal. Coeur **1908**, 454.

PAPPENHEIM: Inaug.-Diss. Berlin 1895; Virchows Arch. **143**, **151**, **157**, **169**; Münch. med. Wschr. **1901**, Nr 24; Fol. haemat. (Lpz.) **2**, 260, Suppl. 4, 47; 7, 19; 9, 314 u. 9, 302. Orig. — PAPPENHEIM u. NAKANO: Fol. haemat. (Lpz.) **14**, 260 (1913). — PLATO: Arch. mikrosk. Anat. **56** u. Münch. med. Wschr. **1900**, 1257. — POGGI: Policlinico **1898**. — PREISICH u. HEIM: Dtsch. med. Wschr. **1903**. — PUCHBERGER: Virchows Arch. **171**.

RAVENNA: Lav. e rivist. **1909**. — RENAUX: J. méd. Brüssel **1909**, No 48. — ROSIN: Physik. Ges. Berlin, 21. Mai 1909. — ROSIN u. BIBERGEIL: Z. klin. Med. **54** (1904); Virchows Arch. **178**; Dtsch. med. Wschr. **1902**; Berl. klin. Wschr. **1904**.

SABIN: Bull. Johns Hopkins Hosp. **34**, 271 (1923). — SABRAZÈS: Gaz. Sci. méd. Bordeaux **1908**, 29. Nov. 1909; 28. Febr., 4. April, 11. April 1910 mehrfach; Arch. Mal. Coeur **1910**; **1923**, 408. — SABRAZÈS et LEURET: Fol. haemat. (Lpz.) **5**, 710; Bull. Soc. Biol. Paris **1908**. — SACERDOTTI: Berl. klin. Wschr. **1905**. — SAVINI: Arch. méd. belges **74** (1921). — SCHILLING: Fol. haemat. (Lpz.) Arch. **11**, 327. — SCHREIBER: Dtsch. med. Wschr. **1922**, 1337. Für Rote. — SCHULEMANN: Arch. mikrosk. Anat. **79** (1912). SIMPSON: Fol. haemat. (Lpz.) **42**, 249 (1930). Am. Lit.!

VAUGHAN: Med. Res. **1903**.

WEIDENREICH: Erg. Anat. **1905** u. Arch. mikrosk. Anat. **69** (1904). — WEIGELT: Dtsch. med. Wschr. **1921** u. **1923**, 1390. — WIDAL, ABRAMI et BRULÉ: C. r. Soc. Biol. Paris **1908**.

Färbung des Auswurfes mit Feuchtfixation nach LIEBMANN[1].

1. Auffangen des frischen Auswurfs in (evtl. sterilen) Petrischalen.

2. Ausstrich. Das ausgewählte Sputumpartikelchen wird auf einen Objektträger gebracht, mit Deckglas bedeckt, zunächst als Nativpräparat betrachtet. Hernach wird das Deckglas unter sanftem, gleichmäßigem Druck abgezogen und sofort muß die Fixierflüssigkeit aufgetropft werden. Jede Eintrocknung ist während der ganzen Prozedur strengstens zu vermeiden. Von raschem und sicherem Arbeiten hängt der Erfolg des Präparates ab.

3. Fixation durch Auftropfen von abs. Methylalkohol auf den feuchten Ausstrich. Dauer 5 Min.

4. Färbung. Hierzu bedient man sich eines Farbgemisches, bestehend aus Magdalarot und Thionin. Das Magdalarot stellt die saure Komponente dar und ist für Sputumfärbung dem Eosin vorzuziehen. Als Kernfarbstoff wird Thionin, evtl. auch Toluidin verwendet. Das gebrauchte Farbgemisch besteht aus 1 Teil 1%iger Lösung von Magdalarot in abs. Methylalkohol und 15 (bis 20) Teilen einer 1%igen Lösung von Thionin in abs. Methylalkohol. Es empfiehlt sich, die Lösungen getrennt aufzubewahren und erst vor dem Gebrauche zu mischen, in der Weise, daß man 1 Tropfen Magdalarot und 15 Tropfen Thionin gibt. Die Färbung geschieht am besten in den von der Firma Auer hergestellten Objektträgerschalen. Dieselben tragen am Boden 2 Glasleisten, über welche der Objektträger mit der Schicht nach unten gelegt werden kann. Man mischt in dieser Schale die Farbstoffe in obigem Verhältnis und legt den fixierten Ausstrich mit der Schicht nach unten auf die Farbmischung. Dabei ist zu empfehlen, den fixierenden Methylalkohol, der sich auf dem Objektträger noch befindet, nicht abzugießen, sondern dem Farbgemisch beizumengen. Nach 2 Min. Hinzufügen einer gleichen Menge Aq. dest. Nachher 30 Min. färben.

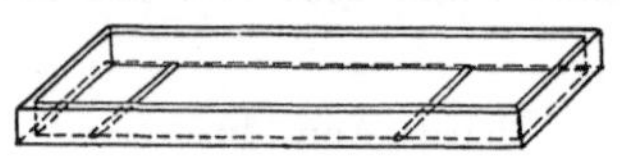

Abb. 6.
Objektträgerschale für die Färbung.

5. Kurzes Wässern.

6. Entfernen des Wassers mit Fließpapier, dann sofort, bevor Eintrocknen erfolgt.

7. Auftropfen von abs. Alkohol (den Alkohol mehrfach erneuern), 2 Min.

8. Xylol, bis das Präparat durchsichtig ist.

9. Entfernen des Xylols mittels Fließpapier und Einschließen in Cedernöl. Deckglas.

Man erhält eine Darstellung der Epithelien des Respirationstraktus sowie sämtlicher weißen Blutkörperchen. Die Kernstruktur ist ausgezeichnet zu sehen. Eosinophile und Mastzellengranula werden vorzüglich wiedergegeben, während die neutrophilen Granula hier und da schlecht dargestellt werden. Infolge Feuchtfixation mit Methylalkohol werden die Erythrocyten deformiert. Für ihr Studium ist Feuchtfixation mit Formalin, Müllerformol vorzuziehen. Gut dargestellt werden (CHARCOT-LEYDENsche Krystalle und die mit ihnen oft vorkommenden acidophilen Schollen (LIEBMANN), endlich Bakterien.

Diese Methode eignet sich auch zum Zellstudium in pleuralen und abdominellen Ergüssen. Es werden einige Kubikzentimeter der Punktionsflüssigkeit in einer Kugelmühle defibriniert (während 15 Min.), nachher Zentrifugieren der Flüssigkeit, Abgießen der über dem Zentrifugat stehenden Flüssigkeitschicht durch Umdrehen des Zentrifugenröhrchens. Mit einer Platinöse wird das Sediment aus dem Röhrchen entnommen, auf reinem Objektträger ausgestrichen, dann sofort, bevor eingetrocknet, Fixation mit abs. Methylalkohol (3 Min.) und Färbung wie vorhin.

Die LIEBMANNsche Methode, die in meiner Klinik in großem Umfange angewandt wird, gibt in der Tat außerordentlich viele und klare Einblicke in die biologischen Vorgänge, die im Sputum und in Exsudaten vor sich gehen.

Die Zählung der Blutzellen.

Die Zählung der roten Blutkörperchen.

Als Verdauungsflüssigkeit verwende man

HAYEMsche Lösung: Hydrarg. bichlor. 0,5 oder besser 0,1; Natr. sulfur. 5,0; Natr. chlorat. 1,0; Aq. dest. 200,0.

I. *Zur Verdünnung* dient die Mischpipette von THOMA.

Ein Bluttropfen wird vorsichtig angesaugt bis zur Marke 0,5, wenn es sich wahrscheinlich um annähernd normale Erythrocytenwerte handelt, bis 1,0 bei hochgradigen Anämien. Sodann wird die Spitze *S* der Pipette von dem anhaftenden Blute befreit und die Verdünnungsflüssigkeit angesogen. Zunächst soll die Verdünnung ziemlich rasch vor sich gehen, später langsamer, je mehr man mit der Füllung der Ampulle sich der Marke

[1] Z. Tbk. **32**, 342 (1920) u. Berl. klin. Wschr. **1918**, 975.

101 nähert. Diese darf nicht überschritten werden. Ist sie erreicht, so verschließt man mit dem Finger die Spitze *S*, damit kein Inhalt heraustritt, und erzielt nun eine gleichmäßige Verteilung durch leichtes Schütteln 2—3 Min. lang durch die Bewegung der Glasperle in der Ampulle.

Haben sich infolge zu langsamen Arbeitens Gerinnsel gebildet, so ist die genaue Bestimmung unmöglich. Mitunter bilden sich Luftblasen. Entstehen sie schon beim Ansaugen vor der Marke 0,5 (bzw. 1,0), so fängt man von vorn an. Durch Vorsicht und Benutzung eines genügend großen Bluttropfens kann diese Unannehmlichkeit erspart werden. Bilden

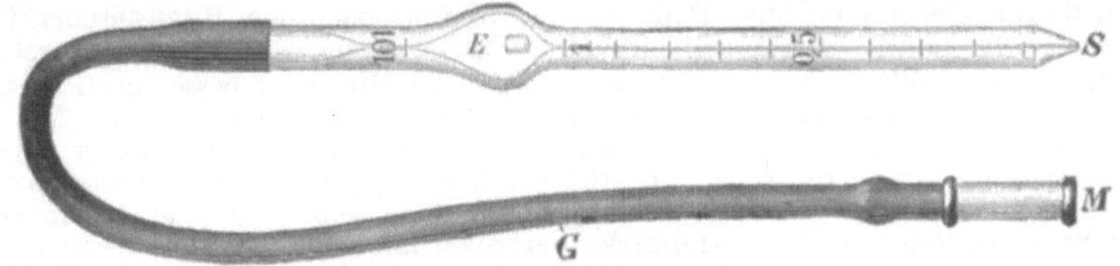

Abb. 7. Mischpipette für rote Blutkörperchen nach THOMA.

sich Luftblasen erst in der Ampulle dadurch, daß die Glasperle nicht von allen Seiten gleichzeitig umspült wird, so läßt sich dieser Übelstand noch heben, indem man bei senkrechter Haltung der Pipette durch leichtes Drehen oder gelindes Schütteln die Luft an die Oberfläche der Flüssigkeit hinauftreibt. Wenn man schon *beim Ansaugen* etwas *dreht*, so kann die Blasenbildung vermieden werden.

Statt der gewöhnlichen Mischpipette sind Präzisionssauger empfohlen worden für eine genaue Abmessung der Blutsäule. Ich verweise auf MAY[1] und HIRSCHFELD[2]. Diese Instrumente haben wegen ihrer Kompliziertheit geringen Eingang gefunden. Auch ist der mögliche Fehler bei der ursprünglichen Mischpipette ein kleiner, sorgfältiges Arbeiten vorausgesetzt. Jedenfalls liegen die Gefahren viel mehr in der Art der Blutentnahme als in der Pipettenfüllung. HIRSCHFELD erklärt alle Präzisionssauger für unnötig, wenn statt des Mundstückes der gewöhnlichen Pipette ein kleines Glasröhrchen mit 1—2 cm lang aufgerollter Watte eingesetzt wird. Dadurch erfolgt die Aufsaugung viel genauer.

II. *Die Füllung der Zählkammer.*

Prinzip der Zählkammer: ein Raum von genau bekanntem Volumen wird durch eine mikroskopische sichtbare Einteilung in viele einzelne Quadrate geteilt.

Die Kammer wird durch ein dem Instrument beigelegtes Deckglas *D* abgeschlossen. Es darf wegen des Fokalabstandes der Linse nicht zu dick, aber auch wegen notwendiger Vermeidung zu großer Elastizität nicht zu dünn sein. Das Deckglas ist richtig aufgelegt, wenn allseitig die NEWTONschen Farbstreifen als Interferenzerscheinung auftreten und bestehen bleiben, alsdann beträgt die Kammerhöhe 0,1 mm. Auf dem Grunde der Kammer sind Quadrate in Reihen eingraviert. Ein solches Quadrat mißt $^1/_{20}$ qmm Seite, hat also $^1/_{400}$ mm Fläche und bei der Kammerhöhe von $^1/_{10}$ mm beträgt der Inhalt $^1/_{4000}$ qmm.

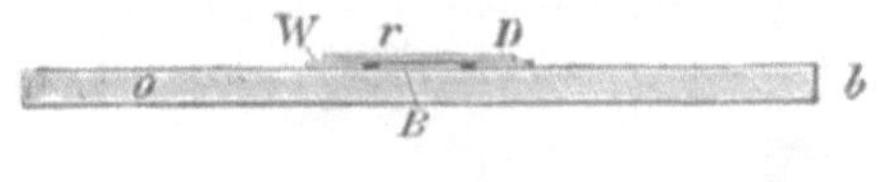

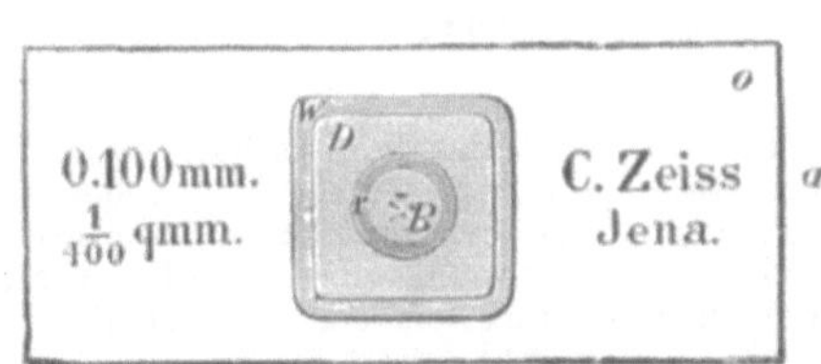

Abb. 8. Zählkammer.
a) Aufsicht; b) Durchschnitt ($^1/_2$ nat. Größe).

Man bläst aus der Mischpipette einen Teil des Inhaltes aus und verwendet einen Tropfen aus der Mitte der Ampulle zur Füllung der Kammer, nachdem unmittelbar vor der Beschickung der Zählkammer die Spitze der Mischpipette von der anhaftenden Flüssigkeit befreit worden ist. Der nicht allzu große Tropfen wird auf die Kammermitte gebracht und schnell das Deckglas angedrückt. Geschieht dies nicht rasch, so kann sich das Blut sedimentieren, und es entstehen enorme Fehler. Beim Andrücken ist die Bildung von Luftblasen absolut zu vermeiden, indem man das Deckglas zuerst auf einer Kante auflegt, dann mit dem Tropfen in Berührung bringt und erst jetzt völlig senkt. Es muß sich das Blut gleichmäßig ausbreiten. Unter allen Umständen soll der Boden (*B*) der Zählkammer bis zur ringförmigen Rinne *r* vollständig ausgefüllt werden, weil sonst die peripheren Schichten an Blutkörperchen außerordentlich ärmer sind als die zentralen.

[1] MAY: Münch. med. Wschr. **1903**, **251**.
[2] HIRSCHFELD: Berl. klin. Wschr. **1909**, Nr 10.

Es tut auch gar nichts, wenn etwas Flüssigkeit in die Rinne und auch außerhalb der Rinne unter das Deckglas gelangt. Mit Vorteil bringt man auf beide Seiten der Rinne einen ganz kleinen Tropfen. Für die richtige Höhe der Kammer ist es gleichgültig, ob unter dem Deckgläschen Luft oder Wasser sich befindet; wichtig ist allein, daß NEWTONsche Ringe erscheinen, indem jetzt die geforderte Höhe erreicht ist.

Noch empfehlenswerter ist es, das Deckglas wie bei der BÜRKERschen Kammer schon vorher so aufzulegen, daß die NEWTONschen Ringe entstanden sind, und daß nur eine kleine Zone der Kammer nicht vom Deckglas bedeckt ist. Hier setzt man jetzt die Spitze der Mischpipette an und die Flüssigkeit strömt sofort ein und breitet sich in dem capillären Raume gleichmäßig aus. Damit ist die Kammer nach dem BÜRKERschen Prinzip durch Capillarität gefüllt. Diese sehr gute Methode verwende ich seit Jahren regelmäßig.

Ist die Kammerfüllung vollendet, so wartet man 20 Min. oder besser noch länger ab, damit sich die Blutkörperchen absetzen. Jetzt kontrolliert man unter dem Mikroskop mit schwacher Vergrößerung, ob die Verteilung der Zellen überall gleichmäßig erfolgt ist und nicht etwa die Peripherie weniger Blutkörperchen empfangen hat. Im letzteren Falle könnte natürlich von einer richtigen Zählung keine Rede sein. Für eine sichere Berechnung der Erythrocyten muß die mittelstarke Vergrößerung (*D* des Mikroskopes von ZEISS) und eine sehr gute Lichtquelle (weiße Wolke oder am besten Auerlicht!) benutzt werden. Die feine Netzteilung soll mit großer Deutlichkeit hervortreten.

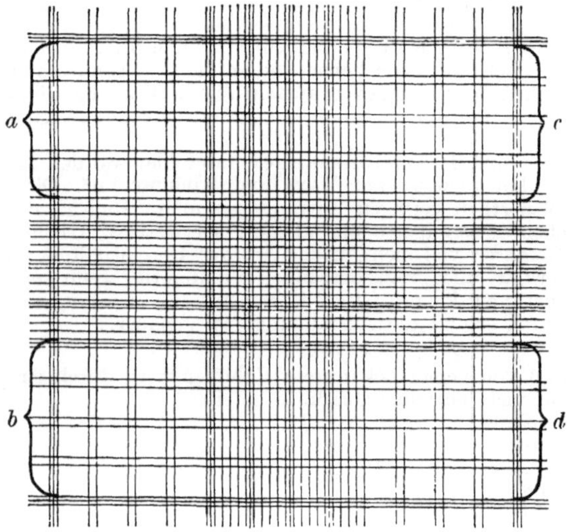

Abb. 9. Netzteilung nach TÜRK (20 mal vergr.).

Man beginnt jetzt die Zählung in der linken oberen Ecke der inneren Kammer.

Zum Zwecke leichter Orientierung ist die 5., 10., 15. und 20. Reihe der kleinen Quadrate, wie das die Reproduktion veranschaulicht, durch eine besondere Linie geteilt und gekenn zeichnet. Die Erythrocyten liegen öfters auf den Grenzlinien der kleinen Quadrate. Wollte man alle nur tangierenden Zellen mitzählen, so würde ein großer Fehler entstehen. Man soll daher nur diejenigen Blutzellen berücksichtigen, die wenigstens zur Hälfte dem kleinen Quadrat angehören, oder aber man zählt von den tangierenden stets nur diejenigen, die die linke oder obere, nicht aber die rechte und untere Grenzlinie schneiden.

Es wird jetzt durch Verschiebung der Zählkammer (am besten mit verschiebbarem Objekttisch!) die Zahl der Blutkörperchen in 20 nebeneinanderliegenden kleinen Quadraten, d. h. in einer Reihe ermittelt und notiert. Jetzt wird die folgende zweite Reihe durchgezählt usw., bis wenigstens 10 Reihen bestimmt sind. Die Resultate dürfen untereinander nicht allzu stark abweichen, sonst ist die Verteilung keine gute und das Ergebnis unsicher.

Sehr zu empfehlen ist es, noch andere Reihen abseits der zentralen Partie zu bestimmen. Ich pflege stets 10 Reihen in der Mitte und dann 10 Reihen in der Peripherie zu zählen. So ermittle ich, links unten beginnend, die 3 übereinanderstehenden peripheren Reihen der Kammer, dann die Reihen *a* und *b*, sodann die 3 Reihen in der Peripherie rechts und endlich die Reihen *c* und *d*.

Noch zuverlässiger ist die Zählung in der BÜRKERschen Kammer.

Alle Ergebnisse können erst Anspruch auf Genauigkeit erheben, wenn sie aus einer sehr großen Erythrocytenzahl (etwa 1000) ermittelt sind. Dann mag der Fehler immer noch $3^0/_0$ betragen (REINERT). Bei schweren Anämien muß man mehr als 20 Reihen zählen; mithin reicht die THOMA-ZEISSsche Kammer nicht aus, und es sollten nur die größeren Kammern von ZAPPERT, ELZHOLZ, NEUBAUER, BÜRKER oder TÜRK angeschafft werden.

Die Berechnung der Erythrocytenzahl im Kubikmillimeter ist leicht, wenn man sich daran erinnert, daß jeder kleine Kubus mit dem kleinen Quadrat als Grundfläche $= {}^1/_{4000}$ cmm^2 Inhalt besitzt, und daß außerdem in der Pipette beim Ansaugen des Blutes bis zur Marke 0,5 eine 200fache Verdünnung erzielt worden ist. Man zählt also 200 kleine Quadrate = 10 Reihen und multipliziert den gefundenen Wert mit 4000.

Die weißen Blutzellen dürfen nicht mitgezählt werden. Man kann sie erkennen, da sie nicht den gelblichen Hämoglobinfarbenton besitzen. Zwar sind sie gewöhnlich im Vergleiche zu den roten Blutkörperchen selten; bei starken Anämien und Leukocytosen könnten aber doch Fehler entstehen. Bei Leukämie dürfen sie nie mitgezählt werden. Hier kann man auch so verfahren, daß man zuerst bei Verdünnung mit HAYEMscher Flüssigkeit alle Zellen zählt und nachher in Essigsäure die Leukocyten bestimmt und die Erythrocyten dann aus der Gesamtsumme — weiße Zellen berechnet.

Die Mischpipetten müssen nach jedem Gebrauche mit Wasser, dann mit abs. Alkohol, endlich mit Äther gereinigt werden. Von Zeit zu Zeit empfiehlt sich eine Säuberung mit Kalilauge, ebenso, wenn Koagula sich gebildet haben oder die Pipette verstopft ist. Man läßt die Kalilauge $^1/_2$—1 Tag einwirken, nachher langdauerndes Ausspülen mit Wasser, dann Alkohol und Äther.

Die Zählkammer darf nur mit Wasser gereinigt werden; Alkohol, Äther usw. würden den Kitt (Kanadabalsam) auflösen. Bei stärkerer Verunreinigung kann 1 Tropfen Kalilauge ganz kurz zur Reinigung gebraucht werden.

Vor Gebrauch müssen Mischpipette und Zählkammer absolut trocken und staubfrei sein; die Glasperle soll nicht anhaften und allen Bewegungen folgen.

Einer besonderen Besprechung bedarf die *Zählkammer von* BÜRKER[1] und FEUCHT[2]. Man läßt auf die Zählflächen bei fest aufgelegtem oder mit Klemmen angepreßtem, die

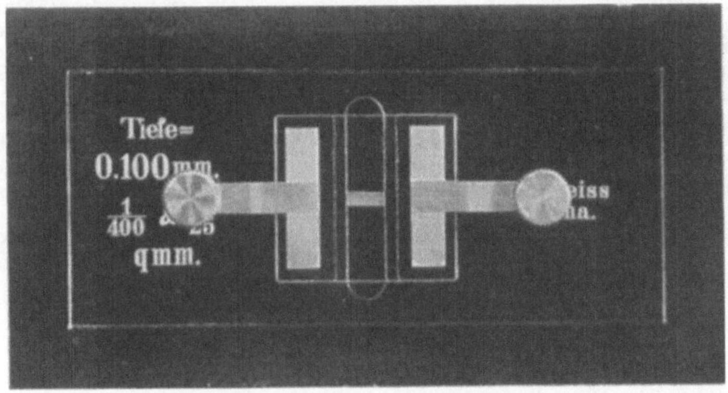

Abb. 10. Zählkammer nach BÜRKER.

NEWTONschen Streifen deutlich zeigendem Deckglas das Blut von der Seite aus der Mischpipette einfließen, wobei durch Capillarwirkung eine sehr gleichmäßige Verteilung erzielt wird.

Für rote Zellen benutzt BÜRKER als Zähleinheit die kleinen, für weiße Zellen die großen Quadrate. Bei Verdünnung 1 : 200 muß man die Gesamtzahl der in 80 kleinen Quadraten gezählten Erythrocyten mit 0,01 multiplizieren und hat dann den Wert pro Kubikmillimeter in Millionen. Bei Verdünnung 1 : 10 für Leukocyten zählt man 100 große Quadrate, multipliziert mit 0,025 und hat die Zahl für den Kubikmillimeter in Tausenden.

BÜRKER[3] empfiehlt, das Blut mit der Verdünnungsflüssigkeit in *Glaskölbchen* zu bringen. Hier erhalten sich die Zellen tagelang, so daß nach späterem Aufschütteln wieder die Kammer beschickt werden kann. Die Bestimmungen unter Verwendung von Glaskölbchen geben außerdem genauere Resultate.

Siehe auch BÜRKER[4]: Genauere Zählung der Erythrocyten.

Einige Apparate (Hämatimeter bezeichnet, von HAYEM-NACHET und HAYEM-SAHLI) gestatten die *Zählungen nach Gesichtsfeldern* mit Okular-Diaphragma ohne Zählnetz, indem eine Kammer von bestimmter Tiefe benutzt wird, das Zählgitter vom Mikroskop selbst geliefert wird und sich also nicht auf dem Kammerboden befindet.

---

[1] BÜRKER: Münch. med. Wschr. **1905**, Nr 19; Pflügers Arch. **107**, 426; **118**, 460.

[2] FEUCHT: Pflügers Arch. **187**, 139 (1921).

[3] BÜRKER: Tigerstedts Handbuch der physikalischen Methodik, Bd. 2 u. Pflügers Arch. **142**, 337; **152**, 271 u. **153**, 128.

[4] BÜRKER: Abderhaldens Handbuch biologischer Arbeitsmethoden Abt. IV, Teil 3, Lieferung 148. Pflügers Arch. **209**, 387 (1925).

Die Zählkammer von LIEBREICH[1] eignet sich wegen ihrer Größe und Tiefe besonders für die Berechnung von selteneren Blutzellen und für Zählung von Parasiten und Mikroben. Über den methodischen Fehler bei den R.-Zählungen siehe REICHEL[2].

Die Zählung der Leukocyten.

Die Ermittlung der Leukocytenzahl erfolgt nach demselben Prinzip. Dagegen ist es unstatthaft, in der gleichen Kammer rote und weiße Zellen, selbst unter Methylviolettzusatz zur besseren Erkennung der Leukocyten, gleichzeitig zu zählen. Die farblosen Zellen sind für die Berechnung viel zu spärlich.

Man benützt besondere Mischpipetten für weiße Blutkörperchen, die eine 10fache Verdünnung erzielen. Sie tragen am Ende der Ampulle die Marke 11 (nicht 101). Als Verdünnungsflüssigkeit benutzt man TÜRKsche Lösung, S. 22, wegen ihrer Fähigkeit, die roten Blutkörperchen durchsichtig zu machen und die Leukocytenkerne darzustellen. Natürlich werden auch allfällig vorhandene kernhaltige rote Zellen jetzt sichtbar.

Der Geübtere erkennt die Erythroblasten und kann sie einfach bei der Leukocytenzählung übergehen. Zuverlässiger ist es, wenn zuerst alle *kernhaltigen Elemente* ermittelt werden, und wenn nachher aus den gefärbten Trockenpräparaten der Prozentsatz der Erythroblasten berechnet und dann durch Abzug die wahre Leukocytenzahl festgestellt wird.

Die Herstellung der Verdünnung, die Füllung der Kammer und die Zählung erfolgt ganz in derselben Weise wie bei roten Blutkörperchen. Der Zählung sollen mindestens 300 Zellen zugrunde liegen. Bei starken Leukocytosen verdünnt man besser auf $^1/_{20}$ durch Ansaugen des Blutes bis zur Marke 0,5; bei den hohen Zahlen der Leukämie muß die Pipette für Erythrocyten, d. h. eine Verdünnung von 1 : 100, benutzt werden.

Zur Berechnung geht man von der Einzelkammer aus, die 4000 kleine Quadrate besitzt und also einen Gesamtinhalt von $400 \times {}^1/_{4000}$ cmm = 0,1 cmm aufweist. Da die Verdünnung auf $^1/_{10}$ durchgeführt wurde (Ansaugen bis Marke 1,0), so muß der für die Einzelkammer erhaltene durchschnittliche Wert aus den 9 Bestimmungen einfach mit 100 multipliziert werden (mit 200 bei Ansaugen auf 0,5).

Ein anderes Prinzip als dasjenige der Zählkammern benutzten ELLERMANN und ERLANDSEN[3]. Anreicherungsverfahren für L.-Untersuchungen: VILLA[4].

Zählung der Blutplättchen.

(Vgl. auch Kapitel Blutplättchen; dort Literatur.)

Die eingehendste Darstellung über Methodik der Blutplättchenuntersuchung findet sich bei DECKWITZ[5].

Die Zählung der Blutplättchen begegnet Schwierigkeiten, da diese Gebilde rasch agglutinieren, konfluieren und sich damit einer genauen Feststellung entziehen.

Nach BIZZOZERO fängt man Blut in 14%iger Magnesiumsulfatlösung auf, die zwar die Plättchen deformiert; aber sie bleiben isoliert und können in der Zählkammer ermittelt werden, indem man das Verhältnis zwischen roten Blutkörperchen und Plättchen bestimmt und nachher durch eine Erythrocytenzählung die absoluten Werte erhält. SAHLI empfiehlt, der Magnesiumsulfatlösung so viel Methylviolett zuzusetzen, daß die Flüssigkeit in einem Meßzylinder von 10 ccm noch gut durchsichtig erscheint. Jetzt sind die Plättchen gefärbt.

Man bringt nach gründlicher Reinigung der Fingerkuppe einen Tropfen dieser Verdünnungsflüssigkeit auf die Haut, sticht durch den Tropfen durch, mischt mit Glasstab Blut und Magnesiumsulfatlösung und saugt mit der Mischpipette für Erythrocyten an, sorgt durch vorsichtiges Schütteln für eine gleichmäßige Verteilung und bestimmt in der Zählkammer das Verhältnis der Plättchen zu den Erythrocyten.

ACHARD und AYNAUD halten alle diese Methoden für prinzipiell unrichtig, weil durch Kontakt mit Gewebesaft stets Plättchen in unkontrollierbarer Weise zerstört werden und daher falsche Resultate entstehen. Sie benützen die Venenpunktion mit paraffinierter Spritze, verdünnen in der Spritze mit 10%igen Natriumcitrat durch Zusatz von 1 Teil Natriumcitratlösung auf 9 Teile Blut. Sie verwenden jetzt zwei weitere, Blut und Plättchen konservierende Flüssigkeiten:

---

[1] LIEBREICH: Dtsch. med. Wschr. **1916**, Nr 15.
[2] REICHEL: Fol. haemat. (Lpz.) **41**, 307.
[3] ELLERMANN u. ERLANDSEN: Dtsch. Arch. klin. Med. **98**; s. 3. Aufl. S. 39.
[4] VILLA: Klin. Wschr. **1929**, Nr 17 u. 33; Minnesota Med. **1929**, Nr 27.
[5] DECKWITZ: Abderhaldens Handbuch biologischer Arbeitsmethoden, Abt. IV, Teil 3, Lief. 106, 1924. S. 393.

A. 8prom. NaCl-Lösung . . . . . . 80 ccm
$10^0/_0$ige Natriumcitratlösung . . 20 „

B. 8prom. NaCl-Lösung . . . . 80 ccm
Formol . . . . 20 „

2 ccm der Flüssigkeit A kommen in ein paraffiniertes Gefäß und man läßt jetzt von dem mit Natriumcitrat verdünnten Blut einen Tropfen hineinfallen. Jetzt Zusatz von 2 ccm der Lösung B, mischen und Feststellung des Verhältnisses Blutplättchen zu Erythrocyten in der Zählkammer.

Die beste Blutplättchenzählung erfolgt im gefärbten Ausstrichpräparat aus dem Verhältnis von Plättchen zu roten Blutkörperchen. Methode FONIO: Abreiben des Fingers mit Äther. Ein kleiner Tropfen einer $14^0/_0$igen Magnesiumsulfatlösung wird auf die Einstichstelle gebracht und jetzt ein kleiner, nicht spontan blutender Einstich durch den Tropfen hindurch gemacht. Der Tropfen behält infolge der Trockenheit der Haut seine kugelige Form. Bei geringem Druck auf den Finger fließt nun Blut in den Tropfen ein und wird mit einer fein ausgezogenen Glasfadenspitze, die man zuvor ebenfalls in die Magnesiumlösung getaucht hat, vermischt. Diese Mischung dient zu Deckgläschenausstrichpräparaten in gewöhnlichen Weisen. Bei zu großen Tropfen Abspritzen durch schleudernde Handbewegung. Färbung: kombinierte Giemsa.

In der Giemsalösung bleiben die Präparate etwa 1 Stunde. Man zählt mit der quadratischen Blende 1000 Rote und die auf der gleichen Fläche vorhandenen Plättchen aus und berechnet dann die absolute Zahl.

ALDER glaubt nach Vergleichen mit der Zählmethode, daß bei Thrombopenien sofortiger Blutausstrich mit raschem Trocknen des Präparates (warme Platte) die Plättchen intakt und gut zählbar wiedergebe und das Magnesiumverfahren unnötig macht.

Neuere Methoden benützen Citratblut (THOMSEN, GRAM u. a.) oder besondere Fixation (DECKWITZ), um Zerstörung der Plättchen zu vermeiden.

DECKWITZ entnimmt der Vene mit paraffinierter Spritze einige Tropfen Blut, läßt erst etwas Blut ablaufen und dann in paraffinierte Uhrschale einen Tropfen unter lebhaftem Schütteln in folgende Lösungen:

2 ccm Lösung I. NaCl 0,8, Na-Citrat 10,0, H_2O 100,0; dazu 2 ccm Lösung II. NaCl 0,8, Formalin 20,0, H_2O 80,0; davon 1 Tropfen auf 1 Objektträger und Deckglas od. Ausstrichpräp. durch *Abzentrifugieren* der 2 Lösungen und Ausstrich des Sedimentes mit Oese. Weniger Schrumpfung, wenn Lösung II: NaCl 0,8, Formalin 4,0, Aq. dest. 96,0.

Eine neue komplizierte Methode von ZELLER, FLÖSSNER u. and. ergibt viel höhere Zahlen. Man nimmt daher an, daß bei den gewöhnlichen Methoden viele kleinere Plättchen zerstört würden. Siehe Blutplättchen.

Die Zählung der Leukocytenarten in gefärbten Trockenpräparaten.

Mit der Feststellung der absoluten Leukocytenzahl ist noch wenig gewonnen. Tieferen Einblick in biologisches Geschehen und in funktionelle Diagnostik gestattet erst die Ermittlung der absoluten Werte aller Leukocytenarten durch Verschieben des Präparates auf den verschiebbaren Objekttisch.

Es kann die Gesamtzahl der weißen Blutzellen normal sein, und doch ergibt der Teilwert von $90^0/_0$ Lymphocyten eine Leukämie, oder ein Wert von $50^0/_0$ Eosinophilen weist auf Trichinose hin, oder eine Zahl von $25^0/_0$ Monocyten läßt an Malaria denken.

So ist denn die Auszählung der verschiedenen Leukocytenarten die wichtigste und für Diagnose wie Biologie wertvollste und unerläßlichste Arbeit.

Ich gebe auf nächster Seite die Tabelle meiner Klinik für die Eintragungen.

Man beginnt zweckmäßig die Durchzählung stets oben am Ausstrichpräparat und geht systematisch tiefer. So wird es schon aus der Tabelle auch für später ersichtlich, in welchen Teilen des Ausstriches etwas Besonderes gefunden worden ist.

Zerquetschte Zellen müssen mitgezählt werden, sonst erhält man irrige Zahlen. Bei den Granulocyten fällt das leicht, weil die Granula beweisende Zeugen sind. Quetschformen der Lymphocyten siehe Abbildung lymphatische Leukämie. Oft ist die Lymphocytennatur eines Kernflecks erkennbar durch die deutliche Färbung des Nucleolus. Schwieriger deutbar sind Quetschungen der Monocyten. Hier muß man sich an die jetzt sichtbare, sehr feine Zellkörnelung halten.

Bei Leukämie enthält das Gesichtsfeld oft zu viele Zellen, so daß eine Sonderung schwer hält. Hier hilft die quadratische Okularblende, die beliebige Einengung gestattet. Auch für Ausstriche aus hämopoetischen Organen kann nicht anders verfahren werden.

Für wissenschaftliche Arbeiten sollten stets 300—500 Zellen aus mehreren Präparaten gesondert werden. Damit macht man sich von Zufälligkeiten unabhängig.

Name	**Praep. No.**	**Diagnose:**
Blutbefund vom	Uhr	*Normalwerte*

Hämoglobin corrig %: *100 % = 15* g, *Hb.*
Rote Blutkörperchen in mm³: *4,5* ♀ *5,0* ♂
Färbeindex: *1,0*
Weiße Blutkörperchen in mm³: *7000*
Blutviscosität (20°): *3,8—4,0* ♀ *4,2—4,4* ♂
Gesamt E-Volumen: *42—44* %
Einzel E-Volumen: *88* μ^3
Hb. Füllung: *2,3*
Blutungszeit: *2—3 Minuten*
Gerinnungszeit: (BÜRKER) *4½ Minuten*

Blutserum:
Farbe: *hellgelb*
Bilirubin: *12—18 mg* % (HERZFELD)
Viscosität *1,7—1,8*
Refraktion: *56—63* PULFRICH*sche Einheiten*
Eiweißgehalt: *7½—9* %
Globulinwert: *30—40*
Senkungsreaktion:
1 Stunde 3—10 ♂ *7—12* ♀
Retraktion des Coagulums: *gut*

Rote Blutzellen	Hb.-Färbung: *gleichmäßig gut*; Normoblasten: —; Megaloblasten: —; Retikulocyten: *1* ‰; Polychromasie —; Bas. Punktierung: —; Normo: *alle*; Makro: —; Megalo: —; Mikro: —; Aniso: *s. gering*; Poikilocylose: —

				%	Bemerkungen
Unreife weiße Zellen	Myeloblasten . .				
	Myelocyten: unreif .			—	
	Myelocyten: halbreif .			—	
	Myelocyten: reif . . .			—	
	Metamyelocyten .			—	
Reife weiße Zellen	Neutrophile . . .			*60—65*	
	Eosinophile . . .			*2—4*	
	Basophile			*½—⅓*	
	Monocyten . . .			*6—8*	
	Lymphocyten . .			*20—25*	
	Plasmazellen . .			—	
	Blutplättchen . . Zahl: *reichlich*		Beschaffenheit: *gleichmäßig*		

Pathologisches Blutbild der weißen Zellen

Neutrophile:
Kerne: leicht pathol. —; stark pathol. —; stabkernig: *vereinzelt*
Protoplasma: leicht basophil —; stark basophil —; Vakuolen —
Granula: leicht pathol. —; mittel pathol. —; stark pathol. —

Monocyten:
nicht abnorm jungkernig

Lymphocyten:
alle altkernig. Azurgranula vorhanden

Plättchen:
geringe Größenunterschiede

Aus den Prozentwerten läßt sich die *absolute Menge einer Zellart* berechnen, und damit ist der eigentlich allein maßgebende Faktor gewonnen. Früher wurden häufig die Prozentverhältnisse allein ermittelt; ja es gibt große Arbeiten, die nur solche Angaben enthalten. Das ist unzulässig und kann zu groben Täuschungen führen.

Beispiel: Perniciosa hat 50 und mehr Prozent Lymphocyten; aber absolut besteht wegen der niedrigen Gesamtzahl der Leukocyten Verminderung. Es ist daher ein grober Irrtum, wenn einzelne Autoren hier an lymphatische Überproduktion, ja sogar an „Pseudoleukämie" gedacht haben.

Der Organismus kümmert sich nicht um Prozente. Wichtig ist allein der absolute Wert. Der Bequemlichkeit wegen mag man an den prozentigen Angaben festhalten, indessen nur unter Angabe der Gesamtleukocytenzahl, so daß der Teilwert leicht berechnet werden kann.

Besonders übersichtlich ist die graphische Darstellung fortlaufender Leukocytenbefunde in Leukocytenkurven, aus denen sehr wichtige Aufschlüsse über die Funktion der blutbildenden Organe erhalten werden.

Einzelne Autoren (SCHILLING) halten die absoluten Werte für weniger wichtig, weil unzuverlässig. Dem muß ich entgegentreten, richtige Technik vorausgesetzt. Wenn man den außerordentlich typischen Verlauf der Leukocytenkurven an Hunderten von Fällen von Infektionskrankheiten sieht, erkennt man die Zuverlässigkeit der absoluten Zahlen.

Bestimmung des Hämoglobingehaltes.

Es ist ein weitverbreiteter Irrtum, wenn viele den Hämoglobinmangel aus der blassen Gesichtsfarbe erkennen wollen. Kontraktion der Blutgefäße, geringe Ausbildung der Gefäße im Gesicht bei Leuten, die wenig an die Sonne kommen, Undurchsichtigkeit der Haut, geringer Blutgehalt derselben können bedeutende Blässe hervorbringen. Gewöhnlich sind diese Scheinanämien (s. diese) schon daran erkennbar, daß die Conjunctiva, das Zahnfleisch und die Lippen keineswegs an der Blässe teilnehmen.

Der Geübtere vermag schon den hervorquellenden Bluttropfen einigermaßen zu beurteilen. Nur geringer Übung bedarf es, zu erkennen, ob starke Anämie vorliegt oder nicht.

Läßt man den Bluttropfen auf Fließpapier oder Leinwand auffallen, so wird eine approximative Schätzung noch leichter. Darauf basiert die Hämoglobinskala von TALLQUIST, die jedoch nicht zuverlässig ist und große Fehler (20—30%) hat (s. LIEBMANN)[1].

Die Bestimmungen des Hämoglobins (Hb.) können vorgenommen werden colorimetrisch und spektrophotometrisch, ferner nach der Sauerstoffkapazität und nach dem Eisengehalt, da sich die Theorie von dem konstanten Sauerstoffbindungsvermögen und dem konstanten Eisengehalt des Hb.-Moleküls als richtig erwiesen hat. Diese von HÜFNER und seiner Schule verteidigte Ansicht haben BUTTERFIELD, MASING, BÜRKER und MORAWITZ bestätigt, so daß die eine Zeitlang mehr Anhänger zählende Theorie von BOHR über die Existenz verschiedener Hb.-Arten mit wechselndem Sauerstoffbindungsvermögen und verschiedenem Eisengehalt kaum mehr haltbar erscheint. 1 g Hämoglobin bindet 1,34 ccm O_2 oder CO bezogen auf 0^0 und 760 mm Hg.

Auch für Hb. unter krankhaften Verhältnissen ist von den erwähnten Autoren eine völlige Parallele der O_2-Kapazität mit der färberischen Kraft des Hb. nachgewiesen, durch die Bestimmung der O_2-Kapazität mittels Auspumpen des Blutes mit der Quecksilberpumpe nach BUNSEN-GEPPERT und durch die Ferricyanidmethode, bei der Ferricyankali bei der Umwandlung des Oxy-Hb. in Met.-Hb. das an das Oxy-Hb. gebundene Gas quantitativ in Freiheit setzt. Auf diesem Prinzip basieren die Apparate zur Bestimmung der Blutgase von HALDANE und BARCROFT und PLESCH.

Die Ferricyanidmethode gibt bis auf 1% gleiche Werte wie die colorimetrische (HALDANE, BARCROFT, MORAWITZ und RÖMER).

Auch für Polycythaemia vera sind jetzt völlige Parallelen zwischen O_2-Kapazität und Hb. festgestellt, im Gegensatz zu früheren Angaben.

Weniger übereinstimmend sind die Ansichten über konstanten Eisengehalt, indem BRUGSCH inkonstante Werte verzeichnete, während die HÜFNERsche Schule auf das Hb.-Molekül 1 Atom Eisen und den Eisenwert zu 0,336% annimmt. Die Frage der Parallele zwischen Hb. und dem daraus entstehenden Hämatin scheint nach MORAWITZ noch nicht völlig gelöst. Siehe auch MARTINI und LOEWE[2].

---

[1] LIEBMANN: Zbl. inn. Med. **1917**, Nr 28.

[2] MARTINI u. LOEWE: Verh. Ges. inn. Med. **1928**, 374.

Hämometer von Sahli.

Durch Zusatz von HCl zu einer bestimmten Blutmenge wird salzsaures Hämatin erzeugt und mit $1^0/_0$iger Lösung von Normalblut in HCl im Vergleichsröhrchen verglichen.

1. Ansaugen des gut fließenden Blutes mit der Capillarpipette bis zur Marke. Abwischen des der Spitze außen anhaftenden Blutes.

2. Hineinblasen in das Röhrchen, das bis zur Marke 10 mit $^1/_{10}$ n-HCl-Lösung gefüllt ist, und Abwarten 1 Min.

3. Zusatz von Wasser bis zur Farbengleichheit mit dem Vergleichsröhrchen und Ablesung des Wertes. Hierbei mehrfaches Ansaugen von Wasser in die Pipette, um die letzten Hämoglobinmengen aus der Pipette herauszubringen.

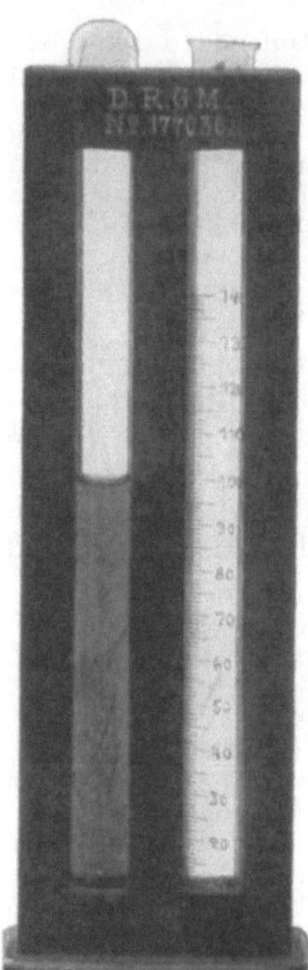

Abb. 11. Hämometer von Sahli.

Die beiden Gläschen sind in einem durchbrochenen schwarzen Gestell von Hartgummi zur Abblendung des seitlichen Lichtes untergebracht und befinden sich vor einer Milchglasscheibe, die das Licht diffus macht. Dadurch wird der gleiche optische Effekt erzielt, wie wenn die Flüssigkeiten in planparallelen Glaskästchen sich befänden. Für genaue colorimetrische Bestimmungen werden solche planparallele Glaskästchen verlangt, damit man völlig gleichmäßig gefärbte Flächen vergleichen kann. Die getroffene Abblendung und die Erzeugung eines diffusen Lichtes ersetzt diese teueren Einrichtungen.

Für niedrige Hb.-Werte empfiehlt sich die Verwendung der dreifachen Blutmenge, am besten mit drei trockenen Pipetten. So wird eine Hb.-Bestimmung mit dem Hämometer, dessen optischer Ablesungsfehler kaum $3^0/_0$ beträgt, in großer Genauigkeit erreicht.

Mögliche Fehler. 1. Weil eine Suspension und keine Lösung dem Vergleichsröhrchen zugrunde liegt, so kann es bei längerem Nichtgebrauch zu einer Sedimentierung kommen. Es bildet sich ein schwarzer Niederschlag. Durch leichtes Schütteln der Perle und vielfaches Hin- und Herwenden gelingt es wieder, eine gleichmäßige Suspension zu schaffen. (Heftiges Schütteln ist streng zu vermeiden! Es bilden sich Luftblasen, die eine richtige Vergleichung verhindern und erst langsam wieder verschwinden.)

2. Bei der Herstellung der Standardröhrchen kann ein Fehler dadurch entstehen, daß der Glasbläser den Flüssigkeitsvorrat ungenügend umschüttelt. Weil das salzsaure Hämatin eine Suspension und keine Lösung darstellt, so können dann verschiedene Farbstoffmengen in die einzelnen Röhrchen gelangen. In der Tat wurden anfänglich zu helle Vergleichsröhrchen geliefert und mußte 20—$25^0/_0$ des Wertes abgezogen werden. Die neueren Standardröhrchen sind jetzt dunkler, seitdem man diesen Fehler ausgeschaltet hat.

3. Da durch Nachdunkeln der Hb.-Wert höher ausfällt, empfiehlt Sahli die Ablesung nach 1 Minute. Ich halte es für praktischer, stets nach 15 Min. bei vollendetem Nachdunkeln abzulesen, wie Baumgartner, der die Hämometerwerte für Basel zwischen 70—95, meist 70—85 feststellte.

Wichtig ist Aufbewahren des Röhrchens im Dunkeln, um Farbenveränderung zu vermeiden.

Die jetzt gelieferte Farblösung entspricht bei 100 einem hohen absoluten Hb.-Gehalt. Bürker hat die Farblösung mit dem Spektrophotometer geeicht und gefunden, daß der Wert 100 dem absoluten Hb.-Gehalt von 17,3 g auf 100 ccm Blut gleichkommt. Man braucht sich daher nicht zu verwundern, wenn Gesunde mit dem neuen Hämometer nicht mehr 100 Hämometerwert besitzen. In der Anweisung werden die Hämometerwerte 80 für den Mann gleich rund 14 g Hb. und 70 für die Frau gleich rund 12 g für die Frau als Normen erklärt.

Als Normalwert sieht aber Katsch (Bestimmung mit dem neuen Bürkerschen Hb.-Meter) 15 g Hb. an. Den gleichen Wert erhalte auch ich.

Ich schlage vor, 15 g Hb. als Norm anzunehmen und $= 100^0/_0$ einzusetzen. Dann entsprechen unsere Prozente tatsächlich festen absoluten Hb.-Werten. Dann ist eine sichere Basis für die Ermittlung des Färbeindex vorhanden.

Die *physiologischen Schwankungen* gehen bis zu $20^0/_0$. In mindestens gleichem Umfang schwanken auch die Erythrocytenzahlen. Dies ist mir besonders klar geworden, als ich zur Erklärung der Viscositätswerte bei einer großen Zahl Gesunder auf die genaueste

Ermittlung der R.-Zahlen angewiesen war. Auch da ergaben sich Schwankungen von 4,6—6,0 Millionen.

Der heutige Zustand des Fehlens einer festen Norm für Hb. wird immer unerträglicher, weil man Werte anderer Untersuchungen nie beurteilen kann. Auch für die Erythrocyten haben wir eine feste Norm, 5,0 R., allgemein angenommen, obwohl die gleichen Schwankungen in der Normbreite vorkommen. Warum dann nicht für Hb. ähnlich vorgehen?

Eichung des Hämometers und die Ermittlung des Prozentwertes:

Ich finde jetzt als häufigsten mittleren physiologischen Hämometerwert nach 15 Minuten 90, wenn gleichzeitig die R.-Zahl nahe um 5000000 schwankt und keinerlei Poikilocytose, Mikrocytose oder Hypochromie der R. besteht. Unter diesen Umständen ist der Blutviscositätswert 4,2—4,4, der Serumviscositätswert 1,7, der Plasmaviscositätswert 1,9. Abweichende Viscositätswerte würden auf abnormes Erythrocytenvolumen schließen lassen.

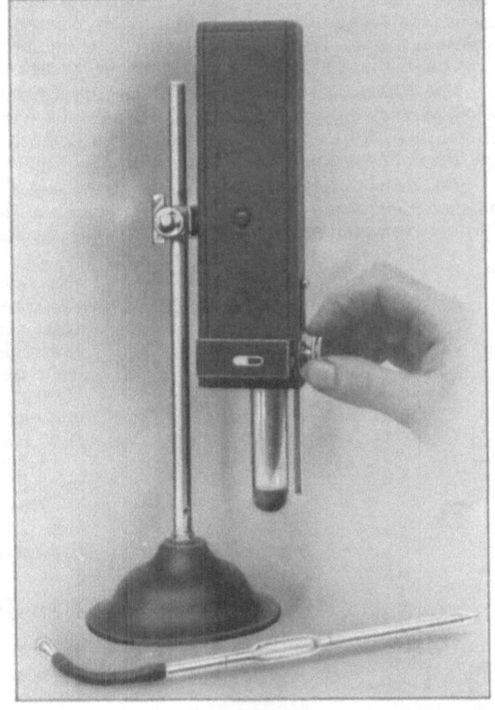

Abb. 12. Kolbenkeilhämogasometer.

Wenn bei einer Reihe von anscheinend völlig Gesunden:

1. die R.-Werte nahe um 5,0 Millionen;
2. die R. mikroskopisch völlig normal sind (keine Aniso-, keine Mikro-Poikilocytose, keine Anisochromie, keine Megalocytose);
3. das Volumen normal ist (siehe später);
4. der Hämometerwert nach 15 Minuten jetzt 90 ist, dann dürfen wir für das Hämometer den Wert 90 = 100% einsetzen, weil dann auch der Färbeindex normal 1,0 sein muß. Wir sprechen dann von *korrigierten Prozentwerten* des Hämoglobins.
5. Diesem Hämometerwert von 90 entspricht jetzt nach dem neuen BÜRKERschen Apparat ein absoluter Hb.-Gehalt von 15 g auf 100 ccm Blut. Leider gibt es genug Hämometer, die erheblich unterhalb von 90 schon 15 g Hb. entsprechen. Man sollte daher die Eichung für das einzelne Instrument nach diesen Prinzipien vornehmen.

Physiologisch, wenigstens für Erwachsene, sind nur parallele R.- und Hb.-Schwankungen, z. B. R. 4,5, Hb. 90%, R. 5,5, Hb. 110%, bei normalen R.-Verhältnissen (Form, Größe, Hb.-Füllung, Volumen), und dann sind auch die Viscositätswerte parallel und die Werte der Färbeindex immer = 1,0.

Finde ich nun (Fall von leichter Bleikolik, aber auch nach der Heilung und 1 Jahr später ganz gleich) R. = 6,0, Hb. = 90, so ist dies entschieden abnorm, und mikroskopisch erfolgt die Aufklärung durch Anwesenheit von vielen Mikro- und Poikilocyten, vielen blassen R. und dementsprechend zeigt auch der Viscositätswert nicht den bei 6 Millionen R. zu erwartenden, sondern einen wesentlich niedrigeren Wert.

Ebenso abnorm ist der Hämometerwert 90 bei R. = 4,2, wobei das mikroskopische Präparat als Ursache eine Megalocytose, die Viscositätsprüfung ein zu großes Volumen angibt (Fall von perniziöser Anämie in Remission).

Eine weitere Eichung ist möglich mit dem Spektrophotometer (BÜRKER), mit dem PLESCHschen Kolbenkeilhämogasometer (oder mit dem FLEISCHL-MIESCHERschen Apparat). Ich finde dann Hämometerzahl 90 = 20 Volumenprozent Sauerstoffkapazität für den Erwachsenen, sofern die gleich strengen Bedingungen wie oben zu Recht bestehen. Über Eichung von Hämometern s. auch SAHLI, BÜRKER, SCHALL[1], SUNGER[2], DUNGER[3], MEULENGRACHT[4] und GRAM[5].

Das FLEISCHL-MIESCHER*sche Hämometer* ist eine Verbesserung früherer Apparate, doch auch in dieser Form überholt. Beschreibung s. 2. Aufl.

Das Kolbenkeilhämometer von PLESCH.

Lit.: Chromophotometer von PLESCH: Arch. f. Physiol. **1907**, **374**; Z. klin. Med. **63** (1907); Zbl. Physiol. **23**, 957 (1910); Münch. med. Wschr. **1910**, 406 u. Dtsch. Arch. **99** (1910).

Man saugt mit der Pipette bis zur Marke Blut verdünnt auf $^1/_{100}$ durch CO-haltiges Wasser, indem man in ein Kölbchen mit Wasser Leuchtgas einströmen läßt. Rasch ist eine genügende Menge CO physikalisch vom Wasser absorbiert. Man kann durch wiederholte Ablesungen den Wert kontrollieren. Die Fehlerbreite beträgt nur 2—4$^0/_0$ und allmählich lernt man die Ablesung immer genauer vornehmen.

Das Hämometer von HALDANE[6] beruht auf der Erfahrung, daß Hb. und die gasanalytischen Werte völlig parallel gehen. Es wird der Vergleich mit CO-Hb.-Lösung vorgenommen, indem das Blut mit Aq. dest. lackfarben gemacht und jetzt durch Einleitung von Leuchtgas die Umwandlung in CO-Hb. durchgeführt wird.

Das Hämocolorimeter von AUTENRIETH *und* KÖNIGSBERGER. Hier wird salzsaures Hämatin erzeugt und der Vergleich mit einer optisch als gleichwertig erklärten, haltbaren Lösung vorgenommen. Der Apparat ist physikalisch nicht so gut wie das Hämometer.

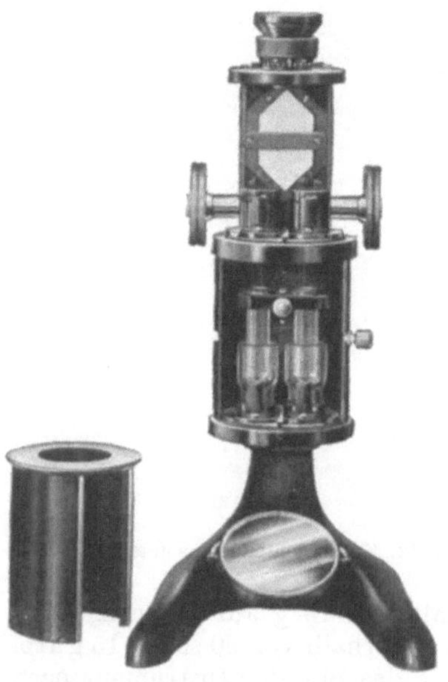

Abb. 13. Hämoglobinometer nach BÜRKER.

Das Hämatospektrophotometer von VIERODT-HÜFNER ist sehr teuer und kompliziert. Durch Exaktheit soll dieses Instrument sich besonders auszeichnen; doch enthält die Literatur auch Angaben, daß Fehler bis zu 5$^0/_0$ vorkommen. PLESCH[7] bestreitet die Exaktheit der Ergebnisse, während BÜRKER das Instrument nach vielfachen Prüfungen und eigenen Verbesserungen für das zuverlässigste hält. Ich verweise auf die Publikation von HÜFNER[8].

Über spektrographische Methoden zur Bestimmung des Blutfarbstoffes siehe SCHUMM[9].

Die umständliche *colorimetrische Doppelpipette* von HOPPE-SEYLER[10] verwendet als Vergleichsflüssigkeit eine CO-Hb.-Lösung.

Das Hämoglobinometer nach BÜRKER.

Die Vergleichslösung ist eine Lösung reduzierten Hämoglobins in 1$^0/_0$ Sodalösung von genau bestimmter Konzentration. In dem Eintauchcolorimeter wird vollkommene optische Symmetrie dadurch erreicht, daß alle reflektierenden und brechenden Flächen und alle Schichten dicken beiderseits von vornherein gleich sind und bei der Bestimmung auch wieder gleich werden. Die beiden, den Apparat durchlaufenden Lichtbündel erscheinen im Gesichtsfeld nur durch eine äußerst feine Linie voneinander getrennt, so daß exakteste Vergleiche möglich sind.

BÜRKER hält die Ablesung für bis auf 1$^0/_0$ genau. Zweifellos ist dieses Instrument zur Zeit das weitaus beste; siehe z. B. KATSCH u. METZ[11].

---

1 SCHALL: Mschr. Kinderheilk. **1919**, 214. 2 SUNGER: Mschr. Kinderheilk. **1919**, 622.
3 DUNGER: Z. klin. Med. **91**, 65 (1921).
4 MEULENGRACHT: Fol. haemat. (Lpz.) Arch. **27**, 1 (1921).
5 GRAM: Acta med. scand. (Stockh.) **63** (1925) und Kongreßzbl. inn. Med. **23**. 228.
6 HALDANE: J. of Physiol. **26**, 501. 7 PLESCH: Fol. haemat. (Lpz.) **9**, 164.
8 HÜFNER: Z. physiol. Chem. **3**, 562.
9 SCHUMM: Abderhaldens Handbuch biologischer Arbeitsmethoden Abt. IV, Teil 3, Lief. 43. 10 HOPPE-SEYLER: Z. physik. Chem. **16**.
11 KATSCH u. METZ: Münch. med. Wschr. **1927**, 2174.

Literatur über Hämoglobin, Sauerstoffbindungsvermögen, Eisengehalt, Lichtabsorption.

BAUMGARTNER: Inaug.-Diss. Basel 1927. Phys. Hb.-Schwankungen. — BOHR: Nagels Handbuch der Physiologie Bd. 1, S. 1. 1905. — BORNSTEIN u. MÜLLER: Arch. f. Physiol. **1907**, 470. — BRUGSCH: Fol. haemat. (Lpz.) Arch. **9**, 210. — BÜRKER: Monogr. der Hb.-Bestimmungen in Tigerstedts Handbuch der physiologischen Methoden 1910. Lit.! — BÜRKER (Eichung): Münch. med. Wschr. **1912**, 14; Arch. f. Physiol. **142**; Münch. med. Wschr. **1921**, 571; Biochem. Z. **156**, 379 (1925); Pflügers Arch. **203**, 274 (1924). Neues Hämoglobinometer. Hb.-Bestimmungen in Abderhaldens Handbuch der biologischen Arbeitsmethoden Lief. 148. — BUTTERFIELD: Photometrie des Blutfarbstoffes. Hoppe-Seylers Z. **1912**, 439; Z. physiol. Chem. **62** (1909).

DREYER: Lancet **199**, 588 (1920). Tagesschwankungen.

GRAM: Arch. med. scand. (Stockh.) **56**, 52 (1922). Nachdunkeln bei AUTENRIETH; **57**, 27 (1922). Hb. aus O_2-Kapazität.

HALDANE u. SMITH: Amer. J. Physiol. **16**, 468 (1894). — HERZFELD u KLINGER: Biochem. Z. **100** (1919). Hämochrom. — HEUBNER: Spektrophotometrie. Abderhaldens Handbuch biologischer Arbeitsmethoden Lief. **43**. — HIRSCHFELD u. APEL: Dtsch. med. Wschr. **1923**, 949. Hämometer, 2 Vergleichstäbe. — HOWARD: Kongreßzbl. inn. Med. **14**, 333. Refraktom. Hb.-Bestimmung. — HÜFNER: Arch. f. Physiol. **1894**, **1901**, **1902** u. **1904**. — HÜFNER u. GAUSSER: Arch. f. Physiol. **1907**, 209.

KARSHAN u. FREEMAN: Kongreßzbl. inn. Med. **56**, 230. — KLEIMANN: Colorimetrie. Abderhaldens biologische Arbeitsmethoden Lief. 106, 1928. — KRAUS: Arch. f. exper. Path. **42**. — KÜMMERER u. SCHAULIN: Münch. med. Wschr. **1926**, 1271.

LAVIALLE: Bull. Soc. biol. Paris **83**, 637 (1920). — LITARCZEK: Bull. Soc. Biol. Paris **101**, 220 (1929). — LOMMEL: Dtsch. Arch. klin. Med. **87** (1906); **92** (1907).

MASING: Dtsch. Arch. klin. Med. **98** (1910). — MASING u. SIEBECK: Dtsch. Arch. klin. Med. **99** (1910). — MEULENGRACHT: Nord. Ref. Fol. haemat. (Lpz.) **18**, 32. — MORAWITZ: Dtsch. Arch. klin. Med. **94** (1908). — MORAWITZ u. RÖHMER: Dtsch. Arch. klin. Med. **94** (1908). — MOHR: Z. exper. Path. u. Ther. **2**, u. Kongr. inn. Med. **1905**. — MÜLLER: Eigenschaften des Hb. Fol. haemat. (Lpz.) **14**, 251 (1913); Bestimmung des Blutfarbstoffes. Abderhaldens Handbuch biologischer Arbeitsmethoden Lief. 43.

NEWHAM: Kongreßzbl. inn. Med. **41** (1909). Mittel 15,6—16,6 g. Hb.

OERUM: Hb.-Bestimmung. Dtsch. med. Wschr. **1908**, 1225.

PLESCH: Objektive Hämoglobinometrie. Biochem. Z. **1** (1906).

ROBSCHEIT: J. of biol. Chem. **41**, 209 (1920).

SAHLI: Untersuchungsmethoden, 6. Aufl. — SANFORD: Übers. Ref. amerik. Lit. Fol. haemat. (Lpz.) **1928**. — SENATOR: Z. klin. Med. **60** (1907). — STÄUBLI: Münch. med. Wschr. **1911**, 2429. — STODDARO: Kongreßzbl. inn. Med. **33**, 493. Refraktometr. Hb.-Bestimmung.

WELKER: Hb.-optische Konstanten. Klin. Zbl. **13**, 281. — WERTHEIMER: Biochem. Z. **106**, 12 (1920).

Die Gewinnung von Serum und Plasma.

Am besten bringt man das Blut in kleine Ausscheideröhrchen, die mit gutem Korkpfropf verschlossen und nun an einen kühlen Ort (Eisschrank) gestellt werden. Dann scheidet sich das Serum als leicht gelbliche Flüssigkeit über dem Blutkuchen (Blutkörperchen + Fibrin) ab.

Gewöhnlich ist das Serum klar, aber nach Mahlzeiten oft trüb chylös durch feine Fetttröpfchen. Chylöses Serum vermeidet man durch Untersuchung am frühen Vormittag. Chylöses Serum hat zwar keine veränderte Viscosität; aber die Ablesung der Refraktion ist unscharf und ungenau.

Das Serum darf keine Blutbeimengung enthalten, weil sonst die Farbe nicht zu beurteilen ist. An sich beeinflußt eine Spur von Blut weder die Viscositäts- noch die Refraktionswerte. Das Serum ist nur bluthaltig bei intravasculärem Blutzerfall, also so gut wie nie. Etwas hämorrhagisches Serum verrät daher ungenügende Technik der Blutentnahme. Gewöhnlich ist die Fingerbeere zu stark gedrückt worden.

Bei der Gewinnung von Blutplasma muß die Gerinnung des Blutes verhindert werden; und zwar genügen nach ALDER *Hirudin:* 0,002 g auf 10 ccm Blut; Natr. oder Kal. *Citrat:* 0,02 g auf 10 ccm Blut (0,2%); Natr. Kal. oder Ammon. *Oxalat:* 0,01 g auf 10 ccm Blut (0,1%). Größere Mengen der Zusätze müssen wegen Veränderung der R. streng vermieden werden.

Das Hirudinplasma ist fast immer trübe und etwas dunkler als Serum. Die Trübung ist durch Blutplättchen (und vereinzelte rote und weiße Blutzellen) bedingt und durch Zentrifugieren zu beseitigen. Jetzt erhält man ein oft ansehnliches weißes Plättchensediment.

Für weitere Untersuchungen ist klares (zentrifugiertes) Plasma nötig, weil sonst die Refraktion nicht genau abgelesen werden kann.

Die Untersuchungen des Serums und Plasmas erfolgen nach den chemischen oder physikalischen Methoden. Für genaue chemische Befunde bedarf man größerer Blutmengen außer bei den Mikromethoden von BANG.

Physikalisch-chemische Untersuchungsmethoden des Blutes.

Es gibt eine große Zahl weiterer Faktoren, außer Hb.-Wert, R.- und L.-Zahl des Blutes, die viele Einblicke in die Blutpathologie gestatten, so der *Eiweißgehalt von Blutserum und Blutplasma* und seinem entsprechenden Ergänzungswert, der *Wassergehalt.* Lange fehlte es aber an sicheren Methoden, und es wurden dafür ihrer Natur nach sehr komplexe Werte, wie spez. Gewicht von Blut, Plasma und Serum und Trockenrückstand von Blut und Serum bestimmt, die keine sicheren Einblicke gestatten konnten. Abgesehen davon, daß früher schon in der Blutentnahme bei diesen Methoden viele Fehler gemacht wurden, wie erst später erkannt ward, sind die Ergebnisse schwer zu deuten. Heute gibt uns aber die Refraktometrie zuverlässige Werte.

Durch die Kombination von Refraktometrie und Viscosimetrie gelang es mir dann, eine einfache Bestimmung von *Albumin-* und *Globulinwerten* im Serum nach den physikalischen Eigenschaften der Proteine herbeizuführen. Mein Mitarbeiter ROHRER hat in eingehenden Studien die Methode als zuverlässig bewiesen und die Ablesung der Werte durch graphische Darstellung leicht gemacht.

In weiteren Forschungen an meinem Institut konnte ALDER eine klinisch brauchbare Bestimmung der *Volumenprozente* der körperlichen Elemente des Blutes auf der Basis der Refraktometrie ermitteln und auch den Nachweis erbringen, daß schon die Viscosimetrie von Gesamtblut und Plasma auf einfache Weise gute Werte der Volumenprozente zutage fördert, und daß die graphische Darstellung auch hier die Ablesung einfach gestaltet.

Ein kleiner Schritt führte dann bei der Kenntnis von Blutkörperchenvolumen und R.-Zahl zu der Bestimmung der *durchschnittlichen Größe des einzelnen roten Blutkörperchens,* ausgedrückt in μ^3, so daß ein für die Beurteilung der Anämien ebenfalls recht wertvoller Anhaltspunkt gewonnen worden ist.

Indem ich auch auf die klinische Bewertung der *Serumfarben* hingewiesen habe, besonders für die Diagnose von Chlorose und Perniciosa, ist weiteres Neuland gewonnen worden. Es kann jetzt der Bilirubingehalt des Serums, der die Farbe bedingt, ermittelt werden, ein für die Klinik außerordentlich wichtiger Befund.

So stehen wir heute zur Beurteilung vieler wichtiger Blutbefunde auf ganz anderem Boden als noch vor wenigen Jahren.

Viscosität des Blutes.

Die innere Reibung des Blutes oder die Viscosität ist heute auf einfache und rasche Weise meßbar und bietet in vielen Krankheitsfällen großes Interesse. Die Herabsetzung der Viscositätswerte weist auf Anämien, die Erhöhung auf Polyglobulie und Polycythämie hin. Bei hohen Werten kann aber auch eine

Zunahme der weißen Blutzellen Ursache sein. Die Viscosität gibt in wenigen Sekunden eine rasche Orientierung. Außerdem bietet sie eine glänzende *Kontrolle für die Richtigkeit der Hb.-, R.- und L.-Bestimmungen.*

Das Viscosimeter von HESS.

Das HESSsche Instrument ist nicht nur das einfachste, wodurch eine Menge von Untersuchungsfehlern dahinfallen, sondern auch das zuverlässigste, insbesondere für die Bestimmung der hohen Viscositätswerte.

Das Viscosimeter benutzt das POISEUILLEsche Gesetz, wonach Flüssigkeiten bei gleicher Temperatur und gleichem Druck in gleichen Capillaren in ihrer Fortbewegung nur noch von dem Verhalten der inneren Reibung abhängig sind. Dieses Gesetz ist zwar für die so kompliziert und ungleich zusammengesetzte Blut„flüssigkeit" nicht ganz gültig, zumal die festen Teile, die Erythrocyten, einen zu beträchtlichen Anteil ausmachen. Das ist von SCHIBIG

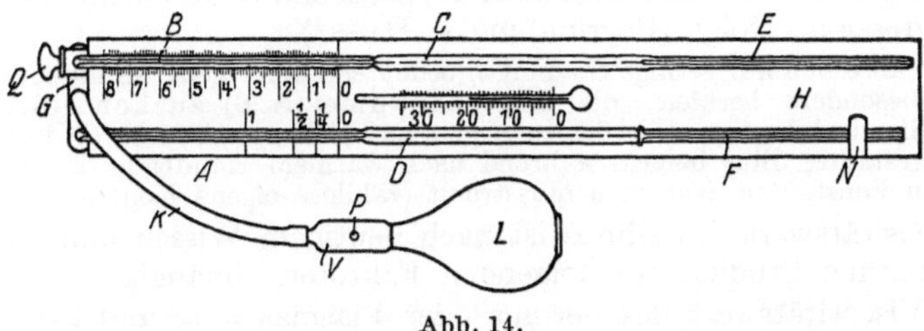

Abb. 14.

klargelegt. Für praktisch klinische Zwecke aber genügt der annähernd richtige Wert, den wir erhalten.

HESS[1] hat gezeigt, daß das POISEUILLEsche Gesetz nur für starke Druckdifferenzen (für den Apparat von HESS Druck von 20—30 ccm Hg) gilt, und daß in vielen Fällen, bei hochviscösem Blut, die Apparate von HIRSCH und BECK, sowie DETERMANN, nicht mehr den Gültigkeitsbereich des POISEUILLEschen Gesetzes erreichen, mithin physikalisch unrichtig sind.

Wir verstehen jetzt, warum man mit jenen Apparaten so enorme Viscositätswerte (bis 24,5) gemessen hat, die aus hämodynamischen Gründen unwahrscheinlich erscheinen mußten und beim HESSschen Instrument nicht annähernd mehr erreicht werden.

Das Prinzip des Apparates besteht darin, daß man durch kräftiges Ansaugen mittels eines starken Gummiballons von einem T-Schlauch aus gleichzeitig, und unter völlig gleichem Druck, Blut, und in einem zweiten Röhrchen destilliertes Wasser durch gleiche Capillaren durchtreten läßt. Bei dieser Anordnung des Apparates hängen die Durchflußvolumina von Wasser und Blut nur noch von dem Viscositätsgrade ab. Indem man die ansaugende Kraft für das Blut bis zu einem gewünschten Durchflußvolumen, das gleich 1 gesetzt wird, einwirken läßt, zeigt im Meßröhrchen für Wasser das durchgetretene Wasservolumen die relative Viscosität des untersuchten Blutes an.

Die Blutentnahme muß rasch und ohne besonderen Druck erfolgen. Dies ist leicht zu erreichen, wenn man dem Patienten vor der Bestimmung ein Handbad (etwa 40° C) gibt. Durch Wärme und Abreiben und Frottieren entsteht aktive Hyperämie. Wir erhalten also strömendes Blut.

Die Versuchstemperatur, welche das neben den Capillaren befestigte Thermometer angibt, soll möglichst zwischen 17 und 23° liegen, was im Krankenzimmer bei geeigneter Untersuchungszeit leicht zu erreichen ist. Die innerhalb dieser genannten Temperatur-

[1] HESS: Pflügers Arch. **140**.

grenzen bestimmten Werte bedürfen keiner Temperaturkorrektur. Die größten Fehler, welche nämlich unter diesen Bedingungen zustande kommen können, betragen $\pm$ 3% (20° C als mittlere Zimmertemperatur angenommen). Bei größeren Abweichungen der Temperatur addiert man für jeden Grad über 20° je 0,8% des gefundenen Wertes und subtrahiert man für jeden Grad unter 20 0,8%.

HESS gibt auch ein größeres Laboratoriumsmodell mit Wassermantel zur Erreichung konstanter Temperatur heraus.

Für die Vermeidung und Beseitigung von Störungen und Fehlerquellen werder dem Apparate besondere Vorschriften mitgegeben; besonders notwendig ist die stete und sofortige Reinigung der Blutcapillare mit konzentriertem Ammoniak. Nach der Ablesung des Viscosimeterwertes muß man die Blutsäule aus der Meßröhre und der Capillare zurücktreiben, sofort mehrmals mit Ammoniak reinigen.

Man tut gut, sich in den Gebrauch des Instrumentes mit Zuckerlösungen, Alkohol, Blutserum usw. einzuüben, damit nicht bei der ersten Anwendung für die Viscosimetrie des Blutes der Ungeübte Gerinnung bekommt und das Instrument zur Reparatur schicken muß.

Die Viscosität η ist eine komplexe Größe und von zahlreichen Faktoren abhängig. Dabei sind die Änderungen bei hohen η-Werten besonders starke, weil die Zunahme der η-Werte nach einer Hyperbelkurve und nicht nach arithmetischer Progression erfolgt (Begründung s. HESS[1]).

So sieht man schon auf geringe Stauung η bedeutend ansteigen. Mithin ist die Viscositätsmessung besonders berufen, die Blutentnahme (S. 6) zu kontrollieren. Mit dieser Methodik ist es dann auch leicht, zu zeigen, daß Venenpunktionen oft in unberechenbarer Weise gestautes Blut liefern, während nach warmem Handbade das arterialisierte Blut immer in konstanten Werten herausströmt (zahllose eigene Kontrollen).

Der Viscositätswert des Blutes ist nach heutigem Wissen und eingehenden eigenen klinischen Studien von folgenden Faktoren abhängig:

1. vom Viscositätswert des Serums oder Plasmas = η_1 und η_2;

2. vom Gesamtvolumen der roten Blutkörperchen (wichtigster Faktor!) und damit auch von der Zahl der R.;

3. vom Hb.-Wert; fast immer entspricht aber dem höheren Hb.-Gehalt auch ein größeres R.-Volumen;

4. bei erheblicher Leukocytose von L.-Zahl und dem L.-Volumen;

5. von der Größe und dem Volumen der Einzelzelle der R.;

6. von der Beschaffenheit dieser Zellen, z. B. von der Hb.-Füllung und dem Wassergehalt, aber auch von dem inneren Bau der R.;

7. von der Kohlensäure des Blutes.

Es ist nicht möglich, alle Punkte eingehend zu begründen, und ich muß auf die Arbeiten von HESS, DETERMANN (Monographie), ADAM, KAGAN verweisen; dagegen will ich doch alles Wichtige kurz durch einige Beispiele belegen.

1. Die Werte des Serums betragen normal 1,7—2,0 (Plasma + 0,2—0,3).

Mein tiefster Wert war 1,45 (Perniciosa), mein höchster 2,84—2,60, wiederholt im Laufe eines Jahres bei einer Patientin mit Arthritis chron., dabei R.-Werte zwischen 4,2 und 4,5, Hb.-Zahlen zwischen 92 und 70; also stets hohe Eiweißwerte (9—10%).

Da die Salze an sich auf die innere Reibung keinen Einfluß haben (HESS) und der Kohlensäuregehalt keinen merklichen Einfluß auf den Serumwert, so ist dieser so gut wie ganz vom Eiweißgehalt abhängig und kann für diesen als wichtiger indirekter Anhaltspunkt dienen. Erniedrigter η_1-Befund zeigt mit Sicherheit Hydrämie an, während aus später zu erwähnenden Gründen normale Werte in seltenen Fällen (Nephritis) Hydrämie nicht ganz ausschließen.

2. Die Abhängigkeit des η von der R.-Zahl ist augenfällig und verrät sich (bei Färbeindex 1,0!) durch eine Hyperbelkurve, die bei steigender R.-Zahl rapid in die Höhe geht. Auf S. 62 findet sich bei gleicher R.-Größe die Viscositätskurve der steigenden R.-Volumenprozente in einem Koordinatensystem. Die Abhängigkeit der Viscosität (η — η_2) ist so groß, daß daraus eine Methodik

[1] HESS: Pflügers Arch. **140** (1911).

der Volumenbestimmung möglich ist. Natürlich gehen aber die η-Werte nicht einfach mit den R.-Werten parallel, weil eben die R. klein oder groß sein können und die Viscosität vor allem mit dem Volumen ansteigt.

3. Eine gewisse Beziehung des Wertes η zum Hb. ist allen Untersuchern ganz klar geworden. Es kann aber von einer Parallele des Viscositätswertes mit dem Hb.-Wert nicht die Rede sein.

So finde ich bei Hb. $100^0/_0$ η zwischen 3,6 und 5,4 schwanken und bei $30—35^0/_0$ η zwischen 1,9 und 2,8, entsprechend den ganz verschieden großen Volumenwerten. Daher kann ich der Ermittlung des Quotienten Hb./η, den BACHMANN vorschlägt, nicht größeren Wert beilegen. Immerhin muß man zugeben, daß η größere Parallele mit dem Hb. zeigt als mit der R.-Zahl; das erscheint natürlich, weil nur gut Hb.-haltige Zellen ein größeres Volumen der corpusculären Elemente ausmachen.

4. Da die innere Reibung von der Zahl der zirkulierenden Zellen stark abhängig ist, so macht eine starke, besonders eine leukämische Leukocytose eine erhebliche Steigerung. Dagegen ist ein Schwanken der L. um die Normalwerte herum ohne Einfluß, ebenso eine Verschiebung der Leukocytenarten innerhalb der Normalzahl. Anders ist es dagegen bei Leukämie.

Beispiel:

Myelose S. Hb. $60^0/_0$ R. = 2,907. L. = **387,000.** η = **7,7.** $\eta_2 = 1{,}9$
gleicher Fall bestrahlt: Hb. $82^0/_0$ R. = 4,190. L. = **19,500.** η = **3,7.**

5. Der *entscheidende Faktor* bei der Viscosimetrie ist das *Volumen der zirkulierenden Zellen,* wobei nach physikalischen Gesetzen große Zellen eine viel stärkere innere Reibung bedingen als kleinere. Eine starke Vermehrung kleiner 𝔏. bei Lymphadenose steigert η nur gering, während eine ungefähr gleich große Zunahme der myeloischen Zellen einen viel stärkeren Ausschlag gibt.

Lymphadenose L. Hb. $65^0/_0$ R. = 3,052. L. = **577,000.** η = 4,0. $\eta_2 = 1{,}62$
bestrahlt: Hb. $68^0/_0$ R. = 3,150. L. = **35,000.** η = 2,7.

Ein zweites Beispiel betrifft die Megalocyten der Perniciosa im Gegensatz zu den zur Mikropoikilocytose neigenden R. der sekundären Anämie. Bei Perniciosa sind trotz enorm niedrigen R.- und Hb.-Werten die Differenzen zwischen η und η_1 sehr deutliche, bei schwerer sekundärer Anämie aber gering.

Beispiele: Perniciosa. Selbst bei $13^0/_0$ Hb. η und η_1 noch aufs deutlichste um 0,3 verschieden, während bei $10^0/_0$ Hb. bei den vielfach kleinen (und hämoglobinarmen!) Erythrocyten einer Carcinosis BACHMANN $\eta = \eta_1$ fand (1,6).

6. Nicht nur die Größe der R. ist von Einfluß, sondern auch die Beschaffenheit, wobei es in erster Linie auf die Hämoglobinfüllung (den Färbeindex) ankommt. Für die innere Reibung kann es nicht gleichgültig sein, ob Zellen gegeneinander drücken, die hämoglobinarm und daher plasmareich, oder strotzend mit Hb. gefüllt und gespannt sind. Im letzteren Falle ist der Widerstand bei der Reibung ein weit höherer.

7. Die Kohlensäure hat Einfluß, indem sie die osmotischen Verhältnisse ändert. Es treten bei der Anwesenheit von erheblichen Mengen Kohlensäure Cl'-, CO_3''-, SO_4''-, NO_3'-Ionen in die Erythrocyten ein und ändern das R.-Volumen und damit die Viscosität.

Es ist schon lange das größere Volumen der Erythrocyten des Venenblutes bekannt, und dementsprechend ist daher auch die Viscosität des Venenblutes höher gefunden als diejenigen der arteriellen.

Es ist unwahrscheinlich, daß die Kohlensäure bei den η-Schwankungen des arteriellen Blutes eine nennenswerte Rolle spielt, weil fast alle Schwankungen nach den 1—6 aufgezählten Gründen so gut wie restlos erklärt und auch die Unterschiede zwischen arterialisiertem Fingerbeerblut und Venenblut gering sind.

Ganz besonders gering wird der Einfluß der Kohlensäure auf das arterielle Blut der schweren Anämien sein, weil hier das Objekt für den Angriff der Kohlensäure, die roten Blutkörperchen, so außerordentlich reduziert ist.

BACHMANN (in SCHIBIG) suchte den Einfluß der Kohlensäure an defibriniertem Blute viscosimetrisch nachzuweisen, konnte aber keine Erhöhung entdecken. Damit dürfte die geringe Bedeutung des Kohlensäureeinflusses auf die Blutviscosität erwiesen sein.

8. Die Salze des Serums an sich hätten keinen Einfluß, aber indirekt können sie — und, wie es scheint, in nicht unbedeutender Weise — η verändern, indem sie die Oberflächenspannung des Serumeiweißes verändern und ferner bei Anwesenheit von viel Kohlensäure durch osmotische Vorgänge das R.-Volumen verändern. Der Salzgehalt des Serums (s. S. 69) ist aber nur geringen Schwankungen unterworfen, von Nephrosen und einigen anderen Affektionen abgesehen.

9. Daß auch die Blutplättchen eine Rolle spielen, ist wenig wahrscheinlich, weil sie ihrem Volumen nach so kleine Elemente sind.

Es stellt somit der Wert η eine Seite einer Gleichung dar, bei der auf der andern Seite mindestens acht variable Faktoren stehen. Dabei gestaltet sich das Zusammenwirken dieser Unbekannten bei dieser dynamischen Prüfung nach Art einer Hyperbelkurve, besonders bei hohen Zahlen. Nun lassen sich aber die meisten Faktoren rasch ermitteln.

1. η_2 durch Viscosimetrie des Plasmas oder η_1 des Serums nach spontaner Gerinnung, nachdem man etwa 20 spontan ausfließende Bluttropfen in ein peinlich sauberes Gläschen aufgefangen und eingeschlossen hat.
2. R. durch besonders genaue Zählung (s. S. 28).
3. Korrig. Hb.-Prozente durch Messung.
4. L. durch Zählung.
5. Volumen (mikroskopische Untersuchung des Ausstrichpräparates, gibt sofort wichtige Anhaltspunkte) nach den Methoden von S. 61 und 62.
6. Durch Ermittlung des Färbeindex.
7. Evtl. gasanalytisch.
8. Nur durch chemische Analyse.

Die Werte 1, 2, 3, 4, 5, 6 werden bei jeder eingehenden Blutuntersuchung ermittelt. Der Wert 7 scheint bei Abwesenheit von Stauung und Atemnot für Fingerbeerblut nach Handbad ohne Einfluß und darf vernachlässigt werden. Der Wert 8 (siehe sub 8) spielt nur sehr selten eine Rolle.

Mithin gibt η eine ausgezeichnete und sehr erwünschte Generalkontrolle über die Richtigkeit der unter 1—5 ermittelten Zahlen.

Jede Abweichung des η von der nach den Ermittlungen 1—5 zu erwartenden Größe ist eine Aufforderung, eine Erklärung für das Ungewöhnliche zu suchen.

Nicht selten ist ein Zurückbleiben des η gegen die sonstige Erwartung in einem niedrigen oder hohen η_1-Werte zu suchen. In anderen Fällen prägt sich in der Abweichung aufs deutlichste die Volumenvergrößerung der R. aus (so bei allen Fällen von Perniciosa) oder der hohe Färbeindex, für dessen Richtigkeit und Bedeutung die Gleichung einen glänzenden Beweis gibt.

Auch für orientierende Untersuchungen eignet sich die η-Prüfung gut.

Ermittle ich z. B. Hb. 100, so muß η mindestens 4,2 betragen, sonst ist R. so gut wie sicher erniedrigt. Habe ich Hb. $= 50\%$ und $\eta = 3{,}5$, so weiß ich, daß die R.-Zahl bedeutend höher als 2,5 Millionen ausfallen muß, oder daß in selteneren Fällen der Serumwert oder der F.-I. abnorm sind, und zwar in diesem Beispiele der F.-I. erhöht.

Aus meiner Darstellung ersieht man die *Wichtigkeit der Analyse des komplexen Wertes η. Die Viscositätsbestimmung gehört zu jedem genauen Blutbefund.*

Es sollten also keine Arbeiten sich lediglich mit den Schwankungen des η unter diesen oder jenen physiologischen oder pathologischen Bedingungen beschäftigen, ohne die Einzelfaktoren zu berücksichtigen. Es ist unglaublich, welche „Arbeiten" über die Blutviscosität uns der Literaturstrom gebracht hat. Da werden unter völliger Vernachlässigung aller anderen Blutuntersuchungen Veränderungen des η bei Quecksilbervergiftung, Basedow, Struma, bei Perityphlitis, Eklampsie, ja (VALDAMERI[1]) sogar vor und nach Entfernung adenoider Vegetationen bekannt gegeben und damit bezeugt, daß nicht der kleinste Begriff von der Entstehung des Wertes η vorhanden ist. Auch in der Konstruktion der unsinnigsten Relationen

[1] VALDAMERI: Zbl. inn. Med. 7, 519.

(η : Gerinnungszahl, η : maximalem Blutdruck, η abhängig vom Wert Neutrophile : Lymphocyten (HOLMGREEN, GULLBRING) ist geradezu Tolles geleistet worden.

Unter spezifischer Viscosität (η) versteht man $(\eta) = \frac{\eta - 1{,}02}{\varepsilon}$ (1,02 = Wert für Nichteiweißkörper [Wasser = 1,0 + Salze 0,2], ε = Wert der Konzentration der Eiweißkörper im Serum oder η_1 eines Normalserums gleicher kolloidaler Konzentration in g%). Dabei muß ε gravimetrisch oder refraktometrisch bestimmt werden.

Die Änderung der spezif. Viscosität hängt ab von Ionenverschiebung, der Hydratation der Eiweißkörper, von Euglobulinen und Pseudoglobulinen.

Nach SPIRO nimmt (η) ab bei schweren chronischen Infektionen, bei innersekretorischen Affektionen, bei Herz- und Niereninsuffizienz. NEUSCHLOSZ bezeichnet als Viscositätsfaktor die Relation zwischen η_1 (gefundener Serumwert) zu η_1, das der Eiweißkonzentration bei einem bestimmten η_1 normal entspricht; der Wert ist daher = 1,0, aber bei Hyperthyreosen 0,83—0,94 und bei Hyperthyreosen 1,08—1,1. Für diese gibt DEUSCH bei Basedow ein η_1 zwischen 1,3 und 1,8 an, also auffällige Verminderung im Mittel 1,63. Dabei eine Refraktion von 6,3—8,0, im Mittel 7,0 also auch eine Abnahme und als Ursache wird gesteigerte Eiweißzersetzung angenommen.

STARLINGER sucht das relative η_1 zu ermitteln, das nahezu identisch sei mit der spezifischen Viscosität.

Alle diese für die Klinik komplizierten Methoden ergeben prinzipiell das gleiche und für den Kliniker nicht bessere Einblicke als meine kombinierte Refrakto-Viscosimetrie unter Benützung der ROHRERschen Tabelle, siehe dort.

Literatur über Viscosimetrie.

ADAM: Z. klin. Med. **68** (1909). — AEBLY: Pflügers Arch. **179**, 1 (1920). — AMERLING: Poln. Ref. Fol. haemat. (Lpz.) **15**, 243.

BACHMANN: Dtsch. Arch. klin. Med. **94** (1908); Med. Klin. **1909**, 1365; **1910**. — BECK u. HIRSCH: Arch. f. exper. Path. **54** (1905). — BENCE: Z. klin. Med. **58** (1906); Dtsch. med. Wschr. **1905**, 590. — BIRCHER: Pflügers Arch. **182**, 1 (1920); Schweiz. med. Wschr. **1928**, 897; Münch. med. Wschr. **1928**, 1628. — BLUNSCHY: Inaug.-Diss. Zürich 1908. — BOLLE: Inaug.-Diss. Berlin 1909. — BREITNER: Ref. Fol. haemat. (Lpz.) **2**, 448. — BURTON-OPITZ: Pflügers Arch. **82** (1900); **112** (1906); **119** (1907); eig. Viscosimeter, Proc. Soc. exper. Biol. a. Med. **5** (1908).

CESANA: Arch. di Fisiol. **1907**. — CHARLIER: Kongreßzbl. inn. Med. **23**, 456. η_1 normal 1,65—1,70. — CMUNT: Med. Klin. **1912**, 1393.

DANDLER: Fol. haemat. (Lpz.) **26**, 65 (1920). — DETERMANN: Monogr.! 1910; Bergmann, Z. klin. Med. **59** (1906); Med. Klin. **1909**, Nr 24; Kongr. inn. Med. **1910** u. **1911**. — DETERMANN u. BRÖKING: Dtsch. med. Wschr. **1912**, 994. — DEUSCH: Dtsch. Arch. klin. Med. **138**, 175 (1922). Thyr. Aff. — DROSSBACH: Verh. dtsch. Ges. inn. Med. **1922**, 310.

ELLINGER: Verh. dtsch. Ges. inn. Med. **1922**, 274.

FERRAI: Ref. Fol. haemat. (Lpz.) **1904**, Nr 10.

GLAUBERMANN: Berl. klin. Wschr. **1912**, 1991. — GÜNDEL: Arch. exper. Path. **121**, 89 (1927). η in versch. Gefäßen. — GULBRING: Monogr. Stockholm 1913. Beitr. Klin. Tbk. **30**, 1 (1914).

HATSCHEK: Kolloid-Z. **27**, 163 (1920). — HERWIG: Inaug.-Diss. Zürich 1928. η im Hochgebirge unverändert. — HESS: Vjschr. Naturforsch.-Ges. Zürich **1906**; Korresp.bl. Schweiz. Ärzte **1907**, Nr 3; Münch. med. Wschr. **1907**, Nr 32 u. 45; Wien. klin. Rdsch. **1908**, Nr 38; Med. Klin. **1909**, Nr 37; Dtsch. Arch. klin. Med. **94** (1908); Z. klin. Med. **71** (1910); Pflügers Arch. **140**; Z. klin. Med. **74**, 428 (1912); Vjschr. gerichtl. Med. **1912**, 93; Berl. klin. Wschr. **1913**, 197; Pflügers Arch. **180**, 61 (1920). V. mit Temperaturregulierug. Kolloid-Z. **27**, 154 (1920). — HEUBNER: Arch. f. exper. Path. **53** (1905). — HEUSLER: Inaug.-Diss. Zürich 1908. Zusammenfassung der Literatur bis 1908! — HIRSCH: Münch. med. Wschr. **1925**, 1319. — HIRSCH u. BECK: Dtsch. Arch. inn. Med. **69** u. **72** (1900). — HÖBER: Zusammenfassendes Referat Oppenheimers Handbuch der Biochemie, 1908. — HOFHAUSER: Z. klin. Med. **100**, 305 (1924). — HOLMGREN: Dtsch. med. Wschr. **1913**, 217.

JORNS: Med. Klin. **1909**, 1049.

KAGAN: Dtsch. Arch. inn. Med. **102** (1911). — KÄMMERER u. WALDMANN: Dtsch. Arch. inn. Med. **109**, 524 (1913). — KORANYI u. BENCE: Pflügers Arch. **110** (1905). — KOTTMANN: Korresp.-bl. Schweiz. Ärzte **1907**, Nr 4 u. 5.

LISBONNE et MARGAROT: Arch. Mal. Coeur **1913**, 275. — LOMMEL: Dtsch. Arch. inn. Med. **80**; Münch. med. Wschr. **1908**, Nr 6. — LUST: Arch. Kinderheilk. **54**.

MAGNESINA: Mitt. Grenzgeb. Med. u. Chir. **24**, 413 (1912). Unsinn! — MATSUO: Dtsch. Arch. klin. Med. **106**, 433 (1912). Irrtum! — MÜNZER u. BLOCH: Z. exper. Path. u. Ther. **7**; Med. Klin. **1909**, Nr 9—11; Z. exper. Path. u. Ther. **1912**, 294.

NAEGELI: Dtsch. Arch. klin. Med. **124**, 221 (1918). Perniciosa. — NEUSCHLOSZ: Verh. dtsch. Ges. inn. Med. **1922**, 380. Viscosität in Handbuch normaler und pathologischer Physiologie. Bd. 6. — NOUY: J. of gen. Physiol. **5**, 429 (1923). Viscosimeter.

PETSCHACHER: Z. exper. Med. **41**, 148 (1924), 473 (1926); **47**, 325 (1925); Wien. Arch. inn. Med. **8**, 369 (1924). Spezif. η; Wien. klin. Wschr. **1924**, 1234. — PETSCHACHER u. HÖNLINGER: Wien. Arch. inn. Med. **9**, 357 (1924). Nierenaff.

ROBERT-TISSOT: Fol. haemat. (Lp.) **2** (1905). — ROTHLIN: Biochem. Z. **98** (1919). — ROHRER: Schweiz. med. Wschr. **1922**, Nr 22. — ROTHMANN: Berl. klin. Wschr. **1913**, 1013; Pflügers Arch. **155**, 318 (1914). — ROTKY: Z. Heilk. **28** (1907). — RUSZNYAK: Biochem. Z. **133**, 359 (1922).

SCHEITLIN: Inaug.-Diss. Zürich 1909. — SCHIBIG: Inaug.-Diss. Zürich 1913. Theorie u. Literatur. — SPIRO: Kolloid-Z. **31**, 345 (1922). Spezif. η; Arch. f. exper. Path. **100**, 38 (1923); Klin. Wschr. **1923**, 1744. — STARLINGER u. HARTL: Biochem. Z. **160**, 225 (1925). — STARLINGER u. WINANDS: Z. exper. Med. **71**, 389, 1930 (η). — STAUF: Kolloid-Z. **37**, 395 (1925). Meth. d. Viscosimetrie. — SÜSSENGUTH: Med. Klin. **1912**, 987. Unsinn!

TRUMP: Jb. Kinderheilk. **73**. Erg.-Bd. — TSCHEBOKSAROW: Z. exper. Med. **2**, 168 (1913).

VAN DER ZEE: Kongreßzbl. inn. Med. **54**, 697.

WAISSER: Fol. haemat. (Lpz.), Orig. **19**, 25. — WEBER: Z. Biol. **70**, 222 (1919). Höhenklima. — WIENER: Dtsch. Arch. klin. Med. **153**, 19 (1927). Neues Viscosimeter.

Die Bestimmung der Eiweißkörper[1].

Eiweißbestimmungen haben einen großen Wert für die Klinik. Freilich muß die Prüfung kombiniert werden mit vielen anderen klinischen und hämatologischen Untersuchungen. Erst so gewinnt man einen biologischen Einblick, den ein einziger Wert, von allem Klinischen losgelöst, nie geben kann. Vor allem wichtig sind Serienuntersuchungen auf Eiweißwerte in Verbindung mit den Werten der R. und des Hb.

Die für chemisch-physiologische Arbeiten üblichen fraktionierten Fällungsmethoden sind für klinische Zwecke zu umständlich, zu zeitraubend und wegen der notwendigen beträchtlichen Blutentziehungen für Serienuntersuchungen auf der Klinik unmöglich. Diese Methoden fällen konventionelle Eiweißpositionen aus, wobei es nicht sicher steht, daß wirklich bestehende Grenzen getroffen werden. Fraglos werden bei so gewalttätigen Methoden auch Nachbarfraktionen zum Teil mitgerissen und wird durch die Fällungen der Kolloidzustand verändert. Die maßanalytische Exaktheit ist daher keineswegs sicher. Die neue Monographie von SPIEGEL-ADOLF belegt mit größter Deutlichkeit, daß die Fällungsmethoden unter sich selbst stark abweichende Werte ergeben, so daß man selbstverständlich bei einer Differenz zwischen den das Eiweiß denaturalisierenden in der Richtigkeit ihrer Ergebnisse theoretisch sehr schlecht begründeten Fällungsmethoden und den refrakto-viscosimetrischen rein optischen Methoden nicht einfach diese letzteren als die unrichtigen bezeichnen kann.

Die Monographie zeigt ferner die große Unsicherheit in den theoretischen chemischen Auffassungen über die verschiedenen Eiweißkörper und ihrer Beziehungen zueinander. Weil wir jetzt auch wasserlösliche Globuline kennen, *müssen* optische Methoden andere Werte geben als die Fällungsmethoden. Bereits kennt man manche Bedingungen, unter denen sich die Fällungsgrenzen verändern.

In den letzten Jahren haben ROBERTSON, dann STARLINGER und HARTL, ferner KNIPPING und KOWITZ versucht, diese Fällungsmethoden in vereinfachter

[1] Siehe bes. die große monogr. Studie von PETSCHACHER: Fol. haemat. (Lpz.) **40**, 81, 225 (1930).

Form, doch für fortlaufende klinische Untersuchungen einzuführen; aber auch in dieser Form können nur für wenige Beobachtungen diese stets zeitraubenden und zu komplizierten Methoden auf der Klinik Verwendung finden.

Als klinische Methoden kommen trotz gewisser Fehler unter besonderen Verhältnissen auch heute noch in erster Linie Refraktometrie und Viscosimetrie in Betracht.

Die Refraktion des Serums (und Plasmas) wird durch das PULFRICHsche *Eintauchrefraktometer* (ZEISS-Jena) vorgenommen.

Mit 2 Tropfen Serum ist die Bestimmung möglich und fällt bei richtiger Technik stets gleich aus.

Refraktions-Einheiten	40 = 3,94% Eiweiß nach REISS.
	45 = 5,03 „ „
	50 = 6,12 „ „
	55 = 7,20 „ „
	60 = 8,28 „ „
	65 = 9,35 „ „

Normalwerte. REISS: 7—9% für Erwachsene; nach VEIL 6,23—7,33% (morgens früh im Bett). Eigene Normalwerte: 7,0—9,1% Eiweiß. Säuglinge 5,6—6,6% — Kinder 5,9—6,9%.

Für die Handhabung des Instrumentes s. Gebrauchsanweisung.

Die Untersuchung ergibt Refraktionseinheiten, die nach einer von REISS aufgestellten beigegebenen Tabelle als Eiweißwerte umgerechnet werden können.

Die Refraktionswerte sind im arterialisierten Finger- und in dem ohne Kompression entnommenen Venenblut genau dieselben, wie in meinem Laboratorium durch ALDER und vor uns schon durch BÖHME und SCHWENKER festgestellt worden ist. Auch sind die Tagesschwankungen recht unerheblich. Die ursprüngliche REISSsche Tabelle war aber nicht ganz korrekt, mit der korrigierten REISSschen Tabelle (ALDER) aber genügen die Werte für klinische Fragen und stimmen mit den Kjeldahlwerten weitgehend überein. Das ist auch die Auffassung von BERGER und PETSCHACHER und VON SCHRETTER. Dagegen lehnt STARLINGER die Refraktometrie überhaupt ab.

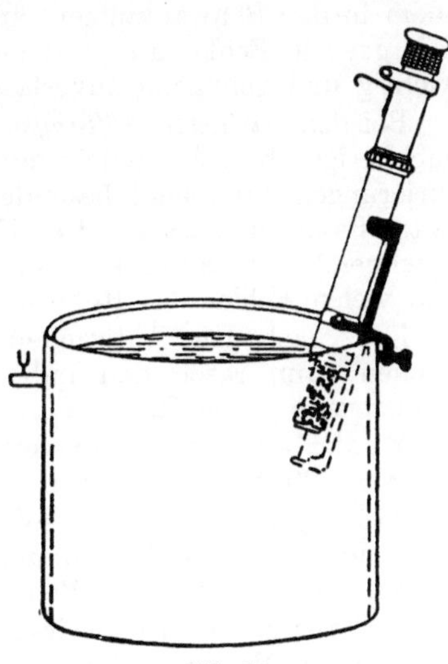

Abb. 15.

Ausnahmen beruhen wohl stets auf ganz besonderen, freilich nicht immer klaren Ursachen oder kleinen Versuchsfehlern.

Die Refraktion einer Eiweißlösung ist direkt proportional dem Eiweißgehalt, weil die Lichtbrechung eine das Eiweiß charakterisierende Eigenschaft ist und der Grad der Brechung von der Menge des Eiweißes abhängt. Je 1% Eiweiß macht einen Brechungszuwachs von 0,00195 (nicht 0,00172 : REISS).

Die im Serum und Plasma vorkommenden verschiedenen Eiweißkörper verhalten sich, wie REISS und ROBERTSON gezeigt haben, in ihren (*R*.-) Refraktionswerten rein additiv.

Die Salze des Serums beeinflussen selbst bei Verdoppelung ihrer Menge den Brechungswert nicht merkbar. Zudem macht die Eiweißmenge 83% der festen Serumteile aus, ist also der durchschlagend maßgebende Faktor, und es ist der Eiweißgehalt achtmal so groß als der Salzgehalt und dreizehnmal so groß wie alle anderen organischen Substanzen. Auch der NaCl-Gehalt des Serums ist fast immer so konstant, daß der an sich überhaupt geringfügige Fehler erst recht unbedeutend wird.

Störungen entstehen für die Bestimmung nur durch stark ikterisches oder chylöses Serum, weil die Grenzlinie unscharf wird. Unbrauchbar sind die Werte bei Urämie und Diabetes, weil jetzt neue lichtbrechende Substanzen ins Serum hineinkommen. Abnormen Fettgehalt vermeidet man durch Untersuchung in den Vormittagsstunden.

Der refraktometrisch gewonnene Eiweißwert verrät uns fast genau auch als Ergänzungswert den H_2O-Gehalt, z. B. 8% Eiweiß, mithin 92% H_2O, so daß die beste Ermittlung der Hydrämie gewonnen ist. Es ist aber nie ersichtlich, ob eine Refraktionsänderung absolut (durch Eiweißzu- oder -abnahme) oder relativ (durch Wasserein- und -austritt) entstanden ist. Darüber kann nur eine gleichzeitige Berücksichtigung weiterer Befunde (z. B. Hb.-, Erythrocyten- usw. Änderung) aufklären. Kurze Stauung einer Vene erhöht den Eiweißwert bis zu 0,4% Eiweiß, langdauernde Stauung aber ergibt enorme Vermehrung (viele eig. Beob.). Es ist also Venenblut nicht zu empfehlen.

Die Kohlensäure des Venenblutes zeigt keinen Einfluß auf den Refraktionswert. Das arterialisierte Fingerbeerenblut macht selbst die durch langdauernde starke Venenstauung erzeugten Veränderungen nur in sehr geringem Grade mit.

Bei Anwesenheit hoher Globulinwerte und besonderer Globuline entstehen aber Fehler, weil die Brechung für 1% Albuminlösung 0,00177 und für 1% Globulinlösung 0,00229 (Robertson) beträgt. Petschacher setzt für 1% Albumin 0,00191—0,00212, im Mittel 0,00200 ccm. Trotzdem ergibt die Eiweißbestimmung mit der Refraktometrie kaum je einen Fehler, der mehr als 0,3% Eiweiß beträgt und weil der Wert solcher Untersuchungen in der Klinik vor allem in den Schwankungen einer fortlaufenden Kurve gelegen ist, so gleichen sich gewisse Fehler aus und bleibt das klinische Studium der Veränderungen wichtig und genügend zuverlässig.

Bei den *partiellen Fällungsmethoden* zur Bestimmung der Eiweißkörper und nachheriger Refraktometrie müssen zweifellos starke Veränderungen, ja Denaturierungen entstehen, besonders bei der Methode von Robertson (Kochen! unter Essigsäurezusatz). Das Urteil über diese Robertsonmethode lautet heute ablehnend (siehe Schoch [aus meiner Klinik], Deseö, vor allem Starlinger). — Die vielen Fehler der Robertsonmethode hat Alder[1] zusammengestellt.

Kurz nach dem Aufwachen sind die Werte am niedrigsten (Veil) und erreichen dann rasch den individuellen Tageswert. Vasomotorische Einflüsse spielen eine große Rolle (Veil).

Muskelarbeit macht erhebliche Steigerung (auf 8,6—9,4% Eiweiß, Böhme); 20 Minuten Liegen stellt den früheren Wert her.

Flüssigkeitszufuhr, sofern nicht enorme Mengen in langer Zeit beigebracht werden, ändert minimal oder gar nicht (Strauss, Engel u. Scharl, Reiss, Heudorfer (eig. Beob.).

Nahrungszufuhr bewirkt kaum einen Ausschlag. NaCl-Zufuhr erzeugt bei nüchternem Magen mäßige Eindickung, ist bei vollem Magen ohne Einfluß.

Schwitzen und Fieber entwickeln höchstens eine Eindickung von + 7,3% Eiweiß. Aderlaß erzeugt beträchtliche Hydrämie.

Unter krankhaften Umständen finden sich große Unterschiede. Wir erkennen die starke Eindickung des Blutes bei den Ernährungsstörungen der Säuglinge, bei Durchfällen und Erbrechen.

Bei Hydrops der Nierenkrankheiten und bei Nephrose ist starke Hydrämie vorhanden (bis 4,5% Eiweiß). Akute Nephritiden zeigen zunächst keine Veränderung. Plethora serosa ist refraktometrisch rasch erkennbar.

Kompensierte Herzfehler zeigen Normalwerte; Dekompensation erzeugt Verwässerung. Die Hydrämie ist aber keine konstante.

---

[1] Alder: Handbuch der normalen und pathologischen Physiologie. 6.

Bei den Infektionskrankheiten sinken die Eiweißwerte wegen NaCl-Retention, dann auch wegen Eiweißverbrauch, so bei Grippe (ALDER[1]).

Bei Kachexien durch Carcinom und Tuberkulose kann man starke Hydrämien entdecken bis unter 4% Eiweiß, aber auch bei Tuberkulose, recht hohen Eiweißgehalt, 8,2—9,5% (ALDER[2]).

Jedoch sinken auch hier präagonal öfters die Eiweißwerte stark, offenkundig meist durch Insufficienz in der Bildung der Eiweißkörper.

Interessant ist die Feststellung von SMITH[3], daß nach Entfernung der Eiweißkörper aus dem Tierblut die Regeneration von Albumin und Globulinen fast immer parallel geht, während das Fibrinogen sich ganz getrennt verhält.

Typische Eiweißkurven mit primärer Hyperproteinämie und starker Globulinzunahme gibt WICHMANN bei exper. Trypanosomeninfektion (Kaninchen).

Andere Methoden zur Ermittlung des Eiweißgehaltes.

Die Bestimmung nach KJELDAHL enthält selbstverständlich alle die großen Fehler der bei verschiedenen Bedingungen ganz verschieden ausfallenden Werte der Fällungsmethoden. Man kann daher nie den Kjeldahlwert gegenüber dem Refraktionswert als den richtigen bezeichnen.

Weitere Eiweißbestimmungen können auch nephelometrisch (RUSZNYAK) vorgenommen werden, gelten aber heute bereits als unrichtig (RONA u. KLEINMANN).

Die viscosimetrische Eiweißbestimmung.

Schon in der 2. Auflage habe ich darauf hingewiesen, daß die Viscositätsbestimmung des Serums einfach und rasch einen ziemlich zuverlässigen „Anhaltspunkt über den Eiweißwert verschaffe“, da der Salzgehalt des Serums nur gering schwankt und die Viscosität in noch viel höherem Grade von den Kolloiden abhängig und von den Kristalloiden unabhängig sei.

ROHRER hat dann auf meine Veranlassung gezeigt, daß die hochmolekularen kolloiden Eiweißkörper einen weit größeren Anteil am Viscositätszuwachs des Serums ausüben als die Nichteiweißkörper, die an sich allein die Viscosität nur um 0,015 erhöhen, also um einen geradezu verschwindend kleinen Betrag gegenüber den normalen Serumwerten 1,00 Wasser + 0,60—0,90. Der Viscositätseinfluß der Eiweißkörper ist also 40—60mal größer als der Einfluß der Nichteiweißkörper.

Zur Orientierung über das Serumeiweiß reicht die rasch ausführbare Viscosimetrie aus; es ist aber ein besonderes *Serumviscosimeter* zur besseren Ablesung und Schätzung der 2. Dezimale nötig. HESS hat auf meine Veranlassung ein solches Serumviscosimeter gebaut. Temperaturkorrektur des η_1-Wertes ist bei Temperaturen zwischen 17 und 23° unnötig, sonst aber schon (ROTHLIN).

5 %	Eiweiß	= η 1,43
5,5 „	„	= η 1,46
6 „	„	= η 1,51
6,5 „	„	= η 1,56
7,0 „	„	= η 1,61
7,5 „	„	= η 1,67
8,0 „	„	= η 1,72
8,5 „	„	= η 1,78
9 „	„	= η 1,84
9,5 „	„	= η 1,90

Es sind aber die Werte nur *Annäherungswerte*, weil es sich uns bei weiteren Studien gezeigt hat, daß mit Zunehmen des Globulinwertes in Albumin-Globulinmischungen die Viscositätskurve immer mehr steigt, während für die refraktometrische Untersuchung die Art der Albumin-Globulinmischung gleichgültig ist.

[1] ALDER: Fol. haemat. (Lpz.) **25**, 23 (1919). [2] ALDER: Z. Tbk. **31** (1919).
[3] SMITH: Amer. J. Physiol. **52**, 54 (1920).

Die Bestimmung der Albumin- und Globulinwerte im Serum.

Größere Reihen über die Parallelen zwischen Refraktions- und Viscositätswerten des Serums ergaben Auseinanderweichen der Kurven. Ich habe am Kongreß für innere Medizin 1913 darauf aufmerksam gemacht und sogleich betont, daß daraus wieder neue klinische Befunde gewonnen werden könnten.

Bei der enormen Abhängigkeit beider Werte von den Eiweißkörpern lag es nahe, an verschiedene Mischung der Kolloide zu denken. Ich habe daher HEYDER[1] veranlaßt, die Viscosität und Refraktion von verschieden-prozentlichen reinen Albumin- und Globulinlösungen aus Pferdeserum zu prüfen, und es konnte festgestellt werden, daß Globulin in steigender Dosis die Viscosität immer stärker beeinflußt. So konnten wir aus Refraktion und Viscosität das Mischungsverhältnis von Albumin und Globulin in genauer Übereinstimmung mit den hergestellten Mischungen ablesen. Aus den divergierenden Refraktions-

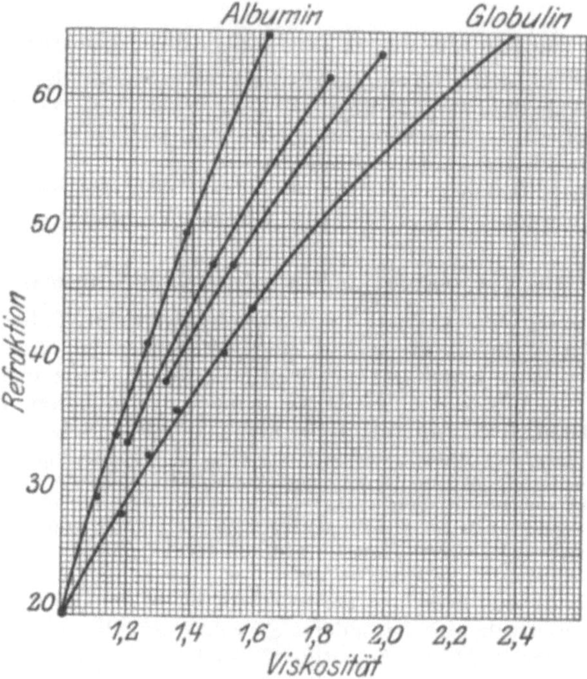

Abb. 16. Funktionskurven der Albumine und Globuline im Koordinatensystem.

und Viscositätskurven habe ich schon seit 1912 die starke Erhöhung der Globulinwerte klinisch für Diagnose und Prognose (namentlich für Tuberkulose) verwertet.

ROHRER hat dann diese Probleme in meinem Institut weiterverfolgt und den Nachweis erbracht, daß auch für menschliches Serum unter Verhältnissen, wie sie in praxi in Frage kommen, die Refraktions- und Viscositätskurven einen ganz bestimmten Verlauf als $R\eta$-Funktionen der Albumine und Globuline geben, und daß alle Mischungen in das engbegrenzte Feld der Albumine und Globuline eines Koordinatensystems fallen, bei dem die Refraktionswerte die Ordinate und die Viscositätszahl die Abszisse darstellt. Diese ROHRERsche Tabelle gestattet aus Serum durch die Ermittlung der R- und η-Werte und durch das Aufsuchen des betreffenden $R\eta$-Punktes die Mischung der Albumine und Globuline abzulesen.

[1] HEYDER: Inaug.-Diss. Tübingen 1915.

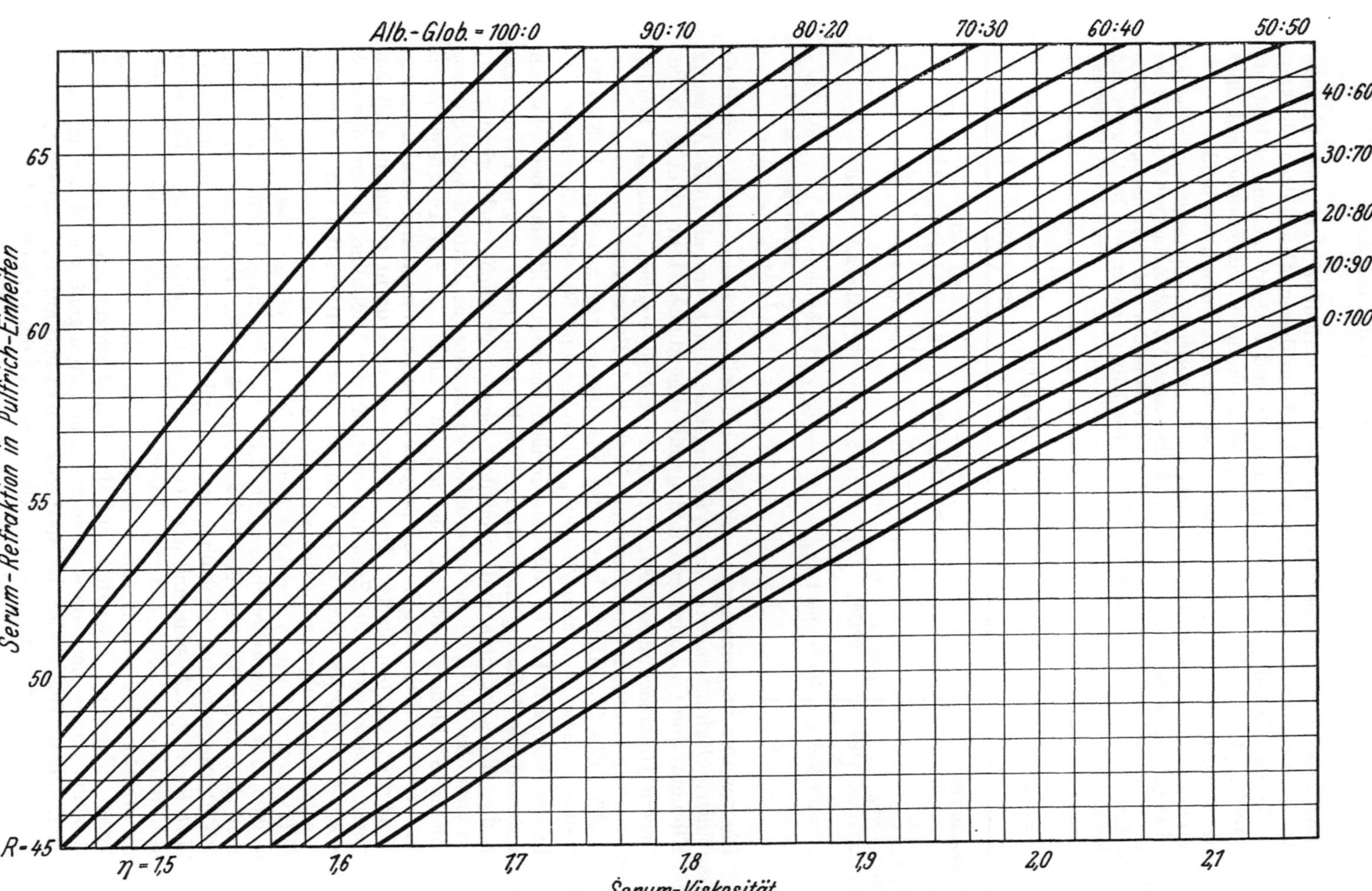

Abb. 17. Mischungsverhältnis von Albumin und Globulin in Blutserum.

Obwohl beide Funktionskurven parabolisch verlaufen, darf man kleinere Stücke derselben als gerade Linien nehmen, da in diesen Abschnitten ein konstantes Verhältnis zwischen Brechungszunahme und Viscositätszunahme besteht. Alle überhaupt möglichen Albumin-Globulinmischungen müssen daher auf einer Geraden liegen, welche die Albumin- und Globulinkurven verbindet.

Ist refraktometrisch z. B. die Skaleneinheit 60 (= 8,28% Eiweiß) festgestellt, so hätten wir bei einem Serumviscositätswert von 1,55 eine reine Albuminlösung vor uns, weil der $R\eta$-Punkt auf der Albuminkurve liegt. (Praktisch kann das nie vorkommen, weil stets beide Kolloide da sind.) Betrüge der η-Wert aber 1,70, so hätten wir 75 Albumin und 25 Globulin, bei $\eta = 1{,}85$ wären es 50% jeden Kolloides und bei $\eta = 2{,}15$ 100% Globuline.

Autor	Fibrinogen	Albumin zu Globulin	Prozente des Gesamt-Serumeiweiß	Eiweiß
HAMMARSTEN . . .	—	1,5 : 1	60 : 40	—
LEWINSKY	—	1,39 : 1 bis 2,13 : 1	58 : 42 bis 68 : 32	—
JOACHIM	—	—	53 : 47 bis 70 : 30	—
HOFFMANN	—	—	65 : 35 bis 72 : 28	—
MC LESTER	0,25 bis 0,4%	—	—	—
STARLINGER (1928) Norm	0,25%	2 : 1	5% Alb., 2,5% Glob.	—
pathologisch	Spuren bis 1,4%	—	Globuline 0,5 bis 7½%, Albumine 1 bis 7½%	3½ bis über 12%

Die von mir vorgeschlagene, seit 1912 klinisch und prognostisch verwertete kombinierte Refraktometrie und Viscosimetrie bringt uns also die Ablesung der Albumin- und Globulinwerte und damit eine klinisch sehr wichtige Größe.

Unsere Untersuchungen (ALDER) an Normalen ergeben nach der kombinierten Refraktometrie-Viscosimetrie: 54,0—64,1 PULFRICHsche Einheiten = 7,0—9,1% Eiweiß. Dabei lagen die Viscositätswerte zwischen 1,55—1,90. Fast stets erhielten wir also 20—40% Globuline und 60—80% Albumine.

In der Folgezeit hat es sich nun freilich herausgestellt, daß bei schweren Krankheiten die Ablesung nach dieser Tabelle nicht mehr mit den Wägungsmethoden übereinstimmt und zweifellos gelegentlich nicht mehr richtig ist, indem man über 100% Globuline erhalten kann. Manche Autoren wollten daher die Methode ablehnen, obwohl sie mir in Tausenden von Untersuchungen höchst wertvolle diagnostische und prognostische Ergebnisse und wohl nie irrige Beurteilungen ergeben hatte. Die Lösung ist nun darin gefunden, daß bei schweren Krankheiten die Zusammensetzung der Globuline, besser der *grob dispersen Eiweißkörper*, sich stark von der Norm entfernen kann: es treten viel mehr Euglobuline auf, die weit stärkere Viscosität aufweisen. So ist nach HANDOWSKY der Viscositätszuwachs für eine 1%ige Lösung für Albumine 0,08, für Pseudoglobuline aber 0,12 und für Euglobuline 0,21. Wir können also z. B. für schwere Infektionen nach der ROHRERschen Tabelle keinen Prozentsatz für Globuline mehr angeben, sondern ich möchte vom „*Globulinwert*“ (= Auswirkung der verschiedenen Globuline) reden. Der Wert ist also überhöht, aber gerade diese Übertreibung ist für den Kliniker praktisch enorm wichtig. Sie macht ihn aufmerksam auf das Auftreten dieser gröber dispersen Globuline, besonders auf die Euglobulinzunahme und gibt einen durch keine andere Methode wohl so leicht und doch genügend sicher nachweisbaren Einblick. Der Fehler der Methodik macht erst auf die starke biologische Abweichung aufmerksam. Daraus erklärt sich auch die außerordentliche Brauchbarkeit dieser Untersuchung für die Klinik, die ich immer und immer hervorheben muß.

Auf Grund eines Riesenmaterials von Untersuchungen unter klinischen Gesichtspunkten erkläre ich, daß ohne die Ermittlung des „Globulinwertes" eine Beurteilung der Tuberkulose und vieler anderer Infektionen nicht genügend klinisch durchgeführt ist.

Da sicherlich die Zahl der Globuline noch viel größer ist als bisher angenommen, so werden alle Fällungsmethoden nie so sichere Einblicke wie die kombinierte Viscosi-Refraktometrie erzielen, ganz abgesehen von der für klinische Zwecke doch stets nur gelegentlich anwendbaren zeitraubenden und komplizierten Technik fraktionierter Eiweißfällungsmethoden.

Es ist ferner wahrscheinlich, daß bei schweren Krankheiten der *Kolloidzustand* noch außerdem verändert ist, und auch das macht sich durch die Überhöhung des Globulinwertes geltend; niemals aber ist diese wichtige Veränderung durch die Fällungsmethoden festzustellen; sie vernichten ja den Kolloidzustand.

Man kann daher sagen, daß bei hohen Globulinwerten die kombinierte Refraktoviscosimetrie ganz andere Verhältnisse aufdeckt und anzeigt als die Fällungsmethoden und daß unter diesen Umständen die beiden Methoden nicht verglichen werden können und unmöglich gleiche Resultate geben. Daß außerdem die verschiedenen Fällungsmethoden unter sich völlig verschiedene Werte ergeben, ist schon oben bemerkt worden.

So äußert sich auch PETSCHACHER (1930), der bei hohen Globulinwerten klar darauf hinweist, daß jetzt bei kombinierter Refraktoviscosimetrie nach NAEGELI-ROHRER keine maßanalytischen Zahlen mehr erhalten werden.

Die kombinierte Refraktoviscosimetrie gibt bei stark pathologischen Verhältnissen zwar nicht die Prozente Albumin und Globulin, „leistet aber doch vorzügliches für orientierende Untersuchungen über den Kolloidzustand" (BERGER u. PETSCHACHER, NAEGELI, SCHOCH, HAFNER).

Daher habe ich schon in der Arbeit LÜTHI aus meiner Klinik über Befunde bei Tuberkulose vom Kolloidzustand der grobdispersen Eiweißkörper gesprochen und den Globulinwert nicht direkt als maßanalytische Zahl hingestellt.

Es ist im übrigen darauf hinzuweisen, wie schon durch die Zeit, erst recht durch langes Manipulieren und besonders durch chemische Eingriffe die Blutkolloide verändert und denaturiert werden und ROHRER hat gewisse Fehlerquellen in dieser Richtung gedeutet. Solche Denaturierungen konnte PETSCHACHER am gelösten Kolloid gerade durch Viscositätsänderungen beweisen, während durch andere Methoden die Veränderung nicht zu erkennen war.

Ergebnisse der Untersuchungen über die Eiweißkörper, besonders Albumin-Globulinverhältnis.

Normal bleibt das individuelle Mischungsverhältnis in der Tageskurve in erstaunlicher Konstanz (nie über 5% Schwankung) erhalten. Capillarblut und Venenblut sind genau gleich. Auch über eine Reihe von Tagen hinaus sind die Schwankungen gering und überholen 10% nicht. Nahrungs- und Flüssigkeitsaufnahme änderte das A.-G.-Verhältnis nicht. Muskelarbeit steigert den absoluten Eiweißwert, ändert aber die A.-G.-Mischung nicht.

Neugeborene haben niedrige Werte: 4,27—7,4% Eiweiß. Dabei gehen von 21 Untersuchungen nur 4 über den Globulinwert 30% hinaus, und 7 bleiben gar unter 20% Globulin. Mutter und Kind haben bei der Geburt völlig verschiedene Eiweißzusammensetzung des Serums nach den Gesamteiweißwerten wie nach Albumin und Globulin (ALDER).

Globulinzunahmen gegenüber der Norm waren bisher festgestellt für venöses Blut gegenüber dem arteriellen (WIENER), bei Hunger (ROBERTSON), bei Herz- und Lungenerkrankungen (EPSTEIN), bei Kachexie (verschiedene Autoren).

Bei Chlorose bleibt das Mischungsverhältnis A : G auch bei starker Hydrämie völlig normal. Mit der Eisen- oder Arsenheilung steigt der Eiweißwert meist stark; aber auf der ROHRERschen Tabelle bewegt sich die Zunahme genau auf der Linie gleicher Albumin-Globulinmischung.

Abweichungen von diesem Verhalten lassen die Annahme einer Chlorose als zweifelhaft erscheinen oder müssen an Komplikationen denken lassen.

Bei Perniciosa nehmen mit dem Fortschreiten der Krankheit die Albumine immer mehr zu (Verschiebung der $R\eta$-Werte nach links). Bei Leukämie finde ich jahrelang normale Werte.

Der größte Wert der *überhöhten Globulinwerte* liegt klinisch bei der Beurteilung der *Tuberkulose* (s. dort) und bei der Erkennung kachektischer Zustände besonders maligner Tumoren.

Eine Frau (eig. Beob.), die 14 Tage nach Apoplexie nie schlucken konnte und nur Zuckerklysmen, in toto 1000 g erhalten hatte, zeigte refraktometrisch 6,3% Eiweiß und einen Globulinwert von 90%.

Die Bestimmung des Fibrinogens im Plasma.

Im Blutplasma findet sich als dritter Eiweißkörper neben Albumin und Globulin noch das Fibrinogen, das bisher quantitativ nach den folgenden Methoden ermittelt worden ist:

1. Nach HAMMARSTEN: Fällung durch Aussalzen, Trocknen und Wägung des gereinigten Niederschlages. Die Einwände gegen alle Fällungsmethoden gelten auch hier. MORAWITZ lehnt die Fällungsmethode ab, weil das Fibrinogen nicht vollständig ins Koagulum übergehe und außerdem das Fibringerinnsel kaum ganz von mitgerissenen Substanzen zu befreien sei.

2. Nach PORGES und SPIRO aus der N-Differenz (KJELDAHL) zwischen Serum und Plasma.

3. Nach WOHLGEMUTH: Plasma wird ungerinnbar gemacht, darauf die kleinste Menge dieses Plasmas ermittelt, die durch Zusatz von frischem Serum noch ein Gerinnsel gibt.

4. Aus der Refraktionsdifferenz zwischen Hirudin Plasma und Serum (WINTERNITZ).

Es hat sich uns gezeigt, daß auch dieser dritte Eiweißkörper sich refraktometrisch additiv zum Serumwert hinzufügt und so höchst einfach aus dem Hirudinplasma ermittelt werden kann. Bei diesen Prüfungen entsteht ein Fehler, weil bei der Gerinnung (Serumgewinnung) Wasser und Salze aus den Erythrocyten austreten. Wir erhalten aber z. B. bei täglicher Bestimmung im Verlauf und im Ablauf von Infektionskrankheiten, besonders Pneumonie (FREY), so regelmäßige Kurven, daß dieser Fehler gering sein muß, abgesehen davon, daß schon die Vergleichswerte für die Klinik größte Wichtigkeit besitzen. Auch STARLINGER hält die refraktometrischen Bestimmungen der Plasmarefraktion und der Serumrefraktion für klinische Zwecke für genügend brauchbar.

5. Methode von GRAM, Prinzip Verwendung von zellfreiem Citratplasma und Rekalzination ganz analog auch die Methode von WHIPPLE.

Ergebnisse: Bei Infektionskrankheiten Fibrinogenzunahme bis zu $^1/_5$ des Eiweißwertes, besonders bei croupöser Pneumonie, oft auch, doch nicht konstant, bei Gravidität. Normale Werte zeigen Typhus, Malaria, Sepsis. Zunahme bei allen Formen des Blutverlustes und der Blutregeneration, Verminderung bei Perniciosa. Zunahme bei entzündlichen Arthritiden im Gegensatz zu endogenen (MUNK, KAUFTHEIL).

Wir bekamen refraktometrisch mit Hirudinplasma (40 Fälle) für Fibrinogen 0,9 bis 3,8 PULFRICHsche Einheiten, im Mittel 2,1 = 0,45% Eiweiß. Die genaue spezif. Refraktion von Fibrinogen ist aber nicht bekannt. Viscosimetrisch waren die Differenzen zwischen Plasma und Serum 0,12—0,34, im Mittel 0,228. — Unter pathologischen Verhältnissen finden wir Fibrinogenvermehrung besonders bei Globulinzunahme. Chlorosen boten nur niedrige Werte, hohe aber Tuberkulose und Infektionskrankheiten.

WINTERNITZ nimmt normal 0,456% Fibrinogen an (also genau gleich wie wir!) und fand bei Lues Steigerung bis 0,7%. Technik nach Methode 4.

WHIPPLE erklärt 0,3—0,6% Eiweiß als die Werte der Norm für Fibrinogen; GRAM: 0,2—0,36%, meist 0,27%.

LEENDERTZ hat gezeigt, daß wegen des obenerwähnten Serumfehlers bei der Fibrinogenbestimmung Serum aus der Plasmagerinnung, und nicht aus der Vollblutgerinnung benützt werden muß. Er verwendet paraffinierte Spritze, zentrifugiert die Gerinnsel ab. Es hat sich aber gezeigt, daß nur verschiedene CO_2-Spannung bei der Blutentnahme die Differenz macht; denn bei Entnahme durch Kanüle fehlt die Differenz.

Andererseits ist aber die Benützung von Plasmaserum (nach folgender Gerinnung) nicht statthaft, weil die Gerinnung des Plasmaserums meist unvollständig ist. Das Gerinnsel enthält noch viel Wasser, so daß manchmal durch Wasserzurückhalten im Blutkoagulum das Plasmaserum sogar konzentrierter ist als Hirudinplasma.

Eiweißbestimmung. Literatur.

ACHARD: Infektionskrankheiten. Arch. Méd. expér. **24**, 647 (1912). — ACHARD et TOURAINE: Bull. Soc. Biol. Paris **73**, 247 (1912). — ADLER: Verh. dtsch. Ges. inn. Med. **1924**, 154. — ALBERT: Dtsch. Arch. inn. Med. **128**, 180. — ALDER: Dtsch. Arch. klin. Med. **1918**; Handbuch normaler und pathologischer Physiologie Bd. 6; KRAUS u. BRUGSCH, Ergänzungsband u. Handbuch normaler und pathologischer Physiologie Bd. 6. — ALDER u. ZARUSKI: Schweiz. med. Wschr. **1925**, 709. — ARNOLDI: Auf Nahrung Verdünnung des Serums. Z. exper. Path. u. Ther. **21**, 97 (1920). — AUTHENRIETH: Münch. med. Wschr. **1915**, 425 u. **1917**, 8.

BAER: Klin. Wschr. **1927**, 2380. Gyn. Aff., Entzdg, Tumor, Gravid. — BANG: Methoden zur Mikrobestimmung einiger Blutbestandteile. **6.** Aufl. J. F. Bergmann: München 1927. Biochem. Z. **49** (1913). — BARLOCCO: Clin. med. ital. **1913**, 255. — BATTAGLIA: Z. exper. Med. **46**, 752 (1925). Fibrinogen. — BAUMANN: Dtsch. Z. Chir. **220**, 212 (1930). Fibrinogen Leberaff.; Z. exper. Med. **68**, 707 (1929). Fibrinogenbestimmung. — BELTZ u. KAUFMANN: Z. Tbk. **41**, 315 (1925). Tuberk.; Z. klin. Med. **101**, 671 (1925). Interferrometrie; Verh. Ges. inn. Med. **1925**, 430. — BENCZUR: Kochsalzaufnahme. Z. klin. Med. **67**, 164 (1909). — BENEDETTI: Arch. di Pat. e Clin. med. **4**, 213 (1925). — BERG: Bestimmung des gerinnbaren Eiweißes im Serum. Kongreßzbl. inn. Med. **18**, 101. — BERGER: Hyperproteinämie. Z. exper. Path. **28** (1922); Wien. klin. Wschr. **1924**, 774. — BERGER u. GALEHR: Z. klin. Med. **105**, 154 (1927). — BERGER u. PETSCHACHER: Z. of exper. Med. **36**, 258 (1923); Fol. haemat. (Lpz.) **40**, 81, 225 (1930). Monogr. — BEZANÇON: Ann. Méd. **21**, 302 (1927). Pleurit. — BIERRY u. MOQUET: Bull. Soc. Biol. Paris **87**, 329 (1922). — BIERRY u. VIVARIO: Bull. Soc. Biol. Paris **89**, 13 u. 15 (1923). Acetonfällg. — BIRCHER: Arch. f. Physiol. **182**, 1 (1920). BOGENDÖRFER u. NONNENBRUCH: Dtsch. Arch. klin. Med. **133**, 389 (1920). — BÖHME: Muskelarb. Kongr. inn. Med. **1910**, 488; Dtsch. Arch. klin. Med. **103** (1911). — BOSSE: Pflügers Arch. **246**, 56 (1925). Ätherfällg i. Serum. — BOSSE u. HANDOVSKY: Pflügers Arch. **210**, 50 (1925). Glob. — BRANDENSTEIN: Senator-Festschr. Berlin 1904. — BRIEGER: Klin. Wschr. **1923**, 1162. Tbc. — BURGER: Z. of exper. Med. **28**, 1 (1922); Schweiz. med. Wschr. **1922**, 225. Nach Seruminj.; Klin. Wschr. **1921**. — BUSCH: Exp. Änderungen d. Blutkonzentration. Z. exper. Path. u. Ther. **14** (1913).

CASSINIS: Arch. di Fisiol. **26**, 355 (1928). Refr.-Wert nach MARSCH — CHANDLER: Kongreßzbl. inn. Med. **49**, 501. — CHICK: Biochemic. J. **8**, 246 (1914). — CHIRAY et DEMACHE: Bull. Soc. Biol. Paris, 27. Juli **1907**. — CURSCHMANN: Acta med. scand. (Stockh.) **57**, 240 (1922).

DESEÖ: Biochem. Z. **217**, 185, 196 (1930). — DEUSCH: Klin. Wschr. **1923**, 80. — DOERR u. BERGER: Biochem. Z. **131**, 13 (1922); Z. Hyg. **96**, 258 (1922). — DURAND: Riforma med. **1922**, 505. Tbc.

EICHELBERGER: Arch. internat. Med. **40**, 831 (1927). Tuberk. — ENGEL: Berl. klin. Wschr. **1907**, 653. — ENGEL u. SCHARL: Wasseraufnahme. Z. klin. Med. **60**, 225 (1906). — EPSTEIN: J. of exper. Med. **16**, 719 (1912).

FALUDI: Biochem. Z. **184**, 245 (1927). Fibrinogen. — FARKAS: Z. exper. Med. **63**, 64 (1928). — FILLINSKI: Wien. klin. Wschr. **1925**, 1110. Leber. — FISCHER: Z. klin. Med. **110**, 224 (1929). — FRENKEL-TISSOT: Schweiz. med. Wschr. **1922**, 635. Höhe. — FREY, v.: Biochem. Z. **148**, 53 (1924). — FRIED: Z. exper. Med. **60**, 515 (1928). Mikromethodik. — FRISCH, v. u. BAUMGARTNER: Brit. klin. Chir. **60**, 163 (1924). — FRISCH u. STARLINGER: Z. exper. Med. **24**, 142 (1921). Fibrinogen. — FROHMAIER: Chlorose. Fol. haemat. (Lpz.) Arch. **20**, 115 (1915). — FULL: Verh. dtsch. Ges. inn. Med. **1921**, 478. Fibrinogen.

GALEHR: Wien. Arch. inn. Med. **9**, 379 (1924). Tumoren. — GEILL: Z. klin. Med. **110**, 334 (1929). Nierenkranke. — GERLOCZY: Z. exper. Med. **40**, 450 (1924). Fibrinogen. — GOVAERTS: Bull. Soc. Biol. Paris **95**, 724 (1926). — GORTEL u. GRENDEL: Biochem. Z. **201**, 391 (1928). — GOTTSCHALK u. NONNENBRUCH: Arch. f. exper. Path. **96**, 115 (1923). — GRAM: Acta med. scand. (Stockh.) **56**, 107 (1922). Fibrinogen. — GRUNEWALD u. ROMINGER: Z. Kinderheilk. **33**, 65 (1922). Wassergehalt. — GUILLAUMIER: Kongreßzbl. inn. Med. **55**, 35. Lipoide steigern Rfr. — GÄNSSLEN u. MAIER: Z. Tbk. **40**, 321 (1924). — GUSSIO: Kongreßzbl. inn. Med. **32**, 230. Tumoren. — GUTZEIT: Z. of exper. Med. **39**, 397 (1924); Dtsch. Arch. klin. Med. **143**, 238 (1923).

HAFNER: Biochem. Z. **165**, 29 (1925); **166** (1925). — HAGNER: Z. Kinderheilk. **8**, 50 (1913). — HAMMARSTEN: Lehrbuch der physiologischen Chemie, **1907**; HOPPE-SEYLER, Chem. An. **1909**, 649. — HARTL u. STARLINGER: Z. exper. Med. **60**, 289 u. 815 (1928). — HENLEY: Kongreßzbl. inn. Med. **26**, 120. — HERZFELD u. SCHINZ: Strahlenther. **15**, 84 (1923). Nach Bestrahlung. — HETENYI: Verh. Ges. inn. Med. **1927**, 342. Glob.-Fällung. HEUDORFER: Bei Blutkrankheiten usw. Z. klin. Med. **79** (1913). — HEYDER: Inaug.-Diss. Tübingen 1915. — HÖGLER u. UEBERSACK: J. of exper. Med. **58**, 22 (1927); Klin. Wschr. **1924**, 2065. Fibrinogen. — HOFMANN: Arch. of exper. Path. **16**. — HOWE: Kongreßzbl.

inn. Med. **33**, 251. Fibrinogen. — Hueck: Biochem. Z. **159**, 89 (1925) u. **160**, 183 (1925). Anwendung in der Chirurgie.

Isaac u. Brieger: Klin. Wschr. **1923**, 1067. Fibrinogen. — Ischikawa: Kongreßzbl. inn. Med. **50**, 83. Fibrinogen.

Jaksch: Z. klin. Med. **23**, 187 (1893).

Kämmerer u. Waldmann: Dtsch. Arch. klin. Med. **109**, 524 (1913). — Kaufmann: Z. exper. Med. **62**, 165 (1928). Fibrinogen. Kritik Interferrometrie. — Kauftheil: Wien. Arch. inn. Med. **11**, 191 (1925). Arthritis. Mikro Kjeldall. — Kennaway: Kongreßzbl. inn. Med. **35**, 146. Ca. — Kisch: Klin. Wschr. **1922**, 848. **1923**, 1452. Fibrinogen. — Kleinmann: Colorimetrie u. Nephelometrie. Abderhaldens Handbuch biologischer Arbeitsmethoden, Lief. 106. 1928. — Klimesch: Med. Klin. **1927**, 1146. Fibrinogen. — Knipping: Z. physik. Chem. **135**, 84 (1924). — Knipping u. Kowitz: Klin. Wschr. **1924**, 788. Mikrometh. — Koranyi u. Bence: Wirkung des CO_2 auf Blut. Pflügers Arch. **110**, 513 (1905). — Kreibich: Fol. haemat. (Lpz.) **4**, 795 (1907). — Kubelik: Kolloid-Z. **37**, 274 (1925). Nephelometrie. — Kurten: Arch. exper. Path. **103**, 237 (1924). — Kürten: Klin. Wschr. **1929**, 1704. Lenta.

Leendertz: Dtsch. Arch. klin. Med. **140**, 279 (1922). Fibrinogenbestr. Fehler; Klin. Wschr. **1926**, 175. — Leendertz u. Gromelski: Arch. of exper. Path. **94**, 114 (1922). Fibrinogen. — Lederer: Klin. Mbl. Kinderheilk. **27**, 608 (1924). Serumeiw. Kinder. — Lewin: Med. Klin. **1927**, 643. — Lewinsky: Zit. bei Hammarsten. — Lichtwitz: Verh. dtsch. Ges. inn. Med. **1923**, 185. Überernährung. — Limbeck u. Pick: Dtsch. med. Wschr. **1894**, 27. — Linder usw.: Kongreßzbl. inn. Med. **30**, 37. Nierenaff. — Lindlau **1926**, 175. — Lewin: Med. Klin. **1927**, 643 — Lewinsky: Zit. bei Hammarsten. — Lichtwitz: Verh. dtsch. Ges. inn. Med. **1923**, 185. Überernährung. — Limbeck u. Pick: Dtsch. med. Wschr. **1894**, 27. — Linder usw.: Kongreßzbl inn. Med. **30**, 37. Nierenaff. — Lindlau usw.: Z. exper. Med. **50**, 191 (1926). Aderlaß. — Loeb, J.: J. of gen. Physiol. **4**, 73 (1921). Eiweißform im Serum. — Loeper u. Tonnet: Kongreßzbl. inn. Med. **31**, 278. Tumoren. — Löwy: Fibrinogenvermehrung. Dtsch. Arch. f. klin. Med. **117**, 79 (1915); Zbl. inn. Med. **1916**, 48. — Lüthy: Schweiz. med. Wschr. **1927**, 993. Tuberk.

Mc Lester: Trans. Assoc. amer. Physicians **39**, 93 (1924); Arch. int. Med. **35**, 177 (1925). Fibrinogen. Leberaff. — Mc Master: Kongreßzbl. inn. Med. **55**, 241. Fibrinogenbildung, Leber. — Manzini: Clin. med. ital. **60**, 431 (1929). — Marcus: Berl. klin. Wschr. **1907**, Nr 16. — Martius: Fol. haemat. (Lpz.) **3**, 138 (1906). — Meyer-Birch: Z. klin. Med. **96**, 328 (1923). — Mozai: Kongreßzbl. inn. Med. **42**, 26. — Munck: Kongreßzbl. inn. Med. **54**, 186. Kinder. — Munk u. Muncke: Dtsch. med. Wschr. **1925**, 685. Fibrinogen. Murakami: Ann. Méd. **15**, 297 (1921). Fibrinogen.

Nast: Z. Kinderheilk. **11**, 88 (1914). — Neuhausen u. Rioch: Kongreßzbl. inn. Med. **29**, 445. — Neuschlosz: Z. exper. Med. **44**, 215 (1924); **41** (1924). — Nolf: Bull. Soc. Biol. Paris **97**, 912 (1927) Fibrinogen. — Nonnenbruch: Klin. Wschr. **1921**, Nr 46. — Nordbö: Biol. Z. **190**, 150 (1927). Fibrinogen.

Ostrovskij: Kongreßzbl. inn. Med. **44**, 667. — Oudendal: Kongreßzbl. inn. Med. **52**, 90.

Pellegrini: Giorn. Clin. med. **1921**, 285. — Peters: Z. Tbk. **35**, 196 (1921). — Petschacher: Z. exper. Med. **36**, 22 (1923). Tbc.; **47**, 325 u. 348 (1925). Kritik d. Methode Robertson; **48**, 421 (1926); **50**, 449 (1926). — Petschacher u. Tropper: Wien. Arch. inn. Med. **13**, 1 (1926). — Prache: Serum nach Wasserzufuhr. Kongreßzbl. inn. Med. **13**, 203.

Recknagel: Arch. f. exper. Path. **125**, 257 (1927). — Recknagel u. Gaupp: Dtsch. Arch. klin. Med. **158**, 9 (1928). — Reiss: Inaug.-Diss. Straßburg 1902; Beitr. chem. Physiol. u. Path. **4**, 150 (1903); Arch. f. exper. Path. **51** (1904); Jb. Kinderheilk. **70** (1909); Kongr. inn. Med. **1909**, 150; Erg. inn. Med. **10**, 531 (1913). Monogr., Literatur; Handbuch biochemischer Arbeitsmethoden 1914. Methodik; Dtsch. Arch. klin. Med. **117**, 175 (1915); Refraktometrie. Abderhaldens Handbuch biologischer Arbeitsmethoden, Abt. 4, Teil 3, H. 2, Lief. 106. 1928. — Reymann: Z. Immun. **41**, 209 (1924); Bull. Soc. Biol. Paris **89**, 614 (1923). — Rittmann: Z. exper. Med. **56**, 262 (1927). — Robertson: Die physikal. Chemie der Proteine. Deutsch von A. Winken. Dresden 1912. J. of biol. Chem. **8**, 441 (1910); **11**, 179 (1912); **13**, 455 (1913); **22** (1915). — Rodansky: J. of biol. Chem. **74**, 463 (1927). Exp. An. — Roffo: Kongreßzbl. inn. Med. **39**, 469. Ca. — Rohrer: Dtsch. Arch. klin. Med. **121**, 221 (1916); Schweiz. med. Wschr. **1922**, 555, 789. — Rosenthal: Kongreßzbl. inn. Med. **50**, 386. Fibrinogen. — Rusznyak: Biochem. Z. **133**, 370 (1922); **141**, 476 (1923). Fibrinogenbestimmung; **144**, 147 (1924). Nephelom; **152**, 250 (1924); **206**, 482 (1929); Z. klin. Med. **98**, 337 (1924). Nephelom.

Salvescu: Acta med. scand. (Stockh.) **72**, 113 (1929). Klinik. — Salkind: Haematologica (Palermo) **5**, 349 (1924). Tuberk. — Samson: Med. Klin. **1928**, 217. Fibrinogen. — Sandelowsky: Pneum. Fieber. Dtsch. Arch. klin. Med. **96** (1909); **100**, 324 (1910). — Scheffer: Klin. Wschr. **1923**, 1456. Leberaff. — Schindus: Dtsch. Arch. klin. Med. **144**, 113 (1924). — Schmitz: Eiweißkörper im Plasma. Abderhaldens biologische Arbeitsmethoden Liefg 114. 1924. — SCHNEIDER: Biochem. Z. **211**, 207 (1929). — SCHOCH: Schweiz. med. Wschr. **1926**, 1017. — SCHORER: Korresp.bl. Schweiz. Ärzte **1913**, 1523. — SCHRETTER: Biochem. Z. **177**, 325 (1926). Spez. Brechungszuwachs. — SCHUBIGER: Inaug.-Diss. Zürich 1923. Fibrinogenbestimmung. — SCHWENKER: Inaug.-Diss. Kiel 1911. — SEEMEN, v.: Münch. med. Wschr. **1929**, 1827. B. Wundstoffw. — SEUFFER: Beitr. klin. Tbk. **55**, 1 (1923). Tuberkulin. — SOMOGYI: Z. exper. Med. **53**, 851 (1927). Fibrinogen. — STARLINGER:. Klin. Wschr. **1923**, 1354; **1927**, 1269. Thrombose; Zbl. inn. Med. **1927**, 418. Methoden u. allg. Übersicht; Dtsch. med. Wschr. **1928**, 731; Wien. klin. Wschr. **1924**, 617. Thyreoidea; Biochem. Z. **168**, 423 (1926); **183**, 245 (1927); **203** (1923). Fibrinogen; Z. exper. Med. **60**, 138, 160, 208 (1928); **129**, **140**, **142**. — STARLINGER u. HARTL: Biochem. Z. **147** (1925). Kritik; **160**, 113 u. 129 (1925). — STARLINGER u. STRASSER: Biochem. Z. **160**, 417 (1925). STEINBRINCK: Z. klin. Med. **100**, 39 (1924); **104**, 496 (1926). — STEINER: Jahrbuch Kinderheilk. **115**, 348 (1927). Scharlach. — STRAUSS: Herz- u. Nierenkrankh. Z. klin. Med. d. **60**, 501 (1906); Dtsch. med. Wschr. **1905**, 83. — STRAUSS u. CHAJES: Z. klin. Med. **52** (1904). — STRUBELL: Kongr. inn. Med. **1900**, 417; Dtsch. Arch. klin. Med. **69** (1901); Münch. med. Wschr. **1902**, 616.

TOTH: Kongreßzbl. inn. Med. **53**, 450. Hochgebirge.

VANYSEK u. LACINA: Kongreßzbl. inn. Med. **28**, 51. Fibrinogen. — VEIL: Kongr. inn. Med. **1913**, 297; Dtsch. Arch. klin. Med. **112**, 504 (1913) u. **119**. — VIOLA: Kongreßzbl. inn. Med. **50**, 127.

WANNER: Schweiz. med. Wschr. **1922**, 785. — WELTMANN u. NEUMAYER: Med. Klin. **1925**, 629. — WIECHMANN u. HORSTER: Dtsch. Arch. klin. Med. **155**, 177 (1927). — WIENER: Alb.: Glob. im arteriellen u. venösen Blut. Z. physik. Chem. **82**, 243 (1912). — WINTERNITZ: Arch. f. Dermat. **101** (1910).

YAMAGUCHI: Kongreßzbl. inn. Med. **30**, 149. Fibrinogen.

ZUNZ: Bull. Soc. Biol. Paris **93**, 865 u. 867 (1925). Fibrinogen.

Permeabilität und Resistenz der roten Blutkörperchen.

Die roten Blutkörperchen sind für viele Substanzen durchgängig. So können R. Wasser aufnehmen und damit ihr Volumen ändern. Undurchgängig sind R. für Salze; wohl aber können die elektronegativen Cl'-, CO_3''-, SO_4''-, NO_3'- usw. Ionen, nicht aber K-, Na-Ionen durch die Zellwand hineingelangen, wenn dafür andere Ionen austreten. Die Permeabilität hängt in hohem Grade von der Menge der CO_3''-Ionen in den R. ab.

Diese Erscheinungen sind nur erklärbar, wenn man neben dem Protoplasmagerüst der R. noch intracelluläre Flüssigkeit, ein *Paraplasma* annimmt. Nur dieses hat wasseranziehende Kraft. Dafür spricht entscheidend der Grad der Wasseraufnahme. Dabei kann Hb. nicht in Frage kommen.

Die R. unterliegen den Gesetzen der Osmose. In Flüssigkeiten, die in der Raumeinheit die gleiche Zahl Moleküle besitzen, findet ein Austausch von Substanzen nicht statt. Solche Lösungen nennt man seit DE VRIES und HAMBURGER isotonische, d. h. ihr wasseranziehendes Vermögen, ihr osmotischer Druck ist derselbe. Mit dem Intracellularplasma isoton ist eine NaCl-Lösung von etwa 0,9%. In einer solchen Kochsalzlösung, der physiologischen, findet kein Austausch von Flüssigkeit statt; die R. ändern sich nicht. Wird eine stärkere (hypertonische) Kochsalzlösung als 0,9% mit dem Blute in Berührung gebracht, so wird den Zellen Wasser entzogen, sie schrumpfen. Bei Verwendung einer hypotonischen (unter 0,9%) Kochsalzlösung dringt Wasser in die Blutkörperchen ein, sie quellen. Bei stärkeren Graden der Quellung verlieren die Zellen ihr Hämoglobin.

Schrumpfungen und Quellungen erfolgen nach HAMBURGER viel weniger stark, als erwartet werden müßte, wenn die R. nur aus Membran und homogenem Inhalt beständen. Dies spricht für Existenz eines Gerüstes, dessen Volumenprozente (43—51%) aus dem abweichenden Verhalten bei der Quellung von HAMBURGER bestimmt worden sind.

Der Erythrocyt vermag eine erhebliche Menge Wasser aufzunehmen und auch wieder abzugeben. Bei zu großer osmotischer Differenz quillt aber die Zelle bis zur Zerstörung und zum Hb.-Verlust. Bei den Prüfungen auf Hämolyse, die wir gewöhnlich als Resistenzprüfungen bezeichnen, handelt es sich um komplizierte komplexe Verhältnisse; denn, wie HAMBURGER ausführt, ist die „Resistenz" der Erythrocyten gegenüber Salzlösungen abhängig 1. von der wasseranziehenden Kraft des Paraplasmas, 2. von dem Volumen des Paraplasmas, 3. von der Protoplasmabegrenzung, der R.-Hülle, also nicht von dieser allein, sondern es liegt ein Sammelbegriff beim Gebrauch des Wortes Resistenz vor. Tatsächlich kann die Protoplasmaresistenz allein herabgesetzt sein. So verändern hämolytische Sera und gewisse Bakteriengifte die R., so, daß sie Salzlösungen nicht mehr ertragen, die normalerweise keine Zerstörung verursachen. Es kommen also nicht allein osmotische

Verhältnisse in Betracht. Daher geht auch ein Teil der Zellen schon bei geringer Isotoniedifferenz zugrunde, während andere erst stärkeren Veränderungen zum Opfer fallen. Man kann aus solchen Untersuchungen an R. auch nicht indirekt auf die osmotische Konzentration des Blutplasmas schließen. Zudem geben alle diese Methoden nur Anhaltspunkte über das Verhalten gegen Salzlösungen. So mag die Widerstandskraft diesen gegenüber normal sein, während bei mechanischen Schädigungen (Schütteln) oder Stauungen im Organismus doch eine abnorme Vulnerabilität der R. nachgewiesen werden kann.

Technik der Resistenzbestimmung.

Die übliche Bestimmung benützt eine Reihe von unten spitz zulaufenden Glasröhrchen von steigendem NaCl-Gehalt, in die man 1—2 Tropfen Blut hineinfallen läßt, dann leicht aufschüttelt und sedimentieren läßt. Man stellt sich durch Abwägen auf der chemisch-analytischen Waage Kochsalzlösungen von 0,26, 0,28, 0,30, 0,32 usw. bis 0,70% her und füllt die Glasröhrchen. Nach einigen Stunden erkennt man, wo Hämolyse eingetreten ist und wo nicht. Auch sieht man die erste Bildung des Sedimentes: untere Resistenzgrenze = Maximumresistenz und die obere Resistenzgrenze = Minimumresistenz, wo nur ganz wenige R. sich aufgelöst haben.

Zur sicheren Erkennung des Grenzwertes kann man ein Spektroskop benutzen. Noch besser ist die chemische Prüfung auf Hb.

Normal liegt die untere Resistenzgrenze (Maximumresistenz) bei 0,30—0,32, die obere Resistenzgrenze (Minimumresistenz) zwischen 0,42 und 0,46.

Richtiger ist das Arbeiten mit äquilibrierten Salzlösungen (Hamburger [1928]), weil in reinen Kochsalzlösungen Salze aus den R. austreten, und Lipoide, und dadurch Veränderungen entstehen, die auf die Resistenz Einfluß haben. Leider ist die Herstellung dieser äquilibrierten Salzlösungen ziemlich kompliziert. Hamburger empfiehlt daher jetzt als viel geeigneter eine 3,15% Na_2SO_4-Lösung, je 10 ccm und dazu 0,2 g Erythrocytenaufschwemmung (gewaschene R.).

Die Methode von Simmel ist prinzipiell noch besser als die neuen Modifikationen von Hamburger, da sie alle Salze des Serums für die Isotomie enthält. Die äquilibrierte Lösung von Simmel enthält

8,2 g NaCl, 0,2 KCl, 0,2 $MgCl_2$, 0,2 $CaCl_2$, 0,1 NaH_2PO_4, 0,05 $NaHCO_3$ im Liter. — Diese Lösung gilt als Einheit (1,0), und es werden jetzt mit H_2O Verdünnungen auf 0,7, 0,6, 0,5, 0,4, 0,3, 0,2 hergestellt.

Aus der Fingerbeere wird mit R-Pipetten Blut aufgenommen und mit den Lösungen verdünnt, Schütteln, Liegenlassen bei Zimmertemperatur. — Nach 1/2 Stunde ist Konstanz erreicht und können die erhalten gebliebenen R. gezählt werden.

Dies ist das Prinzip von Hamburger und Limbeck, das man als „Blutkörperchenmethode" bezeichnet. Bei der sog. „Zählmethode" (Chanel, Janowsky) bestimmt Janowsky bei einer Verdünnung von 1/200 mit der Mischpipette, wieviel R. nach 10 Min. in der Thoma-Zeissschen Kammer intakt bleiben, wenn sie mit NaCl-Lösungen von 0,4, 0,35 und 0,3 gemischt worden sind. Lang schlägt vor, zuerst eine Verdünnung mit 0,4% NaCl-Lösung vorzunehmen, dann so lange aus einer Bürette 0,2%ige Lösung zuzusetzen, bis die Flüssigkeit durchsichtig ist (Schriftprobe: Snellen D—0,6). Es wird so die Plurimumresistenz ermittelt, die wichtiger als die beiden anderen Resistenzwerte sein soll.

Um den Einfluß des Serums (Plasmas) auszuschalten, werden die zur Prüfung kommenden R. vorher 2—3mal gewaschen. Nach Snapper verwendet man eine Mischung von 0,9% NaCl und 0,1% $CaCl_2$. Eine andere Methode verwendet Na. oxal. 0,28, NaCl 0,8, Aq. dest. 100,0, darauf Zentrifugieren und Dekantieren, sodann noch 2mal Waschen in 0,9% NaCl-Lösung. Physiol. NaCl-Lösung ist nicht empfehlenswert, erweicht die R.-Oberfläche (Brinkmann). Ungewaschen sind die R. mitunter resistenter. Das Serum ist in pathologischen Fällen in seinem Einfluß verschieden wirksam.

Auch empfehlen manche, vor dem Auswaschen das Blut zu defibrinieren durch Ausschütteln mit Glasperlen. Itami und Pratt verwenden mit Glasperlen defibriniertes Blut, schütteln tüchtig und setzen dann das Gemisch 24 Stunden in den Eisschrank. Bauer

u. ASCHNER, sowie BRIEGER bestimmen die eingetretene Hämolyse quantitativ mit dem AUTENRIETHschen Colorimeter, und glauben so bessere Ergebnisse zu erhalten.

Außer der osmotischen Resistenz ist für besondere Fragen eine *Prüfung der mechanischen Resistenz* angezeigt, wobei gewaschene R. im Schüttelapparat beim Schütteln mit Perlen auf Widerstandsfähigkeit untersucht werden. Ferner läßt sich eine Prüfung auf *thermische Resistenz,* dann auf Widerstand gegenüber *hämolytischen Giften,* z. B. Saponin, vornehmen; doch ist bei all diesen Methoden kaum etwas klinisch Verwertbares herausgekommen.

Neuere Autoren versuchen die „Resistenz" gegen andere Substanzen zu ermitteln, z. B. gegen $N/_4$NaOH-Lösung (KITTLER), gegen Ammoniaklösungen oder Methylenblau (BELTZ).

Ergebnisse der Resistenzprüfungen.

Bei Gravidität fand SCHÄFFER Resistenzerhöhung gegen Jod-Jodkalilösungen.

STRASSER u. NEUMANN berichten über Resistenzzunahme auf Eisen und echte Erhöhung der Protoplasmaresistenz unter Arsen. Ähnliches wird auch von anderen Autoren angegeben. Die Zunahme der Resistenz unter Arsen bestreitet aber THIELE.

Junge R. sind resistenter als ältere (SNAPPER). Erwiesen ist das durch die Resistenzsteigerung nach Milzexstirpation, nach der das Knochenmark viel aktiver arbeitet und junge Zellen ins Blut übertreten läßt, sodann bei allen stärker aktiven Prozessen des Knochenmarks.

Interessant ist die enorme Resistenzerhöhung von MORAWITZ und PRATT, ITAMI und PRATT, HANNA HIRSCHFELD, ROSENTHAL bei experimenteller Blutgiftanämie (Phenylhydrazin). Dieselbe ging allmählich so weit, daß selbst reines Wasser R. nicht mehr löste. Dabei waren nicht neue Knochenmarkselemente, sondern die zirkulierenden Zellen verändert. Gewaschene R. verhielten sich gleich. Am meisten stieg die osmotische Resistenz, aber nur für wenige Tage, und besonders die Maximumresistenz, weniger die Widerstandsfähigkeit gegen artfremdes Serum und Saponin, Äther, Chloroform, Kobragift. Es handelt sich dabei um eine starke Vermehrung der Stromabestandteile, da das Sediment des lackfarbenen Blutes bis zehnmal höher war als normal: *Pachydermie* der R. Gleichzeitig ist die Agglutination der Zellen erhöht.

ROSENTHAL sah, daß erhöhte osmotische Resistenz und Stromavermehrung zwar oft miteinander vorkommen, aber nicht immer, und zwei voneinander unabhängige Prozesse darstellen. Er konnte auch in vitro die Stromasedimentvermehrung nachweisen, so daß also kein biologischer Prozeß vorliegt, sondern eine unmittelbare Giftwirkung auf die Erythrocyten. Eine Lipoidvermehrung fand nicht statt. PAPPENHEIM konnte zeigen, daß die Ursache in der Bildung intracellulärer Körper, „Heinzkörperbildung" gelegen ist und einen nekrobiotischen Vorgang darstellt.

Gerade diese Versuche zeigen, daß Resistenzprüfungen unter krankhaften Verhältnissen nicht rein osmotische oder lipolytische Fragen berühren.

Wichtig ist die Prüfung der osmotischen Resistenz bei konstitutioneller *hämolytischer Anämie* (mit oder ohne Ikterus und mit oder ohne Milzschwellung). Hier ist die von CHAUFFARD entdeckte Resistenzabnahme einer der wichtigsten diagnostischen Befunde, so daß man geglaubt hat, in dieser krankhaften Eigenschaft geradezu das Wesen der Affektion zu sehen. Heute wissen wir, daß die Sache so einfach nicht liegt (s. später), und daß es unzweifelhafte Fälle, selbst in derselben Familie, gibt, mit normaler Resistenz. Da die hämolytischen Anämien so oft mit Ikterus einhergehen, so ist die Tatsache von Bedeutung, daß *Stauungsikterus* die Resistenz steigert (CHANEL [1880], VAQUEZ, STRAUSS, LIMBECK, SANDAYA usw. eine bei allen Untersuchungen bestätigte Tatsache.

Milzexstirpation bei hämolytischer Anämie ändert trotz des großen klinischen Erfolges und der Beseitigung der Blutarmut und der eintretenden Hyperaktivität des Knochenmarkes die verminderte Resistenz nicht wesentlich (CHAUFFARD, ROTH, NÄGELI usw.), worin ein klarer Beweis für meine Auffassung der konstitutionellen Veränderung der Kugelzellen dieser Krankheit zu sehen ist.

Bei symptomatischen nicht konstitutionellen hämolytischen Anämien ist öfters eine mäßige Resistenzabnahme vorhanden bei gewaschenen R.; öfters aber besteht keine Abweichung von der Norm.

Bei *Perniciosa* wird die Resistenz oft als gesteigert angegeben, so als konstante Erscheinung von HAMBURGER, HEUBERGER, COHNREICH, TÜRK. Es wurden aber auch normale Werte (SANDAYA, SCHULTZ) und sogar verminderte (KAGAN, EHNI-ALEXEJEFF, GAISBÖCK, PAOLINI, ROTH, KRASNY, REICHER u. a.) notiert. In eigenen Beobachtungen fand ich ebenfalls meist erhöhte untere Resistenz (bei 0,36 oder 0,38) und leicht herabgesetzte obere Resistenzgrenze, z. B. bei 0,40 schon keine Hämolyse. Es sind also die R. in beiden Richtungen widerstandsfähiger. Bei dieser Krankheit glaubt ROBERTSON in der Milzvene eine Resistenzabnahme gefunden zu haben; doch traf HUBER normale Werte.

Bei sekundärer Anämie liegen wechselnde Ergebnisse vor. Junge R. sind nach SIMMEL hier nicht stets resistenter.

Bei Hämoglobinurie trafen MEYER und EMMERICH die osmotische Resistenz nicht erheblich verändert, diejenige gegen thermische und mechanische Einflüsse aber vermindert.

Unter den experimentellen Blutgiftanämien erzeugt Toluylendiamin nach DAUMANN und PAPPENHEIM stets Resistenzabnahme, Pyrodin aber Steigerung der osmotischen und Saponinresistenz durch Heinzkörperbildung. Saponin ist nur in vitro wirksam, in vivo ohne Einfluß.

Blutentziehungen (OCZESALSKI) sollen Maximum- und Minimumresistenz erhöhen.

Chlorosen zeigen bei der Methode SIMMEL abnorm viel hoch- und abnorm viel wenig resistente R. Schluß: Keine peripherische Ursache, sondern Knochenmark in unrichtiger Regulation.

Die Resistenz gegen Saponin hängt nach OTTIKER nicht allein vom Cholesteringehalt des Blutes, sondern auch von der CO_2-Menge und vom Stromazustand ab.

Die Befunde bei Carcinom lauten verschieden. LANG, SCHMIDTLECHNER, COHNREICH in 83/93 Beob. verzeichnen Erhöhung, SANDAYA nur 5mal von 12 Fällen.

COHNREICH findet mit modifizierter LANGscher Methodik die Plurimumresistenz erhöht bei Ikterus, akuten Infektionen, Chlorose, Anämien, Saturnismus, besonders aber bei Carcinom des Magens, im Gegensatz zu allen anderen Magen- und Darmaffektionen.

Nach Entfernung der Milz steigt die Resistenz nach vielen Angaben; dabei ist das Serum ohne Einfluß (PEL, PEARCE).

Im Höhenklima nimmt nach WANNER die Resistenz ab, weil viel mehr jugendliche Zellen gebildet worden seien. So sehen wir in der Beobachtung von FRENKEL-TISSOT bei einer familiären hämolytischen Anämie die Resistenzverminderung nur im Hochgebirge auftreten, während ich sie selbst bei den Knaben in der Ebene stets vermißt hatte. Viele interessante Einzelheiten in der Monographie von SIMMEL.

Literatur der Resistenzuntersuchungen.

(Siehe auch die Kapitel über experimentelle Anämie und hämolytische Anämie.)

ACÉL u. SPITZER: Münch. med. Wschr. **1924**, 1115. — ANDO: Uteruscarcinom. Inaug.-Diss. München 1916. — ASHBY: Amer. J. Physiol. **68**, 139, 150, 585, 611 (1924).

BALLIF u. MAZZA: Bull. Soc. Biol. Paris 88, 542 (1923). Cholesterin. — BANG: Chemie u. Biochemie der Lipoide. München: J. F. Bergmann 1911. — BAUER u. ASCHNER: Dtsch. Arch. klin. Med. **130**, 172 (1919). Meth. — BECHHOLD u. KRAUS: Biochem. Z. **109**, 226 (1920). — BELTZ: Bei Alkoholismus. Kongr. inn. Med. **1914**; Verh. dtsch. Ges. inn. Med. **1921**, 536. Res. gg. Ammoniak u. Urethanlösg. — BEZANÇON et LABBÉ: Lehrbuch. — BISCHOFF: Z. exper. Med. **48**; Mschr. Kinderheilk. **31**, 228 (1926); Arch. Kinderheilk. **83**, 161 (1928); Dtsch. Z. gerichtl. Med. **11**, 340 (1928). — BISCHOFF u. BREITLÄNDER: Mitt. Grenzgeb. Med. u. Chir. **40**, 67 (1926). Bes. Technik. — BONANO: Fol. haemat. (Lpz.) **7**, 117 (1919). — BONIN: Strahlenther. **1921**, 549. — BRANN: Kongreßzbl. inn. Med. **46**, 560. Milzexst. Ratten. — BRIEGER: Dtsch. Arch. klin. Med. **133**, 397 (1920). — BRINKMANN: Biochem. Z. **95**, 101 (1919). Säuglinge; **108**, 35 (1920); Kongreßzbl. inn. Med. **27**, 486. Meth. balanc. Salzlösg. — BROUN: Kongreßzbl. inn. Med. **56**, 613. Mechan. Prüfung. — BYLINA-CHOSROEW: Fol. haemat. (Lpz.) **17**, 85.

CHALIER: Fol. haemat. (Lpz.) **14**, 123. — CHARLTON: Inaug.-Diss. Berlin 1916. — CHIATELLINO: Arch. di Fisiol. **25**, 310 (1927). Höhe. — COHNREICH: Fol. haemat. (Lpz.) **16**, 307 (1913); Klin. Wschr. **1926**, 1650; Z. klin. Med. **104**, 234 (1926). Plurim. Res.

DAUMANN u. PAPPENHEIM: Fol. haemat. (Lpz.) Arch. **18**, 241 (1914). — DÖRLE: Biochem. Z. **191**, 95 (1927). Milzexst. u. Cholest.-Fütterung. — DOMARUS, v.: Arch. f. exper. Path. **58** (1908). — DUPÉRIÉ: Bull. Soc. Biol. Paris **1922**, 945. B. Malaria.

ELMI u. ALEXIEFF: Bull. Soc. Biol. Paris **1908**, 1101.

FILLINGER: Alkohol. Dtsch. med. Wschr. **1912**, 999. — FRENKEL: Kongreßzbl. inn. Med. **46**, 557. Katze u. Zbl. exper. Med. **54**, 631 (1927). Milzexst.

GREEN: Kongreßzbl. inn. Med. **31**, 215.

HAMBURGER: Osmotischer Druck u. Ionenlehre. Wiesbaden 1902. Lit.!; Abderhaldens Handbuch der biologischen Arbeitsmethoden Abt. 4, Teil 3, H. 2, Lief. 106. 1924; Biochem. Z. **129**, 163 (1922). Arch. internat. Physiol. **18**, 643 (1921). 151 (1892). — HANDRICK:

Dtsch. Arch. klin. Med. **107**, 312 (1912). — HERTZ: Arch. Mal. Coeur **1912**, 731. — HERZFELD: Z. klin. Med. **78**, 476 (1913). — HEUBERGER u. STEPP: Saponinresistenz. Dtsch. Arch. klin. Med. **106**, 525 (1912). — HEUER: Fol. haemat. (Lpz.) **18**, 100 (1914). — HILL: Arch. int. Med. **16** (1915). As. — HIRSCHFELD, HANNA: Fol. haemat. (Lpz.) **9**, 554. — HOBERT: Klin. Wschr. **1923**, 1213.

ISAAC: Schmidts Jb. **310**, 113 (1911). Übersichtsref. — ITAMI u. PRATT: Biochem. Z. **18**, 302 (1909).

JAKOBI: Arch. f. Psychiatr. **71**, 228 (1924). — JAKOBY: Beitr. chem. Physiol. u. Path. **6**.

KAGAN: Theorie über Wirkung der hämatoxischen Substanzen. Fol. haemat. (Lpz.) **17**, 211 (1913). Lit. — KITTLER: Arch. Gynäk. **131**, 389 (1927). Prüfg gg. $^1/_4$ N. NaOH. — KOSSEL: Berl. klin. Wschr. **1899**. — KRASNY: Fol. haemat. (Lpz.) Arch. **16**, 353 (1913). — KRÜGER: Z. of exper. Med. **53**, 233 (1926). Blutregen; Kongreßzbl. inn. Med. **39**, 754. Tiere. — KUNKEL: Fol. haemat. (Lpz.) **14**, 430 (1913).

LANG: Z. klin. Med. **47** (1902). Lit.! — LEVINE: Kongreßzbl. inn. Med. **31**, 216. Psychoneur. — LIEBERMANN, v. u. ACEL: Haematologica (Palermo) **3**, 15 (1922) u. Z. Hyg. **39**, 67 (1923). B. Arbeit. — LIEBERMANN u. FILLINGER: Dtsch. med. Wschr. **1912**, 308 u. 462.

MAY: Thèse de Paris **1913**; Ann. Méd. **1914**. — MEY: Presse méd. **1918**, 156; Strasbourg méd. **2**, 31 (1925). — MEYER, ERICH u. EMMERICH: Dtsch. Arch. klin. Med. **96**. — MORAWITZ u. PRATT: Münch. med. Wschr. **1908**, 1817.

NARIMASA: Inaug.-Diss. München 1916.

OCZESALKI u. STERLING: Dtsch. Arch. klin. Med. **109**, 9 (1912). — OLMER u. RAYBAUD: Bull. Soc. Biol. Paris **88**, 1310 (1923). CO. — ORAHOVATS: J. of Physiol. **61**, 436 (1926). Milz. — OTTIKER: Fol. haemat. (Lpz.) **18**, 117 (1914).

PAASSEN, VAN: Kongreßzbl. inn. Med. **37**, 303. — PAOLINI: Policlinico, sez. chir. **1913**, 271. — PAPPENHEIM: s. Häm. Anämie. — PASCHKIS: Med. Klin. **1930**, 51. Albuminurie Abn. PEARCE u. PEET: J. of exper. Med. **18**, 494 (1913). — PEL: Dtsch. Arch. klin. Med. **106**, 592 (1912). — PORT: Arch. f. exper. Path. **69**, 307. — POTAPENKO: Kongreßzbl. inn. Med. **56**, 619. Malaria Res.-Abn.

REICHER: Schweiz. med. Wschr. **1921**, 481. — RIBIERRE: Thèse de Paris **1903**; Fol. haemat. (Lpz.) **2**, 153 (1905). — ROBERTSON: Arch. int. Med. **16** (1915); Fol. haemat. (Lpz.) **18**, 22 u. 51. — ROHDEN: Quarzlampe. Z. exper. Path. u. Ther. **21**, 441 (1920). — RONBIER: Progrès méd. **1913**, 173. — RONLET: Fol. haemat. (Lpz.) **35**, 116 (1927). Technik. — ROSENTHAL: Fol. haemat. (Lpz.) **10**, 253. Lit.! — ROSOWSKY: Fol. haemat. (Lpz.) **36**, 342 (1928). — ROWE: Inaug.-Diss. Leipzig 1911. — RUSZNYAK u. BARÁT: Wien. Arch. inn. Med. **3**, 429 (1922). — RYWOSCH: Zbl. Physiol. **28** (1914); Pflügers Arch. **157**.

SALIN: Biochem. Z. **110**, 176 (1920). — SAMUELY: Dtsch. Arch. klin. Med. **89** (1906). — SANDAYA: Inaug.-Diss. Göttingen 1912. — SATTLER: Fol. haemat. (Lpz.) **9**, 216 (1910). Lit.! — SCHADOW: Mschr. Kinderheilk. **40**, 276 (1928). — SCHÄFFER: Dtsch. med. Wschr. **1912**, Nr 40; Münch. med. Wschr. **1902**, 1776. — SCHULTZ u. CHARLTON: Münch. med. Wschr. **1916**, 631. — SCHUSTROFF: Fol. haemat. (Lpz.) **28**, 281 (1923). — SILVETTE: Kongreßzbl. inn. Med. **52**, 63. — SIMMEL: Med. Klin. **1924**, 76; Dtsch. Arch. klin. Med. **142**, 252 (1923); Erg. inn. Med. **27** (1925). Lit.! — SIMMEL u. EINSTEIN: Klin. Wschr. **1923**, 1646. — SKUJIN: Arch. f. Physiol. **218**, 343 (1927). — SNAPPER: Biochem. Z. **43**, 256, 266 (1912). — SPANJE: Holl. Ref. Kongress Zbl. **17**, 115. — SPIETHOFF: Münch. med. Wschr. **1925**, 1236. — STRASSER: Biochem. Z. **134**, 54, 541 (1923). — STRASSER u. NEUMANN: Med. Klin. **34**, 1262 (1909). — SWJATSKAJA: Z klin. Med. **104**, 679 (1926). Retic.

TASAWA: Alkohol. Z. Immun.forschg **18**. — TESCHENDORF: Fol. haemat. (Lpz.) **28**, 87 (1923). CO. — THIELE: Inaug.-Diss. Berlin 1916. As. — TSCHISTOWITSCH: Ann. Inst. Pasteur **1899**.

WANNER: Dtsch. Z. Chir. **116**, 769 (1912). — WAUGH: Kongreßzbl. inn. Med. **52**, 62. — WEIHRAUCH: Tuberkulose. Dtsch. med. Wschr. **1913**, Nr 18. — WEISS: Dtsch. Arch. klin. Med. **159**, 147 (1928). Säure/Basen-Gleichgew. — WISSLER: Zbl. inn. Med. **1928**, 49. — WÖRPEL: Med. Klin. **1925**, 1616. — WOLFF u. EISNER: Münch. med. Wschr. **1926**, 1316.

ZAPPA: Patologica (Genova) **13**, 313 (1921). Gg. hämolyt. Gifte.

Die Volumenprozente von Blutkörperchen und Blutplasma.

Die Kenntnis, der Volumenprozente der R. und des Plasmas, ist von großem Werte. Bisher standen aber dieser Ermittlung Schwierigkeiten im Wege. Das Volumen der R. hängt natürlich in hohem Grade von der Zahl der R. ab, aber nicht ausschließlich.

Prinzipielle Bedenken bei den Methoden sind die folgenden.

Bei der Zentrifugier-, besonders aber bei der Sedimentiermethode, bleibt stets Blutplasma zwischen den R., so daß ein Fehler entsteht. Es wäre auch nicht unmöglich, daß die Blutscheiben Flüssigkeit abgeben und damit das Plasmavolumen größer wird. Zweifellos werden die R. bei diesen Bestimmungen chemisch verändert und, wie HAMBURGER angibt, auch deformiert. Ferner ist selbst der Zusatz einer isotonischen Lösung nicht irrelevant; denn die Vermischung zweier unter sich isotonischen Flüssigkeiten kann zu einer Kombination führen, die nicht mehr isoton ist. So erklärt es sich, warum verschiedene Methoden verschiedene Resultate geben; ist ja doch die Menge des sich ausscheidenden Serums stark von der Methode abhängig. Wir können also nur Werte bei gleicher Technik vergleichen.

Hämatokritmethode. Zuerst hat HEDIN eine modifizierte Zentrifuge als Hämatokrit empfohlen; dann GÄRTNER einen ähnlichen Apparat. Früher sind zur Verhinderung der Gerinnung Verdünnungsflüssigkeiten (2,3%ige Kal. bichromat.-Lösung oder MÜLLERsche Flüssigkeit) verwendet worden, die aber nicht isoton sind. Man kann isotonische Kochsalzlösung (0,92%) anwenden und erhält Werte, die zwar zu groß sind, aber zu dem wahren Volumen in einem konstanten Verhältnis stehen (HEDIN). Der erhaltene Wert muß nach EIJKMAN mit 0,9025 multipliziert werden. Nötig ist eine Zentrifuge von hoher Umdrehungsgeschwindigkeit (2600 Touren in der Minute, Dauer des Verfahrens 1½ Stunden).

Lit.: HEDIN: Pflügers Arch. **60** u. KOEPPE: Arch. f. Anat., physiol. Abt. **1895**.

HAMBURGER empfiehlt ein kleines dickwandiges, verschließbares Glasröhrchen; es wird mit einigen Glasstückchen beschickt. Man läßt Blut, etwa 1 ccm, einfließen, bis das Röhrchen voll ist, verschließt und schüttelt zum Zwecke des Defibrierens ¼ Stunde lang. Nach Filtration wird mit einer Capillarpipette eine bestimmte Menge abgemessen und in einem Hämatokritröhrchen zentrifugiert bis zu konstantem Volumen.

KOEPPE sucht in den Zentrifugierröhrchen eine dünne Ölschicht herzustellen, um Gerinnung zu vermeiden, und kann dann direkt das Volumen ablesen.

CAPPS vermeidet jeden Zusatz und zentrifugiert direkt. Rasches Arbeiten vermeidet Gerinnung bei Zentrifuge mit elektrischem Antrieb. Das Prinzip der direkten Zentrifugierung hat GRAWITZ empfohlen mit dem Vorschlag, eine größere Blutmenge zu verwenden.

Die Hämatokritmethode kann kaum als zuverlässig angesehen werden und wird von vielen Autoren als unwissenschaftlich bezeichnet. Heute ist freilich die Methode BÖNNIGER durchaus brauchbar.

Die Bestimmung durch das elektrische Leitvermögen. Sie basiert auf der Entdeckung, daß rote Blutkörperchen den elektrischen Strom so schlecht leiten, daß das Leitvermögen des Gesamtblutes nahezu ganz auf Rechnung des Plasmas fällt. Das Verfahren hat sich aber nicht bewährt, und namentlich ist die Berechnung des wirklichen Wertes noch nicht genügend wissenschaftlich fundiert (s. HAMBURGER, HÖBER, Handbuch der Biochemie von OPPENHEIMER [1908]). OKER-BLOM und FRÄNKEL, ebenso in neuerer Zeit GRAM haben eine Kurve konstruiert für die Abhängigkeit des Blutkörperchenvolumens von der Relation zur Leitfähigkeit des Serums und Leitfähigkeit des Blutes, aus der sich die Berechnung vornehmen läßt.

Indirekte Methoden. Eine solche haben zuerst die Gebrüder BLEIBTREU angegeben. Durch Vermischung einer bestimmten Menge Blut mit einer bestimmten Menge 0,92%igen NaCl-Lösung wird die Konzentration des Serums dem Flüssigkeitszusatz entsprechend verdünnt, und es wird der N-Gehalt oder das spezifische Gewicht des unverdünnten Serums und des Serumkochsalzgemisches bestimmt und nach einer angegebenen Formel das Volumen des Serums berechnet.

EIJKMAN u. HAMBURGER ziehen das spezifische Gewicht der N-Bestimmung vor.

E. GRAWITZ bestimmt zuerst das spezifische Gewicht des Gesamtblutes (D_1), dann nach Zentrifugieren das spezifische Gewicht des Serums (D_2), endlich das spezifische Gewicht der Blutkörperchenmasse (D_3). Daraus wird der Prozentgehalt X des Serums im Blute nach der Formel berechnet

$$X = \frac{100\,(D_3 - D_1)}{D_3 - D_2}.$$

In der Norm erhält man bei $D_1 — 1056$, $D_2 = 1030$, $D_3 = 1082$ 50% Serum.

CAPPS erhält bei direkter Zentrifugierung 50% R.-Volumen. Er setzt diesen Wert = 1. Pathologische Volumina drückt er in Prozenten der Norm aus. Er bestimmt dann die Zahl der roten Blutzellen und gibt auch hier die Werte in Prozenten der Norm an. Das Verhältnis $\frac{\text{R.-Volumen}}{\text{R.-Zahl}}$, in Prozenten der Norm, ergibt das mittlere R.-Volumen als *Volumenindex*. SAHLI schlägt dafür den Ausdruck *R.-Volumenwert* vor. Normal ist dieser Quotient natürlich = 1, pathologisch nach CAPPS nur bei Perniciosa über 1,0, sonst bei Anämien gewöhnlich unter 1,0. Der Volumenquotient geht also dem Färbeindex parallel.

Gram mischt 0,5 ccm einer isotonischen Lösung von Natriumcitrat 3,0 : 100,0 und 4,5 ccm venöses Blut und zentrifugiert 90⁰ bei 3000 Umdrehungen in der Minute. Ergebnisse ♂ 41—51%, ♀ 36—45%. Er kommt ebenfalls wie ich zur Auffassung, daß die Schwankungen des F.-I. vom R.-Volumen abhängen.

Durch viscosimetrische Untersuchungen und Verwendung verschiedener Flüssigkeiten hat Ulmer das Volumen von Pferdeblutkörperchen bestimmt und nach Vornahme verschiedener Kontrolluntersuchungen bis auf 1% genaue Resultate erhalten. Diese Methode wurde von Alder und Suzuki in meinem Institut geprüft, erwies sich aber als ungenau und für Untersuchungen am Menschen wenig brauchbar. Die Methode ist später von Bircher modifiziert unter Verwendung des Serumviscosimeters und gibt brauchbare Werte, bleibt aber umständlich und verlangt peinlich genaues Arbeiten.

Dagegen ergab die refraktometrische Bestimmung des Plasmas und des Plasmakochsalzgemisches (Alder) zuverlässige Ergebnisse, so daß wir diese Methode für den klinischen Gebrauch empfehlen können.

Die refraktometrische Methode zur indirekten Bestimmung von R.- und Plasmavolumina war schon von Bence empfohlen, ebenso von Kämmerer u. Waldmann angewendet, aber die theoretische Grundlage, warum hier nur Refraktometrie, nicht Viscosimetrie zum Ziele führen kann (s. S. 50 f.), war noch unbekannt geblieben.

Alder bewies, daß Verdünnungskurven aller menschlichen Plasmen mit physiologischer NaCl-Lösung in einem Koordinatensystem eine Gerade geben und daß die Werte mit den aus der Verdünnung berechneten übereinstimmen. Der Fehler betrug höchstens 0,2 Pulfrichsche Einheiten.

Technik der Volumenbestimmung.

1. Refraktometrische Bestimmung.

Man bestimmt die Refraktion des Hirudinplasmas und vergleicht mit der Refraktion eines Gemisches Hirudinblut und 0,9%iger NaCl-Lösung āā.

Zur Herstellung einer genau gleichen Mischung benutzt man die Pipette mit zwei Ampullen (wie bei R.-Zählung nach Hayem-Sahli):

1. Gewinnung von Hirudinblut nach Handbad in einem Ausscheideröhrchen unter leichtem Mischen der hineinfallenden Bluttropfen.

2. Ansaugen des Hirudinblutes bis zur Marke zwischen beiden Ampullen. Reinigen der Pipettenspitze.

3. Ansaugen von 0,9%iger NaCl-Lösung, bis das Blut die Marke hinter der zweiten Ampulle erreicht hat.

Sorgfältig beachten, daß das Ansaugen sofort mit Eintauchen der Pipette in die NaCl-Lösung beginnt. Nachher Abwischen der Pipettenspitze.

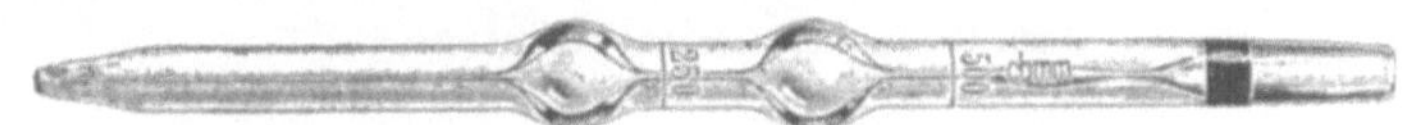

Abb. 18. Pipette für die Verdünnungsflüssigkeit.

4. Ausblasen beider Ampullen in ein Uhrglas. Zweimaliges Ansaugen und Mischen. Hineinbringen in kleines Ausscheideröhrchen, Sedimentierung über Nacht oder Zentrifugieren 1—3 Minuten bei geringer Umdrehungszahl.

Das Plasma der Mischflüssigkeit ist am folgenden Tage klar, das reine Plasma oft trüb durch Blutplättchen. Alsdann abpipettieren und zentrifugieren.

Die Berechnung erfolgt, wenn man die Pulfrichschen Einheiten einsetzt:

R_p = Refraktion des reinen Plasmas,
R_k = „ der physiol. Kochsalzlösung (= etwa 19),
R_m = „ der Mischungen zu gleichen Teilen ist,

nach der Formel

$$\text{Formelemente} = 100 - \frac{100\,(R_m - R_k)}{R_p - R_m}.$$

Man kommt also mit 2 Refraktionsbestimmungen aus, da der Wert R_k ein für allemal bestimmt wird bei der Herstellung der Lösung.

Unsere Resultate sind außerordentlich genau (Fehlerbreite 0,5—1,0%). Wenn Kämmerer u. Waldmann die refraktometrische Ermittlung als unzuverlässig bezeichneten, so gilt das für ihre Oxalatplasmamischungen, die, wie Alder zeigte, die Refraktion, im Gegensatz zu Hirudin, aufs schwerste und unregelmäßig verändern.

Ergebnisse: Nach unseren Untersuchungen (ALDER) betragen die Volumenprozente der Formelemente (Rote, Weiße und Blutplättchen, letztere machen gar nicht so wenig aus, wie das Zentrifugieren augenfällig zeigt!) normal 41—46% (Breite der physiol. Schwankungen) Mittel 44%. Im Venenblut ist das Volumen etwas höher statt 42 z. B. 44,9).

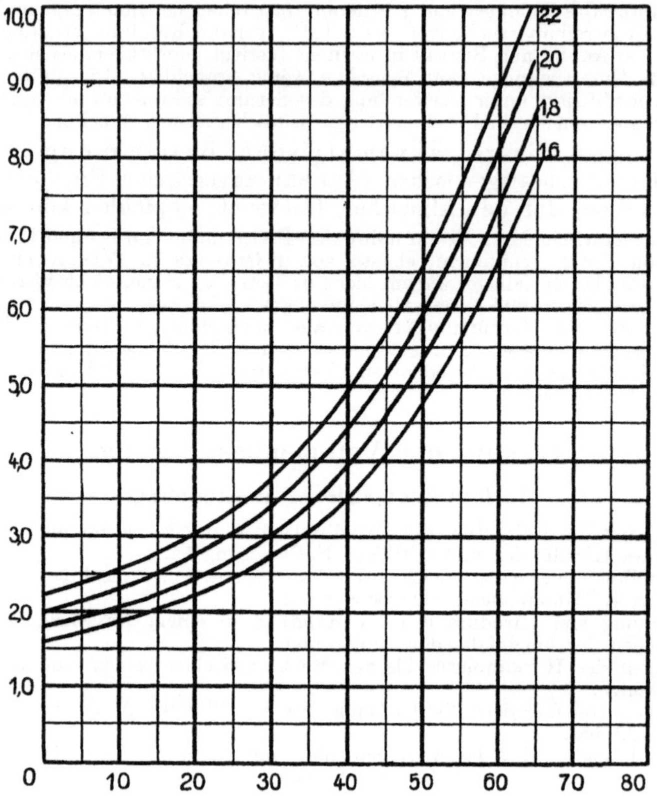

Abb. 19. Blutkörperchenviscositätskurve.

REICH fand die Resultate mit den Methoden von BENCE und von ALDER ungefähr gleich. Für den mittleren Volumenwert der Blutkörperchen setzt er 41,1% ein. FRÖHLICH berechnet für den Mann 45 und für die Frau 41% Gesamt-R.-Volumina.

2. Viscosimetrische Bestimmung.

Weitere Prüfungen ergeben, daß die Volumenprozente der Formelemente fast immer weitgehend mit den Viscositätszahlen parallel gehen, so daß die Viscositätszahl ein sehr gut brauchbarer Maßstab für die Volumenprozente darstellen. Das war auch früher schon erfaßt worden; nicht aber stellt man sich vor, daß die Parallele derartig genau ausfällt. Es ist aber einleuchtend, daß alles, was die Viscosität beeinflußt, wie die Größe und das Volumen der einzelnen R. die Zahl großer Leukocyten (Myelose), auch die Volumenprozente der körperlichen Elemente in Mitleidenschaft ziehen muß. Außer jeder Beziehung bleibt nur der verschieden hohe Viscositätswert des reinen Plasmas.

Der Hb.-Wert der Zellen erweist sich für die Viscosität der R., solange normale Hb.-Füllung der Zellen besteht, als ohne nachweisbaren Einfluß, denn wie die Berechnungen ergeben, zeigt, auf gleiche Volumina corpusculärer Elemente zurückgeführt, das Blut bei Chlorose und Perniciosa genau gleiche Viscosität, trotz völlig anderen Färbeindexes.

Verdünnt man Hirudinblut mit eigenem Plasma, so ergibt sich eine Viscositätskurve ganz bestimmten Charakters, auf der alle R.-Volumina liegen und die vom Nullpunkt (= reines Plasma) beginnen und schließlich zu ∞ führen.

Für Blut von verschiedener Plasmaviscosität verlaufen die Funktionskurven der Blutviscosität völlig analog, wie das Koordinatensystem in Abb. 19 ergibt. Es können daher die Volumenprozente der körperlichen Elemente bei Kenntnis der Blutviscosität und der Plasmaviscosität ohne weiteres aus dem Koordinatensystem abgelesen werden.

Vergleiche der Volumenbestimmung mit der refraktometrischen Methode und der Ablesung nach der Kurve $\eta - \eta_2$ zeigen sehr gute Übereinstimmung (ALDER). Die Unterschiede übersteigen $+ 2$—3 Vol.-% nicht. In der Studie von SUZUKI in meinem Institut sind die Methoden der Volumenbestimmungen besonders eingehend kritisch geprüft.

Bei den Volumenbestimmungen schwerer Anämien empfiehlt sich nur die refraktometrische Methode, da bei den niedrigen Viscositätswerten die Fehler der Ablesung für die viscosimetrische Methode zu groß werden.

Unter krankhaften Verhältnissen sinkt das Volumen der Formelemente des Blutes sehr erheblich, vor allem bei Anämien, während es im Verhältnis zu der Zahl der R. bei Perniciosa vermehrt ist (Übereinstimmung aller Autoren).

Beispiele.

1. Chlorosen in voller Arbeit, Befund bei Kontrolle, keine Beschwerden.
   Hb. = 60%; R. = 4,56; η = 3,4; Formelemente (F.E.) = 30,9 Vol.-%.
   Hb. = 78%; R. = 4,272; η = 3,1; F.E. = 33,5 Vol.-%.
2. Geheilte (kompensierte) Chlorosen.
   Hb. = 99%; R. = 4,602; η = 4,2; F.E. = 40,9 Vol.-%.
   Hb. = 97%; R. = 4,578; η = 4,0; F.E. = 40,7 Vol.-%.
3. Sekundäre Carcinomanämie.
   Hb. = 37%; R. = 2,026; η = 2,3; F.E. = 17,9 Vol.-%.
4. Hämolytische Anämie.
   Hb. = 52%; R. = 2,562; η = 2,7; F.E. = 23,6 Vol.-%.
5. Perniciosa.
   Hb. = 44%; R. = 1,082; η = 2,4; F.E. = 17,9 Vol.-%.
   Hb. = 96%; R. = 3,574; η = 7,3; F.E. = 43,1 Vol.-%.

Aus dem Volumwert kann die Berechnung der relativen Größe des einzelnen roten Blutkörperchens nach CAPPS erfolgen. Allein eine *direkte Volumenbestimmung des einzelnen R.* (ALDER) ist vorzuziehen und rasch ausführbar. Normal sind in 1 cmm Blut 5000000 R. mit durchschnittlich 0,44 cmm Volumen

$$1\ R\ also = 0{,}44\ qmm : 5\,000\,000 = 88\ \mu^3.$$

Man teilt die mit 1000 multiplizierte Volumenzahl des Kubikmillimeters Blut durch die R.-Zahl, ausgedrückt in Millionen (z. B. 440 : 5 = 88 μ^3).

Unter Berücksichtigung der Plättchen und Leukocyten erhält man 86—87 μ^3. In den obigen Beispielen erhält man: Geheilte Chlorosen 78, 83 μ^3; sekundäre Anämien (tiefster Wert 59 μ^3); hämolytische Anämie = 92 μ^3. Perniciosa: 1. 165 μ^3, 2. Fall in Remission 120 μ^3.

REICH berechnet nach der Methode von ALDER das mittlere R.-Volumen zu 92,2 μ^3 bei 41,1 Vol.-% der R. Er fand bei Carcinom die R.-Größe fast normal, bei Tuberkulose aber fast immer Mikrocytose. Analog lauten auch die Befunde von CSAKI. CARRIC-FROEHLICH bestimmte die R.-Volumina für den Mann zu 90, bei der Frau zu 91 μ^3 und für das Gesamtblut zu 45% für das männliche und 41% für das weibliche Geschlecht. WINTROBE nimmt 83 μ^3 an; FROEHLICH 90 μ^3; GRAM 87 μ^3.

Die Volumenbestimmung gibt viele wertvolle Einblicke und hat mich bei hämolytischer Anämie, zu besonders bemerkenswerten Ergebnissen geführt.

BÜRKER zieht die Berechnung auf Oberfläche vor, s. Kap. Erythrocyten.

Auf den Wert der R-Volumina weist eindringlich SEYDERHELM hin. So fand er bei einem plethorisch aussehenden Mann trotz normaler R. (4,9) und Hb (90%) Zahlen ein R-Volumen von 120 μ^2 und vermehrte Blutungen und erklärt, daß bei allen Polycythämien abnorm voluminöse R. vorkommen.

Literatur über Bestimmung der Volumenprozente von Erythrocyten und Plasma.

ABDERHALDEN: Z: physik. Chem. **23** (1897) u. **25** (1898). — ALDER: Z. klin. Med. **88** (1918); Kraus u. Brugsch, Erg.-Bd. S. 349. — ALLEN, VAN: Kongreßzbl. inn. Med. **41**, 551. Neue Meth.

BENCE: Zbl. Physiol. **19** (1905); Dtsch. med. Wschr. **1906**, Nr 36 und in KORANYI u. RICHTER: Physikal. Chem. u. Med. Leipzig 1908. — BIRCHER: Pflügers Arch. **182**, 1 (1920). —

BLEIBTREU: Pflügers Arch. 51, 151 (1892). — BOCK: Plasmavol. Arch. int. Med. **1921**, 83. — BÖNNIGER: Berl. klin. Wschr. **1909**, **161**; Z. exper. Path. u. Ther. **20**; Z. klin. Med. **76**. — BÜRKER: Pflügers Arch. **195**, 516 (1922); Verh. Ges. inn. Med. **1922**, 442; Münch. med. Wschr. **1923**, 1118. Siehe auch Abschnitt Erythrocyten. — BUGARSKY u. TANGL: Elektr. Leitfähigkeit = λ. Zbl. Physiol. **11** (1897) u. Arch. f. Physiol. **1897**, 551.

CAMPBELL: Brit. J. exper. Path. **3**, 217 (1922). Vol.-I. — CAPPS: J. med. Res. **1903**; J. amer. med. Assoc. **1901**. — CSAKI: Z. klin. Med. **93**, 405 (1922). R.-Volumen; Kongreßzbl. inn. Med. **27**, 354.

DRASTICH: Arch. f. Physiol. **219**, 227 (1928); Bull. Soc. Biol. Paris **99**, 991 (1928); Biochem. Z. **195**, 189 (1928).

EGE: Kritik der Methoden. Biochem. Z. **109**, 241 (1920). — EIJKMAN: Virchows Arch. **143**. — EMMONS: J. of Physiol. **64**, 215 (1927).

FÖLDER: Kongreßzbl. inn. Med. **41**, 909. — FRÄNKEL: Z. klin. Med. **52**, 492 (1904); λ. Med. Klin. **1921**, 690. — FROEHLICH: Fol. haemat. (Lpz.) **27**, 109 (1922).

GRAM: Bull. Soc. Biol. Paris **1921**, 151; Kongreßzbl. inn. Med. **37**, 184. Leitfähigkeit; **48**, 290. R. 7,8 μ. R. Vol. 87 μ^3. Dicke 1,7—1,97.

HAMBURGER: Z. Biol. **1897**. — HEDIN: Skand. Arch. Physiol. (Berl. u. Lpz.) **2** (1890). — HIROTA: Kongreßzbl. inn. Med. **50**, 104. Umrechnung aus Hämatokrit.

KÄMMERER u. WACK: Münch. med. Wschr. **1924**, 1165. — KEITH: Plasmavol. Arch. int. Med. **1915**, 547. — KOEPPE: Fol. haemat. (Lpz.) **2**, 334 (1905); Arch. f. Physiol. **107** (1905). KORANYI u. BENCE: Pflügers Arch. **110**, 513 (1905).

LAMSON: Klin. Zbl. **14**, 397. — LARRABEE: J. med. Res. **1911**. — LOEWY: Klin. Wschr. **1925**, 828. R. größer.

MEIER: Biochem. Z. **133**, 67 (1922). — MEYER: Z. exper. Path. u. Ther. **20**. — MILLER: Gravidität. J. amer. med. Assoc. **1915**, 779.

NONNENBRUCH: J. of exper. Med. **29**, 547 (1922).

OKER-BLOM: λ. Pflügers Arch. **79**, 510 (1900).

REICH: Z. klin. Med. **90**, 329 (1921). — ROTH: λ. Zbl. Physiol., 10. Juli **1897**.

SAHLI: Schweiz. med. Wschr. **1929**, Nr 14. Verbess. Hämatokrit (45% normal). — SCHROTTENFROH: Pflügers Arch. **123** (1908). — SEYDERHELM: Verh. Ges. Verdgskrkh. **1928**. — SMIRK: Brit. J. Path. **9**, 81 (1928). — STEINBACH: J. Biol. **74**, 131 (1922). Modif. Meth. BLEIBTREU. — STEWART: Nur für größere Blutmengen. Amer. J. Physiol. **24**, 356 (1899). — SUZUKI: Fol. haemat. (Lpz.) **26**, 1 (1920).

ULMER: Inaug.-Diss. Zürich 1909.

WINTROBE: Amer. J. med. Sci. **177**, 513 (1929).

Die Bestimmung des spezifischen Gewichtes des Blutes.

Bei großen Mengen Blutes kann das spezifische Gewicht aräometrisch oder pyknometrisch durch Abwägen einer gewissen Blutmenge in einem Gefäße und Vergleich mit dem Gewicht der gleichen Menge Wasser festgestellt werden. Nach denselben Prinzipien wird auch das spezifische Gewicht kleiner Blutmengen festgestellt.

1. Die capillarpyknometrische Methode von SCHMALTZ. Man benutzt Glasröhrchen mit sorgfältig abgeglätteten Enden. Im Gebrauch stehen gewöhnlich Röhrchen von 12 cm Länge und $1^1/_2$ mm innerem Durchmesser, die etwa 0,1 ccm fassen. Viel richtiger wäre die Verwendung von Röhrchen, die mindestens das Doppelte fassen.

Zuerst wird das Röhrchen sorgfältig gereinigt und getrocknet (Alkohol und Äther), dann mit einer guten analytischen Wage, die $^1/_{10}$ mg anzeigt, leer gewogen, bei 15° Temperatur mit destilliertem Wasser gefüllt, wieder das Gewicht festgestellt und notiert.

Das Röhrchen wird getrocknet, vollständig mit Blut gefüllt, wobei man besonders darauf zu achten hat, daß nicht äußerlich noch Blut anklebt, und jetzt neuerdings das Gewicht ermittelt. Es empfiehlt sich, alle Wägungen mehrmals vorzunehmen. Das spezifische Gewicht des Blutes ist $= \frac{\text{absolutes Gewicht}}{\text{Gewicht des Wassers}}$.

2. Die Methode von HAMMERSCHLAG basiert auf der Tatsache, daß ein Bluttropfen in einer Lösung vom gleichen spezifischen Gewicht wie das Blut selbst sich schwimmend verhält. Ermittelt man aräometrisch nachher das spezifische Gewicht der verwendeten Flüssigkeit, so ist indirekt auch das spezifische Gewicht des Blutes festgestellt.

Nach dem Vorschlage von HAMMERSCHLAG stellt man sich eine Mischung von Chloroform (spez. Gew. 1,485) und Benzol (0,88) in einem zylindrischen Gefäße her, die ungefähr dem spezifischen Gewicht des Blutes (normal 1055—1062) entspricht. Das aus der angelegten Hautwunde austretende Blut saugt man in eine feine Glasröhre auf und läßt einen Tropfen in die Mischung fallen. Ist das Blut spezifisch schwerer, so sinkt der Tropfen, und dann muß mehr Chloroform dem Gemisch zugesetzt werden; im umgekehrten Falle steigt der Tropfen und ist Zusatz von Benzol nötig. Nach jedem neuen Zugießen muß das

Gemisch durch Umrühren mit einem Glasstabe wieder gleichmäßig gemacht werden. Wenn endlich ein Bluttropfen in dem Chloroform-Benzolgemisch weder sinkt noch steigt, sondern in der Mitte schwebend verharrt, ergibt das Aräometer das richtige spezifische Gewicht.

Zu beachten ist besonders, daß die Untersuchung schnell vor sich geht. Man benutzt daher besser gleich eine Reihe von Mischungen verschiedenen spezifischen Gewichtes, um nicht lange Chloroform oder Benzol aus den Tropffläschchen zugießen zu müssen. Der Bluttropfen darf nicht aus großer Höhe herabfallen, weil er sonst zersplittert. Wenn der Tropfen sinken will, so muß schnell Chloroform zugegossen werden, damit er sich wieder hebt. Das schnelle Arbeiten ist nötig, weil durch das Gemisch dem Blute Wasser entzogen und so der Tropfen selbst schwerer wird. Das verwendete Gemisch kann nach Filtration in einer braunen Flasche aufbewahrt und später wieder verwendet werden.

EIJKMAN[1] hat eine Modifikation der HAMMERSCHLAGschen Methode zur Erreichung größerer Genauigkeit angegeben.

Das spezifische Gewicht schwankt bei gesunden Männern zwischen 1055 bis 1062 und bei Frauen zwischen 1050—1056. Pathologisch kommen bei Bluteindickungen Steigerungen (bis über 1080), besonders aber bei Anämien und Kachexien Erniedrigungen (bis unter 1030) vor.

Für Schlüsse aus dem gefundenen spezifischen Gewicht muß man berücksichtigen, daß der gefundene Wert keineswegs die Konzentration des Blutes angibt, sondern eine Summe aus Einzelfaktoren.

Das spezifische Gewicht ist in erster Linie abhängig vom Hb.-Gehalt und geht diesem in vielen Fällen einigermaßen parallel. Bei schweren Anämien kommt es vor, daß spezifisches Gewicht und Trockenrückstand infolge besserer Zirkulation und vermehrtem Eintritt von Gewebsplasma in die Blutbahn sinken und dennoch der Hb.-Wert ansteigt. Auch gibt es genug Abnahmen des spezifischen Gewichtes ohne Reduktion des Hb.-Wertes.

Bestimmung des Trockenrückstandes und des Wassergehaltes.

Es soll hierfür nur Blut verwendet werden, das nach warmem Handbad durch tiefen Einstich in die Fingerkuppe unter wiederholter Kontrolle der Viscositätswerte gewonnen ist. Bei der Venenpunktion entsteht Stauung, wodurch in ganz unkontrollierbarer Weise Fehler sich einschleichen. Etwa 1—2 ccm Blut werden in ein Wiegeschälchen gebracht und sofort nach Aufsetzen des luftdicht abschließenden Deckels feucht gewogen. Vorher schon ist mit der analytischen Wage bis auf $^1/_{10}$ mg genau das Gewicht des Schälchens festzustellen. Die Differenz zeigt das absolute Gewicht des verwendeten Blutes. Jetzt wird das Wiegeschälchen in den Schwefelsäureexsikkator gebracht, der Deckel abgehoben und 2—3 Tage zugewartet, bis das Blut zu einer harten glasigen Masse eingetrocknet ist, die vom Boden des Gefäßes abspringt. Nun wird der Deckel wieder aufgesetzt und Schälchen und Inhalt neuerdings gewogen. Die Differenz der feuchten und trockenen Wägung ergibt den Trockenrückstand, den man in Prozenten angibt. Zu beachten ist der sorgfältige Verschluß des Deckels (NEWTONsche Streifen); ferner muß die Luft im Kasten der Waage völlig trocken sein (Verwendung von Chlorcalcium); man darf das Schälchen nur mit Pinzette anfassen. Eine andere Methode ist die Bestimmung des Wassers im Blute nach der Mikromethode von BANG.

WÖLFING benutzt einen Exsikkator, der an eine Wasserstrahlpumpe angeschlossen ist, und wiegt das Platinschälchen mit Serum nach 9 Stunden auf der Torsionswaage. Diese Methode mit dem Vakuumexsikkator ist rasch und sehr genau durchführbar.

Der Trockenrückstand ist normalerweise ziemlich konstant und wird gewöhnlich angenommen zu 21—22,5%. BIC und MÜLLER geben für den Mann 20,89% (Maximum + 0,765% Minimum — 0,98%) an und für die Frau 18,99% (Maximum + 0,93%, Minimum — 1—0,97%). Der Trockenrückstand des Serums, in gleicher Weise bestimmt, ergibt 10 bis 10,5%, und nach BIC und MÜLLER etwa 9,01% für den Mann und 8,77% für die Frau.

Auch für rote Blutkörperchen wird der Trockenrückstand ermittelt; doch ist dieser Wert weniger zuverlässig, da das Zentrifugat und noch viel mehr das Sediment des R. Plasma eingeschlossen enthält. BIERNACKI hat Werte von 28—30% für R. als normale bezeichnet, BIC und MÜLLER aber 34,6% für den Mann und 35,19% für die Frau.

Der Trockenrückstand ist abhängig vom Gehalt an Zellen, von Eiweiß und Salzen. Er ist eine komplexe Größe und kann normal sein, obwohl eine Blutverdünnung stattgefunden hat. Gewöhnlich werden die Bluteindickungen den Prozentsatz steigern, Anämien und Hydrämien vermindern. Die Methode ist heute fast wertlos und veraltet.

[1] EIJKMAN: Virchows Arch. **143**.

Der *Wassergehalt des Serums* ist bei Gesunden außerordentlich konstant und unterliegt einer feinen Regulation, so daß selbst nach starker Flüssigkeitszufuhr meist keine Verdünnung des Serums gefunden wird, oder doch nur geringe Schwankung [ENGEL u. SCHARL, STRAUSS, PLEHN (im Gegensatz zu CHIAROLANZA), eigene Untersuchungen in HEUDORFER].

Literatur über Salze und Wassergehalt des Blutes und des Serums.

ASKANAZY: Dtsch. Arch. klin. Med. **59**.
BIC u. MÖLLER: Nord. Ref. Fol. haemat. (Lpz.) **15**, 232; Arch. Mal. Coeur **15**, 177 (1922) u. Kongreßzbl. inn. Med. **25**, 531. — BRIGGS: Kongreßzbl. inn. Med. **36**, 119.
CHIAROLANZA: Dtsch. Arch. klin. Med. **95** (1909).
EGER: Z. klin. Med. **32** (1907). — ENGEL u. SCHARL: Z. klin. Med. **60** (1906). — ENGELS: Arch. f. exper. Path. **51**. — ERB jun.: Konzentration vom Blutdruck abhängig. Dtsch. Arch. klin. Med. **88** (1906).
GIGON: Erg. inn. Med. **30**, 85 (1926). — GRAWITZ: Dtsch. Arch. klin. Med. **91** (1907); Dtsch. med. Wschr. **1893**.
HAMMERSCHLAG: Hydrämie. Z. klin. Med. **21**. — HEUDORFER: Z. klin. Med. **79** (1913).
JAKSCH: Z. klin. Med. **23** (1893).
LIEKINT: Münch. med. Wschr. **1930**, 888. — LUST: Jb. Kinderheilk. **73**.
MAGNUS: Arch. f. exper. Path. **44** (1900). — MARTIUS: Fol. haemat. (Lpz.) **3**. 138 u. Inaug.-Diss. Berlin 1906.
PLEHN: Naturforsch.-Verslg **1906**; Dtsch. Arch. klin. Med. **91** (1907); **92** (1908); **95** (1909). — PRACHE: s. S. 54.
REISS: Jb. Kinderheilk. **70**, 311—362 (1909)! — RZENTKOWSKI: Virchows Arch. **175** (1905).
SCHULTEN: Klin. Wschr. **1928**, 2065. — SCHULZ: Exs. Diathese Jb. Kinderheilk. **85** (1917). — SPENCER: Amer. J. Dis. Childr. **57**, 546 (1929). Wassergehalt des Serums. — STRAUSS: Z. klin. Med. **60** (1906).
VEIL: Dtsch. Ges. inn. Med. **1914**.
WIDOWITZ: Jb. Kinderheilk. **27** u. **28**. — WÖLFING: Münch. med. Wschr. **1917**, 869.

Serumuntersuchungen.

1. Die Untersuchungen der Serumfarbe.

Das klar gewonnene Serum zeigt normal eine mattgelbe Farbe von geringer Intensität, unter krankhaften Verhältnissen aber können wir sehr verschiedene und oft diagnostisch wichtige Serumfarben wahrnehmen. Seit langem ist bekannt, daß bei Ikterus zuerst im Serum eine gelbgrüne ikterische Farbe auftritt vor dem Urin oder der Haut. Mit zunehmendem Ikterus wird die Serumfarbe immer dunkler und endlich intensiv braunschwarz.

Gelegentlich ist auch früher schon von einzelnen Autoren eine abnorme Färbung des Serums bei Perniciosa mitgeteilt worden, und SYLLABA hat auf den Bilirubin- und Urobilingehalt dieses Serums in einem Teile der Fälle hingewiesen.

Ich habe 1913 gezeigt, daß das Serum bei *Perniciosa* intensiv dunkelgoldgelb, mit ausgesprochener Rechtsverdunkelung im Vergleichsspektroskop, dagegen bei Chlorose ganz hellwässerig aussieht, während die sekundären Anämien sehr wechselnde Befunde bieten. Die große diagnostische Bedeutung der abnormen Serumfarben ist seither allseits anerkannt.

Jede schwere Perniciosa zeigt die fast charakteristische, sich sonst kaum in diesem Farbenton findende intensive Goldgelbfärbung des Serums, während der hämolytischen Anämie eine leuchtend intensive Gelbgrünfarbe eigen ist, gelegentlich auch ein Schwefelgelb oder Gelbbraun.

Mit weitgehender Remission habe ich meist die eigenartige Serumfarbe der Perniciosa allmählich verschwinden sehen; oft bleibt sie in der Remission, wenn auch weniger stark.

Zur *Chlorose* gehört die ganz abnorm schwache Serumfärbung, die an das Aussehen des Wassers erinnert. Es muß sich um große Armut an Serumfarbstoffen handeln, nicht lediglich um Verwässerung des Serums.

Verdünnt man nämlich normalfarbiges Serum des Gesunden in dem Betrage, in welchem bei Bleichsucht Hydrämie vorliegt (beurteilt nach Refraktion und Viscosimetrie), so hat sich die Farbe des Normalserums kaum geändert.

Mit der Besserung der Chlorose erscheint die normale Serumfarbe wieder, ja kann zuletzt etwas intensiver als gewöhnlich (obere Grenze der Norm) werden. Abnorme Farbentöne erscheinen nie. Bei Bleichsüchtigen von 30 und mehr Jahren ist die Blässe des Serums weniger stark und bei komplizierender Tuberkulose fehlt sie gewöhnlich ganz. Das klinische Verfolgen der Hydrämie des chlorotischen Blutes und der Färbung des Serums ergibt, daß beide Veränderungen gelegentlich auch vollständig unabhängig voneinander verlaufen.

Bekannt ist die Dunkelfärbung des Serums bei *Hämolyse*, wie sie bei paroxysmeller Hämoglobinurie und manchen Vergiftungen in der Blutbahn eintritt. Ursache ist freies Hb.; MetHb. und Hämatin. Spektroskopische Prüfung erbringt den Nachweis der Färbung. Ähnliche Serumverhältnisse trafen SCHOTTMÜLLER, WEITZ, THORMÄLEN bei gewissen Sepsisformen während der Gravidität und bei Tubarabort. Das Spektrum zeigte Hämatinbildung.

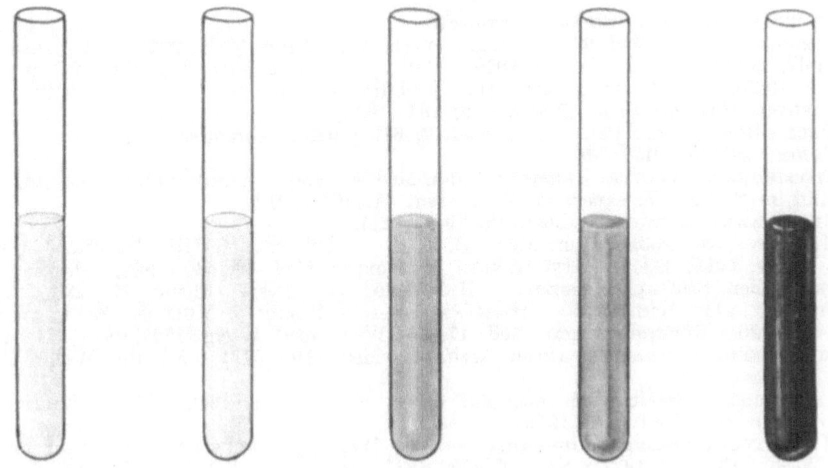

Abb. 20. Serumfarben. 1. Normal. 2. Bei Chlorose (blaßwässerig). 3. Bei perniziöser Anämie (goldgelb). 4. Ebenso (braungelb). 5. Bei sehr schwerem Ikterus.

Bei gefärbten Leukämien (*Chloroleukämien*) ist höchst selten grünes Serum beschrieben.

Bei auffälligen Serumfarben ist an Carotinfärbung zu denken.

Die chemischen Körper, die abnorme Serumfärbungen bedingen, sind größtenteils noch nicht klargestellt. Man weiß seit HAMMARSTEN, daß die auffällig dunkle Farbe des Pferdeblutserums durch *Bilirubin* erzeugt ist und, daß auch in der menschlichen Physiologie und Pathologie der normal kleine Bilirubingehalt sehr schwankt, bei vielen Leberschädigungen und bei Blutzerfall stark ansteigt, besonders bei hämolytischer Anämie und Perniciosa. Bei letzterer ist aber nach SCHUMM u. SCHOTTMÜLLER stets auch Hämatin vorhanden.

Andere Serumfärbungen sind durch *Lipochrome* bedingt. HIJMANS V. D. BERGH und SNAPPER haben den Nachweis geführt, daß durch verschiedene Alkohollöslichkeit Bilirubin und Lipochrome (Luteine) getrennt werden können und damit der quantitativen (kolorimetrischen) Bestimmung zugängig werden.

Sie fanden hohe Lipochrom- (Lutein-) Werte bei Diabetes und interstitieller Nephritis.

Wir bestimmen heute den Bilirubingehalt quantitativ nach HIJMANS V. D. BERGH, angenähert nach MEULENGRACHT, am besten aber nach HAMMARSTEN-HERZFELD. Auch bei den Blutkrankheiten ist die quantitative Ermittlung der Bilirubinkörper, besonders in Serienprüfung, von größter klinischer Wichtigkeit, speziell bei Perniciosa.

Der Angabe von freiem Hb. im Serum bei Perniciosa (SYLLABA) gegenüber verhalte ich mich sehr skeptisch. Bei ausgedehnten Prüfungen konnte ich dies nie bestätigen und bin geneigt, entgegengesetzte Befunde als Fehler der Technik anzusehen.

Urobilinogen kommt im Blute sehr oft vor, macht aber an sich keine abnorme Farbe. Erst wenn das Serum einige Tage stehen gelassen wird, kann sich dann Urobilin durch grasgrüne Farbe verraten. Ich konnte das einmal bei Perniciosa beobachten. Auch andere (s. MEYER-BETZ[1]) haben gleiches mitgeteilt.

Über den Nachweis des Urobilinogens im Serum s. LEHNDORFF[2], hier Literatur, und SAHLI, Untersuchungsmethoden.

Bei bestimmter Technik ist auch der Urobilinnachweis im Blutserum leicht möglich und besonders bei Herz- und Leberaffektionen stark positiv. Für alle Untersuchungen, besonders für Hämatin und Methämoglobin sind die spektroskopischen Methoden heranzuziehen.

Literatur zu Serumfarbe und Serumfarbstoffen.

ALDER in KRAUS u. BRUGSCH, Erg.-Bd.

BINGOLD: Z. klin. Med. **97**, 257 (1923); Verh. d. Ges. inn. Med. **1922**, 55. Fol. haemat. (Lpz.) **42**, 192 (1930); Klin. Wschr. **1929**, Nr 19. — BOTZIAN: Mitt. Grenzgeb. Med. u. Chir. **32**, 549 (1920). — BRUGSCH u. RETZLAFF: Urobilin. Z. exper. Path. **71**, 508 (1912).

CORBINI: Haematologica (Palermo) **9**, 185 (1928).

DELLA ROSA: Arch. Pat. e Clin. med. **2**, 616 (1923). Tumoren.

ERBEN: Z. klin. Med. **40**.

FIESSINGER u. WALTER: Kongreßzbl. inn. Med. **52**, 130. — FROMHOLDT u. NERSESSOFF: Urobilin im Serum. Z. exper. Path. u. Ther. **71**, 404 (1912).

GROSSMANN: J. of exper. Med. **42**, 496 (1924).

HANSSEN: Kongreßzbl. inn. Med. **52**, 391. — HEGLER: MetHb. Hämatin. Münch. med. Wschr. **1912**, 2934. — HEILMEYER: J. of exper. Med. **63**, 630 (1928). Messung mit PULFRICHschen Stufenphotometer. — HERZFELD: Z. physik. Chem. **77**, 280 (1912); Dtsch. Arch. klin. Med. **1922**. — HIJMANS VAN DEN BERGH u. MULLER: Akad. Amsterdam **22** (1920); Kongreßzbl. inn. Med. **17**, 95; Wien. med. Wschr. **1921**, 98. — HIJMANS VAN DEN BERGH u. SNAPPER: Dtsch. Arch. klin. Med. **110** (1913); Berl. klin. Wschr. **1914**. 1109, Monogr. 1918.

LEHNDORFF: Urobilin und Bilirubin. Prag. med. Wschr. **1912**, 495. — LICHTWITZ: Dtsch. Arch. klin. Med. **106** (1912).

MACKINTOSH: Gallenf. Edinburgh med. J. **1911**. — MEULENGRACHT: Dtsch. Arch. klin. Wschr. **137**, 38 (1921); Klin. Wschr. **1927**, Nr 13. — M'GOWAN: Edinburgh med. **36**, 242 (1929). — MONCEAUX: Bull. Soc. Biol. Paris **97**, 1064 (1927). Carotin. — MOSSE: Berl. klin. Wschr. **1912**, Nr 38.

NAEGELI: Kongr. inn. Med. **1913**.

PAKUSCHER u. GUTMANN: Med. Klin. **1913**, 837. — PEL: Dtsch. Arch. klin. Med. **106** (1912). — PISSAVY usw.: Presse méd. **1927**, 1185. Carotin.

ROTH: Korresp.bl. Schweiz. Ärzte **1913**.

SABRAZÈS: Gaz. Sci. méd. Bordeaux **1910**. — SCHEEL: Nachweis des Gallenfarbstoffes im Serum. Z. klin. Med. **74** (1911). — SCHLECHT: Med. Ges. Kiel, 16. Jan. 1913. — SCHOTTMÜLLER: Münch. med. Wschr. **1914**, Nr 5; Verh. dtsch. Ges. Verdgkrkh. **1929**, 96. — SCHUMM: Hämatin. Z. physik. Chem. **97**; Spektroskop. Analyse. Jena: Gustav Fischer 1927. Abderhaldens Handbuch biologischer Arbeitsmethoden Lief. 43. — STONER: Amer. J. med. Sci. **175**, 31 (1928). Carotinämie. — SYLLABA: Fol. haemat. (Lpz.) **1904**, 283 u. 589.

2. Das spezifische Gewicht des Serums

(und des Plasmas) wird nach SCHMALTZ oder HAMMERSCHLAG bestimmt. Es beträgt normal 1029—1032.

Das spezifische Gewicht des Serums ist bei vielen Krankheiten verändert. So kann es bei schweren Anämien auch zur Verdünnung des Serums kommen.

Seit HAMMERSCHLAG bezeichnet man als *Hydrämie* nur diejenigen Zustände, bei denen das Serum verdünnt ist; bei erhöhtem Plasma- (bzw. Serum-) Volumen ohne Veränderung der normalen Plasmaverhältnisse spricht man dagegen von

[1] MEYER-BETZ: Erg. inn. Med. **12** (1913).

[2] LEHNDORFF: Prag. med. Wschr. **1912**, 495.

Polyplasmie. In diesen Fällen ist an Stelle der verminderten korpuskulären Elemente normales Plasma getreten. Bei Nephritiden findet man Verminderung, aber auch Vermehrung des spezifischen Gewichtes des Blutplasmas (bzw. Serums). Im letzteren Falle sind neben Wasser noch in höherem Maße feste Bestandteile im Blute retiniert.

Alle Bestimmungen der spezifischen Gewichte sind heute entwertet durch die viel zuverlässigere Methodik der Refraktometrie.

ARNDT[1] hat ein Mikro-Pyknometer eingeführt, das von den bisher angenommenen Werten stark abweichende Ergebnisse gibt. Er erklärt die Methoden von HAMMERSCHLAG und SCHMALTZ für physikalisch unrichtig.

BARBOUR u. HAMILTON[2] verwenden Mischungen von Xylol mit Brombenzol; REZNIKOFF[3] Benzylbenzoat mit Baumwollsesamöl.

3. Der Salzgehalt des Serums.

Der Salzgehalt ist nur unter selteneren Bedingungen (Nephritis) variabel, sonst außerordentlich konstant (STRUBELL, STRAUSS, C. SCHMIDT).

Nach C. SCHMIDT (zitiert in KREHLs Path. Phys.) enthält menschliches Serum:

K_2O	0,387—0,401‰
Na_2O	4,290‰
Cl	3,565—3,659‰
CaO	0,155‰
MgO	0,101‰

Mithin überwiegt ganz das Kochsalz, das 0,5—0,6% ausmacht. Im Fieber findet man oft Verminderung der Chloride, bei Nephritis gelegentlich Vermehrung.

Wasser- und Kochsalzgehalt stehen im Serum nicht in festem Abhängigkeitsverhältnis. Es gibt daher eine NaCl-Bestimmung im Serum keinen sicheren Aufschluß über Hydrämie.

Neuere Angaben über den NaCl-Gehalt stammen von ARNOLDI: Berl. klin. Wschr. **1913**, 1675. — CHABANIER: Zbl. inn. Med. **10**, 95. — COENEN: Salze des Serums. Berlin 1897. Schade. Fortschr. Med. **1897**, 297. — ROGÉE u. FRITSCH: Biochem. Z. **54** (1913). — BRIGGS: Kongreßzbl. inn. Med. **36**, 119.

In hydrämischem Blut ist der Salzgehalt der gleiche wie in normalem Blut; der Eiweißwert kann aber nur die Hälfte der Norm (bis unter 4% Eiweiß) betragen. Wenn also in der Regel das Eiweiß 83% der festen Bestandteile des Serums ausmacht und achtmal soviel wie die Salze, so ist das jetzt bei so starker Verwässerung ganz anders und erreicht der Eiweißanteil nur noch 40%.

Es ist also klar, wie unrichtig die Trockensubstanzbestimmungen ausfallen, wenn man in ihnen, wie das früher stets der Fall war, glaubte, im wesentlichen den Eiweißwert zu sehen. Dasselbe gilt auch für das spezifische Gewicht, bei dem jetzt ebenfalls die Salzmenge viel stärkeren Anteil gewinnt.

Die Blutstäubchen.

Im ungefärbten Blute oder bei Kammerfärbungen beobachtet man auch feine Körnchen mit lebhaften amöboiden Bewegungen. Entweder sind diese Gebilde einzeln und in der Größe sehr variabel oder aber in kleine Ketten geordnet. H. F. MÜLLER hat auf diese Hämatokonien oder Blutstäubchen zuerst aufmerksam gemacht. Nach meinen Erfahrungen nimmt ein Teil dieser Körnchen Kernfarbstoffe auf (Adsorption). In diesem Falle geht die Ableitung aus Granulationen der L., an die mehrfach gedacht wurde, nicht. Nach NEUMANN besteht ein großer Teil der Blutstäubchen aus Fett, und dies ist durch die starke Zunahme nach Mahlzeiten bewiesen. Wahrscheinlich liegen genetisch verschiedene Gebilde vor; das meiste dürfte aber Fettpartikelchen entsprechen.

---

[1] ARNDT: Berl. klin. Wschr. **1921**, 204.

[2] BARBOUR u. HAMILTON: Amer. J. Physiol. **69**, 654 (1924).

[3] REZNIKOFF: J. of exper. Med. **38**, 441 (1923).

Literatur über Blutstäubchen.

BIANCHINI: Kongreßzbl. inn. Med. **27**, 212. — BONDI u. NEUMANN: Wien. klin. Wschr. **1910**, 734.

CASOLARI: Haematologica (Palermo) **3**, 508 (1922).

GELLI: Kongreßzbl. inn. Med. **52**, 65.

KNUDSON: Kongreßzbl. inn. Med. **32**, 103.

LORE: Lancet **1904**.

MÜHLMANN: Berl. klin. Wschr. **1907**, 210. — MÜLLER, H. F.: Zbl. path. Anat. **7** (1896).

NEUMANN: Wien. klin. Wschr. **1907**, Nr 28; **1908**, Nr 27.

RÄHLMANN: Dtsch. med. Wschr. **1904**, 1049, 1209; Wien. med. Wschr. **1905**, 29. — REIGHER: Ver. inn. Med., 6. Juli 1919.

WELTMANN: Wien. klin. Wschr. **1914**, Nr 28. — WIENER: Wien. klin. Wschr. **1908**, Nr 29.

Alkalescenzbestimmungen des Blutes.

Die saure oder alkalische Reaktion einer Lösung wird definiert durch die Konzentration der aktuellen H- oder OH-Ionen, und nicht wie bei den titrimetrischen Verfahren durch die „potentiellen“ H- oder OH-Ionen.

Die aktuelle Reaktion des Blutes ist neutral. Unter gewissen Umständen können doch einige Schwankungen eintreten. Diese werden bestimmt durch die Messung des Potentials einer Wasserstoffelektrode gegen Blut (Methode von HÖBER[1], oder deren Modifikationen von FRÄNCKEL[2]; FARKAS[3], oder PFAUNDLER[4], oder durch das Verfahren von FRIEDENTHAL[5]), indem ein Satz von Indikatoren verwendet wird, deren bei verschiedenen aktuellen Reaktionen eintretende Farbumschläge auf H+-Konzentrationen geeicht sind. Von Einfluß auf die aktuelle Reaktion ist die Kohlensäure. Venöses Blut kann mehr H+-Ionen enthalten als arterielles; geringer ist nach PFAUNDLER der H+-Gehalt bei Kindern.

SCHULTZ[6] fand bei Nervösen und Geisteskranken keine Abweichung vom Normalen.

Ob die Bestimmung der potentiellen Reaktion irgendeinen Wert für Blutuntersuchungen hat, erscheint fraglich. Die dafür bisher gebräuchlichen Methoden (s. deren Anwendung und Kritik in der 1. Aufl.) sind ganz ungenau und unzuverlässig.

Die Bestimmung der Gesamtblutmenge.

Eine Bestimmung der Gesamtblutmenge erscheint für die Erforschung der verschiedensten Probleme von fundamentaler Bedeutung. Nur durch die Kenntnis dieses Faktors können zum Beispiel gewisse Pseudoanämien richtig beurteilt werden. Für die Krankheit Polycythämie und die verschiedenen Polyglobulien ist Einsicht in die Gesamtblutmenge besonders nötig. Endlich würde uns auch in morphologisch-biologischen Fragen erst die Kenntnis der Blutmenge darüber orientieren, ob z. B. eine Lymphocytenverminderung tatsächlich eine Minderproduktion des lymphatischen Systems darstellt.

Die zuerst von WELKER eingeführte und von JAQUET verbesserte Durchspülungsmethode ist nur am Tiere anwendbar.

Für den Menschen ist in vielen Modifikationen die zuerst von VALENTIN vorgeschlagene Verdünnungsmethode durch intravenöse Infusion einer bestimmten Menge (meist 300 ccm) physiol. Kochsalzlösung benutzt worden. Dabei ist der Grad der Verwässerung des Blutes entweder nach VALENTIN aus dem Trockenrückstand, oder nach PLESCH colorimetrisch aus dem Hb. mittels eines empfindlichen Chromophotometers, oder nach KOTTMANN aus dem R.-Volumen durch einen Präzisionshämatokriten festgestellt worden.

Dieser Verdünnungsmethode stehen schwerwiegende Bedenken gegenüber; denn man weiß durch die Untersuchungen der LUDWIGschen Schule, daß der Organismus rasch sich einer künstlichen Plethora erledigt und auch physiol. Kochsalzlösung sehr schnell ausscheidet. Um diese Gefahr bei der Ermittlung der Werte zu umgehen, hat man kurze Zeit (5 Min.) nach der Injektion schon das verdünnte Blut untersucht. Ich fürchte aber, daß dann die Mischung noch eine ungenügende gewesen sein könnte, und daß durch eine

---

[1] HÖBER: Pflügers Arch. **81** (1900) u. **99** (1903).
[2] FRÄNCKEL: Pflügers Arch. **96** (1903).
[3] FARKAS: Pflügers Arch. **98** (1903).
[4] PFAUNDLER: Arch. Kinderheilk. **41** (1905).
[5] FRIEDENTHAL: Z. allg. Physiol. **4** (1904) u. Z. Elektrochem. **1904**.
[6] SCHULTZ: Mschr. Psychiatr. **22**.

rasch erfolgende Infusion vasomotorische Einflüsse und dadurch verschiedene Blutverteilung in den Gefäßgebieten und daher durch das Vasomotorenspiel verschiedene Werte der Blutzusammensetzung eintreten können. Berücksichtigt man ferner, daß die folgende Venenpunktion meist nur an gestautem Blute vorgenommen werden kann und wieder neue und unkontrollierbare Fehler sich einschleichen, so begreift man das geringe Zutrauen zu einer derartigen Methodik.

Für die Berechnung der Verdünnung dürfen nur R.- und Hb.-Werte in Betracht kommen, denn nur für R. ist der Austausch zwischen Blut und Gewebsplasma unmöglich. Da aber bei der Bestimmung des Trockenrückstandes auch das Blutplasma eine Rolle spielt, so erscheint auch diese Ermittlung von vornherein wenig zuverlässig. Die Hämatokrittechnik muß auch als bedenklich angesehen werden, wenn man sich der HAMBURGERschen Worte erinnert, daß der Hämatokrit die Erythrocyten deformiert und chemisch verändert. Es erscheint daher immer noch die Zählung der Erythrocyten nach aktiver Hyperämie der Hand durch Einstich mit der Nadel als die richtigste Methodik, wobei man freilich eine Reihe von Kontrollzählungen an verschiedenen Fingern vornehmen sollte, vor und nach Anwendung der Verdünnungsflüssigkeit.

Auf einem ganz andern und theoretisch zuerst von GRÉHAUT und QUINQUAUD angegebenen Prinzip beruhen die Methoden, eine bestimmbare Menge CO einatmen zu lassen und nachher durch Gasanalysen des Blutes die Berechnung der Gesamtblutmenge vorzunehmen. Diese Kohlenoxydmethode von HALDANE und SMITH ist später von ZUNTZ, PLESCH, OERUM angewandt und modifiziert worden, heute wohl aber verlassen. Der Einwand, daß CO in die Gewebe übergehe und damit verloren wäre, ist nach PLESCH nicht zutreffend. BEHRING gibt an, CO werde auch vom Muskel-Hb. gebunden, und daher sei die Methode unrichtig.

Die Resultate der CO-Methode kann ich nicht anders als unbegreifbar und daher als sicherlich irrig ansehen. Daß bei Chlorose und Ankylostomumanämie die dreifache Blutmenge vorliegen soll, ist ganz unverständlich. Die Hb.-Werte wären ja dann absolut sehr beträchtlich gesteigert. Wozu sollte ferner bei Chlorose die Heilung mit so stürmischen Regenerationserscheinungen an den roten Blutzellen am 2. und 3. Tag der Einwirkung einsetzen, wenn im Blut mehr als normal Hb. kreise, wie die CO-Methode anzeige.

Ein weiteres Prinzip, wenigstens für Vergleichswerte, ist durch MORAWITZ mit der plethysmographischen Methode zur Anwendung gekommen, indem die im Arme zirkulierende Blutmenge, die ja wohl zur Gesamtblutmenge immer in einem ziemlich konstanten Verhältnis steht, zu ermitteln gesucht wird. Da aber starke vasomotorische Reize entstehen müssen, kann die Methode nicht als zuverlässig gelten (s. auch KÄMMERER).

BEHRING hat nach einem schon 1898 von EHRLICH ausgesprochenen Gedanken eine bestimmte Antitoxinmenge dem Blute beigegeben und nachher biologisch durch Tierexperiment den Verdünnungsgrad bestimmt. Antitoxische Substanzen werden mit großer Hartnäckigkeit in der Blutbahn festgehalten.

KÄMMERER u. WALDMANN haben die BEHRINGsche Methodik an einer Reihe von Patienten geprüft und sich von deren Wert und Zuverlässigkeit überzeugt. Für Normale erhielten sie in München 9,8% oder $^1/_{10,2}$, in Marburg aber 8,65% des Körpergewichtes als Anteil der Blutmenge. Sie halten den Fehler für nicht größer als 5%. Bei Chlorose fanden sie im Gegensatz zu den Resultaten der andern Methoden keine Vermehrung der Blutmenge: 8,56% als Durchschnitt. Auch bei Anämien konnten KÄMMERER und WALDMANN im Durchschnitt keine Erhöhung der Blutmenge entdecken, ja, der durchschnittliche Wert ist sogar niedriger als in der Norm.

Nach HALDANE (CO-Methode) beträgt die Gesamtblutmenge $^1/_{20}$, während man nach Infusionsmethoden $^1/_{13}$ des Körpergewichtes angenommen hatte. KOTTMANN (Infusionsmethode) fand durchschnittlich $^1/_{11,5}$—$^1/_{12,5}$, PLESCH $^1/_{17}$—$^1/_{20}$, KÄMMERER und WALDMANN 9,8% des Körpergewichtes. OERUM ermittelte schon für die Norm 12,5—8,7% des Körpergewichtes.

Farbstoffmethoden. Weitaus am meisten werden heute Farbstoffmethoden angewandt. Zuerst haben KEITH, GERAGHTY u. ROWNTREE 1915, nachher GRIESBACH diese Methodik empfohlen: Methode von GRIESBACH: Infusion von 10 ccm 1% wässerige *Kongorotlösung*. Dann werden 10 ccm nach 4 Minuten aus der Vene wieder entnommen und die Verdünnung des Serums kolorimetrisch (AUTHENRIETH) ermittelt und in der Norm 6,7% Blutmenge festgestellt. MENDERSHAUSEN nimmt nach seinen Ergebnissen 4,9—10,3% Blutmengen an.

Als noch zweckmäßiger empfiehlt SEYDERHELM 0,8% *Trypanrot.*

Er verwendet 0,2 g Trypanrot in 25 ccm frisch destilliertem Wasser,

Filtrieren, Zusetzen der Hälfte des Volumens 1%ige NaCl-Lösung. Sterilisation, Eindampfen auf 25 ccm.

I. Aus ungestauter Armvene 5 ccm Blut entnommen. Zusatz von $^1/_{10}$ des Volumens Ammoniumoxalat zur Verhütung der Gerinnung (2 g Ammoniumoxalat + 0,9 g NaCl ad 100,0 Wasser. Zweitens aus der eventuell gestauten Vene in 2 peinlich gesäuberte und getrocknete Meßzylinder, je 25 ccm Blut und wiederum mit $^1/_{10}$ ihres Volumens Ammoniumoxalatlösung versetzt.

II. Injektion der Farblösung.

III. 3 und 6 Minuten nach beendigter Injektion werden aus der Armvene etwa je 10 ccm wie bei I entnommen.

Mit dem sub 1 gewonnenen Blut werden 2—3 Hämatokrite gefüllt und die Hämatokrite, das Oxalatblut und das Farboxalatblut $^1/_2$ Stunde bei 3000 Touren (Radius der Zentrifuge 17 cm) zentrifugiert. Aus dem so gewonnenen Oxalatplasma und einer bekannten, am besten gewogenen Menge Farblösung wird ein Standard hergestellt. Durch Verdünnung der Restmenge des Standards mit Oxalatplasma Herstellung einer 75%igen Lösung (bezogen auf den Standard = 100) und Herstellung einer Eichkurve. Die Eichung ergab z. B. bei 100% die Ablesung von 11 Skalenteilen, bei 75% die Ablesung von 31 Skalenteilen. Wenn man bei Herstellung des Standards so vorgeht, daß nach Möglichkeit die Ablesung der zu untersuchenden Farboxalatplasmaproben III in die Region des oberen Viertels des Keiles fällt, erleichtert sich die Ablesung ganz wesentlich.

Im allgemeinen wird man die Standardkonzentration richtig treffen, wenn man beim Menschen pro Kilogramm 45 ccm Plasma annimmt, das heißt bei einem 60 kg schweren Menschen 2700 ccm Plasma und $^1/_6$—$^1/_7$ der für die Plasmamenge errechneten Zahl (dazugesetztes Oxalat) dazu addiert. Das wäre im Beispiel etwa 3100 ccm Oxalatplasma. Sind nun 10 ccm Farblösung injiziert, so wäre der zu erwartende Farbgehalt im Oxalatplasma etwa 0,32%ig. Der Farbgehalt des Standards müßte also auch etwa 0,32% sein. Im Beispiel wären also etwa 0,064 g Farblösung in 20 ccm Oxalatplasma zu lösen.

Nach Feststellung der Farbkonzentration der unter III gewonnenen 2 Proben wird rückwärts auf die Farbkonzentration im Plasma bei 0 Minuten geschlossen, da die Farbkonzentration der innerhalb der ersten Minuten gewonnenen Proben, wenn man die Werte in ein Koordinatensystem, auf dem Zeit und Konzentration eingetragen ist, auf einer geraden Linie liegen.

Die Berechnungsformel ergibt sich nach R. Wintgen, Seyderhelm und Lampe aus folgendem:

K = das durch Hämatokrit gewonnene Blutkörperchenvolumen.
p = das Volumen der zur Standardherstellung verwandten Oxalatplasma.
a = das Volumen der zur Standardherstellung verwandten Farblösung.
f = das Volumen der injizierten Farblösung.
o = das Volumen des zu b gesetzten Ammoniumoxalats.
e = die gegen den Standard berechneten Eichprodukte des Farboxalatplasmas, das aus b + o gewonnen wurde.
b = Volumen der nach Farbinjektion entnommenen Blutungen.

Das Volumen des Gesamtplasmas beträgt in ccm =

$$\left[\frac{100 \cdot f\,(\cdot p + a)}{a \cdot e} - f\right] \times \left[1 - \frac{0}{\frac{(100 - K) \cdot b}{100} + 0}\right].$$

Die Blutmenge in ccm ist $\frac{100}{100 - K} \cdot$ Plasmamenge.

SEYDERHELM ermittelte $4^1/_2$% Plasmamenge und 8,7% Blutmenge. WOLLHEIM nimmt für Plasma 35—45 ccm, für Blutmenge 75—85 ccm pro Kilo Körpergewicht an. RUSZNYAK für Plasma 44,5 und für Gesamtblut 88,6 ccm. Bei Gravidität lauten die Ergebnisse bald auf Zunahme von 15% (GNEISSAZ), bald auf Fehlen jeder Vermehrung (KOCH).

Für Perniciosa gibt RUSZNYAK normale Blutmengen und für die Remission Erhöhung an.

SEYDERHELM gibt für Polycythämie hochgradige Zunahme der Blutmenge, aber normale oder verminderte Plasmamengen an, ebenso HARTWICH u. MAY, für Nierenaffektion *Verminderung* der Blutmenge, und relative Hydrämie, ähnlich SCHMIDT u. besonders RUSZNYAK.

Für Chlorose geben HARTWICH u. MAY Abnahme der Gesamtmenge, aber normale Plasmamenge an.

Im Hochgebirge verzeichnet LAQUER (Kongorotmethode) eine Zunahme von R. und Hb. um 12% für Davos und 5% Zunahme der Blutmenge.

Manche Angaben über Blutmenge bei bestimmten Krankheitsgruppen lauten aber sehr verschieden. Statt Verminderung der Blutmengen, bei Nierenaffektion, wie SEYDERHELM und LAMPÉ, finden LITZNER und namentlich HARTWICH u. MAY Vermehrung. Ob die Methodik doch noch nicht zuverlässig ist?

Auf der STAEHELINschen Klinik hat RATNER die Bestimmung nach BEHRING und WELKER miteinander verglichen, nachdem er in kritischen Ausführungen die Infusionsmethoden und die CO-Bindungsmethodik als unzuverlässig erklärt hat. Er konnte keine Übereinstimmung der Werte nach BEHRING und WELKER feststellen. Wird die nach WELKER ermittelte Menge gleich 100 gesetzt, so ergibt die Untersuchung nach BEHRING Zahlen von 78,27—133,23. Meist liegen die Werte zu hoch. Die Mittelwerte freilich, aus allen Untersuchungen berechnet, fallen nahe zusammen.

Literatur Blutmenge.

ABDERHALDEN: Z. physiol. Chem. **66**, 120 (1910). — ALDER: KRAUS u. BRUGSCH, Erg.-Bd. — ARNOLD usw.: Amer. J. Physiol. **56**, 313 (1921). Farbstoffmethoden. — ASHBY: Arch. int. Med. **35**, 632 u. 641 (1925).

BAKWIN usw.: Amer. J. Dis. Childr. **27**, 340 (1924). — BARCROFT u. HALDANE: J. of Physiol. **28**, 232 (1902). — BARCROFT u. MORAWITZ: Beschreibung der Ferricyanidmethode zur Gasbestimmung. Dtsch. Arch. klin. Med. **93**, 223 (1908). — BEGYIANI: Kongreßzbl. inn. Med. **56**, 438. Atherosk]. — BEHRING: Münch. med. Wschr. **1911**. Berlin: August Hirschwald 1911. — BERGER u. GALEHR: Z. exper. Med. **53**, 57 (1926). Plasmamenge. — BÖNHEIM u. FISCHER: Zbl. inn. Med. **1920**, Nr 32. — BOYCOTT: J. of Path. **16**, 485 (1912). — BOYCOTT u. DOUGLAS: J. of Path. **13**, 117 u. 256 (1909) u. Guy's Hosp. Rep. **62**, 157 (1908). — BROWN u. KEITH: Arch. int. Med. **33**, 217 (1924). — BROWN u. ROWNTREE: Arch. int. Med. **35**, 129 (1925).

CARRIER, LEE u. WHIPPLE: Amer. J. Physiol. **61**, 138 (1922). CO-Meth. falsch weg. MetHb.-Bildung. — CIPRIANI: Arch. Sci. med. **49**, 158 (1927).

DARROW u. BUCKMAN: Amer. J. Dis. Childr. **36**, 248 (1928). — DOUGLAS: J. of Physiol. **33**, 493 (1906). — DREYER, RAY u. WALKER: Skand. Arch. Physiol. (Berl. u. Lpz.) **28**, 299 (1913).

FRANKE: Kongreßzbl. inn. Med. **20**, 363. — FRIES: Z. Geburtsh. **69**, 340 (1911).

GNEISSAZ: Schweiz. med. Wschr. **1922**, 1173. — GREPPI: Arch. Pat. e Clin. med. **4**, 489 (1925). — GRIESBACH: Handbuch normaler und pathologischer Physiologie Bd. 6; Dtsch. med. Wschr. **1921**, 1259. — GRUNKE: Z. klin. Med. **111**, 233 (1929).

HALDANE u. SMITH: J. of Physiol. **25**, 330 (1900). — HARTWICH u. MAY: Z. exper. Med. **51**, 497 (1926). — HERZFELD: Münch. med. Wschr. **1922**, 1272. — HOEBOLL: Kongreßzbl. inn. Med. **49**, 698; **53**, 263.

KÄMMERER u. WALDMANN: Dtsch. Arch. klin. Med. **109**, 524. — KAUFMANN: Klin. Wschr. **1930**, 1607. Mit neuem Colorimeter. — KEITH: Amer. J. med. Sci. **1923**, 174. — KOCH u. JAKOVITS: Klin. Wschr. **1922**, 2518. — KOTTMANN: Arch. f. exper. Path. **54**, 356 (1906). — KRASNOWO: Pflügers Arch. **222**, 445 (1929).

LAMSON: Amer. J. Physiol. **63**, 358 (1923). — LAQUER: Klin. Wschr. **1924**, 7. — LEE usw.: Amer. J. Physiol. **56**, 328 (1921). — LINDEMANN: Transfus.-Methode. J. amer. med. Assoc. **1918**, 1209. — LINDHARD: Amer. J. Physiol. **77**, 669 (1926). — LITZNER: Z. klin. Med. **112** (1929). Nierenaff. — LÖWY: Zbl. inn. Med. **1920**, Nr 19 u. 48.

MENDERSHAUSEN: Z. klin. Med. **97**, 468 (1923). — MORAWITZ: Slg klin. Vortr. Nr 462. — MORAWITZ u. SIEBECK: Arch. f. exper. Path. **49**. — MÜLLER: Abderhaldens Handbuch biologischer Arbeitsmethoden Abt. IV, Teil 3. — MÜLLER, ERICH: Jb. Kinderheilk. **72**.
NONNENBRUCH: Verh. dtsch. Ges. inn. Med. **1922**, 292.
OERUM: Dtsch. Arch. klin. Med. **93** (1908). — PITICARIU: Wien. klin. Wschr. **1923**, 68. — PLESCH: Z. klin. Med. **63** (1907); **93**, **241** (1922); Kongr. inn. Med. **1907**; Berl. klin. Wschr. **1920**, 1069. — PRIGGE: Dtsch. Arch. klin. Med. **140**, 165 (1922).
RATNER: Monogr. Darstellung. Inaug.-Diss. Basel 1914. — REGGIANI: Kongreßzbl. inn. Med. **52**, 174. — REHBERG: Kongreßzbl. inn. Med. **50**, 292. — RUSZNYAK: Dtsch. Arch. klin. Med. **157** 186, (1927); **158**, 98 (1927). Mit Colorimeter von BÜRKER.
SCHEUNERT u. KRZYWANCK: Arch. f. Physiol. **212/213**, 198 u. 477 (1926). — SCHIECK: Klin. Wschr. **1927**, 945. — SCHMIDT: Z. exper. Med. **58**, 278 (1927). — SCHÖNHOLZ: Arch. Gynäk. **138**, 596. Grav. — SCHÜRER: Arch. f. exper. Path. **66**, 171. — SECKEL: Klin. Wschr. **1930**, 441; Jb. Kinderheilk. **126**, 83 (1929). **127** (1930). Kinder. — SEYDERHELM u. LAMPÉ: Erg. inn. Med. **27**, 245 (1925). Monogr.; Klin. Wschr. **1925**, Nr 49; Z. exper. Med. **30**, 403, 410 (1922); **35**, 177 (1923); **41**, 1 (1924); Dtsch. med. Wschr. **1923**, Nr 32; Z. klin. Med. **98**, 430 (1924); Abderhaldens Handbuch biologischer Arbeitsmethoden Teil 8, H. 22, Lief. 264, S. 237 (1928). — SIEBECK: Verh. dtsch. Gesellsch. inn. Med. **1928**, 379. Plasmamenge. — SMITH: Trans. path. Soc. Lond. **51**, 511 (1900); Brit. med. J. 19. Nov. **1907**; Amer. J. Physiol. **56**, 336 (1921); Hopkins Hosp. Bull. **36**, 325 (1925); **37**, 177 (1925). — SMITH u. McKISACK: J. Physiol. **53**, 136 (1902). — STEWART: Amer. J. Physiol. **69**, 531 (1924).
THOMPSON usw.: Kongreßzbl. inn. Med. **51**, 773.
WEBER, P.: Fol. haemat. (Lpz.) **5**, 701. — WELKER: Prag. Vjschr. **4**, 145 (1854). — WEST: Amer. J. Physiol. 88, 468 (1929). — WOLLHEIM: Z. klin. Med. **108**, 463 (1928). —
ZOJA: Kongreßzbl. inn. Med. **49**, 844. — ZUNTZ u. PLESCH: Biochem. Z. **11**, 47 (1908).

Die Blutgerinnung und die Bestimmung der Blutgerinnungszeit.

Die Blutgerinnung ist ein komplexer Vorgang und noch wenig geklärt. So interessant das Problem auch ist, so bedeutet das Bestreben, für alle möglichen vitalen Vorgänge aus der Gerinnung Schlüsse zu ziehen, eine Verkennung der Tatsache, daß die *Gerinnung an sich keinen vitalen, physiologischen Vorgang* darstellt. Das sollte namentlich bei der Beurteilung der Funktion innersekretorischer Organe zu großer Vorsicht mahnen.

Zu Thrombose hat die Gerinnung nur gewisse Beziehungen und ist in keiner Weise identisch; ebenso sind hämorrhagische Diathesen ganz andere Vorgänge, haben mit den Gefäßen, den Blutplättchen, der Thrombusbildung, der Milz, dem Knochenmark, aber nichts mit der Gerinnung zu tun.

Nach ALEXANDER SCHMIDT erschien für Gerinnung nötig:

1. Fibrinogen, fertig gelöst im Blutplasma und in Körperflüssigkeiten.
2. Fibrinferment (Thrombin), aus Blut- oder anderen Körperzellen entstehend und zuerst in Vorstufen (Prothombin) vorhanden.
3. Fibrinoplastische Substanz im Blutplasma, die jedoch später von HAMMARSTEN als für unsere Vorstellungen unnötig hingestellt worden ist.

Die Theorie nahm also die Umwandlung eines Eiweißkörpers, des Fibrinogens, unter dem Einfluß von Fermenten bei Anwesenheit von Kalksalzen an. Nach den Forschungen von MORAWITZ sollte das Thrombin = Fibrinferment) bzw. dessen Vorstufe, das Prothrombin, aus Thrombogen und Thrombokinase entstehen, Fermente, von denen die Thrombokinase (= Cytocym Fuld) von Gewebszellen, besonders den Blutplättchen, geliefert würde, das Thrombogen (Plasmocym Fuld) aber bereits im Plasma präexistent wäre.

In den letzten Jahren ist aber diese ganze A. SCHMIDTsche und von MORAWITZ erweiterte *Fermenttheorie* in Frage gestellt worden, weil viele Tatsachen nicht mit Fermentwirkungen übereinstimmen. MORAWITZ erklärt sich heute selbst als Gegner der Fermenttheorie und nimmt besonders auf Grund der Arbeiten von HEKMANN an, das Thrombin bewirke eine physikalisch-chemische Zustandsänderung des Fibrinogens. Viele Autoren sind zu rein *chemischen*, besonders *kolloidchemischen Auffassungen* zurückgekehrt. So nimmt NOLF im Plasma drei Kolloide an: Fibrinogen, Thrombogen (beide im Blute präexistent und in der Leber gebildet) und Thrombocym (aus Plättchen, Leukocyten und Endothelien entstanden). Wird in irgendeiner Weise das kolloidale Gleichgewicht gestört, so tritt Gerinnung ein, sofern noch Komplement vorhanden ist. Außerdem findet sich im Blut noch Antithrombosin, das die Gerinnung hintan hält; dessen Bildung gleichfalls in die Leber verlegt wird.

Der *Bildungsort des Fibrinogens* ist nach zahlreichen experimentellen, chemischen und klinischen Forschungen die Leber; ob nebenbei auch noch das Knochenmark in Frage kommt, ist heute wohl unsicher.

Bei dem komplexen Charakter der Gerinnung ist von vornherein zu erwarten, daß in manchen Krankheiten nur ein *Gerinnungsfaktor* verändert ist. So beruhen manche Störungen der Gerinnbarkeit auf Mangel an Fibrinogen, hierher wohl die Cholämie bei Leberinsuffizienz mit Neigung zu hämorrhagischer Diathese und auch andere seltene Affektionen (Pseudohämophilie). Bei anderen Gerinnungshemmungen könnte Insuffizienz der Plättchen vorliegen trotz normaler Zahl. Das nimmt FONIO für Hämophilie an. Aber selbst enorme und dauernde Plättchenabnahme bei Thrombopenien läßt normale Gerinnung bei hämorrhagischer Diathese eintreten und das bereitet der Ableitung der Thrombokinase aus Plättchen große Schwierigkeiten.

BORDET läßt das Fibrinferment (Thrombin) aus dem Cytocym (hier Blutplättchen besonders wichtige Quelle) und dem Serocym entstehen. Er behauptet die Lipoidnatur des Cytocyms. Auch ZACK legt den Lipoiden eine wichtige Bedeutung bei; desgleichen betonen die Wichtigkeit der Fette und Lipasen STUBER und HEIM. BORDET glaubt, daß nur die aus Plättchen stammenden Lipoide Thrombin bilden. Es liegt heute aber noch kein sicherer Beweis für die Lipoidnatur des Thrombins vor (MORAWITZ).

Das Schema der Gerinnung würde nach der Fermenttheorie lauten:

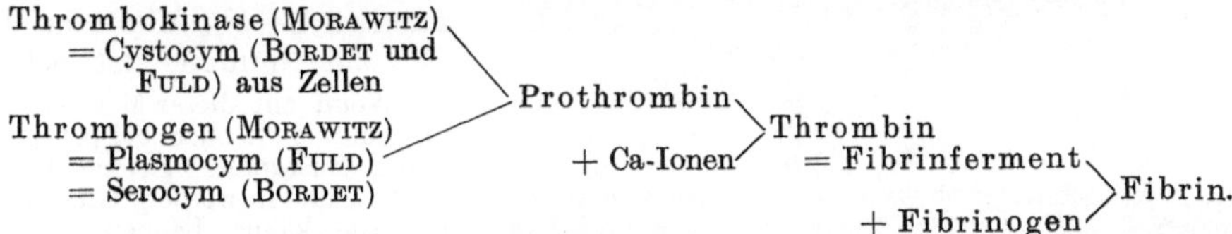

Theorie der Gerinnung von KLINGER *und* HERZFELD: aus Plasma. Einwände gegen diese Theorie siehe MORAWITZ (1923).

Methoden der Gerinnungsprüfung.

Man teilt den Gerinnungsvorgang in 3 Phasen ein. Zuerst erfolgt die Thrombinbildung, dann die Fibrinentstehung und zuletzt die Retraktion des Koagulums, die ich später bespreche, da sie hauptsächlich von den Plättchen abhängig ist, nicht von eigentlichen Gerinnungsfaktoren.

Die Gerinnungszeit hängt von vielen Faktoren ab; z. B. in hohem Grade von der Temperatur, ferner von der Art der *Blutgerinnung* (Vermeiden von Gewebsflüssigkeit, daher erste Tropfen nach Einstich verwerfen!); viele Autoren wollen daher nur Venenpunktion als richtige Methode ansehen (ACHARD, SCHLÖSSMANN usw.); von den Behältern des Blutes (Glas beschleunigt stark [LAMPERT]), ebenso nicht glatte Oberfläche; Benutzung von paraffinierten Nadeln und Gefäßen verzögern bedeutend, von der Benetzbarkeit der Wände des Behälters usw.

Diese Verwendung der Verzögerung der Gerinnung in den Behältern bei bestimmten Methoden erscheint mir unzulässig. Selbstverständlich unterliegt das Blut um so stärkeren Denaturierungen und ganz besonders auch die Kolloidmischung, je länger das extravasale Aufbewahren dauert. Wie man aber auch das Problem ansehen mag, mehr wird man nie erreichen als Vergleichswerte unter möglichst gleichen und nicht zu unnatürlichen Bedingungen.

Alle bei Gerinnungsfragen erörterten Probleme leiden meines Erachtens stark an der Vermengung der Begriffe *Thrombose* (vital, endovasal), *Gerinnung* (extravasal), *Blutungszeit eines Gefäßes* (vital), *hämorrhagischer Diathese* (vital) und der Parallelisierung der Gerinnung mit andersartigen Vorgängen.

Am meisten steht die *Methode von* BÜRKER in Gebrauch, bei der auf genaue Innehaltung der Temperatur von 25° C geachtet wird. Hier sind stets gleiche physikalische Bedingungen in jeder Beziehung gegeben und das ist von entscheidender Wichtigkeit. BÜRKER bringt in seinem Apparat[1] auf einem hohlgeschliffenen Objektträger zuerst einen Tropfen ausgekochtes und wieder abgekühltes destilliertes Wasser, dann läßt er einen Tropfen Blut aus dem Stich der Fingerbeere ins Wasser fallen, mischt mit dem Knopf eines in Wasser, dann in Alkohol-Äther āā gereinigten Glasstabes und fährt nachher unter Verschiebung der Richtung alle $1/2$ Minuten durch die Mischung durch bis zur Bildung des ersten Fadens. Tausende von Untersuchungen an Gesunden ergeben außerordentlich übereinstimmende Werte, nämlich 5—$5^1/_2$ Minuten. Die Grenzbestimmung ist scharf.

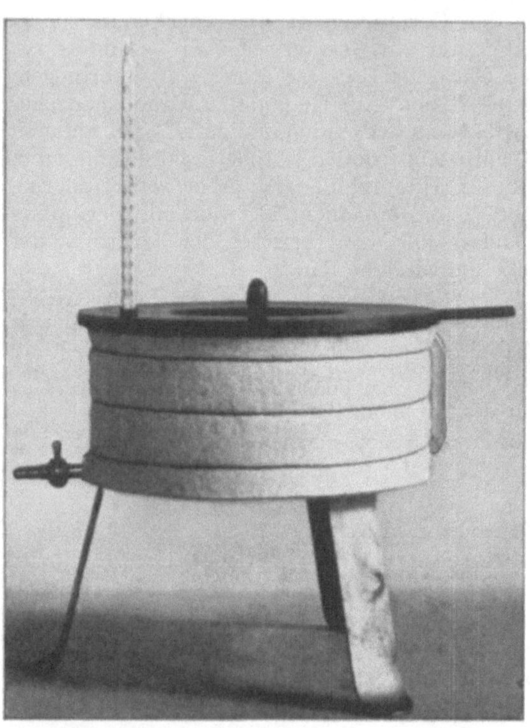

Abb. 21. BÜRKERscher Apparat zur Bestimmung der Blutgerinnung.

Wenn mit dieser Methode normal und so oft auch bei pathologischen Zuständen gleiche Grenzwerte erhalten werden, kann offenbar die kleine Beimengung von Gewebsplasma aus der Fingerbeere keine große Rolle spielen. Andererseits ist Paraffin sicher nicht ohne Einfluß auf so komplizierte Kolloidmischungen, so daß die Paraffinmethodik bei der Venenpunktion zwar Fehler vermeidet, dafür aber neue hinzufügt.

Der Wasserzusatz ändert das Resultat nach BÜRKERs vergleichenden Prüfungen nicht, verhütet aber das rasche Antrocknen der Ränder des Bluttropfens.

SCHLÖSSMANN vermeidet den Tropfen Wasser und benützt 2—3 Tropfen rasch aus der Vene ausfließenden Blutes.

Früher am meisten gebraucht war wohl die Methode von VIERORDT.

Man saugt das Blut der Stichwunde in eine 5 cm lange Glascapillare (Impfcapillare) von 1 mm innerem Durchmesser und führt von der anderen Seite her ein sorgfältig gereinigtes weißes Pferdehaar hinein, das zum Zwecke der Entfettung in Alkohol und Äther ausgekocht ist. Jede Minute wird das Pferdehaar um $1/2$ cm vorgeschoben. Zunächst bleibt nichts haften; im Moment der Gerinnung aber zeigt sich eine rötliche Verfärbung des Pferdehaares, und bei vollständiger Gerinnung haftet ein festes Gerinnsel an.

Abhängig ist diese Probe von Temperatur und Weite der Capillare. Daher kommt man nur zu Vergleichswerten bei gleicher Technik, und es ist in jedem Falle die Zeit der Gerinnung auch noch bei einer gesunden Vergleichsperson zu bestimmen, und man kann nicht

[1] Erhältlich bei Universitätsmechaniker Albrecht in Tübingen.

einfach den von VIERORDT ermittelten Durchschnittswert von 9 Minuten zum Vergleich heranziehen, da diese Zeit zu sehr von äußeren Momenten abhängig ist.

Die Methode von WRIGHT: Von ihm vielfach modifiziert.

Es werden mehrere solcher Capillarröhrchen mit Blut gefüllt, bei konstanter Temperatur 37° C und 18,5° C gehalten und von Zeit zu Zeit ein Röhrchen durchgeblasen. Mit dem Eintritt der Gerinnung kann das Blut nicht mehr ausgeblasen werden. WRIGHT empfiehlt jetzt, das erste Gerinnsel auf Fließpapier nachzuweisen.

Die Methode von BRODIE und RUSSEL.

In flüssigem Blute verschieben sich die roten Blutkörperchen, in geronnenem nicht mehr. Daher prüfen BRODIE zund RUSSEL einen hängenden Tropfen Blut unter dem Mikroskop und richten von Zeit zu Zeit einen leichten Luftstrom gegen den Rand des Tropfens. Normal dauert die Verschieblichkeit 2—9½ Min. Die Grenzbestimmung ist unsicher.

SCHWAB sucht die Gerinnung nach dem Sichtbarwerden der Fibrinfäden im hängenden Tropfen zu bestimmen. BIRNBAUM fand diese Methode unzuverlässig.

SCHULZ hat eine Hohlperlencapillarmethode in Anlehnung an die VIERORDTsche Technik empfohlen und in vielen Studien durchgeführt. Ohne Berücksichtigung der Temperaturen darf aber die Untersuchung nicht erfolgen.

Gerinnungsbestimmung nach KLINGER *und* HIRSCHFELD. „Wesentlich ist, die Blutprobe ohne Beimengung von Gewebssaft zu erhalten, da dieser eine nach Menge und Beschaffenheit wechselnde und daher unberechenbare, zugleich aber für den Ablauf der Gerinnung bedeutungsvolle Komponente ins Blut bringt.

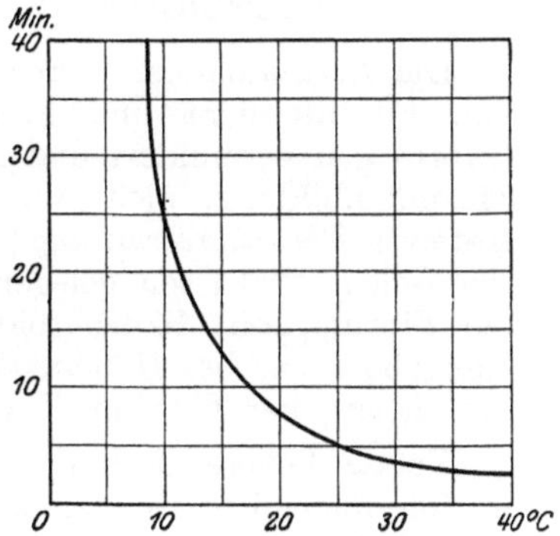

Abb. 22. Kurve, welche die Abhängigkeit der Blutgerinnungszeit von der Temperatur zeigt.

Man entnehme Blut aus der leicht gestauten Armvene mit nicht zu enger Flügelkanüle. Blut muß im Strahl fließen. Erste Tropfen verwerfen. Auffangen einiger Kubikzentimeter in paraffiniertem Gläschen. Das Blut wird mit einer Glaspipette (die am besten auch paraffiniert ist) in paraffinierte Glasschälchen verteilt in Proben zu 1—2 ccm (Uhrschälchen werden mit einem Gemisch von Paraffinum liquidum und Paraffinum solidum 2 : 1 überzogen). Die Schälchen kommen in eine Doppelschale, welche durch benäßtes Fließpapier in eine feuchte Kammer verwandelt ist. In jeder Blutprobe liegt ein ebenfalls paraffiniertes Glasstäbchen. Man öffnet die Kammer etwa alle 3—5 Min., später alle 10—15 Min. und fährt mit dem Stäbchen 1—2 mal durch die Probe (langsam, nicht defibrinieren!). Es werden notiert: erste Fibrinfäden, stärkere Ausdehnung und Vollendung der Gerinnung (Schälchen vertikal stellbar). Es empfiehlt sich, stets 2 Proben in Paraffinschälchen und eine dritte auf fettfreiem (mit Benzin gereinigtem) Glasschälchen anzusetzen; in weiteren Paraffinschälchen kann die Wirkung von Zusätzen (Serum, Lipoide usw.) untersucht werden. Normaler Beginn der Gerinnung (bei guter Entnahmetechnik) etwa 30—40 Min., Vollendung 1—3 Stunden. Im Glasschälchen wesentlich kürzer (10—60 Min.).“

SAHLI empfiehlt, in einem Schröpfkopf von höchstens 13 mm Durchmesser ½—1 ccm Blut hineinzubringen, mit feiner Pipette mit Olivenöl oder Paraffinum liquid. zu bedecken und dann zu beobachten. Bei leichtem Neigen alle Minuten bemerkt man die zunehmende Zähflüssigkeit. Sobald der Tropfen sich gar nicht mehr verschiebt, ist die Gerinnung beendigt.

Die *Gerinnungsvalenzprobe nach* FONIO[2]. Es wird die $MgSO_4$-Konzentration bestimmt, bei der Blut noch eben zu gerinnen vermag. $MgSO_4$ „lähmt das Fibrinferment“ und hemmt die Gerinnung. Man stellt mit einer 0,75%igen $MgSO_4$-Lösung eine Verdünnung von 1 : 3 bis 1 : 9 her und setzt einem Uhrschälchen in feuchter Kammer mit je 2 Tropfen $MgSO_4$-Lösung 6, 8, 10—18 Tropfen Blut zu. FONIO[1] hat ein Koagulovimeter empfohlen.

Die *Methode* WOHLGEMUTH[3] ermittelt die Serummenge, die eben noch eine bestimmte Fibrinogenlösung gerinnen macht.

Der *Gerinnungsbeschleunigungsfaktor von* STEPHAN zeigt die Menge Serum an, die in bestimmter Menge zu Normalblut zugesetzt wird und die Gerinnung beschleunigt. Der Beschleunigungsfaktor stellt das Verhältnis der Gerinnungszeit ohne und mit Serumzusatz dar.

Untersuchung des Salzplasmas nach WOOLDRIDGE-NOLF. 5 ccm Blut + 5 ccm 10%ige NaCl-Lösung. Zentrifugieren. Jetzt kommt auf 1 ccm Plasma 4 ccm Aq. dest. Zusatz von

[1] FONIO: Korresp.bl. Schweiz. Ärzte **1918**, 574.

[2] FONIO: Handbuch der normalen und pathologischen Physiologie. **6**. Apparat bei Optiker Büchi, Bern. [3] WOHLGEMUTH: Biochem. Z. **28**.

1 Tropfen Eigelb. Dieser wirkt thromboplastisch. Bei Hämophilie ist die Gerinnung außerordentlich, statt in 2 Stunden bis zu einem Tag, verlängert.

Thrombometrie nach FONIO[1]. Es wird die Qualität des gebildeten Gerinnsels geprüft durch die Beurteilung der Zerreißbarkeit mit einem bestimmten Apparat, dem Thrombometer, beurteilt.

Bestimmungsmethoden für Thrombogen, Thrombokinese und Antithrombin sind in den Arbeiten von MORAWITZ angegeben.

Eine Beurteilung des Fibringehaltes ist aus dem Nativpräparate möglich. Hier scheiden sich nach 10—15 Min. in den Plasmaräumen die Fibrinnetze (s. S. 8) aus und nehmen von Blutplättchen ihren Ausgang.

Man sollte mehrere Präparate von verschieden dicker Blutschicht (nie zu dünn) herstellen und mit in gleicherweise hergestellten Präparaten Gesunder vergleichen. Man bekommt sehr bald einen richtigen Einblick, ob Verminderung oder Vermehrung besteht Verminderung findet sich meist (nicht immer!) bei Typhus, Vermehrung bei Infektionskrankheiten mit Leukocytose, ganz besonders bei Pneumonie.

Ergebnisse der Blutgerinnungsuntersuchungen.

Die *Gerinnung* ist *verzögert* beim anaphylaktischen Shock (Verminderung von Fibrinferment und Fibrinogen), bei Funktionsschädigungen der Leber (Fibrinogen vermindert und Antithrombin vermehrt), bei *Cholämie* (verzögerte Thrombinbildung, nicht durch Gallensäuren, erst bei Leberinsuffizienz auftretend); *Phosphorvergiftung* (Fibrinogenmangel, Thrombinabnahme). Bei hämorrhagischen Diathesen gelegentlich (Plättchenmangel ?, Capillarschädigungen ?), bei Fibrinopenie, Skorbutoid (FANCONI), bei hämorrhagischen Diathesen der Neugeborenen, bei *Hämophilie,* bei Hyperthyreosen (KOTTMANN, FONIO, sehr bestritten), bei Thorium-X-Wirkung (DOMARUS).

Totale Leberentfernung brachte in den Versuchen von MANN u. BOLLMAN in den folgenden Stunden weder Abnahme des Prothrombins noch Fibrinogen- oder Antithrombingehalt.

Beschleunigt ist die Gerinnung nach starken Blutverlusten (fast allgemeine Annahme), bei Myxödem und Hypothyreosen (KOCHER, ebenso mein Schüler WÄLCHLI), oft auch bei Myelosen, gelegentlich bei Leukocytosen.

Die fast zahllosen Prüfungen bei Erkrankungen der weiblichen Sexualorgane haben bisher kein unzweifelhaftes Ergebnis gezeitigt. Die Schwankungen bei Menstruation und Gravidität sind unbedeutend und gehen nach beiden Richtungen.

KOCHER suchte aus der Gerinnungszeit die Differentialdiagnose zwischen Hyper- und Hypothyreosen durchzuführen; BAUER traf aber die Gerinnung bei Kretinismus noch stärker verzögert und die Gerinnung ohne Beziehung zum Funktionszustand der Thyreoidea. SCHLÖSSMANN gibt für die ausgesprochenen schweren Basedowfälle eine Verlangsamung der Koagulation an, die aber eng an der oberen Grenze der Norm liege. Für alle klinisch unklaren Thyreotoxikosen versage die Methode und lägen die Werte ausnahmslos in den Grenzen der Norm. Auch NEL kommt zu ablehnendem Ergebnis.

Bei *Hämophilie* ist Fibrinogen normal vorhanden, aber Thrombokinase stark verringert (s. Hämophilie).

Bei der Beurteilung aller Probleme der Blutungen muß außerordentlich berücksichtigt werden, daß für die Dauer einer Blutung und für die Blutstillung nicht allein die Gerinnungsfähigkeit, sondern noch vieles andere in Betracht fällt, z. B. die Kontraktionsfähigkeit der Gefäße eventuell der Capillaren, die Plättchenzahl und die Bildung des Plättchenthrombus, das Eingreifen vasomotorischer Vorgänge.

---

[1] FONIO: Handbuch der normalen und pathologischen Physiologie. 6. Apparat bei Optiker Büchi, Bern.

Literatur.

ANGIAN u. VAN DEN VELDEN: Biochem. Z. **43**, 207 (1912). — ATZLER: Biochem. Z. **110**, 245 (1920). — AYNAUD: Le globulin. Paris 1909.

BARRATT: Biochem. J. **14**, 189 (1920). — BAUER: Kongr. inn. Med. **1913**. Disk.; Z. klin. Med. **79**, 13 (1913). — BAYNE-JONES: Amer. J. Physiol. **30**, 74. — BIRNBAUM: Münch. med. Wschr. **1907**, Nr 13. — BIRNBAUM u. OSTEN: Arch. Gynäkol. **80**. — BLEIBTREU: Thrombin. Pflügers Arch. **181**, 130 (1920). — BLUM: Beitr. Path. **1904**. Zusammenf. Ref. Lit.! — BORDET: Hopkins Hosp. Bull. **32**, 213 (1921). Überblick in Gerinnungsfragen. C. r. Soc. Biol. Paris **83**, 576 (1920); Ann. Inst. Pasteur **34**, 561 (1920). — BORDET et DELANGE: Arch. f. exper. Path. **71**; Ann. Inst. Pasteur **26**, 657 (1912); Berl. klin. Wschr. **1914**, 497. — BORDET et GENGOU: Ann. Inst. Pasteur **1901—1904**. — BRODIE u. RUSSEL: Arch. f. exper. Path. **49** (1903). — BUCKMASTER: Ref. Münch. med. Wschr. **1907**, 2202. — BÜRKER: Arch. f. Physiol. **102** (1904); **118** (1907); **149** (1912); Zbl. f. Physiol. **21**; Münch. med. Wschr. **1904**, Nr 27.

CHIO: Kongreßzbl. inn. Med. **16**, 352. — COLLINGWOOD: J. of Physiol. **45** (1912).

DALE: Ref. Koagulometer. Kongreßzbl. inn. Med. **1**, 267. — DENECKE: Jkurse ärztl. Fortbildg **1920**. — DEUTSCH: Pleurablut. Z. klin. Med. **84** (1917). — DOMARUS u. SALLE: Berl. klin. Wschr. **1912**, 2035. — DOYON: J. Physiol. et Path. gén. **14**, 229 (1912). — DOYON: Kongreßzbl. inn. Med. **16**, 353.

FEISSLY: Münch. med. Wschr. **1921**, 1418; Schweiz. med. Wschr. **1922**, 300. Apparat; 404. Übers. Rf.; Bull. Soc. Biol. Paris **87**, 1121 (1922); **97**, 467 (1927). Messung. Gerinnungsverlauf. — FONIO: Mitt. Grenzgeb. Med. u. Chir. **27** u. **28**; Korresp.bl. Schweiz. Ärzte **1918**, Nr 18; Schweiz. med. Wschr. **1921**, 146. Thrombometrie; **1929**, **689**. Handbuch normaler und pathologischer Physiologie, Bd. 6, S. 307—411. — FONIO u. SCHULSINGER: Korresp.bl. Schweiz. Ärzte **1917**, Nr 20. — FRISCH u. STARLINGER: Wien. klin. Wschr. **1921**, **344**. Neue Methode; Z. exper. Med. **24**, 142 (1921). — FUCHS: Klin. Wschr. **1930**, 243. Theorie d. Gerinnung. — FULD: Zbl. Physiol. **1903**; Beitr. chem. Physiol. u. Path. **2**. — FULD u. SCHLESINGER: Berl. klin. Wschr. **1912**, 228, 1323. — FULD u. SPIRO: Beitr. chem. Physiol. u. Path. **5**. — FUNK: Biochem. Z. **124**, 148 (1921).

GEERS: Kongreßzbl. inn. Med. **19**, **43**. — GELERA: Neue Methode. Riforma med. **1921**, 149. — GRAM: Citratplasma mit Calciumchloridzusatz. Hopkins Hosp. Bull. **31** (1920); C. r. Soc. Biol. Paris **83**, 1163 (1920); Kongreßzbl. inn. Med. **15**, 368; **16**, 165. Fibrinbestimmung; C. r. Soc. Biol. Paris **1921**, **637**. — GRATIA: C. r. Soc. Biol. Paris **83**, 649, 1007, 1010 (1920). — GUIART et GRIMBERT: Précis de diagnostic chimique. Rudeval. Paris 1906.

HELLER: Biochem. Z. **123**, 40 (1921). — HENKEL u. GUEFFROY: Zbl. Gynäk. **46**, 409 (1922). Nach Röntgen. — HENSCHEN usw.: Beitr. klin. Chir. **104**, 196 (1917). — HEUBNER u. ROUX: Methodik. — HIRSCHFELD u. KLINGER: Z. Immun.forschg **20**, 51 (1914); Biochem. Z. **68**, **71**, **75**, **82**, **83**, 88. — HOFMANN: Z. Geburtsh. **75**, 246 (1913). — HOLZER u. SCHILLING: Dtsch. Arch. klin. Med. **139**, 111 (1922). Bei Leberaff. — HOUSSAY: Kongreßzbl. inn. Med. **14**, 60; **16**, 35. — HOWELL: Arch. int. Med. **5**, 13 (1914); N. Y. med. J. **1917**, 841. — HÜTTEN: Münch. med. Wschr. **1921**, 846.

ISRAEL u. HERTZBERG: Mitt. Grenzgeb. Med. u. Chir. **33**.

KAUSCH: Dtsch. med. Wschr. **1914**, 754. — KELLER: Arch. Gynäk. **97**, 540 (1912). — KING: J. amer. med. Assoc. **74**, 1452 (1920). — KLINGER: Z. klin. Med. **85**. — KOTTMANN: Koaguloviscosimeter. Z. klin. Med. **69** u. **71**. — KURCIKA: Ikterus. Dtsch. Z. Chir. **118**, 574 (1912). — KÜSTER: Erg. inn. Med. **12**, 666 (1913). Lit.!

LAMPERT: Münch. med. Wschr. **1930**, 586. Blutgerinnung; Handbuch Biochemie von OPPENHEIMER 2. Aufl., Bd. 4. — LANDSBERG: Biochem. Z. **50**, 245 (1913). — LEE u. VINCENT: Arch. int. Med. **13** (1914). — LIEBREICH: Schweiz. med. Wschr. **1921**, 275. — LOEWEGREN: Jb. Kinderheilk. **78** (1913); **79** (1914). — LOEWENTHAL: Dtsch. med. Wschr. **1914**, 760. — LOVE: Methodik. Med. Rec. **98**, 436 (1920). — LÖWY: Fibrinogen. Zbl. inn. Med. **1916**, Nr 48.

MAC GHOWAN: Brit. med. J. **1907**, 1580. — MAC LEAN: Fibrinogenherstellung. Kongreßzbl. inn. Med. **16**, 569. — MAC RAC u. SCHNACK: Amer. J. Physiol. **32**, 211 (1913). — MANN u. BOLLMAN: Proc. Mayo Clin. **1929**, 328. — MASON: Kongreßzbl. inn. Med. **17**, 160. — MATTHES: Münch. med. Wschr. **1911**, 1003. — MENTEN: J. of biol. Chem. **43**, 383 (1920). — MILLS: J. orient. Med. 8; Handbuch der Biochemie von OPPENHEIMER Bd. 4. 1923. — MORAWITZ: Handbuch der Biochemie von OPPENHEIMER 1908. Lit.!; Erg. Physiol. **4** (1905). Lit.!; Münch. med. Wschr. **1904**; Dtsch. Arch. klin. Med. **79** (1903); Beitr. chem. Physiol. u. Path. **4** (1903); Beitr. Path. **1907**, 804. Blutungs- u. Gerinnungszeit; Med. Klin. **1920**, 1285; Gerinnung. Abderhaldens Handbuch biologischer Arbeitsmethoden Abt. IV, Lief. 43. 1924. — MORAWITZ u. REHN: Arch. f. exper. Path. **58** (1907).

NAGEOTTE: Kongreßzbl. inn. Med. **14**, **573**; **17**, 160. — NEL: Hohlperlenmethode. Klin. Resultate. Inaug.-Diss. Berlin 1912. — NOLF: Arch. internat. Physiol. **3** (1905); **4** (1906); Erg. inn. Med. **10**, 275 (1913). — NONNENBRUCH: Euphyllineinfluß. Kongr. inn. Med.

1920; Milzdiathermie. Münch. med. Wschr. **1920**, 1064. — NONNENBRUCH u. SZYSZKA: Milzdiathermie. Dtsch. Arch. klin. Med. **134**, 174 (1920); Münch. med. Wschr. **1920**, 1064.

PARTSCH: Münch. med. Wschr. **1921**, 1613. Milzbestrahlung. — PEKELHARING: Z. physiol. Chem. **89**, 22 (1914). — PERRIN: Bull. Soc. Biol. Paris **87**, 1215 (1922). — PETREN: Bei Ikterus Gallensäureeinfluß. Bruns' Beitr. **120**, 501 (1920). — PRAWDICZ: Z. exper. Med. **54**, 820 (1927). Prakt. Bestimmung; **134**, 239 (1922); **154**, **157** (1922); **212**, 96 (1929); **213**, 460 (1929).

RIEBES: Münch. med. Wschr. **1909**, 1958. — RODDA: Amer. J. of Obstetr. a. Dis. Childr. **19**, 269 (1920). — RODELLA: Korresp.bl. Schweiz. Ärzte **1919**, Nr 36. — ROSIN: Blutgerinnung in KRAUS u. BRUGSCH **1920**, 871. — RUMPF: Biochem. Z. **55**, 101 (1913).

SAELHOF: Kongreßzbl. inn. Med. **19**, 69. — SAHLI: Untersuchungsmethoden. 6. Aufl. — SCHLESINGER: Fol. haemat. (Lpz.) **14**, 117. — SCHENK: Z. exper. Med. **11**, 166 (1920). — SCHLÖSSMANN: Beitr. klin. Chir. **79**, 480 (1912); Arch. klin. Chir. **102**, 212 (1913). — SCHULZ: Berl. klin. Wschr. **1910**, Nr 12; Münch. med. Wschr. **1912**, Nr 19; **1913**, 4. — SCHULZ, W.: Fol. haemat. (Lpz.) **9**, 273; **10**, 381. — SCHULZ u. SCHEFFER: Berl. klin. Wschr. **1921**, 789. — SCHWAB: Münch. med. Wschr. **1906**, Nr 51; **1907**, Nr 4. — SIRENSKIJ: Z. Immun.forschg **12**, 328 (1912). — STÄHELIN: Valenzprobe. Beitr. Klin. Tbk. **43** (1919). — STEPHAN: Milzbestrahlung. Münch. med. Wschr. **1920**, 309, 992. Neue Gerinnungsproben; Dtsch. med. Wschr. **1920**, 684; **1922**, 282. — STÜBEL: Theorie der Gerinnung. Pflügers Arch. **181**, 285 (1920). — STROMBERG: Biochem. Z. **37** (1911). — STUBER: Biochem. Z. **77**, **375** 333, 358, (1916); Münch. med. Wschr. **1914**, 1661; Kolloid-Z. **51**, 144 (1930); Klin. Wschr. **1922**, 2440; Biochem. Z. **212**, 16 (1929). Physiologie u. Pathologie der Blutgerinnung, Berlin 1930. SZENES: Münch. med. Wschr. **1920**, 786; Mitt. Grenzgeb. Med. u. Chir. **32**, 627 (1920).

TEZNER: Z. exper. Med. **64**, 462 (1929). Blutgerinnsel. Salzeinfluß. — TICHY: Reizbestrahlung der Leber. Zbl. Chir. **1920**, 1389. — TOGAWA: Biochem. Z. **109**, 25 (1920).

VIERORDT: Arch. Heilk. **19** (1878).

WÄLCHLI: Fol. haemat. (Lpz.) **27**, 135 (1922) u. Inaug.-Diss. Zürich 1922. — WALDSCHMIDT-LEITZ: Hoppe-Seylers Z. **183**, 39 (1929). — WASSERTRÜDINGER: Zbl. Chir. **1922**, 734. Nach Milzbestr. — WEISS: Berl. klin. Wschr. **1910**, 992. — WOHLGEMUTH: Biochem. Z. **25**, 79 (1910). — WÖHLISCH: Münch. med. Wschr. **1921**, 941 u. 1382; Münch. med. Wschr. **1921**, 228. Bei Splenektomie; Physiologie und Pathologie der Blutgerinnung. Erg.-Phys. **28**, 443 (1929). — WRIGHT: Brit. med. J. **1893**, 223.

ZAK: Arch. f. exper. Path. **70**, 27 (1912); **74**, 1 (1913).

Die Oxydasenreaktionen.

1. Die Guajakreaktion.

Die Blaufärbung mit Guajaktinktur gibt Blut gewöhnlich nur dann, wenn außerdem noch Sauerstoff als ozonisiertes altes Terpentinöl oder Wasserstoffsuperoxyd zugesetzt wird. Enthält das Blut aber in größerer Zahl Leukocyten, die Oxydasen besitzen, so tritt die Oxydation schon von sich aus ohne Zusatz von Sauerstoff auf. Dies ist der Fall bei Eiter, bei starken Leukocytosen (über 20 000) und besonders bei myeloischer Leukämie und bei den Zellen des Knochenmarkes. Lymphatisches Gewebe, Lymphocyten der Exsudate und das Blut selbst der hochgradigsten lymphatischen Leukämie geben niemals Reaktion.

Die Probe wird in der Weise angestellt, daß man einige Tropfen Blut in 2—4 ccm Aq. dest. auflöst, so daß die Blutfarbe fast ganz verschwindet und durch die Zerstörung der Leukocyten ihre Oxydasen frei werden. Jetzt überschichtet man sorgfältig mit Guajaktinktur, und bald tritt ein tiefblauer Farbenring auf, der nicht lange bestehen bleibt und einer schmutziggrauen Färbung Platz macht. Die verwendete Guajaktinktur muß eine frische $5^0/_0$ige alkoholische Lösung darstellen. Die Reagensgläser sollen peinlich sauber sein.

2. Die Indophenolblausynthese.

Auch die Indophenolblausynthese beruht auf einer Oxydasenreaktion wie WINKLER gezeigt hat. W. H. SCHULTZE hat die Methode in die Pathologie eingeführt.

Für die Blutausstriche geeignetste Methodik. Eine neue Modifikation von W. H. SCHULTZE, die er mir zur Publikation freundlichst übergeben hat:

1. Fixation in $40^0/_0$iger Formol plus Alkohol absolutus āā.
2. Färbung mit zwei Lösungen.

Lösung I: Alphanaphthol, gelöst in physiologischer Kochsalzlösung 1,0/100,0; dazu auf 100,0 1 ccm $^1/_{10}$ Normal-Natronlauge.

Lösung II: 1%ige Lösung von Paradimethylparaphenylendiaminbase (MERCK). Gleichfalls in physiologischer Kochsalzlösung.

Ein Teil der Lösung I zu vier Teilen der Lösung II (filtrieren).

Die Präparate kommen 3 Minuten in die Mischung, Nachfärbung mit Giemsa, Besichtigung der trockenen Präparate in Wasser bei Immersion.

Evtl. nachher Präparate wieder trocknen; so bleiben sie lange Zeit haltbar.

Für Gewebschnitte empfiehlt es sich, die Behandlung nach der Färbung in folgender Weise noch vorzunehmen:

1. Abspülen in Aq. dest.
2. Einlegen in verdünnte LUGOLsche Lösung (1 : 2 Aq. dest.) 2—3 Min.
3. Gründliches Wässern in Aq. dest., dem Lithium carb. zugesetzt ist, 24 Stunden.
4. Nachfärben in Alauncarmin. Einbetten in Glyceringelatine.

Durch oxydierende Fermente ist aus der Vereinigung von α-Naphthol und Dimethylparaphenylendiamin Indophenolblau entstanden.

W. H. SCHULTZE empfahl auch folgende „Modifikation B":

Man mischt gleiche Teile einer 2%igen Lösung von β-Naphtholnatrium (Mikrocidin Merck) und einer 1%igen Lösung von salzsaurem Dimethylparaphenylendiamin-Chlorhydrat. Bei der Mischung muß möglichst vollständige Neutralisation eintreten. Die Flüssigkeit ist erst trübe, daher Filtration nötig. Es färben sich alle Granula intensiv grün; im Leitungswasser geht die Farbe in Tiefviolett-Schwarz über.

SCHULTZE hat noch eine dritte „Modifikation C", Mischung alkalischer α-Naphthollösung A mit Paranitrosodimethylanilin mit braunschwarzer Färbung der Granula in Formolschnitten empfohlen.

SCHULTZE ist der Ansicht, daß die Granula selbst Substanzen, Fermente, enthalten, die eine katalytisch-beschleunigende Wirkung haben. LOELE hat gezeigt, daß die Granula der Neutrophilen und Eosinophilen mit alkalischen Phenollösungen gelblich-schwarze Färbungen geben, weil die Granula eine Aminobase und ein oxydierendes Ferment besitzen. Auch diese Reaktion versagt an Lymphocyten ausnahmslos.

Die Reaktion fehlt allen lymphatischen Zellen und ist in myeloischen positiv. Die Gewebsmastzellen als nicht myeloische Zellen reagieren nach KREIBICH, DUNN nie. Die Myeloblasten geben deutliche Reaktion, so daß (zuerst W. H. SCHULTZE) die Differentialdiagnose der Myeloblastenleukämie gegen lymphatische Leukämie leicht fällt. Freilich zeigen ganz unreife und pathologische Myeloblasten keine oder spärliche Färbung: Oxydasenmangel. Histiocyten und Endothelien geben keine Reaktion.

Monocyten geben entsprechend der Feinheit ihrer Granulation eine feine positive Reaktion (s. Abschnitt Monocyten).

Peroxydasenreaktion nach KREIBICH:

a) Man löst 0,1—0,2 benzidinmonosulfosaures Natrium in 10 ccm Aq. dest. und gleiche Menge Benzidin, schüttelt und gibt einen Tropfen Perhydrollösung zu (2—3 Tropfen 30%iges Perhydrol auf 10 ccm Aq. dest.) und filtriert oder

b) zur gleichen Lösung von benzidinsaurem Na 1—2 Tropfen 1%igen salzsauren Alkohol. Niederschlag abfiltriert und jetzt zur klaren Flüssigkeit wie oben verdünnte Perhydrollösung zugesetzt.

(Die Flüssigkeit darf nur schwach sauer sein.)

Bei der Peroxydasenreaktion bleiben die Kerne immer ungefärbt, die Granula werden dunkelblau.

Die Firma Adler in Karlsbad liefert jetzt benzidinmonosulfosaures Na, das die Reaktion ohne jeden Zusatz im Ausstrich und Schnitt gibt.

Man löst wie oben, aber ohne Zusatz von Benzidin oder Säure. Damit erhält man Dauerpräparate und die Möglichkeit der Nachfärbungen mit Methylenblau-Eosin oder nach BRINNITZER mit Giemsalösung.

Methode SATO. SATO behandelt den gut lufttrockenen Blutausstrich 30 Sekunden mit einer ½%igen Kupfersulfatlösung, gießt diese ab und bringt ohne vorheriges Abspülen die Benzidin-H_2O_2-Lösung (Benzidin 0,2 H_2O_2 gtts.

4. Aqua dest. ad. 200,0) auf den Objektträger. Nach 2 Minuten ist die Reaktion vollzogen. Vorsichtig wird unter Vermeidung des scharfen Strahles mit Aqua dest. abgespült und 2 Min. mit einer 1%igen Safraninlösung nachgefärbt. Jetzt wird wieder vorsichtig abgespült. Dann läßt man das Präparat lufttrocken werden (eventuell im Brutschrank oder am Ventilator), auf jeden Fall ist die Berührung mit Fließpapier zu vermeiden. Filtrieren der Benzidin-H_2-O_2-Lösung vor Gebrauch.

Das Präparat zeigt bei der mikroskopischen Untersuchung mit Ölimmersion die positive Reaktion als intensiv blaue Granula, die Zellkerne sind schwach rotgelb tingiert, die R. sind ausgelaugt.

Methode BRINNITZER. Wie oben wird der mindestens 2 Stunden luftgetrocknete Ausstrich mit ½%iger Kupfersulfatlösung behandelt. Nach Abgießen ohne Abspülung läßt man die Benzidin H_2O_2-Lösung 3—4 Min. einwirken und spült nun sehr vorsichtig, aber gut ab. Anschließend überschichtet man den Ausstrich mit GIEMSA-ROMANOWSKY-Lösung (15 Tropfen auf 10 ccm Aq. dest. Verwandt wurde die von Grübler, Leipzig, bezogene Lösung) und färbt 60 Min. lang, dann vorsichtig nachspülen und lufttrocknen lassen.

Die Methode ergibt eine panoptische Giemsafärbung mit deutlicher Darstellung der Peroxydasegranula. — Diese treten scharf heraus als blauschwarze bzw. grünschwarze bis schwarze grobe Granulierung. Das Protoplasma im Bereiche der Peroxydasegranula hellt sich auf und nimmt einen gelben bis hellgelbbraunen Ton an, bei schwacher Reaktion (Monocyten, Myeloblasten) kann das Protoplasma blaugrün bis grüngelb tingiert sein.

Die Peroxydasenreaktion ist positiv an Neutrophilen, sehr stark an Blutmastzellen und Eosinophilen, positiv ferner an Monocyten und Myeloblasten, negativ an Lymphocyten, fixen Zellen und Gewebsmastzellen.

GRÄFF gelang es, die Blaufärbung der Oxydasereaktion durch Behandlung mit LUGOLscher Lösung haltbar zu machen.

WINKLER hatte auch in den Zellen des lymphatischen Apparates Reaktionen bekommen, desgleichen SAPEGNO und JAGIC, der aber diese Ansicht zurückgezogen hat. Indessen versichert W. H. SCHULTZE, nach vieljährigen Färbungen niemals Reaktion an den Ł. gefunden zu haben. Ähnlich sprechen sich DUNN und andere aus, und ich selbst kann das völlige Versagen an den Ł. bestätigen.

Die Granula der N., Eos. und Blutmastzellen färben sich aufs intensivste.

Daß es tatsächlich die Granula sind, und nicht etwa das zwischen den Granula gelegene Protoplasma, sehe ich daraus, daß an Speichelkörperchen mit tanzenden neutrophilen Granulis (ebenso bei Bronchialasthma an tanzenden eosinophilen Körnchen) aufs allerdeutlichste die blauen Granula ihre lebhaften Bewegungen ausführen. Oft geht ein einzelnes blaues tanzendes Korn in einen Protoplasmaläufer hinein und wieder zurück.

MAC JUNCIN vereinigt durch eine Benzidin-Polychrom-Blutfärbung die Oxydasenreaktion mit einer allgemeinen Färbung (Fixation der eine Stunde oder mehr lufttrockenen Präparate in 80%igen Methylalkohol); ähnlich VAN DER ZANDE[1] Benzidin-Giemsafärbung.

Sehr befriedigt hat mich die *Benzidinmethode nach* GRAHAM.

Der frische Ausstrich wird einige Sekunden fixiert mit 1 Teil 40%igem Formaldehyd + 9 Teilen 95%igem Alkohol, mit Wasser leicht abgewaschen, mit Benzidinlösung gefärbt. Herstellung: einige Krystalle Benzidin zu 0,02 ccm H_2O_2 (Sahlipipette) und 10 ccm Alkohol 40%ig. 5 Min. Färben. Abspülen.

Kernfärbung mit Anilinwasserthioninlösung. 10 ccm gesättigte Lösung von Thionin in 75%igem Alkohol zu 40 ccm Anilinwasser. Kernfärbung ½—1 Min. Man kann nun bei den Neutrophilen vier Gruppen unterscheiden:

1. Gruppe: N ohne Granula. } Pathologische N.
2. Gruppe: N mit Gerippe, an 2—3 Stellen Granula. } s. S. 197.
3. Leichte Granulationsdefekte.
4. Viele Granula.

Normalerweise findet man 11% der Gruppe 3 und 89% der Gruppe 4.

[1] ZANDE, VAN DER: Kongreßzbl. inn. Med. 16, 569.

Bei Infektionskrankheiten erscheinen die Gruppen 1 und 2.

Sehr distinkt ist die Oxydasenreaktion mit der *Dopareaktion* von BLOCH; leider gelingt eine Gegenfärbung der Kerne nicht immer. Eine analoge Darstellung der Oxydase positiver Granula erfolgt durch die Lipoidfärbung nach SEHT oder nach GOLDMANN. Auch hier fallen die Monocytengranula positiv aus. Die Prüfung auf labile Oxydase (GRÄFF) ist für unsere Zwecke wertlos, da solche labilen Oxydasen in allen Zellen vorkommen.

Literatur über Oxydasenreaktionen.

ARAKAWA: Kongreßzbl. inn. Med. **51**, 328.

BINGEL u. BETKE: Frankf. Z. Path. **1910**. — BLOCH u. PECK: Fol. haemat. (Lpz.) **41**, 166 (1930). — BRANDENBURG: Münch. med. Wschr. **1900**. — BRINNITZER: Fol. haemat. (Lpz.) **41**, 240 (1930). Komb. mit Giemsa. — BÜRKER: Skand. Arch. Physiol. (Berl. u. Lpz.) **43**, 101 (1923).

CURTIS: Fol. haemat. (Lpz.) **17**, 1.

DUNN: J. of Path. **15** (1910).

EPSTEIN: Zbl. Bakter. Orig. **103**, 329 (1927). Haltbare Oxyd-R. — EWALD: Pflügers Arch. **116** (1907).

FIESSINGER u. RANDOWSKA: C. r. Soc. Biol. Paris **1912**, 21. — FISCHL: Münch. med. Wschr. **1910**, 1203; Arch. mikrosk. Anat. **83**, 130 (1913). — FURSENKO: Beitr. Path. **22**.

GIERKE: Münch. med. Wschr. **1911**, Nr 44; Beitr. Path. **27**, Nr 14 (1916). — GOLDMANN: Zbl. Bakter. I Org. **112**, 445 (1929). Lipoidgranula; Zbl. Path. **46** (1929); Z. mikrosk.-anat. Forschg **18**, 143 (1929). — GRAEFF: Frankf. Z. Path. **11**, 358 (1912); Beitr. Path. **27**, Nr 14 (1916).

HERZ: Die akute Leukämie. Wien 1911. — HIRSCHFELD: Med. Klin. **1924**, 249. — HOLLANDE: C. r. Acad. Sci. Paris **178**, 1215 (1924).

JAGIC: Berl. klin. Wschr. **1909**, Nr 26. — JAGIC u. NEUKIRCH: Berl. klin. Wschr. **1910**, Nr 19.

KLEIN: Fol. haemat. (Lpz.) **1904**, Nr 2. — KNOLL: Verh. schweiz. naturforsch. Ges. **1924** II, 215. — KREIBICH: Adrenalindarstellung der L. granula. Wien. klin. Wschr. **1910**, 1443; **1910**, Nr 19.

LAMBRIGHT: Modifikation. Amer. J. Physiol. **161**, 209 (1921). — LOELE: Münch. med. Wschr. **1910**, Nr 26 u. 46; Fol. haemat. (Lpz.) Arch. **13**, 331; **14**, 26 (1912); **14**, 308 (1913); **18**, 581; Erg. Path. **16** (1913). Übersichtsref.; Frankf. Z. Path. **9**, 436 (1912); Fol. haemat. (Lpz.) **27**, 181 (1922).

MAC JUNCIN: J. amer. med. Assoc. **74**, 17 (1920). — MARCHAND: Münch. med. Wschr. **1911**, 924. — MENGLER: Klin. Wschr. **1929**, 782. Osmiumfix. — MENTEN: J. med. Res. **1919**, 433. — MEYER, ERICH: Münch. med. Wschr. **1903**, Nr 35; **1904**, Nr 35.

NAEGELI: Dtsch. med. Wschr. **1900**, Nr 18. — NAKANO: Fol. haemat. (Lpz.) **15**, 123. Lit.! — NEUMANN: Fol. haemat. (Lpz.) **35**, 37 (1927). Im Knochenmark. — NIKOLAJEW: Biochem. Z. **194**, 244 (1928).

PAPPENHEIM: Fol. haemat. (Lpz.) **9**, 58. — PAPPENHEIM u. NAKANO: Fol. haemat. (Lpz.) **14**, 260 (1913). — PETERS: Münch. med. Wschr. **1909**, 1478.

ROSENTHAL: Zit. bei MENGLER.

SAKURADA: Kongreßzbl. inn. Med. **52**, 706. Peroxyd-R. — SAPEGNO: Fol. haemat. (Lpz.) **9**, 389 u. **11**, 51. — SATO: Kongreßzbl. inn. Med. **51**, 775. Peroxydasen-R. in Zählkammer. — SCHILLING: Med. Klin. **1924**, 679. — SCHLENNER: Dtsch. med. Wschr. **1922**, 1. — SCHULTZE, W. H.: Münch. med. Wschr. **1909**, Nr 4; Beitr. path. Anat. **45** (1909); Münch. med. Wschr. **1910**, Nr 42; Zbl. path. Anat. **28**, Nr 1 (1917). — SEHRT: Virchows Arch. **273**, 701 (1929). Histologie u. Chemie der Lipoide der weiß. Blutzellen. Leipzig: Georg Thieme 1927; Münch. med. Wschr. **1927**, 139. — SHOJI: Kongreßzbl. inn. Med. **52**, 705 u. 706. Peroxyd. — SKOJI: Kongreßzbl. inn. Med. **51**, 328. — SUZUKI: Kongreßzbl. inn. Med. **55**, 694—695.

TOKUÉ: Peroxyd.-R. Kongreßzbl. inn. Med. **51**, 329.

UNNA: Arch. mikrosk. Anat. **78** (1911).

WINKLER: Fol. haemat. (Lpz.) **4**, 323 u. **5**, 17; **14**, 23 (1912). — WYSS, v.: Korresp.bl. Schweiz. Ärzte **1911**.

Die Katalasenbestimmungen des Blutes

haben bisher noch keine Bedeutung erlangt. Die Vermehrung bei Perniciosa geht nur dem R.-Volumen parallel, stellt daher nichts Besonderes dar.

Ich verweise auf

BERG: Verh. dtsch. Ges. inn. Med. **1929**, 216 u. 224. — CASTAGNA: Kongreßzbl. inn. Med. **53**, 832. — MAGAT: Z. exper. Med. **41**, 95 (1924). — NEUMANN: Dtsch. Arch. **137**, 324 (1921). — NISSEN: Z. klin. Med. **92** (1921). — OKEY: Amer. J. Physiol. **62**, 417 (1922). — STRAUSS: Biochem. Z. **122**, 137 (1921). — THIENEN, VAN: S. Perniciosa. — TSUCHIKASKI: Biochem. Z. **140**, 68 (1923).

Die Bestimmung der Blutungszeit und anderer bei hämorrhagischen Diathesen vorkommender Erscheinungen.

Die prinzipielle Trennung der Blutungszeit von den Gerinnungsphenomenen ist von größter Bedeutung. Es handelt sich um grundverschiedene Prozesse, um Blutgerinnung oder um Blutstillung und Dauer der Blutung. Abhängig ist die letztere von der Kontraktion der Gefäße, von der lokalen Blutplättchenthrombusbildung, wohl auch von Eigenschaften der Endothelien und der Blutflüssigkeit.

1. Die *Bestimmung der Blutungszeit* nach DUKE. Man sticht nach warmem Handbad in die trockene Fingerbeere, wischt alle $^1/_2$ Min. mit Filtrierpapier ab und sieht nach, wann kein Blut mehr austritt. Die Blutungszeit ist verlängert bei Plättchen- und Fibrinogenmangel, und bei Gefäßveränderungen. Diese Methode ist roh und die Tiefe des Stiches ungleich. Die Resultate sind abhängig von vielen Faktoren, z. B. der Verletzung kleiner Gefäße. Trotzdem gibt die Methode wichtige Einblicke, namentlich bei Vergleich mit Normalen.

2. Die *Stichprobe von* HOCH-HESS. Mit einer feinen Nadel sticht man in die Haut ein Viereck. Dieses sollte am folgenden Tag nicht mehr sichtbar sein; bei hämorrhagischer Diathese haben sich kleine Petechien entwickelt.

Auch hier gilt für die Kritik das unter 1 Gesagte.

3. Die *Stauungsbinde* nach RUMPEL-LEEDE gibt oft bei hämorrhagischer Diathese feine Petechien. Dann müssen Gefäßveränderungen vorliegen.

4. Prüfung auf Empfindlichkeit gegen Stoß und Schlag mit Perkussionshammer am besten auf der Haut, die direkt einem Knochen aufliegt.

5. Die *Punktionsprobe.* Subcutane Injektionen können große Blutungen entstehen lassen.

6. Prüfung nach HECHT, Anwendung einer Saugpumpe 10 Minuten, ob kleinste Hautblutungen erfolgen.

7. Beachtenswert ist bei hämorrhagischen Diathesen die *Prüfung auf Endothelien* (s. diese), die nach Massage des Ohrläppchens im ersten austretenden Bluttropfen erhalten werden und Aufschlüsse über die peripheren Capillarendothelien geben.

Lit.: DUKE: J. amer. med. Assoc. **15**, 1125 (1912); Hopkins Hosp. Bull. **23** (1912). — EMILE-WEIL: Bull. Soc. Biol. Paris **84**, 619 (1921). — FONIO: Handbuch normaler und pathologischer Physiologie, Bd. 6. — FRANK: SCHITTENHELMS Handbuch der Blutkrankheiten 1928. — SCHINZ: Berl. klin. Chir. **132**, 402 (1924). Röntgenbestrahlung.

Retraktion des Blutkuchens.

Seit HAYEM haben namentlich französische Autoren auf die Zurückziehung des Blutkuchens von den Wänden des Gläschens aufmerksam gemacht, die durch die Auspressung des Blutserums nach vollendeter Gerinnung erfolgt. Das Phänomen ist von der Menge der Blutplättchen abhängig und von der Elastizität des gebildeten Fibrins, das Serum auspreßt. Fehlende Retraktion macht auf Plättchenabnahme aufmerksam und findet sich bei Thrombopenien aller Arten (OPITZ u. SCHOBER).

Die Prüfung im Spitzgläschen zeigt die fehlende Retraktion weit besser als in einem unten abgerundeten Gläschen, in dem ein Fehlen der Retraktion sehr selten ist.

Noch besser ist die Prüfung, wie FRANK betont, im *Uhrschälchen.* In diesem schwimmt der Blutkuchen, wenn man die Ränder desselben gelöst hat. Mitunter zeigen völlig gesunde Individuen im Röhrchen keine Retraktion, wohl aber im Uhrschälchen.

ROSKAM bestreitet die Beziehung zur Plättchenzahl und bezieht die Erscheinung auf verschieden gestaltete Eigenschaften des Fibrins.

FONIO hat ein Retraktometer konstruiert, um die Retraktion zu messen.

Lit.: FONIO: Handbuch der normalen und pathologischen Physiologie. Bd. 6. Optiker Büchi, Bern; Schweiz. med. Wschr. **1921**, 147. — HUSTIN: Presse méd. **1923**, 400. Retrakt. d. Koag. — OPITZ u. MATZDORFF: Dtsch. med. Wschr. **1921**, Nr 18. — OPITZ u. SCHOBER: Jb. Kinderheilk. **105**, **189**. — PICKERING: Kongreßzbl. inn. Med. **34**, 103. Retraktibilität d. Koag. — ROSKAM: Bull. Soc. belge Biol. **45**, 1122.

Sauerstoffzehrung des Blutes.

MORAWITZ hat gezeigt, daß normales Blut, steril entnommen und defibriniert, unter Luftabschluß in Gefäße gebracht, beim Aufbewahren Sauerstoff verbraucht und CO_2 bildet; aber normal ist diese Sauerstoffzehrung nur 4—5$^0/_0$ und wird ganz auf die Lebensvorgänge der Leukocyten zurückgeführt, da nur Zellen mit Kernen eine Atmung aufweisen. So ist denn auch nach WARBURG die O_2-Zehrung der Vogelerythrocyten sehr erheblich.

Im Gegensatz zu dem minimalen Werte der Sauerstoffzehrung in normalem Blute zeigt pathologisches Blut nach MORAWITZ und ITAMI eine starke Atmung, von 5—69$^0/_0$, so daß also junge Zellen, die in irgendeiner Form wohl noch Kernreste enthalten, sich durch starke O_2-Zehrung verraten. Damit ist ein biologischer Nachweis junger Erythrocyten und regenerativer Phänomene möglich, selbst wenn morphologische Methoden versagen.

Hämolytische und Blutgiftanämien zeigten besonders hohe Sauerstoffzehrung, ebenso das peripherische Blut bei Blutungen in den Darm (also starke Regeneration, nicht Degeneration!); nach Aderlaß nimmt die O_2-Zehrung rasch zu. Eine BIERMERsche Anämie zeigte kurz vor dem Tode geringe O_2-Zehrung, und die Sektion ergab dementsprechend nur geringe regenerative Prozesse. Dagegen gelang es mit dieser Methode nicht, im Hochgebirge eine Regeneration zu beweisen.

Lit.: ITAMI: Arch. f. exper. Path. **62** (1910). — MORAWITZ: Arch. f. exper. Path. **60** (1909); Kongr. inn. Med. **1910**. — MORAWITZ u. ITAMI: Dtsch. Arch. klin. Med. **100** (1910). — MORAWITZ u. PRATT: Münch. med. Wschr. **1908**, Nr 35. — ROESSINGH: Klin. Wschr. **3**, Nr 16. Auf Eisentherapie. — WARBURG: Z. physiol. Chem. **59**, 112 (1909).

Die Jodreaktion des Blutes und der Leukocyten.

EHRLICH hat zuerst die Beobachtung gemacht, daß in den Zellen des Blutes jodempfindliche Substanzen vorhanden sind, und bezog dieselben auf Glykogen, da dieser Körper bereits durch SALOMON chemisch im Blute nachgewiesen war und die Reaktion bei Diabeteskranken entdeckt werden konnte. In der Folgezeit ist die Jodreaktion von vielen Seiten aufs eingehendste studiert worden. Man suchte ein leitendes Prinzip in der Genese der pathologischen Jodreaktion und glaubte es entdeckt zu haben (KAMINER). Vor allem erweckte die chemische Deutung des reagierenden Körpers und die praktisch diagnostische Wertigkeit und Verwendung der Jodophilie die lebhaftesten Diskussionen.

Methode von EHRLICH. Die lufttrockenen Präparate werden in eine kleine Kammer gebracht, die auf ihrem Boden einige Jodkrystalle enthält. Das Blut ist damit den Joddämpfen ausgesetzt, und die Reaktion vollzieht sich in wenigen Minuten. Einschließen und Betrachten in Lävulosesirup, der stark aufhellt. Die Konservierung der Präparate gelingt nicht. Die Jodfärbung äußert sich als extracelluläre Reaktion an den Blutplättchen und an Trümmern von Leukocyten (?), als intracelluläre Reaktion in einer diffusen Braunfärbung an den Erythrocyten, und in verschiedener Stärke an den Leukocyten. Hier unterscheidet ZOLLIKOFER eine diffuse wolkige Bräunung als schwache Reaktion, das Auftreten von distinkt gefärbten Teilen in Form von Körnchen, Netzen, Schollen, Balken usw. als starke Reaktion. KAMINER trennt 3 Stadien: diffuse Bräunung, feine Körnelung und schollige Färbung.

Im normalen Blute zeigen die R. starke und gleichmäßige Braunfärbung. Die Neutrophilen besitzen eine ganz leichte Affinität zu Jod, die Monoc. entweder gar nicht oder nur in viel geringerem Grade. Nie ist normal eine stärkere Reaktion vorhanden. Im pathologischen Blute ändert sich die Färbung der R. nicht, aber die N. geben jetzt verschiedene Grade der Jodophilie. ZOLLIKOFER hat festgestellt, daß die Reaktion vorwiegend an den N., nicht selten an £. und Mastzellen, sehr selten an Eos. und Monoc., nie an Myelocyten beobachtet wird. WOLFF fand in den Myelocyten bei Leukämie auch nie positive Reaktion.

Anfänglich hielt man die Jodophilie der L. für eine degenerative Erscheinung, die bei Intoxikationen und Infektionen ganz besonders aber bei Eiterungen auftreten sollen. Unhaltbar erwies sich aber die Auffassung reiner Degeneration, als ZOLLIKOFER durch die Vitalfärbung den Beweis erbrachte, daß alle N. jodophile Substanz in Körnchen enthalten. Später zeigte BEST, daß Zellen mit Kernzerfall von Glykogen frei sind, und daß die Jodreaktion als solche sicher kein Degenerationszeichen, eher ein Ausdruck erhöhter Zellaktivität darstellt.

Diese Vitalfärbung wird vorgenommen, indem man die kleine Glaskammer mit Jodkrystallen in die Nähe des Patienten bringt, die eben ausgestrichenen Blutpräparate noch feucht in die Kammer und damit unter den Einfluß der Joddämpfe setzt. Die Blutschicht färbt sich, wenn der Deckel der Kammer nur ganz rasch gelüftet worden ist, fast momentan. Man läßt die Präparate in der Kammer trocknen und untersucht sie dann in Lävulosesirup.

Jetzt sind folgende Reaktionen aufgetreten:

1. Die Erythrocyten nehmen mehr Jod auf und sind braunschwarz.
2. Die Blutplättchen färben sich wie im lufttrockenen Präparate.
3. In den N. ist das Protoplasma von einer großen Zahl intensiv brauner Körnchen durchsetzt. An den £., Mastzellen, Eos. tritt keine Verstärkung der Jodreaktion auf. Myelocyten des Blutes und Knochenmarkes geben die Veränderung nie.

Damit ist festgestellt, daß die Jodophilie eine normale Erscheinung ist. Pathologisch ist die Reaktion erst, wenn sie auch an nicht vitalgefärbten Leukocyten auftritt. Die abnorme Dauerhaftigkeit der jodophilen Körnelung stellt also den abnormen Befund dar.

Die Auffassung über die chemische Natur der sich färbenden Substanz ist umstritten, siehe 4. Aufl.

Klinische Beobachtungen der Jodreaktion.

Klinisch ist bisher fast ausschließlich die pathologische Jodreaktion der Neutrophilen studiert worden, nach EHRLICH. Diese wird als Jodreaktion der Leukocyten in Kürze bezeichnet und die Jodophilie anderer Zellen vernachlässigt.

Am häufigsten findet man die „Jodreaktion" bei Intoxikationen und Eiterungen, aber leider nicht durchaus konstant, so daß ihre diagnostische Zuverlässigkeit keineswegs eine absolute ist. So hat ZOLLIKOFER die Jodophilie bei Empyemen, osteomyelitischen Eiterungen, Furunkulosis und Phlegmonen vermißt; bei chronischen Eiterungen hat sie REICH ab und zu negativ gefunden. Bisher (!) nie konstatiert ist ein positiver Befund bei Tetanus, aber bis jetzt ausnahmslos starke Reaktion angetroffen bei akuter perityphlitischer Eiterung, bei croupöser Pneumonie und Leberabsceß. Nur selten wird Jodophilie bei Typhus, Masern, Pocken, Malaria und bei Tuberkulose angegeben, und wenn die Reaktion positiv ausfällt, so nehmen die meisten Autoren bei beiden Krankheiten Komplikationen an, eine Auffassung, deren Richtigkeit mir schwer zu beweisen zu sein scheint. Miliartuberkulose kann positiven Befund geben. Bei Scharlach fand NEUTRA konstant Jodophilie.

Der diagnostische Wert ist also ein beschränkter, und nur in einzelnen Spezialfällen kann differentialdiagnostisch ein Schluß gezogen werden.

Als wertvoller sehen die Chirurgen die prognostische Bedeutung der Jodreaktion an. Zurückgehen spricht bei Eröffnung einer Eiterung für Kupierung des Prozesses, späteres Wiederauftreten für neue Eiterherde oder Sekretretention (KÜTTNER, REICH).

Wichtigste Literatur über die Jodreaktion des Blutes.

ARNOLD: Zbl. path. Anat. **21** (1910). — ARTEAZA: Fol. haemat. (Lpz.) **5**, 496.

BARNICOT: J. of Path. **1906**. — BEST: Beitr. path. Anat. **33** (1903). — BOND: Brit. med. J. **1917**, 145.

CAPUZZI: Morgagni **1908**. — CZERNY: Arch. f. exper. Path. **31** (1893).

DEMICHELE: Giorn. internaz. Sci. med. **1905**, Nr 20. — DUNN: Boston med. J. **1903**.

EHRLICH: Z. klin. Med. **6** (1883). — EHRLICH u. LAZARUS: Die Anämie. Nothnagels Sammlung 1898.

GABRITSCHEWSKY: Arch. f. exper. Path. **28** (1891). — GOLDBERGER u. WEISS: Wien. klin. Wschr. **1897**, Nr 20. — GULLAND: Brit. med. J. **1904**.

HIRSCHBERG: Z. klin. Med. **54** (1904); Inaug.-Diss. Bonn 1904 u. Virchows Arch. **194** (1908). — HOFBAUER: Zbl. inn. Med. **21**, Nr 6 (1900); Wien. med. Wschr. **1905**, Nr 39.

KAMINER: Berl. klin. Wschr. **1899**, Nr 6 (1903); Dtsch. med. Wschr. **1899**, Nr 15; **1902**, Nr 11—12; Kongr. inn. Med. **1902** (hier Diskuss. EHRLICH, MINKOWSKI, HUBER.

HOFBAUER); Z. klin. Med. **47** (1902); Ver. inn. Med. Berlin **1902** (hier Diskuss. LAZARUS, MICHAELIS). — KÜTTNER: Arch. klin. Chir. **73**; Zbl. Chir. **1904**, Nr 27.
LIVIERATO: Dtsch. Arch. klin. Med. **53**.
NEUKIRCH: Z. klin. Med. **70** (1910). — NEUTRA: Z. Heilk. **1906**.
PERRONE: J. Physiol. et Path. gén. **1907**. — PORCILLE: Gazz. Osp. **1900**.
REICH: Beitr. klin. Chir. **42** (1904). — REUSS: Arch. f. Dermat. **123**, 815 (1916).
SABRAZÈS et MURATET: J. Physiol. et Path. gén. **1907**. — SACHSE: Inaug.-Diss. Rostock 1905. — SCHMIDT: Inaug.-Diss. Berlin 1902. — SOROCHOWITSCH: Z. klin. Med. **51**. — STÜMPKE: Bei dermatol. Affektionen. Berl. klin. Wschr. **1909**, 203.
TARCHETTI: Clin. med. ital. **1900**.
WEISS: Jb. Kinderheilk. **58** (1903). — WOLFF, A.: Berl. klin. Wschr. **1901**, Nr **34**; **1903**, Nr 17; Z. klin. Med. **51**. — WOLFF-EISNER: Dtsch. med. Wschr. **1907**, Nr **44**. — WOSKRESSENSKY: Fol. haemat. (Lpz.) **1905**, 24; Inaug.-Diss. Moskau 1907; Fol. haemat. (Lpz.) **5**, 495 u. **9**, 131.
ZOLLIKOFER: Inaug.-Diss. Bern 1899.

Die Senkungsgeschwindigkeit des Blutes.

In den letzten Jahren hat die Untersuchung auf die Senkungsgeschwindigkeit des Blutes eine außerordentliche Bedeutung, speziell für die Beurteilung der Tuberkulose bekommen. FAHRÄUS hatte zuerst diese Methode eingeführt und geglaubt, in ihr eine Reaktion auf Schwangerschaft entdeckt zu haben. Bald zeigte sich aber die Häufigkeit der Veränderungen in der Senkungszeit unter zahllosen pathologischen Verhältnissen.

Methodik: Das Blut wird durch Venenpunktion gewonnen. In der Spritze findet sich 3%ige Natrium citricum-Lösung, die $^1/_5$ des Spritzeninhalts ausmacht. Durch Zitrat wird die Gerinnung verhindert und jetzt bringt man die Mischung Blut plus Zitrat in ein Röhrchen von 30 cm Länge und 2,5 mm Lumen und stellt dieses Röhrchen in einem Gestell auf, indem man gewöhnlich eine Reihe von Untersuchungen über Senkungsgeschwindigkeit vornimmt. Ablesen nach einer, zwei und 24 Stunden.

Die obere Grenze ist gewöhnlich scharf; nur wenn die roten Zellen in der Größe und im Gewicht ungleich sind und daher auch verschieden sedimentieren, unscharf; z. B. bei Perniciosa.

Wesen der Senkung der Blutkörperchen. Die roten Blutkörperchen sind elektronegativ geladen, stoßen einander ab und dadurch wird für eine gewisse Zeit ein Zusammenballen und ein Heruntersinken der Konglomerate vermieden. Die Zellen befinden sich aber in einem Plasma von Kolloiden und diese Kolloide sind elektropositiv geladen, ganz besonders die grobdispersen Eiweißkörper, Globuline und Fibrinogen. Diese Körper erzeugen eine Entladung der roten Zellen; es kommt daher zu Verklumpung und zum Heruntersinken der Zusammenballungen. Enthält das Plasma überwiegend Albumin, so geht es sehr lange bis die Verklumpung und das Heruntersinken zustande kommt. Je mehr aber die grobdispersen Eiweißkörper überwiegen, desto rascher erfolgt die Senkung.

Auch eine Reihe von anderen Faktoren beeinflussen die Senkung, die mithin einen sehr komplexen Prozeß darstellt. Es geht daher nicht an, wie das meistens gemacht wird, eine nackte Zahl für die Senkung anzugeben für irgendeinen Krankheitsfall, sondern es müßten mindestens noch einige der die Senkung auch beeinflussenden Momente gleichzeitig erörtert werden. Die Senkungsgeschwindigkeit hängt namentlich ab:

1. Von der Menge der Globuline und des Fibrinogens. Das sind die wichtigsten Faktoren für die Senkungsbeschleunigung.

2. Von der Größe der roten Blutzellen, und zwar wirkt sich die Größe mit dem Quadrat des Radius im Sinne einer Beschleunigung aus. Daher ist die Senkung im Tierblut je nach der Größe der Zellen außerordentlich verschieden.

3. Von der Zahl der R. Wenn sehr viele Rote da sind, so ist die abstoßende Kraft zwischen den Zellen gesteigert und die Senkung verzögert. Dazu tritt noch, daß bei sehr hoher R.-Zahl wenig Plasma vorhanden ist. Polycythämie R. 6,3, Hb. 130, $\eta = 11{,}6$ Gesamt-R.-Volumen 74%, Plasmavolumen 26%, Globulinwert 52; Senkung 0,1,5; später 0,1,4.

Aus den ganz gleichen Gründen muß mit Abnahme der R.-Zahl eine Beschleunigung der Senkung eintreten.

Man darf diese Faktoren in keiner Weise bei der Beurteilung vernachlässigen.

4. Vom Hb.-Gehalt der Zellen. R. mit guter Hb.-Ausstattung sind schwerer und sinken daher leichter.

5. Von der Kleinheit der Zellen. Eine große Zahl kleiner Zellen wirkt sich wenig aus, weil, wie oben erwähnt, die Senkung mit dem Quadrat des Radius proportionell geht. Kleine Zellen verzögern also die Senkung.

6. Von der Form der Zellen. Kugelzellen, auch wenn sie klein sind, wie bei der Kugelzellenanämie (konstitutionelle hämolytische Anämie) bieten andere Verhältnisse als scheibenförmige Zellen. Sie sind schwerer und sinken rascher.

7. Von der Viscosität des Plasmas, die von Globulinen und Albuminen beherrscht wird. Es spielt also das gleiche Moment wie sub 1 eine Rolle.

8. Von der Acidose. Stärkere Acidose verlangsamt die Senkung wegen Änderung der elektrischen Ladung der R. Auch Kohlensäure wirkt sich in dieser Weise aus, daher bei Cyanose wegen CO_2-Zunahme und wegen R-Zunahme geringere Senkung.

9. Vom Cholesteringehalt. Zunahme bewirkt Beschleunigung der Senkung.

Man sieht aus dieser Übersicht, daß die Faktoren sich kombinieren, aber in ihrer Wirkung auch gegenseitig abschwächen können.

Bei Tuberkulose ändern in der großen Mehrzahl aller Erkrankungen nur die Faktoren 1 und 6, die unter sich identisch sind. Alles andere bleibt gewöhnlich gleich. Anämie mit ihrem Einfluß auf die Senkung ist bei Tuberkulose selten. Man kann begreifen, daß gerade bei der Tuberkulose die Senkung große Zuverlässigkeit in ihren Resultaten gibt; denn die Prognose ist weitgehend parallel der Anwesenheit von grobdispersen Eiweißkörpern.

Wenn jetzt in schweren Fällen von Tuberkulose eine Anämie auftritt, so habe ich durch Arbeiten aus meiner Klinik gezeigt, daß alsdann stärkere exsudative Prozesse, oder Darmtuberkulose die Ursache sind, also wiederum prognostisch sehr ungünstige Vorgänge, und wenn jetzt die Senkung wegen dieser Anämie gesteigert ist, so wirken sich die prognostisch ungünstigen Momente durch die Anämie in der gleichen Richtung einer vermehrten Senkung aus.

Die Zunahme der grobdispersen Eiweißkörper entspricht einer Reaktion des Organismus auf schwere Störungen, nicht aber etwa, wie man es vielfach liest, entspricht sie einem Gewebszerfall. Daher sehen wir auch ohne jeden Gewebszerfall bei Miliaris und Polyarthritis außerordentliche Steigerungen.

Nicht selten wird agonal auffällig plötzlich die stark gesteigerte Senkung geringgradiger, und zwar ganz besonders bei Tuberkulose. Die Gründe dafür sind verschiedene. Es sinkt vielfach die Produktion der Eiweißkörper zum Teil wegen Leberinsuffizienz, und zwar ganz besonders die Produktion der grobdispersen Eiweißkörper. Es tritt ferner öfters eine gewisse Acidosis ein, oder eine relative Polyglobulie hinzu, und alle diese Faktoren vermindern die Senkung. Dieses Beispiel zeigt aufs deutlichste wie man den Senkungswert prognostisch und natürlich auch diagnostisch nicht als nackte Zahl behandeln darf.

Bei der Tuberkulose sind nun diese neuen Momente relativ leicht schon klinisch zu erkennen. Sie beeinträchtigen hier den Wert der Senkungsreaktion nicht; aber es gibt zahlreiche andere Krankheiten, bei denen die Verhältnisse weniger leicht durchsichtig sind, und bei denen wir dann einen Senkungswert als Summe aus einer größeren Zahl von Faktoren erhalten.

Normale Verhältnisse. Die Senkungszeit beträgt für den Mann in der ersten Stunde 3—9 mm, die niederen Werte sind die häufigeren; für die Frau 7—12 mm.

Physiologische Schwankungen. Die Tageskurven sind bei sorgfältigen Prüfungen ohne große Schwankungen, sofern es sich nicht um ganz abnorme Verhältnisse handelt und so lange die Senkung nicht erheblich beschleunigt ist. Ist das letztere der Fall, so kann eine Untersuchung nach einem Stundenmarsch eine bedeutende Steigerung der Senkungsgeschwindigkeit ergeben.

Neugeborene zeigen sehr geringe Senkung; in den ersten Lebenstagen meist 1—2 mm. Die Ursache liegt in der hohen R.-Zahl und in dem niedrigen Eiweißspiegel, besonders auch der grobdispersen Eiweißkörper. Nach 1—2 Wochen sind aber die gewöhnlichen Verhältnisse erreicht, entsprechend dem Rückgang der R. Hunger steigert die Senkung: Zunahme der grobdispersen Eiweißkörper.

Schwangerschaft, wegen Zunahme der grobdispersen Eiweißkörper, steigert vom dritten, vierten Monat an die Werte der Senkung regelmäßig bis auf 40 und 50 mm, und sie nehmen in den ersten Tagen des Puerperiums noch zu, fallen dann aber rasch ab.

Ein sicherer Einfluß der Menses ist nicht nachzuweisen.

Pathologische Verhältnisse. Anämien zeigen gesteigerte Senkung wegen der Abnahme der R.-Zahl und bei der Perniciosa noch dazu wegen der Megalocytose. Die R-Zahl ist vor allem entscheidend, so daß sie Senkungsbeschleunigung herbeiführt, obwohl die kleinen und hämoglobinarmen Zellen sich umgekehrt im Sinne einer Verzögerung der Senkung auswirken müßten.

Leberaffektionen mit Parenchymschädigung haben geringe Senkung, wahrscheinlich wegen Verminderung der Eiweißkörperbildung. Krankheiten mit entzündlichen Prozessen in der Leber oder den Gallenwegen zeigen aber entgegengesetzte Verhältnisse. Bei Herzaffektionen und Stauungen treten wegen der Zunahme der R.-Zahl Verzögerungen in der Senkung auf.

Alle Erkrankungen mit stärkeren entzündlichen Prozessen steigern die Senkung, vor allem wegen der Zunahme der grobdispersen Eiweißkörper, so Polyarthritis, Scharlach, Sepsis, Eiterungen usw.

Typhus abdominalis zeigt im Anfang keine starke Senkung, weil die Bildung der grobdispersen Eiweißkörper langsam erfolgt; erst später tritt auch hier die Beschleunigung der Senkung ein. Es muß daher bei starker Senkung bei einem Typhus in den ersten zwei Wochen an Komplikationen, vor allem an Bronchopneumonie gedacht werden.

Nach den hier gegebenen Erklärungen über das Zustandekommen der Senkung ist es ohne weiteres ersichtlich, daß in vielen Fällen die gesteigerte Senkung mit dem „Globulinwert" und dem Verhältnis von Globulin zu Albumin parallel gehen wird, aber nicht in strenger Weise; denn bei der Ermittlung des Globulinwertes im Serum ist das Fibrinogen ja nicht mehr von Einfluß und die R.-Senkung ist doch noch recht wesentlich von anderen Verhältnissen, namentlich von der R.-Zahl und den Veränderungen der roten Zellen abhängig.

Die Ermittlung des Globulinwertes im Sinne von S. 50 behält daher ihre Bedeutung bei und kann in vielen Fällen entgegen Starlinger, für klinische Zwecke nicht einfach durch die Senkungsreaktion ersetzt werden.

Ich halte es nach all diesen Ausführungen für nötig, bei dem Senkungswert sofort noch zuzufügen: R.-Zahl, Hb.-Wert, Anisocytose, Anisochromie, Globulinwert und würde für wissenschaftliche Fragen auch die Bestimmung des Fibrinogens als wünschenswert ansehen.

Lit.: S. die Monographien von FAHRÄUS: Abderhaldens Handbuch biologischer Arbeitsmethoden Abschnitt 4, Teil 3. — HOEBER: Handbuch normaler und pathologischer Physiologie Bd. 6. — KATZ u. LEFFKOWITZ: Erg. inn. Med. **33** (1928). — WESTERGREN: Erg. inn. Med. **26** (1924) und zahllose Referate Kongreßzbl. inn. Med.

Auch die Senkungsgeschwindigkeit der Leukocyten ist von einigen Autoren geprüft worden: SCHILLING u. SCHULZ: Klin. Wschr. **1923**, 2198; BAUER: Z. klin. Med. **105**, 700 (1927); KUNIN: Z. klin. Med. **107**, 305 (1928).

Die roten Blutkörperchen (R.).

I. Physiologische Verhältnisse.

Die roten Blutkörperchen des Menschen sind kernlose, runde, bikonkave Scheiben, biskuitähnliche Elemente, die in der Mitte eine Delle erkennen lassen. Diese verrät sich beim Anblick von der Fläche als hämoglobinärmere Stelle.

Der Durchmesser der roten Zellen (siehe unten) beträgt etwa 8 μ, die größte Breite etwa 2 μ. Der Inhalt eines Körperchens berechnet sich (S. 63) zu 86 μ^3 (ALDER). WELKER hatte 1863 72 μ^3 angenommen. FRÖHLICH berechnet den Wert zu 91—92, HADEN zu 96 μ^3. Als Oberfläche nimmt BÜRCKNER 128 μ^2 an. Geringe Abweichungen vom Durchmesser nach oben und nach unten bei wenigen R. sind physiologisch (etwa bis gegen $6^1/_2$ und 9 μ). Die R. zeigen ungefärbt einen gelblichen Farbenton. Nach Fixation nehmen sie aus Mischungen saurer und basischer Farbstoffe elektiv die Farbe der sauren Komponente an, z. B. Eosin, Orange. Dies nennt man Orthochromasie. Dabei bedingt ausschließlich das Hb. die Färbung. Im ultravioletten Lichte erscheinen die R. als vollkommen homogene Scheiben ohne Struktur.

Zahlreiche neuere Arbeiten suchen die R.-Größe genau zu ermitteln. So bestimmt sie BÜRKER (HORNEFFER) zu 8 μ Durchmesser (feucht) und zu 8,15 μ (trocken); PONDER zu 8,8 μ. HOLLER 7,8—7,95 μ. Nach OHNO (bei BÜRKER) liegen die Schwankungen der R. zwischen 6,48 und 9,63 μ als normale Aniso-Mikro-Makrocytose. GRAM gibt für nordische Länder höhere Durchmesser an: Norwegen 8,5, Italien 7,0—7,5, Frankreich 7,5—7,6, Deutschland 7,8.

GÜNTHER ermittelte in besonders sorgfältigen Untersuchungen (und unter Berücksichtigung der Brechungsverhältnisse), daß fast alle normalen R. in einer Population zwischen 7,4—8,2 μ (bezogen auf die Größe im Plasma) liegen, daß normale Mikrocyten zwischen 6,6—7,4, normale Makrocyten zwischen 8,2—8,9 vorkommen. Es finden sich in der normalen Population nur 2—3% + oder — Varianten des Durchmessers. Die Kurve ist eingipflig und gleichmäßig.

Neugeborene haben für wenige Tage einen um 8% erhöhten Durchschnitt, wobei die Kurve gleichmäßig nach rechts, nach der Seite der größeren Zellen verschoben ist.

Blut aus dem 5.—6. Embryonalmonat gab keine prinzipiell anderen Verhältnisse. Dies erstaunt mich nicht; denn zu dieser Zeit ist die megalocytäre frühembryonale Periode längst vorüber mit Abschluß des 3. Monats. Im Alter bleiben die früheren Verhältnisse des R. unverändert; Geschlechtsdifferenz gibt es nicht. O_2-Spannung im Blut und Reduktion des Oxyhämoglobins haben keinen nennenswerten Einfluß auf die R.-Größen.

GÜNTHER verwendet Osmiumfixation, erklärt aber auch die Resultate anderer Fixationen für fast identisch.

Die R.-Größe ist für jede Spezies konstitutionell festgelegt.

Die Ermittlung der R.-Größe wird gewöhnlich am gefärbten Ausstrichpräparat vorgenommen und mit dem Okularmikrometer gemessen. Solche Prüfungen haben aber nur bedingten Wert; denn man kann sich im gleichen Präparate immer wieder davon überzeugen, wie außerordentlich verschieden die R.-Größe je nach der Ausbreitung der Zellen ausfällt. Trotzdem wird der Geübte die Stellen gut erkennen, in denen eine Quetschung keine Rolle spielt, jene Stellen, in denen alle R. eine Delle zeigen, und in dieser Zone hat die Bestimmung der R.-Größe fraglos ihren Wert.

In neuerer Zeit haben verschiedene Autoren, z. B. JÖRGENSEN und WARBURG, GRAM, LÖTTRUPP und andere die Größe der R. im Eigenserum gemessen, eine Methode, die aber nach GÜNTHER keine anderen Werte gibt.

Die nordischen Autoren sind aber im Irrtum, wenn sie glauben, daß für den Begriff der Megalocyten nur die Größe in Betracht kommt; denn sie können im Eigenserum die Megalocyten, den biologisch absolut verschiedenen Typus, in keiner Weise erkennen. So kommen dann solche Untersuchungen zu dem Ergebnis, daß auch nach Eisen und Arsen Megalocyten existieren, während ich auf Grund unzähliger Untersuchungen weiß, daß alles Makronormocyten sind.

Die R. besitzen ein sehr feines Stroma als Wabennetz, zwischen dessen Maschen das Hb. enthalten ist. Eine eigentliche histologische Membran der Zelle wird nicht angenommen. Die R. sind in den Blutgefäßen in Geldrollenform angeordnet. Die Körperchen sind außerordentlich elastisch und anpassungsfähig.

Neuere Ansichten über den Bau der R.

In zahlreichen Arbeiten vertritt WEIDENREICH die schon von VIRCHOW und RINDFLEISCH geäußerte Ansicht, daß die *wahre Form der R.* die Glocken- oder Napfform sei, und daß bei raschester Untersuchung diese Gestalt schon im ungefärbten Präparate, dann aber bei geeigneter Fixation mit Osmium[1] erkennbar werde.

Ich glaube, daß der Entscheid in dieser Frage nicht nur von morphologischer Seite geführt werden kann; denn wenn man die fabelhafte Elastizität und Anpassungsfähigkeit der R. bei kleinen Strömungen des Blutes unter dem Deckglas beobachtet, so muß man sich sofort sagen, daß diese Gebilde jede Form, je nach den äußeren Umständen, annehmen können. So hebt denn auch BLUMENTHAL hervor, die R.-Form sei je nach Art und Untersuchungsmoment variabel. Nach Tuscheuntersuchungen halten HÄNDEL und BÖRING die Glockenform für die wahre. SCHULTZ meint aber, daß dabei sehr leicht Artefakte entstehen können. Am lebenden Kaninchen (Omentum) will WEIDENREICH die Glockenformen gesehen haben. JOLLY spricht sich aber bei der Nachprüfung gegen diese Ansicht aus. GRAWITZ und GRÜNEBERG sowie v. SCHRÖTTER äußern sich nach Untersuchungen im ultravioletten Licht, ebenso JORDAN, gegen die Glocken- oder Napfform. PAPPENHEIM erklärt, im Dunkelfeld Näpfe zu sehen; es sei aber nicht klar, ob das Ruhestadium oder ein Durchgangsstadium sei. Also genau dieselben Überlegungen, die man sich auch am gewöhnlichen ungefärbten Präparate immer wieder macht. SCHRIDDE hält die Napfform für die richtige, weil sie in schnell und gut fixierten Präparaten so gefunden werde. Auch SCHLEIP, LEWIS, RADASCH, FUCHS haben sich für die Napfform ausgesprochen.

JOLLY hält die Näpfe für Quellungen, ebenso ORSOS die Glocke für eine asymmetrische Quellung. METZNER (mündliche Mitteilung) hält die Näpfe für Absterbeerscheinungen. Auch HEIDENHAIN erklärt die bikonkave Form für die normale und die Geldrollenform für eine Capillarerscheinung, bedingt durch Oberflächenspannung. LÖHNER bezeichnet die Glocken als sekundär veränderte Gebilde; denn bei sorgfältiger Methodik, unter Innehaltung der Körpertemperatur und bei Vermeidung jeder Verdunstung sieht er nur Scheiben. WEIDENREICH hat gegen die Methodik und Deutung von LÖHNER kritische Einwände erhoben, denen aber LÖHNER die Berechtigung abspricht. KÖPPE betont, daß entgegen WEIDENREICH eine Formveränderung nicht eine Volumenänderung nach sich ziehen müsse, und erklärt, daß Volumenänderungen keinen Schluß auf die Form gestatten. Nach ORSOS setzt die Glocken- oder Napfform eine eigentliche starke Membran voraus, welche Annahme angesichts der Elastizität der R. unwahrscheinlich ist. MYERS sucht auf Grund mathematischer Ableitungen aus dem Binnendruck die bikonkave Scheibe als die wahre Gestalt hinzustellen. KNOLL und STELLMACHER sehen im Hirudinplasma meist Glockenform und halten die Scheibenform für eine Erscheinung von Dekompensation in der kolloiden Lösung.

Eine *fettartige Membran* haben ALBRECHT und HEDINGER bewiesen, indem sie ein Schmelzen dieser Lecithin- und Cholesterinkörper bei 51^0 und Austritt des Hb. bei 62^0 nachwiesen. Die Analyse der R.-Stomata ergibt denn auch $^1/_3$ Lipoide (Lecithin und Cholesterin) und $^2/_3$ Eiweißkörper. Unter schlechter Ernährung (Krieg) sinkt der Cholesteringehalt (ROSENTHAL). Nun kann aber diese Membran nicht nur aus Lipoiden bestehen, weil sonst kein Wasser-

[1] Technik: Fol. haematol. (Lpz.) **1906**, 1.

durchtritt möglich wäre und die Erscheinungen der Osmose und Permeabilität unverständlich blieben. NATHANSON stellt sich daher die Membran als Mosaik aus unquellbarem, für Wasser impermeablen Cholesterin und aus protoplasmatischen Substanzen mit den Eigenschaften einer semipermeablen Membran vor.

Als Beweis für die Existenz einer Membran gilt auch das Eindringen der Trypanosomen in die Erythrocyten, in denen dann diese Parasiten wie toll herumkreisen.

WEIDENREICH findet eine Membran mit Eisenhämatoxylin färbbar; desgleichen gibt LÖWIT eine besondere Technik für die Darstellung an. Dabei färbt sich aber auffälligerweise nur die Randschicht, während doch die Zelle als solche sich färben müßte. Bei Amphibien sind sog. Randreifen von MEVES nachgewiesen und allgemein anerkannt.

DIETRICH spricht sich gegen eine Membran aus, weil das Platzen der R. im Dunkelfeld durch allseitige Diffusion erfolgt, nicht durch Riß an einer bestimmten Stelle, wovon man sich leicht überzeugen kann.

Die *Existenz eines Stromas* ist erweisen (BÜTSCHLI, RUZICKA und besonders HAMBURGER). HAMBURGER fordert nach den Ergebnissen der physikalischen Chemie geradezu die Existenz eines Gerüstes und berechnet direkt die Volumenprozente der Gerüstsubstanz (43—51$^0/_0$) daraus, daß die R. sich physikalisch nicht wie eine Zelle aus Membran und einfach flüssigem Inhalt verhalten. Auch BECHOLD entscheidet sich nach Untersuchungen mit Hämolyse erzeugenden Stoffen für ein Gerüst aus Nukleoprotein.

Daß man ein Stroma färberisch nicht darstellen und im Dunkelfeld nicht sehen kann, ist kein Beweis gegen die Existenz eines Stromas.

Dieses Stroma erschien HAYEM (s. DU SANG, S. 258) dadurch bewiesen, daß nach Auslaugung des Hb. durch Wasser eine wasserunlösliche, basophile, färbbare Hülle der R. zurückbleibe. Auch die Tatsache, daß bei artifizieller Fragmentation der Erythrocyten durch Erhitzung, Elektrizität, Trauma, jodhaltiges Serum usw. das Hb. nicht austritt, wurde bisher stets für die Existenz eines Stromas gedeutet.

Allein schon die Existenz verschiedener R.-Arten bei verschiedenen Tieren und beim Menschen, ovale, kuglige usw. beweist die Stromaexistenz (NAEGELI).

Für die Existenz von *Innenkörpern*, die sich vom Kern ableiten sollten und als *Nukleoide* erklärt werden, besitzen wir keine genügenden Grundlagen. Im ultravioletten Licht (GRAWITZ und GRÜNEBERG) bemerkt man nichts von ihnen. Auch WEIDENREICH verhält sich völlig ablehnend. Zum Teil liegen ganz sicher Verwechslungen mit aufgelagerten Blutplättchen vor; zum Teil handelt es sich um Artefakte oder irrige Deutungen. SCHILLING beschreibt einen sehr komplizierten Aufbau des R.

Nach experimentellen Untersuchungen von SWATSKAJA ist die osmotische R.-Resistenz junger Zellen die größte und nimmt mit dem Alter allmählich ab. Indessen können auch andere Faktoren wie Vergiftungen die osmotische Resistenz herabsetzen.

Die Entstehung von *Stechapfelformen* ist nach LÖFFLER noch ungeklärt. Wahrscheinlich seien, wie auch bei der Glockenform, nur Quellungen und Schrumpfungen entstanden durch osmotische Gleichgewichtsstörungen, wenn der Kohlensäuregehalt des Blutes unter eine gewisse Grenze sinke.

Literatur dieser neueren Ansichten über den Bau der R.

ALBRECHT: Sitzgsber. Ges. Morph. u. Physiol. München **1904**. — ALBRECHT u. HEDINGER: Zbl. path. Anat. **1904**. — ARNOLD: Virchows Arch. **145**. — AUBERTIN: Presse méd. **1929**, 417. Autoagglut.

BECHOLD: Münch. med. Wschr. **1921**, 127. — BERCZELLER: Biochem. Z. **133**, 509 (1922). R.-Wert, gegen Membran. — BLOCH, E.: Z. klin. Med. **1901**. — BLUMENTHAL: Fol. haemat. (Lpz.) **7**, 312. — BOCCADORO: Haematologica (Palermo) **2**, 280 (1921). Centrosomdarstellung). — BOROS: Wien. Arch. inn. Med. **12**, 243 (1926). Phys. Anisocytose u. **14**, 219 (1927). Ikterus; Kongreßzbl. inn. Med. **40**, 68. — BRINKMANN: Kongreßzbl. inn. Med. **38**, 463. — BURGER: Arch. of exper. Path. **118**, 127 (1926). — BÜRKER: Arch. f. Physiol. **195**, 516 (1922). Größe auf 1 μ^2; Kongreßzbl. inn. Med. **28**, 238. Gesetz d. Hb.-Verteilung. Handbuch normaler und pathologischer Physiologie **6**; Skand. Arch. Physiol. (Berl. u. Lpz.) **43**, 101 (1923). Vergl. Blut-Unters. bei Tieren.

DAVID: Arch. mikrosk. Anat. **71**. — DEHLER: Arch. mikrosk. Anat. **46** (1895). — DIETRICH: Berl. klin. Wschr. **1908**, 1447; Path. Ges. **1908**; Münch. med. Wschr. **1921**, 457.

EHRLICH: Charité-Ann. **10** (1885).

FITZHUGH: Kolloid-Z. **56**, 496. — FLEISCHMANN: Med. Klin. **1905**. — FOÀ: Beitr. path. Anat. **1889**. — FÖLDES: Z. exper. Med. **40**, 394 (1924). — FUCHS: Anat. H. **22**.

GALESESCU: Kongreßzbl. inn. Med. **25**, 499. Randreifen. — GAMNA: Haematologica (Palermo) **1**, 360 (1920); Minerva med. **1925**. — GOLGI: Haematologica (Palermo) **1**, 1 (1920). — GOUGH: Kongreßzbl. inn. Med. **37**, 381. R.-Bau. — GRAM: Acta med. scand. (Stockh.) **66**, 295 (1927). — GRAM u. NORGAARD: Arch. int. Med. **31**, 164 (1923). — GRAWITZ u. GRÜNEBERG: Leipzig 1906. — GREPPI: Kongreßzbl. inn. Med. **39**, 755. — GÜNTHER: Fol. haemat. (Lpz.) **35**, 383 (1928); **37**, 306 (1928). Formprobleme. Dtsch. Arch. klin. Med. **161**, 18 (1928). R.-Durchmesser. — GUTSTEIN: Fol. haemat. (Lpz.) **33**, 182 (1927). Bau; Virchows Arch. **267**, 155 (1928). Gegen Nucleoide. GUTSTEIN u. WALLBACH: Virchows Arch. **263**, 741 (1927). Innenkp.; **267**, 144 (1928).

HADEN: Fol. haemat. (Lpz.) **31**, 113 (1925); Kongreßzbl. inn. Med. **35**, 418. — HAMBURGER: S. Lehrb. — HAYEM: S. Lehrb. — HÄNDEL u. BÖING: Fol. haemat. (Lpz.) **9**, 395. — HAUROWITZ: Med. Klin. **1928**, 740. — HEIDENHAIN: Fol. haemat. (Lpz.) **1**, 461 (1904). — HERZOG: Für Membran. Arch. mikrosk. Anat. **71** (1908). — HIERES u. RUSSHEN: Klin. Wschr. **1924**, 2327. — HOLLER u. KUDELKA: Fol. haemat. (Lpz.) **35**, 97 (1927). — HORNEFFER: Arch. f. Physiol. **220**, 703 (1928).

JOLLY: C. r. Soc. Biol. Paris **1904** u. **1905**; Fol. haemat. (Lpz.) **1906** u. Archives Anat. microsc. **9**, 133 (1907). — JONG, DE: Kongreßzbl. inn. Med. **39**, 275. F.-I. v. Vol. abhängig; Presse méd. **1924**, 789. R.-Vol. 90 μ^3. Venenblut 90—100 μ^3. — JÖRGENSEN u. WARBURG: Acta med. scand. (Stockh.) **66**, 295 (1927). R.-Größe. 3 Arbeiten. — JORDAN: Anat. Anz. **34**.

KÄMMERER u. WACK: Münch. med. Wschr. **1924**, 1465. — KNOLL: Arch. f. Physiol. **198**, 367 (1923). R.-Oberfl.; Verh. Schweiz. Naturforsch.-Ges. **1924** II, 217. R.-Form. — KOEPPE: Pflügers Arch. **107**; Fol. haemat. (Lpz.) **2**, 334 (1905). — KOMOCKI: Virchows Arch. **253**, 386 (1924). Werte.

LEPESCHINSKAJA: Fol. haemat. (Lpz.) **36**, 41 (1928). — LEWIS: J. med. Res. **1904**. — LÖFFLER: Arch. exper. Path. **123** (1927). — LÖHNER: Pflügers Arch. **131** u. **140**; Arch. mikrosk. Anat. **71** (1907). — LOTTRUP: Acta med. scand. (Stockh.) **72**, 532 (1929). — LÖWIT: Beitr. path. Anat. **42** (1907).

MEVES: Anat. Anz. **1903**, **1904**, **1905**, **1906**; Münch. med. Wschr. **1900**. — MOND: Arch. f. Physiol. **219**, 467 (1928). — MYERS: Amer. J. Anat. **34**.

NEUHAUSER u. WANG: Bull. Hopkins Hosp. **34**, 311 (1923). — NORGAARD u. GRAM: Bull. Soc. Biol. Paris 88, 107 (1923). — NYFELDT: Acta med. scand. (Stockh.) **66**, 287 (1927).

OHNO: Arch. f. Physiol. **210**, 315 (1925). — ORSOS: Fol. haemat. (Lpz.) **7**, 1 (1909).

PAPPENHEIM: Fol. haemat. (Lpz.) **6**, 191. — PASSEY usw.: Guys Hosp. Rep. **74**, 217 (1924). — PERSONS: Kolloid-Z. **56**, 496. — PIJPER: Brit. med. J. **356**, 635 (1929); Lancet **207**, 367 (1924); Kongreßzbl. inn. Med. **53**, 56, 107; Fol. haemat. (Lpz.) **38**, 320 (1929). POHLE: Z. klin. Med. **106**, 651 (1927). Kritik gg. PRICE-JONES. — POLOLERI: Pathologica (Genova) **1923**, 199. R.-Bau. — PONDER: Kongreßzbl. inn. Med. **36**, 158; **38**, 806; J. of Physiol. **66**, 379 (1928). Hbgeh.: Oberfl. — PRICE-JONE: Guys Hosp. Rep. **74**, 10 (1924); J. of Path. **23** (1920); **24** (1921); **25** (1922); Lancet **1929**, 275; Brit. med. J. **1910**.

RADASCH: Anat. Anz. **28** (1906). — RANKE: Münch. med. Wschr. **1924**, 1279. F.-I. — RETTERER: C. r. Soc. Biol. Paris **1906**. — ROLLET: Pflügers Arch. **82** (1900). — ROMIEN: Bull. Soc. Biol. Paris **86**, 1088 u. 1090 (1922). Randleisten. — ROSENTHAL: Dtsch. med. Wschr. **1919**, Nr 23. — ROSIN u. BIBERGEIL: Dtsch. med. Wschr. **1902**; Z. klin. Med. **54** (1904). — RUNNSTROEM: Arch. Entw.mechan. **50**, 391 (1922). Verstärkt. Randpartie. — RUZICKA: Anat. Anz. **23**, **24**, **25**, **28**; Arch. mikrosk. Anat. **67**.

SABBATINI: Haematologica (Palermo) **1**, 485 (1920). — SALAGEA: Bull. Soc. Biol. Paris **86**, 312 (1922). — SCHÄFER: Anat. Anz. **1905**). — SCHILLING: Münch. med. Wschr. **1911**, Nr 9; Fol. haemat. (Lpz.) **11**, 85 u. 103, Diskuss.; Verh. Anat. Ges. Leipzig **1911**, **1912**; Anat. Anz. **1911**, Nr 11 u. 12 u. **1912**, Beih.; Fol. haemat. (Lpz.) **14**, 95 (1912); Virchows Arch. **234**, 548 (1921); **265**, 536 (1927). — SCHRÖTTER, v.: Virchows Arch. **183**. — SCHWALBE: Jber. Anat., N. F. **10**, 107 (1904). — SEIFRIZ: Kongreßzbl. inn. Med. **51**, 203. Membran. — SORRENTINI: Fol. med. (Napoli) **6**, 577 (1920). — STELLMACHER: Inaug.-Diss. Zürich 1928 u. Z. mikrosk.-anat. Forschg **13**, 131 (1928). — SWATSKAJA: Z. exper. Med. **52**, 150 (1926).

TRIOLO: C. r. Soc. Biol. Paris **1904**.

VILLA: Haematologica (Palermo) **3**, (1929); **4**, (1929).

WALCHER: Inaug.-Diss. Freiburg 1913. — WEIDENREICH: Erg. Anat. **1903**, **1904**, **1905**, **1906**; Anat. Anz. **1903**, **1905**; Arch. mikrosk. Anat. **61**, **64**, **66**, **69**; Fol. haemat. (Lpz.) **1905**, 95, 336; **1906**, 1, 186, 241; Pflügers Arch. **132** u. in GILBERT et WEIL, Traité du sang, **1913**; Arch. exper. Zellforschg **6**, 269 (1928). — WIECHMANN: Dtsch. Arch. klin. Med. **146**, 362 (1925); **151**, 257 (1926). — WYSS: Schweiz. med. Wschr. **1920**, 226.

YAMADA: Münch. med. Wschr. **1908**, 1934.

Die Funktion der R. besteht in der Aufgabe des Hb., O_2 aufzunehmen und CO_2 abzugeben. Für diese Aufgabe zeigt das Körperchen größte Oberfläche für das gegebene Volumen. Außerdem bestehen noch viele andere Funktionen wie Ein- und Austretenlassen von H_2O, von Salzionen und Eiweiß.

Die Zahl der R. im Kubikmillimeter Blut des Erwachsenen beträgt etwa 4,5 Millionen für das weibliche und etwa 5,0 Millionen für das männliche Geschlecht; doch gibt es davon erhebliche physiologische Abweichungen.

Der absolute Hb.-Gehalt beträgt etwa 15% des Blutgewichtes. Der Hb.-Wert wird aber gewöhnlich in ganz anderer Relation in Prozenten ausgedrückt, bezogen auf einen empirisch bei gesunden Personen gefundenen und mit 100% bezeichneten Wert. Ich empfahl S. 34: 15 g-% Hb. = 100% Hb. als Norm anzunehmen und so zu eichen.

Während die Besichtigung des Bluttropfens uns den Hb.-Gehalt zu beurteilen gestattet, ersehen wir aus dem mikroskopischen Präparate den Farbstoffgehalt der einzelnen Zellen. So kann bei Polyglobulie das Blut dunkel aussehen und 100% Hb. enthalten, und doch sind im mikroskopischen Präparate die Zellen auffällig blaß und hämoglobinarm. Die Erklärung gibt uns die Zählung: abnorm hohe R.-Zahl. Nur die enorme Menge der R., trotz ihres relativen Hb.-Mangels, ließ den Blutstropfen dunkel erscheinen.

Dies führt zur Besprechung des *Färbeindex*. Man versteht darunter den durchschnittlichen Hb.-Wert des einzelnen R. (s. S. 107).

Untergang der roten Blutkörperchen.

Über die Lebensdauer der R. haben wir keine sicheren Anhaltspunkte. Es geht nicht an, aus den Urobilinmengen bindende Schlüsse zu ziehen auf den Grad des R.-Zerfalles, da das Problem der Urobilinmenge ein zu komplexes ist; trotzdem geben fortlaufende quantitative Bestimmungen von Urobilin in Stuhl und Urin in voller Berücksichtigung der klinischen Verhältnisse wichtige Einblicke in die Stärke des Blutverfalles und sind für viele Fragen unerläßlich.

In Milz, Leber und Knochenmark, mitunter auch in den Lymphdrüsen werden unbrauchbar gewordene Blutelemente abgebaut, zerstört, und zwar wahrscheinlich vor allem durch die Milz zunächst meist nur angedaut und dann in der Leber vernichtet. Hier erfolgt die Umwandlung quantitativ in Galle; daher die Beziehungen zwischen der Intensität des Blutzerfalles und der Gallenbildung. Zum Teil und unter besonderen Bedingungen werden die R. in allen Gebieten des retikulo-endothelialen Apparates auch von Makrophagen phagocytotisch aufgenommen und intracellulär unter eigenartigen Übergangsbildern aufgelöst. Man sieht oft eine ganze Anzahl R. in einem Phagocyten und selbst kernhaltige R. Diese Phagocytose ist aber ein seltener Vorgang und kann, selbst bei stärkstem Blutuntergang fehlen (siehe konstitutionelle hämolytische Anämien). Ein Teil des auf diese Weise freigewordenen Hb. wird in eisenhaltiges Pigment verwandelt. Man ist aber heute geneigt, schon den Milzzellen, ferner dem retikulo-endothelialen Apparat und den KUPFFERschen Sternzellen die Gallenfarbstoffbildung zuzuschreiben (ASCHOFF), so daß das Leberzellparenchym nur Ausscheidungsorgan wäre.

Bei erhöhtem R.-Untergang kommt es zu Siderose der Organe im Gebiete der Pfortader. Durch die Methoden des Eisennachweises gelingt dann der Nachweis des starken Blutzerfalles. Zweifellos verwertet der Organismus die physiologisch entstehenden wertvollen Eisendepots wieder zum Neuaufbau von R. Pathologisch abnorm große Eisenlager können aber sehr wohl auch durch eine Störung im Eisenstoffwechsel entstehen und wären dann kein Maß für Blutzerfall (siehe auch Hämochromatose).

Man kann sich sehr wohl vorstellen, daß nur durch die abnorme Reichlichkeit des Eisens bei der Perniciosa die intensive Bildung von funktionellen Riesenblutkörperchen, den Megalocyten, überhaupt möglich ist. Nach Milzexstirpation und starken Blutungen sah ich aber auch Hb.-arme Megalocyten.

Bei starken Blutungen sieht man Rückgang der Urobolinkörperausscheidung, selbst bei hämolytischen Vorgängen. Der Körper sucht offenbar Baumaterial zurückzuhalten.

Lit. über R.-Untergang. BARRENSCHEUN: Biochem. Z. **140**, 273 (1923). — BROWN: J. of exper. Med. **34**, 113 (1923). — BRUGSCH u. RETZLAFF: Z. exper. Path. u. Ther. **11** (1912). — CZONICZER u. MOLNAR: Z. exper. Med. **72**, 539 (1930). — EPPINGER: Hepatolineale Erkrankungen. Enzyklopädie der inneren Medizin 1920. — EPPINGER u. CHARNASS: Münch. med. Wschr. **1913**, 621; Z. klin. Med. **78**. — GABBI: Beitr. path. Anat. **14** (1893). — GREPPI: Policlinico **35**, 423 (1928). Nach Transf.; Kongreßzbl. inn. Med. **46**, 326. — HEILMEYER: Münch. med. Wschr. **1928**, 2092. — KRUMBHAAR: Amer. J. med. Sci. **164**, 329 (1923). KÜHL: Arch. exper. Path. **103**, 247 (1924). — MEYERSTEIN: Erg. inn. Med. **12**, 489 (1913). — MORAWITZ: Handbuch der normalen und pathologischen Physiologie Bd. 6. Messung des Blutumsatzes. — MORAWITZ u. KÜHL: Klin. Wschr. **1925**, 7. — SEYDERHELM: Z. exper. Med. **56**, 503 (1927); **57**, 641 (1927). — Blutmauserung; Verh. Ges. inn. Med. **1926**, 256. — SONNENFELD: Klin. Wschr. **1923**, 2124. Kritik d. Methodik. — SPADOLINI: Arch. di Biol. **75**, 50 (1925). Arch. di Fisiol. **20**, 129 (1922). — TUDORANU: Münch. med. Wschr. **1927**, 1266. — WILDEGANS: Arch. klin. Chir. **139**, 135 (1926). — ZOJA: Kongreßzbl. inn. Med. **49**, 844.

Physiologische Schwankungen des R. und Hb.-Gehaltes sind keineswegs selten, und zwar bis zu $10\% \pm$ des Mittelwertes als individuelle zum Teil konstitutionelle Verhältnisse. Dann Differenz zwischen den beiden Geschlechtern, weibliches Geschlecht etwa 10% weniger Hb. und R. Beim Neugeborenen sind abnorm hohe Werte zu konstatieren, die allmählich zurückgehen.

BÖRNER ermittelte in sehr sorgfältigen Untersuchungen bei 35 Neugebornen hohen Hb.-Gehalt bis 18 g für 22 Neugeborene und maximalen Wert bis 23 g. Am Ende der 2. Woche waren die Mittelwerte der Norm, 16 g, erreicht. Dabei hatten nur 7 Kinder mehr als 5,5 Mill. R. und das Maximum betrug 6,01. Bald waren auch diese Werte normal. Es war der absolute Hb.-Gehalt eines R. durchwegs erhöht, ebenso durchwegs der Durchmesser der R., im Mittel 8,63 μ.

Kleine Kinder haben durchschnittlich niedrigere Zahlenwerte als Kinder vom 10. Lebensjahre an.

Bei alten Leuten soll gleichfalls ein etwas niedrigerer Wert zu konstatieren sein (PARISOT znd SCANDELISE, SÖRENSEN); doch ist auch das nicht unbestritten.

Bei der Menstruation trifft man leichte Schwankungen, in der Gravidität R.-Abnahme mäßigen Grades.

Die Polaranämie ist durch die Nansensche Expedition widerlegt, die Tropenanämie in vielen Fällen nur eine scheinbare. Durch Hunger und Durst entsteht jedenfalls im Anfang eine Eindickung des Blutes und damit eine Erhöhung der Zahlenwerte. Vasomotorische Verhältnisse beherrschen schon physiologisch im größeren Grade R.- und Hb.-Werte (WALTERHÖFER).

Die Erhöhung der R.-Zahlen mit steigender Meereshöhe wird wie viele der hier vorliegenden Fragen noch spezieller (Abschnitt Polyglobulien) behandelt werden.

Licht- und Röntgenstrahlen machen zunächst leichte R.-Zunahme mit jungen Zellen (Markreizung).

Lit.: Physiologische Schwankungen der Erythrocyten- und Hämoglobinwerte.

Arbeit (körperliche): Siehe Polyglobulien.

Blutdruck: LENAZ: Presse méd. **1922**.

Gravidität und Menses (s. auch S. 244): BENDA: Arch. Gynäk. **117**, 203 (1922). Gravid. — BERGMANN: Zbl. Gynäk. **1924**, 1345. Gravid. — BUCCIARDI: Kongreßzbl. inn. Med. **49**, 848. Menses. — DEFLANDRE: C. r. Soc. Biol. Paris 9. Jan. u. 16. Jan. **1909**. — DENECKE u. RUBERG: Klin. Wschr. **1922**, 947. — DESTRE: Z. exper. Med. **59**, 240 (1928). Menses. — DIETRICH: Inaug.-Diss. Göttingen 1911. — DIRKS: Arch. Gynäk. **97**. — GARLING: Dtsch. Arch. klin. Med. **135**, 353 (1921). — GUMPRICH: Beitr. Geburtsh. **19** (1914). — HEYMANN: Fol. haemat. (Lpz.) **3**, 7 (1906). Ref. — HOFSTETTER: Inaug.-Diss. Basel 1921, Blutbild u. Menstruation. — HOLLER: Z. klin. Med. **100**, 564 (1924). Menses. — ISAACS: Amer. J. Physiol. **71**, 106 (1924). — NÜRNBERGER: Münch. med. Wschr. **1919**, 291. — PAYER: Arch. Gynäk. **71**. — RICCA u. BARBERI: Menses. Arch. Sci. med. **1905**. — SAHLER: Wien. klin. Wschr. **1924**, 669. Menses. — Sammel-Ref. ital. Autoren, Fol. haemat. (Lpz.) **1**, 535 (1904). — SCHNEIDER: Klin. Wschr. **1926**, 1422. Gravid. — SCHRUMPF:

Klin. Wschr. **1930**, 1078. Gravid. — ZANGEMEISTER: Z. Geburtsh. **49** (1903). — ZANGEMEISTER u. MEISSL: Münch. med. Wschr. **1903**, Nr 16.

Höhe: Siehe Polyglobulien.

Höhensonne, künstliche: BAUMANN: Z. exper. Path. u. Ther. **21**, 409 (1920). — BERNER: Strahlenther. **5** (1914). — GASSUL: Strahlenther. **9**. — KÖNIGSFELD: Z. klin. Med. **91**, 159 (1921). — MOLDAWSKY: Fol. haemat. (Lpz.) Leichte Anämie, Pl.-Abnahme, Leukopenie, £.-Zunahmen, viel Retikulocyten, bis 12⁰/₀₀. — WERNSCHEIDER: Inaug.-Diss. Bonn 1918: R. u. Hb. gleich. L. vermindert. Relative Lymphocytose.

Jugendliche: MEYRICH: Leipzig 1918.

Lichteinfluß: GROBER u. SEMPEL: Dtsch. Arch. f. klin. Med. **119**. — SEMPEL: Inaug.-Diss. Jena 1919.

Neugeborene und Kinder (s. auch S. 244): BIFFI et GALLI: Riv. Clin. pediatr. **6** (1908). Lit.!; Fol. haemat. (Lpz.) **9**, 7. — BÖRNER: Arch. of Physiol. **226**, 716 (1928). Neugeborene. — FEHRSEN: J. of Physiol. **30** (1903). — GRIGOROWA: Z. Konstit.lehre **12**, 554 (1926). — HUTCHINSON: Lancet **1904**. — KARNITZKI: Arch. Kinderheilk. **36** (1903). — PERLIN: Jb. Kinderheilk. **58** (1903): 2.—18. Mon. 58—78% Hb., 2. Jahr 60—80%, 3. Jahr 69—80%, 4. Jahr 70—84%, 5. Jahr 72—81%, 6.—10. Jahr 74—85%, 11.—16. Jahr 78 bis 88%. — RAYBAUD et VERNET: C. r. Soc. Biol. Paris **1904**, 540. — REICHEL u. MONASTERIO: Klin. Wschr. **1929**, 1712. — SCHLESINGER: Arch. Kinderheilk. **37**. — SCIPIADES: Arch. Gynäk. **70** (1903). — SÖRENSEN: Dtsch. med. Wschr. **1878**, Nr 25. — STIERLIN: Dtsch. Arch. klin. Med. **45** (1889): Neugeborene 1.—3. Tag 139% Hb., $^1/_2$—5. Jahr 77%, 5.—15. Jahr 80%, 15.—25. Jahr 89%, 25.—45. Jahr 100%, 45.—60. Jahr 87%. — TAKASU: Fol. haemat. (Lpz.) **1**, 477. — VERNET: Inaug.-Diss. Montpellier 1903. — VIERECK: Inaug.-Diss. Rostock 1902.

Röntgen: Siehe Lit. S. 247, ferner häm. Diathesen, aplast. Anämien: AMUNDSEN: Acta radiol. (Stockh.) **3**, 1 (1924). — HERZOG: Strahlenther. **1925**, 759. — KRÖMCKE: Kongreßzbl. inn. Med. **44**, 108 u. **45**, 313. — MINOT u. SPURLING: Amer. J. Med. Sci. **168**, 215 (1924). — MOUGUIN: Paris méd. **1924**, 227. — POOS: Strahlenther. **15**, 464 (1923). Höhensonne, Röntgen. — RUD: Acta med. scand. (Stockh.) **57**, 142 (1922). Kongreßzbl. inn. Med. **42**, 553. B. Röntgenpersonal. — STARNETTI: Kongreßzbl. inn. Med. **53**, 454. — TEN DOORNKAT KOOLMAN: Strahlenther. **21**, 668 (1926). — VIANELLO: Radiol. med. **10**, 139 (1923) L. — WADA: Strahlenther. **19**, 333 (1925). Radium. — WAINDRACH: Kongreßzbl. inn. Med. **44**, 177.

Schmerz: WALTERHÖFER: Klin. Wschr. **1927**, Nr 8. Konzentr.-Schwankungen. Hb. u. R.

Schwitzprozeduren, thermische Reize, Körperbewegungen: BACHMANN: Med. Klin. **1910**. — BOGENDÖRFER: Arch. exper. Path. **89**, 252 (1921). — FRIEDLÄNDER: Z. physikal. u. diät. Ther. **7**. — KREBS u. MAGER: Z. physik. u. diät. Ther. **6** (1903). — KZETKOWSKI, v.: Z. physik. u. diät. Ther. **7** (1903).

Seeklima: CONRADI: Fol. haemat. (Lpz.) **17**, 105 (1903). Keine sichere Änderung!

Senium: HAMMER, KIRCH u. SCHLESINGER: Med. Klin. **1914**, Nr 4. Mäßige Polyglobulie mit niedrigem F.-I. — BILLIGHEIMER: Berl. klin. Wschr. **1920**, 204.

Tagesschwankungen: BIERING: Kongreßzbl. inn. Med. **16**, 165; Acta med. scand. (Stockh.) **55**, 584 (1921). Tages-Schw. bis 1,4 R. — LASCH u. BILLICH: J. exper. Med. **48**, 651 (1926). Tages-Schw. bis 0,9. — RUD: Acta med. scand. (Stockh.) **57**, 142 (1922). Physiol. Schwankg.

Wüstenklima: GROBER: Münch. med. Wschr. **1919**, 1043: Normale Werte an der oberen Grenze: Hb. 99%, R. 6,3%, Serumeiweiß 8,5%.

Die Erythroblasten und die Bildung der Erythrocyten im postfetalen Leben.

Die Entstehung der R. erfolgt normalerweise ausschließlich im roten Knochenmark (NEUMANN 1868). Hier findet man, wie in einer Werkstätte, fertige und unfertige Elemente in größter Zahl nebeneinander. Die kernhaltigen R., aus denen durch Kernverlust die gewöhnlichen R. der Zirkulation hervorgehen, zeigen zumeist die durchschnittliche Größe von 8—9 μ, gar nicht selten auch bis zu etwa 12 μ und werden wegen ihrer der Norm der R. ungefähr entsprechenden Größe als *Normoblasten* bezeichnet. Ihr Hb.-Gehalt ist ein guter. Die Größe des Kernes ändert nicht unerheblich. Am häufigsten trifft man runde Kerne mit deutlicher grobbalkiger Chromatinstruktur, die oft die sog. Radspeichenform aufweist. Andere haben ein mehr homogenes Chromatin, so daß man nur eine Andeutung der Radfigur wahrnimmt. Es sind ältere Elemente, Übergangsformen zu R. mit völlig homogenem, kleinem pyknotischem Kern, der basische Farbstoffe intensiv an sich reißt. Nicht selten sind Zertrümmerungen dieses alten Kernes, Karyorrhexis, so daß man eine ganze Anzahl ungleicher,

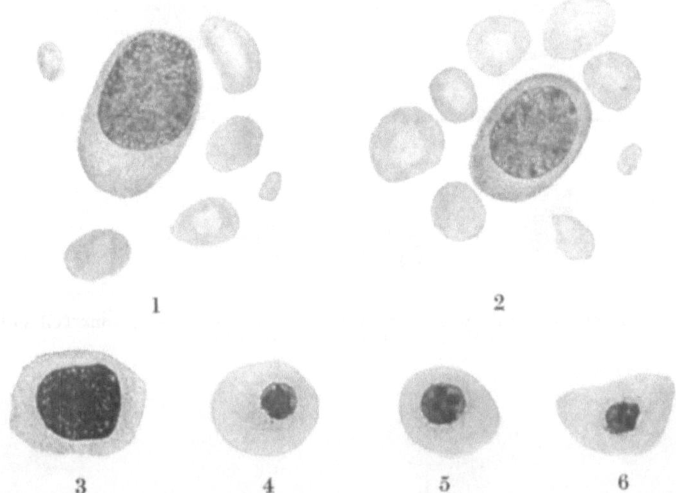

Abb. 23. Megaloblasten. 1—2 sehr junge Zellen mit bläulichem polychromatischen Protoplasma und sehr fein netzförmig gebautem Kern. Zellen 3—6 dann allmähliche Reifung unter Verkleinerung der Zellen, Verdichtung des Kernes, Verkleinerung und Verschwinden der Polychromasie.

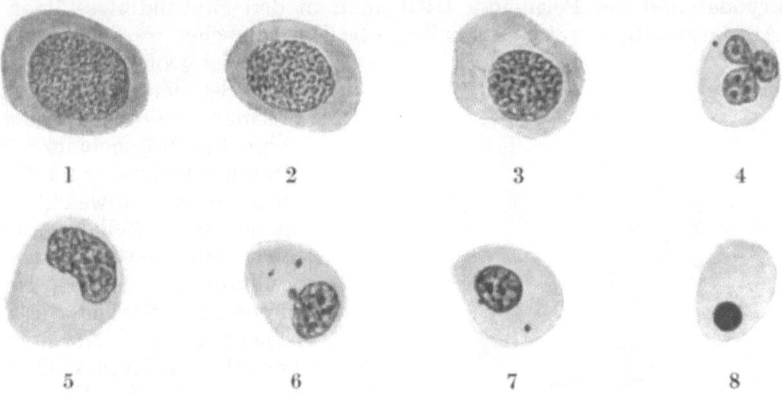

Abb. 24. Megaloblasten. I. Generation. Zellen 1—8. Von Anaemia perniciosa. Giemsafärbung. Vergrößerung: Zeiß, Ölimmersion $^1/_{12}$, Ok. 2, Vergr. 850 : 1. 1—4 sehr junge Megaloblasten. 5—8 ältere gereiftere Megaloblasten. Zelle 1. Megaloblast, jungkernig (Chromatingerüst fein retikulär). Protoplasma basophil-polychromatisch. Zelle 2. Megaloblast, Kern älter, Chromatinbälkchen gröber. Protoplasmafarbe grauer. Zelle 3. Noch etwas älter, in Kernnähe schon oxyphile Stellen. Zelle 4. Kernzerfall und Chromatinkorn an der Peripherie. Zellen 1—4 stammen von einer An. pernic. grav. mit 12% Hb., 3 Stunden ante mortem. Zellen 5—8 von einer perniziösen Anämie, bei der die Milz exstirpiert wurde. Zellen 5 u. 6. Polychromatisch. Zellen 7 u. 8. Orthochromatisch. Zellen 6 u. 7 weisen Jollykörper auf, bei 8 ist der Kern pyknotisch.

stets pyknotischer Kernbröckel sieht. Ab und zu findet man Zellen mit zwei wohlstrukturierten Kernen und ebenso auch Mitosen.

Das Protoplasma der Erythroblasten zeigt basophile Komponenten, vor allem (fast) stets vitale basophile Granulierung und oft Polychromasie. Die wegen deutlicher Kernstruktur zweifellos jüngeren Zellen färben sich oft mit Methylenblau und Giemsa rein blau, während die älteren pyknotischen Erythroblasten keine oder geringe Polychromasie darbieten. Auch die im Knochenmark reichlich vorhandenen kernlosen R. sind oft polychromatisch und vital granulär, Zeichen ihrer Jugend, und enthalten ab und zu noch kleine Kernreste.

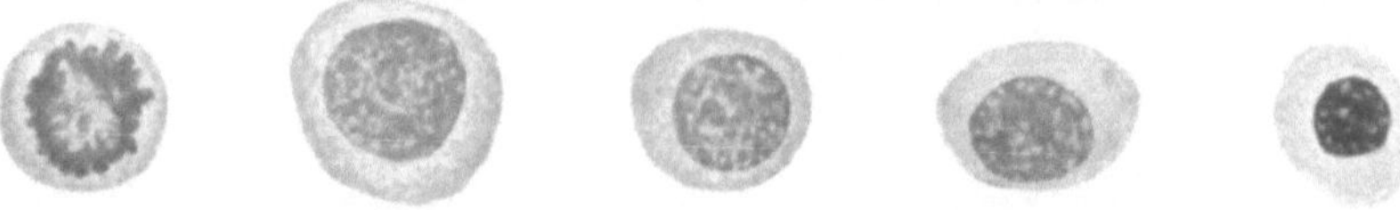

Abb. 25. Junge Normoblasten (Makroblasten) aus der fetalen Leber, meist stark polychromatisch. Zelle 1 in Mitose.

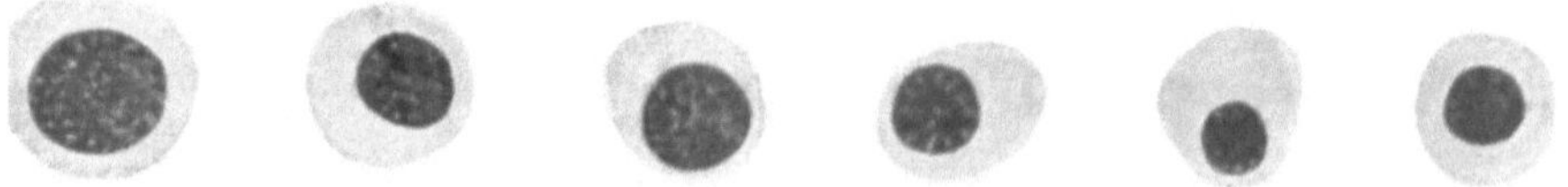

Abb. 26. Junge Normoblasten mit relativ großem Leib (Makroblasten), zum Teil mit bläulichem polychromatischen Protoplasma.

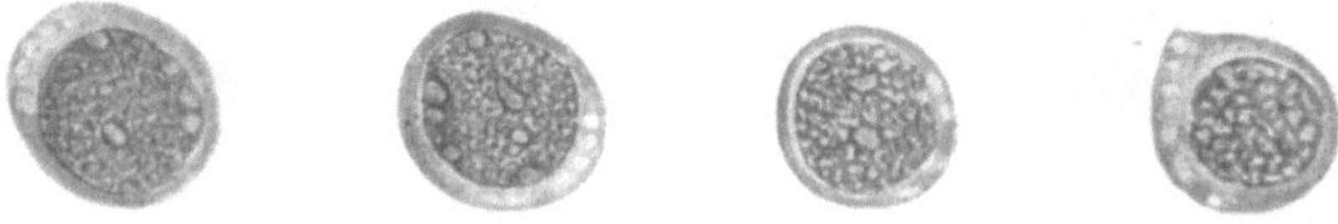

Abb. 27. Makroblasten (Proerythroblasten) mit Nucleolen.

Embryonal und bei Perniciosa trifft man in den Blutbildungsstätten eine zweite Art kernhaltiger roter Blutzellen: die Ehrlichschen *Megaloblasten*. Es sind viel größere Zelltypen, oft oval. Sie bieten in den jüngsten Formen einen recht großen und feinnetzförmig gebauten Kern, dessen Struktur vom Normoblastenkern abweicht. Mit steigendem Zellalter erfolgt auch hier Verkleinerung und Pyknose des Kernes, so daß in gewissen Stadien die Unterscheidung von Normoblasten mit älterem Kern schwer fällt, weil durch die Kernpyknose das entscheidende Kriterium der feinmaschigen Kernstruktur verwischt wurde.

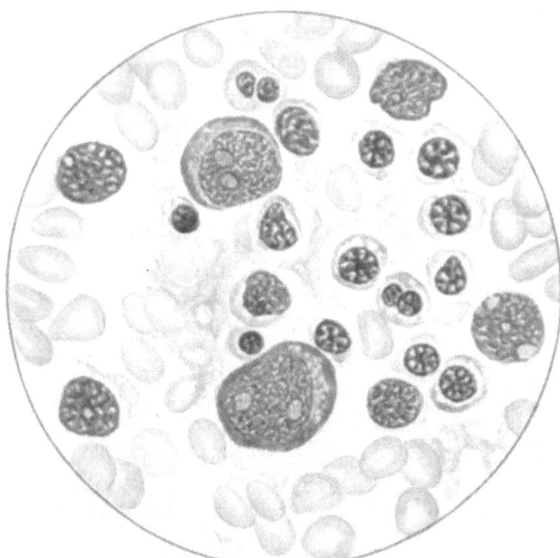

Abb. 28. Leberausstrich eines 4 Monate alten Fetus. 2 Proerythroblasten, zahlreiche Normoblasten.

Makroblasten (Naegeli) sind junge größere Normoblasten mit lichter gebautem, aber doch nicht feinmaschigem Kern, besonders in embryonalen Organen und bei starker Regeneration. Sie sind nicht prinzipiell verschieden von Normoblasten, reifen zu Normocyten und nie zu orthochromatischen Megalocyten aus. So leicht beim embryonalen Blut (s. Naegeli)[1]

[1] Naegeli: Fol. haematol. (Lpz.) 5 (1908).

beide Arten kernhaltiger Blutzellen als zwei Generationen zu scheiden sind, die keinerlei Übergänge aufweisen, so schwierig kann es an einzelnen Exemplaren in der Blutpathologie werden, die Trennung an etwas altkernigen Exemplaren durchzuführen.

Bei erneuter Prüfung der Frage in den letzten 16 Jahren an einem großen Material finde ich Megaloblasten nur beim Embryo und bei Perniciosa. Bei Knochenmarkscarcinose mit massenhaften kernhaltigen R., bei schweren Kinderanämien, bei osteosklerotischen Anämien mit sehr vielen Erythroblasten usw. gibt es nur Normoblasten und deren jugendliche Vorstufen, Makroblasten, mit tiefblauem Protoplasma. Auch im Knochenmark des Erwachsenen und des Kindes kommen außer bei Perniciosa nur Makroblasten vor.

Es liegen also, wie das EHRLICH schon erfaßt hatte, zwei prinzipiell verschiedene Erythroblastenarten vor. Der megaloblastische Typus ist der ontogenetisch ältere, frühembryonale bis zum 4. Embryonalmonat und ist auch phylogenetisch (PAPPENHELM)[1] der zuerst auftretende. Dabei entstehen die Megaloblasten aus indifferenten Gefäßendothelien (SCHRIDDE, DOAN, KNOLL), die Normoblasten aus Mesenchymzellen.

Diese scharfeTrennung ist von fundamentalerWichtigkeit (siehe meine neueren Arbeiten in dieser Frage).

Schon die Embryologie kennt absolut keine Übergänge zwischen den zwei Generationen. Diese meine Auffassung ist durch umfangreiche embryologische Studien von DOAN, KNOLL, MUNDORFF bestätigt worden („zwei absolut getrennte Zellarten").

Sehr wichtig sind auch die umfassenden Studien von PINEY (mit wundervollen Abbildungen), der gleich mir zeigte, daß richtige Megaloblasten nur bei Perniciosa vorliegen, nicht aber (entsprechend meinen Ausführungen) bei Knochenmarkcarcinom. Bei 52 000 Erythroblasten im Kubikmillimeter wurden unter 1000 Erythroblasten keine Megaloblasten gefunden, so wenig wie bei 12 sekundären Anämien oder bei schweren Kinderanämien, obwohl hier ein Fall über 120 000 Erythroblasten darbot.

Die Differenzierung bietet nur zwischen etwas gereiften Megaloblastenkernen, wenn die feine Netzstruktur allmählich abnimmt, gegenüber Makroblasten Schwierigkeiten. In diesen Stadien ist dann aber das Protoplasma der Megaloblasten im Vergleich zum Kern wesentlich breiter als bei Makroblasten, es ist auch nicht mehr so tief blaß und zeigt oft schon perinukleär einen leichten Oxyphilieton. Wären wirkliche Megaloblasten da, dann müßte man sie auch gealtert als sehr große orthochromatöse Zellen mit kleinen pyknotischem Kern und ausgereift als Megalocyten finden. Aber gerade diese Myelocyten fehlen!

Im Gesamtgebiet der Naturwissenschaften gibt es gleiche Probleme, daß zwei genetisch verschiedene Arten unter gewissen Bedingungen schwer abzugrenzen sind. Man bezeichnet das als transgrediente Variabilität.

Für die Klinik und für die Diagnose und Auffassung der Perniciosa ist diese scharfe grundsätzliche Trennung von der denkbar größten prinzipiellen Bedeutung. Mein Standpunkt wird auch von ASKANAZY auf Grund umfassender Studien des Knochenmarkes vertreten und mit guten Abbildungen belegt.

In der Literatur herrscht freilich noch volle Verwirrung und der Begriff Megaloblast wird für jeden großen Erythroblasten gebraucht. Feinere Morphologie liegt heute vielen nicht mehr und naturwissenschaftliche Kenntnisse sind in erschreckendem Rückgang.

Ich habe diese Probleme jahrelang studiert und halte meine Auffassung für die richtige und wohlbegründete, erlebe aber ihre Anerkennung wohl nicht mehr. Es ist auffällig, wie wenig den Mediziner allgemein naturwissenschaftliche Grundsätze leiten; wie sehr er tatsächlich bestehende Schwierigkeiten morphologischer Trennung zu hoch bewertet und sich dadurch von grundsätzlichen Fragen ablenken läßt. Noch nie aber hat uns die Vermengung und Vermischung, die Verflachung und Abschwächung und die Vereinfachung der Begriffe weitergebracht, sondern immer nur die Trennung, Abgrenzung und Charakterisierung. Dem Worte von der Vereinfachung unserer Vorstellungen setze ich daher auch hier die Forderung nach klarer wissenschaftlicher Unterscheidung entgegen!

---

[1] PAPPENHEIM: Virchows Arch. **145**.

Proerythroblasten sind *Vorstufen der Erythroblasten*, keine neue Zellart und nicht abgrenzbar, mit sehr stark basophilem Zelleib, Zellen, wie sie sehr leicht aus embryonalen erythropoetischen Organen (z. B. Leber, Abb. 27 und 28) erhältlich sind und als Pronormoblasten den jüngsten Makroblasten entsprechen. Sie zeigen in ihrem Kern deutliche Nukleolen und einen von Myeloblasten verschiedenen Chromatinaufbau besonderer Art. Ihr Protoplasma ist ungleich, fleckig, tief basophil und vital basophil granulär. Die analoge Zelle der Megaloblastenreihe kann man mit Ferrata als Promegaloblast bezeichnen.

Mit Entschiedenheit bestreite ich auf Grund eingehender Prüfungen, daß dabei Zwischenformen zwischen Lymphocyten oder Myeloblasten zu Erythroblasten vorliegen. Die Kernstruktur weist derartige Gedanken zurück, freilich nur an guten Ausstrichpräparaten. Schnittpräparate können solche Feinheiten niemals auch nur annähernd wiedergeben und müssen sofort zu Täuschungen führen.

An den Pappenheimschen Originalpräparaten seiner Prohämatoblasten konnte ich mich mit Sicherheit überzeugen, daß jede Beziehung zu Vorstufen der weißen Blutzellen abzulehnen war, ganz besonders aber zu Lymphocyten.

Alle stark unreifen Erythroblasten zeigen vitale basophile Granulation, sind Retikulocyten und durch Vitalfärbungen deutlich von Myeloblasten abzugrenzen.

Proerythroblasten kommen besonders bei schweren Kinderanämien, Knochenmarkstumoren und Leukämien vor. Es sind alles Pronormoblasten. Analoge Promegaloblasten finde ich nur beim Embryo, nie bei Perniciosa.

Die *Entkernung der Erythroblasten* erfolgt nach Koelliker und Neumann auf dem Wege intracellulärer Auflösung (Karyolysis), und diese Auffassung ist auch die meine. Man sieht, wie die Kerne kleiner und pyknotischer, dann zu kleinen Kernkugeln (Howell-Jollykörpern) und endlich zu Chromatinstäubchen werden.

Kernverlust der Erythroblasten.

Ehrlich ließ nur für die Megaloblasten die karyolytische Entkernung gelten und nahm für die Normoblasten Kernausstoßung wie Rindfleisch an. Dieser verschiedene

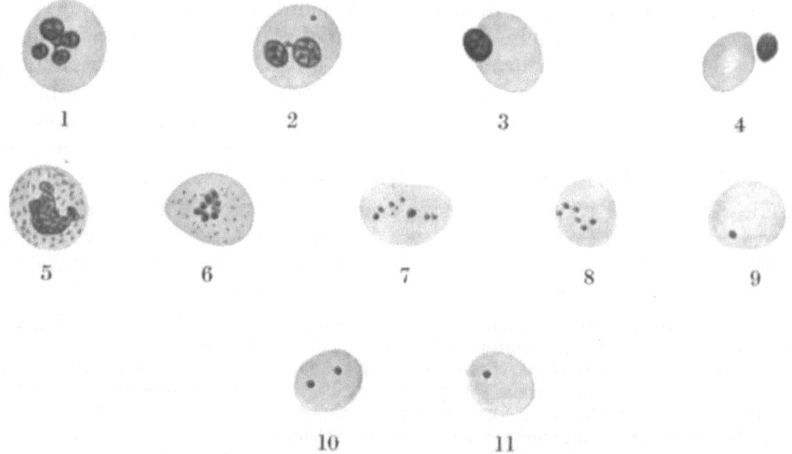

Abb. 29. Normoblasten. Zelle 1. Kernzerfall in orthochrom. Zelle. Kernteile schon weitgehend pyknotisch. Zelle 2. Idem, Zelle noch etwas polychromatisch, an der Peripherie Jollykörperchen. Zelle 3. „Kernausstoßung". Zelle 4. „Ausstoßung vollendet". Derartige „freie Kerne" sind in normoblastenhaltigem Blut oft anzutreffen. Es handelt sich dabei immer um Artefakte. Kernzerfall. Zellen 5 – 12. Kernzerfall. Chromatinreste – Howell-Jollykörper – Chromatinreste. Zellen 5 – 9 von einem schweren Falle perniziöser Anämie. Zelle 5. Kernzerfall in einer stark basophil getüpfelten Zelle. Zelle 6. Gruppe von Chromatinresten neben basophiler Punktierung. Zelle 7. Gruppe von kleineren Chromatinkörnern = Howell-Jollykörper. Zellen 8 u. 9. In polychromatischen Zellen. Zellen 10 u. 11. Jollykörper aus dem Blute eines Patienten mit Milzexstirpation wegen Ruptur.

Modus des Kernverlustes bei den beiden Zellarten ist jedoch später von keinem Autor mehr festgehalten worden und muß als irrig aufgegeben werden.

Auch bei der Untersuchung des Knochenmarkes bei den verschiedensten Krankheiten und bei zahllosen Untersuchungen embryonaler Objekte kann ich keine andere Art der Entkernung als durch Pyknose und Karyolyse mit Sicherheit nachweisen und ebenso ASKANAZY, desgleichen KNOLL, BETTMANN bei der exp. Arsenanämie bei Tieren. Andere Autoren, so E. BLOCH, halten beide Arten des Kernverlustes für möglich, desgleichen WEIDENREICH und VAN DER STRICHT für Säugetierembryonen, wenigstens für die embryonale Leber, ebenso FERRATA. Auch MAXIMOW tritt für die Kernausstoßung bei Embryonen ein, wird aber von SCHRIDDE aufs entschiedenste bekämpft, indem SCHRIDDE die Zenker-Hellyfixation als zu Schrumpfungen führend und daher als technisch nicht einwandfrei

Abb. 30. Kernzerfall in Normoblasten.

verwirft. Auch E. ALBRECHT hat sich 1902 für Kernausstoßung ausgesprochen. WEIDENREICH läßt die Kerne zu den Howell-Jollykörpern durch Pyknose und Karyolyse sich verkleinern. Während nun aber JOLLY für sie Ausstoßung dieser Kernreste, der Howell-Jollykörper, eintritt, nimmt WEIDENREICH, sicher zu Recht, erst die weitere Reduktion dieser Gebilde zu Chromatinstäubchen an. JOLLY sah im embryonalen Knochenmark freie Normoblastenkerne in Makrophagen, und hielt diese Beobachtung für einen sicheren Beweis der Kernausstoßung. In Übereinstimmung mit BLUMENTHAL halte ich diese Argumentation für nicht beweisend; denn man sieht außerordentlich oft in den Makrophagen ganze Erythroblasten, oft in mehreren Exemplaren eingeschlossen, die sich auflösen, wobei der Kern noch am längsten färbbar bleibt.

Ob die winzigen Chromatinstäubchen nun doch noch ausgestoßen werden (WEIDENREICH) das ist, wohl kaum mehr wesentlich und meines Erachtens wohl auch nicht mehr zu beweisen bei Gebilden, die an der Grenze der Sichtbarkeit stehen.

Auch unter krankhaften Bedingungen halte ich Kernausstoßung nicht für bewiesen und glaube nicht daran. In gequetschten Ausstrichen sieht man oft viele Kerne ausgetreten oder nahe dem Austreten, fast immer in der Ausstrichrichtung (!); aber in der Zählkammer ist von freien Kernen keine Rede. Mithin liegen Artefakte des Ausstreichens vor.

Es erscheint mir nach der eingehenden morphologischen Prüfung *die vollständige intracelluläre Kernauflösung* als die einzige Art der Entkernung und die Kernausstoßung lediglich Kunstprodukt. Nur so ist auch die Sauerstoffzehrung junger R. verständlich.

Literatur über Erythroblasten.

ALBRECHT, E.: Inaug.-Diss. München 1902. — ASCHHEIM: Arch. mikrosk. Anat. **60** (1901). — ASKANAZY: Kap. Knochenmark, Handbuch der pathologischen Anatomie und Histologie von HENKE-LUBARSCH, 1927, S. 928.

BETTMANN: Beitr. path. Anat. **23**. — BLOCH, E.: Beitr. path. Anat. **34** (1903). Eingeh. Lit.! — BLUMENTHAL: Fol. haemat. (Lpz.) **1908**. — BUNTING: Univ. of Penna Med. Bull. **16** (1903).

ENGEL: Ver. inn. Med. **1906**; Dtsch. med. Wschr. **1906**, s. auch folg. Kapitel.

FERRARI: Kongreßzbl. inn. Med. **55**, 693. — FERRATA: Lehrb. — FERRATA u. DE NEGREIROS-RINALDI: Lymphat. Vorstufen. Virchows Arch. **215**, 77.

GOODALL: J. of Path. **1903**.

HAMMERSCHLAG: Arch. mikrosk. Anat. **95**, 83 (1921). — HAYEM: Sang **1900**. — HEILMEYER: Münch. med. Wschr. **1928**, 2092. — HEINZ: Virchows Arch. **168**. — HOWELL: J. of Morph. a. Physiol. **40** (1890).

ISAAC u. MÖCKEL: Fol. haemat. (Lpz.) **11**, 147. — ISRAEL u. PAPPENHEIM: Virchows Arch. **143**.

JOLLY: Arch. Anat. microsc. **1905**, **1907**.

KNOLL: Dtsch. Arch. klin. Med. **136** (1921). S. auch embryon. Blutbildung. — KRJUKOF: S. Perniciosa. Knochenm.

LAMBIN: Ann. Soc. Sci. Brux. **44**, 124 (1924). — LENAZ: Fol. haemat. (Lpz.), Orig. **26**, 151 (1921); Virchows Arch. **71**, 316 (1923). — LOBENHOFFER: Beitr. path. Anat. **43** (1908). — LOSSEN: Virchows Arch. **200**.

MAXIMOW: S. folg. Kapitel u. Arch. f. Physiol. **1899**.
NAEGELI: Fol. haemat. (Lpz.) **5** (1908); Festschrift für KORANYI 1925; Strasbourg méd. **1926**.
PAPPENHEIM: Virchows Arch. **145** (1896) u. Fol. haemat. (Lpz.) **1—16**; Fol. haemat. (Lpz.) **5**, 511 (1908). Lymphoide Vorstufen. — PINEY: Proc. roy. Soc. **18**, 1; J. of Path. **27**, 258 (1924). — PRICE-JONES: Brit. med. J., 5. Nov. **1910**.
SCHRIDDE: S. folg. Kapitel. — SCHUR u. LÖWY: Z. klin. Med. **40**. — SOROCHOWITCH: Inaug.-Diss. Zürich 1904. — STRICHT, VAN DER: Arch. de Biol. **11** (1891); **12** (1892). — SSYSSOJEW: Virchows Arch. **262**, 690 (1926). Entkernung.
TÜRK: Lehrbuch.
VILLA: Haematologica (Palermo) **10**, 327 (1919).
WEIDENREICH: Erg. Anat. **14**, **15** (1905). — WEINER u. KAZNELSON: Kap. Perniciosa.
WINHOLD: Inaug.-Diss. Berlin 1901. — WOLOWNIK: Z. klin. Med. **56**.

Die embryonale Blutbildung.

Wie zuerst KOELLIKER gezeigt hat und seither lange Zeit angenommen worden ist, sind die ersten Blutzellen kernhaltige hämoglobinfreie Elemente, sog. „Bildungszellen". Sie entstehen nach KOELLIKER dadurch, daß aus den primitiven Zellen der Gefäßanlage (Cellules vasoanginaires Gilbert) die peripheren Zellen zu Endothelien, die zentralen durch Hb.-Ausbildung zu Blutkörperchen werden (KOELLIKER, GILBERT, RÉNAUT, VAN DER STRICHT; RÜCKERT und MOILLER, die nur für das Schaf R. aus Endothel ableiten). Zu allererst erfolgt die Blutbildung extraembryonal im Dottersack und Chorion, dann in den Capillaren und den Blutsinus des Embryo, ausschließlich als kernhaltige R.

Meine eigenen Untersuchungen, 1906, und seither immer fortgesetzt, ergaben: Zuerst finden sich nur Megaloblasten, große, meist ovale Zellen mit fein strukturierten Chromatinfäden, nie Leukocyten; später werden die Megaloblastenkerne kleiner und in der Struktur gröber. Es zeigt sich jetzt auch färberisch die erste Spur Hb. um den Kern. Auch jetzt noch keine L. Später tritt als total verschiedene Population die zweite normoblastische Generation auf (nach KNOLL beim Menschen gegen Ende des 3. Embryonalmonats) und jetzt finde ich zuerst ganz vereinzelt Leukocyten, und zwar ausschließlich absolut typische Myeloblasten. Völlig gleich lauten die Ergebnisse der umfassenden und alle Zahlenwerte ermittelnden Studien von KNOLL und seiner Schule.

Die ersten Megaloblasten sind nach ALDER, KNOLL u. a. enorm groß, 390 bis 2400 μ^3 (KNOLL). Allmählich entstehen kleinere, nie aber gibt es Übergänge zu der Normoblastenreihe. Bei einer Nackensteißlänge von 1,2 mm fand KNOLL pro Kubikmillimeter nur 374 000 R., bei 2,8 Länge 744 000, bei 3,8 1,68 Millionen, bei 5,2 24 Millionen, bei 17 3,3 Millionen R.

Bei der 2. Generation der Erythrocyten, die als etwas absolut verschiedenes auftritt ohne jeden Zusammenhang mit der 1. Generation, ist die Genese aus Mesenchymzellen allgemein anerkannt. Sie zeigen embryonal auch Jollykörperamitosen und bis zu 32% basophile Punktierung (KNOLL).

Das erst spätere Auftreten weißer Blutzellen zeigten KOELLIKER und HELBER für das Hühnchen und Kaninchen, ENGEL für das Schwein, JOST für das Rind, SCHTSCHUKIN für Hund und Kaninchen, JOLLY und ACUNA für Meerschweinchen, Ratte und Maus, HOWELL für die Katze, ENGEL, NAEGELI und KNOLL für den Menschen. VAN DER STRICHT erklärt auf Grund vieler embryologischer Untersuchungen, daß die L. erst später als die Erythroblasten entstehen und daß keine Verwandtschaft zwischen roten und weißen Zellen besteht. Damit sind folgende prinzipielle Tatsachen festgestellt:

1. Neuere Studien (KNOLL, DOAN, MAXIMOW) zeigen die Entwicklung von Megaloblasten aus Gefäßendothelien, für Normoblasten aber aus indifferenten Mesenchymzellen. Damit sind große prinzipielle Unterschiede zwischen den 2 Generationen roter Blutzellen festgelegt.

2. Die embryonale Erythropoese ist zeitlich, und deshalb offenbar auch genetisch, von der Leukopoese verschieden und geht ihr erheblich voraus.

3. Die Ableitung der R. aus L. ist für die früheste Embryonalzeit unmöglich und wird damit überhaupt äußerst unwahrscheinlich.

In der ersten Embryonalzeit erfolgt die Erythropoese ganz allgemein im ganzen Organismus; später wird sie auf die Capillaren bestimmter Organe, der blutbildenden Organe, beschränkt. Zunächst begegnet uns eine mächtige Blutbildung in den Capillaren der Leber. Beim menschlichen Embryo von $2^1/_2$ cm Fetuslänge ist in der Leber die Erythropoese in enormer Weise tätig, also zu einer Zeit, zu der weder Milz, noch Lymphdrüsen, noch Knochenmark angelegt sind. Die Erythroblasten sind zumeist Makroblasten, sitzen am Rande oder in Ausbuchtungen der intraazinösen Capillaren. Auf Ausstrichpräparaten erhält man die prachtvollsten Makroblasten und die Zahl der kernhaltigen R. übertrifft diejenige der kernlosen. Kernzerfall, Phagocytose der Makrophagen, Eisenpigmentbildung sind überall zu erkennen. — Die Leber behält weit über die Mitte der Embryonalzeit hinaus diese Hämopoese bei; später nimmt sie langsam ab, und zur Zeit der Geburt ist die Erythropoese der Leber erloschen.

Beim Embryo von 9 cm Länge erkennt man die Anlage der Milz als kleinstes rotes Pünktchen. Bei 15 cm zeigen sich kleine erythropoetische Herde in den erweiterten Capillaren der Pulpa: die Milz wird Blutbildungsorgan. Bei 24 cm ist diese Funktion intensiv, aber schon bei 27 cm in deutlicher Abnahme begriffen, bei 30 cm nicht mehr erheblich und dann langsam erloschen (NAEGELI).

Verschiedene Autoren nehmen eine sehr geringe Persistenz der kernhaltigen R. in der Milz an, z. B. v. EBNER (Lehrbuch der Gewebelehre). Eine solche liegt bei Tieren sicher vor (WILLIAMS[1] für den Ochsen; MASSLOW[2] für das Rind; NEUMANN[3] für das Schwein; NAEGELI für das Kaninchen).

Neben der gleichzeitigen mächtigen Erythropoese in der Leber ist die Rolle der Milz immer nur unbedeutend. Man kann die frühere Ansicht, es gehe die Blutbildung von der Leber auf die Milz über, nicht mehr aufrecht halten.

Blutuntergang und Pigmentbildung in Makrophagen gehen in ihrer Intensität der Erythropoese in der Milz parallel, ebenso die Zahl der Riesenzellen.

Im dritten Embryonalmonat beginnt die Anlage des Knochenmarkes. Eine Periostknospe mit zahlreichen Gefäßen (s. STÖHR, Histologie) dringt in den Knochen ein. Das neugebildete Mark zeigt Erythropoese innerhalb von Bluträumen, die von Endothel ausgekleidet sind. Indessen finde ich die R.-Bildung erst in der zweiten Hälfte der Embryonalzeit erheblicher; sie wird später immer mächtiger und bleibt im postfetalen Leben einzig hier im Knochenmark erhalten.

In den bindegewebigen Septen im Bindegewebe aller Organe, wie Thymus, Lymphknoten, Pankreas, im Anschluß an Gefäße findet man erythropoetische Herde oft in mächtiger Ausbildung, z. B. auch zwischen den Läppchen der Pankreaszellen.

SCHRIDDE läßt die ersten primären Erythroblasten intravasculär aus Gefäßwandzellen (undifferenziert gebliebenen Wandzellen) entstehen, die zweite Generation ebenfalls aus Gefäßwandzellen, aber extracapillär. MAXIMOW dagegen bezeichnete zuerst auftretende Blutzellen als „Lymphocyten". Damit werden die Lymphocyten als die zuerst auftretenden Zellen erklärt; später hat freilich Maximow diese £. als Ursprung aller Blutzellen aufgeben müssen und dafür die unreifsten Blutzellen den Hämocytoblasten (= Myeloblast) gesetzt. Diese ersten Lymphocyten von MAXIMOW enthalten aber schon Hämoglobin bei Besichtigung ohne Färbung (SCHRIDDE). Es ist nur in Schnitten und Ausstrichfärbungen wegen der starken Protoplasmabasophilie nicht recht sichtbar. Ferner sind alle Kernstrukturen bei Maximow für feinere Differenzierung der Zellarten ganz ungenügend und so gut wie völlig identisch, so daß die Erkennung der Art aus dem Protoplasma erfolgt. Für die allererste Zeit der Blutzellenbildung gibt es aber auch noch keine Myeloblasten (Hämocytoblasten) im Blute (NAEGELI, SCHRIDDE, SABIN, KNOLL, MUNDORFF), siehe später. Die in Rede stehenden Zellen sind ferner nach der Vitalfärbung Retikulocyten, also keine weißen Zellen. Auch KNOLL findet in den Capillaren nur vereinzelte endotheliale Zellen noch ohne Hb. — sie gehören aber doch zu den roten Blutzellen als Retikulocyten.

---

[1] WILLIAMS: Amer. med. **1903**. [2] MASSLOW: Arch. mikrosk. Anat. **51**.
[3] NEUMANN: Arch. d. Heilk. **15**.

In neuerer Zeit hat auch Sabin beim bebrüteten Hühnchen die Megaloblasten als die einzigen ersten embryonalen Zellen festgestellt, jeden direkten Zusammenhang zwischen Erythroblasten, Leukocyten und Lymphocyten bestritten. Auch die umfangreichen Studien von Knoll bestätigen völlig meine Darstellung.

Vergleichende Anatomie und Embryologie der R.-Bildung.

Die Erythropoese verläuft embryonal und postfetal bei den Säugetieren prinzipiell gleich wie beim Menschen, dagegen bleibt sie post partum in Organen erhalten, die beim Menschen nur in gewissen Fetalzeiten R. gebildet haben. Außer dem Amphioxus besitzen alle Wirbeltiere Hb.-haltige Blutkörperchen; noch tieferstehende Tiere haben zwar zum Teil auch Hb., dann aber im Plasma gelöst. Von den Wirbeltieren besitzen nur die Säuger kernfreie R., alle anderen dagegen R. mit strukturiertem Kerne. Die Cyclostomen haben scheibenförmige R.; bei ihnen und den Ganoiden ist die Niere erythropoetisch; Knochenmark, Milz und Lymphdrüsen fehlen. Den Cyclostomen fehlt auch der Thymus. Die Fische besitzen elliptische R.; bei ihnen ist Milz und Niere erythropoetisch, Lymphdrüsen fehlen. Bei den Urodelen ist die Milz Blutbildungsorgan. Die Batrachier haben sehr große ovale Erythrocyten. Sie haben das Knochenmark als Quelle der Blutkörperchen, Lymphdrüsen fehlen. Bei Reptilien, Vögeln und Säugern bleibt das Knochenmark ausschließlich das blutbildende Organ, geringe Spuren in der Milz ausgenommen.

Alle Befunde der Erythropoese, die Megaloblastenbildung ausgenommen, lassen sich meiner Ansicht nach nur so deuten, daß *embryonale* oder *indifferent gebliebene Mesenchymzellen*, besonders solche in der Nähe der Gefäße, allein imstande sind, *Erythroblasten zu bilden*; nie aber können andere Zellen irgendwelcher Art kernhaltige rote Zellen erzeugen.

Zwischenformen zwischen Mesenchymzellen und Erythroblasten können wir nie mit Sicherheit erkennen. Es ist zwar in der Namengebung rein spekulativ hier Großes geleistet worden; aber es genügt die jüngsten Megaloblasten mit Nukleolen sich anzusehen, um sich zu überzeugen, daß die Ähnlichkeit dieser Zellen, selbst bei technisch vollendeter Giemsafärbung mit Mesenchymzellen schon so enorm ist, daß für Zwischenformen kein Platz mehr bleibt. Wie sollte die Scheidung solcher Zellen bei der Schnittfärbung möglich sein, die stets im Vergleich zu Ausstrichpräparaten ganz ungenügende Kerndarstellung ergibt (siehe nur die Abbildungen oder die Originalpräparate von Maximow).

Ich habe daher für eine Zwischenform zwischen Mesenchymzelle und Myeloblast oder Erythroblast, den Ferrataschen Hämohistioblasten nichts Histiologisches vorzulegen.

Auch Maximow ignoriert diese Vorstufen oder Zwischenstufen.

Es erscheint überhaupt fraglich, ob bei der Differenzierung von Zellen, solche gleitenden Zwischenformen vorkommen. Ich kann aber auf diese allgemein naturwissenschaftlichen Fragen hier nicht eingehen.

Maximow erklärte, mit einer Mitose entstehen aus einem Myeloblasten plötzlich 2 Myelocyten. Hier handelt es sich aber nicht um eine neue Art, sondern um Reifung, und daß diese im vorliegenden Falle anders verläuft, werde ich zeigen.

Die Entstehung der Erythroblasten aus Lymphocyten ist heute erledigt und selbst von Maximow aufgegeben.

Meine Gegengründe finden sich in der 4. Aufl. dieses Werkes S. 100 u. 102. Ihre Richtigkeit ist heute erwiesen, ein Beweis, daß in diesen Fragen das feinere Zellstudium in Ausstrichpräparaten den Schnittfärbungen (ich füge zu leider!) überlegen ist. Maximow hatte auch in seiner letzten großen Studie 1928 für Ausstrichpräparate nur Spott und Hohn: warum mußte er dann den L.-Umfang der Erythroblasten aufgeben? Schon Mollier hatte die Maximowsche Auffassung als „willkürliche Annahme" bezeichnet.

Die Ableitung von Erythroblasten aus Myeloblasten hat viele Momente für sich, vor allem die ständige Paarung der Myelopoese mit der Leukopoese (fehlt aber bei den Vögeln), embryonal, normal und bei myeloischer Metaplasie. Man kann sich aber gut vorstellen, daß indifferente oder indifferent gebliebene Mesenchymzellen gleichzeitig R. und myeloische Zellen bilden können (Naegeli, Maximow). Zwischenformen zwischen unreifen Mesenchymzellen und Myeloblasten kann man so wenig irgendwie differenzieren oder auffinden wie zwischen unreifen Mesenchymzellen und Proerythroblasten. Ein Argument gegen die Einschaltung des Myeloblasten (Hämocytoblasten) in der Entwicklung der Erythroblasten, ist das Fehlen aller Myeloblasten im Blute während der embryonale Megaloblastenbildung, worüber alle Autoren einig sind. Die Existenz von reichlichen Myeloblasten außerhalb der Blutbahn bei der ersten Megaloblastenbildung ist aber unbewiesen und mit der heutigen Schnittfärbung auch unbeweisbar.

Eine gewisse Schwierigkeit für die Erklärung bieten jene Befunde, bei denen in verkalkten Kehlkopfknorpeln, in der Falx cerebri, in verkalkter Niere nach Gefäßligatur usw. eigentliches Knochenmark entdeckt worden ist. Da hat man vielfach an Entstehung dieser Erythroblasten aus Blutlymphocyten gedacht, und so hat denn auch NEUMANN[1] in bedauerlicher Inkonsequenz seines prinzipiellen Standpunktes für diese Fälle eine Ausnahme des Gesetzes zugegeben. Ebenso verteidigte lange Jahre MAXIMOW für die extramedulläre Bildung die Abstammung aus gewöhnlichen Blutlymphocyten, die er zuletzt aber aufgeben mußte. Damit war aber eine große Schwierigkeit entstanden; denn L. gibt es im Blut des Normalen, nicht aber Myeloblasten (Hämocytoblasten). Es muß also auch hier auf indifferente Mesenchymzellen besonders in der Nähe der Gefäße die Bildung zurückgeführt werden, siehe myeloische Metaplasie.

Französische Autoren leiteten nach RANVIER die embryonalen R. von besonderen Zellen ab, den „cellules vasoformatives". Sie hätten dann also eine extracapilläre, und zwar eine intracelluläre Genese (so RANVIER, MINOT, SCHÄFER, NIKOLAIDES usw.). Schon 1881 erklärte NEUMANN so gedeutete Bilder für Phagocyten mit R. Meines Erachtens kann heute kein Zweifel darüber bestehen, daß die RANVIERsche Erklärung der Entstehung embryonaler Erythrocyten aufgegeben werden muß. — Über einige ältere, überwundene Vorstellungen der Erythropoese s. 2. Aufl.

Literatur über Embryologie der Erythrocyten und Leukocyten.

* Befunde beim Menschen.

*ASKANAZY: Münch. med. Wschr. **1904**; Verh. 76. Naturforsch.-Verslg Virchows Arch. **205**.

BÉTANCÈS: Kongreßzbl. inn. Med. **43**, 308. Invertebr. — BEZANÇON et LABBÉ: Lehrbuch

BIZZOZERO u. TORRE: Zbl. med. Wiss. **1882**; Virchows Arch. **95**; Atti Sci. med. **4**. — BIZZOZERO: Virchows Arch. **95**; Zbl. med. Wiss. **1880**. — *BUTTERFIELD: Dtsch. Arch. klin. Med. **92**.

CIACCIO: Pathologica (Genova) **3** (1911); Fol. haemat. (Lpz.) **15**, 391 (1913). — CUNNINGHAM u. SABIN: Kongreßzbl. inn. Med. **40**, 670. Vitalfärbung!

DANTSCHAKOFF: Arch. mikrosk. Anat. **73** (1908); **74** (1909). Knochenmarkentw. Vögel; Verh. anat. Ges. Berlin **1908**, 72 u. Brüssel **1910**, 70 u. Anat. Anz. **37**, Erg.-Bd. Reptilien: Fol. haemat. (Lpz.) Suppl. **4**, 157; Anat. H. **37**; Arch. mikrosk. Anat. 87 (1916). — DISSE: Erg. Anat. **5** (1895). Lit.! — *DOAN: Kongreßzbl. inn. Med. **40**, 553. Publ. Carnegie Institution Washington, 1925. — *DOMINICI: C. r. Soc. Biol. Paris **1899**. — DRZEWINA: Archives Anat. microsc. **13** (1912). Fische. — *DUNN: J. of Path. **15** (1910).

ENGEL: *Dtsch. med. Wschr. **1899**; *Münch. med. Wschr. **1900**; *Kongr. inn. Med. **1898**; *C. r. 13. internat. Kongr. **1900**; *Ver. inn. Med. Berlin **1898** u. **1906**; *Dtsch. med. Wschr. **1899**, V.-B.; *Virchows Arch. **153**; *Arch. mikrosk. Anat. **1893**, **1894**, **1895**, **1899**; **53** u. **54** (1915); **86**; *Fol. haemat. (Lpz.) **32**, 139 (1926). — *ERDMANN: Dtsch. Arch. klin. Med. **74** (1902).

FAHRNER: Inaug.-Diss. Zürich 1845. — FERRATA: Fol. clin. chim. et microsc. (Bologna) **2** (1909). — *FISCHER: S. 129. — FOÀ: Atti Sci. med. **5** (1882). — FOÀ u. SALVIOLI: Zbl. med. Wiss. **1880**; Atti Sci. med. **4**. — FRÄNKEL: Fol. haemat. (Lpz.) Arch. **17** (1913). Frosch.
FREIFELD: Arch. exper. Zellforschg **4**, 355 (1927).

GOODALL: J. of Path. **12** (1903). Schafembryonen. — GOSS: J. exper. Zool. **52**, 45 (1928). — *GRÜNEBERG: Med. nat. Arch. **1908**.

HAFF: Inaug.-Diss. München 1914. — *HAMMAR: Anat. Anz. **1905**, Nr 1. — HAVET: J. of Anat. **60**, 253 (1926). Kan. Leber. — *HAYEM: Lehrbuch. — HELBER: Dtsch. Arch. klin. Med. **82** (1904). — HEINZ: Beitr. path. Anat. **29**; Virchows Arch. **168**. — HOWELL: J. of Morph. a. Physiol. **1891**.

ISRAEL u. PAPPENHEIM: Virchows Arch. **143** (1896).

JANOSIK: Bibliogr. Anat. Nancy **10** (1902). — JENEY, v.: Z. exper. Med. **60**, 102 (1928). — JOLLY: Archives Anat. microsc. **9** (1907); C. r. Soc. Biol. Paris **1901**, **1905**, **1906**. — JOLLY et ACUNNA: Archives Anat. microsc. **7** (1905). — JOLLY et ROSELLO: C. r. Soc. Biol. Paris,

[1] NEUMANN: Virchows Arch. **119**.

9. Jan. **1909**. — Jolly u. Saragea: Bull. Soc. Biol. Paris **87**, 434 (1922). Kan. — *Jordan: Anat. Anz. **37** (1910). — Jost: Arch. mikrosk. Anat. **61**.

*Kimla: Wien. med. Wschr. **1905**. — *Knoll: Z. mikrosk.-anat. Forschg **21**, 552 (1930); Kongreßzbl. inn. Med. **49**, 841. Denkschr. schweiz. naturforsch. Ges. **1927**. — *Koelliker: Z. rat. Med. **1846**; Handbuch der Gewebelehre. Verschiedene Auflagen. — König: Fol. haemat. (Lpz.) Arch. **9**, 278. — Kollmann: Inaug.-Diss. Paris 1908. Avertebraten. — *Kontorowitsch: Wien. med. Wschr. **1908**, Nr 35—37 u. Inaug.-Diss. Zürich 1908. — Kuborn: Anat. Anz. **1900**.

Lambin: Soc. belg. Biol. **89**, 105 (1923). Leber. — Lang: Jena. Z. Naturwiss. **38** (1903). — Lenaz: Beitr. path. Anat. **71**, 316 (1923). — *Lifschitz: Inaug.-Diss. Zürich 1906. Embryonale Milz. — *Lobenhoffer: Beitr. path. Anat. **43** (1908). — Löwit: Arch. mikrosk. Anat. **38** (1891) u. Sitzgsber. ksl. Akad. Wiss.; Studien z. Physiol. u. Path. des Blutes. Jena 1902; Beitr. path. Anat. **42** (1907). — *Luzet: Thèse de Paris **1891**; Arch. Méd. gén. **1891**.

Marcinowski: Inaug.-Diss. Zürich 1906. — Mas y Magro: Kongreßzbl. inn. Med. **47**, 451. Huhn. — Maximow: Arch. mikrosk. Anat. **73** u. **74** (1909); **76** (1910); Verh. anat. Ges. **1908**, **1910**; Zbl. path. Anat. **20**, Nr 18 (1909). S. ferner S. 129. — Melissenos: Anat. Anz. **15** (1899). — Meves: Arch. mikrosk. Anat. **72** (1911). — Minot: Keibels Handbuch der Entwicklungsgeschichte Bd. 2. 1911. — Mollier: Arch. mikrosk. Anat. **74** (1909). — Müller, H. F.: Dtsch. Arch. klin. Med. **51**. Lit.!

Naegeli: Fol. haemat. (Lpz.) **5**, 525 (1908); *Verh. Kongr. inn. Med. **1906**. — *Nattan: Larier: Thèse de Paris **1901**. — *Neumann: Arch. Heilk. **1874**; Z. klin. Med. **1881**; Arch. mikrosk. Anat. **85** (1914).

Oppel: Zbl. path. Anat. **3** (1892). Lit.!

Pappenheim: Virchows Arch. **145** u. **151**; Inaug.-Diss. Berlin 1895. — Piney: Proc. roy. Soc. Med. **18**, 1.

Retterer: C. r. Soc. Biol. Paris, Vol. jub. **1899**; C. r. Soc. Biol. Paris **1901**. — Rieux: Fol. haemat. (Lpz.) Arch. **10**, 1. — *Rinne: Inaug.-Diss. Göttingen 1913. — Rückert u. Mollier: Handbuch vergleichender Entwicklung Jena 1906.

Sabin: Hopkins Hosp. Bull. **32**, 314 (1921). — *Sabrazès et Muratet: C. r. Soc. Biol. Paris **54** u. Fol. haemat. (Lpz.) **12**, 177. — Sassuchin: Inaug.-Diss. Petersburg 1899. — *Saxer: Anat. Anz. **1895**; Zbl. path. Anat. **1896**. — *Schmidt, M. B.: Beitr. path. Anat. **11** (1892). — *Schridde: Naturforsch.-Verslg Köln **1908** u. Zbl. path. Anat. **19** (1908); **20**, Nr 18 (1909); Z. Mikrosk. **27** (1910); Dtsch. path. Ges. Dresden **1907** u. Fol. haemat. (Lpz.), Suppl. **1907**, 157; Anat. Anz. **1912**, 514. — Schtschukin: Fol. haemat. (Lpz.) **1**, 712. — Seyfarth: Virchows Arch. **266**, 676 (1928). Mäuse. — Spuhler: Arch. mikrosk. Anat. **40** (1892). — Stricht, van der: Nach Bezançon et Labbé, Ann. Soc. méd. Gand **1892**; *Arch. de Biol. **12** (1892); C. r. Soc. Biol. Paris **47** (1895).

Viana: Fol. haemat. (Lpz.) **9**, 7. — Villa: Haematologica (Palermo) **10**, 93 (1929).

*Wain: Inaug.-Diss. Zürich 1906. Embryonale Leber. — Weidenreich: S. **137**. — Wenzlaff: Arch. mikrosk. Anat. **77** (1911). Vögel. — Wersberg: Fol. haemat. (Lpz.) Arch. **10**, 371.

II. Pathologische Verhältnisse.

Pathologische Verhältnisse bedingen klinisch wie diagnostisch höchst bedeutsame Abweichungen, die die Zahl der R., den Gehalt an Hb., den Färbeindex, die Form, die Größe und die Tinktionsverhältnisse berühren. Diese Veränderungen können sowohl degenerativ wie regenerativ sein. Nur eine lange und von großer Kritik begleitete klinische Erfahrung und das Experiment, das zur Entscheidung biologischer Fragen in erster Linie berufen ist, vermögen eine Lösung über das Wesen solcher pathologischer Veränderungen durchzuführen.

Abnorme Werte der R. in der Raumeinheit.

Abnorm hohe Zahlen kommen zustande (s. auch Polyglobulien).

1. Durch Eindickung bei langdauernder ungenügender Wasserzufuhr (Durst, Hunger ohne reichliche Wasseraufnahme, starke Schweiße, Stenosen des Oesophagus [vgl. Carc. oesophagi gegenüber Carc. ventriculi]).

2. Starke Flüssigkeitsverluste (schwere Durchfälle, Cholera, Magensaftfluß, Lungenödem usw.) bedingen eine intensive Plasmaabgabe des Blutes an die Gewebe und daher eine Bluteindickung.

3. Auch bei bedeutender und besonders länger dauernder Konstriktion der Vasomotoren erhebliche Erhöhung der R.-Zahl (siehe WALTERHÖFER S. 120).

4. Die chronische Dyspnoe jeden Ursprungs führt zur R.-Zunahme in der Raumeinheit wegen Mangel an Sauerstoff, deshalb sind auch bei kongenitalen Herzfehlern beträchtliche Erhöhungen der R. häufig.

5. Die Erhöhung der R. mit steigender Meereshöhe (Hochgebirge, Ballonfahrt), anfänglich durch R.-Abgabe aus der Milz und durch Plasmaabgabe des Blutes an die Gewebe bedingt, ist später jedoch wahre, jedoch bescheidene Neubildung. Analog Aufenthalt in der Kammer mit vermindertem Luftdruck.

6. Bei Polycythämie mit intensiver pathologischer R.-Neubildung.

7. Bei Heilung schwerer Anämie zeigt sich öfters ein Stadium der Überkorrektur nach dem WEIGERTschen biologischen Gesetze. So kann kompensierte Chlorose eine Zeitlang 6,0 Millionen R. aufweisen, ebenso sekundäre Anämie vor der Heilung, ja selbst Leukämie bei starker Röntgenremission. In diesen Fällen bleibt aber oft der Hb.-Wert relativ zurück.

Abnorm niedrige Werte der roten Blutzellen müssen entstehen:

1. Bei *ungenügender Neubildung* unter dem Einfluß der Toxine der Infektionskrankheiten, der Intoxikationen, und der malignen Tumoren, bei Knochenmarkskrankheiten wie Perniciosa, Leukämien, Myelome.

2. Bei *abnorm starkem Zerfall* der R. in den Organen oder in der Gefäßbahn, besonders unter dem Einfluß von Blutkörperchengiften (Kal. chloric. Pyrodin, Pyrogallol usw.) und bei hämolytischen Anämien. Alle das Knochenmark in seiner Funktion schädigenden Gifte und Toxine schädigen auch die Zellen der Zirkulation und diese auch deshalb, weil unter dem Einfluß des Giftes schon im Knochenmark nicht vollwertige und leichter lädierbare Elemente erzeugt worden sind.

3. Nach *Blutverlusten*, aber erst in denjenigen Stadien, in denen durch Plasmaaufnahme aus den Geweben die Blutmenge wieder ansteigt. So sind nach schweren Magenblutungen enorm niedrige R.-Werte vorhanden.

4. Bei Verdünnung des Blutes der Zirkulation infolge von Vasomotorenlähmung (Übertritt von Gewebsplasma ins Blut wegen der Erweiterung der Blutbahn), so in den ersten Stadien der Herzmuskelinsuffizienz, bei den Vasomotorenlähmungen der Infektionskrankheiten, bei Medikamenten, die Gefäße entspannen (Chloralhydrat, Amylnitrit usw.). Diese Verdünnung ist aber nicht allgemein anerkannt und bedarf der Nachprüfung.

Die Zunahme des Hb.-Gehaltes über 100% ist fast (Ausnahme Perniciosa) stets an die parallele Vermehrung der Erythrocyten geknüpft.

Abnahme des Hämoglobingehaltes. Oligochromämie.

Die Abnahme der R. bedingt (fast) stets auch eine Erniedrigung des Hb.-Wertes, da ja die R. die Hb.-Träger sind. So trifft man niedrige Hb.-Zahlen bei Infektionskrankheiten, Intoxikationen, bei Carcinomen (z. B. 20% und niedriger), bei Perniciosa (oft bis 30%, 20% und tiefer bis 8% [eigene Beobachtung]), bei Blutgiften, nach Blutverlusten usw. Auch bei normaler oder fast normaler Zahl der R. in der Raumeinheit kann ein beträchtliches Hb.-Defizit vorhanden sein, z. B. bei Chlorose (oft neben normalen R.-Werten nur 60 bis 40% Hb.), dann bei sog. sekundären Anämien, Ulcus ventriculi, Blutverluste usw. — In solchen Fällen liegt stets eine Insuffizienz der R.-Bildung vor. Die R. kommen von vornherein mit zu wenig Hb. in die Zirkulation. Es handelt sich dann um eine Anämie mit Veränderung des Färbeindex.

Färbeindex. F.-I.

Als F.-I. bezeichnet man den durchschnittlichen Hb.-Gehalt des einzelnen R. Er ist normal (= 1,0), wenn R.-Zahl und Hb.-Gehalt in der Raumeinheit parallel gehen, wenn also z. B. auf 5 Millionen R. 100% Hb. kommen oder auf 2 Millionen R. 40% Hb. Man berechnet den F.-I. nach der Formel

$$\text{F.-I.} = \frac{\text{gefundene korrig. Hb.-Zahl}}{\text{normale korrig. Hb.-Zahl}} : \frac{\text{gefundene R.-Zahl}}{\text{normale R.-Zahl}}.$$

BÜRKER will nicht Hb.-% sondern g-Hb. als Zahlenwerte einsetzen, und rechnet 16 g. Hb. auf 100 g Blut als normal. Ich halte diesen Wert für sehr hoch und setze 15 g ein, S. 34.

Zur Vereinfachung teilt man die gefundene Hb.-Zahl durch die verdoppelte R.-Zahl (ausgedrückt in Millionen R.) vervielfacht mit 10.

Dieser niedrige Gehalt an Blutfarbstoff ist an gefärbten wie ungefärbten Präparaten leicht zu erkennen an der Blässe und der stark ausgeprägten Delle der Zellen. Niemals darf man an zu dünnen Ausstrichpräparaten, in denen die R. gequetscht sind und nirgends mehr eine Delle erkennen lassen, den F.-I. beurteilen. Man soll nur solche Stellen benützen, in denen alle R. gut dargestellt sind und Dellen aufweisen und Verzerrung und Quetschung ausgeschlossen sind. In schwierigen Fällen müssen mehrere Präparate und verschieden dünne Ausstrichstellen verglichen werden.

Der F.-I. sinkt, wenn die Verminderung stärker das Hb. betrifft, z. B. Carcinoma ventriculi R. 3,5, Hb. 40. Die R. sinken hier auf $^{7}/_{10}$, das Hb. auf $^{4}/_{10}$, der F.-I. = 0,57.

Weit seltener ist die Erhöhung des F.-I. Beispiel: Perniciosa Hb. 17%, R. 525 000, also F.-I. = 1,6. Auch hier ist den ungefärbten und gefärbten Präparaten sofort der ungewöhnlich starke Hb.-Farbenton (Hyperchromie) und die wenig ausgebildete Delle zu entnehmen, und gewöhnlich überschreitet die Größe der meisten R. die Norm. Das abnormal plastische Hervortreten der R. fällt auch bei der Kammerzählung auf.

Der F.-I. ist vollständig unabhängig von Schwankungen der Gesamtblutmenge, vasomotorischen Einflüssen, Quellungen der R. und Momenten, welche das Blut verdünnen oder eindicken. Es kann durch größere Plasmaaufnahme wohl der Hb.-Gehalt und die R.-Menge in der Raumeinheit sich ändern, nicht aber das Verhältnis zwischen Hb. : R., solange die R. nicht Hb. an das Plasma abgeben.

Der F.-I. verrät uns die 3 Typen der Blutbildung im Knochenmark:

I.: normaler Hb.-Gehalt des einzelnen R. F.-I. = 1,0.

II.: abnorm niedriger Hb.-Gehalt. F.-I. = unter 1,0, hierher Chlorose, Carcinom-, Nephritis-, Ulcus-, Blutungsanämie. Infektionen.

III.: abnorm hoher Hb.-Gehalt. F.-I. = 1,3 und höher; embryonales Blut, Perniciosa, gewisse Kinderanämien, konstitutionelle hämolytische Anämie, Cirrhosis hepatitis öfters, Hypothyreosen, Knochenmarkscarcinosis, Blutgiftanämien, Lymphadenosen und Myelosen, endlich selbst bei geheilten Chlorosen (1,1 und 1,2, ja bis 1,3 [eig. Beob.]), während bei Remission der F.-I. unter 1,0 bleibt. Es ist also erhöhter F.-I. noch kein Beweis für Megalocyten.

Auch in einigen Fällen von Nervosität ist erhöhter F.-I. nachgewiesen: GÖTT[1], BRETTSCHNEIDER[2]. Dann bei Brechdurchfall: NEUBAUER und STÄUBLI[3]. Fälle, in denen die Genese des hohen F.-I. nicht klar liegt.

Alle ungeklärten und zweifelhaften Beobachtungen sollten durch die Ermittlung der Volumenprozente der R. und der R.-Größe genauer geprüft werden; denn die Erhöhung des F.-I. ist an größeres Zellvolumen gebunden.

Bei aplastischer Anämie mit Fettmark können doch im Blute hoher F.-I. und hyperchrome R. gefunden werden. So zeigte mein Fall aplastischer Bothriocephalusanämie mit Fettmark in den Rippen ausgesprochene Megaloblasten- und Megalocytenbildung (Tafelabbildung 3. Aufl. Taf. II, Abb. 4). Die Atrophie ist in solchen Fällen ein fortschreitender degenerativer Prozeß. Es muß bei Fettmark der Röhrenknochen das Mark der kurzen Knochen genau untersucht werden, da doch dieses die Blutbildung besorgen und sehr wohl schwer verändert sein kann.

Die PAPPENHEIMsche Auffassung, der abnorm hohe Hb.-Gehalt sei nur scheinbar und durch toxisch verändertes Hb. entstanden, ist nie anerkannt worden. Den Gegenbeweis liefert mein Nachweis, daß bei Perniciosa F.-I. und R.-Volumen parallel gehen.

Das nicht seltene Vorkommen leicht erhöhter Färbeindices zeigt, daß unter bestimmten Umständen das Knochenmark größere und Hb.-reichere R. bilden kann.

---

[1] GÖTT: Münch. med. Wschr. **1906**, 2294. [2] BRETTSCHNEIDER: Münch. med. Wschr. **1907**, Nr 32. [3] NEUBAUER u. STÄUBLI: Münch. med. Wschr. **1906**.

Hämoglobinfüllung der Zellen.

Die Relation $\frac{\text{Hb.-}\%}{\text{Vol.-}\%}$ gibt den Sättigungsindex oder die *Hb.-Füllung*.

Beim Normalen (Hb. 100%, R.-Vol. 44%) erhält man 100 : 44 = *2,27*. (Wegen Fehler in den Bestimmungen Schwankungen [2,2—2,4].) Dieser Wert wird mit Zähigkeit beibehalten. Eine Erhöhung fehlt stets, ein Beweis, daß die normale Hb.-Füllung eine maximale ist. Häufig ist aber bei schweren Anämien das R.-Volumen nicht genügend mit Hb. ausgestattet.

Z. B. ergab eine schwere Chlorose bei Hb. 49, R. 4,176, R.-Volumen 29% eine Hb.-Füllung 1,70. Bei Perniciosa wird der normale Sättigungsindex nicht überschritten; ebenso haben viele sekundären Anämien genügende Füllung, andere aber starke Erniedrigung.

In ähnlicher Weise, wie wir die Hb.-Füllung auf das Volumen berechnen, ermittelt BÜRKER den mittleren Hb.-Gehalt eines R., berechnet auf die Oberfläche. Normal trifft er dafür 10^{-12} g.

Das Pferd hat 18, Rinder 19, Kaninchen 20, der Hund 24, die Henne 35, der Hahn 38, Tauben 43^{-12} g. Je schwerer die Zellen, desto niedriger die Konzentration des Plasmas.

Auf die Größeneinheit berechnet (1 μ^2) fallen aber bei allen Tieren und beim Menschen annähernd die gleichen Hb.-Mengen (BÜRKER).

Größen- und Gestaltsveränderungen der Erythrocyten.

I. Anisocytose.

Erhebliche Größendifferenzen (Anisocytose) sind bei Krankheiten häufig. Man unterscheidet Mikrocyten, Normocyten, Makro- und Megalocyten. Bei

Abb. 31. Normocyten (Zellen von normaler Größe).

allen sog. sekundären Anämien (Tumoren, Nephritis, Blutungen usw.) und bei der Chlorose ist die Mikrocytenbildung häufig, nach HOLLER auch bei Milzaffektion, während die Megalocytose die Eigenart der Perniciosa darstellt und ihre physiologische Analogie in der Blutbildung des Embryos findet.

a) Die Mikrocyten (s. Abb. 32, S. 112).

Hier möchte ich zwei Zustände scharf trennen, nämlich:

1. *Schizocyten*, ganz abnorm kleine und gewöhnlich auch in der Form ganz unregelmäßig gestaltete Zellen mit 2—3 μ Durchmesser, und

Die abnorm kleinen und mißgestalteten Schizocyten (EHRLICH) entsprechen wohl Abschnürungsvorgängen an R., die schon von Ursprung an so minderwertig sind, daß Abschnürung leicht eintreten kann. Das Auftauchen von Schizocyten entspricht deshalb der Mitwirkung eines degenerativen Faktors, schließt aber starke Regeneration nicht aus.

2. *eigentliche Mikrocyten*, runde, mäßig kleinere R. 4—6 μ.

Anders die *eigentlichen Mikrocyten*. Sie sind die ersten oder letzten Anzeichen einer *Knochenmarksinsuffizienz* und dafür ein feines Reagens. Sie brauchen nicht notwendig blaß zu sein.

So sehe ich bei vorher Gesunden mit gleichmäßigen R. nach Nasenbluten, Überstehen einer leichten Halsentzündung, Kieferhöhleneiterung ohne Allgemeinsymptome usw. diese mäßig verkleinerten R. in bedeutender Zahl, ohne Hb.- und R.-Änderung.

Diese reine Mikrocytose kann sehr wohl auch verraten, daß nach Wegfall jeder Schädlichkeit das Mark in überstürzter Weise den früheren R.-Ausfall zu decken sucht und zunächst noch etwas minderwertige R. entstehen läßt. Regelmäßig tritt dieser Vorgang ein, wenn eine Chlorose klinisch geheilt ist, aber noch in der Hb.-Bildung (z. B. 100 Hb.) relativ zurückbleibt gegenüber der R.-Zahl, die jetzt oft 6,0 erreicht hat.

Eine Sonderstellung nehmen ferner ein die kleinen aber gut Hb.-haltigen Mikrocyten der konstitutionellen hämolytischen Anämie (Abb. 73). Hier liegt eine konstitutionelle mutative Veränderung im Bau der R. von größter Bedeutung vor.

b) Makrocyten (Naegeli). Abbildung siehe Kinderanämie.

Hier handelt es sich um jugendliche größere Zellen meist mehr oder weniger polychromatisch oder basophil punktiert oder vitalgranulär, und sie enthalten oft Reste von Kernen, Jollykörper, Chromatinstäubchen.

Makrocyten entstehen bei starken Reizen auf die Blutbildung bei Suffizienz der Erythropoese in bezug auf Zellbildung. Wenn Makrocyten arm an Hb. sind, beruht das auf einer Dissonanz zwischen Zellbildung und verwertbarem Baumaterial für Hb. Damit ist eine besondere Art der Insuffizienz bewiesen.

An polychromatischen Makrocyten kann man den Reichtum an Hb. nicht beurteilen. Sicher gibt es Hb.-reiche und Hb.-arme polychromatische Makrocyten.

Vorkommen: wie Makroblasten S. 98, nach Holler besonders auch bei Leber- und Pankreasleiden.

c) Megalocyten (Ehrlich). Abbildung siehe Perniciosa.

Durchaus wesensverschieden von den Makrocyten sind die Megalocyten, die als abnorm große und reife Elemente im Knochenmark pathologisch oder embryonal gebildet werden, die in bezug auf Hb.-Gehalt wie auch in ihrem ganzen übrigen chemischen Aufbau beträchtlich die Normocyten überragen und *morphologische wie funktionelle Riesen* (Naegeli) darstellen. Die häufig ovale Kontur, der starke Hb.-Farbenton und die geringe Deutlichkeit der Delle, das plastische Hervortreten in der Zählkammer, das bei der Bestimmung abnorm große Volumen charakterisieren diese Zellen als konstitutionell abnorm große Bildungen.

Wir können von Megalocyten nur sprechen, wenn *reife* große Zellen vorliegen. Unreife $\pm$ polychromatische Zellen können auch Makrocyten sein. Die Mißachtung dieser fundamentalen Tatsache führt auf große Irrwege.

Natürlich gibt es auch unreife $\pm$ polychromatische Megalocyten (mit vital färbbarer Substanz); aber ohne Anwesenheit reifer Megalocyten darf man Megalocyten nicht annehmen. Der Kampf Nyfeldts gegen mich ist gegenstandslos. In Abbildung und Schrift habe ich stets gezeigt, daß auch junge Megalocyten vitale Granulierung haben, eine selbstverständliche Sache. Aber die Existenz *großer* Zellen *ohne* vitale Granulierung oder Polychromasie beweist Megalocyten. In Nyfeldts letztem Falle (Perniciosa mit Megalocyten und nur 1% vital granuliertem R.) beweist er die Richtigkeit meiner Angabe selbst.

Durch meine Untersuchungen über das Volumen der R. hat sich gezeigt, daß Hb.-Gehalt, R.-Volumen und F.-I. im allgemeinen parallel gehen. Die starke Färbung der Megalocyten rührt von dem großen Volumen her, also vom konstitutionell veränderten Bau. Im gleichen Sinn spricht der Nachweis, daß bei Megalocytose auf das einzelne R. mehr Eiweiß und mehr Stickstoff fällt (Jaksch).

Die Megalocyten entstammen den Megaloblasten und zeigen daher gleiches Vorkommen. Mit Entschiedenheit bin ich immer der oft geäußerten Ansicht entgegengetreten, daß der megaloblastische Typus sich einstelle, wenn die Anforderungen aufs höchste steigen. Diese Art der Blutbildung ist nicht von der Schwere, sondern von dem Wesen und Charakter der Anämie abhängig.

Man sieht die extremsten sekundären Anämien ohne den geringsten Anklang an Megalocytenbildung, und andererseits Frühformen ohne Anämie und weitgehende Remissionen der Perniciosa mit dem ausgeprägtesten Typus dieser abnormen Regeneration, z. B.

22. 1. 10. Hb. 42%, R. 1,267, F.-I. 1,7, L. 2680; $\eta = 2{,}4$; $\eta_1 = 1{,}65$.
16. 3. 10. Hb. 100%! R. 3,18, F.-I. 1,6, L. 4720; $\eta = 4{,}0$; $\eta_1 = 1{,}70$.

Hier war weitgehende Besserung durch megalocytische Regeneration (von Degeneration in einem solchen Falle zu sprechen, wäre offenkundig widersinnig!) eingetreten.

In meiner Arbeit über Frühstadien der Perniciosa konnte ich (1918) die ausgesprochene Megalocytenbildung schon bei 92—100 Hb. feststellen, wenn die Leute sich vollständig wohl und unvermindert leistungsfähig gefühlt hatten.

In zahlreichen Arbeiten hat PAPPENHEIM die hyperchrome Megalocytenbildung als Hb.-Degeneration erklärt, ähnlich einer Vorstufe der Methämoglobinbildung. Die an sich interessante Hypothese ist jedoch aus folgenden Gründen abzulehnen.

Frühembryonales Blut zeigt enorme hyperchrome R. HAYEM und ERICH MAYER haben schon den hohen F.-I. des embryonalen Blutes ermittelt.

Die hyperchromen R. der Perniciosa zeigen parallele Sauerstoffbindungsfähigkeit. Ferner steigt der Färbeindex nur parallel mit dem Volumen der Zellen, wodurch überzeugend die Hyperchromie widerlegt ist.

Nur durch völlig funktionstüchtiges Hb. läßt sich erklären, daß die Patienten mit enorm niedrigen Hb.- und R.-Werten jahrelang arbeitsfähig sind (s. Kapitel „Perniciosa“).

Für den regenerativen Charakter sprechen ferner die oben erwähnten megalocytischen Remissionen bis auf 100% Hb. mit klinisch völligem Wohlbefinden.

Interessant ist meine Beobachtung[1], daß nach Exstirpation der Milz bei Perniciosa blasse, *Hb.-arme Megalocyten* dominieren unter starker Verminderung des F.-I. Dieses Verhalten ist verständlich, seitdem wir durch ASHER wissen, daß bei Milzexstirpation der Körper nicht mehr imstande ist, das Eisen genügend zurückzuhalten und für den Hb.-Aufbau zu verwenden. Durch lange Fe-Verordnung gelang es später, den F.-I. wieder zu erhöhen, jedoch nicht, ihn auf über 1,0 zu bringen.

Diese Beobachtung belegt die selbständige Art der Megalocytenbildung, selbst bei Mangel an Bausteinen für eine richtige Zellbildung.

In anderer eigener Beobachtung war aber nach der Milzexstirpation der F.-I. dauernd hoch, 1,6, weil offenbar die Eisenvorräte im Körper noch lange ausgereicht hatten. Im ersten Falle aber wurde in vivo durch Leberexcision der niedrige Eisengehalt bewiesen.

Pessarformen. Durch Quellung vergrößerte Erythrocyten.

(Abbildung siehe Chlorose.)

Bei gewissen sekundären Anämien und bei Chlorosen zeigen sich große, blasse Zellen mit besonders stark ausgesprochener Delle (Pessarformen), so daß man an Quellung und Plasmaaufnahme denken möchte.

Auf Grund meiner Studien über den Eiweißgehalt des Serums und Plasmas bei allen Erkrankungen des Blutes vertrete ich den Satz, daß — in Ablehnung früherer Ansichten — nicht die Hydrämie des Blutes die R. zur Quellung bringt, sondern daß es nur bei schon im Knochenmark ungenügend angelegten R. zur Quellung und Plasmaaufnahme kommen kann. Ich sehe zu häufig hochgradigste Hydrämie ohne alle Quellung an den R., als daß der Verwässerung des Blutes die Hauptrolle zugewiesen werden könnte.

Das Auftreten von Pessarformen verrät also eine degenerative Komponente oder eine Insuffizienz in der R.-Bildung im Knochenmark.

II. Poikilocytose.

Poikilocyten (QUINCKE) sind R. mit abnormer äußerer Gestalt, Gebilde, die man mit Birnen, Keulen, Amboß usw. verglichen hat, und die oft stundenlang im ungefärbten Präparat noch amöboide Bewegungen ausführen.

---

[1] NAEGELI: Dtsch. Arch. klin. Med. **124**, 239 (1917).

Vorkommen: Fast bei allen schweren Anämien; bei Chlorose von 40% Hb. abwärts in stärkerem Grade; bei schweren Carcinom-, Nephritis-, Ulcusanämien; bei Perniciosa meist stark, selbst bei 60—70% Hb., vereinzelt selbst bei 100 Hb., andererseits aber auch in den extremsten Stadien hier und da nur unbedeutend. Physiologische, etwa embryonale Vorkommnisse gibt es nicht. Sehr häufig ist die Kombination Poikilocytose und Aniso-Mikrocytose.

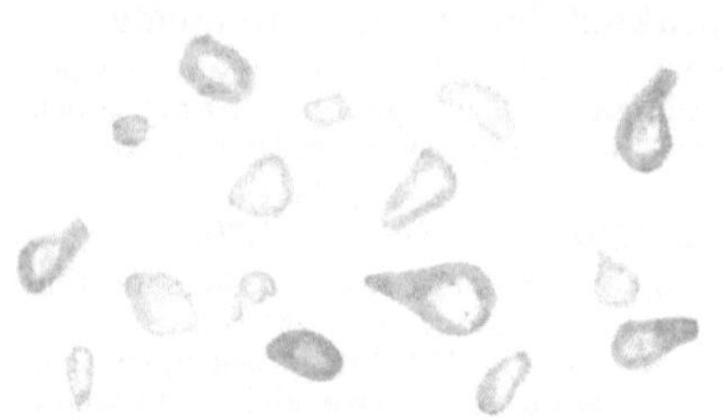
Abb. 32. Mikrocytose und Poikilocytose.

Entstehung: Seit EHRLICH erklärt man die Poikilocytose als Abschnürungsprozeß an R. (daher Schizocyten), erzeugt durch abnormes, nicht isotones Blutserum. Durch Erhitzung des Blutes ist Poikilocytose leicht hervorzurufen. Die Schizocyten entstehen in der Peripherie, nicht im Knochenmark; doch dürfte die Isotoniestörung hauptsächlich dann diese Schädigung verursachen, wenn das Mark abnorm wenig widerstandsfähige Elemente gebildet hat.

Die diagnostische Bedeutung der Poikilocytose ist gering. Niemals beweist sie, wie man das früher geglaubt hat, Perniciosa.

Lit.: KANELLIS: Med. Klin. **1926**, 1799; Wien. klin. Wschr. **1927**, 1290.

III. Auftreten von kernhaltigen roten Zellen. Erythroblasten.

(Abb. 24—28.)

Hier interessiert uns das Biologische des Auftretens dieser Zellen im Blute. Am häufigsten liegt *funktionelle Mehrleistung des Knochenmarkes* vor, so besonders, wenn bei schweren Anämien Besserung eintritt. Dann kann das Blut, meist nur für kurze Zeit, von kernhaltigen R. überschwemmt sein, Blutkrisen (NOORDEN). Im Gegensatz dazu sieht man bei Verschlimmerungen die vorher vorhandenen Erythroblasten an Zahl abnehmen oder ganz verschwinden.

Dauernd sehr zahlreich trifft man Erythroblasten im Blute bei Anaemia pseudol. inf., sehr reichlich mitunter bei Leukämien und kindlichen, meist septischen-hämolytischen Anämien. Hier ist das Mark in hoher Hyperaktivität und gleichzeitig unfähig, unreife Zellen zurückzuhalten.

Wenn maligne Tumoren im Knochenmark sich ausdehnen, können nach bisheriger Auffassung Knochenmarkszellen mechanisch hinausgedrängt werden. Ich nehme in solchen Fällen Reizung des umgebenden Knochenmarksgewebes und dadurch gleichfalls lokalisierte funktionelle Mehrleistung an.

Bewiesen ist diese meine Auffassung durch unsere systematischen Untersuchungen bei Carcinommetastasen. Trotz vieler Tumorherde im roten Mark kommt es häufig, besonders bei kachektischen und älteren Leuten nicht zu abnormen Blutbildern. Die Größe des Reizes und die Ansprechfähigkeit sind also entscheidend. Das Problem ist kein mechanisches, sondern ein biologisches. Und in diesen Fällen ist neben Hyperaktivität noch eine partielle Insuffizienz der Marktätigkeit vorhanden, insofern, als unreife Zellen nicht im Knochenmark zurückgehalten werden.

Krämpfe, Eklampsie, Erschütterungen können ganze Gewebsbezirke im Knochenmark loslösen und als Parenchymzellenembolie in die Blutbahn bringen. Da solche Komplexe in den Lungencapillaren stecken bleiben, so ist mit diesem Modus des Auftretens von Erythroblasten praktisch wenig zu rechnen.

Endlich verliert auch in schweren Zuständen, besonders in der Agonie, das Knochenmark die Fähigkeit, nur die reifen oder nahezu reifen Elemente dem Blute zu übergeben, so daß dann auch unreife Zellen, Erythroblasten, sich zeigen. Diese Annahme muß ich bei Fällen von aplastischer Perniciosa machen, bei denen zahlreiche Untersuchungen nie kernhaltige R. auffinden ließen, bei denen aber wenige Stunden vor dem Tode die gesuchten Elemente doch noch erschienen sind.

Auch sog. freie Kerne, die ausnahmslos pyknotisch sind, daher intensiv die basische Farbe an sich reißen, werden in Blutpräparaten gefunden. Mitunter umgibt eine außerordentlich schmale Protoplasmaschicht diese „freien Kerne". und kann man darin aufs deutlichste basophile Punktierung sehen, ein Vorkommnis, das gegen Ableitung dieser Veränderung aus der Zellmembran spricht.

Als

Erythrokonten

beschrieb SCHILLING azurophile Substanzen in den R. bei verschärfter Giemsafärbung. Es sind 2—4 μ lange Stäbchen mit einer gewissen Ähnlichkeit zu Bartonellen, aber in schwächerer azurophiler Färbung.

Vorkommen nach SCHILLING: Bei fast allen, besonders unbehandelten Perniciosafällen, in schweren Stadien gewöhnlich reichlicher. Fehlen bei perniciosaähnlichen Erkrankungen, aber mehrfach bei Leukämien und schweren Anämien. Sehr selten auch sonst einmal.

LAUDA und FLAUM geben auch für Icterus haemolyticum und Pb.-Erkrankungen positive Befunde an. SCHILLING bei diabetischer Leberschädigung.

Bedeutung: Fehlen dieser Stäbchen bei Annahme von Perniciosa müsse den Verdacht auf eine andere Anämie, z. B. aleukämische Lymphadenose erwecken.

Lit.: LAUDA u. FLAUM: Wien. klin. Wschr. **1928**, Nr 51. — SCHILLING: Klin. Wschr. **1928**, Nr 17; **1929**, 2417; Arch. Schiffs- u. Tropenhyg. **23**, Beih. **3**, 323 (1929).

Innenkörper = Heinzkörperbildung in R.

Von HEINZ[1] sind bei exp. Blutgiftanämien besondere Veränderungen der R., die sog. Blaukörner, beschrieben. Es sind das Teile der R., die bei Behandlung mit vitaler Methylviolett-Kochsalzlösung dargestellt werden. Giemsafärbung gibt unsichere Resultate, dagegen ist ganz besonders $^1/_2$%ige Nilblausulfatlösung geeignet, auf den Objektträger ausgestrichen, darauf das noch nicht trockene Blutpräparat, rasch in Petrischale gebracht, die mit Fließpapier feucht gehalten wird. Nach 7 Min. Herausnehmen.

Die Gebilde erscheinen bei Nilblau- oder Brillantkresylblaufärbung tiefblau, meist exzentrisch gelegene Kugeln, nicht selten zu mehreren.

Schon EHRLICH erkannte die Veränderung und beschrieb sie als hämoglobinämische Degeneration bei schweren Blutgiftanämien, Phenylhydrazin, Nitrobenzol, Pyrodin usw. Im Zentrum der R. liegt dann bei Triacid oder anderen Färbungen ein rundes Körperchen, der hämoglobinämische Innenkörper, der die Hauptmasse des Hb. darstellt. Diese Veränderung ist beim Menschen sehr selten: EHLICH und LINDENTHAL bei protrahierter Nitrobenzolvergiftung.

Später beschrieb sie SCHILLING bei Vergiftung zweier Säuglinge durch anilinfarbstoffhaltige Windeln und bei Antifibrinvergiftung, bei Malaria, Schwarzwasserfieber, bei splenektomierten Tieren. In seinem Tierversuch ergab sich eine deutliche Abhängigkeit mit Vorhandensein oder Fehlen der Milz. Desgleichen beschreibt ZADEK chronische Antifebrinvergiftung mit hochgradiger Cyanose und reichlich Innenkörpern, ferner Vorkommen bei chronischer subleukämischer Myelose mit Milzexstirpation und bei erworbener hämolytischer Anämie mit Milzatrophie. Die Annahme, daß Innenkörper R. von der Milz als untaugliche Elemente abgefangen werden, ist noch nicht gesichert (ZADEK und BURG), auf welche interessante Arbeit ich für viele Fragen der Innenkörperbildung verweise.

Lit.: BIANCHINI: Kongreßzbl. inn. Med. **23**, 454. — DEUTSCH: Z. klin. Med. **108**, 747 (1928). — EHRLICH: Die Anämie. — EHLICH u. LINDENTHAL: Z. klin. Med. **30** (1896). — FRIEDSTEIN: Fol. haemat. (Lpz.) **12**, H. 2 (1911). — GUTSTEIN u. WALLBACH: Virchows Arch. **267**, 144 (1928). Bei Met Hb.-Bildung. — ISTOMANOWA: Siehe S. 127. Pyrodin. — PAPPENHEIM: Fol. haemat. (Lpz.) **7**, H. 2 (1911); **18**, H. 4 (1914). — SCHILLING: Virchows Arch. **234** (1921); Verh. dtsch. Ges. inn. Med. **1927**. — Das Blutbild. — ZADEK u. BURG: Fol. haemat. (Lpz.) **41**, 333 (1930).

[1] HEINZ: Virchows Arch. **118**, 122, 168; Beitr. path. Anat. **29**.

Künstliche Veränderungen, Artefakte, Nekrobiosen.

Bei der Untersuchung im ungefärbten wie im gefärbten Präparate können technische Fehler bei der Herstellung zu großen Irrtümern Veranlassung geben. Wenn Unreinigkeiten und Feuchtigkeit den Zustand des Deckgläschens ungenügend gestalten, so sieht man kleine kugelige R., Artefakte, die als Mikrocyten angesprochen worden sind. Die Feuchtigkeit macht auch Quellungen und Hb.-arme Schatten von R. Mechanische Läsionen können gleichfalls Artefakte schaffen und die Poikilocytose ganz übertrieben gestalten. Im Zweifelfalle gibt dann die Untersuchung in der Zählkammer besseren Aufschluß.

Überlebend gehaltenes Blut verändert sich bald. Es zeigen sich die bekannten Stechapfel- und Maulbeerformen unter Schrumpfung der R. Diese abnormen Formen erscheinen, als Einwirkungen äußerer oder mechanischer Läsionen, vom Rande her. Eine diagnostische Bedeutung kommt ihnen kaum zu (Jogichess [1]).

Außerordentlich vielgestaltig, wie aber ohne weiteres zu erwarten ist, zeigt sich die Nekrobiose im Blute, das längere Zeit in Holundermark oder in zugeschmolzenen Capillarröhrchen bei Körpertemperatur gehalten wird. Vgl. Bodon [2], Arnold [3].

In dieses Gebiet werden gewöhnlich auch die genetisch ungeklärten (fragl. R.-Abschnürungen) Pseudospirochäten gestellt, die gewundene an den Enden kolbig verdickte Gebilde darstellen und in jedem Blut zu finden sind, besonders bei Ikterus (Grassberger [4], Demnitz [5], Determann [6], Meessen [7], Schilling [8]).

Ein Auftreten von Hb.-armen Stellen und Spalten ist von Maragliano und Castellino [9] als endoglobuläre Degeneration bezeichnet worden.

Alle diese Veränderungen sind als Artefakte indessen ohne jede klinische Bedeutung. Niemals darf aus solchen Phänomenen der Nekrobiose auf die Physiologie oder Anatomie der R. geschlossen werden.

So sind die von Arnold und seinen Schülern in vielen Arbeiten durch nekrobiotische Abschnürung gesehenen Plättchen keine echten Blutplättchen, sondern Artefakte, womit natürlich alle Schlüsse auf vitale Verhältnisse hinfällig werden.

R. bei Vitalfärbungen. Vitalgranuläre R. Retikulocyten.

(Abb. 5a und b, S. 23.)

Bei den verschiedenen Methoden der Vitalfärbung (S. 23f.) bekommt man in R. Punkte, Stippchen, Körnchen in verschiedener Größe und Anordnung, manchmal nur eine schwache Randgranulierung, bei lebhafter Regeneration gröbere reichlichere und diffus verteilte Körner und Streifen, bei Perniciosa

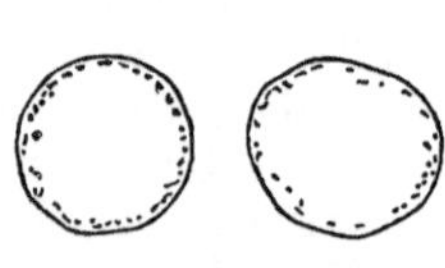

Abb. 33.

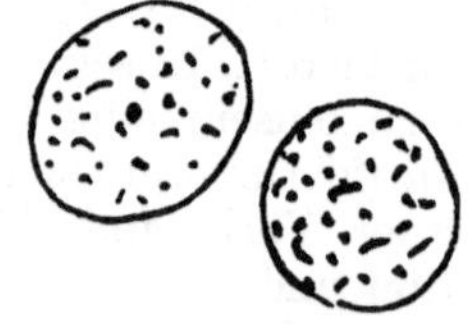

Abb. 34. Formen von Retikulocyten.

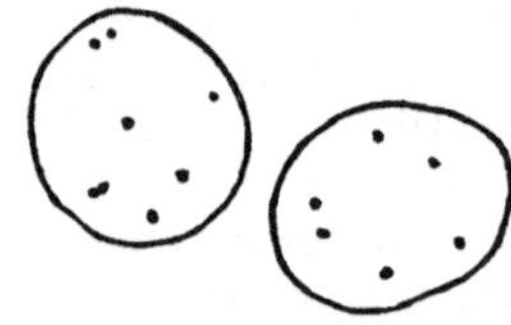

Abb. 35. Perniciosa.

oft nur einige wenige grobe Körner, gelegentlich auch reichlichere feinere Körnelung in der Mitte der Zellen. Bei der Janusgrün-Neutralrotfärbung (Sabin) sieht man in sehr unreifen Zellen eine ausgedehnte chondriosomen-

---

[1] Jogichess: Inaug.-Diss. Berlin 1900. [2] Bodon: Virchows Arch. **173** (1903).
[3] Arnold: Virchows Arch. **144**, 67; **145**, 1; **148**, 470; **150**, 144; **155**. Lit.!
[4] Grassberger: Fol. haemat. (Lpz.) **36**, 17 (1928).
[5] Demnitz: Münch. med. Wschr. **1926**, 325.
[6] Determann: Münch. med. Wschr. **1925**, 1420.
[7] Meessen: Münch. med. Wschr. **1925**, 171.
[8] Schilling: Blutbild. Fischer 1924. S. 171. [9] Castellino: Z. klin. Med. **21**.

ähnliche Darstellung, in etwas reiferen R. aber nur vereinzelte Punkte und Streifen. MOLDAWSKY unterscheidet kompakte, retikuläre und körnige Retikulofilocyten. Vielleicht handelt es sich um Färbung von Lipoiden (DIETRICH, PAPPENHEIM).

Die Retikulocyten wurden schon von CELLI, EHRLICH (als sog. methylenblaue Entartung), FOÀ beschrieben und es wurden schon seit langer Zeit bei Kombination mit Neutralrot neben den blauen Punkten und Streifen auch rote Körner dargestellt, wie dann später von SABIN mit Janusgrün-Neutralrot.

Biologisch entsprechen Retikulocyten jungen Zellen. In frühester Embryonalzeit sind alle Megaloblasten auch vital granulär färbbar und andere Zellen gibt es neben ihnen nicht (SEYFARTH), auch keine L. In späteren Embryonalmonaten bleiben große Mengen Retikulocyten (bis 40%) (MAXIMOW, HERTZ).

SEYFARTH findet bei ganz unreifen embryonalen R. diffuse Netze und mehr isolierte Körner bei etwas älteren Zellen, und das Auftreten im Blute zeigt (PEKROWSKY) eine Parallele zum Vorkommen im Marke.

Im Knochenmark sind Retikulocyten häufig. Bei bestimmten Vitalfärbungen sind alle R. im Knochenmark Retikulocyten (ISTOMANOWA).

Beim Neugeborenen stellte HERTZ 11%, SEYFARTH 7%, LUZATTO nur 1% fest. Neugeborene Tiere haben 30—40%, Säuglinge von 6 Wochen haben nur noch 0,7% (SEYFARTH). Neugeborene Mäuse zeigen 75%, nach wenigen Tagen 6% (SEYFARTH). Das normale Blut enthält beim Erwachsenen bei Methylenblaufärbung etwa 1‰, bei anderen Färbungen wesentlich mehr. In der Gravidität stellte SEYFARTH 10—17% fest.

Unter pathologischen Bedingungen nehmen die Retikulocyten stark zu und geben tiefe Einblicke in die Knochenmarkstätigkeit.

Nach ausgedehntesten Studien möchte ich das Auftreten der vital granulären R. als das sicherste und früheste Zeichen einer reaktiven Überfunktion des Markes bezeichnen, und damit eröffnet sich oft eine feine quantitative Beurteilung biologischer Vorgänge. So schrieb ich bei der Redaktion der 4. Auflage dieses Werkes 1921, und seither ist diese Auffassung eine allgemein anerkannte und nicht etwa erst von den Amerikanern entdeckte Tatsache. Enorme Zahlen findet man bei den konstitutionellen hämolytischen Anämien (30% und mehr). Hohe Werte bei Markreaktion vieler Infektionen, Intoxikationen und bei Anämien.

Wichtig ist erhöhter Wert für den Nachweis kompensierter latenter Anämie, so für latente Malaria, dann bei Radiologen (in der Reizperiode) (4—24‰), ähnlich in Betrieben mit radioaktiven Substanzen 3—8‰ und mit Höhensonne bis 12‰ (MOLDAWSKY).

Aber bei Anämien ohne Regenerationen finde ich wie LUZZATO, vital granuläre R. höchst selten, trotz schwerer Anämie, ebenso bei torpider Chlorose. Auf Eisen und Arsen setzt hier aber eine staunenswerte Vermehrung ein, ebenso bei allen spontanen Besserungen der Chlorose.

Für den Verlauf einer Anämie gehört die Berücksichtigung der vital granulären R. zu den wichtigsten Kriterien, wozu auch für die Beurteilung einer Perniciosa heute eine gewisse Überbewertung konstatiert werden muß.

Bei As-Behandlung erfolgt nach ISAACS erst eine Abnahme, dann Zunahme.

Röntgen in Reizdosis steigert die Zahl der Retikulocyten, ebenso Bluttransfusion (MOLDAWSKY).

Es ist wahrscheinlich, daß die vital färbbare granuläre Substanz wie die Polychromasie und die basophile Punktierung (?) aus der gleichen jugendlichen Plasmabasophilie hervorgehen (SCHILLING), BRÜCKNER (nur Effekte verschiedener Technik), SEYFARTH: Retikulocyten und Polychromen identisch, BIANCHINI); trotzdem ist das Vorkommen ein verschiedenes.

Bei konstitutionellen hämatolytischen Anämien konnte ich z. B. bei 30% Retikulocyten keine basophile Punktierung finden.

Dies bestätigen alle neueren Forschungen und der Zusammenhang mit basophiler Punktierung fehlt entgegen früheren Angaben (ROSIN und BIBERGEIL, WEIDENREICH).

Die Verschiedenheit der Polychromasie und vitalen Granulierung hat FERRATA in überzeugender Weise dadurch nachgewiesen, daß er zuerst vital färbte und nachher an demselben Präparate die Fixation und Nachfärbung mit Jenner vornahm, so daß die verschiedenen Veränderungen im gleichen Präparate dargestellt waren. Dabei zeigten sowohl orthochromatische wie polychromatische R. die Vitalfärbung, und die basophile Punktierung ging nie parallel den vital granulären R. SCHILLING, ebenso LUZZATO berichten von Übergängen zu Polychromasie.

Von allen Prüfungen auf jugendliche R. ist aber fraglos die Prüfung auf Retikulocyten die wichtigste geworden, weil sie das viel feinere Reagens darstellt und regenerative Prozesse auch dann noch enthüllt, wenn Polychromasie und basophile Punktierung versagen.

Veränderungen der Tinktionsverhältnisse der R.

Anisochromie. (Abbildung siehe Anämien.)

I. Anisochromie. Die Ungleichheit des Hb.-Gehaltes der R. untereinander kann im ungefärbten wie im gefärbten Präparate, auch schon bei Kammerzählung bemerkt werden. Es liegen dann drei Möglichkeiten vor:

a) Abnorm starke Hb.-Füllung bei großen Zellen, hyperchrome Zellen. Die Hyperchromie ist aber nur scheinbar, beruht auf der gesteigerten R.-Größe und geht dem R.-Volumen parallel (s. S. 110).

b) Abnorm geringe Hb.-Färbung, hypochrome, blasse R. („Pessarformen") bei normal großen, leicht vergrößerten oder kleinen R.

Ursachen: Insuffizienz der R.-Bildung des Markes unter dem Einfluß aller möglichen Schädlichkeiten oder bei überstürzter Regeneration.

II. Ungleiche Hb.-Verteilung in der gleichen Zelle sieht man bei gequollenen R. Der Rand besitzt dann eine schmale Hb.-Zone, die Mitte einen stark Hb.-haltigen Fleck, der gewöhnlich mit dem Rande durch eine Brücke in Verbindung steht.

Polychromasie. (Abb. 23—29.)

(Siehe polychromatische Erythroblasten Abb. 23—29, ferner Knochenmarkscarcinosis und konstitutionelle hämolytische Anämie.)

Polychromasie bezeichnet die Veränderung der R., sich mehr oder weniger stark im Tone der basischen Farblösung zu tingieren, während normal R. refraktär sind.

Bei Methylenblaufärbung werden polychromatische Zellen je nach der Stärke der Polychromasie tiefblau bis leicht blau, im Gegensatz zu dem Blaßgrünlichgelb der orthochromatischen Zellen, ähnlich bei Jennerfärbung. Bei Giemsafärbung erscheinen die polychromatischen R. dunkler, mattrosa, bei höchsten Graden direkt blau, selten rot (s. unten). Die beste Darstellung erfolgt mit MANSONscher Boraxmethylenblaulösung.

Polychromasie ist überaus häufig. In den blutbildenden Organen trifft man stets große Mengen kernhaltiger und kernloser R. mehr oder weniger polychromatisch, ja bei Embryonen (z. B. embryonale menschliche Leber) finde ich in gewissen Stadien die Erythroblasten ausnahmslos polychromatisch. Bei Anämien und vielen Krankheiten, ja bei anscheinend Gesunden, hier allerdings sehr vereinzelt, sind solche Zellen zu finden, viel häufiger aber bei gesunden Tieren. Die *Polychromasie* zeigt uns *jugendliche Elemente* an.

EHRLICH hielt die Polychromasie für eine peripher entstandene Degeneration. Seitdem man aber das Dominieren polychromatischer Zellen in den Blutbildungsorganen und beim Embryo erkannt hat, steht fest, daß Polychromasie eine Eigenschaft junger R. ist. Polychromasie kann aber auch ein Anzeichen der Degeneration sein. Wenn im Organismus[1]

[1] Der gleiche Vorgang außerhalb des Organismus, z. B. im Holundermark, kann als unphysiologisch hier nicht größere Bedeutung beanspruchen.

R. bei Blutungen und Entzündungen außerhalb der Gefäße verweilen, so können sie nekrobiotisch unter den Erscheinungen der Polychromasie zugrunde gehen. Dagegen erklärt HEINZ[1], daß extravasierte R. bei vielen Versuchen nie polychromatisch würden, während BODON[2] und besonders HIRSCHFELD[3] betonen, daß Blut in zugeschmolzenen Capillaren, im Brutschrank aufbewahrt, nach 2 Tagen viele polychromatische R. aufweise.

Auf Grund vieler klinischen Erfahrungen glaube ich mit fast allen Autoren, daß Plasmaverschlechterung nie Polychromasie macht, und daß *auch unter pathologischen Verhältnissen die polychromatischen R.* stets einer *regenerativen Funktion des Knochenmarkes* entstammen.

Nach PAPPENHEIM[4] ließe sich Jugend- von Alterspolychromasie dadurch unterscheiden; erstere werde bei Vorfärbung mit Triazid und Nachfärbung mit Methylenblau lilafarben, letztere bräunlichgrau mit Stich ins Grünliche.

WEIDENREICH führt die Polychromasie einfach auf ein stärkeres Hervortreten der basophilen „Zellmembran" bei vermindertem Hb.-Gehalt zurück. Die Polychromasie ist aber in der Delle sehr gering, obwohl hier ja 2 „Zellmembranen" übereinanderliegen; in R. mit ungleichmäßiger Verteilung des Hb. hält sich die Polychromasie nur an die Hb.-haltigen Teile; also handelt es sich um eine Stromafärbung. SCHMIDT, WIDAL, VAQUEZ und DIETRICH finden im ultravioletten Lichte die Polychromasie in eine Unmenge feinster Körnchen aufgelöst. BRUGSCH[5] denkt an eine Abart des Hb.; doch ist die Annahme, daß es verschiedene Hb.-Arten gebe, unhaltbar. Manche Autoren (SCHMIDT[6], BLUMENTHAL und MORAWITZ[7], dagegen SCHILLING) nehmen eine Entstehung aus Kernsubstanzen an, entweder als Austritt bei der Mitose oder bei der Kernauflösung. Dagegen sprechen aber die chemisch-tinktoriellen Verhältnisse, vor allem indessen die Tatsache, daß in frühembryonalen Stadien alle R. polychromatisch sind.

Polychromatische R. sind in der Regel keineswegs Hb.-arm. Ich habe diese Ansicht im Gegensatz zu den meisten Autoren seit langem vertreten; denn stark polychromatisches Blut bei Embryonen, bei Anämien, besonders hämolytischen, zeigt viel Hb. und erhöhten Färbeindex. Dagegen ist, wie S. 111 ausgeführt, die Existenz Hb.-armer, polychromatischer Zellen durchaus nicht unmöglich, besonders bei fehlendem Bildungsmaterial für Hb. — Es erscheint aber nach klinischen Erfahrungen dieser Fall entschieden selten zu sein.

Auch HIRSCHFELD[8] tritt für diese Auffassung ein, bei Jennerfärbung seien Hb.-arme Zellen hellrot, Hb.-reiche deutlich blau.

Basophil reagierende Substanzen im Erythrocytenprotoplasma.

Unter den verschiedensten Bedingungen trifft man im oxychromatischen oder polychromatischen Leib der R. basophil reagierende Substanzen; zum Teil sind es Kernderivate, zum Teil Protoplasmateile.

Speziell im Auge zu behalten ist, daß auch aus dem Kern basophile Substanzen abzuleiten sind, die nicht Chromatin darstellen (Basiparachromatin PAPPENHEIM). Ferner habe ich immer auf das zum übrigen Kern verschiedene tinktorielle Verhalten des Nucleolus aufmerksam gemacht. Es kommen also eine Reihe von Möglichkeiten in Betracht. Man wird daher auch hier für die Erklärung nicht allein morphologisch-tinktorielle, sondern auch klinisch-biologische Gesichtspunkte in den Kreis der Beweisführung hineinziehen.

1. Kernbröckel. (Siehe Abb. 29 u. 30.)

Sie sind Erscheinungen des Kernzerfalles, der Karyorrhexis. Entweder zerfällt der Kern in mehrere Bröckel, wobei rosettenförmige Kernfiguren

[1] HEINZ: Med.-naturw. Arch. **1908**.
[2] BODON: Virchows Arch. **173**. [3] HIRSCHFELD: Dtsch. Klin. **1909**.
[4] PAPPENHEIM: Fol. haemat. (Lpz.) **3**, 112.
[5] BRUGSCH: Fol. haemat. (Lpz.) **8**, 409.
[6] SCHMIDT: Lit. S. 126.
[7] BLUMENTHAL u. MORAWITZ: Dtsch. Arch. klin. Med. **92**.
[8] HIRSCHFELD: Dtsch. klin. u. Berl. hämat. Ges. **1911**.

(Abbildung siehe Kapitel Knochenmarkscarcinose) zu beobachten sind, oder es erfolgen von einem anscheinend intakten, aber pyknotischen Kern kleinere oder größere Abschnürungen.

Kernbröckel finden sich immer nur in beschränkter Zahl und oft in relativ großen, dabei gewöhnlich unregelmäßig begrenzten Körnern und Schollen. Sie sind außerdem erkennbar aus ihrem tinktoriellen Verhalten, parallel dem Verhalten der Kerne, also rot bei Giemsafärbung und blau (nicht rot!) bei Pyroninmethylgrün. Freilich sind stark pyknotische Kernbröckel bei Giemsa gewöhnlich blau, genau so, wie auch die stark pyknotischen Kerne. Werden aber diese Bröckel intracellulär allmählich aufgelöst, so tritt wieder deutlichste Rotfärbung bei Giemsa auf (s. NAEGELI in EHRLICHs Anämie, 2. Aufl., Taf. III, 119—121), wobei man den Eindruck gewinnt, daß durch Karyolyse der jetzt blasse Kernrest stark an Chromatin verloren hat. Jedes, selbst das kleinste Kernrestchen färbt sich (solange es Chromatin enthält) mit Hämatoxylin.

Vorkommen: Kernreste findet man am häufigsten bei Vorhandensein von viel kernhaltigen R., so bei Anaemia pseudoleuk. inf., Leukämien, Knochenmarkscarcinomen, vielen schweren Anämien, auch experimentellen, bei Perniciosa (bei längerem Suchen wohl fast immer vereinzelte Kernreste). Im embryonalen Blute sind Kernreste und Kernbröckel nicht selten.

2. Eigenartige Kernabschnürungen an Megaloblasten[1].

Ich habe 1908 an embryonalem Kaninchenblut auf eigenartige Kernabschnürungen hingewiesen, die zuerst ganz hart dem Kern anliegen und sich dann ab und zu bei Giemsa rot färben, bald aber an die Peripherie kommen und ein kleines Häufchen von meist 3—6 stets bei Giemsa blau (!) gefärbten Körnchen bilden. Diese Lagerung als kleines Häufchen ist besonders charakteristisch. Theoretisch interessant ist das zweifellose Hervorgehen kleiner, bei Giemsa blaugefärbter Körnchen aus dem Kern. Mein Befund ist von FERRATA[2] bestätigt worden. Bisher fand ich diese eigenartigen Kernabschnürungen nur bei Megaloblasten menschlicher Embryonen und (theoretisch interessant!) bei den Megaloblasten der Perniciosa, desgleichen HOFF[3], der die Zahl dieser rot oder blau gefärbten Kernteilchen vor dem Tode immer reichlicher antraf. ROTH beschrieb ähnliche Gebilde bei konstitutioneller hämolytischer Anämie nach Milzexstirpation.

3. Howell-Jollykörper. (Siehe Abb. 24 u. 29.)

Es sind dies Kernreste, zu klein, um als Kern, zu groß, um als Granulum bezeichnet zu werden. Sie gehen aus der allmählichen Schrumpfung und Pyknose der Kerne hervor, zeigen alle Farbreaktionen des Chromatins, färben sich leuchtend rot bei Giemsa und sehr distinkt bei Hämatoxylin. Bei Pyroninmethylgrün geben SABRAZÈS[4] und JOLLY[5] aber zuweilen auch Rotfärbung an! Ihre Form ist stets drehrund, sehr scharf von der Umgebung abgesetzt. Am häufigsten findet man nur einen Howell-Jollykörper, ab und zu zwei, als Seltenheit eine größere Zahl.

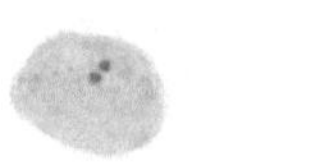
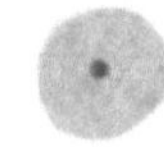

Abb. 36. Jollykörperchen.

Das Vorkommen multipler Howell-Jollykörper zeigt, daß auch nach Karyorrhexis, nicht nur bei intaktem Kern, die Reduktion des Chromatin zu diesen Gebilden vor sich gehen kann. Man trifft Howell-Jollykörper in polychromatischen, häufiger aber in orthochromatischen R.: nicht selten besteht gleichzeitig basophile Punktierung. HOWELL entdeckte 1890 diese Körper bei posthämorrhagischer Anämie von Katzen; SCHMAUCH beschrieb sie bei pyrodinvergifteten und schwer anämischen Katzen.

Im embryonalen Blut von Mensch und Tier und bei Neugeborenen sind sie keine Seltenheit. Sie finden sich bei allen Anämien, bei Bleivergiftung selbst ohne Anämie (NAEGELI). MORRIS beschreibt ihr Auftreten bei experimenteller Blutarmut gleichzeitig mit dem Auftauchen von basophiler Punktierung.

---

[1] Abbildung: Fol. haemat. (Lpz.) **5**, 525 (1908).

[2] FERRATA: Fol. haemat. (Lpz.) **9**, 253 und Fol. clin. chim. et microsc. (Bologna) **2** (1919). [3] HOFF: Virchows Arch. **251**, 419 (1924).

[4] SABRAZÈS: Fol. haemat. (Lpz.) **6**, 72. [5] JOLLY: Arch. Malad. Coeur 1908.

Schon SCHMAUCH und HOWELL fanden alle Zwischenformen von pyknotischen Normoblastenkernen zu diesen Körpern. Durch zahlreiche Zwischenformen sind sie auch mit den Chromatinstäubchen verbunden. KNOLL fand Jollykörper bei ganz jungen Embryonen (1,2—2,5 cm Nackensteißlänge) auch bei intaktem Kern und bei Tauben, die Dauerkerne haben. Er ist Gegner der Kernabstammung, mindestens seien nicht alle Jollykörper Produkte der Kernauflösung. ZADEK erörtert eingehend Beziehungen zu den Innenkörpern.

Von ROTH, MORRIS und anderen ist das ganz auffällig zahlreiche Auftreten und jahrelange Erhaltenbleiben von Jollykörpern nach Splenektomie gezeigt worden, auch ohne jede Anämie (eig. Beob. noch nach 27 Jahren). HIRSCHFELD und KARLBAUM haben in einer Reihe klinischer Beobachtungen und an Tierversuchen das ganz gesetzmäßige Vorkommen nach Milzexstirpation bewiesen.

Jedoch ist die Häufigkeit sehr wechselnd und sicher von biolog. Momenten abhängig, z. B. mit der Zeit werden sie kleiner und seltener, ebenso WEIKSEL. Wie ROTH finde ich außerdem dann auch noch kleine basophile Körnchen als vereinzelte Gebilde in den R., die zweifellos auch Kernabkömmlinge sind.

HIRSCHFELD ist der Ansicht, daß die Milz auf hormonalem Wege die Entkernung im Knochenmark beeinflusse, und diese innersekretorische Funktion müßte nach Entfernung der Milz wegfallen, sofern sie nicht anderweitig ersetzt werden kann.

KARLBAUM (bei RÖSSLE) möchte diese hormonale Beeinflussung nicht annehmen, weil die Häufigkeit der Jollykörper auch dann erhalten sei, wenn ein kleiner (für hormonale Prozesse genügender) Milzrest zurückbleibt. Er erklärt die dauernde Knochenmarksreizung durch eine latente, aber kompensierte Anämie bedingt, weil bei den Splenektomierten auf Aderlaß und andere, Regeneration herbeiführende Reize die Jollykörper bedeutend zunahmen unter gleichzeitiger Normoblastose. Die latente, aber kompensierte Anämie würde nach KARLBAUM durch hämolytische Substanzen unterhalten werden, die normalerweise von der Milz zerstört würden. Diese Erklärung will mir aber nicht recht einleuchten.

Höchst eigenartig liegt auch eine eig. Beob. von Perniciosa[1], bei der massenhaft Jollykörper erst nach einem fast unblutigen Kaiserschnitte aufgetreten und seither jahrelang erhalten geblieben sind, obwohl die Anämie geheilt blieb. Daß sie tatsächlich aber nur vorläufig kompensiert ist, geht aus der erhaltengebliebenen Megalocytose hervor. So schrieb ich in der 3. Aufl. In der Tat ist 1920 bei neuer Gravidität mit gesundem Kind die Anämie wieder recht schwer geworden, dazu trat eine schwere Hyperthyreose (wie bei SCHUR) auf, die aber später wieder zurückging. Für eine Milzaffektion liegt hier freilich klinisch nichts vor; doch wurde ja auch bei dem Fall von SCHUR die Milz erst bei der Sektion atrophisch gefunden. Analog liegt auch eine Beob. von SCHILLING mit bewiesener Milzatrophie.

Daß die Milzfunktion mit dem Auftreten zahlreicher und bleibend vorhandener Jollykörper im Zusammenhang steht, halte ich nach den klinischen und experimentellen Forschungen für gesichert. Selbstverständlich braucht aber nicht jedes, besonders nicht ein vorübergehendes Auftreten mit der Milzfunktion in Beziehung zu stehen.

Ähnliche Gebilde sind Anaplasmen bei Tierinfektionen (DE KOK) und die Gebilde in den R. bei der Anaemia infectiosa von EDELMANN (siehe diese).

Lit.: BOCKHORN: Befund ähnlich einer Milzexstirpation? Aleukia splenica. Z. klin. Med. **89**, 304 (1920). — CASTRONUOVO: Fol. med. (Napoli) **2**, Nr 15 (1916). — FERRATA: S. 118. — HIRSCHFELD: Dtsch. med. Wschr. **1915**. — HIRSCHFELD u. WEINERT: Dtsch. med. Wschr. **1914**, 1026. — HOWELL: J. Morph. a. Physiol. **4**, 100 (1891). — HUBER: Berl. klin. Wschr. **1913**, Nr 15. — ISAACS: Anat. Rec. **1925**, 299. — JOLLY: C. r. Soc. Biol. Paris **1905**, 528 u. 593; Archives Anat. microsc. **9** (1907). — JOLLY et VALLÉ: C. r. Soc. Biol. Paris, 3. Nov. **1906**. — JOST: Berl. tierärztl. Wschr. **1914**, Nr 9. — KARLBAUM: Fol. haemat. (Lpz.) Arch. **20** (1916). — KNOLL: Haematologica (Palermo) **6**, 81 (1925); Verh. Schweiz. Naturforsch.-Ges. **1924** II, 215. — DE KOK: South African J. of Science **23**, 755 (1926). Abgrenzung gegen Anaplasma. — LEPEHNE: Beitr. path. Anat. **67**, 352 (1920). — MORRIS: Internat. Med. **1909** (sogar neben intaktem Kern); **15** (1915); Bull. Hopkins Hosp. **1907**, 198. — PAPPENHEIM: Fol. haemat. (Lpz.) **1**—**12**. — POL: Inaug.-Diss. Heidelberg 1905. — ROTH: Z. klin. Med. **76**, 23 (1912). — RUBBINO: Pathologica (Genova) **12**, 165 (1920). — SCHILLING: Blutbild; s. auch Innenkörper. — SCHLEIP: Dtsch. Arch. klin. Med. **91**. — SCHMAUCH: Virchows Arch. **156**. — SCHMIDT: Jena 1902. — SCHUR: Münch. med. Wschr.

[1] NAEGELI: Dtsch. Arch. klin. Med. **124**, 237 (1917).

1906, Nr 9. Bei Basedow und folgender schwerer Anämie, wohl Howellkörper. — SIMMEL: Fol. haemat. (Lpz.) **35**, 418 (1928). — WALTERHÖFER: Dtsch. med. Wschr. **1920**, 116. — WEICHSEL: Z. klin. Med. **100**, 608 (1924). — WEIDENREICH: Arch. mikrosk. Anat. **69**; Erg. Anat. **13**, **14** u. **16**; Fol. haemat. (Lpz.) **1906**, Nr 4. — ZADEK u. BURG: Fol. haemat. (Lpz.) **41**, **333**.

4. Chromatinstäubchen.

Als letzte Endstadien des Kernchromatins kennen wir seit WEIDENREICH die Chromatinstäubchen, die sich häufig in der äußersten Zellperipherie als gerade noch sichtbare, bei Giemsa leuchtend rote Körnchen zeigen. Man findet sie

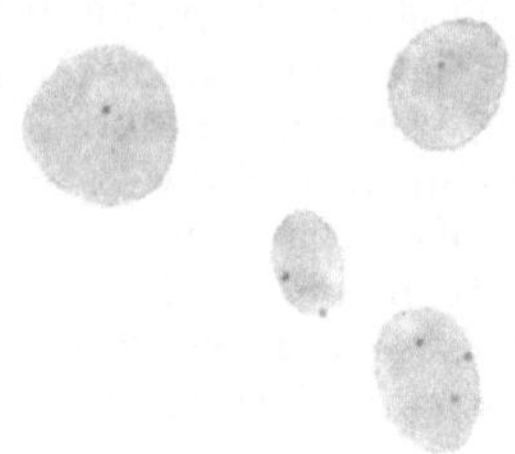

Abb. 37. Feinste azurophile Kernreste, Chromatinstäubchen.

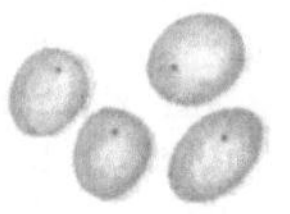

Abb. 38. Chromatinstäubchen.

recht oft schon unter normalen Verhältnissen als einziges an der Grenze der Sichtbarkeit stehendes Korn oder als Doppelkorn. Unter pathologen Verhältnissen treffe ich öfters, z. B. bei Perniciosa und dann nicht nur in der äußersten Peripherie gelegene feinste Körnchen in größerer Zahl.

NISSLE [1] sah die Chromatinstäubchen zuerst, hielt sie aber für Zentrosomen. WEIDENREICH [2] hält diese Ansicht, meines Erachtens mit Recht, nicht für richtig; dagegen glaubt er, daß die Chromatinstäubchen schließlich doch noch aus der Zelle ausgestoßen und zu Blutstäubchen würden, was ich nicht glaube.

Chromatinstäubchen sind nach Angabe einzelner Autoren ultraviolett sichtbar (KÖHLER).

5. Ringkörper.

Im Blute schwerer Anämien, besonders bei Perniciosa, akuten Leukämien, Anaemia pseudoleukaemica, Bleivergiftung (eigener Fall, schon bei mittelschwerer Anämie in großer Zahl, und einmal selbst bei $100^0/_0$ Hb.), trifft man

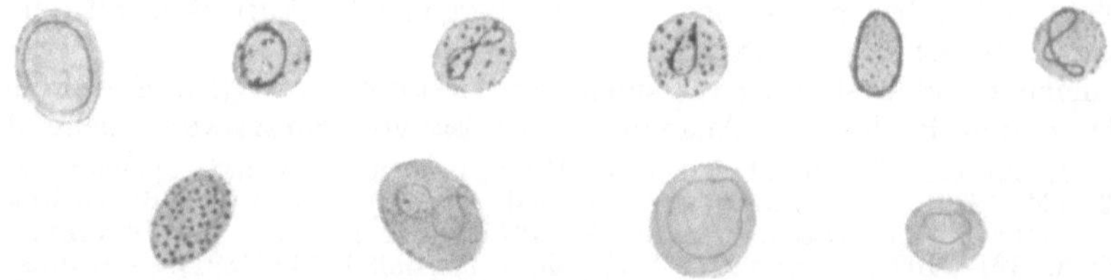

Abb. 39. Ringkörper, zum Teil mit roter azurophiler Granulation, zum Teil mit blauer basophiler Punktierung.

die zuerst von CABOT beschriebenen Ringkörper. Sie zeigen schöne runde Ringe, Schleifen, Achterformen, Violinschlüsselfiguren. Nicht selten erscheinen mehrere Ringe oder Aufsplitterungen eines Ringes.

Man findet diese charakterisierten Formen, oft aufs deutlichste aus einzelnen Körnchen zusammengeschlossen am häufigsten in stark polychromatischen R., fast nie in orthochromatischen. Die gleiche Zelle enthält oft HOWELLsche Körper, oder rote oder blaue

[1] NISSLE: Arch. Hyg. **53**; **61**. [2] WEIDENREICH: Arch. Hyg. **63**.

basophile Punktierung. Die Ringe färben sich leuchtend rot bei Giemsa; doch muß die Zelle sehr gut ausgebreitet sein (dünner Ausstrich) und die Färbung lange dauern (30 und mehr Minuten); sonst versagt oft Giemsa und man bemerkt ein Negativ des Ringes.

Die Ringkörper werden allgemein als Kernwandreste aufgefaßt. Sie fehlen denn auch stets in Erythroblasten. Ihre Darstellung gelingt am besten bei reiner Giemsa-, aber auch bei Eisenhämatoxylinfärbung; bei Pyroninmethylgrün traf FERRATA sowohl rote wie grüne Ringe.

RUSSOW[1] denkt an Artefakte, doch ist dies ausgeschlossen. Dagegen sprechen die häufige Zusammensetzung der Ringe aus gleichgroßen Körnern, denen ab und zu einmal ein gröberes Korn beigesellt ist, ferner das Vorkommen freier Ringe (wohl durch Ausquetschung) im Plasma. CABOT, NAEGELI u. a. sahen auch blaugefärbte Ringe bei Giemsa.

Ringkörper trifft man nie in blutbildenden Organen und nie bei menschlichen oder tierischen Embryonen. Sie sind daher *pathologische Erscheinungen der Kernauflösung*. Freilich hat ihr Auftreten wegen der Kerngenese doch nebenbei *regenerativen Charakter*.

Durch Aufsplitterung und Untergang der Ringe kann eine zahlreiche grobe rote basophile Punktierung entstehen. Auch Beziehungen zu der blauen basophilen Punktierung müssen eingehend erwogen werden.

Mit den Randreifen der Erythrocyten, wie solche für Amphibienblut nachgewiesen sind (MEVES), haben die Ringkörper sicherlich nichts zu tun (siehe auch NISSLE).

Lit.: CABOT: J. med. Res. **2** (1903). — FERRATA: Fol. haemat. (Lpz.) Arch. **9**, 253. — FERRATA u. VIGLIOLI: Fol. haemat. (Lpz.) Orig. **11**, 315. — GABRIEL: Dtsch. Arch. klin. Med. **92** (1908). — GOLGI: Haematologica (Palermo) **2**, 125 (1921). — JUSPA: Fol. haemat. (Lpz.) Arch. **17**, 429 (1913). — LÖWIT: Beitr. path. Anat. **42** (1907). — NAEGELI: Ausführungen und Abbildungen in EHRLICHS Anämie, 2. Aufl., 1909. — NISSLE: Arch. f. Hyg. **61**, 151. — RUSSOW: Dtsch. Arch. klin. Med. **102** (1911). — SCHLEIP: Dtsch. Arch. klin. Med. **91** (1907). — SLUKA: Dtsch. Arch. klin. Med. **93** u. Wien. klin. Wschr. **1908**, 243.

6. Azurophile (rote basophile) Punktierung bei intensiver Giemsafärbung[2].

Ich habe diese Form der bei Giemsa leuchtend roten, groben basophilen Punktierung, die in großer Zahl in der Zelle vorkommt, zuerst in der 2. Aufl. von EHRLICHS Anämie (1909) in zahlreichen Exemplaren von Perniciosa und Anaemia pseudoleuk. infant. abgebildet und später viele Hunderte solcher Zellen von Fällen von Perniciosa, von Bleivergiftung, Anämien und Leukämien beobachtet. Nachträglich finde ich bei CABOT[3], daß er seine Ringkörper auch in Zellen mit roter oder blauer Punktierung getroffen hatte. Später haben FERRATA, VIGLIOLI und KÖNIG meine Befunde bestätigt.

Da ich rote basophile Punktierung im embryonalen menschlichen und tierischen Blut (ebenso wie FERRATA) nie auffinden konnte, muß diese *Veränderung* eine *pathologische*, ohne physiologische Homologien, sein, kann freilich *nur jungen Erythrocyten angehören.*

Für die Ableitung könnte man auf die reihenförmige Anordnung roter Körner in den Ringkörpern zurückgreifen. Tatsächlich unterscheidet sich die bei Giemsa rote basophile Punktierung in keiner Weise von den reihenförmig in Ringen geordneten Körnern und kommt auch in allen meinen Beobachtungen neben Ringen vor. Da die Ringe sich zweifellos aufsplittern, muß die Erklärung wohl auf die Ringkörper zurückgreifen. Immerhin können wohl auch andere Kernteile außer den Kernwandresten zu einer bei Giemsa roten Punktierung führen. FERRATA erklärt die rote Granulation gleichfalls als Kernreste.

7. Azurophile (rote) Strichelung und Fleckung bei starker Giemsafärbung[4].

Im Blute mit den Zeichen von Kernauflösung finde ich nicht selten neben Ringkörpern, Howellkörpern, roter und blauer Punktierung und gewöhnlich in derselben Zelle kleine Gebiete des Protoplasmas bei Giemsafärbung fein rot gefleckt oder gestrichelt, so daß man auf den Gedanken geradezu gedrängt wird: hier lösen sich eben noch die letzten kleinen

---

[1] RUSSOW: Dtsch. Arch. klin. Med. **102** (1911).

[2] Abbildungen s. 4. Aufl. Taf. II, Zelle 17 und 3. Aufl.; ferner EHRLICHS Anämie. 2. Aufl. [3] CABOT: J. med. Research. **1903**.

[4] Abbildungen s. 4. Aufl. Taf. II, Zelle 17 und 3. Aufl.; Taf. III, Zelle 15. S. auch EHRLICHS Anämie. 2. Aufl. Taf. IV.

Kernanteile auf. Überaus zahlreich fand ich diese Veränderung in einem Falle schwerster Bleivergiftung, neben massenhafter blauer basophiler Punktierung, neben zahlreichen Normoblasten, Howellkörpern und Ringen; nicht selten treffe ich rote Strichelung und Fleckung bei Perniciosa und anderen schweren Formen von Blutarmut, nie dagegen im Embryonalblut. An Artefakte kann bei der außerordentlich distinkten Art dieser Erscheinung nicht gedacht werden. Offenbar liegt eine reine pathologische Erscheinung ohne physiologische Analogie vor.

8. Basophile Punktierung[1] (Tüpfelung), basophile Granulation der R.

Häufig findet man im Blute R., deren Leib nach Fixation zahlreiche gröbere und feinere, mit basischen Farbstoffen intensiv färbbare rundliche oder eckige Körnchen und Stippchen aufweisen, bald wenige, und dann sind sie fast immer

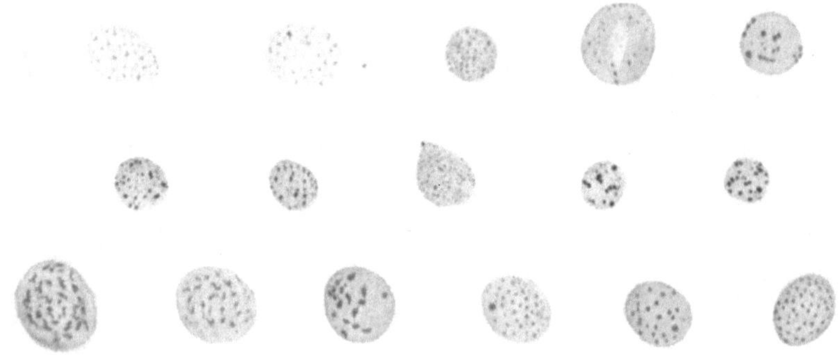

Abb. 40. Verschiedene Formen basophiler Punktierung.

ziemlich groß und eckig, bald viele, und dann sind die Körnchen klein; indessen gibt es alle Zwischenstadien und alle Mischungen.

Ab und zu sind die Körner ringförmig um einen nicht mehr intakten Normoblastenkern angeordnet oder (Abb. 3. Aufl.) reihenförmig genau einem Ringkörper entsprechend.

Die geeignetste Färbung ist reine oder Borax-Methylenblaufärbung. Giemsa bringt die leichteren Grade nicht zur Darstellung. Bei Giemsa erscheinen die Punktierungen blauschwärzlich dunkel, bei Pyroninmethylgrün unter Hitzefixation rot; Hämatoxylin färbt wenig deutlich. Triazid versagt vollständig. Aus diesem chemisch-tinktoriellen Verhalten werden Schlüsse auf die chemische Natur der Punktierung gezogen.

Ehrlich. Foà, v. Noorden hatten die basophile Punktierung der R. zuerst gesehen, aber nicht weiter verfolgt. Askanazy, Schauman und besonders Lazarus bemerkten sie bei Perniciosa, leiteten die Körner vom Kernzerfall ab, sahen also in derartig veränderten Zellen jugendliche Elemente und erblickten im Vorkommen basophil punktierter R. einen regenerierten Prozeß. In weite Kreise indessen gelangte die Kenntnis basophil gekörnter R., als Behrendt, Borchardt, Strauss, Hamel und Grawitz das konstante (vgl. aber folgende Seite) Vorkommen bei Bleiintoxikationen bekanntgegeben haben.

Die Frage nach Wesen und Bedeutung der basophilen Punktierung hat eine lebhafte Erörterung wachgerufen. Viele Autoren sahen in diesem Vorkommen den sicheren Beweis einer im peripheren Blute durch Gifte erzeugten Protoplasmadegeneration, vor allem Grawitz, der selbst für jene Fälle, in denen eine toxische Ursache nicht leicht gefunden werden konnte, das Wort von der „stets versteckt liegenden Giftwirkung" geprägt hat. Andere Autoren, Sabrazès, P. Schmidt, Naegeli, Lutoslawski, lehnten die degenerative Bedeutung der Veränderung entschieden ab und vertreten die Ansicht, es handle sich um *jugendliche Zellen*, und sehen in ihnen eine *pathologische Regeneration*. Diese Auffassung hat schließlich vollständig gesiegt.

[1] Manches ist in der 4. Aufl. eingehender dargestellt.

Vorkommen. Basophile Punktierung ist häufig im Blute vieler Anämien und vieler Krankheiten, selbst ohne Anämie, auch bei klinisch gesunden Leuten vereinzelt (s. besonders TRAUTMANN). Wie leicht basophile Punktierung auftreten kann, zeigt ihr Erscheinen nach Einnahme von Hb.-Präparaten oder schon nach Genuß von Blutwürsten.

Basophile Punktierung ist bei jeder Anämie gefunden, aber auch bei jeder, selbst der schwersten, auch vermißt worden. Mithin kann die Veränderung nicht durch Anämie entstehen, sondern muß von biologischen Bedingungen während des Verlaufes der Anämie abhängen.

Bei Perniciosa ist die Punktierung nur zeitweise häufig, oft spärlich, ab und zu völlig fehlend; dabei gehört das reichliche Vorkommnis zu den Seltenheiten, so daß ich die Ansicht von SCHLEIP (1909) teile, wonach die basophile Punktierung bei Perniciosa „gar keine Rolle" spielt, also bei toxogener Anämie.

Bei posthämorrhagischer Anämie kommt basophile Punktierung vor, aber im allgemeinen nicht häufig und nur in gewissen Stadien.

Bei Blutung in das Innere des Körpers mit nachfolgender Aufnahme von Hb. ist das reichliche Auftauchen basophil punktierter R. nichts Seltenes. Bei Blutung nach außen erwähnt P. SCHMIDT[1] das Vorkommen als „oft, aber als spät". KELL sah nach jeder stärkeren Blutung am 1. und 2. Tage polychromatische R., am 3. und 4. Tage dann basophil punktierte. WICHERN und PIETROWSKI fanden nach jeder Art Blutverlust die punktierten R. rascher als Polychromasie.

Bei Tieren zeigt sich bei exp. posthämorrhagischer Anämie (SABRAZÈS [Meerschweinchen], BLUMENTHAL und MORAWITZ, P. SCHMIDT [Mäusen], ASKANAZY) die basophile Punktierung ziemlich leicht und reichlich; aber bei vielen Tieren ist sie schon normal oder schon auf geringfügige Ursachen vorhanden.

Bei *Chlorose* findet man oft wenige basophil punktierte R., mitunter aber zahlreiche (eig. Beob., PAPPENHEIM, ASKANAZY, TÜRK, LUTOSLAWSKI u. a.), massenhaft aber am 2.—3. Tage nach hoher Eisendosis mit enorm vermehrter Polychromasie, wenn eine rapide Besserung einsetzt: viele eig. Beob.

Bekannt und wichtig ist (zuerst BEHREND 1899) das Auftreten bei *Bleivergiftung*, doch ist ein massenhaftes Vorkommnis (nach eigenen Erfahrungen an über 400 Fällen) nur bei erheblicher Anämie zu erwarten. Bei den Patienten mit fehlender oder geringer Anämie sind die punktierten R. fast immer spärlich und können nicht selten vollkommen fehlen! Da aber die basophile Punktierung stets von der Regeneration abhängig ist, so gibt es Fälle (bei suffizientem Mark) in denen selbst bei normalen Hb.-Werten hohe Zahlen von R. mit basophiler Punktierung vorkommen (BÜRGER 42% bei 81 Hb. und 4,8 R.). Solche Beobachtungen sind selten. Seit Jahren jedoch betone ich, daß für die Pb.-Diagnose basophile Granulationen bei hohen Hb.-Werten entscheidender ist als bei Anämien, bei denen diese R.-Veränderung auch sonst oft auftritt. Siehe Kapitel Bleiintoxikation.

Auch Zementarbeiter zeigen basophil punktierte R. neben Polychromasie (SALECK), ohne Krankheit; ferner sieht man sie bei Bismuttherapie (DERRA).

Bei Embryonen galt lange Zeit (ENGEL, BLOCH, SCHMIDT) das Vorkommen nur für Mäuse. Es ist mir aber 1908 bei systematischen Untersuchungen gelungen, *basophile Punktierung bei allen Tieren zur Embryonalzeit* und auch beim Menschen zu entdecken, in gewissen Stadien, massenhaft bis zu 70 und mehr Prozent der vorhandenen R. In frühester Embryonalzeit fehlt basophile Punktierung, wird nachher sehr reichlich, nach FERRATA bei allen Tieren zu jener Zeit, in der die erste Generation der Blutzellen entkernt wird. In späterer Embryonalzeit wird die Punktierung seltener oder fehlt.

In der Arbeit KUSCHLJANSKAJA zeigte ich, daß beim Embryo die blutbildenden Organe noch wesentlich mehr punktierte R. zeigen als das Blut. So bot das Blut eines 1 cm langen Mausembryos 30%, die Leber 43%, das Knochenmark 48%, und ein 2 cm langer Meerschweinchenembryo: Blut 30% und Leber 39% punktierte R.

---

[1] SCHMIDT, P.: Münch. med. Wschr. **1903**, 549.

In großen Zahlen, bis 30% der R. hat KNOLL bei menschlichen Embryonen basophile Punktierung gefunden. Da er lebende Feten untersuchen konnte, sind seine Werte so groß. Ich hatte also Recht, wenn ich den früher nur spärlich zu erbringenden Nachweis auf Absterben der Feten bezogen hatte.

Im Knochenmark des Erwachsenen ist basophile Punktierung nicht reichlich, nach WEIDENREICH nur so reichlich wie im Blute. Dasselbe gilt aber nach SABRAZÈS auch für Howellkörper, die prozentlich im Knochenmark auch nicht reichlicher als im Blute vorkommen. Es gibt Fälle, in denen im Knochenmark ein negativer Befund zu verzeichnen ist, selbst wenn das Blut im Leben die Punktierung darbot. Ich habe aber darauf hingewiesen, daß vor dem Tode auch im Blute jede Spur der Veränderung vermißt wird, so daß die zumeist negativen Markbefunde nicht erstaunlich sind. Es gibt aber doch viele Beobachtungen, und zwar besonders bei aregenerativer Anämie, in denen das Blut nie punktierte R. bietet, wohl aber das Knochenmark (eig. Beob., CARSLAW und DUNN usw. s. 4. Aufl.).

Die Lagerung der Punktationen ist insofern bemerkenswert, als an hämoglobinfreien Stellen, z. B. bei starker Dellenbildung, nie ein einziges Körnchen gesehen wird, sondern stets nur in der Hb.-Zone.

Damit ist völlig ausgeschlossen, daß die Körnchen der R.-Membran angehören könnten oder Niederschläge auf diese Hülle darstellten (WEIDENREICH).

DIETRICH und SCHILLING beobachteten die Punktierung im Dunkelfeld, als dunkle Lücken; dabei erschien der Hb.-Rand wie angezähnt. Diese Autoren verlegen daher die Punktierung jenseits der Membran, aber direkt über die Hb.-Schicht. Auch nach SAAR sind die Körnchen sehr leicht im Dunkelfeld sichtbar, ebenso nach FERRATA und BOSELLI ungefärbt sichtbar und präagonal färbbar. Sichtbarkeit im Dunkelfeld siehe 4. Aufl.

Von großer Bedeutung für die *Auffassung der basophilen Punktierung* ist das Vorkommen in der gleichen Zelle mit Kernen, Kerntrümmern, Howellkörpern, Ringkörpern, Polychromasie, also alles Erscheinungen jugendlicher R.

Für die Ableitung der *Genese der basophilen Punktierung* eröffnen sich viele Möglichkeiten, z. B. aus Polychromasie, Ringkörpern, Kernresten, aus der Mitose. Ich bin in dieser Frage nicht so entschieden wie in dem viel wichtigeren Problem: Regeneration oder Degeneration.

Die ersten Autoren, die basophile Punktierung gefunden hatten, schlossen zuerst auf *Kerngenese,* vornehmlich wegen der häufigen ringförmigen Lagerung der Körnchen um den oft nicht intakten Kern. Nachher ist besonders GRAWITZ für Protoplasmadegeneration eingetreten, entstanden durch Gifteinfluß, hauptsächlich wegen tinktorieller Verschiedenheiten, indem bei Romanowskyfärbung die Punktationen blau, die Kerne rot, bei Pyronin-Methylgrünfärbung die Punktierung rot, die Kerne blaugrün erschienen. Diese Darstellung ist zweifellos im ganzen richtig, doch gibt es eine Reihe von Ausnahmen (siehe 4. Aufl.).

Besonders wichtig erscheinen auch die Versuche, bei Tieren mit Dauerkernen die Punktierung hervorzurufen. SABRAZÈS untersuchte das Blut von Tauben, die ja die Erythrocytenkerne nie verlieren, unter Bleiwirkung, fand er Blasserwerden des Kernes und Polychromasie, und nahm eine pathologische Karyolyse durch Blei an. ERICH MEYER und SPERONI erzielten bei Hühnern nie basophile Punktierung und betonen, es wäre nicht einzusehen, weshalb Warmblüter mit Dauerkernen die Granulation nicht auch zeigen sollten, wenn diese eben nicht durch den Kernuntergang bedingt wäre.

Gegen Ableitung aus unveränderter Kernsubstanz spricht die negative FEULGENsche Nuclealreaktion (VOIT und ROESE, VOIT und KOCHMANN). PAUL SCHMIDT deutet die starke Pb.-Speicherung im Kern als Argument für die Kerngenese.

Zahlreiche Autoren treten für die *Ableitung aus der Polychromasie* des Protoplasmas ein, ohne einen degenerativen Prozeß im Auge zu haben (PAPPENHEIM, SCHILLING u. a.). Das Zusammentreffen von Polychromasie und basophiler Punktierung ist sehr häufig und ich habe es auch nicht ein einziges Mal vermißt.

Überblicken wir die Theorien über die Genese, so müssen wir ein non liquet aussprechen und den Satz wiederholen, den ich in der 1. Auflage niedergelegt hatte: jedenfalls ist also die Ableitung aus Kern oder Protoplasma noch nicht entscheidend gelöst, für Kernabstammung spricht aber außerordentlich vieles, besonders Biologisches. Unser Hauptinteresse beansprucht aber der *Nachweis* des *regenerativen Charakters der Punktierung.* Diese ist bewiesen durch die Befunde bei Embryonen (NAEGELI) durch das Fehlen der Punktierung vor dem Tod, besonders aber durch das Fehlen bei aregenerativen Anämien und bei Markatrophie, durch das massenhafte Auftreten bei eintretender Besserung auf Eisen, z. B. bei Chlorose (NAEGELI), durch die Parallele im Auftreten mit den sicher regenerativen Erscheinungen der Retikulocyten und der Polychromasie und durch zahlreiche klinische und experimentelle Beobachtungen, in denen nach biologischen Gesichtspunkten das Auftreten nur als Regenerationszeichen gedeutet werden kann (s. 4. Aufl.).

Wichtig sind noch spezielle Verhältnisse bei der Bleivergiftung. Schon SABRAZÈS hatte gezeigt, daß nur chronische, nicht akute Bleiintoxikation die Körnchen erzeugen kann. Bei vorsichtiger Dosis werden sie allmählich zahlreicher; aber jede zu starke Bleidosis verscheucht sie, und endlich tritt (bei gleichbleibender Dosis!) eine Abnahme und vor dem Tode des Versuchstieres das völlige Verschwinden ein. Diese Versuche hat LUTOSLAWSKI unter meiner Leitung bestätigt und erweitert. So ergab sich, daß Jodkalium das Tier retten konnte, wenn bereits die präagonale Verminderung aufgetreten war, und jetzt zeigten sich die Körnchen sehr reichlich bei der Genesung. Auch RIBADEAU-DUMAS, FERRATA und HERTZ haben diese Erfahrungen mit experimentellen Bleiintoxikationen bestätigt.

Diese konstanten Befunde des Tierexperimentes und die analogen klinischen Erfahrungen beweisen, daß eine Organfunktion bei der Entstehung der basophil punktierten R. im Spiele ist. Nur ein Organ kann auf mäßige Reize hin reagieren, auf intensive versagen und vor dem Tode sich völlig erschöpfen. Das periphere Blut ist kein Organ. Auf mehr „Gift" müßten unbedingt mehr Zellen degenerieren; daher ist auch folgerichtig das Gesetz von der Parallele mit der Schwere der Intoxikation aufgestellt worden; aber dieses Gesetz ist widerlegt, im Experiment wie in der Klinik. Das Knochenmark ist ein Organ; von ihm kennen wir unter den verschiedensten Umständen Auftreten einer Reaktion bei mäßig intensivem Reize und Versagen bei zu starkem Reize.

Sämtliche Autoren, die seit 1906 an die Lösung des Problems herangetreten waren, haben sich für Regeneration entschieden.

Heute ist erwiesen: *Basophil punktierte Erythrocyten sind Produkte einer embryonalen oder pathologischen Reaktion des Knochenmarkes, sie sind klinische Zeichen einer pathologischen Regeneration.*

Ältere Literatur über jugendliche Erythrocyten, Retikulocyten, Polychromasie, basophile Punktierung.

(Vgl. auch Kapitel Bleivergiftung.)

ALEXIEFF: Arch. Mal. Coeur **1911**. — ARNOLD: Virchows Arch. **144**. — ASKANAZY: Z. klin. Med. **23** (1893); **64** (1907).

BÉCLÈRE: C. r. Soc. Biol. Paris, 3. April **1909**; Arch. Mal. Coeur **1909**, 333. — BEHRENDT: Dtsch. med. Wschr. **1899**, V.-B. Nr 42 u. 44. — BLOCH: Z. klin. Med. **43** (1901); Berl. klin. Wschr. **1900**. — BLUMENTHAL: Fol. haemat. (Lpz.) **7**, 313. — BLUMENTHAL u. MORAWITZ: Dtsch. Arch. klin. Med. **92** (1907). — BÖCKELMANN: Fol. haemat. (Lpz.), Suppl. **4**, 231 (1907). — BOELLKE: Virchows Arch. **176** (1904). — BORCHARDT: Zit. bei BLOCH, 1901. — BORNE, VAN DEM: Fol. haemat. (Lpz.) **2**, 808 (1905). — BRANDENBURG: Med. Klin. **1909**, Nr 1. — BÜSING: Inaug.-Diss. Rostock 1904.

CAMINITI: Zbl. path. Anat. **17** (1906). — CARSLAW and DUNN: Glasgow med. J. **1910**. — CHARRON: Inaug.-Diss. Bordeaux 1909. — COHN, M.: Münch. med. Wschr. **1900**, Nr 6.

DAVID: Dtsch. Arch. klin. Med. **94** (1908). — DIETRICH: Fol. haemat. (Lpz.) Arch. **9**, 297. — DOMARUS, v.: Fol. haemat. (Lpz.) **5**, 442.

EHRLICH: Charité-Ann. **10** (1885); Verh. Ges. dtsch. Naturforsch. **1904**. — EMDEN, VAN u. KLEEREKOPER: Fol. haemat. (Lpz.) **1**, 400. — ENGEL: Dtsch. med. Wschr. **1906**, Nr 29. — ESSER: Münch. med. Wschr. **1908**, Nr 17.

FERRATA: Fol. haemat. (Lpz.) **4**, Suppl., 33; **8**, 392; **9**, 95; Arch. **9**, 253. Lit.!; Fol. clin. chim. et microsc. (Bologna) **2** (1909). — FERRATA u. BOSELLI: Fol. haemat. (Lpz.) **11**, 76 (1910). — FISCHER: S. 129. — FOÀ: Beitr. path. Anat. **5** (1889).

GALPERIN: Inaug.-Diss. Bonn 1908. — GEORGOPULOS: Wien. klin. Wschr. **1912**, 1704. — GILBERT: Acad. roy. méd. Brux. **22** (1908). — GRAWITZ: Lehrbuch. Dtsch. med. Wschr. **1899**, Nr 36; **1901**, Nr 52; Berl. klin. Wschr. **1900**, Nr 9; **1901**, Nr 24 u. 46; **1905**, Nr 19; Z. klin. Med. **21**.

HAMEL: Dtsch. Arch. klin. Med. **67**, **71**; Dtsch. med. Wschr. **1902**. — HEINZ: Med.-naturwiss. Arch. **1908**. — HERTZ: Fol. haemat. (Lpz.) Arch. **9**, 294; Arch. **10**, 419; Arch. Mal. Coeur **1912**, 29. — HILL: Scott. med. J. **1906**.

JAWEIN: Berl. klin. Wschr. **1901**, Nr 35; **1902**, Nr 9. — JOLLY et VALLÉE: C. r. Soc. Biol. Paris, 3. Nov. **1906**; 13. April **1907**. — JOLLY: Arch. Anat. microsc. **9** (1907).

KEIL: Inaug.-Diss. Rostock 1901. — KELL: Inaug.-Diss. Leipzig 1913. — KLEIN: Wien. med. Presse **1896**. — KONTOROWITSCH: Wien. med. Wschr. **1908**, Nr 35. — KÖNIG: Fol. haemat. (Lpz.) Arch. **9**, 278. — KREBS: Inaug.-Diss. Berlin 1892. — KREIBICH: Berl. klin. Wschr. **1921**, 695. — KUSCHLJANSKAJA: Inaug.-Diss. Zürich 1908.

LAFITTE: Inaug.-Diss. Bordeaux 1907. — LANDAU: Fol. haemat. (Lpz.) **5**, 530. — LAZARUS: Die Anämie. Nothnagels Slg 1. u. 2. Aufl. Dtsch. med. Wschr. **1896**. — LITTEN: Dtsch. med. Wschr. **1899**, Nr 44. — LÖWENTHAL: Dtsch. med. Wschr. **1902**. — LURJE: Russk. Wratsch **1904**. — LUTOSLAWSKI: Inaug.-Diss. Zürich 1904.

MAJKOWSKI: Inaug.-Diss. München 1904. — MASING: Inaug.-Diss. Dorpat 1908; Fol. haemat. (Lpz.) 8. — MAURER: Zbl. Bakt. **24** (1900). — MENNACHER: Verh. Ges. dtsch. Naturforsch. **1909**. — MEYER, ERICH: Jkurse ärztl. Fortbildg **1911**, 113. — MEYER, ERICH u. SPERONI: Münch. med. Wschr. **1906**. — MEYER u. RIEDER: Atlas, S. 34. — MÖLLER: Fol. haemat. (Lpz.) **18**, 61. — MORAWITZ u. ITAMI: Dtsch. Arch. klin. Med. **100** (1910). — MORITZ: Dtsch. med. Wschr. **1901**; Petersburg. med. Z. **1901**. — MORRIS: Bull. Hopkins Hosp. **1907**, 198; Arch. int. Med. **1909**.

NAEGELI: Münch. med. Wschr. **1904**; Korresp.bl. Schweiz. Ärzte **1904**, 204; Fol. haemat. (Lpz.) **5** (1908). — NOORDEN: Charité-Ann. **1892**.

OORTHUYT: Inaug.-Diss. Leyden 1904.

PAPPENHEIM: Fol. haemat. (Lpz.) **1**, 402, 725; **2**, 807, 808, 809; **3**, 357; **4**, 389—390; Suppl. **4**, 46, 321, 322; **5**, 442, 513, 535; **6**, 61, 179; **7**, 19; **9**. 86, 313; Arch. **9**, 302, 572; Münch. med. Wschr. **1901**, 989. — PLEHN: Dtsch. med. Wschr. **1899**, Nr 28. — POL: Inaug.-Diss. Heidelberg 1905.

RECKZEH: Berl. klin. Wschr. **1902**. — REGGIANI: Fol. haemat. (Lpz.) **11**, 139. — REITTER: Wien. klin. Wschr. **1902**. — RIBADEAU-DUMAS: Arch. gén. Méd. **1903**.

SABRAZÈS: Münch. med. Wschr. **1907**, 1214; Fol. haemat. (Lpz.) **5**, **339**. Knochenmark; Arch. **9**, 103; C. r. Soc. Biol. Paris, 3. Mai **1907**. — SABRAZÈS et MURATET: Fol. haemat. (Lpz.) **4**, 609. — SABRAZÈS, BOURRET, LÉGER: J. Physiol. et Path. gén. **1900**; Actes Soc. Linn. Bordeaux **55** (1900). — SAMELE: Morgagni **1906**. — SCHALY: Fol. haemat. (Lpz.) **9**, 211. — SCHAUMAN: Zur Kenntnis d. sog. Bothr.-An. Berlin 1894. — SCHILLING: Fol. haemat. (Lpz.) Arch. **11**, 327. Eingehende Übersicht!; Arch. Schiffs- u. Tropenhyg. **15**; in Mense, Tropenkrankheiten; Dtsch. Arch. klin. Med. **130**, 21 (1919); Virchows Arch. **234**, 548 (1921). — SCHLEIP: Atlas. Münch. med. Wschr. **1909**, 2344. — SCHLEIP u. HILDEBRAND: Münch. med. Wschr. **1905**. — SCHMIDT, P.: Dtsch. med. Wschr. **1902**, Nr 44; Münch. med. Wschr. **1903**, Nr 13; Experimentelle Beiträge zur Pathologie des Blutes. Jena 1902; Sitzgsber. biol. Abt. ärztl. Ver. Hamburg **1902**; Arch. Hyg. **63**; Arch. mikrosk. Anat. **72** u. **73** (1908); Dtsch. Arch. klin. Med. **96**. — SCHNITTER: Dtsch. Arch. klin. Med. **117**. — SCHWALBE u. SOLLEY: Virchows Arch. **168**. — SIMON: Amer. J. med. Sci. **1903**. — SKORNJAKOFF: Dtsch. Arch. klin. Med. **101** (1910). — SPERRONI: C. r. Soc. Biol. Paris **1907**, 36; Bull. Soc. Anat. Paris **81** (1907). — STADLER: Korresp.bl. Schweiz. Ärzte **1912**, 145. — STARK: Münch. med. Wschr. **1906**, 623; Jb. Kinderheilk. **69**. — STÄUBLI: Slg klin. Vortr. **1909**, Nr 543. — STENGEL: Amer. J. med Sci. **1902**. — STRAUSS: Dtsch. med. Wschr. **1900**, Nr 37. — STRAUSS u. ROHNSTEIN: Die Blutzusammensetzung bei den verschiedenen Anämien. Berlin 1901.

TAKASU: Fol. haemat. (Lpz.) **1**, 501 u. 502. — TIBERTI: Fol. haemat. (Lpz.) **10**, 165. Bei exp. Anämie. — TORDAY, v.: Pester med.-chir. Presse **1905**. — TRAUTMANN: Münch. med. Wschr. **1908**, 1371. — TÜRK: Vorlesungen, Naturforsch.-Verslg Köln **1908**.

WALEDINSKY: Ber. ksl. Univ. Tomsk **1906**. — WALTERHÖFER: Z. klin. Med. **78**, 113 (1913). — WEIDENREICH: Arch. mikrosk. Anat. **69** (1906); Erg. Anat. **13** u. **16**; Fol. haemat. (Lpz.) **3**, 188; Arch. mikrosk. Anat. **72** (1908). — WHITE and PEPPER: Amer. J. med. Sci. **1901**. — WICHERN u. PIETROWSKI: Dtsch. Arch. klin. Med. **106**, 533 (1912). — WOLFF: Berl. klin. Wschr. **1902**; Z. klin. Med. **45**.

Neuere Literatur über junge R.

AIELLO: Kongreßzbl. inn. Med. **28**, 318. Basoph. Punkt. — ARRAK: Z. klin. Med. **106**, 640 (1927). — AUB: J. of exper. Med. **40**, 151 (1924).

BIANCHINI: Haematologica (Palermo) **3**, 55 (1922); Kongreßzbl. inn. Med. **24**, 428. Basoph. P. aus Polychromasie; **27**, 50. Reticc. — BRAUN: Verh. dtsch. Ges. inn. Med. **1928**, 335. — BRÜCKNER u. SPATZ: Arch. f. Hyg. **97**, 277 (1926); **98**, 95 (1927); **99**, 236 (1928). — BUCKMAN: Med. Res. **44**, 61 (1923). — BUERGER: Handbuch von SCHITTENHELM 1925.

COHN: Klin. Wschr. **1926**, 1079. O_2-Zehrung. — COOKE: Fol. haemat. (Lpz.). **38**, **194** (1929). Künstl. Erzeugg von bas. punkt. B.; Sang **3**, 10 (1929).

DAMESHEK: Boston med. **1926**, 759. — DENECKE: Z. exper. Med. **36**, 179 (1923). u. **47**, 167 (1925). O_2-Zehrung. Jugendl. R. — DERRA: Fol. haemat. (Lpz.) **38**, 367 (1929).

EBERHARD: Z. klin. Med. 98, 368 (1924). Polychromasie. — ENGEL: Wien. Arch. inn. Med. 7, 55 (1923). Reticc.; Fol. haemat. (Lpz.) 33, 21 (1926).
FRIEDLÄNDER: Arch. int. Med. 44, 209 (1929). Reticc.-Zählung in Kammer.
GAVIATI: Kongreßzbl. inn. Med. 15, 204. Röntgen. Reticc. erst Zunahme! — GAWRILOW: Fol. haemat. (Lpz.) 38, 246 (1929). Gruppen d. Reticc. — GRODNITZKY: Paris: Amédée Legrand 1930. 3 Typen Retikulocyten.
HAAK: Med. Klin. 1929, 1246. Auf Jodkali. — HAUER: Dtsch. med. Wschr. 1925, 698. HUECK u. BREME: Dtsch. Arch. klin. Med. 141, 233 (1922). O_2-Zehrung.
ISAACS: Amer. J. med. Sci. 171, 20 (1926); Anat. Rec. 29, 299 (1925). Kernstäubchen. — ISTOMANOWA: Z. exper. Med. 52, 140 u. 144 (1926).
JENEY: Kongreßzbl. inn. Med. 46, 96. Reticc.
KEY: Amer. J. Physiol. 70, 86 (1924). Pb. — KITAJIMA: Fol. haemat. (Lpz.) 41, 395 (1930). — KLEEBERG: Münch. med. Wschr. 1927, 805. — KOCH: Virchows Arch. 252, 252 (1924); Arch. f. Hyg. 94, 306 (1924). Pb. — KONIYA: Münch. med. Wschr. 1926, 1835. — KOOPMAN: Z. klin. Med. 100, 517 (1924). — KRETSCHMER: Dtsch. med. Wschr. 1924, 1404.
LEBLANC: Fol. haemat. (Lpz.) 27, 149 (1922). — LEHMAN: Arch. f. Hyg. 94, 1 (1924); 102, 111 (1929). Auf Zement Retik.; Dtsch. med. Wschr. 1924, 192. — LENAZ: Fol. haemat. (Lpz.) 26, 151 (1921). — LOVAGLIO: Fol. med. (Napoli) 10, 845 (1924).
MAVROS: Z. klin. Med. 110, 444 (1929). — MOLDAWSKY: Fol. haemat. (Lpz.) 36, 145 (1928). Radiologen; Med. Welt 1930, No 30; Jb. Kinderheilk. 116, 81 (1927); Kongreßzbl. inn. Med. 118, 215 (1927). — MOLTENI: Kongreßzbl. inn. Med. 57, 290.
OCKEL: Münch. med. Wschr. 1924, 1356.
PAPSDORF: Fol. haemat. (Lpz.) 40, 387 (1930). Neue Technik; Dtsch. Arch. klin. Med. 153, 106 (1926). — PEPPER: Arch. int. Med. 30, 861 (1922). Reticc. — PERSONS: Kongreßzbl. inn. Med. 56, 496. Reticc. — PÉTREQUIN: Gaz. Hôp. 1930, 425. Reticc. — POKROWSKY: Fol. haemat. (Lpz.) 39, 265 (1929).
SALECK: Arch. f. Hyg. 99, 50 (1928). — SCHARLAU: Arch. f. Hyg. 102, 133 (1929). Auf Staub. — SCHIFF: Med. Klin. 1924, 1621. — SCHILLING: Dtsch. med. Wschr. 1924, 1187. — SCHMIDT, L.: Arch. f. Hyg. 98. — SCHMIDT, PAUL: Leopoldina (Lpz.) 1924, 98; Arch. Schiffs- u. Tropenhyg. 1925. — SEITZ: Münch. med. Wschr. 1928, 1544. Pb. — SEYFARTH: Virchows Arch. 266, 676 (1928); Fol. haemat. (Lpz.) 34, 7 (1927); Klin. Wschr. 1927, 487. Höhenklima. Reticc. — SIMMEL: Verh. dtsch. Ges. inn. Med. 1924, 144. Reticc.; Fol. haemat. (Lpz.) 32, 97 (1926). Frakt. Hämolyse u. Reticc.
VOIT u. ROESE: Z. exper. Med. 47, 734 (1925). — VOIT u. KOCHMANN: Fol. haemat. (Lpz.) 39, 496 (1930). — VOLK: Dtsch. med. Wschr. 1925, 1907.
WEIGELDT: Dtsch. med. Wschr. 1923, 1390. — WINKLER: Med. Klin. 1929, 1267. Provok. auf Jodkali.
YANG: Arch. int. Med. 45, 456 (1930).

Pathologisches Wiederauftreten der Erythropoese.

Zu den interessantesten biologischen Erscheinungen gehört das Wiederauftreten der Blutbildung in Organen, die nur in ferner Embryonalzeit hämopoetisch tätig gewesen sind. Dieses Erwachen ist ja ein biologischer Atavismus in morphiologischer und in funktioneller Beziehung.

Die Existenz der Erscheinung war lange Zeit bestritten worden (z. B. NEUMANN), und selbst EHRLICH (Die Anämie) und GRAWITZ (noch 2. Aufl.) verhielten sich durchaus ablehnend. Selbstverständlich ist mit dem Auffinden einiger kernhaltiger R. auf Ausstrichpräparaten der Milz und Leber zunächst nicht viel bewiesen, namentlich wenn Erythroblasten während der Krankheit im Blute gekreist haben. Wenn aber im Verlaufe einer klinischen Beobachtung kernhaltige R. gefehlt haben oder spärlich gewesen sind, bei der Sektion aber in Milz, Leber und Lymphknoten auf Abstrichen reichlich, ja massenhaft gefunden werden, wenn außerdem neben jungen und alten Normoblasten wie gewöhnlich auch Myelocyten auftauchen, dann kann kein Zweifel bleiben, daß tatsächlich wieder wahre Blutbildung erwacht ist. Histologische Präparate ergeben dann eigentliche Herde der Blutbildung, und zwar verläuft die Erythropoese in der Leber in den mächtig dilatierten intraazinösen Capillaren, in den Milzpulpavenen und in Lymphknoten in der Marksubstanz. Aber auch extracapillär kann man Erythropoese im Bindegewebe, gewöhnlich im Anschluß an Blutgefäße beobachten.

Die *Erythropoese der Milz* wurde bei *Tieren* schon vor langer Zeit nach Blutentzug festgestellt, so von BIZZOZERO und SALVIOLI, FOÀ und CARBONE, FOÀ, später von ELIASBERG und GRÜNBERG, dann von HOWELL und besonders von DOMINICI. TIZZONI entdeckte nach Milzexstirpation eine große Zahl erythropoetischer Nebenmilzen. DOMINICI erhielt Milzerythropoese bei exp. Typhusintoxikation und NATTAN-LARIER zeigt in besonders schönen

Untersuchungen eine hochgradige Erythropoese des Embryos, wenn das Muttertier mit verschiedenen Infektionskeimen infiziert worden war. Bei exp. Blutgiftanämien ist Milzerythropoese von HEINZ und ERICH MEYER und HEINEKE nachgewiesen, dann von ITAMI, MORRIS, DOMARUS, bei exp. Pestinfektion von DOMINICI.

Milzerythropoese beim Menschen ist ein häufiges Vorkommnis, ganz besonders bei Kinderanämien, seltener und meist geringfügig aber bei Perniciosa.

Regelmäßig und zweifellos kompensatorisch erscheint das Vorkommen bei Knochenmarkscarcinom (KAST, FRESE, KURPJUWEIT, MICHELI) und bei Osteosklerose (NAUWERK und MORITZ), bei Kinderanämien (LUZET, AUDÉOUD, PELLACANI und FOÀ, NAEGELI, SOROCHOWITSCH, SWART, FURRER, FISCHER), bei Sarkomanämie: RUBINSTEIN. Auch bei Infektionskrankheiten ist die Milz oft als Herd der Blutbildung getroffen worden, so bei Variola von GOLGI, DOMINICI und EMILE-WEIL bei Diphtherie von SIMON, NAEGELI und FISCHER, bei Malaria von JANCSO, bei Lues von KIMLA. Endlich traf ZIEGLER nach Röntgenbestrahlung der Milz Erythro-Leukopoese bei der Regeneration des Organs.

Die *Erythropoese der Leber* ist beobachtet beim Tier bei experimenteller Blutgiftanämie von ERICH MEYER und HEINECKE, ITAMI, MORRIS, v. DOMARUS und beim Embryo in späteren Stadien nach Infektionskrankheiten des Muttertieres von NATTAN-LARIER. Beim Menschen ist sie nachgewiesen bei perniziösen und schweren Anämien (ENGEL, ERICH MEYER und HEINEKE, SCHATILOFF), bei Osteosklerose (ASKANAZY), bei Kinderanämien (LUZET, NAEGELI, SOROCHOWITSCH, SWART), bei kongenitaler Lues (ROCCO DI LUCCA, HECKER, ERDMANN, KIMLA und eigenen Beobachtungen), bei Knochenmarkscarcinom (KURPJUWEIT), ferner von LOBENHOFFER, SWART u. a. Besonders stark ist die Erythropoese bei angeborener Wassersucht (SCHRIDDE, RAUTMANN, W. FISCHER, LUTZ, LOTH u. a.), bei Marmorknochenkrankheit, siehe diese.

Auch in den *Lymphknoten* kann Erythropoese pathologischerweise sich ausdehnen und ist gefunden bei exper. Blutungsanämie beim Tier (GRÜNBERG, DOMINICI), bei Kinderanämie (schon STEFFEN und ELBEN wahrscheinlich, NAEGELI, SOROCHOWITSCH, SWART), bei Osteosklerose (RINDFLEISCH), Carcinom des Knochenmarkes (EPSTEIN), bei Variola (EMILE-WEIL, DOMINICI).

In der *Niere* sind Herde der Erythropoese entdeckt, so von SWART bei Kinderanämie und bei kongentialer Lues; ferner bei angeborener Wassersucht, dann in Beobachtungen von SACERDOTTI und FRATTIN, POCHARISKIJ und MAXIMOW, in denen die Niere bei Unterbindung der Blutgefäße verkalkt und sich Herde myeloischen Gewebes mit Erythroblasten entwickeln (s. Kap. Dualistische Lehre).

Über die Entstehung solcher erythropoetischer Herde ist zu sagen, daß sie stets im Verein mit myeloischen Zellen (myeloische Metaplasie) und nie in Gesellschaft lymphatischer Neubildungen getroffen werden.

Bei experimentellen Blutgiftanämien entstehen sie besonders intensiv, wenn Erholungspausen eingeschaltet und die Anämien lange durchgeführt werden (ERICH MEYER). Bei posthämorrhagischer Blutarmut fehlen die Herde häufig, weil es dem Organismus an Bildungsmaterial fehlt. Schließlich gelang es aber SKORNJAKOFF auch hier, wenn die Blutarmut sehr lange aufrecht erhalten wird und wenn Erholungspausen eingeschaltet werden, Erythropoese zu erzielen.

Ein quantitativer Unterschied zwischen Blutgift- und Blutungsanämien ist also vorhanden.

Die *Ableitung der Zellbildung* begegnet erheblichen Schwierigkeiten.

Einzelne Autoren nehmen passive Einschleppung aus dem Knochenmark an. Diese Auffassung ist entscheidend widerlegt durch die herdförmige Lagerung der Zellen, die sogar Capillaren ausbuchten und die Umgebung komprimieren. Ferner durch die frappante Ähnlichkeit der histologischen Bilder mit den embryonalen in bezug auf Lokalisation der Herde und Entwicklung. Dieser Einschleppung wird durch den oben geschilderten regenerativen Charakter der Erscheinung jeder Boden entzogen. Es wäre nicht zu verstehen, wieso bei langdauernder posthämorrhagischer Anämie, wo ja gerade Knochenmarkszellen häufig ins Blut ausgeschwemmt werden, die „Kolonisation" nicht eintreten sollte.

Fast alle Autoren nehmen heute *autochthone Entstehung* an. Meines Erachtens kann die Ableitung aus undifferenziert gebliebenen Mesenchymzellen allein alle Verhältnisse erklären (s. Kap. Dualistische Lehre).

Literatur über pathologische Erythropoese und Leukopoese (myeloische Metaplasie) von Leber, Milz, Lymphknoten usw. (mit Ausschluß der Leukämie).

ALBERTINI: Verh. Schweiz. Naturforsch.-Ges. **1927** II, 244. Bei jug. Hämophilen. — ALBRECHT, FANNY: Inaug.-Diss. München **1913**; Frankf. Z. Path. **12**, 239 (1913). — ASCHHEIM: Inaug.-Diss. Freiburg 1902. — ASCHOFF: Verh. dtsch. path. Ges. **1904**; Med. Klin. **1915**, 798. — ASKANAZY, M.: Verh. dtsch. path. Ges. **1904**. — AUDÉOUD: Rev. méd. Suisse rom. **1894**; Virchows Arch. **205**.

BABKINA: Fol. haemat. (Lpz.) **11**, 202. — BANTI: Path. Anat. **1906**. — BATTAGLIA: Virchows Arch. **275**, 305 (1930). — BEZANÇON et LABBÉ: Lehrbuch. — BIZZOZERO u. SALVIOLI: Zbl. med. Wiss. **1879**. — BLOCH: Virchows Arch. **228**, 285 (1920). — BLUMENTHAL u. MORAWITZ: Dtsch. Arch. klin. Med. **92**. — BRANNAN: Hopkins Hosp. Bull. **41**, 104 (1927). BUERGER: SCHITTENHELM, Handbuch. Berlin 1925. — BUTTERFIELD: Dtsch. Arch. klin. Med. **92** (1908). — BYKOWA: Virchows Arch. **265**, 226 (1927). Auf Toxine u. Bakt.; **260**, 169 (1926). B. Recurrens.

CHIARI: Jb. Kinderheilk. **30** (1914). — CIACCIO e PIZZINI: Arch. Méd. expér. **1905**.

DAMBERG: Fol. haemat. (Lpz.) Arch. **16**, 209 (1913). — DIETERICH: Arch. klin. Chir. **134**, 166 (1925). — DOMARUS, v.: Arch. exper. Path. **58** (1908). — DOMINICI: Arch. Méd. expér. **1900**, **1901**, **1902**; C. r. Soc. Biol. Paris **1900**, 851 u. 949; Fol. haemat. (Lpz.) 8, 99; Presse méd. Paris **1900**. — DOMINICI et RUBENS: Arch. Méd. expér. **1906**. — DONHAUSER: J. exper. Med. **1908**.

EHRLICH: Charité-Ann. **9** (1884). — ELBEN: Württemberg. ärztl. Korresp.bl. **1881**. — ELIASBERG: Inaug.-Diss. Dorpat 1893. — EMILE-WEIL: Inaug.-Diss. Paris 1900. — ENGEL: Virchows Arch. **153**. — EPSTEIN: Z. klin. Med. **30** (1896). — ERDMANN: Dtsch. Arch. klin. Med. **74** (1902).

FISCHER, H.: Myeloische Metaplasie. Inaug.-Diss. Zürich 1909 u. Berlin: Julius Springer. FISCHER, W.: Dtsch. med. Wschr. **1912**, 410. — FOÀ u. CARBONE: Beitr. path. Anat. **5** (1889). — FREIFELD u. GINSBURG: Arch. exper. Zellforschg **4**, 355 (1927). — FREYER: Inaug.-Diss. Königsberg 1872. — FRESE: Dtsch. Arch. klin. Med. **68** (1900). — FURRER: Inaug.-Diss. Zürich 1907.

GHIKA: Inaug.-Diss. Paris 1901. — GOLGI: Zbl. med. Wiss. **1874**. — GRAETZ: Zbl. path. Anat. **20**, 289 (1909). — GRUBER: Arch. exper. Path. **58**. — GRÜNBERG: Inaug.-Diss. Dorpat 1891. — GUCCIONI: Kongreßzbl. inn. Med. **45**, 697. — GUTSELL: Anat. Rec. **13**, 409 (1917).

HECKER: Dtsch. Arch. klin. Med. **61** (1898). — HEINZ: Virchows Arch. **168** (1902). — HERTZ: Z. klin. Med. **71**; Fol. haemat. (Lpz.) Arch. **18**, 219. — HERZOG: Beitr. path. Anat. **61** (1916). — HIRSCHFELD: Fortschr. Med. **1901**; Berl. klin. Wschr. **1902**, **1906**, Nr 32; Med. Klin. **1906**; Fol. haemat. (Lpz.) **1**, **2**, **10**, 68. — HOWELL: J. Morph. a. Anthropol. **1890**. — HUZENBERG: Beitr. path. Anat. **73**, 55 (1924).

ISAAC u. MÖCKEL: Kongr. inn. Med. **1910**. — ITAMI: Arch. f. exper. Path. **60** (1908).

JAFFE: Beitr. path. Anat. **68**, 224 (1921). — JANCSO: Dtsch. Arch. klin. Med. **60** (1897). — JAPHA u. FRÄNKEL: In EHRLICH, Anämie Bd. 1.

KAST: Münch. med. Wschr. **1902**, 1673; Dtsch. Arch. klin. Med. **76** (1903). — KERSCHENSTEINER: Münch. med. Wschr. **1905**. — KIMLA: Wien. med. Wschr. **1905**. — KLEIN: In GUMDOBIN: Jb. Kinderheilk. **35**. — KOCH: Jb. Kinderheilk. **71** (1910). — KOLLER: Wien. klin. Wschr. **1910**, Nr 20. — KURPJUWEIT: Dtsch. Arch. klin. Med. **77** (1903); **80** (1904).

LANG: Fol. haemat. (Lpz.) **36**, 31 (1928); Arch. exper. Zellforschg **6**, 242 (1928); Kongreßzbl. inn. Med. **43**, 68. — LEHNDORFF: Jb. Kinderheilk. **60**. — LENAZ: Virchows Arch. **171** (1923). Leber! — LENOBLE: Arch. Méd. expér. **1908**. — LICK: Arch. klin. Chir. **80** (1906). — LOBENHOFFER: Beitr. path. Anat. **43** (1908). — LOTH: Dtsch. med. Wschr. **1912**, 1642. — LUCE: Dtsch. Arch. klin. Med. **77** (1903). — LUTZ: Korresp.bl. Schweiz. Ärzte **1914**, 330. — LUZET: Inaug.-Diss. Paris 1891.

MALYSCHEW: Beitr. path. Anat. **78**, 1 (1927). — MANDELSTAMM: Virchows Arch. **253**, 587 (1924). — MASING: Dtsch. Arch. klin. Med. **92**. — MAC KENSIE, BROWNING and DUNN: Proc. path. Soc. Philad. **1909**. — MAXIMOW: Anat. Anz. **28** (1906); Beitr. path. Anat. **41** (1907); Fol. haemat. (Lpz.) 8, 132; in Handbuch von MÖLLENDORFF 1928. — MEYER, ERICH: Frankf. Z. Path. **12**, 266 (1913). — MEYER u. HEINEKE: Münch. med. Wschr. **1906**, **1908**, 1161; Verh. dtsch. path. Ges. **1905**; Dtsch. Arch. klin. Med. 88. — MICHELI: Morgagni **1907**. — MITA: Beitr. path. Anat. **58** (1914). — MORAWITZ u. REHN: Dtsch. Arch. klin. Med. **92**. — MORRIS: Bull. Hopkins Hosp. **1907**, 200.

NAEGELI: Korresp.bl. Schweiz. Ärzte **1904**. — NATTAN-LARIER: Inaug.-Diss. Paris 1901. — NAUWERK u. MORITZ: Dtsch. Arch. klin. Med. **84** (1905). — NEUMANN: Z. klin. Med. **3** (1881); Verh. Ges. inn. Med. **1926**, 260.

OBERLING: Kongreßzbl. inn. Med. **56**, 716. — OPPEL: Zbl. path. Anat. **3** (1892).

PAPPENHEIM: Virchows Arch. **157**; Fol. haemat. (Lpz.) **1—19**. — PELLACANI u. FOÀ: Internat. Beitr. wiss. Med. Berlin **1891**. — PIRONE: Sperimentale **1907**.

RATYNSKA: Inaug.-Diss. Zürich 1911. — RAUTMANN: Beitr. path. Anat. 54, 332. — REITANO: Foi. med. (Napoli) 6, 481 (1920). — RETTERER: C. r. Soc. Biol. Paris 1901. — RIBADEAU-DUMAS: Arch. gén. Méd. 1903. — RINDFLEISCH: Virchows Arch. 17 (1879). — ROCCO DI LUCCA: J. internat. Sci. méd. Naples 1884. — RUBINSTEIN: Z. inn. Med. 1907, 201.

SACERDOTTI e FRATTIN: Virchows Arch. 168. — SALOMON et PARIS: C. r. Soc. Biol. Paris, 23. Juni 1906. — SCHATILOFF: Virchows Arch. 1908, 1154. — SCHMIDT, M. B.: Beitr. path. Anat. 11. — SCHRIDDE: Verh. dtsch. path. Ges. 1905; Kongr. inn. Med. 1906. — SCHULTZE: Verh. dtsch. path. Ges. 1912. — SCHWARZ: Virchows Arch. 179. — SCOTT u. TELLING: Lancet 1905. — SIMON: J. Physiol. et Path. gén. 1903; Presse méd. 1901, 1902. — SKORNJAKOFF: Dtsch. Arch. klin. Med. 101 (1910). — SOROCHOWITSCH: Inaug.-Diss. Zürich 1904. — STEFFEN: Jb. Kinderheilk. 28 (1888). — STERNBERG: Zbl. path. Anat. 1905; Verh. dtsch. path. Ges. 1905 u. 1909; Beitr. path. Anat. 46. — SWART: Virchows Arch. 182. — SSYSSAJEW: Kongreßzbl. inn. Med. 26, 145; Virchows Arch. 259, 291 (1926).

TANAKA: Beitr. path. Anat. 53. — TIBERTI: Sperimentale 1910, Nr 1. — TIMPHUS: Inaug.-Diss. Leipzig 1914. — TIZZONI: Arch. di Biol. 1882.

VAN DER STRICHT: Bull. Acad. roy. Méd. Belg. 1897. — VISCHER: Inaug.-Diss. Zürich 1923. HERTERsch. Infant.

WERZBERG: Virchows Arch. 204. — WINOGRADOFF: Nach LITTEN, Nothnagels Sammlung, Bd. 8, Teil 3, 271 (1898). — WOLFF, A.: Berl. klin. Wschr. 1902; Z. klin. Med. 45 (1902); Dtsch. med. Wschr. 1904, V.-B., 49. — WYDLER: Inaug.-Diss. Zürich 1911.

ZIEGLER: Fol. haemat. (Lpz.) 6, 113, 257 (1908); Dtsch. Arch. klin. Med. 99. Histogenese, Jena 1906.

Die weißen Blutkörperchen, Leukocyten (L.).

Schon die älteren Autoren hatten verschiedene Arten von L. unterschieden. So hat VIRCHOW die Lymphocyten als besondere Elemente von den größeren Blutleukocyten abgetrennt. Später sind auch die Eosinophilen durch den Glanz ihrer Granula aufgefallen; aber erst die grundlegenden Arbeiten EHRLICHS mit Hilfe einer so verfeinerten Technik, wie sie überhaupt kein anderes Forschungsgebiet aufweist, haben Klarheit geschaffen. EHRLICH schied die L. nach ihrer Granulation, benutzte aber zur Klassifikation auch andere Momente, vor allem die Kernverhältnisse. Auch heute muß man Kernform, Granulation und Protoplasma zur Charakterisierung heranziehen. Erst durch die Summe morphologischer Eigenschaften wird eine L.-spezies charakterisiert.

Die einzelnen Leukocytenarten sind morphologisch, biologisch und cytogenetisch so weit voneinander getrennt, daß jede Art gesondert besprochen werden muß. Erst nachher können gemeinsame Eigenschaften erörtert werden.

I. Die Lymphocyten (£.)[1].

Ungefärbt: Abb. 2.

Die £. haben etwa die Größe der roten Blutkörperchen. Der rundliche oder ovale, oft an einer Seite seicht eingekerbte Kern läßt nur ein schmales Protoplasmaband übrig. Nicht selten sind schon normal etwas größere Zellen mit breitem Protoplasma, das oft auf einer Seite mächtiger entwickelt ist.

Diese *breitleibigen* £. werden zumeist als ältere Exemplare angesprochen, z. B. von TÜRK, BEZANÇON, LABBÉ, PAPPENHEIM; doch halte ich das für irrig, weil nur die Kernstruktur über das Alter der Zelle Aufschluß geben kann, nie das Protoplasma. Eine besondere Bedeutung kommt daher den breitleibigen Formen nicht zu.

Der *Kern der* £. hat starke Affinität zu basischen Farbstoffen, enthält wenig Oxychromatin, ist dunkelkernig, tachychromatisch, zeigt plumpes, an

[1] Pyronin-Methylgrünfärbung: 4. Aufl. Taf. IX, Zelle 15. Triazid: 4. Aufl. Taf. VIII, Zellen 1, 2. Jennerfärbung: 4. Aufl. Taf. VIII, Zellen 13, 14. Hämatoxylin-Eosinfärbung: 4. Aufl. Taf. VIII, Zellen 34—36. Methylenblaufärbung: 4. Aufl. Taf. VIII, Zellen 22—25.

Radspeichenform einigermaßen erinnerndes, dichtes und unregelmäßiges Chromatingerüst, bei Färbungen wie im ultravioletten Licht. Die Kernlappung besteht in einer Einkerbung, die selbst wenn sie tiefgeht, nie breit ausfällt, daher Kerbe. Nie entstehen normal verschiedene Einschnitte und nie auch nur

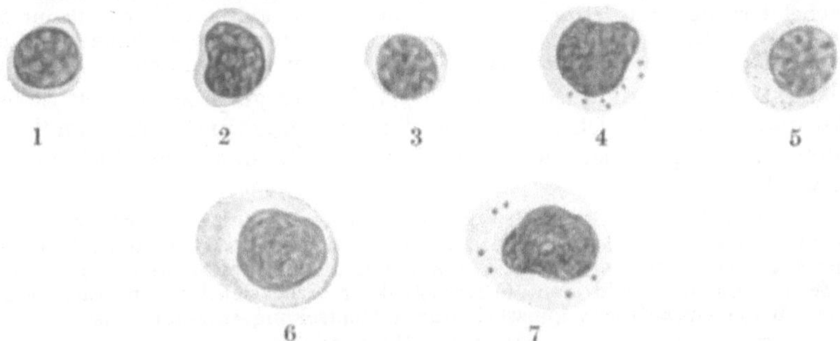

Abb. 41. Lymphocyten. Zellen 1–7.
Zellen 1–3. Klein, mit schmalem Protoplasmasaum. Zellen 4 u. 7. Mit grober Azurgranulation. Zelle 5. Feine Azurgranula. Zelle 6. Als Lymphoblast anzusprechen. Feinerer Kernbau, 1 Nucleolus. Zelle 7. Breitleibiger Lymphocyt aus dem kindlichen Blute.

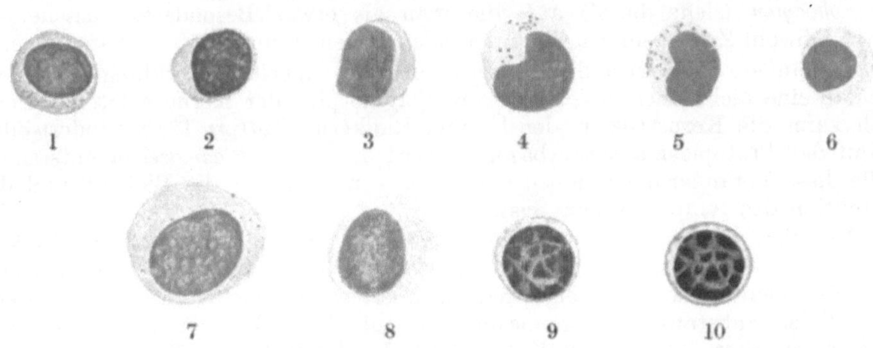

Abb. 42. Lymphocyten, Zellen 4–6 mit Azurgranula, 7 und 8 Lymphoblasten, 9 und 10 Radkernlymphocyten.

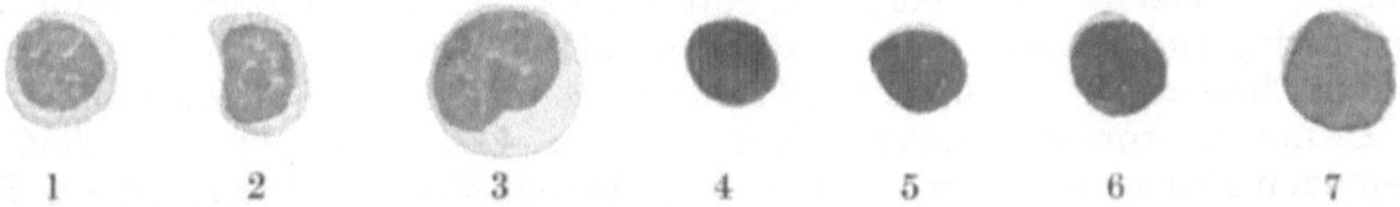

Abb. 43. Verschiedene Lymphocyten, Zellen 4–7 fast nacktkernig (Lymphadenose).

annähernd polymorphe Kernformen wie bei granulierten Leukocyten, sondern der ℒ. bleibt dauernd annähernd rundkernig.

Bei geeigneter Fixation und Färbung (starke Hitzefixation und Methylenblaufärbung! oder bei Vitalfärbung) gelingt es in allen ℒ. sehr leicht, 1—2 rundlichovale *Kernkörperchen* mit sehr deutlicher Nucleoluswand zur Darstellung zu bringen, nie aber eine größere Zahl in normalen ℒ.

Auch an zerquetschten ℒ. beobachtet man aufs deutlichste bei der Giemsafärbung den blauen Nucleolus, so daß gerade daraus noch bei den differenzierenden Zählungen die Erkennung der Zelle gelingt.

Junge ℒ. zeigen gleichmäßigere und weniger plumpe, hellere Chromatinstruktur. Besonders unreife ℒ., *Lymphoblasten* sind im Kernbau feiner und regelmäßiger, erreichen jedoch nie das gleichmäßige engmaschige Netzwerk der Myeloblasten, haben dann meist auch größere Kerne und etwas breiteres und dabei tiefer basophiles Protoplasma und 1—3 Nucleolen.

Die Lymphoblasten sind keine besondere Zellart; sie sind einfach 𝓛., die nahe der Mitose stehen und durch zahllose Zwischenglieder mit den reifen 𝓛. verbunden. Gleichwohl empfiehlt es sich, die Lymphoblasten besonders zu zählen, weil man dadurch einen Einblick in die Tätigkeit des lymphatischen Systems gewinnt. Bei Kindern kann man Lymphoblasten im normalen Blute finden, besonders aber bei infektiösen Lymphocytosen.

In der Literatur wird oft von *großen Lymphocyten* gesprochen. Die Scheidung in große und kleine 𝓛. ist aber ohne Berechtigung und sollte endlich verschwinden, da irrigerweise der Begriff großer 𝓛. mit jugendlichem 𝓛. verbunden wird.

So könnte man bei allen Zellen Gruppen vornehmen, ohne damit irgendeinen wichtigen Einblick zu erhalten. Gewöhnlich sind dann die großen 𝓛. als Vorstufen erklärt worden; jedoch im allgemeinen zu Unrecht, weil es sich nur um protoplasmareiche, sonst aber altkernige Zellen handelt, sobald man die Kernstruktur berücksichtigt. Zu beachten ist noch besonders, ob die Größe nicht künstlich durch Quetschung entstanden ist.

Sehr häufig werden große breitleibige 𝓛. als Monocyten irrigerweise angesehen und die Scheidung kann natürlich nur in guten Präparaten erfolgen, dann aber nach einer sehr großen Zahl von Kriterien.

Unter patholog. Verhältnissen treten große, jungkernige 𝓛. als *pathologische Lymphocyten* (siehe diese!) auf, die man als etwas Besonderes ausscheiden muß, obwohl Zwischenformen zu normalen Zellen naturgemäß vorhanden sind.

Die äußere Kernform der 𝓛. wird unter gesteigerter 𝓛.-Bildung variabler, so daß eine nicht unerheblich stärkere Polymorphie der Kerne entsteht. Endlich kann die Kernstruktur der 𝓛. zum Radkern, *Radkern-𝓛.*, verändert oder kann das Protoplasma stark basophil werden, so daß *Plasmazellen* entstehen. Alle diese Veränderungen geben uns Anhaltspunkte über die Biologie und die Funktion des lymphatischen Systems.

Das *Protoplasma der 𝓛.* erscheint ungefärbt undeutlich granulär, im Dunkelfeld auch granuliert, aber bei den meisten Färbemethoden ohne Granulation. Bei Methylenblaufärbung zeigt sich ein überaus zierliches, feines Maschenwerk basophiler Substanz, Spongioplasma, oft mit Verdickungen an den Knoten des Netzwerkes. Gegen den Kern zu ist das Reticulum stets schwächer und es erscheint in der Mehrzahl der Zellen ein perinucleärer heller Hof.

Bei Färbungen nach ROMANOWSKY — Giemsa, enthält ein Teil der 𝓛. azurophile, grobe oder feinere, leuchtend rote Körnchen, „*Azurgranula*“, deren Zahl meist gering ist. Sie sind keine echten Granula im EHRLICHschen Sinne. Darum wird in diesem Buch immer unterschieden zwischen der „Azurgranulation“ der 𝓛. und azurophilen anderen Körnelungen. Diese „Azurgranula“ kommen in anderen Zellen nicht vor, wohl aber enthalten Monocyten und andere Blutelemente ähnliche, aber doch nach Form, Größe, Farbglanz, Konstanz des Vorkommens, Lagerung, Oxydasenreaktion verschiedene *azurophile Körnchen*.

Es gibt eine Menge von azurophil färbbaren Gebilden und Granula, die ganz heterogene Elemente darstellen: Kernreste, Chromatinstäubchen, Jollykörper, azurophile Granula der R., Megakaryocyten- und Blutplättchenkörnelung, Monocytengranula, azurophile Körnchen in unreifen und in pathologischen Myeloblasten.

BENDA erklärt die Azurgranula als chromidiale Kernsekretion, als Ausdruck besonderer Funktion. In Zellen, die sich zur Teilung anschicken, fehle diese Körnelung.

Als große Seltenheit finde ich Azurgranula in Plasmazellen.

Bei manchen chronisch-lymphatischen Leukämien fehlt die Azurgranulation ganz, oder ich finde z. B. erst auf mehrere Tausende von Zellen einen 𝓛. mit Azurkörnchen. Das hatten schon MICHAELIS und WOLFF, die Entdecker der Azurgranula, mitgeteilt. Später wurden dann aber auch großzellige „Lymphämien“ beschrieben, deren Zellen fast sämtlich azurgranuliert waren. Solche Zellen sind immer Myeloblasten mit pathologischer oder Promyelocytengranulation, wie wir heute wissen (s. Leukämie).

In Krankheiten verhält sich die Häufigkeit der azurophil gekörnten L. verschieden. Nach MONDOLFI CANELLI sind azurophil granulierte L. beim Masernexanthem besonders häufig. Schwankungen in der Pathologie sind besonders von BÉTANCÈS beschrieben.

SCHRIDDE hat 1905 mit modifizierter Altmannfärbung in den L. *fuchsinophile Granula* dargestellt, und zwar in Ausstrich- und Schnittfärbungen. Er erklärte sie als spezifisch für die L. wegen ihrer nur in L. so gefundenen stäbchenförmigen Gestalt und ihrer ausschließlich perinucleären Lagerung. Es finden sich 20—25 Stäbchen. Das übrige L.-Plasma bleibt hellgelb und ungefärbt. Keimzentrumzellen bieten die gleichen SCHRIDDE-Granula, aber 50—60 im Durchschnitt (Abbildungen in SCHRIDDE-NAEGELI, Hämatologische Technik).

In Myeloblasten und Monocyten kommen (FREIFELD, unter meiner Leitung, KLEIN, BUTTERFIELD-HEINEKE und MEYER, WALLGREN) färberisch ähnliche, auch fuchsinophile Gebilde vor, die aber in Form, Größe und Lagerung und Bedeutung gänzlich verschieden sind und als Plastosomen gedeutet werden müssen. In den Monocyten ist stets das ganze Protoplasma von kleineren, nicht deutlich stäbchenförmig erscheinenden fuchsinophilen Gebilden erfüllt, wie ich mit FREIFELD feststellen konnte. In den Myeloblasten ist die Zahl der fuchsinophil reagierenden Substanzen auch eine viel größere als in L.; dabei sah ich oft faden- oder kommaartige, also morphologisch ganz verschiedene Gebilde, die im Gegensatz zu L. im Schnitt nie gefärbt erscheinen.

MEVES erklärt die von ihm beschriebenen und die BENDAschen Chondriosomen, ferner FLEMMINGS Fila und die ALTMANN-SCHRIDDE-Granula für identisch und bald als Körner, bald als Fäden erscheinend. Er beschreibt „Chondriokonten" auch in großen Mononucleären EHRLICHS, konstatiert auch das nur spärliche und perinucleäre Auftreten in L., während in manchen Zellen die Körnchen als „Chondriomiten" aufgereiht existieren, nie indessen bei Lymphocyten. Eosinophile Zellen enthalten nur wenige Gebilde dieser Art. Er erklärt die Gebilde als „Plastosomen", als zweifellos präformierte Bestandteile jeder undifferenzierten Zelle. Die ARNOLDschen Plasmosomen wären damit nicht identisch. Die Chondriosomen sind nach MEVES genuine Protoplasmabestandteile, die EHRLICHschen Granula aber paraplastische, aus der Umwandlung von Mitochondrien entstanden. Ganz ähnlich ist die Auffassung von BENDA. SCHRIDDE unterscheidet zwischen vorübergehenden fuchsinophilen Granula in myeloischen Zellen, temporären Differenzierungen des Protoplasmas als Vorstufen der definitiven Granulation und definitiven fuchsinophilen Körnchen in L., aus denen keine weiteren Gebilde entstehen, so wenig wie aus fuchsinophilen Granula in Endothelien und Leberzellen.

Nach diesen Ausführungen und nach meiner stets vertretenen Auffassung steht heute die SCHRIDDEsche Lehre von der *Spezifität der fuchsinophilen Granula in den L.* gefestigt da. Morphologie und Biologie geben ihnen eine vollkommene Sonderstellung. Es ist eine Verkennung der einfachsten Verhältnisse in Konstitutionsfragen, wenn man lediglich wegen gleicher Färbungseigenschaften jene Gebilde in Myeloblasten und Monocyten als mit fuchsinophilem Granula der L. identisch hinstellen will.

Gar nicht selten sieht man im Plasmaleib der L. eine oder mehrere Vakuolen, seltener einen ganzen Vakuolenkranz rings um den Kern herum.

Bei reiner Methylenblaufärbung nimmt bei Erhitzung von etwa 130° der Kern intensive Blaufärbung an; bei Fixation von einigen Sekunden bei etwa 150° aber erweist sich jetzt das Protoplasma in seinem Netzwerk als stärker basophil als der nun ganz blasse Kern, dessen Nucleolen jetzt aufs deutlichste hervortreten.

Bei Pyronin-Methylgrünfärbung ist das Protoplasma tief leuchtend rot, der Kern blau, das Kernkörperchen rot.

Bei *Giemsafärbung* erscheint das Protoplasma hell himmelblau, seltener tiefblau, der Kern blauviolett; die Azurgranula treten leuchtend rot hervor. Die Blaufärbung ist perinucleär fast immer etwas geringer.

Zu all diesen färberischen Verhältnissen kommen die bereits geschilderten Beziehungen zwischen der Größe des Kernes und dem Protoplasma, dann die Zellgröße von 7—9 μ (diese freilich nur für die kleine Form) als wichtige Erkennungszeichen hinzu. Aus der Zellgröße und dem dunklen Kern kann die Diagnose L. mit Leichtigkeit auch im ungefärbten Präparate, bei der Vital- und Kammerfärbung, gestellt werden.

Über L. bei Triazid-, Methylenblau- und Pyronin-Methylgrünfärbung s. S. 16 u. 17.

𝔏. und Monocyten haben bei vitaler Neutralrotfärbung Neutralrotgranula; aber diese Methode erlaubt (s. S. 24) keine Artabgrenzung.

𝔏. enthalten nie auch nur die Spur einer neutroph. (oder eos. oder basoph.) Granulation; Zwischenformen zu anderen Zellen werden im Blute, wo die Darstellung aller Zellen unübertrefflich günstig ist, nie gesehen, obwohl bei Erkrankungen alle Reifungsgrade von Blutzellen eingeschwemmt werden. 𝔏. zeigen auf erwärmtem Objekttisch nur geringe Lokomotion; größer ist dieselbe nach ASKANAZY bei den Zellen der Lymphknoten. 𝔏. sind nie, Mikrophagen; spielen aber bei Abwehr der Mikroorganismen eine wichtige Rolle.

Nach BERGEL haben die 𝔏. die besondere Funktion, Lipase abzusondern; daher sollte eine Lymphocytose bei allen Krankheiten auftreten, bei denen ein fettartiger Krankheitserreger oder dann lipoide Antigene vorkommen. Diese Auffassungen sind aber heute durch ASCHOFF, HITTMAIR und viele andere völlig widerlegt. Durch ASCHOFF ist ferner bewiesen, daß 𝔏. nie phagocytieren. Es handelt sich bei solchen 𝔏.-ähnlichen Zellen mit Phagocytose dann um Histiocyten. Es zeigt sich auch hier wieder klar, daß nur die scharfe Trennung der Zellarten zu klarer Einsicht führt und auch in dieser Frage ist das uferlose 𝔏.-Gebilde von MAXIMOW gescheitert (ASCHOFF gegen BERGEL).

Lebhaft in Diskussion stand lange die *Emigrationsfähigkeit der 𝔏.*, die natürlich durch die vorhandene amöboide Bewegung allein noch nicht bewiesen ist.

Während EHRLICH Diapedese bestritten und nur passive Ausschwemmung der 𝔏. angenommen hat, treten heute fast alle Forscher für aktive Emigration auch der 𝔏. ein, weil 𝔏. in vielen Exsudaten dominieren, z. B. die Zellen der tuberkulösen Meningitis und der käsigen Pneumonie darstellen, und weil jetzt auch 𝔏. in der Gefäßwand beim Durchtritt gesehen worden sind (MAXIMOW, SCHRIDDE, MOSSE).

Vor allem zwingen klinische Studien zu der Annahme, daß 𝔏. nicht passiv, sondern aktiv durch vermehrte Funktion ihrer Bildungsorgane in größerer Zahl ins Blut treten, eine Annahme, die ich zuerst durch die beim Typhus vorhandenen gesetzmäßigen Schwankungen der 𝔏. bewiesen habe.

Die bedeutende 𝔏.-Vermehrung dieser Krankheit kann unmöglich bloß durch stärkere Ausschwemmung erklärt werden; denn erhöhte Zahl findet sich auch unter den schwersten Störungen des Allgemeinzustandes. Sie entspricht hier einer Erholung des lymphatischen Systems, während die funktionelle Schwäche des myeloischen Gewebes noch andauert.

Die 𝔏. *entstammen dem lymphatischen System* und in erster Linie den Lymphknoten und den lymphatischen Bildungen, z. B. der Milz (Follikel).

Freilich ist auch eine Existenz lymphatischer Bildungen im Knochenmark sichergestellt. Diese Formationen liegen aber extraparenchymatisch und sind normal nur minimal entwickelt in der Nähe der Gefäße. Dagegen kommen in patholog. Fällen, von den Lymphadenosen abgesehen, 𝔏.-Wucherungen im Knochenmark vor; so haben HEDINGER, OEHME u. a. die Existenz von Follikeln beschrieben, deren Zellen aber vom Knochenmarksgewebe scharf abgesetzt sind.

Daß im Knochenmark andere 𝔏.-ähnliche, aber verschiedene Zellarten (Myeloblasten, Monoblasten, Megakaryoblasten) vorkommen, wird später gezeigt werden. Nach PATELLA sind die 𝔏. abgestoßene Endothelien, eine sicher irrige Auffassung.

Die 𝔏. machen normal auf etwa 7000 L. etwa 20—25% aus. Die absoluten Werte betragen also etwa 1500—2000 L.

Beim Säugling stellte BENJAMIN den Mittelwert von 50,7% auf 13 000 L., eine absolute Zahl von 7000—8000, auf. Bei Kindern unter 10 Jahren ist der Mittelwert 40—60%, seltener 70% auf 7000—9000 L. Eine Verdauungslymphocytose ist noch unsicher.

In letzter Zeit ist von vielen Seiten auf die starken physiologischen Schwankungen der 𝔏.-Werte aufmerksam gemacht worden, besonders von GALAMBOS (34,5% im Mittel und bis 50% normal), TORDAY (13—40% normal, Mittelwert und häufigster Wert 27%). SCHILLING erklärt für die Tropen Werte von 30—40% für außerordentlich häufig.

Viele dieser hohen Werte, die zur Zeit des Weltkrieges (LÄMPE u. SAUPE, FERBER, GROLL) und auch nachher gefunden wurden, beruhten zweifellos auf veränderter Ernährung, vielfachen Vaccinationen und leichten Infektionen. Wenn man aber bedenkt, wie rasch und lange Zeit anhaltend durch geringe Infekte das Blutbild verändert werden kann, so sollte man bei erheblich vom Durchschnitt abweichenden Zahlen nicht gleich hohe „physiologische“ Werte annehmen. Aufklärung in solchen Fragen kann dann nur die wiederholte Untersuchung bei der gleichen Person unter Ausschluß aller äußeren Einflüsse geben. Auch dürfte die Berücksichtigung der feineren Morphologie der L. manchmal auf die Wirkung krankhafter Momente hinweisen.

Vermehrungen: 1. Hyperplasien des lymphatischen Apparates: Enorme Zahlen von vielen Hunderttausenden bei leukämischen Lymphadenosen. Prozentliche und mäßige absolute Zunahme (um das Zwei- bis Vierfache) bei manchen aleukämischen Lymphadenosen.

2. Hyperfunktionen des lymphatischen Systems: Seltener sieht man *lymphatische Reaktionen* von einer Stärke, die an leukämische Zustände erinnern, aber nach kurzer Zeit zu Genesung führen. Solche Affektionen verlaufen oft unter dem Bilde von Anginen (s. lymphat. Reaktion und Kapitel Anginen).

Postinfektiöse Lymphocytose beim Ablauf aller Infektionskrankheiten oft lange anhaltend. Starke und frühzeitige Vermehrung weisen Typhus, Malaria, Pocken und besonders Pertussis auf. Bei Keuchhusten kann man hochgradige Lymphocytosen mit vielen abnormen Zellen sehen (NAEGELI). Deutliche Vermehrung bieten gutartig verlaufende und prognostisch günstige Tuberkulosen, während ich in der Arbeit MEDWEDEWA die dauernde £.-Verminderung bei ungünstig verlaufenden Bronchialdrüsentuberkulosen bekanntgegeben habe. Auch nach Schutzimpfungen ist langdauernde Lymphocytose häufig.

Zu unterscheiden ist die enorme, aber nur prozentlich hohe Lymphocytose wegen Fehlens des N. bei manchen Infektionen, siehe Exanthema subitum (fast nur £.), septische Granulocytopenie und manche Tropenaffektion.

Posttoxische Lymphocytose findet man nach Ablauf und beim chronischen Verlauf zahlreicher Intoxikationen aller Art, nach Seruminjektionen, Jodtherapie usw. KÜLBS hält eine Lymphocytose von 30—45% für chronische Tabakschäden charakteristisch und von diagnostischer Bedeutung. Dies erscheint mir bei der großen Häufigkeit von Lymphocytosen fraglich.

Eigentlich ist ja die postinfektiöse Lymphocytose auch eine posttoxische.

In neuerer Zeit nehmen manche Autoren eine *innersekretorische* oder *konstitutionelle Lymphocytose* an. So ist das für fast alle Erkrankungen innersekretorischer Drüsen behauptet worden, wie Diabetes, Addison, Eunuchoidismus, ganz besonders aber für die Affektionen der Schilddrüse.

Nach eigener Prüfung besteht jedoch bei ganz ausgesprochenen innersekretorischen Störungen eine Lymphocytose, im Gegensatz zu den Angaben BORCHHARDTS, nur selten. Auch bei Basedow ist eine wirklich sichere £.-Vermehrung nicht gesetzmäßig, ja nicht einmal häufig, nach eigenen Untersuchungen sogar eher selten (ebenso HATIEGAN). Auch viele Kröpfe verlaufen ganz ohne Lymphocytose, entgegen HUHLE, JASTRAM u. a.

Lange durchgeführte Untersuchungen in meinem Institut durch HANHARDT ergaben bei parenchymatösen Strumen des Menschen und des Hundes keine konstante Lymphocytose, auch nicht auf Thyreoidin (oral oder subcutan) oder Jod.

Vielfach sind Lymphocytosen dann als *Ausdruck des Status lymphaticus oder thymicus* angesprochen worden, meines Erachtens nur bei Addison (siehe dort) mit Berechtigung. SIESS und STÖRK finden bei lymphatischer Konstitution die £. nicht vermehrt, sondern die Monocytenzahl (KAHLER), und glauben den Befund von zahlreichen breitleibigen £. für Lymphatismus verwerten zu dürfen, was sicher nicht angeht.

Sodann werden hohe £.-Werte mit *hypoplastischer Konstitution* und *Asthenie* in Beziehung gebracht (MOEWES, KAUFMANN, v. HÖSSLIN), ja BAUER bezeichnet, sicher ganz zu Unrecht, einen hohen £.-Prozentsatz neben Verminderung der N. direkt als das „degenerative weiße Blutbild“, wobei die Degeneration sogar eine konstitutionelle, ererbte sein soll.

In ähnlichen Gedankenkreisen bewegen sich die heute gleichfalls viel zum Ausdruck gebrachten Meinungen, daß bei funktionell nervösen Störungen (TRAUT), bei Neurasthenie (v. HÖSSLIN), bei den Neurosen der Zitterer (KAFKA), bei chronischer Polyarthritis (GUDZENT) Lymphocytosen die Regel bilden. Zum Teil erklären sich solche Befunde aus der später erörterten Lymphocytose bei Muskelanstrengungen, zum anderen Teil aus der Wirkung von toxischen Stoffen, besonders bei Basedow, wo ich eine vorhandene £.-Vermehrung stets als posttoxische bezeichnet habe.

Gleichwohl gibt es innersekretorische, auf dem *Wege innerer Korrelationen* (innersekretorischer Organe zu lymphatischem Apparat) *entstandene Lymphocytosen,* da ich eine andere Regulation der £.-Bildung als eine innersekretorische — hormonale — nicht annehmen kann. Schwierig ist nur die Beweisführung und die Ausschließung anderer Faktoren, die ja in so großer Zahl zur Wirkung gelangen können. Erwiesen hatte ich diesen Zusammenhang vor allem für die Addison-Lymphocytose.

Verminderungen trifft man im *Beginn von akuten Infektionskrankheiten,* wo die prozentliche und absolute Abnahme oft bedeutend ist. Gefürchtet sind sehr starke Verminderungen im späteren Verlauf der Infektionskrankheiten, wo dieser £.-Sturz prognostisch sehr ungünstig zu beurteilen ist; ferner ist die Abnahme progressiv bei Miliartuberkulose. £.-Abnahmen begegnen uns ferner bei *Zerstörungen des lymphatischen Gewebes* durch ausgedehnte Lymphknotentuberkulose, Carcinom, Granulomen, Lymphosarkomen. Gesetzmäßig besteht ferner eine wohl *hormonal bedingte Verminderung* bei jugendlichen Chlorosen.

Literatur über Lymphocyten,

besonders über Morphologie, Granula und Emigrationsfähigkeit, Lymphocytose.

Almkvist: Virchows Arch. **169** (1903). — Amersbach: Beitr. path. Anat. **45** (1909). — Arneth: Dtsch. med. Wschr. **1913**, Nr 16 u. 17; Wien. med. Wschr. **1920**, 769. — Arneth u. Stahl: Z. klin. Med. **95**, 201 (1922); Münch. med. Wschr. **1922**, 963. Azurgranula. — Aschoff u. Kamiya: Dtsch. med. Wschr. **1922**, 796; **1923**, 53. Gg. Bergel. — Askanazy: Zbl. path. Anat. **1905**. Viel Lit.!

Baer u. Engelmann: Hochgebirge. Tuberkulose. Dtsch. Arch. klin. Med. **112**. — Bauer: Konstit. Dispos. zu inn. Krankh. Wien 1917. — Beckton: J. of Path. **13** (1909). — Benda: Fol. haemat. (Lpz.) **9**, 408. — Bergel: Münch. med. Wschr. **1909**, Nr 2; **1910**, Nr 32; **1912**, 634; **1919**, 929; Kongr. inn. Med. **1913**; Dtsch. Arch. klin. Med. **106**, 47 (1912); Z. klin. Med. **90**, 117 (1920); Berl. klin. Wschr. **1919**, Nr 39; **1921**, 995; Erg. inn. Med. **20**, 36 (1921); Z. exper. Path. u. Ther. **21**, 216 (1920); Klin. Wschr. **1925**, 2242; Beitr. path. Anat. **73**, 404 (1925); Arch. exper. Zellforschg **3**, 23 (1926); Dtsch. med. Wschr. **1923**, 51. — Bétancès: Arch. Mal. Coeur **13**, 66 (1920); Kongreßzbl. inn. Med. **13**, 128. — Biedl u. Decastello: Pflügers Arch. **86**. — Bloom: Fol. haemat. (Lpz.) **37**, 63 (1928). — Borchhardt: Dtsch. Arch. f. klin. Med. **106**, 182 (1912). Inners. Aff. — Bunting and Huston: J. of exper. Med. **1921**, 593. — Butterfield, Heineke u. Meyer: Fol. haemat. (Lpz.) **8**, 325.

Canelli: Kongreßzbl. inn. Med. **13**, 454. — Caro: Z. klin. Med. **78**, 286 (1913); **89**, 49 (1920). Gg. Lipase-Bildung. — Ceconi: Münch. med. Wschr. **1904**, 1424. — Ciaccio: Fol. haemat. (Lpz.), Ref. **11**, 73.

Deetjen: Arch. f. Physiol. **1906**.

Egerer: Lymphocytosen. Inaug.-Diss. Erlangen 1918. — Einhorn: Inaug.-Diss. Berlin 1884. — Erben: Z. klin. Med. **1900**.

Fain: Tuberkulose. Inaug.-Diss. Bern 1912. — Ferber: Inaug.-Diss. Gießen 1919. — Ferrata: Fol. haemat. (Lpz.) **3**, 371. — Fleischer: Keratokonus. Arch. Augenheilk. **74** (1913). — Freifeld: Inaug.-Diss. Zürich 1909. — Frey, v.: Kongr. inn. Med. **1892**.

Galambos: Fol. haemat. (Lpz.) **13**, 153 (1912). — Groll: Münch. med. Wschr. **1919**, 833. Gorte u. Fischer-Wasels: Münch. med. Wschr. **1929**, 2040. Atrophie d. lymph. Gewebes. Gudzent: Chron. Polyarthr. Dtsch. med. Wschr. **1913**, 887. — Gulland: Lancet **1904**.

Hammerschlag: Frankf. Z. Path. **32**, 217 (1925). £.-Kern. — Harwey: J. of Physiol. **35** (1906). — Hayem: C. r. Soc. Biol. Paris **1899**, 283. — Heiberg: Zbl. Path. **45**, 100 (1929). — Helly: Beitr. path. Anat. **37**; Wien. klin. Wschr. **1902**, Nr 38. — Hirschfeld: Berl. klin. Wschr. **1901**, Nr 40. — Hittmair: Fol. haemat. (Lpz.) **41**, 459 (1930). Lipase. Hösslin, v.: Asthenie. Münch. med. Wschr. **1913**, Nr 22. — Huhle: Überschätzung der Lymphocytose. Dtsch. Arch. klin. Med. **113**, 445 (1914).

Israel: Berl. klin. Wschr. **1905**.

Jagic: Berl. klin. Wschr. **1909**, Nr 26. — Jastram: Kropf. Mitt. Grenzgeb. Med. u. Chir. **20**.

Kafka: Zitterer. Münch. med. Wschr. **1917**, 1377. — Kaufmann: Mitt. Grenzgeb. Med. u. Chir. **28**. — Klein: Fol. haemat. (Lpz.) **9**, 406; **10** (1910); Zbl. path. Anat. **1910**. —

KLIEN: ℒ.-Morphologie. Berl. klin. Wschr. **1919**, Nr 47. — KÜLBS: Ther. Gegenw. **69**, 11 (1928). B. Rauchern.

LÄMPE: S. **243**. — LEVADITI: Virchows Arch. path. Anat. **180**; Bull. Inst. Pasteur **1905**. — LÖWIT: Zbl. path. Anat. **45** (1907). — LORENTZ: Klin. Wschr. **1929**, 211.

MARCHAND: Münch. med. Wschr. **1908**, Nr 8; Path. Tagg **1913**, Ref. — MAXIMOW: Fol. haemat. (Lpz.) **8**, 129. — MEDWEDEWA: Inaug.-Diss. Zürich 1906. — MEVES: Arch. mikrosk. Anat. **75** (1910). — MICHAELIS u. WOLFF: Virchows Arch. **167** (1902); Dtsch. med. Wschr. **1901**, Nr 38. — MOEWES: Dtsch. Arch. klin. Med. **120** (1916); Berl. klin. Wschr. **1917**, Nr 16. — MOSSE: Jb. Kinderheilk. **1902**; Z. klin. Med. **50** (1903). — MURPHY: Kolloid-Z. **46**, 52. Biol. Funkt.

NAEGELI: Dtsch. Arch. klin. Med. **67**; Dtsch. med. Wschr. **1900**. — NEES: Biochem. Z. **124**, 156 (1921). Gg. spez. Lipasebildg. — NISHIBE: Kongreßzbl. inn. Med. **39**, 604. Gg. Bergel.

OHYAMA: Kolloid-Z. **39**, 442 u. **44**, 412. Gg. Bergel. — OKADA: Kolloid-Z. **31**, 322. Klin. Exp. — ORTH u. SPERONI: Dtsch. med. Wschr. **1906**, 92.

PAPPENHEIM: Virchows Arch. **159**, **165**, **166**; Fol. haemat. (Lpz.) **1904**, 406, 693; **3**. 129; **4**—**12**. — PATELLA: Zahlr. Arb. Übersicht. Sienna 1910. — PRÖSCHER: Virchows Arch. **179**; Fol. haemat. (Lpz.) **1**, 571. — PURTSCHER u. KOLLER: Symp. Ophthalmie. Arch. f. Ophthalm. **83**, 381 (1912).

RASKIN: Fol. haemat. (Lpz.) **9**, 128. — REED: Kolloid-Z. **29**, 518. Gg. Lipolyse. — RESCH: Lipase. Dtsch. Arch. klin. Med. **118**, 179 (1915); Z. klin. Med. **92**, 160 (1921). Gg. Lipolyse. — ROSENBAUM: Klimax. Inaug.-Diss. Berlin 1915.

SABRAZÈS: Fol. haemat. (Lpz.) **5**, 708. — SCHILLING: In MENSE, Tropenkrankh. — SCHRIDDE: Münch. med. Wschr. **1905**, Nr 26 u. 39; Zbl. path. Anat. **1905**; Studien z. Entzündungslehre. 1910; Münch. med. Wschr. **1906**, Nr 4; Verh. dtsch. path. Ges. **1906**; Z. angew. Anat. **2**, 329 (1918). — SCHRIDDE-NAEGELI: Hämatologische Technik, S. 258. — SCHWARZ: Wien. klin. Wschr. **1904**, Nr 44; Virchows Arch. **179**. — SIEGRIST u. KOTTMANN: Keratokonus. Dtsch. Z. Chir. **116** (1912). — SIESS u. STÖRK: Lymphatismus. Münch. med. Wschr. **1913**, 445. — SPERONI: Arb. path. Inst. Berlin **1906**. — STERNBERG: Path. Tagg **1913**, Ref. — STREBEL u. STEIGER: Klin. Mbl. Augenheilk., N. F. **15** (1913).

TORDAY, v.: Virchows Arch. **213**, 529 (1913). — TRAUT: Inaug.-Diss. Rostock 1917.

WALDSTEIN: Berl. klin. Wschr. **1895**, Nr 12. — WALLGREN: Fol. haemat. (Lpz.) **8**, 307; Kongreßzbl. inn. Med. **53**, 234. Feinerer Bau. — WANNER: Hochgebirge. Korresp.bl. Schweiz. Ärzte **1913**, 30. — WEICHSEL: Münch. med. Wschr. **1921**, 1643. — WEIDENREICH: Die Leukocyten. Monogr. 1911. Arch. mikrosk. Anat. **73** (1909). — WEIL: Jod. Z. Chemotherap. Orig. **1**, 412 (1913). — WITTIGER: Münch. med. Wschr. **1923**, 267. Kriegslymphocytose vorüber. — WOLFF: Z. klin. Med. **45** (1902); **52** (1904); Berl. klin. Wschr. **1901**, **1904**, **1906**, Nr 9 u. 10. — WOLFF u. v. TORDAY: Berl. klin. Wschr. **1904**, Nr 49. — WLASSOW u. SEPP: Virchows Arch. **176**.

ZIEGLER: Dtsch. Arch. klin. Med. **99**.

II. Monocyten = große Mononucleäre und Übergangsformen (Monoc.)[1].

Die Monocyten sind eine besondere, reife, vollständig unabhängige Zellart, ohne Zwischenformen zu Lymphocyten oder Neutrophilen. Sie sind als spezifische Gebilde im Besitze eines artlich von allen L. verschiedenen Kernes, einer eigenen spezifischen Granulation (Monocytengranula: NAEGELI), und eines Protoplasma von besonderem Bau.

Biologisch verhalten sich die Monocyten gänzlich anders als alle anderen Blutzellen; sie schließen sich als myeloische Elemente eng an die L.-Schwankungen der Knochenmarks-L. an und zeigen biologisch ein ganz abweichendes Verhalten gegenüber den ℒ. Die scharfe Trennung gegenüber ℒ. ist heute in jedem guten Giemsapräparat einfach.

[1] Triazidfärbung: 4. Aufl. Taf. VIII, Zellen 3—7. Jennerfärbung: 4. Aufl. Taf. VIII, Zellen 15—18. Hämatoxylin-Eosinfärbung: 4. Aufl. Taf. VIII, Zellen 37, 38. Methylenblaufärbung: 4. Aufl. Taf. VIII, Zellen 26, 27.

Die Monocyten sind große Gebilde, 12—20 μ, also die größten Zellen des Normalblutes, und besitzen stets ein breites Protoplasma. Der Kern ist stets groß im Verhältnis zum Plasma.

Diese Zellart hat früher in bezug auf ihre Abgrenzung gegenüber anderen L. außerordentliche Schwierigkeiten geboten. Auch ihre Granulation blieb lange unklar und

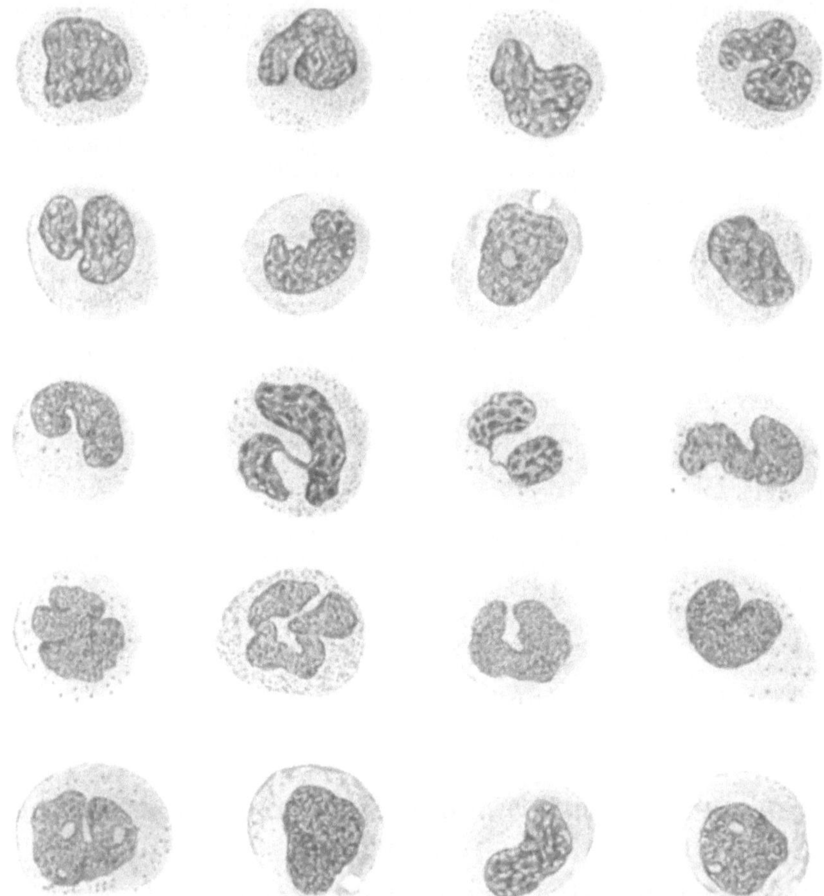

Abb. 44. Monocyten. Zellen 1—6: Verschiedene Kernform (Protoplasma schiefergrau fein granuliert). Zelle 7: Zelle enthält im Protoplasma eine Vakuole. Zellen 8 und 9: Granulation fein, weniger zahlreich. Zelle 10: Granulation spärlich. Kern segmentiert. Zelle 11: Kern segmentiert, wenig Granulation vorhanden. Zelle 12: Spärliche Granula. Zelle 13—17: Junge retikulär gebaute Kerne. Chromatingerüst fein. (In Zelle 17 deutlich 2 Nucleolen zu erkennen, Granulierung spärlich. In Zelle 14 [schwere Kinderanämie] Protoplasma stark basophil, Kern schleifenförmig.) Zelle 18: ähnlich, 2 Vakuolen. Zelle 19: Ältere Zelle, ungranuliert, von Plasmazelle schwer abzugrenzen. Zelle 20: Monoblast. Kern wabig, Chromatin noch wabig, Protoplasma feinfleckig.

umstritten. Dank der außerordentlichen Verfeinerung in der Darstellung durch die Giemsafärbung ist heute eine ganz sichere Trennung leicht. Ich kann mich daher heute in diesem Abschnitt vielfach kürzer fassen als in der 2. Aufl., auf die ich für manche morphologische und tinktorielle Einzelfragen und für historische Entwicklung unseres Wissens verweise.

Umstritten ist aber heute wieder die *Frage der Abstammung*. Zwar ist die Ableitung aus $\mathfrak{L}$. trotz Maximow, Bloom u. a., die mit Vitalfärbungen und Pyronin-Methylgrün- und Giemsafärbungen für Schnitte, also ganz unzureichenden Methoden arbeiteten, in negativen Sinn erledigt; wohl aber wird von einer Reihe von Autoren, ASCHOFF, SCHILLING u. a., der Monocyt mit den Retikuloendothelien in genetische Beziehung gebracht und damit ein 3. Gewebssystem aufgestellt, neben dem lymphatischen und myeloischen.

Der *Kern der Monocyten* weist ein eigenartiges Chromatinnetz auf mit kleinen Verdickungen an den Knoten des Netzes und ohne Verdickung der Kernwand. Das Basichromatinnetz ist viel feiner, dünner und zarter bei jugendlichen Elementen, dicker und gröber bei älteren. Im allgemeinen ist im letzteren Falle die *Kerngestalt* polymorpher, vielfach gelappt (Übergangsform von EHRLICH); aber es gibt auch wenig gelappte ältere Zellen, die dickeres Chromatinnetz aufweisen, und unter pathologischen Bedingungen (besonders bei Perniciosa)

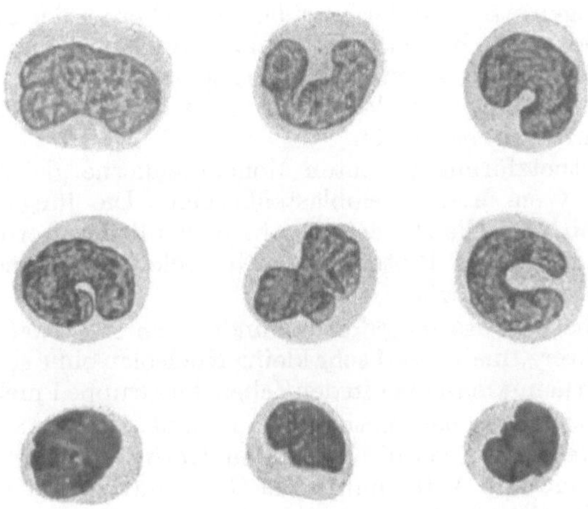

Abb. 45. Monocyten (1–6 bei schwacher, 7–9 bei vorherrschender Azurrotfärbung).

oft abenteuerlich gelappte und gebuchtete, aber im Kern auffällig jugendliche Zellen.

Die äußere Kernform ist sehr wechselnd, rundlich oval mit wenigen flachen Eindellungen (große Mononucleäre von EHRLICH), oder tief hufeisenförmig gebuchtet, oder unregelmäßig stärker gelappt (Übergangsformen von EHRLICH); aber man trifft stets alle Zwischenformen. Nach dem allein maßgebenden Kriterium des Chromatinaufbaues gehören beide Formen zusammen.

Endlich gibt es Kerne, die völlig segmentiert sind und nur durch einen ganz dünnen Kernfaden zusammenhängen. Dabei handelt es sich um 2 große Kernsegmente, und um alte gereifte Kerne (siehe Abb. 44, Z. 10 u. 11).

Die Tendenz zur Buchtung, Segmentierung, ja Kernteilung mit Erhaltenbleiben feinster Kernbrücken entspricht einem Reifungsprozeß wie er nur bei myeloischen Zellen vorkommt. Mithin ist diese Kernreifung ganz verschieden von den Alterungsvorgängen an $\mathfrak{L}$.

Unter krankhaften Verhältnissen wechselt die Beschaffenheit der Monoc. erheblich in bezug auf Jugend und Alter des Kerns, auf geringe oder starke Polymorphie der Kernform, in bezug auf Reichlichkeit und Zartheit der Granulation, ja selbst in bezug auf die Tönung der Protoplasmafarbe. Pathologisch kann die Ausbildung der Granulation leiden und eine Körnelung fast ganz oder völlig fehlen.

Ich trenne daher die Monocyten bei Leukocytendifferenzierungen in

1.	jungkernig (feines Chromatinnetz)	— s. geringe oder fehlende Kernpolymorphie
2.		— normale Buchtung und Lappung
3.		— abnorm starke Buchtung und Lappung
4.	altkernig (grobes Chromatinnetz)	— s. geringe Kernpolymorphie
5.		— normale Buchtung und Lappung
6.		— abnorm starke Segmentierung.

Außerdem soll man darauf achten, ob die Granulation normal oder vermindert ist, plumper oder feiner aussieht oder ganz fehlt und ob das Plasma blauer als gewöhnlich ist.

Solche Beurteilungen sind aber nur an guten Präparaten und an gleichmäßig dünnen Ausstrichen möglich.

Bei allen Färbungen erscheint der Kern lichter, heller als der ℒ.- oder N.-Kern, weil bei diesen beiden die Basichromatinbalken im Kern plumper und dicker sind. Das gleiche kann man schon im Nativpräparat, bei der Vitalfärbung und Kammerfärbung erkennen, ja die Vitalfärbung ist die beste Methode, um diese Chromatinverhältnisse zu beurteilen.

Die jungen, zartnetzförmig gebauten Monocytenkerne gleichen daher weitgehend den Myelocyten- und Myeloblastenkernen. Die jüngsten Monocyten, Monoblasten (Abb. 44, Zelle 20), zeigen sehr jugendlichen Kern, mehr basophil blaues, jedoch nie hellblaues Protoplasma, Nucleolen und keine oder (in Entwicklungsformen) sehr spärliche Granula.

Nucleolen sind bei Giemsa nie oder nur undeutlich sichtbar; dagegen zeigen Vitalfärbungen mehrere, meist 3—4 sehr kleine Nucleolen ohne scharfe Nucleolarwand. Bei Giemsa erkennt man aber in den Zellen der Gruppe 1 mehrere Nucleolen.

Das *Protoplasma* zeigt bei Methylenblau- und Hämatoxylinfärbung ein feines basophiles Netzwerk, das direkt an den Kern heranreicht, ohne die bei ℒ. vorhandene perinucleäre Aufhellung. Bei Giemsafärbung gewinnt das Protoplasma eine charakteristisch *düstergraue Färbung,* im Gegensatz zu dem Hellblau des ℒ.-Leibes; bei Jenner wird das Protoplasma blau, bei Triazid rosa.

Bei starker oder langdauernder Giemsafärbung tritt das Düstergraublau mehr und mehr zurück und werden immer mehr Granula zur Darstellung gebracht, besonders in der Randzone, so daß man schließlich bei starker Körnchenfärbung vom Protoplasma kaum mehr etwas wahrnimmt, ganz besonders an gut ausgebreiteten Zellen an dünnen Ausstrichen.

Die *Monocytengranulation* ist schon ungefärbt und im Dunkelfeld als eine feine, in größter Reichlichkeit (!) vorhandene Körnelung sichtbar. Die Granula sind noch feiner als die neutrophilen und viel reichlicher. Sie färben sich mit Azurrot, sind also azurophil wie viele andere total verschiedene Zellgebilde; aber sie sind von all diesen *artlich verschieden* durch konstante Größe und Form und durch die unendliche Zahl, in der sie den Zelleib bis an den Kernrand erfüllen.

In der Pathologie wechselt auch das Verhalten der Granula. So trifft man nur spärliche Granula in den jüngsten Monoc., doch auch in den älteren bei Knochenmarksinsuffizienz, Perniciosa, sekundärer Anämie; hier bei Eisenerfolg sofort viele Zellen mit spärlicher Körnelung. Andererseits gibt es unter toxischen Verhältnissen auch gröbere wie verklumpte Granula, besonders bei Lebercirrhose.

Mit anderen Färbungen werden nur inkonstante und partielle Färbungen erreicht; so mit gutem Triazid einige Körnchen und mit Jenner isolierte Körnchen.

Neutrophil ist die Granulation entgegen früheren (auch eigenen) Ansichten nicht; sonst müßten alle Körnchen die Färbung annehmen. Das ist aber nicht entfernt und oft überhaupt gar nicht der Fall.

Mit der azurophilen ℒ.-Granulation besteht (entgegen der ersten Ansicht von Michaelis und Wolff) keine Übereinstimmung; denn morphologisch sind die Monoc.-Granula viel feiner, nie so leuchtend rot und im Gegensatz zu den ℒ.-Granula stets und in jeder Zelle und bei genügender Färbung in größter Massenhaftigkeit vorhanden. Außerdem trennt sie die bei 𝔏. negative, bei Monoc. aber positive Oxydasen- und Peroxydasenreaktion und auch die Lipoiddarstellung. Wenn bei lymphatischen Leukämien unter Tausenden von 𝔏. kein einziger 𝔏. Granula zeigt, so ist doch jeder Monoc. von seiner massenhaft vorhandenen Granulation erfüllt. Über viele Einzelheiten dieser tinktoriellen Verhältnisse und deren Deutung siehe 2. Auflage.

Aus der Berücksichtigung morphologischer und tinktorieller Gesichtspunkte habe ich die Spezifität der Monocytengranulation erschlossen, und diese Ansicht hat sich nach anfänglich lebhaftem Widerstand durchgesetzt.

Entgegen Wollenberg betone ich, daß ich die Aufstellung einer besonderen Monoc.-Granulation nicht von Pappenheim entnommen habe. Dieser hat freilich ein Argument stets vorgebracht, nämlich die Existenz von Monoc. mit azurophilen Granula ohne Besitz von neutrophilen Körnchen bei Tieren. Früher hatte man aber alle Farbeffekte zu hoch bewertet und sich hauptsächlich über die Frage neutrophil oder azurophil gestritten, wobei mit dem Sammelbegriff azurophil sehr wenig gesagt war. Ich habe aber das *physikalische* Verhalten der Monoc.-Granulation in den Vordergrund gestellt, die staubförmige Feinheit, die Massenhaftigkeit, die Sichtbarkeit in der ungefärbten Zelle und das massenhafte Vorkommen in *jedem* Mono. für deren Nachweis nur die Intensität der (reinen) Giemsafärbung nötig ist. Damit erst war die Monoc.-Granulation charakterisiert. Jetzt erst erfolgte die Abgrenzung gegenüber neutrophiler Granulation und der azurophilen in 𝔏.

In der Folgezeit ist dann an der Monocytengranulation positive Indophenolblausynthese nachgewiesen worden, so von W. Schultze, Masugi (nur 1—4% negativ), womit ein starker Unterschied gegenüber 𝔏. deutlich herausgehoben worden ist. Zahlreiche andere Autoren hoben gleichfalls die positive Indophenolblausynthese hervor (Seemann, Bürker, Baader, Katsunuma, Schultze, Sternberg, Sato, Uyeyohamura usw.). Manche Autoren betonen die feine und oft spärliche Reaktion der Granula.

Die positive Peroxydasenreaktion des Monoc. ist von allen Autoren anerkannt, ferner ist die Blochsche Dopareaktion (Bloch, eig. Beob.) positiv wie bei allen myeloischen Zellen.

Die positive Lipoidfärbung der Monoc. im Gegensatz zu der *stets* negativen Reaktion der 𝔏. ist durch Sehrt und durch Goldmann in vielen Arbeiten bewiesen und zugleich gezeigt, daß die Oxydasereaktionen Lipoidfärbungen darstellen.

Wenn modifizierte Oxydasereaktionen, wie diejenigen von Schlenner, in Monoc. nicht konstant Oxydasengranulas ergeben, so sind die positiven Befunde bei anderen Methoden für Schlußfolgerungen fraglos entscheidender. Hirschfeld hat die Schlennersche Methodik nicht als genügend, W. H. Schultze als schlechter als andere Methoden bezeichnet.

Daß bei Krankheiten, und schon im normalen Blut, (besonders bei der Ungleichwertigkeit der verschiedenen Oxydasenmethoden) einzelne Monoc. in der Oxydasenreaktion versagen (1—4%, Masugi), darf auf besondere biologische Verhältnisse zurückgeführt werden, wie wir ja besonders bei Krankheiten in einzelnen Monoc., besonders immer bei phagocytotischer Tätigkeit, keine Monocyten-Granula finden können.

Auch einzelne N. geben bei pathol. Zuständen (S. 83) keine Oxydasenreaktion.

W. H. Schultze schreibt mir eben noch: „An der positiven Oxydasereaktion der Monoc. kann gar nicht gezweifelt werden". Die Reaktion ist feiner, weil die Granula feiner sind. „Ein kleiner Teil der vielleicht auch als Monoc. benannter Zellen fällt negativ aus." Das seien längliche Zellen, Retikuloendothelien.

Die *Vitalspeicherung* (Lithiumcarmin, Toluidinblau usw.) der Monoc., ein der Phagocytose verwandter Prozeß, ist nachgewiesen durch Aschoff, Kiyono und viele andere. Es kommen aber auffälligerweise vital gespeicherte Monoc. im Blute anscheinend nur nach hochgetriebener Speicherung oder nach Milzexstirpation vor (Paschkis), analog dem Auftreten von Makrophagen (Hirschfeld und Sumi).

Viele Autoren (Simpson, Paschkis) deuten die vital speichernden Zellen als Histiocyten im Blute; allein Speicherung der Blutmonoc. ist sehr selten; daher ist der Ausdruck von Maximow, der Monoc. ist der Polyblast des Blutes kein treffender Vergleich, von anderen prinzipiellen Momenten abgesehen.

Manche Autoren, wie Schilling, Wollenberg, möchten einen prinzipiellen Unterschied zwischen der feinen (und bei manchen Darstellungen spärlichen) Oxydasenreaktion der Monoc. im Gegensatz zu der groben bei N. konstruieren. Da aber alle Oxydasenreaktionen als Substrat der Färbung das Granulum haben, so muß die Oxydasenreaktion der Monoc. fein ausfallen. Das wird von diesen Autoren in Verkennung der Grundlagen der Oxydasendarstellung übersehen. Man kann nicht sagen, die Oxydasenreaktion sei nur fein, daher im Prinzip negativ. Auch die Peroxydasenreaktion, die Dopareaktion, die Lipoidfärbbarkeit, sie alle fallen fein aus, entsprechend den Grundlagen der Darstellungen, und das ist das feine Granulum der Monoc. Alle diese Reaktionen sind also prinzipiell positiv.

Längere Zeit sind Supravitalfärbungen mit Janusgrün-Neutralrot nach Sabin für besonders wichtig zur Differenzierung der Monoc. angesehen worden. Die neuesten Prüfungen lehnen aber diese Methoden der Trennung ab (siehe Hall, neuere amerik. Lit., Maximow, Bloom, Masugi, Lorentz). Auch eigene Untersuchungen können diese Methodik nicht als entscheidend ansehen.

Es zeigt die Arbeit Seemann (bei Aschoff), wie sehr die frühere Einschätzung des Wertes der Neutralrotrosette als Charakteristicum des Monoc. zurückgegangen ist.

Im Protoplasma der Monoc. kann man sehr oft größere oder kleinere *Vakuolen,* oft in Mehrzahl, beobachten. Auffällig ist besonders ihre fast konstante Lagerung am Kernrand. Ähnliches habe ich bei keiner Zellart je gesehen.

Nicht selten trifft man im Zelleib phagocytierte Gebilde an, besonders Pigment (Malaria), fast nie aber Bakterien (seltene Ausnahme 4. Aufl., Taf. IX, Zelle 6). Gelegentlich ist Erythrophagie selbst im strömenden Blut nachzuweisen [bei Hämoglobinurie (Erich Meyer), bei Malaria (eig. Beob.), selbst bei latenter Form; Lymphogranulom (eig. Beob.), bei Sepsis (Weill) usw.]. Liebmann sah Monoc. mit dem Pigment des Melanosarkoms beladen.

Daß die Monoc. eine Funktion als Makrophagen besitzen, ist sicher. Sie haben aber noch ganz andere Tätigkeiten auszuüben, sonst wäre die bedeutende Zunahme bei Infektionskrankheiten unverständlich, z. B. die jahrelange und progressive Zunahme bei Lymphogranulom.

Eine weitere Charakterisierung der Monoc. wird biologisch versucht, besonders in der experimentellen Forschung, indem Zellen mit Phagocytose im Gewebe und in Transsudaten als Monoc. oder als ihnen nahestehende Zellen erklärt werden.

An der Tätigkeit der Monoc. im Sinne der Phagocytose ist kein Zweifel, ebenso wenig an der Tatsache, daß 𝔏. und N. nie phagocytieren, wie mit Nachdruck Aschoff und seine Schule betonen, und daß 𝔏. nie zu Monoc. werden, entgegen Maximow. Daher erklären heute Aschoff und Seemann die sehr früh schon auswandernden 𝔏.-ähnlichen Zellen bei Entzündung als Monocytoide (S. 150).

Diesen Namen habe ich bereits für Monoähnliche Sputumzellen in den Studien von Liebmann vergeben.

Es bleibt nur fraglich, ob Phagocytose allein schon eine Zellspezies charakterisiert. Lubarsch widerspricht dem und betont die prinzipielle Möglichkeit aller Zellen zu Phagocytose als Ureigenschaft. Phagocyten sind keine Zellart, sondern Tätigkeitszustände. Daher erscheint es zweifelhaft, ob wegen der starken Phagocytose der Reticulumzellen (Histiocyten) schon nächste Verwandtschaft mit Monoc. angenommen werden darf. Selbst wenn Zellen mit Erythro- und Leukophagie agonal im Blute auftauchen, wie bei einem Lentafall von Schilling, so könnten das sowohl Monoc. wie wirkliche Histiocyten gewesen sein und müßten genetische Beziehungen noch nicht vorgelegen haben.

Auch die Beziehungen zu den Sinusendothelien der Milz, der Leber und des Knochenmarkes werden von vielen Seiten ganz in den Vordergrund geschoben und von diesen Endothelien die Monoc. abgeleitet.

Demgegenüber möchte ich erklären, daß nach eigenen Studien die Sinusendothelien der Milz histologisch nicht die geringste Ähnlichkeit mit Monoc. aufweisen, ebensowenig die normalen Endothelien. In den Kernen besteht größter Unterschied. Monocytengranula haben diese Zellen nie, nur einige wenige ganz isolierte leuchtend rote Azurgranula. Protoplasma und Zellform sind total verschieden. Endothelien geben auch nie Oxydasereaktion.

Ich gebe nachstehend die Abbildung gespeicherter Endothelien und eines speichernden Monocyten von SCHITTENHELM (Handbuch). Ein einziger Blick zeigt die enorme Verschiedenheit dieser Zellen.

Aus diesem Bilde geht doch nur das eine hervor, daß Endothelien und Monoc. (und in solchen Fällen sogar die N.) bei hochgetriebener Speicherung beim Tier das gleiche biolog. Verhalten in bezug auf Speicherung aufweisen. Das war schon für die Phagocytose stets

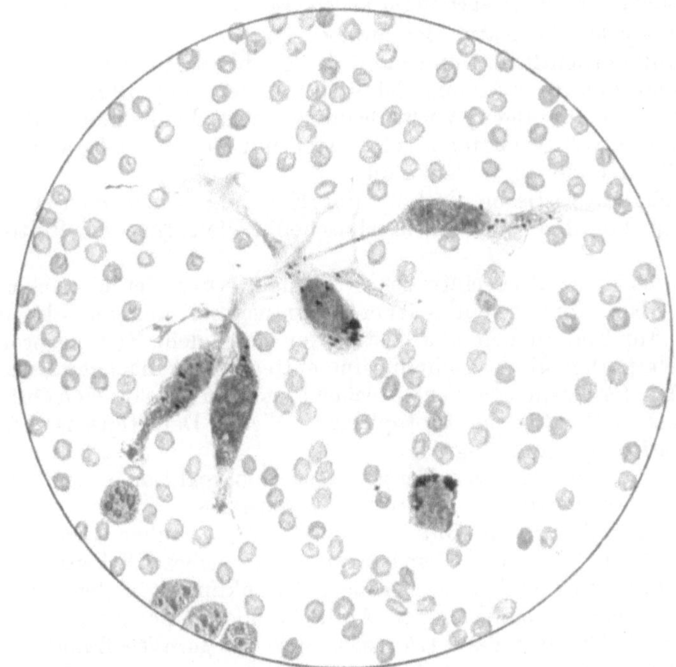

Abb. 46. Gespeicherte Endothelzellen aus dem peripheren und sensibilisierten Blut eines tuschegespeicherten Kaninchens. Ein gespeicherter Monocyt. Vergr. 980fach. Aus SCHITTENHELM: Handbuch Krankheiten des Blutes, Bd. II.

bekannt und nie bestritten. Nicht aber ist eine Entstehung der Monoc. aus Endothelien dabei erwiesen oder sonst irgendwie wahrscheinlich gemacht.

Phagocytose und Speicherungen können sehr wohl in völlig analoger Weise bei Monoc.-Histiocyten und, wenn auch selten, bei Endothelien vorkommen. Dabei können die im Blute kreisenden Monoc. die Substanzen aufnehmen. Übrigens ist selbst geringe Speicherung der Endothelien selten (BLOOM). Häufiger sah sie FISCHER-WASELS und BÜNGELER.

In den Versuchen von BÜNGELER wurden Endothelien durch Tuschespeicherung „markiert“. Nach Verschwinden der Blutmonoc. mit Speicherung konnte später Abschilferung der gespeicherten Endothelien erzwungen werden. Es könnten aber auch hier (aus Milz oder Knochenmark ?) gespeicherte Monoc. mobilisiert worden sein. Einen Beweis für die Entstehung von Monoc. aus Endothelien kann ich in diesen an sich interessanten Versuchen doch nicht sehen.

Prüfen wir endlich die Histiocyten der Entzündungsherde und Exsudate, so finde ich auch hier nichts Überzeugendes, daß nach der Struktur Monocytenkerne vorliegen. Niemand zeigt uns in solchen Präparaten die Monocgranulation der Zellen, niemand positive Oxydasenreaktion, Peroxydasenreaktion, Dopareaktion, Lipoidfärbung der Granula. Freilich ist das Material für solche Nachweise fast nie so günstig, wie es eben das Blut ist. BLOOM erklärt stets mit Nachdruck, Histiocyten sind keine Monoc.

Wenn freilich ASCHOFF-SEEMANN recht haben mit der Auswanderung der Monoc. in frühen Entzündungsstadien, dann können Monoc. im Gewebe leicht auftauchen, nur ist dann die enge Beziehung zu Histiocyten neu zu beweisen.

In den Präparaten von BLOOM über Entzündungen durch Bac. monocytogenes ist jetzt die Monocytennatur vieler Zellen sicher, aber bestritten ist die Ableitung dieser Zellen aus Histiocyten (ASCHOFF, SEEMANN, BLOOM) und erst recht die Umwandlung von emigrierenden 𝔏. in Monoc. (BLOOM).

Die ASCHOFF-SEEMANNsche Annahme würde auch die Befunde von MAXIMOW und seiner Schule verständlich machen; aber welch andere Deutung dieser Vorgänge!

Für die myeloische Natur der Monoc. sprechen.

1. Die außerordentliche Ähnlichkeit des Kernbaus junger Monoc. mit Myeloblasten. Dies können aber nie Schnittfärbungen, nur Blutausstriche zeigen.

2. Daher die häufigen Verwechslungen von Leukämien mit abnormen evtl. im Kern etwas gealterten Myeloblasten mit Monoc. und die irrige Deutung solcher Fälle als Monocytenleukämie.

3. Die charakteristische Reifung des Kerns in seiner Basi-Oxychromatinstruktur wie bei den anderen myeloischen Zellen (nur im Blutpräparat zu zeigen).

4. Die mit dem Alter eintretende Segmentierung der Monockerne, analog wie bei N. Nie kommt ein solcher Vorgang bei anderen als myeloischen Zellen vor. Für Endothelien oder Histiocyten sind solche Reifungsprozesse weder normal noch pathologisch auch nur im entferntesten nachgewiesen.

5. Die Art der Granulation entsprechend anderen myeloischen Granulationen, sehr reichlich und diffus im Protoplasma. Nichts Derartiges ist an 𝔏., Endothelien, Histiocyten je gezeigt.

6. Die positiven Oxydasen-Peroxydasen-Dopareaktionen und die positiven Lipoidgranulafärbungen nach SEHRT u. GOLDMANN.

Die *Zahl der Monoc.* im Blut beträgt 6—8%. Früher wurde der Wert zu gering berechnet, weil erst Giemsafärbung die sichere Erkennung gibt.

In der *Pathologie* treffen wir große Schwankungen in den Mengenverhältnissen der Monoc. (s. eingehend 2. Aufl., besonders Beispiele).

I. *Vermehrte Tätigkeit des myeloischen Systems: parallele Zunahme der Monoc.* so bei Eiterungen und starken Entzündungen, bei croupöser Pneumonie. Scharlach, während gleichzeitig starke Abnahme der 𝔏. besteht.

Das Lymphogranulom mit Zerstörung des lymphatischen Gewebes ergibt hohe Leukocytose, sehr starke progressive Vermehrung der Monoc. und hochgradige, bleibende und immer stärkere Verminderung der 𝔏. Gewöhnlich sind in Spätstadien mehr Monoc. als 𝔏. im Blute vorhanden.

Das von BAUMGARTEN[1] beschriebene generalisierte Spindelzellensarkom aller Lymphknoten bot stets (eig. Beob.) Vermehrung der Monoc. neben hochgradigster und progressiver 𝔏.-Abnahme.

Anaemia pseudoleuk. inf. mit neutrophiler Leukocytose: sehr hohe Monoc.-Werte bei Abnahme der 𝔏. und starker myeloischer Metaplasie in den Organen.

Bei myeloischer Leukämie sind anfänglich die Monoc.-Zahlen relativ und absolut hoch, später nur noch absolut vermehrt. Hoch sind auch die Werte (in eig. Beob.) bei subleuk. Myelosen und wiederum hoch bei erfolgreich mit Röntgen oder As behandelten chronischen Myelosen. Das gibt auch ZADEK an.

Bei sekundären Anämien treffe ich, im Gegensatz zu Perniciosa, fast immer erhöhte, oft beträchtlich gesteigerte Werte.

---

[1] BAUMGARTEN: Berl. klin. Wschr. **1915**, Nr 47.

II. *Verminderte Tätigkeit des myeloischen Systems: Abnahme der Monoc.* trotz hoher £.-Zahlen, so bei starken lymphatischen Reaktionen (s. diese), bei Granulocytopenie, Typus SCHULTZ und anderen Granulocytopenien, bei Exanthema subitum usw. Vielfach fehlen hier Monoc. oder sind extrem selten oder es wurden oft breitleibige £. irrig für Monoc. erklärt.

Bei lymphatischer Leukämie extrem niedrige Monoc.-Zahlen.

Perniciosa ergibt mit absoluter Gesetzmäßigkeit (über 200 Fälle und weit über 2000 Einzelbefunde), hochgradige und progressive Monoc.-Abnahme, trotz erhöhter £.-Zahlen. In extremen Stadien wird der Monoc.-Wert direkt Null[1]. Erst mit der Erholung der N. bei der Remission steigen regelmäßig auch die Monoc. wieder an und bleiben bei weitgehender Remission erhöht.

III. *Verminderte Tätigkeit des lymphatischen Systems, trotzdem hohe und erhöhte Monoc.-Werte bleibend.*

Hierher zählen (sub I) das Lymphogranulom, das generalisierte Lymphknotenspindelzellensarkom (sub I), die Carcinome mit Lymphknotenmetastasen, die Lymphosarkome (s. 2. Aufl.).

IV. *Gesteigerte Tätigkeit des lymphatischen Systems, Vermehrung der £.*: die Parallele einer Monoc.-Vermehrung zu der Lymphocytose fehlt.

Bei postinfektiöser Lymphocytose nach Syphilis, Malaria, Typhus, Masern, Keuchhusten, kann oft auch eine Vermehrung der Monoc. eintreten; jedoch betrifft sie gewöhnlich nur ein kürzeres Stadium.

Bei Basedow mit hohen £.-Werten fehlt (KOCHER und eig. Untersuchungen) jede Parallele zwischen £. und Monoc.

Bei posttoxischer Lymphocytose und anderen pathol. Zuständen kann auch eine Zeitlang eine gleichzeitige Vermehrung der £. und Monoc. bestehen, wie das nicht sonderbar ist und auch bei £. und Eos. vorkommt.

Außerordentlich oft ist Vermehrung nach Milzexstirpation nachgewiesen.

Sehr wichtig ist die starke Vermehrung bei chronischer Malaria und anderen Tropenaffektionen, oft, aber keineswegs konstant gefunden die Zunahme bei Endocarditis lenta (SCHILLING, HESS); gelegentlich findet sich hohe Zahl bei Tuberkulose, Lues, Sepsis. Sehr wichtig ist die gewaltige Monocytose bei Monocytenangina (s. diese) und bei Injektionen von Bacillus monocytogenes. Hier sieht man völlige Analogien von Monocytosen mit Eosinophilien oder Neutrophilien.

Aus all diesem fast nur aus langen, kurvenmäßigen Beobachtungen, nicht aus kürzeren Phasen gewählten Beispielen ergibt sich die Selbständigkeit der Monoc. und die Auffassung dieser Zellen als Abkömmlinge des myeloischen Zellstaates. Ich widerspreche der Behauptung, daß die Klinik keine Parallele zwischen myeloischen Zellvermehrungen und Monoc. ergebe. Das ist in ausgesprochener Weise der Fall, aber wie bei jeder myeloischen Zellart kommt auch eine Selbständigkeit zum Ausdruck.

Abstammung der Monocyten.

Wenn aus morphologischen und biologischen Gründen die Monoc. dem *Knochenmark* entstammen sollen, so müssen sie auch hier gefunden werden. Das ist, wie ich mich überzeugt habe, tatsächlich der Fall. Wie schon EHRLICH betont hatte, treten sie hier aber in der Fülle der Zellen stark zurück und kommen sie auch als Monoblasten, die nicht so leicht erkennbar sind, vor.

Daß die von mir gesehenen Exemplare aber nicht bloß beigemischtem Blut entstammen, geht aus dem Fehlen reifer Neutrophiler und von £. in diesen Abstrichen hervor.

Der histologische Nachweis im Knochenmark ist an Schnitten unmöglich, weil die Granulation bei Schnittfärbung versagt und der jugendliche Monoc.-Kern den Myeloblasten so ungemein nahe steht, daß eine Scheidung im Schnittpräparat ganz unmöglich ist.

[1] Vgl. 2. Aufl. u. Dtsch. Arch. klin. Med. **124** (1918).

MAXIMOW findet in Knochenmarkschnitten wenige, in Sinusoiden des Markes aber oft Monoc.

Bei Knochenmarkspunktion kann man typische Monoc. finden. Einzelne Autoren geben den Markprozentsatz zu über 10% an, so ALEXANDROW für den Hund 4—18,6%. Sicherlich muß aber bei Markpunktionen diese Frage noch viel eingehender geprüft werden. Da im Mark sehr junge Monoc. zu erwarten sind, so bietet der Nachweis naturgemäß große Schwierigkeiten.

An Ausstrichen lebendwarmer Milz sehe ich zahlreiche ganz typische Monoc.; jedoch vermisse ich stets junge Formen. Auch ist der Prozentsatz nicht so wesentlich höher, als dem Verhältnis Monoc. : N. im Blut entspricht. Wegen der sicher phagocytotischen Tätigkeit kann eine gewisse Ansammlung von Monoc. in der Milz nicht wundernehmen.

Auch PAPPENHEIM und FUKUSHI nehmen eine Abfiltrierung, aber keine Neubildung der Monoc. in der Milz an, weil die Milzvene weniger Monoc. enthält als die Milzarterie.

Würden die Monoc., wie so viele Autoren immer ohne genaue eigene histologische Untersuchungen behaupten, dem lymphatischen System entstammen, so müßte auch der Ductus thoracicus Monoc. enthalten. In der älteren anatomischen Literatur ist das oft angenommen worden; aber es wurden früher viele breitleibige 𝔏. irrigerweise mit Monocyten identifiziert. In der neueren Literatur hatte WEIDENREICH das Vorkommen von Monoc. behauptet. Mein Schüler LEJEUNE hat diese Angabe eingehend unter meiner Leitung geprüft, und es hat sich gezeigt, daß normal *im Ductus* zwar 𝔏. von verschiedener Größe und verschieden starkem Protoplasmaleib vorkommen, aber *keine Monoc.* — Erst wenn Blut in den Ductus hineingelangt, findet man einzelne Monoc., aber nur in der Zahl, die nach der jetzt ebenfalls hineingekommenen Menge der N. erwartet werden muß und berechnet werden kann. Damit ist die Herkunft der Monoc. aus dem lymphatischen System widerlegt.

Über die Zellen des Ductus thoracicus enthält die Literatur folgendes:

DAVIS und CARLSON[1] konstatieren bei Hunden im Ductus 95—100% kleine 𝔏. und fügen bei: „a few large mononuclear leucocytes frequently occur as do also a few eosinophiles".

PATELLA[2] erwähnt das Fehlen der Monoc. in der Ductuslymphe.

Bei einer Fistel des Ductus thoracicus konstatierte CRESCENTI unter BANTI im Chylus fast lauter kleine 𝔏. Mit dem Auslaufen des Chylus trat eine enorme Verminderung der 𝔏. im Blute ein; die Monoc. zeigten keine konstanten Schwankungen, oft stiegen sie an. BANTI lehnt jede Beziehung der 𝔏. zu den Monoc. ab und erklärt sie, gerade gestützt auf seine Lymphversuche, als myeloische Zellen.

KIYONO fand in der Lymphe einzelne carminspeichernde Zellen. SIMPSON und ebenso THORNE und EVANS trafen keine Monoc. beim Kaninchen; KINDWALL 99% 𝔏. und einzelne Monoc. BLOOM beim Kaninchen fast stets nur 𝔏., immerhin auch einzelne monocytenähnliche Elemente und wechselnde Zahl von R.

WEIDENREICH freilich betont die reichliche Anwesenheit der Monoc. in der Ductuslymphe. Er trennt aber gar nicht zwischen breitleibigen 𝔏. und Monoc., weder nach Kernstruktur noch Kernform, und hat auf die Granulation der Monoc. nicht geachtet. In der Arbeit DOWNEY und WEIDENREICH (1912) erklärt er später die großen Zellen in der Duktuslymphe als gr. 𝔏. des lymphat. Gewebes.

ROUS findet bei der Lymphe des Hundes Eos. 2.6%, N. nie; 𝔏. 87,6%, große Monoc. 5,2%, typische Übergangsformen 0,3%, daneben viel unklassifizierbare Elemente.

BIEDL und DECASTELLO verzeichnen vorwiegend kleine, aber auch große Formen ohne genauere Charakterisierung.

LÖWIT findet bei Kaninchen „fast ausschließlich kleinere und größere Elemente vom Typus der echten kleinen Blut-𝔏."

JIANU und PITULESCU konstatieren bei Unterbindungen des Ductus thoracicus bei Carcinoma uteri eine starke Abnahme der 𝔏. im Blute und erst nach 14 Tagen wieder starke Vermehrung, die Übergangsformen und Eos. im Blute aber blieben gleich.

BUNTING: 80% 𝔏. und 20% größere lymphoide Formen.

MAXIMOW (1928). Monoc. fehlen im Ductus.

---

[1] DAVIS u. CARLSON: Amer. J. Physiol. **25** (1909); Fol. haemat. (Lpz.) **10**, 327.

[2] PATELLA: Fol. haemat. (Spa.) **7**, 218.

Die *Ableitung* der Monoc. ist *theoretisch* bisher versucht worden:

1. Aus 𝔏. (BENDA, WEIDENREICH, PAPPENHEIM, HIRSCHFELD, FERRATA, DOWNEY, vor allem MAXIMOW und seine Schule, besonders BLOOM, LANG). Von 𝔏. sind aber Monoc. verschieden durch die völlig abweichende Kernstruktur, die Spezialgranulation, das konstante Fehlen eines perinukleären Hofes, das Fehlen der 𝔏.-Azurgranulation, die Indophenolblausynthese, die Peroxydasenreaktion, die Lipoidfärbung, die Dopareaktion, das absolute Fehlen der Phagocytose und der vitalen Speicherungsfähigkeit der 𝔏., das Fehlen aller Zwischenformen im normalen und pathologischen Blut, das Auftreten unter anderen klinisch-biologischen Bedingungen, vor allem aber die Entwicklung des Kernes zu einer den 𝔏. völlig fehlenden Polymorphie.

Die Ableitung aus Keimzentrumszellen ist übrigens nur eine theoretische Konstruktion; denn es ist ausgeschlossen, daß man in Lymphknotenschnitten Monoc. bei irgendeiner Färbung erkennen könnte. Die histolog. Differenzierung im Schnitt versagt.

WEIDENREICH und DOWNEY halten den Monoc. nur für ein „funktionelles Temporärstadium des 𝔏.". — Daß man derartige Probleme durch anatomisch-histologische Studien „beweisen" könne, dürfte doch lebhafte Zweifel hervorrufen. Jeder Kliniker wird über den Satz der beiden Autoren: die anatomisch-histologische Untersuchung hat „absolut sichergestellt", daß genetisch und morphologisch alle lymphocytären Zellen (𝔏., Monoc., Myeloblasten) eine Einheit darstellen, ohne weiteres hinweggehen, besonders wenn er weiß, daß die beiden Autoren der Kernstruktur keine Bedeutung beilegen.

Auch BERGEL[1] nimmt in Tierversuchen bei Ölinjektionen eine Entwicklung von Monoc. aus 𝔏. an und will in den Monoc. nur ein funktionelles Studium der 𝔏. sehen.

Alle die oben genannten Argumente gelten auch gegen die Ableitung aus größeren Blut-𝔏., wobei doch zahlreiche schwer klassifizierbare Formen vorkommen sollten, die aber in guten Präparaten, nach meinen unzähligen Prüfungen dieser Frage, absolut nicht existieren. Freilich halten viele Autoren große breitleibige 𝔏. sofort für Monoc. in völliger Verkennung der feineren histolog. Verhältnisse und dann ist natürlich der scheinbare Übergang da. Aber diese Praxis ist völlig unzulänglich und hat zu großer Verwirrung und falschen Schlüssen geführt. MAXIMOW, BLOOM und LANG verlegen den Übergang der 𝔏. in Monoc. in die Sinusoide von Leber, Milz und Knochenmark, um zu erklären, daß man im Blute selbst die Übergänge nicht sehe; dagegen gibt MAXIMOW an, Monoc. fehlen in Schnitt- und Klatschpräparaten der lymphatischen Organe und im Ductus. Anderseits zählt er Monoc. „als Agranulocyten zur lymphatischen Reihe", also gerade diejenigen Zellen, die die reichlichste Granulation haben.

2. Aus Milzpulpazellen und Markstrangzellen der Lymphknoten (MEYER-HEINEKE u. a., GRUBER, TÜRK).

Die behauptete histologische Identität, Pulpazellen seien einfach große Monoc., nachgewiesen durch Jennerfärbung (!) in Schnitten, kann ich nicht anerkennen. Diese Färbung ist in der aufgeworfenen Frage die denkbar ungeeignetste. Auch PAPPENHEIM[2] hielt später die früher von ihm so oft behauptete Identität der Pulpazellen mit Monoc. für zweifelhaft. MAXIMOW bezeichnet die Monoc. der Pulpa als keine echten Blutmonoc., da sie sessil bleiben.

Das klinisch-biologische Verhalten könnte kaum dafür herangezogen werden. Die Oxydasenreaktionen versagen an den behaupteten Ursprungszellen. Vor allem aber gibt es, wie Abstriche von lebenswarmer Milz mich immer belehren, keine besonderen Pulpazellen, sondern man bekommt Blutzellen, viele 𝔏., Retikulumzellen und Sinusendothelien. Diese Auffassung vertritt auch LUBARSCH.

3. Aus mobilisierten Endothelien (DOMINICI, DOWNEY, WEIDENREICH, ROSENTHAL, HESS, DIECKMANN, WOLLENBERG, BUENGELER. Histologisch ist dieser Nachweis unmöglich. An Abstrichen oder im Blut sind sichere Zwischenformen zwischen Endothelien und Monoc. nie zu treffen. MARCHAND, ASCHOFF, MAXIMOW, BLOOM sprechen sich entschieden gegen diese Ableitung aus Endothelien aus, weil sie die Endothelien als nicht mehr entwicklungsfähig ansehen. Öfters sind für das Ohrläppchenblut bei Lenta reichlich Monoc. und Endothelien gefunden und wurde die Auffassung vertreten, daß Zwischenformen beobachtet

---

[1] BERGEL: Z. exper. Path. u. Ther. **21**, 216 (1920).
[2] PAPPENHEIM: Fol. haemat. (Lpz.) **11**, 114.

würden. Aus solchen Befunden haben manche Autoren sich zur Endothelableitung bekannt, die schon PATELLA in vielen Arbeiten und Monographien publiziert hatte, ohne Anerkennung zu finden. Freilich hatte er die Monoc. (und auch die 𝔏.) nur als abgeschilferte normale Endothelien der Gefäße bezeichnet. Diese Endothelien sind aber keine Monoc., siehe Abb. 46, S. 143. Diese Ansicht vertritt auch SCHILLING. Daß in „Quetschpräparaten" des Ohrläppchens die Trennung schwer sein kann, beweist nichts.

4. Aus *Histiocyten = Reticulumzellen,* vor allem ASCHOFF und seine Schule, ferner SCHILLING, LAMBIN, MAXIMOW (Übergänge zwischen Histiocyten zu Monoc. seien noch häufiger als zwischen 𝔏. und Monoc.; aber er fügt bei, keine Methode (Handbuch S. 458) könne 𝔏., Monoc. und Histiocyten sicher trennen, besonders nicht im Gewebe!! Dieses Zugeständnis ist höchst wertvoll, steht aber in größtem Gegensatz zu den Tafelerklärungen der MAXIMOWschen Monographie.

Die Ableitung aus Histiocyten basiert auf der Tatsache, daß Monoc. und Histiocyten phagocytieren, und daß sie beide auch vital speichern. Dabei besteht aber doch der Unterschied, daß die Vitalspeicherung der Blutmonoc. sehr selten gelingt und nur bei hochgradiger Speicherung oder nach Milzexstirpation. BLOOM bestreitet sogar die Speicherung der Blutmonoc. völlig.

ASCHOFF trennt Endothelien und Histiocyten völlig, beide können aber vital speichern, Endothelien freilich tun dies in viel geringerem Umfang. Das zeigt immerhin das unspezifische des Vorganges. Auch MAXIMOW erklärt die Speicherung als unspezifisch. Es steht aber meines Erachtens der Auffassung nichts im Wege, daß diese Erscheinungen nicht zellspezifisch sind und parallel an Monoc. und Histiocyten vor sich gehen.

Es wird dann, namentlich von SCHILLING, auf die Parallele zwischen Histiocytenzunahme im Gewebe und Monoc.-Vermehrung im Blut hingewiesen, so bei allen Speicherungen, vielfach aber auch in der Pathologie (Lenta, Malaria). Bei Lenta sind es aber manchmal Endothelhyperplasien, so in peripheren Gefäßen (HESS) oder in Endothelien der Leber, der Milz und des Knochenmarkes (SCHILLING) die prinzipiell von Retikulumzellen abzutrennen sind und die als Endothelien endgültig differenzierte Zellen darstellen. Bei den Versuchen der genetischen Ableitung der Monoc. müssen Endothelien und Histiocyten als Stammzellen der Monoc. scharf auseinander gehalten werden; freilich sieht MAXIMOW und seine Schule in den Endothelien der Milz, Leber und des Knochenmarkes prinzipiell Histiocyten, was aber fast alle Autoren bestreiten. Soweit Retikulumzellen in Frage kommen, ist die Entstehung von Monoc. aus Retikulumzellen nie überzeugend bewiesen, besonders fehlt der Nachweis der Oxydasereaktion. BLOOM widerspricht aufs schärfste der Histiocytenableitung, die nie bewiesen sei, SEEMANN aber sieht in Monoc. und Histiocyten nur Phasen einer Zelle.

Weitere Gründe für die Ableitung der Monoc. aus Histiocyten sieht SCHILLING in der klinischen Selbständigkeit der Monoc. Ich habe oben diese Selbständigkeit ja auch stark betont, sie ist aber kein Gegengrund gegen myeloische Genese der Monoc.; denn auch für die Eos. könnte man die gleiche klinische Selbständigkeit beweisen und an der myeloischen Genese der Eos. ist kein Zweifel.

Als stärkstes Argument dient SCHILLING die Existenz von Monocytenleukämien (siehe Leukämie). Ich bestreite aber heute nach reiflicher Prüfung diese Art der Leukämie. Entweder handelt es sich um Monocytosen ohne alle unreifen Zellen wie bei SCHILLING und RESCHAD, SCHOBER und OPITZ, dann mit paralleler Vermehrung von Endothelien oder Histiocyten in den Geweben oder sogar mit myeloischer Reaktion, oder um verkannte Myelosen mit pathologischen Myeloblasten, oder um Hyperplasie von Endothelien oder Histiocyten, wie solche Prozesse in der Pathologie sehr bekannt sind, ohne jede Beziehung zu Leukämie, z. B. bei GAUCHER, bei Lipoidinfiltration, bei Retikulosen. Das ist auch die Auffassung von STERNBERG und vieler anderer Pathologen. Monocytenleukämien sind bisher fast nur von Klinikern publiziert. Auch HIRSCHFELD (1928) erklärt die Existenz der Monocytenleukämie als nicht bewiesen, desgleichen W. H. SCHULTZE (briefl.).

Für den Nachweis der Abstammung der Monoc. aus Histiocyten müßten folgende Bedingungen in *Gewebschnitten* erfüllt sein:

1. Histiocyten mit gleicher charakteristischer Kernstruktur wie Monoc., und zwar jung- und altkernige Form.
2. Histiocyten mit gleicher Kernform wie Blutmonoc., nicht bloß mit Eindellung.
3. Histiocyten mit Monoc.-Azurgranulation.
4. Histiocyten mit Oxydase-Peroxydase, Dopareaktion und Lipoidgranulafärbung.

Mindestens müßten Zwischenformen mit diesen Erscheinungen existieren.

Nun sind in Gewebschnitten alle diese Forderungen bisher nicht erfüllt, siehe oben das Zitat aus MAXIMOW, und für die Postulate 1—3 wohl nicht erfüllbar; wegen Veränderungen der Zellen bei Fixation und Schnittfärbung. Postulat 4 aber müßte erfüllbar sein. Erscheinen Histiocyten im Blute, dann ist der Vergleich mit anderen Blutzellen möglich; aber bei den exp. Speicherungen sind die als „Monoc." angesprochenen Zellen oft stark verändert.

Nicht ausreichend für die Histiocytenabstammung der Monoc. erscheint:

1. Vorkommen jungkerniger Histiocyten mit Bläschenkern.
2. Vorkommen von großen, rundlichen Histiocyten.
3. Vorkommen paralleler Phagocytose (Makrophagie).
4. Analoge SABINsche Vitalfärbung mit Janusgrün-Vitalrot.
5. Analoge vitale Speicherung (ASCHOFF, KIYONO, SCHITTENHELM u. EHRHARDT, PASCHKIS), weil 3 und 5 sehr wohl als koordinierte Vorgänge erklärt werden können, desgleichen
6. eine Vermehrung der Monoc. im Blute bei Speicherungen.

5. *Aus Myeloblasten:* NAEGELI, ZIEGLER (der zwischen Myeloblasten und Monoc. überhaupt nicht scharf unterscheidet), JAGIC, SCHRIDDE, MEYER-HEINEKE, CRESCENTI, DECASTELLO, ALDER, BANTI, HERZ, TÜRK, FERRATA als myeloische Zellen, zeitweise auch PAPPENHEIM[1] (direkt aus Stammzellen, nicht aus Lymphoblasten, weil davon in der Kernstruktur zu verschieden).

Auch JAGIC erklärt die Trennung von $\mathfrak{L}$. nach der Kernstruktur für gut möglich, betrachtet die Monoc. als degenerierte Abkömmlinge der Myeloblasten, die besonders auch bei Degenerierten und Hypoplasten zahlreich als Bildungshemmung auftreten.

PAPPENHEIM hat im Laufe der Jahre eine Unzahl von Hypothesen über die Monoc. aufgestellt, seine Ansichten aber immer wieder verändert. Auch seine Meinung, daß es lymphatische, myeloische und splenocytäre Monoc. im Blute gebe, ist nicht haltbar. Auch FERRATA hat jetzt seine früheren Auffassungen von myeloischen und lymphatischen Monocyten zugunsten der rein myeloischen Genese zurückgezogen, scheint aber eine Ableitung aus Histiocyten noch für möglich zu halten.

MAXIMOW (1928) läßt die Monoc. „natürlich auch aus „Myeloblasten" entstehen, und das sei „in bestem Einklang zur Oxydasenreaktion".

Schließlich kommt MAXIMOW zu dem Schluß, bei Stasis der Blutströmung, selbst beim Reiben des Ohrläppchens, erfolge rasche (!) Umwandlung von $\mathfrak{L}$. in Monoc., und Monoc. seien nicht lymphatisch und nicht myeloisch, auch nicht ein 3. Gewebe, sondern ein Entwicklungsstadium ubiquitärer $\mathfrak{L}$. und Myeloblasten. Kein bestimmtes Gewebe bildet sie.

Ich habe oben die engste Verwandtschaft im Bau und der Reifung des Kernes und des Zellleibes und seiner Granulation mit myeloiden Zellen eingehend geschildert und verweise darauf.

Auch das gesamte biologische Verhalten bei Erkrankungen spricht für myeloische Zellart. So schlossen CRESCENTI und BANTI aus dem Verhalten bei Ductus thoracicus-Fistel (S. 146) auf Unabhängigkeit vom lymphatischen und Zugehörigkeit zum myeloischen System. Die meisten oben angeführten

[1] PAPPENHEIM: Fol. haemat. (Lpz.) 4, 196.

Beispiele für Vermehrung und Verminderung unter dem Einfluß der verschiedensten Affektionen sprechen in gleichem Sinne.

6. Aus Adventitiazellen (STERNBERG, HELLY) in den Lymphknotenmarksträngen, in Milzpulpa und Knochenmark.

Es fehlen dafür eben alle histologischen Beweise wie sub 2.

7. LAMBIN will die Monoc. direkt von indifferenten Mesenchymzellen ableiten. Er gibt damit den Begriff des Hämocystoblasten auf. MAXIMOW läßt auch Ableitung der Monoc. aus embryonalen Mesenchymzellen zu.

Monocytoide (nach SEEMANN-ASCHOFF).

In neuester Zeit sondert ASCHOFF in der Arbeit von SEEMANN eine Gruppe von Blutzellen unter diesem Namen ab, die nach seiner Meinung früher zu den großen Ł. gerechnet worden waren, tatsächlich aber kleinere Monocyten seien.

Sie machen bei der Ratte 5—10% der L. aus. Bei Janusgrün-Neutralrotfärbung haben sie viel feinere und reichlichere Neutralrot-Granulation ohne Rosettenanordnung als Ł. Bei Giemsa ist der Kern fein retikulär und das Protoplasma hat einen perinucleären Hof. Kaninchen- und Meerschweinchenblut hat viel weniger Monocytoide.

Die Milz enthält vereinzelte Monoc. und Monocytoide. Milchflecken des Netzes enthalten beide Zellen reichlich. Bei Eosin-Azurschnittfärbungen würde man sie als Ł. ansprechen. Auch in der Peritonealflüssigkeit sind Monocytoide reichlich, ebenso in Perikardialflüssigkeit.

Bei Entzündung erscheinen *früh* und reichlich Monocytoide, bisher für Ł. gehalten! und Übergänge zu Histiocyten, später immer mehr phagocytierende Histiocyten.

Die MAXIMOWschen Polyblasten entsprechen den Monocytoiden und stammen nicht von Ł. ab. Die hämatogene Genese der ersten Zellen der Entzündung ist damit erwiesen, aber es sind N. und Monocytoide (nicht Ł.); erst später reagieren auch die Gewebshistiocyten.

Ductus thoracicus enthielt fast nur Ł., nur spärliche Monocytoide und Monoc.

Bei Züchtung entstanden aus Ł. nie andere Zellen, aus Monocytoiden aber hypertrophische Zellen, große Histiocyten mit starker Phagocytose. Viele streckten sich und nahmen äußerlich Fibroblastenform an.

Im normalen Blut erscheinen nur *Monoc.,* keine Histiocyten, diese erst bei abnormen Reizzuständen, beides aber seien wohl nur verschiedene Erscheinungsformen einer Zellart.

Histiocyten = Reticulumzellen.

Dies sind die Zellen des Bindegewebes, charakterisiert durch starke Vitalspeicherung und damit von Ł., Endothelien und Fibroblasten verschieden. ASCHOFF leitet sie von den indifferenten Mesenchymzellen ab. Die feinere Kernstruktur ist nicht klar bewiesen. In Schnitten ist eine sichere Deutung dieser Zellen zum Teil unmöglich, ja SEEMANN bezeichnet die scharfen Abgrenzungen in den Schnittpräparaten von MAXIMOW geradezu als Willkür. (Vergleiche aber MAXIMOW selbst[1].) In Exsudaten gelingt die Kerndarstellung auch nicht ausreichend, jedenfalls sind für diese Zellen die feineren Kernstrukturen und Formumbildungen wie bei Monoc. nicht bewiesen. Diese Zellen haben ferner keine Monocytengranulation, geben keine Oxydasenreaktion. Vereinzelte Peroxydasenkörner sind von einzelnen Autoren erwähnt. Stärkste Phagocytose ist diesen Zellen eigen. So sieht man sie in Abklatschpräparaten von Milz und Knochenmark oft mit Fremdkörpern, R. und L. beladen, oft mit Pigment. Das kommt allerdings auch bei Monoc. vor, aber doch nicht in gleichem Umfang. Die Kerne dieser Makrophagen in Milz und Knochenmark haben keinerlei Ähnlichkeit mit Monocytenkernen.

Solche Zellen kommen selten ins Blut, und wohl fast nur in der Agone. Hierher die Befunde von SCHILLING bei Lenta mit allgemeiner Stauung und bei schwerer Sepsis

[1] Beitr. path. Anat. 82, 4 (1929): „Ich wage es, zu behaupten, daß bei zweckmäßiger histologischer Technik sowohl bei Anwendung der supravitalen Färbungsmethode am frischen lebenden Material als auch nach Fixierung und Färbung jede Zelle ohne Ausnahme im entzündeten Gebiet, in allen Stadien des Vorganges, aufs genaueste erkannt und bestimmt werden kann." Siehe oben MAXIMOW: Dieses Lehrbuch S. 148 oben.

(GUGLIELMO). Ähnliche Zellen sah ich agonal bei Sepsis auf dem Boden chronischer Lymphadenosis, sehr selten auch bei Perniciosa, HIRSCHFELD nach Milzexstirpation bei der Maus, LAMBIN beim Meerschweinchen nach Pyrrolblau. Daß aus diesen Zellen Monoc. entstehen, muß ich als unbewiesen bezeichnen; das gleiche erklärt BLOOM. Aber die MAXIMOWsche Schule nimmt den Übergang (besonders in Zellkulturen) der Monoc. in Makrophagen als häufig an, nie aber die umgekehrte Entwicklung. Die Dualisten aber betrachten die Monoc. gleich allen anderen Blutzellen als endgültig differenziert. Fast alle Autoren trennen Histiocyten scharf von Monoc., aber ASCHOFF und SEEMANN betrachten beide Zellen als Erscheinungsformen einer Zellart.

Literatur über Monocyten.

(Siehe auch Lentasepsis, Monocytenangina, histioide Zellen.)

ALDER: Fol. haemat. (Lpz.) **28**, 45 (1922). — ARNETH: Wien. med. Wschr. **1920**, 769. — ARNETH u. OTTENDORFF: Fol. haemat. (Lpz.) **29**, 213 (1923). — ASCHENHEIM u. BENJAMIN: Dtsch. Arch. klin. Med. **97** (1909). — ASCHOFF: In SCHITTENHELM, Handbuch Blutkrankheiten, 1925. — ASCHOFF u. KIYONO: Fol. haemat. (Lpz.) **15**, 383 (1913).

BAADER: Dtsch. Arch. klin. Med. **140** (1922). — BABES: C. r. Soc. Biol. Paris **100**, 911 (1929). Teerinjekt. — BENJAMIN: Naturforsch.-Verslg Köln **1908**; Fol. haemat. (Lpz.) **7**, 205. — BERTELLI, FALTA u. SCHWEEGER: Z. klin. Med. **71**. — BIEDL u. DECASTELLO: Pflügers Arch. **86**, 259. — BLOOM: Arch. of Path. **6**, 995 (1928); Kongreßzbl. inn. Med. **51**, 485; Fol. haemat. (Lpz.) **27**, 1 (1928); **37**, 63 (1928); Klin. Wschr. **1929**, 481; Z. mikrosk.-anat. Forschung **13**, 329 (1928). — BÜNGELER: Fol. haemat. (Lpz.) **37**, 204 (1928); Beitr. path. Anat. **76**, 181 (1927); Frankf. Z. Path. **34**, 350 (1926); Zbl. path. Anat., Erg.-H. **308** (1926). — BÜRKER: Skand. Arch. Phys. (schwed.) **1923**. — BUNTING: J. of exper. Med. **1921**, 593.

CAMPANACCI: Kongreßzbl. inn. Med. **52**, 759. — CAPOCACCIA: Haematologica (Palermo) **8**, 321 (1927). — CARREL: J. of exper. Med. **43**, 461 (1926). Kultur. — CARREL u. EBELING: J. of exper. Med. **36**, 365 (1922), **44**, 285 (1926). — CHOSROJEFF: Inaug.-Diss. München 1910. — COIC: Inaug.-Diss. Lyon 1910. — CRESCENTI: Sperimentale **1904**.

DECASTELLO, v. u. KRJUKOFF: Untersuchungen über die Struktur der Blutzellen. Wien u. Berlin: Urban u. Schwarzenberg 1911. — DIECKMANN: Virchows Arch. **239**, 451 (1922). — DOAN: J. of exper. Med. **43**, 839 (1926). — DOMAGK: Virchows Arch. **249**, 83 (1924). — DONATH u. PERLSTEIN: Wien. klin. Wschr. **1926**, 888. — DOWNEY u. WEIDENREICH: Arch. mikrosk. Anat. **80** (1912). — DROUET: Bull. Soc. Biol. Paris **102**, 1042 (1929).

EHRHARDT: Z. exper. Med. **58**, 725 (1928).

FAU: Kongreßzbl. inn. Med. **57**, 115. — FERRATA: Fol. haemat. (Lpz.) **5**, 655; Virchows Arch. (Lpz.) **187** (1907); Arch. Sci. med. **30** (1906); Emopatie 1918. — FIESSINGER: Peroxyd. Reaktion. C. r. Soc. Biol. Paris **1921**, 9. — FONTANA: Clin. med. ital. **1926**, 243. — FREHSE: Fol. haemat. (Lpz.) **28**, 1 (1922). Klinik. — FREIFELD: Arch. exper. Zellforschg **7**, 493 (1929). — FRUMKIN: Fol. haemat. (Lpz.) **12**, 50 (1911).

GERLACH: Virchows Arch. **270**, 205 (1928). — GONNELLE: Strasbourg méd. **88**, 41 (1928); Paris méd. **1928**, 224. — GRUBER: Arch. f. exper. Path. **58** (1908).

HAAGEN: Dtsch. med. Wschr. **1928**, 92; Kongreßzbl. inn. Med. **52**, 100. Gewebskultur. — HAAN, DE: Arch. exper. Zellforschg **7**, 298 (1928). — HALL: Fol. haemat. (Lpz.) **38**, 30 (1929). Vitalfbg. — HAMMERSCHLAG: Fol. haemat. (Lpz.) **28**, 51 (1922). Kernbau. — HERZ: Akute Leukämie. Monogr. Wien 1910. — HICKLING: Fol. haemat. (Lpz.) **33**, 199 (1927). Klinik; Arch. int. Med. **1927**, 594. — HIRSCHFELD: Z. Krebsforschg **27**, 167 (1928). Gewebskultur. — HOFF: Krkh.forschg **4**, 89 (1927). — HOLLER: Fol. haemat. (Lpz.) **29**, 84 (1923). — HYNEK: Fol. haemat. (Lpz.) **13**, 345 (1912).

JAGIC: Berl. klin. Wschr. **1909**, Nr 26; Wien. klin. Wschr. **1917**, Nr 48; **1926**, 1409. — JLANU u. PITULESCU: Fol. haemat. (Lpz.) **9**, 16.

KARDOS: Fol. haemat. (Lpz.) **12**, 39. — KARMALLY: Beitr. path. Anat. **82**, 92 (1929). — KARTASCHOWA: Dtsch. Arch. klin. Med. **146**, 226 (1925). Klinik. — KATSUMURA: Jena: Gustav Fischer 1924. — KELLUM: Fol. haemat. (Lpz.) **38**, 198 (1929). — KINDWALL: Hopkins Hosp. Bull. **40**, 57 (1927). — KIYONO: Fol. haemat. (Lpz.) **18**, 149 (1914). — KOHN: Wien. Arch. inn. Med. **7**, 123 (1924). — KOMIYA: Fol. haemat. (Lpz.) **35**, 201 (1927). — KRJUKOF: Fol. haemat. (Lpz.) **3**, 222 (1925). Abstammung. — KURPJUWEIT: Dtsch. med. Wschr. **1903**, Nr 21. Bei Carcinom reichlich.

LAMBIN: Ann. Soc. sci. Brux. **47**, 37, 41 (1927). Histiocyten u. **48** (1928). Monoc. — LANG: Fol. haemat. (Lpz.) **36**, 383 (1928); Z. mikrosk.-anat. Forschg. **4**, 417 (1926). — LAWRENCE: Kongreßzbl. inn. Med. **57**, 115. — LEJEUNE: Fol. haemat. (Lpz.) Arch. **19**, 371; Inaug.-Diss. Zürich 1913. — LEWIS u. LEWIS: Zit. BLOOM. — LIEBMANN: Schweiz. med. Wschr. **1929**, 597. — LÖSCH usw.: Kongreßzbl. inn. Med. **45**, 636. Nach Splenekt., Hund. — LOEWIT: Fol. haemat. (Lpz.) **4**, 478.

MAC JUNKIN: Kongreßzbl. inn. Med. **46**, 416. — MASUGI: Beitr. path. Anat. **76**, 396 (1927). — MAXIMOW: Fol. haemat. (Lpz.) 8, 133. Handbuch von MÖLLENDORFF 1928. — MEO COLOMBO: Policlinico **31**, 255 (1924). — MERKLEN et WOLF: Ann. d'Anat. path. **4**, 621 (1927); Rev. Méd. **1927**, 1005; Arch. Mal. Coeur **21**, 129 (1928). — MICHAELIS u. WOLFF: Virchows Arch. **167** (1902). — MIELKE: Klin. Wschr. **1925**, 2201. Peroxyd. R. — MOSCZYTZ: Z. klin. Med. **106**, 582 (1927). — MURRAY usw.: J. of Path. **29**, 407 (1926). Bac. monocyt.

PAPPENHEIM: Fol. haemat. (Lpz.) **1**—**18**; s. besonders **6**, 217; **7**, 210; **9**, 19; **11**, 1, 19, 113, 160; **12**, 1; Arch. **12**, 26, 337, 349; **12**, Ref. 382—411; **13**, 419; **16** (1913); Arch. **18**, 238, Atlas; Erg. inn. Med. 8 (1912). — PAPPENHEIM u. FUKUSHI: Fol. haemat. (Lpz.) Arch. **16**, 177 (1913). — PASCHKIS: Virchows Arch. **259**, 316 (1926). — PATELLA: Fol. haemat. (Lpz.) **7**, 218 (1909); Haematologica (Palermo) 4, 59 (1923). — PAULICEK: Fol. haemat. (Lpz.) Arch. **9**, 496. — PIERAERTS: Ann. Soc. Sci. Brux. **48**, 1—43 (1928). — POPPER: C. r. Soc. Biol. Paris **87**, 41 (1922).

RHOADS u. PARKER: Amer. J. Path. **4** (1928). — RICHTER: Arch. int. Med. **36**, 13 (1925). Peroxyd. — RIEUX: Fol. haemat. (Lpz.) Arch. **10**, 209 (1910). — ROUS: J. of exper. Med. **1908**.

SABIN u. DOAN: J. of exper. Med. **43**, 823 (1926); **46**, 627 (1927). — SATO: Kongreßzbl. inn. Med. **45**, 243. — SCHILLING: Fol. haemat. (Lpz.) Arch. **12** u. in MENSE, Tropenkrankh.; Med. Klin. **1926**, 563; Erg. ges. Med. **3**. Monoc.; Münch. med. Wschr. **1916**, Nr 5; Z. klin. Med. **88** (1919). — SCHILLING u. BANSI: Z. klin. Med. **99**, 248 (1923). Exs. Mon., Oxy.-R. — SCHITTENHELM: Handbuch der Blutkrankheiten, 1925. — SCHITTENHELM u. EHRHART: Z. exp. Med. **46**, 225 (1925). — SCHLENNER: Dtsch. med. Wschr. **1921**, 6. — SCHMIDT, R. u. KAZNELSON: Z. klin. Med. **83** (1916). Milchinj. — SCHOBER u. OPITZ: Dtsch. med. Wschr. **1925**, 1273. — SCHOTT: Arch. mikrosk. Anat. **74** (1909). — SCHULTZ u. MIRISCH: Virchows Arch. **264**, 760 (1927). — SCHULZ: Z. klin. Med. **110**, 282 (1929). Sport. — SEEMANN: Beitr. path. Anat. **85**, 303 (1930). — SEHRT: Siehe S. 83. — SICK: Münch. med. Wschr. **1905**, 1152. Bei Polymyositis zahlreich. — SIEGMUND: Z. exper. Med. **50**, 73 (1926). — SILBERBERG: Dtsch. med. Wschr. **1928**, 438; Virchows Arch. **267** (1928). — SIMPSON: Med. Res. **43** (1922). Univ. Cal. Public. in Anatomy **1**, **2** (1921); J. med. Res. **43**, 77 (1922). — STEPHAN: Med. Klin. **1921**, Nr 17. Trypaflavin Inj. — STERNBERG: Primärerkrankungen. Wiesbaden 1905. — SOULA: C. r. Soc. Biol. Paris **100**, 395 (1929). — STILWELL: Fol. haemat. (Lpz.) Arch. **33**, 81 (1926). — STOCKINGER: Z. exper. Med. **70**, 599 (1930); Zbl. path. Anat. **37**, 99 (1926).

THORNE u. EVANS: Zit. b. BLOOM. — TURIN: Inaug.-Diss. Bern 1910. — TÜRK: Vorlesungen über Hämatologie. Wien 1904; Zbl. path. Anat. **1909**; Wien. klin. Wschr. **1907**, Nr 6.

UYEYONAHARA: Fol. haemat. (Lpz.) **40**, 1 u. 406 (1930).

WEICKSEL: Med. Klin. **1920**, 1322. Selbständ. Zellart. — WEIDENREICH: Arch. mikrosk. Anat. **73** (1909); Die Leukocyten. Wiesbaden 1911. — WEILL: Fol. haemat. (Lpz.) **26**, 27 (1920). — WILSON u. CUNNINGHAM: Fol. haemat. (Lpz.) **38**, 14 (1929). Supravitalfbg. — WITTS u. WEBB: J. of Path. **30**, 687 (1927). — WOLFF: Z. klin. Med. **52** (1904). — WOLLENBERG: Erg. inn. Med. **28**, 638 (1925).

ZADEK: Fol. haemat. (Lpz.) **41**, 341 (1930). — ZIEGLER: Z. klin. Med. **72** (1910); Dtsch. Arch. klin. Med. **99**.

Endothelien in Blutpräparaten. (Abb. S. 143.)

Wenn Endothelien in Verbänden in Blutpräparaten auftauchen, sind sie leicht kenntlich. So sah ich in Blutausstrichen der Embryonen ganze Komplexe und vereinzelt auch einige bis 4 im Verband bei Typhus, öfters wie viele andere, bei Endokarditis.

Es sind längliche Zellen mit einem ovalen, spezifisch gebauten Kern, von stark geschlossenem Chromatingerüst ohne Basichromatinverdichtung. Das Protoplasma hat keine oder geringe basophile Tönung, zeigt aber eine kleine Zahl feiner, zerstreut liegender azurophiler Körnchen. Ganz analog sind die Sinusendothelien der Milz gebaut mit völlig identischem Kern und gleichem Protoplasma mit weniger Azurgranula; dazu kommen oft Pigmentkörner, z. B. Eisen. (Abb. s. NAEGELI: Verh. dtsch. Kongr. inn. Med. **1928**, 515.)

Bei Perniciosa fand ich typische Endothelien mit sehr viel grobem Eisenpigment im strömenden Blute. Von einer Reihe von Autoren wird auf das häufige Vorkommen von Endothelien bei *Lentasepsis* hingewiesen. Hier fand sie HESS fast regelmäßig in 77 Fällen, auch andere Autoren geben ihr häufiges Vorkommen an, meist aber nur im Ohrläppchenblut nach Reiben und nur im ersten Bluttropfen (20—80% der Zellen: JOSEPH; bis 12% bei hohen Leukocytosen SEYDERHELM). KARTASCHOWA einmal 72%, BITTORF bis 49%, aber kein einziges Exemplar ohne Druck auf das Ohrläppchen, nie aus der Fingerbeere oder dem Venenblut und nie auf Adrenalin.

Morphologisch sind bei Lenta die Kerne oft eingebuchtet und stark verändert und das Plasma enthält Vakuolen. Manche Autoren finden die Abgrenzung dieser Zellen bei Lenta gegen Monocyten des Blutes schwierig, oder sprechen sogar von Identität (EHRHARDT, JOSEPH usw.), andere (SCHULTZ, JAGIC, FONTANA, KOHN, CAPOCACCIA) heben die prinzipielle Verschiedenheit von Monocyten auch bei der Lentasepsis hervor.

Freilich sind bei der Lentasepsis in einzelnen Fällen die Endothelien stark gequollen, besonders die Kerne, und daher in der Struktur von den oben beschriebenen normalen Endothelien sehr abweichend. Die Zelle wird viel größer, lädierbarer, bekommt im Ausstrich ungewöhnliche Breite, wie auch der Kern offenkundig durch Druck deformiert und polymorph gestaltet wird. Dadurch entstehen äußere Ähnlichkeiten mit Monoc. Solche Gebilde erhält man aber nur nach starkem Quetschen des Ohrläppchens und nur im ersten Blutstropfen, sonst kein Exemplar (HESS).

Es liegt eben bei der Lenta manchmal eine eigenartige Affektion der peripheren Endothelien vor, mit Aufquellung, Vakuolenbildung, Phagocytose, wie histologische Studien (siehe HESS) bewiesen haben.

Durch Stase in Ohrläppchengefäßen, von SCHILLING bewiesen, finden sich lokal auch höhere L.-Zahlen und mehr Monoc. in den ersten Tropfen. Daß man aber nach starkem Reiben bei stark gequetschten Zellen schwer Cytologie treiben kann, ist selbstverständlich.

Bis jetzt liegt kein irgendwie beweisendes Moment vor für den Ursprung der Endothelien im Blute bei Lentasepsis aus eigentlichen Gewebszellen, Reticulumzellen, Histiocyten (aber Histiocyten im Blut S. 150, SCHILLING), sondern es spricht alles für Endothelien. Diese aber sind mit Monoc. nicht verwandt, sondern Endothelien des Erwachsenen sind streng differenzierte, jeder weiteren Entwicklung unfähige Zellen (ASCHOFF).

Literatur über Endothelien im Blute.

ARRIGONI: Kongreßzbl. inn. Med. **57**, 335. Lenta.

BITTORF: Dtsch. Arch. klin. Med. **133**, 64 (1920); Verh. dtsch. Kongr. inn. Med. **1920**. — BÜNGELER: Siehe Monoc.

DOMAGH: S. S. 151. Nach Splenekt. — DOWNEY: Anat. Rec. **2**, Nr 6 (1917).

EHRHARDT: Siehe Monoc. — ESPOSITO: Haematologica (Palermo) **9**, 157 (1928). Typhus.

FONTANA: Haematologica (Palermo) **7**, 271 (1926) (siehe Abb.!). Siehe auch Monoc.

HESS: Münch. med. Wschr. **1925**, 205; Dtsch. Arch. klin. Med. **138**, 330 (1922). — HITTMAIR: Fol. haemat. (Lpz.) **37**, 321, 324, 337, 347, 356, 368 (1928). — HYNEK: 1914. Zit. b. KOHN.

JOSEPH: Dtsch. med. Wschr. **1925**, 863. Endokard.

KARTASCHOWA: Siehe Mono. — KAZNELSON: Dtsch. Arch. klin. Med. **128**, 148 (1919). — KIYONO: Verh. jap. path. Ges. **1918**, 1; siehe Monoc. — KOHN: Siehe Mono. — KRAUS: Berl. klin. Wschr. **1913**, 1421. — KRIZENECKY: Fol. haemat. (Lpz.) **21**, 253 (1910).

NAEGELI: Verh. Ges. inn. Med. **1928**. Sinusendothelien der Milz. — NETOUSEK: Fol. haemat. (Lpz.) Arch. **17**, 407 (1913); Arch. **19**, 1 (1914). — NEUKIRCH: Z. klin. Med. **74** (1912). Mit Gallenpigment.

OTTANDER: Acta med. scand. (Stockh.) **63**, 336 (1926).

SAMPSON: Arch. int. Med. **31**, 830 (1923). — SCHILLING: Blutbild, 1912; Z. klin. Med. **88** (1919). Siehe Monoc. — SEYDERHELM: Virchows Arch. **243**, 462 (1923). Lenta.

WOLLENBERG: Siehe Monoc.

III. Die neutrophilen polymorphkernigen Leukocyten (N.)[1].

Ungefärbt: Abb. 2, S. 6.

Diese im Blut dominierende Zellart mißt etwa 9—12 μ.

Der Kern ist schmal, schlank ausgezogen, vielfach gewunden und eingeschnürt, manchmal scheinbar in mehrere Teile zerlegt, segmentiert, die aber immer durch breitere oder ganz feine Kernbrücken und Fäden zusammenhängen. Zuweilen überlagern sich einzelne Teile des Kerns. Stets nimmt er einen relativ kleinen Teil der Zelle ein. Neben segmentierten kommen schon normal einige Prozente annähernd stabförmige unsegmentierte Kerne vor mit schmalem dunklen Kern, mit scharf abgegrenzter, regelmäßiger Basi-Oxychromatinstruktur: *Normale reife stabkernige N.* Diese Zellen sind bisher viel zu wenig beachtet.

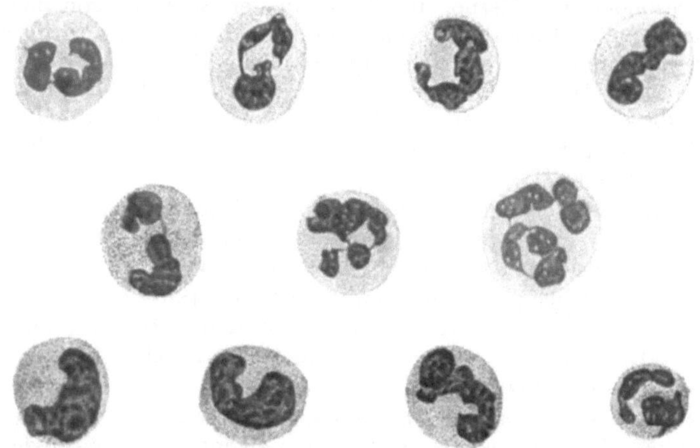

Abb. 47. Neutrophil granulierte Zellen in verschiedener Segmentierung der Kerne. Zellen 6 und 7 übersegmentiert bei perniziöser Anämie; Zellen 8—11 schlecht segmentiert, Kern verklumpt, toxische grobe Granulation (Infektionskrankheiten).

Ob ihnen eine Bedeutung in der Pathologie zukommt, muß geprüft werden; aber selbst wenn dies der Fall wäre, würde es sich um eine Erscheinung handeln, die mit den Kernabnormitäten der patholog. N. absolut nichts zu tun hätte.

In gefärbten Präparaten ist der Kern dunkel, chromatinreich und zeigt eine regelmäßige scharf abgesetzte und gleichmäßige Zusammensetzung aus tiefgefärbtem Basichromatin und ungefärbten, hell erscheinenden Oxychromatinlücken. Bei Oxychromatinfärbungen, z. B. bei der Freifeldschen, erscheint das Bild dann als Negativ.

Man überzeugt sich, daß das Basichromatin vor allem die Peripherie des Kernes bildet, in plastischer Vorstellung ein Korbwerk darstellt, ohne in den zentralen Partien indessen zu fehlen. Immerhin wiegt dort das Oxychromatin vor.

Nucleolen habe ich bei keiner Färbung erhalten. Bei genauem Zusehen entdeckt man überaus häufig kleinste, fast ganz aus Basichromatin gebildete Ausläufer, die im Protoplasma knopfartig endigen. Knoll hat auf diese Ausläufer hingewiesen.

Ab und zu, im ganzen selten, trifft man N. mit 2 Kernen, die in der Segmentation gleichweit, indessen doch auch ungleich beschaffen sein können. Schilling hat sie als neutrophile Zwillinge bezeichnet. Siehe auch Castillo, Cooke.

[1] Triazidfärbung: 4. Aufl., Taf. VIII, Zellen 8 und 9. Methylenblaufärbung: 4. Aufl., Taf. VIII, Zellen 28—31. Hämatoxylin-Eosinfärbung: 4. Aufl., Taf. VIII, Zellen 39 und 40. Jennerfärbung: 4. Aufl., Taf. VIII, Zelle 19.

Das *Protoplasma* macht den größten Teil der Zelle aus. Ungefärbt, im Dunkelfeld und ultravioletten Licht, ist es von einer feinen, nicht glänzenden, in der Größe ziemlich gleichmäßigen Granulation erfüllt. Das Protoplasma erweist sich in gefärbten Präparaten als oxyphil; nur bei jugendlichen Zellen tritt das Protoplasmareticulum in schwacher Basophilie hervor (reine Methylenblaufärbung). Pathologisches Blut bei Leukocytose kann das Netzwerk viel schärfer zeigen.

Die Granulation nimmt aus einem Gemisch von sauren und basischen Farbstoffen nur die neutrale Verbindung auf. Sie färbt sich daher am besten mit EHRLICHs Neutralgemisch, dem Triazid. Hier erscheint sie rotviolett, bei JENNER violett, bei GIEMSA braunrot.

Jugendliche Granulation zeigt in einzelnen Körnchen öfters eine deutliche Basophilie, z. B. bei Jennerfärbung oder bei reiner Methylenblaufärbung. Auch sonst färben sich die Granula manchmal nicht ganz gleich, besonders sind sie bei GIEMSA bei verschiedenen Fixationen etwas verschieden. Gleichwohl ist die Körnelung, namentlich wegen ihrer physikalischen Verhältnisse etwas Einheitliches und sind frühere Versuche (ARNOLD und seine Schule, MAY und GRÜNWALD), das Spezifische der Granulation zu leugnen, längst erledigt.

Übrigens sind diese Variationen unerhebliche und beruhen zum Teil auf Differenzen in der Fixation, der Entfärbung und auf physikalisch-chemischen Abweichungen bei der Herstellung der Präparate.

Bei Triazid- und Giemsafärbungen ist manchmal der Farbenton der neutrophilen Granula nicht stark von demjenigen der eosinophilen entfernt. Ein Kriterium zur Unterscheidung der beiden Körnelungen bildet dann die Größe der Granula: neutrophile sehr fein, eosinophile weit größer und gröber.

In Triazidpräparaten sieht man oft schwärzliche zackige Körnchen auf den Kernen der N., aber auch auf den Kernen der anderen L. Es handelt sich hier um Farbstoffniederschläge. Frisches Triazid zeigt sie nie, ältere Lösung vielfach. Es sind das die NEUSSERschen perinucleären Granula. Irgendein diagnostischer Wert kommt ihnen nicht zu. Früher hatte NEUSSER an Beziehungen zu harnsaurer Diathese gedacht.

Unter krankhaften Umständen werden die Granula grob, wie verklumpt, sehr ungleich und mehr schwärzlichbraun, siehe patholog. N.

Die Neutrophilen machen etwa 65—70% der Blutleukocyten des Erwachsenen aus, also zwischen 4500—5000 im Kubikmillimeter. Sie sind vor allem das labile Element, das schon physiologisch erhebliche Schwankungen zeigt. So sieht man *Vermehrungen* nach der Hauptmahlzeit, nach körperlichen Anstrengungen, nach Bädern, in der Gravidität, beim Stillen usw. — Unter pathologischen Bedingungen bilden sie oft das Hauptkontingent der L., z. B. bei Entzündungen, Vergiftungen, Eiterungen, Sepsis, Pneumonie, seltener und ebenfalls diagnostisch wertvoll ist eine *Verminderung* der N., z. B. bei Typhus, Morbilli, Exanthema subitum, Perniciosa, schwerster Sepsis.

Bei Lymphadenosen ist die Zahl wegen Erdrückung des myeloischen Systems oft enorm gering. In einem meiner Fälle fand sich agonal, bei septischer Komplikation, nicht ein einziges Exemplar im Blut und auch keines im Knochenmark. Bei schwersten Knochenmarkschädigungen (Sepsis, Granulocytopenien, Röntgen, Benzol, kann die Zahl der N. im Blute auf wenige Zellen, selbst auf Null herabgehen.

Funktionen. Die N. zeigen lebhafte amöboide Bewegung und sind leicht bei Entzündungen während ihres Austrittes aus den Capillaren zu überraschen. So sind sie das dominierende Element des Eiters. Sie treiben ausgesprochene Phagocytose und sind die Mikrophagen, indem sie die Erreger der akuten Infektionskrankheiten in sich aufnehmen. Die N. sind vielleicht auch Träger der Antitoxine und bakteriziden Substanzen; sie enthalten oxydierende Fermente und bläuen die Guajaktinktur, geben daher intensive Indophenolblausynthese und Peroxydasenreaktion; sie sind im Besitze proteolytischer und autolytischer Fermente, und imstande, Gewebspartien einzuschmelzen. Die polymorphkernigen N. enthalten bei vitaler Färbung jodempfindliche Substanzen.

Die alleinige *Abstammung* der N. aus dem Knochenmark unter normalen Bedingungen ist absolutes Gesetz. Kein anderes Organ bildet sonst Zellen mit neutrophiler Granulation. Hier vollzieht sich die Entwicklung der N. aus ihren Vorstufen, den neutrophilen Myelocyten, vermittelst vieler leicht nachweisbarer Zwischenformen. Unter pathologischen Bedingungen entstehen N. auch in anderen Organen, wenn sich dort myeloisches Gewebe gebildet hat, aber auch dann nur aus Myelocyten (siehe Kap. Myeloische Metaplasie).

Entstehung im Blute aus *L*. wurde früher (GRAWITZ, WEIDENREICH, LÖWIT) vertreten; doch sind die angeführten Argumente irrig. Die behaupteten Zwischenformen existieren nicht. In diesem Punkte halte ich jede Erörterung für sinnlos; unsere heutigen ausgezeichneten Blutfärbungen lassen jeden derartigen Gedanken als diskussionsunfähig zurücktreten.

Lit. Sonst: ALDER: S. 207. — CASTILLO: Virchows Arch. **247**, 118 (1923). — COOKE: Brit. med. J. **1927**, 12. — FLEISCHMANN: Biochem. Z. **200**, 25 (1928). Lipase. — GRAHAM: Kongreßzbl. inn. Med. **12**, 55 (1920). — GUGLIELMO: Fol. med. (Napoli) **1924**. Ungleiche Größe. — HERZ: Wien. klin. Wschr. **1909**, Nr 14, Fall 2. — KNOLL: Z. Zool. **45** (1910). LÖWIT: Fol. haemat. (Lpz.) **4** (1907). — MOSSE: Berl. klin. Wschr. **1903**, Nr 32. — SCHILLING: Zbl. Path. **32**, 281 (1922). — SCHRIDDE: Entzündungslehre. Jena 1910. — SCHWARZ: Mitt. Ges. inn. Med. Wien **1904**. — WALLGREN: Arb. path. Institut Helsingfors N. F. **3** (1923 u. 1925).

IV. Die eosinophilen Zellen (Eos.)[1].

Ungefärbt: Abb. 2, S. 6, Zelle links oben.

Diese Leukocytenart ist etwas größer als die N. und von diesen sofort durch den Kern und spezifische Granulation zu unterscheiden.

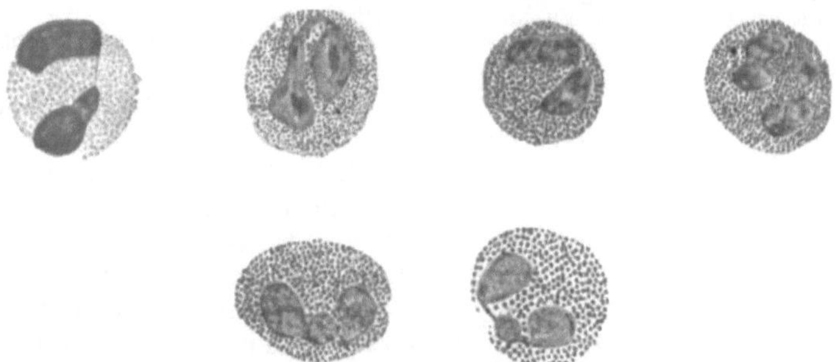

Abb. 48. Eosinophil granulierte Zellen.

Der Kern ist polymorph, wenig gelappt, sehr häufig zweigeteilt, und es sind dann die Abschnitte durch eine feine Brücke verbunden. Nicht selten kommen auch 3—4—5 Kernteile vor, die breitere oder feinere Verbindungen haben; niemals aber resultieren jene schmalen, schlank ausgezogenen Kerne wie bei den N., sondern die Polymorphie ist immer plumper und die Abschnitte sind breit und abgerundet. Auch sieht man nie Kernsprossungen wie bei den N.

Der Kern füllt auch nur einen geringen Teil der Zelle aus. Er erscheint bei allen Fixationen und Färbungen heller, also schwächer chromatinhaltig als der Kern der N. durch weniger intensive Basichromatinfärbung. Im übrigen

[1] Triazidfärbung: 4. Aufl., Taf. VIII, Zelle 10. Methylenblaufärbung: 4. Aufl., Taf. VIII, Zelle 10. Hämatoxylin-Eosinfärbung: 4. Aufl., Taf. VIII, Zelle 41. Jennerfärbung: 4. Aufl., Taf. VIII, Zelle 31.

ist die Anordnung von Oxy- und Basichromatin genau dieselbe wie bei den N. S. 154. Nucleolen fehlen stets, bei Vitalfärbungen sind sie aber nachweisbar. Die Kernform ist so spezifisch, daß der Geübte die Zelle auch ohne jede Granulafärbung ohne Schwierigkeit erkennt. Bei hochgradiger Eosinophilie (z. B. eig. Beob. anaphyl. Affektion $68^2/_3{}^0/_0$ Eos.) kann auch an den eos. L. die Kernstruktur auffällig zart und feinnetzig sein.

PAPPENHEIM gibt an, daß bei Toluidinblaufärbung der Kern sogar grünlich, nicht nur heller als der blau-bläulich-violette N.-Kern erscheine.

Das Protoplasma zeigt nur bei Methylenblaufärbung eine schwache Andeutung des basophilen Reticulums; sonst ist es hell und völlig erfüllt von Granulis. *Die Granula* erscheinen im Nativpräparat als nahezu gleich große, sehr grobe, stark lichtbrechende, gelblich leuchtende Körner, so daß man sie früher wegen dieser Farbe und des Glanzes als Fett angesehen hat. Die Granulation ist acidophil und hat sehr starke und im normalen Blut konstante Affinität zu sauren Farbstoffen; Triazid färbt sie leuchtend rot, bei starker Hitzefixation orangegelb, Eosin-Methylenblau intensiv rot. Bei GIEMSA, besonders wenn nicht bald nach der Blutentnahme gefärbt wird, erscheint das Rot oft matt und unschön rotbräunlich. Am besten färbt sie (LIEBMANN) leuchtend rot die Magdalafärbung (HOLLBORN).

Häufig besitzen die Eos. neben den typischen Granula einige (1—6) Einschlüsse (4. Aufl., Taf. IX, Zellen 4 und 5), die unregelmäßig begrenzt sind, sich nicht färben, daher je nach der Beleuchtung hell oder dunkel erscheinen.

Darauf ist früher nie aufmerksam gemacht worden. Es ist aber eine sehr häufige Erscheinung und zuweilen in der großen Mehrzahl der Zellen zu finden; einmal zählte ich $95^0/_0$ der Eos. mit diesen Gebilden. Nur WEIDENREICH hat exogene Einschlüsse beschrieben, die aber nach seinen Abbildungen ganz verschieden sind. LIEBREICH hat besondere Färbungen dieser Granula, die er α' Granula benennt, bekannt gegeben, und das Verhalten durch sehr sorgfältige Untersuchungen charakterisiert.

Das Vorkommen von unreifen, bei Jenner und Giemsa blauen Granula neben reifen ist extrem selten (Trichinosis: SCHLEIP). Ich sah das nie, dagegen öfter etwas matter gefärbte einzelne Körner mit noch schwach angedeuteter Basophilie, so bei Helminthen-Eosinophilie.

Die Granula geben intensive Indophenolblaufärbung und Peroxydasenreaktion, färben sich stark nach ALTMANN, wobei nur wenige oxyphile Substanzen im Protoplasma neben den Granula hervortreten.

Bei stärkerer Eosinophilie von längerer Dauer kommt es oft zu ungenügender Granulabildung. So sind gewisse Teile des Protoplasmas ohne Granula und schimmern bläulich (vermehrte Basophilie des Protoplasmas). Ferner sind jetzt die Granula nicht alle gleich groß, sondern zum Teil kleiner oder es besteht Mischung von kleineren und gröberen Körnchen. All das sind zweifellose Insuffizienzerscheinungen in der Zellbildung der Eos.

Jodophile Substanz ist in Eos. nur ganz selten. HEIDENHAIN erwähnt Schwärzung mit Osmium, empfiehlt aber große Kritik gegen die Auffassung der Fettnatur. KREIBICH bekam Bräunung mit Adrenalin. J. WEISS erzielte Aldehydreaktion.

In neuerer Zeit sind die eos. Granula von Pferden von PETRY chemisch analysiert worden. Er wies 5—$11^0/_0$ Eisen nach, vermißte aber die Hämatingruppe, so daß er für endogene Entstehung im Sinne EHRLICHS eintritt und eine direkte Beziehung zu Hb. ablehnt. HANS MÜLLER nimmt neben dem von PETRY gefundenen Eiweißkörper noch Lipoide in den Granula an.

Eos. sind im normalen Blute zu etwa 2—$4^0/_0$, also zwischen 100—200 im m^3, vorhanden. Vermehrungen kommen oft vor und spielen eine beträchtliche klinische Rolle. Folgendes sind die wichtigsten Affektionen, bei denen eine erhebliche *Vermehrung der Eosinophilen* beobachtet wird:

1. *Myeloische Leukämie,* 4—6 und mehr Prozent Eos. In anderen Fällen trifft man normale Prozentzahlen, aber absolut doch außerordentlich gesteigerte

Werte, im Fall von ADLER z. B. 31600. Manche Leukämien haben enorme Zahlen Eos.

Selten kommen Myelosen ohne Eosinophilie vor: Atypische akute Leukämie, siehe diese. Bei lymphatischer Leukämie ist Eosinophilie extrem selten und dann durch besondere Prozesse bedingt.

2. *Scarlatina* ist die einzige akute Infektionskrankheit, bei der auf der Höhe des Prozesses eine oft enorme Eosinophilie vorkommt (500—1000—3000! Eos. — Eig. Beob.). Man hat deshalb gedacht, es könnte Scharlach vielleicht nicht durch Bakterien hervorgerufen sein.

Beim Erwachsenen sind aber starke Eosinophilien auch hier nicht häufig.

3. *Helminthiasis* in allen Formen. Oxyuris, Trichocephalus, Distomiasis der Lunge, Askaris, Tänien, Bothriocephalus, Ankylostomum, Filaria, Anguillula, Amoebiasis, Echinokokkus, Bilharzia, vor allem Trichinosis machen fast immer ansehnliche oder starke Zunahme der Eos. Siehe Abschnitt Helminthiasis. Auch bei Helminthiasis zeigt der Erwachsene viel geringere Eosinophilie.

4. *Asthma bronchiale,* Heufieber, eosinophiler Katarrh als rudimentäre Form, erzeugen hohe Eosinophilie zu Beginn der Anfälle. Nachher erscheinen im Sputum ganze Klümpchen azidophiler Zellen, desgleichen enthält der Harn bei Asthma reichlich ausgeschiedene Eos. Die Vermehrung im Blute beginnt vor dem Asthmaanfall.

5. *Hautkrankheiten,* wie Psoriasis, Pemphigus, Pruritus, Dermatitis herpetiformis, Quecksilberdermatitis, Urticaria, Prurigo, Ekzeme steigern die Werte der Eos. oft außerordentlich. Dabei geht (LEREDDE) die Vermehrung im Blute derjenigen in der Haut und den Blasen voraus.

6. *Neurosen* zeigen sehr oft Eosinophilie. Auch bei nervösen Durchfällen habe ich bis zu 10% Eos. im Blut gefunden und dadurch die von anderer Seite gestellte Diagnose einer chronischen Perityphlitis ausgeschlossen. Nach KLINKERT gibt es konstitutionelle und familiäre hohe und bleibende Eosinophilien. GÄNSSLEN beschreibt die Eosinophilie nach QUINCKEschem Ödem (bis 20% nach 6—8 Tagen) und bei Migräne.

7. *Postinfektiöse und posttoxische Eosinophilie* in der Rekonvaleszenz fast aller Infektionskrankheiten (s. besonders GELBERT) und Intoxikationen. Nach Typhus z. B. 1200—1500 Eos. in eigenen Beobachtungen.

8. Bei *Milzausschaltung,* aber nicht gesetzmäßig. Auch manche schwere ätiologisch ungeklärte Milzerkrankungen, z. B. nach Tropenleiden, zeigen Eosinophilie. Freilich ist dabei die Vermehrung wahrscheinlich durch das Grundleiden bedingt.

9. Selten, mitunter aber sehr hochgradig bei *malignen Tumoren.*

Z. B. STRISSOWER, Carc. uteri mit viel Metastasen 54% Eos. REINBACH bei „Lymphosarkom" 60000 Eos. KAPPIS bei Lungencarcinom 19430 Eos. DUNGER bei Carc. coli L. 35330, davon 21290 Eos. CSAKI, Darmtumor 30% Eos. bei 31000 L. CABOT bei Bronchus-Carc. Mehrfach waren bei so hohen Werten die Nerven (Vagus) komprimiert. LIEBMANN (mündliche Mitteilung) sah bei *Polyneuritiden* 50—55% Eos. — Ein Fall erwies sich bei der Sektion als Vagusneuritis.

In der Umgebung von Carcinomknoten ist oft eine enorme Ansammlung eos. Zellen vorhanden, ebenso bei Lymphogranulom.

10. Kinder haben physiologisch höhere Werte und reagieren mit stärkerer Eosinophilie, z. B. auf Seruminjektion (SCHLECHT), bei Scharlach usw. Es ist aber immer an das Vorhandensein von Parasiten zu denken.

11. Bei Polycythämie als Wucherung des myeloischen Gewebes nicht selten mäßige Vermehrung (s. dort).

12. Bei multipler Blastomykose (Sproßpilzaffektion). HARTER und LUCIEN[1] Leukocytose und Eosinophilie von 18—23%.

[1] LUCIEN: C. r. Soc. Biol. Paris **1907**, 528.

13. Bei gewissen Darmaffektionen und Proktitis (NEUBAUER und STÄUBLI, LANGSTEIN). Oft handelt es sich wohl um anaphylaktische Prozesse.

14. Akuter Muskelrheumatismus bietet nach SYNWOLDT 18—22% Eos., bei chronischem Muskelrheumatismus bestehe aber Lymphocytose.

Auch BITTORF erklärt diese Eosinophilie durch Stoffwechselschädigung des Muskels. Er fand 5—12% bei akuten, 5—9% bei subakuten und leichten Fällen. Der Befund sei für die Differentialdiagnose wichtig und spreche für Entzündung. Nach DRAGOWA verläuft auch die Polymyositis mit kurzdauernder Eosinophilie. LIEBMANN fand bei Rheumatismus oft hohe Werte, aber doch nicht konstant; mein Assistent Dr. SCHMID hat aber bei fast 100 Untersuchungen an Rheumatikern in Baden keine Eosinophilie gefunden.

15. *Anaphylaktische Eosinophilie* (SCHLECHT). Bei Eiweißanaphylaxie tritt hochgradige Eosinophilie auf, die theoretisch von großem Interesse ist. Dabei sah SCHLECHT beim anaphylaktischen Shock des Meerschweinchens die Eos. wallartig die Bronchien umgeben und zur Ausscheidung gelangen, so daß die histologischen Bilder ungemein an die Befunde bei Asthma bronchiale erinnern. Alle anaphylaktischen Erscheinungen, so auch die anaphylaktische Enteritis und das ARTHUSsche Phänomen, zeigen dasselbe Verhalten.

Wahrscheinlich gehört auch die rasch auftretende Eosinophilie bei positiver Tuberkulinreaktion (BRÖSAMLEN, LUITHLEN, GELBERT, SWAN, OTFRIED MÜLLER) in diese Kategorie, wenn nicht eine posttoxische Einwirkung vorliegt.

FALTA hielt die auf Pilocarpin und Physostigmin auftretende Eosinophilie als durch Reizung des *visceralen Nervensystems* bedingt. SCHWENKER und SCHLECHT konnten aber auf diese Erregungsmittel des autonomen visceralen Systems keine Vermehrung, sondern eher eine Abnahme der Eos. feststellen und schließen daraus, daß auch bei der Asthmaeosinophilie nicht die Erregung des Vagus entscheidend sein könne. Auch ASCHENHEIM fand keinen einheitlichen Einfluß auf Pilocarpin. HERRIK gibt an, daß Atropin eine Abnahme der Eos. erzeuge und die anaphylaktische Eosinophilie verhindere oder herabsetze.

Immerhin halte ich eine hormonale Eosinophilie durch Erregungen des visceralen Nervensystems für bisher nicht erwiesen, besonders weil auch der Eosinophilie erzeugende Einfluß der pharmakologischen Mittel zu sehr bestritten ist. Bei vagotonischen Zuständen habe ich fast immer jede Vermehrung vermißt.

Die exsudative Diathese zeigt oft Eosinophilie, die aber nach ASCHENHEIM und vielen anderen mit dem Ekzem parallel geht und mit dessen Heilung verschwindet, während die Diathese bleibt. Mithin muß eine direkte Beziehung zur exsudativen Diathese abgelehnt werden, im Gegensatz zur Annahme von LANGSTEIN und PUTZIG. So verlaufen (KROLL) die Mucosaaffektionen der exsudativen Diathese ohne Eosinophilie.

Die anaphylaktische Eosinophilie ist ein typisch chemotaktisches Phänomen. Alle Autoren, die sich damit beschäftigt haben, lehnen daher grundsätzlich die histiogene Bildung der Eos. ab. Wahrscheinlich beruht auch die Helmintheneosinophilie auf anaphylaktischen Vorgängen (HERRIK) und kann durch Askaridenextrakte erzeugt werden. WEINBERG hat gezeigt, daß das Blut alle Eos. unter der chemotaktischen Einwirkung verlieren kann, und den Nachweis geführt, daß lokale Eosinophilie in ihrer Stärke sehr von der Zahl der Bluteos. abhängig ist und schließlich eine lokale Eosinophilie auch vorkommt, bei Mangel aller Eos. im Blut, wegen Abgabe dieser Zellen an den Ort der anaphyl. Einwirkung. Damit sind viele Schlüsse früherer Experimentoren über das Verhältnis der Bluteos. zu den Gewebseos. hinfällig geworden.

16. In nicht ganz seltenen Fällen gelingt es nicht, die Ursache einer selbst Jahre bestehenden Eosinophilie nachzuweisen.

Im Gewebe des menschlichen Organismus sind Ansammlungen eos. Zellen etwas Häufiges, so physiologisch im Darm, dann besonders zahlreich bei den eos. Darm- und Rectumkatarrhen, chronischen Darmkatarrhen kleiner Kinder, in Polypen der Nase, in Exsudaten der Pleura, massenhaft in der Umgebung der Bronchien bei Asthma, ähnlich bei Trichinosis im Bindegewebe in der Nähe der Parasiten, in der Wand von Echinokokkusblasen, im Myokard bei Trichinosis, aber (LIEBMANN) auch bei Diphtheriemyokarditis. Bei Tieren sind Eos. im Netz und Peritoneum schon normal sehr zahlreich (STÄUBLI).

Verminderungen der Eos. werden beobachtet:

1. Bei fast allen fieberhaften, *akuten Infektionskrankheiten* auf der Höhe des Prozesses (Ausnahme Scarlatina), vor allem bei Typhus abdom. (bis zum dritten Stadium Eos. = 0), sodann Pneumonie (0 bis gegen die Krise); Masern, Sepsis (bei einzelnen chronischen Fällen aber keine Verminderung), akuten Eiterungen, selbst wenn vor der Infektion Eosinophilie bestanden hat. Chronische Tuberkulose vermindert selbst bei hohem Fieber meist die Eos. nicht (NAEGELI, GALAMBOS), eine diagnostisch wichtige Tatsache.

2. Bei allen *Intoxikationen,* Injektionen usw. im Beginn des Insultes, während später die posttoxische Vermehrung erfolgt.

3. Bei allen schwereren operativen Eingriffen für kürzere Zeit.

4. Bei Perniciosa, selbst bei Helminthiasis als Ursache, wenn wegen schwerer Knochenmarksinsuffizienz tödliche aplastische Bothriocephalusanämie (NAEGELI) vorliegt. Aus gleichem Grunde bei schweren und tödlichen Infektionen, die sonst zu Eosinophilie führen, wie experimentelle Trichinosis (STÄUBLI, OPIE, HOWART), schwerste Scarlatina (NAEGELI) keine Eosinophilie.

5. Bei gewissen innersekretorischen Affektionen und Störungen des visceralen Nervensystems sah ich völliges oder fast völliges Verschwinden der Eos. in zahlreichen Untersuchungen während einer Reihe von Jahren.

Wohl das klarste Beispiel einer Eosinophilie ist die Vermehrung auf Trichinelleninfektion (STÄUBLI). Dabei zeigt es sich, daß die Zunahme nicht auf Kosten der N. erfolgt und beim Meerschweinchen erst am 8. Tage nach Verfütterung trichinellenhaltigen Fleisches eintritt, somit mit der Auswanderung der Trichinellen in die Muskulatur im Zusammenhang steht. Die Dauer dieser Eosinophilie währt beim Menschen Jahre, trotz Einkapselung der Trichinellen, offenbar weil ein Reiz zurückbleibt. Es scheint auch der Untergang der Muskulatur toxische Eiweißkörper zu erzeugen und damit zu anaphylaktischen Erscheinungen zu führen.

Ebensogut aufgeklärt ist die Entstehung der Eosinophilie auf artfremdes Serum (SCHLECHT). Dabei kommt es nie zu Hämolyse oder Blutverminderung, und es erzeugt die erste Injektion die Sensibilisierung.

Die *Abstammung der Eosinophilen* aus dem Knochenmark ist allgemein anerkannt. Mitosen werden dort getroffen, und die Zahl acidophiler Zellen kann bei Bluteosinophilie im Marke ungeheuer zunehmen (OPIE, STERNBERG, LOSSEN, bei Scarlatina, SCHLECHT, MILLER, nicht aber nach HOMMA bei Helminthenextraktinjektion).

Auch ist es leicht, völlig überzeugende Zwischenformen von eos. Myelocyten zu polymorphkernigen Eos. zu demonstrieren. STÄUBLI fand zwar nicht immer höhere Prozentzahlen im Knochenmark; doch verhält es sich bei den N. und neutrophilen Leukocytosen manchmal ähnlich, ohne daß ein Zweifel an der Markgenese möglich wäre. Es ist dann gewöhnlich die Gesamtmenge des Markes vermehrt.

Vielfach wird eine *histiogene Genese* in der Haut und in Schleimhäuten außerdem noch als möglich angesehen. Dies kann ich nur unter seltenen, hochgradig pathologischen Bedingungen zugeben, wenn myeloisches Gewebe sich, ähnlich wie beim Embryo, an neuen Orten bildet, perivasculär. Aber auch jetzt entstehen Eos. aus ihren normalen Vorstufen, den Myelocyten, und in diesen myeloischen Bezirken sind stets auch andere Markzellen vorhanden.

Beim Bronchialasthma, für das eine histiogene Genese der Eos. vielfach behauptet worden ist, finden sich aber nur Eos. im Gewebe, und zwar ganz dominierend polymorphkernige. Einkernige Gebilde im Schnittpräparat werden wegen der Kleinheit und Dunkelfärbung der Kerne als Schnitteffekte durch die häufig hantelförmigen Kerne erklärt.

Im Sputum sind zwar mononukleäre Zellen häufig, es handelt sich aber um Degenerationsformen, nicht um Jugendstadien, wie schon der verklumpte kleine, kein deutliches Chromatingerüst aufweisende Kern beweist. SCHWARZ hat gezeigt, daß diese scheinbaren Myelocyten sich mit Hämatoxylin intensiv und homogen färben, was Myelocyten nie tun. Das gleiche bewies LIEBMANN mit der Magdala-Thioninblaumethode S. 26. Er konnte zeigen, daß die Sputumeos. in bezug auf ihre Kerne sehr wechseln, und daß Wasserzusatz schon sofort mehr einkernige Elemente entstehen läßt. Von wirklichen eos. Myelocyten im Sputum konnte ich mich bisher nie überzeugen.

Bei langjähriger hochgradiger Eosinophilie finde ich *auch im Blut scheinbare Myelocyten mit kleinem ovalen Kern, der aber durch ganz altkernigen Chromatinaufbau völlig von Myelocyten abweicht.* Diesen Befund, den ich am ausgeprägtesten bei einem eosinophilen Granulom erhoben habe, erscheint mir von großer Bedeutung in dieser Frage.

Heineke und Deutschmann fanden bei Beginn des Asthmas eine enorme Zahl von Eos. im Blut, nach kurzer Zeit aber Sinken auf niedrige Werte, so daß die Ausscheidung einer Flut von Eos. nach den quantitativen Verhältnissen nichts Auffälliges biete.

Völlige Klärung aber haben die Erfahrungen bei Anaphylaxie gebracht, daß es sich wegen der Übereinstimmung der klinischen und histologischen Erscheinungen nur um chemotaktische Vorgänge handeln kann.

Über angeblich *histiogene Eosinophilie* besteht eine umfangreiche Literatur. Viele Autoren treten für ihre Existenz ein[1], viele sprechen sich ebenso entschieden dagegen aus.

Schwarz erklärt bei mehrjährigem Studium dieser Frage sich ausschließlich für hämatogene Entstehung, desgleichen Schridde (1910), der die behaupteten Myelocyten als Täuschung bezeichnet, auf das Fehlen von Mitosen trotz größter Mengen von Eos. hinweist und das gleichzeitige Vorkommen sehr zahlreicher Bluteos. in den Capillaren in der Nähe dieser Herde mit Zählungen belegt. Maximow (1905) erklärt alle Eos. im Bindegewebe

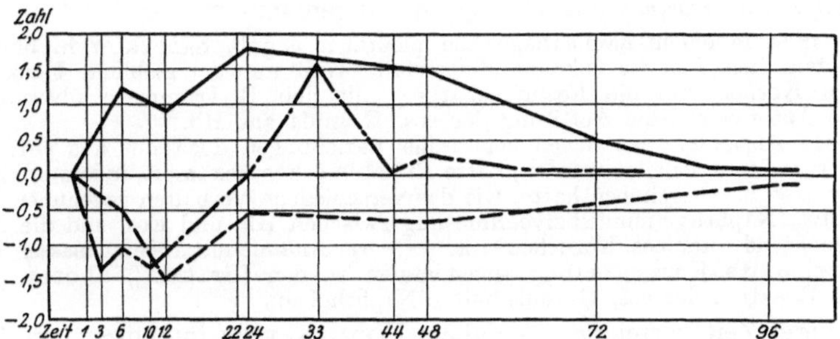

Abb. 49. Zeitliches und quantitatives Verhalten der Eos. im Blut, Gewebe und Knochenmark auf Helminthenextraktinjektion. Nach Homma.
——— Eos. im Gewebe, - - - - - Eos. im Blut, — — — Eos. im Knochenmark.

als ausgewanderte Blutzellen und betont, es gibt keine lokale Genese im Bindegewebe; aber 1928 sprach er sich anders aus.

Stäubli zeigt, daß im Sputum bei Trichinosis keine Eos. vorkommen und bei anderen Myositisformen auch keine Eos. gefunden werden; mithin sei ein chemotaktischer Vorgang im Spiel, wenn bei Asthma solche Massen im Sputum erscheinen.

Schlecht verlegt den Ursprung der nach Seruminjektionen sehr stark vermehrten Eos. auf das Knochenmark, weil dessen Gehalt an diesen Zellen außerordentlich steige. Falta und seine Mitarbeiter leiten die nach Anwendung autonomotroper Mittel erscheinende Eosinophilie „streng nur vom Knochenmark" ab.

Fast alle Autoren sprechen sich heute entschieden gegen lokale Entstehung aus; ich möchte nur Arnold, Aschoff, Rössle, M. B. Schmidt, Schridde, Maximow nennen und auf die Spezialstudien Miller, Schlecht, W. Fischer, Weinberg, Downey, Sternberg, Cattaneo verweisen. Ich halte daher die *histiogene Genese eos. Zellen,* abgesehen von myeloischer Metaplasie, *für vollständig widerlegt.* Ich selbst konnte nie etwas für die Richtigkeit dieser Theorie entdecken und sah sie immer als irrige an.

Von besonderer Wichtigkeit sind die Untersuchungen von Homma über das zeitliche Auftreten der Gewebseosinophilie. Zuerst erfolgt Bluteosinophilie in den Capillaren, dann diejenige der Gewebe, und schließlich erreicht das Knochenmark die normalen durch die Abgabe zuerst reduzierten Werte wieder.

[1] Dominici und viele französische Autoren, ferner Neusser, Gollasch, Brown, Pröscher, Hoffmann, Fuchs, Weidenreich, Pappenheim (aus Mikromyeloblasten), Heidenhain, Simon, Pascheff, Mosny, Goldzieher, Albu und Werzberg.

Nie sah er Eos. im Gewebe zuerst, stets immer im Anfang in den Capillaren. Nie fand sich Übergang von *L*. in Eos.

Wegen des Fehlens der Mitosen und der echten Myelocyten nehmen die Anhänger einer histiogenen Bildung eine Entstehung aus *L*. an, wobei sich die *L*. ohne jedes weitere Zwischenstadium (etwa von Myelocyten) in Eos. umwandeln sollten: DOMINICI, WEIDENREICH und fast alle Autoren, die für histiogene Genese eintreten.

Diese hypothetische Umwandlung von *L*. zu Eos. wird indessen fast nur mit den behaupteten Übergangsbildern belegt. *Dabei ist es auffallend, daß noch kein Autor auch nur einmal behauptet hätte, solche Zwischenstufen im Blut gefunden zu haben.* Gelegentlich müßten sie da doch anzutreffen sein, wenn dieser Bildungsmodus überhaupt vorkäme. Freilich werden sie für die Gewebsschnitte oft zitiert; aber dort ist ja ebensosehr mit der anderen Möglichkeit zu rechnen, daß Makrophagen Granula zerfallener Eos. aufgenommen haben (ASCOLI, STÄUBLI u. a.). STERNBERG hat diesen Modus klar bewiesen.

Als leicht verständlich und wahrscheinlich könnte man es wohl nie erklären, daß neben der jederzeit klaren Genese aus Myelocyten durch leicht zu verfolgende Umwandlungen des Kernes und Umbildung der erst basophilen in oxyphil reagierende Granula und des anfänglich stark basophilen in ein fast oxyphiles Protoplasma noch ein zweiter durchaus verschiedener Modus der Entstehung eos. Zellen existieren sollte.

Einzelne Autoren hatten schon früher (KLEIN, SALTYKOW) eine Genese der *eosinophilen Granula aus Hämoglobin* angenommen.

KLEIN fand in einem hämorrhagischen pleuralen Erguß, SALTYKOW in bluthaltigen Lymphknoten viele Eos. bei lokalem Blutzerfall. Weil nun der gelbliche Farbenton der acidophilen Körner und die Eosinfärbbarkeit mit den R.-Trümmern übereinstimmte, kamen die Autoren auf die Ableitung der eos. Granula aus Hb.

Derartige Ansichten, bei denen genetische Beziehungen doch nur aus rein äußerlichen Merkmalen abgeleitet wurden, hatte EHRLICH schon bekämpft, indem er eine Reihe von Differenzen hervorgehoben hatte, wie das verschiedene Verhalten gegenüber Glycerin, starker Hitze, Naphthylamingelbglycerinlösung zwischen Hb. und Eos. und die Anwesenheit tief leuchtend roter eos. Körnchen trotz schwerer Anämie mit äußerst blassen R. (dabei müßte ja eine Hb.-Konzentrierung angenommen werden [STÄUBLI]). LOELE gibt eine spezifische Reaktion der eos. Granula mit α-Naphthol an.

In neuerer Zeit verteidigte vor allem WEIDENREICH in zahlreichen Arbeiten die *Hb.-Genese der eos. Granula.* Die Behauptungen WEIDENREICHS sind aber heute, trotz einiger Zustimmungen, *vollständig widerlegt.* Gegen eine solche Entstehung eosinophiler Granula aus Hb. in irgendeiner Form spricht meiner Überzeugung nach das spezifische Verhalten der Eos. nach ihrer gesamten Morphologie und Biologie.

Ich kann mir nicht vorstellen, daß ein *L*. durch Aufnahme von totem Material zu einer ganz anderen Zelle wird mit total verschiedenem Kern, mit ganz anderem Protoplasma, mit Granula, die, wie myeloische Zellen ,im scharfen Gegensatz zu lymphatischen, Indophenolblausynthese geben. Ich kann mir auch nicht vorstellen, daß Zellen mit aufgenommenen Erythrocytentrümmern, im Gegensatz zu ihren Ursprungszellen, ganz scharf ausgeprägte spezifische chemotaktische Eigenschaften gewinnen, auf septische Infektion gänzlich aus dem Blute verschwinden, auf chemische, anaphylaktische Körper in größten Zahlen auftreten, mit der Erholung von Infekten und toxischen Stoffen zunehmen und mit der schwereren Intoxikation selbst dann verschwinden, wenn eine mäßige Dosis des gleichen Virus hochgradige Zunahme erzeugt (Trichinosis, Ankylostomum, Scarlatina).

Diese Annahme der Entstehung einer ganz neuen Zellart lediglich durch Hb.-Aufnahme muß um so eigenartiger berühren, wenn wir bedenken (STÄUBLI), daß eine so hoch komplizierte und labile Verbindung die Ursache sein soll, und daß nun dieses labile Material für die ganze Zeitdauer des Zellebens erhalten bleiben sollte.

Erst recht aber wird diese hypothetische Genese unwahrscheinlich, wenn wir wissen, daß im Knochenmark diese gleiche Zellart in ganz anderer Weise aus einer unreifen basophilen Vorstufe sich entwickelt. Hier erfolgt also die Bildung durchaus nicht aus acidophilen Körnern, wie die Anhänger der Hb.-Genese es für Stätten des Blutzerfalls anführen

MAXIMOW und DANTSCHAKOFF bekämpfen diese Auffassung durch embryologische Studien, in denen sie keine Anhaltspunkte für diese Genese finden und auf die Trennung der leuko- und erythropoetischen Gewebe bei manchen Tieren hinweisen. PAPPENHEIM betont außer dem eigenartigen chemischen Verhalten des Kernes das Vorkommen von Eos. bei Tieren ohne Hb. (Crustaceen!), ferner die mitotische Vererbung des angeblich exogenen Materiales der Granula. ARNOLD erklärt sich des entschiedensten gegen WEIDENREICH und deutet die Granula für endogene Bildungen aus Plasmosomen, ähnlich MEVES.

W. H. Schultze verwertet die Oxydasenreaktion gegen die Hb.-Abstammung. Jedes einzelne Korn, auch außerhalb der Zelle, gibt die Reaktion, nie aber reagieren Trümmer von R. positiv. Erich Meyer und Kämmerer zeigten die Aufnahme von R.-Trümmern im Reagensglasversuch bei Hämoglobinurie, ohne daß je eos. Granula entstanden wären. Ascoli erklärte in Blutlymphdrüsen den behaupteten Übergang von Ⅎ. zu Eos. für Phagocytose von R.-Trümmern durch Makrophagen, ebenso auch Sternberg.

Petry bewies die Abwesenheit des Hämatins in den Granula, so daß der Eisenreichtum noch nicht die Hb.-Entstehung beweist. Miller zeigte, daß zerfallendes Hb. andere Farbreaktionen gibt und daß die eos. Granula gegenüber seiner elektiven Hb.-Färbung versagen. Besonders haben dann aber die Aufklärungen vieler Eosinophilien als anaphylaktischer Erscheinungen jeden Gedanken an den Hb.-Ursprung der eos. Körner zurückgedrängt. So hat sich auch die Eosinophilie auf Blutinjektion ins Peritoneum als anaphylaktische Teilerscheinung geklärt und hat Sternberg damit die Aussichten von Stchastnyi und Weidenreich zurückgewiesen unter vollständiger Zustimmung der Pathologentagung 1913. Sternberg zeigte, daß im Peritoneum nur polymorphkernige Eos. zugewandert sind, daß Myelocyten nur im Knochenmark, dort dann in größter Reichlichkeit vorkommen, und daß eine Umwandlung von Ⅎ. der Peritonealflüssigkeit in Eos. nicht vorkommt.

Am stärksten sind wohl die Gegenargumente, die Stäubli in dieser Frage vorgebracht hat. Er, ebenso Drzewina[1] weisen darauf hin, daß die Granula fast bei jeder Tierart in bezug auf Größe und Form verschieden sind (rund beim Menschen, Kaninchen und Meerschweinchen, stäbchenförmig bei der Katze, scheibenförmig beim Pferd), daß folglich bei der behaupteten Entstehung die R. bei jeder Spezies anders zerfallen müßten, dabei aber doch z. B. auf Injektion von Pferdeblut bei einem Tiere die Eos.-Granula niemals in der Pferdeblutform erscheinen. Durch dieses Argument ist die Eos.-Bildung aus R.-Trümmern widerlegt. Es bliebe nur noch der andere Modus, daß das aufgenommene Hb. erst von der Zelle metabolisch umgewandelt würde, und erst durch eigentliche Zellfunktion die Bildung der Granula vor sich ginge. Damit sind dann allerdings alle äußeren Farbähnlichkeiten (ungefärbt und bei Eosin- und anderen Färbungen), die ja die Vermutung der Hb.-Natur geweckt hatten, dahingefallen, d. h. alle die früheren Argumente waren haltlos gewesen.

Die Beweismomente Weidenreichs sind durch zahlreiche Hilfshypothesen gestützt. Ich verweise für die Darlegung und Widerlegung auf die 2. Aufl., da eine weitere Ausführung heute zwecklos erscheint, weil die ganze Theorie jeden Boden verloren hat.

Eine Anreicherung der Eos. gelingt mit der Methode Liebreich, jedoch nur, wenn die Zellen im Blute existieren. Es handelt sich entgegen Liebreich nicht um Erzeugung von Eos.; denn diese fehlen auch mit der Methode Liebreich, wenn das Blut z. B. bei Typhus oder Miliartuberkulose diese Zellen nicht enthält (Liebmann). Einfacher bekommt man diese Anreicherung der Eos. schon in den ersten Gerinnungshäutchen bei langsam gerinnendem Blut, z. B. bei Hämophilie (eigene Beobachtung).

Die *physiologische und pathologische Funktion* der Eos. ist uns heute wenigstens teilweise verständlich. Die Zellen haben fraglos eine wichtige Aufgabe bei der Unschädlichmachung parenteralen artfremden Eiweißes zu erfüllen.

Bei Zerfall von Muskelsubstanz (Trichinosis, Myokarditis), von R. (Blutinjektion), von Epithelien der Haut (Ekzem, Hautkrankheiten, Scharlach) erfüllen offenkundig die chemotaktisch angelockten Eos. spezifische wichtige Funktionen. Man kann daher eine ähnliche Funktion bei den normal so zahlreich im Darmkanal gefundenen Eos. voraussetzen. Dafür spricht das völlige Verschwinden in den Darmschichten bei Hunger (Opie, Schwarz).

Bei Injektion von artfremdem Eiweiß (Vaccinetherapie, Tuberkulin) zeigt uns eine auftretende Bluteosinophilie, daß eine Sensibilisierung eingetreten ist.

Jede Eosinophilie setzt aber auch die Funktionsfähigkeit des Knochenmarks voraus. Dafür liefert die klinische und experimentelle Erfahrung zahlreiche Beispiele. *Die Vermehrung der Eos. ist daher stets eine Reaktion.* Eine konstitutionelle Eosinophilie ist unmöglich und nur scheinbar.

Phagocytose der Eos. ist extrem selten. Nattan-Larier will im Reagensglas Aufnahme von Bakterien gesehen haben.

[1] Drzewina: Arch. of Anat. microsc. **13** (1912).

Wahrscheinlich entstehen die CHARCOT-NEUMANNschen Krystalle aus den Eos.; denn das Zusammenvorkommen ist ein regelmäßiges.

Literatur. Spezielle Studien über Eos. Z.

(Siehe ferner Histioide Leukocyten S. 232, Asthma bronchiale, Helminthiasis.)

ACHARD et RAMOND: Fol. haemat. (Lpz.) **11**, 194. Pleuraexsudat; Soc. méd. Paris **1909**, 483. Pleuritis. — AHL u. SCHITTENHELM: Z. exper. Med. **1**, 111 (1913). Anaph. — ALBU u. WERZBERG: Z. klin. Med. **77**. Darm. — AMBRUS: Jb. Kinderheilk. **108**, 233 (1925). Scarl. — ARNETH: Dtsch. Arch. klin. Med. **208**, 323 (1912). Pneum. — ARNOLD: Virchows Arch. **190** (1907); Zbl. path. Anat. **21** (1910); **24**, 673. Granula. — ASCHENHEIM: Naturforsch.-Verslg **1912**; Z. Kinderheilk. **10**, 503 (1914). — ASCHENHEIM u. TOMONO: Mschr. Kinderheilk. **10** u. **11**. — ASCOLI: Fol. haemat. (Lpz.) **1**, 686. — ASKANAZY: Münch. med. Wschr. **1904**, Nr 44 u. 45. — AUBERTIN: Presse méd. **1921**, 314. Bei Pulmonalsklerose 65—70% auf 7—26000 L.; Presse méd. **1925**, 1409. — AUBERTIN et AMBARD: C. r. Soc. Biol. Paris, 16. Febr. **1907**. Sekretininjektion.

BAAGEE: Amer. J. Dis. Childr. **35**, 171 (1928). Asthma. — BADERTSCHER: Amer. J. Anat. **15**, 69 (1913). Aus Hb. b. Salamander. — BARBANO: Virchows Arch. **217**. Lokale Eos. — BARJON et CADE: Arch. gén. Méd. **1903**. Pleuraexsudat. — BARKER: Hopkins Hosp. B. **1894**. — BASTAI: Haematologica (Palermo) **4**, 23 (1923). Konstit. fam. Eos. — BAUR usw.: Arch. Méd. expér. **1913**. Pleura. — BENFEY: Mschr. Kinderheilk. **11**, 421 (1912). Exsudative Diathese. — BERGER: Kolloid-Z. **23**, 96. Chorea minor; oft Eos. — BENJAMIN: Münch. med. Wschr. **1909**, Nr 11. — BERTELLI, FALTA u. SCHWEEGER: Z. klin. Med. **71**. — BÉTANCÈS: C. r. Soc. Biol. Paris **94**, 422 (1916). Bes. eos. Gran. — BETTMANN: Slg klin. Vortr. **1900**, Nr 266. — BIRNSTIEL: Fol. haemat. (Lpz.) **28** (1922). Sputum. — BITTORF: Dtsch. med. Wschr. **1919**, Nr 13. — BLOCH: Dtsch. med. Wschr. **1903**. Bei Parasiten. — BLOCH et AUBERTIN: C. r. Soc. Biol. Paris, 24. Febr. **1906**. — BOEKELMANN: Kolloid-Z. **39**, 577. Tropenaff. — BOIDIN et FIESSINGER: Soc. méd. Paris, 6. Febr. **1908**. — BORCHARDT: Klin. Wschr. **1929**, 591. — BRANDSTETTER: Inaug.-Diss. Heidelberg 1913. Exsudative Diathese. — BRÖSAMLEN: S. Tuberkulose. — BROWN: J. of exper. Med. **1898**. — BURNET: Inaug.-Diss. Paris 1904. Pleuraexsudat.

CABOT: Med. Klin. **1929**, 895. — CANNON: Dtsch. med. Wschr. **1892**, Nr 10. — CATTANEO: Haematologica (Palermo) **1**, 409 (1920). — CHAUFFARD et BOIDIN: Bull. Soc. méd. Hôp. Paris, 13. Dez. **1907**. — COURMONT: Fol. haemat. (Lpz.) **1**, 389. — COSHINAS: Arch. gén. Méd. **1908**. — CSAKI: Wien. klin. Wschr. **1921**, 97.

DANTSCHAKOFF: Arch. mikrosk. Anat. **73** (1908). — DEBENEDETTI: Haematologica (Palermo) **4**, 394 (1923). — DOAN: J. exper. Physiol. **43**, 839 (1926). Gg. R.-Genese. — DOMINICI: Fol. haemat. (Lpz.) **8**, 97. — DOWNEY: Proc. amer. Soc. Anat. **1913** u. Fol. haemat. (Lpz.) Arch. **19**, 148. Granula, endogene Entstehung. — DRAGOWA: Berl. klin. Wschr. **1919**, Nr 14. — DUNGER: Münch. med. Wschr. **1910**, 37.

EDELMANN u. KARPEL: Dtsch. med. Wschr. **1912**, 1271. Harnwege. — EHRLICH: Naturforsch.-Verslg 1904; Farbenanalytische Untersuchungen, S. 13, 20, 32, 35. — EMBDEN, VAN: Münch. med. Wschr. **1902**. — EMRYS-ROBERTS: Brit. med. J. **1914**, 1176. Heufieber. — EPPINGER: Vagotonie. Slg klin. Abh. **1910**.

FISCHER, W.: Dtsch. Arch. klin. Med. **118** (1915). Heuasthma; Beitr. path. Anat. **55** (1913). Gegen lokale Entstehung. — FÖLGER: Z. Infkrkh. Haustiere **4** (1908). — FRICKER: Arch. Verdgskrkh. **18** (1912). Proktitis. — FUCHS: Dtsch. Arch. klin. Med. **63** (1899); Münch. med. Wschr. **1922**, 1336. Trich.

GALAMBOS: Fol. haemat. (Lpz.) Arch. **13**, 269 (1912). — GÄNSSLEN: Med. Klin. **1921**, 1202 u. 1232. — GELBART: Korresp.bl. Schweiz. Ärzte **1912**, 1097. Infektionskrankheiten. — GOLDMANN: Beitr. path. Anat. **3** (1892). — GOLDZIEHER: Frankf. Z. Path. **10**, 174 (1912). Eos. aus Hb. — GOLLASCH: Fortschr. Med. **7** (1889). — GROSSO: Fol. haemat. (Lpz.) Arch. **9**, 712; **14**, 18 (1912). — GRUND: Dtsch. Z. Nervenheilk. **46**, 236 (1913). — GÜTIG: Arch. mikrosk. Anat. **70**.

HAHN: Z. Kinderheilk. **34**, 165 (1922). Kinder. — HAJOS: Z. exper. Med. **45**, 497 (1925). Asthma; **48**, 590 (1926); **59**, 383 u. 389 (1928). Autonome Regulat.; Kolloid-Z. **44**, 70. — HATIEGAN: Fol. haemat. (Lpz.) **14**, 57. Klinische Bedeutung. — HEISSEN: Dtsch. med. Wschr. **1924**, 948. Trichinose. — HERRIK: J. amer. med. Assoc. **1911**, 1836. Asthma; Arch. int. Med. **11**, 165 (1913). Askaridenextrakt; **13**, 794 (1914). Atropin. — HILDEBRANDT: Münch. med. Wschr. **1904**, Nr 3. Sputum, Eos.-Färbung. — HIRSCHFELD: Fol. haemat. (Lpz.) **9**, 404; **12**, 339. Hochgradige Eosinophilie. — HIRSCHFELD u. HITTMAIR: Klin. Wschr. **1923**, 2173. — HOFFMANN: Berl. klin. Wschr. **1902**. Hg-Dermatitis. — HOMMA: Virchows Arch. **233**. — HORNUNG: Z. klin. Med. **104**, 207 (1926). Zählung dicker Tropfen. HOWARD: J. med. Res. **17** (1907). — HUG: Inaug.-Diss. Zürich 1904. Rundzellensarkom.

JOLLY: Arch. Méd. expér. **10** (1898). Kernform. — JONG, DE: Ann. Méd. **13**, 276 (1923).

Kämmerer u. Erich Meyer: Fol. haemat. (Lpz.) **7**, 91. — Kappis: Münch. med. Wschr. **1907**. — Kaufmann: Dtsch. med. Wschr. **1922**, 524. M. Rheuma. — Kautsky: Z. klin. Med. **52** (1904). — Kipp: Fol. haemat. (Lpz.) Arch. **18**, 58 (1914). Gegen N.-Umwandlung. — Klein: Zbl. inn. Med. **1899**. — Klieneberger: Dtsch. Arch. **142**, 110 (1923). Klinik. — Klinkert: Berl. klin. Wschr. **1911**, Nr 21. Familiäre Eos.; **1918**, Nr 3; Z. klin. Med. **89** (1920). — Kollmann: C. r. Soc. Biol. Paris **1912**, 605. Eos. bei Vögeln. — Komarowsky: Arch. Verdgskrkh. **16**. — Kroll-Lifschütz: Mschr. Kinderheilk. **12**, 603 (1914); Inaug.-Diss. Basel 1913. Exsudative Diathese.

Lams: Rev. Méd. **1907**. — Langstein: Münch. med. Wschr. **1911**, 623. Eos. Darmkatarrh. — Lanine: Inaug.-Diss. Lausanne 1912. Süßwasserfische. — Latta: Fol. haemat. (Lpz.) **31**, 1 (1924). Eos. seien degen. Z.!! — Lenoble: Arch. Méd. expér. **1908**. — Leopold: N. Y. med. J. **1914**, 225. Bei Chorea. — Leredde: Soc. méd. Brüssel **1903**. Hautaffekt. — Lewis: J. Anat. et Physiol. **38** (1904). — Liebmann: Dtsch. Arch. klin. Med. **117**, 438 (1915). — Liebreich: Beitr. path. Anat. **62** (1916). α'-Granula; Schweiz. med. Wschr. **1921**, 275; Klin. Wschr. **1923**, 194. — Loele: Zbl. path. Anat. **22**. — Loewenthal: Rev. méd. Suisse rom. **1927**, 457. B. Tieren. — Löwenthal: Rev. méd. Suisse rom. **1915**. Ischiadicusentfernung. — Ludwig: Klin. Wschr. **1922**, 1606. Ca. — Luithlen: Beitr. Klin. Tbk. **47**, 20 (1921).

Maase u. Zondek: Münch. med. Wschr. **1917**, 968. Schwere Trichinose. — Maximow: Anat. Anz., Erg.-Bd. **1905**. — Mayr: Münch. med. Wschr. **1926**, 1777. Splenect. — Mayr u. Moncorps: Virchows Arch. **256**, 19 (1925); **264**, 774 (1927). Splenect. Anaph. — Meyer, A.: Beitr. Klin. Tbk. **29**, 51 (1913). Pleuraergüsse. — Meyer, K.: Inaug.-Diss. Rostock 1904 u. separat im Buchhandel (Monographie). — Meier, P.: Inaug.-Diss. Zürich 1905. — Melnikow: Wratsch (russ.) **1910**. — Michels: Bull. Soc. Biol. Paris **87**, 795 (1922). Genese. Miller: Zbl. path. Anat. **1914**, 241. — Morel et Chabanier: C. r. Soc. Biol. Paris **1913**, 949. Prostataaffekt. — Mosny et Harvier: Arch. Méd. expér. **1907**. — Mosny usw.: Arch. Méd. expér. **24**, 489 (1912). Pleuraerguß; J. Physiol. et Path. gén. **1913**, 120. — Müller, H.: Wien. klin. Wschr. **1913**, 1025. Chemie der Granula. — Müller, H. F.: Arch. f. exper. Path. **29**. — Müller, H. F. u. Rieder: Dtsch. Arch. klin. Med. **48**. — Müller, Otfried u. Brösamlen: Beitr. klin. Chir. **50**, 289 (1922). Tuberkulin.

Naegeli: Münch. med. Wschr. **1916**, 575. Tuberkulin. — Nathan: Klin. Wschr. **1927**, 676. Haut; Z. Zellforschg **1**, 642 (1924); **3**, 46 (1925). — Nattan-Larrier et Parvu: Semaine méd. **1909**, 180; C. r. Soc. Biol. Paris **66**, 574. Bakteriophagie. — Neubauer u. Stäubli: Münch. med. Wschr. **1906**, 2380. — Neumann: Fol. haemat. (Lpz.) **32**, 166 (1926). Chemie; Wien. Arch. inn. Med. **6**, 406 (1923); **7**, 587 (1924); Wien. klin. Wschr. **1922**, 948; Kolloid-Z. **39**, 221. Biol.; Verh. Ges. inn. Med. **1924**, 150; Biochem. Z. **148**, 524 (1924). Chemie; Biochem. Z. **150**, 256 (1924). Fc.; Klin. Wschr. **1924**, 1128; **1925**, Nr 32; Z. physik. Chem. **173**, 69 (1928). Charcot Kryst. — Neusser: Wien. klin. Wschr. **1893**. — Niedick: Inaug.-Diss. Rostock 1914. Klinischer Befund.

Oehler: Mitt. Grenzgeb. Med. u. Chir. **25**. — Opie: Amer. J. med. Sci. **1904**, 217, 477, 988.

Page usw.: Kolloid-Z. **52**, 536. Amöben-Dys. 62%. — Pappenheim: Fol. haemat. (Lpz.) **1**, 407; **2**, 166, 270; **3**, 564; **5**, 8; **8**, 1, 107, 388, 522; **9**, 1, 405. — Pascheff: Fol. haemat. (Lpz.) Arch. **11**, 430. Augenaffekt.; **13**, 83. Conjunctiva. — Pavel: Sang **1928**, 4. Aus R. — Petrone: Sperimentale **1907**. — Petry: Biochem. Z. **38**, 92; Münch. med. Wschr. **1912**, 1892. Chemie der Granula; Wien. klin. Wschr. **1908**, 1360. — Pröscher: Fol. haemat. (Lpz.) **1**, 638; **2**, 543. Experimentelle Eos. — Pültz: Arch. f. Dermat. **111**, 1 (1911). Hautaffekt. — Pusey: J. amer. med. Assoc. **56**, 952. Frühjahrskatarrh. — Putzig: Z. Kinderheilk. **9**, 429 (1913); **10**, 507 (1914). Exsudative Diathese.

Recht: Wien. klin. Wschr. **1923**, 415. Digitalis. — Reckzeh: Dtsch. Arch. klin. Med. **77**. — Reicher u. Stein: Fol. haemat. (Lpz.) **9**, 397. — Rheindorf: Frankf. Z. Path. **14**, 212 (1913). Eos. im Appendix. — Ringoen: Fol. haemat. (Lpz.) **27**, 10 (1921). — Romien: Kolloid-Z. **40**, 146. Chemie. — Rosello: C. r. Soc. Biol. Paris, 17. Juli **1909**. — Rosenstern: Jb. Kinderheilk. **69**. Ekzem. — Rössle: Verh. dtsch. path. Ges. **1914**. — Roth: Dtsch. Arch. klin. Med. **112**. Arnethsches Blutbild.

Sabin: Amer. J. Anat. **4**. — Sabrazès: Münch. med. Wschr. **1903**, Nr 13. — Sabrazès et Lafon: Fol. haemat. (Lpz.) **6**, 3. — Saltykow: Prag. Z. Heilk. **21**. — Samonow: Fol. haemat. (Lpz.) 8, 227. — Schellong: Münch. med. Wschr. **1922**, 553. Tumoren. — Schilling: In Mense, Tropenkrankheiten, gegen Weidenreich. — Schittenhelm usw.: Z. exper. Path. u. Ther. **10**, 412 (1912). Anaph. — Schlecht: Arch. f. exper. Path. **67**, 137 (1912); Kongr. inn. Med. **1912**, 416. Anaph.; Dtsch. Arch. klin. Med. **98**; Münch. med. Wschr. **1913**, Nr 15. As-Schädigung. — Schlecht u. Schwenker: Dtsch. Arch. klin. Med. **108**, 405 (1912). Anaph. — Schleip: Atlas 1905. — Schmidt: Z. klin. Med. **20**; Münch. med. Wschr. **1923**, 495. Exp. Oxyurenaff. bis 28%. — Schmidt-Weyland: Med. Klin. **1925**, 1767. Eigenart. Aff. L. 90000. Eos. 67%. — Schridde: Entzündungslehre. Jena 1910. Münch. med. Wschr. **1911**, 2593; Naturforsch.-Verslg **1911**. Thymus-Eos. — Schrumpf

u. ZABEL: Arch. f. exper. Path. 63. — SCHUH: Arch. f. Dermat. 109, 101 (1911). Gonorrhöe. — SCHULTZE: Beitr. path. Anat. 95. — SCHUR u. LÖWY: Z. klin. Med. 40 (1900). — SCHWARZ: Monographie. Wiesbaden 1914 u. Erg. Path. 1914. Jkurse ärztl. Fortbildg Jan. 1914; Wien. med. Wschr. 1908, Nr 21; 1911, Nr 8. — SCHWENKER u. SCHLECHT: Z. klin. Med. 1912, 77. Veg. Nerven S.; Arch. f. exper. Path. 68, 163 (1912). Anaph. — SEELIG: Klin. Wschr. 1924, 583. Chron. Pb. — SIMON: J. Physiol. et Path. gén. 1907; C. r. Soc. Biol. Paris, 16. Dez. 1905; Internat. Clin. 1906. Sekretininjektion. — SIMONE, DE: Kolloid-Z. 41, 48. Hämolyt. Ikt. $38^0/_0$ Eos. — SKORCZEWSKI u. WASSERBERG: Z. exper. Path. u. Ther. 1912. Pharmakologie. — SPONJITCH: J. Physiol. et Path. gén. 26, 655 (1928). Eos. auf Proteine. — STÄUBLI: Münch. med. Wschr. 1905, Nr 43. Experimentelle Trichinosis; Trichinosis. München: J. F. Bergmann 1909; Slg klin. Vortr. 543. Monographie; Ob.-Engad. med. Festschr. 1910; Erg. inn. Med. 6 (1910). — STEIGER: Dtsch. med. Wschr. 1912, 1869. Pilocarpin. — STEIGER u. STREBEL: Zbl. inn. Med. 1913, Nr 42. Frühjahrskatarrh. — STERLING: Bull. Soc. Biol. Paris 91, 963 (1924). Trichinose. — STERNBERG: Naturforsch.-Verslg 1913; Beitr. path. Anat. 57, 573 (1914). — STREBEL: Schweiz. med. Wschr. 1922, 981. Frühjahrskatarrh. — STRÖBEL: Münch. med. Wschr. 1912, 1538. Anaph. STORM VAN LEEUWEN usw.: Z. exper. Med. 63, 393 (1928). Sensibilisierung. — STSCHASTNYI: Beitr. path. Anat. 38 (1906). — SULTAN: Dtsch. Z. Chir. 82 (1906). Lit.! — SWAN: Kongreßzbl. inn. Med. 8, 222. Tuberkulin. — SYNWOLDT: Münch. med. Wschr. 1920, 98. Muskelrheumatismus.

TARATYNOW: Frankf. Z. Path. 15, 284 (1914). Eos. Granulom? — TIMPHUS: Inaug.-Diss. Leipzig 1914. In Geweben. — TREUPEL: Inaug.-Diss. Jena 1913. Dermat. herpetif. — Tryb: Fol. haemat. (Lpz.) Arch. 12, 295 (1913). — TURETTINI: Rev. méd. Suisse rom. 1909, No 8. Pleuraexsudat.

UYEYAMA: Frankf. Z. Path. 18 (1916). Gegen lokale Genese.

VALLILO: Fol. haemat. (Lpz.) 8, 111. Gegen histiogene Genese.

WARTHIN: Boston med. J. 1901. Michigan 1903. Monogr. — WEIDENREICH: Anat. Anz. 1901, 1902; Arch. mikrosk. Anat. 72; Fol. haemat. (Lpz.) 2, 163; Verh. anat. Ges. 22, 81—91 (1908, 1909). Diskuss. — WEILL: Virchows Arch. 227, 193 (1920). Bildung in Tumoren; Arch. mikrosk. Anat. 93 (1919). Darm. — WEINBERG: C. r. Soc. Biol. Paris 1913, 1059. Askaridenextrakt. — WEINBERG et SÉGUIN: Ann. Inst. Pasteur 28, 470 (1904). — WENDENBURG: Beitr. Klin. Tbk. 23, 103 (1913). Sputum. — WIDAL et FAURE: J. Physiol. et Path. gén. 1907. — WIDMER: Dtsch. Arch. klin. Med. 125, 51 (1918). — WIENER: Berl. klin. Wschr. 1912, Nr 6. Proktitis. — WOLFF, A.: Beitr. path. Anat. 28 (1900). Monogr.! — WULFFIUS: Frankf. Z. Path. 16. Myokarditis. — WÜSTENBERG: Inaug.-Diss. Jena 1913. Prurigo Hebrae.

YAMAMOTO: Virchows Arch. 258, 62 (1925). Exp. Intox.

ZAPPERT: Z. klin. Med. 23 (1893). — ZIETSCHMANN: Internat. Mschr. Anat. u. Physiol. 22 (1905). Lit.! — ZIBORDI: Haematologica (Palermo) 1, 450 (1920). Eigenartige Eos. bei Hunden. — ZIRKOVIC: Inaug.-Diss. Zürich 1911. Gesunde Kinder.

Die basophilen Leukocyten.

Die Mastzellen des Blutes (Ma.)[1].

Leukämische Mastzellen: Abb. 83, oben.

Die Mastzellen des Blutes sind, von pathologischen Formen abgesehen, kleine Zellen (etwa 8—10 μ); doch kommen auch größere vor.

Ihr *Kern* weist eine spezifische, von der Polymorphie der N. und Eos. ganz abweichende, schwer zu beschreibende Lappung auf. Oft sind neben den Hauptlappungen noch kleinere Vorwölbungen vorhanden.

Neben stärkster Polymorphie des Kernes präger sich gewisse charakteristische Gestaltungstendenzen aus, so daß man die Kernform nicht als ein degeneratives Gebilde, sondern als den Ausdruck einer eigenartigen Reifetendenz bezeichnen muß. Nur selten sieht man die Polymorphie so weit entwickelt, daß die Segmente ähnlich wie bei den N. nur noch durch dünne Kernfäden zusammenhängen.

Der *Kernaufbau* zeigt eine ganz regelmäßige zierliche Felderung von Basi- und Oxychromatin, wie ich mich immer überzeuge. Damit ist jede Ähnlichkeit

[1] Triazidfärbung: 4. Aufl. Taf. VIII, Zellen 11 u. 12. Methylenblaufärbung: 4. Aufl. Taf. VIII, Zellen 32 u. 33. Hämatoxylin-Eosinfärbung: 4. Aufl. Taf. VIII, Zelle 42. Jennerfärbung: 4. Aufl. Taf. VIII, Zelle 21.

mit dem $\mathfrak{L}$.-Kern hinfällig; wohl aber besteht völlige prinzipielle Übereinstimmung mit allen reifen myeloischen Kernen. Der Kern ist also kein Kompaktkern (PAPPENHEIM). Dabei ist der Kern nicht reich an Basichromatin und erscheint deshalb bei fast allen Färbungen heller als an den andern L. Nucleolen sieht man nur bei Vitalfärbung.

Das Protoplasma ist oxyphil und zeigt bei Methylenblaufärbungen nur minimale Residuen eines basophilen Reticulums.

Die *Granula* füllen das Protoplasma völlig aus, sind rund, grob (s. die Abbildungen in PAPPENHEIMS Atlas, Prototyp 48, Zellen 19—21), ohne Lichtglanz, leicht wasserlöslich, ziemlich von gleicher Größe. Im Dunkelfeld glänzen sie nach SAAR. Sie färben sich bei Vitalfärbungen sehr rasch. Wegen starker Wasserlöslichkeit sind die Granula bei vielen Färbungen schlecht dargestellt, zum Teil verschmolzen, verklumpt oder ganz aufgelöst, eckig usw. MAXIMOW empfiehlt daher, nicht unter 75⁰/₀ Alkohol zu verwerten.

Nicht selten finden sich wasserlösliche und wasserresistentere Körnchen in derselben Zelle. Unreife Ma.-Granula dagegen sind viel widerstandsfähiger gegen Wasser und stets völlig rund. Bei den Färbungen, bei denen Methylalkohol zur Fixation verwendet wird und die Wasserspülung kurz ausfällt, erscheinen die Zellen vollkommen von der Granulation ausgefüllt, bei den übrigen Fixationen und Färbungen kommen aber oft negative

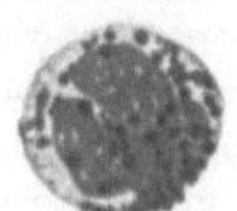
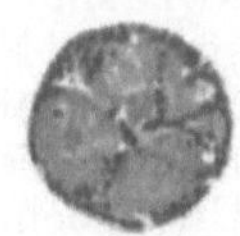
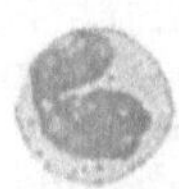
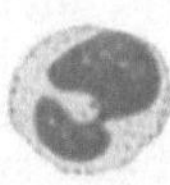
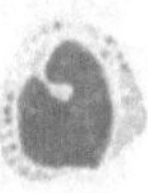

Abb. 50. Mastzellen mit malvenfarbenen Granula. Granula zum Teil gelöst, wasserlöslich.

Granulabilder vor, wobei man in diesen vacuolären Gebilden mitunter noch kleine Reste, die sich nicht gelöst hatten, beobachten kann. PAPPENHEIM (Atlas) erklärt den Sitz der Granula als intervacuolär. Intervacuolär sieht man aber nur kleine Reste, wenn die Hauptmenge in Wasser gelöst ist; die großen nichtlädierten Körner können nicht intervacuolär gelegen sein.

Die Granula verhalten sich in reifem Zustand basophil und erscheinen meist in Metachromasie. Sie sind bei Methylenblau blauviolett-violett (wenn Azur oder Methylviolett vorhanden ist); bei JENNER violett in verschiedenen Farbenspielarten, je nach den Farbstoffen; bei Triazid farblos (negativ) oder zum Teil oft als schwärzliche Reste erhalten; bei Giemsa auch je nach der Lösungs- und Färbungsdauer stark variabel, meist malvenfarben oder violett; nicht selten hat sich die ganze Granulamasse gelöst und bleibt das Protoplasma tief dunkelviolett gefärbt zurück.

Ist die Fixation gut gewesen und hat die Wasserwirkung nicht eingegriffen, so sind bei heutiger Giemsadarstellung alle Granula intakt, und an solchen Präparaten würde niemand auf den Gedanken kommen, daß die Granulation keine echte wäre.

Bei der Färbung nach RASKINA mit Boraxmethylenblau und ZIEHLschem Karbolfuchsin sind die Granula rund, scharf konturiert, dunkelblau, der Kern hellblau, das Protoplasma rot; bei der Methylenblau-Jodfärbung nach TÜRK tiefschwarz; bei der Dahliafärbung nach EHRLICH violett; bei Toluidinblaufärbung rotbraun, Kern blau.

Von ganz besonderem theoretischen Interesse ist der positive Ausfall der Indophenolblausynthese und der Peroxydasenreaktion, während Gewebs-Ma. nicht reagieren, so daß Gewebs-Ma. und Blut-Ma. verschiedene Arten sind (PAPPENHEIM, MAXIMOW, WEIDENREICH u. a.).

Bei der BESTschen Carminfärbung tingieren sich Ma. stark.

Die Ma. des menschlichen Blutes werden von zahlreichen Autoren (PAPPENHEIM, WEIDENREICH, PRÖSCHER, GRAHAM u. a.) nicht als eigene Zellart anerkannt, sondern, obwohl DOMARUS sie als das „widerstandsfähigste Blutelement" bezeichnet, völlig irrig *als degenerierte Leukocyten erklärt.*

Für die Deutung als degenerative Bildung wird die Kernform als zerfallender Kern und die Granulation als Art mucoider Protoplasmadegeneration (PAPPENHEIM) angesprochen. Von WEIDENREICH wird das Bestehen eines Zentralkörpers, ja sogar die Existenz von Mastmyelocyten für den Menschen bestritten. Den Zentralkörper konnte ich aber bei FREIFELDschen Färbungen aufs deutlichste darstellen; daß er bei der intracellulären Auflösung der Granula färberisch nicht mehr darstellbar wird, scheint mir sehr natürlich. Mastmyelocyten fehlen freilich manchen Leukämien (WEIDENREICH hat nur 2 Fälle untersucht), kommen aber bei anderen oft vor und sind im leukämischen Knochenmark in vermehrter Zahl auffindbar (siehe besonders MAXIMOW, DOMINICI). Ich habe oft im normalen Knochenmark prachtvolle Exemplare gesehen.

Auch MAXIMOW findet Ma. in jedem Knochenmark, ebenso Mastmyelocyten und deren Mitosen, so daß er die Granulation als spezifisch und die Ma. als besondere Art im Sinne EHRLICHs bezeichnet.

Die Kerne sind in gewissen Lappungstendenzen charakteristisch. Stärkere Zerfallserscheinungen sind weder für Blut noch für blutzerstörende Organe beschrieben. Die Struktur der Kerne ist sehr klar und charakteristisch.

Daß die *Granulation eine wahre, endogene,* den neutro- und eosinophilen analog ist, erscheint nach dem Ergebnis der Nativ- und Dunkelfelduntersuchung, der Entwicklung der Granula und nach den Oxydasenreaktionen ganz unbestreitbar, ebenso bei allen die Granula nicht schädigenden Darstellungen. HIRSCHFELD, TÜRK, KASKINA, MAXIMOW, DOWNEY sind auch der Ansicht der konstanten Form und Spezifität. Niemals könnten Nucleolensubstanzen (MEIROWSKY), Kernabsonderungen (WEIDENREICH) oder rein degenerativ entstandenes Mucin (PAPPENHEIM) derartige chemische Reaktionen geben. Gegen die Identität mit Mucin sprechen besonders die Untersuchungen von CLOWES und OWEN, die sehr starke chemische Differenzen festgestellt haben.

Niemals könnten Artefakte derart konstante Form und Größe der Körnchen vortäuschen, wie wir sie bei allen Färbungen finden, die nicht wegen der Wasserlöslichkeit die Granula zerstören. Bei fast allen Methoden färben sich Granula und Kern verschieden, was gegen Kernabstammung der Granula spricht.

Die behaupteten Ma.-Höfe existieren nach MAXIMOW nie bei Alkoholfixation.

Wäre es übrigens nicht außerordentlich sonderbar, daß normales Blut degenerierte L. enthielte, und dann nur in dieser höchst charakteristischen, nie veränderten Form?

Wie sollten wir uns vorstellen können, daß Blut-Ma., wären sie degenerative Bildungen, *aktiv* in großer Zahl in leukämische Transsudate (Pleura bis 24%) und in Vesicatorblasen (bis 15%) einwandern, wie das besonders LITTEN und MILCHNER beschrieben haben? Weitere Beweise liegen in der Zunahme der Ma. bei hyperplastischen Prozessen des Knochenmarkes, bei myeloischer Leukämie und Polycythämie, wodurch sich die Ma. als myeloische Gebilde kundgeben. Für diese Genese sprechen weiter die Indophenolblausynthese, welche nur den myeloischen Zellen zukommt, dann der direkte Nachweis im Knochenmark, auch die Parallele in der Art der Granulation nach Zahl und Anordnung in der Zelle wie bei den anderen Knochenmarks-L. und endlich ganz besonders auch die *Kernstruktur,* die nicht den geringsten Zweifel an der myeloischen Natur der Zellen aufkommen läßt.

Niemand hat Zwischenformen von 𝓛. mit 𝓛.-Kernstruktur zu Ma. gesehen oder publiziert, wohl aber sind alle Übergangsbilder von Mastmyelocyten mit unreifer blauer, nicht metachromatischer Granulation zu reifer violetter und dann später stärker wasserlöslicher Körnelung bekannt.

Ich habe eine ganze Serie Zwischenbilder 1909 in EHRLICHs Anämie, 2. Aufl., wiedergegeben und verweise auf diese Bilder und die Tafeln. Die gleiche Differenzierung beobachtete auch CHROSROJEFF.

Selbst MAXIMOW hält bei Erwachsenen eine Entstehung der Ma. aus 𝓛. nicht mehr für möglich, und seine Ableitung für embryonale Gewebe ist nur nomenklatorisch abweichend, indem er zu Unrecht die Myeloblasten auch als 𝓛. bezeichnet hatte.

Bei Tieren sind Ma. weitverbreitet und kommen z. B. beim Meerschweinchen in viel höheren Prozentwerten vor. WEIDENREICH läßt diese Zellen als echte L. gelten.

Auch das Vorkommen von Ma. bei fast allen Tieren ist ein weiteres Argument für die selbständige Natur der menschlichen Ma.

Es kann daher *nicht dem geringsten Zweifel* unterliegen, daß die *Blut-Ma.* eine eigene in ihrer *Entwicklung abgeschlossene Zellspezies* darstellen.

Die Ma. bilden normal höchstens $^1/_2{}^0/_0$ der L., also etwa 40 im Kubikmillimeter; gelegentlich gibt es gesunde Menschen mit höheren Zahlen. ALDER bekommt aus 62 Untersuchungen Gesunder bei der Durchzählung von je 1000 L. $0{,}45^0/_0 = 36$ im Kubikmillimeter.

Erheblich und fast konstant sind die Vermehrungen bei Polycythämie (NAEGELI) (theoretisch höchst bemerkenswert!) (ALDER in 2 Fällen 9fache Zunahme). Ganz enorm sind die Zahlen bei myeloischen Leukämien, so daß mitunter $20^0/_0$, ja sogar (allerdings höchst selten) die Mehrzahl aller Zellen erreicht werden kann. Immer aber sind die Ma. auch in solchen Fällen in ihrer Menge sehr variabel und unberechenbar in den Schwankungen. ALDER berechnet aus 42 Myelosen mit L.-Zahlen von 4000—600000 einen Mittelwert von $4{,}2^0/_0$ Ma. $= 4200$ im Kubikmillimeter! Auch aleukämische Myelosen lassen die Vermehrung nie vermissen. 13 Befunde ergeben bei 7709 L. als Mittelwert einen Ma.-Gehalt von $1{,}95^0/_0$ im Durchschnitt $= 151$ im Kubikmillimeter. Auch hier gehen sie auf Bestrahlungen nicht zurück. Eigenartig ist die von STREBEL und STEIGER beschriebene periodische Mastzellenvermehrung (bis $25^0/_0$ von 9800 L.!).

In den Blasen vieler Hautaffektionen wiesen KLAUSNER und KREIBICH reichlich sehr rasch auftretende typische Blut-Ma. aus positiver Indophenolblausynthese nach und bemerkten auch eine Vermehrung im Blute.

Vermehrungen. Beim Menschen treten sehr starke, wie ich glaube, posttoxisch reaktive Zunahmen auf nach Seruminjektion artfremden Eiweißes (SCHLECHT) und nach Behandlung der Tollwut nach PASTEUR (FRANCA).

Mäßige Vermehrung fand ich bei Milchstauung (vgl. BAB) und bei tuberkulöser Polyadenie, sehr oft auch bei Leukocytosen, wo die absoluten Werte manchmal um das Drei- bis Fünffache gesteigert sind.

Betrifft eine Zunahme um das 3—5fache die N., dann spricht man von hochgradiger Vermehrung, eine gleichstarke Vermehrung der Ma. aber bleibt unbeachtet. Tatsächlich sind beide Vorkommnisse gleichwertig, und die verschiedene Bewertung entspricht nur oberflächlicher Betrachtung.

Weiter findet man (ALDER) Zunahmen bei konstitutioneller hämolytischer Anämie (in 22 Untersuchungen Mittelwert 112, Maximum 340). Diese Werte überdauern die Milzexstirpation. Auch Chlorose, besonders chronische, zeigt hohe Werte, so daß dieser Befund differentialdiagnostisch ins Gewicht fällt, doch mit Vorsicht, da auch sekundäre Anämien Vermehrung zeigen, während bei Carcinom nur bei Anämie ein hoher Wert entdeckt werden kann.

Vermehrungen sind für das Meerschweinchen nach Seruminjektion (SCHLECHT) und für das Kaninchen, wo aber Ma. reichlich vorkommen, nachgewiesen von SCHMAUCH (nur einmal nach Pyrodin), von LEVADITI nach Staphylotoxin und Hemialbuminose, von PRÖSCHER durch das Gift von Bombinator igneus und nach Injektion von Carcinompreßsaft und Pockenvirusinjektion, von MELNIKOW für das Kaninchen nach intravenöser Injektion von Pockenvaccine. Dieser Autor fand eine Zunahme von 4 auf $16^0/_0$, in der Milz bedeutende Vermehrung, nicht aber im Knochenmark.

Verminderungen. Perniciosa ist die einzige Krankheit des Blutes, bei der eine Abnahme der Ma. ständig vorhanden ist (Mittelwert ALDER $0{,}44^0/_0$). Mit der Verschlimmerung verschärft sich die Reduktion der Ma., analog dem Rückgang aller myeloischen Zellen.

Bei myeloischen Leukämien trifft man selbst dann hohe Zahlen, wenn durch Therapie das Blutbild normal geworden ist. Die hohe Ma.-Zahl stellt dann noch das einzige Pathologische des Blutbildes dar.

Verminderungen der Ma. sind wenig studiert, weil die absolute Zahl eben schon so minim ist. Gewöhnlich verschwinden die Ma. ganz oder fast ganz bei akuten Infektionskrankheiten auf der Höhe der Infektion. Sie sind hier aber doch im allgemeinen weniger empfindlich als die Eos. Fast ausnahmslos vermindert fand sie Turin bei Basedow (also trotz Lymphocytose!).

Die Funktion der Mastzellen ist noch völlig unklar.

Literatur über Mastzellen.

Alder: Fol. haemat. (Lpz.) **28**, 249 (1923). — Arneth: Berl. klin. Wschr. **1920**, 109. — Arnold: Münch. med. Wschr. **1906**; Zbl. path. Anat. **25**, 673.

Bab: Inaug.-Diss. Berlin 1904. — Benacchio: Fol. haemat. (Lpz.) Orig. **11**, 253. — Bétancès: Haematologica (Palermo) **3** (1922). Spezif. Zelle. — Blumenthal: Ann. et Bull. Soc. roy. Sci. Méd. et Natur. Brux. **14** (1905). — Bruckner: Fol. haemat. (Lpz.) **1**, 404 (1904).

Chosrojeff: Inaug.-Diss. München 1910. — Clowes u. Owen: J. med. Res. **12**, 407.

Downey: Verh. dtsch. anat. Ges. Leipzig **1911**, 74; Proc. amer. Assoc. Anat. **1913**.

Ehrlich: Farbenanalytische Untersuchungen, 1891.

Fahr: Virchows Arch. **179**. — Ferrata e Golinetti: Fol. haemat. (Lpz.) **11**, 139. — Franca: Fol. haemat. (Lpz.) **5**, 483.

Graham: J. of exper. Med. **31**, 209 (1920). — Guilliermond et Mawas: C. r. Soc. Biol. Paris **1908**.

Hammerschlag: Frankf. Z. Path. **31**, 70 (1925). — Heller: Dtsch. med. Wschr. **1904**.

Jolly: C. r. Soc. Biol. Paris **1900**. — Jordan: Anat. Rec. **33**, 89 (1926).

Kardos: Fol. haemat. (Lpz.) **11**, 271. — Klausner u. Kreibich: Fol. haemat. (Lpz.) Arch. **15**, 347 (1913).

Lehner: Z. ges. Anat. **25**, 67 (1924). — Levaditi: J. Physiol. Path. gén. **1901**; Inaug.-Diss. Paris 1902. — Litten: Berl. klin. Wschr. **1904**, 360.

Maximow: Anat. Anz. Erg.-Bd. **1905**; Arch. mikrosk. Anat. **67** u. **83** (1913). — Meirowsky: Fol. haemat. (Lpz.) **8**, 388, 522. — Melnikow: Fol. haemat. (Lpz.) **10**, 345. — Meyer u. Eisenreich: Münch. med. Wschr. **1905**, Nr 4. — Michaelis, L.: Münch. med. Wschr. **1902**. — Milchner: Z. klin. Med. **37**.

Neumann: Virchows Arch. **122**.

Pappenheim: Fol. haemat. (Lpz.), s. besonders **1**, 105, 165, 405, 686; **2**, 671, 821; **3**, 564, 568: **5**, 153, 159; **6**, 61; **7**, 51; 8, 520, **9**, 64; Arch. **9**, 405, 641, 642; **12**, 407; **13**, 6 u. 13. Virchows Arch. **166**. — Pappenheim u. Szecsi: Fol. haemat. (Lpz.) Arch. **13**, 25 (1912). — Pröscher: Fol. haemat. (Lpz.) **1**, 638 (1904); **7**, 107.

Raskina: Fol. haemat. (Lpz.) **5**, 791. — Ringoen: Fol. haemat. (Lpz.) **17**, 34; Anat. Rec. **9** (1915).

Saar: Fol. haemat. (Lpz.) **9**, 405. — Sabrazès et Lafon: Fol. haemat. (Lpz.) **6**, 3. — Schlecht: Dtsch. Arch. klin. Med. **98**; Münch. med. Wschr. **1910**, 767. — Schmauch: Virchows Arch. **156**. — Strebel u. Steiger: Arch. Augenheilk. **78**, 208 (1915).

Tokné: Kongreßzbl. inn. Med. **55**, 695. — Türk: Vorlesungen über Hämatologie, 1904. Wien. klin. Wschr. **1900**; Kongr. inn. Med. **1900**; Beitr. path. Anat. **30** (1901); Fol. haemat. (Lpz.) **2**, 236.

Mac Weeney: Dublin J. med. Sci. **1905**. — Weidenreich: S. 137 Lehrbuch; Fol. haemat. (Lpz.) **5**, 135; Arch. mikrosk. Anat. **72**. — Westphal: In Ehrlichs Farbenanalytische Untersuchungen. — Wolff: Münch. med. Wschr. **1902**; Dtsch. med. Wschr. **1904**, Nr 3, V.-B.

Unreife, pathologisch im Blute auftretende Leukocyten.

Unter krankhaften Verhältnissen erscheinen im Blut unreife L.-Vorstufen:

1. *Normale* L., aber *in nicht völlig reifen Formen,* z. B. typische N., aber einzelne Granula basophil, oder Eos., aber ein Teil der Körner mit basophiler Quote, oder N. mit noch basophilem Protoplasmanetz oder jugendlichem Kern.

2. *Vorstufen,* die sonst in den blutbildenden Organen bleiben, so die typischen Knochenmarkszellen, die Myelocyten und Myeloblasten.

I. Myelocyten.

Neutrophile Myelocyten.

Neutrophile Myelocyten, die im Knochenmark dominierenden Zellen, können bei zahlreichen Krankheiten im Blute auftauchen. Sie sind meist groß, 12 bis 20 μ, und haben einen großen, runden, ovalen oder etwas eingebuchteten Kern. Er erscheint blaß, chromatinarm, besitzt feine dünne Basichromatinstreifen, die ein eigenartiges Netz oder Streifenwerk bilden.

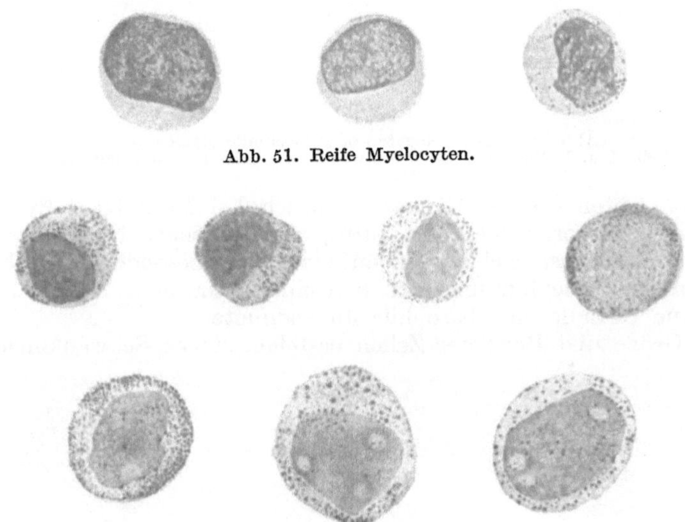

Abb. 51. Reife Myelocyten.

Abb. 52. Unreife neutrophile Myelocyten.

Eosinophile Myelocyten.

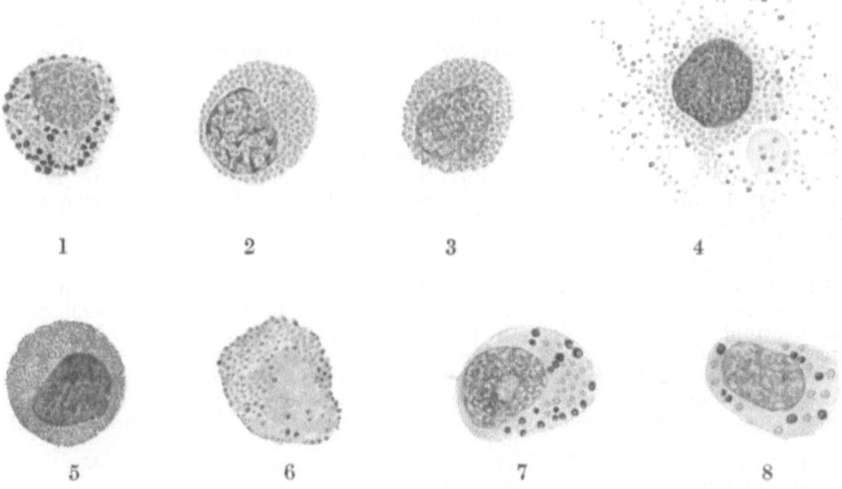

Abb. 53. Eosinophile Myelocyten. Zellen 1, 4, 6 mit unreifer, noch zum Teil basophiler Granulation.

Mastmyelocyten. Basophile Myelocyten.

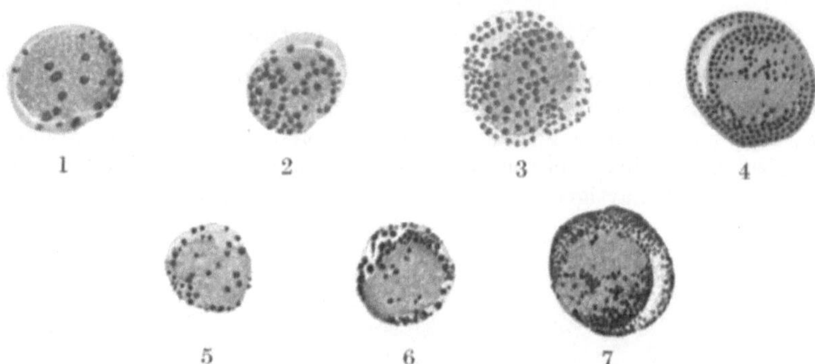

Abb. 54. Mastmyelocyten oder basophile Myelocyten. Zelle 1 u. 2 sehr jung. Zelle 3 etwas älter. Zelle 4—7 normale reife.

Nucleolen treten oft bei Giemsa-, deutlich bei Methylgrün-Pyronin- und Vitalfärbungen hervor, färben sich diffus, ohne deutliche Nucleoluswand.

Das Protoplasma ist reichlich, oft auf einer Seite besonders breit, besitzt ein feines basophiles Reticulum und enthält reichliche Granula. Nicht selten haben noch einzelne Granula eine basophile Jugendquote.

In der Größe und Reife der Zellen bestehen starke Schwankungen.

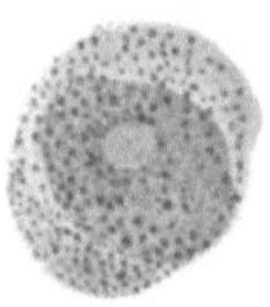 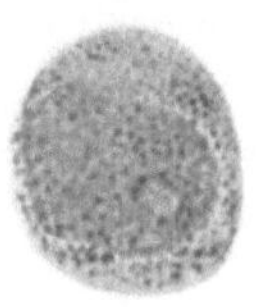 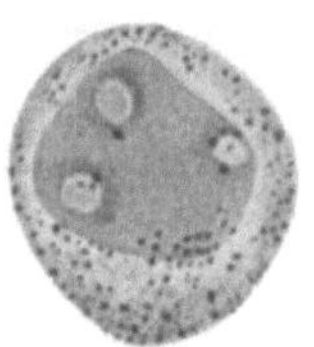

Abb. 55. Unreife Myelocyten.

So trennt man nach dem Alter des Kerns und der Granulation:

1. *Unreife Myelocyten* (*Promyelocyten*): Kern noch sehr jung, engmaschig zart strukturiert. Protoplasma stark basophil. Granula vereinzelt und alle unreif, bei Giemsa purpurrot und offenbar durch Adsorption grob. Zellen meist groß, Nucleolen fast immer deutlich. Zwischenformen zwischen den Vorstufen, den Myeloblasten und den Myelocyten, sind zahlreich und die Übergänge fließende.

Mit Methylenblau färben sich die Granula violett (Blumenthals basophil-metachromatischer Myelocyt), Abbildung siehe 3. Aufl. Die Granula sind sehr fein und können von Ma.-Granula schon physikalisch scharf getrennt werden.

S. darüber Blumenthal: Ann. et Bull. Soc. roy. Sci. Méd. et Natur. Brux. **1905**; Fol. haemat. (Lpz.) 7, 302. — Itami: Arch. exper. Path. **1908**. — Löwit: Fol. haemat. (Lpz.) **6**, 4. — Maximow: Beitr. path. Anat. **41**. — Meyer u. Heineke: Dtsch. Arch. klin. Med. 88, Fall 7. — Morawitz u. Rehn: Dtsch. Arch. klin. Med. **92**. — Weidenreich: Arch. mikrosk. Anat. **72** (1908).

Auffälligerweise hielten Pappenheim u. Ferrata die azurophile Granulation der Promyelocyten für eine vorübergehende Körnelung, die nicht umgewandelt, sondern später durch neutrophile ersetzt werde. Ein solches restloses intracelluläres Verschwinden einer Blutzellenkörnelung ist aber gänzlich unbekannt. Schon Michaelis u. Wolff[1] und Wolff[2], die Entdecker der Azurgranulation, hatten die gute Darstellbarkeit der unreifen neutrophilen Granulation im gewissen Gegensatz zur reifen Körnelung betont, und diese allen Hämatologen längst bekannten Verhältnisse hat Butterfield[3] noch besonders geschildert.

[1] Michaelis u. Wolff: Virchows Arch. **167**. [2] Wolff: Z. klin. Med. **45**.
[3] Butterfield: Dtsch. Arch. klin. Med. **92**.

Später haben sich mit aller Entschiedenheit NAEGELI[1], SCHLEIP (Atlas), MEYER u. RIEDER (Atlas), KLEIN[2], ebenso BENJAMIN für die neutrophile Natur dieser noch unreifen, in Promyelocyten und Myelocyten vorkommenden Granulation ausgesprochen. Entscheidend ist der von mir vielfach erbrachte Nachweis, daß die Zahl der unreif gekörnten Myelocyten und deren Vorstufen vollkommen übereinstimmt mit der Zählung im Triazidpräparate, mithin die Körnelung die neutrophile sein muß.

Diese violette oder purpurfarbene (GIEMSA) unreife Granulation kann aber nicht, wie BLUMENTHAL u. FERRATA annehmen, die unreife Granulation aller Zellen schlechthin sein, und später auch in eos. und basoph. überführen, sondern sie ist nur die unreif neutrophile Körnelung, weil die unreife der Ma. und Eos. morphologisch und tinktoriell ganz abweicht, und ich nie unreife Mastmyelocyten oder unreife eos. Myelocyten mit bei Giemsa purpurfarbenen Granula finden kann.

An einzelnen Stellen in der Gegend der Sphäre am Kern beginnt das Protoplasma seine Basophilie zu verlieren und reife, bei Giemsa feinere neutrophile Körnchen zu besitzen. Diese Formen leiten über zu

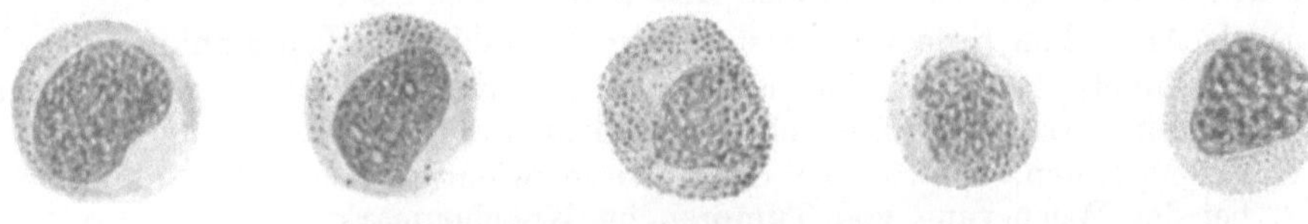

Abb. 56. Halbreife neutrophile Myelocyten.
Kern retikulär, jung. Protoplasma blau, Granula azurophil, purpurrot.

2. *Halbreife neutrophile Myelocyten:* Kern mehr streifig und stärker chromatinhaltig. Nucleolen undeutlich. Protoplasma (bei Giemsa) nicht blau, sondern schmutzig-bräunlich: Mischung von Basophilie und Oxyphilie. Granula meist zahlreicher, reif und unreif. Zelle und Kern kleiner.

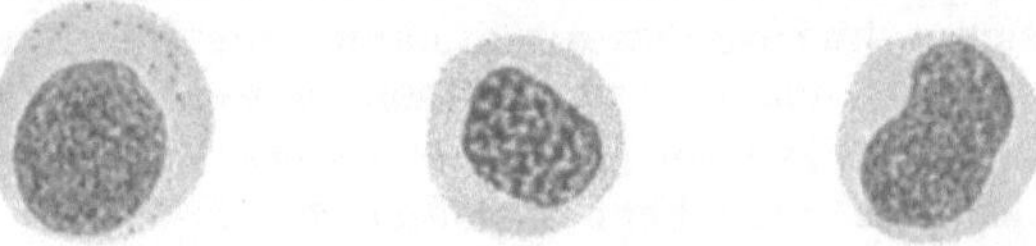

Abb. 57. Reife neutrophile Myelocyten. Kern grob, alt. Protoplasma oxyphil, Granula fein neutrophil.

3. *Reife neutrophile Myelocyten*: Kern streifig, stärker färbbar. Nucleolen nicht erkennbar. Protoplasma oxyphil. Granula meist reichlich, alle reif, bei Giemsa dann oft wenig deutlich. Vielfach kleine, vereinzelt große Exemplare.

Abb. 58. Metamyelocyten.

4. *Metamyelocyten:* Kern schon sehr ähnlich den N., mit starker Buchtung, nicht bloß Eindellung. Protoplasma spurweise basophil, sonst oxyphil. Granula reif, klein. Zellen klein. Kern im Verhältnis zum Zelleib klein und schmal.

Eine äußere Ähnlichkeit kann bei Metamyelocyten besonders wegen der Kernform mit Monoc. bestehen; doch sind diese im Kern ganz anders gebaut, haben düster graues Protoplasma und feinere staubförmige Körnchen.

Pathologischerweise kann die sonst normal erst bei den Metamyelocyten einsetzende Kernbuchtung und Segmentierung schon in früheren Stadien, z. B. schon bei halbreifen Myelocyten, beginnen, so bei Myelosen siehe dort.

---

[1] NAEGELI: Anämie, 2. Aufl.; Erg. inn. Med. **5.** [2] KLEIN: Fol. haemat. (Lpz.) **10.**

Eos. Myelocyten verhalten sich vollkommen analog. Hier ist die Granulation in der Größe oft sehr verschieden und zeigt häufig basophile jugendliche Komponente, so daß man in derselben Zelle bei Triazid kupferrote und gelblichrote und bei Giemsa rote und blaue Körner sieht.

Mastmyelocyten sind klein oder groß, haben meist wasserbeständige Granulation, die in derselben Zelle bei Giemsa von unreif blau zu reif malvenfarben schwankt (NAEGELI [1908], CHOSROJEFF). Der Kern ist ein sehr gleichmäßig feines Netzwerk, zeigt runde oder ovale Form.

Vorkommen: Normal entstammen die Myelocyten dem Knochenmark. Nur bei schweren pathologischen Zuständen (s. myeloische Metaplasie) können auch in anderen Organen myeloische Komplexe gefunden werden.

Der Übertritt von Myelocyten ins Blut ist völlig homolog dem Übertritt der kernhaltigen Erythrocyten und kommt also vor:

a) als Anzeichen bedeutend gesteigerter Neubildung: Hyperfunktion;

b) als Functio laesa des Knochenmarkes, das unter schweren Erkrankungen die Fähigkeit verliert, unreife Zellen zurückzuhalten: Dysfunktion.

1. Bei Myelosen, wo sie die diagnostisch wichtigsten Gebilde darstellen,
2. bei der Wucherung von Tumoren im Knochenmark,
3. bei hochgradigen Leukocytosen, z. B. bei Eiterungen, bei Pneumonie, Scharlach; aber selbst ohne Leukocytenvermehrung können Myelocyten bei schwerer Läsion ihrer Bildungsstätte im Blute vorkommen, so bei Anämien, schweren Intoxikationen und Infektionen.

Bei Kindern treten schon bei geringfügigen Anämien und Infektionen Myelocyten auf, entsprechend der in der Jugend viel stärkeren Reaktion, zahlreich z. B. bei Anaemia pseudoleukaemica infantum, so daß der Entscheid gegenüber Leukämie sich schwierig gestalten kann und wegen der ausgedehnten myeloischen Metaplasie auch in den Organen schwer fällt.

Eos. und basoph. Myelocyten gelangen nur bei intensiver Neubildung eos. und basoph. L. ins Blut, vor allem ebenfalls bei Myelosen. Bei starker Bluteosinophilie, z. B. bei Helminthiasis, können, wenn auch sehr selten, eos. Myelocyten auftauchen.

Bei einer eigenartigen Drüsen- und Hautaffektion fand ich bei starker Leukocytose und über 40% Eos. einige vollständig rund- und ovalkernige Eos. Der relativ sehr kleine Kern und die den reifen Zellen völlig entsprechende Kernstruktur mit schärfster Trennung von Oxy- und Basichromatin widerlegten die Myelocytennatur dieser Zellen.

Das Auftreten der Myelocyten ist nicht von der Höhe der Leukocytose abhängig, sondern von der biologischen Änderung der Markfunktion. Während bei Variola Myelocyten im Blut auftauchen ohne jede Leukocytose, gibt es anderseits enorm hochgradige Leukocytosen ohne Markzellen.

So berichtet SISTO[1] von 80000 L. bei Peniscarcinom ohne Myelocyten und RUBINSTEIN[2] von 64—121000 L. bei Sarkom des Mesenteriums mit 95% N. ohne Myelocyten, obwohl das Knochenmark fast nur Myelocyten enthielt und auch die Milz myeloisch war. Siehe auch Abschnitt Leukämie.

Myelocyten kommen, entgegen WEIDENREICH, nie im normalen Blute[3] vor. Wenn WEIDENREICH sogar eos. Myelocyten für normales Blut verzeichnet, so ist das ganz sicher irrig. Außer bei Leukämie, Anaemia pseudol. und Scarlatina habe ich eos. Myelocyten überhaupt noch nie im Blute getroffen. Jedes Auftreten von Myelocyten ist ein ernstes pathologisches Zeichen, wie jeder Kliniker sofort mit Beispielen belegen kann.

---

[1] SISTO: Riforma med. **1907**.

[2] RUBINSTEIN: Zbl. inn. Med. **1907**.

[3] Ich habe solche Angaben stets als Verkennung von Monoc. gedeutet. Dasselbe schreibt SCHILLING in MENSE, Tropenkrankh.: solche Angaben beruhten bei Nachuntersuchungen auf Mißdeutung kleiner, stark gekörnter Monoc.

Literatur.

(Siehe Leukämie [Myelosen], Knochenmarkscarcinom, Anaemia pseudoleuk. infant.)

Blumenthal: Fol. haemat. (Lpz.) **7**, 302.
Ferrata: Fol. haemat. (Lpz.) Arch. **9**, 549. Emopatie (Lehrbuch).
Lambin: C. r. Assoc. d. Anat. Paris **1924**. Ferratazellen.
Roscher: Zbl. inn. Med. **1922**.
Schindler: Z. klin. Med. **54** (1904).
Weil u. Clerc: Presse méd. **1904**.
Zelenski u. Cybulski: Jb. Kinderheilk. **60** (1904).

II. Myeloblasten (Naegeli) (ungranulierte myeloische Zellen).

Die Abstammung der neutrophilen, eosinophilen und basophilen L. aus ungranulierten Knochenmarkzellen ist allgemein anerkannt und kann keinem Zweifel unterliegen. Bei ganz schweren Alterationen des Knochenmarkes,

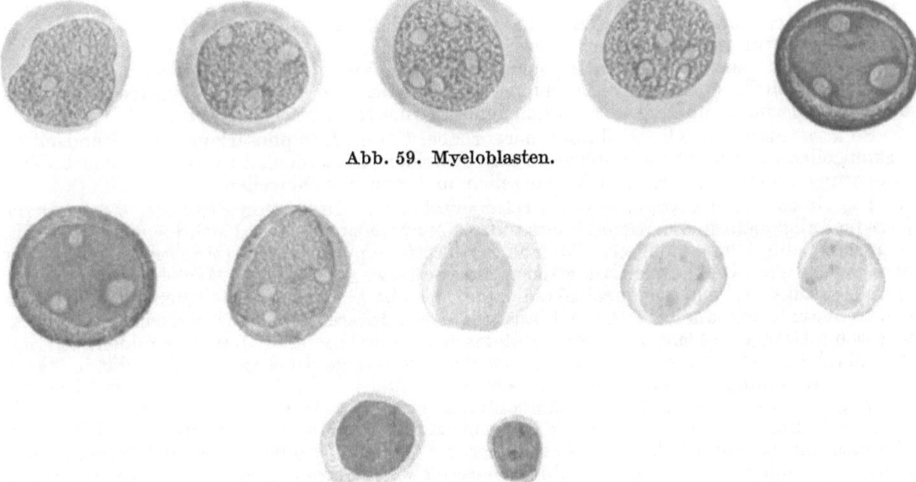

Abb. 59. Myeloblasten.

Abb. 60. Myeloblasten (Zelle 7 Mikromyeloblast).

vor allem bei Myelosen, findet man auch diese ungranulierten Vorstufen im Blute und außerdem alle Zwischenformen zwischen gekörnten und nichtgekörnten Zellen. Dies ist bei Myelose besonders häufig, wenn die überstürzte Neubildung oder die eintretende Erschöpfung des Knochenmarkes, z. B. präagonal, in jeder Beziehung unreife Gebilde dem Blute übergibt. Ich habe für diese Elemente den Namen Myeloblasten eingeführt, der allgemein in der Weltliteratur aufgenommen worden ist.

Die Myeloblastenfrage gehört unzweifelhaft zu den wichtigsten in der Hämatologie, weil mit der Existenz oder Nichtexistenz der Myeloblasten die Grundfrage entschieden wird, ob zwei verschiedene Systeme von L., lymphatische und myeloische, bestehen und schon in ihren Stammzellen morphologisch verschieden sind. Ich hatte 1900 den Namen Myeloblast geprägt, um aufs schärfste diesen Dualismus zu präzisieren und jede Abstammung der Myelocyten aus £. auszuschließen.

Ungranulierte Zellen im Knochenmark hatten schon früher einige Autoren gesehen, so Arnold, Robin, Engel, Dominici, Hirschfeld, Palladino, Pappenheim u. a.; aber man hatte diese Zellen allgemein als £. betrachtet und bezeichnet, ebenso war schon Zappert (1893) und Ehrlich (1898) aufgefallen, daß in gewissen Stadien der myeloischen Leukämie ungranulierte Zellen erscheinen; aber über die Auffassung und Bedeutung dieser Formen war man völlig unklar gewesen.

Ich habe dann die Myeloblasten als besondere Zellart des myeloischen Systems und als die normal, pathologisch und embryonal vorkommenden Vorstufen der Myelocyten erklärt, und sie von den $\mathfrak{L}$. abgetrennt durch morphologische, embryologische und biologische Gründe, außerdem großen Wert auf das massenhafte Vorkommen von Zwischenformen gelegt.

Gewiß will ich zugeben, daß mancher Anhaltspunkt morphologischer Natur für die Abtrennung der Myeloblasten von $\mathfrak{L}$. als nicht entscheidend sich erwiesen hat, was bei der Schwierigkeit des Problems an sich und wegen der früher noch ungenügenden Kernfärbung begreiflich erscheinen darf; aber neue, meines Erachtens zwingende Gründe sind hinzugekommen, vor allem der strenge Dualismus der leukämischen Affektionen, dann die klare Darstellung der verschiedenen Kernstruktur, das ausschließliche Vorkommen der echten „Azurgranulation" in $\mathfrak{L}$. und der Indophenolblausynthese in myeloischen Zellen.

Die Anerkennung der Myeloblasten als besondere myeloische Zellart ist heute in der Klinik in allen Ländern vollkommen zum Durchbruch gelangt und ermöglicht allein das Verständnis vieler Befunde. Auch von den pathologischen Anatomen stehen alle auf gleichem Boden. In der normalen Anatomie blieb die Anerkennung länger aus.

Ich erkläre mir die letzte Tatsache dadurch, daß die Anatomen die Unterschiede in der Kernstruktur nicht genügend bewerten und in den Schnittpräparaten auch nicht darstellen können, und daß sie biologische Gesichtspunkte nicht stark berücksichtigen. Es muß in solchen Fragen, wie ich das immer betont habe, eine viel breitere naturwissenschaftliche biologische Grundlage der Ausgangspunkt unserer Auffassung sein.

So kann man, wie ich seit Jahren hervorhebe, $\mathfrak{L}$. und Lymphosarkom- oder Rundzellensarkomzellen auch nicht morphologisch unterscheiden; aber niemand wird z. B. von $\mathfrak{L}$.-Einwucherung reden, sondern von Tumorzellen und von Sarkomzellen.

Die Umtaufe der Myeloblasten in Hämocytoblasten (Name von FERRATA) stört nur die jetzt fast allgemein international anerkannte Nomenklatur und wird sich nicht durchsetzen, zeigt aber die Unmöglichkeit, die früheren Auffassungen als $\mathfrak{L}$. (MAXIMOW) überhaupt noch zu halten. Die Berechtigung der Umtaufe deswegen, weil der Myeloblast nur L., der Hämocytoblast L. und Erythroblasten bilde, besteht gleichfalls nicht; denn der Erythroblast entsteht, wie auch der Myeloblast, aus der indifferenten Mesenchymzelle. Der FERRATAsche Hämocytoblast ist aber cytologisch absolut in jeder Beziehung identisch mit den Myeloblasten; die indifferente Mesenchymzelle dagegen kann man nicht in gleich feiner Darstellung zeigen; denn sie erscheint nie im Blut. Übrigens gibt LAMBIN, ein Schüler von FERRATA, die Hämocytoblastenlehre selbst auf, da nach den neueren Studien FERRATAs mit NEGREIROS Erythroblasten und Monoc. direkt aus der indifferenten Mesenchymzelle entstünden. DOWNEY kann bei Tieren Myeloblasten und Lymphoblasten nicht morphologisch trennen, in ihrer weiteren Entwicklung aber seien sie verschieden. Die Myeloblasten, so erklärt er, kommen allein im Knochenmark vor und verwandeln sich allein in granulierte Zellen. Daher müßte unter allen Umständen die strenge Spezifität anerkannt werden.

Die Myeloblasten sind meist groß, 12—20 μ; doch kommen embryonal und pathologisch auch kleine Formen vor von $\mathfrak{L}$.-Größe: Mikromyeloblasten.

Auf das Vorkommen dieser kleinen Myeloblasten habe ich stets hingewiesen, für die Embryologie in der Arbeit über embryonale Knochenmarkszellen von HORWITZ, für die Leukämie durch eine Tafelabbildung in der 1. Aufl. Mikromyeloblastenleukämien sind häufig. Hierher zählen wohl auch die kleinen lymphocytiformen Zellen beim aleukocytären Tier (VEIL)[1].

Der runde oder ovale *Kern* weist ein feines, regelmäßiges, engmaschig netzförmiges, leptochromatisches Chromatingerüst auf. ELLERMANN u. PETRI bestimmten den Mitosenwinkel der Myeloblasten mit 68°, denjenigen der lymphatischen Zellen bei 38—42°. *Nucleolen* sind in der Mehrzahl, 2—6, vorhanden und bei Giemsa, Pyronin-Methylgrün, Vitalfärbungen darstellbar; jedoch im Gegensatz zu den $\mathfrak{L}$.-Nucleolen ohne deutliche Nucleoluswand.

Das *Protoplasma* zeigt ein basophiles Reticulum, das bis an den Kernrand heranreicht, mitunter zwar hart am Kern weniger kräftig entwickelt ist, aber nicht, wie bei $\mathfrak{L}$., einen eigentlichen Hof freiläßt.

---

[1] VEIL: Beitr. path. Anat. **68**, 425 (1921).

Es erscheint in Schnitten nach SCHRIDDE bei Giemsafärbung tiefblau, nicht wie bei $\mathfrak{L}$. hellblau, und bei Pyronin-Methylgrün karmoisinrot, nicht schwach rosa.

Granula fehlen, und finden sich erst in den Zwischenformen zu Myelocyten. Ungefärbt im Dunkelfeld beobachtet JAGIC eine feinste Körnelung.

Bei Färbungen nach ALTMANN-SCHRIDDE kommen Mitochondrien zur Darstellung, die die ganze Zelle ausfüllen, oft fadenartig und kommaähnlich, völlig anders als die stäbchenförmigen fuchsinophilen perinucleären $\mathfrak{L}$.-Granula.

Mit Indophenolblausynthese läßt sich in den normalen Myeloblasten und meist auch in pathologischen eine Blaufärbung erzeugen, die manchmal in einzelnen Zellen nicht so stark und weniger diffus ausfällt und in unreifsten embryonalen und pathologischen Myeloblasten ganz fehlt.

Proteolytische Fermente sind in Myeloblasten fast immer vorhanden. Intensive Phagocytose der Myeloblasten beschrieb JAKOBSTHAL[1]. Mit der Vitalfärbung Janusgrün und Neutralrot stellte SABIN kleine Mitochondrien fest.

Schon in meiner ersten Publikation über Myeloblasten habe ich hervorgehoben: „Die Anordnung des Chromatins ist bei den Myeloblasten eine regelmäßig netzförmige, im starken Gegensatz zu den $\mathfrak{L}$., bei denen das Chromatin unregelmäßig und nie netzförmig verteilt ist. Die netzförmige Kernstruktur läßt sich auch bei den kleinen Myeloblasten, ganz evident aber an den größeren erkennen."

Indem ich ebenfalls schon an jener Stelle das leptochromatische blaßkernige Verhalten der Myeloblastenkerne gegenüber den normalen $\mathfrak{L}$. (pathologische zeigen abweichendes Verhalten!) scharf präzisiert habe, darf ich darauf hinweisen, daß ich die Myeloblasten nach ihrem wichtigsten und entscheidendsten morphologischen Kriterium, der Kernstruktur, schon 1900 genau gleich beschrieben habe wie heute, mit weit besseren Färbemethoden.

Mit der Reifung der Myeloblasten zu Myelocyten verändert sich die Kernstruktur; sie wird gröber, mehr streifig, ist nicht mehr so regelmäßig engmaschig netzförmig. Für die Absonderung einer besonderen Zellart, der PAPPENHEIMschen Leukoblasten mit mehr streifig gebautem Kern ist aber kein Grund und keine Grenze vorhanden. Auch Myelocyten, also granulierte Zellen, können noch mit vollständig typischem Myeloblastenkern vorkommen, wenn auch die Mehrzahl bereits eine veränderte Kernstruktur zeigt.

Der Kernumbau erfolgt meist innerhalb der Promyelocytenklasse, d. h. nicht mit dem allerersten Auftreten von Granula, freilich gilt dies nur für normale Bedingungen.

Die *Nucleolenzahl* hatte ich als ein praktisch wichtiges Unterscheidungsmerkmal verwertet. BUTTERFIELD u. a. haben die Bedeutung dieses Merkmals bestritten, indem sie auf die Studien HEIDENHAINS hinwiesen, wonach der biologische Zustand der Zelle für die Nucleolenzahl entscheidend wäre und es mehr auf die Gesamtmasse der Nucleolarsubstanz ankomme. HEIDENHAIN schreibt aber auch, was BUTTERFIELD zu zitieren unterlassen hat, „es mag richtig sein, daß, wie MONTGOMERY sagt, gewissen Zellen eine bestimmte Nucleolenzahl zukommt". Prüfen wir nun die $\mathfrak{L}$. des Blutes, so müssen auch BUTTERFIELD und ERICH MEYER zugeben, daß sie meist 1—2 Nucleolen haben. Tatsächlich habe ich bei zahllosen Untersuchungen in Blut-$\mathfrak{L}$. nie über 2, und nur selten 2 Nucleolen gefunden, deren starke Nucleolarwand immer besonders auffällt. Auch in Lymphoblasten des Blutes kommt das in gleicher Weise zum Ausdruck. Für die pathologischen Formen der $\mathfrak{L}$. ist die Frage noch nicht genug geprüft. Ich selbst traf bisher 1—2 Nucleolen; andere Autoren haben ab und zu mehr Nucleolen gefunden.

Anders nun bei Myelocyten und Myeloblasten. Da sieht man ganz gewöhnlich 2—4 und mehr Nucleolen. Zellen mit einem Nucleolus sind stets selten, besonders bei der viel sichereren Vitalfärbung, bei der auch die kleineren Nucleolen sehr deutlich werden.

BUTTERFIELD selbst beschreibt für die myeloischen Organe eine Mehrzahl, meist 3—5 Nucleolen, besonders auch für die Organe des Embryos, während ich in $\mathfrak{L}$. des Embryos fast immer auch nur einen Nucleolus finde. KLEIN schreibt den Myeloblasten meist 2—3 Nucleolen, KLIENEBERGER 3—5 Nucleolen, den Femurmyeloblasten fast durchweg 4—5 Nucleolen zu. Eine Berücksichtigung der Nucleolenzahl halte ich daher für nötig, auch wenn man zugibt, daß eine scharfe Differenzierung der lymphatischen und myeloischen Zellen nach diesem Gesichtspunkt nicht immer möglich ist.

[1] JAKOBSTHAL: Virchows Arch. 234 (1921).

Im Protoplasma fehlen „echte ℒ.-Azurgranula“ stets: NAEGELI (1907), BUTTERFIELD, KLIENEBERGER, KLEIN. Selbst PAPPENHEIM erklärte später die „Azurgranula“ in ℒ. und die azurophilen in Myeloblasten als „total verschieden“. Ich zähle aber die Zellen mit azurophilen Granula schon zu den Promyelocyten oder unreifen Myelocyten.

Positiver Gehalt an Oxydasen und proteolytischen Fermenten bei ungranulierten Lymphoidzellen sind sichere Anhaltspunkte für Myeloblasten, zumal nicht ein einziges Mal bisher bei ℒ. im Ausstrich oder Schnitt ein derartiger Befund erhoben worden ist. Bei negativer Reaktion ist freilich ein sicherer Schluß nicht stets möglich, weil unter bestimmten seltenen Fällen bei überstürzter und hochgradig krankhafter Bildung der myeloischen Zellen Oxydasen- und Fermentmangel vorkommt. Diese Ausnahme ist uns aber allgemein pathologisch völlig verständlich; sie ist kein Gegengrund gegen die prinzipielle Bedeutung der in Rede stehenden Reaktionen; sie gibt nur eine gewisse praktische Einschränkung der diagnostischen Verwertbarkeit der Methoden.

Die *Unterscheidung zwischen den verschiedenen lymphocytenähnlichen Zellen* (*Lymphoidzellen*) gelingt nach folgenden Befunden (vgl. Tafelabbildungen!):

I. Mit *kleinen* ℒ. können die Myeloblasten die Größe gemeinsam haben; sie unterscheiden sich aber durch die feinretikuläre, nicht grobbalkige und unregelmäßige Chromatinstruktur, ferner durch Fehlen von Azurgranula und eines richtigen perinucleären Hofes, durch Besitz von mehreren Nucleolen ohne deutliche Nucleolarwand, durch diffus im Protoplasma verteilte stabförmige und wellenförmige Chondriomiten im Gegensatz zu den Schriddegranula der ℒ. bei ALTMANN-SCHRIDDEscher oder Freifeldfärbung, durch positive Guajakreaktion, vorhandenes proteolytisches Ferment, positive Indophenolblausynthese und Peroxydasenreaktion. Fast stets sind Zwischenformen zu Myelocyten da. Entscheidend gelöst wird die Frage durch den Nachweis der myeloischen und nicht lymphatischen Gewebswucherung in den Organen.

II. *Lymphoblasten,* große normale und *große pathologische* ℒ. haben eine weniger feine und unregelmäßigere Chromatinanordnung; im übrigen gelten alle Unterscheidungsmerkmale wie sub I.

III. *Monocyten* lassen sich durch die S. 139 beschriebene Differenz des völlig anders gebauten Kerngerüstes, dann durch den Nachweis ganz anderer Kernumbildungsformen, endlich durch die feine, bei geeigneter Färbung massenhaft vorhandene spezifische Granulation unterscheiden. Das Monocytenprotoplasma ist ferner düster graublau.

IV. Eine weitere lymphoide Zellform *vor* dem Myeloblasten ist durchaus unbewiesen. Embryonale Stammform beider Zweige ist die Mesenchymzelle, die aber nie ins Blut gelangt, auch nicht bei Embryonen, sondern die zuerst in den Gefäßen auftretende Zelle beim Embryo ist der Myeloblast. Zwischenformen zwischen Mesenchymzellen und Myeloblasten gibt es nicht.

Überblicken wir noch einmal die Gründe, die uns zwingen, in den Myeloblasten keine ℒ., sondern eine besondere Zelle, und zwar die Vorstufe der Zellen des myeloischen Systems zu sehen, so sind es:

1. Morphologische Gründe: andere Kernstruktur als ℒ.,
   konstantes Fehlen eines richtigen perinucleären Hofes,
   Fehlen der echten ℒ.-Azurgranula und der SCHRIDDEschen ℒ.-Granula,
   anderes Verhalten der Nucleolen nach Zahl und Bau.
2. Embryologische Gründe:
   Vorkommen im Blut und im Gewebe des Embryo *vor* Existenz von ℒ. und von lymphatischem Gewebe und vor allem andern L. und zuerst als einzige L.-Art im Blute.
3. Biologische Gründe:
   Vorhandensein proteolytischer Fermente,
   Anwesenheit von Oxydasen und Peroxydasen,
   Entwicklung zu Myelocyten durch alle klar erkennbaren Zwischenformen,

In Gewebskultur (Hirschfeld, Timolejewsky) Entwicklung der Myeloblasten zu Myelocyten, nie aber eine Weiterdifferenzierung bei £., sondern rasches Absterben.
Vorkommen in den Bildungsherden mit Erythroblasten,
Fehlen bei Lymphadenosen, Vorkommen bei Myelosen,
Übergänge von myeloischer Leukämie in sekundäre Myeloblastenleukämie.
Auftreten bei perakuten Myelosen als primäre Myeloblastenleukämie.

4. Histologische Gründe:
Normal alleiniges Vorkommen im Knochenmark,
Fehlen in lymphatischen Organen, speziell in den Follikeln und Keimzentren, ebenso Fehlen in der normalen Milz.
Stetes Zusammenvorkommen in lockerem Gewebe ohne jede Follikelbildung mit anderen myeloischen Zellen. Erdrückung des lymphatischen Gewebes, keine Umwandlung bei starker myeloischer Wucherung (histogenetischer Gegensatz!).
Völlig gleiche Lokalisation und gleicher histologischer Bau der Myeloblastenleukämie wie bei der gewöhnlichen Myelose.

Wie soll man Zellen, die lymphatische Bildungen zerstören und von diesen ein völlig unabhängiges Wachstum aufweisen, als £. bezeichnen!

Unter der erdrückenden Wucht dieses Beweismateriales hat endlich und nach jahrelanger Opposition auch Pappenheim (1917) noch die Myeloblastenlehre im Sinne des Dualismus anerkannt und schließlich hat auch Maximow es aufgegeben, die unreifsten weißen Blutzellen als £. zu bezeichnen und dafür den mit Myeloblast synonymen Namen der Hämocytoblasten akzeptiert, nachdem er jahrzehntelang die Identität der £. und Myeloblasten vertreten hatte.

Vorkommen der Myeloblasten. Myeloblasten finden sich im embryonalen myeloischen Gewebe in Leber, Milz, Knochenmark. Sie machen lange Zeit den größten Bestandteil der Markzellen aus. Im kindlichen Knochenmark sind Myeloblasten reichlicher als bei Erwachsenen. Im Knochenmark sind sie in großer Zahl bei Intoxikationen (toxischen Anämien), experimentellen posthämorrhagischen Anämien, bei vielen Fällen von Perniciosa, oft bei Leukocytosen, dann bei allen myeloischen Wucherungen zu sehen.

Im Blut trifft man Myeloblasten am reichlichsten und meist dominierend bei akuten Myelosen, spärlicher bei chronischen, aber zahlreicher bei Verschlimmerungen oder vor dem Tode. Sonst gelten für das Auftreten die gleichen Bedingungen wie für die Myelocyten.

Bei akuten Myelosen sieht man *pathologische Myeloblasten* (s. Abb. 67, S. 208) mit dickerem Chromatinnetz und ganz abnormen Kernlappungen und zahlreichen weiteren Abnormitäten.

Literatur über Myeloblasten.

(Siehe auch Leukämie, Embryologie, Dualismus.)

Blumenthal u. Morawitz: Dtsch. Arch. klin. Med. **92** (1907). Bei experimenteller posthämorrhag. Anämie. — Butterfield: Dtsch. Arch. klin. Med. **92** (1908). — Butterfield, Heineke u. E. Meyer: Fol. haemat. (Lpz.) **8**, 325 (1909).
Downey: Fol. haemat. (Lpz.) **34**, 65 (1927).
Ellermann: Virchows Arch. **244**, 493 (1923).
Ferrata: Fol. haemat. (Lpz.) Arch. **9**, 549 u. Lehrbuch Emopatie. — Fischer: S. 129. — Flesch: Dtsch. med. Wschr. **1906**.
Gordon: Lancet **1919**, 108. — Gütig: Arch. mikrosk. Anat. **70**.
Helly: Verh. dtsch. path. Ges. **1910**; Beitr. path. Anat. **1910**. — Hirschfeld: Fol. haemat. (Lpz.) **34**, 39 (1927).
Itami: Arch. f. exper. Path. **60** (1908).
Jagic: Münch. med. Wschr. **1910**, 500; Berl. klin. Wschr. **1909**, Nr 26. — Jochmann u. Ziegler: Münch. med. Wschr. **1906**, Nr 43.

KLEIN: Fol. haemat. (Lpz.) **10**, 475 (1910). — KLIENEBERGER: Dtsch. med. Wschr. **1909**, Nr 49. — KRAUS: Charité-Ann. **32**.
MACHII: Inaug.-Diss. Würzburg 1914. — MARCHAND: Münch. med. Wschr. **1911**, 924. — MAXIMOW: S. 129. — MORAWITZ u. REHN: Dtsch. Arch. klin. Med. **92** (1907). — MOSSE: Zbl. Path. **1905**. — MOSSE u. ROTHMANN: Dtsch. med. Wschr. **1906**.
NAEGELI: Dtsch. med. Wschr. **1900**; Die Anämie. Nothnagelsche Sammlung. 2. Aufl. 1909.
PAPPENHEIM: An vielen Orten, z. B. Fol. haemat. (Lpz.) **2**, 254, **601**, 775, 812; **8**, 390; Arch. **9**, 150, besonders **10**, 298; **12**, 1; Arch. **21**, 207 (1917); Die Zellen der leukämischen Myelose. Jena 1914; Atlas. Jena 1905—1911; Berl. klin. Wschr. **1912**, Nr 51. — PETRI: Fol. haemat. (Lpz.) **32**, 103 (1926). — PLEHN: Dtsch. med. Wschr. **1906**.
RUBINSTEIN: Z. klin. Med. **42** (1901).
SABIN: J. exper. Med. **40**, 845 (1924). — SCHRIDDE: Verh. dtsch. path. Ges. **1905**; Münch. med. Wschr. **1906**, Nr 4; Verh. dtsch. Kongr. inn. Med. **1906**; Beitr. path. Anat. **41** (1907); Z. f. angew. Anat. **2**, 329 (1918). — SCHUR u. LÖWY: Z. klin. Med. **20** (1900). — SCHULTZE, W. H.: Beitr. path. Anat. **39** (1906). — SIMON: Amer. J. med. Sci. (1903). — SIMPSON u. DEMING: Fol. haemat. (Lpz.) **34**, 103 (1927). Vitalfbg.
TIMOLEJEWSKY: Virchows Arch. **263**, 719 (1927). Gewebskultur. — TÜRK: Klinische Hämatologie. Wien. klin. Wschr. **1903**.
WILKINSON: Lancet **1903**. — WOLFF: Z. klin. Med. **45** (1902).
ZAPPERT: Z. klin. Med. **23** (1893). — ZYPKIN: Wien. klin. Wschr. **1903**; Virchows Arch., Suppl.-Bd. **174**.

Megakaryocyten. Knochenmarksriesenzellen.

Im Knochenmark und im myeloischen Gewebe der Säuger und nur bei dieser Tierklasse trifft man 20—40 μ große, sehr auffällige Gebilde, Knochenmarksriesenzellen, deren Kern ein großes Konvolut und zahlreiche Nucleolen zeigt und höchst eigenartig strukturiert ist. Diese Gebilde sind spezifische Zellen des myeloischen Systems und fehlen stets in lymphatischen Formationen.

SCHRIDDE beschrieb zuerst eine breite innere Granulaschicht und um diese einen basophilen, ungranulierten äußeren Protoplasmasaum. Auch ich habe das seither oft beobachtet. Derselbe Befund ist auch bei den Zellen der Tiere zu sehen, z. B. in meiner Abb. 62 (Maus, embryonale Leber), ebenso bei HEIDENHAIN (1907).

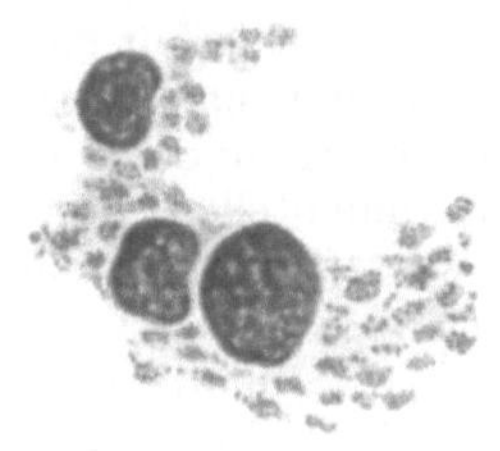

Abb. 61. Megakaryocytenteile im Blut und Plättchen (chronische Myelose).

Die Kernstruktur ist so eigenartig und charakteristisch, daß ich jetzt nach den eingehenden Studien mit OELHAFEN selbst kleine Kerntrümmer in Blutausstrichen mit Sicherheit erkennen kann. Die Kerne sind auch so dick, daß sie immer besonders plastisch, wie doppelt konturiert, heraustreten.

Die Granulation ist überaus fein, grundsätzlich verschieden von allen andern Körnelungen, azurophil. Ihre Ableitung aus dem Kern nach DOWNEY ist sicher unrichtig und bei der Nuclearreaktion von FEULGEN entsteht keine positive Reaktion (ROSKIN). Es liegt eine eigene myeloische Körnelung vor, die sich nicht nur mit Giemsa, sondern auch mit Methylenblau färbt. KATSUNUMA gibt positive Oxydasenreaktion an.

In den Zellen ergibt die Jodfärbung grobe Schollen, nach STAHL und VASATURO analog gleichen Gebilden in den Plättchen. ROKAY hält aber die Gebilde für verschieden.

Seit WRIGHT werden von dem Plasma der Megakaryocyten die Blutplättchen als Abschnürungsprodukte abgeleitet. Fast alle Autoren haben sich dieser Annahme angeschlossen und die Beweisführung durch neue Argumente verstärkt (SCHRIDDE, OGATA, DOWNEY, BUNTING, ASCHOFF, KLEIN, KEIBEL, NAEGELI, FERRATA, DEGKWITZ usw.), doch hat sich wieder einige Opposition gezeigt (PERRONCITO, SCHILLING, DEMEL).

Ich selbst konnte im Blute von Myelosen, wo gelegentlich Riesenzellenteile reichlich vorkommen, alle erdenklichen Zwischenstadien zwischen abgeschnürtem Protoplasma und Blutplättchen nachweisen (Pathologentagung

1914). Diese Beweisführung ist wertvoll, weil sie an Ausstrichpräparaten vorgenommen ist, die so feine Verhältnisse unvergleichlich besser darstellen als Gewebsschnitte. KAZNELSON wollte den Vorgang der Abschnürung auch im Blutpräparat selbst sehen. Bilder, die so gedeutet werden könnten, existieren gewiß, fraglich bleibt nur, ob nicht doch Anlagerung von Plättchen vorliegt.

Die Megakaryocyten sind im Blut meist nur in kleinen Kernteilen, weil alle größeren in den Capillaren abgefangen werden, z. B. bei Parenchymzellenembolie. HELLY[1] glaubt, daß Megakaryocyten auf chemotaktische Reize hin aus dem Knochenmark austreten.

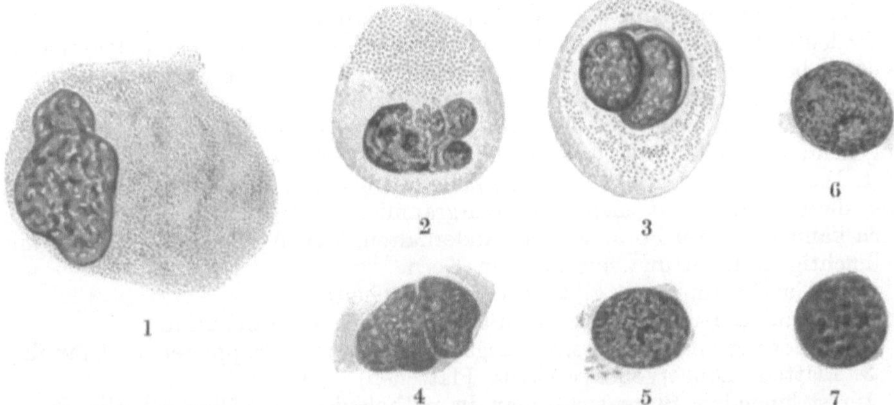

Abb. 62. Megakaryocyten. Zellen 1—3: Mit Azurgranulierung (Maus, embryonale Leber). Zellen 4—7: Megakaryoblast.

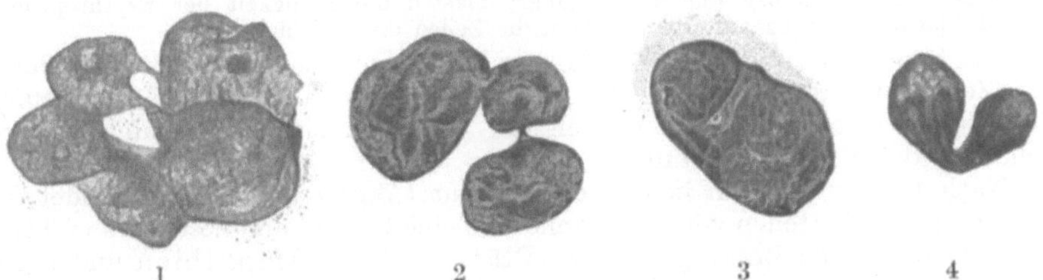

Abb. 63. Knochenmarksriesenzellen aus dem Blut (Polycythämie).

Vorkommen: Mit OELHAFEN konnte ich das gelegentlich sogar massenhafte (siehe Myelosen) Auftreten von Megakaryocytenteilen im Blute jeder Myelose feststellen, nie dagegen bei Lymphadenosen (ebenso GUGLIELMO), dann bei Polycythämie und Leukocytosen (ebenso MINOT). In myeloischem Gewebe der Milz bei Tieren trifft man die Zellen ebenfalls, desgleichen bei myeloischer Metaplasie.

Genese. Megakaryocyten entstehen aus Myeloblasten durch eine Reihe von Entwicklungsstufen und finden sich immer mit Myeloblasten. Daher fehlen bei ganz stürmischen Myeloblastenwucherungen die Differenzierungsprodukte, die Megakaryocyten und zuletzt auch die Blutplättchen.

Die Annahme von KLEIN, daß die Knochenmarksriesenzellen wie die Myeloblasten aus einer besonderen Vorstufe, der **Myelogonie**, entstehen, kann ich nicht teilen. Auch muß ich die ganze Lehre von dieser Stammzelle ablehnen. Es ist undenkbar und unrichtig, daß schon im normalen Blute eine solche Zelle vorkomme, z. B. bei Hysterie bis fast 2% und normal einmal bis 8,5%. Es ist nicht denkbar, daß die primitivste Zelle ein dickes

[1] HELLY: Naturforsch.-Verslg **1908**.

Chromatinnetz aufweist. KLEIN hat zum Teil pathologische Umbildungen an Myeloblasten, zum Teil Artefakte vor sich gehabt; s. meine Kritik[1] (s. Nomenklatur).

Für die Annahme von WRIGHT spricht ferner das Parallelgehen der Plättchenwerte mit der Riesenzellenzahl, so besonders die Abnahme beider bei Perniciosa, das Verschwinden beider bei hohen Thorium-X- und Röntgen-Dosen, bei Benzolintoxikationen und bei Diphtherie (DUKE) und bei terminalen Myeloblastenleukämien.

In eingehenden Studien belegt FREY (bei ASKANAZY) die Parallele der Riesenzellen im Marke mit der Pl.-Zahl. Er schildert die Abstammung aus Myeloblasten, die Zahl im Knochenmark des Erwachsenen (Femur pro mm^2 200—220) die Vermehrung bis zum 33fachen und die Verminderung bis fast 0.

Bedeutende Vermehrungen im Knochenmark finden sich bei Polycythämie — sonst bei gewissen Myelosen, siehe diese —, dann bei Pneumonie, dagegen eine enorme Abnahme bei Perniciosa und Cirrhosen.

FERRATA und seine Schule hat die Megakaryocytenfrage ganz besonders eingehend bearbeitet und unterscheidet folgende Entwicklungsphasen:

1. Den *Megakaryoblast* (Abb. 62), Zelle mit blauem, ungranuliertem Plasma. Aus dieser entwickelt sich der azurgranulierte *Megakaryocyt*. Nach dem Kern kann man drei Formen auseinanderhalten, Typen mit großem Kern, mit vielbuchtigem Kern und mit kleinem Kern.

Auch im Protoplasma gibt es Verschiedenheiten.

1. Granulationsbildende Zone mit staubförmiger Granulation.
2. Felderungs- oder Differenzierungszone (Zusammengruppieren der Granula).
3. Plättchenzone (vollentwickelte Plättchen).

Im strömenden Blute sieht man in pathologischen Fällen oft alle Protoplasma- und Granulationsphasen als abgeschnürte Teile von Riesenzellen und ebenso Kernteile mit oder ohne Protoplasma.

Nach REITANO haben nur die Megakaryoblasten die Fähigkeit der Erythrophagie, sobald Plättchenbildung auftritt, verlieren die Zellen diese Fähigkeit.

Bei Saponinintoxikation sah FIRKET Zerstörung der Blutplättchen, dabei erst Zerstörung, dann Reizung des myeloischen Apparates, zunächst Vorstufen der Riesenzellen und mit Auftreten der Azurgranulation in reifen Riesenzellen wieder Plättchenbildung.

Nach Untersuchungen in meinem Institut (ALDER und HUBER) findet die Ableitung der Plättchen von der Stammzelle eine weitere und besonders wichtige und grundsätzliche Bestätigung. Die Plättchen der Amphibien und Reptilien (Thrombocyten) entstehen aus Myeloblasten, indem der Kern im Chromatin dunkler und das Protoplasma fransig wird und eine rote Granulation bekommt. Die Thrombocyten der Amphibien und Reptilien entsprechen nicht den Plättchen, sondern den Megakaryocyten der Säuger. Bei den Amphibien treten die ganzen Zellen ins Blut, als kleine Thrombocyten, deren Kernaufbau aber dem Karyocytenkern völlig entspricht. Bei den höher entwickelten Tieren werden nur Protoplasmafetzen abgegeben, während der Kern selbst zurückgehalten wird und durch Teilung oder Sprossung eine besondere Größe erreicht. Diesen Darlegungen widerspricht GORDON in einer Arbeit unter SCHILLING. Ich halte aber die Befunde von ALDER und STUBER für gesichert. Sie sind auch von HARTMANN aus der MINKOWSKIschen Klinik voll bestätigt worden.

In eingehenden Untersuchungen findet FLÖSSNER, daß die Spindelzellen niederer Tiere gegen chemische Substanzen, Salze, Säuren, Narkotica und Farbstoffe paralleles Verhalten zeigen wie die Blutplättchen und beide werden am besten durch Thyrode konserviert.

---

[1] Fol. haemat. (Lpz.) **16**, 307.

Literatur.

(Siehe auch Abschnitt Blutplättchen und Knochenmark, S. 183 u. 215 f.)

ASKANAZY: Handbuch von HENKE-LUBARSCH.

BÉTANCÈS: Haematologica (Palermo) **3**, 485 (1922); Kongreßzbl. inn. Med. **41**, 908.

DEMEL, CESARIS: Haematologica (Palermo) **5**, 104 (1924). — DOWNEY: Fol. haemat. (Lpz.) Arch. **15**, 25 (1913). — DUKE: Arch. int. Med. **11**, 100 (1913).

FABRIS: Haematologica (Palermo) **7**, 229 (1926). Saponin. — FIRKET: Bull. Soc. Biol. Paris **87**, 84 u. 86 (1922); Hopkins Hosp. Bull. **33**, 271 (1922); Archives de Biol. **32**, 539 (1922). — FLÖSSNER: Arch. Biol. **78**, 37 (1923). — FONTANA: Haematologica (Palermo) **10**, 151 (1929). — FREY: Frankf. Z. Path. **36**, 419.

GASPAR: Frankf. Z. Path. **34**, 460 (1926). — GHISETTI: Pathologica (Genova) **1926**, 3. Tumoren aus Megakaryocyten. — GONDOLFI: Haematologica (Palermo) **10**, 185 (1929). — GORDON: Virchows Arch. **262**, 19 (1926). — GUGLIELMO: Haematologica (Palermo) **1**, 303 (1920); **4**, 182 (1923); **6**, 156 (1925); **9**, 193 (1928).

HARTMANN: Fol. haemat. (Lpz.) **32**, 1 (1925). — HYNEK: Fol. haemat. (Lpz.) Arch. **13**, 345, 375 (1912).

KATSUNUMA: Fol. haemat. (Lpz.) **32**, 29 (1925). Oxyd.-R. — KATZENSTEIN: J. of exper. Med. **48**, 607 (1926). Vorstufen aus Retik.-Zellen. — KAZNELSON: S. 188 u. Dtsch. Arch. klin. Med. **128**. — KLASCHEN: Virchows Arch. **237**, 184 (1922). Maus. — KLEIN: Myelogonie. Berlin 1914; Dtsch. med. Wschr. **1913**, 2513. — KNOLL: S. 106.

INTROZZI: Haematologica (Palermo) **10**, 195 (1929).

LAPIDARI: Kongreßzbl. inn. Med. **49**, 762. Exp. Markbildung. Vorstufen; Haematologica (Palermo) **10**, 171 (1929).

MARCHESINI: Haematologica (Palermo) **3**, 193 (1922). — MINOT: J. of exper. Med. **36**, 1 (1922). — MORONE: Haematologica (Palermo) **9**, 117 (1928). Vorstufen.

NAEGELI: Verh. dtsch. path. Ges. **1914**; Fol. haemat. (Lpz.) **16**, 307. — NOTKIN: Kongreßzbl. inn. Med. **36**, 199. Spindelzellen.

OELHAFEN: Fol. haemat. (Lpz.) Arch. **18**, 171 (1914); Inaug.-Diss. Tübingen 1914. — OGATA: Beitr. path. Anat. **52**, 192 (1912).

PAPPENHEIM u. PLESCH: Z. exper. Path. **12**, 95 (1912). — PERRONCITO: Haematologica (Palermo) **1**. 111, 265 (1920); **7**, 86 (1926); Sang **1**, 297 (1927). — PETRI: Fol. haemat. (Lpz.) **37**, 129 (1928). — PIANESE: Haematologica (Palermo) **1**, 61 (1920).

REITANO: Haematologica (Palermo) **2** (1921). — ROKAY: Klin. Wschr. **1926**, 63 u. 756.

SCHILLING: In MENSE, Tropenkrankh., S. 126. — SCHRIDDE: Sitzgsber. Marburg **1905**; Naturforsch.-Verslg **1911**. — STAHL: Virchows Arch. **257**, 392 (1925); Klin. Wschr. **1925**, 589; **1926**, 755. Jodreaktion.

TORRIOLI: Kongreßzbl. inn. Med. **54**, 739.

VASATURO: Fol. med. (Napoli) **1926**, 796. Jod-R.

WITTKOWER: Z. exper. Med. **26**, 250 (1922). — WRIGHT: J. of Morph. a. Physiol. **21** (1910).

Die Blutplättchen (Pl.).

(Siehe auch Zählung der Blutplättchen, S. 30 und Kap. Knochenmarksriesenzellen und hämorrhagische Diathesen.)

Als Blutplättchen bezeichnet man rundliche, meist 2—3,6 μ messende Körperchen, die im ungefärbten Präparate grau erscheinen, sich rasch zu kleinen Haufen anordnen, konglutinieren und zu einer amorphen, graulichen Masse verschmelzen, an die sich die ersten Fibrinfäden der Gerinnung anlegen. Im Nativpräparat zeigen sie eine periphere, hyaline, durchsichtige Zone und eine mattweise, körnige, zentrale Schicht. Diese letztere wird vielfach irrig als Kern angesprochen, da sie sich mit basischen Farbstoffen färbt, so mit Methylenblau, Pyronin, Methylenazur mit Vitalfärbungen, besonders Brillantkresylblau oder Methylviolett. Unsere beste Plättchenfärbung ist Giemsafärbung. Dabei entdeckt man zentrale, feine, azurophile Chromatinkörner und eine peripherische, gelegentlich schwach bläuliche Zone.

Die Färbung dieser Außenzone hängt enorm von der Dünne der Präparate ab. An dickeren Stellen werden alle Plättchen bei Giemsa blau.

Mit eigentlichen Kernfarbstoffen färbt sich die zentrale Substanz nicht, sie gibt auch keine FEULGENsche Nuclearreaktion (ROSKIN), ist also keine Kern-, sondern nur chromatophile Substanz. Die Körner geben Oxydasenreaktion, zeigen auch die gleichen Altmann-Granula wie die Megakaryocyten (KATSUNUMA), was bei R. nie vorkommt.

Große Mengen Blutplättchen kann man gewinnen, indem man in feuchter Kammer über einem Paraffinblock (BÜRKER) einen Bluttropfen sedimentieren läßt. Nach einiger Zeit enthält die Kuppe nur noch Plättchen, die als leichteste Gebilde oben schwimmen.

Zahl: BIZZOZERO ermittelte 250000 im Kubikmillimeter. AFFANASSIEW 200000—300000. HELBER mit 10% Natriummetaphosphatlösung 192000 bis 264000. SAHLI bestimmte nach seiner Methode 150000—200000. ACHARD und AYNAUD ermitteln als Normalwert 216000. KRISTENSON 200000—250000. THOMSEN 250000—300000. DEGKWITZ 300000. SCHENK 174000—280000, im Mittel 230000. FONIO 130000—350000, im Mittel 224000. ZELLER mit einer komplizierten Methode 500000—750000. FLÖSSNER mit besonderer Methode 760000!

Physiologische Verhältnisse: DEETJEN beschreibt amöboide Beweglichkeit der Blutplättchen, wenn dieselben auf einem geeigneten Nährboden untersucht werden. Als solchen empfiehlt DEETJEN eine Agarlösung, die auf 100 ccm 0,6 NaCl, 6—8 ccm 10%ige $NaSO_3$-Lösung und 5 ccm 10%ige K_2HPO_4 enthält. Auf einen Objektträger gegossen, erstarrt die Lösung. Alsdann kann man schmale Streifen schneiden, auf diese das Blut bringen, ein Deckgläschen auflegen und die mikroskopische Untersuchung vornehmen. Dagegen bezeichnen ACHARD und AYNAUD diese Technik als höchst ungeeignet, da Agar wie alle Kolloide die Plättchen deformiere, und bestreiten amöboide Beweglichkeit durchaus, überhaupt jede Formveränderung, so daß z. B. Trypanosomen die Plättchen nie einbiegen, sondern einfach auf die Seite schieben. Daher empfiehlt DEGKWITZ, diesen zerstörenden Einfluß des Gewebeplasmas auszugleichen durch ein Fixativ (H_2O 100 ccm, $NaPO_3$ 0,4 g, NaCl 0,4 g, Formalin [40%ig] 3 ccm), das vor dem Einstich auf Fingerkuppe und Objektträger kommt. Im Fixativ können Brillantkresylblaukrystalle gelöst werden.

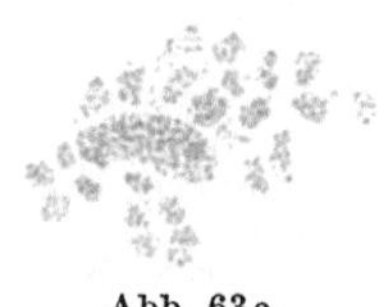

Abb. 63a. Plättchen aus einem Riesenplättchen.

Nach HAUROWITZ enthalten die Plättchen 71% Proteine, 12% Lipoide, 5,5% Asche mit 0,074% Ca.

Von fast allen Autoren werden die Blutplättchen mit der *Gerinnung* in Zusammenhang gebracht. DEKHUYZEN bezeichnet sie als Thrombocyten, MORAWITZ verwendet denselben Namen. ACHARD und AYNAUD erklären gewisse Beziehungen zwischen Plättchen und Gerinnung als vorhanden, bestreiten aber eine Parallele zwischen gerinnungshemmenden Substanzen und Plättchen.

Das *Vorkommen* der Blutplättchen ist von BIZZOZERO, LAKER, ACHARD und AYNAUD im strömenden Blute konstatiert worden. LÖWIT glaubte auch bei diesen Tierexperimenten an eine artifizielle Entstehung, die aber nicht in Frage kommt.

In Lymphe und serösen Höhlen existieren nach ACHARD und AYNAUD Blutplättchen nicht, ebensowenig im Eiter, trotz L.- und R.-Zerfall, denn Plättchen verlassen die Blutbahn nicht. Beim Embryo kommen Plättchen reichlich vor (HELBER und eig. Beob.), sogar selbst dann, wenn sehr wenig L. im Blute kreisen.

In der Pathologie spielen die Plättchen eine wichtige Rolle bei der Entstehung der weißen Blutplättchenthromben.

In der Klinik gibt es große Schwankungen in der Zahl, Größe und Form der Plättchen.

Entstehung der Blutplättchen: Nachdem lange Zeit alle möglichen Spekulationen über die Bildung der Plättchen (aus roten, aus weißen Blutkörperchen, als Eiweißniederschläge) vorgebracht worden sind, die heute höchstens noch historischen Wert haben, gelang es WRIGHT, die Abstammung aus dem Protoplasma der Knochenmarksriesenzellen histologisch zu beweisen. Durch pseudopodienartige Abschnürung des Protoplasmas als Funktion der Megakaryocyten kommen Plättchen in die Knochenmarksvenen. Es ist daher verständlich, wenn zwischen der Menge dieser myeloischen Gebilde und der Plättchenzahl Parallelen bestehen, die tatsächlich festgestellt wurden. Wir begreifen auch, warum nur bei besonderer Technik die Plättchen, die so leicht zerstörbar sind, im Knochenmark gefunden werden.

Wir verstehen jetzt, wieso nicht selten viel größere Plättchen (Riesenplättchen), wurstähnliche Gebilde (Plättchenwürstchen) und enorm lange Plättchenschwänze (bis 30—40 μ Länge [eig. Beob.]), seltener auch abnorm kleine Plättchen im Blut gefunden werden, und daß derartige Anomalien besonders bei großem Plättchenreichtum (Hyperaktivität der Riesenzellen des myeloischen Systems), wie bei Myelosen und Chlorosen und anderen Anämien in der Rekonvaleszenz gefunden werden. Aber ebenso begreiflich ist uns das Vorkommen abnormer Plättchen auch bei Dysfunktion und allmählichem Zugrundegehen der Megakaryocyten bei Perniciosa, aplastischer Anämie, Leukämien, hämorrhagischen Diathesen, wo wir die Erfahrung machen, daß bei enorm niedrigen Plättchenzahlen die noch vorhandenen Exemplare sehr starke Form- und Größenschwankungen darbieten.

Solche Größenschwankungen werden heute in der Klinik immer mehr beachtet als Ausdruck abnormer oder gesteigerter Funktion der Mutterzellen, und wir sprechen auch von pathologischen Plättchen mit abnorm starker basophiler Randzone, mit Verklumpung der Körnelung oder abnormer Verteilung derselben, mit abnormer Größe oder Kleinheit der Körnchen und abnormer fehlender Felderung der Granula, mit abnormer Vakuolisierung, mit fehlender Agglutination (Thrombasthenie) usw. Die Plättchen sind spezifische Produkte der Megakaryocyten. Sie zeigen sich erst bei Säugern mit dem Auftreten dieser Zellen im myeloischen Gewebe, daher die Parallele in der Zahl der Pl. mit der Hyper- und Hypofunktion dieses Systems! Diese Abstammung der Plättchen ist durch morphologische, tinktorielle, embryologische, biologische und klinische Feststellungen sicher. Auch serologische Untersuchungen (ROSENTHAL, BEDSON) sprechen für die Abstammung aus Knochenmarksriesenzellen und gegen Beziehungen zu roten oder weißen Blutkörperchen, ebenso die chemischen Verhältnisse nach ENDRES.

Ich war also in meiner absolut ablehnenden Kritik gegenüber all den früheren Ableitungsversuchen der Plättchen vollständig im Recht und verweise in vielen Fragen auf die 2. Auflage, indem ich hier nur noch einzelnes über diese früheren Ansichten wiedergebe.

Die *Blutplättchen* wurden schon von AL. SCHMIDT und vielen anderen aus *Leukocyten* abgeleitet. Manche Autoren vertraten diesen Entwicklungsmodus gleichzeitig neben anderen Entstehungsarten. Dagegen hat schon BIZZOZERO darauf hingewiesen, daß die konstante Form der Plättchen mit diesen Ableitungen nicht zu vereinen ist. Heute läßt der komplizierte, konstante und spezifische Bau der Plättchen solche Gedanken zurücktreten. Trotz L.-Zerfall unter Röntgen werden die Pl. nicht reichlicher, wie überhaupt in der Klinik jede Parallele zwischen L. und Pl. fehlt. Sie kommen auch nicht im Eiter vor.

In zahlreichen Arbeiten hat ARNOLD und seine Schule, auch WEIDENREICH, ganz besonders aber SCHWALBE, die *Entstehung der Blutplättchen aus Erythrocyten* verfochten, und es sollten Plasmorhexis und Plasmoschise zur Plättchenentstehung Veranlassung geben. Diese Auffassung beruht auf der Beobachtung, daß die R. unter nekrobiotischen Verhältnissen (Konservierung im Holundermark) größere und kleinere Teile abschnüren. Die so erhaltenen Körper sind aber keine Blutplättchen und nichts weiter als Artefakte. Wiederum wäre der konstante und komplizierte Bau der Plättchen unverständlich; dann sieht man in ihnen Hb. ja niemals. Wieso sie zu Chromatinsubstanz gelangen, die in den Erythrocyten nicht nachweisbar ist, dürfte schwer zu erklären sein. Vor allem ist die Beständigkeit des Plättchens in Essigsäure im Gegensatz zu dem sofortigen Undeutlichwerden der R., wodurch ein scharfer Gegensatz zwischen Pl. und R. dargestellt wird. Abschnürungen von R. bei schweren Anämien sieht man ja häufig. Niemals verhalten sich diese Dinger morphologisch und gegenüber Essigsäure wie Plättchen. Auch die Angaben von SCHWALBE über das Auftreten von Plättchen in doppelt unterbundenen Gefäßen haben sich bei den Nachprüfungen von ASCHOFF, DEREWENKO und ZURHELLE nicht bestätigt. WEIDENREICH hat seine früheren Erklärungsversuche auch zurückziehen müssen.

Auffällig ist die Ansicht FERRATAs, der Plättchen nicht nur von Riesenzellen, sondern auch von Monoc. mit Azurgranula, besonders im Knochenmark des Embryos ableitet.

Nucleoidtheorie. In ganz anderer Weise haben einige Autoren (zuerst PAPPENHEIM, dann HIRSCHFELD, MAXIMOW, PREISICH und HEIM, BREMER und WLASSOW, später SCHILLING) die Abstammung der Plättchen aus R. abgeleitet, indem sie im Innern der R. die Existenz von endoglobulären Körpern, Nucleoiden, annahmen, die von der physiologischen Karyolysis des Kernes herstammen und dann als Plättchen ausgestoßen würden. Auch hier liegen Artefakte vor. Es wäre mir leicht, einen „Plättchenaustritt" auch aus L., Monoc. und allen möglichen Zellen zu „zeigen". Noch 1928 ließ MAXIMOW die Spindelzellen der Selachier aus Lymphocyten (!) entstehen, hauptsächlich innerhalb der Blutbahn (!). — Man sieht, wohin die uferlose Fassung des Begriffes *L*. führen kann.

Physiologische Schwankungen der Plättchenzahl sind beobachtet. Säuglinge zeigen große Schwankungen 40000—200000 (KEILMANN). Mit den Menses fallen die Plättchen (PFEIFFER u. HOFF) auf halbe, selbst Viertelszahlen. HISCH u. HARTMANN verzeichnen aber Zunahme.

Im Senium ist die Pl.-Zahl niedrig, 85000 im Durchschnitt (DENNER) wegen Atrophie der Knochenmarksriesenzellen.

In der Pathologie sind die Veränderungen der Plättchen nach Zahl und Art höchst bedeutend.

Bei *Infektionskrankheiten* erfolgt durch Knochenmarksschädigung zuerst eine Plättchenabnahme; dieselbe kann so stark sein, daß hämorrhagische Diathese auftritt (Typhus, Tuberkulose usw.). Im späteren Verlauf steigen die Plättchen wieder an, besonders bei starken Leukocytosen (Pneumonie).

Bei *Intoxikationen* kommen schwerste Abnahmen vor (Benzin-Benzol, viele Gifte, Salvarsan, Saponin, desgleichen unter Röntgen- und Radiumwirkung). Auch hier zeigt sich häufig hämorrhagische Diathese. Die bisher höchste Pl.-Zahl ist wohl 2,22 Mill. bei einer Polyglobulie (R. 6,5) mit L. 10—15000, Eos. 12%, Monoc. 18% von EPSTEIN u. KRETZ.

Bei myeloischer *Leukämie* erscheinen hohe Plättchenzahlen, ebenso bei Polycythämie und bei beiden oft pathologische Pl. Bei Lymphadenose ist die Abnahme der Pl. groß und zuletzt maximal. Wenn Myelosen stürmisch als akute Störungen der Cytogenese einsetzen oder chronische Myelosen terminal gleichfalls in Myeloblastenleukämien übergehen, so werden keine Riesenzellen mehr im Knochenmark gebildet und die Pl. gehen auf minimale Werte zurück.

Viele *Milzaffektionen* führen durch Hypersplenie (hormonale Hemmung der Knochenmarkstätigkeit) zu stärkster Pl.-Abnahme und hämorrhag. Diathese. Man bezeichnete das als thrombopenische Purpura. Es ist aber nur ein Symptom genetisch ganz verschiedener Affektionen. Mit der Splenektomie sieht man die Pl. enorm, bis 1—1½ Millionen ansteigen und in zahllosen pathologischen Formen für Monate und Jahre. Selbst Entfernung der normalen Milz macht Pl.-Zunahme, sogar bleibende. Auch andere hämorrhagische Diathesen ohne Milzaffektion zeigen schwerste Pl.-Abnahme gewöhnlich mit, seltener ohne Abnahme der Riesenzellen im Mark.

Bei Perniciosa geht die Plättchenverminderung völlig parallel der Schwere der Affektion und der Erschöpfung des myeloischen Apparates. Bei anderen Anämien nehmen die Plättchen mit der Erholung der Markfunktion bedeutend bis zu übernormalen Werten zu (Chlorose, sekundäre Anämie).

Bestimmte Intoxikationen oder Infektionen, die das Mark schwer schädigen, verlaufen mit äußerster Plättchenarmut, so manche Fälle schwerster Sepsis, Granulocytopenien usw.

Bei Leberaffektionen der verschiedensten Art traf EMILE-WEIL Plättchenabnahme und Verlängerung der Blutungszeit.

Beim anaphylaktischen Shock besteht vorübergehend fast Verschwinden der Plättchen aus der Blutbahn.

ACHARD und AYNAUD, LE SOURD und PAGNIEZ, sowie SACERDOTTI machten Blutplättchen frei durch Peptoninjektion oder Anwendung gerinnungshemmender Substanzen oder Gelatine. Bei Injektion aller Kolloide ist das der Fall, daher auch auf Seruminjektion. Kolloide agglutinieren außerdem die Plättchen in vitro.

Der Plättchenschwund wird von Leukopenie begleitet, dauert 20—30 Min., dabei sind die Gebilde nicht zerstört, sondern nur in den Lebercapillaren angehäuft. Im Blute fehlen übrigens zu dieser Zeit die Pl. nicht vollkommen, sondern sind nur sehr spärlich.

In eingehenden klinischen und experimentellen Studien sucht FREY die Pl. mit der Entstehung der Bluteiweißkörper und mit Immunitätsprozessen in Verbindung zu bringen.

Literatur über Blutplättchen.

ABRAMSON: Kongreßzbl. inn. Med. **51**, 564. Elektrophorese d. Pl. wie L., nicht wie R. — ACHARD et AYNAUD: C. r. Soc. Biol. Paris **1**, 593, 654; **2**, 341 (1907); **1**, 714, 898; **2**, 57, 442, 459, 532, 554, 724 (1908); 10. u. 17. Juli **1909**; Arch. Mal. Coeur **1909**, 129; Semaine méd. **1909**, 169. — AFFANASIEW: Dtsch. Arch. klin. Med. **35**. Lit.! — ALBRECHT: Verh. dtsch. path. Ges. **1904**. — ALLEN: Münch. med. Wschr. **1927**, 141. Volumenmessung. — ALS: Acta med. scand. (Stockh.) Suppl. **7**, 263 (1924). Phys. Schwankungen. — ARGUTINSKY: Anat. Anz. **19** (1901). — ARNOLD: Zbl. path. Anat. 8 (1897); **10** (1899). Lit.!; Virchows Arch. **133, 145, 148, 150, 155**. — ASCHOFF: Virchows Arch. **130**. — AUBERTIN: C. r. Soc. Biol. Paris **1905**; Inaug.-Diss. Paris 1905. — AUSTERHOF: Dtsch. med. Wschr. **1928**, 453. — AYNAUD: Inaug.-Diss. Paris: Steinheil 1909. Le globulin des mammifères. Monogr. Lit.; C. r. Soc. Biol. Paris, 8. Juni; 9. Juli **1910**, Ann. Inst. Pasteur **1911**; Progr. méd. **1911**, 193.

BAAR: Z. Kinderheilk. **48**, 31 (1929). — BACKMANN: Bull. Soc. Biol. Paris **93**, 186 u. 190 (1925). Adren. — BACKMANN u. HULTGREN: Bull. Soc. Biol. Paris **94**, 942 (1926). Splenekt. — BECK: Mschr. Kinderheilk. **29**, 673 (1925). Infekt. — BEDSON: J. of Path. **26**, 145 (1923) u. **28**, 101 (1925). — BEHRENS: Fol. haemat. (Lpz.) **39**, 1 (1929). Nach Muskelarbeit. — BENECKE: Fol. haemat. (Lpz.) Arch. **21**, 263 (1917). — BERNHARDT: Beitr. path. Anat. **55**, 35. — BÉTANCÈS: Acad. Sci. **1925**, 1780; Haematologica (Palermo) **3** (1922). — BETSON u. ZILVA: Brit. J. exper. Path. **4**, 305 (1923). Vitaminmangel. — BEZANÇON et LABBÉ: Lehrbuch. — BIANCHINI: Bull. Soc. Biol. Paris **95**, 117 (1926). Erstickung; Pathologica (Genova) **14**, 597 (1921), 230 u. 235 (1922); Arch. di Biol. **73**, 11 (1924). Auf CO-Zunahme. — BINET u. KAPLAN: Soc. Biol. Paris Bull. **97**, 1128 u. 1659 (1927). Erstickg. Entmilzg d. Milzreservoir. — BIZZOZERO: Virchows Arch. **90** (1882); Zbl. med. Wiss. **1882**. — BLUM: Zbl. path. Anat. **1904**. S.-Ref. — BODE: Klin. Wschr. **1930**, 1587. Thrombocythämie. — BOSHAMER: Fol. haemat. (Lpz.) **33**, 105 (1926). — BOROS u. KALTSTEIN: Fol. haemat. (Lpz.) **35**, 419 (1928). Zählg mit Citrat. 300—600000. — BREMER: Zbl. med. Wiss. **1894**; Arch. mikrosk. Anat. **45** (1895). — BRIEGER: Dtsch. med. Wschr. **1920**, 1053. Gegen Erklärung von SCHILLING. — BROCKBANK: Med. chronicle **1907/08**, 462. — BRODIE and RUSSEL: J. of Physiol. **21**. Pl.-Zählung. — BROWN: J. of exper. Med. **18** (1913). — BUCKMAN: J. amer. med. Assoc. **76**, 427 (1921). — BUNTING: J. of exper. Med. **11** (1909); Bull. Hopkins Hosp. **22**; **31**, 439 (1921). — BÜRKER: Münch. med. Wschr. **1904**, 1189; Pflügers Arch. **102** (1904). Lit.!; Zbl. Physiol. **17** (1903); **21** (1907); Handbuch normaler und pathologischer Physiologie, Bd. 6. 1925.

CADWALADER: Bull. Ayer Clin. Labor. **1906**. — CANTIERI: Riv. crit. Clin. med. **1911**. — CASTRONUOVO: Haematologica (Palermo) **1**, 474 (1920). — CATTOPETTI: Riforma med. **1923**, 722. — CESARIS-DEMEL: Sperimentale **1905**. — CHEVREL et ROGER: C. r. Soc. Biol. Paris, 23. Nov. **1907**. — COLE: Bull. Hopkins Hosp. **1907**, 261. — COTTIN: Arch. Mal. Coeur **1911**, 755. — COURMONT et ANDRÉ: Lyon méd. **1908**; C. r. Soc. Biol. Paris **1**, 805 (1908). — CRAWFORD: Lancet **207**, 595 (1924).

DARLING: Fol. haemat. (Lpz.) **14**, 7. — DEETJEN: Virchows Arch. **164** (1901); Münch. med. Wschr. **1898**; Z. physiol. Chem. **63** (1909); Verh. dtsch. path. Ges. **1909**; Zbl. Physiol. **23** (1909); Fol. haemat. (Lpz.) Arch. **13**, 337. — DEGKWITZ: Fol. haemat. (Lpz.) Arch. **25**, 153 (1920); Dtsch. med. Wschr. **1921**, 12; Z. exper. Med. **11**, 144 (1920). Parent. Eiweißinj.; Abderhaldens Handbuch biologischer Arbeitsmethoden Liefg Bd. 106. 1923. — DEKHUYZEN: Anat. Anz. **19** (1901). — DEMMER: Fol. haemat. (Lpz.) **27**, 141 (1922). Serum. — DEREWENKO: Beitr. path. Anat. **48** (1910). — DETERMANN: Dtsch. Arch. klin. Med. **61** (1898); Kongr. inn. Med. **1898**. Lit.! — DONNÉ: C. r. Acad. Sci. Paris **14**, 366 (1842). — DOWNEY; S. 183. — DUKE: J. amer. med. Assoc. **65**, 1600 (1915); Bull. Hopkins Hosp. **23** (1912:) Arch. int. Med. **11**, 100 (1913).

EBERTH u. SCHIMMELBUSCH: Fortsch. Med. **3** (1885); Virchows Arch. **102**. Thrombose. — EGE: Berl. klin. Wschr. **1921**, 1073. — EISEN: J. Morph. a. Physiol. **15** (1899). — EMDEN: Fortschr. Med. **16** (1898). — EMILE-WEIL usw.: Bull. Soc. Biol. Paris **87**, 143 (1922). —

ENDRES: Z. Biol. 88, 451 (1929). — ENDRES u. KUBOWITZ: Biochem. Z. **191**, 395 (1927). Stoffw. d. Pl. — ENGEL: Arch. mikrosk. Anat. **42** (1893). — EPSTEIN u. KRETZ: Klin. Wschr. **1930**, 1177. — EREDE: Policlinico **1921**, 203.

FALCONER: Amer. J. Physiol. **76**, 145 (1926). Vitamin. — FEGLER: Bull. Soc. Biol. Paris **95**, 1203 u. 1205 (1926). — FERRATA: Fol. clin. chim. et microsc. (Bologna) **2** (1909); **3** (1910). — FIRKET: S. 183. Saponin. — FLÖSSNER: S. 183. — FOÀ: Arch. di Biol. **33** (1900); Sperimentale **59**; Arch. Sci. med. **30** (1906). — FONIO: Korresp.bl. Schweiz. Ärzte **1913**, 385; **1915**, Nr 48; **1918**, Nr 39; Dtsch. Z. Chir. **117** (1912). Plättchenzählung. Lit.! Handbuch normaler und pathologischer Physiologie Bd. 6, S. 77. — FRANK: Berl. klin. Wschr. **1916**, Nr 21; Dtsch. med. Wschr. **1916**, Nr 35. — FREUND: Dtsch. Arch. klin. Med. **106**, 556 (1912). — FREY: Dtsch. Arch. klin. Med. **162**, 1 (1928).

GLANZMANN: Jb. Kinderheilk. **83**, 88. — GOTTLIEB: Wratsch (russ.) **1908**. — GOVAERTS: C. r. Soc. Biol. Belge **82—86** (1919—1922). — GRAM: Arch. int. Med. **25**, 325 (1920). Klinik der Plättchenbefunde; Acta med. scand. (Stockh.) **54** (1920). — GUGLIELMO: Fol. med. (Napoli) **6**, 1, 175 (1920). — GUIDICEANDREA: Policlinico **1906**.

HAUROWITZ: Z. physik. Chem. **173**, 233 (1928). — HAUSER: Beitr. path. Anat. **15**; Zbl. path. Anat. **1899**. — HAYEM: Gaz. méd. Paris **1881**; Lehrbuch; Sang **2**, 109 (1928). — HEDINGER: Korresp.bl. Schweiz. Ärzte **1907**, Nr 20. — HEINZ: Beitr. path. Anat. **29**. — HELBER: Dtsch. Arch. klin. Med. **81**, 316 (1904); **82**, 41 (1904). — HERWERDEN: J. amer. med. Assoc. **76**, 723 (1921). — HIRSCHFELD: Virchows Arch. **166** (1901); Anat. Anz. **20** (1902); Fol. haemat. (Lpz.) **1**, 700. — HISCH u. HARTMANN: Z. Gynäk. **1924**, 2883. — HITTMAIR: Fol. haemat. (Lpz.) **35**, 156 (1927). Übers. Rf. — HOLLOWAY: Amer. J. med. Sci. **168**, 723 (1924). In Milzvene vermehrt. — HORVATH: Dtsch. Arch. klin. Med. **161**, 188 (1928). Statische Schwankg. — HORWITZ: J. of exper. Med. **57**, 380 (1927). Tyrodc. Plättchenklassen! — HOWELL: J. Morph. a. Physiol. **4** (1890). — HUECK: Dtsch. Z. Chir. **192**, (1925). B. chirurg. Aff. — HULTGREN: Bull. Soc. Biol. Paris **95**, 1060 (1926). Benzol.

IWAI: Kongreßzbl. inn. Med. **47**, 459. Insulin.

JAGIC u. HICKL: Wien. med. Wschr. **1924**, 873. Übers. Ref. — JOLLY: Archives Anat. microsc. **133** (1907); **94** (1909).

KATSUNUMA: Monographie. Jena 1924; Fol. haemat. (Lpz.) **32** (1925); **38**, 214 (1929). — KAZNELSON: Dtsch. Arch. klin. Med. **122**, 72 (1917); Wien. klin. Wschr. **1916**, Nr 16; Verh. Ges. inn. Med. **1922**, 557. — KEILMANN: Mschr. Kinderheilk. **23**, 383 (1922). Säugling. — KEMP et CALHOUN: Arch. di Biol. **36**, 82 (1901); Amer. J. Physiol. **1901**. — KEMP, HARRIS and CALHOUN: Brit. med. J. **1906**; J. amer. med. Assoc. **1906**. — KEMP and STANLEY: Amer. J. Sci. **1902**, 342. — KLECKI: Kongreßzbl. inn. Med. **44**, 828; C. r. Soc. Biol. Paris **92**, 1206 (1925); J. Physiol. et Path. gén. **24**, 11, 285 (1926). — KOLOZS: Wien. klin. Wschr. **1928**, 1342. Tyrode. — KOINOCKI: Archives Anat. microsc. **22**, 112 (1926); Virchows Arch. **248**, 21 (1924). — KOPSCH: Anat. Anz. **19** (1901); Internat. Mschr. Anat. u. Physiol. **21**, **23** (1904). — KRANZFELD: Pflügers Arch. **210** (1925). Tägl. Schwankungen. — KRISTENSON: Acta med. scand. (Stockh.) **69**, 453 (1928).

LAKER: Virchows Arch. **116**; Sitzgsber. Akad. Wiss. Wien, Math.-naturwiss. Kl. **86**. — LAUR: Sang **2**, 340 (1928). Typhus. — LEDER: Med. Klin. **1922**, 1320. Salvarsan. — LEGA: Haematologica (Palermo) **9**, 169 (1928). Erstickg. — LEUBE: Berl. klin. Wschr. **1879**. — LILES: Kongreßzbl. inn. Med. **44**, 480. Milzexst. — LILIENFELD: Verh. physiol. Ges. Berlin **1891**; Z. physiol. Chem. **20** (1895). — LOEB: Virchows Arch. **173**, **176**, **185**. — LOEB: Zbl. Physiol. **17** (1903). — LÖBER: Pflügers Arch. **140**. — LOESCH: Kongreßzbl. inn. Med. **45**, 636. Milzexst. — LÖWIT: Beitr. path. Anat. **5**, 42 (1907); Virchows Arch. **117**; Erg. Path. **2** (1897); Fortschr. Med. **1885**, 173 u. 276; Arch. f. exper. Path. **23**.

MARCHESINI: Policlinico **1920**, 227. — MARINO: C. r. Soc. Biol. Paris **1905**, **194**; Fol. haemat. (Lpz.) Arch. **13**, 89, 93, 514 (1912). — MAXIMOW: Arch. Anat. u. Histol. **1899**; Arch. mikrosk. Anat. **97**, 623 (1923). Spindelzellen bei Selachiern. S. 186. — MENNE: Kongreßzbl. inn. Med. **27**, 294. Antigene. — MORAWITZ: Dtsch. Arch. klin. Med. **79** (1904); Erg. Physiol. **4**.

NAEGELI: S. 183. — NATTAN-LARIER: C. r. Soc. Biol. Paris, 21. Dez., 28. Dez. **1907**. — NEUMANN, L.: Z. klin. Med. **3** (1881). — NORMANN: Dtsch. Z. Chir. **212**, 166 (1928). Pl.-Kurve b. thromb. Abfall. — NOTTHAFT: Münch. med. Wschr. **1897**.

OGATA: Beitr. path. Anat. **52**, 192 (1911); **53** (1912). — OPITZ u. SCHOBER: Z. Kinderheilk. **103**, 189 (1923). Retrakt. Blutkuchen. — OSELLADORE: Z. Mikrosk. **42**, 415 (1925); Haematologica (Palermo) **9**, 113 (1928). Asphyxie. — OSLER: Zbl. med. Wiss. **1882**. — OSLER, KEMP, PRATT and EMKESON: Bull. Hopkins Hosp. **16** (1905). — OTSUKA: Kongreßzbl. inn. Med. **49**, 301. Milzbestr., Milzvene Pl. — OTTOLENGHI: Münch. med. Wschr. **1907**.

PAGNIEZ: Arch. Mal. Coeur **1919**, 1. — PAPPENHEIM: Münch. med. Wschr. **1901**, 989. Lit.!; Sitzgsber. biol. Abt. ärztl. Ver. Hamburg 1901, 76; Berl. klin. Wschr. **1902**, Nr 47; Fol. haemat. (Lpz.) Suppl. **4** (1907). — PELETTINI: Arch. di Biol. **73** (1924). — PERONCITO: Haematologica (Palermo) **2**, 516 (1921). — PETRI: Kongreßzbl. inn. Med. **44**, 828. Exp. gg. WRIGHT. — PFEIFFER u. HOFF: Zbl. Gynäk. **46**, 1765 (1922). — POL: Inaug.-Diss.

Heidelberg 1905. — POLETTINI: Haematologica (Palermo) 2, 47 (1921). — POPESCO: Kongreßzbl. inn. Med. **54**, 301. Bedeutung f. Immunität. — PORT u. AKIYAMA: Arch. f. Dermat. **106**. — PORTER: Lancet **1905**; Brit. med. J. **1907**. — PRATT: Arch. f. exper. Path. **49** (1903); J. amer. med. Assoc. **1905**. — PREISICH u. HEIM: Virchows Arch. **178**; Dtsch. med. Wschr. **1903**, Nr 33. — PUCHBERGER: Virchows Arch. **171** (1903); Münch. med. Wschr. **1902**, 1673; Verh. Ges. dtsch. Naturforsch. **1903**; Wien. klin. Wschr. **1905**, Nr 26, 711.

RABL: Wien. klin. Wschr. **1896**, 1060. — REID: Edinburgh med. J. **1912**. — REIMANN: Kongreßzbl. inn. Med. **40**, 335. Pneum. u. **54**, 44. Bei Fleckfieber. — REITANO: Haematologica (Palermo) **2**, 383 (1921). — RIESS: Arch. f. exper. Path. **51**, 190 (1904); Z. exper. Path. u. Ther. **90**, 318 (1921). — RÖDER: Inaug.-Diss. Würzburg 1918. — RÖSLER: Wien. Arch. inn. Med. **2**, 281 (1921). — ROSENBAUM: Z. Chir. **51**, 2580 (1924). Struma. — ROSENTHAL u. FALKENHEIM: Verh. Ges. inn. Med. **1921**; Arch. of exper. Path. **92**, 231 (1922). — ROSKAM: Bull. Soc. Biol. Paris **95**, 29 u. 1122 (1926). Blutkuchen. — ROSS: Lancet **1909**. — ROWLEY: J. amer. med. Assoc. **1906**.

SACERDOTTI: Anat. Anz. **17** (1900); Verh. dtsch. anat. Ges. **1900**; Arch. Sci. med. **1893**, **1901**, **1908**, 339; Arch. di Biol. **1909**, 153. — SAMELE: Clin. med. ital. **1906**. — SCHENK: Münch. med. Wschr. **1921**, 427. — SCHENK u. SPITZ: Med. Klin. **1921**, 385. — SCHIFF: Mschr. Kinderheilk. **15**, 247. — SCHILLING: Verh. dtsch. anat. Ges. **1911**, 118 u. **1912**; Fol. haemat. (Lpz.) Arch. **14**, 95 (1912); Dtsch. med. Wschr. **1918**, Nr 49; **1920**, 1274; **1921**, 178 u. 861; Virchows Arch. **239** (1921). — SCHILSKI: Z. klin. Med. **91**, 256 (1921). — SCHIMMELBUSCH: Fortschr. Med. **3**, 97, 202 (1885); Virchows Arch. **101**; Inaug.-Diss. Halle 1886. — SCHLEIP: Dtsch. Arch. klin. Med. **80**, 1 1904). — SCHNEIDER: Virchows Arch. **174**, 294 (1903). Lit.! — SCHRIDDE: Verh. Ges. dtsch. Naturforsch. **1911**, path. Sekt. — SCHULTZE, M.: Arch. mikrosk. Anat. **1**. — SCHWALBE: Untersuchungen zur Blutgerinnung. Braunschweig 1900; Erg. Path. **1902**, **1904** (Lit.!), **1907**; Beitr. path. Anat. Suppl. **7** (1905); Virchows Arch. **158**; Münch. med. Wschr. **1901**, **1905**, 725; Verh. dtsch. path. Ges. **6** (1903). Diskuss.!; Anat. Anz. **20** (1901); **21** (1902); Wien. klin. Rdsch. **1903**, Nr 9. — SCHWALBE u. SOLLEY: Amer. J. **1905**; Virchows Arch. **168**. — SEELIGER: Fol. haemat. (Lpz.) **29**, 23 (1923). — SEEMEN, v.: Münch. med. Wschr. **1929**, 1827. B. Wundstoffwechsel. — SEWASTIANOFF: Wien. klin. Rdsch. **1909**. — SOURD et PAGNIEZ: C. r. Soc. Biol. Paris, **21**. Juli, 8. Dez. **1906**; 25. M i, 30. Nov. **1907**, 30. Mai **1908**, 7. Nov. **1910**; **1913**, 580 u 788; J Physiol. et Path. gén. **1907**, **1909**; **14**, 1167 (1912). — SPADARO: Policlinico **1907**. — SPITZ: Klin. Wschr. **1923**, 584. Pl. zu Gefäßfunktion. — STAHL: Z. angew. Anat. **6**, 301 (1920). Variationen bei Konstitutionsstörungen; Münch. med. Wschr. **1921**, 667; Dtsch. Arch. klin. Med. **132**, 53 (1920); Z. klin. Med. **96**, 182. Klinik u. **97**, 187 (1923).

TANNASHIMA: Kongreßzbl. inn. Med. **57**, 166. Adrenalinzunahme. Pilocarpinabnahme. — THOMSEN: C. r. Soc. Biol. Paris **83**, 505 (1920). — TSCHISTOWITSCH: Fol. haemat. (Lpz.) **4**, 295 (1907): **9**. 130.

VALLET: C. r. Soc. Biol. Paris **1906**, **1907**. — VASSALE: Mem. Accad. Modena **1901**.

WEICHSEL: Münch. med. Wschr. **1924**, 291. — WEIDENREICH: Erg. Anat. **1903**, **1904**; Arch. mikrosk. Anat. **69**; Anat. Anz. **24**; Verh. dtsch. anat. Ges. **1906**. — WERZBERG: Fol. haemat. (Lpz.) Arch. **10**, 301 (1910). Lit.! — WINDFELD: Acta med. scand. (Stockh.) **73**, 10 (1930). Methode PETRI; Hosp.tid. (dän.) **1930**, 85. — WINOGRADOW: Fol. haemat. (Lpz.) Arch. **18**, 207. — WITTKOWER: Z. exper. Med. **25**, 73 (1921). — WLASSOW: Beitr. path. Anat. **15** (1894). — WLASSOW u. SEPP: Zbl. path. Anat. **1902**. — WOODCOCK: Kongreßzbl. inn. Med. **22**, 229. — WRIGHT: Boston med. J. **1906**; Virchows Arch. **186** (1906); Brit. med. J. **1906**; J. Morphol. a. Physiol. **21** (1910); Publ. Massachusetts gen. Hosp. **3** (1910). — WRIGHT and KIMICUTT: J. amer. med. Assoc. **56**, 1457 (1911).

ZELLER: Dtsch. med. Wschr. **1921**, 505. Differenzierung der Plättchen; Z. exper. Med. **10**, 103 (1919). Zählung; Dtsch. med. Wschr. **1923**, 120. Fäden; Münch. med. Wschr. **1922**, 197. Plättchenresistenz. — ZIMMERMANN: Rusts Mag. ges. Heilk. **66** (1846). — ZURHELLE: Beitr. path. Anat. **47**.

Kriterien der Jugend und des Alters der Leukocyten.

1. Das entscheidende Kriterium ist die *Kernstruktur*. An ihr vermögen wir zu unterscheiden, ob eine junge oder eine ältere Zelle vorliegt. Maßgebend ist uns, ob der Kern noch netzförmig aus feinen Basichromatinfäden gebaut oder mehr streifig grobbalkig strukturiert ist und schließlich zur Pyknose oder scharfen Scheidung von Oxy- oder Basichromatinsubstanz neigt, wobei es dann zu intensiver gleichmäßiger Dunkelfärbung des Basichromatins kommt.

Hat man diese Beurteilung einmal gründlich erfaßt, so ist es sehr leicht, die Reife verschiedener Zellen in prinzipieller Weise zu beurteilen.

Irrig aber ist die Beurteilung nach der Kernsegmentierung. Es gibt viele stark segmentierte, aber nach dem Kernbau mit jeder Sicherheit ganz junge Zellen, besonders bei Monoc. (s. dort), aber ebenso auch bei den N.

2. Ein Kriterium der Jugend ist das *stark basophile Protoplasmareticulum.* Wir treffen es bei den Myeloblasten, schwächer und allmählich mit der Reifung abnehmend bei Myelocyten, noch deutlich bei jungen polymorphkernigen N., während es den normalen reifen N. bis auf Spuren abgeht. Oft zeigen jugendliche Eos. basophiles Protoplasma und dann nur spärliche Granula, so bei allen starken und langdauernden Eosinophilien. Wir finden es dauernd bei ℒ. und Monoc., so daß diese Zellen sich von anderen L. stark unterscheiden.

3. Ein sicheres Zeichen junger Zellen ist das Vorhandensein *basophiler Granula neben neutrophilen oder eosinophilen.* Alle Körnchen besitzen in der Jugend eine basophile Quote. Das sieht man im Knochenmark, und im Blute dann, wenn alle biologischen Kriterien für starke Zelleinschwemmung junger Zellen sprechen, z. B. bei Leukämie.

Dieses Vorkommen der gleichen Granulation in zwei durch den Reifungsprozeß tinktoriell verschiedene Formen hat schon EHRLICH betont, später besonders HIRSCHFELD, NAEGELI, WOLFF, BUTTERFIELD, KLEIN.

Bei Jennerfärbungen sieht man feine blaue und rotviolette Granula in neutrophilen, und grobe blaue und rote in eosinophilen Zellen, ganz besonders in Myelocyten.

Bei Giemsa erscheinen in eos. Myelocyten grobe blaue und rote, in Mastmyelocyten grobe blaue und malvenfarbige Granula, in neutrophilen Myelocyten rotviolett-braunviolette Körner, zum Teil grob (dann sicher Farbstoffadsorption), zum Teil fein.

4. Jugendliche Zellen haben *deutlich nachweisbare Nucleolen.* Daher findet man bei Giemsa Nucleolen in Myeloblasten, Promyelocyten, Myelocyten, nie in N., Eos. oder Mastzellen.

An ℒ. erhält man bei Giemsa Nucleolen fast nur an den zerquetschten Exemplaren, wobei dann der blaue Nucleolus sich äußerst scharf aus dem roten Kernschatten heraushebt. An Monoc. gelingt der Nachweis mit Giemsa nicht oder doch nur an ganz jungen Exemplaren. Mit Methylenblau dagegen färben sich die Nucleolen der ℒ. sehr leicht. Ausgezeichnet stellt die Vitalfärbung Nucleolen dar, so auch in Monoc. stets 2—3—4 kleine Nucleolen.

Es ist nicht zu leugnen, daß durch die Anwesenheit der Nucleolen die ℒ. und die Monoc. sich stark von den polymorphkernigen Zellen unterscheiden, weil damit die ℒ. teilungsfähig sind. Dieses Argument (PAPPENHEIM) schließt aber die Ansicht nicht aus, daß die ℒ. im Blute reife, nicht weiter differenzierungsfähige Zellen sind. Unzählige andere Zellen haben auch Nucleolen und differenzieren sich auch nicht mehr weiter.

5. Ein Kriterium des Alterns ist, von Ausnahmen abgesehen, die *Kernpolymorphie,* bedingt durch innere Veranlagung der Zellen. Alle jungen Kerne sind kreisrund: Myeloblasten und ℒ.; dann rundlich-oval: Myelocyten und ältere ℒ.; nachher eingebuchtet und polymorph: N., Eos., Ma. und Monoc.

Bei den N. bestimmt die Sphäre die Einbuchtung und Polymorphie des Kernes. Hier bilden sich auch die ersten Granula.

Die NEUMANN-GRAWITZsche Behauptung, daß die Bewegungsphänomene die Kernpolymorphie erzeugen und wieder aufheben, ist durch viele Tatsachen widerlegt, deren eingehende Erörterung mir angesichts der verschiedenen Kerne bei N. Eos. und Ma. überflüssig erscheint. BRUGSCH und SCHILLING haben auch durch Dunkelfelduntersuchungen diese Ansicht zurückgewiesen, ebenso hat sich WEIDENREICH[1] dagegen ausgesprochen.

6. Die Zellgröße ist nur insofern zu verwerten, als die Myelocyten und Lymphoblasten, also die zweifellosen Vorstufen der Blutleukocyten, mit ihrer Reifung zugleich auch kleiner werden. Dagegen gehen beide vorher aus kleineren Elementen hervor. So sind die Keimzentrumszellen die Tochterzellen ruhender Follikelzellen und werden Keimzentren nur bei Bedarf gebildet.

---

[1] WEIDENREICH: Arch. mikrosk. Anat. **72**.

Vergleichende Histologie der Leukocyten und der Leukopoese.

(Siehe für einzelne Zellarten auch die Kapitel über Eos. und Ma. Riesenzellen, Pl.)

Bei Tieren kommen verschiedene L.-Arten vor, und zwar fast immer lymphoide Zellen und granulierte im Sinne Ehrlichs, der zuerst unterschieden hat

1. zwischen Allgemeingranula, die in der Tierreihe weit verbreitet sind wie eos. und basophile, hier und da aber auch einmal fehlen, und
2. Spezialgranula, die nur bestimmten Klassen zukommen.

So haben Mensch und Affe neutrophile, Kaninchen pseudoeosinophile (Ps.) und Meerschweinchen amphophile Granula, die Vögel zwei Arten acidophile mit rundem und mit stäbchenförmigem Charakter.

Auch hier muß betont werden, daß die eos. Körnelung bei zwei verschiedenen Tieren keineswegs chemisch identisch zu sein braucht, trotz gleicher Farbenaffinität. Man prüft ja mit den Färbungen nicht auf einen bestimmten chemischen Körper, sondern lediglich auf Affinität zu Säuren oder Basen. So gelingt es nicht selten, durch neue Reaktionen zwei acidophile Granulationen als heterogen nachzuweisen. Man wird daher begreifen, daß nur eingehendste morphologische Untersuchungen, wie das Weidenreich verlangt, und außerdem biologische Studien, wie das besonders Stäubli betont, uns über den Charakter einer Zellart im Tierreich orientieren können.

Es sind daher auf diesem Gebiete viele Probleme nicht spruchreif. Für Fische und Cyclostomen lauten die Angaben auch über rein tinktorielle Verhältnisse nicht übereinstimmend, abgesehen davon, daß auf die Kernstruktur bisher noch fast nie geachtet worden ist. Damit ist natürlich für eine Entscheidung der Frage, ob lymphatische Zellen mit £.-Kern oder myeloische mit Myeloblastenkern vorliegen, oder beide zusammen vorkommen, noch kein ausreichendes Material vorhanden. Pappenheim und Werzberg finden bald die eine, bald die andere Zellart und äußern sich im monophyletischen Sinne, daß eine Zellart in verschiedener Erscheinungsform vorliege, und dies sei der £. als Urzelle; doch fände sich kein direkter Übergang von £. zu polymorphkernigen Zellen. Andererseits spricht der Umstand, daß schon bei niedersten Wirbeltieren in L. bildenden Organen zum Teil reichlich granulierte Elemente ausgebildet werden, für die Homologisierung dieser Gewebe mit dem myeloischen im dualistischen Sinne, so daß man derartige Formationen bei Fischen nach Ciaccio als myeloische betrachten kann, ebenso das lymphoide Organ der Niere bei den Cyclostomen als myeloisches und nicht als lymphatisches. Auch zeugt der sichere Nachweis der myeloischen Zellen beim Embryo vor den £. (Naegeli, Knoll usw.) für die phylogenetisch ältere Anlage des myeloischen Systems. Cavallasca zeigte beim Frosch, daß die lymphoiden Zellen sich biologisch nicht wie £., sondern wie Myeloblasten verhielten. Für Reptilien und Amphibien zeigten Alder und Huber, daß die lymphoiden Zellen Myeloblasten sind und selbst Maximow schreibt 1928, bei den Amphibien funktioniert der „£." als Myeloblast.

Lymphdrüsen fehlen, wenn man in der Tierreihe zurückgeht, von den Amphibien an. Es ist dann £.-Bildung im Bindegewebe und nicht mehr in bestimmten Organen anzunehmen.

Wenn man freilich, wie Maximow und Weidenreich, zwischen lymphatischen und myeloischen Geweben „nicht scharf" trennt, so fällt natürlich die ganze Fragestellung dahin. Es wäre auch denkbar, daß bei tieferstehenden Tieren eine Trennung fehlt und sich erst im Laufe der Phylogenie einstellt.

Für die L. niederer Tiere verweise ich auf die zitierte Literatur, speziell auf die Monographie von Weidenreich und die Arbeiten von Pappenheim und von Werzberg, und gebe hier nur Angaben über die L. verschiedener Laboratoriumstiere, die für experimentelle Forschungen oft benutzt werden. Ich muß aber in voller Übereinstimmung mit Klieneberger und Carl darauf hinweisen, daß es bei exp. Arbeiten nicht erlaubt ist, die hier gegebenen Werte als feste Größen zu verwenden, sondern daß bei den starken individuellen Schwankungen und dem verschiedenen Alter der Tiere vor jedem Versuche für jedes Tier eine bestimmte Normalkurve festgestellt wird und nur eine Reihe gleichsinniger Ausschläge verwertbar sind. Man halte sich auch sonst gegenwärtig, daß zahlreiche Fehler sich einschleichen können.

Eine Verdauungsleukocytose fehlt nach Klieneberger und Carl bei Maus, Ratte, Kaninchen, Meerschweinchen, Hunden, Katzen und Affen.

Kaninchen: Domarus. R. 4,7—8,4. Hb. 70—120. L. 3800—13100. Pseudoeos. 47—64. Eos. 0—3,1. Ma. 6—10. £. 25—44.

Fritsch. R. s. konstant, im Mittel 5,86. Hb. 11,9 g in 100 ccm. L. durchschn. 8910. 63% £. 1% Monoc. 31% Ps. neutr. 2% Eos. 2% Ma. Plasma 6,6% Eiweiß.

Bushuell und Bangs. R. 5,99. L. 10975. N. 39. Eos. 1,1. Ma. 3,58. £. 55.

Gruber. L. 5—14000 Durchschn. Pseudoeos. 37—54. Monoc. 3—12. Eos. $^1/_2$—$2^1/_2$. Ma. 2—10. £. 28—44. Vereinzelte Myelocyten.

HEINEKE. L. etwa 9000. Ps. 42—36. Eos. 0,3. Ma. 0,9—3,0. Gr. £. 18. Kl. £. 38—41½.

KANTHAK and HARDY. Ps. 20—30. Eos. 1—2. Ma. 2—5. Monoc. 2—6. £. 70—80.

KLIENEBERGER und CARL. £. meist mehr als Pseudoeos. Eos. etwa 1. Monoc. wenig. Ma. 4—5.

LINDBERG. Pseudoeos. 45,5. Eos. 1,5. Ma. 6,0. Monoc. 7. £. 36.

LÖWIT. L. 10720. Pseudoeos. 60,4. Eos. 0—0,8. Ma. 1,6—3. £. 31,9. Monoc. 3.

MEZINESCU. Pseudoeos. 56. Eos. 5. Ma. 3. £. 36.

PRÖSCHER. L. 9—12000. Mittel 7—9000. Pseudoeos. 33—40. Eos. 0—0,57. Ma. 4 bis 8. £. 60—65.

TALLQVIST. (Mittel von 10 Tieren.) L. 8000—13000. Pseudoeos. 45—55. Eos. ½—3. Monoc. 20—25. £. 20—25. Ma. 2—5.

ZIEGLER (Jena 1906, Monogr.). R. 5,0—6,0. L. 8—13000. Ps. 30—40. Monoc. 5—10 bis 12. £. 50—60. Ma. 3—5. Einige Eos.

Rhesus-Affe: ANDERSON und WEILL. Hb. 75%. R. Mittel 4,64. L. 8288—12640; im Mittel: N. 41. Eos. 3,7. Ma. 0,24. £. + Monoc. 54. Große individuelle Schwankungen.

KRUMBHAAR und MUSSER. Hb. 73—99%. R. 5,0—7,1. L. (im Mittel) 13,375. N. 47,4. £. 46,5 (3 Tiere hohe Lymphocytose). Monoc. 4,9%. Eos. 0,25—3%. Ma. 0,2%.

HALL. R. 4,5—5,5. Hb. 72—90. L. 11—15000. N. 43. Eos. 2,8. Ma. 0,3. Monoc. 1,2. £. 52.

Meerschweinchen: BURNETT. Amphoph. 31—52. Eos. 10,7. Ma. 0,37. Monoc. 10. £. 47,3.

HOWARD. Amphoph. 43—69. Eos. 2—33,6. Ma. 0—0,12. Monoc. 0,8—6,6. £. 16—36.

JOLLY und ACUNNA. Neugeb. Amphoph. 49. Eos. 1. Ma. selten. £. 50. Erwachs. Amphoph. 40—45. Eos. 1. £. 53.

KANTHAK and HARDY. Amphoph. 62. Eos. 2—3. Ma. 0,7. Monoc. 11. £. 24.

KLIENEBERGER und CARL. Sehr variables Verhältnis zwischen £. und Polym. kg. Eos. 4—23. Ma. 0—1⅓. Monoc. 0—1⅓.

KURLOFF (Anämie I). Amphoph. 40—50. Eos. 10. Monoc. 15—20. £. 30—35.

LÖWIT. Amphoph. 52,2. Eos. 3,3. Monoc. 3. £. 38,5.

MEZINESCU. Amphoph. 22—30. Eos. 7. Ma. 2. Monoc. 3. £. 45.

SCHILLING (junge Tiere). Amphoph. 25—30. £. 65—70. Monoc. 1—2. Ma. 1—3. Eos. 1—3.

STÄUBLI. Hb. 100—105. R. 4,0—5,3. Viele polychrom. und basophil punktierte R. L. 5000—27000, beim gleichen Tiere aber ziemlich konstant (ebenso STUDER). Eos. 0,5—35 (meist unter 10). Ma. nie über 2.

Hund: ARNDT. R. 6,71. Pl. 492000. N. 74,8. Eos. 4,7. Ma. unter 1,0. Monoc. 3,7. £. 16,7.

BIEDL und DECASTELLO. N. 75. Eos. 3,4. Ma. selten. £. 21,6.

BUSCH und VAN BERGEN. Neutr. 65,7. Eos. 5,3. Ma. selten. Monoc. 6,8. Kl. £. 21.

GOODALL and PATON (fastende Tiere). N. 51—65,7. Eos. 1,3—3,1. £. 32,2—46,2.

KLIENEBERGER und CARL. N. 60—70. Eos. 4—11. Ma. 0. Monoc. wenig. £. 20—28.

KOHANAWA. L. im Mittel 17000. N. 77. Eos. 3. Ma. —. Monoc. 6. £. 13.

KUHL. R. 6,59. Hb. 15,8 g. L. 12600. N. 57. Eos. 10. Monoc. 8. £. 25. Eiw. 7,2.

LÖWIT. N. 78,9. Monoc. 0,7. £. 21,4.

MUSER. Im Mittel Hb. 98%. R. 5,97. N. 66,6. Eos. 5. Ma. selten. £. 22,1. Monoc. 6,8.

RECKZEH. R. 4,039—9,0. Mittel 6,0—8,0. Hb. im Mittel 110. L. 6600—15800. N. 70 bis 80. Eos. 5. Monoc. 2½—8. £. 11½—20. Ma. 0.

TALLQVIST. N. 70—80. Eos. 4—8. Monoc. 10—15. £. 5—10. Ma. 0,5.

Katze: ARNDT. R. 7,9. Pl. 493000. N. 59,4. Eos. 5. Monoc. 2,1. £. 33,5.

Maus (weiße): LEVY. Hb. 75—125. R. 5,5—13,9. L. 5600—37500. £. bis über 80.

SIMMONDS. R. 6—8,0. L. 6—11000. Polyn. 24—50. £. 50—60. Eos. ½—3. Monoc. 3—10.

Hühner und Tauben s. FRITSCH.

Pferde: ARNDT. R. 7,0. Pl. 368000. N. 59,1. Eos. 4,7. Monoc. 3,6. £. 32,6.

KUHL. R. 6,94. Hb. 12,4 g. L. 10300. N. 54. Eos. 4. Monoc. 4. £. 38. Eiw. 7,8.

KOHANAWA: L. im Mittel 8068. N. 54. Eos. 4,7. Ma. 0,4. Monoc. 2,6. £. 38.

Rinder: KUHL. R. 5,72. Hb. 10,8 g. L. 7900. N. 21. Eos. 5. Monoc. 10. £. 64. Eiw. 7,6%.

KOHANAWA. L. im Mittel 8210. N. 33. Eos. 10,9. Ma. 0,1. Monoc. 4,3. £. 52.

Trächtige Rinder: ARNDT. R. 5,96. Pl. 540—970000. N. 37,9. Eos. 7,1. Monoc. 6,4. £. 48,6.

Wichtig ist endlich noch das Verhalten der Organe bei erwachsenen Tieren. Bei den meisten Säugetieren ist die Milzpulpa typisch myeloisch durch die reichliche Zahl von Myelocyten und durch Erythropoese, so beim Kaninchen (DOMINICI, PARDI), bei der Maus (A. WOLFF, ASCHHEIM), beim erwachsenen Beuteltier (PAPPENHEIM).

Die Lymphknoten scheinen noch nicht eingehender geprüft zu sein. SCHWARZ beschreibt für das Kaninchen perivasculär gelagerte amphophile Myelocyten.

Literatur über vergleichende Histologie der Leukocyten und der Leukopoese.

ALDER u. HUBER: Fol. haemat. (Lpz.) **29**, 1 (1923). — AMENDT: Arch. of Physiol. **197**, 556 (1923). Gerinnung. — ANDERSON u. WEILL: J. med. Res. **1915**. Rhesus. — ARNDT: Arch. Tierheilk. **52**, 316 (1925). — ARNOLD: Virchows Arch. **140**. — ASCOLI: Arch. mikrosk. Anat. **53**. Petromyzon.

BEARD: Anat. Anz. **1900**. *L*. aus Thymus. — BENACCHIO: Fol. haemat. (Lpz.) **11**, 253. — BÉTANCÈS: Archives Anat. microsc. **18**; C. r. Acad. Sci. Paris **176**, 924 (1923); **1922**, 1002 u. viele andere. — BEZANÇON et LABBÉ: Lehrbuch; Granula, Gewebe. — BIEDAULT: Arch. Méd. expér. **1904**. — BIEDL u. DECASTELLO: Pflügers Arch. **86**. — BITTNER: Fol. haemat. (Lpz.) Arch. **15**, 239 (1913). Kaninchen. — BIZZOZERO u. TORRE: Virchows Arch. **95**. Gewebe. — BLUMENTHAL: Ann. et Bull. Soc. roy. Sci. méd. et natur. Brux. **2** (1904). Organ- u. Zellstudien. — BRINKERHOFF u. TYZZER: J. med. Res. **7** (1902). Kaninchen. — BRYCE: Trans. roy. Soc. Edinburgh **41** (1904). Lepidosira. Gewebe u. Zellen; Brit. med. J. **1904**; J. Anat. a. Physiol. **1906**. — BUCHHEIM: Beitr. klin. Chir. **66**, 599 (1927). Meerschw. gr. Schwankungen. — BURNETT: Ithaca 1908. Haustiere; J. med. Res. **10**. — BUSCH u. v. BERGEN: J. med. Res. **10** (1902). — BUSHNELL u. BANGS: Kongreßbl. inn. Med. **46**, 417.

CAVALLASCA: Inaug.-Diss. Zürich **1923**. Froschblut. Röntgen. — CIACCIO: C. r. Soc. Biol. Paris **1906**, 77. Fische. Niere. Myeloides Gewebe. — CUÉNOT: C. r. Acad. Sci. Paris **1903**. Decapoden. — CULLEN: Bull. Hopkins Hosp. **1903**. L. der Vögel.

DANTSCHAKOFF: Anat. H. **37** (1908). Vögel; Anat. Rec. **10**, 483 (1916). — DEKHUYZEN: Anat. Anz. **1892**. Amphibien. — DOMARUS, v.: Arch. f. exper. Path. **58**, 319 (1909). Kaninchen. — DOMINICI: C. r. Soc. Biol. Paris **1900**. Kaninchen. Struktur d. Organe. — DRZEWINA: C. r. Soc. Biol. Paris **1904** u. Archives de Zool. **33** (1905). Große Verbreitung d. myeloiden Gewebes bei Fischen; Arch. of Anat. microsc. **13**, 319 (1911). Fische. — DURROUX: Inaug.-Diss. Bordeaux 1908. Pferd. Physiol. Schwankungen bei Nahrung, Arbeit.

EHRLICH: Die Anämie. 1. Aufl. Granula. — EISBRICH: Arch. f. Physiol. **203**, 285 (1924). Hb. zur R.-Oberfl.

FERRATA: Fol. haemat. (Lpz.) 8, 393. Meerschweinchen. — FLU u. PAPPENHEIM: Fol. haemat. (Lpz.) Arch. **13**, 75. Kurloffk. — FORKNER: J. of exper. Med. **50**, 121 (1929). Huhn. FREIDSOHN: Arch. mikrosk. Anat. **75** (1910). Amphibien. — FRIEDBERGER u. FÜHNER: Klinische Untersuchungsmethode für Tierärzte, 1901. Pferd. — FRITSCH: Pflügers Arch. **181**, 78 (1920). — FUNKE: Mh. prakt. Tierärzte **1901**. Pferd. — FURNO: Fol. haemat. (Lpz.) Arch. **11**, 219.

GASSE: Mh. prakt. Tierheilk. **19** (1907). Pferd. — GHIKA: Inaug.-Diss. Paris 1901. Thymus. — GOODALL: J. of Physiol. **1905**. Thymus; J. of Path. **14** (1909). L. der Haustiere. — GROSSO: Fol. haemat. (Lpz.) Arch. **14**, 13 (1912). — GRUBER: Arch. f. exper. Path. **58**. Kaninchen. — GRÜNBERG: Virchows Arch. **163** (1901). Vögel, Reptilien, Amphibien. — GÜTIG: Arch. mikrosk. Anat. **70** (1907). Schwein.

HAMAR: Anat. Anz. **27** (1905). Thymus. — HALL: Fol. haemat. (Lpz.) **38**, 30 (1929). Rhesusaffe. — HERREL: Arch. f. Physiol. **196**, 560 (1922). L. bei Pferd, Rind, Hund. — HIRSCHFELD: Virchows Arch. **149** (1897). Granula bei Tieren. — HANNA HIRSCHFELD-KASSMANN: Inaug.-Diss. Berlin 1908. Verschiedene Haustiere. — HAYEM: C. r. Soc. Biol. Paris **1899**. L. beim Pferd. — HEINEKE: Dtsch. Z Chir. 58. — HESSE: Virchows Arch. **167**. Kaninchen. — HOWARD: J. med. Res. **17** (1907).

JAKOBSTHAL u. SHUBACK in KOLLE-WASSERMANN: 3. Aufl. (1928). — JOLLY et ACUNNA: Archives Anat. microsc. **7** (1905). — JOLLY et VALLÉE: C. r. Soc. Biol. Paris, 3. Nov. **1906**. Katze, Eos. — JORDAN u. SPEIDEL: Amer. J. Anat. **32**, 155 (1923); **33**, 485 (1924). Salamander.

KANTHAK and HARDY: J. of Physiol. **17** (1894). — KARDOS: Fol. haemat. (Lpz.) Arch. **11**, 271. — KASARINOFF: Fol. haemat. (Lpz.) Arch. **10**. Vögel. — KLIENEBERGER u. CARL: Zbl. inn. Med. **1910**, Nr 24. Blutmorphologie der Laboratoriumstiere 2. Aufl., Leipzig: Joh. Ambr. Barth 1927. — KNOLL: Fol. haemat. (Lpz.) **42** (1930). Kamel. — KOHANAWA: Fol. haemat. (Lpz.) **36**, 174 (1928). Haussäugetiere. Eingehende Morphologie, gr. Lit.! — KRUMBHAAR u. MUSSER: J. med. Res. **42**, 105 (1921). — KUHL: Pflügers Arch. **176**, 263 (1919).

LANG: Jena. Z. Naturwiss. **38** (1903). Anneliden. — LEVY: Fol. haemat. (Lpz.) **32**, 425 (1926). — LEVADITI: Virchows Arch. **180**. Affe. — LINDBERG: Fol. haemat. (Lpz.) Arch. **9**, 64. Kaninchen. Alterskurve. — LÖWENTHAL: J. Anat. et Physiol. **1909**. — LÖWIT: Fol. haemat. (Lpz.) **4**, 473. — LUCIA usw.: Kongreßzbl. inn. Med. **47**, 87; **51**, 620. Meerschw.

MARLOFF: Inaug.-Diss. Gießen 1919; Pflügers Arch. **175**. — MASSLOW: Arch. mikrosk. Anat. **51**. — MAXIMOW: Siehe S. 186 (Pl.). Selachierblutbildung. Thromboblasten. — MEINERTZ: Virchows Arch. **168** (1902). Granula. — MEYER: Z. Tiermed. **10** (1906); Inaug.-Diss. Zürich 1905. Pferd; Fol. haemat. (Lpz.) **30**, 195 (1924). Haustiere. — MEZINESCU: Arch. Méd. expér. **14** (1902). — MUSER u. KRUMBHAAR: Fol. haemat. (Lpz.) Arch. **18**, 576 (1914). Hund.

NAKANO: Fol. haemat. (Lpz.) Arch. **14**, 43 (1912). Kurloffk. — NEUMANN: Virchows Arch. **143**. Frosch. — NIEGOLEWSKI: Inaug.-Diss. München 1894. Granula bei Tieren. — NUSBAUM u. PRYMAK: Anat. Anz. **1901**. Thymus. Knorpelfische. — NYFELDT: Acta med. (Stockh.) **66**, 272 (1927).

PAPPENHEIM: Virchows Arch. **145**. Granula; **151**. Gewebe; **157**; Fol. haemat. (Lpz.) **8**, 504. Vgl. L.-Morphologie; **12**, 451; **17**, 183 (1913). Kurloffk. — PAPPENHEIM u. FERRATA: Fol. haemat. (Lpz.) Arch. **10**, 78. Meerschweinchen. — PRÖSCHER: Fol. haemat. (Lpz.) Arch. **7**, 107. Kaninchen.

RAWITZ: Arch. mikrosk. Anat. **1899**, 54, 56. Fische.

SABRAZÈS: Gaz. Sci. méd. Bordeaux **1908**. Pferd. — SABRAZÈS et LAFFON: Fol. haemat. (Lpz.) **6**, 3 Eos. und Ma. bei Tieren. — SABRAZÈS et MURATET: Fol. haemat. (Lpz.) **6**, 171. Axolotl. — SABRAZÈS, MURATET et DURROUX: Gaz. Sci. méd Bordeaux **1908**; Fol. haemat. (Lpz.) **6**, 187; **9**, 6. Pferd. — SCHAAF: Arch. Tierheilk. **51**, 512 (1924). Pferd. — SCHILLING: Fol. haemat. (Lpz.) **7**, 225, 435; **13**, 215 (1912); **17**, 442 (1914). Meerschweinchen. Kurloffk. — SCHOLZ: Zbl. Bakter. I **65**, 189 (1912). Rind, Kaninchen, Meerschweinchen. — SCHULHOF: Fol. haemat. (Lpz.) Arch. **17**, 171 (1913) u. **17**, 447 (1914). Kurloffk. — SCHULZ: Inaug.-Diss. Tübingen 1905. Wiederkäuer. — SCHWARZ: Virchows Arch. **179**. Kaninchen. Netz. — SIMONDS: Anat. Rec. **30** (1925). Mäuse. — STÄUBLI: Trichinosis. Wiesbaden 1909 und Eosinophilie Volk. GRÜNBERG, H. 543; Dtsch. Arch. klin. Med. **85**. — STOCKARD: Amer. J. Anat. **8** (1915). — STUDER: Inaug.-Diss. Zürich 1903.

TALLQVIST u. v. WILLEBRAND: Skand. Arch. Physiol. (Berl. u. Lpz.) **1899**. Kaninchen.

WALLGREN: Fol. haemat. (Lpz.) **8**, 307. — WALTER: Pflügers Arch. **123**. Pferd. — WEIDENREICH: S. 137. — WELSCH: Arch. f. Physiol. **198**, 37 (1923). Schweine, Schafe, Ziegen. — WERZBERG: Fol. haemat. (Lpz.) Arch. **11**, 1 (1911). — WIENDICK: Vet. Inaug.-Diss. Berlin 1907. Pferd.

ZIETSCHMANN: Internat. Mschr. Anat. u. Physiol. **22** (1905).

Pathologische Lymphocyten.

Bei krankhafter lymphatischer Wucherung findet man abnorme L., meist große Zellen, mit etwas lockerem Chromatingerüst. Sie sind verschieden von Lymphoblasten, die als normale Zellen in Keimzentren, bei Kindern ab und zu, und bei Erwachsenen unter krankhaften Bedingungen gelegentlich im Blut auftauchen, die aber einfach, jungkernige, vor der Teilung stehende, normale L. sind.

Pathologische L. bieten häufig, besonders bei Leukämie, abnorme Kernlappungen, sind sog. Riederformen mit jungen Kernen. Das Protoplasma ist

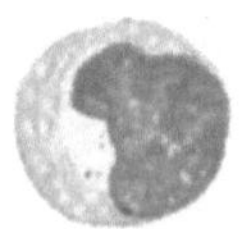
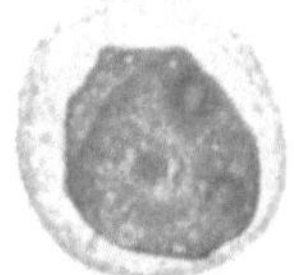
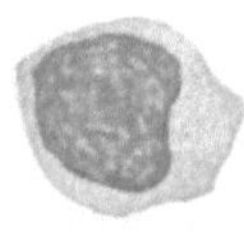
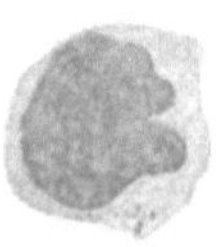

Abb. 64. Pathologische Lymphocyten.

manchmal schmal, kann fast ganz fehlen; oft ist es aber sehr breit und zeigt perinucleären Hof und häufig Vakuolen. Nie wird proteolytisches Ferment oder Guajacreaktion gefunden. Indophenolblausynthese versagt gänzlich.

Zu normalen größeren und kleinen L. bestehen, besonders bei Lymphadenosen, viele Zwischenformen, nie aber zu Monoc. oder Myeloblasten, bei Leukämien mit pathologischen Myeloblasten kann die Trennung schwer sein (siehe S. 208).

Gelegentlich sieht man bei septischen Zuständen, besonders bei Granulocytopenien, Kerndegeneration der L., ganz ungleiche Färbung des Chromatins, Verklumpung, stellenweise so helle Stellen, daß man an Kernauflösung denkt.

Vorkommen: Bei akuten Lymphadenosen (lymphatische Leukämie), aber auch ohne abnorm hohe Leukocytenzahl (aleukämische Lymphadenose), ferner bei lymphatischen Reaktionen oft in erheblicher Zahl und bei L.-Angina.

Außerdem finden sich leicht pathologische $\mathfrak{L}$. bei Intoxikationen, z. B. bei Basedow, oder bei Infektionskrankheiten und besonders bei Röteln und Anginen.

Die Lädierbarkeit dieser Gebilde ist eine große. Daher trifft man in Blutausstrichen oft strukturlose Kernklumpen, sog. GUMPRECHTsche Schollen.

Zweifellos werden pathologische $\mathfrak{L}$. sehr oft mit pathologischen Myeloblasten verwechselt. Es geht aber die Kernlappung bei path. $\mathfrak{L}$. nie so weit wie bei path. Myeloblasten, auch besitzen path. $\mathfrak{L}$. nie reichlich azurophile Granula, sondern jede Granulation im Giemsapräparate fehlt ihnen bei akuten Lymphadenosen.

Plasmazellen[1].

Unter Plasmazellen versteht man in der Histologie $\mathfrak{L}$. mit abnorm stark basophiler Plasmareaktion. Häufig zeigt dann der Zelleib Vakuolen und der Kern eine auffällige Chromatinanordnung in Radspeichenform.

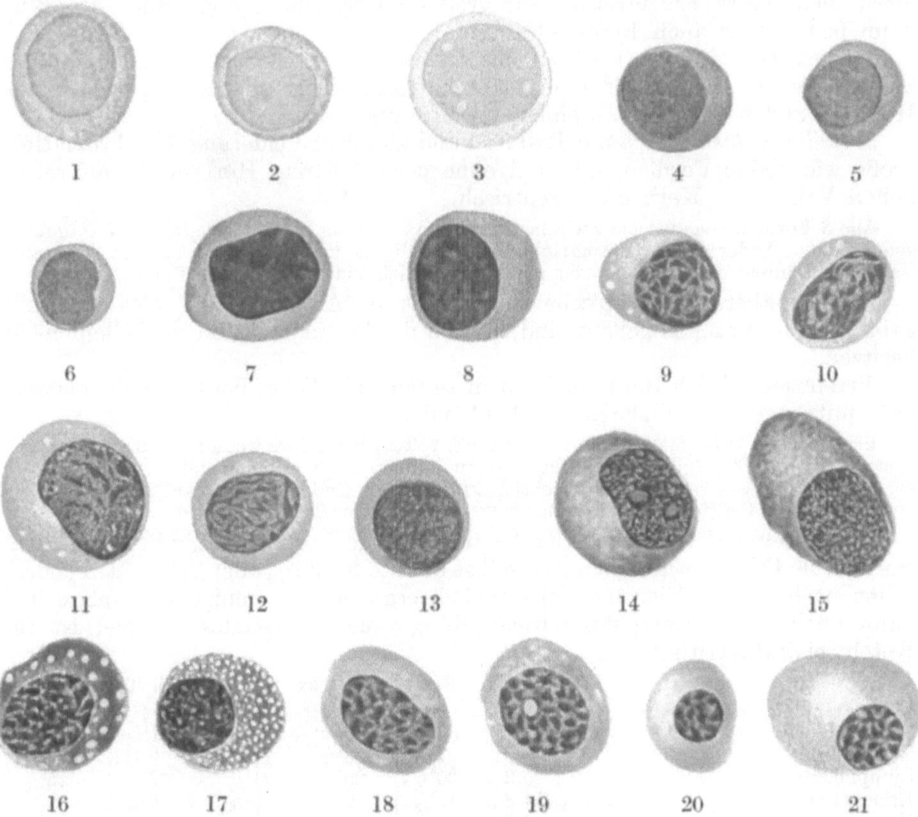

Abb. 65. Plasmazellen. Zellen 1—2. Von einem Falle von Rubeola. Zellen 1—2. Lymphoblastische Plasmazellen mit jungem, feinem Kern, bei Zelle 1 Nucleolen sehr gut zu erkennen. Zellen sehr groß. Zellen 3—4. Bei einem Falle von Erythema infectiosum. Starke Vakuolen. Zellen 5—11. Plasmazellen aus dem Knochenmark (Fälle von Lungengangrän). Zellen 12—21 aus dem Blut bei Rubeolae.

Derartige Zellen sind zuerst von TÜRK bei Infektionskrankheiten auch im Blute aufgefunden und als Reizungsformen bezeichnet worden. Sie zeigen bei Methylenblau-, Jenner- und Giemsafärbung tief ultramarinblaues Plasma.

---

[1] Hämatoxylin-Eosinfärbung: 4. Aufl. Taf. IX, Zellen 11—13. Pyronin-Methylgrünfärbung: 4. Aufl. Taf. IX, Zellen 16—18.

Der Ursprung dieser Gebilde blieb lange zweifelhaft, bis die gute Kerndarstellung bei Jenner-Giemsa und das genaue Verfolgen dieser Zellen unter allen möglichen biologischen Vorgängen eine Klärung gebracht hat, dahingehend, daß eigenartig veränderte ℒ. vorliegen.

Früher hatte man vielfach auch an myeloische Abstammung gedacht. Nun kommen zwar auch bei Myelosen und im Knochenmark myeloische Zellen mit intensiver Plasmareaktion vor, aber selten. Für die Blutzellen darf man, wenige Ausnahmen abgerechnet, nach meinen eingehenden Untersuchungen die lymphatische Genese als sicher annehmen. Dafür zeugt die ganze Morphologie wie der klinische Befund bei lymph. Reaktionen, bei Rubeolen, Pertussis usw.

Es ist aber auffällig, daß Plasmazellen sich nie in Lymphfollikeln oder gar in Keimzentren bilden, sondern adventitiell und im lymphoiden Gewebe. Es muß sich also um abnorme lymphoide Bildung aus den Adventitiazellen handeln.

Ich unterscheide folgende Formen:

A. Lymphatische in verschiedenen Altersstadien:

1. *Lymphoblastische Plasmazellen* mit Lymphoblastenkern. Meist große Zellen, bei Giemsa tief ultramarinblau, keine oder wenige Vakuolen. Kern meist nicht stark exzentrisch, sehr groß ausgesprochen jungkernig. Im Blut dann fast immer auch Lymphoblasten.

2. *Lymphocytäre Plasmazellen* mit Lymphocytenkern. Große und häufiger kleinere Zellen. Kern kleiner, meist exzentrisch, meist deutlicher perinucleärer Hof. Vakuolen im tief basophilen Leib häufig.

3. *Radkernplasmazellen* mit Radkern und klotziger Felderung des Chromatins, große wie kleine Formen, mit und ohne perinucleärem Hof, meist mit reichlichen Vakuolen. Kern oft exzentrisch.

Alle 3 Formen zeigen viele Zwischenstadien, als Beweis engster genetischer Zusammengehörigkeit. Außer dem ultramarinblauen Zelleib ist kein Merkmal absolut konstant. Vakuolen können auch fehlen oder sind gelegentlich massenhaft vorhanden.

Es gibt aber auch typische Radkern-ℒ. (s. Abb. 65), die also im Kern ganz wie Plasmazellen gebaut sind, jedoch die Plasmareaktion im Zelleib nicht besitzen.

Vereinzelt sah ich Radkern-ℒ. nicht selten, reichlicher bei Pertussis, massenhaft mitunter bei lymphatischer Leukämie.

Plasmazellen trifft man vereinzelt gar nicht selten, besonders wenn man die ℒ.-Differenzierung bis zu 1000 Zellen durchführt. Dann können auch anscheinend Gesunde 1—2‰ solcher Gebilde aufweisen. Bei Infektionskrankheiten finde ich die Zahl oft auf 1—3% ansteigen. Bei Perniciosa sieht man große, aber vereinzelte Exemplare.

Für Röteln hat HILDEBRANDT das regelmäßige Vorkommen in hohen Zahlenwerten (bis 17%) beschrieben. Ich selbst konnte bis 30% aller Zellen als Plasmazellen nachweisen. Einzelne Fälle freilich ergaben nur wenige Exemplare und dann auch keine Lymphknotenschwellung. Mein folgendes Beispiel ist für Röteln charakteristisch:

	1. Tag	2. Tag	3. Tag	4. Tag	5. Tag	7. Tag
Leukocyten	4500	4100	4150	6480	etwa 7000	—
Neutrophile	53,8%	$56^{2}/_{3}$%	$46^{1}/_{6}$%	43 %	$51^{1}/_{2}$%	$54^{2}/_{5}$%
Eosinophile	1,8 ,,	$1^{1}/_{2}$,,	$3^{1}/_{6}$,,	$3^{5}/_{6}$,,	$2^{3}/_{8}$,,	$5^{3}/_{5}$,,
Lymphocyten	25,2 ,,	$20^{5}/_{6}$,,	$25^{2}/_{3}$,,	$21^{1}/_{2}$,,	$22^{1}/_{8}$,,	$25^{3}/_{5}$,,
Monocyten	14,8 ,,	$12^{1}/_{3}$,,	$9^{2}/_{3}$,,	$9^{1}/_{6}$,,	$8^{3}/_{8}$,,	$9^{2}/_{5}$,,
Mastzellen	1,2 ,,	$^{1}/_{3}$,,	$^{5}/_{6}$,,	1 ,,	$^{1}/_{4}$,,	$^{4}/_{5}$,,
Radkernplasmazellen	1 ,,	$4^{1}/_{3}$,,	$10^{1}/_{2}$,,	$17^{1}/_{6}$,,	$12^{6}/_{8}$,,	$2^{2}/_{5}$,,
Radkernlymphocyten	0,2 ,,	$^{2}/_{3}$,,	$1^{1}/_{3}$,,	$2^{1}/_{3}$,,	$^{7}/_{8}$,,	$1^{1}/_{5}$,,
Lymphoblasten	1,8 ,,	$2^{1}/_{3}$,,	$1^{5}/_{6}$,,	$^{1}/_{2}$,,	$^{1}/_{2}$,,	$^{4}/_{5}$,,
Zwischenformen von Lymphoblasten zu Plasmazellen	0,2 ,,	$^{5}/_{6}$,,	$^{5}/_{6}$,,	$1^{1}/_{2}$,,	$^{5}/_{8}$,,	—
Neutrophile Myelocyten	—	—	—	—	—	$^{1}/_{5}$%

Die Parallele mit den ℒ.-Veränderungen (Lymphoblasten!) ist eindeutig. Nicht selten begegnet man auch bei neutrophilen Leukocytosen einigen Plasmazellen.

Sehr selten (NAEGELI) sieht man in Plasmazellen typische ℒ.-Azurgranula.

Pyronin-Methylgrünfärbung ergibt wie im Schnitt das Plasma tiefrot und wabig gebaut (Vakuolen), der Kern wird düster graublauviolett, im Gegensatz zu dem hellen Blau der ℒ.-Kerne.

In Lymphknoten sind Plasmazellen häufig; zahlreich habe ich sie auf Abstrichen lebendwarmer Milz getroffen. Sie fehlen aber nach LUBARSCH der normalen Milz. Im Knochenmark sehe ich sie oft, doch an das Bindegewebe und die Gefäße anschließend.

Genetisch völlig abzutrennen, aber morphologisch sehr ähnlich sind:

B. Myeloblastische Plasmazellen mit ausgesprochenem Myeloblastenkern. Sie erscheinen nur höchst selten im Blut, reichlicher bei akuten Myelosen. Ich glaube, daß diese Zellen aber doch prinzipiell etwas anderes darstellen und nur sehr junge stark basophile meist pathologische Myeloblasten darstellen.

Für diese Gebilde den Namen „Reizungsformen" beizubehalten, erscheint mir nicht richtig, weil niemand mehr feststellen kann, was TÜRK seinerzeit gesehen hat. Ich selbst sah bei Pneumonie nur lymphatische Plasmazellen.

C. LENAZ nimmt auch erythroblastische Plasmazellen an.

STERNBERG hält das Auftreten von Plasmazellen für ein Zeichen nichtleukämischer Erkrankung, bis zu einem gewissen Grade mit Recht. Doch darf man nicht so weit gehen, bei Anwesenheit einiger Plasmazellen die leukämische Natur des Leidens auszuschließen. Außerdem gibt es Lymphadenosen mit viel Radkern ℒ.

Die Plasmazellen spielen bei Entzündungen und Intoxikationen eine große Rolle[1]. Sie können auch lokale und generalisierte Plasmazellenlymphome[2], multiple Myelome des Knochenmarkes und Plasmazellenleukämien erzeugen.

Literatur.

(Siehe Plasmazellenleukämie, Myelom, lymphat. Reaktion und pathol.-anat. Literatur.)

ARNETH: Dtsch. med. Wschr. **1920**, 119.

DUPÉRIÉ: Gaz. Sci. méd. Bordeaux **1913**, 123. Bei Diphtherie.

GHON u. ROMAN: Fol. haemat. (Lpz.) **15** (1913).

HERTZ: Fol. haemat. (Lpz.) Arch. **13**, 177 (1912). — HILDEBRANDT u. THOMAS: Z. klin. Med. **59**, 444. — HÜBSCHMANN: Verh. dtsch. path. Ges. **1913**, 110.

JUSPA u. RINALDI: Tommasi, 1913, S. 243; Fol. haemat. (Lpz.) Arch. **16**, 232.

LENAZ: Siehe S. 129.

MATTHEWS u. PEARSON: Lancet **1922**, 909. Klin. Vorkommen. — MATTIOLI: Riv. Path. nerv. **18**, 345 (1913). — MÜLLER, C. A.: Dtsch. Arch. klin. Med. **116** (1914).

NAEGELI: Leukocytosen, in KRAUS u. BRUGSCH. 1915.

PAPPENHEIM: Atlas. Taf. XXXII u. XXXIII; Fol. haemat. (Lpz.) **11**, 159; **12**, 352; **13**, 1 u. 334; **14**, 214.

STERNBERG: Verh. dtsch. path. Ges. **1913**, 81.

Pathologische Neutrophile.

a) Kernveränderungen. Jedem Untersucher werden im Blute schwerer Infektionskrankheiten N. auffallen, die in Kern und Protoplasma sich anders als normale N. verhalten. Während sonst die große Mehrzahl der N. einen schlank ausgezogenen, schmalen, gewöhnlich mehrfach segmentierten Kern mit scharfer Abgrenzung von Basichromatin und Oxychromatin aufweist, sehen wir jetzt breite, plumpe Kerne fast oder ganz ohne Segmentation, mit unscharfer verschwommener Abgrenzung von Basichromatin, so daß die Kerne wie gequollen und in ihrer feineren Struktur wie verwaschen, oder wie teilweise verklumpt aussehen. Es unterliegt keinem Zweifel, daß solche Kerne pathologische Bildungen darstellen; die klinische und die experimentelle

[1] Vgl. Pathol. Anatomie, z. B. SCHAFFER u. JOANNOVICS, Naturforsch.-Verslg **1909**.

[2] KUSUNOKI: Virchows Arch. **212**, 391 (1913); VOGT u. MARESCH: Verh. dtsch. path. Ges. **1909**; HERTZ u. MAMROT: Fol. haemat. (Lpz.) Arch. **16**, 227 (1913); VAGT: Frankf. Z. Path. **10** u. a.

Forschung beweisen das. Wir müssen also von pathologischen N. mit pathologisch veränderten Kernen sprechen.

Diese Zellen unterscheiden sich leicht von jugendlichen N., deren Kerne auch noch breiter, vollsaftiger gebaut sind, bei denen das Basichromatin bei der Färbung noch nicht so dunkel heraustritt, denn diese jugendlichen N. haben einen regelmäßigen Kernaufbau, ähnlich den Metamyelocyten, sie sind nur noch eine Stufe weiter entwickelt, indem der Kern etwas schmaler geworden ist, das Basichromatin etwas dunkler und das Kernnetzwerk etwas enger; aber in keiner Weise ist das Basichromatin dieser jugendlichen N. verschwommen, oder klumpig, oder unregelmäßig.

Eine große Gefahr, zu viel jugendliche N. anzunehmen, liegt in der Verkennung leichter Quetschungen, wie das namentlich bei Objektträger-Ausstrichen so oft zu beobachten ist. Schon eine ganz geringe Quetschung an einzelnen Stellen eines sonst tadellosen Präparates läßt die Kerne etwas breiter und die Struktur etwas weniger fein erscheinen. Es braucht erhebliche Übung und Kritik, diese Fehlermöglichkeiten zu vermeiden. Sie spielen sicherlich bei manchen Untersuchungen über Zellen der Klasse I von ARNETH und im Hämogramm von SCHILLING eine große Rolle, sonst könnte es nicht vorkommen, daß verschiedene Untersucher, wie das tatsächlich der Fall ist, so viel höhere Werte jungkerniger N. erhalten. Tatsächlich kommen unter normalen Verhältnissen solche jungkernige N. nicht vor und unter pathologischen nur bei bestimmten Phasen von bestimmten Krankheiten in größerer Zahl. Daß aber bei Pneumonien 50% jugendliche N., wie das WEISS angibt, vorkommen sollten, haben wir bei sehr ausgedehnten Untersuchungen niemals gesehen. Solche Angaben müssen durch technische Fehler bedingt sein (Quetschung), oder durch Verkennung pathologischer, gequollener Kernformen.

Diese pathologischen N. mit gequollenen plumpen Kernen und fast fehlender Segmentation wurden früher öfters auch mit Myelocyten verwechselt.

Bei noch stärkeren Graden der Veränderung sieht man pathologische N. mit teilweise oder ganz pyknotischen Kernen, mit fehlenden Oxychromatinlücken, Kerne, die fast rund oder oval erscheinen, außerordentlich klein sind und sich ganz dunkel färben und keinerlei deutliche Struktur mehr erkennen lassen. Von Segmentation der Kerne ist nichts mehr zu sehen, jedoch kann es vorkommen und ist nicht so selten, daß N. mit 2 Kernsegmenten nur in einem Segment völlig pyknotisch sind.

Derartige N. mit runden pyknotischen Kernen sind schon EHRLICH aufgefallen. Er nannte sie Pseudolymphocyten, weil sie ohne Berücksichtigung der Kernstruktur (und zu EHRLICHS Zeiten wurde auf die Darstellung des Kernes noch nicht so großer Wert gelegt) an L. erinnern, aber doch neutrophile Granulation haben. Er fand sie bei hämorrhagischen Pocken und hat sie als Teilungsprodukte der N. erklärt. Es sind aber untergehende N., die im Kern bereits Pyknose erfahren haben, wie ich in den früheren Auflagen dieses Buches schon mich ausgesprochen habe. Solche Zellen sah ich schon lange ab und zu, aber in dieser maximalen Form der Pyknose „doch nur vereinzelt“ und „bei schwerer Infektion“.

Es ist klar, daß solche pathologische Prozesse an den Kernen der N. außerordentlich wichtige histologische Befunde darstellen; auch TÜRK hat auf solche Veränderungen aufmerksam gemacht; aber erst in den aus meiner Klinik stammenden Arbeiten von ALDER und besonders von GLOOR (Monographie) ist das Problem in umfassender Weise und an Hand eines sehr großen Beobachtungsmateriales studiert und der klinischen Auswertung zugänglich gemacht worden.

Freilich haben auch andere Forscher, vor allem ARNETH und SCHILLING erkannt, daß bei Infektionen plumpere, wenig segmentierte Kerne der N. vorkommen und von klinischer Bedeutung seien; diese Autoren haben aber nicht den ganzen Kernbau zum Gegenstand ihrer Prüfung gemacht, nicht das ganze histologische Problem, wie oben geschildert, berücksichtigt und vor allem auf die gewöhnlich gleichzeitig vorhandenen Protoplasmaveränderungen keinen Wert gelegt.

ARNETH hat nach der Segmentation der Kerne die N. in 5 Klassen eingeteilt und seine Lehre in großen Monographien und zahllosen Arbeiten vertreten. Ein Segment (Klasse I) fand er normal in 4%, 2 Segmente (Klasse II) in 21%, 3 Segmente (Klasse III) in 48%, 4 Segmente (Klasse IV) in 23% und 5 oder mehr Segmente (Klasse V) in 4%.

Arneth hat geglaubt, daß die Zellen der Klasse I junge Zellen darstellen und daher bei der Tendenz zu geringerer Lappung der Kerne von einer Verschiebung nach links, vom Erscheinen jugendlicher Zellen, gesprochen, und diese Erscheinung auf einen stärkeren Verbrauch der Leukocyten bezogen.

Die Tendenz zur Segmentierung ist eine Grundeigenschaft aller myeloischer Zellen und ganz besonders der N.; aber für die Beurteilung des Alters eines Kernes ist einzig und allein die Reifung des Kernes in der Basi-Oxychromatinstruktur maßgebend, wenn auch im großen ganzen, aber nicht streng, der Segmentationsprozeß dieser Reifung parallel geht. Unter pathologischen Bedingungen ist die Diskrepanz zwischen Segmentierung und Reifung im Kernaufbau aber groß. In jahrelangen Studien habe ich diese Verhältnisse festgestellt. Sie sind besonders in der Monographie Gloor belegt worden. Die Auffassungen von Arneth sind daher nicht richtig und durch die geschilderte feinere Zellmorphologie widerlegt. Trotzdem hat Arneth mit der Linksverschiebung und der geringeren Segmentation der N.-Kerne einen Teil des Problems als erster erfaßt und ausgebaut (1904), indem er vor allem bei Infektionen die schlechte Segmentation der pathologisch veränderten Kerne erfaßt und damit die Verschiebung nach links aufgefunden hat. Es ist daher klar, daß bei einer Analyse nach Arneth diese für die Klinik wichtige Feststellungen geben muß und es hat auch nicht an zahlreichen Zustimmungen über den Wert dieser Untersuchungen gefehlt. Das Wesen der Veränderung ist aber Arneth entgangen und der Prozeß ist nur in einem Teil erfaßt.

Bei schweren Infektionskrankheiten gibt es allerdings auch *jugendliche N.* mit *geringer Lappung,* Zellen, die in keiner Weise krankhaft verändert sind, die also prinzipiell etwas absolut anderes darstellen, als die pathologisch veränderten Kerne der N. Selbstverständlich ist auch die Feststellung des Erscheinens dieser jugendlichen N. wichtig, aber von ganz anderer biologischer Bedeutung. Schilling hat dieses Problem erfaßt und daher die N. ohne eigentlich segmentierte Kerne, die Klasse I von Arneth, als aus 2 verschiedenen Typen zusammengestellt, erklärt. Er bezeichnet die jugendlichen Zellen als regenerativ stabkernig und schied von ihnen degenerativ (pathologisch) stabkernige. Bei der praktischen Auszählung nimmt er aber doch nur eine einzige Gruppe Stabkernige an, obwohl in dieser Gruppe sehr heterogene Elemente, nämlich regenerativ Stabkernige, normale reife Stabkernige und degenerativ pathologisch Stabkernige vorhanden sein können. Den jugendlichen N. hat aber Schilling eine besondere Klasse reserviert. Schilling analysiert also nur die Klasse I von Arneth, indem er wie viele andere Autoren keine prinzipielle Verschiedenheit darin sah, ob die Kerne 2, 3, 4 oder mehr Segmente hatten. Er findet normal 0 Jugendliche, 4 Stabkernige und 63 Segmentkernige.

Diese Schillingsche Analyse, Hämogramm genannt, dringt weiter in die Probleme ein als die Arnethsche Untersuchung und muß bessere Resultate geben; aber auch diese Analyse erfaßt die Probleme nicht ausreichend, auch dann nicht, wenn wir die Veränderungen des Protoplasmas ganz außer acht lassen.

Zunächst sind viele, ja wohl die Mehrzahl der regenerativ Stabkernigen, doch auch bedeutend pathologisch verändert. Das wird durch die Unregelmäßigkeit in der Basi-Oxychromatinanordnung und Färbung bewiesen.

Dann finden wir aber namentlich stark pathologische Kerne auch bei 2 und 3 Kernsegmenten, oder es sind einzelne Segmente verändert, andere nicht. Daß es sich auch hier um wichtige Veränderungen bei den Kernen handelt, ist unzweifelhaft. Es muß also unbedingt der ganze Prozeß der pathologischen Kernveränderung ins Auge gefaßt werden, und es geht nicht an, die Verhältnisse nur bei den Zellen ohne Kernsegmentierung zu studieren.

Es ist ferner unwesentlich, ob ein Kern noch eine kleine Verbindung, schmal oder breiter sichtbar, besitzt, und darum sind Zellen, die eine solche Verbindung, vielleicht gerade noch sichtbar, oder zweifelhaft haben, nicht in eine andere Kategorie gehörend. Es ist daher die Kernsegmentierung nicht der kardinale Punkt, sondern die Veränderung der ganzen Kernstruktur (innere Struktur und äußere Form). Dabei lasse ich außer Betracht die sicher festzustellende Tatsache, daß man sich über die Frage, ob Segmentierung besteht oder nicht, häufig nicht volle Rechenschaft geben kann. Schon die leichteste Quetschung einer Zelle macht das Urteil unmöglich. Ferner ist oft nicht zu unterscheiden, ob der Kernstab um 180° gedreht ist und dadurch Segmentation vorgetäuscht wird.

Im allgemeinen werden heute viel zu viele Zellen als Stabkernige bezeichnet. Besonders ist auch die Auszählung an Objektträgerpräparaten irreführend. Sie gibt zu viel Stabkernige durch Quetschung.

Es gibt aber schon normal *stabkernige Kerne der N.* von ganz normaler Kernstruktur, die sogar ungewöhnlich lange ausgezogen sein können, ohne jede Erscheinung von Segmentierung. Es sind dies absolut reife, normale Kerne mit ganz regelmäßiger Anordnung von Basi- und Oxychromatin und normaler gleichmäßiger Verdichtung des Kernbaus entsprechend der Kernalterung. Das feinere Kerngerüst dieser Zellen entspricht vollkommen den segmentierten Zellen der ARNETHschen Klasse II und III, und was ich als wichtig hervorheben möchte, wir treffen in diesen Zellen keine Spur einer pathologischen Veränderung des Plasmas. Sie sind also in Kern und Plasma vollständig normal. Es fehlt ihrem Kern die sonst eintretende Segmentierung, ein Beweis dafür, daß ein gelegentliches Ausbleiben noch keineswegs ein Phänomen von größerer Bedeutung darstellt und jeden Augenblick noch nachgeholt werden könnte. Prinzipiell ist fehlende Segmentierung und pathologische Kernstruktur als gänzlich verschieden zu trennen.

Zu diesen normalen reifen Stabkernigen gehören die 4% unsegmentierte N. im Hämogramm von SCHILLING. Sodann finde ich z. B. bei einer Polycythämie mit Leukocytose zwischen 15 und 17000 bei täglicher Untersuchung fast 10% solcher reifer stabkerniger N., jedoch ist es nicht möglich, jungkernige N. oder auch nur ein einziges Exemplar von Metamyelocyten oder gar Myelocyten zu entdecken. Wir müssen also bei stabkernigen N. trennen:

1. Jugendlich Stabkernige, Kern noch breiter, vollsaftiger, Basichromatin nicht sehr dunkel, die Oxychromatinlücken noch größer. Ganzer Kernbau völlig regelmäßig und gleichmäßig. Dies sind völlig normale jugendliche Zellen. Sie gehören nicht zum qualitativen, sondern zum quantitativen Blutbild, wie auch die Metamyelocyten, deren Weiterentwicklung sie darstellen.

2. Reife normale stabkernige N. Kern schlank, schmal, dunkler, Basichromatin dunkel gefärbt, Oxychromatin Lücken klein. Basi- und Oxychromatin völlig gleichmäßig angeordnet und Basichromatin gleichmäßig intensiv gefärbt.

3. Pathologische Stabkernige. Kern plump deformiert, unregelmäßig in der Konfiguration. Basichromatin sehr ungleich verteilt, stellenweise klumpig oder diffus, oft nicht scharf abgegrenzt, verschwommen, und oft ganz ungleich stark gefärbt. Diese Gruppe 3 ist aber nicht scharf abzugrenzen von deutlich segmentierten N. mit ganz genau den gleichen Kernveränderungen. Die Trennung ist sogar willkürlich und gar nicht immer möglich und die Vernachlässigung dieser pathologischen N. mit segmentiertem Kern geht nicht an.

Aus diesen Ausführungen geht hervor, daß es außerordentlich schwer ist, diese Veränderungen in genauen Prozentzahlen erfassen zu wollen und es wird bei zahlenmäßiger Berechnung nach ARNETH oder SCHILLING unter starker Vernachlässigung des feineren Kernbaues eine Genauigkeit vorgetäuscht, die nicht existiert und bei der sehr Wesentliches nicht berücksichtigt wird. Ich habe eine solche Auszählung nach den ARNETHschen und SCHILLINGschen Vorschlägen bei fast ausschließlicher Berücksichtigung der äußeren Kernkonfiguration ein „*starres System*“ genannt und es geht nicht an, auf Kosten der tatsächlich vorhandenen komplizierten Befunde die Dinge zu vereinfachen. Dazu kommen nun noch die ebenso wichtigen Veränderungen im Protoplasma. Mit Kern- und Protoplasmaveränderungen erfassen wir unter pathologischen Verhältnissen einen hochwichtigen histologischen Prozeß, der ganz naturgemäß allmählich einsetzt und ohne scharfe Grenze weitergeht. Zugeben kann ich nur, daß schon die teilweise Erfassung dieser Veränderungen in der ARNETHschen Auszählung und im SCHILLINGschen Hämogramm mehr leistet, und zwar wesentlich mehr leistet, als die bloße Auszählung der Leukocytenarten.

Übersegmentation der Kerne der Neutrophilen. Ich habe oben dem Grade der Segmentation der Kerne bei normalen N. nur geringe Bedeutung beigelegt; denn es ist in keiner Weise erwiesen, daß ein Kern mit 5 Segmenten älter wäre wie einer mit nur 3 Segmenten. Die Segmentation ist ein normaler Reifungsprozeß, der, wie die Untersuchungen von BRUGSCH und SCHILLING ergeben haben, mit der Bewegungsfähigkeit der N. in Zusammenhang steht. Es gibt aber doch zweifellos Zustände, bei denen die N. übermäßig segmentiert sind, vor allem bei Perniciosa und bei anderen starken Reaktionserscheinungen des Knochenmarks, und ich habe schon in früheren Auflagen meines Lehrbuches diese Übersegmentation mit *Regenerationszuständen* im Knochenmark in Zusammenhang gebracht. Damit ist gesagt, daß wir diese Übersegmentation als biologischen Prozeß beachten müssen, zumal dann, wenn wir 6—8 bis 10 Segmente klar erkennen können. Daß dieser biologische Vorgang nicht unwichtig ist, belehrt uns die Feststellung bei Perniciosa, wonach fast regelmäßig bei voller Remission der Krankheit, nach Leberbehandlung bei Fehlen jeglicher Anämie, doch noch solche übersegmentierte N. zu finden sind. Aber diese Übersegmentation ist ein ganz anderer biologischer Vorgang, hat nichts zu tun mit pathologischen Kernen bei Infektionen und gehört wohl in das Gebiet der Regeneration. Übersegmentierte Kerne sind nicht jugendlich, brauchen aber auch nicht alt zu sein. Sie entsprechen nach dem allein maßgebenden Kriterium der inneren Kernstruktur gewöhnlichen reifen N. Pathologische Granulation, oder pathologisches Protoplasma habe ich nie gesehen.

b) Protoplasmaveränderungen der pathologischen N. Gewöhnlich verlaufen die pathologischen Veränderungen an den Kernen mit gleichzeitigen schweren Prozessen im Zelleib, und es ist nicht angängig, diese ebenso wichtigen Vorgänge zu vernachlässigen. Man kann sogar sagen, wenn man im Zweifel ist, ob ein Kern bereits schon als pathologisch angesehen werden müßte, dann eine gleichzeitige Plasmaveränderung den Ausschlag gibt. Es kommt aber auch vor, daß bei gewissen Krankheiten die Protoplasmaveränderungen ganz im Vordergrund stehen und in wieder anderen Fällen die Kernveränderungen.

1. Pathologische Granulation der N.

Die Körnchen sind im Giemsapräparat nicht mehr staubartig fein, sondern gröber, auch mehr bräunlich und etwas eckig und zackig. Dies ist eine häufige Erscheinung bei vielen Infektionen; aber der Grad der Veränderungen ist ungemein verschieden. Die Darstellung dieser pathologischen Granulationen erfolgt am besten mit Giemsa, aber auch mit den Methoden von FREIFELD, GRAHAM u. MOMMSEN (siehe S. 9, 19, 82). MOMMSEN hat nachgewiesen, daß diese pathologischen Granula bei einer Färbung mit niedrigerem p_H der Lösung allein dargestellt werden können, daß die normale neutrophile Granulation sich optimal bei p_H 6,0—7,0, die pathologische optimal bei 5,4 p_H färbt. Er empfiehlt daher ganz allgemein für die Färbung gepufferte Giemsalösung von 5,4 p_H.

Bei der Methode GRAHAM zeigt es sich, daß diese pathologischen Granula die Oxydasereaktion nicht mehr geben. Schon früher hatten EHRLICH, TÜRK, NAEGELI u. a. mitgeteilt, daß bei Infektionen die Granula der N. manchmal nur noch spärlich sich färben oder überhaupt nicht mehr darstellbar sind.

Unter krankhaften Bedingungen sehen wir nun bei Giemsa 2 Arten pathologischer Granula.

1. Eine leuchtend rotviolette, nicht besonders reichliche [a) Granula von Gloor] und 2. eine mehr bräunliche, dunkelblauschwarze gröbere [b) Granula von Gloor], die sehr viel häufiger vorkommt als die erstere. Es ist auch nicht sicher, unter welchen Umständen die viel seltenere rotviolette pathologische Granulation auftritt. Weitaus am wichtigsten ist die b) Granulation.

2. Pathologische Basophilie des Protoplasmas.

Unter gleichen pathologischen Bedingungen erscheint das sonst bei Giemsa helle Protoplasma der N. bläulich oder schmutzig-grau-bläulich, besonders auch fleckig; aber im Gegensatz zu der früher geschilderten jugendlichen Basophilie des Protoplasmas ist diese Färbung nicht gleichmäßig und regelmäßig, sondern unregelmäßig. Oft kommt es zu eigentlichen basophilen Flecken, oder Klümpchen. — Enklaven von Sabrazès genannt. Das sind die von Doehle für Scharlach erwähnten, aber bei unzähligen Infektionen vorkommenden Körper.

3. Vakuolisierung des Protoplasmas.

Schon früher hat Cesaris-Demel (siehe S. 24) auf Vakuolen in den N. hingewiesen, die sudanophil sind und sie in Beziehung von Eiterherden gebracht. Wir sehen aber diese Vakuolen, deren Natur noch nicht sicher ist, die teilweise extrahierten Lipoiden entsprechen (siehe Gloor), auch ohne jede Eiterung auftreten, ganz besonders häufig sind sie bei schwer toxischen Leberaffektionen. Schon Weigelt hat ihr häufiges Vorkommen bei akuter Leberatrophie beschrieben. Wir beobachten sie bei den Untersuchungen unserer Klinik bei sehr vielen Leberschädigungen.

N. mit reichlich Vakuolen haben ganz gewöhnlich gut segmentierte Kerne, aber die Zellen sind vielfach klein und der Kern ist dunkel und neigt stark zu Pyknose. Freilich gibt es auch gelegentlich vakuolisierte N. von größerer Gestalt.

Diese Vakuolen der N. sind biologisch offenbar gänzlich verschieden von Vakuolen der Monocyten, die wir so häufig treffen und unter ganz normalen Umständen schon beobachten können. Ebenso sind auch die in den Lymphocyten nicht seltenen gelegentlich einen Vakuolenkranz bildenden kleinen Vakuolen offenbar ganz andere Bildungen.

Die Entstehung der pathologischen Neutrophilen.

Es ist klar, daß die Zellen mit jugendlichem, normalem Kern als für das Blut unreife Gebilde aus dem Knochenmark stammen und durch ihr Erscheinen wichtige Anhaltspunkte für die abnorme Funktion dieses Gewebes darstellen; die pathologisch granulierten N. aber entstammen nach unseren Untersuchungen der Peripherie; denn im Knochenmark treffen wir wohl pathologische Kerne, aber pathologisch granulierte Zellen sind spärlich, und die vorhandenen können ohne weiteres als dem Blutstrom zugehörig erklärt werden. Früher hatte ich mit Alder auch die Genese der pathologischen Granula als Ausdruck der Toxineinwirkung ins Knochenmark verlegt. Seit 1923 hatte ich darauf aufmerksam gemacht, daß pathologische N. nur bei Krankheiten mit Schädigung des Mesenchyms auftreten, während wir sie bei Ektodermosen (Heine-Medin) Encephalitis epid., Tetanus nicht treffen, weder in Kern noch in Protoplasma, noch in Granula Veränderungen. Wir suchten daher (Gloor) bei Kokkenaffektionen nach einer Parallele der Häufigkeit zwischen pathologischen N. und dem Grad der Mesenchymschädigung zur Verwertung für die Prognose. Die Untersuchungsergebnisse bei den Pneumonien zeigten jetzt aber das Maximum erst in der Krise und nachher. Gloor schloß daher auf starken Einfluß von Resorption pathologischer Substanzen aus den Entzündungsherden, weil sich eine weitgehende Parallele zu der Resorptionsmöglichkeit herausgestellt hatte und nicht zur Schwere der Krankheit (z. B. Lenta geringe Veränderung und Pneumonie in Heilung starke Veränderung). In gleichem Sinne sprachen Erfahrungen von SEEMENS, der in der Nähe der Entzündungsherde stärker veränderte pathologische N. nachgewiesen hat. Ich glaube jedoch nicht, daß die pathologischen N. direkt in den Entzündungsherden verändert sind und nachher nochmals ins Blut hineinkommen. Im Knochenmark finden wir nur die pathologische Kernveränderung der N., und zwar ausgedehnt und wir

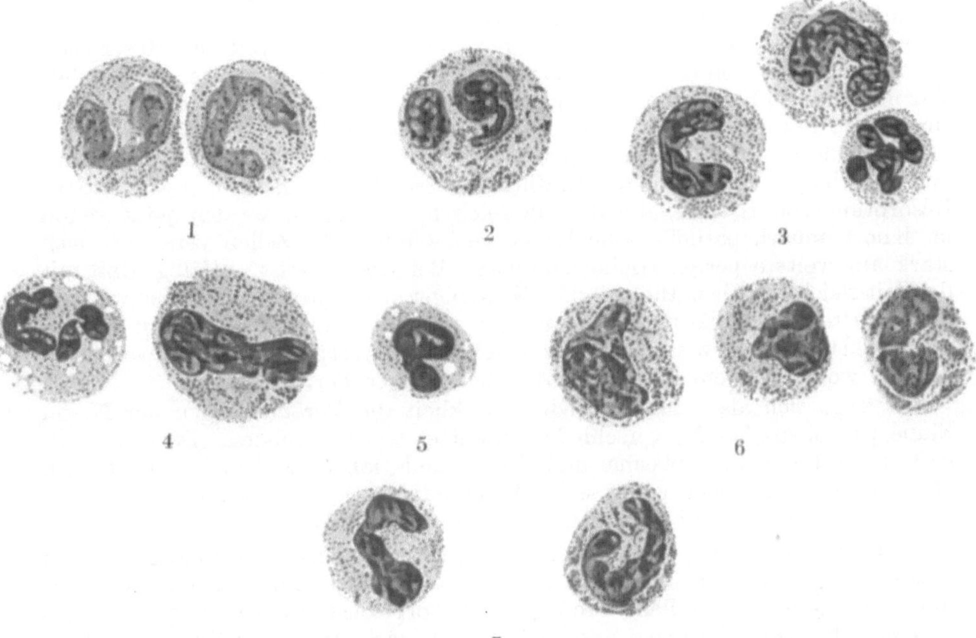

Abb. 66. Verschiedene Formen toxisch veränderter Leukocyten bei Pneumonie. Verschiedene Grade diffuser Basophilie. (Nach GLOOR: Die klinische Bedeutung der qualitativen Veränderungen der Leukocyten. 1929.)

sind dadurch gezwungen, die Entstehung der Veränderungen an den pathologischen N. auf 2 verschiedene Ursprungsarten zurückzuführen. Der Eiter enthält weder pathologisch granulierte N., noch solche mit basophilem Protoplasma und kommt daher als Ursprungstelle nicht in Betracht. Alle Erfahrungen zwingen uns zu der Annahme, daß bei schweren Infektionskrankheiten des Mesenchyms eine Resorption abnormer blutfremder, wohl meist toxischer Substanzen stattfindet und diese Substanzen ins peripherische Blut hineingelangen. In gleichen Gedanken bewegt sich eine neue Arbeit von BARTA, der Speicherungsvorgänge als Ursache annimmt und darin in keiner Weise von GLOOR abweicht.

Die stärksten Veränderungen fand GLOOR in ausgedehnten Untersuchungen bei *Pneumonie,* da wo große Resorptionsflächen vorhanden sind und viele Wege zur Aufnahme pathologischer Produkte führen. Demgegenüber macht eine Cholecystitis purulenta (ohne allgemeine Sepsis), eine Perityphlitis (ohne peritonitische Affektion) nur geringfügige Veränderungen am Protoplasma.

Es zeigte sich auch, daß bei der Pneumonie die abnormen Veränderungen im Kern, Zelleib und Granulation mit dem Fortschreiten der Pneumonie weiter zunehmen, und daß bei dieser Krankheit selbst ein Maximum der Veränderungen an sich noch nicht prognostisch schlimm zu sein braucht. Mit der Krise ist in der Regel die stärkste Veränderung erreicht, aber noch 1—2 Tage kann man starke Befunde erheben, die in den folgenden Tagen mehr und mehr zurückgehen.

Es kann nun keinem Zweifel unterliegen, daß nach der Krisis bei der Lösung der Pneumonie immer noch massenhaft abnorme Substanzen resorbiert und dem Blute zugeführt werden. Trotzdem nimmt die Stärke der Veränderungen am Kern- und Zelleib ab. Ich kann mir das nur so erklären, daß jetzt bei der Elimination des stärksten Toxineinflusses das Knochenmark wieder besser arbeitet und widerstandsfähigere Zellen ausbildet, so daß trotz der Resorption abnormer Substanzen eine Veränderung der N. jetzt immer weniger stattfindet. Wir müssen also bei Giften und anderen Stoffen, die das Mesenchym schädigen, eine erste Alteration der Zellen im Knochenmark annehmen. Zunächst braucht es noch nicht zu pathologischen Kernen zu kommen, aber die Zelle ist geschädigt und unterliegt leichter äußeren Einflüssen, besonders im Zelleib. Bei stärkerer Resorption von Stoffen, die das Mesenchym schädigen, werden jetzt schon im Knochenmark pathologische Kerne gebildet und die Zellen verändern sich stark auf weitere peripherische Einflüsse. Bei *Empyem* ist auffällig, daß mit der Zeit gleichfalls die pathologischen N. weniger ausgesprochen getroffen werden. Hier dürfte die Erklärung darin gelegen sein, daß die Pleura wegen Fibrinniederschlägen für gewisse Substanzen schlechte Resorptionsverhältnisse bietet, ähnlich wohl in einem Falle ARNETHs bei eitriger Peritonitis.

Es zeigt sich also, daß für jede Krankheit die Veränderungen der N. im Sinne pathologischer N. verschieden bewertet werden müssen. Dazu kommt, daß die auf das Protoplasma und die Granulation einwirkenden Substanzen offenbar sehr heterogener Art sind. HOFF hat gezeigt, daß arteigene und artfremde Eiweißkörper diese Veränderungen erzeugen können.

Von einer allgemein prognostischen Bedeutung, wie ich das zuerst angenommen hatte, müssen wir zurückkommen und uns stark auf die klinischen Verhältnisse und Bedingungen einstellen. Sind große Resorptionsflächen vorhanden, so erscheinen die Veränderungen ausgedehnt und stark, ist das nicht der Fall, so treffen wir trotz der schwersten Leiden wenig pathologische N.

Endocarditis lenta mit kleiner Resorptionsfläche ergibt zuerst fast keine, später geringgradige pathologische N. Nach dem Auftreten pathologischer N. würde man nicht an die Schwere der Krankheit denken. Erst bei Komplikationen, z. B. nach Lungeninfarkten, können starke Befunde erhoben werden.

Grippe kann schon in den ersten 2 Tagen maximale Verhältnisse bieten; das spricht dann für große Resorptionsfläche, wie sie nur bei Pneumonie rasch in diesem Umfang geschaffen wird. Finden wir also bei akuter Grippe schon am 1. oder 2. Tag schwer veränderte pathologische N., so müssen wir zu dem Schlusse kommen, es sind jetzt schon ausgedehnte pneumonische Prozesse eingetreten, und das stellt uns die schlechte Prognose vor Augen. Ich verfüge über zahlreiche Erfahrungen während der Grippeepidemie, die das belegen.

Tuberkulose zeigt nur bei den exsudativen Prozessen starke Veränderungen, bei indurativen aber sind sie gering. Mithin finden wir den abnormalen Befund vor allem bei käsigen Pneumonien und Frühinfiltraten, oder bei Komplikationen mit schlechter Prognose. Tuberkulöse Darmleiden können ausgedehnte Befunde bei den N. hervorbringen, nicht aber reine Miliartuberkulose (siehe unsere Erfahrungen in der Arbeit KELLER).

CO-Vergiftung verändert die N. nicht, sofort aber, wenn Bronchopneumonie auftritt (siehe unsere Beobachtungen in der Arbeit SCHELLENBERG).

Streptokokkensepsis bietet starke Veränderungen an Kern und Protoplasma, jedoch nicht ganz so stark wie Pneumonie. Bei *Staphylokokkenaffektionen* sind die Veränderungen nach unserem Material geringer als bei Pneumonien, oft aber findet sich hier starke Vakuolenbildung.

Gasbrand schafft starke Veränderungen an den N.

Endocarditis lenta erzeugt, wie bereits oben betont, nur in den schwersten Stadien, bei Komplikationen pathologische Kerne, Basophilie des Protoplasmas nicht nachweisbar, pathologische Granulation gering.

Bei *Typhus und Paratyphus* sind die pathologischen N. in gewissen Stadien nicht selten, aber auch bei banalen *akuten Enteritiden* in geringer Weise da.

Appendicitis acuta: Pathologische N. namentlich in bezug auf Granulation meist nicht stark ausgesprochen, aber sofort schwer bei Eintreten allgemeiner Sepsis und Pylephlebitis.

Sehr interessant sind nun die Gesichtspunkte, die sich aus dem Fehlen jeglicher toxischer Granulationen und Kernveränderungen bei gewissen Krankheiten ergeben. Seit 1923 mache ich darauf aufmerksam, daß alle pathologischen N. bei Krankheiten mit Schädigung des Mesenchyms auftreten und wohl deshalb die Leukocyten treffen, weil sie Mesenchymabkömmlinge sind, daß aber *keine Veränderungen bei Ectodermosen* getroffen werden: Heine-Medin, Encephalitis epidemica, Tetanus, Polyneuritis alcoholica. Seit Jahren dient uns diese Trennung in besonderen Fällen für die Klinik und namentlich lassen sich durch diese Untersuchungen Grippeencephalitiden von epidemischen Encephalitiden unterscheiden.

Gelegentliche schwache, besonders finale Veränderungen bei den Ektodermosen kommen durch Bronchitiden usw. zustande.

Man sieht ferner nicht die geringste Beeinflussung der N. im Sinne path. N. bei *leukämischen Affektionen,* selbst nicht in der großen Mehrzahl der Fälle *akuter Myelosen,* selbst nicht bei den schwersten Bildern und nicht einmal bei schweren gangränösen Mundhöhlenprozessen, gelegentlich aber können mäßige Veränderungen an den N. eintreten bei komplizierenden Mundhöhlenaffektionen. Dieses Verhalten habe ich seit langem als klaren Beweis dafür angesehen, daß die Leukämien und auch die akuten Formen nicht durch Toxine gewöhnlicher Infektionserreger hervorgerufen werden, sondern prinzipiell ganz andere Genese haben.

Perniciosa zeigt in vielen Hunderten von Untersuchungen nicht die geringste Veränderung an den N. Auch hierin sehe ich seit Jahren ein entscheidendes Argument gegen gewöhnliche intestinale Giftresorption, *Colitoxine und verwandte Toxine können nicht Ursache der Perniciosa sein.* Überhaupt kommen die gewöhnlichen Erreger von vornherein nicht in Betracht und die Blutbilder entsprechen nicht im geringsten den Coliaffektionen, die wir bei *Colicystitiden* und *Pyelitiden* mit zum Teil stark veränderten pathologischen N. sehen.

Bei vielen *hämorrhagischen Diathesen* finden wir auch nie pathologische N., bei anderen aber in größtem Ausmaß und konstant. Diese letzteren Fälle zählen zweifellos in das Gebiet septischer Erkrankungen. Bei den anderen kann es sich nicht um die Kokken- oder Coligruppe handeln, wahrscheinlich sogar überhaupt nicht um septische Zustände. Auch hier bedeutet die Trennung nach dem Blutbild einen großen Schritt in der Differenzierung.

Granulocytopenien geben schwere Veränderungen im Sinne pathol. N. Das ist ein Hinweis auf die septisch-toxische Natur der Erkrankung, wobei es sich freilich um ganz besondere Erreger handeln könnte.

Bei *lymphatischen Reaktionen* gewisser Anginen sehe ich keine, oder minime Veränderungen. Das sind also total andere, hyperplastische Prozesse.

Pathologische N. treten nun aber nicht bloß bei Infektionskrankheiten auf, sondern schon bei *starker Muskelarbeit,* Dauermärschen, Sport, wie EGOROFF, GLOOR u. a. berichtet haben. Unter diesen physiologischen Bedingungen fand GLOOR aber nur Kernveränderungen, niemals waren Protoplasma und Granulation pathologisch, wiederum ein Hinweis auf den durchaus verschiedenen Ursprung all dieser Veränderungen.

Die klinische Auswertung all dieser Veränderungen ist noch nicht abgeschlossen und es ist noch viel Arbeit zu leisten. Für die Prognose ist die Verwertung dieser Befunde schwieriger geworden, als man anfänglich dachte. In klinisch diagnostischer Hinsicht aber hat sie an Bedeutung ganz außerordentlich gewonnen.

Von RINGOLD sind längere Gänge in den N.-Kernen als beweisend für Lues und Carcinom hingestellt worden. Die Nachprüfungen (auch eigene) konnten diese Angaben und deren Wert nicht bestätigen.

Ältere Literatur über Abnormitäten der normalen Blutzellen über die ARNETHsche Lehre und die SCHILLINGsche Hämogrammethode.

ALDER: Schweiz. med. Wschr. **1921**. — ARNETH: Monographie. Jena 1904; Münch. med. Wschr. **1904**, Nr 25, 27, 45; **1905**, Nr 12; **1910**, 224; Dtsch. med. Wschr. **1904**, Nr 2 u. 3; **1905**, Nr 32; Z. klin. Med. **54**, **57**, **64**, **66**; Wien. med. Wschr. **1907**, Nr 9 u. 10; Dtsch. Arch. klin. Med. **87**, **94**, **99**. Für Eos.; Arch. Gynäk. **74**; Fol. haemat. (Lpz.) **1905**, Nr 3; Suppl. **4**, 167 (1908); **6**, 210; **14**, 13; Z. Tbk. **7** (1905); Dtsch. med. Wschr. **1921**, 1418 u. Monogr. Klinkhardt, 1920: Qualitative Blutlehre.

BECHER: Zbl. inn. Med. **1921**, 521. — BONSDORFF: Fol. haemat. (Lpz.) Arch. **9**, 242; Beitr. Klin. Tbk. Suppl. **5**, 321—524. — BOSCHENSKY: Gynäk. Rdsch. **3**. — BOURMOFF u. BRUGSCH: Z. klin. Med. **63**. — BRUGSCH: Z. klin. Med. **64**, **65**, **66**; Fol. haemat. (Lpz.) **7**, 83. — BRUGSCH u. SCHILLING: Fol. haemat. (Lpz.) **6**, 327. — BURKARD: Arch. Gynäk. **80**. — BUSHNELL u. TREUHOLTZ: Med. Rec. **1908**. — BUSSE: Münch. med. Wschr. **1910**, 70.

DLUSKI u. ROSPEDZIKOWSKI: Beitr. Klin. Tbk. **14**.

ESSER: Münch. med. Wschr. **1906**, Nr 34. Säugling, künstliche Ernährung.

FLESCH u. SCHLOSSBERGER: Jb. Kinderheilk. **57**, **62**, **64**.

GRÄFENBERG: Arch. Gynäk. **85**. Prognose. — GRAWITZ: Lehrbuch. Kritik. — GOTHEIM: Fol. haemat. (Lpz.) Arch. **11**, 709.

HEYMANN: Fol. haemat. (Lpz.) **3**, 608. — HILLER: Fol. haemat. (Lpz.) **1905**, Nr 2. — HIRSCHFELD: Berl. klin. Wschr. **1901**, Nr 29. — HYNEK: Fol. haemat. (Lpz.) **7**, 103 (1909); Dtsch. Klin. **3**. Vereinf. Methodik.

KOHL: Mitt. Grenzgeb. Med. u. Chir. **22**. — KOSTLIVY: Mitt. Grenzgeb. Med. u. Chir. **18**. — KOTHE: Berl. klin. Wschr. **1908**, Nr 36; Münch. med. Wschr. **1909**, 1130. Prognose. — KAWNATZKY: Ref. Berl. klin. Wschr. **1906**, Nr 6.

LEWINSON: Fol. haemat. (Lpz.) **9**, 115.

MARINI: Internat. Kongr. Paris **1900**. — MELLO: Fol. haemat. (Lpz.) **5**, 499. — MEYER: Dtsch. med. Wschr. **1919**, 1213; Fol. haemat. (Lpz.), Ref. **20**, 131.

NAEGELI: Lehrbuch. 1.—4. Aufl. Kritik.

ORLAND: Inaug.-Diss. Bonn 1907; Med. Klin. **1907**, Nr 49. Verschiebung bei künstlicher Ernährung.

PAULICEK: Fol. haemat. (Lpz.) **4**, 751. Ablehnend. — POLLITZER: Dtsch. Arch. klin. Med. **92**; Z. Heilk. **28**; Wien. med. Wschr. **1906**, Nr 18 u. 19; **1907**; Wien. klin. Wschr. **1906**, Nr 4. — PAPPENHEIM: Fol. haemat. (Lpz.) **3**, 609; **5**, 509; **9**, 112; Atlas **2**, 548.

ROTH: Dtsch. Arch. klin. Med. **102**. F. Eos. ARNETHsche Methode wertlos.

SABRAZÈS: Arch. Mal. Coeur **1910**. Modifikation; Fol. haemat. **10**, 315, 414. — SCHILLING: Fol. haemat. (Lpz.) **6**, 429; Dtsch. med. Wschr. **1911**. Differentialleukocytometer; Z. exper. Path. u. Ther. **9** (1911); Fol. haemat. (Lpz.) Arch. **12**, 130 (1911). Kritik. Hier noch weitere Literatur und speziell über ARNETHsche Lehre; **13**, 197; Z. klin. Med. **89**, 1 (1920); Berl. klin. Wschr. **1920**, 895. — SCHUR u. LÖWY: Z. klin. Med. **40** (1900). — SONNENBURG u. KOTHE: Dtsch. Z. Chir. **100**. — SONNENBURG, GRAWITZ, FRANZ: Dtsch. med. Wschr. **1911**, Nr 15 u. 16.

TÜRK: Wien. klin. Wschr. **1905**, Nr 17 u. Vorlesungen; 1904—1912. — TORDAY, v.: Fol. haemat. (Lpz.) **10**, 342. — TREADGOLD: Lancet **198**, 699 (1920). Tuberkulose.

UHL: Beitr. Klin. Tbk. 6.

WALLDORF: Inaug.-Diss. Heidelberg 1910. — WEIDENREICH: Arch. mikrosk. Anat. **72**. — WOLFF: Inaug.-Diss. Heidelberg 1906. — WOLFF, A.: Z. klin. Med. **52** (1904).
ZELENSKI: Wien. klin. Wschr. **1906**, Nr 40. — ZANGEMEISTER u. GANS: Münch. med. Wschr. **1909**, 793.

Pathologische Neutrophile, besonders neuere Literatur.

ALDER: Schweiz. med. Wschr. **1921**, Nr 19. — ARNETH: Qualitative Blutlehre, 1920 bis 1926. Blutkrankheit im Lichte der qualitat. Blutlehre, 1928; Münch. med. Wschr. **1929**, 660; Dtsch. med. Wschr. **1929**, Nr 40. — ANTONI: Arch. Dermat. **149**, 3 (1925); Münch. med. Wschr. **1925**, Nr 22; Klin. Wschr. **1925**, Nr 24; **1926**, Nr 20. — AZZI: Kongreßzbl. inn. Med. **52**, 642. ARNETH. Bild. Hochgeb.

BARTA: Z. klin. Med. **111**, 268 (1929); Fol. haemat. (Lpz.) **41**, 1 (1930); **112**, 186 (1929). Senkung nicht parallel. — BJORN-HANSEN: Acta med. scand. (Stockh.) Suppl. **7**, 250 (1924). BLUM: Med. Klin. **1928**, 1277. Cholesterin einschl. Ikterus.

COOKE u. BUDER: Sang **2**, 588 (1928). Übersegm. N.

DIMMEL: Med. Klin. **1929**, 1364. Path. N. — DUNGEL: Z. klin. Med. **98**, 378 (1924).

EGOROFF: Z. klin. Med. **100** (1924). Muskelarbeit; **110**, 722 (1929). R.-Verschiebung konstit.; **103**, 41 (1926). — EHRLICH: Charité-Ann. **12**. Anämie, Nothn. Sammlg, 1. Aufl. S. 52. — ERNST: Dtsch. Arch. klin. Med. **149** (1925). Klin. Verwertg. — ERNST u. HERGESHEIMER: Z. f. exper. Med. **42** (1924).

FIESSINGER u. MATHIEU J. Physiol. et Path.-gén. **20**, 49 (1922). N. ohne Gran. u. ohne Oxyd-R. — FLEMMING: Brit. med. J. **1929**, Nr 3561, 638. Meth. CROHE. — FREUNDLICH: Wien. Arch. inn. Med. **9**, 447 (1925). — FUOSS: Z. klin. Med. **101**, 467 (1925). Autovaccine.

GELLI: Bull. Sci. med. **2** (1924). — GLOOR: Klin. Bedeutg d. qualit. L.-Verändg. Leipzig: Georg Thieme **1929**. Monogr.

HAAGEN: Dtsch. med. Wschr. **1928**, 265. Gg. RINGOLD. — HAUER: Dtsch. med. Wschr. **1923**, 979. — HEIDEPRIEM: Kongreßzbl. inn. Med. **52**, 855. Färbg. ähnl. MOMMSEN. — HIPPKE: Veröff. Heeressan.wes. **78** (1925). Muskelarbeit. — HOFF: Z. exper. Med. **67**, 615 (1929). Einfluß von Bakterieneiweiß.

ISENSCHMIDT: Münch. med. Wschr. **1914**, 1997. DÖHLE.

JEHN: Münch. med. Wschr. **1925**, 1721. — JOSEPH: Z. klin. Med. **100**, 785 (1924). Klin. Verwertg. Endocard.

KASPER: Z. physik. Ther. **30** (1925). Sport. — KELLER: Inaug.-Diss. Zürich 1928. Path. N. bei Tbc. — KLINGENFUSS: Inaug.-Diss. Zürich 1926. Asept. Wunden. Kaninchen.

LANDELS: Jb. Kinderheilk. **120**, 196 (1928). Path. Gran. d. Inf. — LEGER: Bull. Soc. Biol. Paris **88**, 1194 (1923). Lyssa.

MAS y MAGRO: Kongreßzbl. inn. Med. **43**, 542. — MATIS: Fol. haemat. (Lpz.) **36**, 398 (1928). Path. Gran. — MAY: Dtsch. Arch. klin. Med. **96**. L.-Einschlüsse. — MEUWISSEN: Monogr. 1930 (holländisch). — MEYER-ESTORF: Dtsch. med. Wschr. **1919**, Nr 46. Vac. — MOMMSEN: Z. exper. Med. **65**, 287 (1929); Jb. Kinderheilk. **116**, 293 (1927); Fol. haemat. (Lpz.) **34**, 50 (1927); Klin. Wschr. **1926**, 844; **1927**, 2420; **1929**, 2420; Z. exper. Med. **65**, 287 (1929). — MOSCHKOWSKI: Dtsch. med. Wschr. **1925**, 2110. — MULTZER: Klin. Wschr. **1926**, 1520. Gg. RINGOLD. — MURALT: Z. Tbk. **42**, 136 (1925).

NAEGELI: Schweiz. med. Wschr. **1923**, 789. Path. N.

OCKEL: Arch. Kinderheilk. **74**, 158 (1924); Münch. med. Wschr. **1925**, 1372; Z. klin. Med. **97**, 338 (1923). — OCKEL u. HAAGEN: Fortschr. Med. **1927**, 26.

PARDI: Zbl. Bakter.; Kongreßzbl. inn. Med. **22**, 181. DÖHLE-K. — PINEY: Kongreßzbl. inn. Med. **54**, 38. Methode COOKE u. SCHILLING zu vereinen! — PITTALUGA: Kongreßzbl. inn. Med. **29**, 168. Übersegm. N. — PONDER: Kongreßzbl. inn. Med. **47**, 312 u. 609; **51**, 205. — PONS u. KRUMBHAAR: J. Labor. a. clin. Med. **1924**.

REHDER: Dtsch. Arch. klin. Med. **124**. DÖHLE. — REZNIKOFF: J. Amer. med. Assoc. **93**, 963 (1929). — RINDONE: Ann. Clin. med. Med. sper. **1927**. — RINGOLD: Siehe ANTONI. ROMINGER: Jb. Kinderheilk. **103**, 1 (1923). — RUBINSTEIN: Fol. haemat. (Lpz.) **36**, 5 (1928). Schlammkuren!

SABRAZÈS: Bull. Soc. Biol. Paris **86**, 799 (1922). DÖHLE-K. — SCHELLENBERG: Inaug.-Diss. Zürich 1928. CO. — SCHIFF: Bull. Soc. Biol. Paris **86** (1922). — SCHILLING: Blutbild, 1928; Dtsch. med. Wschr. **1925**. Knochenmark; **1929**, 1455. Path. N; Z. Tbk. **48**, 374 (1927). Path. N. — SCHMID: Mschr. Kinderheilk. **29**, 681 (1925). — SCHULTEN: Jb. Kinderheilk. **102**, 303 (1923). Bei Kindern. — SCHWARZ: Dtsch. med. Wschr. **1927**, 1820. Ähnl. MOMMSEN; Arch. Mal. Coeur **15**, 643, 778 (1928). — SEEMEN, v.: Dtsch. Z. Chir. **203/204**, 633 (1927). Path. N. — SOLOTAREVA: Kongreßzbl. inn. Med. **40**, 907. — STAHL: Arch. klin. Chir. **121**, 358 (1922).

VARGA: Z. klin. Med. **111**, 551 (1929).

WEIGELT: Dtsch. med. Wschr. **1921**. — WEISS: Amer. J. med. Sci. **174**, 45 (1927). Stabkg. Jugendl. — WÖHLISCH: Berl. klin. Wschr. **1921**, 389. DÖHLE. — WOLLENBERG: Z. klin. Med. **91** (1921).

ZIEMILSKI: Z. klin. Med. **101**, 505 (1925).

Pathologische Monocyten.

Unter dem Einfluß von cytotoxischen Substanzen bei Infektionen und Vergiftungen sieht man auch an den Monoc. zahlreiche Veränderungen.

1. Aufquellung der Kerne, ähnlich wie an pathol. N.
2. Dadurch Veränderung der Kernstruktur, die ungleich, irregulär gestaltet erscheint, größere Lücken- oder eigentliche Lückenfelder der Oxy-Basichromatinstruktur aufweist.
3. Das Protoplasma wird hellgrau, diffuser, ist am Rande nicht dunkler, zeigt oft große Vakuolen.
4. Die Granulation wird ungleich, zum Teil gröber, gewöhnlich viel spärlicher und oft ganz spärlich oder gar fehlend.

Genau wie bei pathol. N. geben auch solche Monoc. keine Oxydasenreaktion ihrer spärlichen pathol. Granula.

Diese Veränderungen sind histologisch völlige Parallelen zu denjenigen der pathol. N., und sie haben auch dieselbe klinische Bedeutung.

Pathologische Myelocyten.

An den Myelocyten beobachtet man bei vielen Myelosen auch Abnormitäten, aber weit weniger schwere. So ist z. B. die Zellgröße viel variabler als sonst. Vor allem aber ist die normale parallele Reifung von Protoplasma von starker zu leichter Basophilie und allmählich zur Oxyphilie, von ganz unreifer zu halbreifer und reifer Granulation, von feinmaschigen zu streifig und grobstreifigem Kernbau völlig gestört. Man sieht gealterte reife Kerne, aber ganz junge purpurrote Granulation oder junge Kerne und fast oxyphiles Protoplasma und alle möglichen Kombinationen. Auch diese pathologische Störung scheint nur bei Myelosen vorzukommen, nicht bei anderen Ursachen der Myelocyteneinschwemmung ins Blut. Gelegentlich haben Zellen mit reifem Myelocytenkern noch *teilweise* ganz unreife Körnelung.

Pathologische Myeloblasten

sind bei akuten Myelosen häufig. Es zeigen sich folgende Veränderungen:

1. Ganz abnorme Kernlappungen ohne jede physiologische Analogie. Dies ist ein sehr schwer krankhafter Prozeß, der weit aus dem Gebiet der reinen Hyperplasie heraustritt.

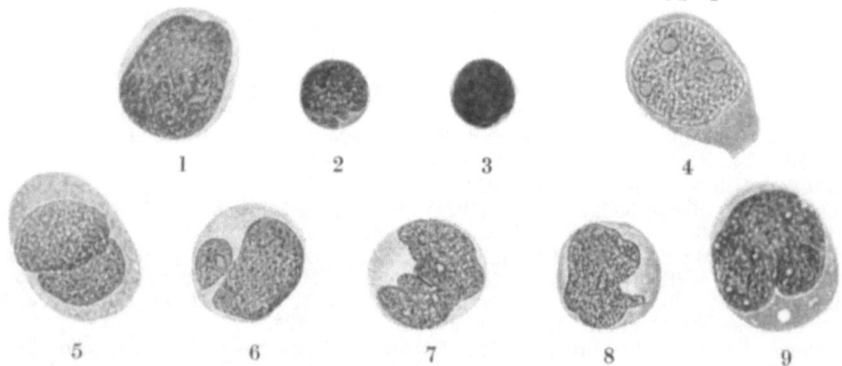

Abb. 67. 1—3 Mikromyeloblasten. 4—9 Pathologische Myeloblasten mit Kernlappungen.

Ich habe ihn als Paramyeloblastenbildung in seiner Besonderheit scharf charakterisiert und mit größter Prägnanz hervorgehoben (siehe Myelosen) mit ganz eingehender morphologischer Schilderung.

2. Verfrühte Reifung des Kernes gegenüber dem Protoplasma, so daß der Kern nicht mehr engmaschig fein retikuliert ist, sondern streifig, oder noch gröber oder völlig ungleichmäßig, mehr ℒ.-ähnlich erscheint. Das ℒ.-ähnliche Aussehen des Kernes bei Mikromyeloblasten ist aber oft nur durch schlechte Ausbreitung bedingt.
3. Verfrühte Reifung des Protoplasmas, das nicht mehr gleichmäßig blau basophil erscheint, sondern schon weitgehend oder völlig die Jugendbasophilie verloren hat.

4. Es können in Zellen von Myeloblastentypus azurophile Stäbchen (Auerstäbchen auftreten. Dabei handelt es sich wahrscheinlich um eine pathologische Azurgranulation.

Siehe über alle diese morphologischen Fragen Abschnitt Myelosen.

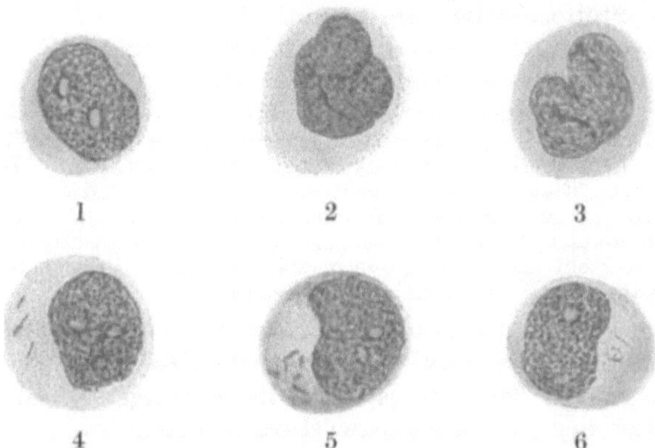

Abb. 68. Pathologische Myeloblasten. Zelle 1. Protoplasma z. T. oxyphil, aber Kern ganz unreif. Zelle 2 u. 3. Monocytoide pathologische Myeloblasten, Protoplasma in der inneren Zone stark oxyphil. Starke Kernlappung, aber kein Monocytenkern. Zelle 4–6. Myeloblasten mit Auerstäbchen.

Die vitalen Phänomene und die Funktionen der Leukocyten.

Zu den Lebenserscheinungen der L. gehören die amöboiden Bewegungen, die man auf geheiztem Objekttisch für die N. und Eos. demonstrieren kann. Diese Lokomobilität ermöglicht Ortsveränderungen, Fremdkörper mit ausgestreckten Pseudopodien zu umschließen und aufzunehmen. So ist auch das Ausschlüpfen aus der Gefäßbahn, Emigration, verständlich.

Den ℒ. ist früher amöboide Bewegung abgestritten worden, besonders von Ehrlich. In neuerer Zeit treten aber alle Autoren auch für die amöboide Bewegungsfreiheit der ℒ. ein (Baumgarten, Ranvier, Jolly, Wolff, Hirschfeld, Schridde, Marchand), die aber immerhin weniger erheblich ist als diejenige der N. Alle Autoren treten heute auch für die Emigration der ℒ. ein und beschreiben auch Einwanderung der außerhalb der Blutbahn im Bindegewebe entstandenen histioiden L. in den Kreislauf (z. B. Schridde). Als beweisendes Argument dient die direkte, leicht anzustellende Beobachtung des Durchtrittes (Cohnheimscher Versuch) bei den N. Für die ℒ. ist man aber darauf angewiesen, diese Zellen in Schnittpräparaten in der Gefäßwand steckend zu überraschen oder ihre Anwesenheit an Orten festzustellen, wo von einer histiogenen Neubildung nichts bemerkt werden kann, wie z. B. in der entzündeten Tube (Schridde).

Bei der Emigration der N. und der Lokomobilität muß die Zelle sich oft außerordentlich dem gegebenen Raume anpassen. Da müssen Leukocyt und Kern in der Form verändert werden. Es resultieren daraus aber niemals jene spezifischen, durch Kernalterung bedingten Nucleusformen, sondern nur Modifikationen der Form, nicht der Kernstruktur.

Zu den vitalen Phänomenen gehören leichte tinktorielle Variationen der Zellgranula; aber niemals werden durch die Lebensprozesse etwa neutrophile Granulationen in eos. umgewandelt, wie früher behauptet worden ist.

Als Ausdruck der Lebenserscheinungen könnte man die Abgabe der Granula in den Geweben auffassen; doch fehlen einwandfreie Beobachtungen; so sind jene Höfe um die Ma., die von vielen Beobachtern beschrieben und als Diffusion der Granula ins Gewebe gedeutet worden sind, Artefakte, geschaffen durch die Wasserlöslichkeit der Ma.-Granula.

Von den Funktionen der Leukocyten ist

I. die *Phagocytose* seit Metschnikoff sehr bekannt. Die verschiedensten Gebilde vermögen die L. aufzunehmen; aber auch hier bestehen prinzipielle Unterschiede zwischen den einzelnen Zellarten.

Die N. sind Mikrophagen und nehmen die Bakterien der akuten Infektionen in sich auf (Streptokokken, Staphylokokken, Gonokokken, Meningokokken, im Sputum auch Tuberkelbacillen); dagegen ist Mikrophagie der kleinen

𝔏. und Ma. völlig unbekannt und wird von den Eos. überaus selten berichtet. Bei Monoc. kann man als Seltenheit Mikrophagie beobachten, häufig aber Makrophagie als Aufnahme von Plasmodien, Pigment, Melanin, Detritus, medikamentöse Stoffe, endlich absterbende R.

Bei Perniciosa sah ich mehrfach im strömenden Blute R. von Monoc. aufgenommen, wie Stäubli bei Trichinosis der Ratte.

Bei einem Patienten mit chronischer Lymphadenose, der an Streptokokkensepsis akut zugrunde ging, erlebte ich die interessante Erscheinung, daß vor dem Tode sehr reichlich Makrophagen mit ganzen Streptokokkenketten im Blute erschienen. Hier traf ich unter vielen Tausenden von Blutzellen auch nicht eine einzige N., so daß wohl hier die Makrophagen vikariierend für die fehlenden N. eingetreten waren. Das Auftreten der Makrophagen im zirkulierenden Blute bedeutet hier eine agonale Insuffizienz hämopoetischer Organe, die darin besteht, daß auch Zellen ins Blut gelangen, die niemals sonst zirkulieren. Mikrophagie leukämischer 𝔏. hat auch Erb beschrieben.

Die Leukocyten schleppen aufgenommenes Material in die Organe, besonders in Milz und Lymphknoten, und halten es vom Blute fern.

II. Die *fermentative Tätigkeit* ist wohl die wichtigste Funktion der L. und äußert sich unter den verschiedensten Bedingungen:

a) Die *antitoxische* Funktion beruht nach Buchner, Bordet, Ehrlich und Morgenstern usw. auf Fermentwirkung und ist wohl die bedeutendste Abwehr des Organismus gegen Toxine, viel wichtiger als die Phagocytose. Wahrscheinlich gehen aber beide Prozesse nebeneinander vor sich. Die Phagocytose kommt nach Bordet bei hochvirulenten Bakterien nie vor. Nach den Untersuchungen von Wassermann, R. Pfeiffer u. Marx, Wassermann u. Takaki usw. ist das Knochenmark der Ort der Entstehung bactericider Substanzen, die dann von den L. an den Ort ihrer Wirksamkeit gebracht werden. Auch in bezug auf die antitoxische und baktericide Tätigkeit sind die verschiedenen L. völlig differente Gebilde. Bei den akuten Infektionskrankheiten nehmen die N. den Kampf gegen Kokken und Bacillen auf. Sie sind im Blute und im Gewebe die Schutzwehr des Organismus. Bei chronischen Affektionen aber und bei Prozessen von geringerer Virulenz[1] treffen wir die 𝔏., so schon in älteren Exsudaten, wo ihre Zahl immer mehr über die N. dominiert; dann aber gibt es auch primäre lymphocytäre Reaktion bei Prozessen, deren Virulenz offenbar gering ist, besonders bei Tuberkulose. Bei den cytologischen Untersuchungen der Exsudate und Transsudate wird man also N. bei starker und 𝔏. bei geringerer Virulenz oder Reizwirkung finden und ist mithin nicht die Akuität oder Chronizität die eigentliche Ursache des verschiedenen Zellbefundes. Schilling schiebt zwischen die neutrophile Kampfphase und die lymphocytäre Heilungsphase eine Monocytose als Abwehrphase. So starr verlaufen aber die Prozesse im allgemeinen nicht.

Die lypmhocytäre Reaktion ist besonders bei der Tuberkulose anzutreffen. Bartel sah kleine 𝔏.-Haufen die Tuberkelbacillen vernichten, und Orth erkannte die Zellen der käsigen Pneumonie und der tuberkulösen Meningitis als 𝔏.

Anders wiederum verhalten sich die Eos., die um tierische Parasiten herum und um Carcinomknoten große Ansammlungen bilden und nach S. 163 beim Abbau körperfremden Eiweißes die Hauptrolle spielen.

Auch den Ma. darf wohl sicher eine bestimmte und gleichfalls verschiedene Funktion zugeschrieben werden (s. S. 169). Nach Fahr erscheinen sie bei der Ratte nur bei Mikroben und Toxinen, denen gegenüber das Tier immun ist.

b) *Fettspaltende* Fermente, Lipasen, werden nach Fiessinger u. Maric, Bergel u. Resch den 𝔏. zugeschrieben (s. S. 134), doch ist nach Aschoff, Nees, Morris u. Boggs Lipase in allen L. nachweisbar.

---

[1] Statt Grad der Virulenz ist nach Lossen die Intensität des Reizes noch maßgebender.

c) *Carbohydrasen* sind öfters in L. nachgewiesen, desgleichen Nucleasen (Lit. FLEISCHMANN).

d) *Desmolasen* (Fermente für Glykolyse, Zellatmung, Chromooxydasen, Chromodehydrasen und Katalasen).

e) *Proteolytische* Fermente, Proteasen, verdauen Fibrin, verflüssigen Gelatine, und vor allem zeigt sich diese Funktion bei der Autolyse, besonders bei Pneumonie (FR. MÜLLER).

Auch hier ist die Differenz der N. gegenüber den 𝔏. „fundamental" (ERBEN). Die N. geben Autolyse, die 𝔏. nie und unter keinen Umständen. Wir verstehen daher, wieso die N. im Organismus das Gewebe einschmelzen, die 𝔏. aber nicht, weil die letzteren eben nicht im Besitz der Fermente sind. Wir begreifen daher auch den Unterschied im Verlauf der Pneumonie, ob dieselbe croupöser Natur ist und das Exsudat vorwiegend aus N., oder tuberkulöser Genese und die Ausfüllung vorwiegend aus 𝔏. besteht.

Schon ERBEN hatte durch komplizierte chemische Methoden die Leukoproteasen der myeloischen Zellen im Gegensatz zu den 𝔏. erkannt. STERN und EPPENSTEIN konnten dann in einfacher Weise die Gelatineverdauung demonstrieren und sprachen die Erscheinung als biologischen Beweis für die Trennung der L.-Systeme an.

Leukocyten enthalten *oxydierende* Fermente (KLEBS, PORTIER, BRANDENBURG, ERICH MEYER). Deshalb gibt Blut bei über 20000 N. positive Guajac- und Phenolphthaleinreaktion durch Oxydation der Guajaconsäure zu Guajacblau und des Phenolphthalins in alkalischer Lösung zu Phenolphthalein. Die typische Fermentwirkung hat zuerst ERICH MEYER erkannt und bewiesen. Die 𝔏. geben die Reaktion nie.

Die Angaben von KLEIN sind von ERICH MEYER zurückgewiesen. Alle Zellen des lymphatischen Systems und 𝔏. alter Exsudate zeigen nie positive Reaktion, nur die reifen Abkömmlinge des myeloischen Gewebes. Myeloblasten geben die Reaktion meist, aber nicht bei fehlender Zelldifferenzierung.

Neben oxydierendem Ferment ist stets auch Antiferment vorhanden; denn wenn man der L.-Lösung neue Blutmengen zugibt, so tritt die Reaktion doch nicht auf, sofern nicht 1—2 Tropfen schon zum Resultate führen.

Besonders wichtig ist der Nachweis der Oxydasen mit der WINKLER-SCHULTZEschen Indophenolblausynthese (s. S. 80). Es ergibt sich, daß N., Eos., Ma. (nicht Gewebs-Ma.!), Monoc. und die meisten Myeloblasten Oxydasen enthalten, in strengem Gegensatz zu den 𝔏.

Reduzierende Fermente bewiesen EHRLICH und CHARLES, indem Methylenblau im Innern der Leukocyten farblos wird, sich aber beim Absterben der Leukocyten an der Luft wieder bläut.

Zu den gleichen Folgerungen kamen auch MÜLLER und JOCHMANN, indem sie die Probe auf Löfflerserum bei 55° vornahmen. Diese beiden Autoren erhoben jetzt auch positive Reaktion bei Myeloblastenleukämien und später viele andere Untersucher, während bei großzelliger lymphatischer Leukämie stets negative Proteolyse festgestellt worden ist. Alle Autoren sprechen sich daher auf Grund dieses konstanten Unterschiedes für die prinzipielle Trennung der myeloischen L. von den 𝔏. aus.

Freilich kommt bei undifferenzierten embryonalen oder pathologischen Myeloblasten Fermentsmangel vor. Typische myeloische Leukämie, unter Röntgen in Myeloblastenleukämie (90% Myeloblasten) verwandelt, gab nicht die geringste Fermentwirkung mehr (HIRSCHFELD u. a.).

Negative Reaktion kann unter bestimmten Verhältnissen diagnostisch versagen; aber positive Proteolyse ist wie positive Oxydasenreaktion stets und ausnahmslos beweisend.

SCHULZ fand Hemmung der Proteolyse durch Lymphdrüsenbrei und durch Zellen der lymphatischen Leukämie; viele Autoren bewiesen ein Antiferment im Serum. MÜLLER zeigte, daß nur myeloische Zellen bei Mensch, Affe und Hund Proteolyse geben, also nur dann, wenn das Blut N. besitzt und bei Fleischfressern, nicht bei Pflanzenfressern.

III. Die L. üben *resorbierende Tätigkeit* aus, abgesehen von der Phagocytose, indem sie flüssige Stoffe wie Toxine (METSCHNIKOFF) und flüssige Arzneimittel (?) und kolloidale Metalle (CHARLES, CALMETTE) in sich aufnehmen.

Nicht geklärt ist die Beteiligung der L. bei der Verdauung, obwohl gerade hier eine aktive Rolle wohl sicher vorhanden ist.

Eine Assimilation im Innern der Zelle ist von ARNOLD angenommen worden, indem er für Eisen und Fett eine Auflösung und nachher wieder eine Ausfällung oder Bindung an die Plasmosomen beschrieben hat.

Nach CHARLES soll das Nuclein organische und sogar metallische Verbindungen eingehen. Da es sich hier aber um Versuche in vitro handelt, so scheint es zweifelhaft, ob vitale Phänomene vorliegen.

Über die Beteiligung der L. am Aufbau pathologischer Gewebe s. histioide L.

Literatur über die Funktionen der Leukocyten.

ACHALME: C. r. Soc. Biol. Paris **1899**. — ARNOLD: Virchows Arch. **161**, **163**; Münch. med. Wschr. **1906**.

BARRON usw.: Kongreßzbl. inn. Med. **57**, 162. Stoffwechsel der L. — BARTEL: Wien. klin. Wschr. **1905**. — BERGEL: Münch. med. Wschr. **1909**, 64; **1912**, 634; Dtsch. Arch. klin Med. **106**, 47 (1912); Berl. klin. Wschr. **1919**, 915; Erg. inn. Med. **20** (1921). — BRANDENBURG: Münch. med. Wschr. **1900**. — BÜRKER: Handbuch normaler und pathologischer Physiologie **6** (1925).

CHARLES: Fol. haemat. (Lpz.) **1905** u. Monogr. Paris 1904. Große Lit.! — CHIAROLANZA: Med. nat. arch. **2** (1908). — COMANDON: Ann. Inst. Pasteur **34**, 1 (1920).

EPPENSTEIN: Münch. med. Wschr. **1906**, Nr 45; Dtsch. med. Wschr. **1907**, Nr 48. — ERBEN: Z. Heilk. **24**, 70 (1903); Z. klin. Med. **40** (1900); Münch. med. Wschr. **1906**, 2567.

FAHR: Virchows Arch. **179**. — FIESSINGER et MARIS: Paris 1910. — FLEISCHMANN: Erg. Physiol. **27**, 1 (1928); Handbuch biologischer Arbeitsmethoden, Abt. IV, Teil 13, H. 2, Lief. 315. Stoffw. d. L. u. Pl. — FRIEDENTHAL: Biol. Zbl. **1897**, 705. Funktion der L. Lit.!

GRAWITZ: Klinische Pathologie. 4 Aufl.; Verh. Ges. dtsch. Naturforsch. Breslau **1904**.

HESSE: Virchows Arch. **167**. — HIRSCHFELD: Berl. klin. Wschr. **1901**; Fol haemat. (Lpz.) **7**, 199.

JOCHMANN: Fol. haemat. (Lpz.) **7**, 199; Virchows Arch. **194**, 352 (1908); Z. Hyg. **61**, 71 (1908). — JOCHMANN u. ZIEGLER: Münch. med. Wschr. **1906**, 2093. — JOLLY: C. r. Soc. Biol. Paris **1898**.

KLEIN: Fol. haemat. (Lpz.) **1904**.

LABBÉ: Presse méd., 17. Okt. **1903**. — LONGCOPE u DONHAUSER: J. of exper. Med. **1908**. — LOSSEN: Dtsch. Arch. klin. Med. **86**. — LUKSCH: Fol. haemat. (Lpz.) **5**, 75.

MEYER, ERICH: Münch. med. Wschr. **1903**, **1904**. — MORAWITZ: Dtsch. Arch. klin. Med. **79** (1904). — MORRIS and BOGGS: Arch. int. Med. 8, 806 (1911). Fermente. — MÜLLER: Dtsch. Arch. klin. Med. **91**. — MÜLLER, FR.: Verh. dtsch. Ges. inn. Med. **1902**, 192. — MÜLLER u. JOCHMANN: Münch. med. Wschr. **1906**, Nr 29, 31, 41.

NEES: Biochem. Z. **124**, 156 (1921). — NEUMANN: Virchows Arch. **174**; Fol. haemat. (Lpz.) **36**, 248 u. 463 (1928). Kenntnisse über die Granula.

OPPENHEIMER: Die Fermente. Berlin 1925. Lehrbuch der Enzyme. Leipzig 1927. — ORTH u. SPERONI: Dtsch. med. Wschr. **1906**, 92.

PHILIPSBORN: Fol. haemat. (Lpz.) **41**, 31 (1930). Klebrigkeit. — PORTIER: Thèse de Paris **1897**.

RESCH: Dtsch. Arch. klin. Med. **118**, 179 (1915); Z. klin. Med. **92**, 160 (1921).

SCHRIDDE: Münch. med. Wschr. **1905**. — SCHULZ u. CHIAROLANZA: Dtsch. med. Wschr. **1908**, Nr 30. — SCHUMM: Beitr. chem. Physiol. u. Path. **4**, 442 (1904). — STERN u. EPPENSTEIN: Allg. med. Zztg **1906**.

UNGER: Virchows Arch. **151**.

WASSERMANN: Dtsch. med. Wschr **1898**, **1899**. — WIENS: Erg. Path. **1911**. Fermente. — WOLFF: Dtsch. Ärzteztg **1901**; Berl. klin. Wschr. **1901**.

Spezifität der Leukocytenarten.

EHRLICH hat durch seine genialen Untersuchungen nicht nur die Leukocyten nach verschiedenen Arten klassifiziert, sondern auch die Lehre aufgestellt, daß die einmal ausgebildeten Leukocyten einseitig differenzierte Zellen seien, mit eigenen Aufgaben und unfähig einer weiteren Umwandlung in neue Zellarten. Diese Lehre von der Spezifität der Leukocyten war von den älteren Autoren noch nicht vertreten.

In früherer Zeit schienen die L. minderen Rechtes als andere Körperzellen zu sein. Überall, aus jedem Gewebe, konnten sie entstehen, jede Form und jede Gestalt annehmen und auch wieder verlassen; ja selbst der Autor eines großen Lehrbuches der inneren Medizin zögerte nicht, selbst noch nach 1900 aus zerfallendem nekrotischen Nervengewebe Detritus und Leukocyten (!) entstehen zu lassen und die eben entstandenen L. sollten gutmütig genug sein, sofort den Detritus fortzuschaffen. Heute sind freilich alle Forscher von der Überzeugung durchdrungen, daß die so hochgradig differenzierten L. des normalen Blutes einer rückläufigen Entwicklung nicht mehr fähig sind. Freilich haben noch bis in die letzte Zeit hinein einzelne Autoren, wie GRAWITZ, NEUMANN, ARNOLD lebhafte Opposition gegen die Spezifität der L.-Arten erhoben, selbst STERNBERG (1905) erschien sogar bei Anerkennung der dualistischen Lehre die Spezifität der L. noch nicht ganz als gesichert.

Die Einwände gegen die EHRLICHschen Lehren bestritten zum Teil die von EHRLICH angenommene Genese, zum Teil hielten manche Autoren Übergänge auch der differenzierten Formen ineinander für möglich.

So sollen aus ℒ. im Blute alle Arten entstehen können (GRAWITZ, Myogene Leukocytose), aber die Zwischenformen seien nicht oder schwer nachweisbar; oder viele Autoren (WEIDENREICH, MAXIMOW) lassen aus ℒ. in den Geweben alle Arten entstehen, so daß sie nur die ℒ. für nichtdifferenziert und vollkommen nach allen Richtungen entwicklungsfähig erklären, aber doch den N. und Eos eine strenge Spezifität zugestehen Dabei müßten dann „besondere Bedingungen“ „an besonderem Orte“ einwirken; denn die behaupteten Übergänge lassen sich eben doch nur mit größter Willkür heranziehen und an vielen Orten nicht demonstrieren, vor allem nicht im Blute.

So vertritt WEIDENREICH die Entstehung von N. aus ℒ. im adenoiden Rachenring, die Entstehung von Eos. aus ℒ. (s. S. 162f.) bei einem bestimmten granulären R.-Zerfalle an besonderen Orten. GRAWITZ und früher auch HIRSCHFELD, ebenso H. F. MÜLLER und RIEDER (von diesen aber zurückgezogen) nahmen Übergänge von neutrophilen in eos. Zellen an. NEUMANN und GRAWITZ verteidigte gar die Auffassung, daß der polymorphe Kern bei anderer Zellfunktion oder gar bei größerer Bewegungsfreiheit wieder zur runden Gestalt zurückkehre.

Lange Zeit verfocht auch PAPPENHEIM immer mehr die Auffassung, daß zwar die einmal ausgebildeten Arten in ihrer Entwicklung abgeschlossen seien, aber die lymphoiden Formen nur verschiedene *Funktionsstadien derselben Grundform* darstellen, je nach der gegenwärtigen Betätigung. So wären Monoc., ℒ.- und Myeloblasten keine drei Arten, sondern „Erscheinungsformen“ einer Art. Zuletzt aber hat doch PAPPENHEIM alle diese Annahmen zurückgezogen und die volle Selbständigkeit auch der Myeloblasten ausdrücklich anerkannt.

Manche dieser Einwände sind oben schon eingehend zur Kritik und Erörterung gekommen, einzelne muß ich jetzt noch speziell besprechen.

Einige Forscher bestritten die *Spezifität der Granulation.*

So fand z. B. ARNOLD in Knochenmarkszellen basophile und eos. Körnchen und hielt daher die Einteilung nach der Granulation nicht für durchführbar. Später bestritt er die EHRLICHsche Auffassung, daß die Körner spezifische Stoffwechselprodukte seien, mit der Aufstellung seiner Plasmosomentheorie. Die Granula sollten (größtenteils) in besonderen Formelementen des Protoplasmas, eben den Plasmosomen, enthalten sein und diese je nach ihrer Funktion bedeutende Umwandlungen durchmachen können, so durch Aufnahme von Eisen und Fett in siderofere und lipofere Granulationen. Immerhin sah er die Granula damit doch als endogene oder doch als unter inneren Einflüssen entstandene Bildungen an.

An der Tatsache freilich, daß zuweilen, besonders im Knochenmark und im leukämischen Blute, verschieden gefärbte Granula vorhanden sind, ist nicht zu zweifeln, ja dies ist ja von EHRLICH selbst entdeckt worden. Aber diese verschiedene chemische Affinität beruht, wie aus allen biologischen Verhältnissen hervorgeht, eben auf einer Jugenderscheinung[1], und es genügt, die Zellen ungefärbt zu betrachten, um auch sofort die drei Granulationen nach Größe oder Kleinheit, Glanz oder Mattigkeit aufs schärfste zu trennen. *Die physikalischen Eigenschaften sichern jeder Granulation ihre Spezifität.* Höchstwahrscheinlich handelt es sich aber auch um chemisch ganz verschiedene Bildungen, und man darf nicht vergessen, daß man mit Reaktion auf acidophile, basophile und neutrale Substanzen nur eine ganz oberflächliche Prüfung in einer Nebenfrage vornimmt und, wie aus anderen chemischen Färbungen hervorgeht und EHRLICH ja selbst betont, zwei acidophile Granulationen noch lange nicht identisch sind. Die EHRLICHsche Einteilung besteht daher zu Recht, wenn es auch richtiger und logischer, aber schwieriger und unpraktischer gewesen wäre, die Granula nach ihrem konstanten physikalischen Verhalten, statt nach der (wenigstens mit der Reifung sich ändernden) Farbenaffinität zu benennen. EHRLICH hat übrigens[2] diese physikalischen Unterschiede gegenüber Lösungsmitteln nach Größe, Form, Lichtbrechung, Beeinflussung durch höhere Temperatur, Verteilung in der Zelle usw. überaus eingehend als wichtig neben den chemischen Differenzen betont, und es entspricht entschieden nicht

---

[1] So gibt es Fälle von Leukämie, bei denen mehr als 99% aller eosinophilen Myelocyten rote und blaue, reife und unreife Granula führen, trotzdem sind alle polymorphkernigen Eos. alsdann nur mit reifen roten Granula versehen (eig. Beob.).

[2] EHRLICH: Z. klin. Med. 1.

der historischen Gerechtigkeit, wenn WEIDENREICH die Verhältnisse so darstellt, als ob EHRLICH allen oder fast allen Wert nur den tinktoriellen Momenten zur Aufstellung der L.-Arten beigelegt habe. Dagegen bin ich mit WEIDENREICH ganz einverstanden, daß bei der Erörterung vieler Probleme heute noch tinktoriellen Momenten zuviel Wert beigelegt wird, speziell bei den Granulationen der Tiere, bei den Azurgranulationen und basophilen Punktierung der R., und daß nur biologische Studien neben voller Berücksichtigung chemischer (aber auch physikalisch-chemischer) Verhältnisse uns Aufschluß geben können, und ich habe diesen Standpunkt von jeher mit aller Deutlichkeit vertreten.

Früher hatten auch MAY und GRÜNWALD Einwände gegen die Spezifität der Granula erhoben und verschiedene Färbungsvarietäten erwähnt, bei verschiedener Technik und Fixation. Diesen Einwänden hat sich in der Folgezeit niemand angeschlossen, und MAY hat sie offenbar zurückgezogen durch die völlige Anerkennung der EHRLICHschen Prinzipien in der Dissertation von CHOSROJEFF, München 1910.

Daß man schon durch verschiedene Hitzefixation die Farbentöne ändern kann, habe ich oben mehrfach erwähnt. Aufs entschiedenste bestreite ich, daß jemals in guten Präparaten die Unterscheidung von N. und Eos. Schwierigkeiten macht, wenn man die physikalischen Verhältnisse berücksichtigt. Es gibt absolut keine Übergänge zwischen diesen beiden Zellen. Alle diese Gegner der EHRLICHschen Klassifikation versteifen sich fast ausschließlich auf die Färbung der Granula und vernachlässigen fast völlig die noch wichtigeren physikalischen Differenzen der Granulationen.

Außer durch die Granulation unterscheiden sich aber N., Eos., Ma., 𝔏. und Monoc. sofort durch Kernform und Kernstruktur, wie bei der Charakterisierung der Zellarten ausgeführt ist und wohl jeder gute Beobachter ohne Studium der Literatur selbst entdeckt.

Heute ist die strenge morphologische Spezifität der N., Eos. und Ma. vollkommen anerkannt, auch von Anatomen, wie MAXIMOW und WEIDENREICH, und ebenso wird zugegeben, daß diese Zellen auch *biologisch* durch verschiedenes Verhalten und gesetzmäßige Schwankungen unter physiologischen und pathologischen Verhältnissen sich als durchaus *wesensverschieden* erweisen. Dagegen ist eine Einigung nicht erzielt darüber, ob nun auch die 𝔏. eine reife, zu weiterer Entwicklung unfähige Zellart darstellen, so wie ich und alle Dualisten behaupten, oder ob den 𝔏. die von den Autoren monophyletischer Richtung angenommene Indifferenz und allseitige Entwicklungsfähigkeit zukommt (s. Abschnitt „Die dualistische Lehre").

Literatur über die Spezifität der Blutleukocyten.

(Mit Ausschluß der cytogenetischen Spezifität, diese s. Kapitel Dualismus.)

ARNOLD: Virchows Arch. **140, 157, 159, 161, 163.**

BETTMANN: Zbl. inn. Med. **1900.** — BUCHANAN: J. of Path. **1897,** 242.

GRAWITZ: Lehrbuch. — GRÜNWALD: Zbl. inn. Med. **1900;** Virchows Arch. **158.**

HELLY: Beitr. path. Anat. **37** (1905). — HESSE: Virchows Arch. **167** (1902). — HIRSCHFELD: Berl. klin. Wschr. **1901.**

LÖWIT: Sitzgsber. Akad. Wiss. Wien, Math.-naturwiss. Kl. **92** (1885).

MAXIMOW: Anat. Anz. **1905,** Erg.-Bd.; Arch. mikrosk. Anat. **73;** Beitr. path. Anat. 41. — MAY u. GRÜNWALD: Dtsch. Arch. klin. Med. **79** (1904); Zbl. inn. Med. **1902.** — MOSSE: Berl. klin. Wschr. **1903,** Nr 32.

NEUMANN: Virchows Arch. **174.**

PAPPENHEIM: Referate u. Kritiken. Fol. haemat. (Lpz.) **1904—1918;** Virchows Arch. **159;** namentl. Atlas u. Fol. haemat. (Lpz.) **10—12.**

SCHRIDDE: Münch. med. Wschr. **1906.** — SCHUR u. LÖWY: Z. klin. Med. **40** (1900). — SCHWARZ: Wien. klin. Wschr. **1901;** Eos., Monogr. 1914. — SILBERBERG: Virchows Arch. **267,** 483 (1928). — STERNBERG: S. 166.

TÜRK: Lehrb.

WEIDENREICH: Verh. anat. Kongr. **1905,** 258. — WOLFF: Z. klin. Med. **52** (1904).

Untergang der Leukocyten.

Manche Autoren suchten den Untergang der L. im Blute aufzufinden. So sind alle möglichen Degenerationsformen, „Schollen" und „Schatten" beschrieben worden. Fast alle derartigen Bildungen sind in das große Reich der Artefakte zu verweisen, wie die Herstellung tadelloser Präparate beweist. Höchstens ist zuzugeben, daß pathologische Formen der Myeloblasten und pathologische 𝔏. besonders leicht verletzbar sind; doch verrät das weit eher zarten jugendlichen Bau als gealterte Formen.

Das Ausschalten und der Untergang funktionsuntüchtiger Elemente vollzieht sich in Lymphknoten, Milz, Leber und Knochenmark. Hier trifft man in den eigenartigen Makrophagen die L. und ihre Reste, neben Trümmern von

R., zum Teil als sog. tingible Körner. Diese Makrophagen haben ganz andere Kerne als Monocyten und sind von diesen in jeder Beziehung verschieden als Zellen des Reticulums. Ein Teil der L. geht dem Körper ständig mit den Exkreten (Speichel, Stuhl) verloren.

In der Milzpulpa trifft man zahlreiche L., die hier untergehen und Degenerationen (schlechte Kernstruktur, wirklich polynucleäre Kerne) zeigen. In schönen exp. Arbeiten zeigte SEYDERHELM den starken Untergang von L. in der Leber.

£.-Untergang ist nur recht selten zu bemerken, wie auch WEIDENREICH sagt, und doch muß auch ein Teil der £. zugrunde gehen. Bei Lymphämien erfolgen manchmal ja gewaltige und rasche Abnahmen. Im Zerfall begriffene £. könnten auf Ausstrichpräparaten nicht erkannt werden, weil bei dieser Technik stets viele £. zerstört werden, so daß man nie weiß, was artefiziell und was präexistent ist.

In Exsudaten zeigen N. und Eos. erst Zerreißungen der Kernfäden, dann allmählich homogene, sich stark färbende Kerne (diffuse Kernfärbung mit Hämatoxylin), später Karyorrhexis und Lysis. N. können einen kuglig aufgequollenen Kern zeigen (sehr bald schon in Nativpräparaten), der sich nach WEIDENREICH schwach und gleichmäßig färbt; andererseits können solche Zellen auch völlig runde pyknotische Kerne zeigen ohne Kernstruktur.

Die Granula sind in Exsudaten sehr resistent und zeigen keine Änderung der Färbbarkeit. Sie können aber von Makrophagen aufgenommen werden, so daß scheinbare Myelocyten entstehen (s. S. 162).

Bekannt sind die Beziehungen zwischen L.-Zahl und Harnsäurebildung (HORBAZEWSKI), indem Harnsäure vorwiegend aus den Kernen der L. abzuleiten ist. Daher gewaltige Werte aller Purinkörper bei Leukämie und hohe Zahlen bei Leukocytosen.

Literatur über Untergang der Leukocyten.

ARNOLD: Arch. mikrosk. Anat. **30**. — ASCOLI: Fol. haemat. (Lpz.) **1**, 683.
BEATTIE: J. of Path. 8. — BODON: Virchows Arch. **173**. — BOTKIN: Virchows Arch. **141**.
GUMPRECHT: Dtsch. Arch. klin. Med. **57**.
HELLY: Beitr. path. Anat. **37** (1905); Wien. klin. Wschr. **1904**, 639.
JANOWSKI: Arch. f. exper. Path. **36**. — JOLLY: C. r. Soc. Biol. Paris **1898**, 702.
KIRSCHENBLAT: Inaug.-Diss. Berlin 1903.
LEUCHS: Virchows Arch. **177**.
MAXIMOW: Beitr. path. Anat. **38**.
NEUBERGER: Virchows Arch. **187**.
PAPPENHEIM: Virchows Arch. **164**.
ROSS: J. of Physiol. **37**.
SCHWARZ: Wien. klin. Wschr. **1904**, 1173. — SEYDERHELM: Verh. Ges. inn. Med. **1926**; Z. exper. Med. **56**, 503 (1927).
WEIDENREICH: Die Leukocyten. Wiesbaden 1911.

Das Knochenmark als Organ.

Dem Knochenmark muß eine enorme Bedeutung zugeschrieben werden, da es die für das Leben so wichtigen roten Blutkörperchen und den größten Teil der nicht weniger bedeutungsvollen weißen Zellen liefert. Diese Tätigkeit ist oben vielfach erörtert worden. Wir sehen unter normalen Bedingungen alle R. und alle granulierten L. aus der Medulla ossium hervorgehen. Wir machen auch von der Funktion dieses Zentralorgans das Auftauchen von Retikulocyten, von polychromatischen und basophil granulierten R. abhängig und verlegen die Entstehung der Megalocyten an dieselbe Stelle, wie wir auch die Bildung von kleinen und von Hb.-armen R. auf mangelhafte Ausbildung schon im Knochenmarke zurückführen. Auch die pathologisch vorkommenden myeloischen L. entstammen in erster Linie dem Knochenmark, dessen Bedeutung für die Bildung der Antikörper bei Infektionskrankheiten (WASSERMANN usw.) bereits S. 210 gewürdigt wurde.

Dagegen ist nach LIPPMANN und PLESCH das Knochenmark nicht Quelle der Komplemente. Das mit Thorium aleukämisch gemachte Tier ist an Komplementen nicht ärmer.

Wenn wir die Gesamtmenge des Knochenmarkes wiegen, so kommt man nach WESENER auf 1420, nach MECHANIK auf etwa 2600 g und damit auf ein Organ von der Größe der Leber (1300—1500). Dies beleuchtet ohne weiteres die Tatsache der enormen Wichtigkeit dieses Organes, das alle Organe an Gewicht übertrifft und 4,6% des Körpergewichtes ausmacht.

Das postembryonale Erwachen extramedullärer myeloischer Funktionen darf ja das größte Interesse erwecken, spielt aber funktionell tatsächlich, von Leukämie abgesehen, doch nur in seltenen Fällen eine und dann auch noch zumeist bescheidene Rolle.

Wir haben eine *Menge von Momenten,* um die *Funktion des Knochenmarkes* nach *Zahl und Art der gebildeten Zellen zu beurteilen* und daraus Schlüsse auf Art und Schwere einer Krankheit abzuleiten. Demgegenüber haben sich bisher funktionelle Prüfungen mit Injektionen, z. B. Gelatine (SIESS u. STÖRK), nucleinsaures Natron (5%) (0,2—0,4 intramuskulär, KOENNEKE, HABETIN, DOAN) nicht eingebürgert.

Das Markgewebe zeigt ein Reticulum, in dem die Markzellen eingestreut sind. Es entsteht so ein locker aufgebautes Gewebe, in dem sich die Zellen nicht so eng aneinanderdrängen wie in Lymphknoten und Milz. Follikuläre Bildungen fehlen meist. Ausnahmen (HEDINGER, OEHME, ASKANAZY, v. FISCHER u. a.) entsprechen dann abgegrenzten lymphatischen Bildungen, wie sie an vielen Orten vorkommen können. Sie sind als extraparenchymatös anzusehen. ℒ. mit allen charakteristischen Eigenschaften findet man nur ab und zu vereinzelt in den Gefäßscheiden. Das Parenchym enthält daher keine lymphatischen Bildungen. Wenn solche bei Status lymphaticus, Rachitis und Lymphadenosen auftreten, so sind es Formationen für sich, die von dem myeloischen Gewebe sich scharf abtrennen.

Ich sah das in den Präparaten von HEDINGER, und genau so, „scharf abgegrenzt gegen das myeloische Gewebe", beschreibt es OEHME. Ganz gleich verhält es sich bei beginnenden Lymphadenosen, bei denen die adventitielle Genese der Neuformationen überaus klar zutage tritt. Auch OEHME beschreibt die Entwicklungen im Anschluß an die Gefäße als lokale Hyperplasie normaler adventitieller ℒ. der Markgefäße. Eine Ableitung aus Lymphgefäßen ist unmöglich, denn die normale Histologie kennt keine Lymphgefäße des Knochenmarks. Bei all diesen pathologisch vorhandenen lymphatischen Bildungen im Mark bleibt das myeloische Gewebe für sich als etwas Gesondertes. Niemals sieht man überall eingestreute kleine ℒ., wie man das ja erwarten müßte, wenn die Entwicklung intraparenchymatisch aus dem Myeloidgewebe entstände, so wie es vor allem PAPPENHEIM lange Zeit angenommen hatte. Das kann nicht dadurch erklärt werden, daß Myeloblasten, also lymphoide Zellen, spärlich wären; diese sind vielmehr keineswegs selten.

Umgekehrt bei Myeloblastenmark, das z. B. nach Blutungen und bei Typhus in allerkürzester Zeit auftreten kann. Hier bleibt die lockere Struktur des Gewebes wie sonst erhalten. Es setzen sich nur an Stelle granulierter Zellen ungranulierte. Nie ist dabei eine follikuläre Bildung gesehen worden; auch wird eine solche im embryonalen Knochenmark völlig vermißt.

Ungranulierte Zellen im Knochenmark waren als ℒ. schon OSLER bei Perniciosa 1878, ROBIN, PALLADINO, ARNOLD 1895, DOMINICI 1899 bekannt; HIRSCHFELD (1898) fand sie im embryonalen Mark, PAPPENHEIM (1899) bei Embryonen und auch bei ausgewachsenen Tieren; ihre Deutung als Myeloblasten und damit als besondere, von den ℒ. zu trennende Zellen habe ich auf Grund morphologischer und biologischer Argumente und gewisser bei den Leukämien gemachter Erfahrungen 1900 vorgenommen (siehe S. 175).

Über das *Vorkommen der einzelnen Zellarten* gibt LOSSEN interessante Mitteilungen. Zellreiches Mark findet er bei Eiterungen (vor allem Empyem, dann Meningitis epidemica), zellarmes bei Atrophie durch Verdauungs- und Ernährungskrankheiten.

Gewöhnlich enthält das Mark wenige N., 1—3%; größere Zahlen finden sich nur bei eitrigen Affektionen, so bis 19,7% bei Empyem, ebenso bei Tieren unter experimentellen Eiterungen. Monoc. konstatiert LOSSEN in erheblichen Prozentsätzen, findet aber die Abgrenzung von anderen Markzellen schwierig. Den höchsten Wert von Eos. stellte LOSSEN mit 12% bei Scharlach fest. Ma. sah er nie mehr als ½%. (Typische Ma. finde ich regelmäßig.) Normoblasten besonders viel im Kindesalter, dann speziell bei kongenitalen Herzfehlern und Inanition. Karyorrhektische Normoblastenkerne seien massenhaft bei Vitium cordis vorhanden, können also nicht nur als toxogene Bildungen erklärt werden.

Bei Sternalpunktion stellten WEINER u. KAZNELSON 20% Normoblasten, 5—8% Myeloblasten, 20—30% Promyelocyten und Myelocyten, 20% jungkernige, 5% stabkernige und 20% segmentkernige N. Eosinophile Myelocyten bis 1% Monocyten 6—7%. — SCHILLING findet 31—42 Normoblasten, 39 bis 43 N. und 1,1 bis 4,6 Eos. Die bisherigen Resultate der Zellzusammensetzung des Knochenmarkes beruhen auf Leichenpräparaten. Seitdem wir aber nach SEYFARTH oder ARINKIN die Markpunktion an Lebenden vornehmen, erhalten wir wesentlich andere Ergebnisse, die vitalen Verhältnissen entsprechen und auch viel bessere Zellfärbungen; denn schon in der Agonie gehen Markzellen nekrobiotisch zugrunde.

£. auf Ausstrichen des Knochenmarkes sind nach RUBINSTEIN „höchst selten", wohl aber finden sich lymphoide Zellen, die mit den £. nichts zu tun hätten. Unter dem Einfluß von Infektionen (Empyem) sah ich £., Lymphoblasten und Plasmazellen ab und zu.

ZIEGLER konstatiert auf Schnitten keine £. im Knochenmark, selbst dann nicht, wenn die Milzfollikel durch Röntgenstrahlen zerstört sind, also eine kompensatorische Neubildung erwartet werden dürfte. SCHRIDDE erklärt ebenfalls das Vorkommen von £. auf das perivasculäre Bindegewebe beschränkt, desgleichen STERNBERG.

Plasmazellen sind öfters im Knochenmark beschrieben worden. Ich finde sie sehr oft und in allen möglichen Formen, besonders im Bindegewebe und in der Nähe der Gefäße.

Megakaryocyten sind bei Perniciosa spärlich (WRIGHT), was ich durchaus bestätige; reichlich liegen sie im Mark der Myelosen, einmal auch traf ich sie sehr zahlreich in den myeloischen Partien des Markes einer Lymphadenose. Sonst ist ihre Zahl sehr wechselnd.

Die Ausdehnung des roten funktionierenden Knochenmarkes ist wechselnd und hängt vom Bedarf ab. Beim Kinde sind die langen Knochen noch voll roten Markes; beim Erwachsenen findet sich hier normal nach NEUMANN nur Fettmark und ist aktives Gewebe auf die kurzen Knochen beschränkt (Wirbelsäule, Rippen usw.). HEDINGER hat aber bewiesen, daß auch im Oberschenkel gewöhnlich rotes Mark erhalten bleibt (33/44 der akut Gestorbenen). Rotes Mark ist nicht nur bei Anämien, sondern auch bei Infektionen und Intoxikationen an Stelle des Fettmarkes in den langen Röhrenknochen anzutreffen.

Man unterscheidet noch Fettmark und Gallertmark. Das Fettmark füllt die Räume aus, die für die Funktion nicht gebraucht werden; es kann nach Bedarf durch lebhafte Neubildung roten Markes verdrängt werden. NEUMANN zeigte das Fortschreiten des funktionierenden roten Markes in den Extremitäten in der Richtung proximal zu distal.

Gallertmark wird bei Kachexien getroffen und ist verändertes Fettmark. Fasermark zeigt Dominieren der Fibrillen bei Verdrängung der Zellen, z. B. bei BARLOWscher Krankheit (NAEGELI 1897).

Statt rotes Mark wird häufig die Bezeichnung lymphoides Mark gebraucht. Doch erweckt dies den falschen Anschein, als ob vorwiegend £. oder Myeloblasten vorhanden seien. Das ist aber unrichtig und daher der Ausdruck fallen zu lassen. Da das Mark trotz lebhafter Funktion auch nicht immer rot ist, so möchte ich den Ausdruck *Zellmark* (SCHUR und LOEWY) als besten annehmen. Nach dem Dominieren der Zellen unterscheiden wir

1. *Erythroblastisches Mark.* Es dominieren R. bei intensiver Neubildung. Das Mark ist gewöhnlich tiefrot, so bei vielen Anämien.

Interessant ist der Befund von LOSSEN, der bei einem Neugeborenen mit offenem Septum und offenem Ductus Botalli 60,8% aller Markzellen als Normoblasten fand. WEINER und KAZNELSON fanden bei Sternalpunktion bei hämolytischen Anämien 63,8% Normoblasten und 11% freie Normoblastenkerne. Bei Polycythämie bis 54% Normoblasten und sehr viele Riesenzellen.

2. *Myelocytisches Zellmark.* Es herrschen Myelocyten, z. B. bei kräftiger Reaktion (Leukocytose), besonders bei länger dauernden Infektionskrankheiten; ferner bei Myelosen, der Krankheit mit der hochgradigsten Mehrleistung des Markes. Hier sieht das Knochenmark gewöhnlich gräulich, resedagrün oder staubfarben, aber mitunter doch auch rot aus. Als besondere Form nimmt SCHILLING auch ein Promyelocytenmark an.

3. *Myeloblastisches Mark.* Es dominieren die Myeloblasten z. B. bei vielen Myelosen, bei Erschöpfung des Markes (Perniciosa, NAEGELI), bei posthämorrhagischer (MORAWITZ, REHN u. ITAMI) und toxogener (MOSSE u. ROTHMANN) Anämie, bei Toxininjektionen (SCHWARZ), bei Typhus (in den mittleren und späteren Stadien des Leidens [NAEGELI]), bei Cirrhosis hepatis, sehr oft bei Kindern und beim Embryo als unentwickeltes Mark. LOSSEN traf myeloblastisches Mark sehr oft und bei allen möglichen Krankheiten.

HELLY und ELLERMANN halten bei Anämien einen Teil der als Myeloblasten angesprochenen Zellen für junge Erythroblasten. Für einen Teil der ungranulierten Markzellen sind sie im Recht. Daneben liegen aber auch Myeloblasten vor, wie die Oxydasereaktion und viele andere Gründe beweisen. Auch WEINER und KAZNELSON erklären das Mark der Perniciosa als megaloblastisch und nicht als myeloblastisch.

Das Knochenmark wird nicht konstant bei den erwähnten Affektionen im myeloblastischen Zustande getroffen; denn Dauer und Schwere des Leidens, gleichzeitiges Vorkommen anderer Krankheiten, die das Mark im entgegengesetzten Sinne beeinflussen können, und wohl noch weitere und zur Zeit noch wenig bekannte Momente spielen eine Rolle. Aber ungewöhnlich häufig wird bei den erwähnten Affektionen myeloblastisches Mark gefunden, und eine Tendenz zur Entwicklung in diesem Sinne ist stets unverkennbar.

4. *Lymphatisches Mark.* Es ist das myeloische Gewebe durch $\mathfrak{L}$. ersetzt, z. B. bei Lymphadenosen, und als kleine isolierte Follikel normal (S. 216). Von Myeloidgewebe bleiben bei Lymphadenosen gewöhnlich nur geringe Reste; ebenso ist das Erythrocytengewebe verdrängt. Das Mark sieht grau aus oder zeigt in Anfangsstadien der Umwandlung graue Knötchen.

5. Kombinationen verschiedener sub 1—4 erwähnter Befunde sind häufig, besonders die Kombination 1 und 2, 1 und 3, 2 und 3.

6. *Atrophie des Markes.* Die Zellen sind fast alle oder zum größten Teil vernichtet durch schwere Noxen. Man erhält bei Ausquetschen der Rippen nur Flüssigkeit mit ganz wenigen Zellen und meist gar keine granulierte Zellen, so bei schweren Zerstörungen durch Röntgen, Radium, Benzol, bei Sepsis, Granulocytopenien.

Bei Anämien trifft man mitunter häufig blutkörperchenhaltige Zellen, Pigmentzellen, Makrophagen. Es sind Reticulumzellen.

Daß es sich hier um *biologische Vorgänge* handelt, bei denen man deshalb auch starre Gesetze nicht erwarten darf, ist klar. Besonders interessant ist die Tatsache, daß mit der Entwicklung des Individuums das zunächst myeloblastische Mark mehr und mehr myelocytisch wird und nun bei Krankheiten die Entwicklung wieder im umgekehrten Sinne vor sich geht. Es zeigt sich hier wie so vielfach in der Hämatologie die interessante Erscheinung, daß unter dem Einfluß schwerer pathologischer Zustände eine allmähliche *Entdifferenzierung, gleichsam eine Umkehrung der Ontogenie* zustande kommt.

Bei der Entwicklung von neuem Zellmark handelt es sich um regenerative und hyperplastische Prozesse, besonders bei Anämien, Infektionen, Tumoren. Durch Knochenmarktätigkeit in größerem Umfange soll der Einfluß des Leidens bekämpft werden, obwohl das neue Mark oft keineswegs vollwertig ist.

In dieser Hinsicht fällt mir stets der große Gegensatz zu dem so ausgedehnt vorhandenen roten Mark der Perniciosa und der geringen R.- und L. Zahl im Blute auf. Wir dürfen hier nicht vergessen, daß zunächst wohl längste Zeit eine Kompensation durch Erweiterung des aktiven Markes erfolgt, allmählich dann aber das gesamte Mark erlahmt.

Eine schwere Läsion liegt vor, wenn trotz der Krankheit jede umfangreichere Umwandlung des Fettmarkes in funktionierendes rotes Knochenmark ausbleibt. Man spricht jetzt von *aplastischem* oder *aregenerativem Knochenmark,* das trotz des Reizes und wohl wegen der großen Intensität desselben reaktive Vorgänge nicht aufweist. In der ganzen Pathologie sehen wir in ähnlicher Weise Organe auf mäßige Reizwirkungen reagieren, auf intensive aber versagen.

So konnten ISAAC und MÖCKEL bei experimenteller Blutgiftanämie mit dem schweren Blutgift Saponin zeigen, daß das Mark total zellos und verödet gefunden wird. Bei Behandlung von Kaninchen mit Typhustoxin erwähnt HIRSCHFELD das völlige Zurücktreten des Zellmarkes, und er fand fast nur Fettmark. Bei aplastischer Bothriocephalus-Perniciosa mit starken Blutungen erhielt ich auch in den Rippen fast nur Fett. TÜRK und HELLY beschrieben bei Sepsis Verkümmerung des Zellmarkes. Siehe bes. Granulocytopenien.

Man hat die Aplasie, diesen Torpor des Markes, als prinzipiell verschieden von der Metaplasie betrachten wollen. Das ist unrichtig. Es liegen quantitative Differenzen vor. Ich konnte zeigen, daß bei aplastischer Perniciosa das Rippenmark die charakteristische Rückdifferenzierung durchmacht (bis zu 90 und 95% kleine Myeloblasten und äußerst zahlreiche Megaloblasten).

Bei anderen Erkrankungen fehlt auch in den kurzen Knochen Metaplasie. Alsdann war die Intensität der Noxe zu groß und führte direkt zu Markzerstörung, Atrophie siehe S. 218.

Die Aplasie kann meist aus dem Blute diagnostiziert werden. Das Blut zeigt keine jugendlichen Elemente. So ist folgender Befund für aplastische Perniciosa typisch: Keine Megalo- und keine Normoblasten, keine polychromatischen, keine basophil gekörnten und keine vital granulären R., sehr wenig Zellen der myeloischen Reihe.

Die Wirkung einer kräftigen Proliferation des Erythrocytengewebes auf das zirkulierende Blut besteht im Auftreten zahlreicher kernhaltiger roter Blutkörperchen; es ist der Zustand der sog. *Blutkrise*. Dazu gesellen sich polychromatische und vital granuläre, oft basophil punktierte R., sowie solche mit Kernresten.

Als funktionelle Äußerung einer myelocytischen Metaplasie ist die Leukocytose granulierter L. anzusehen; doch kann eine Leukocytose auch von einem myelocytisch-myeloblastischen Mark unterhalten werden und kommt auch vor, wenn das normale Zellmark den Ansprüchen genügt.

Bei Umwandlung des Markes in Myeloblastenmark ist oft *progressive* Verminderung der N. und Eos. charakteristisch. Die Ersetzung des Markes durch lymphatische Gewebe ist durch ständige Abnahme der myeloischen Zellen und der R. und durch abnormes prozentliches Hervortreten von 𝔏. erkennbar.

Tatsächlich sah ich lymphatische Leukämien ohne ein einziges Exemplar von N., Eos. und Monoc. und fast ohne Blutplättchen.

Wir können also manchmal *aus dem Blutbefunde auf die Funktion des Markes schließen* und bei genügender Beobachtung und kritischer biologischer Überlegung auch den *histologischen Zustand des Knochenmarkes diagnostizieren.*

Eine einzelne Funktion des Knochenmarkes kann häufig in verschiedener Weise gestört sein. Verfolgen wir z. B. die Erythropoese! Welch ein Unterschied in der Ausbildung der roten Zellen! Bei überhasteter Regeneration die Entsendung Hb.-armer Blutkörperchen, desgleichen bei Tumorkachexien, Intoxikationen und Infektionen; im Gegensatz dazu aber bei Perniciosa die Ausbildung von Riesen mit viel Hb.

Noch viel spezifischer ist der Einfluß der verschiedenen Affektionen auf die einzelnen Zellarten. Da gibt es Krankheiten, die in besonderer Weise zur Vermehrung der Eos. oder Ma. oder N., oder auch zum Zurückdrängen und gar Verschwinden einzelner Zellformen führen.

Das Mark bekämpft die Krankheit, bildet Antitoxine und baktericide Substanzen. Es muß vermehrten Verbrauch und vermehrten Untergang der als Phagocyten und Antitoxinträger tätigen L. durch rege Neubildung von Knochenmarkgewebe und damit von weißen und roten Blutkörperchen Genüge leisten. Als Ausdruck dieser zahlreichen Änderungen oder Verstärkungen der Funktion sind die Erscheinungen der Leukocytose und der Zusammensetzung des L.-Bildes anzusehen. Daher erzeugen die Toxine verschiedener Krankheiten ganz verschiedene Schwankungen in der Gestaltung der Leukocytenkurven, und wirken gleiche Substanzen je nach ihren Mengenverhältnissen bald erregend (Leukocytose), bald lähmend (geringe oder fehlende Leukocytose). Durch dieses Verhalten können wir häufig aus der Funktion des Markes, wie das Blutbild sie bietet, auf Art und Grad der die Funktion beeinflussenden Affektion selbst schließen. Wir treiben *Funktionsdiagnostik,* und weil die Funktionsäußerung mit dem Wesen der Affektion verbunden ist, so dringen wir in prinzipielle, mitunter sogar in nahezu spezifische Verhältnisse der Krankheit ein.

Bei Infektionen und Intoxikationen werden die verschiedenen Zellsysteme oft isoliert stärker und oft aufs schwerste geschädigt.

1. Dominierende Schädigung der Erythropoese, so bei aregenerativen und myelophthisischen Anämien. Hierher gewisse Zustände finaler Perniciosa, Radiologenanämie.

2. Dominierende Schädigung der Granulocytopoese, so bei Salvarsan. Benzol-, Röntgen-, Radium-, Thorium-Schädigungen, bei schwerer Sepsis und Granulocytopenien, und gerade bei diesen Zuständen kommt es schließlich zu völliger Markatrophie.

3. Dominierende Schädigung der Knochenmarksriesenzellen und damit der Pl.-Bildung, so bei schweren Thrombocytopenien, die als hämorrhagische Diathesen klinisch auffallen, auch bei Myelosen, Lymphadenosen, seltenen Formen von Lymphogranulom (abdominelle Formen).

Sehr häufig aber ist die Kombination, als *Aleukie,* von FRANK bei Verbindung von 1 und 3, also ohne wesentliche Schädigung der Erythropoese oder als *Panmyelophthise* (1 + 2 + 3). Diese Begriffe entsprechen aber nicht Krankheiten, sondern Funktionsstörungen und manchmal nur bestimmten finalen Krankheitsphasen (siehe Abschnitt Granulocytopenien und hämorrhagische Diathesen).

Hormonale Regulation der Knochenmarkstätigkeit.

Ich habe 1918 an Hand klinischer Tatsachen sehr stark auf die hormonale Regulation der Tätigkeit des Knochenmarkes hingewiesen und eine solche lag nahe, wenn man an die Anämien bei innersekretorisch bedingten Affektionen denkt. Dazu kommt, daß das myeloische Gewebe wohl keine nervöse Regulation besitzt. Nur feinste Nervenästchen begleiten die Gefäße. Meine Auffassung ist später allgemein angenommen worden. Welche Organe kommen nun für die hormonale Regulation in Frage? Ich denke, die Gesamtheit innersekretorisch tätiger Drüsen, aber natürlich mit gewissen Abstufungen in der Wertigkeit der Organe. In dieser Beziehung halte ich die Milzfunktion für besonders wichtig und in ihrem Einfluß besonders deutlich heraushebbar. HIRSCHFELD hatte gezeigt, daß nach Milzexstirpation regelmäßig junge R. mit Jollykörpern auftreten (S. 118) und dies als ungenügende Retention junger Zellen im Marke nach Milzausschaltung hingestellt. Wir sehen in der Tat bei vielen Affektionen auf Milzexstirpationen massenhaft junge R. im Blute erscheinen und vorher Jahre, selbst Jahrzehnte lang bestehende Anämien völlig und bleibend verschwinden. Also hemmt eine abnorme Milzfunktion die Hypersplenie, das Knochenmark. Entfesselt von diesem Einfluß sehen wir rasche R.-Zunahme und sehr oft Polyglobulien, selbst bleibende. Aber der hemmende Einfluß abnorm starker Milztätigkeit kommt auch an der L. zur Geltung; so bei sehr vielen Milzaffektionen und auch hier verschwindet die schwere Leukopenie bleibend nach Milzentfernung. Noch klassischer ist die ungeheure Plättchenvermehrung mindestens für einige Zeit, oft sehr lange nach Milzexstirpation, besonders wenn vorher schwere Thrombopenie bestanden hatte; siehe hämorrhagische Diathesen. Die Milz hemmt bei Hyperfunktion also alle Teilfunktionen des Knochenmarkes, R.-, L.-, Pl.-Bildung, und diese Erkenntnis kommt heute zielbewußt in unserer Therapie zum Ausdruck.

Auch nach den experimentellen Forschungen ASHERS und ebenso nach MANSFELD u. ORBEN hemmt die Milz, während Thyreoidea und Thymus fördernd eingreifen. Auch diese Befunde haben klinische Parallelen. Basedow bringt nie Anämie, wohl sehr oft aber hohe Hb-. und R.-Werte. Selbst die Kachexie bei Hyperthyreosen ändert daran nichts.

Nach Kastration sinken beim Kaninchen nach FALKENHAUSEN Hb. und myeloische Zellen und die Tiere zeigen nach Blutentzug langsame Regeneration. Man darf daher die Keimdrüse als fördernd auf das Knochenmark ansehen, zumal bei der Chlorose klinisch ebenfalls Hypofunktion der Keimdrüse besteht. Damit ist in keiner Weise ein Gegensatz zu konstruieren, wenn es durch besondere Mittel, Fe. oder As. gelingt, eine bei Chlorose oft stürmische Neubildung von jungen R. zu erreichen.

Eine Regulation durch das vegetative Nervensystem wird besonders von HOFF angenommen, desgleichen von PAPILIAN: Sympathicusreizung erzeuge, ähnlich Adrenalin eine allgemeine Reaktion, Pilocarpin schaffe eine Zunahme junger Zellen.

Knochenmark.

Literatur über allgemeine Histologie, Cytologie und Funktion des Knochenmarkes. S. auch die Kapitel über Erythropoese und Leukopoese.

ALEXANDROW: Fol. haemat. (Lpz.) **41**, 428 (1930). Sternalpunkt. Hunde. — ARINKIN: Fol. haemat. (Lpz.) **38**, 233 (1929). Sternalpunktion. — ARNETH: Dtsch. med. Wschr. **1925**, 1350. Knochenmark als Organ. — ARNOLD: Virchows Arch. **93**, **95**, **97**, **140**, **144**. — ASHER: Biochemic. J. **147**, 390 (1924); **166**, 295, 337, 350 (1925); **178**, 382 (1926). Korrelat. — ASKANAZY: Münch. med. Wschr. **1904**; Virchows Arch. **210** (1915); Handbuch Henke-Lubarsch; Sang **4**, 1 (1930).

BENDA: Verh. dtsch. Ges. Physiol. Berlin **1896**. — BETTMANN: Arseneinfluß. Beitr. path. Anat. **23**. — BEUMER u. BÜRGER: Z. f. exper. Path. **13**, 367 (1913). — BIZZOZERO: Virchows Arch. **52**. — BLECHMANN: Arch. Heilk. **19**. — BOSANYI: Jb. Kinderheilk. **109**, 164 (1925). — BRASS: Arch. mikrosk. Anat. **82**. Pigmentablagerung. — BRIAN: Virchows Arch. **186**. Heterotop. Knochenmark.

CAMPIGLIO: Clin. med. **60**, 175 (1929). — CIACCIO: Fol. haemat. (Lpz.) **7**, 321. — COHNHEIM: Virchows Arch. **68**. — CORNIL: Arch. Physiol. norm. et Path. **1887**.

DENYS: Cellule **2**, **4**. — DICKSON: Monogr. Longmanns Green Co. London. — DOAN usw.: J. of exper. Med. **47**, 403 (1928). Funkt.prüfg Nucleins. — DOMINICI: C. r. Soc. Biol. Paris **1898**, **1899**.

ENGEL: Dtsch. med. Wschr. **1898**.

FALKENHAUSEN: Arch. exper. of Path. **103**, 127 (1924). Korrelation. — FISCHER, v.: Frankf. Z. Path. **20**. — FOÀ: Verh. Ges. dtsch. Naturforsch. **1898**; Giorn. Med. Torino **1898**; Verh. dtsch. path. Ges. **1899**; Beitr. path. Anat. **25** (1899). — FOOT: Beitr. path. Anat. **53**. — FRANK u. SEELIGER: Unters.-Meth. hämop. Org.; Abderhaldens Handbuch biologischer Arbeitsmethoden Abt. 4, Teil 3, H. 2, Lief. 106. 1928. — FREUDENSTEIN: Inaug.-Diss. Zürich 1909. Heterotop. Knochenmark.

GEELMUYDEN: Virchows Arch. **105**. — GHEDINI: Riforma med. **1911**, Nr 3; Clin. med. ital. **1909**. Punktion des Knochenmarkes. — GROHE: Berl. klin. Wschr. **1881**, **1884**. — GROSSMANN: Beitr. path. Anat. **72**, 195 (1923). Knochenmark in vitro.

HABETIN: Wien. Arch. inn. Med. **7**, 329 (1923). Funk. Prüfg. — HALLERMANN: Beitr. path. Anat. **82**, 345 (1929). — HARWEY: J. med. Res. **1907**. In Aorta. — HAUSHALTER u. SPILLMANN: J. Physiol. et Path. int. **1900**. — HEDINGER: Frankf. Z. Path. **1**; Berl. klin. Wschr. **1913**, Nr 46. — HELLY: Z. Physiol. **20**; Prag. med. Wschr. **1908**, Nr 52, 258. — HERZOG u. ROSCHER: Z. exper. Med. **29**, 224 (1922). Myel. Bildungen. — HESSE: Virchows Arch. **167**. — HIRSCHFELD: Virchows Arch. **153**; Dtsch. Arch. klin. Med. **102**. — HORWITZ: Inaug.-Diss. Zürich 1904 u. Wien. med. Wschr. **1904**. Embryologie.

JACKSON: Arch. Anat. **1904**; Histologie u. Histogenese. — JOLLY: C. r. Soc. Biol. Paris **1898**; Archives Anat. microsc. **3** (1900). Zellen des Knochenmarkes; C. r. Soc. Biol. Paris, 31. März 1906. — JONES: Brit. med. J. **1906**. — JORDAN: Amer. J. Anat. **27**, 287 (1920). — JOSUÉ: Franz. Kongr. inn. Med. **1901**.

KOCH: Jb. Kinderheilk. **71** (1910). — KOENNECKE: Dtsch. Arch. klin. Med. **115**, 177 (1914).

LATEINER u. MAYERHOFER: Z. Kinderheilk. **10**, 152 (1914). Knochenmark bei Säuglingen. — LENGEMANN: Beitr. path. Anat. **29**. — LINDENBAUM: Fol. haemat. (Lpz.) **39**, 501 (1930). Nach Aderlaß. — LIPPMANN u. PLESCH: Z. Immun.forschg **17** (1913). — LITTEN: Z. med. Wiss. **1881**. — LITTEN u. ORTH: Berl. klin. Wschr. **1877**. — LOSSEN: Virchows Arch. **200** (1910); Münch. med. Wschr. **1907**, Nr 39.

MANSFELD u. ORBAN: Arch. f. exper. Path. **97**, 285 (1923). Korrel. — MARWEDEL: Beitr. path. Anat. **22**. — MASUGI: Kongreßzbl. inn. Med. **44**, 225. — MAXIMOW: Arch.

mikrosk. Anat. 78; Bindegew. u. blutbild. Gewebe in v. MÖLLENDORFF, Handbuch mikroskopischer Anatomie Bd. 2. 1927; Arch. mikrosk. Anat. **97**, 283 u. 314 (1923). Exp. Erzeugg. in vitro. — MAYER u. FURUTA: Virchows Arch. **253**, 574 (1924). — MECHANIK: Z. ges. Anat. **79**, 58 (1926). — MEYER usw.: Virchows Arch. **253**, 574 (1924). Lymphknötchen. — MORAWITZ u. REHN: Verh. Ges. dtsch. Naturforsch. **1907**. Fibrinogen; Arch. f. exper. Path. **58**. — MULLER: J. of exper. Med. **45**, 399, 753 (1927). Knochenmarks-Reakt. auf Tusche usw. — MÜLLER, E. F.: Virchows Arch. **246**, 49 (1923). Morph. bakt. Knochenmarksbefunde. — MÜLLER, H. F.: Dtsch. Arch. klin. Med. **48**.

NAEGELI: Dtsch. med. Wschr. **1900**; Korresp.bl. Schweiz. Ärzte **1901**; Gazz. Osp. **1901**. — NEUMANN: Arch. Heilk. **10**; Zbl. med. Wiss. **1868** u. **1882**; Arch. Heilk. **10** (1869) u. **15** (1874); Pflügers Arch. **9**; Virchows Arch. **119**; Arch. mikrosk. Anat. **12**.

OBRASTZOW: Virchows Arch. **84**. — OEHME: Münch. med. Wschr. **1909**, Nr 9. — OSLER: Zbl. med. Wiss. **1878**.

PAPILIAN: Virchows Arch. **264**, 361 (1927). Veg. N.-Syst. — PAPPENHEIM: Virchows Arch. **145**, **151**, **159**; Z. klin. Med. **43**; Fol. haemat. (Lpz.) **1904**—**1918**. — PARODI: Arch. Sci. med. Torino **31** (1907). — PHOTAKIS: Virchows Arch. **219** (1915). — POCHARISKY: Beitr. path. Anat. **38**. — PONFIK: Virchows Arch. **56**; Zbl. med. Wiss. **1870**.

RECKZEH: Z. klin. Med. **54**. — RINDFLEISCH: Virchows Arch. **121**. — ROBIN: J. Anat. et Physiol. **1874**; Gaz. méd. Paris **1849**. — ROGER et JOSUÉ: Suite des monogr. cliniques, 1899; C. r. Soc. Biol. Paris **1899**. — RUBINSTEIN: Z. klin. Med. **42**. Knochenmark bei Leukocytose.

SABIN: Kongreßzbl. inn. Med. **50**, 675. Knochenmark als Organ. — SACERDOTTI u. FRATTIN: Virchows Arch. **168**. — SACCONAGHI: Morgagni **1905**. — SCHAAK: Fol. haemat. (Lpz.) Arch. **15**, 394 (1913); Beitr. klin. Chir. **86**. — SCHILLING: Dtsch. med. Wschr. **1925**, 261, 344, 598. Knochenmark als Organ. Physiol. blutbild. Organe in Handbuch normaler und pathologischer Physiologie Bd. 6. 1929. — SCHRIDDE: Anat. H. **33**. Riesenzellen; Z. ärztl. Fortbildg **1907**. — SCHUR u. LOEWY: Z. klin. Med. **40**. — SCHUSTROW u. WLADOS: Z. klin. Med. **92**, 495 (1921). Funkt. Prüfung. — SCHWARZ: Wien. klin. Wschr. **1901**, Nr 42. Cytogenese; jede Zellart eigene Mitose. — SENATOR: Z. klin. Med. **54**; Dtsch. med. Wschr. **1904**. — SEYFARTH: Dtsch. med. Wschr. **1923**, 136, 180; Arch. Schiffs- u. Tropenhyg. **26**, **337** (1922). Punktion. — SHIBUYA: Z. exper. Med. **63**, 353 (1928). B. Luftverdünnung. — SIESS u. STÖRK: Münch. med. Wschr. **1913**, 445. — SONNENFELD: Dtsch. med. Wschr. **1928**, Nr 33. Punktion. — STEFKO: Erg. Path. **22**, 687 (1927); Virchows Arch. **247**, 88 (1923). Hungermark.

TOMMASI: Sperimentale **1906**. — TÜRK: Wien. klin. Wschr. **1907**, Nr 6. Verkümmerung des Granulocytensystems.

VISCHER: Inaug.-Diss. Zürich 1923. Myelobl.-Mark bei HERTERschem Infantilismus. — VÖLKER: Arch. of exper. Path. **127**, 269 (1928).

WALLGREN: Fol. haemat. (Lpz.) 8, 307. — WASSERMANN: S. 212. — WEINER u. KAZNELSON: Fol. haemat. (Lpz.) **32**, 233 (1926). Zellmark! — WERIGO u. JEGUNOW: Pflügers Arch. **84**. — WETZEL: Verh. anat. Ges. **1920**. Größe des Knochenmarks (WESENER). — WOLFF: Berl. klin. Wschr. **1905**. — WOLOWNIK: Z. klin. Med. **56**.

Die Lymphknoten und das lymphatische System als funktionierendes Gewebe.

Die Funktionen des lymphatischen Systemes sind uns offenbar nur zum Teil bekannt. Die *baktericide Tätigkeit* ist von BARTEL, DENYS, WASSERMANN, BERGEL usw. hervorgehoben, aber namentlich von DENYS als sehr viel unbedeutender als diejenige des Knochenmarkes hingestellt worden. *Antitoxische Funktionen* werden von ASHER den Lymphknoten zugeschrieben, indem sie die Aufgabe hätten, die giftige Organlymphe für den Organismus unschädlich zu machen. Allgemein anerkannt sind die Lymphknoten als Filter für das Abfangen schädlicher Stoffe, auch für die Elimination von Zellen mit verminderter Vitalität für R. und L. und für Fremdkörper. So kommen Hämolymphdrüsen zustande (SCHUMACHER).

Auf die Hyperplasie während der Verdauung ist S. 242 hingewiesen.

Zellbildung. Nach dem Bedarf des Organismus entstehen durch die Funktion des lymphatischen Gewebes die für den Organismus nötigen Zahlenwerte der 𝔏. im Blute, aber keine Bildung myeloischer L.

Eine solche wird zwar neuerdings von der MAXIMOWschen Schule (LANG, BLOOM) für Keimzentren angegeben, von ASCHOFF aber völlig abgelehnt. Auch ich habe selbst bei

Myelosen daran nie etwas gesehen. Bei BLOOM handelt es sich lediglich um eosinophile Zellen bei Anaphylaxie. Ihre lokale Genese ist bisher nie erwiesen; siehe auch S. 160. Auch die pathologischerweise vorhandene Myelopoese können wir nicht aus dem lymphatischen, sondern nur aus einem prinzipiell verschiedenen Gewebe, dem perivasculären, ableiten (siehe myeloische Metaplasie).

Wie hohe Zahl der Knochenmarksabkömmlinge im Blute fast stets Hyperfunktion des myeloischen Gewebes bedeutet, so auch abnorm hohe ℒ.-Zahl verstärkte Cytogenese im lymphatischen Gewebe und abnorm verminderte ℒ.-Zahl herabgesetzte Tätigkeit. Wir kommen wieder auf die Begriffe der Hyper- und Hypofunktion und zu den Vorstellungen von Suffizienz und Insuffizienz.

EHRLICH erblickte in der Lymphocytose stets einen passiven Vorgang, hervorgerufen durch stärkere Zirkulation in den lymphocytenbildenden Organen, wodurch rein mechanisch eine stärkere Ausschwemmung erzeugt wird. Diese Ansicht basierte auf der heute widerlegten Theorie, daß den ℒ. eine aktive Beweglichkeit nicht zukomme; siehe S. 134.

Daß die aktive Zellproduktion des lymphatischen Systems entscheidenden Einfluß besitzt, steht außer Zweifel.

So sieht man bei ausgebreiteter Tuberkulose der Lymphknoten hochgradige Verminderung der ℒ., z. B. in eig. Beob. während zwei Jahren stets nur 300—500 ℒ. statt 2000 für einen Knaben.

Aber auch funktionelle Insuffizienz ist besonders im Anfang fast aller Infektionskrankheiten häufig, z. B. bei Pneumonie und Typhus.

Im weiteren Verlauf des Leidens erholen sich die affizierten Organe, ja es kommt zu Hyperfunktion, die z. B. im klinischen Bilde des Typhus durch das Hervortreten palpabler Lymphknoten gegen Ende der Krankheit äußerlich manifest werden kann. Im Blute trifft man jetzt wieder viel mehr ℒ., und ihre Zahl kann gerade beim Typhus weit über die Norm hinausgehen.

So sah ich in einem sehr schweren, aber später geheilten Falle die enorme Zahl von 10000 ℒ. Anders verhält es sich bei letalen Affektionen. Hier ist der tiefe ℒ.-Sturz (bis 100 ℒ.!!) prognostisch überaus ungünstig. Ich habe bei der Sektion dieses Typhus und der histologischen Untersuchung nicht den Eindruck gehabt, daß die lymphatischen Organe besonders unfähig zur Cytogenese gewesen wären, und deshalb im wesentlichen funktionelle Insuffizienz angenommen. Auch bei Sepsis traf ich Follikel mit schönen Keimzentren, und trotzdem war der ℒ.-Gehalt des Blutes dauernd ein sehr geringer gewesen.

Wer viele Affektionen klinisch genau beobachtet und kurvenmäßig auf ℒ.-Werte untersucht, kann entschieden nur an Funktionsunterschiede in der Cytogenese als häufigste Ursache der Schwankungen glauben. Speziell die postinfektiöse Lymphocytose, die Monate andauert, kann nur als Hyperfunktion gedeutet werden. Sie entspricht der allgemein biologischen Erfahrung, daß eine gelähmte Funktion, wenn sie einmal wiederkehrt, über das Ziel hinausschießt.

Bei der Reduktion des Parenchyms infolge von Carcinom, Tuberkulose usw. ist der Funktionsausfall klar. Man möchte aber glauben, daß das lymphatische Gewebe durch Heranziehung seiner Reserven, jener unzähligen kleinen RIBBERTschen Follikel den Ausfall im Blute decken, ja überkompensieren könnte. Das ist aber unter ernsten pathologischen Bedingungen nicht der Fall oder doch selten.

So kam es in der erwähnten Beobachtung von ausgebreiteter Lymphknotentuberkulose nie zu einem vikariierenden Eintreten, so daß das diagnostisch wichtige Ausfallssymptom der ℒ.-Abnahme stets vorhanden gewesen war. In vielen anderen Beobachtungen von Carcinom und Tuberkulose habe ich dieselbe Erfahrung gemacht.

Dies führt mich zu der Auffassung, daß der anatomisch oft nicht bedeutende Ausfall unmöglich allein an der dauernden und gewöhnlich progressiven ℒ.-Verminderung schuld sein kann, sondern daß die funktionelle Hemmung der Cytogenese vielfach wichtiger ist.

Bei lymphatischer Konstitution besteht nach SIESS und STÖRK keine Lymphocytose, auch keine Eosinophilie oder Neutropenie, nur sei die Zahl der Blutplättchen sehr groß, und bei der funktionellen Prüfung des Knochenmarkes auf Gelatine zeigten Mark und lymphatisches System träge Reaktion.

Gesichert erscheint das vikariierende Eintreten der Lymphknoten bei Milzexstirpation und bei schweren Zerstörungen der Milz. Unter diesen Umständen ist Lymphdrüsenschwellung und auch längerdauernde Lymphocytose, wenn auch nicht regelmäßig, beobachtet worden.

Die lebhafteste Zellbildung erfolgt in den Keimzentren der Lymphknoten; die HEIBERGsche Ansicht, daß hier keine Ⅎ. entstehen, sondern Stoffwechselvorgänge verlaufen, ist wohl als widerlegt anzusehen. Aber sicherlich entstehen Ⅎ. auch sonst in den übrigen Zonen. Das beweisen die Mitosen. ASCHOFF verlegt die Bildung von Plasmazellen außerhalb der Follikel in das perifollikuläre lymphoide Gewebe, das mindestens funktionell gegensätzlich zu den Follikeln stehe.

Histiogene Ⅎ.-Bildung ist zweifellos erwiesen; so sieht man bei aleukämischen Lymphadenosen große Ⅎ.-Haufen in den Geweben, ohne hohe Ⅎ.-Werte im Blute. In erster Linie kämen dabei indifferente Mesenchymzellen in der Nähe der Gefäße als Ursprungsstellen in Betracht.

Es ist hier der Ort, prinzipiell noch jener Befunde stark lymphocytenhaltiger Exsudate zu gedenken, die bei Tuberculosis der Serosae, bei tuberkulöser Meningitis und käsiger Pneumonie, bei Lues der Meningen, Tabes, progressiver Paralyse usw. erhoben worden sind. Der Ursprung dieser Ⅎ. ist vielfach erörtert: hämatogen? histiogen? aus der Adventitia der Gefäße? durch Wucherung der Endothelien der benachbarten Lymphwege? rein mechanisches Zuströmen durch vermehrten Lymphzufluß?

Erheblich gegen eine hämatogene Natur dieser Exsudatzellen sprechen die Ergebnisse der Blutuntersuchungen, indem eine Blutlymphocytose bei diesen Pleuratuberkulosen usw. nie konstatiert ist, vielmehr eine verminderte Ⅎ.-Zahl (FAUCONNET). Es gilt aber sonst als Regel, daß bei Mehrleistungen eines Organsystems ein abnorm reichliches Passieren des Blutstromes durch die betreffende Zellart wahrgenommen wird. FAUCONNET schließt sich daher der Ansicht von TARCHETTI (zit. bei FAUCONNET) an, nach welcher die anliegenden Lymphgefäße unter dem Einfluß des Entzündungsreizes eine Ⅎ.-Proliferation entstehen lassen. Ich selbst möchte als wichtigste Ursache an eine stärkere Auswanderung histioider perivasculärer Zellen der entzündeten Pleura denken. Bei käsiger Pneumonie muß die „Ⅎ.-Bildung" nach dem histiologischen Bilde eine histoide perivasculäre sein, SCHRIDDE aber nimmt rein hämatische Abstammung an.

Verschiebungslymphocytose beobachtet man bei Toxininjektionen am Tiere. Das Minimum der Ⅎ. tritt hier immer später ein als bei den N. Negative Chemotaxis der Ⅎ. kann höchstens für kurze Zeit nach akuten Eingriffen in Frage kommen.

Über die Zellen der Lymphe s. S. 46.

Bei *Thymushyperplasie* ist in der Literatur oft Lymphocytose angegeben (s. später), KLOSE. SCHUMACHER u. ROTH berichten über Abnahme der Lymphocytose nach Thymektomie bei Basedow mit Myasthenie.

Über die *Zellbefunde im Thymus* bestand lange ein Streit zwischen Autoren, die die Thymuszellen als Epithelien, und anderen, die sie als Ⅎ. erklärten. Seit HAMMAR ist wohl die Ⅎ.-Natur bewiesen. DANTSCHAKOFF verwertet auch die Entstehung von Plasmazellen nach Röntgenbestrahlung als Beweis.

WEIDENREICH und WEILL nehmen auch hier für den Menschen die Bildung von eos. und neutrophilen Myelocyten im Thymus an und erklären den Thymus als bedeutende Quelle granulierter L. HELLY hat aber in der Erörterung sofort auf die stromatische Entstehung dieser Zellen hingewiesen, desgleichen SCHRIDDE. In den Abbildungen vermag ich eine Myelocytenstruktur der Kerne nicht zu erkennen. PINNER gibt für Abklatschpräparate des Thymus der Neugeborenen eos. Myelocyten an, während HART die Eos. nur als auf chemotaktische Reize ausgewanderte, nicht als echte Thymuselemente gelten läßt und von der Annahme einer Blutbildung nach WEIDENREICH nichts wissen will.

In Übereinstimmung mit SCHRIDDE bestreitet HART, daß der Thymus zu den Lymphknoten gehöre, denn der ganze Bau sei total verschieden. Keimzentren fehlen, ebenso Lymphsinus, und Lymphe strömt nicht zu, sondern das Organ hat eigene Lymphbahnen.

Thymushyperplasie ist sehr oft bei innersekretorischen Affektionen vorhanden, z. B. vor allem bei Basedow und Addison. Bei letzterer Krankheit ist gewöhnlich das ganze lymphatische System gleichzeitig in Hyperplasie und finde ich im Blute relativ und absolut hohe $\mathfrak{L}$.-Werte (siehe Addison, Basedow usw.). Dagegen gibt es nach HAMMAR keinen Status lymphaticus als einheitliche Konstitutionsanomalie.

Lit.: ASCHOFF: Med. Klin. **1926**, 1. Beih. 1. — CARMER usw.: Lancet **201**, 1202 (1921). — DANTSCHAKOFF: Fol. haemat. (Lpz.) **20**, 85. — EHRICH: J. exper. Med. **49**, 347 (1929). — FAUCONNET: Dtsch. Arch. klin. Med. **82**, ebenso eigene Untersuchungen. — FRIEDHEIM: Frankf. Z. Path. **35**, 549 (1927). Als Blutfilter. — HAMMAR: Menschenthymus. Leipzig 1929; Klin. Wschr. **1929**, 1385, 2313. — HART: Virchows Arch. **210** u. **214**. — HEIBERG: Acta med. scand. (Stockh.) **65**, 443 (1927); Zbl. allg. Path. **48**, 100 (1929). — KLOSE: Berl. klin. Wschr. **1914**, 10. — KOZUMI: Kongreßzbl. inn. Med. **43**, 311. — PETRI: Zbl. path. Anat. **1925**, Erg.-H., 362. Entwicklung der Lymphknoten, Hämolymphdrüsen. — PINNER: Fol. haemat. (Lpz.) Arch. **19**, 227. — ROTTER: Virchows Arch. **265**, 596 (1927). SCHILLARI: Haematologica (Palermo) **9**, 397 (1928). — SCHUMACHER: Arch. mikr Anat. **81** (1 12). — SCHUMACHER u. ROTH: Mitt. Grenzgeb. Med. u. Chir. **25**. — SIESS u. STÖRK: Münch. med. Wschr. **1913**, 445. — WEIDENREICH u. WEILL: Arch. mikrosk. Anat. **83**, 305 (1913); Verh. Ges. dtsch. Naturforsch. **1912**; Münch. med. Wschr. **1912**, Nr 48.

Die Milz als funktionierendes Organ.

I. *Zellen der Milz.* Die embryonale Milz zeigt myeloische Gewebe in der Pulpa (Erythroblasten, Myeloblasten, Myelocyten, Megakaryocyten, Makrophagenzellen) und viel später lymphatisches in den Follikeln.

Postembryonal bleibt beim Menschen die Pulpa nicht mehr myeloisch, sondern ungranulierte Zellen, die „Pulpazellen", nehmen den Platz ein. Es sind nach Ansicht mancher Autoren besondere Zellen, Splenocyten, nach Meinung anderer aber lediglich $\mathfrak{L}$. (ZIEGLER, WEIDENREICH); sehr oft werden sie auch als Monoc. angesprochen.

Auf Abstrichen lebend warmer Milz erhalte ich keinerlei neue, als Pulpazellen zu bezeichnende Elemente, sondern nur $\mathfrak{L}$., Monoc. in mäßiger Zahl und stets in altkernigen Formen, Plasmazellen und Sinusendothelien, Makrophagen, natürlich auch alle Zellen der Blutbeimischung.

Die *Sinusendothelien* sind außerordentlich hochdifferenzierte Gebilde, Syncytien nach MOLLIER. Ich fand in ihnen eine eigene azurophile Körnelung und gröbere Einschlüsse mit positiver Eisenreaktion, dagegen nie Phagocytose von Erythrocyten. Diese kommt offenbar anderen Zellen, den eigentlichen Reticulumzellen, zu. Auf Schnittpräparaten trifft man ferner Reticulumzellen und Bindegewebszellen in Begleitung der Gefäße.

Die Pulpa enthält also nur Reticulumzellen, aus denen als Histiocyten Makrophagen entstehen, ferner Bindegewebszellen, Sinusendothelien und alle ihr mit dem Blut zuströmenden Zellen. Eigentliche besondere Pulpazellen existieren nicht (ebenso MC CARTEY und LUBARSCH). LUBARSCH erklärt, daß Reticulumzellen und Sinusendothelien sich oft bei pathol. Zuständen abrunden und dann ein endotheloides Aussehen erhalten. Dadurch entstehen zahlreiche Täuschungen über die Natur der Zellen.

Die Ausführungen von DOWNEY und WEIDENREICH über die Zellen der Milz sind für die Hämatologie nur zum Teil verwertbar, da der Begriff der Monoc. bei diesen Autoren nicht im Sinne der klinischen Blutzellenbenennung gefaßt ist und Schnittfärbungen weder den Kern noch die Granula der Monoc. darzustellen imstande sind.

Wenn in der Milzpulpa Oxydasenreaktion getroffen wird, so ist dies aus der stets großen Zahl von myeloischen, dem durchfließenden Blut angehörigen Zellen leicht zu verstehen. Auffällig bleibt die Leichtigkeit, mit der die Milzpulpa in myeloische Metaplasie kommt.

II. *Splenektomie.* Die Milz kann man exstirpieren, weil rasch und vollständig die Funktionen des Organes von Leber, Lymphknoten und Knochenmark übernommen werden. Dabei beobachtet man, aber offenbar nur selten, Hypertrophie des lymphatischen Apparates, sehr selten, Schilddrüsenvergrößerung und Knochenschmerzen.

Untersuchungen über *Blutveränderungen nach Milzexstirpation* sind vielfach vorgenommen, jedoch lauten die Ergebnisse nicht völlig gleich.

Das kann in verschiedenen Gründen seine Ursache haben. Einmal sind es ja gewöhnlich pathologische Fälle, bei denen die Milz entfernt wird, und stehen die nachher erhobenen Befunde noch häufig unter pathologischen Einflüssen. Sodann treten die Veränderungen des Blutbildes gewöhnlich erst spät ein und sind wohl wiederum von allen möglichen Bedingungen physiologischer Natur, des Alters, der Individualität, der Organkorrelationen usw. abhängig. Endlich setzen der operative Eingriff und eine Reihe postoperativer Folgezustände gewisse Blutveränderungen, so namentlich eine Lymphocytose.

Als reine Folge des Organausfalles könnte man daher wohl nur diejenigen Blutveränderungen ansprechen, die recht lange, nach Ablauf des Einflusses aller störenden Momente, in Erscheinung treten, und mit einer gewissen Gesetzmäßigkeit sich einstellen.

Solche nach Monaten vorhandene, oft beobachtete Erscheinungen sind:

Lymphocytose (KURLOFF, MATTHEW und MILES, BLAUEL, ROUGHTON, BERTRAND, STÄHELIN, MYERS u. a.),

Leukocytose auf Reize, viel stärker ausfallend als normale (ROSENOW),

Eosinophilie (KURLOFF noch nach zwei Jahren, BLAUEL, AUDIBERT et VALETTE, ROUGHTON, BALANCE, HARTMANN und VAQUEZ, NOGUCHI, SCHULTZE, BAYER) ist zwar nicht konstant gefunden, vielleicht wegen der obenerwähnten störenden Einflüsse. Sie ist ein Phänomen später Zeit.

Vermehrung der Monoc.: KÜTTNER, HEATON (bei LASPEYRES), PAULICEK (vielfach Vermehrung, Maximum nach fünf Monaten), KARLBAUM, NAEGELI (in MONNIER) u. a. Ich sah nach Exstirpation einer Milzcyste hohe Zahlen, also ohne Mitwirkung pathologischer Einflüsse.

In den Tierversuchen von AZZURINI und MASSART trat die Vermehrung der Monoc. und Eos. schon nach 24 Stunden ein und blieb über ein Jahr bestehen, ebenso erwähnt GRUBER die Zunahme der Monoc. BITTNER fand die Monoc. unbeeinflußt; er erwähnt aber aus der Literatur viele Fälle mit entgegengesetztem Verhalten. PORT konnte bei splenektomierten Kaninchen nie Eosinophilie und nie Lymphocytose antreffen.

Vermehrung der Pl., außerordentlich oft gesehen, schon normal, besonders aber bei Thrombopenie. Auftreten von Histiocyten im Blut bei Tieren: HIRSCHFELD, LAMBIN, selbst mit Erythrophagie.

Polyglobulie keineswegs regelmäßig, immerhin oft (ROUGHTON, KÜTTNER, SCHUPFER und LEWINSON nach BANTI, mehrere eig. Beob.), viele Fälle der Literatur siehe BITTNER, HIRSCHFELD und WEINERT, besonders LAUDA. Hier wird an den Ausfall eines in der Milz normal tätigen Hämolysins oder an gesteigerte Knochenmarkstätigkeit nach Wegfall eines Milzhormons (HIRSCHFELD, S. 220) als Erklärung gedacht. Bei Tieren kommt aber auch Anämie vor.

Auftreten von Howell-Jolly-Körpern, die schon wenige Stunden nach der Operation im Blute auftauchen und über viele Jahre konstant im Blute gefunden werden, ebenso wie Normoblasten. Jollykörper sind auch in eig. Beob. ein regelmäßiger Befund. Daneben sieht man junge R.

Ich fand Jollykörper noch 27 Jahre nach Milzexstirpation bei Milzcyste.

Von hohem Interesse sind die Befunde von M. B. SCHMIDT, der die KUPFFERschen Sternzellen der Leber nach jeder Milzexstirpation außerordentlich vergrößert und diesen reticuloendothelialen Apparat zu eigentlichen Adenomen verwandelt sah. Das „*Milzgewebe der Leber*" hatte damit zweifellos auch Milzfunktionen übernommen, indem eine Zerstörung der R. und eine Speicherung von Eisen, Kollargol usw. nachgewiesen werden konnte.

Dieses Milzgewebe der Leber nach Milzentfernung ist seither oft nachgewiesen worden, nur DIETRICH hat Einwände erhoben.

III. *Funktion der Milz.* In vielen Krankheiten ist die Lymphocytopoese in den Follikeln gesteigert; man sieht dann Keimzentren. Noch häufiger kommt es zu Wucherungen der Pulpa.

1. Die *Bildung antitoxischer und bactericider Substanzen* und der Komplemente in der Milz ist wahrscheinlich; wichtig ist besonders aber die Rolle der Milz als Organ, das die gealterten und untergehenden L. und R. aufnimmt und das noch brauchbare Material weiter verwertet. Die Art, wie die Milz auf die Blutkörperchen einwirkt, ist uns freilich noch gar nicht klar.

Nach FREY enthält die Milzvene weniger R. als die Arterie. Nach einer Äthernarkose beim Hund sinkt die R.-Zahl in der Vene noch mehr und die osmotische Resistenz hat abgenommen. Dagegen tritt auf Phenylhydrazin erhöhte R.-Resistenz auf und Arterie und Vene enthalten jetzt gleichviele R. Artfremde R. fängt die Milz fast restlos ab.

Die Milzvene ergibt fast stets höhere Bilirubinwerte, so besonders bei klinischen und experimentellen Anämien, und zeigt nach STRISOWER, BARCROFT R. mit erniedrigter Resistenz.

Die experimentellen Forschungen von M. B. SCHMIDT erwiesen die Milz als Speicher des aus dem Blut- und wohl auch aus dem Gewebszerfall stammenden Eisens, die Leber aber als Speicher des Nahrungseisens.

2. *Rolle im Eisenstoffwechsel:* Nach ASHER, BAYER, GROSSENBACHER, ZIMMERMANN hält die normale Milz das Eisen zurück, unter krankhaften Verhältnissen aber büßt sie diese Funktion ein. Deshalb entstehen nach Milzexstirpation bei eisenarmer Kost leicht Anämien in späterer Zeit. Von hohem Interesse ist das von mir beobachtete Auftreten blasser, Hb.-armer Megalocyten nach Milzexstirpation bei Perniciosa. BAYER konnte den Beweis führen, daß bei bestimmten Leiden (Myelosen, BANTI) die Milz zwar die Retentionsfähigkeit für Eisen behält, dagegen dieses Metall nicht mehr verarbeiten kann, so daß die Ausfuhr unter die normale Breite sinkt, selbst bei erhöhter Zufuhr.

Nach AUSTIN und PEARCE wären bei Hunden diese Veränderungen im Eisenstoffwechsel nicht gesetzmäßig. Nach den neueren Untersuchungen kann die Rolle der Milz im Eisenstoffwechsel aber nicht als groß bezeichnet werden (LAUDA). In vielen Experimenten an Mäusen ist eine Anämie durch Bartonelleninfektion erzeugt, die erst nach Milzentfernung eintritt, obwohl Ratten und Mäuse den Erreger als häufigen Parasiten im Darm haben. Diese Infektion macht auch die Verschiebung in den Eisenlagern und hatte frühere Autoren getäuscht (LAUDA).

3. *Phagocytose* der Makrophagen, blutkörperchen- und pigmenthaltige Zellen beobachtet man oft in der Milz, besonders bei spodogenen (durch Schlacken entstandenem) Milztumor. Die Rolle der Milz als Filter für geschädigte R. ist sicher.

4. *Hämolyse in der Milz.* Die Präexistenz eigentlicher Hämolysine ist nicht erwiesen (WIDAL gegen GILBERT, selbst nicht bei Toluylendiaminvergiftung [NETOUSEK, SCHMINCKE, LAUDA]). Die Auflösung der R. erscheint aber wahrscheinlich und wurde bisher besonders durch den Eisennachweis nahegelegt.

Höchst auffällig bleibt aber die vielfach (M. B. SCHMIDT, COLEMAN und HARTWELL, ROBERTSON, ebenso mehrere eig. Beob.) festgestellte Tatsache, daß bei hämolytischer Anämie, ja selbst bei Perniciosa (NAEGELI, FAHR u. v. a. entgegen EPPINGER) keinerlei oder nur geringe Eisenreaktion in der exstirpierten Milz nachgewiesen werden kann, obwohl man bei diesen Krankheiten der Milz eine besonders große Rolle zugewiesen hatte. Charakteristisch ist aber das *Verschwinden* der *Urobilinkörper* nach Splenektomie (KOHAN, ROBERTSON, ÖLHAFEN, NAEGELI u. v. a.) bei diesen Anämien.

Es wird daher meist angenommen, daß die Milz die R. nur schädige, die Zellen dann aber in den Sternzellen der Leber phagocytiert und abgebaut werden. Immerhin sprechen zahlreiche Befunde von erhöhtem Bilirubingehalt in der Milzvene gegenüber der Milzarterie für direkte R.-Auflösung und Gallenbildung in der Milz, so bei konstitutionellen hämolytischen Anämien (HIJMANS VAN DEN BERGH, zahlreiche eig. Beob. usw.). Ferner ist oft Gallenbildung in der überlebenden Milz beobachtet (HIJMANS, TAMOO, ERNST u. a.). In der Pathologie wird dann der Einfluß der Milz für den Blutuntergang außerordentlich groß.

In einer großen kritischen Studie belegt aber LAUDA, daß eine sichere aktive Rolle der Milz doch nicht bewiesen sei, daß viel eher Fragmentation der R. im Blut der wichtigste Vorgang wäre, und dann die Milz sekundär die R.-Trümmer wie andere geschädigte Zellen abfange. Wichtig ist dafür die Angabe von LUBARSCH, daß die normale Milz keine Zellen mit Erythrophagie enthält.

In besonders eingehender Weise prüft LAUDA die Frage der primären selbständigen Hämolyse der Milz und kommt zur Ablehnung einer solchen Auffassung. Sicherlich ist für diese Annahme der Eisennachweis nicht geeignet, da viel eher Anomalie im Eisenstoffwechsel besteht, wenn viel Eisen in der Milz vorliegt, zumal ja selbst bei Perniciosa oft keine Vermehrung weder histologisch noch chemisch gefunden wird. Eine gewisse Eisenbildung in der Milz ist aber sicher. Ferner ist bestimmt eine Hämolyse der Milz abzulehnen, so wie sie EPPINGER vertreten hat als Zerstörung der R., die den falschen Weg über die Pulpa nehmen (siehe hämolytische Anämie).

5. *Speicherungen und Rolle im Stoffwechsel.* Bei vitaler Carminspeicherung (ASCHOFF, KIYONO) lehnen alle *L.* der Milz das Carmin ab und dieses wird nur in die Reticulum- und Endothelzellen gelagert. An denselben Stellen findet sich das Pigment und bei Lipoidfütterung (H. W. SCHULTZE) Lipoid. Auch im Verlauf von Krankheiten findet man das reticuloendotheliale System der Milz von Lipoiden und Fetten erfüllt, so nach KUSUNOKI besonders bei Infektionskrankheiten und Perniciosa, nie bei sekundären Anämien. LANDAU hält die Milz direkt für ein intermediäres Organ des Cholesterinstoffwechsels. Damit ist eine *Beteiligung der Milz beim Fett- und Lipoidstoffwechsel* erwiesen, sonst aber kann die Rolle dieses Organs für den Stoffwechsel nicht hoch eingeschätzt werden; denn nach ASHER hemmt die Entfernung der Milz die Entwicklung junger Tiere nicht und war bei den Untersuchungen DRÖGES auch die chemische Zusammensetzung des Körpers dieser früh entmilzten Tiere gleich wie bei Kontrolltieren, außer einer Kalkzunahme. Einzelne Autoren berichten freilich von Wachstumshemmung.

6. Erst in den letzten Jahren ist die Bedeutung der Milz als *Blutspeicher* von BARCROFT erkannt und seither vielfach bestätigt worden. Beim Hund kann die Milz bis 20% Blut zurückhalten, beim Menschen aber nur etwa 5%. Sie kann auch Blutzufluß sperren und besitzt, wie HENSCHEN gezeigt hat, verschiedene Sperrsysteme. So ist sie imstande, bei CO-Vergiftung ihre R. durch Sperre von der CO-Wirkung abzuriegeln.

Zahlreiche vorübergehende mäßige Polyglobulien werden heute als R.-Abgabe aus der Milz erklärt, so die Polyglobulie nach Arbeit, Marsch, Adrenalin (BINET), bei Erstickung auch die Höhenpolyglobulie (VIALE), siehe Polyglobulie.

Die Milz ist also ein Blutspeicher und ein Regulator der Blutmenge.

7. *Korrelationen zwischen Milz und anderen Organen.*

1. Zum reticuloendothelialen Apparat bestehen selbstverständlich enge Korrelationen. Das ist durch die Funktionssteigerung der KUPFFERschen Sternzellen nach Milzverlust erwiesen, ferner durch die Zunahme der Makrophagie in anderen Gebieten des Apparates, ja selbst nahegelegt durch das Auftreten von Erythrophagen im strömenden Blut, 3 Monate lang, nach Milzexstirpation bei Ratten (HIRSCHFELD).

2. Enge hormonale Beziehungen bestehen zum *myeloischen System,* und zwar hemmt die Milz entgegen EPPINGER, der Stimulierung annahm, die Knochen-

marksfunktion. Bewiesen hat dies HIRSCHFELD durch das regelmäßige Auftreten von Jollykörpern, Normoblasten und anderen jungen roten Zellen nach Milzexstirpation und seither ist das in der Physiologie und ganz besonders in der Pathologie der Milz vielfach bestätigt worden.

Nach Milzwegfall nehmen alle im Knochenmark entstehenden Zellen zu:

Sehr viele junge R. jeder Art, Auftreten von Polyglobulie, selbst für Jahre; Leukocytose und vermehrtes Ansprechen des Knochenmarkes auf Leukocytotica (ROSENOW); Monocytose; Pl.-Zunahme.

3. Zum lymphatischen System: mit der Zeit Lymphocytose.

4. Zur Thyreoidea (ASHER), umstritten.

5. Zur Nebennierenrinde, nur von STEPHAN angenommen.

Erhöhung der osmotischen R.-Resistenz, sehr oft gefunden; PEL konnte eine Steigerung von 0,42 auf 0,35 zeigen, auch bei gewaschenen R.

Infektionen und *Intoxikationen, Anämien* werden *besser ertragen* und Ikterus tritt weniger leicht ein.

So zeigten JOANNOVICZ und PICK ein späteres und milderes Auftreten des Ikterus; ASHER bewies den rascheren Ausgleich der Blutarmut nach kleinen und größeren Blutentziehungen und machte die stärkere Knochenmarksfunktion dafür verantwortlich.

Blutgifte werden besser ertragen (STADELMANN, BIONDI, JOANNOVICZ, F. ALBRECHT, KARLBAUM, dagegen aber KRUMBHAAR). Damit wohl der verzögerte oder schwächere experimentelle Ikterus nach Exstirpation der normalen Milz.

BAYER zählt als Folgen der Milzentfernung gesteigerte Darmtätigkeit (Vagotonisierung) und hormonale Beeinflussung der Entwicklung der Mamma auf. Der Gasstoffwechsel bleibt völlig normal; die Galle ist anfänglich heller und bilirubinärmer; nach einiger Zeit wird das aber ausgeglichen. Gallenfistelhunde bekommen nach Milzentfernung progressive Anämie (SEYDERHELM). Ratten bekommen aber weniger oft die Bartonellenanämie und zeigen geringeres Tumorwachstum (HIRSCHFELD).

Nach all diesen Ausführungen ist eine *Hypersplenie* als aktive R.-zerstörende Tätigkeit der Milz im Sinne EPPINGERs unbewiesen und spielt auch in der Pathologie die im Blut vor sich gehende R.-Fragmentation wohl die erste Rolle, so daß die Schwellung der Milz und ihre fraglos viel größere Tätigkeit erst das sekundäre darstellt. Immerhin ist die aktive Hypersplenie im Sinne EPPINGERs doch noch nicht völlig widerlegt.

In einem ganz anderen Sinne bezeichne ich als Hypersplenie die verstärkte korrelative hormonale Funktion der Milz als Hemmung aller Knochenmarksfunktion (R., L., Pl.). Für diese Auffassung gibt freilich die Pathologie überzeugende Belege, ganz speziell die konstitutionelle hämolytische Anämie. Man kann sich vorstellen, daß unter zu großer Milzhemmung das Knochenmark qualitativ minderwertige R. ausbildet, die dann rascher zerfallen und daß mit der Entfesselung des Knochenmarkes Ikterus und Anämie mindestens zum Teil deswegen zurückgehen, weil jetzt vollwertigere R. und, wie es bewiesen ist, resistentere gebildet wurden. Ich empfinde immerhin eine gewisse Schwierigkeit in diesen Erklärungen, die von einer aktiven Rolle der Milz ganz absehen.

Für eine spezifische, nicht ersetzbare Milzfunktion spricht die abnorm bleibende Knochenmarkstätigkeit nach Entmilzung, und Träger dieser Funktion ist wohl die Sinusendothelzelle (NAEGELI), die einzige spezifische Milzzelle, nicht, wie FRANK annahm, Sinusendothelien und Reticulumzellen.

Für Hypersplenie in meinem Sinn zeugt auch die oft gefundene Hypoplasie der Kinder und Jugendlichen bei großer Milz jeder Genese (konstitutionelle hämolytische Anämie, thrombophlebitischer Milztumor, Malaria usw.). Milzexstirpation, selbst mit 27 Jahren (FEYMANN), ließ noch das Körperwachstum beträchtlich steigen und die sexuelle Reife rasch eintreten.

Literatur über Milz als funktionierendes Organ.

ABDERHALDEN u. ROSKE: Arch. f. Physiol. **216**, 308 (1927). Blutreservoir. — ABELOUS usw.: C. r. Soc. Biol. Paris **94**, 268 (1926). Cholesterinstoffw. — ACHARD et WEIL: Arch. Méd. expér. **1906**. — ALBRECHT: Wien. med. Wschr. **1908**, 2854. — ALBRECHT, F.: Inaug.-Diss. München 1913; Frankf. Z. Path. **12**, 239 (1913). Splenektomie, Giftresistenz. — ASCHER: Med. Klin. **1925**, 1909. Fe., RE. — ASHER: Dtsch. med. Wschr. **1911**, 1252; Zbl. Physiol. **22** (1908); Biochem. Z. **123**, 27 (1921); Biochem. Z. **151**, 119 (1924); **163**, 161 (1925); **176**, 341 (1926); **190**, 456 (1927); **197**, 84 (1928). — ASHER u. DUBOIS: Biochem. Z. **82**. Milzkorrelationen. — ASHER u. SOLLBERGER: Biochem. Z. **55**. Funktion. — ASHER u. VOGEL: Biochem. Z. **43**. — AUDIBERT et VALETTE: C. r. Soc. Biol. Paris, 23. März **1907**; **1908**, 536. — AUSTIN u. PEARCE: J. exper. Med. **20** (1914). — AZZURINI e MASSART: Sperimentale **1904**.

BARBIERI: Kongreßzbl. inn. Med. **48**, 288 (1927). — BARCROFT: Amer. J. med. Sci. **179**, 1 (1930). — BARKROFT: J. of Physiol. **60**, 443 (1925); **64**, 1 (1927); **66**, 231 (1928); Lancet **210**, 544 (1926); Naturwiss. **1926**, 797; Handbuch Abderhalden Abt. V. — BAUER-JOKL: Med. Klin. **1913**, Nr 13, S.-Ref. — BAYER: Mitt. Grenzgeb. Med. u. Chir. **13**, Lit.; **21**, **22**, **24**, 311; **27**. — BEDSON: Lancet **1924**, 1117. — BELOK: Arch. f. exper. Path. **99**, 365 (1923). — BÉNARD: Inaug.-Diss. Paris 1913. Erythrolyse. — BENDA: Krebsforschg **27**, 380 (1928). — BENDER: Gaz. Hôp. **1900**, 407. — BENHAMON: C. r. Soc. Biol. Paris **100**, 456, 458, 461 (1929). — BENJAMIN: Inaug.-Diss. Leipzig 1905. — BERESOW: Mitt. Grenzgeb. Med. u. Chir. **38**, 245 (1924). — BERTRAUD: Fol. haemat. (Lpz.) **6**, 287. — BESSEL-HAGEN: Arch. klin. Chir. **62**. — BEZBOKAJA: Kongreßzbl. inn. Med. **51**, 760. — BIELING: Z. Immun.forschg **38**, 193 (1923). Antipepsinbildung. — BIELING u. ISAAC: Z. exper. Med. **26**, 251 (1922). Hämolyse. — BINET: Progrès méd. **1927**, 1103. Blutreservoir; Biologie méd. **17**, 365 (1927); Kongreßzbl. inn. Med. **50**, 100; C. r. Soc. Biol. Paris **98**, 1282 (1928); Presse méd. **1928**, 865. Atmungspolygl.; Arch. internat. Physiol. **30**, 212 (1928). — BITTNER: Fol. haemat. (Lpz.) Arch. **15**, 237 (1913). — BLAUEL: Münch. med. Wschr. **1907**, 394. — BLOCH: Inaug.-Diss. Paris 1907. — BOLAFFI: Arch. Pat. e Clin. med. **4**, 1 (1925). Blutbildg. BOLT: Ref. Kongreßzbl. inn. Med. **26**, 528 (1923). R.-Resistenz. — BORDANSKY: Amer. J. med. Sci. **169**, 203 (1925). R.-Zerstörung. — BRUDA: Münch. med. Wschr. **1929**, 1671. — BRUNO: Kongreßzbl. inn. Med. **53**, 205. Hyperglob. — BRUNS: Inaug.-Diss. München 1906. — BUQUARD: C. r. Soc. Biol. Paris **101**, 546, 765 (1929).

CALIRI: Kongreßzbl. inn. Med. **54**, 358. — CAMP: Arch. klin. Chir. **126**, 443 (1923). — CARLES: Münch. med. Wschr. **1901**, 2028. — CARY: Med. Res. **43**, 399 (1922). Antikörperbildung. — CHALATOW: Virchows Arch. **217** (1914); Beitr. path. Anat. **57**. — CHEVALLIER: Fol. haemat. (Lpz.) **16**, 87. Fe; Presse méd. **691** (1923). Fe-Frage. — CIACCIO: Dtsch. Z. Chir. **98**. — COLLET et GALLAVERDIN: Arch. Méd. expér. **13** (1901). — COMBET: C. r. Soc. Biol. Paris **99**, 1435 (1928). Lipoidstoffe. — COOK: Kongreßzbl. inn. Med. **55**, 68. — CREDÉ: Arch. klin. Chir. **28** (1883). — CUNNINGHAM: Kongreßzbl. inn. Med. **39**, 220. Milzzellen.

DAUMANN u. PAPPENHEIM: Fol. haemat. (Lpz.) Arch. **18**, 241 (1914). Speziell S. 436: Hämolyse bei Milzexstirpation. — DESCOE: Pflügers Arch. **221**, 334 (1928). — DIETRICH: Mitt. Grenzgeb. Med. u. Chir. **40**, 183 (1927). Leber. REA. — DIXON: J. of exper. Med. **15** (1912). Splenektomie. — DOAN usw.: J. of exper. Med. **47**, 403 (1928). — DÖRLE: Biochem. Z. **191**, 95 (1927). Cholesterin. — DOWNEY u. WEIDENREICH: Arch. mikrosk. Anat. **80** (1912). Bildung der £. in Lymphdrüsen und Milz. — DRASTICH: Arch. f. Physiol. **217**, 598 (1927). Polygl. — DRESEL u. LEITNER: Klin. Wschr. **1928**, 1362. Reservoir; Z. klin. Med. **111**, 394 (1929). — DRÖGE: Pflügers Arch. **152**; **157**. — DYKE: Kongreßzbl. inn. Med. **50**, 647. Cholesterin.

EGYERS: Dtsch. Z. Chir. **174**, 81 (1922). R.-Res. — EHRLICH: Anämie. 1. Aufl. KURLOFF. — EPPINGER: Wien. klin. Wschr. **1913**, 951; Berl. klin. Wschr. **1913**, 2409. Pathologie der Milzfunktion; Beitr. path. Anat. **31**, 33 (1921). Die hepatolienalen Erkrankungen 1920; Verh. Ges. inn. Med. **1928**, 537. Reservoir. — ERNST: Klin. Wschr. **614** (1922).

FABISCH: Übers. Ref. Fol. haemat. (Lpz.) **41**, 283 (1930). — FEGLER: C. r. Soc. Biol. Paris **97**, 949 (1927). — FELDBERG: Arch. Physiol. **219**, 246 (1928). Polyglob. — FIESSINGER: Rev. Méd. **1925**, 457. Leber u. Milz. — FLICK u. TRAUM: Dtsch. Z. Chir. **213**, 1 (1928). — FOÀ: Mem. Accad., sez. sci. nat. e med. Torino **30** (1906). — FOOT: Anat. Rec. **36**, 91 (1927). Histol. — FRANCAVIGLIA: Kongreßzbl. inn. Med. **54**, 834. — FRANK: Berl. klin. Wschr. **1915**, Nr 41; **1916**, Nr 21. — FRANKE: Dtsch. med. Wschr. **1906**, Nr 41. — FRENCKELL u. NEKLUDOW: J. of exper. Med. **61**, 724 (1928). Cholest.; Arch. f. Physiol. **220**, 356 (1928). — FREY: Dtsch. Arch. klin. Med. **133**, 223 (1920). R.-Zerstörung in der Milz. — FROLA: Pathologica (Genova) **21**, 313 (1929).

GABATHULER: Z. exper. Med. **65**, 498 (1929). — GILBERT, CHABROL et BÉNARD: C. r. Soc. Biol. Paris **1912**, 770. — GOLD u. SCHNITZLER: Arch. klin. Chir. **140**, 28 (1926); Pathologica (Genova) **1924**. Temp. nach Splenekt. — GOLDSCHMIDT u. STRISOWER: Chir.-Kongr.

1914. — Grafe: Dtsch. Arch. klin. Med. **139**, 354 (1922). Grundumsatz. Fe. — Groll u. Krampf: Zbl. Path. **31**, 145 (1920). Fibroadenie auch bei Gesunden. — Grossenbacher: Biochem. Z. **17**, 78.

Hahn: Biochem. Z. **131**, 315 (1922). Antikörper. — Hall: Amer. J. med. Sci. **160**, 72 (1920). Splenektomie. — Hasnike: Kongreßzbl. inn. Med. **43**, 733 (1926). — Heilner u. Kallinis: Z. klin. Chir. **154**, 66 (1929). Milzpunkt. — Helly: Lehrbuch; Beitr. path. Anat. **31**, 6 (1921). — Henschen u. Reissinger: Dtsch. Z. Chir. **210**, 1 (1928). — Hijmans v. d. Bergh: Verh. Ges. Verdgskrkh. **1926**, 274. — Hirschfeld: Ver. inn. Med.; Fol. haemat. (Lpz.) **17**, 141. — Hirschfeld u. Fabisch: Fol. haemat. (Lpz.) **37**, 262 (1928). Fe. exp. An. — Hirschfeld u. Mühsam: Monogr. Stuttgart: Ferdinand Enke 1930. — Hirschfeld u. Sunni: Klin. Wschr. **1924**, 1361; Fol. haemat. (Lpz.) **31**, 73 (1925). — Hirschfeld u. Tinozzi: Z. Krebsforschg **26**, 304 (1928). Impftumor. — Hirschfeld u. Weinert: Berl. klin. Wschr. **1914**, 1026. — Hoet: Kongreßzbl. inn. Med. **48**, 113. Innerv. nur Symp. — Hueck: Krkh.forschg **3**, 468 (1926). Flutkammer; Kongreßzbl. inn. Med. **40**, 238 (1927); Verh. Ges. inn. Med. **1928**, 472. — Hugghebaert: C. r. Soc. Biol. Paris **89**, 1177 (1923).

Isaac: Münch. med. Wschr. **1914**, 1421. — Ishikawa: Kongreßzbl. inn. Med. **55**, 47; **56**, 41. — Istomanowa: Z. exper. Med. **52**, 160; **53**, 91 (1926).

Jarotzky: Virchows Arch. **191** (1908). — Jeney u. Jobling: Kongreßzbl. inn. Med. **48**, 653. Blutregen. — Joanovicz: Z. Heilk. **25**. — Jordan: Mitt. Grenzgeb. Med. u. Chir. **11**. — Jungeblut: Z. exper. Med. **46**, 609 (1927). Inf. u. Intox.

Karlbaum: S. 119. Lit. Jollyk. usw. — Kikuth u. Regendanz: Kongreßzbl. inn. Med. **55**, 185. — Kohan: Fol. haemat. (Lpz.) Arch. **19**, 63. Splenektomie bei Perniciosa. — Kokas: Arch. f. Physiol. **212**, 229 (1926). — Komori: Kongreßzbl. inn. Med. **51**, 403; **53**, 658. Gallenbildung. — Krause: Beitr. path. Anat. **71**, 263 (1923). Lipoide. — Krumbhaar u. Muser: J. of exper. Med. **20** (1914). Hämolyse der Milz. — Krumbhaar, Muir and Pearce: Fol. haemat. (Lpz.) **16**, 92. — Krumbhaar u. Musser: Arch. int. Med. **31**, 686 (1923). Res. R. $<$. — Kulka: Z. klin. Chir. **219**, 119 (1929). — Kusunoki: Beitr. path. Anat. **59** (1914). Lipoidzellen. — Küttner: Chir. Kongr. **1907**.

Landau: Beitr. path. Anat. **58**; Dtsch. med. Wschr. **1913**, Nr 12. — Larrabee: Amer. J. med. Sci. **168**, 47 (1924). — Laspeyres: Zbl. Grenzgeb. Med. u. Chir. **7**. — Lauda: Erg. inn. Med. **34**, 1 (1928). Milzhämolyse; Z. exper. Med. **55**, 505 (1927); Wien. Arch. inn. Med. **11**, 293 (1925); Virchows Arch. **258**, 529 (1925). Rattenanämie. — Lebeder: Kongreßzbl. inn. Med. **45**, 637 (1927). Adrenalin. — Lefas: Inaug.-Diss. Paris 1903/04. — Leites: Krkh.forschg **4**, 249 (1927); Biochem. Z. **186**, 436 (1927). Fett- u. Lipoidstoffw.; **198**, 157 (1928); Arch. f. exper. Path. **129**, 108 (1928). — Lepehne: Dtsch. med. Wschr. **1914**, 1341; **1922**, 1606. Milzpunktion. — Lévi: Pathologica (Genova) **21**, 126 (1929). — Loele: Fol. haemat. (Lpz.) Arch. **14**, 38 (1912). Struktur. — Lösch usw.: Kongreßzbl. inn. Med. **45**, 436. — Luzzeti: Haematologica (Palermo) **7**, 383 (1926).

Mc Donald: Brit. med. J. **966** (1922). Eos. 71%. — Mc Nee: Med. Klin. **28** (1913). — Macciotta: Kongreßzbl. inn. Med. **50**, 100. Wachstum. — Maidorn: Biol. Z. **45**, 328 (1912). — Matthew and Miles: Edinburgh med. J. **1907**. — Maximow: Arch. mikrosk. Anat. **73**. — Meyer, A.: Zbl. Grenzgeb. Med. u. Chir. **1914**, 41. S.-Ref. — Mitsuda: J. physiol. Chem. **164**, 236 (1927). Chemie. — Moffit: Boston med. J. **1914**. — Mole: Kongreßzbl. inn. Med. **42**, 498 (1926). — Mollier: Arch. mikrosk. Anat. **76**. — Monnier: Beitr. klin. Chir. **41** (1903). — Moretti: Kongreßzbl. inn. Med. **50**, 327. Infektion. — Morris: J. of exper. Med. **1914**. Blutbildung. — Mosse: Erg. Med. **10**, 29 (1927). Monogr. — Motohashi: Med. Res. **43**, 473 (1922). Antikörper. — Musser: Arch. int. Med. **1912**. — Myers: J. amer. med. Assoc. **1909**.

Naegeli: Dtsch. Arch. klin. Med. **124**, 221 (1917). Blutgiftanämie; Z. ärztl. Fortbildg **1921**, 30. Milz, Beziehungen zu Bluterkrankungen; Ref. Kongr. inn. Med. **1928**. Hypersplenie. Festschrift für Syllaba, 1928; Dtsch. Z. Chir. **228**, 404 (1930). — Nagy: Klin. Wschr. **1924**, 274. Zellen. — Naswitis: Dtsch. med. Wschr. **1922**, 1441. Milz u. Knm. — Noguchi: Berl. klin. Wschr. **1912**, 1839. Splenektomie.

Oberniedermayr: Krkh.forschg **3**, 476 (1926). Reservoir. — Oelhafen: Med. Korresp.-blatt Württemberg **1915**. Splenektomie, Urobilin. — Okumoto: Kongreßzbl. inn. Med. **51**, 402.

Pacetto: Kongreßzbl. inn. Med. **52**, 593. Milz u. Knm. — Palladin: Biochem. Z. **161**, 104 (1925). — Pappenheim: Fol. haemat. (Lpz.) **12**, 382 (1912). Splenocyten. — Pappenheim u. Fukushi: Fol. haemat. (Lpz.) Arch. **16**, 177 (1913). — Paremusoff: Fol. haemat. (Lpz.) Arch. **12**, 195 (1911). Zellen der Milzpulpa. — Paschkis: Z. exper. Med. **49**, 658—673 (1926). — Paulicek: Fol. haemat. (Lpz.) Arch. **9**, 475. Lit. — Pearce and Peet: J. of exper. Med. **18**, 494 (1913). — Pearce, Aubertin u. Krumbhaar: J. of exper. Med. **16**, 363, 375 (1912). — Pel: Dtsch. Arch. klin. Med. **106**, 592 (1912). Splenektomie, R.-Resistenz. — Peracchia: Arch. Pat. e Clin. med. **5**, 53 (1926). Grundumsatz; Arch. di Biol. **76**, 88 (1926). — Peserico: Kongreßzbl. inn. Med. **53**, 200. Hämolyse. — Plana:

Kongreßzbl. inn. Med. 59, 822. — PONTICACCIA usw.: Kongreßzbl. inn. Med. 46, 741 (1927). Stoffw. — POPP: Fortschr. Röntgenstr. 37, 228 (1928). Radiologie d. Milz. — PORT: Arch. f. exper. Path. 73, 251; Berl. klin. Wschr. 1914, Nr 12.

RADOSSARLYEVITCH: Kongreßzbl. inn. Med. 54, 477. — RAUTENBERG: Münch. med. Wschr. 1903, 684. — RAUTMANN: Dtsch. med. Wschr. 1922, 1504. Antikp.bildung. — REGENDANZ: Zbl. Bakter. 163, 26 (1927). Antikp.bildung. — RÉMOND usw.: Kongreßzbl. inn. Med. 51, 380. Wachstum, Lipoide. — REYLING u. KLUNKER: Dtsch. mil.ärztl. Z. 1911. Splenektomie. — ROBINSON: Kongreßzbl. inn. Med. 52, 413. Filter; Amer. J. Path. 2, 341 (1926); 4, 309 (1928). Gefäßmechanismus. — ROESE: Z. klin. Med. 102, 454 (1925). Splenekt. — RÖSSLE: Verh. Ges. inn. Med. 1928, 569. — ROSENOW: Kongreßzbl. inn. Med. 1921, 487. Milzeinfluß auf Knochenmark. — ROSENTHAL: J. amer. med. Assoc. 84, 1887 (1925). Pl. <. — ROSSI: Kongreßzbl. inn. Med. 52, 831. Blutungen. — ROUGHTON, LEGG u. EMERY: Lancet 1907.

SACHAROFF: Z. exper. Med. 69, 45 (1928). — SACHAROFF u. SUBOFF: J. of exper. Med. 59, 346 (1926). Leukolysine. — SCALA: Kongreßzbl. inn. Med. 40, 489 (1925). Verdauung. — SCHAIRER: Wien. klin. Wschr. 1928, 1581. Milz. Retic.-endoth. App. — SCHEUNERT: Arch. f. Physiol. 217, 261 (1927); 221, 435 (1929). Polyglob. — SCHMIDT, M. B.: Path. Tagg 1912 u. 1914; Sitzgsber. Würzburg 1916. — SCHMINKE: Münch. med. Wschr. 1915, Nr 28; 1916, Nr 28—31. S.-Ref. — SCHÖNBAUER: Arch. klin. Chir. 123, 510 (1923). — SCHRIDDE: In Aschoffs Lehrbuch. Zellen. — SCHULTZE: Beitr. klin. Chir. 47. Splenektomie. SCHULTZE, H. W.: Path. Tagg 1912. Lipoidzellen. — SEYDERHELM u. TAMMANN: Klin. Wschr. 1927, 1177. — SIMPSON: Lancet 1906. — SIMSON: Kongreßzbl. inn. Med. 50, 206. — SIMON et SPILLMANN: C. r. Soc. Biol. Paris 1905, 552. — SINGER: Z. exper. Med. 57, 164 (1927). — SKRAMLIK u. DURAN: Z. of exper. Med. 45, 460 (1925). Innervat. — SOBOTTA: Bardelebens Handbuch. Jena 1914. Histologie. — SOEJIMA: Arch. klin. Chir. 149, 206 (1927). Galle <. — SOULA: J. Physiol. et Path. gén. 25, 30 (1927); Wachstum; 26, 609 (1928). — STÄHELIN: Dtsch. Arch. klin. Med. 76. — STEFAN: Münch. med. Wschr. 1922, 339. — STEFANI: Sperimentale 76, 361 (1923). Agglutininbildung. — STEUDEMANN: Fol. haemat. (Lpz.) Arch. 18, 140 (1914). Phagocytose. — STEWART: Amer. med. Sci. 1901. — STOLZ: Wien. Arch. inn. Med. 13, 179 (1926). Grundums. — STRAUSS: Inaug.-Diss. Bonn 1928. — STREHL: Arch. klin. Chir. 88. — STRISOWER u. GOLDSCHMIDT: Z. exper. Med. 4 (1915). — STROBL usw.: C. r. Soc. Biol. Paris 97, 148 (1927). Polygl. — STRYCHARSKI: Wien. med. Wschr. 1903, Nr 6. — STUBENRAUCH: Beitr. klin. Chir. 88, 712 (1914). Punktion gefährlich; Beitr. klin. Chir. 118 (1919). Folgen der Splenektomie.

TAKAGI: Fol. haemat. (Lpz.) 28, 95, 153 (1923). — THIEL u. DOWNEY: Amer. J. Anat. 28 (1921). — TOKUNO: Kongreßzbl. inn. Med. 57, 43. — TOURNADE: C. r. Soc. Biol. Paris 95, 968 (1926); 96, 390 (1927). Vaguseinfl. — TROUSSEWITSCH: Inaug.-Diss. Genf 1906. — TSUNASHIMA: Kongreßzbl. inn. Med. 54, 647. — TSUNOO: Kongreßzbl. inn. Med. 54, 265. — TÜRK: Dtsch. med. Wschr. 1914, 371. Milz in Pathogenese der Anämien. — TUTKEWITSCH: Biochemic. J. 198, 47 u. 60 (1928). Aminos. regulat.

UYENO: Kongreßzbl. inn. Med. 54, 110.

VANVERT: Inaug.-Diss. Paris 1897. — VIALE: Kongreßzbl. inn. Med. 47, 783 u. 48, 157 u. 52, 831. Reservoir; 52, 1532; C. r. Soc. Biol. Paris 97, 1239 (1927); 99, 1436, 1437 u. 1523. Polyglob. Blutdruckregul. — VILETTI: Kongreßzbl. inn. Med. 53, 200. Wachstum. VILLA: Kongreßzbl. inn. Med. 51, 484. — VOGEL: Biochem. Z. 43, 386 (1912). Eisen.

WALLBACH: Z. exper. Med. 68, 570 (1929). — WALTZ: J. of exper. Med. 31, 325 (1923). Milz u. Knm. — WASSILJEFF: Virchows Arch. 247, 640 (1924). Histolog. Fe. — WEICHSEL: Z. klin. Med. 94, 90 (1922). Milzpunkt. Übersichtsref.; 100, 608 (1924); Z. exper. Med. 64, 336 (1929). Stoffw., Blutungen. — WEICHSEL u. GEBHARDT: J. of exper. Med. 43, 659 (1924). — WEILL: Arch. mikrosk. Anat. 93 (1919). Myelocyten in normaler Milz. — WEINERT: Zbl. Chir. 1921, 474; Arch. klin. Chir. 126, 141 (1923); Bruns Beitr. 130, 582 (1924). Op. — WIDAL, ABRAMI et BRULÉ: C. r. Soc. Biol. Paris 1912, 694 u. 732. Hämolyse der Milz.

ZIEGLER: Dtsch. Arch. klin. Med. 99; Berl. Klin. 1915, H. 317. — ZIMMERMANN: Biochem. Z. 17, 297.

Histioide Leukocyten. Zellprobleme der Entzündung.

Unter pathologischen Verhältnissen und in geringem Umfange schon normal enthält das Bindegewebe eine gewisse Zahl von L., die besonders bei chronischen Entzündungen hochgradig vermehrt getroffen werden, und es bildet eine bisher nie völlig erledigtes Problem die Frage, wieweit solche Herde aus Blutzellen oder aus Reticulumzellen entstanden sind. Die histiogene oder hämatogene Genese dieser Zellen gehört zu den schwierigsten Kapiteln der allgemeinen Pathologie, auf deren Lehrbücher verwiesen werden muß.

Diese Frage berührt aber auch die Hämatologie, und es ist die Kenntnis der feineren Bluthistologie zur Lösung des Problems von größtem Werte. Auch die hämatologische Technik, auf Abklatschpräparate angewandt, ferner die Schnittfärbemethoden der Hämatologie sind berufen, Aufschlüsse zu geben, wie überhaupt nur die Verbindung von allgemein pathologischen mit speziell hämatologischen Kenntnissen zu einer Klärung beitragen kann.

I. Bei den Erörterungen über histioide Leukocyten ist vielfach die *histiogene Myelopoese* nicht genügend berücksichtigt worden. Bei ihr finden wir alle myeloischen Zellelemente, besonders Myelocyten (s. Kap. myeloische Metaplasie). Mit Entzündung hat die Veränderung nichts zu tun.

II. Prinzipiell verschieden sind *Granulationsherde,* die bei Infektionen und Intoxikationen im Bindegewebe getroffen werden, aber *nur* *Ꝭ.-artige Zellen* enthalten, höchstens unter Beimischung einzelner emigrierter N. Das ist Entzündung.

III. Wiederum prinzipiell verschieden ist das *isolierte oder dominierende Auftreten einer einzigen granulierten Leukocytenart,* z. B. lokale Eosinophilie in Gewebe, Darmwand, Bronchien bei Asthma, experimenteller Trichinosis. Das ist Chemotaxis (s. S. 238f.); denn die Alleinherrschaft einer einzigen Zellform findet man sonst bei wirklicher Myelopoese nie.

Gegen histiogene Bildung eosinophiler Zellen s. eingehend S. 160.

Eine *Bildung neutrophiler* (*amphophiler*) Ꝭ. und *Myelocyten* ist *im Gewebe nie bewiesen* worden, abgesehen natürlich von myeloischer Metaplasie. N. im Bindegewebe sind daher stets hämatogen-medullärer Abstammung.

Bindegewebsmastzellen sind histiogene Elemente und haben mit den Blutmastzellen nichts zu tun, weil sie ganz andere Kernstruktur aufweisen und ihre Granula keine Oxydasenreaktion geben. Sie finden sich bei Ratte und Maus nach Weidenreich auch im Peritonealexsudat, ohne je ins Blut zu gelangen, ein Moment, das jedenfalls nicht dafür spricht, daß Zellen der serösen Höhlen so ohne weiteres Blutzellen werden.

Speichelkörperchen. Weidenreich hat eine solche extramedulläre normale Bildung von N. behauptet, indem er die im Speichel vorkommenden N. als Produkte der Ꝭ. der Tonsillen angesprochen und einzelne einkernige Formen im Speichel als Myelocyten erklärt hat. Diese Ableitung der in der Mundhöhle vorhandenen N. aus Ꝭ. der Tonsillen hat Weidenreich schon proklamiert, bevor er die Tonsillen selbst untersucht hatte. Die ganze Basis bildeten ein paar, wie Weidenreich selbst zugibt, schlecht gefärbte einkernige Formen. Ribbert hat aber seinerzeit bei der Demonstration der Ꝭ.-Auswanderung aus dem lymphatischen Gewebe durch Stöhr sofort auf die gleichzeitig vorhandene unabhängige Durchwanderung der N. hingewiesen, und dieselbe Beobachtung verzeichnet Walz. Später untersuchte Weidenreich dann auch die Tonsillen und will hier in Schnittpräparaten Umwandlung von Ꝭ. in N. gesehen haben (S. 322 sogar als besonders rege Bildung granulierter Zellen bezeichnet). Schridde berichtet aber in seinen Untersuchungen am gleichen Objekt bei der Durchwanderung der Ꝭ. nichts über derartige Bilder und verhält sich gegenüber den Weidenreichschen Angaben durchaus ablehnend; desgleichen werden diese von Kämmerer und Erich Meyer aufs schärfste bekämpft und als degenerative Bildungen erklärt, wie schon früher von Ehrlich und später von Schilling. Jedenfalls entsprechen die Weidenreichschen einkernigen Zellen im Speichel weder nach Kern noch Protoplasma den Myelocyten. Zudem erklärt sie Weidenreich „für absterbende Elemente ohne besondere aktive Funktion", wohl deshalb, weil degenerative Vorgänge, z. B. das Tanzen der Granula, so leicht beobachtet werden können.

Bisher hatte niemand eine Entstehung von neutrophilen Myelocyten außerhalb des Knochenmarkes oder außerhalb myeloischer Metaplasie gesehen, auch Weidenreich nicht; da erscheint es denn doch überaus auffallend, daß solche Zellen normal im Speichel vorkommen und hier unter dem Heer der degenerativen Gebilde nicht lediglich äußerlich ähnliche Involutionsformen sein sollten. Später sind die Befunde von B. Fischer und Laquer, Renn u. a. nachgeprüft und die Weidenreichschen Deutungen vollständig zurückgewiesen worden. Diese Autoren fanden die Zahl der N. nach Tonsillektomie nicht vermindert und bewiesen den Austritt von N. aus der gesamten Mund- und Rachenmucosa. Laquer zeigte, daß die angeblichen Myelocyten Quellungsformen sind, die beim Zusetzen von Blut zu Speichel leicht erzeugt werden können. In ganz gleicher Weise sah Liebmann bei seinen Sputumuntersuchungen solche Einkernige entstehen, wenn dem reinen Sputum Wasser zugesetzt wird.

Später haben Weidenreich und seine Schüler auch histiogene Entstehung von L. an anderen Orten behauptet: Thymus (s. S. 224), Darmwand (Weill, S. 225). In letzter

Zeit haben auch MAXIMOW und seine Schüler ALFEJEW eine isolierte Myelocytenentstehung aus 𝔏. in der Milz, ja selbst in Keimzentren mitgeteilt.

Bei vielen chronischen Entzündungen bilden sich im Gewebe große *Granulome* mit 𝔏.-artigen Zellen und vielen *Plasmazellen* (s. S. 232). Diese letzteren beherrschen oft so sehr das Bild, daß man direkt von *Plasmonen* spricht. Die Abstammung der Plasmazellen aus 𝔏. ist heute sichergestellt.

Folgende Übersicht belegt die verschiedenen Auffassungen über die Herkunft der Zellen der chronischen Entzündungen ihrer „Lymphocyten" und Plasmazellen:

1. Histiogen aus Bindegewebszellen, Histiocyten: nach UNNA, LEO EHRLICH, SHERRINGTON und BALLANCE, in gewissem Sinne auch nach ASKANAZY. Auch MAXIMOW läßt diese Ableitung im starken Gegensatz zu früher wieder zu, ja sogar die Rückwandlung der 𝔏. in Fibroblasten, sonst gilt allgemein, namentlich nach ASCHOFF, diese Lehre heute für unhaltbar.

2. Hämatogen aus Blutlymphocyten: nach BAUMGARTEN, MARSCHALKO, DEGANELLO, BENDA, DOMINICI, HELLY, KURT ZIEGLER, NEISSER, JADASSOHN, KROMPECHER, PARODI, SCHRIDDE, ORTH, SCHWARZ.

3. Aus Adventitiazellen (Klasmatocyten): nach MARCHAND, PORCILE, PAPPENHEIM (hauptsächlich).

4. Aus hämatogenen 𝔏. und aus Klasmatocyten (ausgewanderte, ruhende 𝔏.): nach MAXIMOW, der für alle auftretenden neuen Zellen den Namen Polyblasten[1] vorgeschlagen hat.

Während die große Mehrzahl aller Pathologen die Endothelien als endgültig spezifizierte Elemente ohne weitere Entwicklungspotenz ansieht, läßt v. MÖLLENDORFF aus ihnen alle Arten von L. hervorgehen, ebenso aus allen Bindegewebszellen. Demgegenüber sehen ASCHOFF, GERLACH, JORES, FISCHER-WASELS die Entwicklung von Fibroblasten zu 𝔏. als unmöglich an und halten auch die Fibroblasten und Histiocyten als endgültig differenzierte Zellen. Nur aus indifferent gebliebenen Mesenchymzellen leiten sie myeloische Metaplasie ab.

MAXIMOW proklamiert weiter die Omnipotenz der 𝔏. Er läßt die Blut-𝔏. bei Entzündung ins Gewebe auswandern und namentlich nach Zellkulturergebnissen aus 𝔏. auch Monoc. entstehen und schließlich Fibroblasten und Histiocyten. Fast alle Autoren erblicken aber in diesen „Fibroblasten" der Gewebskulturen nur 𝔏., die äußerlich Fibroblastenformen angenommen haben. Desgleichen wird fast allgemein im Gegensatz zu MAXIMOW die Entstehung von Monoc. aus 𝔏. bei Explantaten bestritten. Wenn in Kulturen die Zellform und Größe ändert, so ist das noch kein Beweis dafür, daß diese Zellen Monoc. geworden sind (im Sinne der hämatologischen Nomenklatur!). Daß solche Zellen Phagocytose treiben, reicht für die Diagnose Monoc. auch nicht aus; denn, wie namentlich LUBARSCH betont, ist die Fähigkeit zu Phagocytose eine Grundeigenschaft aller Zellen. Der Nachweis, daß diese Polyblasten-Phagocyten in Kern und Granulation den Blutmonocyten entsprechen, ist in keiner Weise erbracht; ich möchte sagen, eine solche unerläßliche Beweisführung ist nicht einmal versucht.

Daß bei Infektion mit Bacillus monocytogenes viele Monoc. auftreten (BLOOM), ist erwiesen; daß diese Zellen aber aus 𝔏. stammen, völlig unerwiesen (S. 147). ASCHOFF nimmt heute an, daß kleine Monoc., die er Monocytoide nennt (Arbeit SEEMANN), aus dem Blut in das entzündete Gewebe einwandern

[1] Dieser Ausdruck, eine Bezeichnung von histolog. Elementen nach behaupteten Entwicklungspotenzen ist unzweckmäßig. ASCHOFF vermeidet den Terminus. Eindringlich und überzeugend warnt FISCHER-WASELS vor der Überschätzung histologischer Zustandsbilder und weist auf die Grenzen der anatomischen Methoden hin.

und so zahlreiche Monoc. zu den Zellen in den Entzündungsherden hineinkommen.

Die *Zellen der Exsudate* sind mit gewöhnlicher Methodik schwer zu beurteilen, da eine genügende Kernstruktur kaum dargestellt werden kann. Einen Fortschritt und Aussicht auf Klärung vieler Fragen gibt aber die auf S. 26 mitgeteilte Methodik von LIEBMANN.

Daß Deckzellen der serösen Häute sich nicht an der Entzündung beteiligen und nie 𝔏. bilden, im Gegensatz zu WEIDENREICH, versichern MARCHAND, ASCHOFF, MAXIMOW-TSCHASCHIN, ROSENOW u. v. a. mit größter Bestimmtheit. MARCHAND schreibt: die Serosazellen sind keine 𝔏. und können keine 𝔏. bilden und sind davon total verschieden. Freilich läßt heute MAXIMOW in Kulturen aus Deckzellen jetzt auch Fibroblasten hervorgehen.

Interessante Untersuchungen stammen von BRÜCKNER, LIPPMANN, PLAUT, ROSENOW an Exsudaten der Augenkammer. Sie sehen die bei einem Tier, das durch Thorium L.-frei gemacht ist, entstehenden Zellen nicht als 𝔏. an trotz ihrer lymphocytenähnlichen Form, sondern als abgeschilferte Iriszellen und beweisen das durch die Anwesenheit des Irispigmentes. Sie halten daher alle „𝔏." der Exsudate für lymphocytiforme Derivate der anliegenden Zellen.

Wichtigere Literatur über histioide Leukocyten, Plasmazellen und Zellen der Granulome, Exsudate usw.

ALFEJEW: Fol. haemat. (Lpz.) **30**, 111 (1924). Blutbildg. i. Bindegew., Milz. — AMERSBACH: Beitr. path. Anat. **45** (1909). — ASCHOFF: Erg. inn. Med. **26** (1924). Retikuloendotheliales System. — ASKANAZY: Münch. med. Wschr. **1904**; Zbl. path. Anat. **1902**, Nr 10.

BAUMGARTEN: Zbl. path. Anat. **1** (1890); Verh. dtsch. path. Ges **1903**. — BEZANÇON et LABBÉ: Traité d'hématol. — BRÖTZ: Zbl. path. Anat. **1910**. — BRÜCKNER: Z. Augenheilk. **38**, 139 (1917); Ophthalm.-Kongr. **1916**. — BÜNGELER: Virchows Arch. **270**, 117 (1928); **270**, 150 (1928). — BUSSE: Virchows Arch. **239**, 475 (1922); Schweiz. med. Wschr. **1922**, Nr 28.

CARREL: J. amer. med. Assoc. **82**, 255 (1924). — CHASSEL: Virchows Arch. **270**, 100 (1928). — CUNNINGHAM: Amer. J. Physiol. **59**, 1 (1922).

DEGANELLO: Virchows Arch. **172**. — DOMINICI: Assoc. Anat. III. Sess. **1901**; Arch. Méd. expér. **14** (1902).

EHRLICH, LEO: Virchows Arch. **175** (1904). — ENDERLEN u. JUSTI: Dtsch. Z. Chir. **62** (1901).

FALKE: Virchows Arch. **268**, 410 (1928). Lit. — FERINGA: Arch. of Physiol. **200**, 154 (1923) u. **199**, 365 (1923). — FISCHER u. LAQUER: Münch. med. Wschr. **1912**. Speichelkörperchen. — FISCHER-WASELS: Klin. Wschr. **1928**, 2037 u. 2085; **1929**, 310 u. Verh. dtsch. path. Ges. **1928**, 465. — FOÀ: Fol. haemat. (Lpz.) **1904**, 166. — FUCHS: Virchows Arch. **268**, 436 (1928).

GERLACH: Münch. med. Wschr. **1927**, 1452. — GERLACH u. HAASE: Krkh.forschg **6**, 143 (1928). — GOSLAR: Beitr. path. Anat. **56**, 405. Tonsille.

HAMMERSCHLAG: Frankf. Z. Path. **18** (1916). Speichelkörperchen. — HEINEKE, A. u. DEUTSCHMANN: Münch. med. Wschr. **1906**, Nr 17. — HELLER: Dtsch. med. Wschr. **1904**. — HELLY: Zbl. Bakter. Orig. **39** (1905). Lit.! — HERZOG: Beitr. path. Anat. **61** (1916); Klin. Wschr. **1922**, 1300; **1923**, 730. — HOFFMANN: Münch. med. Wschr. **1904**; Beitr. path. Anat. **1904**.

JANOWSKI: Arch. f. exper. Path. **36** (1895). — JOANNOVICS: Verh. Ges. dtsch. Naturforsch. **1909**; Zbl. path. Anat. **22**. — JOLLY: C. r. Soc. Biol. Paris **1900**. — MC JUNCIN: Amer. J. Path. **1**, 305 (1925).

ISAACS: Amer. J. med. Sci. **174**, 70 (1927). Speichelzellen.

KÄMMERER u. ERICH MEYER: Fol. haemat. (Lpz.) **9**, 93. — KAMYIA: Beitr. path. Anat. **72**, 761 (1924). — KARMALLY: Beitr. path. Anat. **82**, 92 (1929). — KATZENSTEIN: Z. of exper. Med. **52**, 262 (1926). — KIPP: Fol. haemat. (Lpz.) Arch. **18**, 43 (1914). Exsudatzellen. — KROMPECHER: Beitr. path. Anat. **24** (1898).

LAQUER: Frankf. Z. Path. **11**, 79 (1912); **12**, 388 (1913). — LIPPMANN u. BRÜCKNER: Kongr. inn. Med. **1914**; Z. exper. Path. u. Ther. **19**, 664 (1917). — LIPPMANN u. PLESCH: Dtsch. med. Wschr. **1913**, 1395; Dtsch. Arch. klin. Med. **118**. — LÖHLEIN: L.-Tätigkeit bei entzündlichen Prozessen. Jena 1913. — LUBARSCH: Klin. Wschr. **1925**, 1248; Virchows Arch. **239**, 485 (1922). — LUDWIG: Arch. exper. Zellforschg **9**, 384 (1930).

Marchand: Prozeß der Wundheilung. Dtsch. Chir. **16** (1899); Med. Klin. **1911**, Nr 30; Verh. dtsch. path. Ges. **1898, 1901, 1913**. — Maciesza-Jelenska: Beitr. Klin. Tbk. 8 (1907). — Marschalko: Zbl. path. Anat. **10** (1899). — Martinotti: Fol. haemat. (Lpz.) 11, 205. Plasmazellen. — Maximow: Zbl. path. Anat. **1903**; Anat. Anz. **1905**, Erg.-Bd.; Beitr. path. Anat. **35** (1904); **38** (1905), Lit.! usw.; Histogenese der Entzündung. 16. internat. Kongr. **1909**; Arch. mikrosk. Anat. **67**; Beitr. path. Anat. **39, 41**; Anat. Anz. **28**; Fol. haemat. (Lpz.) **4**, 611; Klin. Wschr. **1926**, 2193 u. Kap. Knochenmark (Vitrokultur); Wien. klin. Wschr. **1928**, Nr 47; Arch. exper. Zellforschg **4**, 1 (1927). Mesothel; **5** (1928). Zellkultur. — Meyer-Klatschko: Inaug.-Diss. Königsberg **1913**. Tonsille. — Mitsuda: Virchows Arch. **245**, 342 (1923). Explantate. — Möllendorff, v.: Z. Zellforschg **6**, 61, 151 (1928); Münch. med. Wschr. **1926**, 3; **1927**, 135.

Pappenheim: Virchows Arch. **164, 165, 166, 169**. Lit.!; Fol. haemat. (Lpz.) Ref. u. Kritik; **1904**, 165, 408, 414, 441, 442, 781; **1905**, 271, 277, 671, 815, 825; Suppl. **4**, 206; **11**, 170; Zbl. path. Anat. **24**, 997. Exsudatzellen. — Pappenheim u. Fukushi: Fol. haemat. (Lpz.) Arch. **17**, 257. Exsudatzellen. — Paremusoff: Lit. S. 231. — Parodi: Fol. haemat. (Lpz.) **1904**, 782. — Pascheff: Fol. haemat. (Lpz.) Arch. **13**, 83 (1912). Conjunctiva. — Pirone: Fol. haemat. (Lpz.) **7**, **339**. — Porcile: Beitr. path. Anat. **36** (1904). Lit.!

Ranvier: Archives Anat. microsc. **3** (1900). — Reincke: Beitr. path. Anat. 5 (1889). — Renn: Beitr. path. Anat. **53**. Speichelkörperchen. — Reiterer: C. r. Soc. Biol. Paris **1913**, 667. Speichelkörperchen. — Ribbert: Zbl. path. Anat. **1890**; Virchows Arch. **150** (1897); Beitr. path. Anat. **6** (1889). — Rosenow: Z. exper. Med. **3** (1914).

Sabin: Kongreßzbl. inn. Med. **37**, 187. Peritonealexsudat. — Schaffer: Slg anat. u. phys. Vortr. **1910**, H. 8; Verh. Ges. dtsch. Naturforsch. **1909**. — Schilling: Fol. haemat. (Lpz.) **6**, 429. — Schlesinger: Virchows Arch. **169** (1902). — Schott: Arch. mikrosk. Anat. **74**. — Schreiber: Münch. med. Wschr. **1902**. — Schreiber u. Neumann: Festschrift für Jaffé. — Schridde: Arch. f. Dermat. **73** (1905); Anat. H. **85—86** (1905); Zbl. path. Anat. **1905**, Nr 11; Münch. med. Wschr. **1905**, Nr 39; **1906**, Nr 4; Fol. haemat. (Lpz.) **1907**, 285, Suppl. Entzündung. Jena 1910. Beitr. path. Anat. **55**, 345 (1913). — Schwarz: Virchows Arch. **179** (1905). Lit.!; Wien. klin. Wschr. **1904**, 1173. — Seemann: Beitr. path. Anat. **1930**, 303. — Sherrington u. Ballance: Zbl. path. Anat. **1890**. — Siegmund: Med. Klin. **1927**, Beih. 1. — Silberberg: Verh. dtsch. path. Ges. **1929**, 456. — Sormani: Virchows Arch. **184** (1906). — Sternberg: Verh. dtsch. path. Ges. **1913**. — Stockinger: Z. exper. Med. **58**, 759 u. 777 (1928); Z. Zellforschg **6**, 27 (1928). — Szecsi: Z. Neur. **6**, 537 (1911); **22**, 345 (1914). Lumbalzellen; Fol. haemat. (Lpz.) Arch. **13**, 1 (1912). Serosaexsudatzellen); **11**, 481; Dtsch. med. Wschr. **1913**, Nr 52; Wien. klin. Wschr. **1912**, Nr 33. — Szecsi u. Ewald: Fol. haemat. (Lpz.) **17**, 167 (1913). Peritoneale Exsudatzellen.

Tschaschin: Fol. haemat. (Lpz.) Arch. **14**, 295 (1913); **16**, 247; **17**, 317. Entzündung.

Unna: Histolog. Atlas zur Pathologie der Haut, 1903; Münch. med. Wschr. **1902**. — Uyeyonahara: Fol. haemat. (Lpz.) **40**, 1 u. 406 (1930).

Walz: Arb. path. Inst. Tübingen **2**, 244 (1908). — Weidenreich: Fol. haemat. (Lpz.) **5**, 1 u. Monogr. S. 258; Verh. anat. Ges. **1905**, 258. — Westphal: Inaug.-Diss. Berlin 1880. Wjereszinski: Haematologica (Palermo) **5**, 41 (1924). — Wolff: Münch. med. Wschr. **1902**; Dtsch. med. Wschr. **1904**; Berl. klin. Wschr. **1906**, Nr 9. — Wolff, A.: Frankf. Z. Path. **5**. Plasmazellen. — Wolff u. Torday: Berl. klin. Wschr. **1904**.

Ylppö: Z. Kinderheilk. **17**, 169 (1918). Pleura.

Ziegler: Beitr. path. Anat. **36** (1904). — Ziegler, Marchand, P. Grawitz: 10. internat. Kongr. Berlin **1890**. — Zieler: Zbl. path. Anat. **1907**, Nr 8; Arch. f. Dermat. **85**.

Die Leukocytose und die Leukocytenschwankungen.

Die echte Leukocytose ist eine Funktion des Knochenmarkes und die echte Lymphocytose eine Funktion des lymphatischen Systems.

Gewöhnlich wird hervorgehoben, Leukocytose ist ein vorübergehender, symptomatischer Zustand im Gegensatz zu der dauernden Vermehrung bei Leukämie.

Praktisch ist das richtig, prinzipiell aber unrichtig. Auch eine leukämische Krankheit braucht nicht hohe Zahlenwerte aufzuweisen (s. Leukämie). Schließlich ist auch der Blutbefund der Leukämie lediglich ein Symptom und nicht die Krankheit selbst.

Man spricht gewöhnlich von Leukocytose bei einer Zahl von über 10000 L. Ganz richtig ist zwar diese Begriffsbestimmung nicht; denn es kann nicht nur bei normaler, sondern sogar bei verminderter L.-Zahl eine einseitige Vermehrung einer Zellspezies, z. B. der Eos. vorliegen, als eos. Leukocytose. Unmöglich ist eine Trennung zwischen Leukämie und Leukocytose nach dem Grade der Vermehrung. Die früher festgesetzte Grenze, 50000, ist völlig haltlos. Ganz gewöhnliche infektiöse Prozesse können höhere Werte erzeugen, und oft zeigen Leukämien ganz wesentlich tiefere Zahlen.

Richtiger ist die *Scheidung nach dem Charakter der Zellen.* Bei Leukocytose liegt (fast) durchgehends eine Vermehrung der reifen, normalen Zellen vor, bei Leukämie sind unreife und pathologische Formen häufig.

Aber auch hier stören zahlreiche Spezialfälle jede prinzipielle Definition. Hier und da läßt eine infektiöse Leukocytose, noch häufiger ein Tumor mit Markmetastasen Myelocyten selbst in ansehnlichen Werten aufmarschieren, und noch häufiger fehlen fast alle, oder wirklich alle, abnormen L. bei therapeutisch oder durch anderweitige Krankheiten beeinflußten Leukämien im Blute.

Jede Definition, die beide Zustände abgrenzen will, scheitert. Ein prinzipieller Unterschied zwischen Leukocytose und Leukämie ist nicht vorhanden; denn das Blutbild der myeloischen Leukämie ist die leukämische Leukocytose.

Aber dennoch ist in 99 auf 100 Fällen die Unterscheidung möglich, ja spielend leicht, wenn die Kriterien der Zahl und Art der L. neben dem Krankheitsbilde berücksichtigt werden. Auch die Grenzfälle werden bei längerer und kritischer Beobachtung bald entschleiert. Viel größer als die Gefahr, eine Leukämie nicht zu erkennen, ist die Versuchung, bei Anwesenheit relativ zahlreicher pathologischer L. — selbst bei niedriger Gesamtzahl — eine atypische Leukämie zu diagnostizieren. Diese Fälle können nicht kritisch und skeptisch genug betrachtet werden. Sie verflachen den Begriff Leukämie und stiften Verwirrung und Unklarheit.

Die Herkunft der Leukocytosezellen ist klar. Es sind ja dieselben Zellen, die normal im Blute kreisen, nur in vermehrter Zahl, und die wenigen abnormen Formen (z. B. Myelocyten) trifft man normal auch nirgends anderswo als in den blutbildenden Organen. Mithin weist die Histologie der Leukocytose zwingend auf die hämopoetischen Gewebe als Ursprungsort.

Die alte Virchowsche Auffassung, daß Lymphdrüsenreizung der Leukocytose zugrunde liege, ist unrichtig; denn die Zellen der gewöhnlichen Leukocytosen sind spezifisch granuliert und können lediglich dem myeloischen Gewebe entstammen. Einzig für die Lymphocytosen ist die Abstammung aus dem lymphatischen Gewebe gewiß.

Fast unglaublich klingt uns heute die sog. lokalistische Theorie, nach welcher die Zellen der Leukocytose aus dem entzündeten oder vereiterten Gewebe retrograd ins Blut eingewandert wären. Darauf heute noch einzugehen, wäre müßig.

Eindeutige Beweise für die Ableitung der N. und Eos. aus dem Knochenmark ergibt die feinere Analyse der Blutzellen. Dieselbe belehrt uns, daß bei der Leukocytose nicht dieselben Zellen wie früher zirkulieren, sondern häufig eine Zellspezies, z. B. die Eos., vollständig verschwunden ist und dafür unfertige L., z. B. Myelocyten, N. mit jugendlichem Kern, mit basophilem Protoplasma, mit teilweise basophil reagierenden Granula usw., ja außerdem kernhaltige und andere unreife R. auftauchen, und es braucht geringe logische Überlegung zu dem Schlusse, daß nur intensive Knochenmarkstätigkeit solche Verhältnisse schaffen kann.

Bemerkenswert ist ferner der Befund von Knochenmarksriesenzellen in den Lungencapillaren bei jeder Leukocytose (Aschoff, Lubarsch, Foà) und damit der deutliche Hinweis auf das affizierte Organ.

Zahlreiche Untersuchungen zeigen das Fettmark auf Kosten des Zellmarkes verschwinden und eine Vermehrung der Mutterzellen, der Myelocyten mit Mitosen bei der Zellart, die die Leukocytose miterhält.

So erzeugt experimentelle Trichinosis eine so enorme Wucherung der eos. Myelocyten, daß eos. Zellmark das Fettmark verdrängt und massenhafte Mitosen bietet (Opie). Außer im Knochenmark sind nirgends eos. Myelocyten oder Mitosen zu entdecken. Ebenso konstatiert Lossen den höchsten Wert des Knochenmarkes an Eos. bei Scarlatina, wo die eos. Leukocytose ja so prägnant ist, und N. sind im Knochenmark gewöhnlich nur sehr selten (1—3⁰/₀), bei eitriger Affektion aber stark vermehrt (bis gegen 20⁰/₀).

Wenn in einzelnen Fällen die langen Röhrenknochen trotz länger bestehender Leukocytose nur Fett enthielten und die Metaplasie ausblieb, so muß angenommen werden, daß die übrigen Regionen des Zellmarkes zur Erzeugung der Leukocytose genügten; daß sie tatsächlich auch in diesen Fällen verändert sind, hat LOSSEN bewiesen. Ähnliche Verhältnisse kommen ja auch bei den Erythrocyten vor; z. B. konstatiert man Blutkrisen, und doch keine Ausbreitung des roten Knochenmarkes auf die langen Knochen.

LÖWIT erklärte die Leukocytose als Folge einer Leukolyse, erzeugt durch die Einwirkung der Krankheitsstoffe auf die L. Prüft man beim Tiere mit Injektion von Bakterien oder Toxinen, so findet man in der Tat zunächst eine, gewöhnlich nur kurzdauernde, L.-Verminderung. Zur Erklärung müssen zwei Modi der Infektion auseinandergehalten werden.

1. Bei intravenöser Injektion von Parenchymbrei, Bakterien, chemischen Stoffen erfolgt eine Knochenmarksläsion. Komplexe lösen sich und bleiben in den Lungencapillaren stecken. Hier findet man Stücke von Knochenmarksgewebe, besonders erkennbar an den Riesenzellen. Es ist dies die Parenchymzellenembolie: ASCHOFF[1], LUBARSCH[2] u. a. Das Knochenmark verarmt jetzt an Zellen. Bald aber setzt eine Vermehrung ein; man findet Mitosen, und als Folge dieser Hyperaktivität erscheint jetzt eine Leukocytose.

2. Bei subcutaner Einverleibung und Injektionen von geringen Dosen fehlen Parenchymzellenembolien, die N. und Eos. verschwinden aber anfänglich auch aus dem Blute. Man trifft sie in den Capillaren der Lunge und Leber (WERIGO, GOLDSCHEIDER und JACOB usw.). Nachher setzt gleichfalls Hyperleukocytose ein, wenn nicht der injizierte Stoff wie das Typhustoxin (NAEGELI, STUDER, HIRSCHFELD, LANGE) von vornherein eine Funktionslähmung des Knochenmarkes erzeugt.

Wie sehr biologische Vorgänge, und zwar der Grad der Virulenz, diese Reaktionen beherrschen, zeigen die Erfahrungen am immunisierten Tiere, das keine initiale Verminderung der Gesamtzahl, keine Ansammlung der N. in den Capillaren und auch keine spätere Hyperleukocytose bekommt. Die L. des Blutes wie des Knochenmarkes haben hier keine Aufgabe zu lösen, und ihre Aufgabe ist es eben, die Schutzwehr des Organismus zu bilden. Schwach virulente Keime und leichte Infektionen rufen rasch eine starke Leukocytose hervor (TSCHISTOWITSCH, WILLIAMSON, JACOB), stark virulente dagegen lassen jede Reaktion vermissen (TSCHISTOWITSCH, WILLIAMSON, ZANGEMEISTER, SONNENBURG, FEDERMANN); das Knochenmark ist insuffizient und unfähig zum Kampf.

Bei der glücklichen Überwindung der Infektion macht das Versuchstier zuerst eine Vermehrung der N., dann eine Lymphocytose und eine Eosinophilie durch.

Auch in der menschlichen Pathologie erweist sich der Grad der Virulenz als Hauptmoment, das die L.-Kurve beherrscht. Siehe die eingehenden Darstellungen im speziellen Teile. Hier genügt der Hinweis auf den L.-Sturz beim letalen Typhus (TÜRK, NAEGELI), bei schwerer Pneumonie, schwerer Trichinosis (OPIE, STÄUBLI), schwerer Perityphlitis und Peritonitis (FEDERMANN).

Es ist die Funktion des Knochenmarkes, die bei Infektionen und Intoxikationen die L.-Kurve bestimmt, abhängig von der Schwere des Leidens. Die Leukocytose ist Ausdruck einer Organtätigkeit. Man spricht von Suffizienz des Knochenmarkes, wenn die Reaktion kräftig ausfällt, von Insuffizienz, wenn sie gering ist oder fehlt. In letzterem Falle kann nur leichte oder ungewöhnlich schwere, prognostisch ernste Erkrankung vorliegen. Die Lösung dieser Alternative ist dem klinischen Gesamtbild zu entnehmen. Die Virulenz und die Reaktionsmöglichkeit beherrschen die Leukocytose. Daher müssen die L.-Bewegungen zwar nach bestimmten Gesetzen vor sich gehen, können aber wegen Ineinandergreifens verschiedener Gesetze unmöglich schematisch immer gleichartig ausfallen. Das erklärt auch verschiedene Befunde bei derselben Krankheit.

Große Bedeutung für die Entstehung der Leukocytose ist seit den Entdeckungen des Botanikers PFEFFER, daß Zellen von chemischen Stoffen angelockt oder abgestoßen (positive und negative Chemotaxis) werden können, *chemotaktischen Prinzipien* beigelegt worden. Es sollte Leukocytose die Anwesenheit positiv chemotaktischer Substanzen, das Fehlen der Vermehrung dagegen das Vorhandensein negativ chemotaktischer Körper beweisen, und diese Verhältnisse hätten dann die Phänomene der Leukocytose erklärt. Schon früher (1900) suchte ich zuerst in prinzipieller Weise zu beweisen, daß die chemotaktische Lehre die Verhältnisse nicht genügend und biologisch nicht richtig erklärt. Abnorme chemische Substanzen beeinflussen vor allem die Funktion des Knochenmarkes, und jetzt kann eine Vermehrung der L. eintreten und eine örtliche Ansammlung. So erzeugt Injektion sterilen Terpentinöles normalerweise sicher Leukocytose und Eiterung. Liegt aber die Funktion des Knochenmarkes bei schweren Affektionen (z. B. Typhus) aufs tiefste darnieder, so zeigt sich (BAUER, JACOB, eig. Erf.) keinerlei Leukocytose oder Eiterung. Hat sich aber der Patient erholt und ist die Injektion schon fast vergessen, tritt der vorher

[1] ASCHOFF: Virchows Arch. **134**. [2] LUBARSCH: Verh. Ges. dtsch. Naturforsch. **1892**.

vergeblich erwartete Fixationsabsceß auf. Nicht die chemischen Stoffe erzeugen direkt die Leukocytose, sondern die Reaktionsfähigkeit des Knochenmarkes war maßgebend. So fehlt der schwersten Pneumonie die L.-Vermehrung und der letalen und schweren Trichinosis die Eosinophilie.

Die biologische und nicht die ausschließlich chemisch-chemotaktische Auffassung gibt die Erklärung. Unter den gleichen Bedingungen zeigen auch die roten Blutzellen reaktive Jugendformen jeder Art und hier kann ja die Chemotaxis gar nicht in Frage kommen.

Wir halten also die Leukocytose und Leukopenie als den morphologischen Ausdruck hochgradiger biologischer Änderungen in der Knochenmarksfunktion.

Darum gibt uns, wie ich an Tausenden von kurvenmäßigen Darstellungen zeigen kann, die Ausrechnung der absoluten Werte der einzelnen L. wunderbare Einblicke in die Funktion der Organe. Die bloße Ermittelung der Prozentwerte und deren Kurve (als biologische Kurve SCHILLING) genügt nicht. Die Kurven der absoluten Werte sind biologisch weit überlegen.

Die Leukopenie oder Hypoleukocytose.

Die Leukopenie kann nicht als grundsätzlich verschieden der Leukocytose gegenüber gesetzt werden, denn bei geringer Gesamtzahl kann eine Zellart vermehrt auftreten, z. B. tropische Megalosplenie 5000 L., 24% Eos. = 1200, also nahezu zehnfache Vermehrung. Längerdauernde Hypoleukocytose ist also nicht lediglich quantitative Herabsetzung, sondern häufig hochgradige qualitative Veränderung, oft mit pathologischen Elementen. Negative Chemotaxis kommt daher nicht in Frage, wie ich zuerst 1900 dargestellt habe, und mit den Verhältnissen in der Botanik besteht keine Parallele. Folgende Möglichkeiten können vorliegen:

1. Verminderte Leistung der leukopoetischen Organe infolge geringer Funktionsansprüche, so embryonales Blut und Inanition.

2. Verminderte Leistung durch Erschöpfung der Funktion, so Toxinwirkung bei Typhus, Anämien, besonders Perniciosa, präagonal bei schwerer Perityphlitis und vielen anderen Affektionen, bei Inanition (EMMEL).

Hierher leichtere Grade der Röntgen- und Radiumwirkungen mit verminderter Zellproduktion (Abfall der Purinkörperwerte). Benzol macht nach WALLBACH im Marke Hemmung der Neubildung, Thorium aber macht Zellanschwemmung und Hemmung der Neubildung.

3. Verminderte Funktion durch anatomische Zerstörung, so $\mathcal{L}$.-Verminderung bei ausgedehnter Tuberkulose der Lymphknoten, L.-Abfall infolge Röntgen oder Radium, Vernichtung des myeloischen Gewebes bei Sepsis bei starker Strahlendosierung.

4. Capillarattraktive Wirkung bei vielen Injektionen und Intoxikationen. In Lungen- und Lebercapillaren wird die Materia peccans von den L. angegriffen, daher kurze Zeit ungleiche Verteilung, bis eine Mehrleistung der leukopoetischen Organe eintritt.

Im Gewebe scheint negative Chemotaxis tatsächlich vorzukommen.

Auf Bakterieninjektion ins Peritoneum sah STÄUBLI die Eos. ohne Zerfall fast vollständig aus der Peritonealflüssigkeit verschwinden. Dieser Rückgang der acidophilen Zellen des Peritoneums blieb nach subcutaner Injektion aus. FALTA hält freilich auch dies nicht für negative Chemotaxis.

5. Als Hämoklasie bezeichnete WIDAL eine Störung des kolloidalen Gleichgewichtes im Blute, und er fand dabei eine L.-Abnahme nach 200 g Milch bei Leberinsuffizienz. Die Zählung muß alle 20 Min. vorgenommen werden. Gleichzeitig sinkt der Blutdruck und der Refraktionswert des Serums und wird die Blutgerinnung beschleunigt. Diese Probe ist heute verlassen. Sie ist keine Funktionsprobe der Leber und hängt nur mit Funktionszuständen des vegetativen Nervensystems zusammen (siehe diese).

Verteilungs- oder Verschiebungsleukocytose.

Früher hatten RIEDER u. SCHULZ starke Ungleichheit in der L.-Verteilung im Blut angenommen, ja sogar jede Leukocytose durch Verschiebung und Ansammlung der Zellen in die Peripherie erklärt. Das war unrichtig: denn die Zellen der Leukocytosen sind oft unreif, waren vorher nicht im Blut und sind erst jetzt durch abnorme Knochenmarksreizung ins Blut gekommen. Dennoch müssen je nach der Funktion der Organe auch die L.-Zahlen in den Organen wechseln. SCHWENKENBECHER u. SIEGL suchten allerdings durch Zählungen in der Peripherie und in inneren Organen die ungefähr gleiche Verteilung der Leukocyten zu beweisen, während GOLDSCHEIDER u. JACOB und VAN DEN VELDEN eine Ungleichheit angenommen hatten. SAJOUS, SCHILLING und besonders GRÄFF haben bewiesen, daß manche vorübergehende kurzdauernde, z. B. physiologische Leukocytose eine scheinbare ist, indem das Blut der Capillaren in den inneren Organen, besonders im Bauch, viel mehr L. enthält, und zwar unabhängig von der L.-Zahl im peripherischen Blut. So ist auch eine Leukopenie mitunter nur der Ausdruck von Verschiebung und eine erhöhte oder erniedrigte N.-Zahl nicht unter allen Umständen der Ausdruck einer veränderten Marktätigkeit. Dabei kann es sich aber wohl nur um kurzdauernde und vielfach noch halbwegs physiologische Verhältnisse handeln; nie aber kommt eine solche Verschiebungsleukocytose bei ernsteren Krankheiten allein in Betracht. Die feinere Histologie der Zellen beweist uns das ohne weiteres. Zu den Verschiebungsleukocytosen gehören mindestens zum Teil die Schrei- und die Erstickungsleukocytose, die 1. Phase der L.-Vermehrung nach Blutverlusten, die Veränderungen des Zellbildes nach Arbeit, Krämpfen, Lagewechsel, thermischen Einflüssen, nach Injektionen. Am besten werden Verschiebungsleukocytosen ausgeschaltet durch kurvenmäßige, häufige, wiederholte Untersuchungen. Diese zeigen in klarer Weise das biologische Geschehen in den Organen der L.-Bildung.

Literatur über die Auffassung, Entstehung und Bedeutung der Leukocytose und Leukopenie.

ALDER: Dtsch. Arch. klin. Med. **126**.

BAUER: Virchows Arch. **156**; Inaug.-Diss. Bern 1898. — BECHER: Mitt. Grenzgeb. Med. u. Chir. **31** (1919); Pflügers Arch. **167** (1917). — BENNECKE: Jena 1909. — BEZANÇON et LABBÉ: Lehrbuch. — BOGENDÖRFER u. NONNENBRUCH: Dtsch. Arch. klin. Med. **133**, 389 (1920). — BOHLAND: Zbl. inn. Med. **1899**, 409. — BÖHME: Dtsch. Arch. klin. Med. **103**. — BÖHME u. SCHWENKER: Dtsch. Arch. klin. Med. **126**. — BUCHNER: Berl. klin. Wschr. **1890**, Nr 47.

CASTREN: Finnal. 1916.

DECASTELLO u. HOFBAUER: Z. klin. Med. **34** (1900).

EHRLICH: Die Anämie. I. Teil. Nothnagels Samml.

FALTA in BERTELLI, FALTA u. SCHWEEGER: Z. klin. Med. **71** (1910). — FLESCH u. SCHLOSSBERGER: Jb. Kinderheilk. **62**.

GABRITSCHEWSKI: Ann. Inst. Pasteur **1890**. — GAISBÖCK: Wien. klin. Wschr. **1912**, 1066. — GOLDSCHEIDER u. JACOB: Z. klin. Med. **25**, 373 (1894). — GRÄFF: Berl. klin. Wschr. **1921**, 84. — GUILLERMIN: Inaug.-Diss. Genf 1907. Verteilung der L.

HEINZ: Virchows Arch. **167**. — HERRENKNECHT: Fol. haemat. (Lpz.) **30**, 89 (1924). Verschiebung. — HESS: Dtsch. Arch. klin. Med. **137**, 200 (1921). — HIRSCHFELD: Dtsch. Arch. klin. Med. **102**. — HÖFER u. HERZFELD: Fol. haemat. (Lpz.) Arch. **27**, 77 (1921). — HÖGLUND: Acta med. scand. (Stockh.) **70**, 573 (1929). Verschiebung in Peripherie. — HOLLER: Wien. klin. Wschr. **1922**, 497. Wesen d. Leukocytose. — HOLMES: Amer. J. med. Sci. **1905**.

JACOB: Z. klin. Med. **30** u. **32**; Kongr. inn. Med. **1897**; Arch. f. Physiol. **1897**.

KAST u. GÜTIG: Dtsch. Arch. klin. Med. **80**. — KLEIN: Slg klin. Vortr. **1893**, Nr 87. — KOSTLIVY: Mitt. Grenzgeb. Med. u. Chir. **18** (1908). — KRJUKOFF: Inaug.-Diss. Moskau 1909.

LANGE: Dtsch. Arch. klin. Med. **94**. — LENGEMANN: Beitr. path. Anat. **29**; Dtsch. med. Wschr. **1899**. — LIMBECK: Prag. med. Wschr. **1890**; Z. Heilk. **10**; Lehrbuch 1896. —

LÖWIT: Monographie. Jena 1892. — LOEWY u. RICHTER: Virchows Arch. **151**. — LOSSEN: Virchows Arch. **200** (1910).

MEDLAR: Amer. J. med. Sci. **177**, 72 (1929). Phys. normale L.-Zahlen. — MIRKIN u. BÄCHLIN: Med. Klin. **1926**, 1113. Verteilung. — MOXTER: Dtsch. med. Wschr. **1899**. — MÜLLER, E. F.: Klin. Wschr. **1929**, 1027. Verteilungs-L.

NAEGELI: Dtsch. Arch. klin. Med. **67** (1900).

REICHEL: Klin. Wschr. **1929**, 1712. Math. Fehlerberechnung. — REINERT: S. 243. — RIEDER: S. 243. — RÖMER: Inaug.-Diss. München 1890; Virchows Arch. **128**; Berl. klin. Wschr. **1891**. — RUBINSTEIN: Zbl. inn. Med. **1907**, 201. — RUEF: Mitt. Grenzgeb. Med. u. Chir. **34**, 601 (1922). Verteilung in inneren Organen.

SACCONAGHI: Morgagni **1905**. — SAHLI: Untersuchungsmethoden. — SAJOUS: N. Y. med. J. **1917**, 130. — SCHILLING: Berl. klin. Wschr. **1921**, 181; Dtsch. med. Wschr. **1926**, 988; Z. klin. Med. **99**, 232 (1923). — SCHLESINGER: Z. Hyg. **35** (1900). — SCHULZ: Dtsch. Arch. klin. Med. **51**. — SCHUR u. LOEWY: Z. klin. Med. **40**. — SCHWENKENBECHER u. SIEGL: Dtsch. Arch. klin. Med. **92**. — SONDERN: Dtsch. Z. Chir. **102**. — STAHL: Dtsch. med. Wschr. **1922**, 314. In versch. Gefäßen. — STÄUBLI: Trichinosis. Wiesbaden 1909. — STUDER: Inaug.-Diss. Zürich 1903.

TRAUGOTT: Münch. med. Wschr. **1920**. — TSCHISTOWITSCH: Ann. Inst. Pasteur **1892**.

VELDEN, VAN DER: Z. exper. Path. u. Ther. **7**.

WALLBACH: Z. exper. Med. **68**, 621 (1929). Leukopenie. — WALTERSHÖFER: Dtsch. Arch. klin. Med. **135**, 208 (1921) .— WASSERMANN: Dtsch. med. Wschr. **1898**. — WEIDENREICH: S. 137. — WERIGO: Ann. Inst. Pasteur **1892**. — WERIGO u. JEGUNOW: Pflügers Arch. **84**. — WILLIAMSON: Beitr. path. Anat. **29**.

ZANGEMEISTER u. GANS: Münch. med. Wschr. **1909**, 793. — ZIEGLER: Klin. Wschr. **1924**, 1481. Gegen Verteilungsleukocytose.

Verschiedene Arten der Leukocytose.

Man unterscheidet je nach der Vermehrung neutrophile, eosinophile, Mastzellen-, Monocyten-, Lymphocyten-Leukocytose. Diese Formen sind in den Kapiteln über die Morphologie der genannten Zellen nachzusehen. Sehr oft kombinieren sich Vermehrungen verschiedener Formen.

Tagesschwankungen und Verdauungsleukocytose.

L.-Zunahme nach aufgenommener Nahrung nahmen schon NASSE u. VIRCHOW an, und insbesondere sollte eiweißreiche Nahrung (HIRT, POHL) erhebliche Zunahme erzeugen. Andere, z. B. viele französische Autoren, ZAPPERT und GALAMBOS konnten indessen nichts Sicheres entdecken.

Auch in bezug auf die Art dieser Leukocytose bestehen die denkbar größten Gegensätze. Während EHRLICH eine Lymphocytose als passive Einschwemmung angenommen, behaupten andere, besonders JAPHA, lediglich eine neutrophile Leukocytose, ja diese sei nur eine physiologische Tagesschwankung und zeige sich sogar bei Abstinenz von jeder Nahrung, was aber SCHEINERMANN nicht bestätigt. Im Säuglingsalter fehlt nach JAPHA eine regelmäßige Verdauungsleukocytose; ebenso spricht sich WERNSTEDT aus, der für die Schwankungen Muskelbewegungen verantwortlich macht. ROTHACKER konnte eine L.-Zunahme weder regelmäßig noch bei gleicher Person immer in gleicher Weise feststellen.

Die *physiologische Tagesschwankung* verläuft nach ELLERMANN und ERLANDSEN:

6 Uhr	7400 L.
10 „	8800 L.
3 „	9200 L.
7 „	10000 L.

und wird auf die Zunahme der Herzarbeit zurückgeführt. Auch MAURIAC fand die Schwankung beträchtlich.

Bei Tieren fanden KLIENEBERGER und CARL nie Verdauungsleukocytose, ebensowenig beim Menschen ZOLLIKOFER, JAPHA, CHARLOTTE MÜLLER, ELFER u. a. SCHIFF und STRANSKY deuten die gefundenen Schwankungen nur als abnorme Verteilung.

Für eine L.-Zunahme bei der Verdauung treten außer RIEDER (Zunahme im Maximum $37\% = 2900$, im Mittel 33%), LERENSKY, GOODALL und PATON, SCHWENKENBECHER und SIEGEL, SIRENSKY (Minimum $+ 21\%$, Maximum $+ 140\%$, durchschnittlich $+ 60\%$) ein, und zwar nur bei Eiweißkost und als neutrophile Leukocytose.

Alle diese Werte schwanken nur unerheblich mehr als die physiologische Tageszunahme, und da es außerordentlich umfangreicher und sorgfältiger Untersuchungen bedürfte, so geringe Differenzen an sich und dann erst recht noch gegenüber anderen physiologischen Schwankungen sicherzustellen, so kann man sich bisher kaum von der Existenz einer erheblichen Verdauungsleukocytose überzeugen.

Interessant sind *Abweichungen bei veränderter Kost.*

Keuthe traf bei reiner Fleischnahrung Zunahme der ℒ. von 2040 auf 2490 und der N. von 3660 auf 5700, bei reiner Kohlenhydratnahrung ℒ.-Werte von 1800 auf 3150, N.-Werte von 3060 auf 4050; bei gemischter Kost ℒ. von 2300 auf 1900 zurückgegangen, aber N. von 3420 auf 5760 gestiegen; bei reichlicher Fettnahrung mehr N. und Monoc., weniger ℒ. Sirensky erwähnt bei Kohlenhydratnahrung in zwei Fällen Zunahme der L. um 17% und 21%, dabei Lymphocytose; bei vorwiegender Fettnahrung in 6 Fällen Zunahme von 24%, im wesentlichen N. Lerensky findet bei Kohlenhydraternährung nur ausnahmsweise Leukocytose, dann aber ℒ.-Zunahme. Bräuning sah nach Fettzufuhr keine Verdauungsleukocytose.

Es bestehen also, wenn auch die Übereinstimmung der Autoren keine völlige ist, bei starken Veränderungen der Kost Unterschiede in der L.-Zusammensetzung. Sie sind aber bescheiden, freilich für das differentielle L.-Bild nicht gleichgültig. Manche Autoren, wie Ciaccio, Pagniez, Solarius, Terzani glauben, daß HCl im Magensaft die Verdauungsleukocytose erzeuge; denn HCl, in den Magen gebracht, hätte die gleiche Wirkung.

Bei *Inanition* konstatiert Källmark bei Kaninchen keinerlei Schwankungen der einzelnen Arten, Keuthe beim Hund zuerst mehr ℒ. und weniger N., später umgekehrt, Carthesis beim Menschen nach 14tägigem Fasten ℒ.-Werte gleich, N. und Monoc. vermehrt, Argand bei Inanition niedrige Werte.

Von vielen Seiten, besonders Lämpe u. Saupe, ist eine Vermehrung der Leukocyten und eine starke Lymphocytose (36,5% bei 7000—9000 L.) für die Zeit der fettarmen Kriegskost verzeichnet worden.

Die Genese der vermehrt im Blute auftretenden Zellen wird verschieden erklärt. Hofmeister fand im Darm während der Verdauung eine Infiltration des adenoiden Gewebes mit Lymphzellen und nahm nicht allein eine autochthone Vermehrung in den Follikeln, sondern auch eine extrafollikuläre, histiogene an. Pohl ermittelte bei Hunden eine Zunahme der L. im Darmvenenblut und glaubte, daß in diesen L. resorbiertes Eiweiß als Nährstoff den Geweben zugehe. Rieder, ebenso Goodall und Paton, Schwenkenbecher und Siegel konnten diese Zunahme der L. im Darmvenenblut nicht finden, und Rieder dachte an chemotaktische Anlockung durch das resorbierte Pepton. Auch Heidenhain spricht sich dagegen aus, daß die Zellen aus der Darmwand in den Ductus thoracicus und ins Blut gelangen.

Jedenfalls fehlen zum wirklichen Verständnis der Verdauungsleukocytose, ihre Existenz angenommen, noch alle Grundlagen.

Ciaccio, Pizzini, Pirone konstatierten eine Vergrößerung der Follikel in Lymphknoten und Milz während der Verdauung bei Hunden und wollen selbst eine myeloische Metaplasie der Milz gesehen haben.

Untersuchungen an menschlichen und tierischen Därmen haben mir bewiesen, daß eine Bildung von Zellen der myeloischen Reihe in der Darmwand ausgeschlossen ist, und dahinlautende Mitteilungen auf Beobachtungsfehlern und falschen Deutungen beruhen.

Wenn während der Verdauung Veränderungen in blutbildenden Organen bestehen, und solche beschreibt Pirone auch für Knochenmark und Darm (hier viel mehr Eos. und Plasmazellen, neben ℒ.-Hyperplasie), so sind das Beweise, daß die ℒ. in den Organen wichtige Aufgaben erfüllen, ohne daß es zu einer erheblichen Lymphocytose im Blute zu kommen braucht.

Für chemotaktische Anwesenheit von Eos. in der Darmwand spricht das vollständige Verschwinden dieser Zellen beim Hunger. Wirkliche Bildungsstätten gehen doch nicht auf so geringe, im Bereiche des Physiologischen liegende Änderungen zugrunde.

Literatur über Tagesschwankung, Verdauungsleukocytose und L.-Zahl bei veränderter Kost.

Adelberger: Z. Kinderheilk. **29**, 156 (1921). — Argand et Billard: C. r. Soc. Biol. Paris **1911**, 740. Inanition. — Arneth u. Ottendorf: Fol. haemat. (Lpz.) **29**, 213 (1923). Verd.-L. — Asher: 15. internat. Kongr. inn. Med.

BATH: Dtsch. med. Wschr. **1924**, 336. Milz. — BONTOFF: Beitr. klin. Chir. **92** (1914). — BRASCH: Z. exper. Path. **10**, 387 (1912). — BRAUNING: Z. Physiol. **4** (1909). — BURIAN u. SCHUR: Wien. klin. Wschr. **1897**.

CAVALIERE: Haematologica (Palermo) **4**, 433 (1923). Verd.-L.; Presse méd. **31**, 277 (1923). HCl. — CHARTHERIS: Lancet **1907**. — CIACCIO: Kongreßzbl. inn. Med. **52**, 643. Verd.-L.; Haematologica (Palermo) **3**, 1 u. 366; **5**, 287. — CIACCIO et PIZZINI: Arch. Méd. expér. **17** (1905). — CIPRIANI: Riforma med. **1924**, 872. Verd.-L. — CZIBULSKI: Bull. Soc. Biol. Paris **90**, 301 (1924). Verd -L.

DEAN usw.: J. of exper. Med. **46**, 511 (1927). Rhythm. Schwankungen. — DURANTE: Jb. Kinderheilk. **55**.

EHRLICH: Die Anämie. I. Aufl. — ELFER: Fol. haemat. (Lpz.) **1**, 105. — ELLERMANN u. ERLANDSEN: Dtsch. Arch. klin. Med. **100**. — EMMEL: Fol. haemat. (Lpz.) **39**, 223 (1929). Inanition. — ERDELY: Z. Biol. **46**.

FERBER: S. 136. — FLETSCHER usw.: Amer. J. Dis. Childr. **34**, 807 (1927). Verd.-L.; Kongreßzbl. inn. Med. **50**, 105. Verd.-L. Splenektomie.

GALAMBOS: Fol. haemat. (Lpz.) **13**, 153 (1912). — GOODALL u. PATON: J. of Physiol. **33** (1905). — GRAWITZ: Lehrbuch, 4. Aufl. — GROLL: S. 136. — GWOREK: Fol. haemat. (Lpz.) **39**, 58 (1929). HCl-Einfluß. HCl macht keine Leukocytose.

HEIDENHAIN: Pflügers Arch. **43**. — HIRT: Arch. Anat., Physiol. u. wiss. Med. **1856**. — HOFFMEISTER: Arch. f. exper. Path. **22** (1887).

JANICKI: Fol. haemat. (Lpz.) **38**, 385 (1929). Verd.-L. auch nach Vagusdurchschneidung b. Hund. — JAPHA: Jb. Kinderheilk. **52**.

KÄLLMARK: Fol. haemat. (Lpz.) Arch. **11**, 411. — KEUTHE: Dtsch. med. Wschr. **1907**, Nr 15. — KLIENEBERGER u. CARL: Z. inn. Med. **1910**. — KOBRYNER: Klin. Wschr. **1927**, 1043. Phys. Schw. bedeutend; Kongreßzbl. inn. Med. **42**, 206. Verd.-L.; Z. klin. Med. **102**, 470 (1925). Tagesschw.; Dtsch. med. Wschr. **1924**, 1218. Verd.-L.

LÄMPE u. SAUPE: Münch. med. Wschr. **1918**; **1920**, 1468. — LASSABLIÈRE et RICHET: C. r. Soc. Biol. Paris **1911**, 637. — LERENSKY: Fol. haemat. (Lpz.) **9**, 12. — LESNÉ et LANGLE: Kongreßzbl. inn. Med. **20**, 390.

MAURIAC: Paris méd. **1921**, 407. — MICHAILOW: Fol. haemat. (Lpz.) **32**, 195 (1926). Allg. Schwankungen. — MINOUKHINE: C. r. Soc. Biol. Paris **1913**, 463. — MORO: Arch. Kinderheilk. **40** (1910). — MÜLLER: Z. exper. Path. u. Ther. **21**, 136 (1920). — MÜLLER, CHARLOTTE: Med. Klin. **1910**.

NAPOLI, DE: Fol. haemat. (Lpz.) **7**, 73.

OKUITSCHITZ: Arch. f. exper. Path. **31** (1894).

PAGNIEZ u. PLICHET: Presse méd. **31**, 77 (1923). HCl. — PIRONE: Sperimentale **1907**; Arch. di Biol. **61**. — PLICHET: Sang **1927**, 143. Verd.-L.; Progrès méd. **1924**, 687. Verd.-L. — POHL: Arch. f. exper. Path. **25** (1889).

REINERT: Leipzig 1891. — RICHET: Presse méd. **1913**, 537. — RIEDER: Beiträge zur Kenntnis der Leukocytose. Leipzig 1892. Hier besonders viel ältere Literatur. — ROSENSTERN: Mschr. Kinderheilk. 8. Säugling, Salzzufuhr, neutrophile Leukocytose. — ROTHACKER: Münch. med. Wschr. **1919**, 839.

SABIN: Hopkins Hosp. Rep. **1925**, 14. L.-„Schauer“. Häufige rhythm. Schwankungen. SCHEINERMANN: Inaug.-Diss. Straßburg 1914. — SCHIFF u. STRANSKY: Dtsch. med. Wschr. **1921**, 1255. — SCHIPPERS u. DE LANGE: Z. Kinderheilk. **35**, 95 (1923). — SCHWENKENBECHER u. SIEGEL: Dtsch. Arch. klin. Med. **92** (1908). — SHAW: Kongreßzbl. inn. Med. **45**, 881. Tagesschw. — SIRENSKLY: Fol. haemat. (Lpz.) **6**, 175. — SOLARINO: Kongreßzbl. inn. Med. **51**, 207. Verd.-L.; Haematologica (Palermo) **9**, 501 (1928). Verd.-L. — SPIETHOFF: Fol. haemat. (Lpz.) **32**, 325 (1926). Tagesschw. — STETSEN: Kongreßzbl. inn. Med. **49**, 161. Jahreszeit. — STINER: Kongreßzbl. inn. Med. **51**, 695. Jahreszeit. — STRAUSKY u. LANGE: Klin. Wschr. **1922**, 2571. Verd.-L.; **33**, 169 (1922). Verd.-L. — SZABUNIEWICZ: Arch. f. Physiol. **220**, 35 u. 366 (1928). Verd.-L.

TERZANI: Kongreßzbl. inn. Med. **23**, 376. Alter; **28**, 538. Verd.-L. — TINEL: Arch. Mal. Coeur **1923**, 521. Phys. Schwankung. — TSCHISHIKOW: Fol. haemat. (Lpz.) **34**, 125 (1927). Verd.-L.

VANTTENBERGHE et BRETON: Arch. Méd. expér. **1905**. — VIALE: Kongreßzbl. inn. Med. **47**, 727; **50**, 227. Verd.-L. Muskel-L.

WEILL: C. r. Soc. Biol. Paris **83**, 639 (1920). — WERNSTEDT: Mschr. Kinderheilk. **9**. — WOLLHEIM: Klin. Wschr. **1925**, 1960. Verd.-L.; Z. exper. Med. **53**, 484 (1926). Abhängig von Salzen.

ZAPPERT: Z. klin. Med. **23** (1893). — ZOLLIKOFER: Dtsch. Arch. klin. Med. **69**. —ZOTTA: Kongreßzbl. inn. Med. **56**, 717. Hunger, Mäuse.

Die Graviditätsleukocytose.

Virchow hatte eine Zunahme der L. in der Gravidität angenommen und auf eine Schwellung der Inguinal- und Lumbaldrüsen zurückgeführt; Nasse dagegen an eine Steigerung des Stoffwechsels gedacht.

Nach einigen Autoren sollte eine Leukocytose konstant sein (Hiffard und White nach Grawitz), nach anderen nur bei Erstgebärenden sicher nachweisbar (Rieder), nach einer dritten Reihe von Autoren wäre nur eine hochphysiologische Zahl vorhanden (Wild, Zangemeister und Wagner, Greco, Ascoli und Esdra, Payer, Hahl). Arneth endlich fand bei sorgfältiger Technik geringe Zunahme der N. bei Erstgebärenden, bei Mehrgebärenden keine regelmäßigen Verhältnisse, sogar manchmal Verminderung.

Zweifellos haben die älteren Untersuchungen zu unrichtigen Ergebnissen geführt, weil die täglichen Schwankungen nicht berücksichtigt worden sind, und zu kleine Kammern (Thoma-Zeisssche mit nur einem Feld!) benutzt wurden und die Bestimmung nicht auf einer genügend großen L.-Zahl basierte. Die neueren Resultate zeigen jetzt Übereinstimmung, daß eine nennenswerte Leukocytose nicht besteht und nur, zumal bei Erstgebärenden, hochphysiologische Werte die Regel bilden (Dietrich, Doi u. a.). Die unbedeutende Vermehrung beruht nach Arneth auf einer Zunahme der N. In eig. Beob. betrug sie etwa 2000—3000 N. und war für genaue Blutbefunde doch recht auffällig.

Die Graviditätsleukocytose beruht auf einer Steigerung der vitalen Prozesse. Im Verlauf der Geburt ist eine ansehnliche neutrophile Leukocytose bis über 20000 vorhanden und wohl zum Teil als posthämorrhagische, zum Teil als entzündliche L.-Vermehrung infolge der Quetschungen zu deuten.

Die Stärke der Wehen soll nach Hahl, Birnbaum, Zangemeister und Wagner die Menge der L. erhöhen.

Im Wochenbett findet rasch ein Ausgleich der Störung statt.

Die Angabe von Zangemeister und Wagner, daß durch Nachwehen wiederum ansehnliche Steigerungen bedingt werden, so daß im Puerperium aus den L.-Befunden nicht leicht auf Komplikationen geschlossen werden könne, halte ich der gründlichen Nachprüfung für dringend bedürftig.

Bei der Menstruation zeigt sich nach Dirks in der Hälfte der Fälle geringe Lymphocytose und bei zwei Drittel etwas Anstieg der Eos. Gumprich fand das Hb. unverändert, R. und L. unregelmäßig schwankend und die L. öfters erhöht. Die letztere Angabe kann ich bestätigen.

Die Leukocytose der Neugeborenen.

Die hohe Zahl der L. beim Neugeborenen (10000—20000, Mittelwerte vieler Autoren 17000—19000, Minimum 7600—11930, Maximum 32500, Slawik 11200, Mittel aus 82 Zählungen) ist vielfach festgestellt (Hayem, Schiff, Beyer, Rieder, Perlin, Fehrsen, Takasu, Gundobin, Zangemeister, Arneth usw.). Schon nach wenigen Tagen tritt ein Abfall auf, und zwar beträgt nach Takasu das Mittel für den 5.—11. Tag noch 14370 gegenüber 18000 in den vier ersten Tagen.

Auch diese Leukocytose ist eine neutrophile. Carstanjen erhielt im Mittel für den 1. Tag $73^1/_2$%, am 3. Tage 66%, am 6. Tage 42%, am 9. Tage noch 36% polymorphkernige Zellen, Takasu am 1.—4. Tage 44—48% Polymorphkernige, am 5.—11. Tage 27,6—79%. Nach Slawik dominieren die Ꝉ. vom Ende der ersten Woche an und finden sich bei zu früh Geborenen einzelne Knochenmarksriesenzellen. Hofmann ermittelte bei Säuglingen 6000—21000 L., N. 5—55, Ꝉ. 42—90, Eos. bis 7, Ma. 0—2.

Als Ursache kommen in Betracht die Momente der Geburt selbst, dann die völlig veränderte Ernährung und die anderen Bedingungen der Außenwelt.

Die Plättchen erreichen nach Slawik im Mittel 320000 (202000—616000) mit Maximum am 4.—6. Tag und zeigen große Variabilität.

Literatur über die Leukocytose während der Gravidität und beim Neugeborenen.

Ardachi: Beitr. Geburtsh. **17** (1912). — Arneth: Arch. Gynäk. **74** (1904). — Ascoli u. Esdra: Fol. haemat. (Lpz.) **1904**, 543.

Beyer: Inaug.-Diss. Bern 1881. — Birnbaum: Arch. Gynäk. **74** (1904).
Carstanjen: Jb. Kinderheilk., N. F. **52** (1900).
Dietrich: Arch. Gynäk. **94**, 383. — Dirks: Arch. Gynäk. **97**, 583 (1912). Menses, Menopause. — Doi: Arch. Gynäk. **98**, 136 (1912).
Fehrsen: S. 96.
Greco: Fol. haemat. (Lpz.) **1904**, 543. — Gumprich: S. 95. Menses. — Gundobin: Jb. Kinderheilk. **35** (1893).
Hahl: Arch. Gynäk. **67** (1902). — Halla: Z. Heilk. **4**. — Hayem: Lehrbuch. — Heymann: S.-Ref. S. 95. — Heyp: Z. Geburtsh. 87, 528 (1924). Gravid. — Hofbauer: Mschr. Geburtsh. **1897**. Suppl. — Hofmann: Arch. Kinderheilk. **76**, 1 (1925). Säuglinge.
Monatscheff: Arch. Gynäk. **36**.
Naumincini: Fol. haemat. (Lpz.) **1**, 541.
Ockel: Arch. Kinderheilk. **75**, 40 (1924).
Payer: S. 95. — Perlin: S. 96.
Rieder: S. 243.
Schiff: Jb. Kinderheilk. **54** (1901). — Schwinge: Pflügers Arch. **73** (1898). — Sieben: Beitr. Geburtsh. **19** (1914). — Slawik: Z. Kinderheilk. **26**, 210 (1920).
Takasu: Arch. Kinderheilk. **39** (1904). — Thompson: Bull. Hopkins Hosp. **1904**.
Viereck: S. 96.
Wild: Arch. Gynäk. **53** (1897); Inaug.-Diss. 1897.
Zangemeister u. Meissl: S. 96. — Zangemeister u. Wagner: Dtsch. med. Wschr. **1902**, Nr 31.

Die Leukocytose nach körperlichen Anstrengungen und thermischen Reizen.

Nach stärkeren körperlichen Anstrengungen und Märschen werden erhöhte L.-Zahlen gefunden, ein Grund, genaue Blutuntersuchungen stets am Morgen und unter Vermeidung körperlicher Arbeit vorzunehmen.

Bei Untersuchungen in den Sprechstunden erhält man keine absolut zuverlässigen, in den Einzelwerten gesicherten Zahlen.

Wagner und Rosenthal sahen nach halbstündigem Rudern Zunahme von 4400 auf 11200 oder von 7500 auf 11700, Rosenthal nach 10 Min. Steigerung der Ⅎ. bis 3000, bei geringem Anstieg der N., nachher Ⅎ.-Abnahme und N.-Vermehrung. Daraus werden nun folgende Schlüsse gezogen: Zuerst tritt eine Beschleunigung des Lymphstromes ein, was wahrscheinlich erscheint; dann aber sollen sich die Ⅎ. in N. umwandeln. Daß dafür keine histologischen Bilder beigebracht werden können, muß selbst von diesen Autoren zugestanden werden, aber man beobachte eben das Blut „nicht im physiologischen Zustand" und es „sei aus dem Zusammenhang gerissen" und der ganze Vorgang verlaufe „sehr rasch", alles vage Konstruktionen!

Grawitz bezeichnete diese Leukocytose als myogene. Er dachte an Zellvermehrung durch Stoffe der Muskeltätigkeit und der Zweck sei Entgiftung von Muskelsubstanzen. Ich kann diesen Ansichten nicht zustimmen. Einmal ist ja selbst die rein mechanische initiale Einschwemmung der Ⅎ. verkündet worden und damit die Mitbeteiligung anderer Momente als nur der im Muskel gebildeten Stoffe. Sodann ist bei so stark erhöhter Herz- und Lungentätigkeit auch eine Zufuhr von Knochenmarkselementen wahrscheinlich, wird ja auch die physiologische Tagesschwankung von Ellermann und Erlandsen auf die zunehmende Herztätigkeit zurückgeführt. Auch durch die erhöhten Anforderungen an Herz, Lunge, Zirkulation, Stoffwechsel können viele Momente für Leukocytose neben des allein in den Vordergrund geschobenen Einflusses von im Muskel gebildeten Substanzen zur Einwirkung gelangen. Der Ausdruck „myogene Leukocytose" ist daher irreführend, und eine analoge Namengebung nach Organen würde in anderen Fällen zu unmöglichen Konsequenzen führen. Wohl fast alle Autoren erblicken in dieser neutrophilen Leukocytose eine myelogene, auf bestimmte Reize gebildet, aber nur zum Teil von Muskelsubstanzen veranlaßt, womit ja vortrefflich stimmt, daß nach Grawitz diese „myogene" Leukocytose fehlt, bei bereits bestehender entzündlicher Leukocytose und bei schwerer Erschöpfung. Dann ist eben der Reiz auf das Knochenmark unter dem Schwellenwert der schon vorhandenen Reize.

Die Hypothesen der Entwicklung von Ⅎ. in N. ist haltlose Konstruktion. Egoroff, Gloor und andere fanden nach Dauerlauf nicht nur quantitative Differenzen, sondern auch quantitative, besonders pathologische N. Es ist sehr wahrscheinlich, daß die Leukocytose nach körperlichen Anstrengungen genetisch kompliziert ist, indem auch Erregungen des visceralen Nervensystems, Aciditätsänderungen, Salzänderungen mit eine Rolle spielen.

In das gleiche Kapitel gehört die *Schreileukocytose* als Lymphocytose (HESS und SEYDERHELM) und die *Erstickungsleukocytose* (FRÄNKEL und HOCHSTETTER), bei der auch anfänglich eine Lymphocytose (schon in 3 Min. + 68%) eintritt und nachher Vermehrung der N. Nach HOCHSTETTER zeigt sich die Lymphocytose nur bei Krämpfen, und er deutet die nachfolgende N.-Vermehrung als Knochenmarksreaktion gegen die Autointoxikation.

Hierher zählt ferner die Veränderung der L.-Zahlen, beim Lagewechsel (Stehen niedrigere Zahl als Liegen) im Gegensatz zum Liegen (JOERGENSEN, HASSELBACH und HEYERDAHL) usw. Als Erklärung wird herangezogen die veränderte Zirkulation und die Modifikation der Herzarbeit. Muskeleinflüsse können nie in Betracht kommen, wenn, wie bei JOERGENSEN, die Haltung lediglich passiv verändert wird. Hierher sind auch die Leukocytosen bei *konvulsiven Geisteskrankheiten* und nach *epileptischen Anfällen* zu zählen (nach dem Anfall Lymphocytose). Einzelne Autoren glauben vor dem Anfall eine Vermehrung der N., andere der Ł. oder der Eos. zu finden und kommen zu sehr kühnen Erklärungen der Epilepsie als Autointoxikation oder als anaphylaktische Erscheinung. Es sind aber auch bei Paralyse und Dementia praecox ähnliche Ergebnisse der L.-Schwankungen festgestellt und dafür viele Hypothesen zur Erklärung vorgebracht.

Bei Tetanus ist übrigens trotz der lange andauernden Kontraktionen, aber bei ruhiger Zirkulation und Atmung, eine Leukocytose nicht konstant.

JAEDICKE will den hysterischen Anfall durch das Fehlen der Leukocytose von der Epilepsie abgrenzen, selbst bei Petit mal.

Nach *thermischen Reizen* beobachtet man rasch auftretende, aber auch rasch wieder verschwindende Variationen der L.-Zahl.

ROVIGHI fand bei Kaninchen die Menge der L. etwa auf das Doppelte erhöht, wenn dieselben eine Herabsetzung der Körpertemperatur um 3° durch ein Bad von 30° erfahren hatten. Aufenthalt im Thermostaten von 39° und damit Erhöhung der Körpertemperatur um 3° reduzierte die L. auf zwei Drittel. Analoge Resultate zeigten sich bei kalten und warmen Bädern beim Menschen, z. B. bei Typhuskranken.

Die genauesten Untersuchungen auf diesem Gebiete liegen bisher von E. BECKER vor, der sowohl das Capillarblut wie das Blut der Vena mediana untersucht hat. Er überzeugte sich, daß nach kalten Duschen und kalten Bädern zwar die R. in Capillaren und Venen eine gleichmäßige Zunahme erfahren, die L. dagegen in den Capillaren zumeist eine erhebliche Vermehrung, in den Venen aber meist eine Verminderung erleiden. Alle diese Veränderungen waren schon nach 1—2 Stunden wieder ganz vorüber. BECKER kommt zu der Auffassung, daß bei Kälteeinwirkung eine Zurückhaltung der L. in den Capillaren durch Randschichtstellung eintreten müsse, die eine spezifische Wirkung der Kälte sei.

Nach KREBS und MEYER erfolgt beim Schwitzen in Heißluft- und elektrischen Glühlichtbädern eine Zunahme der L., nicht aber beim Schwitzen in heißen Wasserbädern.

Für die Erklärung aller dieser Verhältnisse genügen die vorliegenden Studien nicht. Es sollte das Blut nach morphologischen und besonders auch physikalischen Methoden gleichzeitig analysiert werden.

Die bisher gefundenen Werte variieren ungeheuer; so schwankt die L.-Zunahme nach kalter Dusche bei BECKER zwischen 4 und 122%! Sicher ist nur, daß die Vermehrung der L. nach Kälteeinwirkung nicht ausschließlich auf vasomotorische Verdünnung oder Eindickung beruht, weil die Zunahme dafür zu bedeutend ist.

Die Leukocyten zeigen *im Hochgebirge* nach den Untersuchungen von RUPPANER niedrige Werte mit absoluter Verminderung der Neutrophilen, aber relative und absolute Zunahme der Ł. Bei Übergang ins Hochgebirge entsteht aber in der 2. und 3. Woche eine Akklimatisationsleukocytose.

Aus all diesen Befunden geht hervor, daß eine Blutuntersuchung nur in den Morgenstunden und auch hier nur bei Vermeidung aller jener Faktoren vorgenommen werden darf, die zu scheinbaren Leukocytosen führen können.

Literatur über Leukocytose nach Körperbewegungen, Krämpfen, thermischen Reizen usw.

ACKERMANN: Z. klin. Med. **106**, 264 (1927). Rudern. — AHS: Acta med. scand. (Stockh.) Suppl. **1924**.

BECHER: Mitt. Grenzgeb. Med. u. Chir. **31** (1919); Med. Klin. **1920**, 1086. — BECKER: Dtsch. Arch. klin. Med. **70** (1901). — BEHRENS: S. 187. Muskelarb., bes. Blutpl. — BOSSARD: Schweiz. Arch. Neur. **1** (1917). Epilepsie. — BRUCE u. PEEBLES: J. ment. Sci. **1904**. Epilepsie. — BURCHARDT: Strahlenther. **12**, 808 (1921). — BURROW: Zit. Jber. Med. **1899**. Epilepsie.

CASPER: Z. physik. Ther. **30**, 5 (1925). Marsch.

EGOROFF: Z. klin. Med. **104**, 545 (1926) u. **106**, 159 (1927). Muskelarbeit. — ERNST u. HERXHEIMER: Z. exper. Med. **42**, 107 (1924); **100**, 485 (1924). Leibesübungen.

FALKENHEIM: Kongr. inn. Med. **1914**. Epilepsie. — FRÄNKEL u. HOCHSTETTER: Dtsch. med. Wschr. **1910**, Nr 36. — FRIEDLÄNDER: Kongr. inn. Med. **1897**.

GAISBÖCK: Wien. klin. Wschr. **1929**, 1309. — GARREY: Proc. Mays Clin. **1929**, 153. — GOLDBERG u. LEPSKAJA: J. Physiol. et Path. gén. **1926**, 715. Arbeit; Z. exper. Med. **56**, 181 (1927). — GASPERO: Arch. f. Psychiatr. **59** (1918). Epilepsie. — GOLDSTEIN u. REICHMANN: Neur. Zbl. **1914**, Nr 6. Dem. praecox. — GORDON: Berl. klin. Wschr. **1920**, 924. Wärmeeinfluß, Eindickung. — GORRIERI: Z. Neur. **15**, 443 (1913). Epilepsie. — GRAWITZ: Lehrbuch. 4. Aufl. Fol. haemat. (Lpz.) **9**, 174; Dtsch. med. Wschr. **1910**, Nr 29.

HARTMANN: Verh. Ges. dtsch. Nervenärzte **1912**, 29. Epilepsie; Kongreßzbl. inn. Med. **57**, 736. — HESS u. SEYDERHELM: Münch. med. Wschr. **1916**, 926. Schrei-L. — HOCHSTETTER: Vjschr. gerichtl. Med. **40** (1910). — HÖGLUND: Kongreßzbl. inn. Med. **49**, 144; Bull. Soc. Biol. Paris **97**, 1165 (1927). Hitze.

ISAACS u. GORDON: Amer. J. med. Sci. **71**, 106 (1924). Lauf; Amer. J. Physiol. **1924**, 71. Marsch. — ITTEN: Z. Neur. **24** (1914). Psychosen.

JACKSON: J. ment. Sci. **60** (1914). — JAEDICKE: Münch. med. Wschr. **1913**, Nr 20. Krämpfe. — JOERGENSEN: C. r. Soc. Biol. Paris **83**, 689 (1920); Z. klin. Med. **90**, 216 (1920).

KAHLMETER: Z. Neur. **24** (1914). Dem. praecox. — KAPPIS u. GERLACH: Med. Klin. **1923**, 1031. Körperhaltung usw. — KLIPPEL u. FEIL: Fol. haemat. (Lpz.) **14**, 35. Epilepsie. — KREBS u. MEYER: Z. physik. u. diät. Ther. **6** (1903). — KRÜGER: Z. Neur. **1912**, 101. Dem. praecox.

LAQUEUR: Münch. med. Wschr. **1902**, 421. — LAQUEUR u. LÖWENTHAL: Z. physik. u. diät. Ther. **1902**. — LIBEROW: Fol. haemat. (Lpz.) **16**, 266. Muskelbewegung. — LIEBENSTEIN, v.: Klin. Wschr. **1924**, 1482. Körperhaltung. — LOEWY: Berl. klin. Wschr. **1896**, Nr 41; Zbl. inn. Med. **1914**, Nr 45. Epilepsie.

MAGLIANO: Kongreßzbl. inn. Med. **48**, 731. Ermüdung. — MÜLLER, GERTRUD: Fol. haemat. (Lpz.) **16**, 60. Epilepsie.

NIEUWENHUYSEN: Fol. haemat. (Lpz.) **12**, 183. Epilepsie.

PEARCE nach BOSTON: Amer. J. Insan. **1904**. Epilepsie. — PFÖRTNER: Arch. f. Psychiatr. **50**, 574.

RIEBES: Z. Psychiatr. **1913**, 283. — ROVIGHI: Schmidts Jb. **1894**, **243**. — ROVIGHI u. SECCHI: Münch. med. Wschr. **1914**, Nr 31. Kälte. — RUPPANER: Schweiz. med. Wschr. **1920**, 105.

SCHAPS: Dtsch. med. Wschr. **1921**, 472. Krämpfe. — SCHENK: Schweiz. med. Wschr. **1920**, 845. — SCHLEGEL: Inaug.-Diss. Jena 1902. — SCHLUND: Kongreßzbl. inn. Med. **16**, 37. — SCHNEIDER u. HAVEM: Amer. J. Physiol. **36** (1915). — Muskeltätigkeit. — SCHNÜTGEN: Z. klin. Med. **64**. — SCHROTTENBACH: Mschr. Psychiatr. **31**. Dem. praecox. — SCHULZ: Münch. med. Wschr. **1915**, 1573. Psychosen; Mschr. Psychiatr. **1914**; Dtsch. med. Wschr. **1913**, Nr 29.

VIALE: Kongreßzbl. inn. Med. **46**, 168. Verdauung. Muskelarb.

WALDMANN: Arch. Hyg. **93** (1923). Lauf. — WALTERHÖFER: Dtsch. Arch. klin. Med. **153**, 190 (1926). Therm. — WEINDRACH: Fol. haemat. (Lpz.) **38**, 276 (1929). Marsch. — WEISSENFELD: Neur. Zbl. **1921**, 140. Epilepsieanfall. — WINTERNITZ: Zbl. inn. Med. **1893**, Nr 9 u. 49.

ZIMMERMANN: Z. Neur. **22** (1914). Dem. praecox; **28** (1915). Epilepsie.

Leukocytenveränderungen unter dem Einfluß von Licht-, Röntgen- und Radiumstrahlen.

Die Beeinflussung der Leukämie durch Röntgenstrahlen hat viele experimentelle Untersuchungen über Röntgen- und Radiumwirkung angeregt.

H. HEINEKE bestrahlte Mäuse, Meerschweinchen und Ratten in Kästen, in denen sie sich frei bewegen konnten, in Entfernung von 10—25 cm mit Röntgenstrahlen und erhielt schon nach wenigen Stunden hochgradige Zerstörungen der £. des lymphatischen Gewebes, die in 24 Stunden ablaufen. Zuerst in den Keimzentren, nachher in den ruhenden Zellagern zerfallen die £. zu Schollen. Schon kurz nach dem Kernzerfall tauchen 3 bis 4mal größere epitheloide Reticulumzellen auf. So wird nach Bestrahlung alles lymphatische Gewebe der Lymphknoten, der Milzfollikel, der lymphatischen Gebilde des Darmes usw. vernichtet. Im Knochenmark treten etwas später als in Lymphknoten und Milz ebenfalls Kerndegenerationen auf, aber in geringer Zahl, die nach HEINEKE die dem Knochenmark selbst angehörigen £. befallen sollen. Wichtig ist die Tatsache, daß die „Pulpazellen" der Milz und die eigentlichen Knochenmarkzellen sich anders verhalten. Beide Zellen lassen während der Zeit, zu der die Revolutionen an den Lymphfollikeln vor sich gehen, keine Veränderungen erkennen (abgesehen von der Zerstörung der Mark-£.). Erst nach 2—3 Tagen beginnen in Milzpulpa und Knochenmark (hier zuerst die ungranulierten Zellen) allmählich zu zerfallen. Den Höhepunkt erreichen diese Alterationen nicht wie im lymphatischen System schon in 24 Stunden, sondern erst nach Tagen, wenn die Tiere dem Tode nahe sind.

HEINEKE spricht vom verschiedenen Verhalten der Zellen des lymphatischen Systems einerseits und der Milzpulpa und des Knochenmarkes andererseits. Die ersten zerfallen ohne Latenzzeit rasch in elektiver Weise, bevor andere Organe geschädigt sind, die letzteren nach längerer Latenzzeit fast erst dann, wenn eine Hautreaktion zutage tritt. In ziemlich kurzer Zeit liegen durch Regeneration wieder annähernd normale Verhältnisse vor.

In einer zweiten Studie hat HEINEKE an Untersuchungen des Knochenmarkes den zeitlichen Unterschied zwischen den Degenerationen an lymphatischen (?) und myeloischen Zellen nicht mehr so bedeutend gefunden.

Den großen Unterschied zwischen lymphatischem und myeloischem Gewebe haben auch AUBERTIN und BEAUJARD bestätigt, indem sie bei gleicher Dosis im lymphatischen System £.-Nekrose, im myeloischen aber deutliche Hyperplasie festgestellt haben.

JAGIC, SCHWARTZ, SIEBENROCK und AUBERTIN u. a. zeigten im Blute bei Berufsradiologen dauernde erhebliche Reduktion der L., besonders der N., Vorwiegen von £. und Auftreten von lymphatischer Leukämie in mehreren Fällen. AUBERTIN fand neben diesem Typus der Leukopenie mit Lymphocytose auch einen zweiten Typus mit Neutrophilie und Eosinophilie. Diese Befunde wurden später vielfach bestätigt.

Außerdem sind bei mangelndem Schutz die Berufsradiologen auch durch den Tod an schwerer Anämie bedroht und ist bereits eine Reihe von Todesfällen bekannt (siehe Radiologen-Anämie) und Abschnitt junge R.

Auch bei intensiven therapeutischen Bestrahlungen treten starke Blutveränderungen ein, die sorgfältige Kontrolle erfordern.

Bei der Einwirkung der Röntgenstrahlen auf die blutbildenden Organe kommt eine primäre oder eine sekundäre Beeinflussung in Frage. Im letzteren Falle wird an die Entstehung eines Röntgentoxins durch den L.-Zerfall gedacht.

HEINEKE nimmt direkte Zerstörung der L. im Blute und in loco an, keine sekundäre im Knochenmark und den Lymphknoten; denn alle Zerstörungen traten nur in den bestrahlten Gebieten auf. Von Cytotoxinen konnte er nichts wahrnehmen. Die Möglichkeit, daß solche entstehen, läßt er offen. LINSER und HELBER, CURSCHMANN und GAUPP halten die Entstehung eines Röntgentoxins im Blute durch den primären Zerfall der Blut-L. für die Ursache der L.-Abnahme. Später sollten auch die Organ-L. zugrunde gehen. Dieses Toxin wurde nachgewiesen durch die Eigenschaft des Serums bestrahlter Menschen, gegenüber Tierblut leukolytisch zu wirken, und durch das Fehlen der Leukolyse, wenn das Serum durch Hitze (60°) inaktiviert war. KLIENEBERGER und ZÖPPRITZ, KRAUSE und ZIEGLER halten aber ein Toxin für ausgeschlossen und nehmen nur die Entstehung toxischer, die Leukopoese beeinflussender Substanzen an, ähnlich wie bei CHOLIN.

Eine cytotoxische Wirkung ist bei der therapeutischen Anwendung der Röntgenstrahlen sicher, denn man sieht auch leukämische Tumoren indirekt zurückgehen, so auf Milzbestrahlung Verkleinerung der Lymphknoten.

ARNETH macht darauf aufmerksam, daß unter der Bestrahlung eine direkte Besserung des Blutbildes im Sinne einer mehr und mehr normalen Funktion auftritt, die nicht allein durch Zerstörung von Zellen erklärt werden kann. Dabei denkt er an eine Hemmung der Zellbildung. Diese Annahme ist in der Tat nicht zu umgehen, und PERTHES konnte die Verlangsamung der Zellteilung unter Radium- und Röntgenstrahlen beweisen.

Tatsächlich liegt bei den therapeutischen Erfolgen bei Leukämie eine Besserung der Cytogenese, mithin eine biologische Funktionsveränderung vor, die nie allein durch Untergang von Zellen erklärt werden kann. Man muß also eine doppelte Einwirkung annehmen:

I. Direkte Zellzerstörung in den bestrahlten Organen.

II. Indirekte Beeinflussung der nicht bestrahlten Organe im Sinne einer Verlangsamung der Zellbildung und einer Annäherung der Cytogenese zu normalem Modus.

Radium und Mesothorium zeigen ganz analoge Einwirkungen: auf anfängliche Leukocytose folgt Leukopenie und Abnahme der N.

Das *Blut* des mit *Radiumtherapie* beschäftigten Personals zeigt nach MOTTRAN starke Abnahme der Neutrophilen und der Lymphocyten. Veränderungen auf Lichttherapie sind gleichfalls oft beschrieben; erst Erscheinungen von Reizung, dann von Lähmung der Funktion.

Leukocytenveränderungen bei Röntgen-, Radium- und Lichtbestrahlungen.

(Siehe auch S. 96.)

ARNETH: Berl. klin. Wschr. **1905**, Nr 38; Dtsch. med. Wschr. **1905**, Nr 32; Monogr. Jena 1904; Dtsch. med. Wschr. **1904**. — ARNOLD: Münch. med. Wschr. **1916**, Nr 5. Tiefenbestrahlung. — ASCHENHEIM: Verh. dtsch. Naturforsch. **1913**; Z. Kinderheilk. **9**, 87 (1913). Sonnenbestr.; Z. exper. Path. **22** (1921). — AUBERTIN: C. r. Soc. Biol. Paris **1912**, 84; Arch. Électr. méd. **20**, 150 (1912). Berufsradiologen; Paris méd. **1914**. — AUBERTIN et BEAUJARD: C. r. Soc. Biol. Paris, 7. März **1908**; Fol. haemat. (Lpz.) **6**, 31. — AUBERTIN et DELAMARRE: C. r. Soc. Biol. Paris, 14. März **1908**.

BAUMANN: Z. exper. Path. u. Ther. **21** (1920). Höhensonne. — BERNER: Strahlenther. **5** (1915). Künstl. Höhensonne. — BOCK: Strahlenther. **16**, 775 (1924). — BÖHM: Strahlenther. **35**, 592 (1930). — BORMANN: Inaug.-Diss. Berlin 1919. Radium, Röntgen.

CAFFARATTI: Kongreßzbl. inn. Med. **25**, 97. — CASATI: Strahlenther. **32**, 721 (1929). — CLARK: Amer. J. Hyg. **1**, 39 (1921). Licht. — CLUZET u. CHEVALLIER: Bull. Soc. Biol. Paris **86**, 432 (1922). Thor. X. — CURSCHMANN u. GAUPP: Münch. med. Wschr. **1905**, 2409.

DECASTELLO u. KIENBÖCK: Fortschr. Geb. Röntgenstr. **11**.

EGOROFF: Z. klin. Med. **104**, 350 (1926). Sonnenlicht.

FALTA: Kongr. inn Med. **1911**. Radium.

GAVAZZENI e MINELLI: Strahlenther. **5** (1914). — GLAUBERMANN: Münch. med. Wschr. **1914**, Nr 35. Röntgenserumwirkung. — GUDZENT u. HALBERSTAEDTER: Dtsch. med. Wschr. **1914**, 633.

HARDY: Amer. J. Hyg. **7**, 811 (1927). Ultraviolett. — HARTMANN: Arch. Entw.mechan. **47**, 131 (1920). Froschlarven. — HAUSMANN u. KERL: Strahlenther. **11**, 1027 (1920). — HAUSMANN u. LÖWY: Biochem. Z. **171**, 1 (1926). Sonnenstrahlen. Hochgeb. — HEIM: Arch. Gynäk. **116**, 291 (1922). — HEINEKE: Mitt. Grenzgeb. Med. u. Chir. **14** (1904); Z. Chir. **78** (1905); Münch. med. Wschr. **1913**, 2657. Tiefenbestrahlung. — HELLGREN: Kongreßzbl. inn. Med. **54**, 485. Licht. Verschiebungsleukocytose. — HOLTHUSEN: Strahlenther. **14**, 561 (1922); Lehrb. Strahlenther. **3** (1926).

ISAACS u. DANIELIAN: Amer. J. med. Sci. **174**, 70 (1927).

JAGIC, SCHWARTZ u. SIEBENROCK: Berl. klin. Wschr. **1911**, Nr 27. Berufsradiologen. — JOLLY: Bull. Soc. Biol. Paris **89**, 379 (1923). L.-Resistenz.

KIEHNE: Münch. med. Wschr. **1923**, 1404. — KLIENEBERGER u. ZÖPPRITZ: Münch. med. Wschr. **1906**, Nr 18. — KNIPPING u. KOWITZ: Fortschr. Röntgenstr. **31**, 660 (1924). — KNOTT u. WATT: Brit. med. J. **1927**, Nr 3557, 542. Kolloide im Serum. — KOEPPE: Strahlenther. **23**, 671 (1926). Ultraviolettstr. — KÖNIGSFELD: Inaug.-Diss. Freiburg 1920; Z. klin. Med. **91**, 159 (1921). Künstl. Höhensonne. — KOOPMAN: Dtsch. med. Wschr. **1924**, 277. Ultraviolett. — KOSOKABE: Fol. haemat. (Lpz.) **29**, 261 (1923). — KOTZAREFF: Schweiz. med. Wschr. **1926**, 151. Radium. — KRAUSE u. ZIEGLER: Fortschr. Röntgenstr. **6**. — KRÖMKE: Strahlenther. **22**, 608 (1926); Dtsch. med. Wschr. **1926**, 1385. Einfluß auf R.

LANGSDORFF: Inaug.-Diss. Heidelberg 1919. Radium. — LÉGER u. BAURY: Bull. Soc. Biol. Paris **87**, 876 (1922). Sonne. — LEHMANN u. WELS: Pflügers Arch. **213**, 628 (1926). — LEVY: Kongreßzbl. inn. Med. Ref. **2**, 30. Radium; Strahlenther. **9**. Ultraviolettes Licht. — LHERMITTE: Semaine méd. **1912**, 50. — LIENHARDT: Strahlenther. **16**, 754 (1924). — LINSER u. HELBER: Dtsch. Arch. klin. Med. **83**; Münch. med. Wschr. **1905**, Nr 15. — LOSSEN: Wien. klin. Wschr. **1907**, 78.

MATONI: Münch. med. Wschr. **1924**, 785. — MAYNEORD u. PINEY: Brit. J. Radiol. **1**, 25 (1928). — MOLDAWSKY: Fol. haemat. (Lpz.) **36**, 145 (1928). — MOTTRAN: Kongreßzbl. inn. Med. **12**, 396 (1920); **12**, 419, 420.

NAECKE: Inaug.-Diss. Jena 1918. Künstl. Höhensonne. — NASVITIS: Med. Klin. **1922**, 1410. Ultraviolett. — NEUMANN: Strahlenther. **18**, 74 (1924). — NOORDEN u. FALTA: Med. Klin. **1911**, 1487. Radium.

PERTHES: Dtsch. med. Wschr. **1904**, Nr 77. — PFAHLER: Kongreßzbl. inn. Med. **26**, 382.

PORTIS: J. amer. med. Assoc. **1915**, 20. Röntgenarbeiter.

RAMAIN: Arch. Mal. Coeur **16**, 114 (1923). Sonne. Ultraviolett. — REHDEN, v.: Inaug.-Diss. Freiburg 1919. R.-Res. Quarzlampe. — RUD: Bull. Soc. Biol. Paris **91**, 775 (1924). — RUSS: J. of Path. **23**, 477 (1920).

SCHINZ: Arch. klin. Chir. **132**, 402 (1924). Blutungszeit. — SCHWEITZER: Münch. med. Wschr. **1916**, Nr 10. Mesothorium. — SELLHEIM: Münch. med. Wschr. **1924**, Nr 8. — SIEGEL: Strahlenther. **11**, 64 (1920). — SMIDT: Jb. Kinderheilk. **121**, 180 (1928). — STENSTROM: Kongreßzbl. inn. Med. **53**, 678.

TAYLOR: J. of exper. Med. **1919**, 53, 75. Röntgen. — THIES: Mitt. Grenzgeb. Med. u. Chir. **14** (1905).

WAGNER: Strahlenther. **11**, 140 (1920). — WALLGREN: Zbl. path. Anat. **46**, Erg.-H. 38 (1929). Licht. — WALTSCHAFF: Inaug.-Diss. Berlin 1915. Quarzlampe. — WESTMAN: Acta radiol. (Stockh.) **1**, 349 (1922). — WOENCHAUS: Arch. of exper. Path. **131**, 335 (1928). WOLMERSHÄUSER: Strahlenther. **16**, 235 (1923).

ZIEGLER: Die Histogenese usw. Jena 1906. — ZOELLNER: Strahlenther. **9**. Röntgen, Thorium.

Veränderungen bei Erregung des visceralen Nervensystems.

In zahlreichen Arbeiten, besonders von HOFF, E. F. MÜLLER u. a. ist der Einfluß des visceralen Nervensystems auf die L.-Zahl und die L.-Zusammensetzung gezeigt worden. In dieser Hinsicht war wohl die von FREY zuerst entdeckte Änderung auf Adrenalin wegleitend gewesen. So sieht E. F. MÜLLER die Leukocytenvermehrung als von visceralen Nervensystem abhängig an, hält in der Peripherie L.-Zunahme für parasympathisch, L.-Abnahme für sympathisch bedingt. HOFF bezieht Zunahme der N. auf Sympathicuserregung, so bei Infektionen, die postinfektiöse Eosinophilie und Lymphocytose aber bedeute erhöhte Spannung des Parasympathicus.

Es scheint mir aber, daß nur die akuteren Erregungen des visceralen Nervensystems stärkere Ausschläge geben, die auch fast immer relativ rasch abklingen und wohl dann größtenteils Verschiebungsleukocyten sind. Es fällt mir nämlich auf, daß bei klinischer Vagotonie nur selten ein auf erhöhten Vagustonus hinweisendes Blutbild besteht, so wie es bei akuten Erregungen des parasympathischen Nervensystems sonst gefunden wird. Auf Pilocarpin als parasympathisch angreifendes Mittel entsteht meist neutrophile Leukocytose, aber Abnahme der Eos. (BARATH, ZUNTZ), auf Adrenalin ist initiale Lymphocytose vorhanden. Die Verhältnisse liegen aber meist sehr verwickelt.

Die Hämoclasie von WIDAL wird heute als Veränderung unter dem Einfluß des visceralen Nervensystems angesehen.

Bei den Erregungsschwingungen unter dem Einfluß des anaphylaktischen Shockes müssen natürlich auch Veränderungen eintreten. Ferner zeigte ROSENOW eine Wärmestich-Leukocytose, die offenkundig viscerale Bahnen beeinflußt. Sie ist vom Striatum, Thalamus und der Regio subthalamica aus als Leukocytose der N. auslösbar und wird auf eine zentrale Regulation der blutbildenden Organe zurückgeführt. Luminal als Narkcticum für die Hirnstammanteile verhindert die Wirkung des Hirnstichs in bezug auf die Leukocytose.

Acidose und Alkalose werden besonders von HOFF in ihrer Bedeutung stark eingeschätzt; bei myeloischer Reaktion bestehe Tendenz zu Acidose, bei lymphatischer Reaktion Tendenz zu Alkalose. Ähnlich äußert sich FÖLDES. Kurzdauernde innersekretorische Veränderungen werden sich zweifellos, wie ja Adrenalin es zeigt, auswirken; bei länger währenden Änderungen innersekretorischer Organe erfolgen Förderungen und Hemmungen der L.-Bildung. Diese chronischen Zustände sind aber sicherlich ganz anders zu bewerten. Ich habe sie bei den Erkrankungen der Organe mit innerer Sekretion besprochen.

Literatur über Leukocytosen bei Erregung des visceralen Nervensystems.

BORCHARDT: Arch. f. exper. Path. **137**, 45 (1925). Wärmestich.
CAMP: Kongreßzbl. inn. Med. **50**, 485. Vegetat. N.-S.
DEAN u. WEBB: J. of Path. **27**, 51(1924). Anaph.

GLASER: Fol. haemat. (Lpz.) **35**, 353 (1928); Klin. Wschr. **1923**, 1598 u. Med. Klin. **1922**, 1162. Visc. N.-S.; **1923**, 1144. Gg. Verdauung-L.; Münch. med. Wschr. **1924**, 674. Visc. N.-S.; Fol. haemat. (Lpz.) **35**, 353 (1928). Veget. N.-S. — GÖTTCHE u. WALTNER: Klin. Wschr. **1924**, 1907. — GUNDERMANN: Münch. med. Wschr. **1924**, 1195. Haut.

HAHN: Dtsch. med. Wschr. **1924**, 1143. Haut. — HAHN u. v. BRAMANN: Klin. Wschr. **1925**, 353. Allergie. — HEINSHEIMER: Frankf. Z. Path. **39**, 277 (1930). Acidose. — HOFF: Fol. haemat. (Lpz.) **42**, 281 (1930); Dtsch. med. Wschr. **1928**, 905; Erg. inn. Med. **33**, 195 (1928); Verh. Ges. inn. Med. **1929**, 208. Vegetat. N.-S.; Z. exper. Med. **63**, 277 (1928). — HOLLER: Wien. klin. Wschr. **1922**, 497. Innersekr. Regul.

KLEIN u. HOLZER: Z. klin. Med. **106**, 360 (1927). Insulin. — KLEMPERER: Dtsch. med. Wschr. **1923**, 755; Ther. Gegenw. **64**, 173 (1923). Haut; visc. Nervensystem.

LANDAU: Kongreßzbl. inn. Med. **56**, 170. Visc. N.-S. u. Milchinj. — LASCH u. PERUTZ: Z. exper. Med. **48**, 356 (1926).

MAS u. MAGRO: Virchows Arch. **243**, 42 (1923). Anaph. — MATSUNAMI: Kongreßzbl. inn. Med. **50**, 105. Proteininjektion. — MÜLLER, E. F.: Z. exper. Med. **38**, 478 (1923). Haut. Visc. N.-S.; Klin. Wschr. **1926**, 137. Vegetat. N.-S.; **1926**, 716; **1927**, 840. Mageninnersekr.; **1928**, 450. Bei Gallenproduktion; **1929**, 1027; Münch. med. Wschr. **1922**, 1506; **1923**, 1168. Vegetat. N.-S.; **1924**, 672; **1925**, 1556. Haut; Verh. Ges. inn. Med. **1923**, 231. Vegetat. N.-S.

PAPILIAN u. ILANU: Virchows Arch. **264**, 361 (1927). Vegetat. N.-S.

RITTER: Klin. Wschr. **1923**, 784. Haut. — ROSENOW: Klin. Wschr. **1930**, 1588; Verh. Ges. inn. Med. **1928**, 385; Z. exper. Med. **64**, 452 (1929); **65**, 557 (1929). Hirnstich-L.

SCHILLING, E.: Verh. Ges. inn. Med. **1924**, 241; Dtsch. med. Wschr. **1926**, 988; Z. exper. Med. **40**, 167 (1924); Z. klin. Med. **99**, 232 (1923). Phasenlehre.

UCHOKA: Kongreßzbl. inn. Med. **57**, 294. Acidose, Sympath. Erregung, Leukocytose.

VOLLMER usw.: Z. exper. Med. **44**, 814 (1925). Lebereinfl.

WITTKOWER: Z. exper. Med. **34**, 103 (1923). Anaphyl.; Klin. Wschr. **1929**, 1082. Affekt. Leuk.

Adrenalinleukocytose.

Das von FREY und von HATIEGAN beschriebene zweiphasische Blutbild, erst Lymphocytose, dann Neutrophilie, wurde auch von zahlreichen anderen Autoren nicht konstant gefunden oder doch nur in Andeutung und nie gesetzmäßig. Bei den Untersuchungen über diese Leukocytose an meinem Institut (KAEGI) ergab sich gleich vom Beginn an eine Zunahme der $\mathfrak{L}$. und der myeloischen Zellen, meist anfänglich mehr $\mathfrak{L}$. und später mehr N., sehr oft jedoch fehlte jede Gesetzmäßigkeit. Auch die Eos. schwanken ganz inkonstant. Junge, unreife Zellen konnten wir bei besonderer Prüfung nie finden. Es liegt deshalb keine Neubildung, sondern Anschwemmung oder bloße Verschiebung aus Leber, Milz, Lymphdrüsen, Knochenmark, Ductus thoracicus usw. vor, zumal die Veränderungen nur kurz anhalten. Man kann aber schon annehmen, daß auch direkte Knochenmarksreaktion eintreten kann, so nach SCHÖN bei Hunden.

Werden freilich langdauernde Serien von Adrenalininjektionen gemacht, so tritt eine Hyperplasie im Knochenmark auf (WALTERHÖFER), so daß dieser Autor doch echte Leukocytose unter diesen Umständen annimmt.

Heute ist wohl allen Untersuchern (besonders KÄGI, WALTERHÖFER, CASTREN, HOEFER und HERZFELD, AIBARA, HESS, HITTMAIR) gewiß, daß es sich bei der Adrenalinleukocytose um sehr komplexe Vorgänge handelt, und daß damit eine funktionelle Milzprüfung (FREY) nicht möglich ist. Die Äußerung eines solchen Gedankens hat aber viel Interesse erweckt und viele Nachprüfungen mit wertvollen Resultaten zutage gefördert.

Über diese Frage s. auch Abschnitt Organe mit innerer Sekretion.

Eine Eindickung des Blutes (refraktometrisch beurteilt) fanden wir nicht, ebensowenig HESS.

Die Vermehrung der R. ist bei niedrigen Adrenalindosen gering, nach HESS nur in den Arterien, nicht aber in den Capillaren. In unseren Prüfungen hatten wir keinerlei regelmäßige Veränderungen. Bei größeren Adrenalingaben aber erfolgt die Ausschwemmung aus den Flutkammern der Milz, wie BARCROFT bewiesen hat.

Ephedrin zeigt ganz analoge Wirkung. Wenn auch keine isolierte Milzreaktion vorliegt, so kann die Probe bei gewissen klinischen Fragestellungen, z. B. ob myeloischer aleukämischer Milztumor vorliege, doch zu wichtigen Ergebnissen führen. Eine Milzreaktion ist nach FREY sicher anzunehmen, wenn Leukocytose trotz vorgängiger Atropininjektion eintritt.

Literatur über Adrenalin und Pilocarpin.

AIBARA: Kongreßzbl. inn. Med. **38**, 800.

BAAR: Z. exper. Med. **50**, 594 (1926). — BARATH: Z. klin. Med. **100**, 288 (1924). Pilocarpin. — BEUMER u. HELLWIG: Mschr. Kinderheilk. **22**, 457 (1921). — BINET: Kongreßzbl. inn. Med. **50**, 691. Ephedrin. — BORCHARDT: Arch. f. exper. Path. **139**, 47 (1929). — BORNSTEIN: Biochem. Z. **118**, 1 (1921). Pilocarpin. — BREUER: Dtsch. Z. Chir. **164**, 225 (1921).

CROSETTI: Arch. Sci. med. **52**, 625 (1928).

DANUL et POPPER: Ann. Méd. **10**, 395 (1921).

EDMUNDS: Kongreßzbl. inn. Med. **27**, 356; **35**, 7; **36**, 466. — ESPOSITO: Kongreßzbl. inn. Med. **44**, 823.

FEGLER: Bull. Soc. Biol. Paris **97**, 966 (1927). — FREY: Z. exper. Med. **2**, **3** (1914); **44**, 597 (1925). — FREY u. HAGEMANN: Z. klin. Med. **92**, 450.

GOIA: Presse méd. **1922**, 366. — GONIN: Kongreßzbl. inn. Med. **57**, 115. Sympath. Bestrahlung.

HESS: Dtsch. Arch. klin. Med. **141**, 151 (1922); Münch. med. Wschr. **1921**, 1668; **1926**, 169. Ephedrin — HITTMAIR: Z. klin. Med. **95**, 367 (1922); **102**, 420 (1925).

KAEGI: Fol. haemat. (Lpz.) **25**, 107 (1920).

LEE: J. of exper. Med. **39**, 473 (1924). Pilocarpin.

MANDELSTAMM: Virchows Arch. **261**, 858 (1926). — MAS y MAGRO: Kongreßzbl. inn. Med. **25**, 500.

PAPILIAN: Siehe Knochenmark S. 222. — PAGNIEZ: Presse méd. **1925**, 1633.

RADOSLAVLJEVIC: Wien. Arch. inn. Med. **20**, 81 (1930). — REICHER: Bull. Soc. Biol. Paris **91**, 977 (1924). — ROBITSCHEK u. SELIGER: Med. Klin. **1928**, 1491. — RÖSLER: Wien. Arch. inn. Med. **4**, 503 (1922).

SCHOEN u. BERCHTHOLD: Arch. exper. Path. **105**, 63 (1925). Beeinfl. Knochenmark. — SCHÖN: Arch. f. exper. Path. **105**, 63 (1924); **106**, 78 (1925). Adren. Knochenmarksreaktion. — STEIN: Z. klin. Med. **108**, 566 (1928). — STOCKINGER: Z. exper. Med. **65**, 52 (1929); Siehe Dualistische Lehre.

TONIETTI: Z. exper. Med. **45**, 51 (1925).

WOLLENBERG: Z. klin. Med. **91**, 236 (1921); **92**, 249 (1921). Adren. Pilocarp. — WOLLHEIM: Z. exper. Med. **53**, 484 (1926). Adren. Schwankungen.

ZUNTZ u. VOGEL: Z. exper. Med. **29**, 159 (1922). Pilocarpin.

Die Leukocytenschwankungen in der experimentellen Pathologie.

Die Injektion von Toxinen und anderen differenten Substanzen ruft beim Versuchstier anfänglich eine Verminderung der Blut-L. hervor durch Zurückhaltung in den Capillaren der Lunge und Leber. Beim Kaninchen erfolgt zuerst starke Abnahme der pseudoeosinophilen L., darauf Reduktion der £. Die Dauer der Leukopenie hängt von dem verwendeten Toxin ab. Ist dasselbe imstande, z. B. beim Kaninchen, eine Insuffizienz der leukopoetischen Organe zu schaffen, wie Typhustoxin (eig. Beob.), so hält die Verminderung viele Stunden an; hat aber das Toxin diese hemmende Wirkung nicht, so wird die Leukopenie bald von einer Leukocytose abgelöst.

Verwendet man wenig differente Stoffe, wie sterile Bouillon, so ist die initiale Verminderung der Blut-L. gering, ja problematisch. Toxininjektionen beim vorher immunisierten Tier sind wirkungslos.

Das genauere Studium der Blutveränderungen zwingt uns, von der initialen Leukopenie abgesehen, eine spezifische Beeinflussung der Leukopoese durch die Toxine anzunehmen, anders lassen sich die konstanten Befunde gar nicht deuten. Siehe die unter meiner Leitung ausgeführte experimentelle Arbeit von STUDER[1].

Bei solchen Untersuchungen ist an den möglichen Einfluß anderer Ursachen von Leukocytosen zu denken, so an Eiterungen, Blutungen usw. Aber auch starke Abkühlung durch stundenlange Fesselung des Tieres, nicht indessen die Fesselung als solche, angeblich auch starke Aufregungen durch Erschrecken der Tiere, verändern das Blutbild.

---

[1] STUDER: Inaug.-Diss. Zürich 1903.

Auf eine Menge von Medikamenten und Mitteln aller Arten beobachtet man L.-Veränderungen, zum Teil zuerst als negative Phase (Verteilungsleukocytose), manchmal nachher als positive Phase, so auf Digitalis, Quecksilber usw., siehe toxische Leukocytose. Vielfach studiert sind die Einflüsse von Proteinkörpern. HOFF (S. 251) erhielt enorme +- und —-Reaktionen je nach den Phasen, L. experimentell bis 1000 und bis 215000 mit zahlreichen Myelocyten und Myeloblasten, auch Makrophagen.

Die *therapeutische Anwendung der Leukocytose* durch Anlegung steriler Fixationsabscesse (mit Ol. terebinthinae) oder durch Injektionen von Nucleinsäure. Milz- und Knochenmarksextrakten, Albumosen hat klinisch versagt.

Die früher vielfach studierte positive oder negative Chemotaxis von Substanzen in Capillarröhrchen ist in der theoretischen Grundlage des Versuchsproblems unsicher. Auch sind offenbar viele technische Fehler früher nicht vermieden worden.

Die Leukocytose bei Infektionskrankheiten.

Unter dem Einflusse der Krankheiten kommen starke Vermehrungen der L.-Zahlen vor. Insbesondere beeinflussen die Toxine der Infektionskrankheiten die blutbildenden Organe und rufen lebhafte Reaktionen des Knochenmarkes und des lymphatischen Systems hervor. Sodann führen Entzündungen, Blutungen, neugebildete chemische Substanzen, Acidose usw. zu Leukocytosen. Damit ist die Zahl aller Ursachen keineswegs erschöpft. Eine ätiologische Einteilung dieser Vermehrungen der L. läßt sich nicht geben, weil die Ursachen nur zum Teil erkannt sind.

Das Auftreten einer L.-Vermehrung bei den Infektionen haben wir als Vorbild einer Leukocytose eingehend erörtert und dazu benutzt, die Lehre der Leukocytose nach Entstehung, Herkunft und Bedeutung zu analysieren. Ich kann also hier ohne weitere eingehendere Begründung kurz das Wichtigste der infektiösen Leukocytose zusammenfassen.

Das Knochenmark ist der Entstehungsort der Leukocytose. Die Ursache der Hyperfunktion sind aber nicht die Bakterien, sondern die Toxine.

Es können zwar aseptische Entzündungen an sich schon, ohne die Anwesenheit von Toxinen, Eiterung und Leukocytose erzeugen. Dies gelingt durch sterilisiertes Ol. terebinthinae. Die Vorstellung indessen, daß das Öl als solches, infolge chemotaktischer Eigenschaften, die Leukocytose wachrufe, ist nach HEINZ[1] aufzugeben. Durch derartige Injektionen entstehen nämlich beträchtliche Entzündungen und Nekrosen, und diese bedingen L.-Vermehrung. Terpentin ist kein Leukotakticum, sondern eine Entzündung, Eiterung und Nekrose erzeugender Körper. Das gleiche gilt für Bakterienkulturen und Aleuronat. Nach HEINZ gibt es eine reine Chemotaxis nur gegenüber Einzelzellen und Einzelorganismen.

Wiederholt habe ich[2] darauf hingewiesen, daß die Menge der Toxine und die Virulenz für die Art der Reaktion entscheidend sind. Nach klinischen Beobachtungen und Tierversuchen erzeugen mäßige Toxindosen eine mittelstarke Reaktion, große Mengen eine sehr starke, allzu große aber gar keine Leukocytose. Wir stehen hier den für alle Organe geltenden Gesetzen von Reizung und Lähmung der Funktion, von Suffizienz und Insuffizienz gegenüber.

Dadurch werden scheinbar paradoxe Verhältnisse erklärt, bei denen man bei den schwersten Eiterungen oder Pneumonien im Blute keine Leukocytose findet. Es wäre völlig verfehlt, alsdann mit GRAWITZ und BENNEKE an einen anderen Ursprung der Zellen des Eiters oder der Pneumonie als aus den blutbildenden Organen zu denken. Dafür fehlen alle Grundlagen; wohl aber hat FEDERMANN selbst für die foudroyantesten Fälle perityphlitischer Affektion gezeigt, daß die anfänglich sehr starke Leukocytose rasch infolge eintretender Insuffizienz durch zu starke Toxindosis verschwindet.

Damit ist auch klar, daß trotz Bestehens einer Eiterung die L.-Zahl niedrig sein kann, wenn das Versagen der Cytogenese eingesetzt hat. Mithin *gibt eine einzige Blutuntersuchung lediglich Aufschluß über die momentane Reaktion,* sagt

[1] HEINZ: Virchows Arch. **167**.

[2] NAEGELI: Über die Prinzipien der morphologischen Blutuntersuchungen. Korresp.bl. Schweiz. Ärzte **1905**.

aber nichts darüber aus, was vorher geschehen ist. Die klinische Analyse des Falles gestattet indessen gewöhnlich, rasch herauszufinden, ob eine unerwartet geringe Reaktion auf schwacher Infektion oder auf zu schwerer Vergiftung beruht. Die schwere Infektion hat dann schon zahlreiche andere Funktionen des Körpers getroffen und Anzeichen der Vasomotorenlähmung, Schädigung der Herzfunktion oder des Gehirns erzeugt. Die klinische Analyse gestattet erst die richtige Fragestellung für die Deutung des Blutbefundes.

Die Chemotaxis erklärt die Leukocytose namentlich biologisch nicht ausreichend[1]. Sie betrifft den Mechanismus, aber nicht die Ursache der Erscheinung.

Einige Infektionskrankheiten (Typhus, Masern usw.) erzeugen gewöhnlich keine Leukocytose, sondern Leukopenie. Hier bedingen die Toxine rasch Lähmung der Funktion des Knochenmarkes; die meisten Infektionskrankheiten dagegen erzeugen Markreizung und damit Leukocytose. Ohne Berücksichtigung der möglichen funktionellen Insuffizienz ergibt sich folgende Einteilung:

I. Infektionskrankheiten mit Leukocytose:

Pneumonien jeder Art, besonders die croupöse.

Eiterungen, solange sie aktiv und progressiv sind (Perityphlitis, Abscesse, eitrige Peritonitis, Empyem usw.).

Meningitis cerebrospinalis purulenta (bei Meningokokken, Pneumokokken und andere Eitererreger, dagegen tuberkulöse nur selten).

Cholera.	Scarlatina.
Variola (nicht immer).	Erysipelas.
Varicellen (inkonstant).	Diphtherie.
Pertussis.	Sepsis (oft Insuffizienz).
Polyarthritis acuta.	Syphilis.
Polyneuritis acuta.	Fleckfieber.

II. Infektionskrankheiten ohne Leukocytose:

Typhus abdominalis und Paratyphus.	Rotz.
Morbilli.	Influenza, Grippe.
Rubeolen.	Parotitis epidemica.
Erythema subitum.	
Tuberkulose (unkompliziert).	HEINE-MEDINsche Krankheit.
Dengue.	Encephalitis epidemica.

Leukocytose bei den Krankheiten der Gruppe II deutet auf Komplikationen.

III. Infektionskrankheiten mit temporärer Leukocytose:

Akute Malaria. Leukocytose beim Schüttelfrost, nachher Leukopenie.

Die Leukocytose bei Intoxikationen (toxische Leukocytose).

Analog den Toxinen können viele chemische Körper Leukocytose erzeugen, so Organextrakte kernreicher Gewebe, Nucleine, Medikamente wie Kollargol, Antipyrin, Antifebrin, Phenacetin, Campher, Digitalis, Blutgifte wie Kali chloricum, Pyrodin, Pyrogallol, Benzolderivate, Salvarsan, ätherische Öle usw.

Von Zimtsäure (Hetolinjektionen) habe ich im Gegensatz zu LANDERER nie eine Reaktion gesehen, ebensowenig REBSAMEN[2].

Bei schweren Krankheiten ist eine Änderung des Blutstatus durch Medikamente wohl nur sehr selten möglich. Das neue Moment vermag gegen die übermächtigen Faktoren des Leidens selbst nicht aufzukommen.

Eine Leukocytose durch Narkose bewies SEYDERHELM[3].

---

[1] BORDET (Ann. Inst. Pasteur **1896**) nahm an, daß die L. zu virulenten Bakterien negative, zu nichtvirulenten positive Chemotaxis haben. Die Ansicht ist nicht haltbar.

[2] REBSAMEN: Inaug.-Diss. Lausanne 1901.

[3] SEYDERHELM: Arch. f. exper. Path. **100**, 322 (1923).

Die Leukocytose bei Blutungen (posthämorrhagische Leukocytose).

Kurze Zeit nach einer Blutung enthält die Zirkulation eine ansehnliche Vermehrung der L., parallel dem Auftauchen junger R. und Erythroblasten. Nach einigen Tagen sind gewöhnlich wieder normale Befunde zu erheben. HÖSSLI[1] weist auf hohe Leukocytose bei intraperitonealen Blutungen hin.

Vermehrt sind die N., dazu kommen einige junge unreife Formen, auch Myelocyten. Auch hier handelt es sich um eine Hyperfunktion des roten Knochenmarkes, das den Blutverlust ersetzen muß.

IDO und SUZUKI zeigten bei experimentellen posthämorrhagischen Leukocytosen, daß nach Blutentzug eine erste Vermehrung der L. in der 2. Stunde einsetzt, in der 5. Stunde auf ein Maximum kommt und mit der 8. Stunde zurückgeht. Dies ist die Entleerung der Reserven. Eine zweite Vermehrung erfolgt als Neubildung zwischen der 25.—45. Stunde[2].

Die Leukocytose bei malignen Tumoren (siehe diese!).

Carcinome und Sarkome können Leukocytosen hervorrufen; doch ist das wenig konstant, da die Tumoren meist erst bei Hinzutreten spezieller Momente die Vermehrung der L. bedingen, z. B. durch starken Zerfall, Verjauchung, Resorption toxischer Produkte, Knochenmarksmetastasen.

Die Leukocytose bei Kachexien

ist durch die Grundkrankheit bedingt. Es gibt viele schwere Kachexien ohne jede Vermehrung der L. Mithin ist der Begriff der kachektischen Leukocytose aufzugeben. Dasselbe gilt für die

Leukocytose der Agone

die keineswegs regelmäßig auftritt und oft vermißt wird. Mithin ist es auch hier nicht die Agone, die, wie LITTEN gemeint hat, an sich die Vermehrung bedingt, sondern die Krankheit selbst. Diese Auffassung hat durch eine Reihe von Untersuchungen auch ARNETH[3] vertreten, s. ferner DOLDE[4].

So viel ist indessen von dieser agonalen Leukocytose doch noch zu retten, daß in einzelnen Fällen sub finem vitae das Knochenmark die ihm normalerweise innewohnende Fähigkeit verliert, unreife Zellen von der Zirkulation zurückzuhalten. Man kann daher kernhaltige R., Myelocyten und andere unfertige Elemente in der Agone zum ersten Male auftauchen sehen und jetzt wirklich auch ab und zu eine sehr beträchtliche L.-Vermehrung finden, die vorher gefehlt hatte. Die Befunde des Leichenblutes können also nur mit Reserve gedeutet werden, siehe bes. DONATH und PERLSTEIN[5].

Blut der Embryonen. Embryonale Leukopoese, besonders nach eigenen Forschungen.

Als erster L. erscheint im *Embryonalblut* der Myeloblast. Das ist heute mit aller Sicherheit bewiesen. Beim abgestorbenen menschlichen Fetus von $6^1/_2$ cm Länge traf ich bereits Myeloblasten, Myelocyten und granulierte L., also schon vor Anlage des Knochenmarkes. Lymphoide Zellen dominieren in der Periode des Fetus von 10—26 cm Länge; es sind meist typische Myeloblasten. Später werden granulierte Zellen und unter ihnen auch Myelocyten reichlicher.

In außerordentlicher Genauigkeit hat KNOLL die ersten L. des menschlichen Embryos, und zwar an 28 *lebenden* Feten geprüft. Mit aller Bestimmtheit ist der erste L. im Blute der Myeloblast. Von diesen Myeloblasten geben einzelne schon im Anfang des 2. Monats positive Oxydasenreaktion und allmählich immer mehr, so daß in der 2. Hälfte des 3. Monats sehr zahlreiche

[1] HÖSSLI: Mitt. Grenzgeb. Med. u. Chir. **27**, 630 (1914).
[2] Japan. Lit.: Daiyaku-Zasshi **12** (1919).
[3] ARNETH: Münch. med. Wschr. **1904**, Nr 27. [4] DOLDE: Inaug.-Diss. Straßburg 1918.
[5] DONATH u. PERLSTEIN: Wien. Arch. inn. Med. **9**, 503 (1925).

Myeloblasten positive Oxydase aufweisen. Nie aber zeigt sich die Reaktion in Endothelien. Erst Ende des 3., anfangs des 4. Monats zeigen sich die ersten Ꝣ. im embryonalen Blute. Monoc. mit positiver Oxydasenreaktion werden erst im 5. Embryonalmonat gesehen, Knochenmarksriesenzellen schon im Beginn des 3. Monats und dann auch Pl. oft als Riesen-Pl.

Bei embryonalen Kaninchen sind die zuerst auftretenden L. ausschließlich völlig typische Myeloblasten (NAEGELI); desgleichen ASKANAZY[1]. Ebenso bezeichnet LOEWIT die ersten L. des embryonalen Kaninchenblutes als Myeloblasten wie im Knochenmark. Der Kern sei auffällig groß, die Kernstruktur sehr fein. Typische Blut-Ꝣ. seien nicht vorhanden. Selbst SCHTSCHUKIN, ein Schüler des Unitariers USKOW, bekennt, daß im Blut der Hunde- und Katzenembryonen kleine Ꝣ. sehr spät auftreten. Er sagt: „weit später als Knochenmark gebildet wird".

KOELLIKER hatte seine ursprüngliche Annahme, die embryonale Leber bilde die L., zugunsten der Milzgenese fallen gelassen, und auch NEUMANN war von der Entstehung der L. in der Leber nicht überzeugt. Durch den Nachweis massenhafter, auch granulierter L. in der Leber des Embryo von 2,7 cm, also vor Anlage der Milz und des Knochenmarkes, konnte ich die myeloische Funktion der *embryonalen Leber* beweisen. Diese Tätigkeit bleibt dem Organe lange erhalten und ist stets beträchtlicher als in der Milz, in der myeloisches Gewebe nur vorübergehend eine Rolle spielt. Zum weitaus dominierenden Teile sind die myeloischen extra- und intracapillär gelegenen Zellen der Leber und Milz kleine, ungranulierte Elemente, wie auch die embryonalen Knochenmarkszellen zunächst überwiegend granulafrei sind und nur etwa die Größe roter Blutkörperchen haben. Daneben gibt es aber schon bei 2,7 cm Fetuslänge perivasculäre myeloische Bildungen in der Umgebung der größeren Blutgefäße der embryonalen Leber. Sie zeigen viele granulierte Myelocyten, während solche Zellen intravasculär noch sehr spärlich vorkommen. Damit ist die perivasculäre Genese der myeloischen Bildungen sichergestellt.

In frühester Embryonalzeit sind solche perivasculäre Myelocytenlager weitverbreitet, und unter pathologischen Bedingungen, ganz besonders bei Lues congenita, können sie auch in der späteren Fetalperiode noch persistieren. Normal aber wird eine erhebliche Myelopoese bald auf wenige Organe beschränkt, nämlich auf Leber, Milz und endlich auf das Knochenmark.

In der *Milz* sieht man von 9 cm Fetuslänge an die Myelocytenbildung in der Pulpa; mit 27—30 cm ist die Pulpa ein rein myeloisches Gewebe. Auf Ausstrichen glaubt man Knochenmarksgewebe vor sich zu haben. Später nimmt diese Myelopoese in der Pulpa ab, kann freilich beim Neugeborenen oft noch entdeckt werden und bleibt vielleicht in Spuren erhalten (s. S. 103). Die MALPIGHIschen Follikel zeigen stets nur Ꝣ. und sind von mir erst später, nach dem Auftreten von Myelocyten, bei 24 cm Fetuslänge gesehen worden. Auch KNOLL kann Ꝣ.-Bildung in der Milz erst am Ende des 6. Monats entdecken.

Im dritten Embryonalmonat tritt das *Knochenmark* auf und sieht man aufs deutlichste die perivasculäre Genese der myeloischen Bildungen. Das Mark enthält anfänglich sehr viel ungranulierte Zellen (Myeloblasten).

DUNN erhielt gleichfalls schon sehr früh Indophenolblausynthese. BROWNING beschreibt im embryonalen Knochenmark ($3^1/_2$ Monate alter Fetus) große Myeloblasten, alle Zwischenformen zu Myelocyten, die im 4. und 6. Monate reichlicher auftreten, nach meinen Befunden aber gewöhnlich nur 12—15$^0/_0$ betragen. VIANA verzeichnet für den 4.—9. Graviditätsmonat Myeloblasten als am zahlreichsten, aber auch alle granulierten L. reichlich.

In *Lymphknoten*- und *Thymusparenchym* fehlen myeloische Gewebsbildungen und finden sich nur adventitielle myeloische Lager im Bindegewebe und in Begleitung der Gefäße.

Ich betone besonders, daß diese Herde dem Stützgewebe und nicht dem Parenchym angehören und im Bindegewebe des Embryos überhaupt weitverbreitet sind. Diese Formationen sind pathologischerweise besonders bei Lues congenita sehr deutlich, indessen aus-

[1] ASKANAZY: Virchows Arch. **255**.

schließlich perivasculär und ohne jede Beziehung zur Lymphopoese. Auch BROWNING betont mit großer Schärfe die perivasculäre Natur dieser Bildung in Thymus, Leber und Milz.

Nach KNOLL ist die Randschicht des Thymus im 5. Monat voll *L*., die sich dort schon im 3. Monat finden als erste lymphatische Bildung.

Die *Lymphknoten* entwickeln sich im Anschluß an Lymphgefäße und zeigen sich bei menschlichen Embryonen vom dritten Embryonalmonat an. Keimzentren fehlen stets. In der Milz treten lymphatische Bildungen viel später auf als myeloische, sind streng für sich abgeschlossen und auf die Follikel beschränkt als kleine *L*. Keimzentren fehlen.

In der embryonalen Leber fehlen alle lymphatischen Formationen. Während das myeloische Gewebe gegen Ende des Embryonallebens überall verschwindet und sich auf das Knochenmark lokalisiert, werden lymphatische Bildungen zunächst nach der Geburt noch immer ausgedehnter. So entsteht die Tonsille erst im Laufe des zweiten Lebensjahres.

DUNN hat die embryonalen Blutbildungsstätten des Menschen mit der Indophenolblaumethode auf myeloische Zellen untersucht und findet bei Feten von $3^1/_2$ Monaten im Blut Myeloblasten, ebenso im Knochenmark. Bei einem Fetus von $7^1/_2$ Monaten traf er in Thymus, Milz, Leber perivasculäre Myelopoese, ebenso in den zentralen Teilen der Lymphknoten. Später haben vor allem KNOLL und NICOLET das außerordentlich frühzeitige Auftreten von oxydasepositiven Myeloblasten bewiesen.

JOLLY und ROSELLO konstatieren bei der weißen Maus, daß die Milz zuerst analoge Zellen wie die granulierten Knochenmarkszellen und Eosinophile mit Mitosen besitzt, während MALPIGHIsche Follikel erst später auftreten.

Ich verweise in bezug auf die embryonale Milz der Maus auf die S. 181 abgebildeten Megakaryocyten, die mit zahlreichen Erythroblasten und Myeloblasten zusammen vorkommen.

Der Ursprung der ersten embryonalen L. ist umstritten. SCHRIDDE leitet die myeloischen Zellen aus Gefäßwandzellen (Endothelien) ab; diese bilden extravasculär Myeloblasten, sekundäre Erythroblasten und Riesenzellen, so in der embryonalen Leber. ASKANAZY widerspricht lebhaft dieser Auffassung. Fast alle Autoren sehen heute in den indifferenten Mesenchymzellen den Ursprung der L.-Bildung beim Embryo. Während aber die Dualisten nur diese Zellen als Ursprungszellen annehmen, hält MAXIMOW und seine Anhänger auch die Entstehung aus Endothelien und aus Histiocyten für möglich.

Nach SCHRIDDE erfolgt die Myelopoese überall aus Gefäßwandzellen, so in der Milz, bei der er auch im 5. und 6. Monat reichlich myeloisches Gewebe findet, und im Knochenmark, das zuerst enorm viel Myeloblasten enthalte. Die *L*. entstehen als Dauergewebe zuerst um Lymphgefäße herum, Follikel erst im 6. Monat und nur mit kleinen *L*. Eine gemeinsame Stammzelle der *L*. und myeloischen Elemente bestreitet SCHRIDDE entschieden.

MAXIMOW leitete früher bei Untersuchungen, die fast ausschließlich tierische Embryonen betrafen, alle L. von *L*. ab. Er läßt aus hämoglobinfreien primitiven Blutzellen Erythroblasten und in kleinerer Zahl L. (große *L*.) werden. Letztere bleiben im Blute, und zwar in bedeutender Menge (!), und sollen intracapillär intravasculäre Blutbildungsherde entstehen lassen. 1927 aber gibt MAXIMOW in völligem Gegensatz an, Hämocytoblasten seien nur „in äußerst geringer Menge im Blut" und beim Menschen vielleicht tatsächlich gar nicht und zuerst „alles nur Erythroblasten". Später bilden sich nach MAXIMOW echte große *L*. in den Dottersackarterien und auf der ventralen Seite der Aortenwand. Beim Kaninchen entstehen am 12. Tage aus Mesenchymzellen die ersten histiogenen Wanderzellen; dabei sollen die *L*. aus der Area vasculosa und aus mesenchymalen Wanderzellen identisch sein, obwohl die Wanderzellen bei Kaninchen und Katze sehr verschieden von *L*. seien; aber bei der Ratte sehen sie sofort den *L*. ähnlich.

Das erste blutbildende Organ wäre die Dottersackwand mit *L*.; polymorphkernige L. würden „noch fast gar nicht"[1] gebildet.

Das zweite blutbildende Organ nach MAXIMOW ist die Leber. Hier bleiben zwischen den jungen Leberzellen Mesenchymzellen liegen; aus ihnen entstehen extravasculäre große *L*., und diese bilden Erythroblasten, Erythrocyten, Riesenzellen und gekörnte L. Nach MAXIMOW arbeiten in der Leber kleine Wanderzellen direkt Granula aus, ohne sich vorerst in lymphocytenähnliche Zellen zu verwandeln; daher trete die *L*.-Bildung wegen rascher

[1] Arch. mikrosk. Anat. **73** heißt es: „niemals".

Differenzierung scheinbar zurück, da die Entwicklung besonders günstig sei. (Wie kann man rein histologisch rasche Differenzierung und besonders günstige Entwicklungsverhältnisse beweisen?) Später hat MAXIMOW die Blutbildung in der embryonalen Leber auch auf Histiocyten zurückgeführt.

Bei der Thymus nimmt MAXIMOW folgende Entwicklung an. Es entstehen aus dem Endothel und Perithel der Gefäße kleine histiogene Wanderzellen, werden zu großen ℒ., liegen zwischen Epithel und vermehren sich enorm, so daß sie das Epithel ganz zurückdrängen. Es entstehen also echte ℒ., und deren Vermehrung liege hier ganz besonders günstig. Bekanntlich bestreiten STÖHR und SCHRIDDE die ℒ.-Natur dieser Zellen und erklären sie für kleine Thymusepithelien. Neben ℒ. nimmt MAXIMOW im Thymus auch die Bildung von Erythroblasten und Myelocyten an (Anatomengesellschaft 1908); Fol. haemat. (Lpz.) **6**, 477 schreibt er aber, die großen Thymus-ℒ. bilden wegen der hier herrschenden besonderen Existenzbedingungen aber „nur Lymphocyten", keine Erythroblasten oder Granulocyten, und Fol. haemat. (Lpz.) **7**, 129 verzeichnet er „keine Erythroblasten und nur spärliche Granulocyten".

Die Knochenmarksbildung erfolgt nach MAXIMOW extravasculär aus lokalen Mesenchymzellen, die Osteoblasten und Osteoclasten sowie Wanderzellen bilden. Aus diesen entstehen zuerst nur kleine, dann große ℒ., und aus diesen Myelocyten, Leukocyten, Riesenzellen und kleine ℒ.

Die Milz entsteht nach MAXIMOW aus indifferenten Mesenchymzellen, ebenso der MALPIGHIsche Follikel.

Die Entwicklung der Lymphknoten wird aus indifferenten fixen Bindegewebszellen in der Umgebung dünnwandiger Lymphgefäße abgeleitet. Es sollen hier Wanderzellen „wohl aus Endothel der Blutgefäße" entstehen, dann aus Wanderzellen zuerst kleine ℒ., aus ihnen größere, die aber nur verschiedene Stadien derselben Zellart darstellen. Ein Teil der ℒ. wird zu Myelocyten (auch Mastmyelocyten), Erythroblasten und L.

Im Blute findet MAXIMOW beim Kaninchen zuerst große ℒ., später mehr kleine, erst später spezialgranulierte, noch später Eos. und Ma.

Nach MAXIMOW bildet das Bindegewebe Wanderzellen, später entstehen diese aus dem Perithel der Gefäße; zuletzt hört im Bindegewebe die Zellbildung ganz auf. Histiogene Wanderzellen und ℒ. erklärt er für dieselbe Zellart; sie behielten die Entwicklungsfähigkeit für immer (indifferente Stammform). Myeloisches und lymphatisches Gewebe seien nicht prinzipiell verschieden, und je nach den äußeren Existenzbedingungen sind die Differenzierungsprodukte der ℒ. oder Wanderzellen andere; so bilden ℒ. in der Dottersackwand nur R., im Mesenchym Granulocyten, in Thymus und Lymphknoten nur ihresgleichen, in embryonaler Leber und embryonalem Knochenmark alle Zellarten nebeneinander.

DANTSCHAKOFF, die Schülerin MAXIMOWs, leitet die Entstehung des embryonalen Knochenmarks bei Vögeln aus indifferenten Mesenchymzellen ab, aus denen der ℒ. als Stammform entsteht. Erythropoese und Leukopoese sind scharf getrennt; aber an beiden Orten ist ℒ. die Stammform.

Beim Huhn läßt DANTSCHAKOFF ℒ. und Erythrocyten und Wanderzellen auch aus Gefäßendothelien entstehen. DANTSCHAKOFF erklärt, daß die ℒ. trotz morphologischer Gleichheit funktionell nicht in jeder Hinsicht gleich seien. Wie die Thymus-ℒ. eine Ausnahmestellung haben und nur ℒ. bilden, so täten das auch andere ℒ. unter Hinweis darauf, daß bei Vögeln strenge Trennung der Leuko- und Erythropoese statthat und daß in Lymphknoten trotz potentieller Möglichkeit keine Erythroblasten entstehen. Die Ursache sei darin zu finden, daß bestimmte Reize fehlen.

Bei all diesen Deutungen von MAXIMOW ist aber die völlig ungenügende Darstellung der Kernstruktur zu berücksichtigen, so daß selbst basophile Erythroblasten von ℒ. nicht geschieden werden können (siehe S. 103), geschweige denn ℒ. und Myeloblasten. Dafür reichen Schnittfärbungen nie aus. Ich halte es für sicher, daß die ℒ. von MAXIMOW Myeloblasten sind (4. Auflage).

In späteren Studien, besonders in der großen umfassenden Arbeit von 1927, hat MAXIMOW viele dieser Auffassungen ganz wesentlich modifiziert. So hat er die Verschiedenheit seiner embryonalen „ℒ." von den wirklichen ℒ. zugeben müssen, entsprechend den Einwänden gegen diese Nomenklatur, wie ich das jahrelang aufs stärkste betont habe. Es ist aber eine Verkennung der Tatsachen, wenn er schreibt, den Namen ℒ. hätte er aufgegeben, weil sich diese Bezeichnung für die ersten embryonalen L. „nicht eingebürgert" habe. Die Gründe liegen ganz anderswo, nämlich in der Verkennung der Kernstruktur dieser Zellen durch MAXIMOW. Er hat seinen embryonalen ℒ. jetzt in Hämocytoblast umgetauft und ihn mit meinem Myeloblasten morphologisch identifiziert. Nachdem aber FERRATA selbst nicht mehr an der Omnipotenz seines Hämocytoblasten festhält und wie sein Schüler LAMBIN die Monoc. und die R. aus Mesenchymzellen und nicht aus Hämocytoblasten ableitet, ist der Name Hämocytoblast auch begrifflich nicht mehr für die ersten embryonalen Blutzellen anwendbar.

Auch in der Frage der myeloischen Metaplasie hat MAXIMOW nachgeben müssen, und er hat es aufgegeben, die Entstehung der Myelocyten aus gewöhnlichen Blut-£. abzuleiten (siehe S. 264).

Ferner hat MAXIMOW im Gegensatz zu den obigen Auffassungen jetzt die Blutbildung in der embryonalen Leber und bei extramedullärer Myelopoese auf die Endothelien zurückgeführt, denen er zum Teil die Bedeutung von Histiocyten zuschreibt, welcher Unterschied gegenüber der früheren oben zitierten Darstellung! Noch viele andere weitgehende Änderungen der Auffassungen könnte ich erwähnen. Sie beweisen, wie schwer die Lösung all dieser Probleme selbst für den erfahrensten Forscher sind, wie weitgehend auch die *Deutung* der Befunde verschieden ausfallen kann. Vor allem aber bleibt der Satz bestehen, den ich immer und immer wieder in diesem Lehrbuch vertreten habe, mit der Schnittfärbung ist auch heute eine genügende Zellkerndarstellung, also das allerwichtigste, nicht erreichbar; auch sind Protoplasmastrukturen in Monoc. und in jungen R. nicht genügend zu erfassen. Daher die Unsicherheit bei der Schwierigkeit all dieser Probleme.

In den späteren Arbeiten hat MAXIMOW sich beträchtlich der dualistischen Auffassung genähert und er ist viel stärker für die Spezifität und die einseitigen Entwicklungspotenzen der L. eingetreten, besonders in der £.- und Myeloblastenfrage. Große Entwicklungsmöglichkeiten der Zellen hält er nur für die ersten embryonalen Stadien für vorhanden, z. B. die Bildung von Histiocyten und L. aus Endothelien; später gibt er sie nicht mehr zu. Trotzdem ist seine Darstellung auch jetzt noch vielfach unscharf und sich oft widersprechend, besonders in der £.-Frage, und werden wie früher, an sich unbeweisbare Hypothesen herangezogen, wie die Umwandlung von £. in Monoc. in größter Menge, sofern die Blutströmung langsam werde, so selbst beim Reiben des Ohrläppchens entstehe Stase und sofortige Umwandlung von £. in Monoc., oder, die „Entwicklung der Zellen je nach ihrer verschiedenen Lage“, oder es mache die Anpassung an die Lage die Umwandlung der Mesenchymzellen in verschiedene Zellen (ob wohl auch nur deshalb die Bildung von Leberzellen und Pankreaszellen aus Entoderm erfolgt ?), „die Potenzen der Zellen offenbaren sich zeitweise nicht“, „der £. ist also ein in inaktives Stadium versetzter Hämocytoblast“.

„Der Unitarismus *erkläre* aus der chemischen Differenz der Gewebsflüssigkeit, daß Hämocytoblasten an verschiedenen Orten verschiedene Elemente erzeugen“. — Dies ist doch nur Behauptung, und der MAXIMOWsche Versuch, in Kultur aus lymphatischem Gewebe Myelocyten zu erhalten, ist widerlegt und in seiner Abbildung sehe ich keine Myelocyten.

Mit FISCHER-WASELS möchte ich auch hier von den Grenzen der histologischen Methodik sprechen.

In letzter Konsequenz bedeuten alle diese Erklärungsversuche das Verkennen der Evolutionslehre, der in der Phylogenese zutage tretenden Differenzierung und Weiterentwicklung der Organismen und ihrer Gewebe, eine Evolution, deren Gründe wir nicht kennen, die aber sicherlich nicht in so unbedeutenden äußerlichen Momenten gelegen sein können, mit denen MAXIMOW die Strukturdifferenzen erklären will. Probleme von so grandioser Bedeutung lassen sich niemals mit so äußerlichen Momenten erklären.

MOLLIER nimmt in der embryonalen Leber des Menschen und der Tiere im Reticulum eine Hämatogonie an, die alle Leukocyten und Erythroblasten bilde. Diese Zelle gleiche morphologisch £.; daß sie ein £. sei, wäre aber eine „willkürliche Annahme“. Er glaubt nicht, daß die Leber ein lymphatisches Organ sei, wohl aber ein m y e l o i s c h e s.

Mein Schüler FISCHER gibt genaue Befunde nach modernen Schnittfärbungen bei einem 16 cm langen Embryo. Er findet auch im Bindegewebe des Thymus, des Pankreas, der Lymphknoten zahlreiche myeloische Zellen und leitet sie wie in der Leber von mesenchymalen Zellen ab. Später schien ihm aber doch die Entstehung aus Gefäßwandzellen wahrscheinlicher, wovon ich mich aber nie überzeugen konnte.

Resultate der embryologischen Forschung.

1. Die L. entstehen aus mesenchymalen Zellen, nach der Ansicht vieler Autoren aus undifferenzierten Zellen des Reticulums und der Gefäßscheiden, nach Ansicht anderer aus Endothelien (SCHRIDDE).

Die extraembryonale erste fetale Blutbildung betrifft nur rote Zellen. Es ist nicht bewiesen, daß lymphoide, nicht Hb. aufweisende Zellen Myeloblasten oder gar £. seien. Solche Zellen erweisen sich als Retikulocyten, sind also ganz unreife R., nicht L.

2. Die zuerst auftretenden Zellen sind lymphoid, ungranuliert und nach der klaren Kernstruktur und nach der Oxydasenreaktion Myeloblasten. Sehr

bald treten auch in vielen Organen typisch myeloische Gebilde (Myelocyten) auf, während lymphocytäre follikuläre Bildungen noch lange Zeit fehlen. Gleichzeitig besteht gewöhnlich, und zwar überall, selbst in den Septen des Thymus und des Pankreas, Erythropoese.

3. $\mathfrak{L}$. entstehen außerordentlich spät. Das myeloische System ist daher beim Embryo das erste (NAEGELI, SCHRIDDE, DUNN, FISCHER, THIEL, DOWNEY, KNOLL usw.), das lymphatische das später auftretende. Damit ist die früher allgemein behauptete Entstehung der granulierten L. aus $\mathfrak{L}$. widerlegt.

Gegenüber allen den klaren Zelldifferenzierungen auch beim Embryo in den Studien von NAEGELI, ASKANAZY, DUNN, KNOLL, NICOLET und dem sicheren Nachweis absolut typischer Myeloblasten kann ich den folgenden Behauptungen MAXIMOWs keine Bedeutung beilegen, in denen er geschrieben hat: „Die erste lymphoide Wanderzelle beim Embryo ist polymorph. Es geht nicht an, die nach der Hämatologie des Erwachsenen geschaffenen Begriffe wie Myeloblast, kleiner $\mathfrak{L}$. auf Zellen des embryonalen Körpers zu übertragen (warum dann die Umtaufe von MAXIMOW von seinem $\mathfrak{L}$. in Hämocytoblast?). Die Versuche sind aussichtslos, die Zeit des Auftretens von $\mathfrak{L}$. und Myeloblasten genau zu bestimmen". Übrigens anerkennt auch MOLLIER die Identität der embryonalen L. mit den postembryonalen; sonst könnte er nicht zu dem Schluß kommen, die embryonale Leber ist ein myeloisches, kein lymphatisches Organ.

4. Die Ableitung der ersten embryonalen Zellen aus Endothelien erscheint sicher (MAXIMOW, SCHRIDDE, KNOLL). Bewiesen erscheint sie aber nur für Megaloblasten und selbst für die ersten L. sehr zweifelhaft. Damit wäre ein großer Unterschied zwischen Megaloblasten und Normoblasten festgestellt.

5. Follikelbildungen, nach dualistischer Auffassung das wichtigste Charakteristicum des lymphatischen Gewebes, werden von WEIDENREICH als von sekundärer Bedeutung hingestellt; als spätere Gewebsdifferenzierung bei besonders „gesteigerter Bildung kleiner lymphocytärer Zellen". Kleine lymphoide Zellen sind aber in größter Menge in embryonaler Leber und in embryonalem Knochenmark, Follikel zeigen sich jedoch nie!

6. Erythropoese intraparenchymatisch (Milz, Leber, Knochenmark) verläuft stets mit Myeloblasten- und Myelocytenbildung.

7. Aus reifen Blutzellen, $\mathfrak{L}$., entstehen beim Embryo keine R. oder myeloische Elemente. Der Satz von der Omnipotenz der $\mathfrak{L}$. und Monoc. ist widerlegt.

Die *Befunde* der Forscher unitaristischer Richtung weichen nicht wesentlich ab, wohl aber die *Deutungen*[1]. Wer will aber entscheiden, woraus z. B. die kleinen $\mathfrak{L}$. der Milzfollikel entstehen, und wer kann mit Bestimmtheit „sehen", daß myeloische Zellen aus Perithelzellen oder Gefäßwandzellen entstehen? Zahlreiche an sich unbeweisbare Hypothesen werden herangezogen, wie rasche Differenzierung, besonders günstige Entwicklung (z. B. der Wanderzellen in der Leber zu Granulocyten), besondere Existenzbedingungen an verschiedenen Orten, besondere funktionelle Aufgaben usw.

Literatur über Embryologie der Leukocyten s. S. 105.

Literatur.

(Siehe besonders KNOLL; auch S. 105, 129, 235 und bei den einzelnen Zellarten)

ASKANAZY: Münch. med. Wschr. **1904**. — BADERTSCHER: Amer. J. Anat. **17**, 437 (1915). Thymus. — BÉTANCÈS: Fol. haemat. (Lpz.) **1927**. — CUNNINGHAM, SABIN u. DOAN: Publ. 361, Carnegie-Instit. Lit.! Washington 1925. — DOMINICI: Arch. Méd. expér. **13** (1901); Arch. gén. Méd. **1906**. — ERDMANN: Arch. exper. Zellforschg **2**, 361 (1925). Embryon. Milzreste. — FISCHER: Siehe S. 129. — FERRATA: Siehe Dualismus. Bull. Soc. Biol. Paris **89**, 437 (1923). — GANDOLLO: Bull. Soc. Biol. Paris **91**, 139 (1924); Kongreßzbl. inn. Med. **40**, 144; **42**, 590. — KNOLL: Fol. haemat. (Lpz.) **40**, 205 (1930). Vollständige Lit. über Blutembryologie. — MAXIMOW: S. 106. — NAEGELI: Verh. dtsch. Ges. inn. Med. **1906**; Fol. haemat. (Lpz.) **5** (1908). — NICOLET: Inaug.-Diss. Zürich 1927. Oxyd. Reakt.

[1] Dasselbe beleuchtet ADELE HARTMANN (Ref. über MINOT: Fol. haemat. (Lpz.) **14**, 131), wenn sie schreibt: „Die Befunde von MINOT und MAXIMOW decken sich offenbar; trotzdem entsteht eine diametral entgegengesetzte Ansicht!"

b. Embryo; Z. mikrosk. Forschg **1927**. — SCHMIDT, M. B.: Beitr. path. Anat. **11** (1892). — SCHRIDDE: Beitr. path. Anat. **19** (1908); **20** (1909). — WEIDENREICH: Die Leukocyten. Wiesbaden 1911.

Pathologische Leukopoese. Myeloische Metaplasie.

Extramedulläre Myelopoese.

Zu den eigenartigsten Erscheinungen in der Pathologie gehört die Erfahrung, daß Organe, wie Leber, Milz, Lymphknoten, die embryonal myeloische Zellen gebildet haben, diese Tätigkeit unter dem Einfluß von Krankheiten wieder aufnehmen. Zwar zeigt sich diese myeloische Metaplasie mit Bildung von Myelocyten und Erythroblasten im Bindegewebe des ganzen Körpers weitverbreitet, aber einzelne Organe, wie vor allem die Milz, sind zuerst und intensiv befallen. Diese Umwandlung, zuerst von DOMINICI in den Organen und in der Umgebung der Gefäße entdeckt, erscheint wie ein morphologischer und funktioneller Atavismus; denn es ist zweifellos, daß hier die entstandenen Zellen auch ins Blut übergehen können und damit Funktionen übernehmen.

Lange Zeit ist über das Vorkommen und die Genese der myeloischen Metaplasie gekämpft worden; heute sind diese Anschauungen unbestritten.

Von besonderem Interesse ist der Ort der neuen Zellformationen, der genau wieder den embryonalen Verhältnissen entspricht; auch die Anordnung und Zusammensetzung in bezug auf die einzelnen Zellarten ist dieselbe.

Über die *myeloische Umwandlung der Milz* ist die Zahl der Beobachtungen sehr groß. Bereits ist auch die Annahme einiger Autoren erwähnt worden, daß die menschliche Milz schon normal einige Myelocyten enthalte (v. EBNER, STERNBERG, KURPJUWEIT, WEIDENREICH). Für einige Säugetiere ist dies auch nachgewiesen, so für die Maus (ASCHHEIM, WOLFF), für das Beuteltier (PAPPENHEIM), das neugeborene Meerschweinchen (DOMINICI), normales Kaninchen (DOMINICI, BANTI und eigene Beobachtung).

Die myeloische Umwandlung der Pulpa kann eintreten im Verlauf von

1. Infektionskrankheiten wie kongenitale Lues (eigene Beobachtung, KIMLA), Pneumonie (USKOFF), Scarlatina (KLEIN), Diphtherie (SIMON), Variola (WEIL), Erysipel (WOLFF); bei den verschiedensten Infektionskrankheiten STERNBERG, KURPJUWEIT) und viele andere. Experimentell kann die Metaplasie bei Tieren durch Infektion und Intoxikation oft leicht erzielt werden (DOMINICI, BEZANÇON et LABBÉ, NATTAN-LARIER, HERTZ usw.), besonders wenn noch Anämie geschaffen wird.

2. Schwere Anämien (WOLFF, HIRSCHFELD, KURPJUWEIT, NAEGELI, SOROCHOWITSCH, MEYER und HEINEKE, SWART, KERSCHENSTEINER), wie experimentell bei Tieren (DOMINICI, HEINZ, BEZANÇON et LABBÉ, RIBADEAU-DUMAS, [Blei] MEYER und HEINEKE). Insbesondere ist das starke Auftreten bei schweren experimentellen Blutgiftanämien festgestellt (MEYER und HEINEKE, DOMARUS, MORRIS, BLUMENTHAL und MORAWITZ, MASING, ITAMI, ISAAC und MÖCKEL [Saponin], HERTZ). Bei Aderlaßanämien vermißte ITAMI das Auftreten (fehlendes Bildungsmaterial); doch konnte SKORNJAKOFF zeigen, daß beim Einschieben von Erholungspausen die Metaplasie erzielt wird. Bei Perniciosa fanden MEYER und HEINEKE die Umwandlung, STERNBERG aber gering ausgesprochen, SCHATILOFF unter meiner Leitung stets, aber schwach ausgeprägt.

Ganz intensiv ist, sicherlich wegen der besseren Reaktionsfähigkeit des jugendlichen Individuums, die myeloische Metaplasie bei kongenitaler Wassersucht (LUTZ, LOTH, W. FISCHER) und bei Kinderanämien (NAEGELI, SOROCHOWITSCH, FURRER, GRAETZ, KOCH, SCOTT und TELLING) und erreicht hier in eig. Beob. Grade, die von leukämischen Veränderungen kaum zu trennen sind.

3. Tumoren mit starker Anämie (RUBINSTEIN und MICHELI). Regelmäßig bei malignen Tumoren im Knochenmark (Carcinom: KAST, FRESE, KURPJUWEIT, ASKANAZY, MICHELI; Lymphomatosen: HIRSCHFELD[1] als Kombination lymphatischer und myeloischer Leukämie),

4. Osteosklerosen (NAUWERK und MORITZ, DONHAUSER, ASSMANN, ASKANAZY),

5. Plethora vera (HIRSCHFELD, HUTCHINSON und MILLER, RENCKI).

MAXIMOW erwähnt myeloische Umwandlung bei der Einheilung eines aseptischen Fremdkörpers in der Milz, während in den Lymphknoten der Versuch negativ ausfällt.

---

[1] HIRSCHFELD: Fol. haemat. (Lpz.) **1906**.

Ganz besonders wichtig ist der Nachweis von ZIEGLER, daß auf

6. Röntgenstrahlen die Milzzellen zugrunde gehen und myeloisches Gewebe auftritt, das erst später von den allmählich wieder entstehenden Follikeln zurückgedrängt wird.

Von höchster Bedeutung ist die Tatsache, daß es niemals die Follikel oder Keimzentren sind, welche umgewandelt werden. Nur die Pulpa, die ja auch embryonal allein myeloische Formationen besitzt, macht die Metaplasie durch. Durch das neue myeloische Gewebe werden die MALPIGHIschen Körperchen vom Rande her erdrückt und zum vollständigen Untergang geführt (ERICH MEYER u. HEINEKE, NAEGELI, KERSCHENSTEINER, SWART und zahllose weitere Beobachter).

MAXIMOW sagt selbst, daß die MALPIGHIschen Follikel unverändert bleiben, und das scheine für Dualismus zu sprechen; aber er denkt, in den Follikeln herrschen besondere Bedingungen, und es seien die ℒ. noch zu jung; es müsse eine gewisse Zeit verstreichen, bis die Umwandlung möglich sei. Er muß aber selbst gestehen, daß „das alles indirekte, vielleicht zweifelhafte Beweise für die Gleichwertigkeit der ℒ." seien.

Später haben MAXIMOW und seine Schüler LANG u. BLOOM das Auftreten von Myelocyten in Keimzentren und Milzfollikeln beschrieben. Nach den Abbildungen kann ich zwar Ansammlung von Eos. bei Sensibilisierung auf wiederholte R.-Injektion sehen, nicht aber, daß es sich um Keimzentren handelt. Es ist mir daher gänzlich unverständlich, daß die in unzähligen Untersuchungen bisher nie gefundene und darum bis in die letzte Zeit auch gänzlich aufgegebene Annahme einer Umwandlung von ℒ. der Keimzentren auf Grund dieser histolog. Bilder wieder als möglich hingestellt wird. Auch alle noch so positiv von MAXIMOW gehaltenen Behauptungen, es „sei über alle Zweifel erhaben" und „es können überall, wo ℒ. sind, bei geeigneten Bedingungen auch Myeloc. entstehen", werden gegenüber der Riesenzahl entgegengesetzter Befunde keinen Eindruck machen.

WEIDENREICH stellt, freilich ohne alle eigene Erfahrungen über pathologische myeloische Metaplasie, die Hypothese auf, es wandeln sich die Follikel allmählich vom Rande her in Myelocyten um, so daß dadurch die Verkleinerung entstehe; es sei nicht gesagt, daß die Umwandlung im Innern des Follikels zu erfolgen habe. Hierzu ist freilich zu sagen, daß die Anhänger des Unitarismus früher immer die Metaplasie der Keimzentrumszellen, und zwar als ganz selbstverständlich und „natürlich" behauptet hatten. Demgegenüber zeigt die Histologie das lange Zeit völlige Passivbleiben der Follikel. MICHELI fand die MALPIGHIschen Follikel sogar vergrößert und mit Keimzentren. ERICH MEYER konstatiert, daß mitunter die Follikel spät, HIRSCHFELD, erst relativ spät, erdrückt werden. Ich verfüge über gleiche Erfahrungen. Bei leukämischen Affektionen, selbst bei der Mischleukämie von HERZ, wird die Trennung als eine scharfe (so auch von MARCHAND) bezeichnet. Ich sah sogar starke Verbreiterungen und in den verbreiterten ℒ.-Zonen nie einen Myelocyten.

Ich bin daher nicht geneigt, gegenüber unsern klaren histologischen Bildern den angeführten Hypothesen und bloßen Vermutungen irgendeinen Wert beizulegen, und ZIEGLER bemerkt sehr richtig, daß die Umwandlung in der Milz unter Röntgenstrahlen ja in eine Zeit falle, zu der der lymphatische Apparat völlig darniederliegt und tagelang jede Regeneration ausbleibt.

In den *Lymphknoten* geht myeloische Metaplasie unter denselben Bedingungen vor sich, bei Infektionen (HIRSCHFELD), Variola (WEIL), Lues (SCHRIDDE), bei experimentellen Infektionen der Tiere (DOMINICI), bei Anämien (HIRSCHFELD, NAEGELI, SOROCHOWITSCH, KURPJUWEIT, R. MEYER, FISCHER, FURRER, SCHATILOFF, ZIEGLER, SWART), bei Osteosklerose (NAUWERK und MORITZ), bei Knochenmarkscarcinom (KURPJUWEIT), ohne ersichtliche Ursache einmal in den Axillardrüsen (ASCHOFF), einmal bei Venenthrombose (KOLLER), sehr häufig bei myeloischer Leukämie.

Der Ort der Metaplasie liegt in der Marksubstanz, im engsten Anschluß an Gefäße. Oft ist das myeloische Gewebe scharf vom lymphatischen abgegrenzt. Auch hier fehlt jede Beziehung zu den Follikel-ℒ. und führt schließlich die Wucherung zur Erdrückung der Follikel, nie zu ihrer Umwandlung. Die Umwandlung in den Lymphknoten ist, von Leukämie abgesehen, fast immer gering und viel seltener anzutreffen als diejenige der Milz.

MEYER-HEINEKE verzeichnen sie bei schweren Anämien nur einmal unter 6 Fällen, SCHATILOFF und ich nur einmal in 4 Fällen.

In der *Leber* ist myeloische Metaplasie nachgewiesen bei Infektionen (besonders kongenitaler Lues: HECKER, ERDMANN, KIMLA, SCHRIDDE, eig. Beob., bei experimenteller Infektion: NATTAN-LARIER), bei Kinderkrankheiten (SWART, NATTAN-LARIER), bei schweren Anämien (NAEGELI, FURRER, LEHNDORFF, ASKANAZY), besonders stark bei Anaemia pseudoleuk. infant.; bei exper. Anämien: MEYER-HEINEKE, MORRIS, ITAMI: bei Osteosklerose und Carcinom des Knochenmarkes (ASKANAZY, KURPJUWEIT, NAUWERK, MORITZ, eig. Fall), bei kongenitaler Wassersucht (W. FISCHER, LUTZ, SCHRIDDE, LOTH), enorm stark bei Myelosen.

Der Sitz der Umwandlung in der Leber ist vor allem das Gebiet der Lebercapillaren, die stark erweitert und ausgebuchtet werden und völlig den embryonalen Verhältnissen wieder gleichen. Das periportale Gewebe ist, von Leukämien abgesehen, fast stets nur gering beteiligt, häufig überhaupt intakt (SKORNJAKOFF, FURRER-NAEGELI). Bei den Blutgiftanämien schreibt MORRIS, die Leber sei nur gelegentlich, ITAMI, sie sei spät beteiligt. Bei Perniciosa trafen SCHATILOFF und ich die Leberveränderung nie, MEYER-HEINEKE dreimal von 6 Fällen, die aber atypisch verliefen.

In dem *Thymus* haben SCHRIDDE bei Lues, GHIKA unter pathologischen Verhältnissen, nie normal, in der *Niere* SCHRIDDE und SWART bei Lues, letzterer auch bei Kinderanämien und einem Neugeborenen, dessen Mutter an Sepsis gelitten, dieselben myeloischen Herde gesehen, im Nierenbecken bei Anämie W. SCHULTZE, bei Fleckfieber ASCHOFF, bei Rachitis TANAKA. Schließlich können *an allen möglichen Orten perivasculäre Myelocytenlager* auftauchen, so bei kongenitaler Lues in einer eig. Beob., wie bei jüngsten menschlichen Embryonen.

Der Zweck der myeloischen Metaplasie ist Kompensation, aber bei Myelosen und Polycythämie liegt sicher Hyperfunktion auf bestimmte Reize vor.

Natürlich kann in sehr schweren Fällen trotz stärkster Knochenmarksschädigung die myeloische Metaplasie fehlen, weil jede Regeneration darniederliegt. Dies ist durch die Aderlaßanämien (SKORNJAKOFF) bewiesen, bei denen die myeloischen Formationen nur dann auftreten, wenn Erholungspausen eingeschaltet werden.

Die *autochthone Genese* der myeloischen Metaplasie ist bewiesen durch:

1. Das Vorhandensein von viel unreifen Zellen und Vorstufen (auch Erythroblasten), sowie vieler Mitosen (DOMARUS).
2. Die überraschende Ähnlichkeit des histologischen Bildes und der Lokalisation mit embryonalen Verhältnissen, z. B. in der Leber.
3. Das Blut bietet in vielen Fällen gar keine Normoblasten und Myelocyten, so in jenen Beobachtungen von Pseudobanti von HIRSCHFELD, obwohl enorme Milztumoren aus rein myeloischem Gewebe vorlagen. DOMARUS traf in der myeloischen Leber 14,8‰ Normoblasten und 2,2‰ im Blut und ein andermal 25‰ in der Leber und keine im Blute.
4. Das herdweise Auftreten von Myelocyten, mitunter bei Fehlen im Blut.
5. Das Vorkommen bei total verödetem Knochenmark (auf Saponin bei ISAAC und MÖCKEL) und bei Leukämien mit Fettmark in den Röhrenknochen.

Die Unitarier halten an der Ableitung der Zellkomplexe von gewöhnlichen L. aus Histiocyten, aber jetzt auch aus indifferenten Mesenchymzellen an Ort und Stelle, oder von emigrierten L. fest (WEIDENREICH, MAXIMOW, der aber selbst seine Beweisführung als zweifelhaft erklären muß). Dies war auch die ursprüngliche Annahme von DOMINICI und PAPPENHEIM gewesen und von HIRSCHFELD[1] (noch 1906), der aber jetzt selbst die adventitielle Genese wie alle Anhänger der dualistischen Lehre vertritt.

Tatsächlich sieht man die Formationen zuerst und am stärksten im Anschluß an Gefäße, so (eig. Beob.) sogar im Fettgewebe. In der Leber ist die periportale Bildung, wenn vorhanden, stets streifenförmig.

Es können daher indifferente Bindegewebszellen besonders in der Begleitung der Gefäße unter pathologischen Bedingungen myeloisches Gewebe postembryonal bilden, wie solches auch embryonal im Anschluß an die Gefäße und im indifferenten embryonalen Bindegewebe auftritt.

In gleicher Weise müssen wir eine physiologische myeloische extramedulläre Bildung zulassen bei Verkalkungen der Kehlkopfknorpel, der Falx cerebri, der Aorta (BUNTING), bei zahlreichen pathologischen Verkalkungen (M. B. SCHMIDT und seine Schüler FREUDENSTEIN und WYDLER [Venensteine]).

Für solche Fälle hatte einst NEUMANN eine Umwandlung von L. in Normoblasten, im Gegensatz zu seiner sonstigen scharfen Trennung dieser Zellen zugelassen, aber doch schon die Möglichkeit erwähnt, daß neues Markgewebe aus den die eindringenden Blutgefäße begleitenden Zellen entstehe. Für adventitielle Bildung tritt „mit Wahrscheinlichkeit“ (angesichts der schwierigen Deutung aus histologischen Bildern) M. B. SCHMIDT

[1] HIRSCHFELD: Fol. haemat. (Lpz.) **10**, 68.

und seine Schule ein; MAXIMOW dagegen nimmt eine Neubildung aus emigrierten Blut-ℒ. an. SACERDOTTI und FRATTIN hatten gezeigt, daß durch Unterbindung der Nierengefäße die Niere nekrotisch wird, verkalkt und daß dann Markgewebe entsteht. MAXIMOW untersuchte dieses Objekt und schildert, daß zuerst intracapillär ℒ. sich ansammeln und dann austreten, um myeloisches Gewebe zu bilden. Daß derartige genetische Ableitungen aber der Deutung viel Spielraum lassen, ist klar. MAXIMOW[1] drückt sich denn auch vorsichtig aus und schreibt: „vielleicht auf Kosten der Blut-ℒ. oder Bindegewebszellen, nicht auf Kosten latenter Myeloblasten oder problematischer wuchernder Adventitiazellen". Trotz dieses „vielleicht" kommt er dann aber zuletzt zu ganz apodiktischer Ableitung aus Blut-ℒ. In seiner letzten Studie (1927) vertritt MAXIMOW jetzt den Ursprung dieser Bildungen aus indifferenten Mesenchymzellen wie die Dualisten; denn das Reticulum dieser extramedullären Myelopoese kann er nicht aus dem Blut ableiten. Trotzdem läßt er einen Teil der Zellen aus den Blutgefäßen auswandern, jedoch nicht mehr wie früher aus ℒ. entstehen, sondern aus Hämocytoblasten. Solche Zellen fehlen aber gänzlich im Blute. Auch in dieser Frage hat also MAXIMOW (und doch wohl nicht bloß wegen des Reticulums) selbst für sein früher wichtigstes Beweisstück seine Auffassung gänzlich korrigieren müssen.

Hier liegt indessen nur ein Spezialfall myeloischer Bildung bei Verkalkungen vor, und wir haben oben gesehen, daß M. B. SCHMIDT beim Studium dieser Fragen an zahlreichen Beispielen zu anderen Schlüssen kommt. Er erwähnt nie ℒ.-Ansammlungen in Capillaren und nie ℒ.-Austritt und sieht nichts von ℒ.-Umwandlung in Myelocyten. Ich bleibe daher mit größter Entschiedenheit bei der Auffassung, daß diese extramedulläre Myelopoese ein sicherer Beweis für die Verschiedenheit der 2 Gewebe, lymphatisches und myeloisches, darstellt und daß das klassische Beispiel der Gegenargumentation von MAXIMOW selbst hat aufgegeben und von ihm genau so hat gedeutet werden müssen, wie es in diesem Buche seit langen Jahren dualistisch erklärt worden ist.

Viel weniger beachtet ist das *Auftreten lymphatischer Bildungen* unter dem Einfluß von Infektionen und Anämien. Das hat seinen Grund darin, daß das lymphatische Gewebe nicht auf ein Organ im postembryonalen Leben reduziert ist, sondern fast ubiquitär getroffen wird und leicht lokal reagiert. Von einem postfetalen Wiederaufwachen kann man daher nicht reden. So gibt es keine embryonalen Vorstadien der bei Sepsis vorkommenden Follikelvergrößerungen mit Keimzentren oder der bei Lymphadenosen häufigen Lymphome in Leber, Nieren, Herzmuskel und Knochenmark. Einzig beim Thymus könnte man an Wiedererwachen denken. In der Tat wird der Thymus bei lymphatischer, nie bei myeloischer Hyperplasie groß und mächtig. Gleichwohl ist die Parallele doch wohl nur scheinbar. Das Fettgewebe des Thymusrestes enthält kleine ℒ.-Herde; diese sind es, die wuchern. Mithin existiert beim lymphatischen Gewebe keine Metaplasie, sondern nur Hyperplasie.

Myeloische Metaplasie. Literaturverzeichnis s. S. 29.

Die prinzipielle Trennung der lymphatischen und myeloischen Leukocyten (dualistische Lehre).

Während früher die meisten Autoren die Entwicklung aller L. durch Alterung und Reifung aus den ℒ. angenommen hatten (unitaristische Auffassung), ist EHRLICH dieser „Vereinfachung" durch die Theorie der strengen Spezifität der Leukocytenarten, besonders aber durch die dualistische Lehre der Trennung zwischen lymphatischem und myeloischem System und der aus beiden Systemen abstammenden Zellarten entgegengetreten, ja er betrachtete geradezu diese Theorie als das wichtigste Ergebnis seiner Studien.

Die Einwände gegen diese Auffassung richten sich einerseits gegen die Spezifität der L.-Arten (ARNOLD, HESSE, NEUMANN, GRAWITZ, MAY-GRÜNWALD usw.), indem eine strenge Trennung zwischen den verschiedenen Formen nicht durchgeführt werden könne. Diese Argumente sind S. 212f. erörtert und heute nach allgemeiner Auffassung vollkommen widerlegt, nur über die Entwicklungsmöglichkeiten der ℒ. besteht noch große Meinungsverschiedenheit.

[1] MAXIMOW: Fol. haemat. (Lpz.) 8, 132.

Andererseits will die Opposition die prinzipielle Trennung zwischen lymphatischem und myeloischem System (Knochenmark, myeloische Metaplasie) nicht gelten lassen (Maximow, Lang, Bloom, Weidenreich). Die Unterschiede der beiden Gewebsarten sollen nicht prinzipieller Natur sein, und unter Umständen würden auch im lymphatischen Gewebe N., Eos. und R. gebildet.

Lange Zeit hatte auch Pappenheim die Zellen beider Systeme auf eine einzige Stammform, den „Lymphoidocyten", unseren Myeloblasten, zurückführen wollen, ebenso tat dies früher Ferrata mit der Aufstellung seines Hämocytoblasten als Stammzelle der R., ℒ. und L.

Dominici, Bezançon et Labbé sind im allgemeinen ganz entschieden für zwei Arten von L.-Gewebe eingetreten, glaubten aber unter bestimmten hochgradig pathologischen, seltenen Bedingungen doch an eine Entwicklung der myeloischen Reihe aus den Zellen des lymphatischen Gewebes.

Ehrlich hatte erst eine Trennung der zwei Systeme nach *Organen* vertreten, dann aber auf Grund der Beobachtungen Dominicis von zwei verschiedenen *Gewebssystemen* gesprochen, die sich im gleichen Organ begegnen können.

Damit wurden die Schwierigkeiten der Deutung sehr viel größer; denn man sieht leicht ein, daß myeloische Zellelemente, von einer Gefäßwand ausgehend, mit lymphatischen Zellen der Lymphknoten z. B. in innigsten Kontakt gelangen und doch ganz verschiedene Genese haben können.

Zwei Fragen sind es vornehmlich, deren Beantwortung Sein oder Nichtsein des Dualismus entscheiden:

1. Können aus ℒ. der lymphatischen Gewebe auch Myelocyten hervorgehen, oder sind Myelocyten, wenn sie abnormerweise auch an so ungewöhnlichem Orte vorkommen, adventitiellen Ursprungs aus indifferenten Mesenchymzellen und ohne genetische Beziehung zu den Parenchymzellen, den ℒ.?

2. Sind die ungranulierten Zellen des myeloischen Gewebes, also vor allem des Knochenmarkes, ℒ. oder aber Myeloblasten, d. h. spezifische Elemente des myeloischen Gewebes und prinzipiell von ℒ. verschieden?

Manche Argumente zur Entscheidung dieser Fragen sind bereits öfters in meinen bisherigen Ausführungen erörtert. Jetzt aber, nach Erledigung der Morphologie, Embryologie, Pathologie und Biologie und nach Einführung in alle zur Kritik nötigen Vorkenntnisse, kommt die erwünschte Gelegenheit, in zusammenfassender Darstellung Gründe und Gegengründe in dieser für die Hämatologie tatsächlich kapitalen Frage auseinanderzusetzen.

Folgende *Argumente* sprechen *für* eine *prinzipielle Scheidung des lymphatischen* und *des myeloischen Gewebes im Sinne des* Ehrlich*schen Dualismus:*

I. *Gewebsorganisatorische Unterschiede, die ich an erster Stelle setze.*

Wir beobachten im Körper zwei Gewebe von durchaus verschiedenem Bau. Das lymphatische System schließt sich *histogenetisch* und *funktionell* an die Lymphbahnen an, das myeloische an die Blutgefäße. Das ist ein kapitaler, oft nicht genügend gewürdigter Unterschied[1]. So kann man die perivasculäre Genese des myeloischen Gewebes für die embryonalen Organe erscheinen Keimzentren. Im myeloischen System dagegen herrscht lockere Gewebsanordnung der verschiedenen Zellen. Von Follikelbildung, der charakteristischen Erscheinung des lymphatischen Gewebes, ist embryonal und postembryonal keine Rede, wohl aber findet sich eine solche auch im Knochenmark bei Hyperplasie des lymphatischen Apparates als gesonderte adventielle, paramyeloische Bildung (S. 216 f.).

Die vorhandenen ungranulierten Myeloblasten sind einzeln oder in kleinen Gruppen isoliert im myeloischen Gewebe enthalten, aber auch beim Dominieren der Myeloblasten im *Myeloblastenmark* (Embryo, Perniciosa, Anämien, Infektionen) finden wir keine Follikelbildung. Das Gewebe hat die gleiche lockere Anordnung wie vorher und der einzige Unterschied ist das Vorkommen zahlreicher ungranulierter Zellen an Stelle der gekörnten. Mithin ist der Unterschied ein cellulärer und kein gewebsorganisatorischer. Daß aber die jetzt vorhandenen Zellen Myeloblasten und nicht $\mathfrak{L}$. sind, belegt die Morphologie der Zelle, speziell des Kernes, und die positive Indophenolblausynthese.

Schließlich hat auch PAPPENHEIM[1] zugeben müssen, es sei entdifferenziertes myeloisches Gewebe, aber kein lymphatisches entstanden.

Diesen lockeren Bau des myeloischen Gewebes finden wir bei allen Myelosen und bei myeloischer Metaplasie. Trotz Reichtums an Myeloblasten entsteht nie Follikelbildung (vgl. besonders die Myeloblastenleukämien mit den Myeloblastomen in der Leber, im Gegensatz zu den periportalen follikulären Bildungen bei Lymphadenosen).

Myeloische Zellkomplexe sind ferner *aufs innigste mit erythropoetischen Herden alliiert.* Das ist bei den engen Beziehungen in der Genese der Erythropoese und der Myelopoese nicht befremdend. Nie aber bilden Keimzentren R., und wenn in lymphatischen Organen ausnahmsweise R. tatsächlich entstehen, so werden sie eben auch hier wieder in myeloischem Gewebe gebildet.

So sieht man denn auch neben der krankhaft gesteigerten R.-Bildung bei der Krankheit Polycythaemia vera eine starke und auffällige myeloische Reizung mit viel Myelocyten im Blut und Megakaryocyten, ja nach Jahren Übergänge in Leukämie aber stets sehr starke Verminderung aller $\mathfrak{L}$.

Es wäre ohne jede Analogie, daß zwei derartige in Bau und Genese fundamental verschiedene Gewebsarten dieselben Zellen entwickeln sollten und nicht prinzipiell verschieden wären.

II. *Morphologische Unterschiede.*

Gegen die unitaristische Lehre führt ELLERMANN die Verschiedenheit der Mitosenwinkel an, bei myeloischen Zellen breite, kurze Spindel, Winkel bei den Myelocyten 66—73°, bei Myeloblasten 68°, bei Lymphocyten 38—42°. Bei den Erythroblasten sehr lange schmale Spindel, Winkel bei 20°.

Alle reifen Zellen des myeloischen Systems zeigen reichliche, schon ungefärbt sichtbare Granulation. Es sind Granulocyten. Die $\mathfrak{L}$. lassen weder ungefärbt, noch bei Färbungen eine entsprechende Körnelung erkennen.

Die „Azurgranulation" (S. 132) ist derartig verschieden, daß sie allgemein als durchaus heterolog angesehen wird; auch die ALTMANN-SCHRIDDEsche Körnelung wird von niemanden als eine etwa der neutrophilen entsprechende Granulation betrachtet. Granula gibt es in allen möglichen Zellen, z. B. in den Nierenzellen; aber die myeloischen Granulationen sind zweifellos eigenartige Gebilde für sich.

Die morphologische Verschiedenheit der Myeloblasten von $\mathfrak{L}$. ist heute völlig klargestellt und von allen Klinikern anerkannt. Hier stehen wir auf gesichertem Boden, und hier sind alle Einwände gegen den Dualismus zusammengebrochen. Darum hat auch MAXIMOW die Bezeichnung $\mathfrak{L}$. für die ersten embryonalen L. fallen lassen müssen.

Freilich versuchte MAXIMOW auch in seinem letzten Werke (1927) die Unterschiede zwischen $\mathfrak{L}$. und Myeloblast als nicht sicher oder als nicht bestehend zu bezeichnen, ja er

[1] PAPPENHEIM: Fol. haemat. (Lpz.) **12**, 7.

warf den Dualisten vor, alle ihre differenzierenden Merkmale seien „bedeutungslos", ja es fehlten sonderbarerweise genaue Beschreibungen dieser inneren Kernstruktur oder seien kaum da und die Abbildungen schienen gerade das Gegenteil zu beweisen, soweit man an Trockenpräparaten von Kernstruktur überhaupt sprechen könne.

Stärker kann man wohl die Dinge nicht auf den Kopf stellen. In eingehendsten Beschreibungen habe ich hier seit über 2 Dezennien die verschiedenen Kernstrukturen aufs eingehendste beschrieben und mit Abbildungen belegt, und fast die ganze Welt anerkennt diese Unterschiede von Myeloblast und Lymphoblast. Wohl aber sind in den Abbildungen von MAXIMOW die Kernstrukturen aller Zellen so gut wie völlig gleich. Anders können sie im Schnittpräparat gar nicht herauskommen. So spricht denn auch SEEMANN (bei ASCHOFF) von willkürlichen und falschen Deutungen der Zellen bei MAXIMOW.

Daß funktionell oder cytogenetisch verschiedene Zellen nicht gleichen Namen tragen dürfen, selbst wenn man sie morphologisch nicht voneinander trennen könnte, halte ich für ein zwingendes logisches Postulat. Auch die Naturwissenschaften trennen aufs schärfste isomorphe, nur durch die Biologie unterscheidbare Arten.

Eine rein morphologische Nomenklatur mit deskriptivem Charakter kann denjenigen niemals befriedigen, der dem Wesen und nicht der Form der Erscheinungen nachgeht. Die morphologische Namengebung ist aber auch sofort ungenügend und für das Verständnis hinderlich, wenn man mit Berechtigung zwei einander gleichende Zellformen als in ihrem Wesen, nach Abstammung oder Funktion verschieden, auseinanderhalten muß.

III. *Chemische Unterschiede.*

Die myeloischen L. enthalten autolytisch und peptisch wirkende Fermente, die 𝔏. niemals. Autolyse kommt in Organveränderungen, die 𝔏. aufweisen, nicht vor, sondern nur bei Anwesenheit von N.

Es treten daher STERN und EPPENSTEIN, MÜLLER, JOCHMANN, ZIEGLER wegen dieser Unterschiede im Verhalten peptischer Fermente für die grundsätzliche Trennung der Myeloblasten und 𝔏. und für die Richtigkeit der dualistischen Lehre ein.

Die Granulocyten besitzen oxydativ wirkende Fermente, Oxydasen, geben daher Guajakreaktion und die 𝔏. niemals. Nur bei unreifen embryonalen oder pathologischen Myeloblasten kann Fermentmangel beobachtet werden (WINKLER-SCHULTZEsche Indophenolblausynthese).

MAXIMOW sucht auch den Wert der Oxydasenreaktion ganz herabzusetzen für die Entscheidung dieser Fragen, insbesondere wegen der „labilen Oxydase" von GRAEFF, die aber keine richtige Oxydase darstellt. Jede Zelle enthält „labile Oxydasen". MAXIMOWs rein literarische Einwände sind daher nicht haltbar. Klinik und patholog. Anatomie kennen den enormen Wert dieser Reaktion, und es liegt heute absolut kein Befund vor, der den prinzipiellen Wert in der Differenzierung der lymphatischen und myeloischen Zellreihen durch die Oxydasenreaktion erschüttert hätte.

Ganz analog verhalten sich übrigens die Unterschiede zwischen den zwei Systemen bei der Peroxydasenreaktion und bei der SEHRTschen Lipoidgranulafärbung.

Es ist leicht zu *behaupten,* die 𝔏. gewinnen peptische und oxydierende Eigenschaften erst bei der Reifung zu N. Warum geben denn die hochgradigsten Lymphadenosen oder chronische 𝔏.-Ansammlungen, deren Zellen monatelang Zeit zur Reifung haben, diese Reaktionen nie? Man müßte direkt an Entwicklungshemmung der 𝔏., an Unreifbleiben denken. Und warum kann man im Blute nie 𝔏. mit beginnender Indophenolblausynthese auffinden, an der Stelle, die so ungezählte Zwischenformen gibt?

Das normale Knochenmark gibt stets intensive Guajakreaktion und Indophenolblausynthese; die Lymphknoten, Thymus und andere Organe versagen. Man käme daher zu dem Schlusse, daß die lymphatischen Organe nie reife Zellen ausbilden, was doch ganz paradox und für ein Organ etwas Unerhörtes wäre.

Gewebskulturen von 𝔏. ergeben nie N. oder Eos., wohl aber entstehen aus Myeloblasten Myelocyten und granulierte Zellen (HIRSCHFELD, TIMOFEJEWSKI) und aus dem Blut einer akuten Myeloblastenleukämie bei TIMOFEJEWSKI auch Erythroblasten. Entgegen MAXIMOW erhielt SHIOMI (bei LUBARSCH) in Kulturen aus lymphatischem Gewebe keine Myelocyten und aus 𝔏. keine Polyblasten. Auch andere Forscher konnten nie die MAXIMOWsche Angabe bestätigen, daß in Kulturen 𝔏. unter dem Einfluß von Knochenmarksextrakten sich in Myelocyten verwandeln. Übrigens ist der von MAXIMOW (1927, S. 441, Abb. 83) abgebildete Myelocyt durchaus als solcher abzulehnen, zeigt keine Kernstruktur und auch sonst keine gute Differenzierung.

In der Milz erfolgen die Reaktionen nur in der Pulpa, die zahlreiche zerfallende N. aus dem Blut besitzt. Myeloblastisches Mark zeigt ausgesprochene Indophenolblausynthese, und zwar schon beim Embryo.

IV. *Biologische Unterschiede.*

Die jungen Zellen des myeloischen Systems, die Myeloblasten, entwickeln aufs deutlichste eine Granulation. Zwischenformen zu Myelocyten sieht man mit Leichtigkeit im Knochenmark, und so skeptisch man im allgemeinen sich gegen Übergangsbilder verhalten muß, hier hat noch jeder Untersucher aus dem Nebeneinander den Schluß auf Nacheinander gezogen, weil er sich in gebieterischer Weise aufdrängt. Auch bei myeloischen Leukämien trifft man diese Reifung vom Myeloblast zum Myelocyt sehr reichlich im Blute. Von einer derartigen Differenzierung ist in den 𝔏. der Lymphknoten keine Rede und ebensowenig in den Follikeln oder Keimzentren lymphatischer Organe (siehe Kap. Leukämie) oder bei den 𝔏. der lymphatischen Leukämien. Nie sieht man in 𝔏. den Beginn einer Granulation.

In unzähligen Untersuchungen des Blutes ist weder mir noch anderen Hämatologen jemals eine Zelle erschienen, bei der man an Übergang eines 𝔏. in N., Eos. oder Ma. auch nur gedacht hätte. Selbst Maximow und Weidenreich können ebensowenig über derartige Befunde im Blute etwas erwähnen. Da man aber im Blute alle Gewebszellen der hämopoetischen Organe antreffen kann, so müßten auch solche hypothetische Gebilde auftauchen. Sogar den Übergang von 𝔏. in Monoc. können Maximow und seine Schule, obwohl sie ihn postulieren, im Blute nicht finden. Sie verlegen ihn daher rein hypothetisch in die Sinusoide von Leber, Milz und Knochenmark (S. 147).

Längere Zeit galten die Zellen der Keimzentren und der Follikel als diejenigen Gebilde, in denen die Umwandlung vor sich gehe, und von Forschern monophyletischer Richtung wurden geradezu die Keimzentrumszellen als mit Myeloblasten identisch erklärt. Diese Ansicht hat selbst von ihren früheren Anhängern ganz aufgegeben werden müssen. Erst in allerletzter Zeit wird wieder ähnliches behauptet (s. S. 262).

Die myeloischen L. treiben Phagocytose als Mikrophagen, die 𝔏. nie und auch nie Makrophagie. Letztere kommt, von extrem seltenen Ausnahmen abgesehen, nur in Monoc., Histiocyten und geringgradig in Endothelien vor.

Die Granulocyten zeigen intensiv chemotaktische Phänomene, die 𝔏. gar nicht, so daß selbst bei kleinen Eiterungen der lymphatischen Leukämie keine 𝔏., sondern N. aus dem Blute austreten, obwohl 𝔏. zu Hunderttausenden, L. nur recht spärlich vorhanden sind.

Zahlreiche biologische Differenzen zwischen den beiden Geweben und deren Zellderivaten enthüllt die Pathologie (s. unter VII).

V. *Embryologische Unterschiede.*

Das myeloische Gewebe ist vor dem lymphatischen vorhanden (Naegeli, seither stets bestätigt), Myeloblasten sind die ersten weißen Blutzellen. 𝔏. treten sehr spät erst auf (Naegeli, Dunn, Knoll usw.) als völlig besondere Elemente.

Schon von früher Embryonalzeit an besteht scharfe Trennung des lymphatischen und des myeloischen Systems (S. 255f.). Die Leber enthält nur myeloisches Gewebe. Später finden sich beide in der Milz, aber scharf getrennt. Dabei werden nach meinen, seither stets bestätigten Untersuchungen die lymphatischen Malpighischen Körperchen viel später als die myeloische Pulpa angelegt und enthalten nie Myelocyten oder kernhaltige R. Nach Minot treten lymphatische Bildungen überhaupt erst im 6. Embryonalmonat auf, nach Knoll im Thymus im 4. Monat.

Auch beim Embryo ist Myelo- und Erythropoese stets vereint, Lymphocytopoese aber nie mit Bildung roter Blutkörperchen alliiert.

Beim Embryo geht das myeloische Gewebe überall, besonders in Milz und Leber, zurück und bleibt schließlich nur im Knochenmark erhalten; das lymphatische Gewebe aber dehnt sich gegen Ende des Intrauterinlebens weiter aus und nimmt bis zur Pubertät noch erheblich zu. Dieses verschiedene Verhalten im embryonalen Leben schließt eine enge Verwandtschaft oder gar Übergänge aus. Insbesondere beleuchtet dieser Gegensatz die Unmöglichkeit, in myeloischen Formationen nur höhere Entwicklungsformen lymphatischer Gewebe zu sehen (PAPPENHEIM [früher], DOMINICI). Diese Auffassung und Darstellung war früher die Lieblingsidee der Unitarier und wurde als selbstverständlich angesehen. Mein Nachweis, daß das myeloische Gewebe zuerst gebildet wird, erschien lange unglaubhaft.

Dieses frühere Auftreten myeloischer Formationen geben heute auch die Forscher monophyletischer Richtung zu, nur wollen sie darin jetzt keinen Befund von Bedeutung mehr sehen! Auch MOLLIER sagte ausdrücklich, daß Differenzen zwischen den ersten L. und 𝔏. bestehen, und er will das Wort 𝔏. nicht gebrauchen, denn daß es 𝔏. seien, wäre eine „willkürliche Annahme", und MAXIMOW hatte später ähnliche Bedenken. Auch WEIDENREICH suchte durch Einführung des Begriffes der „primitiven Leukocyten" die vorhandene Schwierigkeit zu umgehen. Es muß aber mit allem Nachdruck darauf hingewiesen werden, daß diese Zellen bis in alle Einzelheiten mit Myeloblasten übereinstimmen. Nach 1924 hat dann auch MAXIMOW die 𝔏.-Natur der ersten embryonalen L. aufgeben müssen und von Hämocytoblasten (FERRATA) gesprochen, die histologisch reine Myeloblasten sind. Nun hat aber FERRATA die theoretische Sonderstellung der Hämocytoblasten selbst aufgegeben und ist auch dieser Name gefallen. Man darf daher bestimmt erklären, daß die Embryologie mit allergrößter Klarheit den Dualismus der Gewebssysteme bestätigt hat, vor allem durch das frühere Auftreten der Myeloblasten und der myeloischen Formationen und durch die getrennte Lokalisation des lymphatischen Gewebes.

VI. *Die vergleichende Anatomie* zeigt bei den Säugern die gleichen Verhältnisse in bezug auf das Zuerstauftreten des myeloischen Zellstaates, sein Vorkommen in bestimmten Organen und die Trennung beider Gewebe. Dabei sind die zuerst im Blut auftretenden Zellen typische Myeloblasten.

Es soll zugegeben werden, daß für niedere Tiere diese Verhältnisse nicht genügend geprüft sind (s. S. 191). PAPPENHEIM[1] erklärt immerhin, es bedürfe der Nachprüfung, ob niedrige Tiere echte 𝔏. haben.

VII. *Differenzen unter pathologischen Verhältnissen.*

Die Krankheiten beeinflussen die Funktion des myeloischen und des lymphatischen Gewebes in durchaus verschiedener Weise. Fast alle Infektionskrankheiten erzeugen zunächst eine Hyperfunktion des myeloischen Systems, so Pneumonie, Sepsis, Eiterungen, ja selbst die zumeist mit verminderter Zahl der myeloischen L. einhergehenden Affektionen haben doch anfänglich zu einer Hyperfunktion geführt, so Morbilli in der Inkubation, Malaria zur Zeit des Schüttelfrostes, Typhus im Anfang des ersten Stadiums. Beim lymphatischen System dagegen herrscht zunächst Verminderung der Funktion vor, die zum Teil freilich auch durch anatomisch-histologische Läsion geschaffen ist. Erst in der Rekonvaleszenz zeigt sich funktionelle Erholung und Hyperfunktion. Indem die verschiedenen Krankheiten die Funktionen des lymphatischen und myeloischen Systems zeitlich und quantitativ verschieden beeinflussen, resultieren verschiedene biologische L.-Kurven, die daher in hohem Grade für spezielle Krankheiten typisch verlaufen.

So charakterisiert den Typhus die anfängliche kurzdauernde Vermehrung der myeloischen Zellen, dann die stetig fortschreitende Verminderung bis zum Ende der Lysis, endlich die langsame Erholung, während bei den 𝔏. eine anfängliche starke Verminderung bald von Erholung und Vermehrung gefolgt ist. Bei Pneumonie herrscht im akuten Stadium starke Hyperfunktion des myeloischen Zellstaates und herabgesetzte Tätigkeit des lymphatischen, und beides kehrt sich nach der Krisis um. Aus diesem verschiedenen Verhalten der beiden Gewebe unter pathologischen Bedingungen geht die funktionelle Unabhängigkeit und Differenz und damit auch die prinzipielle Verschiedenheit hervor. So erklären auch ZIEGLER und SCHLECHT[2], daß dieses ganz verschiedene Verhalten der L.

[1] PAPPENHEIM: Fol. haemat. (Lpz.) **12**, 9.
[2] ZIEGLER u. SCHLECHT: Dtsch. Arch. klin. Med. **92**.

unter pathologischen Verhältnissen ein Beleg für den strengen Dualismus, ja für die Feindschaft der Gewebe sei.

Es gibt *Affektionen,* die das *myeloische Gewebe fast isoliert* ergreifen und das *lymphatische fast unberührt lassen.* So schädigt Perniciosa die Cytogenese im Knochenmark aufs schwerste, während die Einwirkung der Krankheit auf den lymphatischen Apparat unverhältnismäßig gering ist, daher zumeist normale ℒ.-Zahl, aber ungewöhnlich geringe Werte der Granulocyten.

Umgekehrt vernichtet eine ausgedehnte Lymphknotentuberkulose weite Strecken der ℒ.-Bildung und ergibt extrem niedrige ℒ.-Werte; die Läsion der Granulocytenbildung ist dagegen unerheblich oder fehlt. Ein vikariierendes Eintreten neuer lymphatischer Bezirke erfolgt also nicht. Ein solches müßte aber doch vorkommen, wenn die Myeloblasten einfach ℒ. wären.

Ich habe früher betont, daß das selbst im Laufe von Jahren nicht eintritt. Schon Ehrlich hatte gesagt, wie die Anhänger der monophyletischen Abstammung sich mit dieser Tatsache abfinden wollen, ist schwer zu begreifen. Bisher vermissen wir denn auch immer noch jeden Erklärungsversuch.

Es gibt also kein kompensatorisches Eintreten der lymphatischen und myeloischen Gewebe und Systeme füreinander.

Es ist wohl leicht zu verstehen, daß der Kliniker derartige Erfahrungen, die ihm diagnostisch von größtem Werte sind, als Beweise für die Richtigkeit der dualistischen Lehre auffaßt. Wie kann man anders erklären, daß bei destruierenden Prozessen in den vergrößerten Lymphknoten (Tuberkulose, Spindelzellensarkom, Carcinom, Lymphosarkom) die ℒ.-Zahl im Blute abnimmt, bei echt hyperplastischen Prozessen (Lymphadenosen, postinfektiöse Hyperplasien) aber monatelang eine starke Zunahme von ℒ. und Auftreten junger oder pathologischer Formen konstatiert wird? Wie können wir anders als bei Ehrlichscher Auffassung begreifen, daß bei septischem Granulocytenschwund oder bei Perniciosa die myeloischen Zellen in so ausgesprochener Weise vermindert im Blute zu treffen sind, während die ℒ. viel weniger oder gar nicht an der Abnahme sich beteiligen?

Nun gibt es Affektionen, bei denen die ℒ. im Blute an Zahl immer mehr abnehmen; im Knochenmark ist aber die Menge der Myeloblasten eine sehr große und es besteht Leukocytose, also starke Ausfuhr der Zellen, nur nicht der lymphoiden Elemente aus dem Knochenmark, so bei Sepsis, Perniciosa, schweren Blutungsanämien. Domarus sah bei experimentellen Blutgiftanämien eine Reduktion des lymphatischen Systems durch myeloische Metaplasie in Milz und Leber, aber Myeloblastenmark.

Bei Perniciosa mit Myeloblastenmark sind lymphatische Überproduktion in Milz, Lymphknoten, Leber usw. nirgends zu finden, wie ich in einer Studie mit Schatiloff und in weiteren Fällen gesehen habe. Mithin ist dieses Myeloblastenmark keine lymphatische Bildung. Wenn dabei im Magen oder Darm ℒ.-Infiltrate sich finden, so sind das lediglich entzündliche Infiltrate, nicht Hyperplasien.

So sieht man denn, daß zahlreiches Vorhandensein ungranulierter Markzellen und lymphatische Überproduktion anderen und gewöhnlich entgegengesetzten Bedingungen ihre Entstehung verdanken.

Die rasende *Wucherung beider Systeme* schafft *zwei verschiedene Leukämiearten:* die lymphatische und die myeloische. Noch vor wenigen Jahren schienen gerade die Verhältnisse bei den Leukämien für eine einheitliche Auffassung der L.-Bildung zu sprechen, indem Zwischenformen zwischen den Hauptarten der Leukämie vorkommen sollten. So sah man myeloische in lymphoide übergehen oder mit sehr viel ℒ.-ähnlichen ungranulierten Zellen verlaufen oder lymphoide in myeloische sich entwickeln. Auch in den Gewebswucherungen sollten alle möglichen Zwischenformen vorkommen. So haben Pappenheim (früher)[1], Hirschfeld und Grawitz auch dieses Moment gegen den Dualismus vorgebracht. Es hat sich aber gezeigt, daß solche Zwischenformen

[1] Pappenheim: Fol. haemat. (Lpz.) 4, 208.

lediglich scheinbare und nicht wahre, histologische sind, und daß sie auf der Verkennung der Myeloblasten beruhen. Heute können wir solche lymphoide, rein äußerlich und scheinbar lymphatische Leukämien schon nach dem Blutbild als Myeloblastenleukämien diagnostizieren, und die spätere histologische Kontrolle ergibt, daß tatsächlich myeloische Wucherung vorliegt.

Die eingehende histologische Forschung der leukämischen Affektionen (W. H. Schultze, Erich Meyer und Heineke, Fabian, Naegeli und Schatiloff, Pappenheim und Hirschfeld, Herz u. a.) ergab, daß es *zwei lymphoide Leukämien* gibt, die auch *histologisch ganz scharf getrennt* werden können, als Wucherung des lymphatischen und des myeloischen Gewebes, und es stellte sich dabei ein ausgesprochen *histologischer Gegensatz zwischen den beiden Systemaffektionen heraus,* so daß nachher selbst Pappenheim diese Tatsache als am „allerevidentesten“ und „als nicht fortzuleugnende Tatsache“ für eine dualistische Auffassung bezeichnet hat.

Das tritt am stärksten hervor in der Milz, in der bei Lymphadenose die Follikel auf Kosten der Pulpa sich immer mehr ausdehnen, das ganze Pulpagewebe schließlich durch Kompression völlig verdrängen und vernichten, während umgekehrt bei der Myelose die Wucherungen in der Pulpa beginnen, dann allmählich die Follikel verkleinern und schließlich völlig vernichten. In beiden Fällen wird die Milz ein gleichmäßiges Gewebe, im ersten Falle ein lymphatisches, im zweiten ein myeloisches, und es ist gewöhnlich nur an den spärlich vorhandenen Trabekeln noch zu erkennen, daß es sich um die Milz handelt.

In der Leber setzt die Lymphadenose rundliche Follikelhaufen im interacinösen Bindegewebe; zu einer wesentlichen Erweiterung der Capillaren kommt es selten und zu einer Kompression der Leberzellenbalken nie; eine nennenswerte intraacinöse Wucherung oder gar eine diffuse wird nie beobachtet. Bei der Myelose aber ist, analog der embryonalen Blutbildung, die Erweiterung und Ausbuchtung der Lebercapillaren und die Ausfüllung derselben mit Zellen eine außerordentlich hochgradige, und es können sich große extracapilläre Herde im Gebiet des Acinus selbst entwickeln, wodurch die Leberzellenbalken stellenweise vollkommen zerstört, sehr oft aber stark komprimiert werden. Außerdem finden sich streifenförmige, oft deutlich adventitielle, selten bandförmige myeloische Bildungen im interacinösen Bindegewebe, aber nicht rundliche, follikuläre Knötchen und gewöhnlich ohne völlige Umscheidung der Gallenwege. Auch findet niemals etwa eine myeloische Wucherung intraacinös und eine lymphatische interacinös statt; derartige Mischungen gibt es nicht. Dagegen fehlen vielen Myelosen die interacinösen leukämischen Einlagerungen völlig oder nahezu, während Fehlen der interacinösen Lymphome bei Lymphadenosen nur bei ganz akutem Verlauf vorkommt.

In den Lymphknoten dehnen sich die Follikel und die Markstränge bei lymphatischer Wucherung stark aus; die Struktur wird verwischt; man findet nur einen ℒ.-Haufen. Bei Myelosen treten die myeloischen Formationen im Zentrum der Lymphknoten im Anschluß an die Gefäße auf, verkleinern allmählich die Follikel und können diese schließlich vollständig vernichten. Auch im Darm beginnt die myeloische Wucherung zwischen den Follikeln, die lymphatische aber mit Vergrößerung der Follikel.

Im Knochenmark treten bei Lymphadenosen zuerst kleine Knötchen auf, die sich vergrößern und schließlich unter Erdrückung des myeloischen Gewebes konfluieren. Derartige Knötchen enthalten nur lymphatische Elemente, nie Myelocyten oder kernhaltige R.; sie gehen von den Gefäßen aus, die mantelförmig umscheidet sind. Es stehen sich daher im Knochenmark bei den Lymphadenosen myeloisches und lymphatisches Gewebe geschlossen gegenüber, und selbst in weit vorgeschrittenen Fällen findet man keine diffuse Einstreuung von ℒ. im myeloischen Gewebe, sondern geschlossene und getrennte Zellaggregate lymphatischen und myeloischen Charakters.

Aus diesen Befunden erhellt der *Gegensatz zwischen den beiden Gewebsarten:* Keine allmähliche Umwandlung des einen Gewebes in das andere, sondern wenn lymphatisches Gewebe wuchert, so wuchert es aus sich heraus und vernichtet das myeloische durch Kompression, und umgekehrt.

Daher konnten Meyer und Heineke den Satz aufstellen: Das histologische Verhalten trennt beide Leukämien geradeso scharf wie die Verschiedenheit ihres Blutbefundes.

Die gleichen gegensätzlichen Verhältnisse hatte ich auch für die embryonalen Bildungen festgestellt, speziell die Tatsache, daß die embryonale Leber nur myeloisches Gewebe enthält und in der Milz die Follikel aus sich herauswachsen und viel später angelegt werden als die zuerst rein myeloische Pulpa.

Dieser Gegensatz ist einer der wertvollsten Beweise für den EHRLICHschen Dualismus der Gewebe; denn in keinem Falle ist es bisher gelungen, bei einer Myelose die Umwandlung eines Keimzentrums oder eines Follikels in myeloisches Gewebe nachzuweisen, wie man früher vom monophyletischen Standpunkte aus die Histogenese hingestellt hatte.

Als besonders überzeugend habe ich immer die Tatsache hingestellt, daß *bei Lymphadenosen* die *Umwandlung des Knochenmarkes keine diffuse* ist, *sondern kleine Knötchen* auftreten, und das myeloische Gewebe sich passiv verhält; s. das Erhaltensein rein myeloischer Komplexe von lockerem Aufbau in FABIAN, NAEGELI und SCHATILOFF[1] und bei HERZ (Abgrenzung allenthalben eine ziemlich scharfe).

Wären tatsächlich, wie die Unitarier annehmen, die Lymphoidzellen des Knochenmarks (Myeloblasten) Lymphocyten oder indifferente Stammzellen — bald „im Zustande der Lymphoplastik, bald im Zustande der Myeloplastik" —, so könnte man nicht einsehen, warum sie bei Lymphadenose nicht lymphoplastisch tätig sind. Aus den Knochenmarkbefunden geht hervor, daß diese Lymphoidzellen des myeloischen Gewebes (die Myeloblasten) bei Lymphadenose gerade so passiv sind wie die lymphatischen Follikelzellen bei Myelose.

Ich zeigte später, daß bei myeloischer Leukämie kleine lymphatische Wucherungen an einzelnen Stellen getroffen werden, wie auch umgekehrt bei Lymphadenosen ab und zu myeloische Bildungen. Derartige Formationen sind kompensatorische, nicht leukämische. In die gleiche Kategorie gehört die Mischleukämie von HERZ (Lymphadenose mit myeloischer Milzpulpa). Auch dieser Autor anerkennt den strengen Gegensatz der Gewebswucherung und betont ihn sogar für diese „Mischleukämie". In ganz gleicher Weise hat sich auch HERXHEIMER geäußert.

Die Leukämieforschung hat also alle früheren Argumente für eine Umwandlung einer bestehenden Leukämie im Sinne unitaristischer Anschauung vollständig zurückgewiesen und damit Beweise für die Artnatur der Myeloblasten und die dualistische Auffassung geliefert.

Auch für die Leukämien sucht MAXIMOW einige wenige Zitate aus der Riesenliteratur gegen den Dualismus zu verwerten. Die gewebsorganisatorischen Unterschiede, die ich hervorgehoben S. 265, muß er zwar als „richtig" bezeichnen, aber an verschiedenen Orten seien eben die Differenzierungen verschieden! Eine von ihm erwähnte Leukämie von FINEMAN ist aber keine lymphatische, sondern eine myeloische. Daher kein Wunder, wenn der angebliche Lymphoblast als identisch mit dem Myeloblasten bezeichnet wird.

Ferner gibt MAXIMOW an, der Gegensatz bei den Leukämien sei von verschiedenen Seiten auch bestritten. Gewiß, aber zu Unrecht, wie ich später beweisen werde, siehe auch die volle Zustimmung von G. B. GRUBER zum klaren Dualismus bei den Leukämien. Jedenfalls sind die so klaren Differenzen bei den Leukämien nicht auf so einfache Weise, wie das MAXIMOW tut, zu erklären, daß patholog. Verhältnisse ein dem Wesen nach einheitliches System verschieden beeinflussen. Mit so allgemeinen Wendungen läßt sich nichts anfangen, und das sorgfältige Eingehen auf die Histologie läßt solche rein gedanklichen Vorstellungen vollständig scheitern.

Da man bei schweren Anämien oft im Knochenmark ganz dominierend Myeloblasten trifft, so müßte für denjenigen, der diese Zellen einfach den $\mathfrak{L}$. gleichsetzt, die Versuchung entstehen, solche Anämien trotz des abweichenden Blutbefundes als lymphatische Leukämien zu erklären. In der Tat scheint mir das bei der aplastischen Leukämie von A. WOLFF[2] geschehen zu sein.

In der ersten Beobachtung von WOLFF kann ich nur eine schwere Anämie erkennen. Auch der Sektionsbefund ergibt keine Beweise für Leukämie; denn Lymphome der Leber sind zu vieldeutig. Die angeblichen $\mathfrak{L}$. der Rippe sind wohl Myeloblasten, und der Blutbefund ist kein leukämischer je gewesen. Freilich ist die Beobachtung zu ungenau mitgeteilt, als daß ein sicherer Entscheid möglich wäre. Ganz dieselben Befunde habe ich wiederholt bei Perniciosa als Myeloblastenmark erhoben, ebenso RECKZEH bei Pyrodinanämie und MORAWITZ und REHN bei posthämorrhagischen Anämien, und sie haben die gefundenen Zellen als Myeloblasten erklärt. Es wird aber niemandem einfallen, bei Perniciosa und exper. Anämien, trotz der $92^0/_0$ Myeloblasten im Mark, von Leukämie zu sprechen, wie man diese Annahme nicht umgehen könnte, wenn Myeloblasten einfach $\mathfrak{L}$. wären.

---

[1] FABIAN, NAEGELI u. SCHATILOFF: Virchows Arch. **190**, 441, 457.
[2] A. WOLFF: Berl. klin. Wschr. **1905**, Nr 2.

Ich möchte hier noch erwähnen, in welcher Weise die Forscher *monophyletischer Auffassung* diejenigen Befunde zu erklären versuchen, die doch zu der Annahme von Differenzen in den beiden Geweben führen müssen. Es ist bereits gesagt worden, daß funktionelle Unterschiede von ihnen zugegeben werden. Es sollten daher die Zellen der Lymphfollikel (und Keimzentren) „einseitig differenziert" und quasi „immun" gegen den gewebsumwandelnden Reiz (PAPPENHEIM) sein, oder es bestände eben „zur Zeit keine Tendenz zur Differenzierung in der Richtung granulierter L." (WEIDENREICH). Diese Annahme der einseitigen Differenzierung verträgt sich aber nicht mit der Auffassung, daß diese Zellen als Blut-£., nachher nach unitaristischer Ansicht doch die Umwandlung durchmachen sollen. Es ist auch auf verschiedene Blutversorgung auf verschiedene lokale und chemische Bedingungen und daher anderes Medium hingewiesen worden und ich habe die zahllosen Hypothesen von MAXIMOW oben erwähnt; aber wir sehen ja die beiden Formationen, Zelle an Zelle, sich berühren und können doch keine Umwandlungen sehen.

WEIDENREICH glaubt die unzähligen klinischen Befunde, in denen sich £. und granulierte L. in Krankheiten in ihrem Auftreten ganz verschieden verhalten, mit der Annahme einer Hilfshypothese erledigen zu können, es seien „uns die Bedingungen nicht bekannt, unter denen die Umwandlung in granulierte Elemente vor sich geht oder ausbleibt; das Wesen der Lymphämie z. B. könnte (S. 310 der Monographie sogar als positiv sicher hingestellt) ja gerade darin bestehen, daß die indifferente Knochenmarkszelle die Fähigkeit verliert, granulierte L. zu bilden, und nun nur £. in die Zirkulation schiebt, die aber auch aus dem gleichen Grunde sich nicht weiter zu differenzieren vermögen". Daß die Leukämieforschung derartige Hypothesen vollkommen widerlegt hat durch den Nachweis von Lymphämien ohne Knochenmarksaffektion oder mit kleinen Knötchen bei vollkommen normaler L.-Bildung im Marke, hätte auch WEIDENREICH leicht aus der Literatur ersehen können. Das vorliegende Beispiel zeigt aber, wie derartige Hypothesen sofort zusammenbrechen, wenn sie so formuliert werden, daß sie einer histologischen Prüfung zugänglich sind.

Wenn wir den heutigen Stand der Frage der dualistischen Lehre überblicken, so darf man sagen, daß auch die neuen Angriffe MAXIMOWs sie nicht erschüttern können, daß die pathologische Anatomie besonders in der Oxydasenfrage und den Leukämieproblemen fest zu dieser Grundauffassung steht, genau wie die Klinik, die fast ausnahmslos den Myeloblastenbegriff angenommen hat und auch unzählige klinische Befunde nur auf dem Boden dieser Theorie zwanglos und natürlich deuten kann.

Wäre z. B. der Myeloblast wesensgleich mit dem £., den Lymphoblasten und Monocyten, wie die Monophyletiker behaupten, so würde keine richtige Diagnose und keine richtige Prognose zwischen Myeloblastenangina, lymphatischer Reaktion und Monocytenangina gestellt werden können, wie das die Klinik heute mit größter Sicherheit durchführen kann, da sie auf dem Boden der prinzipiellen Trennung der L.-Arten steht.

Abstammung der Blutzellen.

Nach Erledigung aller prinzipiellen Verhältnisse können wir die Blutzellen genetisch in folgender Weise miteinander in Beziehung bringen.

Die Mesenchymzellen, soweit sie zur Blutbildung tätig sind, differenzieren sich für die Blutbildung in zwei Gewebe: myeloisches und lymphatisches. Diese Trennung ist schon in früher Embryonalzeit vollzogen; sie ist, wie z. B. die Differenzierung des Entoderms, nicht mehr reversibel, weder in späterer Embryonalzeit, noch unter pathologischen Verhältnissen des postfetalen Lebens, so wenig wie jemals eine Leberzelle zu einer Darm- oder Pankreaszelle werden kann, obwohl ursprünglich alle von gleichen entodermalen Zellen aus ihre Entwicklung nehmen. Dagegen muß physiologisch und pathologisch den nicht weiter differenzierten Mesenchymzellen, besonders in der Umgebung der Gefäße, die Möglichkeit späterer Differenzierung, und zwar nach beiden Richtungen, zugesprochen werden.

Dies ist keineswegs ohne Analogie. So entstehen in früher Embryonalzeit aus anderen Mesenchymzellen, den Bindegewebszellen Knorpel- und Knochenzellen. Die gleiche, embryonal vorkommende Differenzierung bleibt den Bindegewebszellen physiologisch und pathologisch erhalten, indem diese auch später Knorpel und Knochen bilden können.

Auch hier sind es die nicht weiter spezialisierten Zellen, die eine embryonal mögliche Weiterentwicklung für alle Zeit bewahren. Hierin liegt der springende Punkt. Hohe Differenzierung schließt Übergänge zu anderen Zellen aus, nicht durchgeführte Differenzierung ermöglicht spätere Differenzierung.

So wenig aber schon embryonal definitiv differenzierte Zellen später wieder entdifferenziert werden können oder in andere hochspezialisierte übergehen, so wenig können die einmal ausgebildeten Erythroblasten sowie die myeloischen und lymphatischen Elemente nachträglich noch verändert werden.

Erythropoese:

Die ontogenetisch ältesten R. sind die Megaloblasten. Sie entstehen nach jetziger Auffassung aus Endothelzellen und existieren lange, bevor L. überhaupt vorkommen. Es finden sich Zwischenformen zwischen Endothelien und Megaloblasten, aber das sind keine 𝓛. und keine Myeloblasten. Diese erste Generation erschöpft sich schon in früher Embryonalzeit und zeigt nie Übergänge zu der 2. Erythroblastengeneration. Damit ist durch die Embryologie ein großer prinzipieller Unterschied festgelegt. Pathologisch können Megaloblasten wieder auftreten, aber nie aus Normoblasten, ob auch jetzt durch endotheliale Genese ist noch nicht geprüft. Der Megaloblast fehlt dem normalen Knochenmark. Ich bestreite S. 99 jede Beziehung zwischen Megaloblast und Normoblast auch für pathologische Verhältnisse.

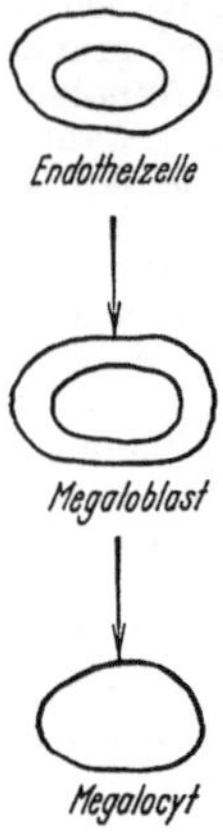

Endothelzelle

Megaloblast

Megalocyt

Abb. 69.

Die 2. Erythroblastengeneration entstammt den indifferenten Mesenchymzellen beim Embryo und kann auch beim Erwachsenen wieder aus solchen Zellen gebildet werden. Aber diese Zellgeneration gehört zum myeloischen System und findet sich stets mit diesem vereint. Das belegt auch die Pathologie z. B. bei den Myelosen und bei den Polycythämien. Nie kommt es bei noch so stürmischer Entwicklung bei diesen beiden Krankheiten zur Megaloblastenbildung.

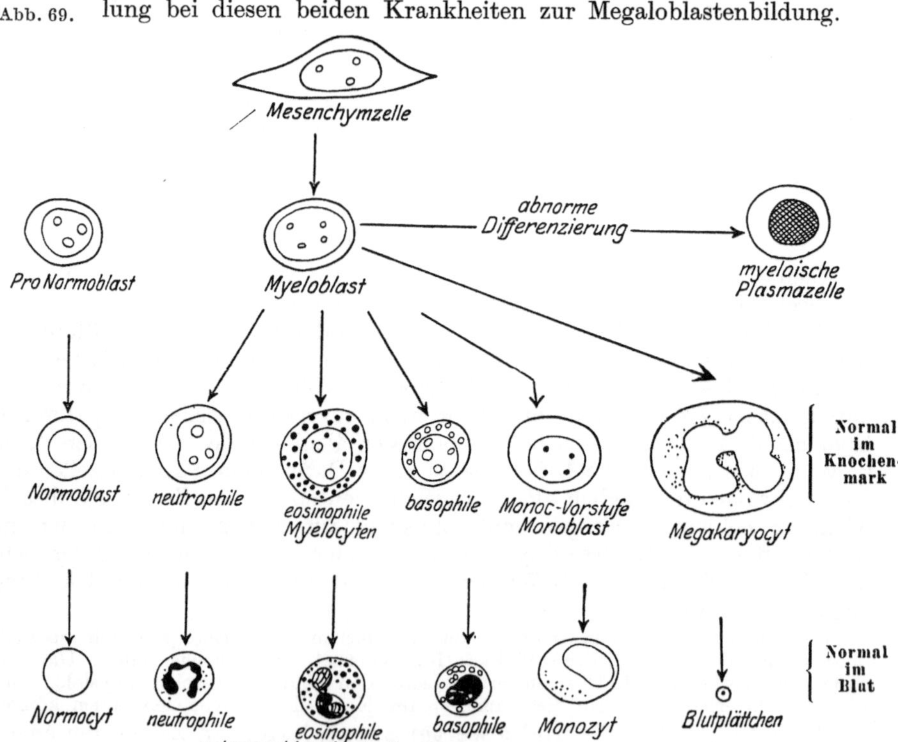

Abb. 70. Myeloisches System.

Myeloisches System:

Zwischenformen zwischen Mesenchymzellen und Myeloblasten kann ich nie finden. Nach den Erfahrungen der Embryologie vollzieht sich die Ausbildung einer neuen Art, im Gewebe plötzlich und ohne Zwischenformen. Auch MAXIMOW nimmt eine neue Zellentwicklung nur durch Mitose an.

FERRATAS Hämohistioblast (S. 276) ist keine solche Zwischenform, sondern ein Artefakt labiler Myeloblasten und Myelocyten, wie das LAMBIN gezeigt und wie ich immer angenommen hatte. Eine so unreife Zelle könnte nicht schon mit Granula jeder Art vorkommen. In ihrer Stellung so unreife Zellen müßten einen feinretikulären, nicht einen Schaumkern haben. FERRATAS Hämocytoblast ist morphologisch identisch mit meinen Myeloblasten und begrifflich von LAMBIN und selbst von FERRATA-NEGREIROS in seiner Omnipotenz aufgegeben (siehe S. 276).

Auch PAPPENHEIM hat in den unzähligen meist wunderbaren Blutzellenbildern seines Atlas keine Zwischenform Mesenchymzelle-Myeloblast dargestellt. Er sah sie also nie!

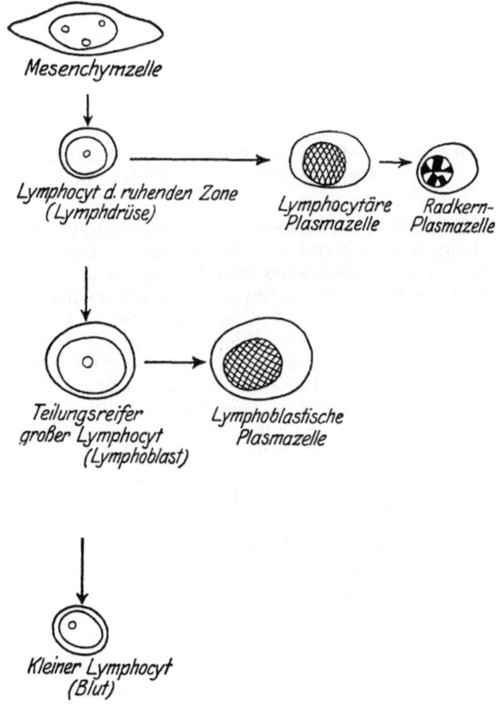

Abb. 71. Lymphatisches System.

Lymphatisches System:

Die ontogenetisch älteste Zelle ist der kleine £. des ruhenden Gewebes. Bei lebhafter Neubildung entstehen größere £. (so in den Keimzentren), aus ihnen die kleinen Blutlymphocyten und pathologisch Plasmazellen.

Die Abstammung der Blutzellen nach anderen Autoren.

Am nächsten kommt meine Darstellung derjenigen von EHRLICH. Sie unterscheidet sich außer durch die Auffassung der Monoc. als einer reifen Zellart durch die Ableitung der Myelocyten aus den EHRLICH noch nicht bekannten Myeloblasten und auch durch die Sonderstellung der Megaloblasten. Damit soll keineswegs bestritten werden, daß normalerweise die Hauptvermehrung der Markzellen durch Myelocytenmitosen erfolgt, und daß nur bei stärkeren Anforderungen auf die Myeloblasten zurückgegriffen wird.

GRAWITZ akzeptierte fast durchweg die PAPPENHEIMschen Ableitungen und die Möglichkeit der vielen Übergänge; nur hatte in seinem System die Ma. als angebliche Degenerationsform keinen Platz. Er sieht als Stammform eine große Zelle an mit homogenem Protoplasma. Dies widerspricht der Erfahrung, daß junge und ontogenetisch tiefstehende Formen stets ein basophiles Protoplasma besitzen. Durch die Verkennung dieser Tatsache kommen im Schema von GRAWITZ die N. in einen prinzipiellen Gegensatz zu allen anderen Blutzellen. Die GRAWITZschen Knochenmarkszellen mit homogenem Protoplasma sind Artefakte des Ausstriches, die im Schnitt nie vorkommen.

In letzter Zeit hatte PAPPENHEIM den Myeloblasten nicht mehr wie viele Jahre lang (als Lymphoidocyt) für die Stammzelle aller L. und R. angesehen, sondern die Monoc. als die Urformen hingestellt. Diese theoretische Spekulation hat keine Annahme gefunden.

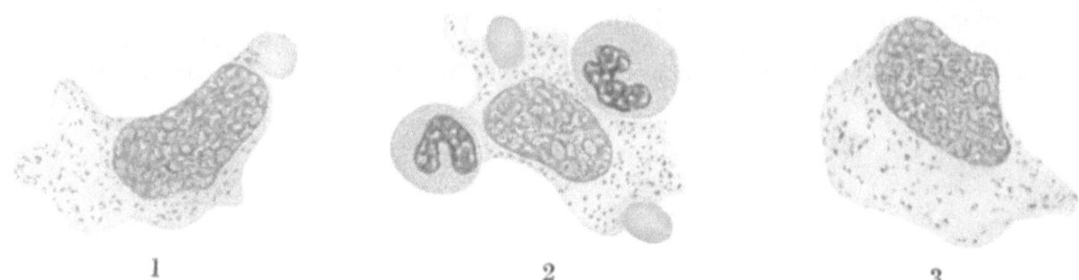

Abb. 72. Sog. Ferratazellen, Hämohistioblasten (Schaumkern, Protoplasma polymorph mit neutr., eos. und basoph. Granula).

FERRATA nimmt gleichfalls eine Stammzelle für alle roten und weißen Zellen an, den Hämocytoblast (morphologisch = NAEGELIS Myeloblast). Diese Zelle treibe zuerst nur Erythropoese, zunächst primäre (Megaloblastenbildung), dann sekundäre (Normoblastenbildung), später Myelopoese und zuletzt im dritten embryonalen Stadium in lymphoblastischer Funktion Lymphocytopoese. Volldifferenzierte L. ließen aber keine R. oder L. mehr entstehen. Diese Theorie muß ich ablehnen. Sie ist mit den oben geschilderten Befunden unvereinbar. Nur die indifferente Mesenchymzelle kann auf bestimmte Reize hin alle Zellen bilden. Später hat FERRATA nur noch der indifferenten Mesenchymzelle die Bildung aller R. und L. zugeschrieben, aus Hämocytoblasten aber nach den neueren Studien keine R. und Monoc. mehr abgeleitet und zwischen Mesenchymzellen und Hämocytoblast noch einen Hämohistioblasten eingeschoben, der aber ein Artefakt darstellt.

Manche Autoren lassen aus der indifferenten Mesenchymzelle 3 Stämme enstehen: 1. Myeloblasten und dann Granulocyten, 2. Lymphoblasten, 3. Histiocyten-Monoc., das entspricht der trialistischen Lehre von ASCHOFF-SCHILLING. — Ich halte diese Lehre nicht für erwiesen und verweise auf S. 148 ff.

Der Stammbaum der Blutzellen MAXIMOWS ist ungeheuer kompliziert, läßt fast alle möglichen Übergänge zu und ist im höchsten Grade angreifbar.

Lit.: BERGER (MASSON): Arch. franç. Path. gén. **1923**. — BETANCÈS: C. r. Acad. Sci. Paris **175**, 1002 (1922). Blutbildung; C. r. Acad. Sci. Paris **178**, 2269 (1924). — BUNGELER: Zbl. path. Anat. **40**, Erg.-H. 243 (1927). — DOWMEY: S. 179. — ELLERMANN: Fol. haemat. (Lpz.) **28**, 207 (1923). Mitosenwinkel. — ESPOSITO: Haematologica (Palermo) **4**, 269 (1923). — FERRATA: Haematologica (Palermo) **4**, 385 (1923); **5**, 225 (1924); C. r. Soc. Biol. Paris **89**, 437 (1923). — FISCHER: C. r. Soc. Biol. Paris **92**, 109 (1925). Kultur. — FONTANA: Riforma med. **1926**, 529. — DI GIULIELMO: Haematologica (Palermo) **6**, 74 (1925). — GRUBER: In Handbuch Henke-Lubarsch 1930. — HIRSCHFELD: Lehrbuch. — HITTMAIER: Fol. haemat. (Lpz.) **37**, 366 (1928). — LAMBIN: Haematologica (Palermo) **5**, 294 (1924); Strasbourg méd. **2**, 3 (1925); Monogr. LOUVAIN 1923. — LANG: Siehe myel. Metaplasie! — MAXIMOW: S. 106; Arch. mikrosk. Anat. **96**, 496 (1922). Gewebskultur lymph. Gewebes; Ann. d'Anat. path. **4**, 701 (1927); Klin. Wschr. **1925**, 1486; Arch. exper. Zellforschg **5**, 169 (1928). — MERKLEN u. WOLF: S. 152; siehe Monocytenleukämie. — MÖLLENDORFF, v.: Münch. med. Wschr. **1927**, 1715. — REITANO: Riforma med. **1923**, 553. — RHOADS u. PARLER: Amer. J. Path. **4**, 271 (1928). — RINGOEN: Fol. haemat. (Lpz.) **33**, 149 (1927). — SARZI-SARTORI: Giorn. Clin. med. **8**, 784 (1927). — SCHILLING: Trialismus. S. 148. Lehrbuch. — SHIOMT: Virchows Arch. **257**, 714 (1925). — SILBERBERG: Virchows Arch. **267**, 483 (1928). — STOCKINGER: Siehe Adrenalin! — TIMOFEJEWSKY: Arch. exper. Zellforschg **6**, 259 (1928); **8**, 1 (1929). — URTUBEY: Kongreßzbl. inn. Med. **42**, 340. — VASATURO: Fol. med. (Napoli) **1925**, 561. — VASILIN: Haematologica (Palermo) **5**, 34 (1924); Bull. Soc. Biol. Paris **88**, 934 (1923). — VOLTERA: Kongreßzbl. inn. Med. **52**, 56. Hämohistioblast.

Die Anämien.

Die Verminderung der Gesamtblutmenge, die *Oligämie,* ist ein wichtiger Faktor in der Pathologie. Der zauberhafte Einfluß der physiologischen Kochsalzinfusionen belehrt uns darüber in einer Weise, die Widerspruch nicht aufkommen läßt. Fraglich erscheint aber, ob eine solche Verminderung der Gesamtblutmenge längere Zeit vorkommen kann; denn man überzeugt sich immer, wie rasch das Blut Plasma aus dem Gewebe an sich reißt. Daher scheint mir die *Existenz einer wirklichen, dauernden Oligämie,* doch *äußerst fraglich* und bei einigermaßen genügender Flüssigkeitszufuhr kaum denkbar. Jedenfalls könnte ein solcher Zustand nicht ohne klinische Beschwerden bestehen, weil er doch eine Insuffizienz von Regulationseinrichtungen darstellt, die sich klinisch verraten müßte. Es ist nach biologischen Gesetzen auch nicht denkbar, daß eine erhebliche dauernde Oligämie nahezu symptomlos bestehen und nur in blasser Hautfarbe sich verraten sollte. Eine solche Insuffizienz führt entweder zu reaktiven Erscheinungen, und dann wird sie ausgeglichen, oder Reaktionen fehlen, und dann wird der Zustand progressiv schlimmer. Dagegen ist es selbstverständlich, daß die Gesamtblutmenge individuell erheblich wechseln kann und dabei kein krankhafter Zustand vorliegt.

Das sichere Gebiet der Anämien sind die Verminderung der R.-Zahl und der Hb.-Menge in der Raumeinheit, *Oligocythämie* und *Oligochromämie.* Dabei kann das Serum normale Zusammensetzung haben oder abnorm wasserreich sein (Hydrämie); nicht aber darf man auch Eiweißverminderung oder überhaupt jede Verschlechterung der Blutmischung als Anämie bezeichnen.

Derartige Definitionen gehen weit über den Sprachgebrauch des Wortes Anämie hinaus. Außerdem wäre dann eine Grenze des Begriffes nirgends mehr sichtbar.

Genese der Anämien.

Bei den Studien über die Ursachen der Anämien wird vielfach ein prinzipieller Fehler begangen. Man sucht die Einwirkung der Schädlichkeit im peripherischen Blute auf, statt an Läsionen in der Funktion des Zentralorganes, des Knochenmarkes zu denken. Man forscht nach hämatogener statt nach myelogener Entstehung der Anämie. Der prinzipielle Fehler besteht darin, daß man das peripherische Blut als Gewebe ansieht, obwohl es jeder Regeneration unfähig ist, also nicht ein Organ darstellt, sondern ein Produkt vieler Organe, und deshalb auch nicht wie ein Organ reagieren kann.

Zu den schwersten *Irrtümern* führt die Ansicht, daß Polychromasie und basophile Punktierung der R. sichere *Kriterien* eines *peripherisch einwirkenden Giftes* bedeuten, daß daher aus dem Auftreten dieser Erscheinungen auf die Existenz oder Nichtexistenz von Blutgiften geschlossen werden könne. Dieser Auffassung, der im Lehrbuch von GRAWITZ eine enorme Bedeutung zugemessen wird, ist ganz unhaltbar. Schon die Tatsache, daß bei der schwersten Perniciosa und bei experimentellen Intoxikationen die basophile Granulation gar keine Rolle spielt, entzieht diesen Ansichten jeden Boden.

Ebensowenig ist die Auffassung haltbar, daß Verwässerung des Blutes, die *Hydrämie* zu Anämie führen müsse oder Veränderungen der Blutzellen schaffe. Zwar können Quellungen eintreten, wie das bei dem Stoffaustausch zwischen Plasma und Blutkörperchen selbstverständlich ist; aber damit entsteht keine Anämie und nicht einmal eine erhebliche Blutveränderung. Auch klinisch habe ich bei ausgedehnten Untersuchungen bei Hydrämien jede morphologische Blutveränderung überaus häufig vermißt.

Im Blute angreifende Gifte sind, Parasiten der R. ausgenommen, einzig hämolytisch wirkende Substanzen (Kal. chloric., Pyrodin usw.). Sie wirken zerstörend und lassen Hb. aus den Zellen austreten.

Die vornehmste und *dominierende Einwirkung* der *anämisierend wirkenden Momente,* und zwar nicht nur der „Gifte“, *besteht in der Beeinflussung der Erythro-*

poese des Knochenmarkes durch ungenügende Neubildung oder mangelhafte Ausbildung der R., die dann auch bald zugrunde gehen, wodurch neue Anforderungen an die sonst schon insuffiziente Erythropoese gestellt werden.

Von allen Anämien bietet die *Anämie nach Blutverlust* das Beispiel größter Klarheit in der Genese. Zunächst erfolgt nur ein Flüssigkeitseinströmen aus den Geweben ins Blut, um die Zirkulationsgröße wieder annähernd herzustellen. DOUGLAS hat an Kaninchen mit der gasanalytischen Methode gezeigt, daß die Blutmenge rapid wieder hergestellt wird. Man findet also zuerst ein paralleles Herabgehen des Hb. und der R., ohne jede Änderung des Färbeindex. Sehr bald gibt jetzt die Milz aus ihren Flutkammern und dann das Knochenmark die voll entwickelten, für die Absendung ins Blut bereiten R. ab, wodurch an sich eine Zunahme der R. und des Hb. entstände, wenn diese eben nicht durch weiter einströmende Gewebsflüssigkeit aufgehoben würde. Die Blutentziehung wirkt bald als intensiver plastischer Reiz auf das Zentralorgan. Es kommt zu stürmischer Neubildung, dabei jetzt zu Einschwemmung von jungen kernhaltigen Erythrocyten (Blutkrisen) und zu Leukocytose (Proliferation des myeloischen Systems), zum Übertritt unreifer und jugendlicher Zellen ins Blut; daher erscheinen jetzt reichlich Hb.-arme, polychromatische und vital granulierte R. Die Zellbildung eilt immer der vollen Hb.-Ausbildung voraus. So findet man jetzt erst, infolge des Zuströmens Hb.-armer, unfertiger Zellen, einen erniedrigten Färbeindex, dessen Grad sich proportional zu der Insuffizienz des Knochenmarkes verhält. Mit der allmählichen Erholung der Erythropoese und der Ausbildung besser Hb.-haltiger Zellen werden nicht nur 100% Hb. und 5,0 R. erreicht, sondern gewöhnlich wird der normale R.-Wert überschritten, bei noch erniedrigtem F.-I. — Es entsteht so eine reparative Polyglobulie mit kleinen und blassen Zellen. Erst nachträglich bessert sich die Erythropoese; die Zellen nähern sich in ihrer Ausbildung immer mehr der Norm, die R.-Zahl sinkt wieder, aber der F.-I. kommt immer mehr an 1,0 heran und schließlich ist ein normales Blutbild wieder geschaffen. Längst hat sich auch der Eiweißgehalt von seiner anfänglichen Erniedrigung erholt.

MORAWITZ konnte zeigen, daß der durch Blutentzug entstandene Eiweißverlust im Serum bei Tieren in auffällig rascher Weise wieder ersetzt wird.

Bei chronischen Blutentziehungen ändern Verluste und Regeneration je nach ihren Graden das Blutbild. Bei insuffizienter Erythropoese kommen junge Zellen aller Art ins Blut. Stets wird bei der nicht schritthaltenden Neubildung eine stärkere Hb.-Verminderung (niedriger F.-I.) zustande kommen. Beispiele: Ulcus ventriculi, innere Blutungen überhaupt, besonders Uterusblutungen, okkulte Hämorrhoidalblutungen, Ankylostomum, Malaria.

Die *Einwirkung vieler Infektionskrankheiten* auf die Funktion des Knochenmarks erzeugt Anämie, selbst beim Fehlen von Blutverlusten. So ist Rekonvaleszentenanämie bekannt für Typhus, Polyarthritis, Syphilis. Hämolyse ist dabei nicht nachweisbar, wohl aber eine rasche Abnutzung der R. unter der Steigerung der vitalen Prozesse selbstverständlich. An das Mark werden bei diesen Krankheiten enorme Anforderungen gestellt (Leukocytose, Bildung von antitoxischen und baktericiden Substanzen). Dazu kommen Bakterien, die im Marke Entzündung und Nekrose (z. B. Typhus) verursachen. Es erfolgt kompensatorische Vergrößerung des Zellmarkes auf Kosten des Fettmarkes. Auch kann eine direkte Beeinflussung der Erythropoese durch Toxine vorkommen (Tierversuche von FEJES). Es vereinigen sich also eine Menge von Faktoren, um eine ungenügende Erythropoese mit R.- und Hb.-Defiziten zu erzeugen. Übertritt von kernhaltigen und jugendlichen R. in die Zirkulation ist dann in regenerativen Stadien häufig.

Äußerst schwere Anämie bei Typhus verzeichnen VAQUEZ und ESMEIN: R. bis 1,32 und 0,78, nach Polyarthritis MANN, bei schwerer otogener Sepsis RIBADEAU-DUMAS R. bis 0,84. Bei Sepsis sinken die Zahlen meist ganz besonders stark. Bei chronischer posthämorrhagischer Anämie, die durch Jahre dauerndes Nasenbluten bis zu 10% Hb. und 1,644000 R. geführt hatte, erreichte ich durch hohe Eisendosen rasch 81% Hb. und 4,456000 R. Eine Abscedierung in der Oberschenkelmuskulatur ließ aber rasch Hb. wieder auf 31% und R. auf 2,408000 sinken. Mit Heilung der Eiterung unter Eisen wieder Anstieg auf 86% Hb. 4,680000 R., ein Beispiel, wie durch Zusammentreffen verschiedener Momente besonders schwere Anämien entstehen.

Auch bei chronischer Pyelitis sah ich enorm schwere Anämien, deren Eisenbesserung durch Kolivaccinetherapie wieder aufgehalten wurde. Durch Bakterienextrakte ist von vielen Autoren experimentell starke Anämie erzeugt worden. Auch bei Tuberkulose entstehen schwere Anämien, aber fast nur bei Darmtuberkulose und bei schweren exsudativen progressiven Prozessen.

Zu tiefer Anämie führen *maligne Tumoren*. Dabei spielt nicht die Behinderung der Nahrungsaufnahme oder die Größe der Neubildung die Hauptrolle. Kleine, nicht zerfallende und die Speisepassage ganz freilassende Oesophagus- und Magencarcinome können hochgradigste Anämien hervorrufen. Hier kann die Annahme einer Toxinwirkung nicht umgangen werden, weil nur sie die Fernwirkung auf das Knochenmark erklärt. Kompensatorische Vorgänge unterliegen offenbar bald. R. und namentlich Hb. kommen auf immer niedrigere Werte; der tiefe Färbeindex verrät das drohende Erliegen der Erythropoese. Im gleichen Sinne wirken chronische Blutverluste bei Tumoren.

Chemische Intoxikationen, vor allem Blei, Quecksilber, Arsenik, Nitrobenzol, Benzin, Benzol erzeugen schwerste Anämien.

Das Blei ist trotz der basophilen Punktierung der R. bei Pb.-Vergiftung kein Blutgift; es ist ein Knochenmarksgift, das die Erythropoese schädigt. Das geht schon aus der Tatsache hervor, daß, je mehr Blei zur Einwirkung gelangt, desto weniger gekörnte Erythrocyten vorhanden sind.

Weitere Ursachen sind *Eingeweidewürmer,* Bothriocephalus, Tänien, Trichocephalen. Ankylostomum aber wirkt nur oder vorwiegend als Blutsauger.

Enterogene Anämien (siehe auch Perniciosa). Die Aufstellung einer besonderen Gruppe dieser Art erscheint mir unnötig. Natürlich machen infektiös septische Prozesse, wie besonders *Colitis ulcerosa* (eig. Beob.) schwerste toxische Anämie, ähnlich die Streptokokkenaffektion im Ileum (VAN DER REIS); aber der Darm ist nur der spezielle Lokalisationsort und nicht etwas prinzipiell Besonderes, und analog sind diese Anämien jenen nicht seltenen und schweren, besonders chronischen *Pyelitis* Erkrankungen. Oft beobachteten wir auch den starken Einfluß einer Koli-Pyelitis auf das Blut bei bestehender Perniciosa und anderen Anämien.

Hämolysine, wie Kal. chloric., Pyrodin zerstören die Erythrocyten in der Blutbahn und führen zu Hämoglobinämie und Hämoglobinurie. Hier liegen *Blutkörperchengifte* vor. Zum Ersatz muß das Knochenmark seine Tätigkeit aufs Maximum einstellen, und kommt es dabei zu Insuffizienz des Organs, das jetzt unreife Formen aller Art überstürzt in die Blutbahn hineinwirft, so auch kernhaltige R. Auch die Hb.-Ausrüstung der jungen Markabkömmlinge leidet, und so stellt denn diese Anämie nur in ihren Anfängen eine rein hämolytische und bald eine mit Knochenmarkinsuffizienz kombinierte Form dar.

Französische Autoren nehmen öfters, besonders bei hämolytischen Anämien, Hämolysine an. Das Vorhandensein und die tatsächliche Einwirkung wirklicher Hämolysine ist aber schwer zu beweisen.

Wenig geklärt sind die oft hochgradigen Anämien bei Nephritis. NONNENBRUCH glaubt nach experimentellen Untersuchungen, es handle sich wohl oft nur um hydrämische Plethora. CSAKI möchte zwei verschiedene Typen der Nephritisanämie aufstellen, indem die Mikrocytose (aus dem Volumen berechnet) bei Nephrosen von der Kochsalzvermehrung im Plasma verursacht werde, während bei Nephritiden der vermehrte Harnstoff die Erythrocytengröße nicht beeinflusse. Diese Auffassung teile ich nicht, sondern halte die Anämie bei Nephritis für den Ausdruck toxischer Knochenmarksinsuffizienz, weil ich öfters in kurzer Zeit so starken Abfall der R.- und Hb.-Werte, z. B. in 8 Tagen Hb. von 62 auf 36, sehe, daß er nur durch schwere Markschädigung erklärt werden kann, zumal Zeichen von vermehrtem Bluntuntergang fehlen.

Bei schweren experimentellen Anämien kann das Knochenmark vollkommen regenerationsunfähig bleiben; häufig wird es in wenigen Tagen myeloblastisch. Es treten dann anderweitige myeloische Metaplasien auf. Schließlich verödet bei gewissen Anämien das Knochenmark (siehe Markatrophie).

Früher hat man viel von einer *Proletarieranämie* durch *ungenügende Ernährung* gesprochen. Daß es aber derartige Anämien wirklich gibt, ist unbewiesen. Ich bin nie in die Lage gekommen, eine solche Annahme auch nur als Vermutungsdiagnose zu stellen, wie es überhaupt eine ,,Anaemia simplex" nicht gibt. Wahrscheinlich haben Pseudoanämien, d. h. blasses Aussehen, und verkannte Ulcusfälle zu diesen Vorstellungen geführt.

Experimentell ist von GRAWITZ und seinen Schülern viel auf diesem Gebiete geforscht worden, jedoch stets unter zu künstlichen Verhältnissen, so, wie die Sache in praxi nie liegt. Andauerndes Hungern gibt, selbst bei reichlichem Wassertrinken, Hb.- und R.-Erhöhung durch Bluteindickung. PANUM und VOIT bewiesen beim Hunger eine Abnahme des Blutes proportional zum Körpergewicht und eine Verminderung des Serumeiweißes. Beim Wiederaufnehmen der gewöhnlichen Ernährung bei Hungertieren schwindet die erhöhte Konzentration (KIESERITZKY) und es entsteht jetzt eine R.-Abnahme. Das ist aber, wie ich (1. u. 2. Aufl.) immer ausgeführt habe, nicht sonderbar; denn im Hunger hat der Körper einfach das wertvolle Blutmaterial geschont, wenig gebildet und wenig verbraucht und die Erythropoese ganz zweckmäßig eingeschränkt. Wenn nun später durch das rasche Einströmen von Plasma eine vorübergehende Anämie entsteht, so war die vorher zweckmäßig eingeschränkte Blutbildung für diesen Fall jetzt freilich nicht mehr vorteilhaft gewesen. Damit sind aber Verhältnisse studiert worden, die praktisch nie vorkommen und die den Kern der Frage nicht treffen.

GRAWITZ fand bei ungenügender Eiweißzufuhr Hydrämie. Das ist nicht erstaunlich, führt aber an sich nie zu Anämie. Unter ähnlichen Bedingungen konnte v. HÖSSLIN nur eine mäßige, allgemeine Atrophie parallel dem Körpergewicht finden.

Ein Hund erhielt $1^1/_2$ Jahre nur den dritten Teil der Nahrung des anderen. Der gutgenährte wog jetzt 30,3 kg, hatte 17,6 g Hb. und 8,3 R., der schlecht ernährte zeigte 9,5 kg, 15,5 g Hb. und 7,3 R. Deutlichere anämische Zustände erklärte v. HÖSSLIN bei anderen Versuchen als durch Komplikationen bedingt, oder durch die darniederliegende Blutbildung bei zu schlechter Ernährung. Offenbar muß der Hunger ungewöhnlich lange andauern, wie es kaum je vorkommt, daß die Möglichkeit einer Anämie gegeben wäre.

Früher sind viele Anämien auf *Eisenmangel* zurückgeführt worden, z. B. die ,,Proletarieranämie"; aber die unbedingt nötigen Mengen des Eisens für den Hb.-aufbau sind sehr gering (täglicher Bedarf wenige Milligramme) und stets in der Nahrung vorhanden. Ausschließliche Milchernährung bei kleinen Kindern führt wegen ungenügender Eisenzufuhr zu schweren Anämien.

Die Nachkommen eisenfrei ernährter Tiere werden schwer anämisch (M. B. SCHMIDT) und Eisengaben beseitigen die Anämie in unglaublich kurzer Zeit.

Einfluß des Lichtes auf die Entstehung der Anämien. Wir wissen heute, daß die lange Polarnacht keinen Einfluß auf die Blutbildung der Nordpolfahrer (NANSEN) ausübt, sofern die Ernährungsverhältnisse gut sind; und daß die Pferde der Bergwerke, die 10 und 20 Jahre lang ohne einen Sonnenstrahl in der Tiefe des Erdbodens leben, nicht anämisch werden (SCHOENENBERGER, SEMPEL). Angesichts dieser großartigen Experimente scheinen kleine Laboratoriumsversuche wirklich unnötig, und können wir dem Lichte eine Bedeutung für die Blutbildung nicht zusprechen.

Die VIRCHOWsche Annahme einer kongenitalen Hypoplasie des Gefäßsystems als Ursache mancher Anämien und vor allem der Chlorose ist widerlegt. Es könnte durch Hypoplasie höchstens eine Oligämie, nie aber eine Chlorose entstehen.

Seit 1919 habe ich auf die Entstehung von *Anämien* durch *Störungen der innersekretorisch tätigen Organe* hingewiesen, so bei Chlorose, Addison, Hypothyreose, Myxödem, Dystrophia adiposogenitalis, atrophischer Myotonie, Osteomalacie, deformierender Arthritis. Sicherlich ist noch manche genetisch heute ungeklärte Anämie durch Versagen innersekretorischer Organe bedingt.

Bei der ausgesprochen innersekretorisch entstandenen atrophischen Myotonie konnte ich das häufige Vorliegen erheblicher Grade von Blutarmut beweisen, ebenso auch für Osteomalacie. Außer der Chlorose gibt es noch verwandte Zustände pluriglandulärer Affektionen, die viel Ähnliches, aber doch Abweichendes vom Bilde der Bleichsucht darbieten. Außer gewissen Affektionen beim weiblichen Geschlecht zählt hierher die schwere Anämie bei Gigantismus, von HOLLER als männliche Chlorose beschrieben.

Immer mehr erkennen wir heute[1] auch den Einfluß konstitutioneller Faktoren für die Entstehung der Anämien. Dieses konstitutionelle Moment zeigt sich in der ausgesprochenen Vererbung, und zwar zum Teil in der Form der oben erwähnten innersekretorischen Krankheiten, vor allem bei der Chlorose, der atrophischen Myotonie usw., zum Teil in einer anderen mutativen Bildung der Erythrocyten. Hierher zählt die konstitutionelle Kugelzellenanämie mit scheinbarer Mikrocytose (konstitutionelle hämolytische Anämie), die Sichelzellenanämie, die Ovalocytenanämie und wohl noch manches andere, das uns heute noch nicht bekannt ist. Auf diesen konstitutionellen Boden wirken nun konditionale und exogene Faktoren enorm und führen zu schwersten Anämien, wie sofort gezeigt werden wird.

Solche Beispiele zeigen in der überzeugendsten Weise, wie sehr viele Anämien durch eine Konstellation von Momenten zustande kommen.

Man liest und hört noch von vielen anderen Formen von Blutarmut: Schulanämie, Wachstumsanämie, Entwicklungsanämie, jedoch ist die angedeutete kausale Beziehung vollkommen unbewiesen; praktisch ist aber als ganz außerordentlich wichtig das Zusammenspielen mehrfacher, Anämie erzeugender Ursachen zu berücksichtigen. Häufig kommt durch eine solche Konstellation allein erst eine Anämie zustande, während jedes einzelne Moment an sich noch überwunden werden könnte. S. Beispiel S. 279.

Vorgetäuschte Anämien (Pseudoanämien).

Seit langer Zeit weiß man, daß viele, selbst sehr blaß aussehende Leute gar nicht anämisch sind. In der Tat kann nicht genug betont werden, daß Blässe und Anämie nicht identisch sind, und daß es ein grober Fehler ist, nur auf blasses Aussehen hin ohne Blutuntersuchung Eisen zu verordnen. Überaus häufig trifft man bei solchen Patienten normale und sogar erhöhte Hb.- und R.-Werte. Ich habe selbst bei Polyglobulie bis 7,0 R. und bei Erregung eines Kranken mit Polycythämie blasses Aussehen vermerkt.

Die Blässe kann bedingt sein durch geringe Durchblutung der Haut bei niedrigem Blutdruck (SAHLI), durch vasomotorische Momente (Blei, Nephritis, Neurosen), durch Dicke oder geringe Transparenz der Haut, besonders auch durch geringe Entwicklung der Blutcapillaren im Gesicht bei Leuten, die sehr wenig an Luft und Sonne kommen. Jedem Beobachter wird in dieser Beziehung auffallen, welch starkes, oft erweitertes Capillarnetz die Landarbeiter im Gegensatz zu den Städtern besitzen. Hierher gehört auch die sog. Tropenanämie, die nicht existiert (EYKMAN, GRYNS, SCHILLING) und nur eine Blässe darstellt oder aber auf Malaria oder andere Krankheiten zurückzuführen ist.

[1] Siehe NAEGELI: Schweiz. med. Wschr. **1923** und Allg. Konstitutionslehre **1927**.

Die Einteilung der Anämien.

Die Einteilung der Anämien bietet große Schwierigkeiten; denn Anämie selbst ist keine Krankheit, sondern ein Symptom vieler Krankheiten.

Die älteren Einteilungen in Anämien infolge abnormer Zerstörung und infolge ungenügender Neubildung sind nicht haltbar, weil die beiden biologischen Vorgänge zu sehr ineinandergreifen.

Beliebt ist die Klassifikation in primäre selbständige und in sekundäre Anämien; doch ist diese Einteilung nach bekannten und unbekannten Ursachen kaum mehr durchführbar. Einmal kann ein Symptom biologischen Ursprungs wie Anämie überhaupt nicht primär auftreten; dann aber kennen wir bei der gleichen Anämie, z. B. für den biologischen Typ der Perniciosa, für einen Teil der Fälle die ätiologischen Faktoren und für einen anderen Teil nicht. Die Einteilung nach diesem Prinzip würde dann eine unnatürliche Zerreißung derselben Anämie trotz eines einheitlichen Mechanismus in der Pathogenese und eines einheitlichen klinischen und anatomischen Bildes zur Folge haben.

Die „primären“ Anämien imponieren deshalb als etwas Besonderes und Selbständiges, weil die gestörte Erythropoese als die einzige oder doch als die wichtigste Organläsion in die Augen fällt. Unrichtig ist nur die Vorstellung eines primären Leidens. Viel logischer ist die Teilung der Anämien in

I. primär myelogene (Perniciosa, Chlorose, innersekretorische Affektionen),

II. sekundär myelogene Formen (Anämie bei Tumoren, Infektionen, Vergiftungen usw.).

Bei der ersten Gruppe liegt von vornherein eine Knochenmarkskrankheit vor, vergleichbar der renalen Albuminurie bei Nierenkrankheiten; bei der zweiten Gruppe handelt es sich um eine Beeinflussung der Funktion des Knochenmarkes, der Erythropoese, von außen her, vergleichbar der nicht durch Nierenkrankheiten bedingten, symptomatischen Albuminurie.

Ich verzichte auf die weitere Darstellung, daß auch diese Einteilung große Schwierigkeiten bietet und gleichfalls nicht streng logisch durchgeführt werden kann, weil schließlich auch extramedulläre Affektionen bald und ausgedehnt das Knochenmark beeinflussen, und weil die Ursachen der Knochenmarkskrankheiten schließlich doch meist auch extramyelogenen Ursprunges sind. Doch können wir auf dieser Basis die Anämien einteilen, ohne auf bekannte und unbekannte Ätiologie Rücksicht nehmen zu müssen.

Die strenge Gegenüberstellung hämatogener (hämolytischer) Anämien gegenüber den myelogenen halte ich dagegen nicht für zwingend. Schließlich entsteht eben bei beiden die Blutarmut durch die ungenügende Neubildung.

Von einem ganz anderen Gesichtspunkt aus kann man die Anämien nach der histologischen Art der Regeneration einteilen in

I. Anämien mit frühembryonalem Typus der Erythropoese: Perniciosa.

II. Anämien mit postembryonalem Typus der Erythropoese: Chlorose, posthämorrhagischer Anämie, Carcinom-, Nephritis-, Ulcus-Anämie. Hierher auch die Blutarmut bei Infektionen und Intoxikationen.

Der embryonale Typus ist gekennzeichnet durch Bildung von Megalocyten, Megaloblasten und durch hohen Färbeindex. Die postembryonale Blutbildung läßt normale R. entstehen. Tumoren des Knochenmarkes, Kinderanämien, gewisse experimentelle Vergiftungen, hohe Grade der Malaria- und Bleianämie können durch Auftreten von Makroblasten und Makrocyten diagnostische Schwierigkeiten bereiten, nicht aber das Prinzipielle der Trennung verwischen.

Die wissenschaftlich am besten und klarsten begründete Einteilung erfolgt aber nach den Prinzipien der Naturwissenschaften und der Konstitutionslehre [Naegeli (1925) und 1927, Allg. Konstitutionslehre]:

I. Konstitutionell bedingte Anämien.

a) Bei Vererbung einer mutativ entstandenen besonderen Art von R., wie bei der Sichelzellen- und Ovalocyten-Anämie und der im Bau Kugelzellen entsprechenden Mikrocytose bei konstitutioneller hämolytischer Anämie (Sphärocytenanämie).

b) Bei Vererbung besonderer innersekretorischer Affektionen und dadurch bedingter veränderter Hämopoese, so bei Chlorose, atrophischer Myotonie, eigenartiger familiärer Kinderanämie von FANCONI (Hodenatrophie, Mikrocephalus, Infantilismus, abnorme Pigmentationen: alle 3 Kinder einer Familie (auch eig. Beob.), konstitutionell veranlagte Anämien mit ungeklärter Pathogenese: hierher wohl manche genetisch unklare Anämie, z. B. bei HERTERschem Infantilismus). Auf dem konstitutionellen Boden wirken sich jetzt exogene Momente sehr stark aus.

II. Konditional bedingte Anämien.

Durch äußere lange Zeit einwirkende Faktoren ist entweder das Knochenmark in ganz anderer geschädigter *Verfassung* oder es sind die für die richtige Erythropoese wichtigen innersekretorischen Organe geschädigt.

Hierher Anämien bei Addison, Myxödem, Hypothyreoidismus, Dystrophia adiposo-genitalis, partieller Erschöpfung des Knochenmarkes nach lange dauernden Infektionen, Intoxikationen und Blutverlusten, so daß jetzt für neue Schädigungen eine besondere Funktionslage geschaffen ist; hierher auch die Bartonellenanämie. Wirken auf diesem seit langer Zeit veränderten Boden jetzt exogene Faktoren ein, so erreichen sie ungewöhnlich schwere Grade der Anämie. Der exogene Faktor ist aber nicht der allein entscheidende, viel wichtiger ist die veränderte Reaktionslage der Organe.

III. Rein exogen bedingte Anämien.

Bei Blutverlusten, Infektionen, Intoxikationen, Tumoren, Leukämien und Avitaminosen (Skorbut), Nephritiden; Röntgen-Radium usw. Schädigungen.

Bei dieser Einteilung ist die Perniciosa wegen ihres oft hereditär und familiär erwiesenen Vorkommens zur Gruppe I zu stellen, sicherlich nicht zu II, denn es ist nicht bekannt, daß ein Patient vor Ausbruch der Krankheit schon ungewöhnlich schwere Anämie durch äußere Faktoren erlitten hätte.

Die Zuteilung zu Gruppe III müßte für Bothriocephalus — Graviditäts —, intestinal bedingte Perniciosa erfolgen, wenn nicht fast alle Autoren Bothriocephalus und Gravidität nur als Teilfaktoren oder auslösende Faktoren ansehen würden; aber selbst SEYDERHELM nimmt für die Darmgenese noch ein konstitutionelles Moment als notwendig an.

Welche Bedeutung die Anämien auf einer Klinik rein der Zahl nach schon haben, zeigt folgende Zusammenstellung der 17 Fälle meiner Klinik von einem beliebigen Tag, 20. 6. 28. Auf 180 Patienten:

Finale Nephritis 34jähr. ♂ Hb. 35 und 57jähr. ♂ Hb. 63.
Kolipyelitis 55jähr. ♀ Hb. 55 und 44jähr. ♀ Hb. 64.
Saturnismus 26jähr. ♂ Hb. 53.
Hypernephrom 74jähr. Hb. 50. Knochenmetastasen.
Polyarthritis und Endokarditis 42jähr. ♂ Hb. 66.
Perniciosa 60jähr. ♂ Hb. 65.
II. Anämie, Genese unklar 17jähr. Hb. 50.
Hämophilie 10jähr. ♂ Hb. 65.
Lymphogranulom 58jähr. ♀ Hb. 64.
Carc. ventriculi 61jähr. ♀ Hb. 44.
Sarkocarcinom des Oesophagus und Oesophagusdivertikel 39 ♂ Hb. 60.
Ulcus ventr. 40jähr. ♂ Hb. 52, 45jähr. ♂ Hb. 37.
Cirrhosis hep. 47jähr. ♂ Hb. 64, 53jähr. ♂ Hb. 44.

Die Beziehungen der Anämien zur Leukopoese.

Bei vielen Formen von Blutarmut wird die Knochenmarksfunktion als ganzes, nicht nur die Erythropoese, in den Bann der Krankheit hineingezogen. So sehen wir bei der Perniciosa eine schwere Störung der Granulocyten- und Plättchenbildung, bei vielen sekundären Anämien eine Reizung der Leukopoese. Eine Anämie verläuft aber ohne nennenswerte Beeinflussung der Granulocytenbildung, die Chlorose. Die Auffassung liegt nahe, daß das Wesen der Chlorose ganz besonders in einer isolierten Störung der Erythropoese zu suchen ist. Wir werden aber sehen, daß die der Chlorose zugrunde liegende Störung weit über die Grenze des blutbildenden Gewebes hinausreicht.

Wichtigere ältere Literaturangaben und Lehrbücher der Anämien.

ABDERHALDEN: Z. Biol. **39**. Eisen- u. Blutbildung. — ARNETH: Pathologie u. Therapie der Anämien. Würzburg 1907. — AUBERTIN: Inaug.-Diss. Paris 1905.

BAELZ: Berl. klin. Wschr. **1883**, Nr 16. Parasiten. — BECQUEREL u. RODIER: Erlangen 1845. Zusammensetzung des Blutes. — BETTMANN: Beitr. Path. **23** (1898) u. Habil.schr. Heidelberg 1897. Arsen. — BIERFREUND: Arch. klin. Chir. **41** (1891). Wiederersatz des Blutes. — BIERNACKI: Z. klin. Med. **24** (1894). Chemie **53**. Pseudoanämie. — BLUMENTHAL u. MORAWITZ: Dtsch. Arch. klin. Med. **92**. — BRUGSCH u. PAPPENHEIM in KRAUS u. BRUGSCH 1920.

CARNOT: C. r. Soc. Biol. **2**, 344 (1906). Hämopoet. Serum. — CLOETTA: Arch. f. exper. Path. **38** u. **44**. Eisen.

DOUGLAS: J. of Physiol. **34**, 210 (1906). — DUNIN: Volkmanns klin. Vortr., N. F. **1895**, Nr 135.

EBERLE: Schweiz. med. Wschr. **1920**, 961. Transfus. — EHRLICH: Lehrbuch. — EYKMAN: Virchows Arch. **140** (1895). Tropenanämie.

GERHARDT: Kongr. inn. Med. **1910**. Referat. — GIRIBALDI: Kongreßzbl. inn. Med. **14**, 144. Hämopoet. Serum. — GRAWITZ: Berl. klin. Wschr. **1895**, Nr 48. Lehrbuch. — GRYNS: Virchows Arch. **139** (1895). Tropenanämie.

HAMMERSCHLAG: Z. klin. Med. **21** (1892). Hydrämie. — v. HÖSSLIN: Münch. med. Wschr. **1890**; Z. Biol. **18** (1882); Dtsch. Arch. klin. Med. **74** (1902); Beitr. chem. Physiol. u. Path. **8** (1906).

INAGAKI: Z. Biol. **49** (1907). — ISAAC: Therap. Halbmh. **1920**, 341. Pathogenese u. Therapie.

JOLLY u. STINI: C. r. Soc. Biol. Paris **1905**, 207.

KIESERITZKY: Dtsch. Ärzte-Ztg **1902**. — KUHN u. ALDENHOWEN: Dtsch. med. Wschr. **1909**, Nr 45 u. Naturforsch.-Verslg **1909**. Arsen und O_2-Mangel. — KURPJUWEIT: Dtsch. Arch. klin. Med. **82**. Greisenalter.

LAZARUS-NAEGELI: Die Anämien. Nothnagels Slg **1909**. — LÖWENTHAL: Dtsch. med. Wschr. **1902**. Witterungseinflüsse. — LUCIANI: Das Hungern. Übersetzg von FRÄNKEL 1890.

MANN: Münch. med. Wschr. **1907**, Nr 36. — MASING: Petersburg. med. Wschr. **1909**, Nr 37. Einteilung der Anämien. — MORAWITZ: Med.-nat. Arch. **2**. Transfusion. Münch. med. Wschr. **1907**, Nr 16 id.; Erg. inn. Med. **11** (1913). Regeneration. — MORAWITZ u. ITAMI: Dtsch. Arch. klin. Med. **100**. Einteilung der Anämien. — MÜLLER, FR., MUNK, SENATOR, ZUNTZ, LEHMANN: Virchows Arch. **131** (1893). Hunger. — MUSSER: Arch. int. Med. **28**, 638 (1921).

NONNENBRUCH: Arch. f. exper. Path. **91**, 218 (1921).

OERUM: Pflügers Arch. **114**. Licht. — OPPENHEIMER: Inaug.-Diss. Breslau 1918. Blutbild bei Uterusblutungen.

PANUM: Virchows Arch. **29** (1864). Inanition. — PAPPENHEIM: Fol. haemat. (Lpz.) **9**, 177. — PLEHN: Dtsch. med. Wschr. 1899. Tropenanämie.

RALLIN: Dtsch. med. Wschr. **1920**, 799. Nutritive Anämie bei Subacidität ? ?. — RABINOWITSCH: Inaug.-Diss. Straßburg 1911. Ätiologie u. Therapie. — RIBADEAU-DUMAS et POISOT: Presse méd., 18. Mai u. 12. Juli **1907**. — RIBADEAU-DUMAS et MENARD: Soc. pédiatr., 20. Nov. 1907.

SAHLI: Korresp.bl. f. Schweiz. Ärzte **1886**. Pseudoanämie. — SCHÖNENBERGER: Inaug.-Diss. Berlin 1898. Einfluß des Lichtes. — SEMPELL: Inaug.-Diss. Jena 1919. Licht. — SPEESE: Kongreßzbl. inn. Med. **13**, 452. Splenektomie bei Anämien. — v. STARK: Jb. Kinderheilk. **52** (1900). Schulanämie. — STENGEL: N. Y. med. J. **1917**, 1091. Schwere sek. Anämie. — STÖLTZNER: Med. Klin. **1909**, Nr 22 u. 26. Eisenmangel. — STRAUSS: Berl. klin. Wschr. **1907**, Nr 19. Pseudoanämie.

VAQUEZ u. ESMEIN: Trib. méd. **1906**. — VOIT: Z. Biol. **2** (1866); **30** (1894). Inanition.

WEBER: Dtsch. Arch. klin. Med. **97**. Transfusion kleiner Dosen.

ZIEGLER: Reichsmedizinalanzeiger 1910.

Neuere Literatur.

(Über Eisentherapie siehe besonders Lit. Chlorose.)

ALDER: Schweiz. med. Wschr. **1923**, 403. Therap.

BECHER: Münch. med. Wschr. **1930**, 1657. Nierenaff. — BENJAMIN: Monographien in Handbuch Kinderheilkunde von Pfaundler-Schloßmann 1923. — BÜRGER: Sekundäre Anämie in Schittenhelms Handbuch 1925.

DENECKE: Z. exper. Med. **47**, 169 (1925).

EMILE-WEIL u. POLLET: Sang **1927**, 307. Le sol hématique. — EUGSTER: Z. klin. Med. **107**, 224 (1928). Nephrit.

GIFFIN: J. amer. med. Assoc. **92**, 1505 (1929). — GROSS: Med. Klin. **1922**, 15. Blutther.

HART usw.: Kongreßzbl. inn. Med. **42**, 630. Tiere, eisenarme Ern. — HOLLER: Z. klin. Med. **103**, 1 (1926). System d. Anämien.

KAST: Kongreßzbl. inn. Med. **25**, 358 (1922). Germanium. — KRUMBHAAR: Amer. J. **164**, 329 (1923). Beurteilg an Blutb.

LABES: Arch. f. exper. Pharmak. **127**, 125 (1928). As. — LEFFKOWITZ: Z. exper. Med. **48**, 276 (1925). CARNOTS Hämopoiktine ohne Wirkung.

MEYER: Klin. Wschr. **1930**, 920. Funktion. Diagn. — MORAWITZ: Handbuch Bergmann u. Stähelin **1926**. — MORAWITZ u. SEYFARTH: Neue dtsch. Klin. **1** (1928).

NAEGELI: Allgem. Konstitutionslehre. Berlin: Julius Springer 1927; J.kurse ärztl. Fortbild. **1924**. Prognosenstellung; **1926**. Einteilung; Symptomatologie; Schweiz. med. Wschr. **1925**, 1043. Einteilung; Wien. med. Wschr. **1929**; Internat. ärztl. Fortb.-K. Karlsbad 1929. Therapie. — NEUBERGER: Icterus neonat. Rotterdam 1927.

PAL: Dtsch. med. Wschr. **1928**, 1544. Histaminther.

ROESSINGH: Dtsch. Arch. klin. Med. **138**, 367 (1922). Knochenmarksfunktionsprüfung, O_2-Zehrung, Reticc. — ROYER: Bull. Soc. Biol. Paris **96**, 216 (1927). Kobragiftanämie.

SCHMITZ: Kongreßzbl. inn. Med. **36**, 161. Germanium. — SCHULTEN: Fol. haemat. (Lpz.) **42**, 158 (1930). — SEYDERHELM: Jkurse ärztl. Fortbildg **1926**, 793. Diagn. u. Therap. VON DEN VELDEN: Handbuch praktischer Therapie. Leipzig 1927. Therap. — SUSKI: Biochem. Z. **139**, 258 (1923). Avitam.-A.

UNVERRICHT: Kongreßbl. inn. Med. **27**, 269. Thyreoidinther.

WOLLENBERG: Med. Klin. **1923**, 107. Thyreoidinther.

YOSHINAKA: Kongreßzbl. inn. Med. **54**, 114. Cholesterin, Blut u. blutbild. Organe.

Experimentelle Anämien.

Unzählige Untersuchungen haben das Ziel verfolgt, durch Blutentzug beim Tier Einblick in die Regeneration zu erhalten und die Wirkung der Medikamente festzulegen. Von allergrößter Bedeutung sind aber erst die jahrelang durchgeführten Versuche von WHIPPLE und seinen Mitarbeitern geworden, die die raschere Überwindung der posthämorrhagischen Anämie unter dem Einfluß der Leber- und Nieren-Verabreichung gezeigt haben.

Die Auswertung dieser Versuchsergebnisse für die Anämien des Menschen ergaben nun aber (MINOT u. MURPHY, siehe Kap. Perniciosa) auffälligerweise keine oder geringe Resultate bei posthämorrhagischer und anderer sekundärer Anämie, wohl aber, überraschenderweise glänzende Erfolge bei Perniciosa. Es erscheint mir daher die theoretische Auffassung von MINOT und MURPHY nicht haltbar, daß die Leber für die Blutbildung ganz allgemeine Stoffe bilde, die als Bausteine für den R.-Aufbau dienten, sondern es müssen mit Leber bei der Perniciosa ganz andere Momente in der Krankheit berührt und beeinflußt werden. Das ist auch durch die Wirksamkeit der Magenextrakte schon bewiesen (siehe Perniciosa).

Zahlreiche Versuche zur Klärung der Anämien sind mit Blutgiften und Bakteriengiften an Tieren vorgenommen worden und haben manche Einblicke gebracht, so über myeloische Metaplasie, die durch Blutgiftanämien leichter ausgelöst wird als durch Blutentzug (MORRIS, ISAAC und MÖCKEL), wenn das Mark ganz an Zellen verödet ist. Ferner wurde die Erholung geprüft, mit dem Ergebnis, daß Blutgiftanämien (Pyrodin, Phenylhydrazin, Toluylendiamin, Saponin) raschere Erholung zeigen als Anämien durch Blutentzug, bei dem wichtiges Baumaterial verloren geht.

Sodann gelang die Erschöpfung der Erythropoese durch lang fortgesetzte Aderlässe (RITZ), seltener Hemmung der Regeneration durch Blutgifte (SAMUELY) oder Bakteriengifte (HIRSCHFELD); gewöhnlich wurde das Mark ein locker gebautes Myeloblastenmark.

Vielfach sind eisenarm ernährte Tiere untersucht worden, mit dem Resultat, daß ein starkes Zurückbleiben des ganzen Körpers und keine Regeneration auf Blutentziehung konstatiert wurde (DAVID). Besonders interessant sind die Studien von M. B. SCHMIDT über die Nachkommen eisenfrei ernährter Tiere, die in den folgenden Generationen immer anämischer werden und zahlreichere Allgemeinstörungen aufweisen, durch Fe-Zulage schlagartig aber Blut bilden und die Anämie verlieren.

Am meisten wohl ist das morphologische Blutbild Studiumobjekt gewesen. In Regenerationszeiten zeigten sich viele polychromatische Makrocyten, Erythroblasten, basophile Punktierung, vital granuläre R. und oft war der F.-I. etwas hoch. Dagegen kann nie das Blutbild der Perniciosa erzeugt werden, wie das auch WEICHSEL neuerdings für seine Versuche betont. Anklänge an embryonale Erythropoese wurden freilich oft erzielt, aber nur Makroblasten, nie Megaloblasten mit Reifung zu Megalocyten, auch nie die charakteristische Leukopenie und Plättchenmangel und vor allem nicht das klinische Bild der Perniciosa.

Auch alle neueren Untersuchungen, z. B. mit Dünndarmstrikturen schaffen weder Blutbild noch Markbild der Perniciosa. Mäßig vergrößerte R. sind bei Tieren unter Giftwirkung stets leicht zu erhalten, sie entsprechen aber nur Regenerationstypen. Auch das weiße Blutbild der Perniciosa wird experimentell nie erreicht, auch nie das Bild der konstitutionellen hämolytischen Anämie.

RECKZEH hat die außerordentlich lebhaften Reaktionserscheinungen junger Tiere im Vergleich zu alten in überzeugender Weise gezeigt.

Auch experimentelle Polyglobulie ist bekannt; so konnte HERTZ (ähnlich auch ARRAK) mit sehr kleinen Dosen von Toluylendiamin eine so starke Regeneration auslösen, daß mit der Zeit eine Polyglobulie von 5,5 auf 8,4 Mill. R. eintrat, wobei an R. und L. normale Verhältnisse vorlagen, und MÜLLER und ISZARD erreichten mit kleinen Dosen Germanium beim Menschen 6,5 Mill. R., während große Dosen Anämie erzeugten.

Experimentelle Anämien (ältere Literatur).

Vgl. ferner die Abschnitte über Vergiftungen, Intoxikation, Strahlenwirkung, besonders Benzin, Benzol, Blutgifte, Röntgen, Radium usw.

AFFANASIEW: Z. klin. Med. **6** (1883). — ARON: Biochem. Z. **3** (1907).

BIZZOZERO u. SALVIOLI: Molesch. Unters. **2** (1881). — BLUMENTHAL u. MORAWITZ: Dtsch. Arch. klin. Med. **92**. — BUNTING: J. amer. med. Assoc. **1907**, 476; J. of exper. Med. 8 (1906). — BUTTERFIELD: Proc. N. Y. path. Soc. **1912**, 137.

DAMBERG: Fol. haemat. (Lpz.) Arch. **16**, 209 (1913). — DAUMANN u. PAPPENHEIM: Fol. haemat. (Lpz.) Arch. **18**, 241—524 (1914). Exp. haemol. An. — DAVID: Dtsch. Arch. klin. Med. **94**. — DOMARUS, v.: Arch. exper. Path. **58** (1908). Pyrodin.

EGER: Z. klin. Med. **1894**.

FEJES: Dtsch. Arch. klin. Med. **102**. — FRIEDRICH, v.: Fol. haemat. (Lpz.) Arch. **18**, 525 (1914). Toluylendiamin. — FRIEDSTEIN: Fol. haemat. (Lpz.) Arch. **12**, 239 (1911). — FRIEDSTEIN u. PAPPENHEIM: Fol. haemat. (Lpz.) Arch. **12**, 299 (1911). Heinzkörper. — FRITZ: Inaug.-Diss. Jena 1919.

GIBSON: J. of Anat. a. Physiol. **20** (1886). — GILBERT et CHABROL: C. r. Soc. Biol. Paris, 18. März **1911**.

HARTWICH: Fol. haemat. (Lpz.) Arch. **13**, 257 (1912). Heinzkörper. — HEINZ: Virchows Arch. **122**. — HENDRICK: Dtsch. Arch. klin. Med. **107**, 312 (1912). R.-Resistenz. — HERTZ: Z. klin. Med. **71**. — HERTZ u. ERLICH: Dtsch. Arch. klin. Med. **116**, 43 (1914). Polyglobulie. — HESS u. MÜLLER: Wien. klin. Wschr. **1913**, Nr 45. Pyrodin. — HEUBERGER u. STEPP: Dtsch. Arch. klin. Med. **106**, 525 (1912). Saponinresistenz. — HOBERT: Klin. Wschr. **1923**, 1213. — HÖSSLIN, v.: Z. Biol. **1882**, 621. — HOWELL: J. Morph. a. Physiol. **4** (1890).

Isaac u. Möckel: Kongr. inn. Med. **1910**. Saponin; Z. klin. Med. **72**. — Itami: Arch. f. exper. Path. **60**.

Kagan: Fol. haemat. (Lpz.) Arch. **17**, 211 (1913). Saponinresistenz. — Kaminer u. Rohnstein: Berl. klin. Wschr. **1900**, Nr 31. — Krasny: Fol. haemat. (Lpz.) Arch. **16**, 353 (1913). R.-Resistenz.

Maidorn: Z. Biol. **45**, 328 (1912). Chemie. — Masing: Inaug.-Diss. Dorpat 1908 u. Dtsch. Arch. klin. Med. **92**. — Morgenroth u. Reicher: Berl. klin. Wschr. **1907**, Nr 38. — Morris: Hopkins Hosp. Bull. **1907**, 200. — Mosse u. Rothmann: Dtsch. med. Wschr. **1906**, Nr 4.

Netousek: Fol. haemat. (Lpz.) Arch. **18**, 539 (1914). Toluylendiamin. — Nyfeldt: Fol. haemat. (Lpz.) **42**, 129 (1930).

Pappenheim: Fol. haemat. (Lpz.) Arch. 572 id. — Pappenheim u. Suzuki: Fol. haemat. (Lpz.) Arch. **13**, 205. Heinzkörper. — Ponticaccia: Sperimentale **1920**, 35. Ölsäure. Anämie nicht progressiv u. nicht perniziös. — Port: Kongreßzbl. inn. Med. **1912**. Lecithininjektion.

Reckzeh: Z. klin. Med. **54**, 165. — Ritz: Fol. haemat. (Lpz.) **8**, 186. — Rowe: Inaug.-Diss. Leipzig 1911.

Samuely: Dtsch. Arch. klin. Med. **89**. Pyrodin. — Schapiro: Fol. haemat. (Lpz.) Arch. **15**, 351 (1913). Pyrogallol. — Selling: Beitr. path. Anat. **51**. Benzol. — Skornjakoff: Dtsch. Arch. klin. Med. **101**. — Suzuki: Fol. haemat. (Lpz.) Arch. **13**, 225 (1912). Pyrodin.

Tallqvist: Berlin 1900. Monogr. — Tiberti: Sperimentale 1910.

Voss, v.: Dtsch. Arch. klin. Med. **58**.

Walterhöfer: Z. klin. Med. **78**, 113 (1913). Punkt. R. — Widal, Abrami et Brulé: C. r. Soc. Biol. Paris, 11. Mai **1912**.

Experimentelle Anämien (neuere Literatur).

Arrak: Z. klin. Med. **105**, 673 (1927). Polyglob. auf kl. Dosen Blutgifte.

Barta: Dtsch. Arch. klin. Med. **162**, 185 (1928). Phenylhydr. — Barlow: Amer. J. Physiol. **91**, 429 (1930). Avitamin. An., kein Lebererfolg. — Bodansky: Kongreßzbl. inn. Med. **41**, 268. Fettsäuren.

Dörle: Klin. Wschr. **1924**, 1530. Cholesterinfüttg. Polygl.

Fülleborn: Kongreßzbl. inn. Med. **57**, 112. Exper. Ankylostomiasis.

Gaspari, de: Pathologica **18**, 430 (1926). Exper. Avitam. — Giffin u. Allen: Ann. int. Med. **1**, 655 (1928). Phenylhydr.

Hasimoto: Kongreßzbl. inn. Med. **48**, 660. Toluylendiamin. — Holländer u. Pellathy: Fol. haemat. (Lpz.) **36**, 12 (1928). Posthaem. An.

Iwata: Kongreßzbl. inn. Med. **54**, 484. — Isaacs: Fol. haemat. (Lpz.) **37**, 389 (1928). As. Reticuloc.

Johnson: Kongreßzbl. inn. Med. **50**, 770. Phenylhydrazin.

Killian: Arch. int. Med. **41**, 370 (1928). Mit B. Welsch. — Kühl: Arch. f. exper. Path. **103**, 247 (1924). (R.-Untergang.) Phenylhydr.

Levy: Strahlenther. **17**, 404 (1924). Phenylh. — Lewis usw.: Kongreßzbl. inn. Med. **57**, 111. Exper. Kuhmilchan. b. Ratten.

Morawitz u. Kühl: S. Perniciosa. — Müller u. Scorpio: Amer. J. Physiol. **88**, 259 (1929). Knochenmarksreaktion, Therapieversuche. — Müller u. Jszard: Amer. J. med Sci. **163**, 364 (1922). Germanium.

Nyfeldt: Bull. Soc. Biol. Paris **94**, 608 (1926). Bact. Toxine. Exp. „Perniciosa“, heilte.

Oda: Z. exper. Med. **58**, 407 (1927). Giftan. Kaninchen.

Patterson u. Kast: Arch. of Path. **5**, 429 (1928). B. Welsch, Gasbaz.

Riecker: Kongreßzbl. inn. Med. **49**, 539. Exp. posthaem. An. — Rubinstein: Kongreßzbl. inn. Med. **48**, 541. Phenylhydr.

Schustrow: Z. klin. Med. **92**, 490 (1921). Phenylhydr. — Seyderhelm u. Tammann: Klin. Wschr. **1927**, 1177. Gallenabflußanämie. — Stieger: Arch. exper. Path. **137**, 269 (1929). Aderlaßan. Fc.

Tatara: Kongreßzbl. inn. Med. **29**, 87 (1923). Benzol u. Derivate.

Verzar u. Zih: Biochem. Z. **205**, 388 (1929). Bilirubinnachw., R.-Zunahme.

Waddel usw.: Kongreßzbl. inn. Med. **58**, 37, 630. Cu! — Weicksel: Z. klin. Med. **97**, 26 (1923). Pyrogallol, Pl.-Zunahme! Mono bleiben. — Whipple u. Robscheit: Amer. J. Physiol. 1920—1930.

Aregenerative (aplastische) Anämien mit Zellhemmung oder Atrophie im Knochenmark.

(Vgl. auch hämorrhagische Diathesen.)

1. Unter aregenerativen Anämien versteht man schwere Formen der Blutarmut, bei denen das Fettmark der Röhrenknochen nicht wie sonst in rotes blutbildendes Mark umgewandelt ist. Es liegt also Versagen einer biologischen Reaktion vor, mithin sind aregenerative Anämien *lediglich biologische Varianten beliebiger Anämien*, und es kann keine *Krankheit* aplastische Anämie geben. An dieser Auffassung muß ich wie stets absolut festhalten.

Man weiß auch, unter welchen Umständen myeloisch-erythropoetische Reaktionen versagen, nämlich bei sehr akuten Affektionen, in denen es an Zeit zur Umwandlung des Markes fehlt, dann bei sehr schweren, besonders septischen, rasch verlaufenden Krankheiten, bei denen keine Erholungspausen eingeschoben sind, endlich bei Vorhandensein starker Blutungen, weil hier dem Körper viel Baumaterial entzogen wird. Freilich können Blutungen auch Erscheinungen septischer Infektion sein, so daß dann die Sepsis erst die Hemmung, dann die Vernichtung des Markes bedingt hat.

An Stellen normal vorhandener Blutbildung des Erwachsenen, in den kurzen Knochen, finde ich auch bei aplastischem Mark der langen Röhrenknochen mitunter lebhafte Regeneration. So trifft man bei aplastischer Perniciosa doch im Rippenmark noch reichlich Megaloblasten, und diese Blutbildung in all den vielen kurzen Knochen darf nicht gering geschätzt werden, wie langdauernde Leukocytosen auch lediglich von diesen Markpartien unterhalten werden können.

Der Ausdruck aregenerative und aplastische Anämie ist daher eigentlich unrichtig und gibt falsche Vorstellungen. Aber wenn wir uns dessen bewußt sind, können wir ihn doch anwenden; denn Anämie heißt auch nicht kein Blut, und Chlorose ist auch nicht gelbgrünes Aussehen. Immerhin muß man sagen, daß das Kriterium des gelben Markes in den langen Knochen ein sehr grobes Kriterium darstellt, und daß mikroskopische Analyse des Markes der kurzen Knochen stets beachtet werden muß.

2. Bei ganz schweren aregenerativen Anämien können noch schwerere Zustände entstehen und auch im Rippenmark die Zellen zugrunde gehen, Atrophie des Markes, a) bei den allerschwersten experimentellen Blutgiftanämien (Saponin: Isaac u. Möckel) kann selbst in kurzen Knochen das Mark total zellfrei werden, ebenso nach intensiver Röntgen-, Thorium-, Radiumanwendung. Diese Atrophie des Markes trifft man auch bei Sepsis, so daß man eine dünnflüssige, zellarme, fetthaltige Masse beim Ausquetschen der Rippen feststellt.

Die aregenerative Anämie hat besonderes Interesse, weil bei ihr diejenigen Phänomene im Blut fehlen, die regenerativen Ursprung haben. So trifft man Erythroblasten nie oder äußerst spärlich, polychromatische R. selten oder nicht, basophile Punktierung nie und vital granulierte R. spärlich, wie auch die Pl. sehr reduziert sind; desgleichen die L., besonders die N. Hämolytische Vorgänge fehlen oft. Die Galle wurde farbstoffarm, die Leber und Milz eisenarm gefunden, Urobilinogen vermißt; der Bilirubinspiegel im Blut ist tief oder normal.

Sekundäre Anämien mit atrophischem Mark sind die experimentellen, posthämorrhagischen Anämien von Morawitz und Blumenthal bei Blutentzug bis zur Erschöpfung ohne längere Erholungspausen (Knochenmark ohne kernhaltige R.), und die toxischen Anämien von Hirschfeld (Knochenmarksatrophie, fast nur Fett, auf Typhustoxin). Atrophie des Markes mit wenig kernhaltigen R. erzielte Hesse bei Polyglobulie mittels fortgesetzter Blutinjektionen in die Venen. Müller erzielte unter Kollargolinjektionen zuerst Hyperplasie und schließlich bei schwerer Anämie Aplasie des Markes.

Von klinischen Erfahrungen gehören hierher die Laugenvergiftung von ENGEL (R. 2,115, Hb. 18), die Sublimatvergiftung von LIPOWSKI (R. 2,1, Hb. 18), die Endometritis gangraenosa von HIRSCHFELD (R. 2,0, Hb. 40), die puerperale Sepsis von RICCA-BARBERIS (R. 2,2, Hb. 30), die hämolytische Anämie von STONE (R. 1,175—0,362, F.-I. niedrig), die Blutungsanämie von LUKSCH und STEFANOWICZ (R. 0,68, R. s. blaß, Rippenmark myeloblastisch ohne Erythroblasten), die schweren Intoxikationen auf Quecksilber und Salvarsan mit hämorrhagischer Diathese und hochgradiger Anämie von GORKE (Mark ganz zellarm, keine Riesenzellen), die Beobachtung von IRIGAVA (mit zum Schluß hohem F.-I.).

Bei zahlreichen hämorrhagischen Diathesen bestehen die gleichen Befunde, so bei CAUSSADE u. SCHÄFFER (R. 1,5—1,0, F.-I. erniedrigt), Herz (R. 2,8—0,33, F.-I. niedrig, lymphoides Mark) bei gleichzeitiger Sepsis. — Siehe Abschnitt hämorrhagische Diathesen.

SCHILLING bewies aregenerative Anämien für Spru und Schwarzwasserfieber, KLEINSCHMIDT und HEUBNER für Kinderaffektionen, MORAWITZ für Typhus und Schwarzwasserfieber. Hemmung der Erythropoese im Mark sah GRÄVINGHOFF bei Ziegenmilchanämie.

Bei Perniciosa kommen besonders bei akuteren Verlaufstypen aregenerative Anämien vor. Sie zeigen dann Fettmark in den langen, erythroblastisches Mark aber in den kurzen Knochen, hier mit Megaloblasten und Megalocyten. Besonders ausgesprochen bot aregenerative Anämie vom Typ der Perniciosa meine Beob. von Bothriocephalusanämie mit Markatrophie (J. D. KRANTZ). Hier bestand offenbar enorme Toxinwirkung, die das Mark schließlich vernichtet hat. Die schwere tödliche hämorrhagische Diathese war auf die Vernichtung der Blutplättchen und der Knochenmarksriesenzellen zu beziehen, wie bei einigen Bothriocephalus-Anämien von SCHAUMAN.

Zur *aplastischen perniziösen Anämie* rechne ich außer eigenen Beobachtungen mit Sicherheit oder größerer Wahrscheinlichkeit die Fälle von HIRSCHFELD, 1. Fall, anfänglich Bild der Perniciosa, F.-I. erhöht, Megalocyten, Megaloblasten, Knochenmark gelb; ein kirschgroßer Herd mit noch zahlreichen Megaloblasten.

MORAWITZ 1907. Fall III: F.-I. 1,5. L. 2500. £. 60—70.

ZERI: R. 1,42—0,411, Hb. 38—18, L. 2700—4000, F.-I. 1,3—2,2.

CARSLAW u. DUNN: R. 2,6—0,65, Hb. 55—15, F.-I. 1,05—1,15. L. 4000—2000. Keine basophile Punktierung. Im Rippenmark, wie bei KRANTZ, Megaloblasten dominierend, zahlreiche, polychromatische und punktierte R.

MAC WEENEY: R. 0,952, F.-I. 1,9. Zahlreiche Megaloblasten.

MASSARY et WEIL: Puerperium.

Die klarste Einsicht in diese biologischen Vorgänge, bei denen zuerst Zellhemmung und Umwandlung des vorher roten Zellmarkes in Fettmark, später Markzerstörung und Atrophie eintritt, verschaffen uns die Beobachtungen über Röntgen-Radium-Thorium-Poloniumeinwirkungen in hohen Dosen. Es entsteht die *Radiologenanämie,* oft fälschlich als Perniciosa bezeichnet, weil sie zum Tode führt. Wir sehen klinisch eine progressive aregenerative Blutarmut ohne oder fast ohne alle regenerativen Erscheinungen mit paralleler Reduktion der N. und Pl. und finaler schwerster hämorrhagischer Diathese. Das Mark ist manchmal noch rot (REITTER bei Radium), öfter aber völlig atrophisch. Wie ich mich selbst überzeugt habe, treten keine Megalocyten auf und der F.-I. bleibt um 1,0, z. B. Hb. 12, R. 0,8, L. 900 Anisopoikilocytose. Reichlich Makroblasten, so in eig. Beob. tödlicher Radiologenanämie in einem früheren Stadium.

REITTER: Tödliche Radiumanämie. Hb. 20, R. 2,15, L. 3400, N. 51, L. 46. Knochenmark rot, lebhafte Erythropoese, Milzatrophie.

MARTLAND: Tödliche Radiumanämie. Hb. 26, R. 1,44, L. 880, N. 20, £. 80.

LARGNEL-LAVASTINE: Tod nach Thoriuminjektion. R. 1,8 bis 0,5. L. 3000—2000. Milzatrophie.

BRULÉ u. BOSCHER: Tod nach Radium. Hb. 15, R. 0,96, L. 3200, Pl. 5900, R. normal.

FABER, K.: Tödliche Radiologenanämie. Hb. 26, R. 1,25, L. 2000, Pl. 16000. Lymphocytose, Serumfarbe normal, keine jungen R. Markatrophie.

SONNENFELD nimmt auch starke konstitutionelle Faktoren an, so daß auch bei mäßiger Röntgendosis tödliche Anämie entstehen könne.

Z. B. 45jähr. Frau, vor Jahren wegen Myom Röntgentherapie. Seitdem beträchtliche, nicht heilbare Anämie. Fast nur Fettmark.

Ich verfüge über eine ähnliche Beob. nach wilder Röntgentherapie. Es entstand jahrelange schwere und progressive Anämie; jede Therapie, Leber, As., Transfusionen völlig erfolglos, obwohl dauernd über viele Monate enorme Mengen von Retikulocyten da waren.

Bei den Sektionsbefunden ist stets im Auge zu behalten, daß manche Fälle erst final völlig aregenerativ oder im Mark sogar atrophisch sind und vorher lange Zeit doch wie in meinem Beispiel gewisse Regenerationstendenzen gezeigt haben können. Durch die Markpunktionen kann man sich heute schon im Leben vom Fehlen der Regenerationen oder von der Atrophie überzeugen.

Anämien mit aregenerativen oder atrophischen Mark sind bisher gesehen:

1. Bei Radium-, Röntgen-, Thorium-, Poloniumeinwirkung.
2. Bei schweren Intoxikationen (Laugenvergiftungen), hämolytischen Blutgiften, Saponin, Arsen, Kollargol, Sublimat Hg, Salvarsan, Ziegenmilchanämie.
3. Bei Infektionen (Typhus, Sepsis, Spru, Grippe, Polyarthritis).
4. Bei schweren Carcinomanämien (SONNENFELD nicht selten).
5. Bei konstitut. Faktoren. Senium (SONNENFELD nicht selten). Klimax.
6. Nach protrahierten Blutungen (auch exp.), Schwarzwasserfieber.
7. Bei hämorrhagischen Diathesen oft unklarer Genese (FRANK, SONNENFELD). Für manche Fälle kommt Milzaffektion mit Hypersplenie in Betracht.
8. Bei Perniciosa, auch Bothriocephalus.
9. Bei Osteosklerose, Knochenmarkstumoren.
10. Bei Leukämien, Lymphogranulomen als Verdrängung der Erythropoese.

In fast allen Beobachtungen ist aber das Rippenmark und das Mark vieler anderer kurzer Knochen nicht genügend geprüft, so daß die Atrophie wohl oft nicht eine völlige gewesen ist.

Ältere Literatur über aregenerative Anämien mit Zellhemmung oder Markatrophie.

ACCOLAS: Inaug.-Diss. Lyon 1910. — ACUNNA: Argent. med. **1904**. — ASKANAZY: Z. klin. Med. **64**. — AUBERTIN: Sem. méd., 19. Aug. **1906** u. 15. Juli **1908**; Les réactions du sang. Paris 1905.

BABONNEIX et PAISSEAU: Arch. Mal. Coeur **1910**, 577. — BABONNEIX et TIXIER: Bull. Soc. méd. Hôp. Paris **1913**, 227. — BAYLAC et PUJOL: Gaz. Hôp. **1913**. — BETTMANN: Münch. med. Wschr. **1900**, 791; Beitr. path. Anat. **22** u. **23**. As. — BLOCH: Beitr. path. Anat. **54** (1903). — BLUMENTHAL: Arch. Mal. Coeur. **1908**, 298; Dtsch. Arch. klin. Med. **90**; 111 u. 112. — BLUMENTHAL u. MORAWITZ: Dtsch. Arch. klin. Med. **92** (1908). — BUSCHKE u. HIRSCHFELD: Berl. klin. Wschr. **1914**, Nr 52. — BUTTERFIELD: Dtsch. Arch. klin. Med. **92**.

CABOT: Syst. of med. 1908. 24 Fälle. — CADE: Bull. méd. 1913. — CAHN u. TABORA: Münch. med. Wschr. **1909**, 1211. — CARLSLAW u. DUNN: Glasgow med. J. 1910. — CAUSSADE et SCHÄFFER: Bull. Soc. méd. Hôp. Paris, 29. Mai **1908**. — CHAUFFARD: Bull. Soc. méd. Hôp. Paris **1904**, No 12.

DEGANELLO: Gazz. Osp. **1909**. — DICKSON: The bone marrow. **1908**, 30, 134, 138.

EHRLICH: Charité Ann. **11** (1886); **13** (1888). — ENGEL: Z. klin. Med. **40**, 17 (1900). — EPPINGER: S. 230. — EVANS and HALTONE: J. amer. med. Assoc. 1905.

FRANK, E.: Berl. klin. Wschr. **1915**, Nr 37.

GAVAZZANI e MICHELI: Strahlenther. **5** (1914). — GIOSEFFI: Münch. med. Wschr. **1910**, 1083. — GORKE: Dtsch. Arch. klin. Med. **136**, 143 (1921). Splenektomie. — GULLAND and GOODALL: J. of Path. **10** (1905).

HELLY: Prag. med. Wschr. **1908**, Nr 52. — HERZ: Wien. klin. Wschr. **1908**, 1363. — HESS: Dtsch. Arch. f. klin. Med. **95**. — HEUBNER: Fol. haemat. (Lpz.) Arch. **19**, 346. — HIRSCHFELD: Berl. klin. Wschr. **1906**, Nr 18; Fol. haemat. (Lpz.) **3**, 429 (1906); Dtsch. Arch. klin. Med. **92**, 482 (1907); Fol. haemat. (Lpz.) Arch. **12**, 347 (1911) u. **12**, 235 (1911). — HURWITZ u. DRINKER: J. of exper. Med. **21** (1915).

IRISAWA u. KOGA: Mitt. med. Fak. Tokyo **18** (1917). — ISAAC u. MÖCKEL: Kongr. inn. Med. **1910**, 471.

KLEINSCHMIDT: Jb. Kinderheilk. **81** (1915). — KRANTZ: Inaug.-Diss. Zürich 1906. — KURPJUWEIT: Dtsch. Arch. f. klin. Med. **82**.

LARRABEE: Amer. J. med. Sci. **1911**. Leukämie. — LAVENSON: Amer. J. med. Sci. **133**, 100 (1907). — LAZARUS: Nothnagel, Slg., Bd. 8. — LEISHMAN: J. of Hyg. **4**, 434. — LIPOWSKI: Dtsch. med. Wschr. **1900**, 340. — LUKSCH u. STEFANOWICZ: Fol. haemat. (Lpz.) **5**, 13.

Massary et Weil: Bull. Soc. méd. Hôp. Paris, 5. Juni **1908**. — Morawitz: Münch. med. Wschr. **1907**, Nr 16. — Muir: Brit. med. J. 29. Sept. 1900 u. Trans. Path. Soc. Lond. **1902**, 393. — Musser: Arch. int. Med. **12**, 275 (1914).

Pappenheim: Fol. haemat. (Lpz.) **5**, 759. — Parkinson: Brit. J. Childr. Dis. **1919**, 1. — Pasteur: Clin. Soc. Lond. **1907**, 35. — Petrone: Arch. gén. Méd. **1907**, 417.

Ricca-Barberis: Fol. haemat. (Lpz.) **9**, 206. — Roeder: Inaug.-Diss. Würzburg 1918. — Roguer: Arch. Mal. Coeur **1913**, 23.

Sabrazès: Arch. Méd. exper. **1907**. — Schilling: Fol. haemat. (Lpz.) **13**, 123; Arch. **13**, 492. — Schauman: Slg klin. Vortr. Nr 287. — Schneider: Amer. J. medi Sci. **1918**, 799. — Schor u. Löwy: Z. klin. Med. **40**. — Scott: J. of Path. **1909**, 342. — Smith: Amer. J. Dis. Childr. **1919**, 174. — Steinhaus u. Stordeur: Zbl. path. Anat. **19**; Nr 23; Arch. Med. exper. **20**, 805 (1908). — Stockmann: J. of Path. 8, 443; **9**, 202. — Stonc: Fol. haemat. (Lpz.) **6**, 104.

Thomas et Rolleston: Brit. med. J. **1910**.

Vaquez et Aubertin: Bull. Soc. méd. Hôp. Paris **1904**; Gaz. Hôp. **1904**, 328.

Weber: Dtsch. Arch. klin. Med. **97**. Fall 3 u. 6. — Weber, P.: Fol. haemat. (Lpz.) Arch. **19**, 15 (bei Sepsis). — Mac Weeney: J. of Path. **14**, 142.

Zeri: Policlinico **1907**. — Ziegler: Dtsch. Arch. klin. Med. **99**, Fall 3.

Neuere Literatur über aregenerative Anämien.

(Siehe auch Röntgen, Benzol.)

Bécart: Presse méd. **1927**, 1538. Diff.-Diagn. zw. Perniciosa u. aplast. An. — Birk: Münch. med. Wschr. **1930**, 575.

Eppinger: Wien. klin. Wschr. **1922**, 333.

Fontana: Haematologica (Palermo) **10**, 303 (1929). (Klinisch unklar.) — Frank: In Schittenhelm Handbuch Blutkrankheiten 1925.

Grävinghoff: Berlin: S. Karger 1928. — Greppi: Kongreßzbl. inn. Med. **41**, 47. Referat.

Holboll: Acta med. scand. (Stockh.) **72**, 251 (1929). — Holler: Z. klin. Med. **103**.

Introzzi: Haematologica (Palermo) **7**, 35 (1926).

Komiya: Kongreßzbl. inn. Med. **27**, 355.

Mc Gowan: London: Lewis 1926; Proc. roy. Soc. Lond. **21**, 33 (1928). Tauben. — Morawitz: Klin. Wschr. **1925**, 7 u. S. 284. — Müller: J. of exper. Med. **43**, 533 (1926).

Peters: Kongreßzbl. **53**, 237.

Sonnenfeld: Klin. Wschr. **1928**, 1585.

Wallgren: Kongreßzbl. inn. Med. **55**, 572. Magenmucosa. — Willebrand, v.: Finska Läk. sällsk. Hdl. **1918**, 859. — Williams: Lancet **201**, 74 (1921). Trinitrotoluolbetrieb. Hb. bis 35, R. bis 1,5. Tod, Fettmark, kleine L.-Inseln.

Radiologenanämie.

Amundsen: Acta radiol. (Stockh.) **1924**, H. 11. — Aubertin: Bull. Soc. Biol. Paris **1914**; Arch. Méd. expér. **1908** u. **1923**.

Brulé u. Boulin: C. r. Soc. méd. Hôp. Paris **41**, 528 (1925).

Carman: Radiology **3**, 408 (1924). Röntgen.

Domarus: Strahlenther. **1914**. Exper. Thor. X.

Faber: Acta radiol. (Stockh.) **2**, 110 (1922); Kongreßzbl. inn. Med. **28**, 182; **29**, 427. Radium.

Gavazzani e Micheli: Strahlenther. **5** (1914).

Harrison usw.: J. amer. med. Assoc. **85**, 1769 (1925). — Herzog: Strahlenther. **19**, 759 (1920). R.-Hemmung. — Hirschfeld u. Meidner: Z. klin. Med. **77** (1913). Exp. Thor. X. — Holthusen: in Meyer: Lehrb.; Strahlenther. **3** (1926) u. in Lazarus: Handbuch d. ges. Strahlenheilk. 1927.

Lacassagne et Lattes: Bull. Soc. Biol. Paris **96**, 485 (1924, Juli). Polonium. — Laignel-Lavastine u. George: Bull. Soc. méd. Hôp. Paris **42**, 1612 (1926). — Larkins: Arch. of Radiol. **1920** u. **1921**. — Lazarus: Dtsch. med. Wschr. **1922**, Nr 14. Radiumreizung d. Knochenmarkes.

Martland: J. amer. med. Assoc. **85**, 1769 (1925). — Moldawsky: Fol. haemat. (Lpz.) **36**, 145 (1928). — Mottram: 3 F. Radium R. bis 0,5; Arch. Radiol. **25**, 197 (1920).

Petrovitch: Thèse de Genève 1928. — Pfähler: Amer. J. Roentgenol. **9**, 647 (1922).

Reitter: Amer. J. Roentgenol. **16**, 161 (1926).

Sonnenfeld: Klin. Wschr. **1928**, 1585.

Wegelin: Beitr. path. Anat. **84**, 299 (1930). Anat. Befunde. — Wieland: Verh. Kinderheilk. **1926**, 47, 22.

Osteosklerotische Anämien.

(Siehe auch Leukämie.)

Ein besonderer biologischer Typus der Anämien entsteht bei ausgedehnter Osteosklerose, wie sie mit Verödung aller oder fast aller Markhöhlen bei der *Marmorknochenkrankheit* vorkommt, aber auch sonst gelegentlich bei leukämieähnlichen Blutbildern und als Seltenheit bei Anämien als koordinierte Blut- und Knochenerkrankung.

Es entsteht jetzt lebhafte Blutbildung in Leber und Milz und diese Organe werden groß, und dies führt oft zu diagnostischen Irrtümern. ZADEK hat sehr recht, wenn er bei der Diagnose aleukämische Myelose zur Vorsicht mahnt. Manchmal ist der abnorme leukämieähnliche Blutbefund nur Folge der extramedullären kompensatorisch eingetretenen myeloischen Blutbildung. Es sollte also stets bei solchen Blutbildern auf Osteosklerose geprüft werden.

In einer mir bekannten Beobachtung wollte man den Milztumor exstirpieren, fand aber gerade noch die Osteosklerose.

Die Anämie dieser Osteosklerose und Marmorknochenaffektion ist oft enorm und dauert in größter Schwere viele Jahre.

Der erste von ALVERS-SCHÖNBERG als Marmorknochenkrankheit beschriebene, von REICHE wiederholt klinisch geschilderte Fall hat 20 Jahre gedauert und zeigte bei meiner Untersuchung schwerste Anämie 15—20% Hb. unter 1,0 R. und zahlreiche Erythroblasten.

Fall NADOLNY, 4 Mon. alter Knabe, Hb. 48, R. 3,3, L. 62000, N. $25^1/_2$, Eos. 7, Ma. $1^1/_2$, Monoc. $19^1/_2$, £. 44, Metamycl. $2^1/_2$, Pl. 50000. Viele Erythroblasten. Zuletzt leichte Purpura, Tod an Bronchopneumonie.

Die Marmorknochenkrankheit ist familiär konstitutionell.

Osteosklerose und Marmorknochenkrankheit.

ALBERS-SCHÖNBERG: Münch. med. Wschr. **1904**, 365; Fortschr. Röntgenstr. **14**, 261 (1907). — ALEXANDER: Amer. J. Roentgenol. **10**, 280 (1923).
BERNHARDT: Klin. Wschr. **1926**, 415.
CLAIRMONT u. SCHINZ: Arch. klin. Chir. **132**, 347 (1924). Lit. — COHN u. SALINGER: Med. Klin. **1927**, 825. Blut normal. Keine Anämie. Keine Leber-Milzvergrößerung.
DAVIS: Arch. Surg. **5**, 449 (1923); Z. f. ges. Chir. **21**.
GREIG: Edinburgh med. J. **36**, 470 (1929).
D'ISTRIA: Radiol. med. **15**, 473 (1928).
KRAUS u. WALTER: Med. Klin. **1925**, Nr 1.
LAURELL u. WALLGREN: Zit. CLAIRMONT. — LAUTERBURG: Schweiz. med. Wschr. **1926**, 441. — LOREY: Verh. Röntgenges. **11**, 56 (1921). Geringe Anämie. — LOREY u. REJE: Fortschr. Röntgenstr. **30**, 35 (1923).
NADOLNY: Jb. Kinderheilk., III. F. **105**, 212 (1924).
PAAL: Klin. Wschr. **1929**, 1304. Mit blauen Skleren.
REICHE: Münch. med. Wschr. **1915**, 1015; **1929**, 1078.
SCHMIDT: Beitr. path. Anat. **77** (1927). — SCHULTE, F.: Arch. klin. Chir. **118**, 411 (1921). — SCHULZE: Arch. klin. Chir. **115**, 411 (1921); Mitt. Grenzgeb. Med. u. Chir. **36**, 243 (1923). Osteosklerot. Anämie. Hb 28—30, R. 1,5, L. 2500 Thrombop. — SICK: Festschr. Eppendorfer Krankenhaus 1914. Hered. Aff.
ZADEK: Klin. Wschr. **1928**, 1848.

A. Konstitutionelle Anämien.

I. Die konstitutionelle, hämolytische Anämie (Sphärocytenanämie, Kugelzellenanämie).

Bei diesen Kranken liegt eine *besondere Art von roten Blutkörperchen* (NAEGELI) vor, wobei in ausgesprochener Weise das Gen für solche Blutzellen vererbt wird. Diese heute scharf charakterisierte Krankheit ist zuerst 1900 von MINKOWSKI als familiäre Gelbsucht mit Milztumor beschrieben worden.

MEULENGRACHT und GÄNSSLEN bewiesen durch sorgfältige Ahnentafeln, daß die Vererbung immer nur durch erkrankte Familienglieder erfolgt und in der Nachkommenschaft der gesund Gebliebenen keine Anämie mehr entsteht. In der Familie wird durchschnittlich die Hälfte der Kinder affiziert.

In eigenen Beobachtungen betragen trotz stärkster Mikrocytose die Volumenwerte für 1 rotes Blutkörperchen (normal 88 μ^3) durchschnittlich 100 μ^3 (102, 90, 105, 110, 104, 98, 102, 92, 103, 109—115, 100—110. In völliger Übereinstimmung zu meiner Ansicht des trotz der Mikrocytose nicht verminderten

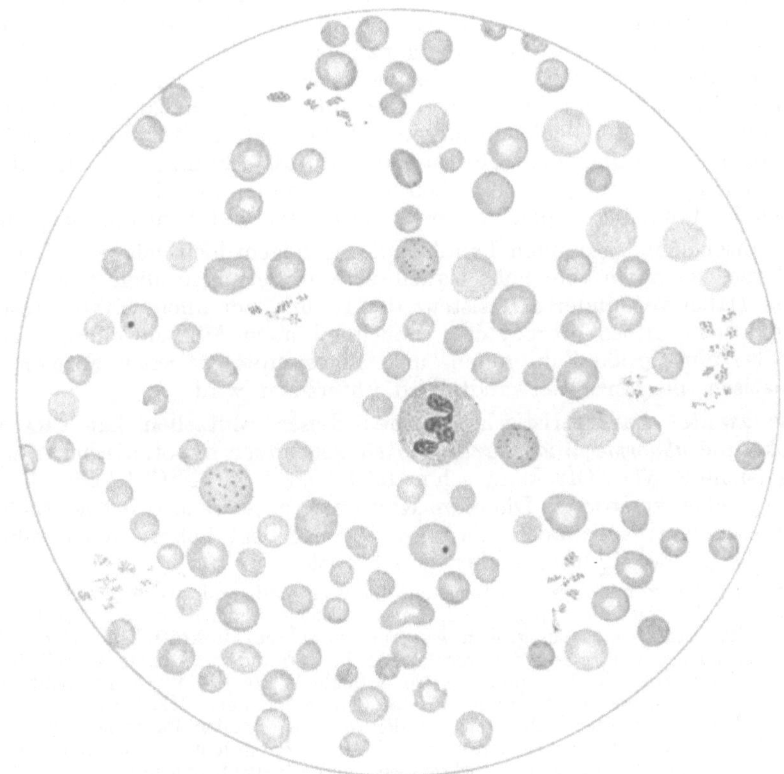

Abb. 73. Konstitutionelle (familiäre) hämolytische Anämie. Ausgesprochene Mikrocytose, trotzdem abnorm hoher Volumenwert! Viele polychromatische, meist größere (junge) Zellen. Eine Zelle mit Howell-Jollykörper, eine mit basophiler Punktierung. Sehr viele Blutplättchen.

R.-Volumens sind dann auch die R. nach Eiweißgehalt und Trockensubstanz von ROSENTHAL, wie auch von BÜRGER und BEUMER normal gefunden worden.

Der Grad der Mikrocytose und deren Häufigkeit ist bei verschiedenen Fällen sehr verschieden und auch im gleichen Krankheitsfall wechselnd. Das kann nicht wundernehmen, weil die Ausbildung der R.-Größe stark von unspezifischen Faktoren, von der Suffizienz oder Insuffizienz des Knochenmarkes abhängig ist, wie wir das bei allen Anämien sehen. Ich habe aber noch niemals konstitutionelle hämolytische Anämien ohne Mikrocytose gesehen. Auch die Milzentfernung vermindert nur den Grad der Mikrocytose, beseitigt sie aber in keiner Weise, entgegen einigen Angaben der Literatur, bei denen wohl erworbene hämolytische Anämien vorgelegen haben.

Diese Vererbung ist eine dominante. Wenn man in Familien zunächst keine Vererbung nachweisen kann, so muß man daran denken, daß es nicht selten scheinbar gesunde Vorfahren gibt, die aber bei der Blutuntersuchung (siehe GÄNSSLEN) charakteristische Verhältnisse der R. aufweisen. Man darf also ohne Untersuchung der Familie eine erworbene hämolytische Anämie mit dem Blutbild der konstitutionellen nicht mehr annehmen. Freilich entsteht die Krankheit auch wieder in neuen Herden, und es ist überhaupt polytope Entstehung anzunehmen, wenn man die enorme Verbreitung der Krankheit über alle Länder heute feststellt.

Die Häufigkeit der Erkrankung in der Familie ist bei dem durchschnittlichen Befallensein der Hälfte der Deszendenten oft groß; so gibt MEULENGRACHT 50 Erkrankungen in 10 Familien an. Dabei war die Anämie selten schwer, aber Mikrocytose die Regel und die R. Resistenzabnahme nahezu konstant. Viele Erkrankungen waren ganz leicht. HATTESEN beschreibt 26 Glieder einer Familie als befallen. GÄNSSLEN berichtet über ganz besonders große Zahlen, so daß in einem schwäbischen Dorf infolge Inzucht 20% der Einwohner befallen waren. In der Beobachtung von RESCH sind alle 3 Kinder einer Mutter und dazu ein illegitimes der Schwester der Mutter erkrankt und bis auf eines, jetzt $1^1/_2$jähriges, frühzeitig gestorben (eig. Beob.). Es scheint also, wie bei Hämophilie, familiäre Typen von bestimmter Art und Schwere zu geben.

Die anscheinend gesunden Familienglieder zeigen doch gelegentlich leichten Subikterus, vor allem aber hohe Gallenwerte im Serum, freilich in wechselnder Stärke. Dabei verminderte Resistenz der R. und vor allem Mikrocytose oder doch deutliche Aniso-Mikrocytose, manchmal auch Milzschwellung. Es existiert also eine große Zahl mono- und oligosymptomatischer Formen, wenn systematisch die ganze Verwandtschaft untersucht wird.

Das zweite charakteristische Zeichen dieser Blutzellen hat CHAUFFARD entdeckt, die *abnorme Widerstandslosigkeit* gegenüber hypotonischer Kochsalzlösung (siehe S. 57). Oft kann schon 0,70—0,60%ige NaCl-Lösung hier rote Blutkörperchen zerstören. Die *obere* Resistenzgrenze ist also beträchtlich nach oben verschoben; aber auch die *untere* Grenze liegt höher, indem schon bei 0,40—0,44% jedes Blutkörperchen zerstört ist.

Der Grad der verminderten R.-Resistenz ist wechselnd, und zwar schon beim gleichen Erkrankungsfall. Auch hier spielt die Knochenmarksinsuffizienz eine wichtige Rolle. Die Resistenz ist herabgesetzt bei großen Ansprüchen an die Marktätigkeit. Nach Milzentfernung sinkt nach einiger Zeit fast regelmäßig die verminderte Resistenz, weil das Mark nun viel besser arbeitet. Trotzdem werden normale Werte der Resistenz nicht erreicht. Darüber geben alle sorgfältig durchgeführten Untersuchungen Klarheit. Damit ist erwiesen, daß die verminderte Resistenz zu den konstitutionellen Faktoren gehört. Wenn gelegentlich die R.-Resistenz zeitweise normal ist, so entspricht das nur dem Verhalten, wie es auch ohne Milzentfernung vorkommen kann. SIMMEL hat mit spezieller Technik gezeigt, daß die Retikulocyten besonders verminderte Resistenz aufwiesen.

Erkrankungen, bei denen mindestens zeitweise normale R.-Resistenz vorhanden ist, stellen die Beobachtungen von NAEGELI und FRENKEL, ALBU und HIRSCHFELD (Beobachtung 2, R.-Resistenz nur einmal vermindert), MEULENGRACHT, MATTEI, CURSCHMANN, RIETTI, MORAWITZ, SIMMEL (positiv erst bei feinerer Prüfung der osmotischen Resistenz), RESCH dar. (Ein Fall der Familie erst allmählich R.-Resistenzabnahme! [von 0,46—0,50—0,58]; BEZANÇON [noch im Anfall 0,62].) Bei den Familienforschungen von GÄNSSLEN mit vielen leichten Affektionen fehlte die verminderte osmotische Resistenz in 10% der Beobachtungen. Ähnlich lauten Mitteilungen von BECKMANN.

Ich fand bei sicher familiärer Erkrankung das charakteristische Bild; doch war nur der Bau der Zellen verändert, nicht die Hämolyse gesteigert, trotz Ikterusanfälle, dauernder Anämie, großer Milz, gallenreichem Blut und hochgradigster Mikrocytose. Später indessen konnte FRENKEL-TISSOT zu einer Zeit lebhafter R.-Zunahme (1000000) unter dem Einfluß des Hochgebirges beim Patienten statt der osmotischen Hämolyse bei 0,42 (Beginn) und 0,34 untere Grenze ein Hinaufreichen beider Werte auf 0,72 und 0,40 nachweisen.

Die Saponinresistenz bestimmte ROTH als normal.

BECKMANN hat gezeigt, daß auf besondere Provokation (Massage, Bestrahlung, Duschen der Milz) die ausnahmsweise fehlende verminderte osmotische Resistenz in solchen Fällen doch gefunden werden kann. CURSCHMANN erhielt erst nach 10 Tagen Höhensonnebestrahlung niedrige Resistenz der R.

Chemische Veränderungen im Bau der Erythrocyten, als Abnahme des Lipoidphosphors bis 50% hat zwar ROSENTHAL auffinden können, aber es sind keine spezifischen Änderungen, da nach der Splenektomie die chemische Zusammensetzung normal geworden ist; dagegen fand er Veränderungen im physikalischen Bau der Zellen, als Verschiebungen im System der hydrophilen Kolloide und in der Binnensalzstruktur.

Durch die geschilderten beiden Tatsachen des abnorm kleinen, aber doch durch Dickenzunahme vergrößerten und dabei völlig veränderten Zellbaues und durch die abnorm geringe Widerstandsfähigkeit gegen Hämolyse sind die *Zellen in ihrer abnormen Konstitution* charakteristisch.

Es kommt jetzt zu dem konstitutionellen Faktor noch ein zweites Moment hinzu, und das ist der *Einfluß der Milz,* mit ihrem Bestreben, funktionsuntüchtige Zellen zu zerstören. Erwiesen ist dieser Faktor durch die so häufig vorhandene R.-Zerstörung, die eine große Menge von Gallenfarbstoffderivaten im Blut, Urin und Stuhl zeigt und zu einer meist starken Anämie führt. Dieser Anämie arbeitet zwar das Knochenmark fast immer in unerhört energischer Weise entgegen, so daß wir alle Zeichen der Knochenmarkshyperaktivität erkennen, namentlich viel vital granulierte und polychromatische R., dann oft auch Normoblasten, aber meist wenig basophil punktierte R.

Wie in allen Fällen, in denen der Milz immer und immer wieder starke R.-Zerstörung zufällt, vergrößert sich die Milz und ihr retikuloendothelialer Apparat bedeutend. Eine Hypersplenie in meiner Begriffsfassung (S. 229) tritt aber da nicht auf. Man könnte daher von partieller Hypersplenie mit alleiniger Beeinflussung der R.-Bildung sprechen, wobei trotz großer Regeneration mit dauernd enormen Werten von Retikulocyten die Anämie vor Milzentfernung fast nie ausgeglichen wird, die Blutplättchenbildung dauernd nicht vermindert wird und kein starker Einfluß auf die Leukopoese im Knochenmark stattfindet. Leukopenien sind daher nicht häufig und wohl nur temporäre Erscheinungen. Bei milde verlaufenden Affektionen ohne Gelbsucht macht sich Hypersplenie gar nicht geltend, obwohl der Bau der R. völlig derselbe ist. Diese Tatsache belegt die sekundäre Natur der Hypersplenie.

Morphologisch verrät sich diese andere Art roter Blutzellen durch eine *scheinbare abnorme Kleinheit im Ausstrichpräparat,* wie die Abbildung in sehr charakteristischer Weise zeigt. Trotzdem erweist sich aber der Färbewert der einzelnen Zellen als normal oder sogar meist als übernormal (1,2—1,3). Es muß deshalb das *Zellvolumen* dieser Körperchen trotz des kleinen Durchmessers ein *größeres als der Norm* entsprechend sein. In der Tat konnte denn auch ALDER bei unseren Prüfungen nachweisen, daß diese scheinbar sehr kleinen Zellen ein dem Färbeindex entsprechend größeres Zellvolumen aufweisen. Daraus folgt zwingend, daß die Blutkörperchen in ihrem Dickendurchmesser vergrößert, also der Kugelform genähert sind (Sphärocyten). Wir können daher sagen, daß der *ganze Zellbau dieser Erythrocyten* der konstitutionellen hämolytischen Anämie ein *grundsätzlich verschiedener* ist (NAEGELI).

Man beobachtet daher im Ausstrichspräparat nur wenige R. mit Dellen.

Selbst in der gleichen Familie kann man die drei Formen sehen, in denen sich die Krankheit klinisch äußert:

1. *Chronische Anämie,* anfallsweise stärker, fast immer gelegentliche oder dauernde, leichte Gelbsucht; die Anämie dauert Jahrzehnte.

2. Der *Ikterus* beherrscht das Bild fast vollständig; zur Anämie kommt es nicht oder kaum, weil die Reaktionserscheinungen des Knochenmarkes den Blutuntergang kompensieren (kompensierte Anämie).

3. *Splenomegalische* Formen, bei denen zeitweise und oft für sehr lange Zeit der Milztumor das einzige grob-klinische Zeichen ist.

Wie oben geschildert worden ist, gibt es aber auch Konstitutionen, bei denen alle groben klinischen Zeichen wie Anämie, Ikterus, Milzvergrößerung dauernd oder jahrzehntelang fehlen. Darin liegt der Beweis, daß diese 3 Erscheinungen sekundärer Natur sind und daß es nicht angeht, das *Wesen* der Krankheit aus diesen groben äußeren Erscheinungsformen abzuleiten.

Sehr häufig trifft man aber bei dem gleichen Patienten alle drei Erscheinungen vereinigt über viele Jahre. Dann treten oft von Zeit zu Zeit Ikterusanfälle, d. h. Zeiten stärkerer R.-Zerstörung, auf äußere Veranlassungen auf, die sofort die Milz anschwellen lassen und zur Verschärfung der Anämie führen. Solche Anfälle können recht schmerzhaft sein, so daß sie früher allgemein und häufig auch heute noch für Gallensteinkoliken gehalten werden, während die große Milz vielfach den Gedanken an BANTIsche Krankheit weckt.

Einer meiner Patienten hatte mehr als zehn der berühmtesten Ärzte von Europa und Amerika aufgesucht, und alle hatten Gallensteinleiden angenommen. Vor der Probelaparotomie hatte ich mich auf Grund der starken Anämie (gewöhnlicher Gallensteinikterus erhöht die Resistenz der R. und macht keine Anämie) und des eigenartigen Blutbildes gegen Gallensteine ausgesprochen. Die R.-Resistenzabnahme war damals noch nicht bekannt gewesen. Der Chirurg fand dicke, zähflüssige Galle, aber nirgends Steine. Später erwies sich die Hämolyse als bedeutend erhöht und wurde das Wesen der Krankheit geklärt.

Der Ikterus dieser Patienten hat die Eigentümlichkeit, daß er zu Fieber, Mattigkeit, Herzklopfen, Schmerzen, aber auch bei großer Stärke nicht zu Pruritus und Pulsverlangsamung oder Auftreten von Gallensäuren führt.

Bei starker Hämolyse kommt aber als große Seltenheit Galle im Urin vor und einmal habe ich bei einer Kranken langdauernde starke Gallensäurenausscheidung ohne Bilirubin im Urin gesehen. Auch Hämatin im Serum ist schon beobachtet und von DIEHL und WOHLWILL wird MetHb. angegeben.

Es ist nicht nötig, daß heftige Anfälle auftreten. Manche Patienten haben jahrelang fast keine Schmerzen und sind doch immer mehr oder weniger gelb. Sie sind mehr gelb als krank: CHAUFFARD.

Andere Patienten, wie der Vater der Kranken, deren Blutbild in der Abb. 73 wiedergegeben ist, gehen jahrelang ohne besonderen Erfolg nach Karlsbad, gewöhnen sich aber an die Sache. Anämie und Ikterus werden allmählich geringer, und so ist dieser Mann 70 Jahre alt geworden, ohne in den letzten Jahren noch viel Beschwerden zu verspüren.

Gelegentlich kann die Anämie aber doch recht hochgradig und gefährlich werden, so daß sie oder Komplikationen den Tod herbeiführen.

Die hochgradigsten Fälle geben folgende Befunde:

RENAUX nach akutem Schub R. 2,76, Hb. 48—50, L. 12—18000, viel kernhaltige R., viel vital granuläre R. R. bald wieder 4,1—4,2.

SURMONT: R. 1,364, Hb. 14, F.-I. 0,5, L. 4700, N. 53, Eos. 0, Ma. 0.

MICHELI: R. 0,75, Hb. 10, F.-I. 0,66, L. 3000, Normoblasten.

Werte von 1,0—1,5 R. verzeichnen KRANNHALS, BENJAMIN, KAHN, KLEINSCHMIDT u. a.

Man hat gesehen, daß Neugeborene rasch an Ikterus sterben (ROTH), und eine Beobachtung von VOLLENWEIDER berichtet über 4 Todesfälle der neugeborenen Kinder einer Familie. Kongenitale Leukämie hat dabei sicher nicht vorgelegen; dagegen spricht schon der Ikterus aller Gestorbenen.

Klinischer Befund: Die Patienten fallen fast immer sofort durch ihren ikterischen oder subikterischen Farbenton auf und ertragen ihr Leiden meist ohne nennenswerte Beschwerden, abgesehen von den geschilderten hämoytischen Anfällen. Sie zeigen nie Kratzeffekte auf der Haut, haben keinen Juckreiz, normalen Puls, meist sofort fühlbare große Milz. Indessen ist der Milzbefund in einzelnen Fällen ein sehr wechselnder. Die Ernährung der Kranken hat nicht gelitten; manche zeigen direkt Fettsucht. Der Urin ist dunkel und fast immer außerordentlich reich an Urobilinkörpern. Seltene Harnbefunde sind oben erwähnt. Der Stuhl ist gleichfalls wegen Blutzerfall dauernd ungewöhnlich dunkel. Bei dem starken Zerfall der R. kann es in keiner Weise wundernehmen, daß auch Gallensteinbildung auftritt. Es werden denn auch bei Operationen nicht selten Cholesterinsteine gefunden. Einzelne Autoren geben bis zu 60% Gallensteinbefunde an. Es kommen aber auch funktionelle Spasmen in den Gallenwegen gar nicht selten zur Beobachtung.

Der Knochenbau ist oft abnorm und es besteht vielfach Infantilismus, und zwar in bezug auf Körpergrößen wie in bezug auf Zurückbleiben der sexuellen Entwicklung. Dies sind sekundäre Erscheinungen bei Hypersplenie.

Schwangerschaft, Erkältung, gemütliche Depressionen, stärkere Anstrengungen können Anfälle auslösen oder den Ikterus und die Anämie steigern.

Mehrfach sind Unterschenkelgeschwüre beobachtet (Seelig, Shaw, Mc Nee, Gänsslen, Eppinger).

Blutbefunde: Außer der Sphäro-Mikrocytose treffen wir sehr häufig eine ausgesprochene und oft sehr starke Anisocytose, wobei dann Makrocyten, gewöhnlich polychromatische, stark hervorstechen. Polychromasie ist in vielen Befunden ganz außerordentlich stark und zeigt dann die enorme Reaktion des Knochenmarkes. Das gleiche gilt auch für die vitalgranulären Zellen. Häufig kann man 20—30% aller *Zellen* als *vital granuläre* nachweisen. Man hat darin ein wichtiges weiteres Kriterium der Krankheit sehen wollen; das ist aber nur die an sich uncharakteristische Erscheinung des Auftretens junger Zellen. Dagegen muß zugegeben werden, daß es kaum eine andere Anämie gibt, bei der dauernd so hohe Prozentsätze vital granulärer Zellen auftreten. Von einer Insuffizienz des Knochenmarkes in der Cytogenese der R. als Ursache des Leidens kann bei dieser enormen bleibenden Reaktionsfähigkeit keine Rede sein, ebensowenig nach den Autopsiebefunden. Daher auch nie Thrombopenie und nie hämorrhagische Diathese.

Bei eingehender Prüfung einer sehr großen Zahl von Fällen mit sehr zahlreichen Einzelbeobachtungen kann ich versichern, daß nie Megalocyten vorkommen und daß nur die transgrediente Variabilität der Megalocyten und Makrocyten in gewissen Stadien eine Megalocytose vortäuscht (siehe S. 99). Ich habe in Stadien enormer Regeneration mit massenhaft kernhaltigen R. auch nicht einen einzigen Megaloblasten gesehen. Die Auffassung, es gehe die Krankheit in Perniciosa über, stellt daher einen grundsätzlichen Irrtum dar.

Färbeindex und R.-Volumen (siehe oben) sind normal oder leicht erhöht; letzteres scheint die Regel; auch bleiben F.-I. und R.-Volumen nach Milzentfernung hoch. Kleine Abnahmen sind wohl sicher auf zeitweilige Erschöpfung des Knochenmarks zu beziehen.

Die weißen Blutzellen sind im allgemeinen normal oder deutlich vermehrt, sehr oft etwa 10000—14000, letzteres besonders zur Zeit der Anfälle, aber selbst ohne Anfälle. Dabei findet man als Zeichen der starken Knochenmarksinanspruchnahme öfters einige Myelocyten oder Metamyelocyten. Die N. sind fast immer relativ und ansehnlich absolut vermehrt. In zahlreichen Untersuchungen habe ich bedeutende Mastzellenzunahme (bis 2%) festgestellt, als sichere Hyperfunktion des Knochenmarkes. Erythrophagie konnte ich im strömenden Blute nie entdecken und in der Milz auch nur als ganz seltenes Vorkommnis. Hypersegmentation der Kerne an den N. habe ich nie gesehen, aber auch nicht das Gegenteil. Pathologische N. fehlen völlig, wenn nicht eine Infektion, z. B.

eine Angina, ihren besonderen aber vorübergehenden Einfluß verrät. Monoc. sind meist recht zahlreich (bis 11%); zeitweise besteht Lymphocytose.

Die Blutplättchen sind immer reichlich, aber doch in Normalzahl vorhanden. Dadurch entsteht ein Unterschied gegenüber manchen anderen Anämien, ganz speziell auch gegenüber der Perniciosa.

Das *Serum* fällt durch *dunkel gelbbräunliche Farbe* auf. Es enthält Gallenfarbstoffe oder deren Derivate in großer Reichlichkeit. Auch andere Farbentöne werden beschrieben, z. B. grünliche Farbe, die ich selbst aber nicht gesehen habe. Hb. findet sich nie im Serum. Französische Autoren wollen Hämolysine oder Autolysine nachgewiesen haben. SABRAZÈS, ROTH u. a. widersprechen dieser Auffassung. Über andere Serumbefunde siehe S. 296.

Den Bilirubingehalt des Serums bestimmt man nach den Methoden von HIJMENS VAN DEN BERGH oder MEULENGRACHT oder nach HERZFELD und bekommt bedeutend erhöhte Werte, oft 4—5fach gesteigert. Stets erhält man die indirekte Reaktion der Diazoreaktion.

Gestützt auf eine starke Bilirubinvermehrung im Serum führte KAZNELSON eine Beobachtung bei einem Mann, der wie seine zwei Brüder immer gelbe Hautfarbe gezeigt hat, auf hämolytische Anämie zurück, obwohl Leber und Milz nicht groß waren und auch andere Zeichen fehlten. (Hb. 95%, Plättchen normal, Resistenz 0,32—0,46, also normal. Urobilin im Stuhl nicht vermehrt, aber im Urin. Die HIJMANSsche Probe sprach für anhepatischen Ikterus. Auch in Beobachtungen von ROSENTHAL und GÄNSSLEN u. a. zeigten gesunde Familienglieder auffällige Hyperbilirubinämie auf.

Im Milzvenenblut hat HIJMANS VAN DEN BERGH einen stärkeren Gehalt von Gallenfarbstoffen getroffen als im übrigen venösen und im arteriellen Blut, und diesen Befund konnte ich vielfach vollständig bestätigen, ebenso KAZNELSON und besonders GÄNSSLEN, nicht dagegen ROSENTHAL. Es ist natürlich gut möglich, daß Verschiedenheiten nur zeitweise auftreten.

Die Milz ist sehr blutreich, groß und weich, zeigt keine Bindegewebszunahme und enthält in eigenen Beobachtungen nur minimale Eisenspuren in Monoc. und Sinusendothelien, zeigt also ganz und gar nicht das Bild, das man theoretisch konstruiert. Auch M. B. SCHMIDT hat nichts Abnormes und meist sogar abnorm wenig Eisen entdeckt. SISTO traf in der Leber sehr wechselnde Befunde: dreimal kein Eisen, einmal reichlich. Myeloische Metaplasie war in eigenen Beobachtungen nur einmal vorhanden.

In bezug auf den Eisengehalt muß aber stets berücksichtigt werden, daß die Farbreaktionen oft nicht richtige Werte zeigen, und erst die chemische Analyse vollständige Klärung bringt. RESCH, NONNENBRUCH fanden keine Erythrophagie der Sternzellen.

Auch in der Leber konnte ich (bei Excision von kleinen Leberstücken bei der Operation) meist kein Eisen finden, einmal aber reichlich bei Fehlen in der Milz. Die Milz ist in ihrer Pulpa strotzend gefüllt von Blut. Auf Milzabstrichen finde ich viele *L.*, eine gegenüber dem Blut leicht vermehrte Zahl von Monoc. und nicht wenige Plasmazellen. Nur ein einziges Mal habe ich und auch nur in einem einzigen Exemplar, einen Makrophagen mit einem eingeschlossenen R. gefunden. Auch RESCH vermißte R.-Phagie. Mehrfach sah ich die Sinusendothelien sehr zahlreich und traf in ihnen feine Eisenkörnchen.

Prognose: Die Prognose des Leidens ist keine schlechte. Trotz vieler Anfälle und erheblicher Anämie können die Leute, wie ich gesehen habe, 70 Jahre erreichen. Heute ist durch den glänzenden Einfluß der Operation die Prognose eine ganz besonders günstige geworden. Tritt starker Blutzerfall aber schon bei Säuglingen auf, so starben sie oft rasch.

Die Milzexstirpation ist heute die allseits angepriesene, fast immer glänzend wirkende *Therapie.* Schon einen Tag nach der Operation habe ich eine Zunahme des Hb. und der R. getroffen, die in rascher Folge zu normalen und übernormalen Werten führte. Schon mit dem Operationstag kann die abnorme Serumfarbe und der Urobilinogengehalt des Urins verschwinden; aber einzelne Fälle zeigen zuerst eine noch stärkere Gelbfärbung, die aber nach etwa 8 Tagen abklingt. Analog verhält sich die Benzaldehydprobe. Öfters treten nach der Operation Fieber für einige Tage auf.

Folgende Kurve ergibt den Verlauf einer hämolytischen Anämie mit folgender Milzexstirpation (eigene Beobachtung, Fall OELHAFEN):

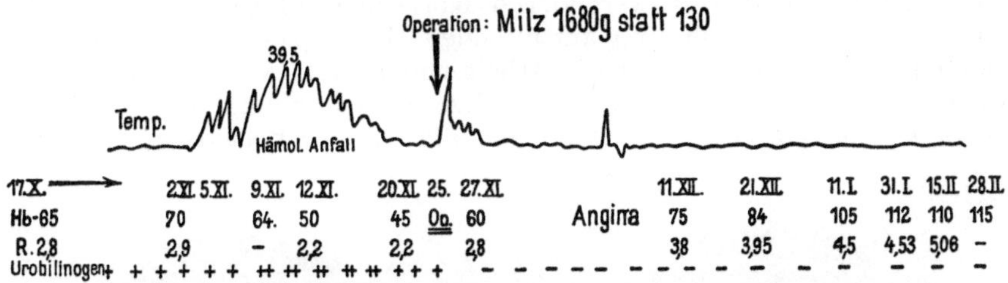

Abb. 74. Konstitutionelle hämolytische Anämie, Milzexstirpation.

Das schließliche Resultat scheint in fast allen Fällen der Milzexstirpation (so in den eigenen) das völlige Schwinden der Anämie und der Gelbsucht zu sein, so daß die Heilung der Kranken ungeheures Aufsehen erregt, weil man die Patienten von früher gar nicht mehr erkennt.

Einer unserer Patienten zeigte aber 3 Monate nach Milzexstirpation wieder deutlich gelbliche Hautfarbe, bei Hb. 112, negative Benzaldehydprobe, aber wieder ziemlich stark gelblich ikterisches Serum. Hier ist wohl der retikuloendotheliale Apparat in anderen Organen als der Milz wieder stärker in Funktion getreten. Auch in anderen Beobachtungen habe ich oft nach Jahren wieder hohe Bilirubinwerte im Serum gesehen, so 8fache Steigung 10 Jahre nach der Operation oder 5fache nach $^1/_2$ Jahr.

CECONI behauptet, der Ikterus verschwinde nach der Operation oft nur vorübergehend. Auch ROSENTHAL verzeichnet $4^1/_2$ Monate nach der Operation wieder Ansteigen der Bilirubinwerte, und LEPEHNE sah 3 Wochen nach der Operation fast wieder den alten Bilirubinspiegel. Ebenso wurde ein Patient von WIDEROE zeitweise wieder gelb und das Blutserum ikterisch. Ähnlich bot ein Fall von ROTH wieder Ikterus und hämolytische Anfälle. Bei BATY waren nach 2 Jahren Anämie, Ikterus und hämolytische Anfälle wieder da.

Es ist also erwiesen, daß vermehrter Blutuntergang auch nach Milzentfernung vorliegt; trotzdem kommt es fast nie mehr zu Anämie, obwohl die Konstitution und die Resistenz der R. abnorm wie früher bleiben. Der übrige retikuloendotheliale Apparat außerhalb der Milz erzeugt also nicht die hormonale Knochenmarkshemmung. Das spricht für meine Annahme, daß diese Hemmung von der übermäßigen Funktion der nur in der Milz vorhandenen Sinusendothelien ausgeht.

Bei stark intermittierend verlaufenen Fällen habe ich auch von Arsen sehr starke Besserung der Anämie und bedeutenden Gewichtsanstieg gesehen.

Bei der Beurteilung muß daran gedacht werden, daß in späteren Jahren die Milzentfernung wegen Verwachsungen enorme Schwierigkeiten und Gefahren bieten kann; daher sollte man bei schwereren Fällen die Operation in der Jugend vornehmen. Die Gefahr nach der Operation der Thrombosenbildung ist ferner in der Jugend viel geringer. Monosymptomatische und andere symptomenarme Fälle bedürfen keiner Operation.

Allgemeine Konstitution bei konstitutioneller, hämolytischer Anämie.

Es ist das Verdienst von GÄNSSLEN, an Hand sorgfältiger Familienuntersuchungen das Vorkommen weiterer konstitutioneller Abnormitäten nachgewiesen zu haben, vor allem Turmschädel mit eingezogener Nasenwurzel in etwa $50^0/_0$ der Fälle.

Gänsslen beschreibt auch Kieferanomalien, Polydaktylien, Brachydaktylien, Mikrophthalmus, Heterochromie der Iris, Ohrdeformitäten, Otosklerosen Muskeldystrophien und Psychosen. Ich halte indessen diese Erscheinungen nicht an das Wesen der konstitutionellen hämolytischen Anämie gebunden; sie kommen in anderen Gegenden, wo diese mutativen Abnormitäten fehlen, nicht vor. Es handelt sich nur darum, daß in Gegenden, in denen diese hereditären Affektionen häufig vorkommen, sie sich nach Art von Hybriden mit der konstitutionellen hämolytischen Anämie kombinieren.

Recht häufig ist aber ein veränderter Körperbau infolge von Hypersplenie, wie wir das bei allen frühzeitig auftretenden Hypersplenien beobachten. Das klarste Beispiel dieser Art zeigt die Arbeit von Freymann. Hier ist bei 3 Geschwistern nach der Milzoperation „völlige Umstimmung" eingetreten. Die Sexualorgane haben sich jetzt entwickelt, die sexuelle Behaarung erschien und

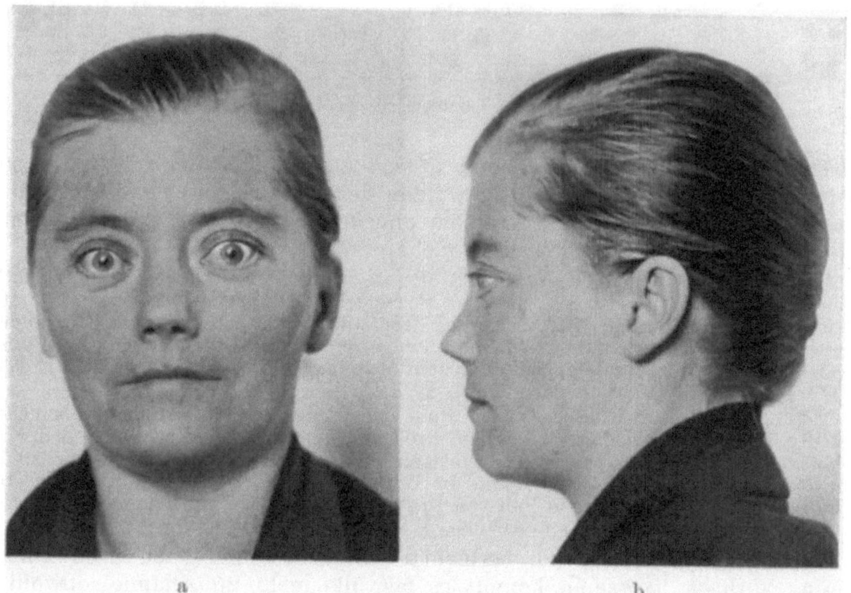

Abb. 75a und b. Turmschädel mit eingezogener Nasenwurzel.

bedeutendes Längenwachstum ist selbst nach dem 26. Jahre noch eingetreten. In gleicher Weise berichtet auch Curschmann von 2 Geschwistern über das Vorliegen von Infantilismus und Hypogenitalismus, dabei ganz ungewöhnliche Hypoplasie des Skeletes. Hierher gehören ferner die Beobachtungen Barkan, Brill und mehrere eigene Beobachtungen.

Auch diese Erfahrungen belegen in klarer Weise, daß trotz des weiter andauernden stark erhöhten Blutzerfalls bei der Funktion des extralienalen retikuloendothelialen Apparates die Hemmung des Knochenwachstums und der Sexualorgane nicht mehr vorkommt. Es muß daher diese Hemmung mit der Milz im Zusammenhang stehen.

Nach Hittmair gehörten 10 Fälle alle der Blutgruppe O an.

Differentialdiagnose.

Manche Autoren halten die Unterscheidung einzelner Fälle von konstitutioneller hämolytischer Anämie gegenüber Perniciosa für schwierig. Das liegt lediglich in der ungenügenden Trennung der Megalocyten und Makrocyten (siehe früher); aber es dürfte auch sonst stets gelingen, die Blutbilder zu trennen, nach den Gesichtspunkten der Plättchenvermehrung und der normalen Leukocytenverhältnisse bei der konstitutionellen hämolytischen Anämie. Von größter Bedeutung bleibt außerdem die konstitutionelle Mikro-Sphärocytose mit den oben geschilderten Eigentümlichkeiten, und die verminderte osmotische Resistenz, die der Perniciosa fehlt. Dazu kommen die Verhältnisse der Vererbung und der Nachweis gleicher Krankheiten in der gleichen Familie. In Berücksichtigung aller dieser Momente kann es nicht schwer fallen, die Trennung durchzuführen. Es fehlt ferner die Achylie, auch spinale Symptome und hämorrhagische Diathese sind niemals gesehen worden.

Wesen der konstitutionellen, hämolytischen Anämie.

Seit Jahren vertrete ich mit größter Entschiedenheit die Auffassung, daß diese Krankheit in klassischer Weise den Typus einer DE VRIESschen Mutation darstellt. Wie so häufig im Gesamtgebiet der Naturwissenschaften tritt die Mutation sprungweise ohne Zwischenstadien auf, vererbt sich in klassischer Weise als Einheit, hier dominant nach den MENDELschen Regeln, mit Verschontbleiben eines Teiles der Nachkommen, nach dem Gesetz: einmal frei, immer frei. Es ist ein neuer Typus entstanden. Menschen mit einer andern Art von roten Blutzellen, Mikro-Sphärocyten. Heute, in einer Zeit, in der wir eine ganze Reihe konstitutioneller Affektionen mit spezifischen Veränderungen der R. in ihrem Aufbau kennen, wie die Sichelzellenanämie, die Ovalocytenanämie, dürfte es doch endlich an der Zeit sein, daß naturwissenschaftliche Begriffe in diesen Fragen in die Medizin Eingang finden, und lächerliche, unhaltbare Hypothesen über die Entstehung des Leidens verschwinden.

Die Annahme einer Milzkrankheit fällt dahin, wenn wir sehen, daß nach Milzentfernung der Bau der R. derselbe bleibt, daß die Hämolyse trotzdem wieder ansteigt, und in einem Teil der Fälle auch wieder Gelbsucht und sogar wieder hämolytische Anfälle auftreten können. Das Erstaunen des Mediziners, daß eine Frau bei dieser Konstitution trotz Milzentfernung ein Kind mit typischer konstitutionell-hämolytischer Anämie zur Welt bringt, entspricht nur der Unkenntnis biologisch-naturwissenschaftlicher Tatsachen.

In charakteristischer Weise zeigt die Krankheit auch Progression, wie das bei Mutationen so oft vorkommt. Wie MEYER und besonders auch HATTENSEN beschrieben haben, erkranken die Kinder späterer Generationen viel schwerer, und die 3. Generation war ganz allgemein mehr oder weniger kümmerlich. Das ist aber sicher nicht ohne Ausnahme, weil der in einer Familie einmal herrschende Typus sehr verschieden ist.

Die Mutationsauffassung befreit uns von der ganz sicher falschen Annahme, die wir immer und immer wieder vertreten sehen, daß die Krankheit durch äußere Faktoren geschaffen werde. CHAUFFARD hatte sogar Lues und Tuberkulose als erwiesene Ursachen angesprochen, weil er durch Tuberkulin und Salvarsan den Ikterus steigern konnte. Aber wir wissen sehr gut, daß alle äußeren Schädigungen auf dem Boden der vorhandenen Konstitution viel stärker einwirken. Das wesentliche und prinzipielle ist aber das konstitutionelle.

Bei der Auffassung der Krankheit als Mutation ist es ferner von vornherein ausgeschlossen, daß die Krankheit in Perniciosa übergehen kann, oder daß Zwischenformen zwischen konstitutioneller und erworbener hämolytischer Anämie möglich wären. Derartige Annahmen sind einfach nicht genügend untersuchte und differenzierte Phänotypen. In gleicher Weise ist die Behauptung von BROWAR unhaltbar, daß alle Zwischenformen existierten zwischen einfacher familiärer Cholämie und acholämischer familiärer konstitutioneller Anämie, denn die Hämolyse ist noch längst nicht ausreichend zur Begründung einer Diagnose irgendwelcher Art.

Meine Auffassung der mutativen konstitutionellen Veränderung der roten Blutzellen mit ihrer Fragilität und all den daraus hervorgehenden Folgen ist auch von MORAWITZ (in BERGMANN-STÄHELINS Handbuch) vollständig anerkannt und vertreten.

Neuere Literatur über hämolytische Anämie.

ADLER: Münch. med. Wschr. **1919**, 454. — ALDER: In KRAUS u. BRUGSCH: Spez. Path. u. Ther. — ARNETH: Fol. haemat. (Lpz.) **36**, 395 (1928).

BARKAN: Klin. Wschr. **1923**, 929. Turmschädel. — BATY: Amer. J. med. Sci. **179**, 546 (1930). — BEZANÇON usw.: Ann. Méd. **27**, 113 (1929). — BOROS: Kongreßzbl. inn. Med. **40**, 69. — BRILL: Kongreßzbl. inn. Med. **37**, 73 (1924). — BROWN: Brit. med. J. **1924**, 1119.

CAMPELL u. WARNO: Kongreßzbl. inn. Med. **43**, 736 u. 792. — CASTELLANO: Kongreßzbl. inn. Med. **26**, 379 (1923). — CURSCHMANN: Dtsch. Arch. klin. Med. **142**, 79 (1923). R. res. zeitweise normal.

DALLA VOLTA: Arch. pat. e. Clin. med. **5**, 488 (1925). — DIEHL u. WOHLWILL: Mitt. Grenzgeb. Med. u. Chir. **38**, 321 (1925). — DOLL: Mitt. Grenzgeb. Med. u. Chir. **40**, 12 (1926). DUTTEN: J. amer. med. Assoc. **84**, 1897 (1925).

EPPINGER: Klin. Wschr. **1930**, 12. Ulc. cruris. — EWIG: Dtsch. med. Wschr. **1927**, 58. — ESCUDERO: Kongreßzbl. inn. Med. **47**, 128. Famil. hepat. F.

FIESSINGER u. BRODI: Presse méd. **1927**, 1297. — FREYMANN: Klin. Wschr. **1922**, 2229. — FRIEDENWALD: Kongreßzbl. inn. Med. **28**, 282 (1923). — FRIESDORF: Mitt. Grenzgeb. Med. u. Chir. **41**, 197 (1928).

GÄNSSLEN: Klin. Wschr. **1927**, 929; **1930**, 1308. Ulcera cruris; Dtsch. Arch. klin. Med. **140**, 210 (1922) u. **146**, 1 (1925). 105 F. — GIFFIN: Intern. Med. **1923**, 573. Hb-Urie. — GRAF: Klin. Wschr. **1924**, 1885.

HATTESEN: Mitt. Grenzgeb. Med. u. Chir. **37**, 293 (1924). — HANRAHAM: Arch. Surg. **10**, 639 (1925). 28 J. p. op. noch R.-Res. vermind. — HEILMANN: Beitr. path. Anat. **75**, 439 (1925). — HELLY: Zbl. path. Anat. **33**, 171 (1923). — HITTMAIR: Fol. haemat. (Lpz.) **42**, 80 1930. — HOLST: Acta med. scand. (Stockh.) **26**, 469 (1918). Kritisch. — HOUCKL: Bull. Soc. Biol. Paris **100**, 660 (1929). Histol. Milz.

JAKOBI u. NAEGELI: Mitt. Grenzgeb. Med. u. Chir. **39**, 270 (1926).

KNAUER: Jb. Kinderheilk. **114**, 285 (1926).

LESCHKE: Med. Klin. **1922**, 896.

MAAS: Mitt. Grenzgeb. Med. u. Chir. **38**, 237 (1924). — MANINI: Kongreßzbl. inn. Med. **46**, 225. — MATTEI: Osp. magg. **10**, 153 (1922). — MEYER: Dtsch. Z. Chir. **171**, 1 (1922); Klin. Wschr. **1927**, 1277. — MITCHELL: Amer. J. Dis. Childr. **36**, 486 (1928). Ict. neonat. — MORAWITZ: BERGMANN-STÄHELINS Handbuch 1926. Stammbaum. — MOYNIHAM: Brit. med. J. **1928**, 1. Gallensteine.

NAEGELI: Allg. Konstitutionslehre. Berlin: Julius Springer 1927. — NEUBURGER: Dtsch. med. Wschr. **1927**, Nr 24. Mit Tuberkulose; Med. Klin. **1926**, 1453. Mit Zungenbrennen. — NONNENBRUCH: Münch. med. Wschr. **1922**, 1343. Autopsiefall.

PASCHKIS: Z. klin. Med. **105**, 301 (1927). Heterogenes.; Wien. Arch. inn. Med. **7**, 415 (1926); Wien. klin. Wschr. **1930**, 168. Scheinbar sporadische F., doch familiär!

RESCH: Jb. Kinderheilk. **105**, 301 (1924). — RIETTI: Kongreßzbl. inn. Med. **42**, 64. — ROSENBERG: Frankf. Z. Path. **34**, 288 (1926). — ROSSA: Riforma med. **1929**, 1479. — RUDDER Z. Kinderheilk. **41**, 479 (1926).

SCHMIDT: Klin. Wschr. **1930**, 1237. — SCHÜPBACH: Erg. inn. Med. **25**, 821—900 (1924). — SCHUSTROFF: Fol. haemat. (Lpz.) **29**, 251 (1923). — SEELIG: Klin. Wschr. **1930**, 840. SEYDERHELM: Dtsch. med. Wschr. **1924**, 1362. Ref. — SIMMEL: Verh. Ges. inn. Med. **1924**, 144; Münch. med. Wschr. **1924**, 1189. Konstit.; Erg. inn. Med. **27**, 525 (1925).

TOYODA: Fol. haemat. (Lpz.) **29**, 65 (1923).

VISCHER: Klin. Wschr. **1924**, 1885.

WEBER, P.: Amer. J. med. Sci. **167**, 220 (1924); Proc. roy. Soc. Lond. **21**, 3 (1927); Practitioner **124**, 386 (1930). — WHITCHER: Amer. J. med. Sci. **170**, 678 (1925).

ZAHN: Mschr. Kinderheilk. **23**, 589 (1922). — ZAPPA: Kongreßzbl. inn. Med. **56**, 383.

Ältere Literatur über hämolytische Anämie und hämolytischen Ikterus.

ALBU u. HIRSCHFELD: Arch Verdgskrkh. **23** (1917). — ANTONELLI: Policlinico **1913**, 97. — ARMAND-DELILLE: Sem. méd. **1909**, No 7. — ASCHENHEIM: Münch. med. Wschr. **1910**, Nr 24; Fol. haemat. (Lpz.) **11** (1911). — AUSTIN et PEARCE: J. of exper. Med. **20** (1914).

BANTI: Sperimentale **1913**; Sem. méd. **1912**, No 23; Sem. méd. **1913**; Pathologica (Genova), 1. Okt. **1911**; Policlinico (Genova) **1911**, 467; Wien. klin. Wschr. **1912**, 158. — BAUER: Dtsch. med. Wschr. **1920**, 435. Kollargol erfolglos. — BECKMANN: Dtsch. Arch. klin. Med. **126**, 305 (1918). Nie Hämolysine; **130**, 301 (1919). — BENECH et SABRAZÈS: Gaz. Sci. méd. Bordeaux **1909**. — BENJAMIN u. SLUKA: Berl. klin. Wschr. **1907**, 1056. — BETTMANN: Münch. med. Wschr. **1900**, 791. — BIFFI: Riforma med. **1915**, Nr 1. — BITTORF: Kongreßzbl. inn. Med. **1914**. — BOX: Fol. haemat. (Lpz.) **15**, 208. — BRETSCHNEIDER: Berl. klin. Wschr. **1911**, Nr 50? — DE BRUIN: Kongreßzbl. **1**, 673. — BRULÉ: Inaug.-Diss. Paris 1909. Monogr. (Lit.!).

CASONI: Les ictères hémolytiques. Sassari 1910. — CECONI: Ann. clin. Med. **1920**, 253. — CHARLIER: Inaug.-Diss. Lyon 1909. Monogr. (Lit.!). — CHAUFFARD: Ann. Méd. **1913**, 3; **1914**, 3; Bull. méd. **1912**, 1159; Sem. méd., 16. Jan. **1907**, 25; **1908**, No 45 u. 49; Bull. Soc. méd. Hôp. Paris, 15. Nov. **1907**; J. des Pract. **1907**. — CHAUFFARD et FIESSINGER: Bull. Soc. méd. Hôp. Paris, 8. u. 29. Nov. **1907**; Sem. méd. **1907**, 551. — CHAUFFARD et TROISIER: Bull. Soc. méd. Hôp. Paris, 16. Juli **1908**; 17. Febr. **1909**. — CHAUFFARD, TROISIER et GIRAUD: Bull. Soc. méd. Hôp. Paris, 31. Mai **1912**; Sem. méd. **1909**, No 8. CHEVALIER et TOURKINE: Fol. haemat. (Lpz.) Arch. **19**, 244. — CLAUS u. KALBERLAH: Berl. klin. Wschr. **1906**, 1471.

DAUMANN: Inaug.-Diss. Berlin 1913. — DAUMANN u. PAPPENHEIM: Lit. S. 286. — DENECKE: Dtsch. med. Wschr. **1919**, 1094. — DUBOIS: Kongreßzbl. inn. Med. **18**, 393.

EPPINGER: Münch. med. Wschr. **1914**, 1203; Berl. klin. Wschr. **1913**, 1509; Die hepatolienalen Erkrankungen in NOORDEN-PIRQUET 1920. — EPPINGER u. RANZI: Naturforsch.-Verslg **1913**.

FABER: Fol. haemat. (Lpz.) **17**, 216. — FIESSINGER: J. des Pract. 1910. — FIORI: Sperimentale 1913, 189. — FISCHER: Dtsch. med. Wschr. **1920**, 173. — FORTUNATO: Kongreßzbl. inn. Med. **17**, 353. Häm. Ikterus mit Charakt. d. p. Anämie. — FRANGENHEIM: Münch. med. Wschr. **1914**, 1760. — FRENKEL-TISSOT: Schweiz. med. Wschr. **1921**, Nr 22; **1922**, 635. Hochgebirge.

GAISBÖCK: Dtsch. Arch. klin. Med. **110** (1913). — GAUCHER et GIROUX: Bull. Acad. Méd., 28. März **1911**. — GAUDRY et BRULÉ: Bull. Soc. méd. Hôp. Paris, 30. Juli **1909**. — GAULTIER: Lavori e rivista **1**. — GERHARDT: Münch. med. Wschr. **1917**, 55, 463; Mitt. Grenzgeb. Med. u. Chir. **31**. — GILBERT usw.: Presse méd. **1914**, 21. — GILBERT, CASTAIGNE et LEREBOULET: Sem. méd. **1909**, 281. — GILBERT, LEREBOULET et HERRSCHER: Bull. Soc. méd. Hôp. Paris, 15. Nov. **1907**. — GOLDSCHMIDT usw.: Intern. Med. **16** (1915). — GOUGEROT et SALIN: Arch. Mal. Coeur **1910**, 720. — GÖTZKY u. ISAAC: Fol. haemat. (Lpz.) Arch. **17**, 129 (1913). — GRAF: Zbl. Chir. **130**. — GROSS: Med. Klin. **1920**, 489. — GROTE: Z. klin. Med. **86**. — GUILLAIN-TROISIER: Paris méd. **1911**, No 50. — GUIZETTI: Beitr. path. Anat. **52**, 15. — GUTHRIE: Kongreßzbl. inn. Med. **11**, 414.

HAYEM: Bull. Soc. méd. Hôp. Paris, 24. Jan. **1908**. — HERTZ u. STERLING: Fol. haemat. (Lpz.) **14**, 305. — HOLLAND: Z. klin. Med. **87** (1919). — HUBER: Berl. klin. Wschr. **1913**, 681. — HIJMANS V. D. BERGH u. SNAPPER: Berl. klin. Wschr. **1914**, 1109. — HYNEK: Fol. haemat. (Lpz.) **6**, 309.

JONA: Policlinico **1913**.

KAHN: Münch. med. Wschr. **1913**; Kongreßzbl. inn. Med. **1913**. — KAZNELSON: Wien. Arch. **1**, 563 (1920). — KIRSCH: Dtsch. med. Wschr. **1920**, 660. — KLEINSCHMIDT: Jb. Kinderheilk. **81** (1915); **84** (1916). — KRANNHALS: Dtsch. Arch. klin. Med. **81** (1904). — KRUMBHAAR: Med. Rec. **1914**, 1106. — KRUMBHAAR u. MUSSER: J. of exper. Med. **20** (1914). — KUMPIESS: Z. exper. Med. **3**, 441 (1914).

LABBÉ et BITH: Kongreßzbl. inn. Med. **1**, 508. — LANGMEAD: Kongreßzbl. inn. Med. **10**, 29. — LAUKHOUT: Fol. haemat. (Lpz.) **15**, 286. — LEPEHNE: Dtsch. Arch. klin. Med. **135**, 79 (1921). — LEURET: Thèse de Bordeaux 1904; Soc. méd. Bordeaux, 13. März **1908**; Fol. haemat. (Lpz.) **5**, 86. — LEURET et FAUVENET: Gaz. hebd. Bordeaux **1911**. — LEWIN: Dtsch. med. Wschr. **1920**, 228; Reichsmed. Anz. **1920**, Nr 8. — LICHTWITZ: Dtsch. Arch. klin. Med. **106**, 545 (1912). — LINDBLOM: Hygiea **1914**. — LOMMEL: Dtsch. Arch. klin. Med. **109**, 174 (1913). — LÜDKE: Kongreßzbl. inn. Med. **1914**; Münch. med. Wschr. **1918**, 1098. Lysine.

MACAIGNE et VALLERY-RADOT: Gaz. Hôp. **1911**. — MACINTOSH, FALCONER and ANDERSON: Edinburgh med. J. **1911**. — MAC KELVY and ROSENBLOOM: Arch. int. Med. **15** (1915). — MCVEY: Med. Rec. **97**, 864 (1920). — MALIWA: Dtsch. med. Wschr. **1913**, 154; Med. Klin. **1913**, 297. Icterus neon. — MASSAGLIA e TARABANI: Gazz. Osp. **1908**; Arch. Mal. Coeur **1910**, 236. — MEULENGRACHT: Dtsch. Arch. klin. Med. **136**, 33 (1921). Vererbung. Der chronische hereditäre hämolytische Ikterus. Leipzig 1922. — MICHELI: Fol. haemat. (Lpz.) **10**, 192; Wien. klin. Wschr. **1911**, 1269; Presse méd. **1911**. — MOFFIT: Boston med. J. **1914**. — MOSSE: Berl. klin. Wschr. **1912**, Nr 38; **1913**, Nr 15 u. 45. — MORAWITZ: Dtsch. Arch. klin. Med. 88 (1907); Abh. Verdgskrkh. **7** (1921). — MINKOWSKI: Kongr. inn. Med. **1900**. — MOELLER: Berl. klin. Wschr. **1908**, Nr 36.

NAUNYN: Mitt. Grenzgeb. Med. u. Chir. **31.** — NEUDA: Münch. med. Wschr. **1914,** 1483.
OELHAFEN: Württ. Korresp.bl. **1915,** 197. — OETTINGER, BONVOISIN et FIESSINGER: Sem. méd. **1908,** No 42.

PARIS et GIROUX: Arch. Mal. Coeur **1910,** 668. — PARISOT: Gaz. Hôp. **1913, 277.** Radiotherapie. — PARISOT et HEULLY: Sem. méd. **1913.** — PARKES-WEBER u. DORNER: Fol. haemat. (Lpz.) **9,** H. 3; Lancet **1910,** 227. — PEL: Dtsch. Arch. klin. Med. **106** (1912). — PENNATO: Riforma med. **1921,** 459. Typ. hämol. Ikterus. Fibroadenie. — PICK: Wien. klin. Wschr. **1903,** 493. — POLLACK: Wien. med. Wschr. **1908,** 1489. — POLLITZER: Wien. klin. Wschr. **1913,** 952; Wien. Arch. inn. Med. **2,** 375 (1921). — POYNTON: Lancet **1910.** — POYNTON and PEDLER: Clin. J. **1913.** — PRIBRAM: Wien. klin. Wschr. **1913,** Nr 40. Staungshämolyse in Milz?

QUADRI: Ann. clin. Med. **1913;** Virchows Arch. **215.**

RAQUÉ, CHARLIER et NOVÉ-JOSSERAND: Prov. méd., 4. Sept. **1909.** — RENAUD: Kongreßzbl. inn. Med. **14,** 334. — RENAUX: J. Méd. Brüssel **1909,** 440. — RICHARDS and JOHNSON: J. amer. med. Assoc. **41** (1913). — ROEMER: Münch. med. Wschr. **1914,** 501. ROLLESTON: Clin. J. **1908.** — ROQUE: Rev. méd. Suisse rom. **1914.** — ROQUE, CHALIER et NOVÊ-JOSSERAND: Arch. Mal. Coeur **1913,** 23. — ROSENTHAL: Fol. haemat. (Lpz.) Arch. **10** (1910); Kongreßzbl. inn. Med. **1920;** Dtsch. Arch. klin. Med. **132,** 129 (1920); Dtsch. med. Wschr. **1920,** 574. — ROSENTHAL u. HOLZER: Biochem. Z. **108,** 220 (1920). — ROTH: Korresp.bl. Schweiz. Ärzte **1913;** Dtsch. Arch. klin. Med. **106,** 137 (1912); Z. klin. Med. **76,** 23 (1912).

SABRAZÈS et DUBOURG: Gaz. Bordeaux, 4. Juni **1911.** — SABRAZÈS et LEURET: C. r. Soc. Biol. Paris, 14. März **1908;** Fol. haemat. (Lpz.) **5,** 710. O. — SABRAZÈS, MURATET et MOUGNEAU: Gaz. Soc. Bordeaux **1910.** — SAUER: Mitt. Grenzgeb. Med. u. Chir. **32,** 696 (1920). — SCHLECHT: Münch. med. Wschr. **1913;** Kiel, 16. Jan. — SCHÖN: Dtsch. med. Wschr. **1920,** 909. — SCHOTTMÜLLER: Münch. med. Wschr. **1914,** Nr 5. — SCHWERINER: Berl. klin. Wschr. **1920,** 1199. — SISTO: Clin. med. ital. **1914,** No 7. — SLINGENBERG: Fol. haemat. (Lpz.) **14,** 100. Icterus neon. — STARKIEWICZ: Rev. Méd. **1909,** 61; Fol. haemat. (Lpz.) **5,** 340. — STEJSKAL: Wien. klin. Wschr. **1909,** 661, 1701. — STEJSKAL u. POLLITZER: Mitt. Ges. inn. Med. u. Kinderheilk. Wien **1908,** 221. — STEWART: Fol. haemat. (Lpz.) **20,** 149. — STIENON: J. Méd. Brux. **1913,** 505. — STÖRCK: Inaug.-Diss. Greifswald 1919. — STRAUSS: Berl. klin. Wschr. **1906,** Nr 50; **1913,** Nr 32. — STRÜMPELL: Münch. med. Wschr. **1911,** 485. — SURMONT: Echo méd. du Nord., 23. Jan. **1910.**

THAYER and MORRIS: Bull. Hopkins Hosp. **22,** 85 (1911). — THURSFIELD: Fol. haemat. (Lpz.) **16,** 259. — TIXIER: C. r. Soc. Biol. Paris, 18. Jan. **1908.** — TROISIER: C. r. Soc. Biol. Paris, 8. Mai **1909;** 27. Mai **1911.** — TROISIER et HUBER: J. Physiol. et Path. gén. **16** (1914). — TROISIER et LAROCHE: Bull. Soc. méd. Hôp. Paris. **1913,** 583. — TÜRK: Vorlesungen 1912; Dtsch. med. Wschr. **1914,** 371.

VAQUEZ et AUBERTIN: Arch. Mal. Coeur **1908,** 509. — VAQUEZ et GIROUX: Bull. Soc. Hôp. Paris, 7. Nov. 1907. — VOLLENWEIDER: Inaug.-Diss. Zürich 1914. Familiäre Affektion.

WARD: Brit. J. Childr. Dis. **11** (1914). — WEBER: Proc. roy. Soc. Lond. **6** (1913). WEBER u. DOMER: Fol. haemat. (Lpz.) Arch. **9,** 518. — WEILL: Arch. int. Physiol. **1912.** Liège. — WIDEROË: Kongreßzbl. inn. Med. **20,** 224. — WOROBJOFF: Fol. haemat. (Lpz.) **6,** 110. — WYNTER: Proc. roy. Soc. Lond. **6** (1913).

II. Die Sichelzellenanämie, Drepanocythämie.

Seit einigen Jahren kennen wir durch die amerikanische Literatur diese eigenartige hochcharakteristische Krankheit, bei der ein Teil der Zellen im Nativpräparat Sichelform annimmt, manchmal fast alle R., manchmal nur etwa 10%. Dieser besondere konstitutionelle Typus des R. kommt nur bei Negern und Mulatten vor; eine Tatsache von weittragendster Bedeutung. Die Vererbung ist dominant und ist für mehrere Generationen bewiesen.

Ähnlich wie bei der konstitutionellen hämolytischen Anämie zerfallen die R. leicht, besonders unter dem Einfluß beliebiger Krankheiten, so daß jetzt das Leiden von dem latenten in ein aktives Stadium hineinkommt. Es kommt zu hämolytischen Prozessen in den Organen, zur starken Tätigkeit des retikuloendothelialen Apparates, zur Milzschwellung und Hypersplenie. Damit wird das Leiden progressiv, meist erst im Lauf der Jahre. Es entsteht starke Anämie mit gleichzeitigen regenerativen Prozessen (Retikulocyten, Normoblasten). Die Anämie kann bis Hb. 30 und R. 1,5 und tiefer gehen. Der F.-I. ist meist erhöht. Gelegentlich sieht man Erythrophagie in Monocyten. Hämorrhagische Diathese ist nie beobachtet.

Die weißen Zellen zeigen öfters leichte neutrophile Leukocytose. Die Senkung der R. ist verstärkt, die osmotische Resistenz vermindert (bei HEIN 0,34—0,28) oder normal.

Durch die vermehrte Blutzerstörung entsteht Ikterus oder Subikterus, Bilirubinämie, dunkler Urin mit viel Urobilinkörpern und dunkler Stuhl, große Leber, große Milz. Es kommt zu Leibschmerzen im Epigastrium bei den Anfällen. Es gibt auch Affektionen ohne Anämie und ohne Ikterus und oft ohne große Milz. Öfters sind Beingeschwüre und Gelenkschmerzen beobachtet. Die Eltern können latente „Sichler" sein und erst nach Stunden im Nativpräparat Sichelzellen zeigen (MASON).

Das Leiden beeinträchtigt das Leben. Von den 58 Fällen GRAHAMS waren nur 2 älter als 50 Jahre.

Mehrfach ist Milzexstirpation mit Erfolg in bezug auf Besserung der Anämie gemacht worden.

Die pathologisch-anatomischen Veränderungen entsprechen vielfach denjenigen bei konstitutioneller hämolytischer Anämie: Hyperplasie des retikuloendothelialen Apparates, besonders in der Milzpulpa. Die Sichelzellen werden in der Leber von den Sternzellen phagocytiert.

Nach JOSEPHS ist die Substanz, welche zur Sichelform im Nativpräparat führt, durch längeres, 1—2 Tage dauerndes Waschen der R. entfernbar.

Die Analogie dieser konstitutionellen Affektion zu der konstitutionell-hämolytischen Anämie ist sehr weitgehend.

Sichelzellenanämie.

ALDEN: Amer. J. med. Sci. **173**, 168 (1927).

BELL usw.: Amer. J. Dis. Childr. **34**, 923 (1927).

EMMEL: Arch. int. Med. **20**, 586 (1907).

FRADKIN: Kongreßzbl. inn. Med. **57**, 827.

GRAHAM: Kongreßzbl. inn. Med. **46**, 562; Arch. int. Med. **34**, 774 (1924).

HAHN: Amer. J. med. Sci. **175**, 206 (1928). — HEIN usw.: Amer. J. med. Sci. **173**, 763 (1927). — HERRIK: Arch. int. Med. **39**, 233 (1927). — HUCK: Bull. Hopkins Hosp. **34**, 335 (1923).

JAFFÉ: Virchows Arch. **265**, 452 (1927). — JOSEPHS: Bull. Hopkins Hosp. **40**, 77 (1927); **43**, 397 (1928).

LANDON u. LYMAN: Amer. J. med. Sci. **178**, 223 (1929). — LAWRENCE: Kongreßzbl. inn. Med. **491**, 767 (bei weißen?). — LEVY: Arch. of Path. **7**, 820 (1929).

MASON: J. amer. med. Assoc. **1922**, 1318.

SMITH: Kongreßzbl. inn. Med. **50**, 290. — STEINFIELD: Kongreßzbl. inn. Med. **47**, 684. — STEWART: Amer. J. Dis. Childr. **34**, 72 (1927). — SYDENSTRICKER: J. amer. med. Assoc. **83**, 12 (1924).

III. Die Ovalocytenanämie.

Eine weitere konstitutionelle mutative Veränderung der R. zeigt sich in den Ovalocyten. Hier findet man in größerer Zahl ovale Blutkörperchen in den Konservierungsflüssigkeiten, z. B. in HAYEMscher Lösung, oder Citratlösungen, in den gefärbten Ausstrichen aber nur in mäßiger Zahl.

Nach HIJMANS VAN DEN BERGH seien ovale R. bei nicht Anämischen gar nicht so selten; auch GÜNTHER bestätigt diese Auffassung. Er unterscheidet normal elliptische und schmal elliptische bei allen möglichen Anämien, reichlicher und in allen Stadien bei Perniciosa, was seit langer Zeit bekannt ist. Bekanntlich haben auch die frühembryonalen R. ausgesprochen elliptische Form.

HUNTER und ADAMS bewiesen die Anomalie für 3 Generationen und stellten auch Anämie bei einem 25jährigen Mädchen fest. Bei $^5/_7$ Geschwistern fehlte aber Anämie.

In einem gewissen Sinne stellt auch die Perniciosa eine Ovalocythämie dar, jedoch keine konstitutionelle, sondern eine erworbene (siehe aber LENAZ, STERNBERG bei Perniciosa).

Ovalocyten und Ovalocytenanämie.

BERNHARDT: Dtsch. med. Wschr. **1928**, 987.
GÜNTHER: Dtsch. Arch. klin. Med. **162**, 215 (1928).
HIJMANS VAN DEN BERGH: Arch. Verdgskrkh. **43**, 65 (1928); Dtsch. med. Wschr. **1928**, 1244. — HUCK: Bull. Hopkins Hosp. **34**, 396 (1923). — HUNTER u. ADAMS: Ann. int. Med. **2**, 1162 (1929).
PENATI: Kongreßzbl. inn. Med. **57**, 529.
ROTH: Fol. haemat. (Lpz.) **1930**.
SIMMEL: Erg. inn. Med. **27**, 529 (1925).
WANNER-BISHOP: Arch. int. Med. **1924**.

IV. Die Chlorose.

Vorbemerkungen: Die folgenden Ausführungen über Chlorose beruhen fast ausschließlich auf eigenen jahrelangen, systematischen Forschungen und bringen eine große Zahl neuer Tatsachen und theoretischer Erklärungen. Zu diesen Studien war ich gezwungen, weil sich mir immer mehr die Überzeugung aufdrängte, daß nicht nur von den praktischen Ärzten, sondern selbst von Klinikern außerordentlich vieles zu der Chlorose gerechnet worden ist, was mit ihr keinerlei Verwandtschaft hat. Es mußte daher sorgfältig nach neuen sicheren Kriterien der Bleichsucht gesucht werden. Zu diesem Zwecke habe ich eine größere Zahl klar ausgesprochener Chlorosen studiert, über Jahre verfolgt und eine große Zahl zweifelhafter Bleichsuchtfälle in gleicher Weise wissenschaftlich bearbeitet.

So bin ich zum Teil auf Grund neuer Untersuchungsmethoden zu einer sicheren Abgrenzung der Chlorose gekommen. So habe ich herausgefunden, daß Chlorose eine seltene, allerorts viel zu häufig angenommene Krankheit ist, die freilich manchmal nur durch sehr eingehende wissenschaftliche Untersuchungen erkannt oder sicher von anderen Anämien abgegrenzt werden kann. Es hat sich dabei gezeigt, daß neben der äußerst wichtigen Anamnese auch die Konstitution eine große Rolle spielt, so daß man geradezu von einer chlorotischen Konstitution reden kann, daß ferner die beweisenden Blutbefunde nicht nur in einem bestimmten charakteristischen roten und weißen Blutbilde liegen, sondern daß vor allem auch Serumfarbe, Serumkonzentration und die Eiweißkörper des Serums in ihrer Zusammensetzung (Albumin-Globulinmischung) für die Diagnose von großem Werte sind. Für wenige klare Fälle erweist sich endlich erst die über Jahre lang fortgesetzte Beobachtung und wissenschaftliche Untersuchung als beweisend.

Chlorose ist eine klinische Krankheitseinheit, eine *wirkliche Krankheit,* nicht bloß ein Symptom, wie etwa die Anämie bei Carcinom oder Ulcus.

Die Chlorose ist charakterisiert:

1. durch das ausschließliche Vorkommen beim weiblichen Geschlechte;
2. durch die Entstehung zur Zeit der Pubertät, mit großer Tendenz zu Rezidiven in späteren Jahren, und zwar im Frühjahr oder Herbst;
3. durch die Entwicklung aus inneren Gründen, ohne äußere Ursachen;
4. durch völliges Fehlen toxischer Momente auf den Stoffwechsel, auf die roten und weißen Blutzellen im Gegensatz zu fast allen anderen Anämien, daher auch keine Abmagerung, kein Fieber (außer bei Thrombose), keine Vermehrung der Urobilinkörper, keine pathologischen L., keine Vermehrung grob disperser Eiweißkörper im Serum;
5. durch einen bestimmten charakteristischen, nicht aber spezifischen Blutbefund, der eine Insuffizienz der Erythropoese darstellt;
6. durch die Unmöglichkeit einer Heilung, wohl aber glänzender temporärer Erfolge unter Eisen infolge von stärkster Reizwirkung auf das Knochenmark. In vielen Fällen aber „Spontanheilung“ im Laufe der Jahre.

Es kann nicht genügend betont werden, daß *erst alle diese Momente zusammen die Diagnose erlauben.*

Ganz unstatthaft ist ein Schluß nur aus dem Blutbefunde; denn ein an sich allein beweisendes Blutbild für Chlorose gibt es nicht. Viele andere Krankheiten, wie Tuberkulose, Ulcus oder Carcinom, zeigen einen ähnlichen oder gleichen Blutbefund.

Immerhin handelt es sich um einen charakteristischen und regelmäßigen Befund, so daß man behaupten kann, es *ist eine Anämie keine Chlorose, die nicht den charakteristischen Blutstatus ergibt.* Ob nun Chlorose vorliegt, darüber muß der ganze Befund und die Anamnese entscheiden; die Blutuntersuchung ergibt nur den Grad der Bleichsucht und ein allerdings wichtiges Symptom.

Chlorose kommt beim männlichen Geschlechte nicht vor und ist beim Mann bisher niemals auch nur halbwegs wissenschaftlich nachgewiesen.

So betonen hervorragende Autoren, z. B. v. NOORDEN, daß sie bisher noch nie in den Fall gekommen seien, eine männliche Chlorose als wahrscheinlich zu diagnostizieren; stets hätte die Annahme einer anderen Anämie viel näher gelegen. Mit dieser Erfahrung deckt sich die meinige; denn trotz vieljährigem ganz speziellen Suchen nach Chlorosis virilis konnte ich nicht ein einziges Mal eine der Kritik standhaltende Beobachtung machen. Auch LENHARTZ und OTTEN vertreten dieselbe Auffassung. Gewöhnlich waren die jungen Leute, welche für männliche Chlorosen gehalten wurden, nicht einmal anämisch (Pseudoanämie), sondern nur blaß, bei 100—120% Hb. HAYEM, der zwar männliche Chlorose annimmt, betont, daß es sich zuweilen um Sexualneurastheniker[1] handle; aber es ist ihm nicht entgangen, daß solche Chlorosen doch einen anderen Verlauf aufweisen, besonders, daß sie ohne Eisen geheilt werden, während er doch dem Eisen eine spezifische Wirkung zuschreibt.

Einzig eine Beobachtung von TÜRK (Vorlesungen 1912) darf Anspruch auf Beachtung erheben. Ich sehe aber auch in ihr nicht den Beweis einer männlichen Bleichsucht und halte eine Tuberkulose für wahrscheinlich, ebenso ist die „virile Chlorose“ von HOLLER mit ausgebreiteten Drüsen- und initialer Lungentuberkulose verlaufen.

Ich gebe zu, daß Tuberkulosen nur unter besonderen Umständen Anämie erzeugen, und daß auch andere erworbene oder endogene konstitutionelle oder endokrine Veränderungen in Betracht kommen. Das zeigte auch die als tödliche Chlorose sicherlich zu Unrecht herangezogene Beob. von GROSS und BEUTLER (schwerste innersekretorische Affektion, Dysgenitalismus, Akromegaloid, Tod).

Augenfällig ist die *Entstehung der Bleichsucht* in der Zeit der *Pubertät.* Häufig rezidiviert die Krankheit, so daß das Leiden auch später, sogar nach dem 30. Jahre und selbst in schweren Formen konstatiert wird; aber eine sorgfältige Anamnese ergibt die Entstehung im Pubertätsalter.

Nach meiner Ansicht *entstehen Chlorosen nur aus inneren Gründen.* Häufig werden Schädlichkeiten angeschuldigt; aber diese sind so banaler Natur, kommen so vielfach vor, ohne Chlorose zu erzeugen, wie Kummer und Sorge, schlechte Wohnung, ungenügende Nahrung, daß ein kritischer Arzt darin niemals die wahre Ursache erblicken kann.

Wenn derartige Momente überhaupt eine Beziehung zum Ausbruch der Chlorose besitzen, so sind sie sicherlich nur auslösende Faktoren und von sehr geringer Wichtigkeit. Diese angeblichen Ursachen bedeuten nichts weiter als die Widerspiegelung des im Volke so großen Verlangens, eine Ursache für ein Leiden zu finden, und wenn es nicht anders geht, eine Ursache zu konstruieren.

In zahlreichen Beobachtungen konnte ich den Nachweis führen, daß bei sorgfältiger Anamnese die Bleichsucht vor der angeschuldigten Ursache bestanden hatte, daß die Mädchen z. B. schon vor ihrer Anstellung in der Stadt einen Chloroseanfall auf dem Lande durchgemacht hatten, mit Arbeitsunfähigkeit, Ödemen, Sistieren der Menses. Solche Erkrankungen waren dann bei ungenügender Anamnese als „Großstadtchlorosen“ angesprochen worden.

Als besonders wichtig möchte ich ferner ansehen, daß bei Chlorose die Wirkung irgendwelcher *Toxine* auf den Stoffwechsel und auf die allgemeine Ernährung *nicht bewiesen,* ja ganz und gar nicht wahrscheinlich ist. Damit erhält diese Art der Blutkrankheit eine Sonderstellung gegenüber fast allen anderen Anämien. Auch erythrocytotoxische Toxine sind nie nachzuweisen. Gegen vermehrten Blutzerfall sprechen das Fehlen von Hb.-Derivaten und von Bilirubinvermehrung im Serum, im Gegensatz zu hämolytischen Anämien, das Fehlen

[1] Diese Patienten sind in der Tat meist auffällig blaß, oft aber gar nicht anämisch. Wenn Blutarmut vorliegt, so ist sie nur mäßig, und das klinische Bild hat keine Verwandtschaft mit Chlorose.

von vermehrten Urobilinkörpern im Harn und Stuhl. Auch traf ich in einer eigenen Beobachtung Milz und Leber ohne Siderose und in ausgedehnten Untersuchungen fast immer einen ganz niedrigen Bilirubinspiegel des Serums. Niemals trifft man ferner pathologe L. außer bei Komplikationen.

Entstehung der Chlorose.

Auf Grund vieljähriger Forschungen halte ich die folgende Entstehung der Chlorose für gesichert, weil sie alle Tatsachen berücksichtigt und erklärt.

Die Keimdrüse der Bleichsüchtigen macht eine langsamere oder ungenügende Entwicklung durch als normal und ist deshalb funktionell insuffizient. Diese besondere Anlage des Organs ist ausgesprochen vererbt und vererbbar, also konstitutionell. Naturwissenschaftlich betrachtet, handelt es sich um eine Mutation des Menschengeschlechtes, eine Art homo sapiens mit einer andern Ausbildung und Entwicklung der Keimdrüse. Übergänge zu der bei der Mehrheit der Menschen vorkommenden Keimdrüse gibt es nach meiner Erfahrung und Forschung nicht; das ist ein weiteres Argument für die Auffassung als Mutation (= plötzliche sprunghafte Neuentstehung aus innerer Ursache ohne Zwischenglieder). In einer Familie ist die eine Tochter chlorotisch, die andere nicht, oder es sind auch öfters alle bleichsüchtig. Zwischenformen zwischen Chlorotischen und Nichtchlorotischen sind lediglich vorgetäuscht. Zur Beweisführung dieser Sätze ist es unerläßlich, jahrelange Beobachtungen durchzuführen.

Die Keimdrüse beeinflußt hormonal mit der Pubertät eine Reihe anderer Organsysteme, besonders auch innersekretorische Drüsen. Fehlt dieser zur Pubertätszeit normal einsetzende Einfluß, so entsteht eine Dysharmonie der inneren Organkorrelationen. Auf eine solche Gleichgewichtsstörung entsteht die Blutarmut als hormonale Störung der Knochenmarksfunktion. Dabei braucht die Insuffizienz der Erythropoese nicht eine primär ovarielle zu sein; sie kann ebensogut aus andern innersekretorischen Organen oder eher noch aus der Störung ganzer hormonaler Systeme hervorgehen, wenn in der Pubertät der sonst normal einsetzende Einfluß der Keimdrüsen ausbleibt.

Das hormonale Inkrafttreten der Keimdrüse zeigt sich bei beiden Geschlechtern zur Pubertätszeit in vielfachen Äußerungen; ich erinnere an das Knochenlängenwachstum, an den Abschluß der Verknöcherung, an das Auftreten der sexuellen Behaarung, an die jetzt einsetzende Involution des Thymus, an den Einfluß auf den Stoffwechsel, besonders in bezug auf den Fettansatz, an die Beeinflussung der Psyche. Alle diese Erscheinungen sprechen für das Zusammenarbeiten vieler innersekretorischer Organe und hormonaler Systeme mit dem Einsetzen der Keimdrüsenfunktion.

Bereits oben (S. 281) ist auf andere Anämien auf dem Boden innersekretorischer Störungen hingewiesen, so auf die oft schweren Formen von Blutarmut bei Myxödem, Osteomalacie, Addison, atrophischer Myotonie. Dysgenitalismus, siehe auch die Beob. von Beutler und Gross, S. 331). Hier sind Erkrankungen oder Funktionsstörungen innersekretorischer Organe sichergestellt; vgl. meine Arbeiten über Osteomalacie[1], über atrophische Myotonie[2], über Chlorose[3]. Die hier vertretenen Auffassungen über Anämien auf dem Boden innersekretorischer Störungen sind seither von sehr vielen Autoren bestätigt worden, wie auch meine Annahme der innersekretorischen Regulation des Blutbildes. Damit ist auch für das Verständnis der chlorotischen Anämie der Boden geschaffen und die Chlorose aus ihrer scheinbaren Sonderstellung herausgehoben. Daß aber bei der Chlorose tatsächlich andere innersekretorische

---

[1] Münch. med. Wschr. **1917**, 1513; **1918**, 551, 585, 609.
[2] Münch. med. Wschr. **1917**, 1631.
[3] Dtsch. med. Wschr. **1918**, Nr 31; Münch. med. Wschr. **1918**, 609.

Organe mitbeeinflußt werden, erhellt aus folgenden, zum Teil später noch eingehender zu erörternden Befunden:

1. Die geringe Pigmentierung der Haut und die schwache Sonnenbräunung weist auf veränderte Funktion des Adrenalsystems (Hyperfunktion).

2. Die oft vorhandenen, leicht hypoplastischen und infantilen Verhältnisse der Sexualorgane deuten auf verzögerte Funktion der Keimdrüse.

3. Das in mindestens $^3/_4$ der Fälle feststellbare größere Längenwachstum der chlorotischen gegenüber den nichtchlorotischen Schwestern.

Daß es auch gelegentlich kleine Mädchen mit Chlorose gibt, ist bei der Vererbung des Größenwachstums und der komplexen Natur einer solchen Erbanlage selbstverständlich.

4. Der fast immer kräftigere, daher oft als viril bezeichnete Knochenbau.

5. Der konstante Befund andauernd geringer £.-Werte bei jugendlichen Bleichsüchtigen, der auch mit der Eisenheilung nur zu der unteren Grenze der normalen £.-Zahlen führt, zeigt die Beeinflussung des lymphatischen Systems (Hypofunktion) und vielleicht des Thymus.

Dieser Befund darf allerdings nicht differentialdiagnostisch überschätzt werden, da er auch bei sekundären Anämien auftritt. Jedenfalls aber spricht das Blutbild gegen lymphatische Überproduktion.

6. Wahrscheinlich und oft behauptet ist ein Einfluß der Chlorose auf die Schilddrüse. Vieles in der Literatur ist hier aber noch unsicher. Mein Beobachtungsmaterial versagt in dieser Frage, weil in den von mir geprüften Orten (Tübingen, Zürich) Struma zu häufig ist.

7. Ganz auffällig, wie bei vielen anderen innersekretorischen Störungen, ist der für die Chlorose charakteristische abnorme Fettansatz.

Die vorstehende Theorie schließt sich an die von Noorden u. a. geäußerten Gedanken an, nach denen eine innere Sekretion der Geschlechtsorgane einen Reiz auf die Erythropoese ausübe. Zwar würden auch andere Erregungen die Blutbildung treffen; aber diese wäre gefährdet bei Wegfall oder Abschwächung der von den Ovarien ausgehenden Reize. Ungeklärt blieb bei der Noordenschen Vorstellung, wieso diese Reize nur bei der Pubertät die Erythropoese beeinflussen; ferner, warum sie nur bei einem kleinen Teil der Menschen, und nur beim weiblichen Geschlecht, so wichtig sein sollten. Nicht ausreichend erwies sich die Hypothese, als eine ganze Anzahl weiterer innersekretorischer Störungen bei der Chlorose von mir entdeckt wurden und die Blutarmut nicht mehr allein eine Erklärung forderte, sondern die ganze Konstitution. Durch meinen Hinweis auf andere innersekretorische Anämien (Myxödem, Addison, Myotonie atrophica, Osteomalacie, ovarielle puerperale Anämie, Dysgenitalismus usw.) wurde meiner Theorie sofort größere Beweiskraft gegeben.

Diese Erklärungsschwierigkeiten sind behoben, wenn das Zusammenarbeiten aller innersekretorisch tätigen Organe in den Mittelpunkt der Theorie gestellt wird. Jetzt ist auch verständlich, warum zu der Zeit der Pubertät und nur beim Weib die Krankheit auftritt, denn jetzt sollte die innere Sekretion der Ovarien in das hormonale Spiel der innersekretorischen Organe eingreifen, wie ja alle diese Organe in besondern Lebensabschnitten zu besonderem Einfluß gelangen.

Daß nur ein kleiner Teil der Frauen chlorotisch wird, fände seine Erklärung in der Annahme einer Mutation, in der plötzlich entstehenden Variation von Menschen mit konstitutionell anders veranlagten und erst später sich entwickelnden Keimdrüsen, wie wir etwas Analoges in der Insuffizienz des Pankreas für den familiär und früh auftretenden Diabetes allgemein annehmen.

Mit der Anerkennung der Mutation ist die Erblichkeit und das Konstitutionelle vollkommen verständlich.

Bei all diesen Annahmen ist auch das uralte, von NOORDEN besonders scharf geprägte Postulat erfüllt, daß jede Chlorosetheorie scheitert, die nicht die weibliche Keimdrüse in den Mittelpunkt der Pathogenese stellt.

Die Hypofunktion des Ovars bei Chlorose habe ich dadurch ins Licht zu setzen versucht, daß ich auf das in allen wichtigen Punkten des klinischen Bildes gegensätzliche Verhalten der puerperalen Osteomalacie, einer zweifellosen Hyperfunktion der Keimdrüse, hingewiesen habe.

Experimentelle Forschungen auf dem Gebiet der Chlorose sind unmöglich, da Tiere keine Bleichsucht haben. Immerhin gelang es v. BREUER und SEILLER, durch Kastration an jungen Tieren Anämien zu erhalten, während Kontrolloperationen (Uterusexstirpation) ohne Einfluß blieben. Freilich entstand eine parallele Verminderung von Hb. und R. Ähnliche Ergebnisse bietet die experimentelle Studie von DENECKE u. JOSAM bei Hunden: Nach Ovarexstirpation Hb.-, R.- und F.-I.-Abnahme, so daß diesen Autoren die Beeinflussung der Blutbildung vom Ovar aus als erwiesen erscheint. Auch bei der Gallenfistelanämie von SEYDERHELM und TAMMANN bekamen wachsende weibliche Hunde nach Exstirpation des Ovars eine starke hypochrome Anämie, erwachsene Hündinnen aber nicht. Experimentell bewies auch MOLTENI den Einfluß der Keimdrüsen auf das Blut.

Ich kenne eine Patientin mit moral insanity, bei der im 17. Lebensjahre die Entfernung beider gesunder Ovarien vorgenommen wurde. Irgendwelche Symptome von Bleichsucht sind in den folgenden zehn Jahren nicht aufgetreten. Dies spricht nicht gegen die Theorie; denn mit 17 Jahren kann die innere Sekretion der weiblichen Keimdrüsen schon jahrelang Geltung bekommen haben, um die normalen Korrelationen einzuleiten. Selbstverständlich sind derartige Fragen weit komplizierter, als daß ein grober operativer Eingriff uns Klarheit geben könnte.

Die Blutarmut ist also lediglich Teilerscheinung der Bleichsucht und jede Theorie scheitert, die sich nicht auf alle Erscheinungen einstellt.

Wegen dieses so ungemein kleinen Gesichtswinkels der bloßen Berücksichtigung der Blutarmut verdienen die früheren Erklärungsversuche der Literatur kaum noch eine Erwähnung. Vieles lasse ich als erledigt ganz weg.

Frühere Auffassungen der Entstehung der Chlorose.

1. Die Chlorose beruht auf verminderter Neubildung (funktionelle Anergie: IMMERMANN). Dies ist nur die Umschreibung des Vorkommens einer Anämie ohne vermehrten Blutzerfall. Die Anergie soll angeboren (Aplasie des Gefäßsystems) oder erworben vorkommen. In der Pubertät entsteht sie wegen vermehrter Ansprüche an die Blutneubildung. Letztere Ansicht ist durch nichts wahrscheinlich gemacht.

2. Französische Autoren, besonders HANOT, HAYEM, GILBERT, vertreten die Ansicht. daß tuberkulöse Disposition eine Hauptursache der Chlorose darstelle. Drei Viertel der Fälle sollen auf tuberkulöse Familien fallen. Die Klinik widerlegt diese Auffassung, die für das charakteristische Verhalten der Chlorose nicht die geringste Erklärung bietet.

3. v. HÖSSLIN, LLOYD-JONES betrachteten okkulte Blutverluste des Magen-Darmtraktus als Ursache. Diese Blutverluste bestehen nicht. Andere sehen in den menstruellen Blutverlusten die Ursache; aber oft ist die Chlorose vor Eintritt der Menses da, und das Aussetzen und Schwächerwerden der Menses mit der Chlorose ist ja charakteristisch.

4. NOTHNAGEL, CLARK, DUCLOS beschuldigen Verstopfung und gesteigerte intestinale Eiweißfäulnis, MEINERT Gastroptosis und Zerrung des Plexus coeliacus. Besprechung unnötig.

5. Hypoplasie des Gefäßsystems (VIRCHOW) kann ohne Blutarmut in viel stärkerem Grade vorkommen, erklärt keineswegs das ausschließliche Befallensein des weiblichen Geschlechtes und die exquisite Eisenwirkung.

6. GRAWITZ, REINERT usw. betrachteten die Bleichsucht als Neurose. Dafür gilt das Wort v. NOORDEN, daß eine derartige Ansicht „einer ernsthaften Diskussion nicht wert ist".

7. Früher hat man den schädlichen Einfluß des Korsetts auf die abdominalen Organe als Grund für Chlorose herangezogen und einige Autoren (DENECKE, P. WEBER) glauben, daß mit dem Weglassen des Korsetts die Chlorose selten geworden sei (siehe später).

Symptome.

1. Zu den *Frühsymptomen* gehört eine schnelle Ermüdung und eine bedeutende Steigerung des Schlafbedürfnisses. Es ist charakteristisch, daß die Patientinnen am Morgen nach langem Schlafe nicht frisch erwachen. Erst im

Laufe des Nachmittags und besonders gegen Abend schwindet dieses Schlafbedürfnis. Zunächst hat das Aussehen dieser Kranken wenig gelitten und eine auffallende Blässe ist noch nicht vorhanden.

2. *Ausgeprägte Fälle.* Die Chlorose nimmt langsam oder auch rasch an Intensität zu. Die Hauptklagen sind: große Müdigkeit, rasche Erschöpfung, Kopfweh, Atemnot bei körperlicher Anstrengung, Herzklopfen, Seitenstechen und Störungen der Menstruation, wobei Schwächerwerden oder Versagen der Menses viel häufiger beobachtet wird als starker Blutverlust. Leichte dyspeptische Symptome sind gleichfalls häufig.

Infolge des Leidens werden viele Kranke schlaff, verrichten ihre Arbeit mit Mühe und Unlust, obwohl psychische Faktoren imstande sind, alle Hemmungen zu überwinden; so können Chlorotische stundenlang auf einem Ball tanzen und dabei gewaltige körperliche Leistungen aufweisen, ohne nachher besonders große Erschöpfung zu zeigen.

Das Aussehen in den mittelstarken Formen der Chlorose ist zumeist ein blasses. Besonders sind Lippen und Schleimhäute sehr blaß; aber gewöhnlich ist auch die Farbe der Wangen bleich. Der Farbenton ist bei Chlorose auf der Brust ein *Alabasterweiß* und kontrastiert mit dem oft gelblichen Aussehen der Kranken bei perniziösen oder sekundären Anämien. Manchmal freilich wird die Hautfarbe blaßgelblich, nur selten blaßgrünlich. Stets muß die Hautfarbe am ganzen Körper, nicht nur im Gesicht, berücksichtigt werden.

Gelegentlich kommen sog. „blühende“ Chlorosen vor. Die Wangen behalten wegen lebhaften Spieles der Vasomotoren oder starker Gefäßausbildung im Gesicht eine auffallend frischrote Färbung, und nur die Schleimhäute, nicht einmal immer die Lippen, deuten auf Blutarmut.

3. In *schweren Formen der Chlorose* sind alle die geschilderten Symptome noch stärker, insbesondere Blässe, Apathie und Muskelermüdung. Öfters treten Erscheinungen von Hirnanämie auf: Kopfweh, Flimmern vor den Augen, Ohrensausen, Schwindel und Ohnmachtsanfälle. Es bilden sich Ödeme, und besonders machen sich Magenbeschwerden bemerkbar, Appetitlosigkeit, Druck, Aufstoßen, Sodbrennen. Als schwere Komplikationen zeigen sich Thrombosen.

Klinischer Befund.

Bei Untersuchung der Kranken fällt Blässe der Haut und der Schleimhäute in die Augen. Oft trifft man Ödeme des Gesichtes und der Knöchelgegend, nie aber stark verbreitete Ödeme. Die Pigmentation der Haut ist gering, abnorme Färbung sehr selten, am ehesten noch Chloasma. Purpura und jede Form hämorrhagischer Diathese werden stets vermißt, Acne ist häufig.

Die Psyche ist fast immer normal. In Tübingen besonders ist mir bei den chlorotischen Mädchen vom Lande das völlige Fehlen neurotischer Beimischung stets ungemein aufgefallen, und ich habe das beim Unterricht sehr hervorgehoben. Das Benehmen war ruhig, die Aussage klar und bestimmt, keine Wehleidigkeit, keine besondere Affektivität.

Bei Mädchen aus anderen Kreisen dagegen finden sich öfters nervöse und hysterische Beschwerden; doch entsprechen dieselben keineswegs dem Grade der Anämie und sind bei Nichtchlorotischen ebenso häufig. Wie HAYEM schreibt, disponieren Alter und Geschlecht schon genug zur Hysterie.

Ich habe vor Jahren über zweihundert russische Damen behandelt, die „wegen Bleichsucht“ mich aufsuchten, zumeist Studierende, die vielfach ein unhygienisches Leben führten, bis in alle Nacht und weit über ihre Kräfte geistig arbeiteten und dabei oft sich ungenügend ernährten. Psychische Faktoren waren stark zur Einwirkung gekommen, also nahezu Konstellation aller jener für die Auslösung der Chlorose angesprochenen Momente. Gleichwohl traf ich nur drei Chlorosen; es lag zumeist geistige Übermüdung vor.

Flimmern, Schwarzsehen vor den Augen sind bereits erwähnt. Akkommodationsschwäche, rasche Ermüdung beim Lesen ist häufig vorhanden. Die Retina ist blaß, und das Charakteristische ist die Durchsichtigkeit der Blutgefäße und das deutliche Hervortreten der Gefäßwandungen.

Hirschberg, Saundby and Eales, Dieballa erwähnen das Vorkommen von Neuritis und Neuroretinitis mit oder ohne Blutungen in der Retina. Prof. Haab hat wiederholt Thrombosen der Netzhautgefäße gesehen, und in zwei dieser Beobachtungen konnte ich mittelhochgradige Chlorose konstatieren. Otten berichtet von fünf Fällen mit Retinalblutungen. Bei Papillitis traf er durchwegs hohen Hirndruck.

Die Atmung ist oft oberflächlich und etwas beschleunigt. Früher hielt man Lungentuberkulose auf dem Boden der Chlorose für häufig. Wahrscheinlich besteht indessen kein innerer Zusammenhang, sondern nur eine Kombination.

Ich sah im Gegenteil die Tuberkulose bei Chlorose im Verlauf auffällig gutartig. Die Erklärung liegt wohl darin, daß der Thorax der Bleichsüchtigen fast immer breit und tief gebaut ist (viriler Habitus) und dem Fortschreiten der Tuberkulose ungünstigen Boden bietet; ebenso ist der gute Fettansatz als günstig anzunehmen.

Das Spiel der Vasomotoren ist ein wechselndes und finden sich auch Angiospasmen, kalte Hände und Füße, sog. halbtote Finger. An den Venen ist starkes Sausen an den Halsgefäßen (selten V. cruralis) häufig und auch bei gerader Haltung des Kopfes vorhanden.

Es gibt indessen einige Prozente aller Beobachtungen, in denen Venensausen ganz fehlt. Gerade diese Tatsache bereitet der Erklärung des Phänomens große Schwierigkeiten.

Thrombosen bei Chlorose sind öfters beschrieben. Gewöhnlich ist ein Bein befallen, selten der Arm oder ein Hirnsinus. Die Komplikation ist besonders zu fürchten, wenn neben Chlorose noch ein anderes Leiden vorhanden ist, z. B. sah ich mehrfach Thrombose bei der Kombination sicherer Chlorose mit leichter Tuberkulose. Chlorose begünstigt unzweifelhaft Thrombose. In der Regel heilen diese Komplikationen; wiederholt wird aber das Vorkommen tödlicher Lungenembolie berichtet (ebenso zwei eigene Beobachtungen).

Der Gegensatz, Chlorose stets mit viel Blutplättchen und ausgesprochener Thromboseneigung, und Perniciosa mit wenig Pl. und nie vorkommenden Thrombosen ist sehr auffällig.

Der Puls ist infolge geringer Gefäßspannung meist voll, weich und dichrot. Der Blutdruck ist normal. Außer Herzklopfen ergibt die Untersuchung des Herzens in den schweren Formen Vergrößerung der Dämpfung, besonders nach rechts, und nahezu immer systolische Geräusche an Pulmonalis und Herzspitze. Hypoplasie des Aortenbogens oder kleines Herz habe ich bei zahlreichen eigenen Röntgenuntersuchungen vermißt, ebenso Strasburger.

Ödeme sind in meinen Beob. unabhängig von der Hydrämie des Blutes.

Verdauungsstörungen sind selten erheblich, heilen meist auffällig rasch bei Eisenbehandlung und sind bisher viel zu hoch bewertet worden, jedenfalls deshalb, weil viele Nichtchlorosen irrigerweise vorgelegen haben, besonders Ulcus-Anämien. Verminderung der Motilität gehört nicht zur Chlorose. In der Sekretion sind Anomalien häufig, und zwar findet sich zumeist Hyperazidität, oft beträchtlichen Grades. Nach Arneth geht die Steigerung der HCl-Bildung dem Grade der Chlorose parallel. Obstipation trifft man bei Chlorose kaum häufiger als bei Nichtchlorotischen.

Die Milz fand ich nie vergrößert, im Gegensatz zu v. Noorden, obwohl ich ganz systematisch und eingehend auf Vergrößerung gesucht habe.

An den Genitalorganen werden Entwicklungsstörungen von Stieda, etwa dreimal häufiger als bei Gesunden, angegeben. Annäherungen an den kindlichen Typus des Beckens, mangelhafte Entwicklung der äußeren Genitalien, Uterus infantilis, kleine Ovarien, mangelhaft entwickelte Brüste. Stieda hält die Veränderungen für koordinierte Degenerationszeichen; Otten findet solche nur gering ausgesprochen. In systematischer Nachprüfung mit Prof.

MAYER-Tübingen haben wir kleine Abweichungen und leichte Hypoplasien öfters gefunden, nie aber schwere Zustände. Anderseits konnte ich bei schwersten Hypoplasien des weiblichen Genitaltraktus keine Chlorose entdecken.

Die Studie von STIEDA verliert indessen jeden Wert, weil die unerläßliche Hb.-Untersuchung nie vorgenommen ist, da sie „wegen der oft negativen und sehr verschiedenartigen Resultate von relativ geringem Wert“ sei. Zudem hat STIEDA offenkundig viele Tuberkulöse in seiner Untersuchungsreihe.

Die Menstruation ist gewöhnlich abgeschwächt und fehlt bei den schweren Formen der Bleichsucht; weitaus seltener besteht Dysmenorrhöe, die ich selbst bei Chlorose nie angegeben fand.

HOPPE-SEYLER hat die menstruellen Blutverluste bei verschiedenen Affektionen bestimmt und gibt folgende sehr instruktiven Zahlen:

chronische Metritis	bis 326	ccm
normal	26—52	„
Chlorose	5—29	„

Fluor albus ist sehr oft bei Chlorose vorhanden.

Die Konzeption ist nicht vermindert, die Fruchtbarkeit der Ehen gering.

Der Urin ist hell, nur bei schweren Formen dunkler, die Menge gesteigert. Untersuchungen auf Indican ergeben keine Steigerung. Quantitative Urobilinbestimmungen (STRAUSS und viele andere) lieferten stets niedrige Werte. Ich selbst traf nie positive Benzaldehydreaktion, trotz Hunderter von Nachprüfungen. Harnsäure und Harnstoff werden in normaler Menge gefunden.

Stoffwechselversuche lassen den Eiweißumsatz als normal erscheinen. Für die Annahme gesteigerter Darmfäulnis fehlen alle Anhaltspunkte.

Fast immer wird beträchtliches Fettpolster getroffen. Freilich kommen manche Kranke durch ungeeignete Ernährung und Appetitverlust herunter; es gelingt aber leicht, das frühere Körpergewicht zu erreichen.

Fieber mäßigen Grades wird nicht selten (OTTEN 14% der Fälle) konstatiert, ohne irgendwelche erkennbare Komplikationen. Bei langdauernden Steigerungen ist wohl Thrombosenbildung die Ursache.

Formen der Chlorosen.

Man kann unterscheiden zwischen Pubertätschlorosen und Spätchlorosen. Erstere sind typisch und klassisch, letztere sehr oft im Blutbilde nicht mehr stark ausgeprägt, aber in bezug auf Rückfälle im Frühjahr und Herbst und nach den klinischen Beschwerden klar. Manche Eigentümlichkeiten der Spätchlorosen werden später erwähnt.

Als torpide Chlorosen bezeichne ich chronische Fälle ohne Regenerationszeichen im Blute. Gewaltig greift hier freilich das Eisen ein!

Blühende Chlorosen sind von alters her bekannt, obwohl freilich oft zu Unrecht diagnostiziert. Einige Beobachtungen mögen hier erwähnt sein:

W., 18jährig. 14. 12. 12: Hb. 45, R. 2,768, F.-I. 0,8, $\eta = 2{,}2$, $\eta_1 = 1{,}65$.
Unter Eisen „mit Riesenschritten“ alles geheilt. Frühjahr 1913 kein Rückfall, wohl aber leichte Rezidive im Herbst 1914 und 1915.

19. 12. 17 Kontrolle, arbeitet schwer im Feld und zu Hause! Periode normal, *Gesicht rotwangig,* fühlt sich völlig wohl. Brust alabasterfarben, Mucosae blaß. Fettansatz stark; keine Spur nervös; starkes Nonnensausen; geringe Herzgeräusche; Ödeme nie.

Hb. 38!, R. 3,388, F.-I. 0,55, L. 6200, $\eta = 2{,}5$, Serum, $\eta_1 = 1{,}47$, 6,5% Eiweiß, Globuline 20%, £. 11,8%, R. dominierend Mikrocyten, oft blasse R., starke Regeneration.

K., 16 Jahre. 25. 10. 15: Beschwerden typisch und sehr stark, aber *blühendes Aussehen,* Wangen und Lippen schön rot, keine Ödeme, starke Herzgeräusche. Hb. 47, R. 3,11, F.-I. 0,8, L. 7225, $\eta = 2{,}3$, Serum ganz hell, $\eta_1 = 1{,}58$, Eiweiß 6,9%, £. 12,8%, R. typisch.

5. 4. 16. Eisenheilung rasch eingetreten, nie die geringsten Klagen, systolische Geräusche noch da. Hb. 80, R. 4,568, F.-I. 0,88, L. 9300, $\eta = 4{,}0$, Serum normalfarben, $\eta_1 = 1{,}80$, Eiweiß 8,1%, £. 29,9% (chronische Ohreiterung); noch viele R. klein und blaß.

2. 3. 17. Kontrolle: Sei ganz gesund; Aussehen blühend; *Lippen rot,* Mucosae blaß; Ödeme o. Hb. 47, R. 3,988, F.-I. 0,6, $\eta = 3{,}05$!, Serum blaß, $\eta_1 = 1{,}75$, Eiweiß 7,8%, £. 15,3; typisches Blutbild ohne Regeneration. Unter Eisen in 26 Tagen Hb. 67, R. 4,8, $\eta = 3{,}7$, Serum normalfarben, 8,3% Eiweiß, $\eta_1 = 1{,}8$, £. 11,2; noch typisch chlorotisches Blutbild.

Seit LAACHE versteht man unter *larvierten Chlorosen* Chlorosen mit typischen Beschwerden, aber normalen oder fast normalen Hb.-Werten. Nach SAHLI, SEILER und besonders MORAWITZ wären solche Fälle häufig und würden sich durch Besserung unter Eisen und oft auch durch leichtes Ansteigen der Hb.-Werte sicherstellen lassen.

Diese Beobachtungen sind aber nicht ausreichend als Chlorosen begründet, weder klinisch noch hämatologisch. Eine Beweisführung nur mit Hb.-Zahlen (R.-Werte sehr summarisch bei SEILER und DUBNIKOFF) kann nicht angenommen werden. Zahllose Neurosen zeigen auf Eisen suggestive Erfolge, und so bescheiden erhöhte Hb.-Zahlen kann man auch leicht erheben. Ich verweise in dieser Hinsicht auf die großen physiologischen Schwankungen. Mit Recht bemerkt TÜRK, daß dann männliche Chlorosen geradezu zu Millionen als larvierte mit normalen Hb.-Werten vorkommen, nie aber typische Bleichsucht beim Mann. „Wohin kommen wir dann?" Meist seien das blasse Neuropathen.

Bei meinen systematischen Studien vermochte ich mich nie zu der Annahme einer larvierten Chlorose in diesem Sinne zu entschließen. Entweder handelte es sich um Chlorosen mit weitgehend kompensierter Anämie, bei denen der eingehende Blutbefund doch noch beweisend war, oder dann fielen die Fälle ganz aus dem Rahmen der Chlorose heraus. Gerade die bei Nachprüfungen unerwartet oft getroffenen starken *chlorotischen Anämien* (bis Hb. 47 oder 50 oder 62 oder 63 oder gar 38! (S. 313), *ohne alle Beschwerden* erschüttern den Glauben an solche larvierte Chlorosen mit erheblichen Klagen; denn hier würde es sich ja um die wahre larvierte oder besser *klinisch latente Chlorose* handeln, die erst durch den Blutbefund und die Therapieerfolge entdeckt wird.

Bei der Annahme larvierter Chlorosen müßte man dem Blutbefund nur noch eine geringe Bedeutung beilegen und ihn nicht mehr als Kardinalsymptom auffassen. In der Tat hat MORAWITZ die Anämie nicht als das Kardinalsymptom der Chlorose erklärt, von dem die anderen Symptome abhängen, sondern als sekundär. Er glaubt, Eisen greife an der Wurzel der Krankheit an (eine bereits 1883 von HARNACK ausgesprochene Ansicht), nicht an der Hb.-Armut, und sei bei fast allen nichtchlorotischen Anämien nutzlos. Tatsächlich gibt aber Eisen bei vielen Anämien jeder Art glänzende Erfolge.

Daß freilich die Anämie nicht das einzige wichtige Krankheitszeichen darstellt, das ist allerdings klar und bedarf keiner speziellen Ausführung. Dagegen muß immerhin betont werden, daß mitunter bei geringer Anämie die Beschwerden unverhältnismäßig stark sind. Es findet sich aber eine solche Dissoziation der Erscheinungen bei allen Krankheiten.

Chronische und Spätchlorosen.

Die wissenschaftliche Beweisführung für die Existenz solcher Chlorosen ist nicht leicht, und es hat Jahre erfordert, bis ich in dieser Frage zu einer, wie ich jetzt glaube, gesicherten Auffassung gekommen bin; insbesondere ist eine über Jahre sich erstreckende Beobachtung und Anwendung aller Untersuchungsmethoden zur Abgrenzung gegenüber anderen Anämien nötig. Klärung hat uns endlich die Verwendung sehr hoher Eisendosen gebracht.

Man kann gut begreifen, daß manche Chlorosen bei der üblichen Eisenbehandlung mit niedrigen Dosen immer wieder rezidivieren, weil sie zwar deutlich auf Ferrum in verschiedener Form ansprechen, aber nur temporär eine Kompensation der Knochenmarkinsuffizienz erreichen. Für die Diagnose chronischer oder Spätchlorose sind maßgebend:

1. Heredität und konstitutionelle Momente.
2. Klare Anamnese mit Beginn in der Pubertät.
3. Sicherer, wenn auch zeitlich beschränkter Einfluß des Eisens.
4. Klinisches Bild und Blutbild unter reichlich Eisen glänzend beeinflußt.

Anders liegt es, wenn eine Frau viele Jahre stark blutarm ist, keinerlei nennenswerte Eisen- und Arsenerfolge, auch nicht temporäre aufweist, vielleicht noch leichte tuberkulöse Veränderungen oder chronische Darm- und Magenstörungen hat. Solche Fälle wurden früher sicher fast immer ins Gebiet der sekundären Anämien eingereiht, besonders wenn eine Chlorosenanamnese nicht oder nicht mehr sicher festgestellt werden konnte. Selbst wenn aus der Pubertätszeit sichere Anhaltspunkte für Bleichsucht (jedes Frühjahr große Müdigkeit, pastöses Aussehen und große Blässe, Ödeme, Versiegen der Menses) sich erheben ließen, so dachte man doch eher an Kombination einer früheren Chlorose mit Ursachen für sekundäre Anämie und wollte sich nicht zur Annahme einer chronischen, torpiden, auf die Behandlung nicht reagierenden reinen Chlorose entschließen. Je mehr ich mich aber bei den systematischen Untersuchungen mit meinem Mitarbeiter ALDER überzeugen konnte, wie verschieden die Eisenerfolge schon bei gewöhnlichen Chlorosen ausfallen, namentlich in bezug auf die Dauer der Eisenwirkung, und je mehr unsere Auffassung von der quantitativen Insuffizienz in der Hormonbildung der chlorotischen Keimdrüsen sich als zu Recht bestehend erwies, desto mehr wurden wir zur Annahme des quantitativ stärksten Grades der Chlorose, der torpiden Dauerchlorosen gedrängt.

Beweise für die frühere falsche Auslegung solcher Fälle als sekundärer Anämien ergaben sich aber erst, als wir zu ganz hohen Eisendosen 3—6 mal täglich 0,5 Ferrum reduct. übergegangen sind. Jetzt gelang die Beeinflussung oft geradezu glänzend und oft mit Dauererfolg bei Frauen, die 20 und mehr Jahre aus ihrer schweren Anämie nicht hatten herausgebracht werden können.

Es ergaben sich jetzt folgende Verhältnisse:

1. Ein Teil dieser Anämien zeigt wie Frühchlorosen nach Eisen *immer wieder Rückfälle*, spricht aber auf hohe Dosen jedesmal an; selbst z. B. im Alter von 43 Jahren. Liegt jetzt Heredität, ausreichende Chloroseanamnese für die Pubertätszeit und chlorotische Konstitution vor, so darf man von Spätchlorosen sprechen.

Die Minusfunktion der hormonalen Gewebe, die eine Beeinflussung der Blutbildung besorgen, ist aber noch da; sie ist vielleicht eine absolute und bleibende (darüber müssen weitere Jahre entscheiden) und nur durch die Anregung des Knochenmarkes kann ein Zeichen der Störung, die Anämie, zeitweise kompensiert werden; nie war es aber möglich, konstitutionelle Zeichen wie die alabasterfarbene Brusthaut zu ändern.

2. Es gelingt aber mit sehr hohen Eisendosen, in anderen Fällen *tatsächlich bleibendes Verschwinden der Anämie* zu erreichen. Hier genügt der Stimulus des Eisens, um die Insuffizienz der hormonalen Gewebe endgültig zu beseitigen, weil vielleicht eine Selbstheilung auf dem Wege einer nachträglich doch noch vollen Funktionsentwicklung schon nahe bevorstand.

3. Ein weiteres Moment liegt in der *ungewöhnlich starken Einwirkung anämisierender Einflüsse auf chlorotischem Boden.*

So sehe ich, daß eine Geburt selbst ohne starke Blutverluste, ein Abortus oder Blutungen (Myome oder extragenital bedingte starke Menses) bei chlorotischer Konstitution in späteren Jahren ungewöhnlich hartnäckige Anämien erzeugen. Exogene Momente spielen also eine starke Rolle. Daß es sich aber nicht um primär konstitutionell minderwertige Anlage der Erythropoese handeln kann, das beweist ja gerade der durchschlagende Erfolg des Eisens.

Daß das Blut jeder Chlorose einer gewöhnlichen Knochenmarksinsuffizienz ohne jedes Charakteristicum entspricht, hatte ich immer betont.

4. Zu denken ist ferner an die Möglichkeit, daß auch mit unseren *höchsten Eisendosen* bei *starker* Insuffizienz der Reiz unwirksam bleibt und damit eine Kompensation der Anämie ausbleibt.

Hierher zählt vielleicht eine Beobachtung, bei der wir immer zwischen unheilbarer Chlorose und zwischen Dystrophia adiposogenitalis schwankten. Freilich ist dies der einzige Fall, der bei gesichterter Chloroseanamnese bisher refraktär geblieben ist.

Von den bei aller Kritik und jahrelang durchgeführten eingehendsten Untersuchungen als chronische Chlorosen angesprochenen Fällen bleibt ein Teil bei Kontrollen ohne Rückfälle, viele andere zeigen trotz glänzenden Erfolges Rückfälle.

Zu beachten ist die immer wieder beobachtete Tatsache, daß schwerste Anämie bei Rückfällen ohne jedes Krankheitsgefühl bestehen kann, daß also nur die genaue Blutuntersuchung maßgebend ist, und daß auch leichte Anämiezeichen bei den klinisch dauernd „geheilten“ Chlorosen so gut wie immer hämatologisch geblieben sind.

Beispiel einer Spätchlorose. 44jährige Frau, in der Jugend Bleichsucht, nachher nicht mehr behandelt.

Im 26. Jahre einzige Geburt, ohne großen Blutverlust. Im Anschluß daran schwere Anämie, die jahrelang unbeeinflußbar blieb.

Mit 33 Jahren stelle ich fest: Schwere Anämie von sekundärem Charakter. 45% Hb. 3500000 R. Weitere Befunde bieten nichts Besonderes. Aufenthalt im Hochgebirge ohne jeden Erfolg, ebensowenig Änderung auf Eisen und Arsen. Nie Ulcus klinisch oder radiologisch nachweisbar.

Im 44. Jahre Anämie noch schwerer, Herzklopfen, Ohnmachten, Durchfälle, geht trotzdem immer herum. Hb. 20%, R. 1792000, F.-I. 0,6, L. 5770, $\eta = 2{,}35$. Serum blaßgelblich. $\mathfrak{L}$. 16,3%.

Erneuter Aufenthalt im Engadin. Auch Transfusionen ohne Erfolg. Nach 6 Monate langem Aufenthalt Hb. 42%. Trotz aller Eisen- und Arsenpräparate in weiteren 6 Monaten kein Erfolg. Jetzt Eisendosis 0,7 pro die. Hb. geht auf 50% und R. auf 3,740 und sind in weiteren 6 Monaten nicht höher zu bringen. Erst auf Ferr. red. 2,0 pro die rapider Anstieg auf 67% Hb., 4796000 R., $\eta = 3{,}7$, unter viel Polychromasie und Punktierung und 73% Hb. mit 4314000 R., 0,85 F.-I., 10,6% $\mathfrak{L}$. Aussehen jetzt blühend rot. Wird von den Verwandten nicht mehr erkannt. „Keine Leichenfarbe mehr!“ ¾ Jahre später wieder Rückfall. Hb. 50%, R. 3765000, $\eta = 3{,}4$, L. 5730, $\mathfrak{L}$. 23,2%. Trotzdem sehr gutes Befinden. Tritt wieder in Fe.-Behandlung.

Daß einzelne Fälle unter ungünstigen äußeren Bedingungen (schwere körperliche Arbeit und leichte Tuberkulose) nicht recht ausheilen, ist begreiflich.

G., 27 Jahre, seit 10 Jahren bleichsüchtig, jedes Frühjahr Rückfall. Nie Ödeme, immer auffällig blaß, Schwindel, nicht auffällig müde, Schlaf sehr gut. Befund: Sehr groß, sehr breit gebaute Brust, Panniculus sehr stark. Haut alabasterfarben. Deutliche Dämpfung der rechten Spitze, gelegentlich Diazoreaktion positiv.

1. 12. 14. Hb. 68, R. 4,33, F.-I. 0,78, L. 6040, $\eta = 3{,}15$, Serum auffallend hell, $\eta_1 = 1{,}7$, 8,0% Eiweiß, $\mathfrak{L}$. 19, viele kleine blasse R.

18. 1. 15. Hb. 78, R. 4,87, F.-I. 0,81, L. 7850, $\eta = 3{,}72$, Serum blasser als Norm. $\eta_1 = 1{,}78$, 8,4% Eiweiß, $\mathfrak{L}$. 18, viele blasse, kleine R.

27. 3. 15. Hb. 80, R. 4,77, F.-I. 0,85, L. 6950, $\eta = 3{,}6$. Serum abnorm blaß, $\eta_1 = 1{,}82$, 8,3% Eiweiß, $\mathfrak{L}$. 15,2, rote Z. wie oben.

15. 10. 15. Hb. 78, R. 4,68, F.-I. 0,8, L. 5775, $\eta = 3{,}75$, Serum etwas dunkler, $\eta_1 = 1{,}86$, 8,8% Eiweiß, $\mathfrak{L}$. 18,9, oft leicht blasse, kleine R.

9. 9. 16. Hb. 74, R. 4,09, F.-I. 0,9, L. 6265, $\eta = 3{,}7$, Serum abnorm hell, $\eta_1 = 1{,}77$, 8,7% Eiweiß, $\mathfrak{L}$. 21,5, oft kleine R., 1 Normoblast.

14. 7. 17. Hb. 84, R. 4,16, F.-I. 1,0, L. 6555, $\eta = 3{,}55$, Serum obere Grenze der Norm, $\eta_1 = 1{,}83$, 8,5% Eiweiß, $\mathfrak{L}$. 20,5, sehr oft kleine R.

Bei der letzten Untersuchung deutliche Spitzenaffektion; starkes Nonnensausen und systolische Herzgeräusche. Bacillen nie. Röntgenbefund gering.

Häufigere Untersuchungen hätten vielleicht doch gelegentlich noch weitergehende Besserungen ergeben. Die Kranke war immer ungewöhnlich stark in Feldarbeit tätig. Auch ist hier die hohe Eisendosis noch nicht in Anwendung gekommen.

Die in der 1. und 2. Auflage als fragliche chronische Chlorose mitgeteilte, von mir als Bleichsucht abgelehnte Kranke kam im Dezember 1917 zur Sektion und erwies sich als Osteomalacie mit schwerer Anämie und enormer Milz[1].

Das Blut bei Chlorose.

Erythrocyten. — 1. *Beginnende Chlorosen.* Es gibt nach meinen Forschungen keine beginnende Chlorosen mit normalen Hb.- und R.-Werten und F.-I. 1,0. Systematische Untersuchungen zeigen nämlich, daß *vor einem Rezidiv* bei

[1] Münch. med. Wschr. **1918**, 551, Fall S.

normalen oder fast normalen Hb.-Werten die R. klein, zum Teil blaß sind, der R.-Wert erhöht (!), der F.-I. erniedrigt. Das beginnende Rezidiv hat also Anämie mit Knochenmarksinsuffizienz erzeugt, obwohl durch reparative Polyglobulie ein normaler Hb.-Wert erreicht worden ist. Dann entsteht rasch stärkere Anämie durch Versagen der Kompensation mit vollem Blutbild der Chlorose.

Bei Spontan- oder medikamentöser Heilung eines Anfalles zeigt sich reparative Polyglobulie. Das Blutbild wird nie normal. Der F.-I. bleibt wegen der kleinen und blassen R. erniedrigt. Auch nach vieljährigem Chloroseverlauf mit zahlreichen Anfällen ist das Blut dieser Spätchlorosen nicht normal, zeigt kleine und blasse R. und niedrigen F.-I. Manche Fälle bieten selbst über Jahre das Bild der Mikrocytämie.

Ob schließlich doch noch ein normaler Blutbefund erreicht werden kann, bedarf weiterer Prüfung. Bemerkenswert ist mein Befund, daß nach einer Reihe von Jahren das Blut fast alle chlorotischen Züge verliert, die Zellen größer und gut hb.-haltig werden, der F.-I. 1,0 überschreitet (Überkompensation), aber die R.-Zahl zurückbleibt. Freilich sind auch jetzt kleine und blasse Zellen noch vorhanden, aber spärlich.

2. In *mittelschweren Affektionen* sinkt der Hb.-Wert z. B. auf 60—50%; die R.-Zahl bleibt normal oder doch etwa 4000000. Es handelt sich also um ausgesprochene Erniedrigung des Färbeindex. Es finden sich jetzt vorherrschend blasse und kleine R. mit großen Dellen.

3. In *schweren Chlorosen* gehen Hb. und R. auf 20—30% und 1,5 und 2,0. Der F.-I. wird sehr tief; die Zellen sind sehr blaß und klein.

Als große Seltenheiten sind Zahlen bis auf 10 Hb. und 1,4 R. gefunden worden (Arneth) oder 12 Hb. und 1,6 R. (Weinberger); Otten gibt unter 700 Fällen 13 mit Hb. zwischen 10 und 20 an und als niedrigsten R.-Wert 1,856 bei 22% und 8600 L.; ein anderer Fall wies bei 20 Hb. und R. 3,04 einen F.-I. von 0,33 auf! Hayem berichtet über eine Beobachtung mit 1,66 R. und 0,36 F.-I. und über eine andere mit 0,937 R. und 0,85 F.-I. Bei der Besserung sank in diesem Falle der F.-I. zunächst bis 0,63! (Vollkommener Gegensatz zur Perniciosa.)

Manche Autoren wollten früher Erkrankungen, in denen der R.-Wert erheblich reduziert ist, nicht als reine Chlorosen gelten lassen, und nahmen anämisierende Einflüsse, insbesondere Blutungen, als Ursache an. Diese Ansicht ist indessen heute unhaltbar.

Das Charakteristische der Chlorose sind die kleinen und blassen R., die erhebliche und konstante Erniedrigung des F.-I. Eine Ausnahme habe ich selbst nie gesehen. Mit der Besserung nimmt der F.-I. zu, erreicht jedoch selbst bei 100 Hb. die Norm nicht, auch nicht bei reparativer Polyglobulie.

Oft begegnet man bei Regeneration junge R. und Makrocyten mit großer Delle und leichter Polychromasie. In torpiden Stadien vermisse ich Makrocyten, auf Eisen erscheinen sie in Menge. Mikrocytose ist immer vorhanden.

In den schwereren Formen ist Poikilocytose regelmäßig; doch bedenke man, wie sehr der Grad von der Darstellung des Präparates (Druck!) abhängt.

Basophile Punktierung der R. ist in den schweren Graden der Bleichsucht häufig. Stärker sehe ich sie nach Eisentherapie, meist als feinkörnige Granulierung. Alsdann treffe ich auch reichlich R. mit wenigen, bei Giemsa blauen und meist recht feinen Körnchen.

Bei stürmisch einsetzender Eisenwirkung ist das Blut von R. mit vitaler Granulierung ganz überschwemmt; insbesondere ist jeder Makrocyt vital granuliert.

Normoblasten finde ich bei schweren Graden der Anämie (um 30% Hb.) fast regelmäßig. Auf Eisen steigt ihre Zahl um das Vielfache. Freilich ist auch dann ihre Zahl nie groß, und man kann nicht von einer Blutkrise sprechen, selbst dann nicht, wenn fast jedes R. regenerative Zeichen besitzt.

Die Angabe vom Vorkommen von Megaloblasten (einige ältere Literaturangaben; auch Arneth) ist sicher irrig und dadurch widerlegt, daß ich beim Studium von vielen Hunderten von Blutpräparaten nie auch nur einen Megalocyten gesehen habe. Bei den Angaben von Klink liegt Verwechslung mit Makrocyten vor.

Kernreste in Erythrocyten sind nicht selten. Einmal konnte ich auf 500 L. 62 R. mit Kernresten zählen, bei beginnender Fe-Therapie.

Hochgradig herabgesetzt sind die *Volumenprozente* der corpusculären Elemente, z. B. in eigener Beobachtung auf 25,5, 29, 32,5, gegen normal 44, und auch das *durchschnittliche Volumen der R.* selbst ist erheblich erniedrigt (vgl. Beispiele S. 63) und bleibt sogar bei Remission mit 100% Hb. noch abnorm tief. Die *Hb.-Füllung* kann lange normal bleiben, sinkt aber als Insuffizienzerscheinung des Knochenmarkes regelmäßig bei schweren Fällen.

Die *Leukocyten* zeigen bei Chlorose in eig. systematischen Beobachtungen normale oder subnormale Werte; aber zeitweise kommen Leukocytosen als myeloische Reaktionen vor mit 10—13000 L. Besonders deutlich sieht man solche Vermehrungen auf Eisen- oder Arsenverordnung, aber auch ohne ersichtliche äußere Ursache, offenbar als vom Organismus selbst aus erfolgende Reaktionen. Da ein großer Wechsel in solchen Reaktionen und Insuffizienzerscheinungen besteht, so bietet die gleiche Patientin im Laufe oft kurzer Zeit sehr verschieden hohe Leukocytenzahlen in bezug auf die Gesamtzahl wie auch in bezug auf die einzelnen Leukocytenarten.

Das Problem muß daher vom Gesichtspunkte biologischer Reaktionen aus geprüft werden, und es hat keinen Sinn, wie man das bisher getan hat, zu sagen, bei Chlorose findet man hohe oder niedrige Werte dieser oder jener Zellart; auch sind alle Durchschnittswerte unrichtig und irreführend, weil sie tatsächlich bestehende Verschiedenheiten verdecken.

Bei solchen Reizerscheinungen des Knochenmarks trifft man neutrophile Leukocytose (bis 8000 N.), einige Myelocyten und Metamyelocyten, starke Zunahme der Blutplättchen, vereinzelte Normoblasten, öfters Erythrocyten mit Kernresten und Jollykörpern, starke Zunahme von polychrom., punktierten und vital granulären R. Myelocyten sieht man fast ausschließlich bei derartigen Reaktionen und auch dann spärlich. Meist liegen kleine, reife Myelocyten, ganz vereinzelt unreife vor.

Die Neutrophilen sind bei Chlorose je nach der Knochenmarksreizung vermehrt, normal oder in torpiden Stadien auch stark vermindert. Pathologische L. finden sich nur bei Komplikationen. Vakuolisierte N. sah ich nur äußerst vereinzelt.

Über die Eosinophilen ist schwer etwas Allgemeines zu sagen, da auch sie sehr von allerlei außerhalb der Bleichsucht liegenden Momenten abhängig sind; doch kommen sie in torpiden Stadien augenscheinlich spärlich und mit der Reaktion auf Arzneimittel und folgender Besserung vermehrt vor.

Von Türk ist eine deutliche Mastzellenvermehrung (1—2½%) für die meisten Chlorosen notiert. Auch ich finde niedrige Werte selten und recht oft Vermehrung auf 0,8—1,5%, höchstens 1,9%; besonders zeigen alte chronische Chlorosen hohe Werte (Alder).

Für die Monocyten kann ich auch bei langdauernden Beobachtungen keine großen Schwankungen finden.

Eine *Lymphocytenverminderung* für den ganzen Verlauf der Chlorose und damit eine ausgesprochene *Hypofunktion* des *lymphatischen Apparates* ist als wichtiger Befund festzustellen. Ich finde diese Lymphopenie nahezu gesetzmäßig. Sie ist am stärksten in den schweren Stadien der Chlorose und nähert sich normalen Werten mit Verschwinden der Blutarmut, obwohl auch jetzt vielfach nur subnormale Zahlen erreicht sind. Zwei eigene Beobachtungen bilden bisher die einzige Ausnahme; doch handelte es sich um nahezu abgelaufene Chlorosen (29. und 32. Jahr), ohne Anämie und auch jetzt nur um vorübergehende Befunde der L.-Zunahme bei Komplikationen.

21jährige, anamnestisch und klinisch klassische Chlorose (Ödeme nur anfangs Mai):

12. 5. 17.	Hb. 28	R. 2,88	F.-I. 0,5	L. 6311	ℒ. 14,5 = 915	η 2,3
18. 5. 17.	„ 43	„ 3,54	„ 0,54	„ 6600	„ 13,9 = 917	„ 2,95
30. 5. 17.	„ 69	„ 4,58	„ 0,66	„ 7288	„ 18,6 = 1356	„ 3,35
13. 6. 17.	„ 73	„ 4,50	„ 0,77	„ —	„ 19,5 = —	„ —
14. 12. 17.	„ 87	„ 5,18	„ 0,85	„ 5710	„ 17,7 = 1010	„ 4,25

Auch bei verschleppten Chlorosen um das 30. Jahr, bei denen erhebliche Beschwerden im Gegensatz zu der mäßigen, aber nie ganz zu behebenden Anämie standen, sah ich ℒ.-Verminderung über 4 Jahre (6 Untersuchungen ℒ. 15,2—21,5% und absolut nie über 1350 L.).

Lymphocytenabnahme ist auch in der Literatur ab und zu, so besonders von Strauss und Rohnstein, erwähnt. Eine wirkliche, absolute Lymphocytose konnte ich auch in der Literatur nie finden, außer für abgelaufene Fälle (Türk).

Von Bedeutung erscheint mir die Tatsache, daß wir also auch bei der vollen Remission (100%) Hb. und bei der klinischen Heilung der Chlorose keine Lymphocytose erhalten, ein Argument für die Abwesenheit aller infektiösen oder toxischen Ursachen (keine postinfektiöse oder posttoxische Lymphocytose). Es ist kaum denkbar, diese £.-Abnahme als Allgemeinstörung anzusehen, so daß ich ein Versagen hormonaler Regulation für maßgebend halte.

Ähnlich wie L. und unreife R. schwanken auch die *Blutplättchen* entsprechend den biologischen Vorgängen. Bei myeloischen Reaktionen sind sie oft gewaltig vermehrt, in torpiden Stadien spärlicher; nie jedoch besteht eine bedeutende Plättchenverminderung. Im allgemeinen ist die Zahl hoch.

Von großer Wichtigkeit sind die *Verhältnisse des Serums,* die ich in der Arbeit FROHMAIER habe schildern lassen. Während man früher (namentlich GRAWITZ) das Bestehen einer Hydrämie bestritt, konnte ich bei einwandfreier Diagnosestellung und mit einwandfreier Technik fast stets deutliche Eiweißverminderung feststellen.

Hier sind Serienuntersuchungen über Jahre unumgänglich. Sie zeigen mit der Besserung Zunahme des Eiweißgehaltes oft in großen Sprüngen, mit den Rezidiven aber Absinken. Dabei handelt es sich bestimmt nicht lediglich um Änderungen, die von der Nahrungszufuhr abhängig sind; auch besteht weitgehende Unabhängigkeit vom Vorhandensein oder Verschwinden oder Fehlen von Ödemen.

27. 10. 14: Hb. 39, R. 3,84, F.-I. 0,44, η 2,37, Serum sehr hell, leichte Ödeme, Serum η_1 = 1,51, 6,0% Eiweiß und 65 : 35 Alb. : Glob.

20. 11. 14: Hb. 75, R. 4,87, F.-I. 0,69, η 3,8, Serum abnorm blaß, Ödeme weg, Serum η_1 = 1,66, 7,4% Eiweiß und 65 : 35 Alb. : Glob. Nachher rasch 90% Hb.

Rezidiv: 11. 2. 18: Hb. 60, R. 4,668, F.-I. 0,64, L. 5500, η 3,4, Serum abnorm blaß, η_1 1,68, 7,4% Eiweiß und 60 : 40 Alb. : Glob.

Bei Chlorose ist im Gegensatz zu toxogenen Anämien das Mischungsverhältnis zwischen Albuminen und Globulinen im Serum und Plasma vollkommen normal, und zwar auch bei schwerster Anämie. Mit Besserung und Heilung des Anfalles steigt das Eiweiß unter völliger Innehaltung des normalen Eiweißmischungsverhältnisses (NAEGELI).

Von praktischer Bedeutung ist die Erfahrung, daß jede erhebliche Chlorose ein *ganz blasses, wässeriges Serum* aufweist (NAEGELI), daß mit der Besserung allmählich fast normale, schließlich normale und endlich übernormale Serumfärbung (meist auch bei Spätchlorosen) erreicht wird.

Nachdem die Refraktionsuntersuchungen mit dem PULFRICHschen Eintauchrefraktometer das fast regelmäßige Vorliegen von Hydrämie mir ergeben haben, vermag ich den Ergebnissen mit den älteren, unexakten Methoden der Bestimmung von spez. Gewicht und Trockenrückstand keinen Wert mehr beizulegen. Hier bei Chlorosen ohne alle Infektionen geben die Ablesungen richtige Werte für Albumine und Globuline.

Plasma und R.-Volumina ergeben mir stets *Polyplasmie mit Hydrämie*; aber diese Polyplasmie ist offenkundig nur ein sekundärer Prozeß, um eine Abnahme des Gesamtblutvolumens zu verhindern.

Nun wird aber von einer Anzahl Autoren auch eine eigentliche Vermehrung der Gesamtblutmenge angenommen (bei den Bestimmungen mit gasanalytischen Methoden), so von L. SMITH 10,8% des Körpergewichtes statt 5%, ebenso von PLESCH und von OERUM, der zuweilen nur eine prozentige Hb.-Abnahme, aber keine absolute findet. Ich habe schon oben (S. 71) meine Zweifel an der Richtigkeit dieser Technik geäußert; denn es ist unfaßbar, daß man nur wegen Polyplasmie, aber bei absolut normalen Hb.-Werten (!), so enorme Regenerationsbestrebungen bei Chlorose an den R. finden kann, wie ich sie unter dem Einfluß der Therapie habe finden können. Sie beweisen direkt die sehr erhebliche Abnahme des Hb. und beleuchten die Unzuverlässigkeit der gasanalytischen Methodik.

Bekannt ist die starke Flüssigkeitsabgabe mit Heilung der Chlorose. Diese Tatsache hat jetzt nichts Sonderbares mehr; sie erklärt sich aus der Serumhydrämie und aus Präödemen. Sicher belegen kann ich mit meinen Untersuchungen die Tatsache, daß die Ödeme weitgehend unabhängig von der Hydrämie bestehen, daß selbst bei starker Hydrämie alle sichtbaren Ödeme fehlen und selbst bei mäßiger Verwässerung stark vorhanden sein können.

Nie trifft man hämolytische Prozesse. Die oft extrem blasse Serumfarbe beweist geringen Hb.-Untergang oder vielleicht eher noch die sofortige weitgehende Ausnutzung der Blutfarbstoffderivate des physiologischen Blutunterganges zum Neuaufbau von R. Die Gallenwerte im Serum fand ich in zahlreichen Beobachtungen abnorm tief.

Pathologische Anatomie.

Da die Chlorose nicht oder nur durch Komplikation zum Tode führt, liegen Sektionsbefunde spärlich vor. Daher fehlen fast alle eingehenden Untersuchungen über die blutbildenden Organe. Trotzdem hat es nicht an Stimmen gefehlt, die von einem pathologisch-anatomischen Substrat der Chlorose reden wollten. Zunächst hatte ROKITANSKY darauf aufmerksam gemacht, daß bei Frauen mit schweren und unheilbaren „Chlorosen" Hypoplasien des Gefäßsystems und der Genitalien vorhanden seien, und namentlich VIRCHOW hatte auf die Kleinheit des Herzens, die enge Aorta („Aorta chlorotica"), den unregelmäßigen Abgang der Intercostalarterien hingewiesen. Später wurden diese Angaben derart verallgemeinert, daß die Bleichsucht direkt als Folge einer kongenitalen Mißbildung erklärt worden ist. Diese Auffassung ist aber vollkommen haltlos; denn es handelt sich in den Fällen von VIRCHOW und ebenso in später mitgeteilten gar nicht um Chlorosen. Auch bei schwersten Formen von Amenorrhöe und Hypoplasie der Genitalien ist von v. NOORDEN, SABRAZÈS-MURATET und mir nicht einmal Anämie gefunden worden. Für die Entstehung der Bleichsucht können derartige Veränderungen gar nicht in Betracht fallen.

Von Wert ist endlich noch eine Angabe von BIRCH-HIRSCHFELD, daß er bei zwei Sektionen infolge von Embolie der Art. pulmonalis bei Chlorose keine fettige Degeneration im Herzmuskel, Leber und Nieren gefunden habe.

Bei einem 18jährigen Mädchen, das in einem auswärtigen Krankenhause plötzlich an Embolie der A. pulmonalis gestorben war (Hb. war von 31 auf 39% gestiegen), wurden Leber und Nieren blaß, Milz nicht vergrößert, Knochenmark normal gefunden. In Schnittpräparaten traf ich nirgends Siderosis und keinerlei Organveränderungen.

Diagnose.

Die Diagnose der Bleichsucht ergibt sich aus:

1. *Anamnese:* Erstes Auftreten des Leidens in der Zeit der Pubertät des Weibes, ohne irgendwie sicher erkennbare äußere Ursachen. Schwankender Verlauf mit Spontan- oder medikamentösen Besserungen, die Heilungen vortäuschen können. Rückfälle besonders im Frühjahr oder im Herbst, ebenfalls ohne sichere äußere Ursachen. Ausbleiben oder Schwächerwerden der Menses mit den Rückfällen. Hauptklagen: Mattigkeit, großes Schlafbedürfnis, trotz guten und vielen Schlafes, Appetitverlust, Blässe, Arbeitsunfähigkeit, Kopfweh, Schwindel, Herzklopfen, Ödeme. Sinken der Hb.- und R.-Werte.

2. *Konstitution:* Fast immer handelt es sich nicht um zarte, magere, schwächliche Mädchen, sondern eher um große Personen mit auffallend starkem, oft virilem Knochenbau, breiter, tiefer Brust, mit starkem Fettansatz und gut entwickelter Muskulatur. Diese Konstitutionen und die Bleichsucht zeigen meist ausgesprochene Vererbung. Die Angabe von TANDLER über kurze Beine bei sehr früh eingetretener Bleichsucht halte ich für irrig.

3. *Klinischer Befund:* Die körperliche Untersuchung ergibt außer den allgemeinen Erscheinungen der Anämie nichts Abnormes. Der Urin zeigt keine Urobilinkörper und keine Diazoreaktion. Der Lungenbefund ist auch im Röntgenbild normal, der Herzbefund uncharakteristisch.

4. *Blutbefund:* Anämie von sekundärem Typus mit dominierend kleinen und blassen R. mit stets niedrigem F.-I. und niedrigem R.-Volumen, wobei die Erniedrigung parallel der Schwere der Anämie geht. Absolut niedrige Werte der L., sonst nichts wesentlich Abnormes an den L. N. weder nach Kern noch Granulation pathologisch. Blutplättchen nie stark vermindert, Serum blaß, hydrämisch. Die Albumin-Globulinmischung ist stets normal.

5. *Ausgeschlossen* muß sein eine Anämie, die von Kindheit an besteht, oder durch größere Blutverluste, Infektion, Intoxikation oder Hämolyse erzeugt ist: also müssen Benzaldehyd- und Diazoreaktion negativ ausfallen, das Serum blaß, im Stuhl Blut nie nachweisbar sein, müssen höhere Temperaturen (außer bei Thrombose) fehlen und ebenso alle infektiös toxischen Veränderungen an den Blutzellen oder Zunahme der grob dispersen Eiweißkörper im Serum.

Für die Diagnose muß das Gesamtbild verlangt werden; insbesondere ist der charakteristische, wenn auch nicht pathognomische Blutbefund ganz unerläßlich. Jedes andere Blutbild schließt mindestens eine unkomplizierte Chlorose aus. Von größtem Wert für die Klärung zweifelhafter Fälle ist die systematische Verfolgung des genauen Blutbefundes über längere Zeit, unter voller Beachtung aller klinischen Erscheinungen, ferner die ganz eingehende klinische und vor allem radiologische Prüfung auf Ulcus. Sodann die Untersuchung auf innersekretorische Veränderungen.

Differentialdiagnose.

Das ungeheure Heer der irrtümlich als Chlorosen behandelten Patienten besteht größtenteils aus *Scheinanämien,* ohne jede nennenswerte Blutveränderung, mit allerlei vagen oder allgemeinen Klagen, unter denen Müdigkeit, Unlustempfindungen, Kopfweh, leichter Schwindel, Magen-Darmstörungen im Vordergrunde stehen. In der großen Mehrzahl der Fälle handelt es sich um *funktionelle Neurosen.* Die Abgrenzung gegenüber Bleichsucht ist bei eingehender Blutuntersuchung leicht, mindestens für Kranke um die zwanziger Jahre, und bei Beachtung der Tatsache, daß eine Remission der Bleichsucht vorliegen könnte. Schwieriger ist der Entscheid gegenüber Spätchlorosen.

Die zweite große Gruppe, die irrig zur Chlorose gezählt wird, enthält *leichte Tuberkulosen.* Auch hier liegen meist keinerlei Blutveränderungen vor.

Für Tuberkulose sprechen Lungenbefunde (stets Röntgenuntersuchung!), Fieber, Schweiße, positive Diazoreaktion, Abmagerung, Drüsenschwellung, eingefallenes Gesicht.

Besonders verdächtig erscheint mir die Angabe schlechten Schlafes bei einer Patientin mit vermuteter Chlorose. Gerade dann liegt meist latente Tuberkulose vor.

Große, oft längere Zeit unüberwindbare Schwierigkeiten entstehen bei der *Kombination von Chlorose mit Tuberkulose.* Hier kann nur das Studium eines längeren Verlaufes wissenschaftliche Klarheit bringen, insbesondere die Anamnese, die Prüfung auf Rezidive in der Frühjahrs- und Herbstzeit, dann Art und Stärke der Eisenwirkung, die Berücksichtigung konstitutioneller und innersekretorischer Momente, ferner muß die Frage angegangen werden, ob durch Darmtuberkulose oder Infektionen die Anämie geklärt werden könnte. Die Berücksichtigung pathologischer L. im Blutbild und der Globulinwerte ist nötig.

Leichter fällt die Erkennung einer *andern Anämie* als der zuerst vermuteten chlorotischen. Hier ist aufs eingehendste und wiederholt der ganze klinische und hämatologische Befund und die Anamnese zu prüfen.

Eine Anämie mit normalem Färbeindex oder dunklem Serum, oder erhöhtem Globulinwert mit dauernder neutrophiler Leukocytose, mit Aneosinophilie oder Plättchenarmut, mit pathologischen N., oder positiver Diazo- oder Benzaldehydreaktion, oder andauernd starker Regeneration, oder deutlicher Lymphocytose ist keine Chlorose, oder doch keine reine Chlorose. Fehlenden Eisenerfolg unter richtiger Therapie halte ich als fast sicheres Kriterium gegen Vorliegen von Chlorose.

Ich habe zweimal bei anscheinender Chlorose (vor Kenntnis der heutigen Symptomatologie) keine Eisenheilung erreicht. Der spätere Verlauf zeigte durch das Auftreten eines großen Milztumors in beiden Fällen, daß keine Chlorose vorgelegen hatte.

Früher sind offenkundig häufig symptomenarme *chronische Ulcuserkrankungen* als Bleichsucht angesehen worden. Hier ist Anämie etwas Häufiges. Eisenerfolge kommen vor; ich habe sogar glänzende erlebt. In der Differentialdiagnose treten bei Ulcus die Magenbeschwerden viel stärker und viel charakteristischer hervor, während sie bei Chlorose gering sind.

Wenn früher in der Literatur starke Magenerscheinungen für Bleichsucht angegeben sind, hat es sich wohl um Ulcus gehandelt. Wenigstens ist es geradezu auffällig, wie geringfügig bei meiner Serie sicherer Chlorosen die Verdauungsbeschwerden lauten.

Früher hielt man die Entstehung von Ulcus ventriculi bei Chlorose für häufig, so besonders NIEMEYER (6. Aufl. 1865), v. NOORDEN, MORAWITZ 1912. Aber TÜRK und ich sahen die Kombination nie, und STRÜMPELL, BAUER 1912 und manche französische Autoren erklären direkt, daß Ulcus und Chlorose miteinander nichts zu tun hätten.

Differentialdiagnostisch ist typische Anamnese, okkultes Blut, Röntgenbild, Abmagerung und bleibende Magerkeit entscheidend.

Andere innersekretorisch bedingte Anämien (z. B. Beob. von GROSS und BEUTLER mit Dysgenitalismus und Riesenwuchs) müssen schon klinisch von Bleichsucht abgetrennt werden.

In einzelnen Fällen kann eine *chronische Nephrose* mit fehlender oder sehr geringer Eiweißausscheidung wegen des Bestehens von großer Blässe und erheblicher Anämie dem Erkennen Schwierigkeiten machen.

Ausgeschlossen ist eine Bleichsucht, wenn die Anämie auf die frühe Kindheit zurückgeht oder erst nach dem 25. Jahre zum ersten Male aufgetreten ist.

Es ist ferner an Anämie durch überstandene Infektionskrankheiten oder Intoxikationen oder verborgene Blutungen zu denken. Sehr starke Mensesblutungen sprechen sehr gegen Chlorose. Die gefundene Anämie ist dann wohl fast immer eine posthämorrhagische.

Die Abnahme der Chlorosen.

Allen Ärzten ist in den letzten Jahren die Abnahme der Chlorosen ganz außerordentlich aufgefallen, insbesondere auf den Kliniken ist der Rückgang ein enormer, vor allem in der Krankenhausstatistik.

Schon in der 1. Auflage dieses Buches 1906 habe ich aber diese Abnahme wohl als erster außerordentlich hervorgehoben und den Rückgang auf die schärfere Fassung des Begriffes und die im Volke ganz ausgedehnte Verwendung von Eisenpräparaten zurückgeführt.

Prüft man die früheren Chlorose-Krankengeschichten einer Klinik, so ist man in der Tat über alle Maßen erstaunt, wie leichtfertig und ohne alle eingehende Untersuchungen die Diagnose gestellt worden ist. Selbst halbwegs befriedigende Blutuntersuchungen fehlen, oft ist nicht einmal die R.-Zahl ermittelt, und Röntgenuntersuchungen wegen der Ulcusfrage gab es ja noch gar nicht. Ich glaube, daß die kritische Prüfung fast überall das gleiche Ergebnis zeitigte wie dasjenige, das v. HÖSSLIN mitgeteilt hat:

Von 143 F. sind 64 sehr wahrscheinlich Tuberkulosen.
25 F. vielleicht Ulcus.
12 F. Erschöpfung ohne chlorotischen Typus.
5 Blutungsanämie.
13 sekundäre Anämie

und es blieben nur 35 als „mögliche" Chlorosen zurück.

Es ist sicherlich, wie ich mich oft selbst überzeugt habe, mit der Diagnose Chlorose ein furchtbarer Unfug getrieben worden. Zu den wenigen klassischen Fällen hat man eine ganze Masse gar nicht hierhergehöriger Erkrankungen hinzugefügt. Ausreichende Blutuntersuchungen sind in früheren Jahren nicht gemacht worden und gerade durch die Verfeinerung der Blutanalyse ist es uns heute unendlich leichter als früher, die Abgrenzung der Chlorose durchzuführen.

Dazu kommt, wie ich mich immer überzeuge, daß heute Spätchlorosen nicht als Chlorosen erkannt werden, so daß daher heute auf der anderen Seite Chlorosen in unrichtiger Weise falsch bewertet und zu anderen Anämien gestellt werden. In diesen Fällen wird meistens zu wenig Wert auf die Anamnese gelegt. Es ist das schwerere Bild der Pubertätschlorose durch die Eisenbehandlung vielfach ohne Zuziehung eines Arztes verwischt worden. Die chlorotische Konstitution ist aber geblieben und wie das oben geschildert worden ist, entstehen jetzt die Spätchlorosen auf konstitutionellem Boden, anscheinend bei exogenen Faktoren, nämlich bei mäßigem Blutverlust, bei der Geburt, bei einem Abortus, bei Überstehen einer Infektionskrankheit und jetzt wird die Entstehung der Anämie auf diese Momente und nicht auf die chlorotische Grundlage zurückgeführt. Ich sehe jedes Jahr eine erhebliche Zahl derartiger Erkrankungen und erreiche glänzende Eisenerfolge, selbst wenn die Patientinnen vielfach jahrelang schwer krank gewesen waren und nur kleine Eisendosen erhalten hatten. Auch typische Pubertätschlorosen habe ich in den letzten Jahren, wenn auch nicht häufig, so doch in ganz klassischer Form gesehen. Ich kann daher niemals zugeben, daß die Chlorose völlig verschwunden sei, sie hat nur ihr Gesicht geändert. Das Aufgeben des Korsetts ist sicherlich nicht Ursache der Abnahme; denn meine zahlreichen Chlorosen aus der württembergischen Landbevölkerung, die den ganzen Tag auf dem Felde schwere Arbeit verrichtet haben, trugen kein Korsett. Die allgemeine Hebung des sozialen Niveaus mag dazu führen, daß schwere Grade von Chlorose nicht mehr so oft entstehen, weil früher zum Eisen gegriffen wird; aber eine Krankheit, die als vererbbar und konstitutionell bedingt angesehen werden muß, kann nicht durch soziale Besserstellung einer Bevölkerung tatsächlich verhindert werden.

Verlauf und Prognose.

Reine Chlorose ist eine leicht ausgleichbare Krankheit. „Heilung" ist bei geeigneter Behandlung in einigen Wochen sicher zu erwarten; oft sind die Fortschritte schon in 3 Wochen ganz wunderbare. Freilich gibt es schwerere Formen der Chlorose, die nicht ambulant behandelt werden können. Nur bei völligem Aussetzen der Arbeit und bei länger durchgeführter Bettruhe ist ein Mißerfolg der Therapie und die Verschleppung der Chlorose zu vermeiden.

Komplikationen, besonders Venenthrombose oder leichte Tuberkulosen, verzögern wesentlich die Genesung und können sogar den Tod durch tödliche Lungenembolie herbeiführen.

Otten findet 3% Thrombosen und hat einen Todesfall wegen Thrombose des Sinus longitudinalis. Gleichzeitig (!) war ein Tonsillarabsceß im Ablaufen vorhanden.

Endlich ist auch bei typischer Chlorose die „Heilung" insofern unsicher, als gewöhnlich Rezidive auftreten, die freilich einer neuen Behandlung keinen bedeutenden Widerstand entgegensetzen. Das Eintreten der Rezidive ist zunächst nicht vorauszusagen, aber bei schweren Fällen rascher zu erwarten.

Bei manchen Patientinnen treten alljährlich mit Regelmäßigkeit Rückfälle auf. Manches, was für Verlauf und Prognose wichtig ist, wurde bereits oben eingehend dargestellt.

Therapie.

In der Therapie beherrschen seit den begeisterten Empfehlungen Niemeyers *Eisenpräparate* das Handeln des Arztes. Alle anderen Mittel treten dagegen fast vollständig zurück. Seitdem ich durch *hohe Dosen von Ferr. reduct.* 0,5, 3—6*mal täglich, glänzende Erfolge* gesehen, wende ich alle anderen Eisenpräparate nicht mehr an. Jetzt gelingt die Kompensierung von chlorotischen Anämien, die Jahrzehnte jeder Behandlung gespottet hatten. Die Erfolge dieser

Behandlung sind glänzende und rufen das Erstaunen aller Bekannten hervor. Nie habe ich eine ungünstige Einwirkung auf Magen oder Darm gesehen. Selbst bei blutendem Ulcus ventriculi verursacht die hohe Eisendosis keine Beschwerden.

Bei Achylie oder wenig HCl muß man HCl zufügen. Besonders für solche Fälle empfiehlt STARKENSTEIN Ferrostabiltabletten (zu 0,05 $FeCl_2$) 3mal täglich 1—3 Tabletten.

Leichtere Fälle können freilich durch Bettruhe, eisen- und eiweißreiche Nahrung usw. gebessert und bei der Heilungstendenz des Leidens geheilt werden. Für die schweren Formen kommt man damit allein nicht aus. Gewöhnlich erfolgt zunächst leichte Besserung des Blutbefundes und eher noch des Allgemeinbefindens; aber entscheidende Fortschritte treten erst auf, wenn das Eisen seine Einwirkung entfaltet (s. besonders die vergleichenden Studien von WANDEL aus der QUINCKEschen Klinik).

In leichten und mittelschweren Graden der Bleichsucht ist der Erfolg des Eisens allein genügend und überragend.

Man braucht deshalb solchen Patienten nicht die Entfernung aus ihren Erwerbsverhältnissen vorzuschlagen und ebensowenig physikalische Behandlungsweise.

Einen überzeugenden Beweis für die Richtigkeit dieser Tatsache, daß Eisen allein in den meisten Fällen genügt, erkenne ich darin, daß die Zahl der Bleichsüchtigen, die ärztliche Behandlung aufsuchen, heute im Verhältnis zu der Zeit vor 20 und 30 Jahren eine geradezu kleine geworden ist. Die in allen Zeitungen angepriesenen Eisenmittel finden überall reißenden Absatz, und so ungeeignet diese Eisenbehandlung oft auch durchgeführt wird, so hat sie allein als sprechenden Beweis für die Wirksamkeit des Metalls die außerordentlich große Einschränkung der ärztlichen Tätigkeit zur Folge gehabt.

Bei schweren Fällen unterstützen die Eisenbehandlung:

1. Bettruhe. Damit werden viele Beschwerden der Kranken rasch und dauernd beseitigt. Auch in den leichten Graden der Krankheit ist Verlängerung des Schlafes, Ruhe am Nachmittag oder an freien Tagen anzuraten.

2. Ernährung. Zur Beseitigung der dyspeptischen Komplikationen empfehlen sich kleine, aber häufige Mahlzeiten. In der Nahrung soll Eiweiß eine Hauptrolle spielen, und sollen schon beim Frühstück Fleisch und Eier genossen werden. Die Wirkung des Eisens ist aber so sicher und so gewaltig bei hoher Dosis, daß es heute keinerlei Diätvorschriften bei Chlorose mehr braucht.

Bei Patientinnen, deren Körpergewicht abgenommen hat, soll man hauptsächlich durch Fette (Butter, Rahm usw.) auf eine Zunahme tendieren; denn es ist unzweifelhaft, daß wohlgenährte Patientinnen viel rascher sich erholen. Gemüse und Früchte sollen in der Ernährung eine erhebliche Rolle spielen.

3. Schwitzprozeduren, besonders Lichtbäder, sind für die Ausschwemmung der Ödeme zweckmäßig.

Die *Wirkung des Eisens* beruht, wie ich im Gegensatz zu früheren Auffassungen (ERICH MEYER, MORAWITZ, viele Pharmakologen) bewiesen habe, auf einer *Reizwirkung auf die Erythropoese des Knochenmarkes.* Ich sah auf Eisen rasch so enorme Knochenmarksreaktionen, daß alle anderen Erklärungen heute verlassen werden müssen. Dabei habe ich in der Arbeit von DORA BENDEL gezeigt, daß auf Gesunde selbst ganz hohe Eisendosis nicht die geringste Einwirkung auf die Erythropoese entfaltet, daß weder Hb.- noch R.-Zunahme eintritt, noch jugendliche Zellen erscheinen, und daß auch die Leukopoese nicht reagiert. All dies sind weitere Beweise für die Reizwirkung des Eisens bei Anämie. Denn normal tätige Organe in guter Regulation sprechen auf Reizmittel nicht an, wie auch Fiebermittel die normale und gut regulierte Körpertemperatur nicht beeinflussen.

HARNACK (1883) und nach ihm MORAWITZ glauben, daß das Eisen nicht auf die Erythropoese, sondern auf das Grundleiden einwirke. Dagegen läßt sich sagen, daß Eisen auch bei zahllosen anderen Anämien in elegantester Weise wirksam ist.

Ich verweise auf eine eigene Beobachtung (s. 2. Aufl.), bei der die Blutbildung bei Magencarcinom wieder fast völlig normal geworden ist und alle blassen Zellen verschwanden; dann auf zahlreiche chronische, torpide, posthämorrhagische Anämien nach andauernden schweren Myomblutungen; Fälle, die in geradezu glänzender Weise reagierten.

Eine Begünstigung der Regeneration des Blutes unter Eiseneinfluß bei künstlich anämisch gemachten Tieren hatten auch HOFFMANN und FRANZ MÜLLER angegeben, andere Autoren, zuletzt noch ZAHN bestritten das; ebenso fand LAACHE eine Beschleunigung unter Eisenverordnung bei posthämorrhagischer Anämie, ferner GERHARDT bei akuten schweren Blutverlusten. Auch bei Carcinomanämie hatten schon MALASSEZ und LAACHE Besserungen gesehen, und GERHARDT konnte in 4 Monaten das Hb. von 30 auf 53 und die R. von 2,2 auf 4,5 hinaufbringen, trotzdem ein anfänglich kaum fühlbarer Magentumor inzwischen faustgroß geworden war. Man darf daher selbst bei weitgehender Besserung unter Eisen ein Carcinom nicht ausschließen.

Aus allen Beobachtungen, besonders aber aus den Blutbefunden kurz nach Eisengabe, muß der Schluß gezogen werden, daß Eisen direkt auf die Erythropoese wirkt, und daß daher sein Angriffspunkt auch bei der Chlorose am gleichen Orte zu suchen ist. Auch ASHER hat sich für die Reizwirkung des Eisens auf das Knochenmark ausgesprochen.

Es ist aber klar, daß nur Studien bei der Chlorose selbst sichere Auskunft geben können. Zu diesem Zwecke habe ich den Einfluß der Eisenbehandlung auf das Blut nach morphologisch-biologischen Gesichtspunkten geprüft und zur Überraschung *schon am 2. und 3. Tage der Eisenmedikation Umwälzungen* im Sinne einer *höchst aktiven Hyperfunktion des Knochenmarkes* gesehen.

Daß solche Befunde früher nicht bekannt waren, ist wohl darin begründet, daß man eine so rasche Beeinflussung der Blutbildung unter Eisen nicht für möglich gehalten hat.

Gerade die außerordentlich rasche und stark einsetzende Neubildung im Knochenmark beweist aber meines Erachtens zwingend die *direkte Beeinflussung der Erythro- und Leukopoese.*

Beispiel: 21jähriges Mädchen, große Müdigkeit jedes Frühjahr und jeden Herbst, seit dem 15. Jahr blaß, in letzter Zeit Verschlimmerung, sehr viel Kopfweh, Flimmern vor den Augen, Schlaf sehr gut, morgens immer noch müde, kein Ohrensausen, Atembeschwerden bei der Feldarbeit, Herzklopfen, Seitenstechen, kein Appetit, keine Verstopfung, nie Magenbeschwerden, Menses seit 15. Jahr, immer unregelmäßig, oft $^1/_2$ Jahr ausbleibend, stets schwach. Öfters Fluor albus. Nie Nasenbluten oder andere Blutverluste. Größe 159 cm, Gewicht 114 Pfd.

Befund: Blaßgrünliches Gesicht, Brusthaut alabasterfarben, alle Mucosae sehr blaß, Zunge rein, sehr blaß, starkes Nonnensausen. Herz keine Dilatation, starke systolische Geräusche, Milz nicht groß, Urin kein abnormer Befund, Diazo- und Benzaldehydreaktion negativ, Röntgenbild nur rechts Herz etwas vergrößert, Aortenbogen sehr deutlich, Hilus normal. Psychisch keine Spur von Nervosität, typisch feminines Wesen.

16. 12. 16.	Hb. 29	R. 3,0	F.-I. 0,5	L. 8933	η 2,2	Serum extrem blaß, erhält Fe
19. 12. 16.	„ 32	„ 3,3	„ 0,5	„ 12000	„ 2,4	„ „ „ „ „
3. 1. 17.	„ 71	„ 5,02	„ 0,7	„ 3950	„ 3,6	„ normal
17. 2. 17.	„ 83	„ 5,922	„ 0,7	„ 6870	„ 4,5	„ eher hochnormal
1. 3. 17.	„ 95	„ 5,712	„ 0,9	„ 10400	„ 4,4	„ untere Grenze der Norm
13. 12. 17.	„ 63	„ 3,726	„ 0,85	„ 4644	„ 3,25	„ ganz abnorm hell, also Rückfall
21. 1. 18.	„ 86					

Differenzierung vom 16. 12. 16. Normobl. 0,2, Metamyel. 0,2, N. 84,7, Eos. 0,2, Ma. 0,4, Monoc. 4,0, Ⅼ. 10,3, Plättchen normal, dominierend kleine blasse R., viel polychrom., keine punktierte. Jollyk. o.; Ringk. o.

Differenzierung vom 19. 12. 16. Auf Eisen *Normobl.* 0,8, *Myelocyten* 0,4, *Metamyel.* 0,5, N. 75,4, Eos. 1,0, Ⅼ. 16,9. Plättchen sehr reichlich, Rote wie vorher, aber *Zahl der polychr. 27fach vermehrt, fein punktierte R. massenhaft, Jollyk. sehr oft, Ringk. oft, Zellen mit kleinen Kernresten reichlich, Monoc.* 6,5.

Differenzierung vom 13. 1. 17. Normobl. 0 und später nie. Myelocyten ebenso. N. 64,8, Eos. 2,3, Ⅼ. 26,4, polychr. R. o! (ebenso bis 13. 12.), punkt. R. 0 (auch später 0), Jollyk. und Ringk. nie mehr.

Man erkennt die rasche und gewaltige myeloische Reaktion im weißen und roten Blutbild und ihr völliges Abklingen schon am 13. 1. 17 nach $3^1/_2$ Wochen Eisen.

Bei so elektiver Beeinflussung der Blutbildung unter Eisen zu Beginn einer höchst erfolgreichen Kur kann man sich kaum eine andere Vorstellung machen, als daß Eisen sofort direkt in die Blutbildung eingreift.

Ähnliche Resultate habe ich später zahlreich erlebt.

Früher gab man nach dem Vorschlag v. NOORDEN: 0,1 g metallisches Fe als Tagesdosis, führte eine Kur 6 Wochen lang durch, davon 8 Tage für das Ansteigen der Dosis,

3 Wochen für die volle Dosis 0,1—0,15 und endlich 2 Wochen zur Reduktion der Dosis. Diese Behandlung genügt aber für viele Fälle absolut nicht und muß verlassen werden.

Diese kleine Tagesdosis 0,1 g metallisches Eisen ist enthalten in früheren Verordnungen:

Ferr. hydrog. reductum (Pulver oder Pillen zu 0,05 tägl. 1—2mal).

Ferr. sulfur. { in den BLAUDschen Pillen; eine offizinelle Pille mit 0,02 Eisen, daher 3mal tägl. 1—2 Pillen.

Die früheren Auffassungen in der Eisentherapie spiegeln sich in den Mitteilungen von BUNGE und QUINCKE und dann in dem Referat von ERICH MEYER in ASHER und SPIRO[1] wieder. Diese Ansichten sind aber heute völlig überholt und es haben die neueren Forschungen von BAUDISCH über aktives Fe und vor allem von STARKENSTEIN über therapeutisch wirksames Fe zur vollen Bestätigung meiner klinischen Erfahrung geführt, daß Ferrum reductum das beste Eisenmittel darstellt. Es schützt, im Überschuß genommen, gegen die Bildung der ätzenden Ferri-Salze im Magen. STARKENSTEIN hat gezeigt, daß therapeutisch wirksam nur jenes vom Magen resorbierte Ferro-Eisen ist, das zur Anode wandert und jetzt im Blut als Ferrisalzverbindung kreist. Diese Ferrisalzbildung, die sich der Körper selbst bildet, ist aber grundsätzlich verschieden von exogen zugeführten Ferrisalzen und bleibt lange Zeit im Blute. Die Milz verschließt ihre Flutkammern gegen diese körpereigenen Ferriverbindungen; die Leber aber nimmt sie auf und reduziert sie zu inaktivem Fe. STARKENSTEIN empfiehlt daher ein haltbares Ferroeisen zur Behandlung, *Ferrostabil*. BAUDISCH hatte nachgewiesen, wie groß der Unterschied der Ferro- und Ferrisalze ist, die in den Magen gelangen, aber das Problem hat sich noch als viel verwickelter herausgestellt.

Gewiß hat man schon öfters mit kleinen Eisendosen große Erfolge, aber eine gewisse Anzahl von sicheren Chlorosen bleibt refraktär.

Bei Achylien ist die Eisenresorption oft erschwert, siehe S. 336. Am besten gibt man dann HCl dazu. Selbst von Ferrostabil sah ich in solchen Fällen ohne HCl keinen Hb.-Anstieg.

Die eisenhaltigen Mineralwässer werden an den Kurorten nüchtern getrunken, wodurch die relativ geringe Eisenmenge weit mehr zur Geltung kommt. Die Trinkkuren zu Hause sind nicht empfehlenswert wegen der eintretenden Veränderungen des Mineralwassers.

Außer Eisen ist *Arsen* eines der besten Mittel in der Behandlung. Die Arsentherapie kann allein vollkommen zum Ziele führen.

B., 22jährig. Bleichsucht seit 16. Jahr, jedes Frühjahr stark auftretend. Menses stets schwach und aussetzend. Mit 14 und 18 Jahren ärztlich Eisen erhalten. Frühjahr 1917 Rückfall. Müdigkeit, könnte immer schlafen, Mattigkeit, Magenstörungen, Erbrechen. Periode 9 Wochen aussetzend. Nie Ödeme. Hautfarbe schmutzig gelbgrün. Herzgeräusche 0. Sehr geringe afebrile Spitzenaffektion, keine Rasselgeräusche! Etwas Nachtschweiße. — Therapie: Arsacetin 3mal 0,05.

21. 9. 17. Hb. 64, R. 4,51, F.-I. 0,71, L. 4600. $\eta = 3{,}2$, Serum fast normalfarben, $\eta_1 = 1{,}61$, 7,2% Eiweiß, £. 18,4%, kleine blasse R. vorherrschend.

13. 10. 17. Hb. 84, R. 4,5, F.-I. 0,93, L. 8400, $\eta = 3{,}9$, Serum Mitte Norm, $\eta_1 = 1{,}66$, 8,1% Eiweiß, £. 23,8, fast nie blasse R.

Magenbeschwerden verschwunden; nie Fieber; Rasselgeräusche fehlen. Sehr erhebliche Besserung betont. Kopfweh weg. Husten 0. Nachtschweiße sehr wenig. Schlafsucht verschwunden. Periode vor 8 Tagen wieder aufgetreten. Patientin ist munter und frisch; hat nie gelegen und ständig alles gearbeitet! (So angeordnet wegen des Arsenversuches.) Am 3. 11. Hb. 90. Aussehen sehr gut. Befinden als sehr gut erklärt.

16. 2. 18. Hb. 93, R. 4,658, F.-I. 1,0, L. 5677. $\eta = 4{,}1$, Serumfarbe Mitte Norm. $\eta_1 = 1{,}75$, 8,1% Eiweiß, £. 20,4%, keine blassen R., aber etwas kleine dominieren.

Drohender Rückfall: Habe seit 14 Tagen wieder Kopfweh und sehe blaß aus. Letzte Menses wieder schwach. Nachtschweiße 0. Gewicht von 49,5 (9. 8. 17) auf 59,2 gestiegen. Aussehen sehr gut, aber blaß und etwas graugrün.

---

[1] ASHER u. SPIRO: Erg. Physiol. **1906**.

Vielfach wird eine kombinierte Eisen-Arsentherapie durchgeführt. Arsen wird am besten als Arsacetin 0,05, Sacch. alb. 0,3 3mal tägl. 1 Pulver oder Arsylen (ROCHE) 3mal tägl. 1—2 Tabletten gegeben.

Viel im Gebrauch stehen die arsen-eisenhaltigen Mineralwässer von Dürkheim (Maxquelle), Roncegno, Levico und Val Sinestra.

Neuere Literatur über Chlorose und Eisentherapie.

BARKAN: Klin. Wschr. **1921**, Nr 37. Hohe Fe. klin. Med. — BOROS: Wien. Arch. inn. Med. **14**, 193 (1927). — BÜRGER: In SCHITTENHELMS Handbuch 1925. — BEUTLER: Fol. haemat. (Lpz.) **29**, 121 (1923).

CHATTERJEE: Kongreßzbl. inn. Med. **55**, 490. — CURSCHMANN: Münch. med. Wschr. **1926**, 2237.

DENEKE: Dtsch. med. Wschr. **1924**, 902. Abnahme. — DENEKE u. JOSAM: Verh. Ges. inn. Med. **1927**, 324.

ENGEL: Wien. Arch. inn. Med. **7**, 55 (1923). Fe.

FISCHLER: Z. klin. Med. **99**, 447 (1924). Eisenwirkg. — FISSINGER: Sang **1**, 218 (1927). FRANKE: Fol. haemat. (Lpz.) **32**, 15 (1925).

GROSS: Fol. haemat. (Lpz.) **30**, 73 (1924). Dysgenitalismus. Akromeg. Tod.

HOFFMANN: Münch. med. Wschr. **1925**, 1630. — HOLLER: Fol. haemat. (Lpz.) **27**, 221 (1921). — HÖSSLIN, v.: Münch. med. Wschr. **1924**, 853.

JOSAM: Z. klin. Med. **107**, 151 (1928).

KLINK: Inaug.-Diss. Freiburg 1927. — KÜHL: Arch. f. exper. Path. **103**, 247 (1924).

LINDBERG: Acta med. scand. (Stockh.) **56**, 162 (1922).

MEULENGRACHT: Acta med. scand. (Stockh.) **58**, 594 (1923). — MOLTENI: Haematologica (Palermo) **10**, 517 (1929). — MORAWITZ: Handbuchvon BERGMANN u. STÄHELIN 1926. MORAWITZ u. KÜHL: Klin. Wschr. **1925**, 7. Fe kein Reizmittel. Therapie Gegenwart 1924.

NOLEN: Kongreßzbl. inn. Med. **42**, 552.

REIMANN: Med. Klin. **1929**, Nr 51, 52. — ROESSINGH: Klin. Wschr. **1924**, 673. Auf Fe wird O_2-Zehrung gesteig. — ROLLESTON: Hopkins Hosp. Bull. **43**, 61 (1928). Vererbte Aff.

SCHAUMAN: Acta med. scand. (Stockh.) Suppl. **3**, 246 (1922). — SEYDERHELM: Dtsch. med. Wschr. **1924**, 561. Ref. Chlorose; 1925 Nr **9**, **25**, 51 Fe. — SEYDERHELM u. TAMMANN: Z. exper. Med. **66**, 557 (1929). — SIMMEL: Erg. inn. Med. **27**, 507 (1925). Osmot. Res. — SPIRO: Inaug.-Diss. Genève 1924. — STARKENSTEIN: Klin. Wschr. **1928**, 1220; **1928**, 217; Z. exper. Med. **68**, 425 (1929); Arch. exper. Path. **127**, 101 (1927); Erg. inn. Med. von BRUGSCH **14** (1930); Med. Klin. **1929**, Nr 51 u. 52; **149**, 354 (1930). — STOEVERANDT: Münch. med. Wschr. **1924**, 831. — STIEGER: Arch. exper. Path. **137**, 269 (1929).

WEBER, A.: Fortschr. Med. **1921**, Nr 26. — WEBER, P.: Brit. med. J. **1925**, 960. — WIECHOWSKI: Med. Klin. **1927**, 1765. Fe. — WIESEL: Klin. Wschr. **1923**, 1149.

Ältere Literatur über Chlorose.

Ich verweise in erster Linie auf die ausgezeichnete Monographie v. NOORDENS u. JAGICS (*Nothnagelsche Sammlung, 2. Auflage* **1912**) und die dort vorgenommene Sammlung der Literatur und beschränke mich auf das Zitieren der wichtigeren Arbeiten.

AGERON: Kongreßzbl. inn. Med. **1896**, 519. — ALDER: Schweiz. med. Wschr. **1920**, 663. Hohe Eisendosen, chronische torpide Chlorosen. — AMSTAD: Inaug.-Diss. Zürich 1910. Sinusthrombose. — ARNETH: S. 284; Dtsch. med. Wschr. **1906**, 666. Salzsäure; **1907**, Nr 17. — ASHER: Z. Biol. **71**, 107 (1920).

BACH: Berl. klin. Wschr. **1906**, 737. — BERNHEIM: J. des Pract. **1908**, Nr 46. Thrombose, Hirnembolie. — BENDEL: Inaug.-Diss. Zürich 1920. Eiseneinfluß auf Gesunde. — BEUMER u. BÜRGER: Z. exper. Path. **13**, 343 (1913). Chemie. — BIERNACKI: Wien. med. Wschr. **1897**, Nr 8. — BIRCH-HIRSCHFELD: Kongreßzbl. inn. Med. **1892**, 15. — BLONDEL: Bull. Thér., 23. April **1897**. — BRAMWELL: Clin. stud. **1907**. Männl. Chlorose, Eisenheilung. — BREUER u. SEILLER: Wien. klin. Wschr. **1903**; Arch. f. exper. Path. **50** (1903). — BUNGE u. QUINCKE: Kongreßzbl. inn. Med. **1895**. Eisentherapie.

CAVAZZA: Policlinico **1901**.

DEBOVE: Gaz. Hôp. 29. Juni **1903**. Thrombose, Tod. — DECASTELLO u. HOFBAUER: Z. klin. Med. **34** (1900). — DÉLÉRADE et PAQUET: Fol. haemat. (Lpz.) **9**, 266. Pferdeblutserumtherapie. — DIEBALLA: Dtsch. med. Wschr. **1896**, 445. — DIEBALLA u. KETLY: Dtsch. Arch. klin. Med. **57** (1896). (Lit.) — DUBNIKOFF: Inaug.-Diss. Bern 1908. Larvierte Chlorose. — DUNCAN: Sitzgsber. Akad. Wien **55** (1867). — DUNIN: S. 284.

ENGELHARDT: Münch. med. Wschr. **1900**, 1233. — ERBEN: Z. klin. Med. **47** (1902). Chemie. — EVANS: Lancet, 14. Mai **1904**. Neuroretinitis.

FERRARI: Fol. haemat. (Lpz.) **9**, 190. Männl. Chlorose. — FROHMAIER: Fol. haemat. (Lpz.) Arch. **20**, 115 (1915) u. Inaug.-Diss. Tübingen 1915. Serum.

GERHARDT: Kongr. inn. Med. **1910**. Referat. — GRAAG: Münch. med. Wschr. **1910**, 1596. — GRÄBER: Inaug.-Diss. München 1888. — GRAWITZ: Lehrbuch; Fortschr. Med. **1898**, Nr 3; Ther. Gegenw., Juni 1900; Dtsch. Klin. **3**. — GUMPRICH: Inaug.-Diss. München 1901.

HAMMERSCHLAG: Wien. med. Presse **1894**; Z. klin. Med. **21** (1892). — HANDMANN: Münch. med. Wschr. **1911**, 1175. Chlorose u. Struma. — HAWTHORNE: Lancet, 21. Mai **1904**. Neuroretinitis. — HAYEM: Lehrbuch. Sehr eingehend. — HENIUS: Inaug.-Diss. Gießen 1902. — HILDEBRAND: Z. klin. Med. **59** (1906). — HOFFMANN: Virchows Arch. **160**. — HOLLER: Fol. haemat. (Lpz.) **27**, 221 (1922). — HOPPE-SEYLER: Z. physik. Chem. **42**.

IMMERMANN: Ziemssens Handbuch Bd. 13. 1879. Ältere Lit.!

JAGIC: Die Chlorose in KRAUS u. BRUGSCH, **1920**.

KAHANE: Die Chlorose. Berlin u. Wien 1901. — KOCKEL: Dtsch. Arch. klin. Med. **52**. Thrombosen. — KOTTMANN: Korresp.bl. Schweiz. Ärzte **1910**, 1129. — KÜNNE: Dtsch. med. Wschr. **1894**. Schwitzbäder.

LANDOUZY: J. Méd. et Chir. pract. **90**. Chlorose = larvierte Tuberkulose. — LARDELLI: Inaug.-Diss. Zürich 1906. Arsentherapie. — LEICHTENSTERN: Münch. med. Wschr. **1899**, Nr 48. Thrombose. — LÉVY: Gaz. Hôp., 1. Aug. **1903**. Theorie. — LIEBERT: Inaug.-Diss. — Breslau 1901. Thrombose. — LISCHWITZ: Inaug.-Diss. Zürich 1908. Magen. — LLOYD JONES: Chlorosis. London 1897. — LUZET: La Chlorose. Paris: Rueff & Co. 1892.

MAHRT: Inaug.-Diss. Göttingen 1900. Eisentherapie. — MAMLOCK: Z. physik. u. diät. Ther. **7** (1903). Schwitzbäder. — MAYER, ARTHUR: Z. klin. Med. **49** (1903). — MEINERT: Slg klin. Vortr., N. F., Nr 115. — MORAWITZ: Münch. med. Wschr. **1910**, Nr 27; Kongr. inn. Med. **1911**; Erg. inn. Med. **1913**; Handbuch von MOHR u. STÄHELIN 1912. — MÜLLER, FRANZ: Virchows Arch. **164**.

NAEGELI S. 281, 285: Münch. med. Wschr. **1918**, 609. Antagonismus von Chlorose u. Osteomalacie; Dtsch. med. Wschr. 1918, Nr 31. Konstitutionsfrage; Kongr. inn. Med. 1913. Serum; Schweiz. med. Wschr. **1920**, 661. Eisenwirkung. — NOORDEN, v.: Med. Klin. **1910**, Nr 1. — NOTHHNAGEL: Wien. med. Presse **1891**, Nr 51.

OTTEN: Mitt. Hamburg. Staatskrk.anst. **6** (1906). Ausgezeichnete klin. Studie von 700 Fällen.

PORT: Med. Klin. **1914**, Beih. Therapie.

QUENSTEDT: Inaug.-Diss. Tübingen 1902 u. path.-anat. Inst. Tübingen Arb. **4** (1903). Thrombose. — QUINCKE: Slg klin. Vortr., N. F., **129** (1895).

RÄBIGER: Z. physik. u. diät. Ther. 8 (1904). Schwitzbäder. — RETHERS: Inaug.-Diss. Berlin 1891. Wasserretention. — RIST: Bull. méd. **27**, 315 (1913). — ROLLY u. KÜHNEL: Med. Klin. 1912. Pseudochlorose. — ROMBERG: Berl. klin. Wschr. **1897**, Nr 25. Wasserretention. — ROSENBACH: Monogr. Leipzig 1893 u. Dtsch. med. Wschr. **1896**, 206. — ROSIN: Kongr. inn. Med. **1898**, 218. Schwitzbäder. — ROSTOSKI: Münch. med. Wschr. **1900**, Nr 40. Ptosis.

SABRAZÈS et MURATET: Fol. haemat. (Lpz.) **1904**, 575. Hypoplasie. — SCHAPIRO: Z. exper. Path. **11**, 355 (1912). — SCHAUMAN u. WILLEBRANDT: Berl. klin. Wschr. **1899**, Nr 1. — SCHIROKANER: Dtsch. med. Wschr. **1907**, Nr 35. Atonia ventr. — SCHMIDT, P.: Inaug.-Diss. Kiel 1896. Gegen Schwitzkur. — SCHMITT: Münch. med. Wschr. **1914**, 1333. — SCHOLZ: Leipzig 1890. Schwitzbäder, Aderlaß. — SCHUBERT: Wien. med. Wschr. **1891**, Nr 18. Idem. — SCHWEITZER: Virchows Arch. **152**. Thrombose. — SEILER: Korresp.bl. Schweiz. Ärzte **1909**, Nr 17. Larvierte Chlorosen; Dtsch. med. Wschr. **1911**, 1340. Therapie. SENATOR: Berl. klin. Wschr. **1900**, 653. — SOMMERFELD: Z. angew. Anat. **7**, 402 (1921). — STEINSBERG: Berl. klin. Wschr. **1907**, Nr 15. Moorbäder. — STIEDA: Z. Geburtsh. **32**, 60 (1895). — STRAUSS: Pathol. d. Stoffw. NOORDENS Handbuch 1906. (Lit.!) — STRAUSS u. ROHNSTEIN: Blutzusammensetzungen bei Anämien. Berlin 1901. — SYLLABA: Fol. haemat. (Lpz.) **1904**, 589.

TANDLER: Wien. klin. Wschr. **1910**, Nr 13. — THOREL: Erg. Path. I **1903**. — TSCHERNOFF: Jb. Kinderheilk. **45** (1897). Kinder keine Chlorosen! — TÜRK: S. Lehrbuch.

VANNINI: Virchows Arch. **176** (1904). — VIRCHOW: Über Chlorose usw. Berlin: Hirschwald 1872.

WANDEL: Dtsch. Arch. klin. Med. **90**, 53 (1907). — WARFRINGE: Fol. haemat. (Lpz.) **5**, 774. — WEINBERGER: Wien. klin. Wschr. **1904**, Nr 3. Thrombosen (Lit.!).

ZAHN: Dtsch. Arch. klin. Med. **104**. — ZIEGELROTH: Virchows Arch. **141**. Aderlaß. ZIEGLER: Med. Klin. **1908**, Nr 19. Therapie. — ZWETKOFF: Z. exper. Path. u. Ther. **9**, 1 (1911).

V. Konstitutionelle infantile perniziosaähnliche Anämie (FANCONI) mit Hodenatrophie, Pigmentationen und Mikrocephalus.

Diese hochinteressante konstitutionelle Anämie betraf 3 Brüder im Alter von 5—7 Jahren, nahm stets chronisch unaufhaltsam zu (in 2 Fällen mit einer Remission) Verlauf mit Leukopenie und Thrombopenie, nie Zeichen verstärkter Hämolyse, kein Milztumor.

Erkrankung im Anschluß an fieberhafte Infektion mit hämorrhagischer Diathese.

Knochenmark vorwiegend Fettmark in allen Knochen, mit kleinen Blutbildungsherden.

Bei allen fand sich Mikrocephalie (Intelligenz gut), braune Pigmentation der Haut, Hodenatrophie.

F.-I. hoch, Zellvolumen sehr gesteigert, hyperchrome Anämie, Granulocyten sehr vermindert, Gerinnung normal. Blutungszeit sehr verlängert, Retraktion mangelhaft.

UEHLINGER berichtet von einem sporadischen Fall:

7jähr. Knabe, häm. Diathese, starke Hautpigmentation, Hoden sehr klein, Hb. 13 (unkorrigiert), R. 0,85, F.-I. leicht erhöht. R.-Größe 97 μ^3. L. 3600, N. 44, Monoc. 2, £. 53. Pl. 23000. Gerinnung normal. Fibrinogen normal. Blutungszeit enorm verlängert. 0 Retraktion. RUMPEL-LEEDE +. Agonal Hb. 5, L. 2560, N. 53, Monoc. 2. Knochenmark wie bei FANCONI. Riesenzellen fast 0. Multiple Bildungsanomalien.

Lit.: FANCONI: Jb. Kinderheilk. **117**, 257 (1927). — UEHLINGER: Klin. Wschr. **1929**, 1501.

VI. Konstitutionell bedingte Kinderanämien.

(Siehe auch Kap. Kinderanämien.)

Es steht heute außer Frage, daß viele schwere Kinderanämien ganz wesentlich durch Vererbung einer Anlage entstehen (FEER, CZERNY, BENJAMIN, FANCONI usw.) und daß äußere Momente, wie z. B. Ziegenmilch, erst auf diesem konstitutionellen Boden sich so auswirken können; denn bei gleicher Ernährung wird doch nur ein kleiner Teil der Kinder durch einseitige Ziegenmilchernährung oder andere exogene Faktoren krank, wohl aber häufen sich die Anämien in der gleichen Familie. Gelegentlich sind alle kleinen Kinder einer Familie anämisch, oder kommen alle schon anämisch zur Welt (FINKELSTEIN, LEHNDORFF).

Auch bei der An. pseudoleuc. inf. spielt das konstitutionelle Moment eine große Rolle, sonst wäre auch dieses Leiden viel häufiger; denn die enorme Ansprechfähigkeit der blutbildenden Organe ist eine allgemeine Eigenschaft im jugendlichsten Alter. Auch hier sah ich 2 Knaben in der gleichen Familie tödlich erkrankt; alle Mädchen aber blieben gesund.

Es ist aber noch ganz unsicher, worin die abnorme Konstitution liegt. Natürlich liegt es nahe, dabei an das myeloische Gewebe für die Minus- wie für die Plusfunktion in erster Linie zu denken.

B. Konditional bedingte Anämien. Anämien bei innersekretorischen Erkrankungen.

Ich verweise auf meine Darstellungen auf S. 281 u. S. 309 und die dort zitierte Literatur und ganz besonders auf meine eigenen Publikationen.

Nicht alle innersekretorischen Affektionen machen Anämie. Nie habe ich, außer nach einer schweren Blutung, Anämie bei Basedow gesehen, nie ohne andere erkennbare Ursache bei Diabetes. Ausgesprochene Anämien werden beobachtet bei:

1. *Hypothyreosen* und *Myxödem,* siehe Kap. Innersekret. Erkrankungen.

Diese Patienten sehen oft nicht blaß aus, haben parallele Hb.- und R.-Verminderung. Es scheint, daß bei der Reduktion des Stoffwechsels eine niedrigere Einstellung von Hb. und R. möglich, ja vielleicht zweckmäßig wäre. MANSFELD, ASHER u. SPIRO zeigten auch experimentell die schlechte Blutregeneration nach Schilddrüsenentfernung.

Hyperthyreosen verlaufen ohne Anämie, siehe Schilddrüse. Bei REINHOLD[1] lag Kombination vor.

2. *Nebennierenaffektionen* Kap. Innersekretorische Erkrankungen.

Die Anämie bei Addison ist altbekannt und häufig, aber längst nicht in jedem Falle vorhanden. Es ist immer eine hypochrome Anämie.

3. *Ovariell bedingter Anämie.*

Klinisch ist darüber (außer für Chlorose) nichts Sicheres bekannt; nur bei häm. Diathese (siehe diese) sind klinisch wohl als ovariell bedingte oder mitbedingte Anämien bekannt. Experimente sprechen aber für die Möglichkeit einer ovariell bedingten Anämie, siehe S. 310.

Besonders wichtig ist meine Beobachtung von einer schweren Anämie, die mit allen 4 Graviditäten eingetreten ist, jedesmal mit Osteomalacie.

Die Patientin ist zunächst unter As für Jahre glänzend geheilt worden. Seit der Menopause besteht aber wieder starke und eher schwierig beeinflußbare Anämie ohne alle Zeichen von Osteomalacie, die aber später doch wieder durch systematische Eisenbehandlung günstig beeinflußt werden konnte.

Daß klinisch ähnlich liegende Fälle schwer zu durchschauen sind, liegt wohl an der komplexen Natur in der Genese einer solchen Anämie.

4. Anämien bei *Osteomalacie* habe ich[2] beschrieben. Im späteren Verlauf der Osteomalacie ist schwere Anämie nichts Seltenes, siehe auch WILSON[3].

5. *Pankreatogene Anämien.*

CHVOSTEK hat die Auffassung vertreten, daß durch Versagen der Pankreasfunktion wie beim Versagen anderer innersekretorisch tätiger Organe eine Anämie entstehen könne.

CHVOSTEK betrachtet seine Fälle 1 und 3 als hämolytische, 2 als perniziöse Anämie, woran kein Zweifel ist. Siehe Kap. Perniciosa.

Im 1. Fall: 45jähr. Mann. Diabetes. Pankreatitis bei der Sektion. R. 1,0, F.-I. 1,0. Anisocytose. Normoblasten.

2. Fall: 62jähr. Anämie, Achylie, chronischer Verlauf. R. 1,0, Hb. 18, L. 5250, £. 43. Normobl., keine Makrocyt., dann Remission. Später (TÜRK): R. 1,06, Hb. 27, F.-I. 1,28, L. 2810, £. 47. Megaloblasten. Typ. Perniciosa (TÜRK).

3. Fall: 54jähr. Häm. Diathese, palp. Milz. Hb. 24, R. 1,7, L. 5000, £. 56 — vor dem Tod nur 0,1 R. Normo- und Megaloblasten. Sensib.-Störungen. Myeloische Metaplasie. Chron. Pankreatitis, Hämosiderose.

Bisher ist eine pankreatogene Anämie noch nicht genügend bewiesen, nur Pankreasaffektion bei Perniciosa.

6. *Hämochromatose.*

Bei der Hämochromatose scheint der Körper die Fähigkeit verloren zu haben, das abgelagerte Eisen zu verwerten und trotz der Überschwemmung des Körpers mit Fe sieht man manchmal starke Anämien, deren Genese vielleicht mit einer Pankreasschädigung im Zusammenhang steht, siehe oben S. 330, CHVOSTEK.

Die Anämie war bei KÜHL mit vermehrtem Blutuntergang (entgegen EPPINGER) verbunden bei langdauernden Prüfungen, periodisch verstärkt; gleichzeitig vermehrtes Auftreten jugendlicher R. Bemerkenswert ist die Pl.-Abnahme von 145000 bis 20000! und die häm. Diathese, keine Anämie, Leukopenie bis 2900 mit 50 £.

---

[1] REINHOLD: Med. Klin. **1929**, Nr 28.
[2] NAEGELI: Münch. med. Wschr. **1917**, 1513; **1918**, 551, 585, 609.
[3] WILSON: Kongreßzbl. inn. Med. (Lpz.) **57**, 619.

SEINET verfügt über 11 Fälle, 3 bei Perniciosa, 3 bei schwerer Tuberkulose, 3 von alkoh. Cirrhose, 2 bei Bronzediabetes, alle mit Anämien zum Teil hochgradig. Femurmark mehrfach zellarm! Tendenz zu Leukopenie.

Ich habe bei einer solchen Anämie trotzdem Fe verordnet, von dem Gedanken ausgehend, daß medikamentös verabreichtes Fe reduct. vielleicht doch verwendet werden könnte und auf die Anämie Einfluß gewinne, und ich habe einen ganz ausgesprochenen Erfolg gesehen in Bestätigung der Ansichten von LUBARSCH, daß der Eisenstoffwechsel der Zellen gestört ist, womit Verwertung von medikamentös gegebenem Fe nicht ausgeschlossen zu sein braucht.

EPPINGER: Hepatolienale Erkrankungen 1920.
KÜHL: Dtsch. Arch. klin. Med. **144**, 331 (1924).
SEINET: Inaug.-Diss. Zürich 1928.

7. *Atrophische Myotonie.* Bei dieser pluriglandulären Affektion, gewöhnlich mit starkem Dysgenitalismus und Hodenatrophie, habe ich schwere sekundäre Anämien gesehen[1], desgleichen FANCONI bei einem 12jährigen Knaben mit progressiver Dystrophia musculorum, bei Hodenatrophie und anderen Störungen.

8. *Dysgenitalismus* (siehe auch S. 310).

GROSS[2] hat Dysgenitalismus, kombiniert mit Akromegalie und tödlichem Ausgang beschrieben und wegen schwerer Anämie als Chlorose gedeutet. Hb. zuletzt nur 10%, R. 0,75, Leukopenie. BEUTLER[3], der über die Sektionsbefunde dieses Falles berichtet, fand schwerste Veränderungen der Ovarien und vieler anderer innersekretorischer Organe.

9. Bei *Infantilismus,* dessen Genese freilich nicht einheitlich ist, wird oft Anämie beobachtet, nicht nur bei großer Milz. BENJAMIN beschreibt diese Form besonders als eigenartigen Typus für das frühe Kindesalter.

9. *Dystrophia adiposo-genitalis.*

Ich habe jahrelang eine Patientin mit diesem Krankheitsbilde gesehen, bei der ich im Zweifel war, ob es sich um chlorotische Anämie gehandelt hat. Der Mißerfolg der Fe-Therapie ließ mir die hypophysäre Genese schließlich als wahrscheinlicher erscheinen.

10. *Hypernephrom* führte in einer sehr eigenartigen Erkrankung[4] zu schwerster, erworbener hämolytischer Anämie, ohne jede Spur von Blutungen.

Hb. von 95% (Aug. 1918) auf 60% (Juni 1919), R. von 4,5 auf 3,1 und tiefer. Rote Zellen klein, nicht blaß, F.-I. steigt auf 1,2, mäßige Leukocyten, mit Monocyten bis 12% und geradezu unerhörter Kernlappung. Osmot. Resistenz auf 0,36 gestiegen, obere Grenze 0,44. Enorm starke dauernde Urobilinvermehrung, Subikterus. — Starke Globulinvermehrung im Serum. Nach Operation Heilung auf Hb. 108, R. 5,2. 8 Jahre später Ausbruch einer Lymphadenose und Tod an Pneumonie 1 Jahr später.

Anämie kommt natürlich bei den so häufigen Blutungen der Hypernephrome oft vor. Fälle ohne alle Blutungen sind bisher selten auf Blutbefunde untersucht. Hierher zählt die Beobachtung von GOUPIL[5], Anämie, Hb. ?, R. etwa 3,0, neutroph. Leukocytose, kein niedriger F.-I. und eine weitere Beob. von mir (HEUDORFER[6]). Hb. 60, R. 3,4, F.-I. 0,09, neutroph. Leukocytose v. 22000, hohe Globulinwerte.

11. *Experimentell geschaffene Anämie nach Entfernung der Milz.*

Ein wunderbares Beispiel gibt die Bartonellenanämie nach Milzexstirpation bei Ratten. Jetzt können die vorher wirkungslos als Parasiten lebenden Bartonellen schwerste Anämie erzeugen. Siehe die großen monographischen Darstellungen von LAUDA, SCHWARZ.

Es liegt der Gedanke nahe, daß auch beim Menschen bei *Milzaffektion* mit *Hyposplenie* ganz andere Verhältnisse vorliegen, so daß Infektion und Intoxikation auf diesen veränderten Boden zur Anämie führen.

---

[1] NAEGELI: Münch. med. Wschr. **1917**, 1631.
[2] GROSS: Fol. haemat. (Lpz.) **30**, 15 (1925).
[3] BEUTLER: Fol. haemat. (Lpz.) **29**, 121 (1923). [4] WASER: Inaug.-Diss. Zürich 1920.
[5] GOUPIL: Inaug.-Diss. Paris 1908. [6] HEUDORFER: Z. klin. Med. **79** (1913).

C. Exogen bedingte Anämien.

(Siehe auch Perniziosa, Tuberkulose usw.)

I. Die posthämorrhagische Anämie.

Schon bei der Besprechung der Genese der Anämien sind viele Veränderungen des Blutes infolge von Blutverlusten erwähnt. Hier sollen nur die Erscheinungen an Blut und Blutbildungsorganen Besprechung finden, da die klinischen Allgemeinerscheinungen ins Gebiet der allgemeinen Pathologie gehören und wesentlich vom Grundleiden abhängig sind.

Zunächst steigert sich in deutlicher Weise die Gerinnungsfähigkeit und der Blutplättchenzahl. Eine weitere zweckmäßige Einrichtung liegt im Bau des Knochenmarkes, dessen ausführende Venen so fein sind, daß ein rasches Abfließen des Blutes nicht eintritt. Das Mark hält also den Ersatz zurück. Durch das austretende Blut ist zunächst eine gewisse Oligämie entstanden. Dieser nicht zuträgliche Zustand wird durch Einströmen von Gewebsflüssigkeit überwunden. Es kommt dadurch zu hydrämischen Zuständen. Durch die Hydrämie sinken Hb.- und R.-Werte in der Raumeinheit parallel; der Färbeindex bleibt gleich wie vor der Blutung, beim sonst Gesunden also = 1,0. Das Knochenmark und die Flutkammern der Milz werfen nun allmählich die reifen R. in die Blutbahn; doch kommt das in der Raumeinheit nicht voll zur Geltung, weil die noch einströmende Gewebsflüssigkeit diesen Zuwachs paralysiert.

Jetzt beginnt die Regeneration. Der Blutverlust ist ein plastischer Reiz. Das Markgewebe dehnt sich auf Kosten des Fettmarkes aus. Neue Knochenbezirke bilden kernhaltige R.; Mitosen sind häufig. Bei stürmischer Regeneration erscheinen Normoblasten im Blute, gewöhnlich am 2. oder 3. Tage. Bei zahlreicher Anwesenheit derselben spricht man von Blutkrisen. Gleichzeitig hat auch das leukoblastische Gewebe im Knochenmark eine neue stärkere Zunahme und Funktionssteigerung erfahren. Ihr Ausdruck ist die posthämorrhagische neutrophile Leukocytose. Nicht selten sind jetzt Myelocyten vorhanden; auch sonst sind jugendliche Elemente reichlich. Unter den roten Zellen tauchen häufig viele vitalgranuläre und polychromatische auf. Die basophile Punktierung, ein pathologisches Regenerationsphänomen, kommt bei Blutungen nach außen seltener und spät vor; reichlich aber bei inneren Blutungen, bei denen Hb. resorbiert wird. Die Leukocytose und die jugendlichen Formen verschwinden bald wieder. Bei starker Anämie wird man Poikilo- und Mikrocyten und blasse R. nicht vermissen. Durch die neue Zellzufuhr steigt die Zahl der R., mit ihnen wächst der Hb.-Wert; aber bemerkenswerterweise hält das Hb. nicht vollkommen Schritt, sondern bleibt ansehnlich zurück. Es kommt erst jetzt zu einer oft lange dauernden Erniedrigung des Färbeindex. Der Grad dieser Herabsetzung entspricht der Intensität der Blutverluste und der versagenden Regenerationskraft des Knochenmarkes.

Diese Verminderung des Färbeindex ist die Folge der geringen Ausstattung mit Hb. und der Kleinheit der jungen Zellen. Das Knochenmark kann nicht sofort vollwertige Zellen liefern; erst allmählich werden wieder mehr der Norm genäherte Zellen gebildet.

Dieses reine Bild der posthämorrhagischen Anämie erfährt Modifikationen, wenn die Blutung durch eine schon länger bestehende Krankheit bedingt ist. Die volle Regeneration wird dann ganz besonders auf sich warten lassen.

Durch lange dauernde, selbst mäßige Blutverluste können hochgradige Anämien entstehen, die der Heilung wegen eines gewissen Torpor des Markes und wegen starker Verarmung an Bausteinen für das Hb.-Molekül Schwierigkeiten bereiten. Um so auffälliger sind die auf hohe Eisendosen ganz überraschenden Heilungen solcher Anämien, die ich zahlreich gesehen habe.

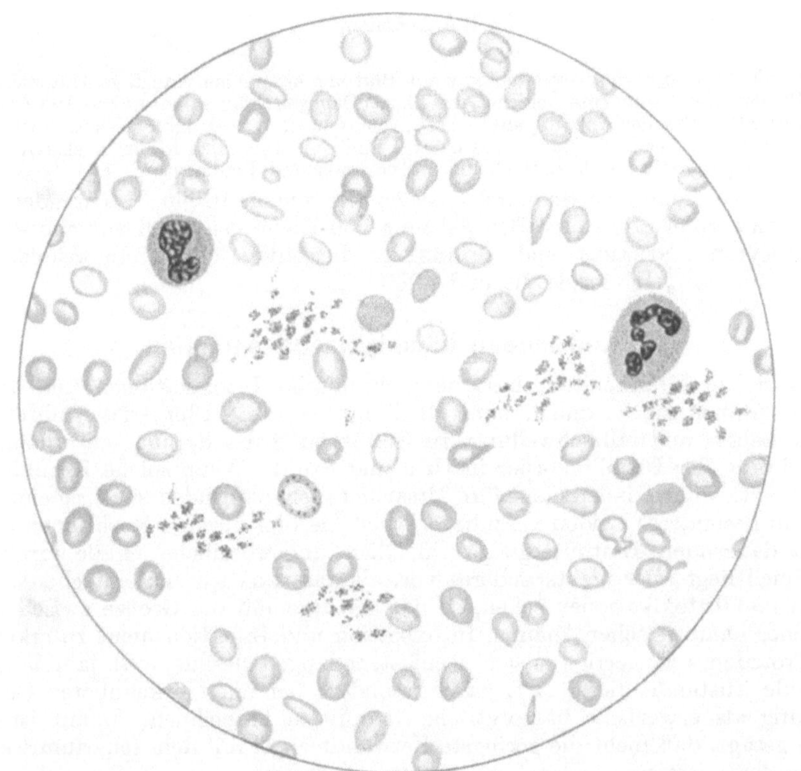

Abb. 76. Sekundäre Anläufe ohne Regeneration. Zeilen blaß. Viel Mikrocyten. Viel Plättchen.

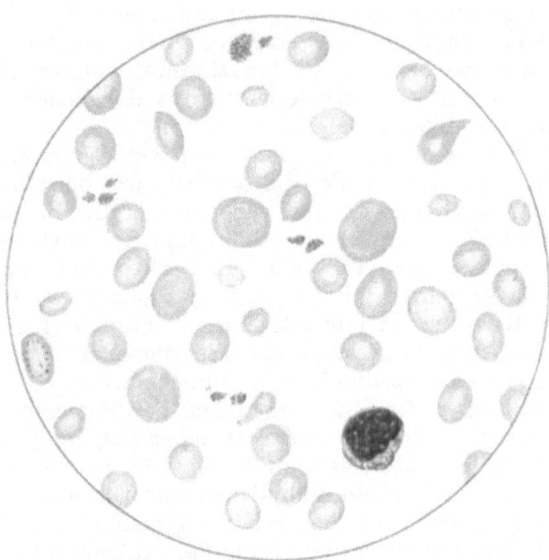

Abb. 77. Sekundäre Anämie mit starker Regeneration.
Leicht polychromatische Makrocyten sind aufgetreten und bei Vitalfärbung viele Retikulocyten.

Für die Diagnose einer latenten inneren Blutung kann eine einmalige Untersuchung begreiflicherweise kaum entscheidend ausfallen. Dagegen können mehrere Prüfungen des Blutbildes wichtige Anhaltspunkte herbeischaffen, z. B. bei akuter Blutung die Tatsache, daß zuerst der F.-I. normal 1,0 beträgt und nur allmählich in den nächsten Tagen sinkt unter gleichzeitig sich entwickelnder Hydrämie und Leukocytose.

Der Grad einer posthämorrhagischen Anämie kann ein bedeutender werden. GRAWITZ erwähnt eine Beobachtung von Ulcus ventriculi mit nur 400000 Erythrocyten. STRAUSS und ROHNSTEIN berichten über Hämorrhoidalblutungen mit 30% Hb., 2,64 R. und 40000 L.

II. Erworbene hämolytische Anämien.

Zahlreiche Krankheiten, besonders chronische Intoxikationen und Infektionen, können zu Anämien, namentlich mit starkem Blutzerfall, führen; zu großer Leber- und Milzschwellung, zu Gelbfärbung des Serums, zu erheblicher Vermehrung der Urobilinkörper in Urin und Stuhl. Wenn solche Krankheiten länger, evtl. Jahre dauern und ihre Ursachen nicht zu finden sind, scheint dem Arzt ein besonderes Leiden vorzuliegen, weil die biologischen Reaktionen durch den andauernden Blutuntergang schließlich ungewöhnliche Grade erreichen. Prinzipiell liegt aber nichts anderes vor, als das, was wir bei einfachen Infektionen und Intoxikationen sehen, so daß naturgemäß die Grenze zwischen erworbener hämolytischer Anämie, Intoxikation und Infektion nicht zu erkennen ist. Trotzdem rechtfertigt es sich, wenigstens langedauernde, evtl. jahrelang bestehende Zustände dieser Art, ganz besonders bei nicht erkennbarer Genese, vorläufig als erworbene hämolytische Anämie zu bezeichnen. Damit ist aber schon gesagt, daß nicht die geringste Verwandtschaft mit dem scharfumrissenen Typus der konstitutionellen häm. Anämie vorliegt.

Eine Gruppe in diesem Krankheitsbild kommt offenkundig durch gesteigerte Tätigkeit des retikuloendothelialen Systems und Hypersplenie zustande, wobei die verschiedensten Momente bei den verschiedensten Krankheiten z. B. Ulcus (PASCHKIS), Lymphogranulom, Myelose, Lymphadenose, Polycythämie die Hypersplenie und den erhöhten Blutzerfall erzeugen. Hier entsteht die gesteigerte Hämolyse durch den raschen Zerfall funktionsuntüchtiger R., die bei der Krankheit gebildet werden. Die Minderwertigkeit der Zellen zeigt sich dann oft als Mikrocytose mit blassen R.

Bei der erworbenen häm. Anämie findet man keine konstitutionelle Mikrosphärocytose, wohl aber eine banale Mikrocytose, wie bei allen Anämien, bei denen das Knochenmark abnorm stark arbeiten muß. Bei den erworbenen häm. Anämien ist das Zellvolumen nie erhöht und der Färbeindex bei starker Mikrocytose nie über 1,0. Man wird auch nur selten und nur vorübergehend größere Mengen von polychromatischen und vitalgranulären R. finden.

Die osmotische Resistenz ist nur gelegentlich vermindert gefunden worden. Bei längerer Beobachtung trifft man auch in diesen Fällen wieder normale Werte. Hochgradige Resistenzabnahme ist unbekannt.

Die Milzexstirpation ändert, ausgenommen bei Hypersplenie, bei diesen Fällen wenig oder nichts. Eine Operation ist daher nur mit Vorsicht anzuraten und auf die Möglichkeit hinzuweisen, daß ein Mißerfolg eintreten kann. In eigenen Beobachtungen und in einer ähnlichen von GERHARDT hat das Leiden trotz Milzentfernung unverändert Fortschritte gemacht.

Im Blut findet man natürlich alle Grade der Anämie und alle bei Anämie vorkommenden abnormen und unreifen Zellen. Das Blutbild ist sehr wechselnd. Oft kommt es zu Leukopenie, die meistens ein Ausdruck der Hypersplenie ist. Nicht selten nehmen aus gleichen Gründen auch die Blutplättchen stark ab. Gelegentlich findet man viel kernhaltige R. Die Gallenwerte im Serum sind gesteigert, können aber stark wechseln. Gelbsucht ist vielfach vorhanden, oder doch dauernder Subikterus.

Gelegentlich sind Hämolysine oder Autoaglutination der R. beschrieben worden, z. B. durch LÖPER bei Carcinom; er fand Hämolyse schon bei 0,90 NaCl-Lösung. Die ersten Beobachtungen dieser Krankheitsbilder stammen von HAYEM, später sind von WIDAL und seiner Schule derartige Fälle bekannt gegeben worden, so daß man von einem Typus HAYEM-WIDAL spricht. Zum Teil wurden solche Erkrankungen nach Blutungen beschrieben (WIDAL, CHAUFFARD); es scheint mir aber höchst wahrscheinlich, daß die Blutungen Folge, und nicht Ursache gewesen sind. Ferner sind bei Magencarcinomen (CHARLIER) nach Lues und Infektionen aller Art dahin gehörende Fälle beschrieben worden.

Eine höchst eigenartige erworbene hämolytische Anämie sah ich bei einer jungen Frau, die auf Röntgenbestrahlung einiger Drüsen schwersten Ikterus und schwere Anämie bekam, sich davon aber wieder erholt hatte. Als nach einem halben Jahre dieselben Drüsen mit Jodsalbe behandelt wurden, entstand rapid zunehmende Anämie mit hochgradigem Ikterus und Tod nach wenigen Tagen unter großer Atemnot, als Zeichen der inneren Verblutung.

In einer Beobachtung von PARKES WEBER bestand syphilitische Keratitis und im Verlaufe der Zeit einmal positiver Wassermann, so daß wohl ätiologisch chron. Lues vorgelegen hat. Der Fall von PARODI bei einem 24jährigen Manne zeigte infantilen Habitus. Die Milz wog 2,6 kg, bot starke Hämosiderosis und Erythrophagie. PARODI dachte an einen Folgezustand von chron. Malaria. Auch KÖNIG führte seine Beobachtungen ätiologisch auf Malaria zurück. Die Abgrenzung gegenüber familiärer Cholämie hat BROWN und ebenso ESCUDERO große Schwierigkeit gemacht. Ein Fall von PARKES WEBER, bei dem die Diagnose zwischen Perniciosa und häm. Anämie geschwankt hat, gehört wohl sicher zu den erworbenen häm. Anämien; denn der in der englischen Literatur viel umstrittene Fall verlief über 17 Jahre, und eine solche Dauer einer Perniciosa ist nicht bekannt, wenn vor 17 Jahren Hb. nur 18 und R. nur 0,9 betragen haben. Die Milz war sehr groß, wurde aber später kleiner. Achylie und zeitweises Auftreten von Glossitis finden sich auch außerhalb der Perniciosa. In dieser Beob. fanden sich später wieder normale Hb-Werte.

Wir können also diese Krankheitsgruppe unmöglich scharf abgrenzen. Sie stellt einen Sammelbegriff dar für Anämien unsicherer Ätiologie, bei denen eine intensive Hämolyse in den Organen außerordentlich lange, meist Jahre andauert. Viele sog. atypische Anämien gehören hierher.

Erworbene hämolytische Anämien.

ADLER: Münch. med. Wschr. **1929**, Nr 11.

BARTA: Virchows Arch. **273**, 266 (1929). — BEUTLER: Dtsch. med. Wschr. **1924**, 459. Häm. An. nach Grippe. — LE BLANC: Fol. haemat. (Lpz.) **27**, 149 (1922). — BOURGES: Kongreßzbl. inn. Med. **16**, 281. Bei Ascaridosis (R. res. abn. der gewasch. R.).

LE CALVE: Presse méd. **1926**, 1395. — CHRISTENSEN: Acta med. scand. (Stockh.) **71**, 472 (1929). — CURSCHMANN: Münch. med. Wschr. **1930**, 1390.

DELLA VOLTA: Arch. Pat. e Clin. med. **5**, 488 (1925). — DICK: Med. Klin. **1925**, 1309. — DORE: Bull. Soc. méd. Hôp. Paris **43**, 810 (1927).

EPPINGER: Hepatolienale Erkrankungen **1920**. — ESCUDERO: Ref. Kongreßzbl. inn. Med. **47**, 128.

GIFFIN: Intern. Med. **1923**, 573. Mit Hburie.

HOLST: Acta med. scand. (Stockh.) **26**, 169 (1928).

KERSCHENSTEINER: Münch. med. Wschr. **1905**. — KÖNIG: Klin. Wschr. **1924**, 1584; Med. Klin. **1928**, 378 (1929). Nach Malaria.

LAFFORGUE et CHALIER: Progrès méd. **1912**, 473. — LEDERER: Amer. J. med. Sci. **170**, 500 (1925). — LE CALVÉ: Presse méd. **1926**, 1395. Hämolysine. — LENAZ: Policlinico **1920**; Riforma med. **1924**. Autolysine aus den Blutungen. — LICHTENSTEIN: Ref. Kongreßzbl. inn. Med. **48**, 730. — LOEPER: Progrès méd. **1930**, 409; Bull. Soc. Hôp. Paris **46**, 162 (1930).

MARCHIAFAVA: Kongreßzbl. inn. Med. **50**, 185 u. **55**, 572; **56**, 347. Mit Hburie. — MARFAN: Monde méd. **1925**, 671. Ict. neonat. — MATTHES: Differentialdiagnose, siehe RABINOWITZ. — MEYER-HEINEKE: Dtsch. Arch. klin. Med. **88**.

PARODI: Pathologica (Genova) **16**, **147** (1924). — PASCHKIS: Z. klin. Med. **105**, 301 (1927). Atyp. häm. An.

RABINOWITZ: Inaug.-Diss. Königsberg 1919. — REICHER: s. S. 59. Entstehung hämol. Ikterus aus biliärer Pneumonie. — REYNOLDS: Amer. J. med. Sci. **179**, 549 (1930).
STEINBRINCK: Dtsch. med. Wschr. **1922**, 628. Nach Lues.
THORMÄHLEN: Mitt. Grenzgeb. Med. u. Chir. **30** (1918); Inaug.-Diss. Kiel 1919. Hämatinikterus.
WASER: Fol. haemat. (Lpz.) **26**, 45 (1920); Inaug.-Diss. Zürich 1920. Eigenart. hämol. Anämie bei Hypernephrom. — WEBER, P.: Kongreßzbl. inn. Med. **31**, 135; Amer. J. med. Sci. **167**, 228 (1924); **138**, 24 (1909); Proc. roy. Soc. Lond. **16**, 73 (1923). Disk.; Practitioner **1913**, 811; Trans. med. Soc. Lond. **1913**, 360. — WEILL usw.: Presse méd. **1912**, 923. Hämolysine im Serum bei Tuberkulose. — WIDAL et ABRAMI: Trib. méd., 9. Nov. **1907**; Bull. Soc. méd. Hôp. Paris, 8. Nov. **1907**. — WIDAL et WEISSENBACH: C. r. Soc. Biol. Paris **1913**, 162. Hämolysine. — WIDAL, ABRAMI et BRULÉ: Bull. Soc. méd. Hôp. Paris. 15., 20., 29. Nov. **1907**; Presse méd., 7. Okt. **1907**; Arch. Mal. Cœur **1908**, 193—231. Monogr. — WIDAL et PHILIBERT: Gaz. Hôp., 19. Sept. **1907**.

Achylische Chloranämie (KAZNELSON).

Von KAZNELSON und seinen Mitarbeitern ist ein Krankheitsbild (25 Beob.) als etwas Besonderes herausgehoben worden, über das auch früher, besonders von K. FABER, Mitteilungen erfolgt sind mit folgenden Eigentümlichkeiten:

1. *Jahrelang dauernde Anämie,* oft hochgradig, stets mit blassen Hb.-armen Zellen, Ödeme, Herzdilatationen und vielen anämischen Störungen ohne gesteigerten Blutzerfall, ohne Pl.-Abnahme.
2. *Magen-Darmstörungen,* jahrelang, oft von der Anämie, völlige Achylie dauernd (Histaminnobe ?). Starke Gewichtsabnahme, Appetitverlust, Durchfälle.
3. Zungenbrennen und Bläschen im Verlauf von Jahren, auch Papillenatrophie, alles aber selten.
4. Leichte Parästhesien.
5. Völliges Versagen der Diät: HCl + Pepsin, Arsen und Lebertherapie, aber rascher glänzender Erfolg auf Ferr. reduct. Der Erfolg hält oft längere Zeit an, es gibt aber auch Rezidive der Anämie und der Magen-Darmbeschwerden.
6. *Duodenum.* Keine hämolytische Koli, Enterokokken, öfters steril.
7. Knochenmark, abnorm viel Normoblasten, nach Eisen normale Werte.
8. Keine Remissionen, außer durch Eisen.
9. Tod in einem Falle, ohne weitere die Krankheit klärende Befunde.
10. Vorkommen von brüchigen, dünnen Hohlnägeln, die mit der Heilung normal werden.

Auffassungen.

Durch die sub 2. und 3. geschilderten Befunde ist eine Annäherung an Perniciosa erreicht. Ich möchte aber das Unbeweisende der geringen Sensibilitätsstörungen und vor allem die fehlende Progression der Nervensymptome trotz dezennienlangem Verlauf hervorheben. Ferner die stets völlig von der Perniciosa abweichende Art der Blut- und Knochenmarksaffektion.

Blutbefund 5 Tage vor dem Tode: Hb. 15, R. 1,972, F.-I. 0,37! L. 7910. N. 78, Monoc. 6,7! Ꝉ. 14,3, Normobl. 1%, Aniso-Poikilocytose stark. Retikuloc. 80‰. Serum hell, nur 5,27% Eiweiß. Retraktion rasch.

Schwieriger erscheint mir die Abgrenzung gegenüber chronischen und Spätchlorosen, bei denen ich ebenso glänzende Eisenerfolge, aber auch manchmal Rückfälle und Versagen nach einigen Jahren gesehen habe. Dyspepsien gleicher Art dabei häufig. Auf Achylie ist bei chronischen Chlorosen nicht genügend geprüft. Auch NOLEN stellt ähnliche Fälle mit Achylie und Zungenbrennen zur Chlorosis chronica tarda und sieht sie aber als ovariell bedingt an.

Die enterogene Entstehung dieser Anämie (KAZNELSON) halte ich für ganz unwahrscheinlich; die Achylie bleibt, auch bei vollem therapeutischem Erfolg, und man kann sich so glänzende Eisenerfolge nur durch Knochenmarksbeeinflussung vorstellen, nicht als direkten Eiseneinfluß auf Magen und Darm.

Eingehend berichtet WITTS über die sekundäre Anämie bei Achylie, sieht in der Achylie die Ursache und nimmt enge Beziehungen zur Entstehung der Perniciosa an. Er findet öfters Zungenbrennen, auch Milztumor. Bei der Häufigkeit von Achylie und von sekundärer Anämie halte ich den Nachweis, daß nicht bloß Kombination von Achylie mit sekundärer Anämie vorliegt, für sehr schwer.

Das Eisen wird trotz Achylie sehr gut resorbiert (KAZNELSON) und der Eisenspiegel im Blut wird hoch. Ich sah aber Versagen auf Eisen, selbst auf Ferrostabil, so lange nicht HCl verordnet wurde.

Auch bei einfachen Achylien ohne Anämien wurden durch Eisen Besserungen der Magen-Darmstörungen von KAZNELSON erreicht.

Vielleicht gehört hierher eine ungeheuer hartnäckige Anämie mit Achylie bei einem 25jährigen Mädchen von chlorotischer Konstitution, bei dem Arsen, Eisen bis zu 3,0 g Ferr. reduct. pro Tag, Leber, Transfusionen keinen Erfolg gebracht hatten. Die noch höhere Eisendosis erzielte aber Heilung.

21. 5. 29: Hb. 38, R. 2,7, L. 4000.
Auf 4 g Ferr. reduct. in der Klinik völliger Umschwung!
28. 5. 29: Hb. 47, R. 5,0! L. 5500.
17. 6. 29: Hb. 68, R. 6,0, L. 4000.
1. 7. 29: Hb. 70, R. 5,6, L. 8000.
29. 7. 29: Hb. 83, R. 5,456, L. 6780 geht ins Höhenklima.
23. 8. 29: Hb. 92, R. 5,24, L. 10420 von der Höhe zurück.
23. 10. 29: Hb. 85, R. 5,936, L. 4600.
10. 6. 30: Hb. 90, R. 5,3, L. 7000, Histamin positiv, 28 freie HCl.
12. 11. 30: Hb. 84, R. 4,8, L. 738.

Hierher vielleicht auch die Beobachtung von ROTH, sekundäre Anämie mit tödlichem Verlauf:

ALTSCHULLER: Acta med. scand. (Stockh.) **70**, 119 (1929).
DA COSTA: Lehrbuch. Philadelphia **1905**, 423.
FABER, K.: Med. Klin. **1909**, 1310; Berl. klin. Wschr. **1913**, 958, in KRAUS u. BRUGSCH, 1915 u. Erg.-Bd. 1928, 273. — FABER, K. u. GRAM: Arch. int. med. **34**, 658, 827 (1924).
KAZNELSON, REIMANN u. WEINER: Klin. Wschr. **1929**, 1071.
NOLEN: Genesk. **1925**.
SCHULTEN: Münch. med. Wschr. **1930**, 355.
WEINER u. KAZNELSON: Fol. haemat. (Lpz.) **32**, 233 (1926). — WITTS: Guy's Hosp. Rep. **1930**.

Anaemia chronica infectiosa (EDELMANN).

Unter diesem Namen beschreibt EDELMANN eine, wie er glaubt, besondere und durch Pirosomen hervorgerufene Anämie, die im Verlauf der Lentasepsis nahe komme, oft beträchtliche Eosinophilie (13—15%) und in den R. halbovale oder runde Gebilde zeige, die zum Teil auch außerhalb der R. liegen. Die Anämie ist hypochrom. Arsen wird als wirkungslos geschildert und Heilung durch Chinin und Stovarsol erreicht.

BOLLER: Wien. Arch. inn. Med. **15**, 429 (1928).
EDELMANN: Wien. klin. Wschr. **1925**, 268; Wien. Arch. inn. Med. **14**, 505 (1927).
PETERS: Wien. klin. Wschr. **1928**, 1741.
SCHUR: Wien. klin. Wschr. **1928**, 1153.

Atypische Anämien.

In der Literatur kommt die „Diagnose" atypische schwere Anämie oft vor. Die Klassifikation solcher Erkrankungen ist aber meist unmöglich, weil früher die Untersuchungen nicht eingehend genug waren.

Viele Autoren halten eine mäßige F.-I.-Steigerung zu Unrecht schon für ungewöhnlich. Bei geringer Neubildung im Mark oder bei starkem Blutzerfall ist das aber nichts Seltenes.

Hohe Zahl von Erythroblasten ist eine rein biologische Reaktion, keine Krankheit, so wenig wie eine starke die Anämie begleitende Leukocytose.

Eine große Zahl der Literaturfälle dieses Kapitels gehört zu den

1. *schweren Markaffektionen* mit oder ohne *häm. Diathese* (siehe dort), und zwar zu den chronischen kryptogenetischen wie in akuten Fällen zu den symptomatischen Thrombopenien. Dabei besteht oft Leukopenie;
2. zu der Gruppe *erworbene hämolytische Anämie* wohl fast immer auf dem Boden der chronischen Infektion oder Intoxikation;
3. zu *aleukämischen Myelosen* und *Lymphadenosen* mit schweren anämischen, oft lange dauernden Vorstadien;
4. zu *hepatolienalen chronischen Affektionen*, siehe Megalosplenien;
5. zu akuten septischen Affektionen.

Literatur (siehe besonders die erwähnten Abschnitte).

BENHAMON: Sang **3** (1929). Akut. fieberhaft. Hb. bis 15.

EIMER: Dtsch. Arch. klin. Med. **150**, 162 (1926). Akut infektiös.

KLEINSCHMIDT: Jb. Kinderheilk. **81**, 1 (1915).

LEDERER: Amer. J. med. Sci. **179**, 228 (1930). Akute infektiös-hämolyt. An.; **57**, 293. Lit. ähnl. Fälle.

MEYER-HEINEKE: Dtsch. Arch. klin. Med. 88 (1907). — MORAWITZ: Prakt. Arzt **1927**. H. 12.

OPITZ: Fol. haemat. (Lpz.) **1929**.

Anämien des Kindesalters.

Das Auffällige vieler Anämien in dieser Lebenszeit ist die intensive Erythropoese und das Auftreten kernhaltiger R., ferner der hohe Grad der Anämie, der schon durch sonst wenig anämisierende „Ursachen" (Infektionen, *Lues*, HERTERschen Infantilismus, Rachitis, unrichtige Ernährung, Milch, Ziegenmilch usw.) erreicht wird. Auch ungewöhnlich starke Vermehrungen der L. mit Myelocyten oder vielen 𝔏. sind im Kindesalter keine Seltenheit.

Bei den gewöhnlichen Versuchstieren (Kaninchen, Meerschweinchen usw.) ist dies alles auch in ausgesprochener Weise in der Jugend der Fall.

Überaus leicht erfolgen auch erythropoetisch-myeloische Bildungen in Milz, Leber und Lymphknoten. Erheblicher Milztumor ist nicht selten und oft von langem Bestande; dabei gibt es natürlich viele Ursachen für Milz oder Lymphknotenvergrößerung.

Diese Eigentümlichkeiten erschweren die Beurteilung der kindlichen Anämien und geben Gelegenheit zu zahlreichen Fehldiagnosen.

Der *Milztumor* kann leicht den Gedanken an Leukämie erwecken, besonders wenn das Blut, wie bei Kinderkrankheiten häufig, einige Prozente von Myelocyten und eine ansehnliche Leukocytose aufweist; doch ist diese Argumentation irrig, weil sie sich nicht auf biologisches Denken einstellt.

Noch mehr wird man „pseudoleukämische" Prozesse anzunehmen geneigt sein. Echte Lymphadenose braucht aber selbst bei hohen relativen und absoluten 𝔏.-Werten und bei einer gewissen Atypie der 𝔏.-Bildung noch nicht vorhanden zu sein; denn solche Werte sind im Kindesalter physiologisch. Erst wenn die Atypie sehr stark, der 𝔏.-Prozentsatz ganz hoch (80—90$^0/_0$) ist, wenn außerdem generalisierte Lymphknotenschwellung vorliegt, kann unter voller Berücksichtigung der Entwicklung des Leidens und des klinischen Bildes aleukämische Lymphadenose diagnostiziert werden.

Bei kindlichen Affektionen mit Anämie und Milztumor wird oft von Anaemia splenica gesprochen. Das ist nur ein Symptomenkomplex, der zwei im Kindesalter besonders häufige Erscheinungen zusammenfaßt. Dieser unklare und vage Begriff muß aus der Pathologie gestrichen werden!

Die meisten Formen der Blutarmut im frühen Kindesalter zeigen alle Züge gewöhnlicher sekundärer Anämie, starke Verminderung der R., noch stärkere des Hb., mithin niedrigen F.-I.; dabei oft Leukocytose. Höhere 𝔏.-Werte, einige Myelocyten und einige kernhaltige R. gehören zu den gewöhnlichen Befunden. Starke Vermehrung der N. spricht für Infektion, starke

Lymphocytose dagegen. Als Ursachen kommen Ernährungsfehler, Infektionen, Intoxikation, Rachitis, selten Tuberkulose oder ganz ungenügende Eisenzufuhr bei ausschließlicher, Jahre dauernder Milchdiät in Frage (v. HÖSSLIN, HÄUSERMANN, STÖLTZNER). — Es gibt aber auch Kinderanämien mit normal hohen oder erhöhten F.-I. und dann gewöhnlich mit Leukopenie, so bei Milchanämien und beim HERTERschen Infantilismus (FANCONI). Hier liegen konstitutionelle Faktoren und mangelhafte Markreaktionen vor. Trotz Fehlens einer erythro-myeloischen Blutreaktion kann bei der Sektion doch enorme myeloische Metaplasie gefunden werden (NAEGELI-SOROCHOWITSCH). Sehr häufig sind im Kindesalter *Scheinanämien* mit fast normalem Blutbild.

CZERNY und KLEINSCHMIDT suchen fast alle Kinderanämien auf *konstitutionelle Minderwertigkeit* und *Nährschäden* (zuviel Milch, Schädigung durch Milchfett, Mehlüberfütterung usw.) zurückzuführen, und halten daher so gut wie alle ätiologisch sonst nicht geklärten Kinderanämien, besonders nach dem 1. Lebensjahre, für *alimentäre Anämien.* Den Beweis erblicken sie in dem Erfolg der Therapie insofern, als unter dem Einfluß von gemischter Kost mit Fleisch die Blutarmut in 2—6 Monaten wesentlich gebessert sei, ohne Anwendung von Eisen oder anderen Medikamenten und auch die Milz zurückgehe. Meist sind hier aber konstitutionelle Momente entscheidend (siehe S. 329).

In den letzten Jahren sind diese Milch- und Ziegenmilchanämien besonders studiert (STÖLTZNER, BAUR, OPITZ, MATOSSI, FANCONI. Es entstehen dabei öfters perniziosaähnliche Bilder mit hohen F.-I., Leukopenie, Pl.-Abnahme, Lymphocytose, z. B. MATOSSI: Hb. 17, R. 0,88, Abnahme d. Pl., N. 35, £. 59; erhebliche R.-Resistenzabnahme, hämorrhagische Diathese.

Im Knochenmark Tendenz zu Atrophie und zu Fasermark; schwere Schädigungen mit Abnahme der Riesenzellen.

Ferner interessieren uns die Anämien beim HERTERschen Infantilismus, in großer Zahl bei FANCONI geschildert, selbst sehr schwere Formen von Blutarmut, 2 Fälle sogar unter 10 Hb. mit Leukopenie und Monocytenabnahme bis auf 0, und perniziosaähnliche Bilder, aber 2 von 3 Fällen mit Ausgang in Heilung, z. B. mit folgendem Blutbefund auf der Höhe des Leidens: Hb. 30, R. 1,6, F.-I. 1,17, L. 7000, später 3700 und 0 Monoc. (£. 58, R.-Vol. 143, μ 3). Retraktion gut! Pl. 80000, keine Gallenzunahme im Serum: HCl im Magen 46, Ges.-Ac. 90. Rasche Heilung der Anämie durch Diät. Kein einziger dieser Typen entsprach aber einer wirklichen Perniciosa.

Ich halte das Ausschließen von Eisen in der Behandlung aber doch für zu weitgehend und die Deutung der Anämie als konstitutionell und alimentär für zu theoretisch. Sicherlich sind die Ursachen viel komplizierter.

Gegenüber den oft ungemein langsamen Besserungen der Anämien bei KLEINSCHMIDT möchte ich folgende Glanzheilung anführen, denen viele analoge bei hoher Eisendosis und im Kindesalter an die Seite zu stellen sind.

$3^1/_2$jähriges Kind reicher Eltern, 5 Monate gestillt, erhielt im ersten Lebensjahr sehr viel Milch, auch im zweiten noch etwa 1 Liter, doch auch seit 8. Monat gemischte Kost; erhebliche exsud. Diathese. Mit 1 Jahr anämisch, damals 14 Tage Durchfall; mit $1^1/_2$ Jahren schon stark blutarm. Geistig sehr entwickelt. Stehen mit $1^1/_4$ Jahr, mit 2 Jahren Gehen. Alle Behandlung vergeblich; trotz mehrmonatiger Luftkur und diätetischer Therapie mit Gemüsen, Früchten usw. hoffnungsloser Zustand und allgemein aufgegeben.

19. 12. 13: Extrem blaß und gelblich, ganz elend, Gewicht 14 Kilo, Stehen unmöglich; einige kleine Halsdrüsen; Milz deutlich palpabel; keine häm. Diathese; keine Zeichen von Rachitis, systol. Geräusche stark. Urin: Spur Eiweiß; Urobilin negativ; Stuhl nur einige Ascarideneier; kein Blut; Hb. 20! R. 2,056. F.-I. 0,5. L. 16600. N. 44. £. 42. Plasmaz. 3; einige Myelocyten. Serum ganz hellgelb, wässerig. Therapie: BLAUDsche Pillen und einige Tropfen Fowler, viel Gemüse, Fruchtsäfte, Früchte, etwas Fleisch und Fisch.

7. 1. 14: Sofortiger Umschwung! Befinden viel besser. Appetit gut. Benehmen frisch, schon ordentliche Farbe. Hb. 50! R. 3,4. L. 11080. Viel polychr. und punkt. R. N. 52. £. 39. Ma. $1^1/_3$. Unter Fortsetzung der Behandlung schon am 23. 1. Aussehen glänzend, nicht mehr zu erkennen! Gewichtszunahme 1,2 Kilo. Hb. 90—100%. Seither völlig gesund.

Es ist also, wie ausgedehnte Erfahrungen lehren, und für die kindlichen Anämien Eisen, besonders in relativ hohen Dosen, von allergrößtem Erfolg.

Echte *Perniciosa* ist im frühen Kindesalter nicht sichergestellt (s. Perniciosa). Heute verlangen wir für die Diagnose viel genauere Blutbefunde, und nicht die Menge der Erythroblasten, sondern ihre Seltenheit. Zudem müßten Remissionen und analoger klinischer Verlauf, Achylie, Zungenbrennen, spinale Symptome bewiesen werden.

Nicht selten kommen im Kindesalter *erworbene hämolytische Anämien* vor mit länger dauerndem Fieber, gelblich-blasser Farbe, großer Milz und viel Urobilinkörpern im Harn. Im Blut trifft man das Bild sekundärer Anämie, oft mit viel Normoblasten, in den schwersten Fällen aber massenhaft Makroblasten und sogar reichlich Proerythroblasten. Als Ursachen scheinen mir chronische septische Infektionen in Betracht zu kommen. Eine Herabsetzung der osmotischen Resistenz wird dabei meist nicht angetroffen.

Hämolytische kontsitutionelle Anämien sind in der Kindheit nichts Seltenes, werden aber oft verkannt, insbesondere, wenn nur leichter Ikterus besteht oder ein solcher ganz fehlt. Oft findet man jahrelang nur große Milz und erst viel später Ikterus. Einzelne Erkrankungen beginnen schon mit der Geburt und verlaufen bald tödlich, siehe S. 294.

Hämorrhagische Diathesen (siehe diese!) beruhen auch in der Kindheit oft auf Sepsis oder Intoxikation oder, wie bei Skorbut, auf Avitaminosen. Außerdem kommen vielfach thrombopenische Affektionen vor.

Myeloische Leukämie ist selten und akut oder subakut. Mein Fall eines 4jährigen Kindes bot nur 4 Monate Krankheitserscheinungen und näherte sich hämatologisch völlig der akuten Myelose. Hereditäre oder kongenitale Myelosen gibt es nicht. Sehr häufig dagegen zeigt sich entsprechend der Dominanz der lymphatischen Bildungen bei Kindern *lymphatische Leukämie*, und zwar immer als akute oder subakute, gleichgültig, ob kleinzellig oder großzellig.

Auch *„pseudoleukämische" Affektionen* trifft man vielfach im kindlichen Alter und bietet die Diagnose sehr erhebliche Schwierigkeiten.

Bei *großer Milz* ist an kindliche Leishmaniosis zu denken, ferner an chronische Pfortaderaffektion GAUCHER, NIEMANN-PICK, hämolytisch konstitutionelle Anämie, Lues, Rachitis, aber auch an chronische Infektion und Intoxikation, *Skorbut* und MÖLLER-BARLOWsche Krankheit und an große Milz durch myeloische Metaplasie. *Skorbutoid*, *Thrombasthenie*.

Ältere Literatur über Kinderanämien.

(Siehe auch vorigen Abschnitt.)

ACKERMANN: Dtsch. med. Wschr. **1921**, 745. — ASCHENHEIM: Dtsch. med. Wschr. **1920**, 323.

BARKER: Amer. J. 1909. — BENJAMIN: Erg. inn. Med. **6** (1910). — BLÜHDORN: Berl. klin. Wschr. **1919**, 169. Alim. Anämie. Konstit. Störung nötig. — BRINCKMANN: Z. Kinderheilk. **30**, 158 (1921). — BUCHAN and COMRIE: J. of Path. **1909**, 398. Kongen. Anämie.

CANTIERI: Arch. Kinderheilk. **59**, 321. Leishmaniosis. — CLODIUS: Mschr. Kinderheilk. **15**, 111 (1918). Gegen alim. Anämie, für konstit. Genese. — CZERNY: Assoc. int. Pédiatrie Paris **1912**. Alim. Anämie; Jb. Kinderheilk. **87** (1918). — CZERNY-KELLER: Des Kindes Ernährung, Bd. 2. 1917.

ECKLIN: Mschr. Kinderheilk. **15**, 423 (1919). Neugeborene. Heilung.

FELSENTHAL, FINKELSTEIN, FISCHL, FLESCH, GEISSLER u. JAPHA: Lit. S. 345.

GOETT: Z. Kinderheilk. **9** (1913). — GUNDOBIN: Lit. S. 345.

HALLÉ et JOLLY: Arch. Méd. Enf. **6** (1903). — HEUBNER: Fol. haemat. (Lpz.) **19** (1915). — HUTCHINSON: Lancet **1904**.

JAPHA: Lit. S. 345.

KATZENSTEIN: Münch. med. Wschr. **1909**, Nr 32. — KLEINSCHMIDT: Jb. Kinderheilk. **81**, 1 (1915); **83**, 97 (1916). Lit.!; **84**, 259 (1916). — KUNKEL: Inaug.-Diss. Berlin 1914; Z. Kinderheilk. **1914**.

LANDE: Z. Kinderheilk. **22**, 295 (1919). Frühgeburtenanämie. — LATEINER: Z. Kinderheilk. **10** (1914). — LEDERER: Z. Kinderheilk. **10** (1914). — LEENHARDT: Sem. méd. **1906**, 547; J. des Pract. 1907. — LENOBLE: Arch. Méd. exper. **1908**. — LICHTENSTEIN: Zit. in BÜRGER: Frühgeburten. — LOOS: Lit. S. **345**; Wien. klin. Wschr. **1892**, 291. — LUZET: S. **345**.

MARCHAND: Münch. med. Wschr. **1907**, 636. — MERKENS: Münch. med. Wschr. **1913**, Nr 18. Melaena. — MEYER u. JAPHA: Dtsch. med. Wschr. **1919**, 1345. Einfluß, Ernährung. — MONTI: Wien. med. Wschr. **1894**. — MONTI u. BERGGRÜN: S. **Lehrb.** — MORSE: J. amer. med. Assoc. **1909**, 455. — MOSSE u. GRÜNBAUM: Lit. S. **345**. — MÜLLER, ERICH: Med. Klin. **1917**, Nr 13. Scheinanämie; Z. ärztl. Fortbildg **1914**, Nr 3.

PETRONE: Arch. gén. Méd. 1907. — PFAUNDLER: Lehrbuch der Kinderheilkunde von FEER 1918.

REINERT: S. **243**. — RIST: Bull. méd. **1913**, 315; Sem. méd. **1906**, 547.

SAUER: Dtsch. Z. Chir. **161**, 356 (1921). — SCHEBLE: Jb. Kinderheilk. **68** (1908). Wohl sicher Hämophilie. — SCHIPPERS: Klin. Zbl. **12**, 568. Schwere sept. Anämie. — SCHLESINGER: Arch. Kinderheilk. **37** (1903). — SCHWENKE: Jb. Kinderheilk. **88**, 181 (1918). — SIEGERT: Lit. S. **345**. — SIMON: Rev. mens. Mal. Enf. **1907**. — SOMMA: Arch. di Pat. infant. 1884; Allg. Wien. med. Ztg **1891**. — SOROCHOWITSCH: Inaug.-Diss. Zürich 1904. — STETTNER: Jb. Kinderheilk. **80** (1914). — STÖLZNER: Med. Klin. **1909**, Nr 26. — STOOS: Korresp.bl. Schweiz. Ärzte **1903**, 329. — SWART: Virchows Arch. **182**.

TIXIER: Assoc. intern. Pédiatr. Paris **1912**. — TOEPLITZ: Lit. S. **345**.

WEILL: Arch. Méd. Enf. **24**, 265 (1921). — WEISS: Lit. S. **346**.

Neuere Literatur über Kinderanämien.

ARON: Klin. Wschr. **1922**, 2035. Alim. A. Vitaminmangel.

BAAR: Fol. haemat. (Lpz.) **35** (1927). Progr. postinfekt. Erythrophthise (isol.; myel. App. sonst gut erhalten); Beih. Jb. Kinderheilk. **1927**, Nr 16; Abh. Kinderheilk. **1927**. Ziegenmilchan. (Lit.). — BEHRENDT: Klin. Wschr. **1926**, 1187. — BENJAMIN: Jb. Kinderheilk. **99**, 28 (1922). Wachstumsblässe; Monogr. in PFAUNDLER-SCHLOSSMANNS Handbuch Kinderheilkunde Leipzig 1923. — BLÜHDORN: Münch. med. Wschr. **1922**, 1220. — BROUWER: Jb. Kinderheilk. **102** u. **103**, 51 (1923). — BRÜNING u. FISCHER: Med. Klin. **1925**, 12. — BRUNNER u. WIECZOREK: Jb. Kinderheilk. **107**, 311 (1924). Ziegenm.-An.

CZIELKELI: Wien. klin. Wschr. **1924**, 895. Ziegenm. A.

FANCONI: Der intestinale Infantilismus. Berlin: S. Karger 1928. — FANELLI: Fol. med. (Napoli) **9**, 601 (1923). JAKSCH. — FINKELSTEIN: Lehrbuch der Säuglingskrankheiten. 1921. — FRANK: Arch. Kinderheilk. **73**, 142 (1923). Schw. An. Sepsis.

GERBASI: Kongreßzbl. inn. Med. **56**, 110. — GIUFFEÉ: Arch. Kinderheilk. 88, 8 (1929). Alkalireserve. — GLANZMANN: Jb. Kinderheilk. **84**, 95 (1916); **104**, 1 (1923); **111**, 127 (1926); Mschr. Kinderheilk. **25**, 198 (1923); Schweiz. med. Wschr. **1929**, 975. — GRÄVINGHOFF: Jb. Kinderheilk. **115** (1928). Ziegenmilchanämie. Berlin: S. Karger 1928. — GRÜNMANDEL u. LEICHTENTRITT:

HOTZ: Jb. Kinderheilk. **105**, 161 (1924). — HUTCHINSON: Brit. J. Childr. Dis. **25**, 110 (1928).

KNOLL: Dtsch. Arch. klin. Med. **136**, 237 (1921).

LEHNDORFF: Mschr. Kinderheilk. **24**, 1 (1922). Übers.-Vortrag.

MARQUARD: Arch. Kinderheilk. **72**, 251 (1923). — MATOSSI: Inaug.-Diss. Zürich 1928. Ziegenmilchanämie. — MEYER, L. F. u. JAPHA: Dtsch. med. Wschr. **1919**, 1345. — MEYER, L. F. u. NASSAU: Klin. Wschr. **1924**, 2132.

OCKEL: Münch. med. Wschr.; Arch. Kinderheilk. **74**, 158 (1924); Jb. Kinderheilk. **110**, 62 (1925). — OPITZ: Jb. Kinderheilk. **108**, 311 (1925). Ziegenm.-An. bestritten. Konstit.; Fol. haemat. (Lpz.) **38**, 137 (1929). Ungeklärte tödl. An.; Klin. Wschr. **1924**, Nr 18. Intraperit. Blutzufuhr; Mschr. Kinderheilk. **24** (1922). Blutungen b. Kindern. Therapie; Klin. Wschr. **1922**, 1769. Pathogenese.

ROTH: Fol. haemat. (Lpz.) **35**, 257 (1928). Pern.-ähnl. Ziegenmilchanämie (OPITZ). — RUDDER, DE: Klin. Wschr. **1924**, 876. Ziegenm.-An.

SCHULTHESS: Schweiz. med. Wschr. **1921**, 998. — SEIFFERT: Beitr. path. Anat. **72**, 328 (1923). — STÖLTZNER: Med. Klin. **1919**, 808 u. 962; Münch. med. Wschr. **1922**, 4. Ziegenmilch-An. — STRANSKY: Z. Kinderheilk. **39**, 553 (1925). Areg. An. Säugl.

VISCHER: Schweiz. med. Wschr. **1923**, 1104.

Die Anaemia pseudoleukaemica infantum (JAKSCH-HAYEM).

Dem Blutbilde nach einigermaßen ähnlich der Perniciosa steht eine im Kindesalter, und zwar meist gegen Ende des 1. und im 2. Lebensjahr nicht so seltene Anämie, auf die zuerst JAKSCH die Aufmerksamkeit gelenkt hat. Man trifft neben vielen Normoblasten großkernige Erythroblasten, die aber Makroblasten sind. Diese dauernde, starke Erythroblastose und die ansehnliche, oft enorme Leukocytose trennen diese kindliche Affektion von dem Blutbilde der Perniciosa, und auch das klinische ist grundsätzlich verschieden, so daß

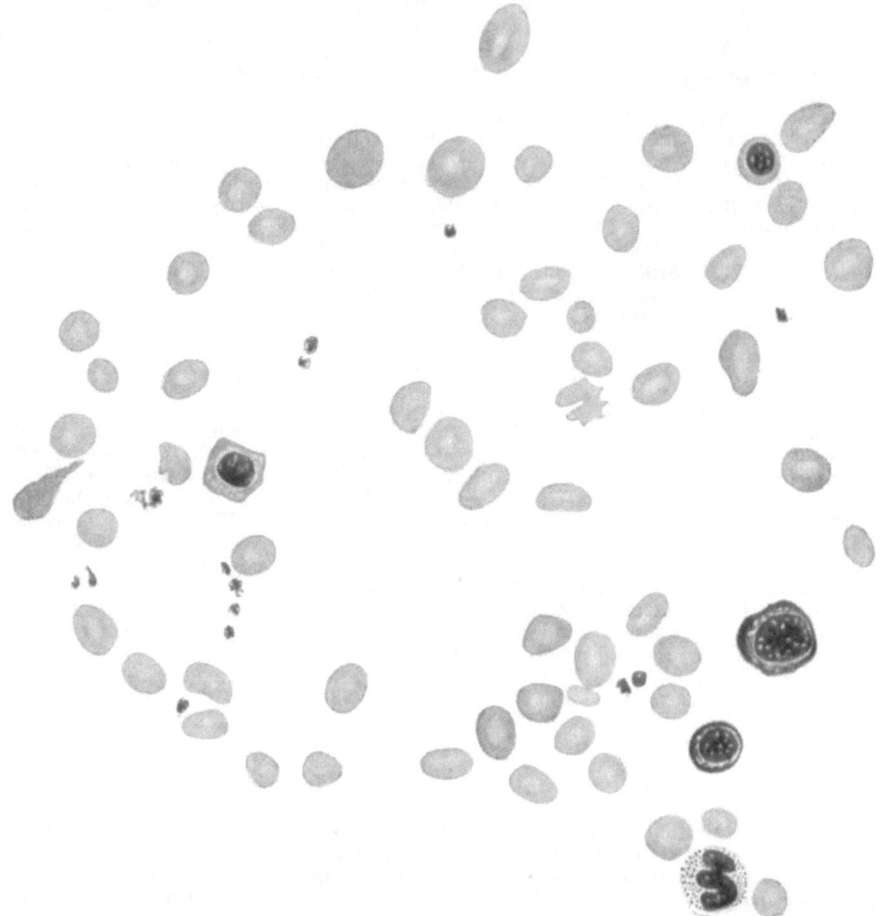

Abb. 78. Blutbild einer Anaemia pseudoleukaemica (oder pseudoperniciosa) infantum. (Vergr. 700fach.) 4 Erythroblasten, einer sehr groß. Makroblast. 3 typische Normoblasten. 1 neutrophiler Leukocyt. Polychromasie verschiedenen Grades, weitaus am stärksten in dem großen Normoblasten, aber auch in verschiedener Abstufung in Erythrocyten vorhanden. Anisocytose. Poikilocytose. Mikrocyten. Stechapfelbildung eines roten Blutkörperchens rechts der Mitte. (Eintrocknungserscheinung.) Zahlreiche Blutplättchen.

nur eine *ungewöhnlich hochgradige biologische Reaktion des Knochenmarkes* im jugendlichen Alter vorliegt.

Die Mitteilungen JAKSCHS näherten das Leiden der Leukämie. Leider enthielt die erste Publikation ganz verschiedenartige Fälle, so daß der Begriff der Affektion vielfach unklar blieb, wie auch später zahlreiche Kinderaffektionen nur wegen einer Leukocytose fälschlich zu der JAKSCHschen Krankheit gezählt worden sind. HAYEM und LUZET umgrenzten den Begriff und machten auf die zahlreichen kernhaltigen R. aufmerksam und betonten die Wichtigkeit dieses Nachweises. Außerdem wies LUZET starke Erythropoese in Milz und Leber nach. Die Pädiater versuchten aber vergeblich, zu dem Blutbilde auch ein bestimmtes klinisches Bild hinzuzufügen oder eine bestimmte Ätiologie nachzuweisen.

Die Lösung erscheint mir sicher und leicht, wenn man der Auffassung beitritt, daß durch verschiedene Reize dieselben biologischen Reaktionen der blutbildenden Organe wachgerufen werden.

Unter dem Einfluß der verschiedensten, Anämie erzeugenden Momente, wie Syphilis, Rachitis, Ernährungsfehler usw., zu denen aber ein konstitutionelles Moment hinzukommen muß, sonst wäre das Leiden viel häufiger, entstehen im frühen Kindesalter Reizwirkungen auf die blutbildenden Organe, die bei der starken Reaktionsfähigkeit zu starker erythropoetischer Funktion (Erythroblastose) und zu intensiver leukopoetischer Tätigkeit (Leukocytose) führen.

Wir wissen durch Reckzeh, daß junge Tiere auf Intoxikationen und Blutgifte viel intensiver mit Leukocytose reagieren als ältere und das volle Blutbild der An. pseudoleuk. inf. bekommen. Dabei entstehen neue hämopoetische Herde in Leber, Milz, Lymphknoten, sofern solche nicht noch aus der Embryonalzeit her bestanden haben. Dadurch werden Milz und Leber große, mächtige Organe.

Gleichzeitig schlägt die Erythropoese nicht nur im Sitz, sondern auch in ihrer Gestaltung embryonale Wege ein. Dieser Rückschlag zum spätembryonalen Typus der Blutbildung fällt deshalb nicht schwer, weil er eben noch der herrschende gewesen ist.

Es stellt demnach die *Anaemia pseudoleukaemica infantum* eine *biologische,* in dieser Weise nur in den ersten Lebensmonaten mögliche, *Variante* einer beliebigen sekundären Anämie dar (Naegeli). Aus dieser biologischen Auffassung erklärt sich das auffällige Blutbild, ferner die Tatsache, daß dasselbe manchmal wenig ausgesprochen ist, besonders in längerem Verlauf ganz abklingt, sodann die Erfahrung, daß die allerverschiedensten Momente diese „Krankheit" erzeugen, endlich das ausschließliche Vorkommen im frühen Kindesalter und das Fehlen selbst bei den schwersten Fällen von Barlow, wo das Mark zu Aplasie neigt, zuletzt die Heilbarkeit vieler Fälle.

Für die Prognose ist die Grundursache maßgebend. Manche Kinder genesen unter Arsen oder Eisen schnell; andere werden schon durch Klimawechsel oder veränderte Kost geheilt; manche sterben, gewöhnlich aber nicht an der Anämie, sondern an interkurrenten Affektionen, besonders Pneumonie.

Im *klinischen Bilde* fallen auf: hochgradige gelbliche Blässe, Ödeme, Herzdilatation, Herz- und Gefäßgeräusche, Schwäche in den vorgeschritteneren Stadien, Dyspnoe, hämorrhagische Diathese (Nase, Zahnfleisch, Darm; Hautblutungen). Die Milz ist sofort palpabel, derb und kann bedeutende Größe erreichen. Die Leber ist vergrößert, aber weich, der untere Rand scharf und dünn, wie schon Jaksch angibt. Oft bestehen zeitweise Fieber. Die Lymphknoten können vergrößert sein (in eig. Beob. wegen Erythropoese).

Der *Blutbefund* zeigt die Zahl der R. bedeutend herabgesetzt, meist auf 1,0—2,0 und es gehört hochgradige Anämie zum Bilde der Affektion.

Es gibt aber auch viel tiefere R.-Werte. So beobachtete ich über 5 Jahre lang einen Knaben mit angeborener Anaemia pseudol. inf., der im 6. Lebensjahre gestorben ist und nie über 1,0 R. und 25 Hb. gehabt hat (siehe Inaug.-Diss. Furrer: Zürich 1907).

Das Hb. ist stark reduziert. Meist dominiert der normocytische Typus, und der F.-I. ist herabgesetzt bis auf 0,5; in den anderen Fällen überwiegt der spätembryonale Typ mit hohem F.-I.

Die R. zeigen Anisocytose, Poikilocytose, Polychromasie, basophile Punktierung, Ringkörperbildung, Makrocyten, Mikrocyten, viele Normoblasten und Makroblasten mit allen Stadien der Polychromasie, der basophilen Punktierung, des Kernzerfalles und der Kernreste. Mitosen sind stets Seltenheiten.

Nicht weniger bunt ist das Bild der L. Es besteht ansehnliche Leukocytose, die mit der Verschlimmerung zunimmt, mit Besserung oder Remission sich vermindert. Gewöhnlich betragen die absoluten Werte etwa 20000, gelegentlich aber auch mehr. Es dominieren meistens die N., in anderen zahlreichen Beobachtungen, so in meinen eigenen, aber die kleinen 𝔏., Eos. sind öfters spärlich, anderseits aber auch wieder vermehrt gefunden. Mitunter sind die Monoc. auffallend zahlreich (ASCHENHEIM und BENJAMIN bis 22%). Myelocyten sind zumeist in niedrigen, selten in höheren Werten vorhanden. Besonders wichtig ist aber die Tatsache, daß monate- und jahrelang der Blutstatus derselbe ist.

Es gibt auch weniger typische Fälle, und es kann die Zahl der kernhaltigen R. und besonders auch der L. im Verlauf des Leidens ohne Besserung der Anämie bedeutend zurückgehen; ebenso sah ich mit den Jahren die Makroblasten immer seltener werden. Biologische Reaktionen sind eben veränderlich und vom Intensitätsgrad des Reizes abhängig.

Pathologische Anatomie und Histologie (nach eigenen Untersuchungen).

Es liegen wenige genügend sorgfältige Sektionsbefunde vor (LUZET, LEHNDORFF, NAEGELI mit FURRER und FISCHER). Die Anämie ist auffallend und zeigt Verfettungen des Herzmuskels, Petechien, hydropische Ergüsse. Die Milz ist groß und dunkelrot. MALPIGHIsche Follikel sind nicht deutlich zu erkennen oder reduziert. Die Leber ist meist auffallend blaß. Die Hämosiderosis ist hochgradig. Wiederholt sind zahlreiche, tief kirschrote vergrößerte Lymphknoten, so besonders in eig. Beob. gesehen. Die Röhrenknochen enthalten gleichfalls tief blaurotes Mark.

Die histologische Untersuchung der Organe ergibt in jenen Fällen, die jahrelang hohe Zahlen der L. dargeboten haben, eine lymphatische Reaktion, als enorme Wucherung der Follikel und Markstränge in den Lymphknoten (FISCHER), und einmal bei ASCHENHEIM und BENJAMIN Follikelbildung im Knochenmark. Viel wichtiger und ausgedehnter ist die Wucherung von erythropoetisch-myeloischem Gewebe unter Verdrängung der Follikel der Milz und Erfüllung des Zentrums der Lymphknoten mit myeloischem Gewebe. Die myeloischen Metaplasien sind bei keiner Krankheit so enorm wie hier, lediglich von Leukämie abgesehen, ja davon gelegentlich gar nicht zu unterscheiden!

In der Leber intraazinöse Erythro-Leukopoese ausgesprochen. Extravaskuläre Blutbildungsherde sind von mir und von LEHNDORFF gefunden worden, der auch in der Niere gleiche Formationen entdeckt hat. Ausstriche und Schnittfärbungen zeigen in Milz, Lymphknoten und Knochenmark massenhaft Normo- und Makroblasten, überall neben neutrophilen und eosinophilen Myelocyten. Im Knochenmark ist die Zahl der Myeloblasten enorm vermehrt, oft bis zum Dominieren dieser Zellen. Immer ist die Erythropoese im Vordergrund des histologischen Befundes.

Die An. pseud. inf. wird von LUZET, LEHNDORFF als kindliche Leukämie angesehen. Diese Ansicht ist nicht haltbar. Nicht allein das klinische Bild der Patienten, sondern auch der histologische Befund demonstriert uns, daß die Anämie im Vordergrunde des Leidens steht. Daher die tief kirschroten Lymphknoten, die dunkelblaurote Farbe der Milz und des Knochenmarkes und das geradezu massenhafte Vorkommen kernhaltiger R. an allen Orten der Blutbildung. Eine myeloische Wucherung neben der Erythropoese ist bei vielen anderen Anämien uns heute wohlbekannt.

MASUGI bestätigt die Auffassung einer biologischen Variation, sah aber bei Lues fast nur myeloische und nicht erythropoetische Reaktion und erklärt solche Fälle dem Wesen nach der Leukämie intim verwandt.

Angeblichen Übergang in myeloische Leukämie (LUZET, FRIZZONI, JAKSCH) halte ich für unbewiesen, d. h. solche Erkrankungen waren dann von vornherein Leukämie.

ASCHENHEIM und BENJAMIN erklärten die Rachitis als einzige Ursache und stellen nicht das Blutbild, sondern den Milztumor in den Vordergrund der Symptomatologie; sie sprechen von rachitischer Megalosplenie. CZERNY und KLEINSCHMIDT widersprechen der Rachitisgenese und wollen nur alimentäre Intoxikation als einzige Ursache gelten lassen. In neuerer Zeit wird besonders der konstitutionelle Faktor stark hervorgehoben. Ich sah 2 Knaben der gleichen Familie an der Krankheit sterben.

Therapie. Mitunter sieht man rasche Erfolge auf Arsenbehandlung. Vereinzelt ist Milzexstirpation mit sehr gutem Erfolg vorgenommen worden, so von WOLFF, SVEN JOHANSSEN und GRAF. Manche Patienten erholen sich ganz allmählich unter dem Einfluß von guter Pflege, Sonne, Licht, guter Kost und verlieren das Blutbild mit seinen typischen Zügen, so daß nur noch mäßige Anämie ohne Besonderheiten bleibt und auch diese später noch ganz ausheilt.

Ältere Literatur zur Anaemia pseudoleukaemica infantum.

ALT u. WEISS: Zbl. med. Wiss. **1892**, 433. — ASCHENHEIM u. BENJAMIN: Dtsch. Arch. klin. Med. **97** (1909); **105**. — AUDÉOUD: Rev. méd. Suisse rom. **14**, 507 (1894).

BAGINSKY: Arch. Kinderheilk. **13** (1891). — BATTY: Lancet **1904**. — BECKER: Dtsch. med. Wschr. **1901**. — BECKMANN: Dtsch. Arch. klin. Med. **126** (1918). — BENJAMIN: Münch. med. Wschr. **1909**, 684; PFAUNDLERS Handbuch der Kinderkrankheiten, 3. Aufl. — BLOCH u. HIRSCHFELD: Z. klin. Med. **39** (1900). Ist An. pseudol. inf. — BUINON et SIMON: Fol. haemat. (Lpz.) **10**, 190. — BORISSOWA: Virchows Arch. **172** (1903). Fall III.

CIACCIO: Arch. Méd. Enf. 8 (1905). — COHEN: Rev. mens. Mal. Enf. **1907**. — COURCOUX et RIBADEAU-DUMAS: C. r. Soc. Biol. Paris **1904**. — COZZOLINO: Ital. Kongr. Pädiatr. Florenz **1902**.

DÉLÉARDE et PELISSIER: Fol. haemat. (Lpz.) **15**, 284. — DELILLE: Bull. Soc. méd. Hôp. Paris, 19. Juli **1907**. — DINON et SIMON: Ann. méd.-chir. Inf. **1909**.

ENGEL: Virchows Arch. **135**. — D'ESPINE et JEANNERET: Arch. Méd. Enf., 2. Nov. **1907**.

FELSENTHAL: Arch. Kinderheilk. **13** (1893). — FINKELSTEIN: Berl. klin. Wschr. **1911**, 1929. — FISCHER: S. **129**. — FISCHL: Jb. Kinderheilk. **49** (1899); Prag. med. Wschr. **1892** u. **1894**. — FLESCH: Erg. inn. Med. **3** (1909). — FLESCH u. SCHOSSBERGER: Arch. Kinderheilk. **43** (1906); Dtsch. med. Wschr. **1907**, 1090. — FURRER: Inaug.-Diss. Zürich 1907 (hier weitere Lit.! u. eingeh. Darstellung von zwei meiner Beob.); Prag. med. Wschr. **1908**, Nr 17—19.

GEISSLER u. JAPHA: Jb. Kinderheilk. **53** (1901). — GLANZMANN: Jb. Kinderheilk. 84 (1916). — GLOCKNER: Inaug.-Diss. München 1895. — GOLDREICH: Wien. med. Wschr. **1905**, Nr 6. — GRAETZ: Zbl. path. Anat. **20** (1909). — GRAFF: Verh. dtsch. Ges. Chir. **1908**. — GUNDOBIN: Jb. Kinderheilk. **35** (1893).

HAGEL: Inaug.-Diss. Freiburg 1901. — HALLER: Kongreßzbl. inn. Med. **13**, 564. Große Kasuistik. — HAMILL: Arch. of Pediatr. **1901**. — DE LA HAUSSE: Inaug.-Diss., München 1890. — HAYEM: Gaz. méd. **1889**, No 45; Gaz. Hôp., **1889**, No 30; Lehrbuch 1889. — HILL, BUCHAN and MAC GIBBON: Scott. med. J. **1906**. Kongen. Anämie. Heilung. — HIRSCHFELD: Berl. klin. Wschr. **1902**. — HOCK u. SCHLESINGER: Zbl. klin. Med. **1891**, Nr 46; Hämatolog. Studien. Leipzig 1892; Beitr. Kinderheilk., N. F. II. Wien 1892. — HOUGARDY: J. amer. med. Assoc. **1906**. — HUNT: J. amer. med. Assoc. **1906**. — HUNTER: Lancet **1909**.

JAKSCH: Med. Wandervorträge. Berlin 1890. H. 21; Prag. med. Wschr. **1890** u. **1891**; Wien. klin. Wschr. **1889**, Nr 12 u. 13. — JAPHA: In PFAUNDLER-SCHLOSSMANN, Handbuch für Kinderheilkunde, 1903. — JEMMA: Münch. med. Wschr. **1901**, Nr 48. — JOHANSSON: Zbl. Chir. **1918**. Milzexstirpation. — JULIUSBERG: Arch. f. Dermat. **106**. Hautaffekt.

KERSBERGER: Münch. med. Wschr. **1902**, 158. — KIROFF: Arch. Méd. Enf. **1910**, 195. — KLERCKER: Nord. med. Ark. (schwed.) **43** (1910). — KOCH: Jb. Kinderheilk. **71** (1910). — KONOWITZSCH: Inaug.-Diss. Zürich 1915. — KOPLIK: Arch. of Pediatr. **10** (1893 u. 1907) (?); **13** (1893). — KOSITSCHEK: Klin. Wschr. **1922**, 556.

LABBÉ et AUBERTIN: Fol. haemat. (Lpz.) **7**, 140. — LEHNDORFF: Jb. Kinderheilk. **60**. — LENOBLE: Arch. Méd. exper. **11** (1907). — LOOS: Wien. klin. Wschr. **1891**; Arch. Kinderheilk. **39**. — LUZET: Inaug.-Diss. Paris 1890; Rev. mens. **1891**; Arch. gén. Méd. **1891** I.

MASUGI: Trans. jap. path. Soc. **13** (1923). — MAYER, VICT.: Inaug.-Diss. Tübingen 1889. Fall 14. — MODIGLIANO: Pediatria **1898**. — MONTI u. BERGGRÜN: S. Lehrb. — MOORHEAD: Dublin J. med. Sci. **1906**. — MORSE: Boston med. J. **1894**. — MOSSE u. GRÜNBAUM: Jb. Kinderheilk. **58** (1907). — MÜHSAM: Dtsch. med. Wschr. **1914**, **377**. Milzoperation.

NATHAN: Fol. haemat. (Lpz.) **7**, 140.

OLTERICH: J. amer. med. Assoc. **1910**. — ORLANDI: Jb. Kinderheilk. **55**, 106 (1902). — OSTROWSKI: Jb. Kinderheilk. **23**, 690; Wratsch 1910.

PETRONE: Fol. haemat. (Lpz.) **13**, 181. — PINKUS: Nothn. Sammlg Bd. 8.

QUESSILLE: Inaug.-Diss. Paris 1908.

RAUDNITZ: Prag. med. Wschr. **1904**, 43. — RECKZEH: Z. klin. Med. **54**; Kinderarzt **1915**, Nr 5. — REICHMANN: Münch. med. Wschr. **1928**, Nr 8. — RIVIERE: Lancet **1903**. — ROTH: J. amer. med. Assoc. **1918**, 1914. — ROGER: Rev. mens. **1892**.

SCHWARZ: Z. Heilk. **22** (1901). — LE SCORNET: Inaug.-Diss. Paris 1912; Le Nourrison 1912. — SCOTT and TELLING: Lancet **1905**. — SEIFFERT: Beitr. path. Anat. **72**. — SENATOR: Berl. klin. Wschr. **1882**, Nr 35. — SHAW: Lancet **1904**. — SIEGERT: Jb. Kinderheilk. **49** (1899). — SILLS: Med. Rec. 1906. — SOMMA: Jb. Kinderheilk. **23** (1885). — STEFFEN: Jb. Kinderheilk. **28** (1888). — STENGEL: Twentieth Centuary Medicine, Vol. 7. 1896. — STERNBERG: Primärerkrankungen usw. 1905. — STETTNER: Ref. Münch. med. Wschr. **1914**, Nr 4. — STILLMAN: Amer. J. **1917**, 218. 6 Fälle. Splenektomie. Erfolg.

TANAKA: Beitr. path. Anat. **53**, 338. — TIXIER: Fol. haemat. (Lpz.) **10**, 288. — TOEPLITZ: Jb. Kinderheilk. **33** (1892).

VASILE: Kongreßzbl. inn. Med. **57**, 110. 0 Lebererfolg. — VICKERY: Med. News **1897**.

WEIL et CLERC: Sem. méd. **1902**; Rev. mens. **1903**. — WEISS: Jb. Kinderheilk **35** (1893). — WENTWORTH: Boston med. J. **1901**. — WOLFF, H.: Z. Kinderheilk. **8**, 406 (1913). Dtsch. med. Wschr. **1906**, Nr 49. — WYNHAUSEN: Dtsch. Arch. klin. Med. **92**.

ZELENSKI u. CYBULSKI: Jb. Kinderheilk. **60** (1904). — Siehe auch die Lehrbücher von CABOT, BEZANÇON et LABBÉ, LIMBECK, HAYEM.

Leukanämie.

LEUBE beobachtete im Jahre 1900 eine akute schwere Anämie bei einem Knaben, dessen Blut sowohl Züge der Perniciosa (angeblich Megalocyten und Megaloblasten, schwere Anämie mit hohem Färbeindex), als auch der Leukämie (13% neutr., 0,6% eos. Myelocyten bei 10600 L.) darbot. Er dachte an Mischform beider Krankheiten und drückte diese Auffassung durch die Namengebung Leukanämie aus. Freilich ergaben die Sektionsbefunde nichts für Leukämie, und auch für Perniciosa fehlte die wichtige Hämosiderosis und stimmten Nekrosen im Knochenmark, Abscesse in Leber und Milz gar nicht. Unzweifelhaft handelte es sich weder um Leukämie, noch um Perniciosa, noch gar um Kombination, sondern eine schwere, infektiöse Anämie hatte zu starker Knochenmarksreizung (viele Makroblasten und Myelocyten) geführt. Mithin war ein biologisches Symptom der Blutbildung als das Besondere herausgehoben worden, nicht ein histologischer Befund. Zudem entsprach das klinische Bild gar nicht der Perniciosa.

Ein solches Syndrom, starke Markreizung bei Anämie mit Makroblasten und Myelocyten, ist nun aber nicht selten:

1. bei Anaem. pseudoleuk. inf., bes. bei Säuglingen;
2. bei Kugelzellenanämie (konstit. hämol. An.) Neugeborener;
3. bei schwerer durch Sepsis oder anderen Infektionen erzeugter Anämie (wie beim Fall LEUBE);
4. bei erworbener hämolyt. Anämie;
5. bei metastat. Carcinosis des Knochenmarkes;
6. bei schwerer Blutgiftanämie (z. B. Nitrobenzol);
7. bes. bei (subleuk.) Myelosen in schweren akuten Stadien ganz gewöhnlich;
8. bei Lymphosarkomatosis oder anderen Tumoren im Knochenmark;
9. bei schwerer Malariaanämie (z. B. ZEVI).

Dagegen sind Perniciosaerkrankungen mit zahlreichen Megaloblasten und Normoblasten und einigen Myelocyten nur biologische Varianten der Perniciosa, unter ganz besonderen Umständen.

Es ist nicht möglich, eine Krankheit bloß auf eine etwas ungewöhnliche Zahl von Erythroblasten und Myelocyten aufzubauen. Beide Zellen kommen bei Myelosen reichlich zusammen vor und es ist nichts prinzipiell Neues eingetreten, wenn in akuten Stadien diese Zellen noch reichlicher im Blute auftreten.

Leukanämie ist heute ein Sammelplatz unklarer, oft nicht genügend untersuchter Fälle, zum Teil eine Verlegenheitsdiagnose. In der Tat ist es hohe Zeit, daß die Bezeichnung Leukanämie verschwindet. Sie stellt keine Krankheit dar, hat keinen histologischen Boden und verbindet nur zwei Symptome, starke Erythropoese und Myelopoese.

Echte Leukanämie ist nicht, wie PAPPENHEIM schrieb, stets leukämisch; denn die allerechteste Leukanämie, diejenige des Namengebers, war nicht leukämisch, sondern nur eine schwere infektiöse Anämie mit Myelocyten im Blute.

Literatur der Leukanämiefrage.

ARNETH: Dtsch. Arch. klin. Med. **69** (1901); Z. klin. Med. **54** (1904). Monogr. Lit. S. 284.

BARAT: Klin. Zbl. **18**, 117. Akute Myelose. — BÉCLÈRE: Arch. Mal. Cœur **1909**, 333. — BUSHNELL and HULL: Edinburgh med. J. **1906**. Unklar; nach HIRSCHFELD: Aleuk. Myelose.

DOMARUS: Leuk. Monogr. Gegen Selbständigkeit der Leukanämie. — DONATI: Fol. clin. et biol. **1929**, 47. Gravid. An. — DRYSDALE: Fol. haemat. (Lpz.) **7**, 409. Offenbar akute Myelose. — DUKER: Fol. haemat. (Lpz.) **10**, 32. Unklar.

EHLICH u. LINDENTHAL: Z. klin. Med. **30** (1896). Nitrobenzol. — ELMER: Amer. J. med. Sci. **1908**. Unklar. Keine Sektion.

GORJAEW: Fol. haemat. (Lpz.) Arch. **16**, 220 (1913). Lymphadenose. — GRAMPE: Inaug.-Diss. Leipzig 1904.

HERNANDO: Kongreßzbl. inn. Med. **37**, 469. Typ. Myelose. — HIRSCHFELD: Fol. haemat. (Lpz.) **1906**, 332. Akute Leukämie. — HURTER: Fol. haemat. (Lpz.) **7**, 409. Typ. akute Myelose. — HYNEK: Fol. haemat. (Lpz.) **10**, 33. Leukanämie sei nur ein Symptom; Klin. ther. Wschr. **1907**. Fall I: Atyp. chron. myel. Leuk. Fall II: Pern. Anämie, abnorm nur der Befund von 6,8% Myelocyten.

INADA: Mitt. med. Fak. Tokyo 7 (1907). Akute Leukämie, wohl myeloische.
JAKOBSOHN: Fol. haemat. (Lpz.) **40**, 365 (1930). Atyp. An.
KERSCHENSTEINER: Münch. med. Wschr. **1905**, Nr 21. Siehe bei MEYER u. HEINEKE: Fall 15; nach HIRSCHFELD. Aleuk. Myelose. — KRJUKOW: Fol. haemat. (Lpz.) **7**, 410. Typ. Leukämie.
LEUBE: Sitzgsber. med. Ges. Würzburg **1900**; Dtsch. Klin. **3**. 1903. — LEVY: Fol. haemat. (Lpz.) Arch. **9**, 38. 4 Fälle ohne Sektionen! — LIAMBIAS: C. r. Soc. Biol. Paris **83**, 1503 (1920). Akute Leukämie mit Riesenzellen. — LUCE: Dtsch. Arch. klin. Med. **77** (1903). Akute Leukämie. — LUZZATO: Tomasi 1907.
MAGNUS-ALSLEBEN: Z. klin. Med. **71**. — MARTELLI: Virchows Arch. **216**, 224 (1914). Myelose. — MASING: Dtsch. Arch. klin. Med. **94**. Leukämie. — MATTIROLO: Fol. haemat. (Lpz.) **1905**, 657. Akute Leukämie; Giorn. Acad. Med. Torino **1902**. — MELLAND: Quart. J. **3** (1909). — MEYER u. HEINEKE: Dtsch. Arch. klin. Med. 88 (1907). — MORAWITZ: Dtsch. Arch. klin. Med. 88 (1907). Schwere atyp. Anämie, wohl septische hämolyt. Anämie. — MOSSE: Berl. klin. Wschr. **1907**, Nr 49. Myelose.
PAPPENHEIM: Fol. haemat. (Lpz.) **1906**, 339; **9**, 158; **14**. — PASNUSI: Fol. haemat. (Lpz.) **10**, 31. Perniciosa.
SACCONAGHI: Gaz. med. ital. **1904**, No 11, 12, 14. Akute myel. Leukämie. — SEGA: Kongreßzbl. inn. Med. **55**, 244 (1927). Lymphadenose. — SEMLÓ: Fol. haemat. (Lpz.) **41**, 245 (1930). Leukämien. — SIEBBE: Krkh.forschg **4**, 120 (1927). Ak. Myelose.
WANNER: Schweiz. med. Wschr. **1920**, 685. Akute Lymphadenose. — WEBER, P.: Lancet **1904**, 28. Mai; Brit. med. J. **1904**, 2268. Unklar, wohl schwere Anämie; von HIRSCHFELD als aleuk. Myelose gedeutet. — WYNHAUSEN: Dtsch. Arch. klin. Med. **92**. Histologisch nicht klar, wohl lymph. Leukämie.
ZEVI: Riforma med. **1904**, No 34. Malaria.

Die Perniciosa (BIERMER-EHRLICH).

Definition: Wir bezeichnen heute als Perniciosa hämolytische Anämien mit frühembryonalem Typus der Blutbildung, also mit Megalocytose und charakteristischen Störungen in der Leukopoese und Thrombocytopoese. Sehr häufig finden sich außerdem spinale Prozesse und Veränderungen des Intestinaltraktus, vor allem Achylie. Dies bildet die Trias der Perniciosa. Ätiologisch gibt es unter dem Symptomenkomplex der Perniciosa folgende Krankheiten: Bothriocephalusperniciosa, Graviditätsperniciosa, kryptogenetische Perniciosa (meist als BIERMERsche Krankheit bezeichnet) wahrscheinlich noch andere Perniciosaarten. Der Mechanismus der krankmachenden Störung ist in allen Fällen derselbe und prinzipiell auch die Auswirkung auf die verschiedenen Organe des Körpers. Bei allen zeigt Lebertherapie, auch Arsen, auffällige Wirkung, doch nur in bezug auf die Blutbildung im Knochenmark, nicht aber als Heilung der Achylie, der Lungenveränderungen und der spinalen Prozesse.

Entwicklung der Lehre über Symptomatik und Wesen der perniziösen Anämie.

Als Entdecker der perniziösen Anämie wird BIERMER gefeiert. Mit Unrecht insofern, als zweifellos schon früher ADDISON, LEBERT u. a. gewisse Formen unter den Anämien als besondere und eigenartige aufgefallen waren, und diese Erkenntnis auch durch besondere Namengebung (idiopathische Anämie Addison, essentielle Anämie Lebert) zum Ausdruck gekommen war. Dennoch aber wird BIERMER mit Recht als Entdecker genannt. Er hat zuerst gegenüber den uncharakteristischen Beschreibungen seiner Vorgänger aus der Menge der Anämien ein besonderes Bild hervorgehoben und erst eine Diagnose möglich gemacht. Wenn auch die BIERMERsche Begriffsfassung weder vollständig, ja für eine Diagnose nicht einmal genügend genannt werden kann, so war sie doch ein so gewaltiger Fortschritt, daß alle Forschungen von dieser Basis ausgehen mußten. Die Schilderung von ADDISON dagegen erscheint mir zu unscharf. Sie enthält nicht einmal eine Angabe über gelbliche Gesichtsfarbe.

BIERMER hat die schwere Anämie und Hydrämie, die Verdauungsstörungen, die Veränderungen der Zirkulationsorgane, das Fieber, die strohgelbe Gesichtsfarbe, die Blutungen hervorgehoben, besonders aber den Verlauf, der zunächst stets progressiv und perniziös gewesen war. Bei der Sektion bildeten die enorme Blutarmut aller Organe, die Ecchymosen, die fettige Degeneration des Myokards, die Siderosis der Leber und Milz die wichtigsten Befunde, denen bald

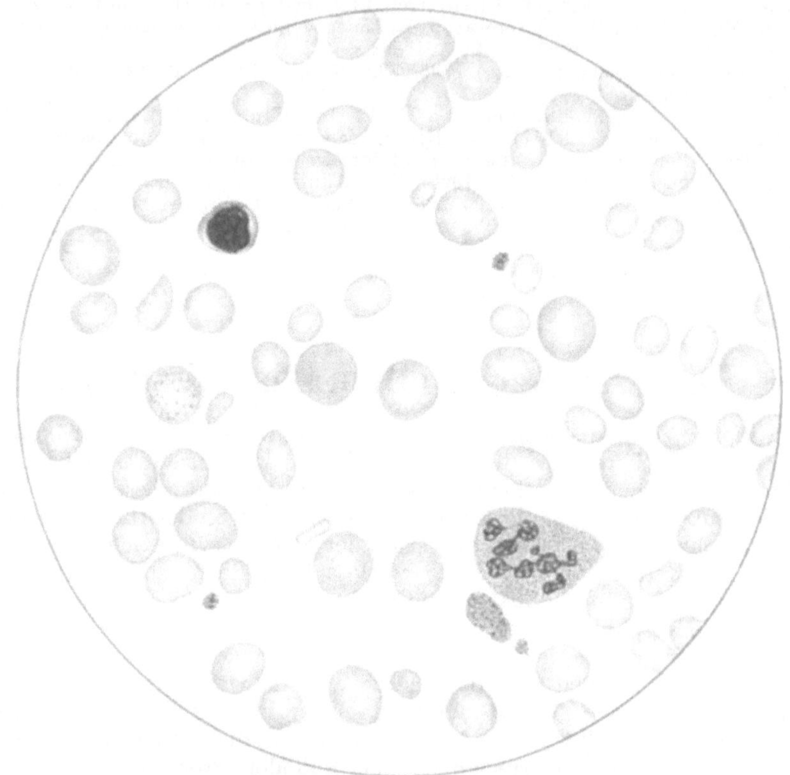

Abb. 79. Perniciosa mit Megalo-Aniso-Mikrocytose, wenig Blutplättchen, ein stark übersegmentierter Neutrophiler, ein Riesenblutplättchen.

durch COHNHEIM das Vorkommen roten Knochenmarkes in den Röhrenknochen hinzugefügt worden ist.

Damit hat BIERMER eine große Zahl Symptome hervorgehoben und die Diagnose ermöglicht; freilich nur für schwere Fälle, weil eben der Umfang des Begriffes doch noch zu weit gefaßt worden war. Es konnte daher nicht anders kommen, als daß jetzt viele Forscher jede schwere Anämie als perniziöse und progressive bezeichneten oder doch eine Menge nicht hierhergehöriger Fälle zur BIERMERschen Anämie zählten.

Gegenüber dieser Verflachung des Begriffes hat EICHHORST mit Nachdruck darauf hingewiesen, daß nur jene schweren Formen der Blutarmut als perniziöse Anämie gelten dürften, bei denen auch die Sektion keine die Anämie erklärenden Ursachen entdecken läßt. Heute, bei der Vertiefung unseres Wissens, hat dieses Postulat nicht mehr unbedingt Geltung; es darf aber von demselben nur beim Nachweis des typischen Blutbefundes und Symptomenkomplexes (Trias) Umgang genommen werden.

Das weitere Studium der Krankheit betraf hauptsächlich den Blutbefund. HAYEM und LAACHE betonten die Erhöhung des Färbeindex. Mit voller Prägnanz zeichnete erst EHRLICH das Blutbild, die Anwesenheit vieler Megalocyten und der Megaloblasten; auch auf die Leukocytenverminderung machte er bereits aufmerksam. Erst durch diesen Nachweis der megalocytischen Umwandlung des Blutes und des Knochenmarkes ist die Krankheit der Diagnose zugänglich geworden. *Ohne eingehende Schilderung des Blutbefundes kann niemals ein Fall als Perniciosa angesprochen werden.*

Dieser Blutbefund muß aber heute noch viel genauer erfaßt werden, und es sind ihm nach meinen Untersuchungen noch zahlreiche weitere für die Krankheit wichtige Zeichen einzufügen.

1. Die großen roten Blutzellen müssen richtige Megalocyten, nicht Makrocyten sein und oft ovale Form aufweisen.
2. Die konstante und progressiv immer stärker werdende Pl.-Verminderung.
3. Das Auftreten jungkerniger Monocyten, deren progressive Abnahme mit der Schwere der Anämie hochcharakteristisch ist.
4. Die Übersegmentation der Neutrophilen, zuerst von ARNETH geschildert, und von mir als konstant erwiesen.
5. Das Fehlen jeder pathologischen Veränderung an Kern, Protoplasma und Granulation der N. außer der Übersegmentation.
6. Das meist goldgelbe Serum mit Erhöhung der Gallenwerte (NAEGELI) und mit Hämatin (SCHUMM). Es fehlt aber Innenkörperbildung.
7. Das Fehlen einer Globulinzunahme.
8. Der viscosimetrische Nachweis der abnorm großen und voluminösen roten Blutzellen, indem η weit höher ausfällt, als nach den Hb.- und R.-Werten erwartet wird[1] (siehe S. 63).

Mit den einfachen Methoden der Bestimmung der Volumenprozente (viscosimetrisch und refraktometrisch) kann in Verbindung mit der Gesamtzahl der R. das Durchschnittsvolumen der einzelnen roten Zelle bestimmt und als charakteristisch abnorm hoch bewiesen werden.

Mit Hilfe der alten und dieser neuen Anhaltspunkte, dem EHRLICH-NAEGELIschen Blutbild (PAPPENHEIM), kann jetzt die Diagnose selbst in den frühesten Stadien, ja bei 90—100% Hb., gestellt werden[2] und können immer sicherer auch zweifelhafte Fälle ausgeschaltet werden.

Durch die Ermittlung des R.-Volumens, die ausnahmslos Erhöhung der Zellgröße ergibt, sogar trotz erheblicher Mikrocytose und selbst bei etwas erniedrigtem Färbeindex, tritt die Megalocytose immer entscheidender als das Kardinalsymptom der Perniciosa heraus. Sie bleibt sogar erhalten, wenn durch Hb.-Verluste (Blutungen) oder nach Milzexstirpation die Zellen ausnahmsweise hämoglobinarm werden!

Unter allen Blutbefunden steht also die Megalocytenbildung, nicht der Färbeindex, an erster Stelle der Wichtigkeit, wie ich immer betont habe.

Weitere klinische Befunde, die für die Charakterisierung des Mechanismus in der Pathogenese und für die Abgrenzung große Bedeutung haben, sind:

1. Die so häufige Glossitis (in etwa 90%) oft mit Pharyngitis und Ösophagitis, manchmal nur histologisch, nicht klinisch vorhanden.
2. Achylie des Magensaftes, etwa 98% der Fälle.
3. Der Verlust des Selbstschutzes von Magen und Duodenum mit abnormer Bakterienflora in Magen und oberen Darmabschnitten, fast in allen Fällen.
4. Der gesteigerte Blutzerfall mit Erhöhung der Urobilinwerte in Urin und Stuhl neben Bilirubinzunahme im Serum und Zeichen von Subikterus.

---

[1] NAEGELI: 3. Aufl. 1912. [2] NAEGELI: Dtsch. Arch. klin. Med. **124** (1917).

5. Die spinalen Symptome (zuerst LICHTHEIM und MINNICH) bei etwa 90% der Fälle und in histologisch und klinisch typischen Formen.

Das wichtigste der Perniciosa besteht, außer der Eigenart des ganzen Verlaufes, in dem von EHRLICH geschilderten *Rückschlag der Blutbildung in embryonale Bahnen,* als dessen hervorragendstes Zeichen das Auftreten der Megaloblasten anzusehen ist. Ich glaube zur Kräftigung dieser Auffassung dadurch beigetragen zu haben, daß ich auch die Erhöhung des Färbeindex und das Vorkommen der Megalocyten als Parallelen zu embryonalen Verhältnissen hingestellt habe, daß somit alle drei Erscheinungen zusammen den frühembryonalen Typus der Erythropoese charakterisieren, besonders in der so häufigen Verbindung mit Myeloblastenmark wie beim Embryo. In diesem Vergleich liegt aber nur das Eigenartige und Ungewöhnliche der veränderten Erythrocytenbildung, nicht das Wesen der Krankheit oder die Ätiologie.

Zuerst erschien bei der Begriffsfassung der Perniciosa die Funktionsstörung in der Erythropoese das Entscheidende. Ich erkläre heute aber, daß in jedem Falle die gesamte Funktion des *Knochenmarks,* also auch Leukopoese und Thrombocytopoese, charakteristisch verändert ist. Also eine Gesamtmarkschädigung. Mit der Besserung gehen alle 3 Partialfunktionen parallel wieder normalere Wege. Wir dürfen aber heute die Perniciosa trotzdem nicht mehr allein als eine Knochenmarkskrankheit ansehen, sondern die Störung ist fast ausnahmslos schon klinisch viel umfassender, und mit der Zeit werden wohl immer die Störungen sowohl im Knochenmark, wie im Verdauungstraktus, wie im Rückenmark hervortreten.

Diese *Trias* in der Perniciosa verlangt heute eine Erklärung, und ihre Existenz sagt bereits, daß die hämolytische Entstehung für das Gesamtbild nicht mehr in Frage kommt. Hämolyse ist ein Symptom und eine Folge, keine Ursache.

In etwa 8% der Fälle kann man bei der doch immerhin seltenen Krankheit Heredität nachweisen, oft in eindrucksvollster Weise (besonders SCHAUMAN, MEULENGRACHT, GRAM). Damit tritt heute der konstitutionelle Faktor als wichtiges Moment immer stärker in den Vordergrund.

Bei der Konstanz der Trias drängt sich der Gedanke auf, daß diese 3 Erscheinungen durch ein einziges einheitlich wirkendes Gift mit stets dem gleichen Mechanismus der Einwirkung aufzufassen ist, die Krankheit also in allen Fällen eine *pathogenetische Einheit* darstellt.

Für die Eigenart des Toxins spricht die erwiesene Tatsache, daß die Patienten nicht abmagern, außer bei ganz besonderen Umständen, daß die Globulinwerte nicht wie bei der Einwirkung der Toxine der Infektionskrankheiten in die Höhe gehen, daß spinale Prozesse entstehen, die wir in dieser Weise bei andern Krankheiten fast niemals sehen. Wahrscheinlich lassen sich auch die glossitischen Veränderungen und die Veränderungen des Magens mit der Zeit noch von anderen ähnlichen Prozessen klinisch oder histologisch differenzieren.

Alles dies belegt die Tatsache, daß bei der Perniciosa ein gegenüber denjenigen bei den Infektionskrankheiten grundverschiedenes Toxin eingreift.

Die Toxinnatur der Perniciosa suchte MACHT durch die schädliche Einwirkung des Perniciosaserums auf Pflanzenkeimlinge zu beweisen. Seine Ergebnisse sind aber stark bestritten und nicht spezifisch.

Zur Fassung des Begriffes Perniciosa ist aber auch ein Eintreten auf *ätiologische Momente* nötig. Mehrere nordische Forscher, vor allem RUNEBERG, erkannten zuerst die volle klinische Identität der schweren Bothriocephalusanämien mit der BIERMERschen Krankheit. Diese Anämien heilen definitiv nach Abtreibung des Parasiten. Man ist aber heute, trotz anfänglicher lebhafter Opposition, gezwungen, die Bothriocephalusanämie der Perniciosa zuzuzählen; denn die beiden stimmen, wie die SCHAUMANsche Monographie nachgewiesen hat, und wie ich mich auch persönlich überzeugt habe, bis in die feinsten Einzelheiten des klinischen und pathologisch-anatomischen Bildes und des Blutbildes überein. Ebenso kann durch die Gravidität und in sehr seltenen Fällen durch Lues der gleiche Symptomenkomplex ausgelöst werden.

Durch die Vielheit der Ursachen ist festgestellt, daß Perniciosa *keine ätiologische Einheit* sein kann, sondern ein *Symptomenkomplex*. Da aber dieser Symptomenkomplex in unglaublicher Einheit[1] auftritt und bei allen ätiologischen Momenten immer in derselben Gestalt und mit demselben Mechanismus sich entfaltet, so ist die Krankheit doch höher als ein beliebiges Syndrom zu taxieren. Die Lösung liegt in der Auffassung, daß der *Perniciosa eine ganz charakteristische, einheitliche und scharf ausgeprägte Funktionsstörung des Knochenmarkes* zugrunde liegt, also eine *klinische und pathogenetische Einheit,* aber *eine ätiologische Vielheit.*

Als Vergleich ziehe ich die Insufficienz des Herzmuskels heran. Auch sie ist durch die verschiedensten Ursachen (Myokarditis, Klappenfehler, Arteriosklerose usw.) geschaffen. Auch hier entsteht schließlich dasselbe prägnante Krankheitsbild. Auch hier liegt eben eine eigenartige Funktionsstörung auf dem Boden der verschiedensten Ursachen vor.

Diese Knochenmarkskrankheit ist keine primäre (EHRLICH); denn jede Anämie muß eine Ursache haben; aber *im Marke liegt ein Angelpunkt der Affektion.* Das Knochenmark ist nicht lediglich sekundär wie bei den sog. sekundären Anämien geschädigt.

Diese Auffassung erhält nun eine ganz besonders starke Stütze durch meinen Nachweis, daß die Blutbildung und damit das Knochenmark pathologisch in charakteristischer Weise verändert wird, *bevor* jede Anämie entstanden ist.

Auch COHNHEIM hat das Leiden als Knochenmarkskrankheit aufgefaßt, obwohl er wußte, daß auch andere Erkrankungen rotes Mark erzeugen.

Mit der Knochenmarksläsion treten als parallele gleichwertige Äußerungen des Toxins die Veränderungen im Verdauungstraktus und im Rückenmark auf. Damit ist die Annahme einer primären Knochenmarkserkrankung natürlich erst recht unmöglich geworden.

Gegenüber der Toxingenese wurde von vielen Autoren (TÜRK, DENEKE, ZADEK, früher besonders MORAWITZ) in der *Hämolyse* das Wesen des Leidens gesehen. — Demgegenüber habe ich geltend gemacht, daß wir zwei hämolytische Anämien (die konstitutionelle und die erworbene) kennen, die ganz andere Blutbilder zeigen und auch klinisch vollständig verschieden sind, daß ferner die Hämolyse, beurteilt nach der Serumfarbe und dem Serumbilirubingehalt, nach der Benzaldehydreaktion, nach den quantitativen Werten der Urobilinkörper in Stuhl und Urin, ja selbst nach der Siderosis der Leber, zeitweilig und für lange fehlt und dennoch das typische Blutbild bestehen bleibt.

Wichtig ist ferner der Befund von QUECKENSTEDT, daß die Gesamteisenausfuhr im Urin und Kot nicht abnorm hoch ausfällt und eher Verlangsamung der Zellbildung als vermehrter Zerfall anzunehmen sei.

Durch einen sinnreichen Versuch hat MORAWITZ selbst die Hämolysetheorie widerlegt. Er machte einem Patienten der Blutgruppe B wegen des schweren Zustandes andauernd Transfusionen mit einem Spender der Gruppe O. Zuletzt gab das Blut nur noch Reaktion auf Gruppe O, obwohl die Menge des transfundierten Blutes längst nicht für das Leben ausreichend gewesen ist. Ein Parallelversuch bei einer anderen Anämie ergab nicht die Verhältnisse der Perniciosa. Durch diesen Versuch erklärt sich MORAWITZ als überzeugt, daß „die primären Veränderungen der R. im Knochenmark nach den Auffassungen von EHRLICH und NAEGELI tatsächlich richtig sind". Es mußten also die R. der Perniciosa viel rascher zerfallen als diejenigen des Spenders, und sie mußten mithin schon in ihrer Anlage verändert sein.

Der *rasche Zerfall der Perniciosazellen* ist eine wesentliche Erscheinung der Krankheit, obwohl in Hinsicht auf die Atmung die abnorme Megalocyten-

[1] CABOT betont bei 110 Beobachtungen die außerordentliche Monotonie in allen Fällen.

bildung nicht ungünstig ist. Der Zerfall ist übrigens nur periodisch vorhanden.

Mit der Einführung der Lebertherapie und ihren Erfolgen schienen weitere Probleme der Pathogenese einer Prüfung zugänglich. Kurz zuvor war die intestinale Genese der Perniciosa wieder wie früher (GRAWITZ) stark vertreten worden. KNUD FABER schienen einige Fälle von Dünndarmstenosen mit Perniciosa in dieser Hinsicht wegleitend. SEYDERHELM legte den größten Nachdruck auf die abnorm hoch, bis in den Magen gehende Dünndarmflora (Koli, B. Welschii usw.); aber analoge Bakterienansiedelungen wurden bei allen Anaciditäten des Magens gefunden. Seit der Anwendung der Leber- und Magentherapie sah man aber glänzende Erfolge ohne Änderung der Bakterienflora in Magen und Duodenum.

In zahlreichen Fällen meiner Klinik mit Anacidität und Dünndarmflora im Magen und Duodenum sah ich außerdem niemals erhöhten F.-I. oder Megalocyten. Dieser negative Befund scheint mir entscheidend gegen die Kolitoxintheorie zu sprechen. Man müßte unbedingt Anklänge an das Blutbild und allmähliche Übergänge zu Perniciosa antreffen, wenn die Hypothese richtig wäre. Von solchen Übergängen ist aber nicht die Spur vorhanden (siehe später).

Es hat ferner die Lebertherapie gezeigt, daß die Hämolyse in vielen Fällen nicht aufhört (zahlreiche Beobachtungen meiner Klinik) oder lange Zeit weiter bestehen bleibt trotz weitgehender Besserung der Anämie.

Ferner erweist sich die Leberbehandlung insofern als eine symptomatische, nur auf die Blutbildung wirkende, als die Veränderungen im Nervensystem und im Verdauungskanal nicht beeinflußt werden, ja, Rückenmarkserkrankungen trotz bester und bleibender Beeinflussung der Anämie progressiv weitergehen. Man sieht, daß das Problem der Perniciosa ein viel größeres Problem darstellt, als nur dasjenige einer pathologischen Blutbildung.

Seit MARTIUS, WEINBERG, SCHAUMAN, NAEGELI u. a. spielt der konstitutionelle Faktor in der Pathogenese eine immer größere Rolle, so daß z. B. SCHAUMAN den Bothriocephalus nur als auslösenden Faktor ansieht und SEYDERHELM bei der Kolitoxingenese immer noch die Notwendigkeit der konstitutionellen Anlage betont, siehe darüber unten.

Erörterungen über die Ätiologie der Perniciosa.

Bothriocephalus latus.

Die durch diesen Bandwurm hervorgerufene Anämie zeigt alle Eigenschaften des klinischen und des hämatologischen Bildes der Perniciosa. Da fehlt auch nicht die kleinste Einzelheit. So ergibt die Untersuchung die extremsten Hb.- und R.-Werte bei hohem Färbeindex, die Achylie des Magens, die Netzhautblutungen, die spinalen Prozesse, die Leukopenie mit hohem $\mathfrak{L}$.-Prozentsatz; ja es kommen auch Fälle mit aplastischem gelben Knochenmark vor, bei denen erst das Mark der Rippen die Megaloblasten und die dominierenden Myeloblasten zeigt (eig. Beob.). Die Bothriocephalusanämie endigte bisher tödlich, wenn nicht die Therapie die „Ursache" beseitigte und damit rasche und definitive Heilung des Leidens herbeiführte. Durch die selbst ohne Wurmabtreibung heute erfolgreiche Lebertherapie (G. BECKER, SALTZMANN, ISAACS usw.) ist jetzt die Parallele noch viel überzeugender geworden.

Es wäre wirklich völlig unlogisch, nur wegen der Erkennung der Ursache und der dadurch gegebenen Möglichkeit der Heilung diese Form von den übrigen zu trennen, wie das auch heute noch vielfach (z. B. CORNELL) geschieht. Dieses Prinzip, in die Pathologie eingeführt, hätte die offenkundig unrichtigsten Folgen. Selbst wenn bei der Bothriocephalusanämie die Aciditätsverhältnisse des Magensaftes weit weniger regelmäßig verändert sind, so trifft das sicher kein entscheidendes Moment und berührt wohl nur eine Frage der zeitlichen Einwirkung.

Man hat früher hämolytisch wirkende Substanzen aus dem Bothriocephalus isoliert und in ihnen das Toxin gesehen, so FAUST und TALLQVIST; aber diese Stoffe wirkten nur in vitro hämolytisch; dagegen ist das von SEYDERHELM isolierte Bothriocephalin im Körper hämolytisch wirksam. Hämolytisch aktive Substanzen können aber vielfach durch chemische Behandlung aus allen Geweben gewonnen werden. Außerdem genügt die Hämolyse zur Entstehung der Krankheit *nicht*.

Während früher der Bothriocephalus als absolut sichere Ursache für die Entstehung der Perniciosa angesehen worden ist, betrachten heute selbst die besten Kenner der Krankheit diesen Bandwurm nur als ein auslösendes Moment auf konstitutionellem Boden. SCHAUMAN hat gezeigt, daß 12 Jahre nach Abtreibung der gleiche Patient an Perniciosa ohne weitere, erkennbare Ursachen zugrunde gehen kann. Ferner sah SCHAUMAN bei 12 von 72 Kranken trotz gelungener Abtreibung später Anämie mit tödlichem Ausgang. Für diese Theorie spricht, daß nur ein sehr kleiner Teil der Wurmträger an Anämie erkrankt, und zwar nur $^1/_{5000}$—$^1/_{10\,000}$ (EHRSTRÖM).

SCHAUMAN hat ferner gezeigt, daß in 9 Fällen andere Angehörige der Patienten an kryptogenetischer Perniciosa erkrankten (eine Familie mit 3 Fällen).

Damit sind starke Anhaltspunkte für eine konstitutionelle Basis der Perniciosa gewonnen. Anderseits sollten nach G. BECKER und RAGOZA alle Träger von Bothriocephalus (und Tänien) deutliche Anklänge an perniziös-anämischem Blutbild verraten, speziell etwas niedrige Hb.- und R.-Werte und leicht erhöhten F.-I. zeigen. Diese Angaben, wenn sie bewiesen wären, müßten als sehr wichtig bezeichnet werden; dann wäre im Prinzip das konstitutionelle Moment widerlegt; jeder würde grundsätzlich gleich reagieren, nur quantitativ verschieden [NAEGELI (1927)]. — Die oben erwähnten Kriterien (Hb.- und R.-Werte etwas erniedrigt, F.-I. etwas erhöht) genügen aber absolut nicht und können auch sonst oft konstatiert werden. Es kommt darauf an, ob man sichere Megalocyten finden kann und das ist bei Tänienträgern in eig. Beob. nie der Fall.

Neben dem absolut typischen Blutbilde muß als Argumentation für gleiche biologische Affektion mit der kryptogenetischen Perniciosa auch die Achylie nachgewiesen sein. SCHAUMAN sah auf der Höhe der Bothriocephalusperniciosa freie HCl in 10/37 und nach der Anämie bei 28/64 und nimmt an, daß bei $50^0/_0$ von schwerer Anämie wohl Achylie bestanden hätte. Bei der Mehrzahl trete also Achylie erst im Laufe der Anämie auf. Daß Achylie aber so oft entsteht, ist sehr wichtig vom prinzipiellen Gesichtspunkt aus und ebenso prinzipiell, daß die Achylie nicht Vorbedingung der Perniciosa ist.

Auch das *Zungenbrennen* und die glatte Zunge ist vielfach bei Bothriocephalusperniciosa festgestellt und in den histologischen Untersuchungen von WALLGREN zeigten die Bothriocephalusfälle alle diese Veränderungen, ebenso die 3 tödlichen Affektionen von DREYFUS bei ASKANAZY. Hier hatten sich die Befunde an Zunge, Magen und Darm nicht von denjenigen bei kryptogenetischen Prozessen unterschieden, obwohl alle 3 Patienten klinisch kein Zungenbrennen gehabt haben. Auch WALLGREN fand histologisch an Magen und Darm gleiche Veränderungen.

Von der Trias fehlen auch die *spinalen Erscheinungen* bei der Bothriocephalusperniciosa nicht. SCHAUMAN hatte 1894 spinale Symptome noch nicht sehr geprüft, aber die ersten Beobachtungen über spinale Affektionen bei Perniciosa von LICHTHEIM und MINNICH hatten ja gerade auch Bothriocephalusfälle betroffen. Schwere spinale Affektionen sind ferner mitgeteilt von ISAACS, CRAMER (Genf); hochgradige Ataxie und Sensibilitätsstörungen wurden neuerdings von SALTZMANN (briefl. Mitt.) festgestellt, ebenso leichtere spinale Störungen von ROSENOW (briefl. Mitt.).

Damit scheint mir *bewiesen*, daß die Gifteinwirkung bei Bothriocephalus völlig gleiche Wege wie bei der kryptogenetischen Perniciosa einschlägt. Wenn Achylie, Glossitis, Spinalsymptome seltener und später auftreten, so ist wegen der viel akuteren Entwicklung das geradezu selbstverständlich.

Tänien.

Auch andere Bandwürmer haben dieselben Wirkungen. Ich beobachtete schon zweimal (publiziert von Becker und von Schreiber) Perniciosa bei *Taenia saginata*, und von Friedeldij, Reckzeh, Dirksen, Rossi, Savolin, Eisenlohr-Nonne, Andree Derwis ist dasselbe berichtet. Doch tritt bei diesem Bandwurm die Anämie selten auf, so daß auch hier ein konstitutionelles Moment entscheidend sein könnte. Es liegt aber wegen der Dauerheilung im Fall Schreiber (eig. Beob., 28 Jahre ohne Rezidiv) nach Beseitigung des Wurmes sicher nicht ein zufälliges Zusammentreffen vor.

Der Fall Nonne-Eisenlohr zeigt auch spinale Prozesse, der Fall Derwis starkes Zungenbrennen, das jetzt 6 Jahre nach Heilung völlig verschwunden ist (briefl. Mitt.), wie auch die frühere Achylie.

Nach den Angaben von Theodor, Moosbrugger, Becker, Sandler (?) käme auch *Trichocephalus dispar* in Betracht; nachdem ich aber selbst schwerste Trichocephalenanämien gesehen habe mit ganz typischer sekundärer Anämie, halte ich diese Ansicht für irrig.

Auch Ankylostomum, ein Blutsauger, macht nur schwere sekundäre Anämie mit niedrigem Färbeindex (s. später, Abschn. Ankylostomum); anders lautet freilich die Ansicht von Schilling.

Gomess hat bei perniziöser Anämie dreimal infizierte Askariden gefunden und deutet diese als Ursache des Leidens. Gluzinski beschuldigt Distomum hepaticum als Erreger; sein Fall weicht aber durch ungeheure Zahl von Erythroblasten und bedeutende neutrophile Leukocytose ganz vom typischen Bilde ab.

Gravidität.

Schon die ersten Beobachtungen (Lebert, Gusserow) betreffen Fälle dieser Ätiologie. Freilich war das zur sicheren Beurteilung unbedingt nötige Blutbild nicht geschildert worden bis zu meinen eingehenden Untersuchungen (vier letale, drei geheilte, eine in Beobachtung und Heilung) in der Inaug.-Diss. Beyer-Gurowitsch, Zürich 1912. Für die ursächliche Bedeutung der Gravidität ist besonders wichtig: die 4 geheilten Frauen sind im Gegensatz zur kryptogenetischen Perniciosa rezidivfrei geblieben; 2 haben sogar wieder geboren, ohne neuerdings zu erkranken. Zwei Dauerheilungen stehen jetzt bereits im 30. Jahre der Heilung. Es verhält sich also mit der Heilung hier genau so wie bei Bothriocephalus. Freilich ist uns ebenso unklar, welches spezielle Moment der Gravidität die Toxine liefert.

Auch ein puerperaler Fall von Hayem war nach fünf Jahren rezidivfrei. Wie mir Sandoz mitgeteilt hat, ist sein bekannter Fall puerperaler Anämie 12 Jahre rezidivfrei geblieben. Selbstverständlich liegt Dauerheilung vor, wie auch bei Türk, 10 Jahre nach Ablauf der Anämie. Desgleichen sind sichere langjährige Dauerheilungen von Esch 1921 mitgeteilt.

Sehr beachtenswert ist eine in der Gravidität aufgetretene Perniciosa (Fall 7)[1], bei der nach Entfernung des abgestorbenen Kindes (Sect. caesarea III. 1913) weitgehende Remission erreicht worden ist, bis Hb. 105 und R. 4,3. — Aber die Megalocytose bleibt. Befund vom 27. Februar 1918: Hb. 96, R. 3,574, F.-I. 1,29, L. 7285, $\eta = 4{,}3$! Ich könnte diese Beobachtung daher für eine zufällig in der Gravidität sich zeigende kryptogenetische Perniciosa mit Arsenremission ansehen. Der weitere Verlauf zeigte schweren Rückfall bei einer zweiten Gravidität 1920, aber auch nachher wieder Erholung mit Megalocytose. Patientin lebt aber heute nach fast 18 Jahren und hat keine Anämie. Mithin war es eine reine Graviditätsperniciosa.

2 weitere eig. Beob. belegen die Perniciosa der Gravidität.

36jährige Frau. Sommer 1924 während 6. Gravidität: Müde, Zungenbrennen, Durchfälle, Februar 1925 schmerzhafte Kontraktion der Hände und Unterarme. Petechien.

[1] Naegeli: Dtsch. Arch. klin. Med. **124**, 237 (1917).

Gewichtsabnahme. Geburt normal August 1925. Nachher völlig wohl; nie mehr Zungenbrennen. Wieder Konzeption Sept. 1925. Wie 1924 wieder müde, Anämie, Schwindel, Juli Glossitis, Durchfälle, Petechien und Glossitis. Typische Perniciosa. Megalocyten. Achylie. Urobilinkörper stets sehr vermehrt.

Geburt: 27. Juli 1926; kein meßbarer Blutverlust. Hb. 48, R. 2,5, L. 3500. Nachher Med. Klinik Hb. 29, R. 1,4, Megalocytose, R.-Volum 93 μ^3. Serumglobulin 33, Leukopenie, Thrombopenie, Achylie. Urobilin enorme Mengen im Urin und erhöht im Stuhl. Unter Arsen Stillstand 4 Wochen, dann Diathese. Hb. bis 18%. — 8 Tage später auswärts Exitus.

Bis zur Mitteilung meiner beweisenden Krankengeschichten ist in der Gravidität entstehende Perniciosa vielfach bezweifelt worden. Inzwischen sind viele weitere Beobachtungen bekannt gegeben. Manchmal entstehen diese Anämien vom ersten Monat an, meist erst in der zweiten Hälfte der Gravidität; dann werden sie mitunter bald hochgradig.

In einer neuesten Beob. sank die Anämie nach der Geburt bis auf 24 Hb. und 0,78 R. Nur Transfusion und energische Lebertherapie konnten die fast aufgegebene Frau retten und sie zeigt jetzt nach 7 Monaten völliges Wohlbefinden und normales Blut.

Als Perniciosa im Anschluß an Gravidität und Puerperium kommen in Betracht aus der Literatur 3 Fälle NAUERS, 11 von SANDBERG, ferner Beobachtungen von ELDER und MATTHEW (1903), HIRSCHFELD (1906), PLICOT, SACHS, WEBER (Fall 5), ROBERT, ROLAND, MORAWITZ (1907, Fall 2), MEYER-RÜEGG (Graviditätsperniciosa, kompliziert mit Sepsis), BOISSARD, LEQUEUX, DE MASSARY et WEIL, FINELBERG, RICCA, SCOTT, SANDOZ, ROHR, TÜRK (Heilung), SCHEVELER, DELVEN, PARVU et FOUQUIAU, BOURRET, BAUEREISEN, SCHÜPBACH, ESCH (mehrere Beob.), PONTANO, SAUVAGE, PERRIN, A. WOLFF, ANDREE, BECKMANN, BENDA, v. OETTINGEN, RUMPF, HILGENBERG, HEIM, BENSIS et GOUTTAS (3 Beob.), wenig sicher erscheinen mir die Publikationen von BERTINO, CARUSO, GÖNNER, ROGER, CARDUCCI, SCHNEIDER, R[illegible]ST, VERMELIN.

Natürlich entstehen in der Gravidität auch andere und auch hämolytische Anämien, die keine Perniciosa sind Dahin zähle ich die zwei von JUNGMANN beschriebenen *perniciosaähnlichen,* aber klinisch und hämatologisch abweichenden Beobachtungen, ferner die Fälle von JOUSSÉWITSCH u. a. Dagegen muß ich mit aller Bestimmtheit, wenigstens für meine Fälle, die volle Gleichheit mit Perniciosa bei diesen Graviditätserkrankungen hervorheben.

Eingehend behandelt die Anämie mit oder durch die Schwangerschaft ALDER in seinen Arbeiten. Er kennt eine Reihe von Anämien, will eine echte Perniciosa nicht anerkennen und weist auf früher geschädigtes Knochenmark (Blutungen, frühere Chlorose besonders oft hin). Glossitis sei nie bei den Graviditätsanämien beobachtet worden. Oberarzt Dr. FREY gibt mir aber an, in den letzten Jahren mehrfach die glossitischen Veränderungen gesehen zu haben. Ebenso treffe ich Glossitis in meinen eigenen Beobachtungen.

Ferner hat ESCH, wie schon 1917, das Problem eingehend geschildert. Er hält die Graviditätsperniciosa, die er als perniciosaartige Graviditätsanämie bezeichnet, für verschieden, und zwar in wesentlichen Punkten:

1. Glossitis sei äußerst selten, bisher dreimal in der Literatur.
2. Milztumor nur in 3 auf 6 Fällen.
3. Nie Rezidiv.
4. Öfters F.-I. unter 1,0.
5. Höhere L.-Zahlen, aber durch Gravidität erklärt.

Entscheidend seien hämolytische Toxine in der Genese bei Patienten, die früher oft an Blutkrankheiten gelitten hätten. Immerhin hat ESCH Bedenken gegenüber seiner Erklärung; denn nur 34% ergaben anamnestisch frühere Störungen der Blutbildung.

Die Frage ob es eine wirkliche Perniciosa, mit analogem Entstehungsmechanismus wie bei der kryptogenetischen Form in der Gravidität gibt, läßt sich durch die Parallele in den Äußerungen des Perniciosagiftes entscheiden.

1. Megalocytose: sicher nachgewiesen.
2. Zungenbrennen: mehrfach beobachtet, auch besonders intensiv, auch Rachenbrennen.
3. *Achylie*: nachgewiesen in eig. Beob., bisher aber noch fast nie geprüft.
4. Starke Hämolyse: sicher erwiesen.
5. Spinale Zeichen: oben beobachtet, in eig. Beob. bisher noch selten, müssen besonders gesucht werden.
6. Lebereinfluß: in eig. Beob. voller Erfolg.

Megalocyten habe ich mit Sicherheit in einer Reihe von Fällen gesehen, auch starke Leukopenie, Thrombocytopenie, hämorrhagische Diathese.

Wenn oft die Leukopenie gefehlt hat, so könnten *biologische Umstände* die Schuld tragen, vor allem die akutere Entwicklung, die Gravidität an sich (so auch Erklärung von Esch), die stärkere Giftbildung [siehe Naegeli (1927)]. Es sollten Graviditätsanämien in Zukunft in all diesen Richtungen noch viel eingehender geprüft werden.

Halif sah bei Lymphogranulom eine perniciosaähnliche Graviditätsanämie verschwinden.

Syphilis.

Die ersten Beobachtungen stammen von Fr. Müller. Es handelt sich aber lediglich darum, daß bei Patienten mit Perniciosa in der entfernteren Anamnese einmal Lues vorgekommen ist, oder daß die Sektion einige, meist sehr geringfügige syphilitische Zeichen enthüllt hat.

Bei der großen Verbreitung der Lues gerade in Berlin ($22^0/_0$ der Leichen eines Krankenhauses, an dem darauf nachgesehen wurde), ist hier der Causalzusammenhang unsicher. Knochenmarksgummata oder deren Narben und Sklerosierungen können nie Perniciosa auslösen; denn nur eine generelle (toxische) Schädigung der Organfunktionen, nicht ein lokaler Prozeß, kann ätiologisch in Betracht kommen.

Eine eig. Beob. (Ausderau) hat Beweiskraft. Ich sah 1898/99 einen jungen Mann mit dem klinischen und hämatologischen Bilde der Perniciosa, bei gleichzeitiger schwerer tertiärer Syphilis. Unter Arsen und Quecksilber ist dieser Patient von seiner enorm hochgradigen Anämie geheilt und dauernd (20 Jahre Kontrolle) rezidivfrei geblieben.

Roth berichtet über eine Frau mit Perniciosa und frischer Lues im Puerperium (zwei ätiologische Momente!), die durch Schmierkur geheilt worden ist. Labbé, Sabrazès (zwei Fälle, einer beim Ausbruch des Sekundärstadiums), Blumenthal geben weitere Beobachtungen bekannt. Sauvage sah auch die Kombination der Graviditätsperniciosa mit Lues. In der Beobachtung von Weichsel trat auf Salvarsan erst weitgehende Besserung ein, dann aber nach $^1/_2$ Jahr Rezidiv und Tod.

Gram bringt gleichfalls eine Perniciosa mit Lues in Zusammenhang.

Spiethoff teilt eine sehr schwere Anämie mit, bei der wie in ähnlichen Fällen es sehr schwer ist, die Einwirkungen des Salvarsans abzugrenzen. Immerhin wäre ein so enormer Einfluß des Salvarsans nur auf besonderem konstitutionellen Boden denkbar. Daß aber die Beobachtung wirklich ins Perniciosagebiet gehört, erscheint mir nicht erwiesen.

In eigener Beobachtung sah ich Perniciosa kombiniert mit Lues und Tänie und zuletzt trat auch ein großes Magencarcinom auf.

In der Literatur der letzten Jahre ist die ätiologische Rolle der Lues für Perniciosa umstritten; Meulengracht spricht sich positiv aus, sehr stark besonders Hoff, der 8 schwerste Anämien, alle mit Megalocyten und hohen, zum Teil sehr hohen Färbeindex und auch sonst typischen Blutbildern erwähnt. Zungenveränderung einmal, Achylie oft, Hämolyse stets gesteigert. Die Schwierigkeit besteht in der Lösung der Frage, ist die Lues nicht Kombination zu einer kryptogenetischen Perniciosa.

Tropische und einheimische Spru.

Von einzelnen Autoren wird auch die Spru zu den Ursachen der Perniciosa gezählt. Die meisten Fälle von Spru machen aber keine Anämie und es scheint bewiesen (Seyderhelm, Schüffner, Koolsmann, Krjukoff, Hegler), daß erst bei den schwersten Anämiestadien und Kachexie Ähnlichkeit mit dem Blutbilde der Perniciosa vorhanden ist und auch dann scheint es mir sich um Makrocytose zu handeln. Manche Autoren schreiben, daß nie Megaloblasten gefunden werden; viele, daß Anämie nicht häufig sei, sondern die Darmstörung im Zentrum des Bildes stehe. Viele Fälle zeigen auch hypochromes Blutbild und Makrocytose ist seltener (Krjukoff). Hämatologisch ist bisher die Reifung von Megaloblasten zu Megalocyten unbewiesen.

Klinisch ist die Spru meist ganz abweichend. Stärkste Mundhöhlenbefunde und Glossitis viel schwerer als bei Perniciosa vorhanden und in ganz anderer

Form, starke Fettstühle mit schaumigen Stuhl. Ebenso ist die Abmagerung bei Spru enorm und regelmäßig, bei Perniciosa selten, selbst nicht einmal bei „Butterstühlen" (eig. Beob.). — Tetanie, bei Spru häufig, ist bei Perniciosa noch nie gesehen. Sichere spinale Zeichen fehlen, Achylie ist seltener, Hämolyse geringer, kommt aber vor. HEGLER fand auch Hämatin. Die Zuckerbelastungskurve verläuft bei Spru flach, aber auch bei Perniciosa mit Fettstühlen.

Leber wirkt nicht [SCHERER (1929)] oder unsicher (viele Autoren); Diät aber weit mehr: Erdbeerendiät, andere vitaminreiche Kost. Spru scheint eine Avitaminose zu sein, während eine solche Genese für Perniciosa abzulehnen ist. HEGLER erhielt glatte Heilung nach langer vergeblicher Therapie auf Uzara. KRJUKOFF gibt freilich an, bei Markpunktion Megaloblasten gefunden zu haben sogar bei fehlender Anämie; dann enthielt das Blut aber hyperchrome Mikrocyten und keine großen R. In seiner Studie finden sich aber Proerythroblasten im Mark. Die Leukocytenverhältnisse sind offenbar verschieden, aber noch viel genauer zu prüfen wie viele andere Probleme. Immerhin besteht in vielen Fällen große Ähnlichkeit mit dem Blutbilde der Perniciosa. Sehr selten (siehe S. 370) findet man bei Perniciosa schaumige Fettstühle und starke Störung in der Fettresorption.

In 2 neuen Beob. komme ich bis jetzt zu keiner Entscheidung, ob es sich um Spru oder um in den Tropen entstandene Perniciosa handelt. Der eine Fall ist enorm chronisch und zeigt keinen Lebererfolg. Auch CORNELL schreibt, es gibt Fälle, in denen eine Entscheidung zwischen Spru und Perniciosa praktisch unmöglich ist. Das gilt natürlich nur für eine gewisse Zeit.

Andere behauptete Ursachen der Perniciosa.

Perniziöse Anämie erzeugt hämorrhagische Diathese als Folge des Leidens. Niemals sehe ich bei den hochgradigsten Blutungsanämien das Bild der Perniciosa.

Bei chronischem Ulcus ventriculi sah ich selbst bei den allerhochgradigsten letalen Anämien nie die geringsten Anklänge.

Ungenügende Ernährung, chronische Obstipation, schlechte hygienische Verhältnisse, psychische Schädigungen und ähnliche Momente dürfen nie als Ursachen der Perniciosa erklärt werden. Dafür fehlt jeder Anhaltspunkt.

Tumoren der Knochen. Auch hier handelt es sich nicht um Perniciosa, sondern um schwere Anämien mit starker Regeneration, so bei Knochenmarkstumoren oder Knochenauftreibungen bei leukämischen Prozessen. Auch sonst bieten Leukämien mitunter so zahlreiche große Erythroblasten bei Erhöhung des Färbeindex, daß man neben der unzweifelhaften Leukämie, freilich nur hämatologisch, Perniciosa vermuten könnte. Da nun die Leukämie evtl. zunächst aleukämisch und mit anämischen Vorstadien auftritt oder später infolge von Remissionen oder therapeutischer Beeinflussung wieder ohne Vermehrung der L. verlaufen kann, so mag in Spezialfällen vorübergehend die Diagnose schwierig sein (siehe Leukämie: Scheinbarer Übergang von Perniciosa in Leukämie).

Malaria und chronische Sepsis können, jedoch sehr selten, Anklänge an das Blutbild der Perniciosa geben, nie aber das Vollbild.

Chronische Bleiintoxikation wird vereinzelt (HAMEL, WOLFF) als Ursache einer Pernicosa erörtert; doch sind beide Beobachtungen sofort durch die neutrophile Leukocytose abweichend. Ich selbst sah auch bei schwersten Bleifällen nicht die allergeringsten Anklänge an Perniciosa. Glossitis und spinale Zeichen sind völlig unbekannt.

Carcinom.

Mehrfach ist Carcinom als Ursache der Perniciosa erklärt worden. Dieser Ansicht trete ich mit Entschiedenheit entgegen. Die enorm hochgradige Krebsanämie schafft ein durchaus verschiedenes Blutbild[1]. Vereinzelte große Erythroblasten dürfen die Beurteilung niemals ernstlich beeinflussen. Nur der gesamte

[1] Eine Beobachtung von ENGEL: Virchows Arch. **153**, ist zu ungenügend mitgeteilt, um als Ausnahme gelten zu können. LUBARSCH, dessen Fälle oft zitiert werden, schreibt selbst, daß das Blutbild nicht demjenigen der Perniciosa entsprochen habe.

Bluttypus ist beweisend, und dieser ist ein exquisit sekundärer mit niedrigem Färbeindex ohne Megalocyten. Das Blutbild kann sich ändern, wenn eine Carcinosis des Knochenmarkes entstanden ist. Dann kommt starke Regeneration der Erythropoese zum Vorschein mit Makroblasten und Makrocyten und klinisch kann das Carcinom ja latent verlaufen. Da aber das Blutbild, namentlich in bezug auf die Leukopoese und Blutplättchen, abweicht, können solche Fälle von Perniciosa abgetrennt werden.

In wenigen Fällen (v. NOORDEN-ISRAEL, SCOTT, BLOCH, A. LAZARUS, NAUER u. a.), ist bei dem Blutbild der Perniciosa überraschenderweise bei der Sektion ein kleines Magencarcinom gefunden worden. Es handelte sich aber stets um so kleine und nicht zerfallende Krebse, daß man zufälliges Zusammentreffen annehmen muß, wie v. NOORDEN, LAZARUS, BLOCH, SCOTT, NAUER, CABOT und besonders TÜRK betonen.

Auch die Studien von PAPPENHEIM, HEINRICHSDORFF, HIRSCHFELD, WEINBERG über die Beziehungen von Carcinom zu perniziös anämischem Blutbild kommen zu negativem Ergebnis. Die äußerst spärlichen Ausnahmen (2 Fälle von HIRSCHFELD bleiben allein fraglich) sind für mich nicht beweisend und entsprechen doch wohl übersehenen Carcinommetastasen im Knochenmark. Sehr überzeugend sind die Beobachtungen von WEINBERG, ZADEK, SONNENFELD, in denen bei jahrelang bestehender Perniciosa mit dem Auftreten des Carcinoms das früher typische Blutbild verdrängt wurde und der volle Symptomenkomplex der sekundären Anämie mit niedrigem F.-I. entstand! Mit Recht hebt WEINBERG hervor, daß keiner der Fälle sonst das volle klinische Bild, die Trias, die Anamnese und die Remissionen der BIERMERschen Krankheit gezeigt habe. Ich persönlich glaube, daß man heute alle diese angeblichen typischen perniziös-anämischen Blutbilder dank unseren weit größeren Kenntnissen als nicht perniziös-anämische erklären würde.

Mitunter sind harte Kontraktionen des Pylorus[1] bei Perniciosa gefühlt worden (schon H. MÜLLER, NAUER), die zur Fehldiagnose Carcinom führten. Ist eine Sektion unterblieben, so mußte der Beobachtende zu der irrigen Auffassung gelangen, es finde sich auch bei Carcinom das Blutbild der Perniciosa. In zwei derartigen Fällen (Inaug.-Diss. STEMPELIN) habe ich mich in der Sicherheit meiner hämatologischen Diagnose im Gegensatz zu anderen Ärzten nicht beirren lassen, und die Sektion hat das Fehlen des vorher so deutlichen Tumors ergeben. Eine gleiche Erfahrung hat auch D. GERHARDT gemacht (mündliche Mitteilung).

Hierher zählt die Beobachtung KLEEMANN, mit so hochgradiger Pylorushypertrophie, daß selbst der Obduzent Carcinom angenommen und erst die histologische Prüfung reine Muskelhypertrophie ergeben hatte. Radiologisch hatte ein spastischer Füllungsdefekt der Pylorusgegend bestanden.

Tuberkulose wird als Ursache von Perniciosa in der Literatur öfters beschuldigt. Überzeugende Beobachtungen fehlen. FINGERHUTH hat aus meiner Klinik einen lange Zeit sehr genau studierten Fall schwerster perniciosaähnlicher Anämie publiziert mit vielen Makrocyten und erhöhtem F.-I. (35 Untersuchungen) bei schwerster Lungen- und Darmtuberkulose. Die Anämie verlief aber nicht progressiv, bot stets sehr viele schwer pathologische N. und viel Monocyten, keine Megalocyten. Hier ist die einschlägige Literatur kritisch geprüft.

Französische Autoren sahen auch in chronischer Nephritis eine Ursache des Leidens, so LABBÉ et SALOMON, LORTAT et JACOB. Nach meiner Auffassung handelt es sich nur darum, daß die bei Perniciosa nicht selten vorhandene Nephritis klinisch etwas stärker hervortritt. MAKAROW hält die Nierenstörung für koordiniert, ebenso SALTZMANN.

Nicht geklärt erscheint mir heute die Kombination von Perniciosa mit Lebercirrhose. In eig. Beob. war die Cirrhose erst ganz im Vordergrund aller Symptome und die Perniciosa wurde erst später gesichert. Vielleicht ist die Cirrhose wie die Anämie und die Nephritis eine Schädigung durch das gleiche Toxin und kann wie Glossitis klinisch zuerst auffallen. Vorläufig kann ich der Auffassung nicht beitreten, daß Cirrhose perniziösanämisches Blutbild mache, obwohl leichte Erhöhung des F.-I. vorkommt. SCHAUMAN (1923) teilt meine Auffassung.

Es gibt keine irgendwie gesicherte Beobachtung, daß aus *Chlorose* oder aus einer schweren Anämie Perniciosa entstehen kann. Dieser Übergang muß als ganz unmöglich erklärt werden, ja TÜRK bezeichnet eine solche Annahme direkt als Unfug. Daß ein solcher

---

[1] Gerade diese Fälle zeigen aufs drastische, wie das klinische Bild schwerer Anämie allein ohne Anerkennung des beweisenden Blutbefundes zu keiner diagnostischen Sicherheit führt und jede ungewöhnliche Erscheinung die früheren Annahmen über den Haufen wirft. Diagnosen per exclusionem stehen eben immer auf unsicherem Boden.

Übergang aber nie gefunden wird, ist ein Beweis für die grundsätzliche Sonderstellung der Krankheit. Die neueren Mitteilungen von KLINK über einen solchen Übergang von Chlorose zu Perniciosa sind nicht beweisend belegt.

Schwere infektiöse Darmaffektionen sind öfters als Ursache der Perniciosa angesprochen worden, so chronische Colitis und Colitis ulcerosa, Ruhr (NORDMANN, VAN DER REIS, DETERMANN, MORAWITZ (1 Fall), könnte nach MORAWITZ auch Kombination sein), MAYO[1], KLINK, der auch CO-Vergiftung und vieles andere als Ursachen der Perniciosa ansieht.

Für eine Beweisführung reichen diese Beob. nicht im entferntesten aus. Eig. Beob. schwerster Colitis boten nur sekundäre Anämie.

REICHE hält Sepsis, Typhus, Paratyphus, Dysenterie als Ursachen; das ist aber bei den sonst regelmäßig ganz abweichenden Befunden bei diesen Krankheiten nicht anzunehmen. Wenn SCHAUMAN (1923) auf dem Boden der Konstitutionslehre solche Annahmen zuläßt, so ist eine solche Konzession in ihrer Tragweite enorm gefährlich.

Beim HERTER*schen Infantilismus* (FANCONI, VISCHER, LEHNDORFF und MAUTNER[2]) kommen ähnliche Blutbilder zustande, ebenso bei der von FANCONI geschilderten familiären konstitutionellen Anämie mit Mikrocephalus, Pigmentationen, Hodenatrophie und tödlichem Ausgang. Es sind aber doch schon die Blutbefunde abweichend und Megalocyten fehlen, wie ich mich überzeugt habe (eig. Beob.).

Ich möchte hier den Satz aufstellen, daß ein ätiologisches Moment für die Entstehung der Perniciosa erst dann als gesichert gelten darf, wenn nach Beseitigung der Ursache der Kranke rezidivfrei und dauernd geheilt bleibt. Deshalb sind der Bothriocephalus, deshalb die Gravidität (meine Fälle), deshalb die Lues (meine Beob.) die tatsächliche „Ursache", das entscheidende, wenn auch vielleicht nur das auslösende Moment in der Ursachenkette. Für die anderen, kryptogenetischen Fälle ist dieses Postulat nicht erfüllt; es bleiben daher auch die angeschuldigten kausalen Momente noch unbewiesen.

Es sollte ferner das Vorkommen des oben geschilderten Mechanismus der Pathogenese (Trias) bei einer hämolytischen Anämie bewiesen werden, wenn ein ätiologisches Moment, z. B. Gravidität oder Blei als Ursache von Perniciosa hingestellt wird.

Das Problem der perniziösen Anämie als gastrointestinale Intoxikationen.

Schon vor langen Jahren hat HUNTER eine große Zahl sonst genetisch unklarer Fälle von Perniciosa einer Autointoxikation zugeschrieben und ulceröse Prozesse der Zunge für die Entstehung des Leidens verantwortlich gemacht. Er nahm Streptokokkenaffektionen aus Zungengeschwüren an, eine Auffassung, die allgemein abgelehnt worden ist. Als dann bei anatomischen Untersuchungen die Veränderungen des Magens, der Zustand einer chronischen Entzündung mit Zerstörung der Magendrüsen und Versagen der Salzsäurebildung, festgestellt worden ist, hatten die Gedankengänge HUNTERs eine gewisse anatomische Stütze erhalten. Mit dem Momente, als auch im Darm ähnliche Prozesse wie im Magen gefunden wurden, schien sich die Basis für diese Beweisführung bedeutend verbreitert zu haben. Eingehende Untersuchungen von KNUD FABER und BLOCH mit sofortiger Formolinjektion ins Peritoneum nach dem Tode bewiesen aber, daß die Darmmucosa in den meisten Fällen vollständig intakt war, und daß kadaveröse Prozesse zu Unrecht als biologische Vorgänge aufgefaßt worden waren. Es wurde daher lange Zeit von einer eigentlichen Darmaffektion bei Perniciosa nicht mehr gesprochen, namentlich nicht mehr von histologischen Veränderungen des Darmes, und auch MARTIUS hatte seine früheren Auffassungen über eine solche Darmatrophie vollkommen zurückgezogen.

Trotzdem behauptete sich die Ansicht der gastrointestinalen Entstehung der Perniciosa zu Anfang dieses Jahrhunderts, und namentlich GRAWITZ vertrat in starker Anlehnung

---

[1] MAYO: Ann. Surg. **74**, 355 (1921). [2] MAUTNER: Erg. inn. Med. **31**, 456 (1927).

an HUNTER die Genese der Autointoxikation und suchte diese Auffassung auch durch Erfolge der Therapie zu beweisen. Durch Magen-Darmspülungen, Darmdesinfektion, wollte GRAWITZ Heilungen der sonst unheilbaren Krankheit gesehen haben. Aber wenn man die Definition von GRAWITZ über BIERMERsche Anämie liest, wenn man sieht, wie unscharf diese Definition gehalten ist, wenn man den Blutbefund als nicht charakteristisch bezeichnet und die Diagnose erst durch den Verlauf des Leidens als gesichert hingestellt sieht, so muß seine Auffassung über Perniciosa als viel zu verschwommen und unklar bezeichnet werden. Mit vollem Recht hat daher seinerzeit LAZARUS erklärt, daß damit auch die abweichenden prognostischen Angaben und die angeblichen Heilungen von GRAWITZ genügend verständlich seien, und schreibt MORAWITZ, diese geheilten Fälle waren eben keine Perniciosa.

Es sind zu Anfang dieses Jahrhunderts von vielen Autoren, auch von mir, therapeutische Bestrebungen im Sinne von GRAWITZ durchgeführt worden; zumeist waren aber die Maßnahmen undurchführbar oder haben zu keinem Resultate geführt, wie namentlich von PLEHN, ERICH MEYER, HEINEKE u. a. bezeugt worden ist.

GRAWITZ hielt den Ausfall der Salzsäure als Desinficiens als den wichtigsten Faktor in der Entstehung der Anämie. Es könnten dann toxische Produkte, z. B. aus den ulcerösen Prozessen der Mundhöhle nicht zerstört werden. Diese Auffassung hat aber keinerlei Anklang gefunden und wird in sehr bestimmter Weise allgemein abgelehnt. Zudem sind eigentlich ulceröse Prozesse bei der Perniciosa nur höchst selten vorhanden, und wenn sie in viel größerem Umfange sonst in der Pathologie vorkommen, so entstehen dabei doch niemals perniziös-anämische Blutbilder.

Auch SAHLI hatte den Ausfall der Salzsäure für die Entstehung der Perniciosa verantwortlich gemacht, indem er nämlich die Hypothese aufgestellt hatte, es würde dann die Aufnahme des Eisens und der Eisenstoffwechsel bei Achylie geschädigt werden. Diese Hypothese ist aber in der Literatur stets abgelehnt worden; denn gerade das Eisen spielt nach allen unseren Erfahrungen bei der Krankheit keine Rolle. Außerdem sah ich bei schweren Anämien trotz Achylie glänzende Eisenerfolge.

In früheren Jahren wurde selbstverständlich auch auf die klinisch zu beobachtenden Darmstörungen bei der Krankheit hingewiesen, indem manche der Patienten stärkere Durchfälle gezeigt haben. Demgegenüber muß aber wiederum gesagt werden, daß in der weitaus größten Mehrzahl der Erkrankungen solche Darmstörungen fehlen und die Patienten auch nicht irgendwie an Gewicht abnehmen.

Ein Moment, das in dieser Frage Beachtung verdiente, war der Hinweis auf die Tatsache, daß bei der ätiologisch klaren Bothriocephalusanämie die Resorption von toxischen Substanzen im Darm angenommen werden durfte. Ganz besonders ist darauf aufmerksam gemacht worden, daß es der abgestorbene Wurm ist, der die Gifte liefert. Aber diese Parallele bietet für das Verständnis der Perniciosa doch außerordentliche Schwierigkeiten. Denn die von FAUST und TALLQVIST aus den Bothriocephalen isolierten Substanzen haben sich später als unwirksam erwiesen, und die Behauptung dieser Autoren, sie hätten beim Tiere Perniciosa erzeugt, ist von niemandem angenommen worden. Mit der isolierten Ölsäure als hämolytischem Agens, das eine gewisse Zeitlang als der chemisch schädigende Faktor hingestellt worden ist, konnten auch keine der Perniciosa ähnliche Bilder erzeugt werden, und die Theorie ist seit 20 Jahren vollständig aufgegeben worden. Es wäre ferner zu der Parallele zu sagen, daß eigentliche klinische Darmstörungen bei der Bothriocephalusanämie nicht vorkommen oder doch zu den Seltenheiten gehören, daß aber solche Störungen bei der Graviditätsperniciosa, wie ich immer betont habe, in starkem Umfange beobachtet werden können. Es beweist aber die definitive Heilung nach der Gravidität, daß die ätiologisch wirksamen Substanzen sicherlich nicht mit dem Darm, mindestens nicht primär, in Beziehung stehen.

Alle diese Argumente und gewisse chemische Untersuchungen (keine Vermehrung des Indicans und der Ätherschwefelsäuren, der flüchtigen Fettsäuren, der Ptomaine, keine vermehrte Giftigkeit der Faecesextrakte — BLOCH —, keine vermehrte Darmfäulnis — eingehende Untersuchungen von BLOCH und STRAUSS —) hatten für eine bestimmte Zeit die Theorie der gastrointestinalen Entstehung der Perniciosa stark zurückgedrängt, bis dann namentlich durch gewisse experimentelle Forschungen von SEYDERHELM, vor allem bei der Unmöglichkeit, eine hinreichende Erklärung für die perniziöse Anämie zu finden, von neuem wiederum diese Frage in Fluß kam.

SEYDERHELM hatte die sog. perniziöse Anämie der Pferde auf eine gastrointestinale Infektion zurückgeführt und die Krankheit in Parallele gestellt zu der menschlichen Perniciosa. Er hatte die Gastrophiluslarve als die Ursache der Pferdeanämie bezeichnet und ein Extrakt, Oestrin, als den wirksamen Körper hingestellt. Diese Auffassungen sind heute gänzlich widerlegt. Gastrophilus macht keine Pferdeanämie. Diese Affektion ist vielmehr eine übertragbare infektiöse Krankheit, wie heute absolut feststeht. Ihr Blutbild hat nichts zu tun mit der menschlichen Perniciosa. Es sind einige Fälle der Ansteckung auch für den Menschen beschrieben (PETERS), und auch in diesen Fällen hat das Blutbild keinen Anklang an Perniciosa gezeigt.

Im Jahre 1921 hat dann SEYDERHELM den Vorschlag gemacht, die Perniciosa operativ mit Colotomie und darauf folgenden Darmspülungen zu behandeln, ein Vorschlag, der ganz ausgesprochen die Idee ins Auge gefaßt hatte, es entstehe die Krankheit vom Darme aus. SEYDERHELM hat zunächst von Erfolgen berichtet. Aber die Nachprüfungen von anderen Seiten sind derartig ungünstig ausgefallen, daß sicherlich niemand mehr diese Operation vornehmen läßt. SEYDERHELM selbst hat sich später dahin ausgesprochen, daß sein Vorschlag nur ein Weg zur Erforschung der Perniciosa gewesen sei.

Mehrfach ist Perniciosa einige Zeit nach Magenresektion beschrieben worden (BREITENBACH, DENNIG, HARTMANN, ELLIS, SCHEIDEL, DAVIES, HOCHREIN, BORGBJAERG und LÖTTRUP: hier nur einmal Hb. 96 : R. 3,45, sonst keine Anämie; kein Perniciosavollbild, keine Megalocyten, nur große R.). Wenn derartige Beob. Perniciosa sein sollten, dann wird jede Abgrenzung der Krankheit aufhören. Es kann aber nie bewiesen werden, daß eine Perniciosa, 6 und mehr Jahre nach dem operativen Eingriff, nicht auch ohne diese aufgetreten wäre. Ich kenne die vorliegende Kasuistik genau; für mich bietet sie nichts Überzeugendes. Eben hat auch MORAWITZ derartige Fälle als agastrische Anämien bekanntgegeben, darunter die weitere Beob. des Falles HOCHREIN, in dem Lebererfolg am meisten für Verwandtschaft mit Perniciosa sprach.

Ich sah soeben einen analogen Fall, auch sehr große Magenresektion wegen Carcinom; nach 6 Jahren Anämie, ähnlich Perniciosa und Lebererfolg und klinisch nichts von Carcinommetastasen. Anämie verschwunden seit 2 Jahren. Diagnose Perniciosa nach Magenresektion. Beweis Lebererfolg! Zufällig kam der Mann zur Beob. auf die Klinik, bekam Stenosensymptome. Operation, Tod. Die Sektion ergab Carcinom im Magenrest und große Krebsinfiltration der Leber! $8^3/_4$ Jahre nach Operation!

Agastrische sekundäre Anämien reagieren gelegentlich (DAVIES, MORAWITZ) auf Leber. Ihre Genese ist unklar und nicht spruchreif. Die Annahme, die Entfernung großer Teile des Magens sei an sich die Ursache, erscheint wenig wahrscheinlich, wenn eben HENSCHEN bei 77 Nachkontrollen nur 3 leichte, an sich vieldeutige sekundäre Anämien findet. DAVIES sieht nicht im HCl und Pepsinmangel, sondern im Fehlen der Magentätigkeit die Ursache dieser Anämien. Er sah auch Lebererfolg bei Anämie infolge von Magencarcinom.

Seit einigen Jahren werden wiederholt Fälle von Darmstenosen und Darmstrikturen (K. FABER, MEULENGRACHT) bekanntgegeben, bei denen das Blutbild einer Perniciosa gefunden werde. Ich verhalte mich diesen Mitteilungen gegenüber skeptisch. Wenn man sieht, wie schnell manche Autoren ein perniziös anämisches Blutbild annehmen, wo ich keine Spur davon entdecken kann, so müssen gewisse Zweifel berechtigt sein. Es handelt sich in dieser Frage aber nicht bloß um das Blutbild, sondern um das klinische Vollbild der Perniciosa, und dieses müßte vor allem bewiesen sein. Daß das aber für die mitgeteilten Fälle der Literatur zu Recht besteht, scheint mir zweifelhaft.

In dem Fall von KRETZ besteht keine Stenose, nur „deutliche Vernarbungstendenz", Hb. 78! R. 3,7! Hyperleukocytose! Glossitis. Bei HARTMANN und bei GLATZEL bestehen auch keine Stenosen, nur Divertikel; ein Fall von MEULENGRACHT verlief jahrelang trotz radiologisch nachgewiesener Stenose völlig ohne ärztliche Behandlung; die Stenose war also jedenfalls unerheblich. Daß dann auf Leber Anämieerfolg eintrat, belegt nur Perniciosa, nicht deren Genese durch Striktur. Bei SCHNEIDER liegt nur Strangbildung vor, bei SCHERER (1930) multiple innersekretorische Störungen (Hyperthyreose und Tetanie). Megalocyten werden nicht erwähnt. Verlauf nach Darmoperation noch zu kurz.

Die 2 Fälle von ZADEK boten in der Anamnese nicht die geringsten Stenosensymptome, ebensowenig im klinischen Bilde. Dabei zeigte Fall 2 jahrelang Remissionen und Rezidive. ZADEK hält die ätiologische Bedeutung der Stenosen nicht für erwiesen. MEULENGRACHT gibt zu, daß die Stenose allein die Perniciosa nicht erzeuge. Ebenso WIECHMANN, der die Häufigkeit von Darmstrikturen ohne perniziös-anämisches Blutbild hervorhebt.

Wenn man die zweifelhaften Fälle ausschaltet und mehrere ganz kurz und ohne Belege erwähnten ebenfalls, so bleibt eine sehr kleine Kasuistik übrig, besonders im Verhältnis zu der Häufigkeit von Darmstenosen ohne Anämie.

Nun hat SEYDERHELM auch operativ bei Hunden Darmstenosen anlegen lassen, und er will in zwei Fällen das Blut- und Knochenmarkbild der Perniciosa gesehen haben. Ich halte aber diesen Beweis nicht für erbracht und sehe die Erythroblasten des wiedergegebenen Knochenmarkbildes nicht für Megaloblasten, sondern für Makroblasten an. Man sieht bei diesem Anlaß sehr deutlich, welche Konsequenzen die mangelhafte Unterscheidung dieser beiden, wie ich immer betont habe, biologisch grundverschiedenen (siehe S. 99) Erythroblastentypen hat. Übrigens haben Nachuntersuchungen von ZADEK und anderen an Hunden bei operativ angelegten Darmstenosen die SEYDERHELMschen Ergebnisse nicht bestätigt.

Ich möchte hier aber ganz prinzipiell in dieser Frage noch das Folgende vorlegen: Beim Tier ist eine Perniciosa bis heute niemals beobachtet worden. Es ist auch noch niemals gelungen, sie bei irgendeinem Tiere experimentell zu erzeugen. Frühere Autoren hatten dieses Problem oft in Angriff genommen, ganz besonders mit Blutgiften, wie Pyrodin, Phenylhydrazin, und es ist auch oft behauptet worden, es sei wenigstens ein perniziös-anämisches Blutbild zustande gekommen. Ich habe diese Angaben stets bestritten und glaube nicht, daß irgend jemand heute den Nachweis eines perniziös-anämischen Blutbildes, experimentell beim Tier, erzeugt, bringen kann. Was erreicht worden ist, ist ein außerordentlich häufiger Befund, nämlich eine gewisse Makrocytose und eine leichte Erhöhung des Färbeindex. Aber gerade solche Befunde sind bei Infektionen und Intoxikationen der Tiere etwas ganz Banales, längst Bekanntes. Sie haben nicht das geringste mit perniziös-anämischem Blutbild und erst recht nichts mit Perniciosa zu tun. Wenn es gelänge, eine Perniciosa beim Tiere zu erzeugen, so wäre das ein Fortschritt von allergrößter Bedeutung, deren sich viele Autoren, die sich mit diesen Problemen beschäftigen, kaum bewußt zu sein scheinen, vergleichbar der experimentellen Erzeugung des Pankreasdiabetes von MINKOWSKI, gegenüber den früher bloß erreichten experimentellen Glykosurien. Aber von einem solchen Resultat einer experimentellen Perniciosa stehen wir heute soweit entfernt wie nur jemals. In aller Klarheit hat auch MORAWITZ gesagt, daß alle Tierversuche (von SEYDERHELM, NYFELDT u. a.) für die Genese der Perniciosa nichts beweisen.

Bakteriologische Verhältnisse des Darmtraktus bei Perniciosa. In den letzten Jahren ist die Bakteriologie des Magens, Duodenums und Dünndarms bei Perniciosa von vielen Autoren studiert worden, und es ist der Nachweis erbracht, daß eine sehr starke Besiedelung des Duodenums und des Magens mit der Koliflora der unteren Darmabschnitte vorhanden ist. Diese Befunde schienen, weil sie etwas Tatsächliches und Besonderes darstellen, von Bedeutung. Allein, es hat sich sehr bald gezeigt, daß bei allen Achylien und bei vielen Gallenblasenaffektionen die gleiche Flora des Magens und Dünndarms vorhanden ist. VAN DER REIS, der sich wohl am eingehendsten mit diesen Fragen beschäftigt hat, und ebenso auch MORAWITZ, stehen heute auf dem Standpunkte, daß diese Kolibesiedelung eine sekundäre Erscheinung sei, unspezifisch für Perniciosa, auf dem Boden der Achylie entstanden, wobei aber der ungenügende Selbstschutz des Duodenums den entscheidenden Faktor darstellt. Das Problem ist nicht ein rein bakteriologisches, sondern es betrifft die Abwehrkräfte des Intestinaltraktus in den oberen Abschnitten. Das Duodenum als solches hat seine normale bactericide Kraft verloren. Damit ist noch niemals bewiesen (NAEGELI), daß diese Darmteile nun auch toxische Substanzen durchtreten lassen. Im Gegenteil beweisen die völlig fehlenden Leberveränderungen, daß keine Giftresorption stattfindet. Bei Colitis ulcerosa ist dies aber der Fall. Jetzt ist der infektiös-septische Prozeß über die Grenze des Darmes herausgekommen. Die Perniciosa zeigt aber in der Mucosa und Submucosa £.-Infiltrate und sehr oft nicht einmal das. Die Verhältnisse sind daher sehr viel komplizierter, und selbst wenn, wie ADLER angibt, das Blutserum der Patienten gegenüber Koli fehlende Bactericide aufweist, so könnte damit noch keineswegs Koliinfektion als Ursache der Perniciosa bezeichnet werden. HENNING hält nicht HCl-Schwund, sondern den Verlust der Antrumfunktion als das wichtige für das Aufsteigen der Dickdarmflora.

LÖWENBERG, der sich am eingehendsten mit diesen Fragen beschäftigt hat, erklärt, daß Bakteriologie und Serologie keine Beweise für Entstehung der Perniciosa aus der Darmflora liefern, daß bei Perniciosa auch keine Antikörper gegen B. coli vorhanden seien.

Das Problem, bei Achylien die ersten Anfänge der Perniciosa zu entdecken, hatte schon PLEHN[1] beschäftigt. Es ist dann aber ganz besonders von KNUD FABER und seinen Schülern in Angriff genommen worden. FABER fand unter 207 Patienten mit Achylie 28% mit Anämien, aber *stets* von sekundärem Typus. In einer größeren Studie 1924 mit GRAM[2] waren Anämien bei 41% der untersuchten Achyliefälle vorhanden, wiederum stets hypochromer Typus. Es findet sich ausdrücklich die Angabe, wenn einmal bei einer ersten Untersuchung der Färbewert über eins betragen hatte, so wurde bei den späteren Nachprüfungen das nie mehr bestätigt.

Dagegen konnte WEINBERG[3] in 38% von Achyliefällen Färbewerte über 1,0 und dann stets auch Megalocyten entdecken. Wir müssen aber darüber klar sein, daß die Berechnung des Färbeindex eine unzuverlässige Sache ist, vor allem wegen der Ungenauigkeit in der Eichung der Hämoglobin bestimmenden Apparate. Es müßte daher in einem Achyliefall für lange Zeit eine konstante und beträchtliche Steigerung bewiesen werden, wenn man aus der Färbeindex-Steigerung irgendwelche Schlüsse ableiten wollte.

[1] PLEHN: Berl. klin. Wschr. **1907**, 742.
[2] GRAM: Arch. int. Med. **34**, 658.
[3] WEINBERG: Dtsch. Arch. inn. Med. **126**, 447 (1918).

Noch schlimmer bestellt ist es mit dem Begriff der Megalocyten. Die meisten Autoren identifizieren ihn einfach mit großen roten Blutzellen. Das tritt mit aller Klarheit aus der Publikation BORGBJAERG und LÖTTRUP hervor, die wiederum sehr eingehende Untersuchungen über das Vorkommen von Megalocyten bei Achylie vorgenommen haben und auf deren Arbeiten ich hier verweise (hier auch frühere Studien der beiden Autoren erwähnt). Bei BORGBJAERG und LÖTTRUP wird nach der Methode BUNTZEN und GRAM[1] die Größe der Zellen im Eigenserum bestimmt, ein mittlerer Durchmesser der roten Blutkörperchen berechnet und die Zahl der über 9 μ große Zellen bestimmt. Bei dieser Methode fanden die beiden Autoren bei 15% der Achylien Megalocyten, aber sie müssen zugeben, daß diese Zellen auch sonst, einmal bei einem Carcinom und in großer Zahl (bis 38%) bei Arsen und Eisenbehandlung vorkamen. Ich sehe die Diagnostik der Megalocyten nach dieser Methode für absolut ungenügend an. Größe an sich allein macht eben den Megalocytenbegriff noch nicht aus. Ich habe seit langen Jahren durch die Aufstellung des Gegensatzes Makrocyt zu Megalocyt die große biologische Verschiedenheit zwischen beiden Zellen zum Ausdruck gebracht. Fast alle jungen Zellen mit leichter Polychromasie und vital basophiler Substanz sind groß, aber deswegen noch lange keine Megalocyten. Für den Megalocytenbegriff verlange ich, daß man den Nachweis im folgenden liefere: Zellen von bedeutender Größe, mit sehr starker Hämoglobintönung, oft von ovaler Form und ohne starke Dellenbildung. Selbstverständlich gibt es auch junge Megalocyten mit Polychromasie und vital färbbarer Substanz, aber hier ist die Entscheidung zwischen Megalocyten und Makrocyten nicht möglich. Es liegt der Fall vor, den man in den Naturwissenschaften als transgrediente Variabilität bezeichnet, und Megalocyten kann man nur beweisen im Gebiet der vollkommen ausgereiften Zellen. Das Vorkommen der „Megalocyten" auf Eisen- und Arsenbehandlung beweist aber geradezu, daß Makrocyten vorgelegen hatten.

Ich selbst habe unter Berücksichtigung aller dieser Momente bei über 30 Achylien mit Koliflora im Magen noch niemals einen Megalocyten gesehen und ich würde verlangen, daß bei einer Achylie mit dem angeblichen Blutbild der Perniciosa die Anämie allmählich stärker würde, unter Zunahme der Megalocyten, daß ferner die charakteristischen Veränderungen an den weißen Zellen wie bei Perniciosa und an den Plättchen getroffen würden, daß man Glossitis und spinale Erscheinungen konstatiert. Eine solche Beobachtung, die an sich allein beweisend wäre, liegt in der Weltliteratur bisher nicht vor. Aber selbst, wenn dieser Nachweis einmal gelingen würde, durch Beobachtung über Jahre, so müßte man sich erst noch die Frage vorlegen, ob eben hier nicht von vornherein eine Perniciosa vorgelegen hat. Es könnte dann die Achylie ausgesprochen, aber die Megalocytenbildung noch gering vorhanden gewesen sein.

WEINBERG glaubt übrigens, daß zuerst gar nicht eine Gastritis, sondern eine konstitutionelle Achylie ohne Veränderung des Magens vorliege.

Ein ähnliches Problem liegt bei Helminthen vor. Auch hier ist behauptet worden, daß alle Bandwurmträger bereits eine leichte Umbildung des Blutes im Sinne der Perniciosa aufweisen. Auch in dieser Hinsicht waren eigene Untersuchungen absolut negativ.

Aus diesen Untersuchungen geht hervor, daß es sich bei der Entstehung der Perniciosa nicht um ein quantitatives Problem handelt, etwa so, daß sich bereits prinzipiell bei Achylie und Kolibesiedelung oberer Darmabschnitte die ersten Zeichen der Perniciosa einstellen, sondern daß dieser Entstehungsmodus offenkundig nicht vorliegt, wenn auch viele Autoren das Problem der Koligenese der Perniciosa bereits für halb gelöst angesehen haben.

Bei diesen Fragen darf nicht außer acht gelassen werden, daß freie HCl bei Bothriocephalusperniciosa in etwa 50% der Fälle vorkommt und auch bei kryptogenetischer Perniciosa bei einer Reihe von Erkrankungen.

Verschiedene Forscher, wie WINTERFELD, KULEHA, LEPEHNE, ROSENOW, haben denn auch Kolivaccine in der Therapie versucht. Aber die Ergebnisse sind fast regelmäßig durchaus unbefriedigend gewesen. Und wenn sich z. B. WINTERFELD nicht ungünstig ausspricht, so muß man immer daran denken, wie wechselvoll der Verlauf einer Perniciosa sein kann. Übrigens war auch bei v. WINTERFELD der Erfolg nur vorübergehend (CURSCHMANN).

Ich möchte noch ein weiteres Argument ins Feld führen, das gegen jeden Einfluß der Kolibesiedelung oberer Darmabschnitte in der Entstehung der Perniciosa spricht. Mit absoluter Regelmäßigkeit vermisse ich nämlich bei der

[1] BUNTZEN u. GRAM: Siehe LÖTTRUP: Acta med. scand. (Stockh.) **72**, 532 (1929).

Perniciosa, auch bei der Graviditätsperniciosa, jede pathologische Veränderung an der Granulation und an den Kernen der Neutrophilen, wie solche Veränderungen bei zahllosen Fällen toxischer Natur in größtem Umfange und ebenso bei schwerer Colitis ulcerosa beobachtet werden. Bei vielen Kolierkrankungen, namentlich Pyelitis und Kolisepsis, sind aber diese Veränderungen tatsächlich vorhanden, so daß das vollkommene Fehlen der pathologischen Veränderungen an den N. bei der Perniciosa mit Sicherheit gegen die Bedeutung der Koliflora im Darm spricht. Noch überzeugender erscheint die von mir vielfach festgestellte Tatsache, daß bei den häufigen und oft schweren Kolipyelitiden stets sekundäre Anämie und nie ein einziger Megalocyt gefunden wird. Sicher ist freilich, daß Kolipyelitis die Perniciosa ungünstig beeinflußt und therapeutische Erfolge beeinträchtigt, vor allem die Lebertherapie. Man kann sich übrigens nur schwer vorstellen, wie Bacterium coli, im Darm derartig häufig, bei etwas weiter hinaufreichender Besiedelung eine so schwere Krankheit wie die Pernicosa erzeugen sollte. Sicherlich könnte es dann nicht an der Koliflora allein gelegen sein, sondern es müßten ganz andere Verhältnisse, namentlich in der Resorption von Toxinen, in Frage kommen. SEYDERHELM nimmt daher an, daß noch besondere Konstitutionsmomente vorhanden sein müßten, damit es zur Perniciosa komme.

Von SEYDERHELM ist auch angegeben worden, daß Stuhlextrakte bei Tieren toxische Veränderungen hervorrufen. Aber auch diese Befunde sind von AUTHOR, DRAPPER und MOSSES, BUSSON und KOSIAN widerlegt worden. Der Bestätigung durch NYFELDT legt MORAWITZ kein Gewicht bei.

Als nun die so außerordentlich wirksame Lebertherapie in großem Umfange durchgeführt worden ist, hat sich sehr rasch gezeigt, daß die Kolibesiedelung der oberen Darmteile auch in den Fällen mit glänzendem Erfolg keine Änderung erfahren hat. Damit scheint der Schlußbeweis vorzuliegen: Koli kommt weder direkt noch indirekt für die Entstehung der Perniciosa in Frage und auf so einfachem Wege ist es nicht möglich, ein derartig eigenartiges Krankheitsbild und ein so kompliziertes charakteristisches Blutbild zu erklären.

Von einzelnen Autoren ist versucht worden, an Stelle des Koli den Bacillus Welsch oder den Bacillus perfringens als von Bedeutung hinzustellen. Irgendwelche Wahrscheinlichkeit kommt diesen Behauptungen nicht zu. Von einer Beweisführung in dieser Frage kann nicht im entferntesten gesprochen werden.

Nun gibt es freilich Autoren, die in der ganzen Kolifrage bei der Perniciosa noch nicht die Lösung des Problems sehen, sondern glauben, es sei bei dieser Kolivegetation ein abnormer Abbau der Eiweißkörper im Darm vorhanden, es würden giftige Substanzen resorbiert und in diesen toxischen Abbauprodukten der Eiweißkörper würde dann die wirkliche Ursache der Entstehung der Krankheit zu sehen sein. Für eine derartige Auffassung fehlt es ebensosehr an Beweismitteln. Alles ist reine Hypothese; aber die Sache ist sehr rasch auch in die Praxis umgesetzt worden, und daher haben manche Autoren, vor allem SEYDERHELM, auch MORAWITZ und ADLER, die Entfernung der Eiweißkörper aus der Nahrung vorgeschlagen. Sie begegneten auf diesem Wege alten therapeutischen Auffassungen, die schon GRAWITZ vertreten hatte und die vor mehr als 20 Jahren schon zu keinem Erfolg geführt hatten. 1924 hatte SEYDERHELM geschrieben, daß in der Behandlung der perniziösen Anämie strengste vegetarische Kost durchgeführt werden müsse. Da kam die amerikanische Lebertherapie mit dieser Menge von Proteinen, mit der denkbar reichlichsten Zufuhr von Fleisch. Und das eine läßt sich jedenfalls sagen, daß diese der vegetarianischen Kost vollständig entgegengesetzte Behandlung zu den bisher größten Erfolgen geführt hat. Selbstverständlich haben nicht die Proteine die guten Resultate gebracht. Aber es steht fest, daß sie jedenfalls in gar keiner Weise schädlich gewirkt haben. Alle jene Autoren, die noch vor kürzester Zeit die Entfernung der Eiweißkörper aus der Nahrung als eines der wichtigsten Prinzipien für die Behandlung der Perniciosa hingestellt haben, sind ohne alle Bedenken zu der eiweißreichen Leberkost übergegangen und haben nie mehr im entferntesten versucht, eiweißreiche Kost in der Ernährung auszuschalten.

Ich sehe in diesen Erfahrungen ein sehr starkes Argument, das uns die Haltlosigkeit früherer Auffassungen über die Entstehung toxischer Abbauprodukte aus Eiweißkörpern im Darm bei Perniciosa darstellt.

Wenn wir uns schließlich noch fragen, ob die erfolgreiche Lebertherapie für oder gegen alle diese Varianten in der Auffassung enterogener Genese der Perniciosa spreche, so müssen wir unbedingt sagen, daß die Lebertherapie in gewichtiger Weise gegen eine rein enterogene Entstehung zeugt. Es beweisen namentlich die Fälle, in denen wir mit Leberextrakten allein auskommen, daß wohl den Verhältnissen des Darmes keinerlei größere Bedeutung beizulegen ist.

Nun ist freilich versucht worden, den wesentlichsten Einfluß der Lebertherapie in einer Hemmung der Hämolyse zu sehen, und die Hämolyse selbst wurde von jeher und auch heute noch recht gern mit intestinalen Prozessen in Zusammenhang gebracht. Demgegenüber möchte ich darauf hinweisen, daß wir mit der Lebertherapie bei der klassischen konstitutionellen hämolytischen Anämie bei viel stärkerer und Dezennien dauernder Blutzerstörung absolut keinen Erfolg erreichen, daß wir hier bei relativ so reinen Versuchsverhältnissen mit Leber die Hämolyse nicht hemmen können, und daß ich auch zahlreiche Fälle von Perniciosa kenne, die trotz Fortbestehens der Hämolyse zu außerordentlich weitgehenden Remissionen gekommen sind. Die Verminderung oder Aufhebung der Hämolyse tritt bei jeder erfolgreichen Therapie ein. Ich kann daher auch nicht annehmen, daß wir eine bei der Perniciosa vorhandene, von mir stets als etwas Sekundäres hingestellte, Hämolyse auf intestinale Prozesse beziehen müssen.

Von größter Bedeutung ist endlich die Tatsache, daß keine Behandlung des Darmes zu einer Heilung oder auch nur Besserung der Perniciosa führt wie sonst die kausale Behandlung der erkannten Ursache bei den anderen Perniciosaarten. Alle Versuche in dieser Richtung sind gescheitert. Trypaflavinspülungen, die VAN DER REIS eine Heilung einer Streptokokken-Darmaffektion mit schwerer Anämie brachten, erwiesen sich bei Perniciosa unwirksam. Auf einen Vorschlag von BESSAU gab MORAWITZ 12 Tage einer Patientin Frauenmilch. Die Koliflora verschwand, aber in der Anämie war kein günstiges Resultat zu verzeichnen.

Ich vertrete daher mit Entschiedenheit die Auffassung, von irgendeiner Beweisführung, daß Perniciosa durch gastrointestinale Prozesse entstehe, ist keine Rede. Das ganze Tatsachenmaterial zeugt gegen und nicht für solche Ansichten, und ich glaube mit zahlreichen neuen Befunden und Untersuchungen diese sonst schon schwachen Argumente hier widerlegt zu haben.

Vorkommen der Perniciosa.

Die häufigere Erkrankung der Frauen ist seit H. MÜLLER vielfach bestätigt worden, aber nicht für alle Länder. Die Lebensjahre zwischen 40 und 60 sind besonders oft betroffen. Doch kommt die Krankheit auch noch nach dem 70. Jahre vor und in letzter Zeit wird das besonders oft beschrieben.

Ein 74jähriger Mann (eig. Beob.) stellte lange das späteste Vorkommen der Literatur dar, bis CURSCHMANN den Rekord geschlagen hat (78jährige Frau); aber 1922 habe ich das ganz typische Leiden bei einem 80jährigen Mann gesehen.

SCHAUMAN sah Bothriocephalusperniciosa bei einer 80jährigen Frau.

Bei *Kindern* ist das Leiden extrem selten. In Tübingen sah ich tödlich verlaufende Perniciosa bei einem 8jährigen Mädchen, in Zürich 1918 bei einem 11jährigen Mädchen das Vollbild, dann weitgehende Arsenremission und ein Jahr später Rückfall und Exitus und früher bei einem 12jährigen Mädchen typische Perniciosa nach Tänia. Bothriocephalusanämien sind bei 11—13- und 14jährigen Kindern beschrieben (SCHAUMAN, SCHAPIRO, PODWISSOTZKY). Bei Kindern gibt der HERTERsche Infantilismus sehr ähnliche Blutbilder, stellt aber eine heilbare und ganz verschiedene Affektion dar, so daß FANCONI die Beob. bei Kindern von ROTH, VISCHER, HOTZ u. a. zum HERTERschen Bilde rechnet.

Die Beobachtung von KUSUNOKI betrifft einen 6jährigen Knaben. Das Blutbild weicht aber durch die dauernd hohe Vermehrung der Erythroblasten sehr stark ab, und klinisch spricht der rasche Verlauf (ohne Remission) und die septische Angina gegen Perniciosa. Meine Beobachtung der Inaug.-Diss. SOROCHOWITSCH, die sehr an die Befunde von KUSUNOKI erinnert, also klinisch auch nicht typisch gestaltet ist, zählt wie die Mitteilung von KNOLL (eigene Untersuchung), zur Kinderanämie mit enorm starker spätembryonaler Regeneration und ätiologisch zur erworbenen hämolytischen Anämie. Andere Mitteilungen der Literatur sind zu ungenau und kaum verwertbar; für das frühe Kindesalter könnte man am ehesten einen Fall von ESCHERICH bei einem 4jährigen Mädchen anerkennen; doch fehlt die Sektion und bestehen Lymphdrüsenschwellungen. Mit großem Zweifel sind Angaben über das Vorkommen innerhalb der ersten beiden Lebensjahre aufzunehmen. Hier ist bei vielen schweren Anämien die Rückkehr zwar nicht zum frühembryonalen, wohl aber zum spätembryonalen Typus der Erythropoese häufig, wodurch die Diagnose schwieriger wird. Da in dieser frühen Zeit auch die Leukopoese an sich schon viel aktiver ist und die L.-Werte dominieren, so ist auch den Verhältnissen der weißen Blutkörperchen wenig Entscheidendes zu entnehmen. Die Mitteilungen von KOCH bei 8 Monate altem und von STARK bei 6 Monate altem Kinde kommen der perniziösen Anämie am nächsten, sind aber nicht beweisend. Für den sicheren Nachweis der Perniciosa bei frühem Kindesalter sind neue Beobachtungen nötig.

Perniciosa kommt bei allen Klassen der Bevölkerung vor. Ich sah sie selbst in den reichsten Kreisen. Ein Dominieren bei der armen Bevölkerung, das früher angenommen wurde, ist nicht vorhanden. Gerade umgekehrt könnte man das Vorherrschen bei der besitzenden Klasse verfechten.

In den Tropen soll nach SCHILLING die Krankheit fehlen. Ich sah einen in Ägypten entstandenen Fall. In China und Japan ist Perniciosa extrem selten, in Nordamerika auch bei Negern recht selten. Der nordische Typ scheint viel öfters zu erkranken als der Südländer.

Vielfach ist ein häufigeres Vorkommen in bestimmten Gegenden betont worden. Vor allem gilt Zürich als ein Hauptherd der Krankheit, die hier ja von BIERMER entdeckt und schon von LEBERT und GUSSEROW gesehen worden war. Doch sah ich in Bern und Berlin die Krankheit ebenso häufig. In Tübingen galt die Krankheit vor meiner Anwesenheit als sehr selten. Ich habe aber in $5^1/_2$ Jahren nicht weniger als 38 Fälle entdeckt. Selbst unter den Kriegsteilnehmern wurden noch 7 Fälle dazugefügt. LAZARUS konstatierte für Berlin, daß $2^0/_{00}$ der Krankenhausaufnahmen BIERMERsche Anämien betrafen. Eine abnorme Seltenheit für München kann wenigstens heute auch nicht angenommen werden.

Ich glaube, daß in allen Universitätsstädten die Krankheit nicht selten ist, weil sie hier erkannt wird. Wenn man sieht, mit wie vielen Affektionen sie überall noch verwechselt wird, so hat man nicht nötig, besonders disponierte Gegenden anzunehmen.

Eine erhebliche Zunahme hat SCHILLING durch eine Sammelstatistik für die Nachkriegszeit für die Jahre 1920—1924 nachgewiesen, aber die Gründe der Zunahme konnten nicht gefunden werden.

Symptomatologie.

Frühstadien. Während wir früher nichts über die Frühstadien der Perniciosa wußten, konnte ich (1917) diese Lücke ausfüllen, und zwar mit einer Reihe von Beobachtungen. Es hat sich gezeigt, daß nicht die Hb.-Armut oder eine erhebliche R.-Abnahme das erste ist, sondern eine Reihe von Allgemeinsymptomen, während das Hb. noch ganz normal, die R.-Zahl nur wenig verändert ist. Solche Leute kommen gewöhnlich ausschließlich wegen einer schmerzhaften *Zunge* zum Arzt, haben bisher die schwerste Feldarbeit besorgt und kaum nennenswerte Müdigkeit gezeigt, besitzen daher meist nicht die geringste Krankheitseinsicht. Dennoch zeigt ihr Blut, wie ich beweisen konnte, schon alle typischen Befunde mit Megalocyten.

48jährige Frau, bisher stets ohne nennenswerte Ermüdung bei schwerster Feldarbeit, seit $^1/_4$ Jahr Bläschen und Brennen auf der Zunge. Der Arzt konnte ihr nicht helfen. Sehr geringe Gewichtsabnahme, ab und zu leichte Durchfälle.

Befund: Sehr gutes Aussehen, doch hier und da etwas gelblich. Alle Mucosae gut rot. Herz, Gefäße normal. Rötung und Bläschen der Zunge. Benzaldehyd schwach positiv. HCl-Defizit 20. Später Benzaldehydreaktion lange Zeit negativ. Hb. 90, R. 2,712, F.-I. 1,73!, L. 7800, $\eta = 3{,}7$. Serum goldgelb! $\mathfrak{L}$. 20,2, Monoc. 5,1, einige Myelocyten. Plättchen vermindert. Anisomegalocytose, sehr viele Megalocyten. Monoc. jungkernig und abnorm gelappt. Kerne der N. sehr stark segmentiert.

Der zweite mitgeteilte Frühfall mit 82—$90^0/_0$ Hb. starb 1920 an klass. Perniciosa. Andere Frühfälle entdeckte ich 1918 mit Hb. $98^0/_0$ und 1918 mit $87^0/_0$ Hb. Die Dame mit $98^0/_0$ Hb. blieb lange Jahre ohne eigentliche Anämie, schwere Blutarmut erst 1925, nachher bis 1931 100—$110^0/_0$ Hb. Stets Zungenaffektionen, Achylie und seit 1925 schwere spinale Zeichen.

Ähnlich liegt ein Frühfall von SCHAUMAN mit Glossitis seit 3 Jahren, vollständigem Wohlbefinden ohne Müdigkeit, Appetitabnahme, keine Atemnot oder Herzklopfen bei nicht allzu schwerer Arbeit. Darm normal, außer gelegentlichen Durchfällen. Bothriocephalus seit Jahren. Befund: Leicht gelblicher Farbenstich, Glossitis, keine Blässe der Schleimhäute, Hb. $83^0/_0$ (FLEISCHL), R. 2,4, L. 3700 mit $40^0/_0$ $\mathfrak{L}$., deutliche Megalocytose, Achylie. Später unter Behandlung Hb. $90^0/_0$, R. 4,3 und mikroskopische R. alle (?) normal.

Eine Reihe Frühfälle hat später WEINBERG beschrieben.

Wenn ZADEK unter seinen Frühfällen mit später typisch perniziös-anämischem Blutbild einen einzigen zuerst mit Fehlen der Megalocytose und F.-I. von 0,74 hat, so scheint mir hier eine Komplikation vorzuliegen. Jedenfalls beweisen meine 10 Frühfälle mit typischem Blutbild mehr als die auch bei ZADEK einzige Ausnahme. (Siehe aber später bei den Blutbefunden.)

Bei allen diesen Frühfällen kann man nie wissen, wann sie begonnen haben, da eben eingehende Blutbefunde von früher fehlen. Es ist nie bewiesen, daß Glossitis oder spinale Zeichen wirklich viele Jahre den Blutveränderungen vorausgegangen sind, sondern nur anamnestisch früher als Anämie aufgefallen sind. Es wäre sehr wohl denkbar, daß schon lange Jahre vorher Megalocyten besonders bei Markpunktion vorhanden gewesen waren, wie auch Veränderungen an den Leukocyten.

In anderen Beobachtungen sind die ersten erkennbaren Symptome des Leidens bei noch sehr geringfügiger Hb.-Abnahme hämorrhagische Diathese und Milztumor (eig. Beob.), spinale Nervenstörungen, leichte unmotivierte Durchfälle, Magenstörungen, vielleicht auch Lebercirrhosen.

In diesen Stadien sind viele Krankheitszeichen noch unbeständig und manche Klagen leicht zu beseitigen. Insbesondere fehlt Blutzerfall in eigener Beobachtung und in 4 Frühfällen von WEINBERG ganz. Positive Benzaldehydreaktion kann sogar für lange Zeiten [bei täglicher Kontrolle! (eig. Beob.)] fehlen.

Achylie ist öfters vor Anämie gefunden worden, so in einer meiner Beob. schon 1912. Dauernde, nur in der Kriegszeit etwas vernachlässigte HCl-Therapie hat die Perniciosa nicht verhindert, die 1927 klar erkannt wurde. Auch hier leider kein Blutbild von 1912 und später.

Übergänge zu den Vollbildern.

Müdigkeit und rasche Erschöpfung sind Hauptklagen, gelegentlich machen sich Schwindel, Herzklopfen, Atemnot, Schlaflosigkeit, schlechter Appetit und dyspeptische, seltener nervöse Symptome bemerkbar, öfters bei genauer Prüfung, spinale Störungen.

Das Aussehen der Kranken ist charakteristisch, ja häufig so typisch, daß der Erfahrene auf den ersten Blick die Wahrscheinlichkeitsdiagnose stellt. Vor allem ist die Blässe, ganz besonders aber das *strohgelbe* (so der Ausdruck von BIERMER), citronenfarbene (Vergleich der amerikanischen Autoren) Kolorit auffällig, das an Ikterus denken läßt. Subikterische und ikterische Färbungen sind ab und zu vorhanden. Diese Citronenfarbe ist verschieden von dem Alabasterweiß der Chlorose und dem fahlen Weiß der sekundären Anämie (Carcinom usw.). Dazu findet sich häufig Gedunsenheit des Gesichtes, dessen matter Ausdruck trotz fehlender Abmagerung das ernste Leiden verrät.

Der Ernährungszustand ist gut, trotz hochgradigster Anämie; Komplikationen, besonders Appetitmangel und Durchfälle können aber auch starke Abmagerung zur Folge haben. Bei CABOT boten 61% der Patienten keine Abmagerung. Ein 50jähriger Mann meiner Beobachtung wiegt dauernd 112 Kilo.

Die Haut ist trocken, schuppt leicht ab. Öfters fallen abnorme Pigmentationen auf, deren Ursachen nicht immer klar sind. (Angeboren? Arsen? Affektion des chromaffinen Systems? Kombination mit Nebennierenaffektion?)

BIERMER diagnostizierte deshalb einmal Morbus Addison. Auch BITTORF erwähnt bei ADDISONscher Krankheit einen typischen Fall von Perniciosa. In der Literatur (s. besonders MOSSE, LENHARTZ) sind abnorme Pigmentationen öfters verzeichnet; auch ich habe sie mehrfach gesehen. Bei den Untersuchungen von SCHUCANY erwies sich die eigenartige Färbung einmal als typische Addisonpigmentation mit Atrophie der Nebennieren, ein andermal aber als Blutpigmentfärbung, und ein drittes Mal als Arsenmelanose. ZADEK erklärt die Differentialdiagnose gegen ADDISON gelegentlich als schwierig, was ich (bei rein klinischer Betrachtung) vollkommen bestätigen kann. STEPHAN nimmt latenten ADDISON an und SCHERER beschreibt pluriglanduläre Affektion mit Nebennierensymptomen.

In manchen Fällen sind, vorwiegend auf den Streckseiten der Extremitäten, feine Purpuraflecken zu entdecken. Stärkere hämorrhagische Diathese kommt aber nur in schwersten Stadien vor und dann gelegentlich bei enormem Plättchenmangel enorm hochgradig und tödlich.

Seit BIERMER achten wir auf die Retinalblutungen, die gewöhnlich streifenförmig neben den Gefäßen verlaufen; in seltenen Fällen aber so intensiv aufgetreten sind, daß schwere Sehstörungen daraus entstanden. Die Retina ist äußerst blaß; die Venen verlaufen stark geschlängelt. Die diagnostische Bedeutung der Retinalblutungen ist eine beschränkte, da sie nicht selten auch bei Carcinom auftreten und andererseits bei Perniciosa ganz oder bis kuız vor dem Tode vermißt werden.

Auf der äußerst blassen Gingiva und am Palatinum sind in vorgerückteren Stadien kleine Petechien häufig. Nicht selten zeigen sich Nasen- und Zahnfleischblutungen.

Recht wichtig ist besonders auch für die Entdeckung von Frühstadien eine lokalisierte, periodisch auftretende *Zungenaffektion* mit Rötung der Zungenspitze und Zungenränder, des Zungenrückens und des Gaumens. Die Stellen sehen hochrot, wie entzündet, aus, sind leicht erhaben, verursachen brennende Schmerzen, verhindern oft die Nahrungsaufnahme und führen die Kranken wegen der Schmerzen oft schon bei 90—100% Hb. zum Arzt (eig. Beob.). Seltener als diese Rötungen sieht man Bläschen oder kleine Rhagaden. Zuerst MÖLLER, dann HUNTER, LAZARUS, TÜRK, MATTHES, SCHAUMAN, ZABEL, ZIMMERMANN, WALLGREN und in letzter Zeit ganz eingehend SACKHEIM berichten über diese Zungenveränderungen, die aber auch bei anderen Anämien und anderen Erkrankungen vorkommen [NAEGELI (1917)]. Noch häufiger als diese meist anfallsweise von Zeit zu Zeit auftretenden Rötungen sind die schließlich entstandenen Atrophien, so daß die Zunge glatt und wie poliert aussieht, auch direkt atrophiert. Alle diese Befunde sind zwar sehr wichtig für die Diagnose, aber nicht ganz spezifisch; indessen scheint das Zungenbrennen bei anderen Krankheiten meist den Zungenrücken zu betreffen und weniger auf Säuren oder Alkohol zu entstehen.

Auch ohne Zungenbrennen ist die Zunge bei der Perniciosa meist sehr rot, nie belegt, was eigentlich ganz auffällig ist. WALLGREN und DREYFUS zeigten histologische Veränderungen auch beim Fehlen klinischer Erscheinungen, ja sogar als konstante Befunde.

Bei genauem Nachforschen und Nachsehen kommt diese Zungenaffektion bei 80% aller Patienten vor und häufig als Frühzeichen; siehe die Zusammenstellung unserer Beobachtungen durch GRÜNIG.

Analoge Prozesse verlaufen auch im Oesophagus und können starke brennende Schmerzen erzeugen, endlich sogar im Rectum mit sehr lästigem Brennen.

In letzter Zeit geben SIMONS und BIELSCHOWSKY an, daß die Zunge auch ohne sichtbare Veränderungen periodisch Parästhesien oder Schmerzen aufweise, was ich bestätigen kann; daß die Muskulatur atrophisch werde, fibrilläre Zuckungen zeige, und daß starke Geschmackstörungen vorkommen. Alle diese Erscheinungen deuten sie als neurogen. Es handle sich nicht um Entzündung oder diese sei sekundär und nur gelegentlich da.

Am Gefäßsystem sind Nonnensausen, labile, fast immer etwas erhöhte Pulszahlen, sehr oft mäßige, seltener starke Dilatationen des Herzens und vor allem Geräusche zu verzeichnen. Nach Art der akzidentellen Geräusche sind es systolische, mit Maximum an der Hörstelle der Pulmonalis; häufig hört man sie auch an der Mitralis und oft über allen Klappen; auch kurze diastolische akzidentelle Geräusche kommen, aber sehr selten, vor. Die Intensität der Geräusche nimmt mit der Anämie zu und ist in schweren Fällen bedeutend, und vielfach führen sie zur Fehldiagnose Endokarditis.

Die Lungenbefunde sind normal, vor allem werden pneumonische Erscheinungen auf der Höhe der Krankheit vermißt. Dyspnoe ist bei Anstrengungen und oft schon in der Ruhe, besonders präagonal, vorhanden. Lungenödem ist in den letzten Lebensstunden sehr häufig und kann ganz plötzlich und unerwartet auftreten.

Störungen des Magen-Darmkanals gehören zum Bild der Krankheit. Überaus häufig ist starke Appetitlosigkeit und Abneigung vor Fleisch; nicht selten tritt Erbrechen auf, gewöhnlich rasch nach der Nahrungsaufnahme, und in schweren Fällen wird häufiges und stürmisches Erbrechen beobachtet. Als Seltenheit fühlt man, wie schon oben erwähnt, den kontrahierten Pylorus als harten Tumor. Der Magen ist nicht erweitert und nicht empfindlich, sofern nicht gerade Erbrechen vorhanden ist. Höchst charakteristisch ist die Funktion des Magens nach Probemahlzeiten. Will man eine Stunde nach dem Probefrühstück aushebern, so erhält man keinen oder nur höchst spärlichen Inhalt. So sieht man sich gezwungen, schon nach $^1/_2$ Stunde Mageninhalt zu entnehmen, und ist auch jetzt von der geringen Menge überrascht. Der Saft enthält in der großen Mehrzahl der Fälle weder freie Salzsäure noch Pepsin, noch Labferment, noch Labcymogen, ebenso fehlt Milchsäure und vermehrter Schleim. Viel seltener ist freie HCl in geringer Menge nachweisbar. Radiologisch zeigt der Magen Hypermotilität. Die Achylie ist Histamin negativ.

Die *Achylie* ist für die Lehre der Perniciosa als Konstitutionskrankheit von besonderer Bedeutung. In eingehender Studie versucht WEINBERG als Schüler von MARTIUS die absolute Konstanz der Achylie zu beweisen und den Satz zu vertreten, daß die Achylie stets vor der Anämie bestanden habe und eine Entwicklung der Achylie nie beobachtet worden sei. Dies geht aber zu weit und ist durch die Beobachtungen widerlegt.

In meiner Studie 1917 zeigte die Beobachtung 7 bei einer späteren Prüfung (März 1918): freie HCl 3, Gesamtac. 12, Radiolog. kleiner Magen mit starker Hypermotilität. Auch mehrere andere Beobachtungen meiner Klinik zeigten in ganz klassischen Fällen dauernd freie HCl. Noch beweisender ist die Erkrankung einer 39jährigen Frau, die seit 7 Jahren an Perniciosa leidet, viele Remissionen bot, 1913 schon in der Klinik Megalocytose aufwies und 1915 bei zwei eigenen Untersuchungen das Vollbild des Blutbefundes darbot.

Hb. 82, R. 3,62, F.-I. 1,1, so niedrig trotz zahlreicher Megaloblasten infolge vieler Mikrocyten, η trotzdem 3,6! Dunkelgelbes Serum. L. 5825, davon $42^1/_3$% £., Plättchen wenig, abnorm stark segmentierte N.- und Monocytenkerne.

Notiz 27. Mai 1915: Auf den ersten Blick typisches Bild der Perniciosa. Damals bestand auch typische Glossitis, positive Benzaldehydprobe, gelb-blasses Aussehen.

Am 13. März 1918 zeigte sie Hb. 87, R. 3,8, F.-I. 1,1, Serum nicht gelb, $\eta = 3,8$. Formelemente 37,6%, R.-Größe 97 μ^3, typische Megalocytose und Mikrocytose, £. 36,4%. Magen ohne Ptosis, Peristole gut, radiologisch gute Motilität. Auf Probefrühstück, 60 ccm Inhalt, freie HCl 12, Gesamtacidität 33.

Es ist übrigens sehr zu berücksichtigen, daß das Fehlen freier HCl nicht immer als völliges Versiegen der HCl-Bildung, sondern meist nur eine quantitative Differenz bedeutet.

In prinzipieller Hinsicht bleibt es wichtig, daß in der Literatur doch zahlreiche Fälle mit vorhandener freier HCl aufzufinden sind, und ihre Zahl dürfte sich bei Histaminversuchen noch vermehren.

MORAWITZ verzeichnet bei über 150 Beobachtungen nie freie HCl, KNUD FABER aber 5 Fälle mit positiver Reaktion. SCHAUMAN (1923) gibt Angaben der Amerikaner mit auffällig oft vorhandener freier HCl, so STOCKTONS 6/24, FRIEDENWALDE und MORRISON 15/57, LICHTY 6/20 und CABOT 25/150, dem man gewiß eine Verkennung der Perniciosa nicht vorwerfen kann. Positive Befunde geben ferner an LEVINE und LADD, TAUBMANN, v. WILLEBRANDT, SEYDERHELM, GRINKER, WILKINSON 3%, STRAUSS 1/80 u. a. Die Präparate der Beob. TAUBMANN habe ich gesehen; sie waren für Perniciosa ganz typisch.

Sehr ungewöhnlich ist eine Beobachtung von LENHARTZ (1930) mit 50 freier HCl, Ulcus duodeni perforatum und Schenkelvenenthrombose. Eine solche Beobachtung müßte als Perniciosa mit außerordentlicher Genauigkeit bewiesen sein.

Daß bei der prinzipiell identischen Bothriocephalusperniciosa die Achylie oft und dauernd fehlt, ist oben schon dargelegt.

Knud Faber sah unter 22 perniziösen Anämien die Achylie 3, 7, ja 10 Jahre der klinisch auffälligen Anämie vorausgehen (vgl. eig. Beob. S. 367).

Wenn in einigen Beobachtungen der älteren Literatur verringerte Motilität verzeichnet ist, so lagen wohl frühere Magenerkrankungen oder Komplikationen vor, sofern es sich überhaupt um perniziöse Anämie gehandelt hat.

Die Darmfunktionen sind gleichfalls öfters gestört, und zwar beobachtet man *Durchfälle,* die mit Obstipation abwechseln können. Die mikroskopische Untersuchung auf Parasiteneier sollte niemals unterlassen werden. Die Durchfälle sind gelegentlich Frühsymptome, zeigen sich ganz unmotiviert und launenhaft, machen keinerlei Schmerzen, sind aber mitunter so reichlich, daß sogar in Typhus gedacht wurde. Die große Mehrzahl der Perniciosafälle zeigt aber am ganzen Verlauf keine oder nur ganz gelegentliche Durchfälle.

Mehrfach werden *Fettstühle* bei Perniciosa (v. Noorden, Isaac, Hendrick, eig. Beob.) auf Pankreasaffektion bezogen. Eine meiner Patientinnen zeigte lange Zeit Butterstuhl mit enorm hohem Fettgehalt. Schaumige Stühle zeigen jene Fälle von einheimischer Spru, die öfters in letzter Zeit beschrieben worden sind, besonders von Hess-Theysen. In einer eig. Beob. mit schaumigem Fettstuhle war die Anämie nicht sehr hochgradig, aber der Blutbefund mit Megaloblasten und Megalocyten entsprach der Perniciosa. Achylie war nicht da. Bei der Autopsie Pankreas histologisch normal. Der Patient erlag einer rapid fortschreitenden Tuberkulose, die Anämie machte jetzt keine Fortschritte mehr.

Der Leib ist nicht empfindlich, oft aber aufgetrieben oder durch Ascites (recht selten und geringgradig) oder Meteorismus ausgedehnt.

Gar nicht selten ist die Leber etwas vergrößert, während die Milz zumeist normale Grenzen innehält; doch gibt es davon Ausnahmen, und ich habe relativ oft mäßig große oder eben deutlich palpable Milztumoren gefunden, ebenso finden sich sehr hohe Gewichtswerte bei Schauman und Saltzmann.

Bei genauer Prüfung ist die Dämpfung der Milz oft sehr intensiv oder umfangreich. Jüngere Personen lassen eine Milzvergrößerung selten vermissen, bei älteren spielt die senile Atrophie stark mit. Es muß daher das Alter sehr berücksichtgt werden. So gewinnt eine intensive Milzdämpfung selbst ohne palpablen Befund wesentlichen Wert. An sich ist die Milz doch fast immer vergrößert, auch wenn der Nachweis klinisch nicht gelingt.

Bei ganz großen Milztumoren liegen ungewöhnliche biologische Varianten mit besonderer Reaktion der Pulpa und starker Hämolyse vor. Einzelne derartige Fälle sind sehr kritisch und nach den Literaturmitteilungen oft nicht sicher zu bewerten. Einige dieser Beobachtungen gehören offenbar gar nicht zur Perniciosa.

Der Wasserhaushalt ist im späteren Verlauf der Krankheit stark gestört; das sieht man schon an der Gedunsenheit des Gesichtes und an den leichten Ödemen. In einzelnen Fällen tritt starke Wasserretention ein mit ausgebreiteten Ödemen, besonders oft bei hohen Arsendosen. Sobald aber Arsen heilend eingreift, erfolgt mächtige Harnflut. Auch Lebertherapie zeigt bei Eintritt des Erfolges die Ausschwemmung der Ödeme. Das berichtet auch Kofanow und besonders Meulengracht.

Wenn Hb. tiefer als 50% liegt, erfolgt beim Wasserstoß keine Verdünnung und die Konzentrationen sind dann schlechter als in der Norm (Essen und Porges). Diese Ödembildung ist weder renal noch kardial (Meulengracht) und unterscheidet sich von beiden schon klinisch und dann besonders bei speziellen Prüfungen. Ich habe sie stets (siehe 4. Auflage) als eine direkte Folge des Perniciosatoxins auf die Gefäße erklärt, und es spricht wohl alles in diesem Sinne.

Hartnäckige Kolipyelitis ist von Besch, Schilling (als Todesursache) geschildert. Ich habe bei einer ungewöhnlich milde verlaufenden Beobachtung die Kolipyelitis jahrelang gesehen, immer mit zeitweisen Exacerbationen.

Diabetes als Kombination gilt als extrem selten, angeblich bisher nur 1 Fall. Der oben erwähnte Pyelitisfall verläuft seit Jahren mit Diabetes.

Der *Urin* ist gewöhnlich dunkel, auch bei normaler Menge; seine Färbung beruht auf erheblich gesteigerten Urobilinmengen; immerhin ist Urobilin und

Urobilinogen nicht konstant vorhanden. Das Indican ist in vielen Fällen nicht vermehrt, in anderen deutlich gesteigert. Eiweiß in mäßiger Menge ist ein in Spätstadien nicht so seltener Befund, ebenso eine leichte Cylindrurie. Auf den Wert der Harnfarbe macht namentlich VEIL aufmerksam. Sie sei durch Urecythin bedingt und gehe dem Blutzerfall parallel.

Die Harnsäurewerte sind meist normal, aber mitunter sehr schwankend. Die Diazoreaktion traf ich wie andere stets negativ. Theoretisch wichtig wäre die große Eisenausscheidung durch den Urin (DAMASKIN, JOLLES, WINKLER, HUECK, BÖCKMANN und HANSEN). Indessen erklärt QUECKENSTEDT den Befund des Harneisens als nicht maßgebend und den Eisenstoffwechsel als diagnostisch nicht verwertbar, da eine nennenswerte Abweichung der Gesamteisenausfuhr gar nicht bestehe.

Gallenfarbstoff fehlt selbst bei deutlich vorhandenem Ikterus und auch bei hohen Bilirubinmengen im Serum. Die Bilirubinbildung ist mit indirekter Diazoreaktion eine anhepatische.

Auch im Kot findet man zeitweise bedeutende Urobilinmengen.

Von großer Bedeutung ist die fortlaufende Bestimmung der Bilirubinwerte im Serum und der Urobilinkörperwerte im Stuhl und Urin als bestes Kriterium für den Blutzerfall. In meiner Klinik haben alle Perniciosafälle seit Jahren diese Daueruntersuchungen. Auf ihren Wert wiesen namentlich auch ZADEK und SONNENFELD hin.

Es geht der Blutzerfall bei *jeder* Besserung der Perniciosa deutlich und meist stark zurück; aber eine volle Parallele besteht nicht. So schreiben auch SCHAUMAN und SALTZMANN, Urobilin sei noch positiv, wenn bei der Heilung der Bothriocephalusperniciosa die Blutveränderungen schon ziemlich weitgehend gebessert seien. In der Therapie soll starke und nicht abnehmende Urobilinkörperbildung zur Erhöhung der Leberdosis auffordern.

Mitunter sind die Knochen ausgesprochen druckempfindlich, besonders das Sternum. Eine etwa vorhandene Lymphknotenschwellung ist stets durch Komplikationen bedingt.

Entzündungen und Thrombosen fehlen außer bei Remission vollständig, und dieses zuerst von H. MÜLLER, dann von BIRCH-HIRSCHFELD betonte negative Symptom hat diagnostischen Wert und ist aus Blut- und Knochenmarksbefund zu erklären: Fehlen der Blutplättchen, der Knochenmarksriesenzellen, Vorliegen von Myeloblastenmark und Verminderung der L.

Psychische Störungen. Neben der sehr häufigen Apathie kommt viel seltener eine abnorme Reizbarkeit zum Vorschein. Selbst bei 80% Hb. sah CAMP Anfälle von Gewalttätigkeit, Größen- und Verfolgungsideen; ähnlich lauten die Beobachtungen von SIEMERLING und MARCUS.

In einem meiner Fälle führte die Brutalität zur Ehescheidung des vorher in seinem Gefühlsleben ganz normalen Gatten. In einer anderen Beobachtung von mir mußte ein Mann vor den Gerichten geschützt werden, weil er völlig sinnlos Billardkugeln stahl und nachher keinerlei Erinnerung mehr besaß.

Bei hochgradigen Anämien sind Hallucinationen, Delirien, Fluchtversuche und endlich schweres, Tage andauerndes Koma häufigere Erscheinungen.

Auffälligerweise vermißte CURSCHMANN cerebrale Erscheinungen stets, aber viele neuere Mitteilungen berichten darüber, so SMITH, UNGLEY, MC ALPIN, MEULENGRACHT, WEINMANN, KROLL, NEUMANN, BONANNO, SCHAUMAN und SALTZMANN und viele andere, und zwar alle im Sinne der obigen Schilderungen. SCHRÖDER erwähnt terminale Psychosen, BONANNO Verfolgungsideen, schlechte Orientierung, Bewußtseinsdefekte.

Opticusschädigungen sind bisher stets als Allgemeinerscheinungen gedeutet worden, ebenso ist wohl auch Gehörsabnahme zu deuten und die Besserung kaum als Lebererfolg zu buchen (LENHARTZ). — Geruchsabnahme ist offenbar nicht selten und durch die Prüfung zu beweisen. — Geschmacksabnahme wird oft geklagt, siehe S. 372 unten.

Spinale Symptome gehören seit LICHTHEIM und MINNICH zu den wichtigen Erscheinungen der Perniciosa, sind nicht nur bei der kryptogenetischen, sondern auch bei der Bothriocephalus-Taenia- (EISENLOHR und NONNE) und Graviditätsperniciosa gefunden, und seitdem genauer darauf geachtet wird, werden diese prinzipiell, diagnostisch und prognostisch enorm wichtigen Befunde immer häufiger entdeckt und in der großen Mehrzahl der Fälle gesehen. CURSCHMANN traf sie bei 90% seiner Beobachtungen. Sie scheinen in letzter Zeit häufiger und schwerer aufzutreten, wahrscheinlich wegen des längeren Verlaufes der Krankheit seit der Lebertherapie.

Mitunter sind die Läsionen unbedeutend, müssen gesucht werden und bestehen nur in Anästhesien und vor allem Parästhesien der periphersten Gebiete, in Abschwächung oder Erlöschen der Patellarsehnenreflexe. In einzelnen Fällen treten diese Symptome schon frühzeitig auf und führen zu starker Ataxie (Gangstörungen und Blasen- und Mastdarmstörungen). Daneben kommen Erhöhungen der Reflexe und spastische Erscheinungen zum Vorschein, und in schweren Fällen finden wir die Kombination ausgeprägter, Sensibilitätsstörungen, manchmal enorm lästig, Ataxie der Hände, torkelnder Gang bis zur Abasie, spastische Zustände und Babinski-Phänomene.

Eig. Beob.: 37jähriger Mann, vor 7 Wochen plötzlich mit Schwindel erkrankt; gelbliches Aussehen. Appetit ordentlich. Nie Durchfälle, etwas matt und müde. Kältegefühl der Beine und Pelzigsein. Urin und Stuhl kann er nicht beherrschen; beim Stuhl fehlt das Gefühl. Gang seit ganz kurzer Zeit unmöglich. Hier sind Blasen-Mastdarmstörungen ungewöhnlich früh aufgetreten.

Befund: Gang enorm ataktisch, unmöglich ohne Unterstützung, spastisch und taumelnd, Fußspitzen kleben. Pupillen reagieren gut. Patellarklonus, enorm gesteigerter Achillessehnenreflex, Fußklonus. Babinski und Oppenheim positiv. Arme ohne wesentlich abnorme Befunde, aber fehlende Tricepsreflexe. Bauchdeckenreflexe positiv. Viele Zonen der Anästhesie und Hypästhesie an Beinen, Rücken, Leib, rechter Schulter, links im Gesicht. Hb. 55, R. 2,056, F.-I. 1,36. Typisches Blutbild bei zahlreichen Untersuchungen. Unter Arsentherapie Besserung auf Hb. 70, R. 2,12. Der Gang wurde sehr gebessert, blieb aber spastisch und ataktisch.

Besonders typisch ist folgende Beob.: Patientin erzählt:

„Im September-Oktober fing die zweite Zehe am linken Fuß an, unempfindlich zu werden. Das hielt sich einige Wochen, bis dann allmählich die anderen Zehen auch anfingen, dieses Prickeln wie eingeschlafene Füße und Kältegefühl zu haben. Dann dehnten sich am rechten Fuß diese Gefühle ganz langsam aufwärts aus bis ungefähr zu den Knöcheln.

Jetzt fing auf einmal der ganze linke Fuß auch an, genau mit denselben Erscheinungen, mit den Zehen anfangend und langsam heraufgehend.

Trotz abendlicher Fußbäder von 30° R. und 10 Minuten Dauer, die ich Ende Oktober vor der Verschlimmerung meiner Krankheit nahm, wurden die Erscheinungen nicht besser, sondern nahmen stetig zu. Ich rieb die Füße oft abends mit Fett ein. Bei der schweren Erkrankung von Ende Oktober bis Februar gingen die Erscheinungen ganz langsam vorwärts. Bei der Besserung im Februar, wie ich wieder auf der Straße gehen konnte und Treppen steigen konnte, besserten sich die Erscheinungen nicht.

Plötzlich fingen zu meinem größten Schrecken im Januar mit leisem Prickeln die Hände an, ganz langsam gingen diese Erscheinungen alle weiter. 12. Febr. Fahrt nach St. Moritz. Dort verschlechterte sich in der 3. Woche mein Befinden. Jetzt nahmen die Erscheinungen plötzlich mit solcher Heftigkeit zu, daß ichs kaum ertragen konnte. *Die Füße waren wie Eisklötze, immer wie mit Nadeln durchstochen, die Hände wie eingefroren mit denselben Stichen, und zwar von den Füßen bis zur Hälfte des Leibes und von den Händen bis zu den Ellbogen dieselbe Erscheinung.*"

Pat. klagt fortwährend über diese Beschwerden. Am 6. April erklärte sie morgens, ihre Hände seien so, wie wenn sie eine Stunde Schneebälle gemacht hätte und ihre Füße in nassen kalten Schuhen stecken würden. Dabei waren Hände und Füße warm. Das Anfassen und Aufheben von Gegenständen geschieht ungeschickt, z. B. das Trinkglas wird meist sehr unsicher angefaßt und leicht etwas verschüttet. Das Anfassen eines Tablettes mit den Fingerspitzen scheint schwierig, oft greift Patientin daneben und sucht mit den Fingern ohne Erfolg. Seit dem 8. April 1930 sind die Hände öfters ganz kalt und weiß. Angabe vom 17. April 1930: Wie wenn viele Nadeln von innen heraus gegen die Haut stechen würden (Hände und Füße). Gürtelgefühle um den Leib.

Manchmal sei es wie ein Eisstrom, der hauptsächlich an der linken Hand vom Ellbogen bis zum kleinen Finger laufe. Die Füße seien wie Eisklumpen. Außer Ataxie der Arme und Beine besteht Fehlen der Sehnenreflexe an den Beinen, Babinski nur vorübergehend angedeutet. Taktile Sensibilität normal. Wärme- und Kälteempfindung gelegentlich etwas unsicher. Tiefensensibilität leicht gestört. — Geruchs- und Geschmacksabnahme stark.

Auch hemiplegische Attacken, Paresen der Gesichtsmuskulatur und andere cerebrale Symptome sind in Spätstadien beobachtet und können zuweilen durch pachymeningitische Blutergüsse erklärt werden.

Die erwähnten Nervenstörungen entsprechen dem von STRÜMPELL entworfenen Bilde der kombinierten Systemerkrankung, bei der meistens schwere Anämie ausdrücklich angegeben wird. Leider fehlen hämatologische Untersuchungen; aber es ist wahrscheinlich, daß zum Teil echte perniziöse Anämien vorgelegen haben.

Es steht fest, daß analoge, von den meisten Autoren als identische angesehene spinale Prozesse auch sonst vorkommen. HENNEBERG erwähnt sie für sekundäre Anämien, Leukämien, Endokarditis, Sepsis, Malaria, chronischem Alkoholismus, Rückenmarkserschütterungen, Pellagra und vertritt die Auffassung, die funikuläre Myelitis komme an Häufigkeit direkt nach Tabes und multipler Sklerose. Neue Prüfungen auf diesen Gebieten scheinen mir aber dringend nötig.

Manchmal (SCHLEIP, BRAMWELL, RIGGS und andere) gehen die nervösen Störungen der Anämie längere Zeit voraus. Es ist aber nicht geprüft und daher unbewiesen, daß dann Megalocyten und das typische Blutbild gefehlt hätten; aber offenbar ist schwerere Anämie noch nicht vorhanden gewesen.

Diese spinalen Symptome sind gewöhnlich hartnäckig und progressiv. Besserungen kommen vor, namentlich in bezug auf den Gang, wie das ja für alle Ataxien ohne weiteres verständlich ist (siehe eig. Beob. oben). Schon HENNEBERG (1911) berichtet: „Weitgehende und oft langdauernde Remissionen im Verlauf des Leidens sind allerdings nicht selten (7 Autoren zitiert, besonders NONNE), deshalb ist gelegentlich Heilung oder dauernder Stillstand als möglich anzusehen.“ — Solche Erfahrungen früherer Zeit müßten sehr beachtet werden, wenn heute jede Änderung genau wie auch das zeitweise Zurücktreten der Zungenerscheinungen sofort auf die Lebertherapie bezogen werden.

Im allgemeinen aber scheitert jede Therapie, auch die Lebertherapie. Die vollständige Behebung der Anämie schafft meist nicht die geringste Besserung und viele Autoren, wie CURSCHMANN (10 Fälle), SEYDERHELM, PINÉAS und andere haben nie Lebererfolge gesehen. Auch ich muß das bestätigen und zufügen, daß ich Besserungen des Ganges und der sensiblen Störungen unter Leber nur ungefähr in dem Umfang gesehen habe, wie auch früher zur Zeit der As.-Therapie; nie aber erlebte ich es, daß spastische Störungen oder ausgesprochener Babinski wieder verschwunden wäre. Bessere Resultate verzeichnet LOTTIG, vgl. aber zur Kritik die Angaben von HENNEBERG!

Am schlimmsten sind die Blasenstörungen. Sie führen mit der Zeit zur Cystopyelitis und septischer Infektion. SISK traf sie bei $10^0/_0$ der Kranken.

Mehrfach ist schwere Progression der spinalen Zeichen während einer sonst sehr erfolgreichen Lebertherapie gesehen worden (BANTZ, KRAUSE bei 4 Fällen, CURSCHMANN in vielen Fällen u. a.).

Man kann heute bestimmt sagen, daß die Leber die spinalen Prozesse nicht beeinflusse und nicht aufhält und Besserungen auch vor der Lebertherapie bekannt waren, daß also trotz der Leber das Toxin im Nervensystem weiter aktiv bleibt.

Bei sehr hohen Leberdosen (= 1200 g Leber) sah SEYDERHELM schwere Intoxikationszustände mit Verwirrtheit.

Der Stoffwechsel ist in vielen Stadien verändert, freilich oft unbedeutend.

Die *Studie* von ROSENQVIST hat gezeigt, daß Perioden von Eiweißzerfall, trotz genügender Nahrung und der nötigen Calorienzahl, und Perioden von N.-Ansatz miteinander wechseln können. Ebenso findet sich zeitweise eine hochgradige Steigerung in der Ausscheidung der endogenen Purinkörper, ohne daß ein Parallelismus zwischen N.-Bilanz und Purinwerten bestände. Bei Beginn der Blutregeneration wird oft bei beginnendem N.-Ansatz eine mächtige Steigerung des Purin-N. und der Phosphorsäurewerte für einige Tage konstatiert, die aber bald wieder abfallen. Mit der fortschreitenden Rekonvaleszenz nähern sich sämtliche Befunde mehr und mehr normalen Verhältnissen. Der Grad der

Anämie und das Fieber haben gar keinen Einfluß auf den Eiweißzerfall, den Rosenqvist als reine Toxinwirkung auffaßt. Die Eiweißverluste sind zu groß, als daß sie allein aus dem Blute hergeleitet werden könnten; es ist deshalb hauptsächlich eine Schädigung der Gewebe anzunehmen, zumal sogar durch kompensatorische Mehrleistung des Knochenmarkes die R.- und Hb.-Werte in der Periode des Eiweißzerfalles noch zunehmen können. Strauss hat freilich gegen diese Untersuchungen von Rosenqvist wegen der Nichtbestimmung des Kotes einige Einwände gemacht.

Auffällig bleibt aber doch für die große Mehrzahl der Erkrankungen, daß eine Abmagerung selbst bei jahrelanger Krankheit ausbleibt. Es muß deshalb wohl der Stoffwechsel, wenn überhaupt, in ganz eigenartiger Weise beeinflußt werden (Grafe, Grassheim).

Die Resorption der Nahrung ist selbst in den schwersten Stadien normal. Die Oxydationsprozesse im Körper gehen sonst bei schweren Anämien in der Ruhe normal vor sich. Bei Perniciosa besteht aber auffälligerweise, ja selbst bei der Remission erhöhter O_2-Verbrauch. Das würde in sehr gewichtiger Weise für die Sonderstellung der Perniciosa zeugen und die Einwirkung des pathologischen Mechanismus selbst bei voller Leberremission beweisen

Nach Jungmann ist das Säure-Basengleichgewicht gestört, so daß keine postdigestive Säurezunahme im Urin auftritt.

Zum Bilde der Krankheit gehören fieberhafte *Temperaturen*, die öfters nur zeitweise in Beobachtung kommen. Selten ist hohes und kontinuierliches, öfters aber mäßiges und unregelmäßiges, langdauerndes Fieber (38—38,5°) vorhanden. Mitunter kommen unter schweren klinischen Erscheinungen sehr hohe Temperaturen (40—40,5°) für kurze Zeit zur Beobachtung, die zu Verschlimmerung und Tod, manchmal aber zur Remission oder bei geklärter Ätiologie zur definitiven Heilung führen, und dann wie Krisen erscheinen.

Das Fieber geht dem toxischen Eiweißzerfall nicht parallel, auch nicht den Blutveränderungen. Schweiße werden nie beobachtet.

Blutbefunde.

Der Blutbefund ist stets die zuverlässigste Basis für die Erkennung des Leidens. Wenn gewisse Autoren diese absolut gesicherte Grundlagen erschüttern wollen, so erscheint mir das verhängnisvoll und dieses Bestreben führt, wie ich selbst öfters gesehen habe, sofort zu Fehldiagnosen der schlimmsten Art. Ein solches Eifern gegen die „Starre" der Begriffsfassung ist in der Theorie erlaubt, aber kein Beispiel liegt vor, das mit Sicherheit die bisherige Auffassung erschüttert oder auch nur einschränkt; in der Praxis führt aber eine solche „Laxheit" zu den bedauerlichsten Konsequenzen. Beispiele könnte ich genug beibringen.

Die Gesamtblutmenge ist herabgesetzt, oft sehr stark. Sektionen zeigen das zur Genüge. In früheren Stadien aber (Zadek) ist die Blutmenge normal, ebenso in der Remission (Seyderhelm).

Stark ermittelte 4,3—6,8% des Körpergewichtes als Blutmenge.

Wenn sie bei gasanalytischer Methodik vermindert, normal oder vermehrt (!) gefunden wurde (Smith), so steckt in diesen Resultaten irgendwo ein Fehler; denn bei allen Sektionen ist die Herabsetzung der Blutmenge konstant und ohne weiteres auffällig.

Die Blutungszeit ist verlängert, wenigstens in späteren Stadien. Kleine Stichwunden bluten dann auffällig lange nach. Oft zersetzt sich der herausquellende Bluttropfen rasch in Serum und Gerinnsel. Französische und nordische Autoren legen großes diagnostisches Gewicht auf die mangelhafte Trennung des Blutkuchens vom Serum. Ich finde aber in den Ausscheidungsröhrchen gute Serumausscheidung, nur in Spitzgläschen und in der Uhrschaale ist die Retraktion schlechter.

Die Gerinnung ist anscheinend stets normal.

Die *Farbe des Serums* ist in den schwereren Stadien und bei der größten Mehrzahl auch der weniger vorgeschrittenen Fälle ein ausgesprochenes Dunkelgoldgelb. Auf die hohe diagnostische Bedeutung dieser Serumfarbe habe ich 1913 hingewiesen als Unterschied gegenüber fast allen anderen Anämien. Die Farbe entsteht durch Bilirubin und oft auch durch Hämatin (SCHUMM, SCHOTTMÜLLER, FISCHBERG, BINGOLD, ENGEL). Ich habe mit der Methode HERZFELD bis 120 mg Bilirubin im Serum gefunden, während 12—18 mg den normalen Wert darstellen. Bei weitgehenden Remissionen nimmt die Intensität der Färbung erheblich ab, und in manchen Fällen konnte ich schließlich bei relativ hohen Hb.-Werten normale Serumfarbe feststellen. Seit den viel weitergehenden Anämiebesserungen unter Leber ist das Erreichen normaler Serumfarbe und normaler Gallenwerte etwas häufiges. Wie ERBEN habe ich wahrgenommen, daß ursprünglich goldgelbes Serum nach einiger Zeit schön grün fluoreszierend wurde (Urobilinbildung!).

Der prognostische Wert des Rückganges der goldgelben Serumfarbe und des Bilirubingehaltes ist bedeutend. Ich habe darauf stets hingewiesen. Besonders eingehend ist das auch von ENGEL und KAZNELSON belegt und auch auf Hämatin ausgedehnt.

Hämolytische Vorgänge (Hb. im Serum) habe ich in Tausenden von Untersuchungen nie gesehen; ebensowenig die große Mehrzahl anderer Autoren. Entgegengesetzte Angaben halte ich deshalb für technische Fehler. Hämolysine sind von STEJSKAL, HIRSCHFELD, ROTH u. a. nie getroffen worden.

Die osmotische Resistenz traf ich stets normal oder leicht erhöht. Das beweist aber noch lange nicht normale Zellresistenz in anderer Richtung.

Das *Serumeiweiß* ist in normaler Menge (7—$8^1/_2$% Eiweiß) vorhanden, wie ich durch Tausende von refraktometrischen Untersuchungen ersehen habe. Eine Hydrämie besteht erst bei Verschlechterung. Bleibt jedoch der Patient längere Zeit auf dem niedrigen Hb.-Wert, so stellt sich auch der Eiweißgehalt wieder auf die Norm ein, ebenso bei der Remission.

Die Globuline treffe ich fast ausnahmslos entsprechend der Norm (um 30%), zeigen in einzelnen Beob. aber auffällig niedrige Werte. Prinzipiell und differentialdiagnostisch ist der Befund normaler Globulinwerte von außerordentlicher Wichtigkeit.

Zu den wichtigen Symptomen gehört die starke, oft extreme Abnahme der *Blutplättchen*. Dabei sind die wenigen vorhandenen Plättchen oft abnorm groß. Diese Verhältnisse gehören zu den wesentlichen, nie fehlenden Erscheinungen der vorgeschrittenen Perniciosa, nähern sich aber mit der Besserung der Norm.

Die Katalasen bei Perniciosa werden erhöht gefunden (THIENEN, TÖGEL-KORALLUS).

Das Cholesterin ist oft etwas vermindert und steigt bei der Besserung an (ADLER), doch sind die Differenzen nicht bedeutend (KÖHN).

Der Blutzucker ist nur selten etwas hoch; bei Belastung verläuft die Kurve etwas verlängert (MEULENGRACHT, JOHNSSON); bei Fällen mit Pankreasaffektion verläuft die Belastungskurve flach.

Das Fibrinnetz bildet sich immer nur spärlich aus.

Die *roten Blutkörperchen* sind in ihrer Zahl oft enorm herabgesetzt. Wenn schon Werte nahe einer Million im Kubikmillimeter häufig bei der ersten Untersuchung gefunden werden, so sind in den Vollstadien Zahlen von 800000, 600000, 400000, ja selbst tiefer vorhanden. Bekannt ist der Fall von QUINCKE mit 143000, der in Remission überging; ich selbst habe einmal nur 138000 (Mittel aus zwei fast völlig identischen Zählungen) konstatiert. ZIEGLER hat als Minimum 110000 in der Agone gefunden.

Das Volumen der Blutkörperchen ist gegenüber dem Plasmavolumen herabgesetzt; aber das Volumen des einzelnen Blutkörperchens ist beträchtlich erhöht, wie wir dies als regelmäßigen Befund nachweisen konnten.

Das fällt schon bei der Besichtigung der Zellen bei der Kammerzählung auf, indem die R. viel plastischer als sonst heraustreten. Alle Autoren, die in neuerer Zeit das Volumen ermittelten, wie C. FRÖHLICH, BÖNNIGER, CZAKI, bestätigen dies.

Der Eiweißgehalt in den roten Blutkörperchen (funktionelle Riesen!) ist vermehrt (JAKSCH, DUNIN usw.).

Selbstverständlich ist auch das Hb. reduziert, und bei den Vollbildern werden gewöhnlich 20—30%, in den ganz schweren Fällen 12—10—8—7% gefunden.

Über die zuverlässige Feststellung so tiefer R.- und Hb.-Zahlen siehe S. 28 und 34f.

Färbeindex. Zu den auffälligsten Erscheinungen gehört die sichere von mir tausendfach festgestellte Tatsache, daß die R.-Werte relativ stärker herabgesetzt sind als die Hb.-Zahlen, also ein *hoher Färbeindex* gefunden wird. Damit setzt sich der Blutbefund in großen Gegensatz zu fast allen anderen Anämien. Durch die Rückkehr der Erythropoese in embryonale Bahnen kommt es eben zur Bildung abnorm großer, abnorm Hb. und abnorm eiweißreicher R.

Diese zuerst von HAYEM und QUINCKE, ganz besonders aber von LAACHE und dann von EHRLICH betonten Beziehungen sind heute allgemein anerkannt. Viele biologische Erscheinungen lassen sich gar nicht anders verstehen, so die von ALDER festgestellte bedeutende Volumenzunahme der R., die dem F.-I. parallel geht. CAPPS hat auch den Volumenquotienten der Zellen erhöht gefunden. ERBEN berechnet das Gewicht des einzelnen R. durchschnittlich $2^1/_2$mal so hoch als normal, den Eiweißgehalt fast doppelt so hoch und die Eisenmenge erhöht. v. JAKSCH, DUNIN bestätigen die Erhöhung des Eiweißgehaltes, selbst der Katalasengehalt der einzelnen R. ist erhöht (THIENEN, NISSEN).

Die Erhöhung des Färbeindex ist so unzweifelhaft vorhanden, und ich habe sie in über 400 Erkrankungen so konstant gefunden, daß ich ihr einen diagnostisch sehr hohen Wert beilegen muß. E. GRAWITZ, der diese Ermittlungen immer für irrig erklärt hatte, glaubte, es würden die Mikro- und Poikilocyten bei der R.-Bestimmung nicht mitgezählt, so daß daraus Irrtümer hervorgehen. Nun fehlt in tadellosen Ausstrichpräparaten eine Poikilocytose stärkeren Grades geradezu häufig, und doch ist der Färbeindex bedeutend erhöht. Ganz ausgesprochen wird die gleiche Erfahrung bei der Remission gemacht, wie BRÖSAMLEN bei mir gezeigt hat. Nur bei stärkeren Komplikationen, Tuberkulose, Nephritis, starken Ödemen kann man etwas niedrigere Färbeindizes feststellen. So kann es denn vorkommen, daß durch eine starke Schizocytose der F.-I. sinkt (Beispiel S. 377, Abb. 80), weil vielfach aus einer Zelle je zwei geworden sind. Bei dieser durchaus verständlichen Herabsetzung des F.-I. auf 1,0 oder sogar etwas tiefer wird öfters die Diagnose verkannt, obwohl reichlich Megalocyten da sind. Selbstverständlich sind Megalocyten aber diagnostisch wichtiger als erhöhter Färbeindex. Nur bei Anwesenheit von sehr vielen Mikrocyten kommt es daher zu F.-I. nahe an 1,0. Je weniger ausgesprochen kleine Zellen da sind, um so höher fällt der F.-I. aus, so besonders in der Remission (BRÖSAMLEN). Viele klinische Angaben aus früherer Zeit, die niedrige Hb.-Werte angeben, sind nicht genügend zuverlässig oder mit schlechten Apparaten erhalten; auch darf man in dieser Frage nicht vergessen, daß auf den Kliniken vielfach Laboranten die Bestimmungen vornehmen.

Noch 1920 hielt PAPPENHEIM (in KRAUS und BRUGSCH) die gute Hb.-Farbe der Zellen bei Perniciosa nicht im Zusammenhang stehend mit dem größeren Volumen, sondern für eine „toxogene Gerbungspachydermie".

Wie oft hat ein angeblich erniedrigter F.-I. sich bei eigener Prüfung als ansehnlich erhöht herausgestellt. Beweisend sind nur die sicheren Megalocyten und F.-I. über 1,3 und um so mehr, je höher der F.-I. ausfällt. In manchen regenerativen Stadien anderer Anämien und bei hämolytischer Anämie sind die Werte auch etwas über 1,0—1,3, und darf daher ein mäßig erhöhter F.-I. in seiner Bedeutung nicht überschätzt werden.

Immer und immer wieder muß ich betonen, nicht die Erhöhung des Färbeindex ist das wichtigste, sondern die Anwesenheit der Megalocyten. In der Lit. ist das oft völlig verkannt.

Die Ausmessung der R. im Ausstrichpräparat ist eine leicht irreführende Methode. Je nach der Dünne der Schicht und der Schnelligkeit des Eintrocknens können die Zellen größer oder kleiner sein, wie man im gleichen Präparat demonstrieren kann. Schon mäßige Durchmesservergrößerungen machen aber für das Volumen viel aus. Große R. können aber sowohl Megalocyten wie auch die biologisch ganz verschiedenen Makrocyten sein.

Die mikroskopische Betrachtung der R. ergibt fast nur gut Hb.-haltige Zellen, so daß man bei bloßer Betrachtung des Blutbildes meist gar nicht an Anämie denkt, wegen der so guten Färbung der Zellen. Meist sind diese etwas größer als normal; dazu kommen in wechselnder Menge typische *Megalocyten*, oft oval! Es sind fast nur reife Zellen, ohne vitale Granulierung. Letztere Erscheinung kommt in erheblichem Umfang nur bei starken regenerativen Vorgängen vor. Selbst BORGBIJAERG muß dies bestätigen. Niemals kann ich SCHILLING zugeben, die Megalocytose sei etwas Unspezifisches. Sie ist im Gegenteil das Prinzipielle und Wichtigste. Mikro- und Poikilocyten sind öfters zahlreich, aber mitunter fast fehlend. Selbst die Mikrocyten der Perniciosa sind fast immer gut gefärbt und nicht blaß. Der gute Hb.-Gehalt der Zellen ist auch schon aus dem Nativpräparat zu erkennen.

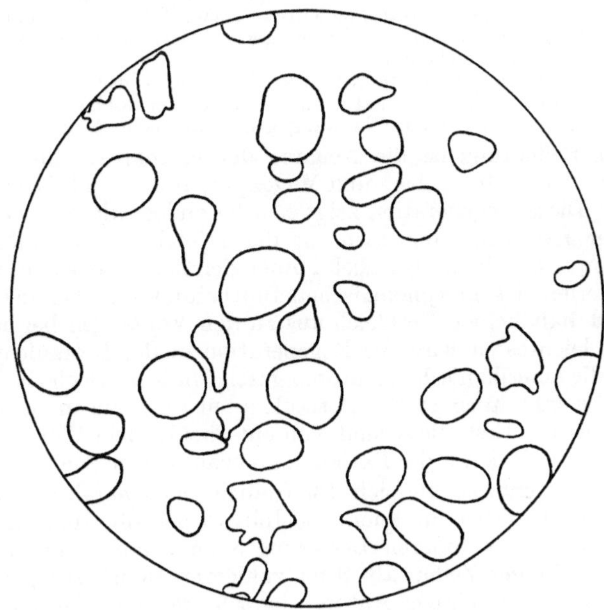

Abb. 80. Maximale Anisocytose bei Perniciosa. F.-I. durch die reichlichen Mikrocyten erniedrigt, aber typisch oft ovale Megalocyten vorhanden!

Vital granulierte R. (Retikulocyten), polychromatische und basophil punktierte können in ansehnlichen Mengen bemerkt werden; bei schweren Zuständen sind sie spärlich, vor dem Tode gewöhnlich nicht vorhanden; dagegen überschwemmen sie zu Tausenden in den Stadien ausgesprochener Remission das Blut. Sie sind wie überall auch hier die Anzeichen der Regeneration.

Das Vorkommen kernhaltiger roter Blutkörperchen ist ein sehr launenhaftes. Sehr selten trifft man sie relativ reichlich; meist muß man sie sehr lange suchen, oft fehlen sie auch ganz. Außer zu Zeiten ausgesprochener Besserung überwiegen die Megaloblasten, ein diagnostisch wichtiges Moment.

Da ihre Anwesenheit große diagnostische Bedeutung verdient, so muß in einem zweifelhaften Falle lange auf Megaloblasten gesucht werden. Häufig ist Kernzerfall, seltener Mitose nachweisbar. Megaloblasten sind bei eintretender Besserung relativ zahlreich im Blute, mitunter aber auch kurz vor dem Tode. In diesem letzteren Falle hat das Organ die Fähigkeit verloren, unreife Elemente zurückzuhalten.

An der großen diagnostischen Wichtigkeit der Megaloblasten halte ich durchaus fest. Es ist ja richtig und oben betont, daß auch bei anderen Affektionen an Megaloblasten erinnernde Makroblasten vorkommen, aber fast immer nur neben viel zahlreicheren Normoblasten und dann, wenn (Kinderanämie, Leukämie, Knochenmarkscarcinom) Erythroblasten in erheblicher Menge kreisen. Hier aber, bei perniziöser Anämie, ist es so, daß die Erythroblasten entweder alle oder in der Mehrzahl typische Megaloblasten sind. Bei keiner anderen Anämie besteht ein gleiches Verhalten. Ich habe in speziellen Studien[1] darauf hingewiesen, daß Megaloblasten nur bei Perniciosa vorkommen, leider aber immer noch vielfach Megaloblasten und Makroblasten verwechselt werden.

Beweisend sind die ganz jungkernigen Megaloblasten (Abb. 23 u. 24, S. 97), ferner ebenso die ganz ausgereiften Megaloblasten, die kleine pyknotische Kerne in sehr großen Zellen zeigen. Gerade der Nachweis dieses Reifeprozesses ist von großer diagnostischer Bedeutung. Dauernd oder für längere Zeit trifft man indessen Megaloblasten nie reichlich an. Fälle mit viel Erythroblasten gehören fast nie zur Perniciosa.

Daß in gewissen Alterungsstadien der Zellen ein Megaloblast von einem Makroblast nicht unterschieden werden kann, ist richtig, entspricht aber nur der im Gebiet der Naturwissenschaften oft vorkommenden transgredienten Variabilität. Unsere heutigen Mediziner, die von Systematik in den biologischen Naturwissenschaften nichts mehr wissen, müssen natürlich an solchen Fragen scheitern.

Mit Giemsa findet man im Blute perniziöser Anämie ferner Kernreste, Ringkörper, Howell-Jollykörper und kleine Chromatinreste, endlich Megaloblasten mit einer Gruppe peripherisch liegender Kernbröckeln (Naegeli) genau wie beim Embryo (Hoff).

Von großer Bedeutung ist die Neigung der Krankheit, durch regenerative Vorgänge, besonders unter Leber- und Magenpräparaten und Arsen, die Anämie auszugleichen. Diese Regeneration zeigt sich besonders klar am roten Knochenmark fast aller Knochen. Gemessen an der O_2-Zehrung fand Morawitz die Regeneration zwar deutlich, aber doch immer ziemlich bescheiden, und beurteilt nach den Kriterien des morphologischen Blutbefundes ist sie meist auch nicht sehr stark und hält keinen Vergleich aus zu den Vorgängen bei hämolytischen Anämien. Am leichtesten wird die Regeneration in der Retikulocytenzunahme gefunden, wie die amerikanischen Autoren gezeigt haben. Doch ist dieses Zeichen überschätzt. Es gibt auch starke Retikulocytensteigerungen ohne spätere R.- oder Hb.-Zunahme. Erst diese sind von entscheidendem Wert. Selbst innerhalb ganz kurzer Zeit kann die Retikulocytenzahl enorm schwanken (Porter).

Die Retikulocytenkrise an sich ist freilich hochcharakteristisch für jede Besserung. Man sieht bei ihr auch oft Jollykörper für kurze Zeit. Nachher aber flaut wie bei jeder anderen Besserung einer Anämie ein solches massenhaftes Auftreten junger Zellen ab unter ruhigerer Mehrleistung des Knochenmarkes. Die Annahmen einiger Autoren jedoch, daß jetzt ein zweiter Vorgang im Mark beginne mit Bildung resistenter R. ist nicht haltbar. Jede Reizung der Erythropoese ist vorübergehend, man denke an die Blutkrisen mit Normoblasten, und doch geht die R.-Bildung weiter.

Die L. sind bei Perniciosa, Blutkrisen, Komplikationen oder Initialfälle abgerechnet, stets vermindert, und zwar in erster Linie die N., oft auf $^1/_2$ oder $^1/_3$ der absoluten Zahl, während eine wesentliche Verminderung der Ƚ. bei der Intaktheit des lymphatischen Apparates nicht oder nur durch Komplikationen entsteht. So begegnet man trotz L.-Zahlen von 4000, 3000, 2500 und tiefer vielfach 1500—2000 Ƚ., d. h. 40—50—60% Ƚ., während die Knochenmarkselemente relativ, besonders aber absolut bedeutend zurückgedrängt sind, ein Bild, das die schwerste Markinsuffizienz dokumentiert.

Es kann, wenn auch extrem selten, zu absoluten Ƚ.-Vermehrungen kommen, so berichtet Ziegler von 4000 Ƚ. und verzeichnet auch lymphatische Herde im myeloblastischen Mark. Bei diesen Zahlen muß man aber immer bedenken, daß sie bei der starken Verminderung der Gesamtblutmenge doch keine lymphatische Überproduktion bedeuten. Mein höchster Ƚ.-Wert ist 2640; der Durchschnitt von 40 Fällen zeigte aber nur 1318 Ƚ.

Die N. zeigen nie pathologische Kerne oder Granula, ein außerordentlich

[1] Naegeli: Strasbourg méd. **1927**.

wichtiger und prinzipieller Befund, aber starke Segmentierung und Übersegmentierung, siehe besonders die Nachweise von Jedlicka.

Eingehende Untersuchungen zeigten mir wichtige Befunde an den *Monocyten*. Ihre Zahl sinkt parallel der Schwere der Anämie und geht in extremen Stadien auf 1—$^1/_2$—0$^0/_0$ zurück. Stets ist der Monoc.-Wert vermindert, besonders absolut und meist stark. Dabei fand ich die Monoc. bei Perniciosa meist ausgesprochen jungkernig und oft in abenteuerlicher Weise gelappt, besonders in Regenerationsstadien, ebenso Zadek. Dieser Befund ist so konstant, daß ich ihn mit zur Diagnose verwerte. Bei Durchsicht meiner Fälle treffe ich auch nicht einen einzigen ohne Verminderung dieser Zellart. Mehrfach sah ich R. von Monoc. phagocytiert im strömenden Blute! Normale oder erhöhte Monoc.-Werte sprechen differentialdiagnostisch stark gegen Perniciosa.

Auch die Eos. sind reduziert und fehlen nicht selten ganz, besonders in den schwersten Krankheitsstadien, steigen mit der Besserung an und sind gelegentlich bei viel Rohleberanwendung extrem hoch gefunden worden.

Myelocyten finde ich in der Mehrzahl der Fälle ($^1/_2$ bis etwa 1$^1/_2$$^0/_0$). Ihr Auftreten ist ein launenhaftes. Sie sind Zeichen schwerer Markaffektion und bedeuten keineswegs den Beginn einer myeloischen Hyperaktivität (ihr Vorkommen haben Neuburger, Hoffmair, Allerding und viele andere betont).

Dieses Blutbild ist in etwa 90$^0/_0$ der Fälle in der geschilderten Weise vorhanden; Ausnahmen (z. B. erhebliche ℒ.-Verminderungen) kommen bei Komplikationen vor (besonders bei Durchfällen und Erbrechen), die eben alle Gesetze durch die Herrschaft neuer Gesetze verändern.

Wenn eine entschiedene Besserung eintritt, so verrät das Knochenmark seine erneuerte Tätigkeit nicht nur durch eine Blutkrise mit kernhaltigen R., sondern auch durch kurzdauernde Leukocytose mäßigen Grades. Sie wird besonders bei gelungener Abtreibung eines Bandwurms beobachtet.

Folgendes sind die häufiger vorkommenden Typen des Blutbildes:

1. Häufigstes Bild: Perioden der Verschlimmerung und Besserung greifen ineinander ein	2. Schwerste Zustände: Besonders vor dem Tode	3. Rasch einsetzende Besserung	4. Allmählich fortschreitende Erholung
Polychromasie oft	Polychr. selten oder zuletzt 0	Polychr. häufig	Polychr. erst häufig, dann abnehmend
Retikulocyten oft	Retikulocyten 0 oder fast 0	Retikulocyten häufig	Retikulocyten abnehmend
Bas. Punktierung nicht häufig	B. Punkt. selten oder zuletzt 0	B. Punkt. häufiger	B. Punkt. erst häufig, dann $>$
Kernhaltige R. selten	K. R. selten oder 0 oder agonal reichlich	K. R. häufiger (Blutkrisen!)	K. R. in steter Abnahme
L. etwa 2—4000	L. enorm reduziert	Vorübergehend L. 8—15000	Allmählicher Anstieg 3000—4000—6000
N. etwa 1000—2000	N. äußerst wenig 500—100!	N. stark vermehrt	N. zunehmend, 2000—4000—6000
Monoc. niedrig	Monoc. bis 2—1—0!	Monoc. $<$	Monoc. Anstieg von 1—4—7$^0/_0$
Eos. meist 1—2$^0/_0$	Eos. $>$ 0	Eos. $<$	Eos. 2—5 $<$ $^0/_0$
ℒ. 50$^0/_0$ und mehr	ℒ. 70$^0/_0$ und mehr	ℒ. Prozentual stark reduziert	ℒ. Proz. sinken 60—40—20

Die *Blutbefunde in der Arsenremission* sind von Brösamlen nach meinen Beobachtungen mitgeteilt. Es wird die Megalocytose außerordentlich ausgesprochen und man erhält oft 60% Hb. und 2,0 R. oder 90% Hb. und etwa 3,0 R. Jetzt fehlen Mikro-Poikilocyten nahezu ganz, das Volumen der einzelnen R. ist hoch und entspricht dem F-I. Die weißen Blutzellen nehmen mit der Besserung zu und auch Blutplättchen zeigen sich jetzt reichlicher. Besonders typisch ist auch der regelmäßige langsame Wiederanstieg der Monoc.

Eine ganze Anzahl der Erkrankungen tritt durch megalocytische Regeneration (so auch Schauman und Saltzmann) in weitgehendste Remission über;

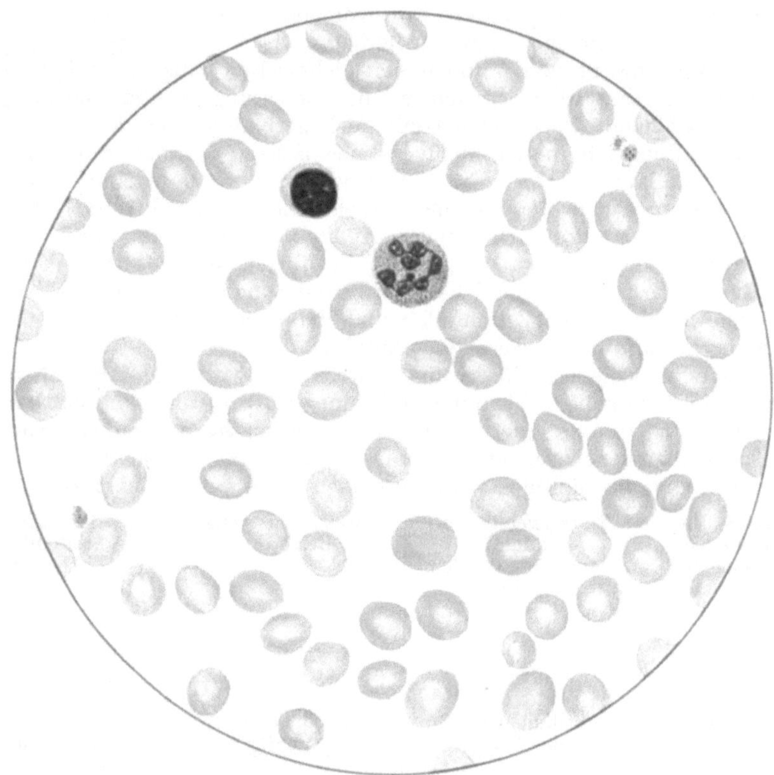

Abb. 81. Perniciosa. Kompensierter Fall. Hb. 94%. Alle Zellen fast von der nämlichen Größe, selten ein Poikilocyt. Die neutrophile Zelle zeigt die Übersegmentierung.

bei völlig normalen Hb.-Werten findet sich aber noch beträchtliche R.-Verminderung; die Kranken fühlen sich gesund und leistungsfähig, so daß diese Art der Regeneration gewiß nichts Unzweckmäßiges, aber natürlich doch etwas hochgradig Krankhaftes ist.

Auch zu diesen Zeiten, wo kaum ein einziger Mikrocyt vorhanden ist, also eine irrige R.-Zählung niemals in Frage kommt, bleibt der Färbeindex hoch (z. B. 1,6 eig. Beobachtungen) und der Viscositätswert ganz abnorm hoch.

Bei noch weiter fortschreitender Besserung nähert sich die Megalocytose einer Bildung von Zellen, die nicht auffällig groß und fast gleichmäßig beschaffen sind, aber bei genaueren Prüfungen doch erhöhtes Volumen besitzen.

Bei den mit großem Erfolg unter Leber behandelten Fällen tritt die Megalocytose weit stärker als unter As. zurück und kann ganz oder fast ganz verschwinden. Mitunter entsteht Polyglobulie mit vielen kleinen Zellen und das Bild ist gänzlich verändert, bietet aber meist doch noch einige Abnormitäten wie übersegmentierte N., einige auffällige Mikrocyten, abnorme Plättchen. Zweifellos verdrängt die Leber die Megalocytose sehr viel mehr als As. Manche Leberfälle kommen aber doch nicht über $3^1/_2$—4,0 R. hinaus, bieten noch Megalocyten und andere abnorme Befunde.

Jede Erholung kann rasch von einem Rezidiv zerstört werden. Selbst bei weitgehender Remission kann man mitunter noch Megaloblasten finden (z. B. in eigener Beobachtung bei $70^0/_0$ Hb.).

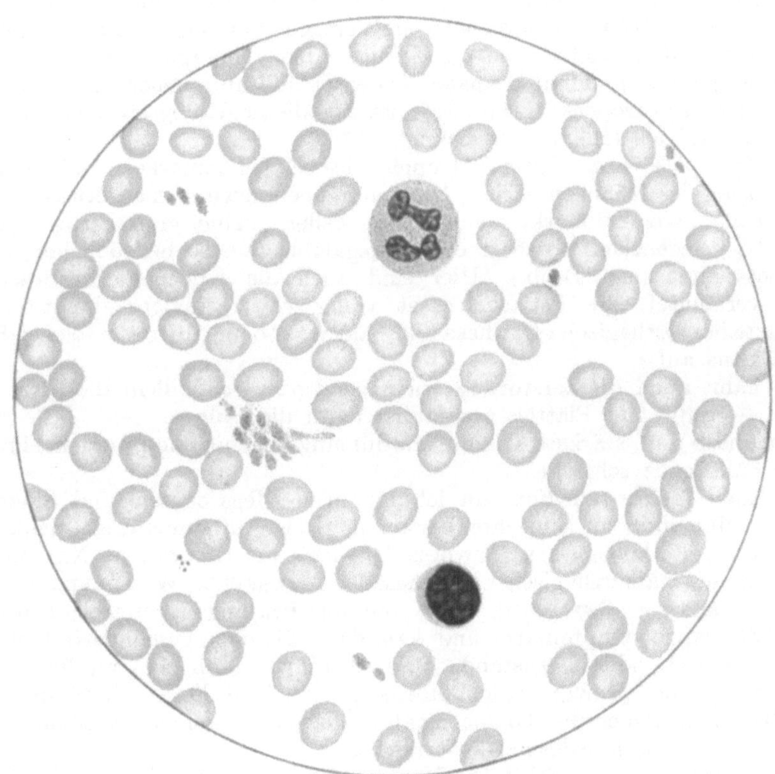

Abb. 82. Normales Blut. Giemsafärbung.

Das Auftreten einer Normocytose mit erniedrigtem F.-I. sah ich früher fast nur dann, wenn es sich nicht um Remission, sondern um den Beginn der Heilung in den Fällen mit erkannter Ätiologie gehandelt hat. Seit der Lebertherapie ist aber die Erreichung einer fast reinen Normocytose nicht selten.

Biologisch bedingte Varianten im klinischen Bilde und besonders im Blutbild der Perniciosa.

Es ist klar, daß neue starke exogene oder endogene Einflüsse im Blutbild und auch im klinischen Bild der Perniciosa Änderungen herbeiführen.

1. Phasen fehlender Regeneration. Das bekannteste Beispiel dafür ist die aplastische aregenerative Form der Perniciosa, bei der das Knochenmark nicht oder wenig reagiert, fetthaltig bleibt in den Röhrenknochen.

In diesen Fällen findet man keine oder spärliche Regenerationszeichen. Erythroblasten, basophil punktierte und vital granulierte R. fehlen oder sind selten. Polychromasis ist sehr selten oder 0. Typische Megalocyten fehlen gewöhnlich im Blut, mäßig vergrößerte R., gut Hb.-haltig, sind da, aber der F.-I. bleibt doch 1,0 oder höher. In den kurzen Knochen erfolgt eben eine gewisse, manchmal sogar erhebliche Reaktion. Plättchen sind spärlich (VAQUEZ und AUBERTIN, ACHARD), L. gleichfalls, besonders N. und Monoc., niedrig.

Trotz längerer, völlig fehlender Regenerationszeichen im Blute kann man aber klinisch nicht mit Sicherheit auf gelbes Mark schließen; denn geraume Zeit vorher kann die Umwandlung stattgefunden haben und bei der Sektion findet man sie. Es ist also erst später ein Versagen der Regeneration eingetreten. Klinisch verlaufen solche Fälle meist kurz. Jede Therapie scheitert, auch die Lebertherapie (sic!); damit drängt sich der Schluß auf, Leber wirkt durch Anregung der Erythropoese. Hämolyse ist bei dieser Kategorie meist unerheblich oder wird als fehlend verzeichnet.

2. *Myelophthisische Form* (Atrophie des Knochenmarkes), mit toxischer Vernichtung des Knochenmarks. Aus den Rippen gewinnt man etwas wässerige Flüssigkeit, kein Zellmark, wenige rote Zellen, keine granulierte Elemente, einige L., gelegentlich trotzdem einige Megaloblasten, so bei tödlicher Bothriocephalusanämie (eig. Beob.). Hier sind auch die Knochenmarksriesenzellen völlig vernichtet, die Plättchen fast völlig verschwunden; damit entsteht schwerste hämorrhagische Diathese und bald nach dem Auftreten solcher Phasen tritt Exitus auf.

Es kann auch die Zerstörung vorwiegend oder fast allein die Riesenzellen treffen — schwerste Plättchenarmut ist dann die Folge.

Genetisch muß stärkste Toxinüberschüttung angenommen werden. Prognose dieser Fälle ganz schlecht.

3. Nach *Milzexstirpation* sah ich Hb.-arme Megalocyten und Sinken des F.-I. — Man muß an schlechte Verwertung des Aufbaumaterials denken.

4. *Akute Verlaufsformen* (SANDOZ, IMMERMANN, EICHHORST, NAEGELI), gewöhnlich mit hämorrhagischer Diathese (WINTERFELD, WUNDERLICH). Diese Gruppe bedarf großer Kritik und weiterer Prüfungen. Vielleicht dauerten diese Fälle lange symptomarm und kam dann die oben geschilderte biologische Variante sub 1. oder 2. zustande, und sie führte dann zum raschen Verlauf.

Hierher zählen prinzipiell die Bothriocephalus- und die Graviditätsperniciosa. Offenbar wirken hier die Toxine nicht lange genug, um das Vollbild hämatologisch und klinisch jedesmal zu erreichen.

5. *Altersperniciosa.* Schlechte Markreaktion. Prognose ungünstig. Tod oft an Herzschwäche.

6. *Jugendperniciosa?* Es wäre denkbar, daß vorläufig die sichere Erkennung nicht stets gelingt, weil die Reaktionen, besonders in bezug auf Erythroblasten und in bezug auf Leukocytose, zu abnorme Bilder schaffen.

Durch die Prüfung auf Veränderungen des Nervensystems und des Verdauungstraktus und durch evtl. Lebererfolge könnte man in der Erkennung weiter kommen.

7. *Hungerform* in der Kriegszeit, durch BITTORF beschrieben: langsamer Verlauf, wenig hämolytische Prozesse, F.-I. oft lange unter 1,0.

8. *Gibt es Perniciosa ohne typisches Blutbild* mit blassen R. und hypochromem Blutbild? Bereits unter 3. ist dies von mir gesehen; aber die Zellen waren doch Megalocyten und wurden erst nach der Milzentfernung blaß.

Die Diagnose dieser Fälle als Perniciosa wurde gewöhnlich mit dem letalen Ausgang begründet; aber natürlich können auch sekundäre Anämien zum Tode führen und mag die Ätiologie selbst bei der Sektion unklar bleiben. Bisher fehlt aber solchen Beobachtungen auch die Anamnese der BIERMERschen Krankheit, das Auftreten der Remissionen, die Serumfarbe, ein genau geschildertes Blutbild, Spinalaffektion usw.

Hierher zählt eine langdauernde rezidivierende Anämie von ROTH mit typisch sekundärem Blutbild, bei der die Sektion eine Ursache nicht nachweisen konnte, dann die zwei Beobachtungen von HERZOG[1] mit Glossitis. In solchen Fällen könnte Ulcus des Magens oder des Duodenums die Ursache darstellen und die Periodizität erklären. Beim zweiten Fall HERZOGs lagen in der Tat Darmblutungen chronischer Art vor.

Zuerst sekundäre Anämie, nach $^1/_2$ Jahr Perniciosa verzeichnet LENHARTZ, ZADEK u. a.; aber bei der Häufigkeit sekundärer Anämie an sich ist zunächst aus diesem Vorkommnis nicht viel abzuleiten. Besonders liegt aber die Möglichkeit vor, daß die Anämie als sekundär nur wegen leichter F.-I.-Abnahme erklärt wird, trotzdem aber Megalocyten vorhanden sind.

Es wird ferner darauf hingewiesen, daß in der Familie mit Perniciosa auch sekundäre Anämien mit Achylie vorkommen und diese wurde als der Perniciosa nahestehend bezeichnet (GRAM), der eine lange Stufenfolge in der Entwicklung der Perniciosa annimmt, oder es wurde vermutet, daß sekundäre Anämien auf Leber nur ansprechen, wenn in der Familie Perniciosa vorkomme (WATKINS). Es sprechen auf Leber aber gelegentlich auch Magencarcinom-Anämien an (DAVIES) und Lebererfolg ist nur ein starkes Argument, noch nicht ein Beweis für Perniciosa.

HOCHREIN sah nach Magenresektion wegen Ulcus später sekundäre Anämie, die auf Leber reagierte. Im Dünndarm Koliflora. Es bestand auch Zungenbrennen. MORAWITZ schilderte schwere tödliche spinale Affektion bei sekundärer Anämie[2]. Doch bleibt die Beziehung zu Perniciosa unsicher. Auch CORNELL sagt, bei Perniciosa könne auch das Blutbild der sekundären Anämie vorliegen, freilich selten und MORAWITZ (1927) berichtet über 2 Fälle von sekundärer Anämie mit Funiculosis. SCHAUMAN (1923) sah eine 48jährige Frau mit schweren Blutverlusten. Zuerst posthämorrhagische sekundäre Anämie mit Zungenbrennen, nach 2 Jahren aber stellte er typische Perniciosa fest. Alle diese Beobachtungen müßten außerordentlich viel eingehender mit vielen, nicht nur mit einem einzigen Blutbefund und nach allen Kriterien belegt sein, wenn ein Urteil möglich sein sollte. Vorläufig sind die hier aufgeworfenen Probleme noch nicht zu entscheiden, aber in Zukunft genau zu studieren. Größte Bedeutung hat die Tatsache, daß bei einer Revision früher angefertigter Blutpräparate die Megalocyten, wenn auch spärlich, in solchen Fällen doch gefunden werden (eig. Beob.).

Ich halte es für wohl sicher, daß nicht nur durch Schizocytose der F.-I. sinkt, sondern daß auch durch biologische Varianten, starke Blutverluste andere Krankheiten, blaße Zellen entstehen. Wichtig wäre es dann, genau auf Megalocyten zu achten!

Wenn zuerst sekundäre Anämie und $^1/_2$ Jahr später Perniciosa gefunden wird (ZADEK), so braucht bei der Häufigkeit einer sekundären Anämie noch nicht unbedingt ein Übergang beim gleichen ätiologischen Moment vorzuliegen.

Verlauf des Leidens.

Während die ersten Krankheitsfälle BIERMERs alle letal geendigt hatten, und daher zu Charakterisierung der Krankheit die Worte progressiv und perniziös schon in der Namengebung verwendet worden waren, kennen wir heute viele abweichende Verlaufstypen. Dauerheilungen ohne jedes Rezidiv sind zunächst für die Bothriocephalusperniciosa das gewöhnliche. Dieselben Erfahrungen konnte ich auch bei den durch Gravidität und Lues hervorgerufenen hochgradigen Erkrankungen von Perniciosa sammeln. Ist einmal die entscheidende Wendung eingetreten und das „kausale“ Moment entfernt, so erfolgt die Heilung als definitive ohne jedes Rezidiv.

Ganz anders verhält es sich mit der die große Mehrzahl der Fälle bildenden kryptogenetischen Perniciosa ohne Leber- oder Magentherapie. Hier gibt

[1] HERZOG: Dtsch. Arch. klin. Med. **130**.
[2] MORAWITZ: HENZE: Inaug.-Diss. Würzburg 1923.

es nie Dauerheilung; diese Auffassung ist heute allgemein zum Durchbruch gekommen. Sehr oft wird unter Arsen zunächst volle Remission erzielt; nach $^1/_2$—1—2 Jahren oder später erscheint ein Rezidiv. Wiederum „Heilung". Ein zweiter, dritter, vierter Rückfall kann nochmals glücklich besiegt werden; aber ein weiteres Rezidiv mit fatalem Ausgang ist nicht mehr abzuwenden.

Auffällig ist die Raschheit, mit der in den Spätstadien der Tod eintreten kann, bemerkenswert die Tatsache, daß bei älteren Leuten der Exitus sogar oft nicht in schwerer Anämie erfolgt, sondern an Herzinsuffizienz. Langer Verlauf war auch früher nicht so selten. So ist der S. 385 erwähnte Mann erst im 10. Jahre seines Leidens gestorben, bei fast stets erhaltener ordentlicher Arbeitsfähigkeit, und die Patientin von S. 366 ist heute nach 13 Jahren sehr wohl und bei dauernd über 100% Hb.

Hirschfeld erklärt die Krankheit gleichfalls als „stets unheilbar". Ein Patient von Hirschfeld erlag nach 13 Jahren dem neunten Rezidiv. Aus der Literatur erwähnt er die Fälle von Pächter (Tod nach 6 Jahren nach 5jährigem Wohlbefinden), Syllaba nach 8 Jahren Krankheit. Nothmann erwähnt einen Patienten, der 1917 mit 40% Hb. und 1,6 R. in die Klinik eintrat, 10 Jahre ohne Behandlung blieb und im 14. Jahre seiner Beschwerden an Herzinsufficienz gestorben ist; 12 Jahre nach Erhebung des beweisenden Blutbefundes. Eine Krankheitsdauer von $16^1/_2$ Jahren nimmt Strandell in seiner Beobachtung an. Cabot gibt über 7 Jahre Lebensdauer für 37 auf 1200 Erkrankungen an. Borbijaerg erwähnt wie Malte 10 Jahre Verlauf.

Würde man Achylie als erstes Krankheitszeichen bei später erwiesener Perniciosa gelten lassen, so würde eine Verlaufsdauer von 20 und mehr Jahren anerkannt werden müssen.

Die Unheilbarkeit der Krankheit wurde früher allgemein vertreten.

Von den 62 Beobachtungen der Monographie Müllers werden nur 5 Fälle als geheilt mitgeteilt, davon ist Fall 24 unsicher und für eine Beurteilung zu ungenau wiedergegeben. Bei Fall 27 handelt es sich sicher, bei Fall 30 wahrscheinlich um schwere Chlorose. Fall 32 ist eine puerperale Form, deren Heilung uns nicht in Erstaunen setzt. Bei Fall 46 muß nach Anamnese, Verlauf und Palpationsbefund (flacher, kinderfaustgroßer Tumor der Reg. pylorica) an Ulcus ventriculi gedacht werden. Einzig Grawitz verfocht die Heilungsmöglichkeit; doch ist die Begriffsfassung bei diesem Autor irrig gewesen (siehe S. 360).

Schauman nimmt immunisatorische Vorgänge an; ich denke lediglich an Überwindung der Anämie bei As. ohne wesentliche Änderung der Blutbildung (bleibende Megalocytose!) durch vermehrte Knochenmarkstätigkeit.

Es ist nun die große Frage, wie steht es mit der Dauerheilung, seitdem wir die Leber- und Magentherapieerfolge sehen. Darüber kann natürlich heute noch nicht gesprochen werden. Jedenfalls erscheint es sicher, daß wir das Leben des Kranken sehr verlängern und die Anämie oft sehr lange zurückdrängen können, so daß oft enorme Erfolge erreicht werden, und zwar in der großen Mehrzahl der Erkrankungen. Einzelne Fälle sind aber refraktär, andere kommen nie in weitgehende Erholung und sterben an Herzleiden, Pyelitis, spinalen Affektionen usw. Ich fürchte, daß gegenüber dem noch herrschenden Optimismus von heute ein gewaltiger Rückschlag kommen wird. Die Frage heißt, wie viele Pat. mit sicherer Perniciosa leben noch 5, wie viele 10 Jahre nach der Lebertherapie. Wenn wir sehen, daß die Veränderungen im Rückenmark und im Verdauungstraktus unbeeinflußt bleiben, abgesehen von den Besserungen der Ataxie, die aber nicht Lebererfolge darstellen, so ist ein gewisser Pessimismus berechtigt, besonders weil er zu systematischer strenger Überwachung und Kontrolle der Patienten geradezu auffordern muß.

Vorläufig werden fast alle Mißerfolge unregelmäßiger oder ungenügend dosierter Lebertherapie zugeschrieben und es wird als täglich nötige Frischleberdosis jetzt schon immer 500 g verlangt, bevor man von Lebermißerfolg sprechen dürfe, also Dosen, die nur wenige Kranke und nur kurze Zeit ertragen. Auf diese Weise ist es leicht, die Mißerfolge zu „erklären". Daß eine solche Deutung der Mißerfolge nicht immer richtig ist, habe ich in der Rundfrage (1930) festgestellt. Es sind Patienten an Anämie gestorben, die mit Heroismus enorme Lebermengen genossen haben. Andere Mißerfolge werden auf falsche Diagnose zurückgeführt, oft mit vollem Recht, doch nicht ausnahmslos.

Im ganzen hat sich die Prognose seit der Leber- und Magentherapie zweifellos ganz enorm geändert, nur können wir diesen Satz vorläufig erst für den Zeitraum einiger Jahre belegen.

Im Gegensatz zu diesem chronischen und periodischen Verlauf sind akute Fälle extrem selten; so erlag einer meiner Patienten innerhalb 4 Wochen seinem Leiden. Gegenüber der Akuität dieser Fälle muß aber eine Reserve insofern gemacht werden, als der Arzt oft erst in vorgerücktem Stadium konsultiert wird, und offenbar der Patient lange Zeit sich nicht für ernstlich krank hält.

Für die Existenz wirklich akuter Formen, die von Hb. 80—100 rasch auf 20—10 herabsinken und sterben, und das wären wirklich akute Typen, gibt es keine beweisenden Beobachtungen.

Eine dritte Verlaufsart setzt ziemlich akut ein und kommt dann in ein Stadium ohne rechte Erholung, indem ein unregelmäßiges Schwanken zwischen Perioden der Besserung und Verschlimmerung monatelang oder jahrelang vorkommt, bis endlich der Tod die Erlösung bringt.

Im allgemeinen wird man besonders seit der Leberära zunächst große Erfolge erzielen. Sogar aus mehrtägigem tiefen Koma (eig. Beob.), selbst ohne jede Therapie, kann ein Patient wieder erwachen und sehr rasch in Remission hinübergeführt werden.

Erstaunlich ist dann die Zunahme der R., die 200000 pro die überschreiten kann.

Mit Beginn einer Remission halten sich die Kranken oft sofort für gesund und drängen zur Arbeit, selbst bei unglaublich niedrigen R.- und Hb.-Werten.

Wie häufig wollen Patienten mit kaum 2000000 R. die schwere Tagesarbeit wieder aufnehmen. Das 12jährige Kind mit Tänia, dessen R.-Zahl in 4 Wochen von 520000 auf 2456000 gestiegen war, hielt die Wiederaufnahme des Schulbesuches für selbstverständlich; ja, ich sah einen Mann, dessen R.-Zahl 1200000 während vieler Monate nicht überschritten hatte, beständig seinen Beruf als Hundescherer und Händler mit altem Eisen ausüben und jedes Angebot der Spitalpflege mit den Worten zurückweisen, so weit sei es noch nicht! Ein Patient von WEINBERG mit nur 16% Hb. erklärte sich für kräftig.

Diese für andere Anämien ganz ungewöhnliche Erscheinung wird erklärt durch den Nachweis, daß die R. der Perniciosa morphologische und funktionelle Riesen sind. Dadurch werden klinische Erscheinungen zurückgedrängt, die bei gleicher Zahl der R., aber funktioneller Minderwertigkeit, in größter Deutlichkeit hervortreten müßten.

Bei alten Leuten muß die Prognose schlechter gestellt werden, besonders wegen der häufigen Herzaffektion; aber auch die Regenerationsgeschwindigkeit ist nach SCHAUMAN und SALTZMANN deutlich geringer.

Diagnose und Differentialdiagnose.

Die Erkennung der Krankheit fällt dem Geübteren oft schon bei gewöhnlicher Untersuchung leicht. Vor allem sind die strohgelbe Farbe ohne eigentlichen Ikterus, die Anämie und Mattigkeit, das Gedunsensein des Gesichtes, die Parästhesien und andere spinale Zeichen, die geringe Reduktion des Fettpolsters, die Glossitis, die Geräusche am Herzen wegleitend. Entscheidend und erst beweisend ist der Blutbefund. Hier läßt der frühembryonale Typus der Erythropoese (viele Megalocyten, großes R.-Volumen, hoher Färbeindex und Hb.-Reichtum der Zellen) in Verbindung mit dem klinischen Bilde rasch eine ganz definitive Entscheidung zu. Auch die Abnahme der L., besonders der myeloischen Formen, der N. und Monoc. mit den oben geschilderten Besonderheiten, der meist hohe Prozentsatz der $\mathfrak{L}$. sind wichtig. Dazu kommen ferner die Verminderung der Blutplättchen, die höchst eigenartige, sonst wohl nie in dieser Weise anzutreffende dunkelgoldgelbe Serumfarbe und die meist stark positive Urobilinogenurie mit Zunahme der Urobilinkörper im Stuhl.

Von Bedeutung ist der auffällige Befund, daß zwar das Aussehen des Kranken extrem blaß ist, das Blutpräparat aber keine blassen, sondern ausgezeichnet Hb.-haltige Zellen enthält. Dieser Gegensatz ist ungemein wegleitend.

Das scharf ausgeprägte Blutbild ist so beweisend, daß ein mit der Blutmorphologie Vertrauter fast nie im Zweifel sein kann, ob Perniciosa vorliegt oder nicht. Gewöhnlich entscheide ich richtig schon nach dem ersten Blick ins Mikroskop, wobei die Anisocytose mit viel Hb.-reichen Megaloformen und das Zurücktreten der L. die Beurteilung gestattet.

Die Rundfrage in der Med. Klinik (His u. a. 1908) und die Diskussion der Berliner hämatologischen Gesellschaft 1911 hat freilich gezeigt, daß manche Autoren diesem Urteil sich noch nicht anschließen können, so auch nicht Matthes in seinem Lehrbuch der Differentialdiagnose. Pappenheim sagte, daß das Blutbild nur in 97—98% der Fälle charakteristisch sei. Das ist allerdings schon ein außerordentlich weitgehendes Zugeständnis. Es gibt wenige Krankheiten, bei denen das klinische Bild in höherem Prozentsatz typisch wäre. Die von Pappenheim erwähnten Ausnahmefälle von Lubarsch und Engel kann ich nicht anerkennen (s. S. 357), ebenso wenig die Beobachtungen von Hertz (s. 2. Aufl.).

Es wird noch einige Zeit verfließen, bis die Bedeutung des Blutbildes der Perniciosa allseitig anerkannt ist, und doch wird diese Zeit kommen. 1895 noch schrieb in seinem Lehrbuche Limbeck, daß man Leukämie nicht allein (!) aus dem Blute diagnostizieren könne. Heute würde wohl niemand mehr sich so ausdrücken, sondern man muß sagen, Leukämie und perniziöse Anämie kann man in etwa 98% der Fälle ohne weiteres aus dem Blute diagnostizieren. Einige wenige Beobachtungen bieten Schwierigkeiten, die nahezu ausnahmslos bei Berücksichtigung aller klinischen Verhältnisse überwindbar sind, besonders bei wiederholten Prüfungen des Blutes.

Es ist höchst beachtenswert, daß selbst in der Remission bei Hb.-Werten von 70, ja 100% der Blutbefund noch typisch ist. Bei ausgezeichnetem Lebererfolg allerdings nähert sich das Blutbild fast der Norm. Mit Sicherheit kann bewiesen werden, daß das Blutbild der Perniciosa nicht vom Grade der Anämie abhängig ist; denn es gibt zahllose Carcinom- und andere sekundäre Anämien von enormer Intensität, die keine gemeinsame Züge mit der Perniciosa aufweisen, und sichere Frühfälle der Perniciosa ohne Hb.-Abnahme.

Die *Differentialdiagnose* berücksichtigt *klinisches Bild und Blutbefund.* Der klinische Verlauf mit Remissionen und Rückfällen ist so eigenartig, daß kein sicherer Fall von gleichem Charakter für eine andere Art von Anämie bewiesen ist.

Ähnlichen Verlauf mit Remissionen bot nur eine Beob. von Roth (S. 383) mit sekundärer Anämie, doch fehlt Urobilinurie und vieles andere der klinischen Befunde.

Für das klinische Bild sind ferner wichtig und für die Differentialdiagnose von Bedeutung Glossitis, Achylie, Darmbefunde, spinale Erscheinungen, dunkelgelbes Serum, Urobilinvermehrung in Urin und Stuhl. Freilich ist zu sagen, daß diese letzteren Befunde des gesteigerten Blutzerfalles auch sonst bei Anämien anzutreffen sind und daß es auch rascher und ohne ausgesprochene Remissionen verlaufende Fälle von Perniciosa gibt.

Pappenheim wollte zwischen Biermerscher Krankheit und perniziös anämischem Blutbefund unterscheiden. Jede Biermersche Krankheit hat aber den perniziös-anämischen Blutbefund und dieser kommt sonst nie vollständig, sondern nur in Annäherung einer Makrocytose vor. Seitdem aber auch die Bothriocephalus- und Graviditätsperniciosa Achylie und spinale Zeichen aufweisen und auf Leber gut reagieren, muß an dem einheitlichen Typ der krankhaften Knochenmarksbeeinflussung festgehalten werden.

Klinisches Bild und Verlauf sind zwar recht wichtig und wertvoll, aber oft zunächst nicht entscheidend; hat doch Biermer selbst Glossitis, Achylie, Spinalerkrankungen, Urobilinurie, Remissionen und so vieles andere nicht gekannt.

Eine *Conditio sine qua non ist aber der Blutbefund* und darum muß die *Differentialdiagnose hier einsetzen*, und hier fällt denn auch die Entscheidung. Einige Anämien zeigen zwar einzelne Züge des Blutbildes der Perniciosa, wie erhöhten Färbeindex, jugendliche Erythroblasten, Makrocyten, Leukopenie, nicht aber das Vollbild.

Es muß nach meinen Grundsätzen zwischen Zellen der frühembryonalen Blutbildung (Megaloblasten mit Reifung zu Megalocyten) und der spätembryonalen Blutbildung (Makroblasten und Pronormoblasten mit Reifung zu Makrocyten und Normocyten) getrennt werden. Hierin liegt der Kernpunkt der Differentialdiagnose des Blutbildes bei den schwieriger zu deutenden Fällen.

Differentialdiagnostisch auszuschließen sind also

I. Andere Anämien mit erhöhtem F.-I. und Makrocyten.

a) *Schwere Kinderanämie: An. pseudoleuc. inf.* HERTERscher Infantilismus. Hier ist öfters der F.-I. hoch durch die Anwesenheit von jungen R.; es findet sich aber meist dauernd starke Leukocytose und eine große Zahl von Makroblasten, beides im Gegensatz zu Perniciosa, die im frühen Kindesalter nie vorkommt. Klinisch bieten diese Kinderaffektionen meist ungewöhnlich große Leber und Milz, nicht aber Glossitis, Achylie, spinale Erkrankung. Beim Herter können die L. stark abfallen.

b) *Anämien mit Metastasen maligner Tumoren im Knochenmark.* Klinisch ist hier vieles abweichend, besonders die Anamnese, die Schmerzen durch Kompression der Nerven oder des Rückenmarkes, der Röntgenbefund. Hämatologisch fällt die Zahl der R. fast nie unter 2,0 Mill. R., ist die Zahl der Erythroblasten und der L. viel zu hoch, und finden sich meist Myelocyten.

c) *Leukämien* besitzen oft eine R.-Bildung mit erhöhtem F.-I. und Makrocyten. Aber auch hier ist die Zahl der Erythroblasten groß oder gar ungeheuer und das weiße Blutbild ganz abweichend. Dazu kommen die klinischen Befunde der Hyperplasien der Milz und Lymphknoten. Gewisse aleukämische Vorstadien zeigen prinzipiell gleiches Verhalten, auch viel zu viel Erythroblasten, und abweichende L.-Befunde. Erhebliche Schwierigkeiten können aleukämische Lymphadenome bieten, bei denen der F.-I. oft erheblich hoch ist und bei denen wenig unreife R. vorhanden sind (CHON, MERKLEN, BRUCKE, DENEKE, viele eig. Beob.).

d) Septische Anämien können massenhaft Erythroblasten, Makroblasten und sogar Proerythroblasten für lange Zeit aufweisen, dazu aber völlig verschiedene L.-Bilder, selbst bei Leukopenie. Wichtig ist in diesen Erkrankungen das reichliche Vorkommen pathol. N. und die Globulinzunahme.

e) Ebenso gewisse erworbene hämolytische Anämien, die neben Normo-Makroblastenmengen auch Ikterus und völlig abweichende L.-Befunde und oft pathologische N. zeigen.

Die Gruppen d) und e) enthalten viele früher nicht richtig gedeutete Erkrankungen, die oft als schwere atypische Anämien bezeichnet worden sind; hierher sicherlich die Beobachtungen von LEUBE, KUSUNOKI, MORAWITZ und meiner Schülerin SOROCHOWITSCH und eigene neue Fälle. Erfahrungsgemäß liegt für viele Autoren bei dieser Gruppe die größte Schwierigkeit der Differentialdiagnose.

Früher fehlte es zum Teil an den Kriterien zur Abtrennung; heute ist die Prüfung auf pathol. N. eine der wichtigsten Methoden der Abgrenzung.

f) *Schwerste Malaria* erreicht gelegentlich eine gewisse Ähnlichkeit durch leicht erhöhten F.-I., mit Makrocyten und viel Erythroblasten; aber das L.-Bild ist total verschieden.

g) Genau so können *schwere Blutgiftanämien* (Nitrobenzol: EHLICH und LINDENTHAL) oberflächliche Ähnlichkeit erreichen.

h) Gewisse *Lebercirrhosen* zeigen erhöhten F.-I., nur Makrocyten, aber ganz abweichende L.-Verhältnisse; vgl. aber S. 357.

i) *Sprubild.* Die trophische Spru ist klinisch durch hochgradige Stomatitis, schaumige Gärungsstühle, schwerste Abmagerung abzugrenzen und bietet offenbar erst in Kachexiestadien Makrocytose und ähnliche Blutbilder. Bei starker Pankreasaffektion der Perniciosa entsteht ein der Spru ähnliches Bild, siehe S. 370.

II. Anämien mit erhöhtem F.-I., aber Mikrocytose: konstitutionelle hämolytische Anämie, heute leicht abzugrenzen durch ungewöhnlich starke Knochenmarksreaktion; denn gerade der *Torpor des*

Markes, besonders in bezug auf N., Monoc. und Blutplättchen, ist für Perniciosa charakteristisch.

Die hohe Zahl von Erythroblasten spricht also nicht für, sondern *gegen* Perniciosa!

Die Perniciosa bietet gelegentlich ungewöhnliche Blutbilder (S. 381f.):

1. Bei Komplikationen mit Sepsis (extrem selten!).

Hierher zähle ich den von MEYER-RÜEGG publizierten Fall von puerperaler Perniciosa, kompliziert durch Sepsis, bei dessen Untersuchung ich neben massenhaften Erythroblasten etwa 30000 L., darunter 25% Myelocyten, konstatieren konnte. Hier hatte ich mich sofort dahin ausgesprochen, daß noch etwas Besonderes vorliegen müsse.

2. Bei Blutkrisen. Diese sind sicherlich sehr selten und weit überschätzt.

Ich selbst habe unter mehr als 400 Beobachtungen nur zweimal reichlich Erythroblasten gesehen. Agonal können mehr Megalo- und Normoblasten ins Blut hineinkommen (agonale Knochenmarksinsufficienz); aber nach den absoluten Zahlen sind die Werte doch auch jetzt bescheidene und reichen nie an die Tausende von Erythroblasten im Kubikmillimeter bei den Affektionen sub a—g heran.

3. Perniciosa mit starken Blutverlusten, auch nach Splenektomie.

Hier kann der F.-I. unter 1,0 sinken, und jetzt sieht man blasse Megalocyten. In solchen Fällen ist die Bestimmung des R.-Volumens und des Einzelvolumens nötig, besonders wenn jetzt auch Hämolyse fehlt.

Fr. H. Hb. 54, R. 3,09, F.-I. 0,9, $\eta = 3{,}1$, Gesamtvolumen 32% (Hämatokrit.), 31%, (viscosimetrisch), also R.-Größe 103—101 μ^3, aber Hb.-Dichte nur 1,8!! Serum nur Spur gelb. Aldehydreaktion immer negativ. Viele aber meist blasse Megalocyten.

Anämien ohne Megalocyten sind leicht diagnostisch abzugrenzen, so die anämische Form des Magencarcinoms.

Erst wenn die Verminderung der R. 1000000 oder noch tiefere Werte erreicht, trifft man vereinzelte Makrocyten und Makroblasten, wohl wegen einzelner Knochenmarksmetastasen. Bei so starker Anämie ist aber fast stets eine neutrophile Leukocytose vorhanden, die diagnostisch für Carcinom ausschlaggebend ist.

Nach ROESSINGH hat Carcinom stets blasses Serum und dunkles nur bei Leberschädigung (durch Metastasen). Jetzt erhält man aber die direkte Diazoreaktion, bei Perniciosa dagegen die indirekte.

Die Achylia gastrica ist zwar typisch für Perniciosa, aber auch sonst nicht selten. Immer ist die gesteigerte Motilität ein gewichtiges, wenn auch nicht allein ausschlaggebendes Argument gegen Carcinom.

Manche Ärzte wollen heute Perniciosa auch annehmen bei der Kombination von Glossitis + Achylie + Anämie, diese aber vom sekundären Typus oder doch uncharakteristisch für Perniciosa. Das führt leicht zu Fehldiagnosen und ich glaube, daß auf diese Gefahr besonders hingewiesen werden muß.

Bei einer meiner Patientinnen hat eine Autorität im Januar 1922 wegen *Achylie,* starke Darmstörungen seit 5 Jahren bei Hb. 18%! Perniciosa angenommen. 1925 erreichte ich aber bei der typischen sekundären Anämie unter großen Eisendosen, Hb. 100% und R. 5,3, glänzendes Aussehen. Später bei bleibender Achylie, großer Appetitlosigkeit, starken Darmstörungen Rückfälle der Blutarmut jedoch stets wieder Besserung.

1930. Aussehen gut, Hb. 75, R. 3,7; nie in 5 Jahren Urobilin vermehrt, bei zahlreichen Untersuchungen, nie Megalocyten, stets typische sekundäre Anämie, nie Zungenbrennen, keine spinalen Prozesse! Damit ist die Perniciosa wohl sicherlich durch die Dauerbeobachtung widerlegt. Eine Perniciosa ist also auch nicht auf dieser Grundlage entstanden.

Am häufigsten wird die Krankheit verwechselt mit anderen Anämien, mit Carcinom, chronischen Magenleiden, mit Lebercirrhose, schweren chronischen Anämien bei Sepsis, aleukämischen Lymphadenosen mit Zuständen schwerer Verdauungsstörungen, mit Nephritis, ganz selten mit Morbus Addison.

Sektionsbefunde und Histologie.

Die Sektionsbefunde bieten alle Erscheinungen einer schweren Anämie. Kleine Petechien auf Haut, Pleura, Perikard, im Intestinaltraktus, Gehirn, hier auch pachymeningitische Membranen usw. zeigen die hämorrhagische Diathese an. Die Zunge ist vielfach glatt, die Mucosa atrophisch. Der Herzmuskel, besonders die Papillarmuskeln, sind zumeist fleckweise fettig „degeneriert“, „getigert“; doch kann diese Veränderung auch fehlen. Auch andere Muskeln zeigen mitunter Herde von fettiger „Degeneration“ (MÜLLER, FRÄNKEL). Häufig ist Lungenödem. Die Mucosa des Magens ist öfters atrophisch, häufiger fast normal. Eine Darmatrophie ist nicht notwendig vorhanden, und es wurden früher kadaveröse Prozesse damit verwechselt. Einige Autoren wollen Degenerationen der nervösen Elemente des Magens konstatiert haben.

Die Lymphknoten sind normal; Schwellung der Mesenterialdrüsen ist nur dann anzutreffen, wenn gastrointestinale Störungen bestanden hatten. Rote Lymphknoten, besonders im retroperitonealen Gewebe, enthalten R. in den Sinus durch Blutungen oder zugeführtes Blut. Die Milz ist meist mäßig, gelegentlich erheblich vergrößert, selbst nach dem 60. Altersjahr.

Die Leber sieht lehm- oder rostfarben aus und zeigt oft enorme Eisenmengen (Hämosiderose) wie auch Milz, Knochenmark, Nieren, Magen usw. Die Nieren bieten oft Verfettung. Das Fettmark der Extremitätenknochen ist durch rotes Zellmark ersetzt; doch ist diese Substitution mitunter keine vollständige, kann sogar fehlen, aplastische Form, oder es kann schwerere Markatrophie vorliegen.

In der Remission ist das Mark der langen Knochen oft gelb (von ZADEK bewiesen für spezielle Fälle), eine Tatsache, die selbstverständlich erscheint, wenn eben die Umwandlung aus funktionellen Gründen erfolgt war, und darüber besteht kein Zweifel. Schon deswegen kann man „aplastische“ oder „aregenerative“ Formen nicht als etwas Besonderes ansehen. Es handelt sich, wie ich immer betont habe, um Phasen. Auch für Frühfälle ist gelbes Mark der Röhrenknochen zu erwarten.

Die *Hämosiderosis* bei der Sektion ist ein wichtiger Befund und dient zur Beweisführung für die Perniciosa. Beim Fehlen der Eisenablagerung muß eine andere Anämie erwogen werden. Immerhin sah ich (1917) auch in der Leber keine Siderose bei einer Patientin, bei der ich die Milz exstirpieren ließ, ferner bei einem Fall mit mäßig hochgradiger Anämie, der rasch an schwerer Lungentuberkulose starb. Auch die Lit. erwähnt das Fehlen der Siderosis, die offenbar eine schlechte Verwertung des Eisens in Spätstadien als Insuffizienzerscheinung darstellen kann.

Im Knochenmark findet man meist viel R. und sehr zahlreiche *Erythroblasten*, meist eine gewisse Zahl von Megaloblasten und diese um so leichter, je schwerer die Anämie war; die Zahl wechselt aber ungemein. In eigenen Fällen waren sie in einzelnen Knochen verschieden reichlich. Auch Proerythroblasten in Häufchen (HELLY, ELLERMANN, ASKANAZY) kommen nicht selten vor.

MEYER und HEINEKE berichten über Fälle mit sehr viel und andere mit relativ wenig Megaloblasten. Hochgradig war die Vermehrung in einem Falle von RINDFLEISCH. Im Schnittpräparate ist der Nachweis der Megaloblasten meist schwierig. STERNBERG schreibt, zuweilen findet man bei Perniciosa keine Megaloblasten, aber recht lebhafte Neubildung von Myeloblasten.

Zu Normoblasten finden sich alle scheinbaren Zwischenformen. Nicht allzu selten überwiegen normal große Erythroblasten. Überaus häufig ist Kernzerfall der roten Blutzellen; oft nehmen Makrophagen zahlreiche R. auf, und man trifft eisenhaltiges Pigment als Residuen dieser Phagocytose. Basophil granulierte R. und Erythroblasten können selbst dann gefunden werden, wenn im Blute solche Zellen fehlen (eig. Beob. KRAUTZ).

Die weißen Markzellen sind in der Mehrzahl meiner eig. Beob. Myeloblasten, ebenso in vielen Beob. der Literatur.

Schon 1900 hatte ich darauf hingewiesen, daß kleine, ungranulierte Markzellen bis zu 80—90—95% vorherrschen können. Inzwischen sah ich auch Fälle mit viel Myelocyten, aber zahlreichen Myeloblasten daneben. Es scheint nach meinen Beobachtungen, daß das Rippenmark zumeist mehr Myelocyten enthält als das rote Mark des Femur. HELLY und ELLERMANN halten diese Myeloblasten für unreife Erythrogonien. Das kann aber nur für einen Teil zutreffen.

Die Zahl der Riesenzellen wird meist als gering bezeichnet. In Untersuchungen mit FISCHER fand ich Megakaryocyten sehr selten. Auf große Verminderung weist besonders auch ASKANAZY als diagnostisch wichtiges Moment hin.

Auch Markatrophie kommt als biologische Variante vor: z. B. als ganz zellarmes Rippenmark, wie in meinem Falle von tödlicher Bothriocephalusanämie als schwerste Intoxikation mit Vernichtung der Markelemente. Dann ist schwere hämorrhagische Diathese regelmäßig wegen der enormen Thrombocytopenie vorhanden. Das Mark der langen Knochen bleibt dann gelbes Fettmark.

HIRSCHFELD vermißte Megaloblasten ganz bei solchen schwertoxischen Anämien.

Selbst bei Fettmark der Röhrenknochen ist enorme Hyperplasie der Erythropoese in vielen kurzen Knochen vorhanden, und daher der Ausdruck aplastisches oder aregeneratives Mark bei Fettmark in den langen Knochen unrichtig. Überhaupt belegen die feinen histologischen Untersuchungen die enorme Reaktion des Markes bei Perniciosa selbst dann, wenn im Blute R. und L. auf tiefste Werte gesunken sind. Das kann nur durch starke Zerstörung der R. und L. bei der Perniciosa erklärt werden, oder durch zeitweise geringe Ausfuhr aus dem Mark oder geringe Bildung in gewissen Phasen: Hemmung, Torpor. Trotzdem ist, in toto genommen, die Markreaktion in früheren Stadien enorm stark.

In der Remission kann das Mark an gleicher Stelle, an der vorher Megaloblasten gefunden worden sind, jetzt Normoblasten enthalten (ZADEK). Dies ist jetzt unter Lebertherapie nicht selten zu erwarten, weil die normale Normoblastenbildung wieder sehr stark zunimmt. Früher unter As. erfolgte die Remission aber fast ausnahmslos als Megaloblastenbildung. Die beiden Typen der Erythropoese schließen sich eben nie aus. Sie sind im Mark der Perniciosa in verschiedenen Phasen der Krankheit sehr verschieden häufig und auch in einzelnen Knochen ganz ungleich verteilt.

Extramedulläre Erythropoese und *Myelopoese* ist meist geringgradig.

Oft zeigt die Milzpulpa Normoblasten, Erythroblasten, Myelocyten und Myeloblasten, und durch Pulpawucherung werden die Follikel verkleinert. (Beob. von A. WOLFF, ENGEL, KURPJUWEIT, LABBÉ et SALOMON, GULLAND and GOODALL, LAISSLE, DIEBALLA, EPPINGER, HUBER, ERICH MEYER und HEINEKE.) ZIEGLER und DECASTELLO fanden konstant Metaplasie, ebenso eig. Beob. mit FISCHER und SCHATILOFF.

In den Lymphknoten sind myeloische Metaplasien selten. (MEYER und HEINEKE, Andeutung von Erythropoese und Myelopoese in eig. Beob.) Eigenartig ist eine starke Myeloblastenwucherung in den retroperitonealen Lymphknoten bei NICOL.

Häufiger ist Metaplasie in der Leber, und zwar intraacinöse Myelopoese und Erythropoese (so daß auf Abstrichpräparaten weit mehr kernhaltige R. getroffen werden als im Leichenblut) und interacinöse adventitielle Myelopoese (GULLAND and GOODALL, HIRSCHFELD, ERICH MEYER und HEINEKE, eig. Beob.).

Diese Reaktionserscheinungen könnten wohl ein atypisches Blutbild mit höherer L.-Zahl, zahlreichen Myelocyten, vielen Normoblasten erklären. So wird der als fragliche Leukanämie publizierte Fall von KERSCHENSTEINER als atypische (durch abnorm starke biologische Reaktion abweichende) Perniciosa durch MEYER und HEINEKE gedeutet; es könnte aber auch eine andere schwere Anämie vorgelegen haben; ähnlich verhält sich auch die Beobachtung von COPELLI. Insbesondere dürfte die Leberveränderung Ursache des atypischen Blutbefundes in solchen Fällen sein.

In analoger Weise enthält das Mark bei Remission oder beim Tod in einem Stadium mäßiger Anämie Megakaryocyten in größerer Zahl, dann auch viel mehr Myelocyten als bei extremer Anämie.

Alle die Befunde wechseln je nach den biologischen Verhältnissen in einzelnen Stadien und Phasen der Krankheit.

Die Mikroskopie der Zunge ergab vielen Autoren wie ASKANAZY, DREYFUS, WALLGREN in allen Fällen, selbst beim Fehlen jeder klinischen Erscheinung, charakteristische Befunde. Atrophie des Epithels und Untergang der Epithelzellen, Verschmälerung und Atrophie des Papillae fungiformes und filiformes,

L.-Infiltrate, Plasmazellen, fast nie aber tiefergreifende Entzündung, auch keine Nerven- oder Gefäßveränderungen. Das Bindegewebe ist oft vermehrt, aber stets feinfaserig; also handelt es sich dabei nicht um Narben. Außerdem findet sich Ödem, Fibroblastenvermehrung, und eine gewisse leukocytäre Reaktion (ASKANAZY). Dieser Autor spricht daher von subchronischer Entzündung.

Prinzipiell sind die Veränderungen am Rachendach, im Rachen und in der Speiseröhre identisch und offenbar nicht selten.

Diese Veränderungen übertreffen Ähnliches bei sekundärer Anämie und Infektionskrankheiten nach ASKANAZY bei weitem.

Die Histologie des Magens zeigt manchmal starke Atrophie der Drüsen und starke ℒ.-Einlagerungen, ein Prozeß, der als chronische Gastritis von vielen Autoren gedeutet worden ist, besonders von K. FABER. WEINBERG hat aber in eingehenden Untersuchungen diese ℒ.-Infiltrate in Mucosa und Submucosa oft ganz vermißt oder nur sehr geringgradig getroffen, so daß er Gastritis ausschließt und die Achylie als konstitutionell betrachtet. WALLGREN fand ℒ.-Infiltrate im Magen konstant, wenn auch nicht immer beträchtlich, im Dünndarm in $^3/_4$, im Dickdarm in $^2/_5$ der Fälle. STRAUSS und OESTREICH nehmen gleichfalls keine Gastritis an, sondern nur ℒ.-Infiltrate und erklären die Achylie zum Symptomenkomplex der Perniciosadisposition gehörig. K. FABER (1926) beharrt aber auf der Existenz einer Entzündung.

BIELSCHOWSKY sieht in den Veränderungen des Magens ebenfalls den Ausdruck neurogener Prozesse, mindestens zum Teil, fand Veränderungen im Plexus mesentericus und spricht daher von Gastropathie.

Jedenfalls fehlen Narben in der Mucosa stets (HERZBERG), Drüsenatrophie kann auch anders als durch Gastritis erklärt werden. ℒ.-Infiltration ist vieldeutig, und wenn sie so oft fehlt, kaum mehr als Gastritis anzusprechen.

Im *Gehirn* und *Rückenmark* sind seit LICHTHEIM und MINNICH Herde gefunden worden, die oft, aber nicht immer, Beziehungen zu den Gefäßen zeigen. HENNEBERG schildert sie sehr eingehend als vorwiegend herdförmige Degenerationen, Lückenfelder mit Untergang der Markscheiden, wobei die Achsenzylinder vielfach erhalten bleiben. Der Hauptsitz liegt in den Hintersträngen, bei schweren Prozessen aber auch sonst zerstreut und dann mit Degeneration langer Bahnen. Oft bestehen Beziehungen zu Gefäßen, aber die Herde sind nicht eigentlich vasculär. Vordere Wurzeln bleiben stets, hintere fast stets intakt.

Die peripherischen Nerven sind bisher wenig untersucht; vereinzelt wurden auch hier degenerative Prozesse gefunden.

Alle Autoren gehen in der Auffassung einig, daß hier überall primär toxische Prozesse vorliegen. Sie können auch gefunden werden, wenn klinisch keine Nervensymptome festgestellt worden sind.

In der *Leber* finden sich die Veränderungen der Hämosiderose; sehr häufig ist Verfettung. Die KUPFFERschen Sternzellen sind oft (MITTLER) geschwellt. SALTZMANN fand viel häufiger als früher angenommen, cirrhotische Prozesse.

In eig. Beob. zeigte die Leber (bei Milzexstirpation) keine Siderosis! Wie ASKANAZY habe ich das so gedeutet, daß offenbar lange Zeit der Körper alles Eisen zum Neuaufbau der R. verwendet. In späten Stadien kann wohl diese Funktion versagen. Ein solcher Fall zeigt aber klinisch doch Hämolyse in der Vermehrung der Urobilinkörper.

Auf Veränderungen des *Pankreas* hat besonders WILDBERGER (bei ASKANAZY) hingewiesen. Er fand ältere und frischere entzündliche Prozesse. Eine eig. Beob. mit schaumigen Fettstühlen (GLOOR) bot keinen pathologischen Befund. SALTZMANN traf gelegentlich etwas Cirrhose.

Die Nebennieren zeigen oft Lipoide und chromaffine Substanz reduziert.

Alle diese feineren histologischen Befunde sind zur Charakterisierung der Perniciosa außerordentlich wichtig. Sie müssen in Zukunft bei fraglicher Perniciosa viel eingehender als bisher erhoben werden. Sie ermöglichen Einblicke in die Pathogenese und sichern in zweifelhaften Fällen die Diagnose, die sonst bei der Autopsie oft recht schwer fallen kann. Es sind viele kritische Beob. der Literatur, auch aus der neuesten Zeit nicht genügend mit histologischen Befunden belegt. Der Ausdruck: Sektion typischer Perniciosa, ist unbeweisend und nichtssagend. Hierin muß in Zukunft nach den histologischen Befunden ein *völliger* Wandel eintreten.

Therapie.

Bei der Behandlung der Perniciosa könnte man durch die direkte Entfernung der Ursache, dann durch Beeinflussung der Knochenmarksfunktion im Sinne größerer Leistung Erfolge zu erreichen versuchen. Der erste Weg der kausalen Therapie wird prinzipiell immer als der richtigste angesehen werden müssen; er kann aber naturgemäß nur betreten werden, wenn die Ursache des Leidens klar liegt und uns außerdem Mittel zur Entfernung des ätiologischen Faktors zur Verfügung stehen.

Für eine Gruppe der Perniciosa, die durch Bothriocephalus latus entstandene Anämie, hat die kausale Therapie glänzende Erfolge gezeitigt. Nach der Verordnung von Extract. filic. maris genesen die vorher schwer Erkrankten, ja selbst aufgegebene Kranke (SCHAUMAN) in überraschend kurzer Zeit und bleibend. Ähnliches gilt auch für Perniciosa bei Tänien.

In eig. Beob. (SCHREIBER) sah ich bei einem 12jährigen Mädchen erst nach Abtreibung einer Tänie die Anämie hochgradig werden (R. etwa 0,5 Hb. 17, Megaloblasten, Megalocytose). Unter Arsen rapid fortschreitende definitive Heilung jetzt seit fast 30 Jahren.

Wir bestanden früher auf der sofortigen Abtreibung der Helminthen bei Perniciosa, obwohl die Kur oft gefährlich war. Heute geben wir Lebertherapie, die trotz Anwesenheit der Parasiten (G. BECKER) die Anämie äußerst erfolgreich beeinflußt, und würden erst später die Abtreibung vornehmen.

Bei den luetischen Formen der Perniciosa erwies sich spezifische Therapie mehrfach als gefährlich, nur ROTH und SPIETHOFF kamen dabei zu Erfolgen. Wir würden daher auch hier wohl gleichzeitig Leber und As. anwenden.

Bei der Graviditätsperniciosa trat bisher vor der Geburt nie Besserung ein. Da aber die Unterbrechung auch Gefahren bietet, würde man heute auch zunächst Leber, Magenpräparate und As. geben. Immerhin dürfte bei ungenügendem Erfolg die Unterbrechung nicht zu lange hinausgeschoben werden. Auf diesem Gebiete liegen zur Zeit aber noch nicht genügende Erfahrungen mit Leber vor.

Bei der kryptogenetischen Perniciosa kennen wir keine kausale Therapie. Der gastrointestinalen Form kann ich keine ätiologische und auch keine therapeutische Sonderstellung einräumen; denn in stärkstem Gegensatz zur Helminthen- und Graviditätsperniciosa haben alle Behandlungsversuche an Magen und Darm nie den geringsten Erfolg gegen die Anämie gehabt.

Natürlich müssen aber Verdauungsstörungen doch sorgfältig behandelt werden, nur nicht mit Magenspülungen, die bei der regelmäßig bestehenden Hypermotilität sinnlos sind. Auch sonst können Schwerkranke stärkere lokale Eingriffe nicht ertragen, z. B. die gleichfalls sinnlosen Darmspülungen.

Seit den Vorschriften von MINOT und MURPHY wird heute wieder stark auf der *Salzsäuretherapie* beharrt, und zwar mit großen Dosen, z. B. dreimal tägl. 15 ccm 10% HCl, beliebig in Wasser verdünnt oder mehrfach täglich Acidolpepsintabletten.

Das Hauptmittel unserer Therapie war bisher *Arsen*, das zweifellos die Erythropoese des Knochenmarkes in günstigem Sinne beeinflußt. Seit seiner

Einführung in die Behandlung der Perniciosa durch BRAMWELL (1877) gehört eine Besserung und eine oft länger dauernde Remission des Leidens zu den häufigen Erscheinungen, während vorher Remissionen nur ganz große Seltenheiten gewesen waren. Das dürfte wohl die Wirksamkeit der Arsentherapie beweisen.

Von den 62 Fällen H. MÜLLERs aus der BIERMERschen Klinik verliefen nur 7 nicht progressiv; davon sind aber wohl 4 Fälle diagnostisch fraglich. Eine puerperale Anämie heilte, zwei kryptogenetische Affektionen starben an Rezidiv. Mithin gab es nur zwei Remissionen bei Eisentherapie. Dagegen berichtete CABOT von 90 Fällen unter Arsentherapie 20mal progressiven Verlauf und 70mal Remissionen! Solch gewaltige Unterschiede können unmöglich ein Spiel des Zufalls sein.

BRAMWELL sah 43mal günstige und 22mal ungünstige Resultate bei Arsenanwendung. In eig. Beob. waren völlige Mißerfolge der As.-Therapie nicht selten gewesen.

Die beste As.-Therapie ist die *subcutane*, weil sie die wirksamste ist, mit Ac. arsenic. 1—10, auch bis 15 mg und zurück, wenn immer möglich, mit täglichen Injektionen.

Es ist die reine Lösung von Acid. arsenicosum anzuraten (1 g 1 Stunde lang in 100,0 Aq. destill. aufkochen und Zusatz von 5,0 ccm Phenol in $^1/_2$%iger Lösung. Beginn mit 0,001 (1 Teilstrich der 1 ccm fassenden Spritze), alle Tage um einen Teilstrich steigern, Anstieg bis 0,01 oder 0,015.

Die bequemste, sicherste und schonendste Form dieser Behandlung ist diejenige mit Tubunics, kleinen Tuben mit Nadel mit haltbarer, injektionsbereiter Lösung. Die Serie enthält die Lösungen für Injektionen von 1—10 mg und wieder zurück. Die Firma Hoffman-La Roche hat diese Tubunics auf meine Veranlassung hergestellt.

Die Arseniktherapie soll monatelang durchgeführt werden. Im Anfang werden oft Magen-Darmstörungen beobachtet. Sind sie nicht allzu heftig, so soll der Patient das Mittel nicht aussetzen; gewöhnlich verschwinden die Nebenerscheinungen bald.

FOWLERsche Lösung, früher viel gebraucht, ist heute abzuraten. Die Wirkung ist gering, unsicher, und es entstehen viel mehr Magen- und Darmstörungen als mit anderen As.-Präparaten.

Vollkommen abzulehnen ist von der Verordnung von Acid. arsenicos. in fester Form als Pulver. Der Darm zeigt nach CLOETTA sehr rasch Gewöhnungserscheinungen und verhindert jede nennenswerte Resorption.

Um die Arsentoleranz zu erhöhen, empfiehlt HUCHARD zweimal wöchentlich morgens nüchtern einen Kaffeelöffel Na-Sulfat in ein Glas Vichywasser zu geben.

Sehr bewährt hat sich *Arsacetin* 0,05 3—4mal täglich per os! Es wird ausgezeichnet ertragen. Ebenfalls recht wirksam ist *Arsylen* Roche, 3mal täglich 1—2 Tabletten. Gut bewährt haben sich auch Solarson zu Injektion und Elarson als Tabletten.

Gewöhnlich gebe ich zwei Arsenpräparate gleichzeitig, Injektion von Acid. arsenicosum (Tubunics und Arsacetin oder Arsylen innerlich.

Natriumkakodylicuminjektionen (0,05 pro dosi) ergaben nur selten Erfolge.

Den sog. *Arsenstoß*, Verordnung weniger hoher As.-Dosen als Ac. arsenic. oral! als Pulver 20, 40, 60, 80, 100, 120 mg, empfahl NEISSER. Wiederholt sind schwere Intoxikationen dabei gesehen worden, manchmal aber auch Erfolge, die vorher nicht zu erreichen gewesen waren.

Die Salvarsantherapie ist oft versucht worden. Vereinzelten Erfolgen, wie sie immer bei Perniciosa zu erwarten sind, stehen viele Mißerfolge gegenüber.

Die Eisentherapie ist praktisch längst als unwirksam verlassen.

Versuche mit Röntgenstrahlen gaben HYNEK viermal Erfolg, PLEHN einmal. Auch NEU hatte Erfolg. Wirksam ist nur eine kleine Dosierung als Reizdosis. Die meisten Autoren raten aber von dieser Therapie dringend ab.

Behandlung mit Reizdosen von Thorium X 20—50 E. S. E., täglich injiziert, intravenös, gab in einzelnen Fällen KLEMPERER und HIRSCHFELD Erfolge. Dasselbe berichten PLESCH, PARK, ARNETH, P. LAZARUS u. a.

Insulin empfahl EMILE-WEIL, *Vigantol* ROSENOW.

Knochenmarkpräparate sind öfters benutzt worden und sollen myeloische Reaktion erzeugen (siehe MENÉTRIER, AUBERTIN et BLOCH).

Von vielen Autoren ist die Milzexstirpation versucht worden (Lit. bei Hirschfeld und Mühsam). Gegenüber manchen Mißerfolgen verzeichnet die Literatur auch erhebliche Besserungen. Auch ich konnte einmal einen deutlichen und außerdem einen geradezu glänzenden Erfolg verzeichnen, nachdem ich vorher jede andere Therapie vergeblich versucht hatte. Die Milzexstirpation führt wie immer zu Steigerung der Knochenmarksfunktion, nachdem der Antagonist, die Milz, entfernt ist. Daß die Hämolyse zurückgeht, ist eine unspezifische, bei allen therapeutischen Besserungen beobachtete Erfahrung.

Nach Milzexstirpation beobachtet man Blutkrise mit Normoblasten, Leukocytose, Zunahme jugendlicher R.Jollykörper und Blutplättchenvermehrung. In vielen Fällen wurde der F.-I. noch weit mehr erhöht, so bis 2,0 bei Decastello, im Verlauf der Besserung. Der Megalocytentypus blieb also erhalten.

Ich selbst konnte bei erheblicher Remission beobachten, daß der F.-I. nach Milzexstirpation sank, die Megalocytose aber erhalten blieb, nur waren diese Zellen jetzt deutlich blaß! Bei stärkerer Eisenzufuhr gelang es aber, die Megalocyten wieder Hb.-reicher zu machen und auch den F.-I. zu erhöhen.

Vitaminreiche Kost hat Koessler gegen die Perniciosa empfohlen, aber die Avitamingenese ist widerlegt.

Bluttransfusionen wirken nie heilend und kommen heute nur bei schwerer Anämie in Betracht; um den Patienten über große Lebensgefahr hinwegzubringen, sollten aber bei Gefahr und bei ungenügenden Leber- oder As.-Erfolg stets, und wenn nötig, öfters gemacht werden. Bei mittleren Anämiegraden haben sie heute keinen Sinn. Große und häufige Transfusionen bedeuten starke Belastung der Leber und es sind darauf wiederholt Todesfälle durch Leberinsuffizienz beobachtet worden. Man beobachtet dann nach der Transfusion steigenden Ikterus und raschen Tod (Müller sah sogar akute Leberatrophie).

Intramuskuläre Injektionen nach Weber von 5—20 ccm sind Notbehelfe, meist ohne große Wirkung.

Eiweißkörpertherapie gab einzelnen Autoren gewisse Erfolge.

Die Eröffnung des Femurmarkes und die Auslöffelung als Therapie ist von Walterhöfer und Schramm empfohlen worden. Schwere Mißerfolge sind aber nicht ausgeblieben.

Bei der Kritik aller therapeutischen Maßnahmen darf man nie außer acht lassen, daß Spontanremissionen ohne alle Therapie vorkommen (s. schon ein Fall von H. Müller), so daß Kranke sogar aus schwerem Koma wieder erwachen und sich auffällig rasch (eig. Beob.) erholen können. Neben der medikamentösen Therapie müssen alle hygienischen Maßnahmen getroffen werden und sind die äußeren Verhältnisse günstig zu gestalten. Lange Zeit Bettruhe, später langes Liegen sind unbedingt nötig. Hochgebirgsklima wirkt nur durch seine allgemeinen Faktoren, appetitanregend und psychisch. Die Diät ist sehr dem Patienten anzupassen. Hier kann im Einzelfalle viel geschehen; aber eine Diätbehandlung der Perniciosa gibt es nicht. Alle früheren Vorstellungen über die Lebertherapie als diätetische Therapie sind aufgegeben, seitdem wir wissen, daß Leberextrakte in Bruchteilen eines Grammes wirken. — Die frühere Diät von Minot und Murphy ist also völlig überflüssig, unbegründet und auch unzweckmäßig, die Fetteinschränkung nicht gerechtfertigt.

Lebertherapie.

In systematischen Untersuchungen hatte Whipple mit seinen Mitarbeitern gezeigt, daß beim Hunde nach großen Blutverlusten die Neubildung des Blutes am besten vor sich geht, wenn Leber in großer Dosis der Nahrung zugelegt wird. Als wirksam erwiesen sich ferner auch Niere und Muskelfleisch.

Diese Leberdiät haben nun Minot und Murphy bei allen Anämien ausprobiert, aber nur bei der Perniciosa glänzende, seither vielfach bestätigte Resultate gehabt, jedoch Mißerfolge bei fast allen anderen Anämien, so daß die Autoren glaubten, die früher unheilbare Krankheit sei jetzt heilbar geworden. Nach ungefähr 8 Tagen sieht man zuerst eine starke Flut junger roter Zellen, der Retikulocyten (R. mit vital färbbarer Netzstruktur); dann kommt der Anstieg des Hämoglobins und besonders der roten Blutzellen.

Das Befinden ändert sich, es tritt Appetit auf, das Aussehen wird besser, und in manchen Fällen werden durch eine enorme Neubildung von Normocyten, unter ständiger Zurückdrängung der Megalocyten, annähernd normale R.- und Hb.-Werte erreicht. Gleichzeitig treten meistens die Kriterien für Blutuntergang zurück. Viele Patienten sehen blühend aus und fühlen sich völlig gesund.

Minot hat zuerst die Dosis von 250 g Leber pro Tag verordnet in allen möglichen Zubereitungen, und die Diätetik hat versucht, durch die Herstellungsweise die Leber auf die Dauer genießbar zu machen, was gewöhnlich doch große Schwierigkeiten macht. Am leichtesten sind etwa 200 g Leber, leicht angebraten, den Patienten beizubringen. Offenkundig am meisten wirksam ist *Frischleber*, die in den verschiedensten Zubereitungen, z. B. als Purée, auf Brot gegeben werden kann. Aber gerade die Zufuhr dieser Frischleber ist nicht immer lange Zeit möglich; es soll aber immer wieder versucht werden, eine größere Dosis von Frischleber und leicht angebratener Leber zu geben, besonders in der ersten Zeit der Behandlung.

Neben und an Stelle der Leber verwenden wir heute *Leberextrakte*, von denen bereits eine große Zahl wirksamer Extrakte vorhanden sind. Zu den besten zählen das amerikanische Lillypräparat, das Heparglandol (Hoffmann-La Roche), das Hepatrat (Nordmarkwerke), das Hepatopson (Promontawerke), das dänische Präparat Exhepa, das österreichische Präparat Procytol und viele andere. Alle Extrakte sind geeicht, die Einzeldosis entsprechend 100 g Leber.

In letzter Zeit kommt Hepatratum purissimum in den Handel, das in Bruchteilen eines Grammes in Oblaten gegeben werden kann, und mit Leichtigkeit 800 g Leber als Äquivalent beibringen läßt.

Sehr gute Erfolge gibt das injizierbare Extrakt von Gänsslen, das aus nur 5 g Leber gewonnen wird. Ein ähnliches Präparat stelle Hofmann-La Roche her.

Das beste ist beim Beginn der Behandlung sofort etwa 300 g Leber (angebratene und Frischleber) zu geben und 300—400 g in Extraktäquivalenten zuzufügen, also sofort hohe Leberdosis geben!

Einzelne Patienten haben mit Heroismus in verzweifelten Fällen bis über 1000 g Frischleber und leicht angebratene Leber genossen; bei noch größeren Dosen ist wiederholt ein schwerer Intoxikationszustand eingetreten mit Verwirrtheit (Seyderhelm, Tuterka).

Die Erfolge der Lebertherapie übertreffen fraglos alles bisher Erreichte. Leider wird von der Trias der Krankheit nur das Knochenmark beeinflußt, nicht aber Glossitis, Achylie und spinaler Prozeß. Namentlich die spinalen Veränderungen gehen trotzdem vielfach weiter. Die Behandlung ist also eine symptomatische.

In der Mehrzahl der Beobachtungen wird eine praktische Heilung als Remission erreicht, mit etwa 4 Mill. R. und 70—80% Hb. Ein Teil der Fälle kommt wenigstens zeitweise höher und gelegentlich werden sogar 6—$6^1/_2$ Mill. R. erreicht. Aber wohl ausnahmslos fallen die R.- und Hb.-Zahlen wieder tiefer, wenn einige Zeit die Leber weggelassen wurde, selbst bei den Fällen, bei denen man vorher bis auf $6^1/_2$ Mill. R. gekommen ist.

Ein kleinerer Teil der Erkrankten bringt es trotz aller Bemühungen nicht zu genügender Besserung der Anämie, erreicht aber immerhin Werte um etwa 3,0 R. und 60 Hb. Bei sehr chronischen Fällen ist auch die Leber nicht imstande, regelmäßig die fortschreitende Anämie aufzuhalten, selbst wenn bis zu 1 kg Leber genossen wird. Immerhin sind totale Versager nicht häufig; aber erst langsam eintretende Besserung und nur mittelmäßige Resultate sind leider keineswegs selten.

In solchen Fällen muß eine Kombinationstherapie mit Transfusionen und Arsen, besonders Injektionen, durchgeführt werden. Bei hochgradigen Anämien ist auch heute die Transfusion sofort vorzunehmen, weil man häufig nicht auf den Lebererfolg warten kann.

Wenn normale R.- und Hb.-Werte erreicht sind, soll im allgemeinen mit etwa 200 g Leber die Behandlung fortgesetzt werden. Auch Arsen ist in diesen Zuständen immer noch sehr angezeigt. Von Zeit zu Zeit muß eine Kontrolle stattfinden und die Leberdosis wieder gesteigert werden, wie überhaupt systematische Kontrolle absolut nötig ist.

Bei anscheinenden Mißerfolgen handelt es sich öfters um falsche Diagnose (septische Anämie, verborgene Carcinome, aleukämische Lymphadenose usw., siehe Differentialdiagnose). Wenn bei solchen Beobachtungen HCl im Magensaft annähernd normal ist, so muß an der Diagnose besonders gezweifelt werden.

Mißerfolge entstehen auch durch das Hinzutreten von Komplikationen, z. B. Paraplegie, Blasenstörungen, bei spinalen Prozessen, Atherosklerose, Pyelitis und vor allem bei Herzmuskelschwäche. Einzelne Patienten können auch deswegen nicht gerettet werden, weil sie in zu weit fortgeschrittenem Grade der Krankheit erst in Behandlung kommen.

In neuester Zeit haben sich auch Extrakte aus der Magenschleimhaut als wirksam erwiesen, und zwar als anscheinend gleichwertig wie Leber, *Mucotrat* (Nordmark W.), *Stomopson* (Promonta), *Ventriculin* (Parkes-Davis), *Ventraemon* (Degewop A.-G.), wie Sharp, Sturgis, Isaacs, Rosenow, Conner, Hitzenberger, Snapper u. a. gezeigt haben.

Diese Magenextrakte sind den Patienten leichter beizubringen, werden als Pulver gegeben, und es ist selbstverständlich, daß man bei ungenügendem Lebererfolg die Magenextrakttherapie der Behandlung hinzufügen wird. Resultate über längere Zeit liegen für die Magenextrakte noch nicht vor. Der Erfolg ist aber meist ebenso groß und rasch wie bei der Leber.

Von Castle ist gezeigt worden, daß auch im Magen angedautes Fleisch die wirksame Substanz enthält, eine Feststellung von großer prinzipieller Bedeutung.

Castle nimmt an, daß bei Perniciosa eine mangelhafte oder fehlerhafte Eiweißspaltung vorliege, wegen Versagens eines Enzyms; auch Sharp, Sturgis und Isaacs denken an ein Enzym. Der Magen hätte bei Perniciosa die Fähigkeit eingebüßt, aus der Nahrung eine Substanz abzuspalten, die eine normale Blutbildung und Regeneration bewirke. Dagegen möchte ich sofort einwenden, wie ist diese Theorie vereinbar mit der Tatsache, daß die normocytische Blutbildung wieder möglich wird bei Perniciosa, wenn ein Magencarcinom auftritt!

Auch bei den Erfolgen dieser Therapie geht die Hämolyse zurück, bleiben aber Achylie und spinale Erscheinungen unverändert.

Vorstellungen über die Wirkungen der Lebertherapie bei Perniciosa.

Wenn man sich die Wirkung der Lebertherapie überlegt und sich Vorstellungen über die Art und Weise der Einwirkung der Leber machen will, so müssen die folgenden Feststellungen als Ausgangspunkte angesehen werden.

1. Die Leber wirkt nur bei Perniciosa, jedoch auch bei Bothriocephalusperniciosa, selbst ohne Abtreibung des Wurmes mit Sicherheit, auch bei Graviditätsperniciosa, sonst aber höchstens vereinzelt und ganz unsicher bei allen anderen Anämien.

2. Die Leber heilt die Perniciosa nicht, denn mit Aussetzen der Therapie kehrt nach einiger Zeit der abnorme Blutbefund zurück.

3. Die Leber beeinflußt die spinalen Erscheinungen der Perniciosa nicht. Diese können im Gegenteil größte Fortschritte machen bei vollem Erfolg in bezug auf die Anämie.

4. Die Leber beeinflußt trotz langer und sehr erfolgreicher Anwendung auch die Glossitis nicht, ebensowenig die Achylie und auch nicht die abnorme Bakterienflora im Magen und Dünndarm.

5. Hämolytische Prozesse können bestehen bleiben, selbst wenn die Perniciosa sehr erfolgreich behandelt ist, und trotz massenhaftem Auftreten von jugendlichen Zellen. In der Regel gehen aber alle Hämolyseerscheinungen zurück.

6. In der Lebertherapie wirkt ein chemischer Körper, der nur in minimalster Menge vorhanden ist, aber trotzdem eine große Wirkung entfaltet. Eine diätetische Behandlung ist die Lebertherapie daher nicht.

7. Die Leberbehandlung beeinflußt die gesamte Knochenmarkstätigkeit, verdrängt die Megalocyten ganz oder fast ganz, bei den mit größtem Erfolg behandelten Fällen. Sie führt zu starker Neubildung von Normocyten selbst bis zu Polyglobulien. Die Neutrophilen, Monocyten und Blutplättchen werden sukzessive wieder in höherer und schließlich in normaler Menge gebildet. Fast immer bleiben aber einige Megalocyten, einige übersegmentierte N. und auffällig viele jungkernige Monocyten.

8. Niemals ist bisher perniziös anämische Blutbildung, geschweige denn BIERMERsche Krankheit, experimentell beim Tier erzeugt worden. Alle Folgerungen aus Tierversuchen über die Entstehung der Perniciosa entbehren jeder Beweiskraft. Leichte Steigerung des Färbeindexes und etwas größere rote Blutzellen sind bei Tierversuchen banale Befunde.

9. Der gesteigerte Grundumsatz bleibt auch bei Leberremission (JUNGMANN).

Auch beim Gesunden (NEIDHARDT und BANNASCH) bewirkt Leber Anstieg von Hb. in 50% der Fälle, einmal bis 17% Hb., dann in $^6/_8$ R. Zunahme um 0,4—1,0 Mill. $^7/_8$ zeigen Retikulocytenzunahme (12—17‰). Dabei steigt die Hämolyse. Der Leberstoff reizt also das Knochenmark zur Mehrbildung, ähnlich muß es bei der Perniciosa sein. Dieser Lebertherapieeinfluß wird ja auch an der Mehrfunktion des Knochenmarks (Retikulocyten, Hb.- und R.-Anstieg) gemessen. Daß eine Reiztherapie prinzipiell auch versagen kann, ist aus allgemeiner Erfahrung klar. So sehen wir Rückfälle trotz fortgesetzter, bisher erfolgreicher Lebertherapie und schließlich gehören die Versager in die gleiche Gruppe. Die Zurückführung des Lebererfolges auf eine Reiztherapie muß uns in der Hoffnung auf wirkliche Dauererfolge sehr kritisch stimmen.

Aus diesen Tatsachen möchte ich die folgenden Schlüsse ableiten.

a) Es ist nicht die Zurückdrängung der Hämolyse, die den entscheidenden Faktor darstellt; denn die hämolytischen Prozesse, beurteilt nach den Serum-Gallewerten, nach den Urobilinmengen im Stuhl und Urin bleiben vielfach abnorm hoch, wenn auch gewöhnlich nicht so hoch, wie in den schlimmsten Zeiten der Perniciosa (GLOOR). Andere hämolytische Anämien, wie die konstitutionelle familiäre mit sehr viel stärkerer Hämolyse als die Perniciosa und die erworbene hämolytische werden durch Leber weder in der Anämie noch in der Hämolyse beeinflußt.

Das Nachlassen oder Verschwinden der Hämolyse würde nun allein noch keineswegs das massenhafte Auftreten junger roter Blutzellen nach Leber erklären; denn Hämolyse und lebhafte Neubildung sind vollkommen miteinander vereinbar. Bei der konstitutionellen hämolytischen Anämie sehen wir dezennienlang trotz hochgradiger Hämolyse und Ikterus die größten je beobachteten Mengen von jungen roten Blutzellen, bis 36 und mehr %! als polychromatische Zellen und als Retikulocyten. Der charakteristische Retikulocytenschub unter Leberbehandlung bei der Besserung der Perniciosa ist also nicht abhängig vom Nachlassen der Hämolyse.

Die Hämolyse geht erheblich oder sehr stark auch bei jeder anderen erfolgreichen Behandlung der Perniciosa zurück, so schon sehr oft bei der As.-Remission, dann bei der Magenextrakttherapie. Besonders ist diese Tatsache durch ENGEL und KAZNELSON für As.-Therapie, Splenektomie, Blutinjektionen, Proteinkörpertherapie gezeigt worden.

b) Bei der Leberwirkung handelt es sich nicht um ein Hormon für die Blutbildung, das in der verabreichten Leber enthalten wäre. Ein solches Hormon für Blutbildung dürfte nicht bei fast allen anderen Anämien, außer der Perniciosa versagen. Es ist auch nicht anzunehmen, daß ein hormonartiger Körper nur gegen die Perniciosa existieren könnte. In neuester Zeit wird vielfach der gleiche Erfolg auch mit Extrakten der Magenschleimhaut angegeben, oder mit Extrakten von im Magen verdautem Fleisch (CASTLE).

c) Die Annahme, daß das Knochenmark erst unter dem Lebereinfluß wieder Baumaterial für den Aufbau der Zellen verwenden könne, kann nicht aufrecht erhalten bleiben. Die bei der Perniciosa gebildeten Megalocyten sind morphologisch und funktionelle Riesen, und die Hb-Ausstattung dieser Zellen ist eine ausgezeichnete. Nur die Menge der Zellen bleibt im Rückstande, der Typus der Blutbildung ist ein anderer und die Megalocyten zerfallen leicht.

Bei Mangel an Baumaterial z. B. für Hb. oder bei Fe.-Mangel sehen wir starke Zellbildung, aber mit schlechter Hb.-Füllung, also qualitativ minderwertige R. im Gegensatz zur Zellbildung bei der Perniciosa.

Die Arsenwirkung bringt gleichfalls große Remissionen, und dabei kann an die Lieferung von Substanzen als Bausteine für R. nicht gedacht werden.

Wir sehen ferner, daß gleichzeitig mit der Vermehrung der Zellenzahl und der Änderung des Zellentypus unter der Leberbehandlung auch die Zahlen der weißen Blutzellen und der Blutplättchen gewaltig steigen. Es ist eben die *ganze* Knochenmarksfunktion beeinflußt, und man kann sich nicht vorstellen, daß bei der Perniciosa auch Bausteine für die weißen Blutzellen und die Plättchen gefehlt hätten.

In dieser Frage war der bisherige Gesichtspunkt, nämlich das Fehlen von Bausteinen lediglich für die roten Blutzellen, ein zu enger gewesen.

Komplikationen, wie Carcinom und Tuberkulose, verdrängen die Perniciosa. Sicherlich aber liefern sie dabei nicht Bausteine für R., sondern sie bringen ganz andere Reize für die Blutbildung im Knochenmark.

d) Der Leberstoff bindet oder neutralisiert nicht intestinal entstandene Gifte, die etwa durch eine abnorme Darmflora oder durch abnormen Eiweißzerfall entstanden wären. Für eine solche Neutralisierung ist die Menge des wirksamen Stoffes viel zu klein. Der Stoff ist außerdem auch parenteral wirksam (BECKMANN), wie vor allem die glänzenden Erfolge bei den GÄNSSLENschen Extrakten zeigen.

Das Gift der Perniciosa bleibt aktiv auch bei voller Leberremission in den spinalen Prozesse, in der Glossitis und in parallelen Erscheinungen im Rachen, in der Speiseröhre und im After. Das Gift kommt in einer großen Zahl der Fälle wieder zur Geltung, wenn die Leber zu lange Zeit ausgeschaltet worden ist.

e) Die Leber und offenbar auch der Magen enthalten also einen chemischen Körper, der lediglich das Knochenmark in elektiver Weise beeinflußt, und zwar das Knochenmark in all seinen Partialfunktionen. Dieser Körper verdrängt die pathologische Blutbildung der Perniciosa. Zu vergleichen ist diese Verdrängung mit derjenigen, die bei der Perniciosa beobachtet worden ist beim Entstehen eines Carcinoms (WEINBERG, ZADEK), bei progressiver Tuberkulose (eigene und fremde Beob.), bei Herzinsuffizienz (eig. Beob.).

Einigermaßen ähnlich, aber viel weniger stark und sicher wirkt Arsen. Aber Arsen vermag die Megalocyten in der Mehrzahl der Fälle nicht zu verdrängen, die Erythrocytenzahl nicht genügend zu steigern, den Färbeindex nicht ganz zu senken, von wenigen Ausnahmen, in denen das der Fall ist, abgesehen. Der Leberstoff zeigt eine Wirkung, die mit einer bedeutend verstärkten Arsenwirkung in Parallele gesetzt werden kann. Auch As. wirkt bei Perniciosa nur auf das Knochenmark, aber gleichfalls auf alle seine Systeme.

f) Die Leber beeinflußt die Blutbildung der Perniciosa nicht auf dem Umweg über die Milz, denn die Milzgenese der Perniciosa ist unrichtig und die Milzexstirpation heilt die Perniciosa nicht. Gewisse Erfolge der Splenektomie sind durch den Wegfall einer Hyperspleniekomponente ungezwungen zu erklären.

g) Die Leber des Erkrankten kann auch nicht infolge pathologischer Prozesse und folgender Insuffizienz Ursache der Perniciosa sein, denn zu diesem gehören auch die spinalen Prozesse und diejenigen im Intestinaltraktus, und Lebererersatztherapie beeinflußt ja diese zwei Seiten des Krankheitsbildes nicht.

Holst hat gesagt, unsere Einsicht in die Pathogenese der perniziösen Anämie ist durch die Lebertherapie nicht gefördert worden. Demgegenüber erkläre ich, die Ergebnisse der Leberbehandlung sind auch in bezug auf die Pathogenese der Perniciosa von großer Bedeutung, jedoch insofern, als sie viele frühere Theorien widerlegen, vor allem die behauptete gastrointestinale Genese bei Achylie, die Bedeutung der Bakterienflora im Magen und in den oberen Darmabschnitten, die Theorie über die Giftgenese der Perniciosa durch abnorme Zersetzung der Eiweißkörper und endlich die Hämolysetheorie der Perniciosa.

Das Konstitutionsproblem der Perniciosa.

Von den als „Ursachen" in der Konstellation zur Entstehung der Perniciosa erkannten Momenten „wirken" Bothriocephalus und Puerperium nur in $^1/_{1000}$ oder $^1/_{10\,000}$ der Fälle. Es ist nie gelungen, das durch spezielle Momente des Puerperiums oder des Bothriocephalus zu erklären; deshalb hat Schauman zuerst eine konstitutionelle Grundlage angenommen, auf der erst die „Ursache" als auslösender Teilfaktor zur Wirkung komme.

Zur Unterstützung seiner Auffassung wies Schauman auf die Heredität der Perniciosa in 24 Familien hin und hat diese Tatsache eindrucksvoll belegt. Später haben Meulengracht, Gram, Hoff, Mustalin (in 3 Generationen) u. a. das familiäre Vorkommen noch ganz besonders gestützt. Auch ich sah Vater und Sohn und zweimal Mutter und Tochter an Perniciosa sterben.

Auch für die Bothriocephalusperniciosa ist famillläres Vorkommen festgestellt, sogar in Genf bei 3 Schwestern. Davon starben 2 (Cramer, Askanazy).

Man kann fast $8^0/_0$ familiäre Belastung heute ausrechnen und das ist für eine seltene Krankheit enorm.

Schauman hat weiter gezeigt, daß $^{12}/_{72}$ geheilte Bothriocephalusanämien nach Jahren, selbst einmal nach 12 Jahren, doch noch unter dem Bilde der Perniciosa starben oder daß kryptogenetische Perniciosa in der gleichen Familie vorkam.

Immerhin ist Perniciosa nach Heilung von Helminthen oder in einer folgenden Gravidität so selten, daß doch dem Teilfaktor in der Ursachenkette höchste Bedeutung zukommt.

Dominante oder rezessive Vererbung nimmt Schauman an und hält Entstehung durch Mutation nicht für ausgeschlossen. Selbst die Autoren, die für gastrointestinale Genese eintreten, oder die Achylie unter die Ursachen rechnen, geben ein konstitutionelles Moment zu; denn sie können bei der Häufigkeit einer Achylie oder einer Dickdarmflora in den oberen Darmteilen sonst nicht auskommen.

Ferner hat Schauman schon 1923, wie ich 1927 (Allg. Konstitutionslehre), auf innersekretorische Störungen bei Perniciosa hingewiesen, die für Erklärungen im Sinne der Konstitutionslehre wichtig wären, also namentlich auf Nebennierenaffektionen, die auch bei Perniciosa stark heraustreten können, Thyreoideasymptome sind extrem selten gesehen [NEUSSER (1889), DECASTELLO, BILLINGS, GULLAND und GOODALL]; dagegen glaubte er wie ich, daß die Achylie erst im Laufe der Perniciosaentstehung auftrete, wofür die Erfahrungen bei Bothriocephalus in gewichtigster Weise sprechen. Damit ist die Achylie als konstitutioneller Faktor sicherlich nicht mehr zu halten.

Daß eine konstitutionelle Schwäche im Knochenmark selbst liege, wurde seit MARTIUS viel betont. STERNBERG, LENAZ, NAEGELI dachten an Reaktionen embryonaler Megaloblastenreste. Seitdem die Perniciosa aber heute grundsätzlich als ein Leiden mit Knochenmark, Nervensystem und Verdauungstraktus-Veränderungen aufgefaßt werden muß, können wir eine bloß das Knochenmark berücksichtigende Erklärung nicht mehr annehmen.

Ein lymphatischer Status bei Perniciosa ist öfters angegeben worden, viel häufiger ist aber Reduktion des lymphatischen Gewebes. SALTZMANN und SCHAUMAN wiesen auf das Vorkommen einer gewissen bindegewebigen *Diathese* (in Leber, Nebennieren, Niere usw.) hin.

Diabetes wurde in der Literatur bisher nur äußerst selten (PARKINSON) verzeichnet. In eig. Beob. dauert aber der Diabetes jetzt schon über 5 Jahre.

SCHAUMAN nimmt daher als Grundlage der Perniciosa abnorme Knochenmarkskonstitution und abnorme innersekretorische Drüsenkonstitution an.

Nach allen Tatsachen erscheint es gewiß, daß mit der Existenz konstitutioneller Momente bei der Perniciosa sehr ernstlich gerechnet werden muß, und daß diese Fragen aufs gründlichste weiter geprüft werden sollten.

Wenn z. B. in Genf (CRAMER) 3 Schwestern Bothriocephalusperniciosa bekommen und 2 sterben, so ist das bei der Seltenheit der Bothriocephalusperniciosa ($^1/_{1000}$—$^1/_{10000}$ der Bothriocephalusträger) äußerst auffallend; denn selbst jenes 21jährige Mädchen von ROUX mit 90 Bothriocephalen im Darm bekam keine Perniciosa und hatte 96—97% Hb. Die Disposition besteht also auch für Bothriocephalusperniciosa.

Genese und Wesen der Perniciosa.

Das Wesen der Perniciosa ist charakterisiert durch den Einfluß eines eigenartigen Toxins, möglicherweise auf einem konstitutionell abnormen Boden. Dieses von den Toxinen der Infektionskrankheiten ganz verschiedene Toxin wirkt sich folgendermaßen aus:

a) Knochenmark:

1. Erythrocytotoxische Wirkung = Umprägung der Blutbildung in frühembryonale Megalocytose im Knochenmark.

2. Hämolytische Wirkung (Anämie, Siderosis, Bilirubinkörpervermehrung in Blut, Stuhl, Urin), weil die Megalocyten leicht zerfallen.

3. Hemmung der Leukopoese, besonders der Monoc. und N. trotz zeitweise starker Regeneration dieser Zellen.

4. Thrombocytotoxische Einflüsse (stets wenig Plättchen) in Vollstadien.

b) Endothelien:

5. Endotheliotoxische Wirkung (hämorrhagische Diathese [auch ohne Plättchenarmut], Haut, Retina).

c) Nervensystem:

6. Neurotoxische Einflüsse. Spinale und cerebrale Prozesse.

d) Verdauungsapparat:

7. Einfluß auf den Verdauungstraktus (Glossitis, Pharyngitis, Ösophagitis, Gastritis mit Achylie, Darmaffektion, Afterbrennen).

e) Weitere Einwirkungen:

8. Einfluß auf den Wasserhaushalt, selbst ohne Hydrämie.

9. Hyperaktivität des retikuloendothelialen Apparates, wohl sicher nur Folge.

10. Einfluß auf innersekretorische Organe, vor allem auf Nebenniere (Pigmentationen), Pankreas (Fettstühle, Blutzucker), Thyreoidea (noch nicht sicher), Milz (wohl nur Folge).

11. Steigerung des O_2-Verbrauches selbst in der Remission (JUNGMANN).

Negative Feststellungen:

1. Der lymphatische Apparat wird wenig beteiligt (Lymphocytenwerte fast normal oder etwas niedrig, lymphatisches Gewebe meist etwas reduziert).

2. Nie Thrombosen, nie Entzündungen in Vollstadien.

3. Das Gewicht bleibt meist wenig verändert und Fettansatz ist erhalten.

4. Kein deutlicher Einfluß auf die Leber (Cirrhosen sehr selten und vielleicht nur Kombinationen).

5. Kein gewöhnliches Toxin. Die Veränderungen an den Kernen und Granula der N. wie bei Infektionen und gewöhnlichen Intoxikationen fehlen vollständig.

Krankheiten, die diesen hier geschilderten Mechanismus der Krankheitsstörung aufweisen, bezeichnen wir als Perniciosa. In diesem eigenartigen Mechanismus liegt das Wesen der Krankheit; die Ätiologie aber ist nicht einheitlich.

Diese Übersicht zeigt, daß die Krankheit weit über bloße Hämolyse hinausgreift. Es fehlen der konstitutionellen hämolytischen Anämie alle unter 1., 3., 4., 5., 6., 7., 8., 10. erwähnten Einflüsse vollständig, und es geht deshalb gewiß nicht an, wegen der Übereinstimmung in bezug auf 2. und 9. von naher Verwandtschaft zu sprechen, wo das grundsätzlich Trennende so außerordentlich ausgedehnt und das Gemeinsame etwas so Banales wie eine Hämolyse ist.

Sehr eigenartig erscheint mir die Tatsache, daß andere neu hinzutretende Krankheiten die Störungen der Perniciosa verdrängen: WEINBERG, ZADEK, LICHTENSTEIN, NAEGELI, ROSTOWSKI. All dies erinnert stark an das, was unter Hinzutreten von Komplikationen bei Leukämie längst bekannt ist, und stellt wohl mehr als eine bloße Analogie dar.

Prinzipiell wäre es denkbar, daß eine beginnende Perniciosa nur Glossitis, Achylie oder Nervensystemaffektion aufweist, und das ist auch in der Tat oft behauptet, nie aber durch sorgfältige Blutuntersuchungen und Dauerbeobachtungen bewiesen worden. Die Diagnose, die ich auf Grund solcher Annahmen selbst von Autoritäten gestellt sah, hatten sich mir in der Folgezeit stets als irrig erwiesen. Dies mahnt zu größter Vorsicht in der praktischen Auswertung solcher Theorien (siehe S. 388).

Literatur über perniziöse Anämie (bis 1922).

ACCOLAS: Inaug.-Diss. Lyon 1910. Apl. An. — ACUÑA: Fol. haemat. (Lpz.) **1905**, 368). Apl. An. — AGASSE-LAFONT: Inaug.-Diss. Paris 1906. — AITKEN: Brit. med. J. **1909**. Pigment. — ANDREE: Inaug.-Diss. Göttingen 1912. — ARCHIBALD: Fol. haemat. (Lpz.) **20**, 67. Transfusion. — ARNETH: S. 258; Berl. klin. Wschr. **1914**, 153. Thor. — ASKANAZY: Z. klin. Med. **23** (1893); **27** (1895); **64**. — AUBERTIN: Thèse de Paris **1905**; C. r. Soc. Biol. Paris **1905**, 39; Semaine méd. **1906**, 385, 15. Juli 1908. Theorie. — AUSDERAU: Inaug.-Diss. Zürich 1906.

BABES: Virchows Arch. **141**. — BABONNEIX et PAISSEAU: Arch. Malad. Coeur **1910**, 577. Septische Anämie. — BABONNEIX et TIXIER: Bull. Soc. méd. Hôp. Paris **1913**. Kinder? — BACCELLI: Policlinico **1907**. — BARKER: N. Y. med. J. **1917**, 1091. Therapie. — BARTELS: Berl. klin. Wschr. **1888**, Nr 3. — BARTLETT: J. amer. med. Assoc. **60** (1913). 4 Fälle in einer Familie. — BAUEREISEN: Zbl. Gynäk. **1911**, Nr 33. Gravid. — BAYLAC et PUJOL: Gaz. Hôp. **1913**. Gravid. — BELLMANN: Med. Klin. **1921**, 249. Spinale Sympt. — BECKER: Dtsch. med. Wschr. **1900**, Nr 35; Fol. haemat. (Lpz.) **16**, 116. Bothriocephalusträger. — BENNECKE: Kongreßzbl. inn. Med. **5**, 441; Münch. med. Wschr. **1912**, 571. Mißerfolge d. Transfusion; Med. Klin. **1913**, Nr 42. Therapie. Übers. Ref. — BERGER: Münch. med. Wschr. **1908**, 2633, 2693. — BERGER u. TSUCHIYA: Dtsch. Arch. klin. Med. **96**. Lipoidfrage. — BERNERT u. STEJSKAL: Arch. exper. Path. **48** (1902). Stoffwechsel. — BERTINO: Fol. haemat. **6** (1906). (Lpz.) — BEYER-GUROWITSCH: S. 354. — BICKEL: Berl. klin. Wschr.

1912, 1322. Thorium X. — BIFFIS: Policlinico 1921, 877. Magen-Darmaffektionen. — BIERMER: Naturf.-Vers. Dresden 1868; Korresp.bl. Schweiz. Ärzte 1872, 15. — BIRCH-HIRSCHFELD: Kongr. inn. Med. 1892. — BITTORF: Addison-Monogr. Jena 1907. — Addison u. P. — BLOCH: Beitr. path. Anat. 34 (1903); Dtsch. Arch. klin. Med. 77 (1903); Dtsch. med. Wschr. 1903, Nr 29 u. Fol. haemat. (Lpz.) 1904, 271. Trauma. — BLOCH u. HIRSCHFELD: Berl. klin. Wschr. 1901, Nr 40. Knochenmark. — BLUMENTHAL: Dtsch. Arch. klin. Med. 90 (1907). Aplast. Anämie; Arch. Malad. Coeur 1908, 298. — BOECKELMANN: Fol. haemat. (Lpz.) 4, Suppl., 230. — BOECKMANN u. HANSEN: Fol- haemat. (Lpz.) 10, 289. Fe im Harn. — BOEDEKER u. JULIUSBERGER: Neur. Zbl. 1896, 326. Nervensystem. — BOELLKE: S. 125. — BOGGS: Bull. Hopkins Hosp. 24, 322 (1913). — BOISSARD: Fol. haemat. (Lpz.) 10, 273. Gravidität. — BONIN: Inaug.-Diss. Berlin 1912. Gastritis. — BOUCHÊ: Fol. haemat. (Lpz.) 9, 194. Rückenmarkaffekt. — BOURRET: J. Méd. Paris 1912, 197. Gravid; Rev. Obstétr. 1912, 42. — BOWCOCK: Bull. Hopkins Hosp. 32, 83 (1921). Gefahren der Transfusion. — BOYCOTT: Brit. med. J., 5. Nov. 1910. Gegen Ölsäuretheorie. — BRAMWELL: Clinical studies 1902. 1906; Brit. med. J., 11. Juni 1910, 1911 u. 1912, 1413 u. 1913, 1093. Salvarsan. 6. März 1915. Salvarsan. — BRANDES: Med. Klin. 1921, 189. P. u. Ca. ventr. — BREIDENBACH: Inaug.-Diss. München 1905. — BRETSCHEIDER: Berl. Klin. 1911, Nr 15. Tuberkulose, keine P. — BRIEGER: Dtsch. med. Wschr. 1912, 2154. Therapie. — BRIGGS: Amer. J. med. Sci. 1914, 413. — BRILL: Med. Rec. 1915, 81. — BROESAMLEN: Dtsch. Arch. klin. Med. 112, 83 (1913). — BRÜCKNER: Z. physik. u. diät. Ther. 1914, 18. Thor. — BRUGSCH u. PAPPENHEIM: 1920. Zit. S. 284. — BRUNNER: Balneol. Zbl. 1891. Transfusion. — BUNTING: Bull. Hopkins Hosp. 1905. — BURGERHOUT: Fol. haemat. (Lpz.) 6, 103. Rückenmark. — BUTTERFIELD: Dtsch. Arch. klin. Med. 92; Arch. int. Med. 14 (1914). F.-I.

CABOT: Boston med. J. 1896; Amer. J. med. Sci. 1900; J. amer. med. Assoc. 1907, 636 u. Syst. of Med. 1908. — CAHN: Unterels. Ärzte-Verslg, 22. Mai 1908 u. Münch. med. Wschr. 1909, 1211. Transfusion. — CAMAC: Amer. J. med. Sci. 1910. Spinalaffektion. — CAMP: Med. Rec. 1912, 156. Rückenmark. — CAPPS: Med. Res. 1903, Nr 3. — CARDUCCI: Riv. ospital. 1911. Gravidität. — CARNOT: C. r. Soc. Biol. Paris 1906. Hämopoet. Serum. CARR: Amer. J. med. Sci. 160, 737 (1920). Nervensystem; 148 Fälle. — CARSLAW and DUNN: Glasgow med. J. 1910. Aplast. Anämie. — CARUSO: Slg klin. Vortr. 1904, Nr 378. Puerp. — DE CASTRO: Inaug.-Diss. Greifswald 1879. — CAUSSADE et SCHÄFFER: Bull. Soc. méd. Hôp. Paris, 29. Mai 1908. Aplast. Anämie. — CEALAC: Fol. haemat. (Lpz.) 1904, 588. — CECONI: Riforma med. 1907. Diff.-Diagn. gegen Carcinom. — CECONI E MICHELI: 21. ital. Kongr. inn. Med. 1911. — CEDERBERG: Berl. klin. Wschr. 1914, 585. Konstit. Affekt. — CHARLTON: Ther. Halbmschr. 1920, 111. Milzexstirpation. — CHAUFFARD: Bull. Soc. méd. Hôp. Paris 1904, No 12. — CHAUFFARD et LAEDERICH: Rev. Méd. 1905. Ikterische Form. — CHRISTIAN: Arch. int. Med. 1916. Niere. — CLARKE: Bristol med.-chir. J. 1913, 97. Bei ält. Leuten. — COHNHEIM: Virchows Arch. 68 (1876). Knochenmark. — COLEMAN and HARTWELL: Med. Rec. 1914, 1160. Splenektomie. — COLES: Brit. med. J. 1900, 758. — COLMANN: Edinburgh med. J. 1901. Gegen Hunter. — COPELLI: Pathologica (Genova) 4, 460 (1912). — COURMONT et DUFOUR: Gaz. Hôp. 1912, 211. Tuberkulose. — CROFTAN: J. amer. med. Assoc. 1910. Eiweißtherapie; Dtsch. med. Wschr. 1912, 2411. HCl-Therapie. — CURSCHMANN: Münch. med. Wschr. 1921, 172. 78jähr. Frau.

DAHL: Hygiea 1914. Milzexstirpation. — DALTON: Trans. Clinic. Soc. 1904. Mundsepsis. — DAVIDSOHN: Verein inn. Med. Berlin. 5. Jan. 1905. (= Carcinom.) — DECASTELLO: Wien. klin. Wschr. 1901, Nr 52 u. Dtsch. med. Wschr. 1914, 639. — DECASTELLO u. HOFBAUER: Z. klin. Med. 34 (1900). — DELVEN: Inaug.-Diss. Paris 1913. Gravidität. — DENNY: Arch. int. Med. 1921, 38. Blutvolumen. — DIEBALLA: Z. klin. Med. 31, 71 (1897); Fol. haemat. (Lpz.) 4, 239. Suppl. Große myeloische Milz; Z. klin. Med. 71. Heilung. — DIEBALLA u. KETLY: Z. klin. Med. 31 (1896). — DINKLER: Zbl. Nervenheilk. 47. Nervensystem. — DIRKSEN: Dtsch. med. Wschr. 1903, Nr 39. Taenia. — DORN: Inaug.-Diss. Berlin 1891. Lit.! — DRYGAS: Dtsch. med. Wschr. 1902. — DUGEON: Med. Soc. Lond., 22. Febr. 1909. Diskussion; alle Autoren für typ. Blutbild. — DUNIN: S. 284. — DÜNNER: Berl. klin. Wschr. 1921, 386. P. u. Ca.: ist nur Ca. med. oss.

EASON: Edinburgh med. J. 1920, 389. Alter der Erkrankten (bes. 45—59). — EDES: Boston med. J. 1882. — EFFENDI: Dtsch. med. Wschr. 1911, Nr 20. Glycerintherapie. — EHRLICH: Lehrb.; Berl. klin. Wschr. 1880, Nr 28; Charité-Ann. 5 (= akute Leukämie; 13; Kongr. inn. Med. 1892. — EHRLICH u. LAZARUS: Lehrbuch. — EICHHORST: Zbl. med. Wschr. 1876, 465; Monogr. Leipzig 1878. — EINHORN: Arch. Verd.gskrkh. 9 (1903). Achylie. — EISENLOHR: Dtsch. Arch. klin. Med. 20 (1877) u. Dtsch. med. Wschr. 1892, Nr 49. Nerven. — ELDER: Lancet, 28. April 1900. — ELDER and MATTHEW: Lancet, 8. Aug. 1903. Puerp. — ELLERMANN: Dtsch. med. Wschr. 1912, 842 u. C. r. Soc. Biol. Paris 83, 318 (1920). Knochenmarkszellen; Virchows Arch. 228, 247 (1920) u. Kongreßzbl. inn. Med. 12, 498 (1920). Histologie. — ELSCHNIG: Wien. med. Wschr. 1903. Auge. — EMERSON: Bull. Hopkins Hosp. 1907. 89 Fälle. — EMERY: Practitioner 1905. — ENGEL: Ver. inn. Med., 21. Nov. 1898.

Diskussion!; Kongr. inn. Med. **1898**; Z. klin. Med. **40** (1900). Aplast. BIERMERsche (?) Anämie; **65**; Virchows Arch. **153**; Münch. med. Wschr. **1901**, Nr 4 u. Berl. klin. Wschr. **1907**, Nr 40 u. **1908**, 1099. — EPPINGER: S. 95; Berl. klin. Wschr. **1913**, 2409 u. Wien. klin. Wschr. **1913**, 951. Milz. — EPPINGER u. RANZI: Mitt. Grenzgeb. Med. u. Chir. **27**, 796 (1914). Splenektomie. — ERBEN: Z. klin. Med. **40** (1900). Chemie. — ESCH: Dtsch. med. Wschr. **1911**, Nr 42. Grav. Therapie; Z. Geburtsh. **79** u. Zbl. Gynäk. **45**, 341 (1921). ESCHERICH: Wien. klin. Wschr. **1892**, 193. — D'ESPINE: Rev. méd. Suisse rom. **1918**, No 8. Bei Säugling. — EVANS and HALTON: J. amer. med. Assoc. **1905**, 1195. Aplast. Anämie. — EWALD: Berl. klin. Wschr. **1895**, Nr 45; Ver. inn. Med. **1898—99**, 95; Ther. Gegenw. **1899**, Nr 11. Blutungen; Berl. med. Ges., 16. Juni 1902. Transfussion; Berl. klin. Wschr. **1896**, Nr 10. Botriocephalus. — EWALD u. FRIEDBERGER: Dtsch. med. Wschr. **1913**, 1293 u. 1449. Gegen Hämolysine.

FABER: Med. Klin. **1909**, Nr 35; Berl. klin. Wschr. **1913**, Nr 21. Achylie; Z. klin. Med. **85**. Zunge, Magen. — FABER u. BLOCH: Nord. med. Ark. (schwed.) **1889**, Nr 20; Z. klin. Med. **40** (1900); Arch. Verd.gskrkh. **10** (1903); Hosp.tid. **1903**; Fol. haemat. (Lpz.) **1904**, 28. Magen u. Darm. — FAUST: Münch. med. Wschr. **1909**, 50. Ölsäure. — FAUST u. TALLQVIST: Arch. f. exper. Path. **57** (1907). Suppl. 1908. Ölsäurefrage. — FEDOROFF: Inaug.-Diss. Paris 1901—1902. Bothriocephalusanämie. — FENWICK: Lancet **1877**; Virchows Arch. **118** (1889). — FERRATA: Haematologica **1**, 48 (1920). — FINELBERG: Amer. J. Obstetr. **1908**. Gravidität. — FISCHEL u. ADLER: Z. Heilk. **14** (1893). — FISCHER: S. 129. Histologie. — FLATER: Zbl. inn. Med. **1921**, 674. — FLÖRCKEN: Münch. med. Wschr. **1912**, Nr 49; **1914**, Nr 23 u. **1919**, 1002. Transfusion. — FOUCAR: Amer. J. med. Sci. **1921**, **633**. Lues. — FRANGENHEIM: Münch. med. Wschr. **1914**, 1760. Splenektomie. — FRÄNKEL, A.: Charité-Ann. **3** (1876); Dtsch. Arch. klin. Med. **20**. — FRENCH: Clin. J. **1909**. Pigment. — FREUND u. MOHR: Naturforsch.-Verslg **1909**. Ölsäure. — FRIEDENWALD: Boston med. J. **1912**, 160. Gegen Darmintoxikation. — FRIEDLÄNDER: Dtsch. med. Wschr. **1909**, Nr 44. FRIEDSTEIN: s. Exp. Anämie. — FUNK: Berl. klin. Wschr. **1907**, 923.

GABRIEL: Dtsch. Arch. klin. Med. **92**. Ringkörper. — GERHARD, D.: Dtsch. Z. Nervenheilk. **71**, 209 (1921). — GERHARDT: Kongr. inn. Med. **1910**. — GIFFIN: J. amer. med. Assoc. **76**, 290 (1921). Splenektomie. 50 Fälle, 5 leben noch nach $4^1/_2$ Jahren. Operation verlängert in $20^0/_0$ das Leben. — GILBERT et WEIL: Arch. Mal. Cœur **1908**, 554. F.-I. — GIOSEFFI: Münch. med. Wschr. **1910**, 1083. — GLUZINSKI: Wien. klin. Wschr. **1909**, Nr 1. Distomum hepat.; Beitr. Klin. Tbk. **21** (1912). — GOEBEL: Mitt. Hamburg. Staatskrk.-anst. **1898**. Rückenmark. — GOMESS: Lancet, 5. Jan. **1907**. — GÖNNER: Korresp.bl. Schweiz. Ärzte **1914**, 417. Gravidität. — GORDON: N. Y. med. J. **1909**. Nervensystem. — GÖRNER: Inaug.-Diss. Leipzig 1914. Gastritis. — GRAEFE: Inaug.-Diss. Halle 1880. Puerp.— GRAHAM: Edinburgh med. J. **1920**, 282. Transfusion. 23 Fälle. — GRAM: C. r. Soc. Biol. Paris **83**, 714 (1920). Plättchenwerte. — GRAWITZ: Berl. klin. Wschr. **1898**, Nr 32; **1901**, Nr 24 (?) u. **1903**, Nr 25 u. 26; Dtsch. med. Wschr. **1901**, Nr 52 u. **1904**, Nr 30 u. 31. Heilungen. Lehrbuch. Org. Marasmus. Stuttgart 1910; Med. Rec. 1910. — GRAWITZ u. PAPPENHEIM: Ref., Berl. häm. Ges.; Fol. haemat. (Lpz.) **11** (1911). — GRIFFIN: Amer. J. med. Sci. **1913**, 781. Milzexstirpation. — GRÜNIG: Inaug.-Diss. Zürich 1920. Zunge. — GULLAND: Scott. med. J. **1903**; Brit. med. J. **1907**. — GULLAND and GOODALL: J. of Path. **1905**; Fol. haemat. (Lpz.) **1905**, 368. — GULLY: Inaug.-Diss. Berlin 1919. Therapie. — GUSSEROW: Arch. Gynäk. **2** (1871). Puerp. — GUTHMANN: Inaug.-Diss. Erlangen 1891.

HAARTH: Inaug.-Diss. Jena 1896. — HAMEL: S. 125. — HANNEMA u. JOSSELIN DE JONG: Geneesk. **1921**; Kongreßzbl. inn. Med. **17**, 511. — HANOT et LEGRY: Arch. gén. Méd. **1889**. — HANSING: Münch. med. Wschr. **1914**, 1705. Milzexstirpation. — HAYEM: Lehrbuch. — HEINRICHSDORFF: Fol. haemat. (Lpz.) A. **14**, 359 (1913). — HELLY: Z. klin. Med. **62**. Atyp. F. — HELMUTH: Inaug.-Diss. Leipzig 1906. — HENRY: Amer. J. med. Sci. **1900**. — HENRY and OSLER: Amer. J. med. Sci. **1887**. — HERFORTH: Inaug.-Diss. Berlin 1896. — HERTZ: Fol. haemat. (Lpz.) A. **10**, 520. Atyp. F. — HERZ: Wien. klin. Wschr. **1908**, 1363. — HERZBERG: Virchows Arch. **204**. Gastritis. — HERZOG: Münch. med. Wschr. **1920**, 1383. Bothriocephalusanämie mit Hyperchlorhydrie und Hämochromatose; Dtsch. Arch. klin. Med. **130**, 285 (1919). Sek. Anämie. — HESSE: Dtsch. med. Wschr. **1909**, Nr 32. — HIRSCH: Inaug.-Diss. Berlin 1914. Banti? p. Anämie? — HIRSCHFELD: Berl. klin. Wschr. **1906**, 545. Apl. An. Puerp.; Ther. Gegenw. **1907**; Ther. u. Progn.; Dtsch. Klin.; Z. Krebsforschg **1912**, 376. Ca u. p. An.; Z. klin. Med. **87**. Rolle der Milz. — HIS u. a.: Umfrage Med. Klin. **1908**, Nr 41—43. — HOBHOUSE: Brit. med. J. **1912**, 1659. Salvarsan. — HOCHHAUS: Münch. med. Wschr. **1900**, 1579. Komb. Systemerkr. Sektion. — HOLLAENDER: Berl. klin. Wschr. **1920**, 997. Kollargoltherapie. — HOPKINS: Arch. int. Med. **1910**. Transfusion. — HÖSSLIN, v.: Münch. med. Wschr. **1903**, 685. — HOUGHTON: J. amer. med. Assoc. **1907**. — HUBER: Berl. klin. Wschr. **1913**, 2179. Milzexstirpation; Dtsch. med. Wschr. **1910**, Nr 23. Blutinjektion. — HUBRID: Med. Klin. **1921**, 167. Erfolg bei Milchinjektion. — HUECK: Inaug.-Diss. Rostock 1905. Fe im Harn. — HUERTER: Med. Klin. **1911**, Beih. 12. Übers. Ref. — HUESTEDDE: Inaug.-Diss. Kiel 1913. Psychose. — HUNT: Lancet **1896**. Knochenmarkstherapie. — HUNTER: Lancet, Sept. 1888; 27. Jan. **1900**; Jan. **1903**; Brit. med. J. Febr. (1896); Practitioner 1888, 81; **1889**; West-London med. J. Juli **1901**; Brit. med. J. **1907**; Severest Anaemias 1909. — HUSTOM: Brit. med. J. **1903**. — HUTCHINSON: Lancet **1904**. — HYNEK: Fol. haemat. (Lpz.) **4**, 258. Suppl. Röntgen.

IMMERMANN: Dtsch. Arch. klin. Med. **13**.

JACOB u. MOXTER: Ver. inn. Med. **1898—1899**, 95. Rückenmark; Arch. f. Psychiatr. **32** (1899). — JAFFÉ: Virchows Arch. **233**, 334 (1921). Infekt. Anämie der Pferde. — JAGIC: Wien. klin. Wschr. **1914**, 1536. Milzexstirpation. — JAKSCH: Z. klin. Med. **24** (1894). — JESSUP: Fol. haemat. (Lpz.) **4**, 228. Suppl. Megaloblastenkrise. — JOHN: Münch. med. Wschr. **1912**, 186. Therapie. — JORES: Münch. med. Wschr. **1911**, 766. Gegen Lipoidtheorie. — JOSEPH: Inaug.-Diss. Leipzig 1906. Ätiologie u. Therapie. — JOUSSÉWITCH: Inaug.-Diss. Genf 1911. Anämie in Gravidität. — JUNGMANN: Münch. med. Wschr. **1914**, Nr 8. Gravidität.

KABANOW: Zbl. inn. Med. **1913**, 861; Münch. med. Wschr. **1913**, 2164. Abderhalden-Proben. — KAHN: Strahlenther. IV. Thor. — KAUFFMANN: Arch. f. Psychol. **53**, 23 (1914). Zentralnervensystem. — KAUFMANN: Berl. klin. Wschr. **1890** (?). — KEMPIN: Z. Vet.kde **1918**. — KENNERKNECHT: Virchows Arch. **205**. Eisenstoffwechsel. — KERSCHENSTEINER: Münch. med. Wschr. **1905**, Nr 21. — KIPP: Kongreßzbl. inn. Med. **16**, 166. — KJELLBERG: Arch. Kinderheilk. **5** (1884) (?). — KLEIN: Wien. klin. Wschr. **1891**, 721. Lues. — KLEEMANN: Dtsch. Arch. klin. Med. **128**, 271 (1919). — KLEMPERER: Berl. klin. Wschr. **1908**, Nr 52 u. **1912**, Nr 27. Therapie; Ther. Gegenw. **1914**. Milzexstirpation. — KLEMPERER u. HIRSCHFELD: Ther. Gegenw. **1912**. Therapie; **1913**, 385. Milzexstirpation. — KOCH: Inaug.-Diss. Berlin 1898. Magen, Darm; Jb. Kinderheilk. **71** (1910). — KOHAN: Fol. haemat. (Lpz.) **19**, 63. Milzexstirpation. — KOLISCH u. STEIJSKAL: Z. klin. Med. **27** (1895). Stoffwechsel. — KÖRMÖCZI: Wien. klin. Wschr. 1902, Nr 52. — KRANTZ: Inaug.-Diss. Zürich 1906. Bothrioc. apl. An. — KRAUS: Berl. klin. Wschr. **1905**. Herz. — KREBS: Inaug.-Diss. Berlin 1892. — KROKIEWICZ: Wien. klin. Wschr. **1903**, 557. — KRUMBHAAR: N. Y. med. J. **1916**, 1244. Splenektomie. 53 Fälle. — KÜHNAU u. WEISS: Z. klin. Med. **32** (1897). — KURPJUWEIT: Dtsch. Arch. klin. Med. **80** (1904). Histologie. — KUSUNOKI: Korresp.bl. Schweiz. Ärzte **1914**, Nr 26.

LAACHE: Die Anämie. Christiania 1883; 10. Kongr. inn. Med. **1891**. — LABBÉ: Presse méd. **1906**. Lues; Bull. Soc. méd. Hôp. Paris **1912**, 519. Tuberkulose; **1913**, 673. Nephritis. LABBÉ et AGASSE: Bull. Soc. méd. Hôp. Paris, 19. Juni **1908**. Tuberkulose. — LABBÉ et JOLTRAIN: Arch. Mal. Coeur **1908**. Nephritis. — LABBÉ et SALOMON: C. r. Assoc. franç. **1908**. Referat; Bull. Soc. méd. Hôp. Paris **1901**, No 4. — LABENDZINSKI: Inaug.-Diss. München 1912. Gravidität. — LAISSLE: Dtsch. Arch. klin. Med. **99**. — LARRABEE: J. med. Res. **24**, 15 (1911). Vol.-Index; Boston med. J. **1917**. Therapie. — LAVENSON: Amer. J. med. Sci. **1907**, 100. — LAZARUS: Nothnagels Slg; Dtsch. med. Wschr. **1896**, Nr 23; Berl. klin. Wschr. **1912**, 2264. — Aktinium. — LEE: J. amer. med. Assoc. **1915**. Milzexstirpation. — LEEDE: Münch. med. Wschr. **1911**, 1184. Salvarsan. — LEICHTENSTERN: Dtsch. med. Wschr. **1894**, Nr 52. Rückenmark. — LEISHMANN: J. of Hyg. **4**, 434. — LENNARTZ: Inaug.-Diss. Marburg 1913. Hautpigment. — LÉPINE: Semaine méd., 30. Jan. **1907**. Röntgen. — LEQUEUX: Fol. haemat. (Lpz.) **10**, 273. Gravidität. — LESSEL: Inaug.-Diss. Freiburg 1912. Rückenmark. — LEVINE: Bull. Hopkins Hosp. **32**, 254 (1921). — LICHTHEIM: Kongr. inn. Med. **1887**. — LICHTY: J. amer. med. Assoc. **1907**. Frühsymptome. — LINDEMANN: J. amer. med. Assoc. **1918**, 1292. Blutvolumen vermindert. — LIPOWSKI: Dtsch. med. Wschr. **1900**. — LIPPMANN: Zbl. inn. Med. **1913**, 1121. — LITTEN u. MICHAELIS: Fortschr. Med. **1904**, Nr 36. — LOLLI: Gazz. Osp. **1907**, No 26. Sublimatheilung. — DE LOPALIN: Inaug.-Diss. Genf 1907. — LORTAT-JACOB et GASSIER: Bull. Soc. méd. Hôp. Paris **1914**, 950. — LÖTSCH: Berl. klin. Wschr. **1921**, 762. Splenektomie. — LOW: J. trop. Med. **1912**, 129. Sprue. — LUBE: Zbl. Nervenheilk. **46**, 299 (1913). Nervensystem. — LUCE: Ärztl. Ver. Hamburg, 24. März 1903. — LÜDKE u. FEJES: Kongr. inn. Med. **1912**, 335; Dtsch. Arch. klin. Med. **109**, 433 (1913). — LUZZATO: Fol. haemat. (Lpz.) **5**, 761.

MAC CASKEY: N. Y. med. J. **1913**, 67. — MAC CRAE: J. amer. med. Assoc. **1901**. 40 Fälle von OSLER. — MACKENZIE: Med. Times a. Gaz. **1879**. — MAC CLERC: N. Y. med. J. **1916**, 1244. Splenekt. Transfusion. — MAC PHEDRAN: J. of exper. med. **18**, 527 (1913). Gegen Ölsäurehypothese. — MAGGESI: Riforma med. **1920**, 650. — MAGNARD: Brit. med. J. **1913**. Salvarsan. — MAKAROW: Inaug.-Diss. Jena 1912. Nephr. koord. — MALKIN: Inaug.-Diss. Berlin 1895. — MANN: Wien. med. Wschr. **1911**, Nr 9. Blutinjektion. — MANZ: Zbl. med. Wiss. **1875**, Nr 40. Auge. — MARBURG: Wien. klin. Wschr. **1900**, Nr 29. Nervensystem. — MARCUS: Neur. Zbl. **1903**, 453. Rückenmark. — MARTIUS: Achylia gastr. Leipzig u. Wien 1897; Med. Klin. **1904**, 8. Magen u. Darm; **1916**, Nr 18. Konst. Krankh. — MARXER: Kongreßzbl. inn. Med. **12**, 223 (1920). Gastrophilusextraktanämie sei nur Anaphylaxie u. nicht im ursächl. Zusammenhang mit d. infekt. Anämie d. Pferde. — MASSARY et WEIL: Bull. Soc. méd. Hôp. Paris **1908**, 273. Puerp. apl. Anämie. — MATTHES: Kongr. inn. Med. **1913**; Münch. med. Wschr. **1913**, 617. Glossitis. — MAYEDA: Schweiz. med. Wschr. **1921**,

699. Pylorushypertrophie. — Mayo: Amer. Surg. J. **74**, 355 (1921). — Ménétrier et Aubertin: Bull. Soc. méd. Hôp. Paris, 27. Juli **1906**. Viel Myelocyten. — Ménétrier, Aubertin et Bloch: Trib. méd., 22. April **1905**. — Mensi: Pediatria **28**, 785 (1920). Kinder. — Merletti: Fol. haemat. (Lpz.) **1**, 546. Gravidität. — Meulengracht: Kongreßzbl. inn. Med. **14**, 256. 5 Fälle in einer Familie (4 Brüder); Arch. Verdgskrkh. **28**, 286 (1921). Darmstriktur. — Meyer: Med. News **1905**. Bothrioc. — Meyer, E. u. Heineke: Münch. med. Wschr. **1906**, Nr 17. F.-I.; Path. Ges. **1905**; Dtsch. Arch. klin. Med. **88** (1907). Histologie. — Meyer-Rüegg: Zbl. Gynäk. **1906**, Nr 34. Puerp. — Micheli: Fol. clin. **6** (1912). Referat. — Mildenberg: Inaug.-Diss. Greifswald 1919. Frühdiagnose. — Minkowski: Dtsch. med. Wschr. **1919**, 1037. Erfolgreiche Milzexstirpation. — Minnich: Z. klin. Med. **21** u. **22**. Rückenmark. — Minot: Bull. Hopkins Hosp. **25** (1914). Stoffwechsel. — Moffit: Amer. J. med. Sci. **1914**. Milz, Splenektomie. — Monti u. Berggrün: Die chron. Anämie im Kindesalter. Leipzig 1892. Lit.! — Moorhead: Brit. med. J., 9. April **1910**. — Moraczewski: Virchows Arch. **159** (1900). Stoffwechsel. — Morawitz: Münch. med. Wschr. **1907**, Nr 16. Transfusion; Dtsch. med. Wschr. **1910**, 249. Transfusion. — Morgenroth u. Reicher: Berl. klin. Wschr. **1907**, Nr 38. Cholesterintherapie; Charité-Ann. **33**. — Moritz, O.: Petersburg. med. Z. **1914**. Bothriocephalus. — Mosse: Berl. klin. Wschr. **1907**, Nr 26. Histologie; Ziegl. Zbl. **1904**, Nr 4; Arch. f. Dermat. **113**, 759 (1912). Pigmentierung; Berl. klin. Wschr. **1913**, Nr 45. Milzexstirpation. — Mosse u. Rothmann: Dtsch. med. Wschr. **1906**. — Mühlendorff: Dtsch. med. Wschr. **1881**, Nr 25. — Muir: Med. Chronic. **1906**. Eisenlokalisation in der Niere; Brit. med. J., 29. Sept. **1900**; Trans. path. Soc. **1902**, 393; J. of Path. **1894**. — Mühsam: Dtsch. med. Wschr. **1914**, 377. Milzexstirpation. — Müller, Fr.: Charité-Ann. **14** (1889). Lues. — Müller, H.: Monographie. Zürich 1877. — Müller, H. F.: Dtsch. Arch. klin. Med. **51** (1893).

Naegeli: Wien. med. Wschr. **1903**; Med. Klin. **1904**, Nr 2; Dtsch. Arch. klin. Med. **124**, 221 (1917). Frühfälle. Genese. — Nammack: Med. Rec. **1913**, 847. Gegen Salvarsan. — Nauer: Inaug.-Diss. Zürich 1897. — Neu: Münch. med. Wschr. **1921**, 1452. Röntgen. — Neumann: Berl. klin. Wschr. **1877**, Nr 47. — Neumann, W.: Inaug.-Diss. Leipzig 1902. Sektionen. — Neusser: Wien. med. Wschr. **1899**, Nr 15. — Nicol: Dtsch. Arch. klin. Med. **111**, 417 (1913). Myeloblastose. — Nicolaysen: Fol. haemat. (Lpz.) **10**, 290. — Nonne: Dtsch. med. Wschr. **1899**; Pflügers Arch. **25** (1893); Zbl. Nervenheilk. **6** u. **14**; Münch. med. Wschr. **1896**, 329; Westph. A. **25** (1893). — Noorden, v.: Charité-Ann. **16** (1891); **19** (1894); Z. klin. Med. **17** (1890). — Nothnagel: Dtsch. Arch. klin. Med. **24** (1879). Magen.

Oehlecker: Berl. klin. Wschr. **1919**, Nr 28. Transfusion. — Oestreich u. Strauss: Berl. klin. Wschr. **1907**, Nr 41. — Orlowsky: Fol. haemat. (Lpz.) **1**, 27. Bothriocephalus. — Osler: Zbl. med. Wiss. **1878**, 465; Amer. J. med. Sci. **1886**, Nr 4.

Paechter: Inaug.-Diss. Würzburg 1894. — Pancoast: Univ. of Penna M. B. 1907. Röntgen. — Pappenheim: Krit. u. Ref. Fol. haemat. (Lpz.) **1904—1917**; besonders **4**; **5**, 759; **8**, 288; **9**, 180; **10**, 53, 217; **12**, 354; **13**, 75, 272 u. **14**, 329. Ca u. p. An.; **17**, 116; 18 O., 492; Berl. klin. Wschr. **1911**, 1372 u. **1912**, Nr 51. Die perniziös-progressive Anämie in Kraus u. Brugsch 1920. — Park: Med. Rec. **1913**, 429. Thor. — Parvu et Fouquiau: Arch. Mal. Cœur **5**, 106 (1912). Gravidität. — Paskiewicz: Virchows Arch. **192**. Histologie. — Patek: J. amer. med. Assoc. **1911**, 1315. 3 Geschwister. — Pater et Rivet: Trib. méd., 23. April **1905** (?). — Pepper: Amer. J. **1875**, 332. — Pepper and Stengel: Kongr. inn. Med. **14** (1896). — Pepper and Tyson: Virchows Arch. **71**. Knochenmark. — Perles: Berl. klin. Wschr. **1893**, Nr 40. — Perrin et Spire: Congr. méd. **1912**. Gravidität. — Perutz: Münch. med. Wschr. **1902**, 97. Therapie. — Peters: Arch. int. Med. **26**, 561 (1920). Chemie des Blutes. — Petrone: Arch. gén. Méd. **1907**, 417. — Pickett: Amer. J. med. Sci. **1904**, 1032. Psych. Störungen. — Pilcher: Amer. J. med. Sci. **146** (1913). Darmstörungen. — Pilcz: Dtsch. Arch. klin. Med. **21**. — Planchard: Inaug.-Diss. Paris 1888. — Plehn: Berl. klin. Wschr. **1907**, 742 u. Disk. Ver. inn. Med. Berlin **1908**, 974. — Plesch: Berl. klin. Wschr. **1912**, 930. Thor. — Plicot: Inaug.-Diss. Paris 1895. Gravidität. — Plümecke: Inaug.-Diss. Göttingen 1892. — Ponfick: Berl. klin. Wschr. **1873**. Fettherz; Virchows Arch. **56**. — Pontano: Policlinico **1912**, No 11. Gravidität. — Port: Berl. klin. Wschr. **1914**, 546. Milzexstirpation. — Prado: Berl. klin. Wschr. **1912**, 2446. Thor. — Pribram: Prag. med. Wschr. **1913**, 495. Vortrag. — Pye-Smith: Virchows Arch. **65** (1885).

Queckenstedt: Dtsch. med. Wschr. **1913**, 883 u. Z. klin. Med. **79** (1913). Eisenstoffwechsel. — Quincke: Dtsch. Arch. klin. Med. **20**, **25** u. **27**; Münch. med. Wschr. **1890**, Nr 1; Zbl. med. Wiss. **1877**, Nr 47; Slg klin. Vortr. **1876**, Nr 100.

Ragoza: Inaug.-Diss. Petersburg 1913. Bothriocephalusträger. — Ranzi: Ref. Münch. med. Wschr. **1913**, 2819. Milzexstirpation. — Ravaud: Inaug.-Diss. Paris 1908. Bothriocephalus. — Reckzeh: Berl. klin. Wschr. **1902**. — Reicher: Berl. klin. Wschr. **1908**, Nr 40. — Rénon et Tixier: C. r. Soc. Biol. Paris, 4. Nov. **1905**. Radiumtherapie. — Reuling: Amer. J. med. Sci. **1904**. — Reyher: Dtsch. Arch. klin. Med. **39** (1886). Bothriocephalus. — Richter: Berl. klin. Wschr. **1912**, 1976. Spinalaffektion. — Riess: Zbl. med. Wiss. **1881**. —

Riffel: J. of Path. **1910**. Eisen. — Riggs: J. amer. med. Assoc. **1913**. Nervensystem. — Rinck: Inaug.-Diss. Jena 1903. — Rindfleisch: Virchows Arch. **121**; Arch. mikrosk. Anat. **17** (1880). — Riva: Ann. Obstetr. **1901**. — Robert: Inaug.-Diss. Lyon 1906—1907. Gravidität. — Robertson: Arch. int. Med. **16** (1915). Milzexstirpation. — Roessingh: Kongreßzbl. inn. Med. **21**, 93. — Roger: Province méd. **1912**, 54. Gravidität. — Roger usw.: Arch. Mal. Coeur **1913**, 23. Hämolysine, aplast. Anämie. — Roland: Poitou Médical. 1. Aug. 1906. Gravidität. — Rösebeck: Inaug.-Diss. Göttingen 1894. Rückenmark. — Rosenheim: Z. klin. Med. **17**. Blutungen. — Rosenqvist: Z. klin. Med. **49** (1903). Stoffwechsel. — Roth: Med. Klin. **44** (1910). Lues; Z. klin. Med. **79**, 266 (1914). Pathogenese. — Rudolf and Cole: Amer. J. **1910** (?). — Rumpf: Berl. klin. Wschr. **1901**, Nr 18. — Runeberg: Dtsch. Arch. klin. Med. **28** u. **41**. Bothriocephalus.

Sabrazès: Fol. haemat. (Lpz.) **1905**, 330; **4**. Suppl., 264. b. Lues. — Sachs: Z. Geburtsh. **64**. Transfusion; Med. Klin. **1918**, Nr 11. Gravidität. — Sackheim: Berl. klin. Wschr. **1921**, 548. Viele Askariden; Fol. haemat. (Lpz.) **27**, 264 (1922). Glossites. — Saenger: Inaug.-Diss. Greifswald 1901. — Sahli: Korresp.bl. Schweiz. Ärzte **1894**. — Sajons: N. Y. med. J. **1917**, 423. Therapie. — Sandberg: Inaug.-Diss. Zürich 1905. Puerp. — Sandoz: Korresp.bl. Schweiz. Ärzte **1887**, Nr 17. — Saneyoshi: Z. exper. Path. **14** (1913). Arsenwirkung. — Sasaki: Virchows Arch. **96** (1884). Darm. — Sauvage et Vincent: Bull. Soc. Obstétr. Paris, 10. März **1913**. Gravidität + Lues. — Schablin: Münch. med. Wschr. **1913**, 621. Trichocephalus. — Schapiro: Z. klin. Med. **1888**, Nr 13. Bothriocephalus. Schatiloff: Münch. med. Wschr. **1908**, 1164. Histiologie. — Schauman: Bothrioceph. Anaemie Monogr. Berlin 1894; Slg klin. Vortr., N. F., **1900**, Nr 287; Kongr. inn. Med. **1910**; Dtsch. med. Wschr. **1910**, Nr 26; **1912**, 1228. Glossitis, Frühfall; Finska Läk. sällsk. Hdl. **1917**, 149 u. **1918**, 528. Familiäres Vorkommen **1919**, 796 (innere Sekretion); Z. angew. Anat. **6**, 258 (1920). Konstitution inn. Sekretion. — Schauman u. Tallqvist: Dtsch. med. Wschr. **1898**, Nr 20. Bothriocephalus. — Scheby-Busch: Dtsch. Arch. klin. Med. **17** (ältere Lit.!). — Scheel: Z. klin. Med. **74** (1911). Kongreßzbl. inn. Med. **13**, 564. Transfusion. — Scheveler: Inaug.-Diss. Nancy **1913**, Nr 1018. Gravid. p. Anämie. — Schilling: In Mense, Tropenkrankh.; Arch. Schiffs- u. Tropenhyg. **16** (1912); Fol. haemat. (Lpz.) A. **13**, 492 (1912). Apl. Anämie. Spru. — Schindler: Inaug.-Diss. Bern 1904. — Schläpfer: Dtsch. Arch. klin. Med. **100**. Darm. Lipoidsubstanz. — Schleip: Dtsch. Arch. klin. Med. **91**. — Schmidt, A.: Amer. J. med. Sci. **1914**, 313. Darmaffektion. — Schneider: J. amer. med. Assoc. **74**, 1759 (1920). — Scholz: Med. Klin. **1916**, Nr 11. Blutinjektion. Dtsch. med. Wschr. **1921**, 212. Milzexstirpation. — Schreiber: Inaug.-Diss. Zürich 1908. Taenia. — Schröter: Mschr. Psychiatr. **35**. Großhirn. — Schubert: Inaug.-Diss. Breslau 1881. — Schucany: Arch. f. Dermat. **121** (1916). Pigmentierung. — Schüpbach: Korresp.bl. Schweiz. Ärzte **1913**, 1535. Gravidität. — Schwarzkopf: Prag. med. Wschr. **1911**, Nr 28. Nephritis. — Schweeger: Wien. klin. Wschr. **1912**, 567. Darmulceration. — Schweer: Inaug.-Diss. Göttingen 1907. Therapie. — Scott: Amer. J. **1903**. Gravidität. — Seher: Inaug.-Diss. Zürich 1907, F.-I. — Seht: Z. Kinderheilk. **18**, 15 (1918). 15jähr. Knabe. — Senator: Berl. klin. Wschr. **1895**, 418; **1900**, 30, 653; Berl. med. Ges., 28. Jan. 1903; Münch. med. Wschr. 269 u. 315; Ver. inn. Med. **1904**; Dtsch. med. Wschr. **1904**, Nr 14; V. B. S. 649; Z. klin. Med. **54**. — Seyderhelm: Inaug.-Diss. Straßburg u. Path. Ges. **1914**. Bei Pferden? ? Beitr. path. Anat. **58**, 285 (1914); Arch. f. exper. Path. **76** (1914) u. **82**; Dtsch. Arch. klin. Med. **126**, 95 (1918); Ther. Gegenw. **1921**, 241. — Sicard et Gutmann: Bull. Soc. méd. Hôp. Paris **1912**, 10. Bei Typhus? — Siemerling: Arch. f. Psychol. **45**. Nervensystem. — Siegl: Ther. Mh. **1918**. Milzexstirpation. — Signorelli: Riforma med. **1920**, 624. Gravidität. — Sil: Fol. haemat. (Lpz.) **10**, 271. Gegen Hunter. — Sinkler and Eshner: Amer. J. med. Sci. **1896**. — Sisto: Policlinico **1913** L. — Somerville: Kongreßzbl. inn. Med. **12**, 301 (1920). — Solovtzoff: Inaug.-Diss. Genf 1907. — Spengler: Wien. klin. Wschr. **1920**, 86. Milzexstirpation. — Spiethoff: Arch. f. Dermat. **105**, 169. Lichen ruber. — Stadler: Münch. med. Wschr. **1906**, Nr 2. — Stark: Jb. Kinderheilk. **69**. Kind. — Steffen: Jb. Kinderheilk. **28** (1888). (= Leuk.) — Stejskal: Wien. klin. Wschr. **1909**, 170. — Stejskal u. Erben: Z. klin. Med. **40** (1900). Stoffwechsel. — Stempelin: Inaug.-Diss. Zürich 1908; Med. Klin. **1908**, Nr 21. Differentialdiagnose u. Kritik. — Stern: Arch. of Diagn. **6**, 326. Glossitis; Dtsch. med. Wschr. **1914**, Nr 30. — Sternberg: Naturforsch.-Verslg **1906**; Patholog. Anatomie. — Steyrer: Dtsch. med. Wschr. **1912**, 142. Salvarsan. — Stieda: Zbl. Gynäk. **1897**, Nr 44. — Stockmann: Brit. med. J. **1897**. — Stockton: J. amer. med. Assoc. **12**, 636 (1919). Remission. — Stone: J. amer. med. Assoc. **1908**, 1245; Ohio State med. J. **1907**. — Strauss: Berl. klin. Wschr. **1899**, Nr 10; **1902**, Nr 34; Z. klin. Med. **41** (1900) u. **1906**, 360. — Strauss u. Rohnstein: S. 328. — Stricker: Charité-Ann. **2** (1875). — Strümpell: Arch. Heilk. **17** (1876) u. **18** (1877). — Sudarsky: Inaug.-Diss. Berlin 1912. Nervensystem. — Suffil et Ferrand: Gaz. Hôp. **1907**, 63. Ikterus. — Syllaba: S. 68; Arch. gén. méd. **1904**.

Tallay: J. amer. med. Assoc. **1908**. — Tallqvist: Z. klin. Med. **61**. — Talma: Med. Klin. **1909**, Nr 35. — Theodor: Arch. Kinderheilk. **28** (1900). — Thienen, van: Dtsch.

Arch. klin. Med. **131**, 113 (1920). Bilirubin stets hoch, Katalase. — THODE: Inaug.-Diss. Kiel 1915. Psych. Störungen. — THOMPSON: Med. News **1905**. Bothriocephalus. — TIÈCHE: Korresp.bl. Schweiz. Ärzte **1911**. — TORDAY, v.: Fol. haemat. (Lpz.) **9**, 188. — TORNELL: Münch. med. Wschr. **1903**, 1790. — TÜRK: Lehrbuch 1912; Dtsch. med. Wschr. **1914**, 371. Pathogenese bes. Rolle der Milz.

VAQUEZ et AUBERTIN: Bull. Soc. méd. Hôp. Paris, 18. März **1904**; Fol. haemat. (Lpz.) **1904**, 584. — VAQUEZ et ESMEIN: Bull. Soc. internat. Hôp. Paris **1906** (?). — VAQUEZ et LAUBRY: Bull. Soc. méd. Hôp. Paris, 13. Juli **1906**. — VETLESEN: Fol. haemat. (Lpz.) **9**, 261. Glycerintherapie. — VOGEL and MC CURDY: Kongreßzbl. inn. Med. **9**, 645. Transfusion.

WAAG: Münch. med. Wschr. **1921**, 677. — WALLGREN: Finska Läk. sällsk. Hdl. **1919**. — WALTER: Med. Klin. **1911**, Nr 19. Blutinjektion. — WALTERHÖFER u. SCHRAMM: Arch. klin. Chir. **118**, 794 (1921). — WEBER: Dtsch. Arch. klin. Med. **97**. Transfusion; Med. Klin. **1921**, 253. Elektroferroltherapie. — WECHSLER: Inaug.-Diss. Würzburg 1918. Spinalaffektion. — MAC WEENEY: J. of Path. **14**. — WEICHSEL: Münch. med. Wschr. **1913**, 1143 u. 1663. Lues. — WEIGERT: Virchows Arch. **79**, 391 (1880). — WEIGL: Inaug.-Diss. München 1893. — WEINBERG: Dtsch. Arch. klin. Med. **126**, 447 (1918). Achylierrolle; Z. klin. Med. **85** (1918). Carcinomfrage; Z. angew. Anat. **6**, 289 (1920). — WESTENRIJK: Fol. haemat. (Lpz.) **12**, 117 (1911). Apl. Anämie. — WHIPHAM and LEATHAM: Lancet, 11. Aug. **1906**. — WHITE: Brit. med. J., 11. Juni **1910**. Spinalaffektion. — WICHERN: Münch. med. Wschr. **1911**, 2307. Rindenblindheit. — WIDAL et WEISSENBACH: Bull. Soc. méd. Hôp. Paris **1913**, 250. Hämolysine. — WILLIAMSON: Kongreßzbl. inn. Med. **14**, 198. Remission von 5 Jahren. — WILSON: Penna med. J. **1907**. Ikterus; J. amer. med. Assoc. **1912**, 767. Rückenmark. — WILTSCHUR: Dtsch. med. Wschr. **1893**, Nr 30. — WIRTH: Mh. prakt. Tierheilk. **29**, 97 (1918). Infekt. Anämie der Pferde. — WOLFF: Dtsch. med. Wschr. **1914**, 643. Gravidität. — WYNHAUSEN: Inaug.-Diss. Amsterdam 1907. — WYSSOZKY: Fol. haemat. (Lpz.) **4**, Suppl., 230.

ZABEL: Klin. ther. Wschr. **1913**, Nr 18. Glossitis. — ZADEK: Berl. klin. Wschr. **1917**, Nr 53. P. Anämie u. Ca. (unklare weite Begriffsfassung); Münch. med. Wschr. **1920**, 960. Schädeltrauma als Ursache? Dtsch. med. Wschr. **1919**, 1133. Therapie; Berl. klin. Wschr. **1921**, 1213. Frühstadien; für Hämolysetheorie; Ther. Gegenw. **1921**, 291; Münch. med. Wschr. **1921**, 1346. Remissionsstadien. — ZENKER: Berl. klin. Wschr. **1874**; Dtsch. Arch. klin. Med. **13** (1874). — ZERI: Policlinico **12** (1905). — ZIBELL: Inaug.-Diss. Greifswald 1898. — ZIEGLER: Med. Klin. **1908**, Nr 19; Dtsch. Arch. klin. Med. **99**. Bes. Histologie u. allg. Fragen. — ZIMMERMANN: Münch. med. Wschr. **1917**, 577. Glossitis.

Neuere Literatur seit 1922.

ADLER usw.: Klin. Wschr. **1929**, 72; Z. klin. Med. **110**, 309 (1929). Kolifrage. — ADLER: Münch. med. Wschr. **236** (1922). Therap. — ADLER: Med. Klin. **1928**, 853. Serumbactericidie gg, Koli. — ADLER u. SCHIFF: Dtsch. Arch. klin. Med. **161**, 282 (1928). Serum. — ADLERSBERG: Arch. f. exper. Path. **142**, 323 (1929). — ALBRECHT: Kongreßzbl. inn. Med. **53**, 854. Spinale Aff. — ALDER: Z. Geburtsh. 87, 505 (1924). Grav. (Lit.!); Schweiz. med. Wschr. **1928**, 608. Leberther.; Spez. Path. u. Ther. v. KRAUS u. BRUGSCH. Grav. — ALIQUO: Kongreßzbl. inn. Med. **55**, 571. Leber bei and. An. — ALLARD: Zbl. inn. Med. **1926**, 258. Plättchen. — ALLERDING: Fol. haemat. (Lpz.) **30**, 11 (1924). L. Myeloc., Monoc. — MC ALPIN: Lancet **1919**, 643. N. syst. — ALT: Arch. int. Med. **43**, 488 (1929). Stoffw. — ALTSCHULLER: Acta med. scand. (Stockh.) **70**, 119 (1929). Fragl. P. — ANDERSON: Lancet **1927**, 358. Leber erfolglos. 2 F. — ARNETH: Z. klin. Med. **103**, **177** (1926). L.; Fol. haemat. (Lpz.) **36**, 94 (1928). L. ASHBY: Internat. J. of med. **36**, 24 (1925). Alkalireserve abn. — ASHFORD: J. amer. med. Assoc. **91**, 242 (1928); Arch. int. Med. **45**, 647 (1930). Spru. — ASKANAZY: Handbuch Spezielle pathologische Anatomie und Histologie, Bd. 1, S. 922. 1927. — ATZCRODT: Mschr. Geburtsh. **79**, 26 (1928). Grav. — AUBERTIN: Presse méd. **13** (1924). Grav. An. keine P. — AUTOR: Dtsch. med. Wschr. 80 (1923). Stuhlextr. machen keine P.

BACULOGU u. TUDORANU: Soc. Biol. Paris **1924**, 759. Lues. — BALO: Z. Nervenheilk. **102**, 275 (1928). Rückenmark b. Pankreasaff. — BALTISBERGER: Fol. haemat. (Lpz.) **28**, 196 (1923). R.-Größe u. Volumen. — BANTZ: Fol. haemat. (Lpz.) **35**, 733 (1925). R. volum. Transf. u. **39**, 513 (1930). Spin. A. — BARACH: Kongreßzbl. inn. Med. **49**, 85. B. Welsch, nicht Urs. — BARBIER: Lyon méd. **1926**. Pankreassklerose. — BARKER: Lancet **1900**, 164. Darmstenose. — BARTELETT: J. amer. med. Assoc. **56**, 176 (1912). Heredität. — BASCH: Med. Klin. **1928**, 1940. Leberther.; Dtsch. med. Wschr. **1929**, 1674. Kolipyelitis. — BASTAI: Haematologica (Palermo). **4**, 351 (1923). Glossitis. — BAUMGARTNER: Arch. int. Med. **40**, 203 (1927); Fol. haemat. (Lpz.) **43**, 192 (1930). Spru. — BEARD: Kongreßzbl. inn. Med. **54**, 40. Rattenversuche; **142**, 318 (1923). 6 Achylien! — BÉCART: Presse méd. **1927**, 1538. Diff.-Diagn. gegen apl. An. — BECKER: Kongreßzbl. inn. Med. **43**, 677 (1926). Kolifrage; Karlsbader ärztl. Vortr. **10**, 123 (1929). Leberther.; Z. exper. Med. 48, 204

(1925). Bothr.; Acta med. scand. (Stockh.) **16**, 599 (1926). Kolifrage. Bothr. **63**, 478 (1926). Stoffw. — Beckmann: Verh. Ges. inn. Med. **1928**, 331. Parent. Wirkg. d. Leberextr.; Mschr. Geburtsh. **56**, 119 (1921). Grav. — Belonogowa: Dtsch. Arch. klin. Med. **162**, 297 (1928). Leberther. — Benda: Med. Klin. **1924**, 1165. Grav. — Bensis et Gouttas: Sang **1930**, 184. Gravid.; **1930**, 279. — Bingold: Z. klin. Med. **97**, 257 (1923). Hämatin. — Binswanger: Z. klin. Med. **105**, 249 (1927). Nervensystem; Suppl. **34**, 70 (1930). Leberther. Birkeland: Proc. Mayo Clin. **5**, 124 (1930). Bothr. — Bittorf: Münch. med. Wschr. **1925**, 419. Hungerabart. — Blaschy: Münch. med. Wschr. **1930**, 183. — Bloomfield usw.: Amer. J. med. Sci. **177**, 209 (1929). Spru. — Blum u. Meyer: Med. d'Alsace. **1928**. Transfusion. — Blum u. van Caulert: Bull. Soc. méd. Hôp. Paris **45**, 774 (1929). Leberresist. — Blumenthal: Dtsch. med. Wschr. **1925**, 2119. Blutzucker. — Böhm: Dtsch. med. Wschr. **1928**, 738. Milzexst. Therapie b. exp. An. — Böttner u. Werner: Kongreßzbl. inn. Med. **22**, 478. Duod. Spülg. Bogendörfer: Z. exper. Med. **52**, 274 (1926). Darmgifte; Berl. Klin. **35**, H. 395, 1 (1929). — Bonanno: Kongreßzbl. inn. Med. **42**, 128 (1926). Magenröntgenbef. — Bonnano: Riforma med. **1929**, 1170. Hämatin Spinal-A. — Borgbjaerg: Verh. Ges. Verdgskrkh. **93**, 108 (1927). Achyliefrage; Acta med. scand. (Stockh.) **72**, 539 (1929); Klin. Wschr. **10**, 2289 (1929). — Boros: Kongreßzbl. inn. Med. **46**, 644. Ovalocyten. — Bramwell: Brit. med. J. **365** (1924). — Brauch: Kongreßzbl. inn. Med. **55**, 697. Magen. — Breidenbach: Dtsch. med. Wschr. **1926** (1990). F.-I. >. — Bregmann: Schweiz. med. Wschr. **1930**, 511. Lupinusprobe. — Bremer: Verh. dtsch. Ges. inn. Med. **1930**, 517. Frühf. — Brewer: Brit. med. J. **165** (1928). 2 Leberther.-Versager. — Brill: J. Amer. med. Assoc. **89**, 1215 (1927). Leber. — Brindeau: Sang **1930**, 150. Grav. u. Malaria. — Brower: Kongreßzbl. inn. Med. **52**, 641. Spin. Aff. — Brucke: Münch. med. Wschr. **1927**, 326. Häm. Diath.; Dtsch. Arch. **150**, 92 (1926). Diff.-Diagn. Lymphadenose. — Brückner: Jb. Kinderheilk. **114**, 370 (1926). 10jähr. Kind. Hb. 25, R. 0,73, L. 2000. F.-I. 1,7. Häm. Diath., Himbeermark. — Bucky u. Fuggenheimer: Klin. Wschr. **1922**, 11. Röntgenther. — Buglund: Kongreßzbl. inn. Med. **51**, 409. Extr. foet. Leber; **54**, 39. — Busson u. Kosian: Z. exper. Med. **25**, 199 (1921). Exp. An. Faecesextr.

Cahn, Minot usw.: J. biol. Chem. **77**, 325 (1928). Leberfraktion. — Castellotti: Kongreßzbl. inn. Med. **54**, 743. Amöb. An. u. P. — Castle: Amer. J. med. Sci. **178**, 748 u. 764 (1929); Proc. roy. Soc. Med. **1929**, 1214; Amer. J. med. Sci. **1929**, 748. — Castle u. Locke: J. clin. Invest. **6**, 2 (1928). — Castle u. Towsend: Amer. J. med. Sci. **1929**, 764. — Cederberg: Kongreßzbl. inn. Med. **52**, 837. Genese. — Charles: Brit. med. J. **1928**, 112 u. 3546. Rückenmark. — Christoffersen: Kongreßzbl. inn. Med. **54**, 42. Exhepa. — Cohn: Arch. klin. Med. **150**, 112 (1926). Kolifrage. Ther. — Conner: Fol. haemat. (Lpz.) **1929**. Übersichts-Ref. amerik. Arb.; Proc. Mayo Clin. **1929**, 200, 319. Hered.; **1930**, 205; Arch. int. Med. **45**, 702 (1930); J. amer. med. Assoc. **94**, 606 (1930). Hered.; 388 (1930). Magenther. — Cornell (Monogr.): Kongreßzbl. inn. Med. **50**, 485. Leberkost. auf Gesunde ohne Einfl. — Coyon u. Brun: Sang **1**, 437 (1927). Milzexst. — Cramer: Rev. méd. Suisse rom. **1922**. Bothrioc.-P. — Crosetti: Med. Klin. **1929**, 714. Spezifisch dinam. Wirkg d. Leber; Pathologica (Genova) **21**, 358 (1929). Leberwirkung. — Csaki: Z. klin. Med. **93**, 405 (1922). R. vol. — Curschmann: Med. Klin. **1929**, 1769. Spinal. Z.; Dtsch. Z. Neur. **111**, 151 (1929). — Curschmann u. Bachmann: Dtsch. Arch. klin. Med. **152**, 280 (1926). Resp. Stoffw.

Davidson: Brit. med. J. **1928**, 1123 u. 3546. Freie HCl. Früher Ulcus; Edinburg med. J. **35**, 322 (1928). Genese; Lancet **1927**, 961. Darmbakt.; Sang **3**, 277 (1929). Leber; Brit. med. J. **1928**, 1123. Nach Ulcus perfor. — Davies: Lancet **1930**, 292. — Dawson: Lancet **1928**, 115. Ref. — Decastello: Med. Klin. **1928**, 1671. Splenekt.; Wien. klin. Wschr. **258** (1923). Heredität. — Denecke: Dtsch. med. Wschr. **1924**, 1364. Chron. Sepsis als Urs. Zunahme d. Zahl; Münch. med. Wschr. **1926**, 937. Transf.; **1927**, 669. Begutachtung; Dtsch. Arch. klin. Med. **150**, 266 (1926). Leuk. — Dennig: Münch. med. Wschr. 8, 633 (1929). Nach Magenresektion; — Derra: Münch. med. Wschr. **1928**, 1494. O_2-Zehrung. — Derwis: Münch. med. Wschr. **1924**, 942. Taenia. — Deschamps u. Troyez: Bull. Soc. méd. Hôp. Paris **44**, 143 (1928). Gravid. — Destre: Med. Klin. **1924**, 1649. 2 F. HCl +. — Deusch: Verh. Ges. inn. Med. **1926**, 273. Permeab. Meningen. — Diez: Policlinico **1927**, 401. 0 Beziehung zu Trauma od. and. Blutkrkh. — Dimitracoff: Kongreßzbl. inn. Med. **56**, 715. Leberther. — Divoux: Fol. haemat. (Lpz.) **40**, 32 (1930). — Dixon: J. Amer. med. Assoc. **85**, 17 (1925). Ileotomie. — Doan: J. of exper. Med. **45**, 289 (1926). Milz, Erythrophagie. — Dominquez: Kongreßzbl. inn. Med. **55**, 243. Spin. Affekt. Dorst: Amer. J. med. Sci. **172**, 173 (1926). Hered. — Draper: Kongreßzbl. inn. Med. **49**, 85. Stuhlextr. wirkungslos. — Drexel: Med. Klin. **1926**, 961. Grav. — Dreyfuss: Virchows Arch. **251**, 43 (1924). Glossitis. — Duhot: Bull. Soc. méd. Hôp. Paris **37**, 1733 (1922). Krit. F.

Eggleston: J. amer. med. Assoc. **83**, 260 (1924). Achylie. — Ehrström: Kongreßzbl. inn. Med. **45**, 838. Bothr.; Z. klin. Med. **105**, 106 (1927) u. **107**, 463 (1928). Bothr. — Eisner:

Schweiz. med. Wschr. **1928**, 655. Leberther. — EISNER u. MEYER: Z. klin. Med. **100**, 582 (1924). Diff.-D. gg. Lymphad. med. — ELDERS: Spru Monogr. Lancet **1925**, **75**; Acta med. scand. (Stockh.) **67**, 166 (1927). Spru. Diät. and Mb. holländ. — ELLERMANN: Zbl. allg. Path. **32**, 449 (1922). Erythrogonien. — ELLIS: Zit. bei DENNIG. Magenresektion. — EMILE-WEIL: Bull. méd. **1928**, 475. Insulin; Sang **2**, 218 (1928). Transf. u. Insulin; Sang **3**, 926 (1929). Lebertherap. Insulin. — EMILE-WEIL u. CAHEN: Presse méd. **1928**, 945. Psych. ENDERLEN-THANNHAUSER: Arch. of exper. Path. **120**, 16 (1927). Serumfarbstoff. — ENGEL u. OLIN: Acta med. scand. (Stockh.) **70**, 150 (1929). Kolifrage; Klin. Wschr. **1929**, 552. Koliaggl. — ENGEL u. KAZNELSON: Haematologica (Palermo) **9**, 257 (1928). — ENGELHARD: Dtsch. Arch. klin. Med. **144**, 321 (1924). Arsenstoß. — ENGELKES: Kongreßzbl. inn. Med. **53**, 815. O_2-Cap. des Hb. vermindert. — EPPINGER: Wien. klin. Wschr. **1922**, 333. Ret. End. App. ESCH: Arch. Gynäk. **189**, 788 (1927). Grav.; Zbl. Gynäk. **10**, 341 (1921) u. **14**, 857 (1926); Ber. Ges. Gynäk. **11**. — ESSEN u. PORGES: Wien. Arch. **5**, 195 (1922). Ödemfrage. — EVE: Lancet **1925**, 75. Spru; Brit. med. J. **48**, Nr 3575 (1929). Frühdiagn. Halometr. — EVANS: Fol. haemat. (Lpz.) **33**, 132 (1926). Milz; Monogr. London 1926.

FABER: Acta med. scand. (Stockh.) **69**, 46 (1928). Magen. — FABER, K.: Presse méd. **873** (1922). Kefirtherap.; Kongreßzbl. inn. Med. **27**, 214 (1923) u. Kongreßzbl. inn. Med. **44**, 481. Intest. Genese. Achylie Ursache; Ugeskr. Laeg. (dän.) **1930**, **467**. Magenther. — FABER u. GRAM: Arch. int. Med. **34**, 827 (1924). Hered. Zwf. zu II. An.?; Arch. int. Med. **34**, 658 (1924). Achylie. 4 p. An. ohne Achylie; Amer. J. med. Sci. **1926**, 1. — FABER u. NYFELDT: In BRUGSCH: Spezielle Pathologie und Therapie, Bd. 2, S. 273. 1928. Anämie u. Intestinaltraktus. Lit. — FAHR: Virchows Arch. **247**, 66 (1923). Gr. portale Lymphknoten; **273**, 864 (1929) Leberbef.; Theorie. — FAIRLEY: Kongreßzbl. inn. Med. **53**, 665. Spru. FALCONER: Kongreßzbl. inn. Med. **46**, 833 (1927). Gegen Transfus. — FANCONI: J. Kinderheilk. **1927**, 257. Konstitut. P.-ähnliche An. — FIESSINGER: Bull. Soc. méd. Hôp. Paris **43**, 1253 (1927). Leber; Ann. Méd. **27**, 132 (1930). Leberwirkung. — FIESSINGER u. LAUR: Bull. Soc. Biol. Paris **100**, 724 (1929). Leberhormon. — FINGERHUTH: Inaug.-Diss. Zürich 1927. P.-artige An. bei Tbc. — FISCHENBERG: Amer. J. med. Sci. **172**, 81 (1926). Serumfarbe. — FISCHER, W.: Spru, in Avitaminosen von STEPP u. GYÖRGY 1928. — FITZHUGH: Kongreßzbl. inn. Med. **56**, 496. R.-Bildung auf Leber. — FLEMMING: Brit. med. J. **1929**, 638. — FONTANA: Kongreßzbl. inn. Med. **52**, 420. Histol. Knochenmark; **53**, 592. Erythrokonten; Virchows Arch. **273**, 553 (1929). Allg. — FORSSMANN: Klin. Wschr. **1927**, 1663. Transfus.-Tod. — FURTH: Z. exper. Med. **69**, 126 (1929).

GAENSSLEN: Klin. Wschr. **1930**, 2099. — GAMNA: Kongreßzbl. inn. Med. **49**, 700. Cirrh. hep. — GEUTING: Dtsch. med. Wschr. **1930**, 1319. Magenther. — GIANNI: Policlinico **1928**, 2083. Leberther. — GIBSON: Trans. Assoc. amer. Physicians **37**, 461 (1922). Stoffw.; **38**, 1 (1923). — GLATZEL: Münch. med. Wschr. **1929**, 178. P.-ähnl. Blutkrkh. b. Darm.-Aff. — GLOOR: Fol. haemat. (Lpz.) **39**, 373 (1930). Ther. — GOEDEL: Wien. klin. Wschr. **1930**, 812. Magenther. — GOERL: Dtsch. Arch. klin. Med. **151**, 511 (1926). Transf. — GÖTTING: Dtsch. med. Wschr. **1922**, 1641. Transf. — GOIVA: Arch. Sci. med. **54**, **1** (1930). Gravid. GOTTSCHALK: Münch. med. Wschr. **1925**, 257. Arsenstoß. — GOUDSMIT: Kongreßzbl. inn. Med. **57**, 582. Komb. mit Diabetes. — GRAM: Fol. haemat. (Lpz.) **39**, 461 (1930); Acta med. scand. (Stockh.) **66**, 295 (1927). R.-Größe; Kongreßzbl. inn. Med. **43**, 70 (1926). Pathogenese. — GRASSHEIM: Z. klin. Med. **111**, 601 (1929). Grundumsatz. — GREPPI: Haematologica (Palermo) 8, 253 (1927). Transf.; Policlinico **34**, 217, 273 (1927). Krit. F.; Kongreßzbl. inn. Med. **50**, 228. Blutmenge. — GRIFFITH: Kongreßzbl. inn. Med. **51**, 621. Leber b. Kinderan. wenig Erfolg. — GRINKER: Arch. int. Med. **38**, 292 (1926). N. syst. Achylie. — GROSSMANN: Wien. med. Wschr. **1923**, 885. — GRÜNBERG: Hygieia (Stockh.) **87**, 497 (1925). Bothr. — GUIBERT u. WEIL: Soc. Hôp. Paris, 25. Nov. 1910. — GULLAND: Brit. med. J. **1927**, 669. Geg. Koligenese. Nr 3484. Ursachen.

HADEN: J. amer. med. Assoc. **83**, 671 (1924). Vol. J.; Arch. int. Med. **31**, 766 (1923). — HAENDEL: Kongreßzbl. inn. Med. **54**, 699. Gallenfistelanämie. — HAGGENY: Med. Klin. **1922**, 1141. Milzbestrahlung. Besserung. — HAINTZ: Fol. haemat. (Lpz.) **39**, 518 (1930). Mißerfolg. Leber. Kong. HCl-Def. — HANSEN: Verh. Ges. inn. Med. **1929**, 219; Rf. Kongreßzbl. inn. Med. **27**, 215 (1923). Basedow; Verh. Ges. inn. Med. **1928**, 325. Fischleber. — HALIR: Med. Klin. **1925**, 498. Grav. — HARRIS: Internat. Clin. **2**, 120 (1928). Leberwirkung. — HARTMANN: Amer. J. **162**, 201 (1921). Nach Magenres.; Klin. Wschr. **1929**, 1359. Duod.-Divertikel; Dtsch. med. Wschr. **1926**, 1038. Ther. — HATZIEGANU: Bull. Soc. méd. Hôp. Paris **1924**, 1605. Aortitis. — HECHT: Med. Klin. **1923**, 578. Caseosan. HEERES: Kongreßzbl. inn. Med. **52**, 707. Leberther.; Kongreßzbl. inn. Med. **48**, 291 (1927) u. **50**, 651. Trotz HCl-Wiederkehr keine Heilung. — HEGLER: Dtsch. med. Wschr. **1928**, 1505. Spru. — HEILMEYER: Z. exper. Med. **60**, 626 (1928). Harnfarbe. — HEIM: Zbl. Gynäk. **1923**, 818; **93** (1924) u. **1930**, Nr 26. Grav. — HELD u. ALLEN: Internat. Clin., I. s. **39**, 179 (1929). — HEMSEN: Dtsch. med. Wschr. **1923**, 83. Anguillula. — HENNEBERG: In Handbuch Neurologie von LEWANDOWSKY, Bd. 2, S. 769. 1911. — HENNING: Klin. Wschr. **1928**, 2190. Auf Leberther. bleibt Koli; Arch. Verdgskrkh. **47**, 1 (1930); Fol.

haemat. (Lpz.) **41**, 287 (1930); **42**, 94 (1930). Leberther. — HENSCHEN: Arch. klin. Chir. **162**, 621 (1930). Magenresektion. — HERZOG u. HAHN: Klin. Wschr. **1929**, 985. Transf. — HESS-THAYSEN: Verh. Ges. Verdgskrkh. **1929**, 152. Spru; Acta med. scand. (Stockh.) **62**, 197 (1925). Spru; **64** (1926); Kongreßzbl. inn. Med. **51**, 41. Krit. Fälle; Klin. Wschr. **1926**, 2168; Lancet **1929**, 1086. Spru; Arch. int. Med. **44**, 17 (1929). — HETENYI: Wien. klin. Wschr. **1924**, 1138. Leberf. — HEUBNER: Klin. Wschr. **1928**, 1514. Gg. Oxyamingenese. HIJMANS VAN DEN BERGH: Festschrift Syllaba 1928. — HIRSCH: Ther. Gegenw. **64**, 416 (1923). Arsen; Med. Klin. **1927**, 1932. Zunahme auf Krieg. — HIRSCH u. RÜPPEL: Arch. exper. Path. **98**, 106 (1923). Grav. — HIRSCHFELD: Erg. Med. **4** (1923). — HIRSCHFELD u. MÜHSAM: Splenekt. — HISINGER: Arb. med. Klin. Helsingfors **1923**. Capillarstudien. — HITTMAIR: Wien. klin. Wschr. **1923**, 711. Therap. Elektroferrol. Neosalv.; Z. klin. Med. **105**, 118 (1927). Monoc., Myeloc. — HITZENBERGER: Wien. klin. Wschr. **1930**, Nr 9. Magenextr.; Wien. klin. Wschr. **1930**, Nr 9. — HITZROT: Amer. J. med. Sci. **177**, 218 (1929). Komb. Diab., sehr selten. — HOCHREIN: Münch. med. Wschr. **1929**, 1327. Nach Magenresektion. — HOFF: Dtsch. Arch. klin. Med. **144**, 297 (1924). Luesfrage; **155**, 235 (1927). Entmarkung, Herd: Virchows Arch. **261**, 142 (1926). Überg. in Leuk. R. — HOLBOLL: Acta med. scand. (Stockh.) **73**, 324 (1930). Leberresist. An.; Hosp. tid. (dän.) **1930**, 299. Versager; 825. Magenther. — HOLLER: Kongreßzbl. inn. Med. **47**, 682 (1927). Megalocyt b. Basedow, Pankreasaff.; Wien. klin. Wschr. **1924**, 637. Milzextr., Jodther. — HOLLMANN: Dtsch. med. Wschr. **1929**, 1834. Leber. — HOLM: Rf. Kongreßzbl. inn. Med. **27**, 270 (1923). Milzextr. — HOLMS: J. amer. med. Assoc. **92**, 975 (1929). Spru. — HOLST: Kongreßzbl. inn. Med. **56**, 499. Leberther.; Acta med. scand. (Stockh.) **66**, 74 (1927). Dänische Spru; Acta med. scand. (Stockh.) **16**, 67 (1926). Milchinj. — HORRAL u. BUCHMAN: Arch. int. Med. **41**, 482 (1928). Hämolysin. — HOTZ: Jb. Kinderheilk. **105**, 161 (1924). P. u. HERTERsche Krankh. — HUNTER: Brit. med. J. **1927**, 672. Toxingenese; Brit. med. J. **1922**, 421. Als Sepsis; Brit. med. J. **421** (1922, 1927). Glossitis, Saisonzunahmen. HURST: Brit. med. J. **1927**, 172, Hered. 676. N.-Syst.; Kongreßzbl. inn. Med. **42**, 513. Monogr.; Ref. Kongreßzbl. inn. Med. **32**, 30 (1923). HCl: p. An.; Guys Hosp. Rep. **76**, 426 (1926); **80**, 244 (1930). Prophyl.; Ann. Méd. **24**, 5 (1928); Lancet **204**, 111 (1923). Achylie; Brit. med. J. **93** (1924). Vortrag. — HUSTON: Amer. J. med. Sci. **174**, 520 (1927). Leber. — HUTH: Wien. klin. Wschr. **1929**, 739. Nebennierenther.

INTROZZI: Arch. Pat. e Clin. med. 8, 307 (1929). Leber. — ISAACS: Fol. haemat. **37**, 103 (1928). Übers. R. Amerik. Arb.; **42**, 397 (1930). Magenther.; Arch. int. Med. **42**, 313 (1928). Bothr.; J. amer. med. Assoc. **91**, 1687 (1928). Leberther. **95**, 585 (1930). Magenther.; Amer. J. med. Sci. **178**, 500 (1929). Leberther.; Fol. haemat. (Lpz.) **1930**. Magenther. ISTOMANOWA: Dtsch. Arch. klin. Med. **153**, 106 (1926). Salvarsan.

JAGIC: Wien. klin. Wschr. **1930**, 877. Magenther. — JAGIC u. SPENGLER: Wien. klin. Wschr. **1927**, 1480. — JAQUET usw.: Bull. Soc. méd. Hôp. Paris **45**, 51 (1929). Spinalaff. JEDLIKA: Tschechische Publ. u. Bull. internat. Acad. Sci. Boheme 1929; Fol. haemat. (Lpz.) **42**, 359 (1930). — JEDLICKA u. BERANEK: Fol. haemat. (Lpz.) **34**, 210 (1927). Neutrophile bei P. — JOHANNESSOHN: Dtsch. med. Wschr. **1925**, 1953. 2 Brüder. — JOHANNING: Dtsch. Arch. klin. Med. **167**, 89 (1930). Gegen Auffassung Macht. — JOHANSON: J. amer. med. Assoc. **92**, 1728 (1929). Histamin. — JOHNSSON: Acta med. scand. (Stockh.) **3**, 138 (1922). Blutzucker. — JONES: Amer. J. med. Sci. **173**, 526 (1927). Gallenbl.-Aff. — JONES: Arch. int. Med. **29**, 643 (1922). Bilirubin im Serum; J. amer. med. Assoc. **86**, 1073 (1926). Transf. — JÖRGENSEN: Acta med. scand. (Stockh.) **66**, 109 (1927). Kongreßzbl. inn. Med. **45**, 644. R.-Größe; Acta med. scand. (Stockh.) **66**, 499 (1927). p. An. = Spru. — JORGENSEN u. WARBURG: Acta med. scand. (Stockh.) **64**, 107 (1927); **69**, 537 (1928); **70**, 193 (1929). JÜLICH: Med. Klin. **1925**, 1570. Kolifrage. — JUNGMANN: Klin. Wschr. **1928**, 441. Leber beseitigt. Hämolyse.

KERN: Kongreßzbl. inn. Med. **45**, 55. HCl-Therap. — KERPPOLA: Rf. Kongreßzbl. inn. Med. **30**, 203 (1923). Basedow. — MC KINLEY: Lancet **1929**, 1086. Absinken d. Mortalität seit Leberther. — KISCH: Wien. Arch. inn. Med. **3**, 283 (1921). Harn Fc. — KLEMPERER: Ther. Gegenw. **273** (1922). Ther. — KNORR: Wien. klin. Wschr. **1928**, 514 u. Z. exper. Med. **62**, 290 (1928). Orale Sepsis; Fol. haemat. (Lpz.) **43**, 32 (1930). Diplococcus. KNOTT: Kongreßzbl. inn. Med. **46**, 418. Duodenalflora; Kongreßzbl. inn. Med. **52**, 597. Leber beeinfl., Darmflora nicht. — KOESSLER: J. amer. med. Assoc. **87**, 476 (1926); **89**, 768 (1927). Vitamin. — KOFANOW: Wien. Arch. inn. Med. **19**, 303 (1929). Wasserwechsel. — KOHN: Wien. klin. Wschr. **1925**, 1221. Achylie auch chromoskop. — KÖHN: Dtsch. Arch. inn. Med. **148**, 357 (1925). Cholesterin. — KOMIYA: Fol. haemat. (Lpz.) **22**, 201 (1926). R. Embryo; Mitt. med. Fak. Tokyo **28**, 255 (1922). — KOOLEMANNS BEYNEN: Verh. Ges. Verdgskrkh. **1929**, 148. — KORALLUS: Dtsch. Arch. klin. Med. **139**, 252 (1922). Katalasen. — KRAFT: Dtsch. Z. Chir. **199**, 102 (1926). Ist Ca. — KRAUSE: Klin. Wschr. **1929**, 2177. Spin. S. — KRETZ: Med. Klin. **1925**, 886. Darmstriktur. — KLINK: Inaug.-Diss. Freiburg **1927**. P. alle möglichen Ursachen! — KRISTENSON: Kongreßzbl. inn. Med. **59**, 65. Pl. — KRJUKOFF: Fol. haemat. (Lpz.) **35**, 329 (1928). Spru. — KRJUKOFF u. KOROVNIKOF:

Fol. haemat. (Lpz.) **36**, 1 (1928). Knochenmark. — Kroll: Z. Neur. **106**, 282 (1926). Nervensystem. — Krumbhaar: Kongreßzbl. inn. Med. **35**, 190 (1924). Splenekt.; Amer. J. med. Sci. **175**, 523 (1928). — Kühl: Z. exper. Med. **45**, 581 (1925). Transf. — Kuleke: Münch. med. Wschr. **1923**, 803, 69 F. Ther.; Münch. med. Wschr. **1924**, 405. Kolivaccine. — Kuttner u. Löwenberg: Med. Klin. **1926**, 1398. Duod.

Lambin: Strasbourg méd. **2**. 3 (1925). Genese; Rev. belge Sci. méd. **2**, No 3 (1930). Erythrokonten, Halbmondkörper; Bull. mém. Soc. méd. Hôp. Paris **1930**, No 20. Magenther. Ann. Soc. sci. Brux. **44**, 124 (1924). — Landau: Kongreßzbl. inn. Med. **44**, 478. Achylie. Pankr. — Laqueur: Dtsch. med. Wschr. **1928**, 951. Leberther. — Lauda u. Flaum: Wien. klin. Wschr. **1928**, 1737. Erythrokonten. — Lauterbach: Z. Neur. **95**, 1 (1925). N.-Syst. — Lehmann: Dtsch. Arch. klin. Med. **144**, 327 (1924). Temp. — Leitner: Haematologica (Palermo) **10**, 15 (1929). Leberther. — Lemaire: Bull. Acad. Méd. Belg. **1927**, 131. Leberther. — Lencke: Virchows Arch. **257**, 415 (1925). Transf. Lebernekrosen. Lenaz: Beitr. path. Anat. **71**, 316 (1923); Virchows Arch. **171**. Aplast. P. — Lenhartz: Münch. med. Wschr. **1930**, 689. Diagn. Ther. — Lepehne: Med. Klin. **1925**, 205. Histologie, Darm, Vaccine. — Leppmann: Kongreßzbl. inn. Med. **52**, 248. Spinalaff. Gutacht. — Levison: Kongreßzbl. inn. Med. Rf. **25**, 503 (1923). Frühe Glossitis. Urs. Zahninf. — Leschke u. Ullmann: Z. klin. Med. **102**, 388 (1925). Pigmentation. — Lichtenstein: Krankhforschg **6**, 195 (1928). Dispos. 115 F. — Liepelt: Z. Nervenheilk. **90**, 201 (1926). Hered. Rückenmark. — Ligeun: Mschr. Kinderheilk. **43**, 513 (1929). Leber b. Kindern. — Lind: Münch. med. Wschr. **1928**, 635. — Lindau: Acta path. scand. (Stockh.) **5**, 382 (1928). Transf.-Gefahr. — Lindbom: Kongreßzbl. inn. Med. **38**, 384; Acta med. scand. (Stockh.) Suppl. B. **7**, 339 (1924). $6^1/_2$ J. Rem. — Lisk: Z. urol. Chir. **15**, 379 (1924). Blasenstörungen. Little usw.: J. amer. med. Assoc. **93**, 1290 (1929). Striktur. — Loebenstein: Jb. Kinderheilk. **106**, 39 (1924). — Loewenberg: Fol. Haemat. (Lpz.) **38**, 166 (1929). Darmflora. Lit.!; Klin. Wschr. **1926**, 548 u. Arch. Verdgskrkh. **37**, 274 (1926); Verh. Ges. Verdgskrkh. **1929**; Dtsch. med. Wschr. **1928**, 615. Leber. Koli; **1928**, 2148. Kolifrage. — Loewenhardt: Klin. Wschr. **1923**, 1933. Glossitis. — Lombardi: Riforma med. **1928**, 98. Exp. Darmstenose. — Lottig: Z. Nervenheilk. **105**, 205 (1928). Spinalaff.; Münch. med. Wschr. **1930**, 858. Funic. — Löttrup: Kongreßzbl. inn. Med. **56**, 122. Achylie.

Maas: Mitt. Grenzgeb. Med. u. Chi.. **38**, 267 (1924). Diff.-Diagn. — Macht: J. amer. med. Assoc. **89**, 753 (1927). Toxin; Arch. of exper. Path. **123**, 290 (1927); Kongreßzbl. inn. Med. **45**, 505 u. **53**, 68. — Mackic: Kongreßzbl. inn. Med. **55**, 64. Spru, path. Anat. — Makino: Beitr. path. Anat. **72**, 808 (1924). — Mandelstamm: Dtsch. Arch. klin. Med. **142**, 787 (1923). Krit. Fall. — Mathias: Dtsch. med. Wschr. **1926**, 2190. Nie gleichzeitig Tbc. — Maurer usw.: Amer. J. Syph. **12**, 328 (1928). Bei Lues. — Mayo: J. amer. med. Assoc. **83**, 815, 51 (1924). Milzexst. — Means: J. amer. med. Assoc. **91**, 923 (1928). Theorie. — Medearis u. Minot: Kongreßzbl. inn. Med. **48**, 158 (1928). Leberther. — Meinertz: Dtsch. med. Wschr. **1929**, 218. Milzextr; Dtsch. Arch. klin. Med. **162**, 167 (1928). Milzextr. — Meissner: Klin. Wschr. **1930**, 1066. Ähnlich bei Tuberk. — Mellaud: Brit. med. J. **9**, Nr 3574 (1929). Arsen; Acad. med. scand. (Stockh.) **26**, 248 (1928). Serumeiw. — Mendershausen: Klin. Wschr. **1925**, 2105. Thyreoidea. — Merklen usw.: Bull. Mém. soc. méd. Hôp. Paris **49**, No **39** (1925). Ca. — Mettler: Kongreßzbl. inn. Med. **55**, 242. Histologie. — Meulengracht: Kongreßzbl. inn. Med. **55**, 698. Fehldiagn., Bei and. An. Leber nie Wirkg.; Acta med. scand. (Stockh.) **72**, 231 (1929). Darmstrikt.; Verh. Ges. Verdgs.krkh. **1921**. Darmstenose; Fol. haemat. (Lpz.) **32**, 300 (1926) u. Amer. J. med. Sci. **1925**, 177. Heredität; **48**, 41. Ödeme; Kongreßzbl. inn. Med. **23**, 495 (1924), dän. Ref.; Vererbg u. Geschl.leb. **54**, 474. Basedow; **54**, **591**. Gewicht; Fol. haemat. (Lpz.) **28**, 217 (1923). Hered.; Acta med. scand. (Stockh.) **56**, 432 (1922). Darmstriktur; Ref. Kongreßzbl. inn. Med. **26**, 488 (1923); Arch. int. Med. **42**, 425 (1928). Ödeme; Strasbourg méd. **1926**, 370. Darmstenose; Fol. haemat. (Lpz.) **33**, 38 (1926). Spinalaff.; Klin. Wschr. **1929**, 18. Basedow; **1930**, 1162. Magenther.; Kongreßzbl. inn. Med. **49**, 403. Ödemfrage; Acta med. scand. (Stockh.) Suppl. **34**, 62 (1930). Leberther. — Meulengracht u. Iversen: Dtsch. Arch. klin. Med. **148**, 1 (1925). Blutzuckerkurve; Kongreßzbl. inn. Med. **39**, 755. — Meulengracht u. Holm: Amer. J. med. Sci. **1930**, 199. Eosinophilie bei Leberther. — Meyer u. Morel: Kongreßzbl. inn. Med. **51**, 330. Leberther. — Meyran: Klin. Wschr. **1929**, 697. Phytotox. J. — Meyran u. Nothhaas: Klin. Wschr. **1929**, 697. Gg. Auffassung Macht. — Middleton: J. amer. med. Assoc. **91**, 857 (1928). Lebererfolg. — Mikulowski: Schweiz. med. Wschr. **1927**, 469. Tödl. Bothr.-P. — Milark: Klin. Wschr. **1929**, 2132. Leberther. — Minot u. Murphy: Brit. med. J. **1927**, 674; J. amer. med. Assoc. **86**, 470 (1926); **89**, 759 (1927); Amer. J. med. Sci. **175**, 599, 581 (1928); Ann. Méd. **23**, 317 (1928). — Moench: Kongreßzbl. inn. Med. **40**, 447 (1925). Bac. Welsch. — Mohr u. Hess-Thaysen: Dänisch 1924. Spru. — Mollow: Kongreßzbl. inn. Med. **54**, 791. Pellagra. — Mondon: Kongreßzbl. inn. Med. **55**, 571. Leberres. F. — Montgomery: Kongreßzbl. **45**, 505. Kanada. Hered. 9/320. — Morawitz: Handbuch von Bergmann-Stähelin 1926; Verh. Ges. Verdgskrkh. **1927**, 55. Darm; **1929**, 77, 114. Genese; **1930**, 597; Arch. Verdgskrkh. **47**, 305 (1930). Agastr. An.; Dtsch. Arch.

klin. Med. 159, 85 (1928); Münch. med. Wschr. 1922, 557; Verh. Fortbildgsk. Karlsbad 1927; Neue dtsch. Klin. 6, 48 (1930). Leberther. — Moses u. Warschauer: Klin. Wschr. 581 (1923). — Mosse: Med. Klin. 1922, 1085. As.-Pigm. d. Haut. — Müller: Kongreßzbl. inn. Med. 50, 770. Lipoide. — Müller u. Jervell: Ref. Kongreßzbl. inn. Med. 28, 131 (1922). Transf. Tod. — Muller: Amer. J. med. Sci. 179, 316 (1930). Cholest. — Murphy: J. amer. med. Assoc. 88, 1211 (1927). Leber; Münch. med. Wschr. 1930, 1517. Leberther. Musser: Kongreßzbl. inn. Med. 43, 278. Spru; Fol. haemat. (Lpz.) 42, 254 (1930). Ref. Therap. — Mustelin: Acta med. scand. (Stockh.) 56, 411 (1922). Erblichkeit.

Naegeli: Fol. haemat. (Lpz.) 34, 1 (1927). Konstit. Probleme; Verh. dtsch. Ges. inn. Med. 1928; Strasbourg méd. 1927, 165. Megaloblastenfrage; Jkurse ärztl. Fortbildg März 1928, 19. Übers. Ref.; Allg. Konstit.lehre. Berlin: Julius Springer 1927; Polska Gaz. lek. 1930, Nr 44. Neurol. b. P. — Naegeli u. Gloor: Fol. haemat. (Lpz.) 66, 498 (1930). Rundfrage über Lebererfolge. — Narbeshuber: Med. Klin. Suppl. 11, 97 (1928). — Natanson: Dtsch. med. Wschr. 1928, 389. Gallenkrisen; 1928, 737. Myelitis. — Nather: Arch. klin. Chir. 140, 14 (1926). Transf. — Neidhardt u. Bannasch: Z. klin. Med. 111, 292 (1929). Leberther. — Neisser: Ther. Gegenw. 63, 201 (1922). Arsenstoß. — Neuburger: Med. Klin. 1927, 480. Myelocyten; 1928, 54. Leberther.; Klin. Wschr. 1927, 934. 8 J. Verlauf; Münch. med. Wschr. 1927, 188. Entmarkung; Dtsch. med. Wschr. 1925, 1557. Heredit. selten; 1926, Nr 41. Blutzucker; 1927, 997. Konstit.-Frage, Tuberk.; 1927, 2078. 0 Insulinerfolg. — Neumann: Klin. Wschr. 1922, 2429. Psyche; Klin. Wschr. 1929, 1027. Bartonellen An. — Nordmann: Verh. Ges. Verdgskrkh. 1929, 84 u. 114, 13. Colit. ulc. — Nothmann: Klin. Wschr. 1929, 1869. Lebensdauer. — Nyfeldt: Bull. Soc. biol. Paris 94, 608 (1926). Exp. Erzeugg; Acta med. scand. (Stockh.) 66. Akut P., Sektionsbefund, P. mit reifen Megaloc.; Fol. haemat. (Lpz.) 42, 129 (1930). Exp. An. — Nystroem: Kongreßzbl. inn. Med. 54, 42. Leberther.

Oehme: Ther. Gegenw. 1930, Nr 1. — Oestreich: Krkh.forschg 2, 389 (1926). Achylie. N. syst. — Olivet: Klin. Wschr. 1926, 1561. R. — Oppermann u. Ziegler: Inf.-An. Pferde. Kolle-Wassermann, 3. Aufl., Bd. 9, 1927.

Pal: Wien. klin. Wschr. 1927, 1343. Leberther. — Panton: Lancet 204, 274 (1923). 117 Fälle; 206, 529 (1924). Hämolyt. Proz. — Peabody: Amer. J. Path. 1, 169 (1923). R.-Phagie im Knochenmark; 3, 179 (1927). Knochen in Myelobl. — Pende: Kongreßzbl. inn. Med. 25, 455 (1922). Gr. Milz. durch myel. Metapl. — Penticaccia: Klin. Wschr. 1928, 2153. Leberther. — Peters: Wien. klin. Wschr. 1928, 1741; Presse méd. 105 (1924). Pferdeperniciosa b. Menschen. — Peterson: J. amer. med. Assoc. 94, 839 (1930). Grav. An., Lebererfolg. — Pijper: Lancet 1924, 367. R. — Pinêas: Neur. Zbl. 54, 753; Dtsch. med. Wschr. 1930, 476. Spin. Aff. — Piney: J. Path. 27, 249 (1924). R.; Z. Konstit.lehre 10, 659 (1925). Genese; Brit. med. J. 271 (1924). Gg. Achyliegenese; Proc. roy. Soc. Lond. 18, 1. Histol. Amer. J. med. Sci. 179, 310 (1930). Spru. Lebererfolg. — Pletnew: Arch. Mal. Cœur 23, 164 (1930). Zuckerkurve. — Pohl: Zbl. Gynäk. 52, 1384 (1928). Grav. Porter: J. amer. med. Assoc. 93, 176 (1929). Leberther. — Price-Jones: J. of Path. 32, 479 (1929). R.-Größe. — Pulfer: Dtsch. med. Wschr. 1929, 99. Leberther.; Ther. Gegenw. 70, 294 (1929). Rectale Leberther.

Qvarusström: Finska Läk.sällsk. Hdl. 71, 849 (1929). Komb. mit Tub.

Rahlwes: Dermat. Wschr. 1924, 703. Lues. — Ranzi: Verh. Ges. Verdgskrkh. 1926, 289. 22 Splenekt. — Ratner: Med. Klin. 1925, 775. Nebenn.-Funktion. — Rausch: Klin. Wschr. 1924, 2190. Fe-Therap. — Reckzeh: Z. klin. Med. 108, 401 (1928). Leberther.; Z. exper. Med. 46, 180 (1925). Myelobl. Degen. — Reed: Arch. intern. Med. 40, 786 (1927). Reese u. Beigler: Amer. J. med. Sci. 171, 194 (1926). — Reiche: Dtsch. Arch. klin. Med. 152, 1 (1926). Nach Typhus. — Reichel: Wien. Arch. 19, 241 (1929). Ist Myeloblast.-Leuk. langes anäm. Vorstadium. — Reid: J. amer. med. Assoc. 80, 534 (1923). Nie Thrombose. Reinhold: Med. Klin. 1929, 1097. Schw. An. Basedow. Leber. — Reinitz: Skand. Arch. Physiol. (Berl. u. Lpz.) 56, 1 (1929). Leberwirkg. — Reinsein u. Thielmann: Arch. exper. Path. 103, 115 (1924). Stoffw. — Reis, van der: Arch. Verdgskrkh. 43, 534 (1928); Z. of exper. Med. 35, 295 (1923). Enterale Anämie; Verh. Ges. inn. Med. 1928; Z. exper. Med. 35, 296 (1923). Darm. — Reist: Schweiz. med. Wschr. 1926, 781. Gravid. — Reznikoff: J. amer. med. Assoc. 93, 367 (1929). Dorschleber. — Richards: Kongreßzbl. inn. Med. 47, 683 (1927). Leber. 70 F. — Richardson: New England J. Med. 1929, 200 u. 540. Todesfälle. — Richter: J. amer. med. Assoc. 1928, 1462. Bothr. — Riddle: Ann. int. Med. 3, 1097. (1930). Blutzucker; Ann. J. med. Sci. 180, 1 (1930). Leberextr. — Robscheit u. Whipple: Amer. J. Physiol. 72, 408 (1925) u. 79, 271 (1927). — Rolleston: Brit. med. J. 1926, 969. Transf. Disk. Warnung! — Rosenow: Klin. Wschr. 1927, 1560. Vigantol; Med. Klin. 1928, 14. Vigantol. Kolivacc. erfolglos; Klin. Wschr. 1930, 652. Magenextr.ther.; Z. klin. Med. 106, 212 (1927). Bothr. — Rosenthal: Klin. Wschr. 1928, 972. P. Störung interm. Stoffw.; Klin. Wschr. 1929, 1436. Trypanocidie d. Serum. — Rosling: Acta med. scand. (Stockh.) 71, 467 (1929). Neurol. — Rosnowski u. Marczewski: Arch. méd.-chir. Appar. respirat. 19, 261 (1929); Kongreßzbl. inn. Med. 54, 259.

Achyliefrage. — ROTH: Fol. haemat. (Lpz.) **35**, 257 (1927). 4j. Kind. — ROTH u. WERNER: Med. Klin. **1922**, 274. Magen. — RUMPF: Dtsch. med. Wschr. **1923**, 438. Grav. — RYTE: Kongreßzbl. **49**, 304. Darmresektion. — RYTI: Duodecim (Helsingfors) **46**, 393 (1930). Koli sekundär bei versch. An.

SABRAZÈS: Arch. Mal. Cœur **21**, 656 (1928). Gr. Leber. — SACKHEIM: Fol. haemat. (Lpz.) **27**, 264 (1922); Klin. Wschr. **1923**, 1027. Glossit., Lues. — SALTZMANN: Acta med. scand. (Stockh.) **7**, 268 (1924). Bothr.; FINSKA Läk.sällsk. Hdl. **70**, 1127 (1928). Leberther.; Nord. Congr. **1929** u. **1930**. Bothr. — SAVOLIN: Kongreßzbl. inn. Med. **28**, 243 (1923). Transf. — SCHÄFER: Arch. f. Dermat. **147**, 201 (1924). Glossitis. — SCHAUMAN: Arb. med. Klin. Helsingfors **1923**. Konst. Innere Sekret. — SCHEIDEL: Med. Klin. **1930**, **247**. — SCHERER: Klin. Wschr. **1930**, 790. Angeblich P.-Achylie, Zungenbrennen, Perit., Darmtbc., Durchf., Darmstenose; Klin. Wschr. **1929**, 1625. Einh. Spru. — SCHERESCHEWSKY: Fol. haemat. (Lpz.) **37**, 177 (1928). Niedr. F.-I. — SCHILLING: Klin. Wschr. **1928**, 785. Erythrokont.; Dtsch. med. Wschr. **1929**, 1701. Leberther.; Med. Klin. **1927**, 427 u. 467. Zunahme durch Krieg. Begutachtungen; Klin. Wschr. **1928**, 882; Dtsch. med. Wschr. **1929**, 1701. Leber; Verh. dtsch. Ges. inn. Med. **1930**, **518**. Funik. — SCHIRL: Fol. haemat. (Lpz.) **39**, 169 (1929). Exp. An. Leber. — SCHLESINGER: Fortschr. Med. **1928**, 1013. Leberther. Lit.; Wien. med. Wschr. **1930**, **696**. Funiculosis progressiv. — SCHMIDT: Z. klin. Med. **106**, 337 (1927). Darm-Adhäs.; Dtsch. med. Wschr. **1927**, 1264. Konstit.frage. Kolonstriktur anschein. zufällig. — SCHNEIDER: J. amer. med. Assoc. **91**, 1763 (1928). Achylie. Heredität. Einfache An. → P.; Mschr. Geburtsh. **65**, 321 (1924). Grav.; Kongreßzbl. inn. Med. **48**, 658 (1927). Viridans aus Excision d. Zunge; Fol. haemat. (Lpz.) **73**, 165 (1927). Grav. — SCHOTTMÜLLER: Münch. med. Wschr. **1927**, 1623; **1929**, 1281. Leber; Verh. Ges. Verdgskrkh. **1929**, 96. — SCHRAMM: Arch. klin. Chir. **121**, 76 (1922). — SCHRÖDER: Dtsch. med. Wschr. **1923**, 144. Rückenmark. — SCHÜFFNER u. SNYDERS: Kongreßzbl. inn. Med. **52**, 738. Spru. Diff.-Diagn.; Verh. Ges. Verdgskrkh. **1928**, 145. Spru. — SCHULTEN: Münch. med. Wschr. **1928**, 633; **1929**, 1231; **1930**, 59. Leberther.; **1925**, 168. Atyp. F.; Klin. Wschr. **1929**, 1820; Fol. haemat. (Lpz.) **42**, 158 (1930). Blutregeneration. SCHUSTROW: Z. klin. Med. **92**, 541 (1921). Exp. — SCHWARZ: Wien. klin. Wschr. **1928**, 192. Leberwirkg. — SCHWENKENBECHER: Klin. Wschr. **1924**, 1559. Nasenaff. — SEEBER: Dtsch. Arch. klin. Med. **164**, 340 (1929). Darmflora. — SEELAND: Ther. Gegenw. **64**, 311 (1923). Geg. Kolotomie. — SERRA: Kongreßzbl. inn. Med. **54**, 40. Spru. — SEGALL: Dtsch. Arch. klin. Med. **138**, 243 (1922). Katalasen. — SEYDERHELM: Verh. Kongr. inn. Med. **1928**, 315. Genese; Klin. Wschr. **1928**, 205. Leber- u. Kolifrage; **1928**, 1. Leberther. Erfolge. Genese; Dtsch. med. Wschr. **1929**, 1704. Dosis Leberther. Versager; in BRUGSCH: Erg. Med. **13**, 521 (1929). Leberther.; Klin. Wschr. **1924**, 568. Enterogene Genese; **1924**, 1439. Exp. Darmstriktur; Krkh.-Forschung **4**, 263 (1927). Exp. Darmstriktur; Dtsch. med. Wschr. **1924**, 827. Streng veget. Kost; Erg. inn. Med. **21**, 361 (1922); Verh. Ges. Verdgs.krkh. **1929**. — SEYDERHELM u. TAMMANN: Verh. dtsch. Ges. inn. Med. **1927**, 321 u. Z. exp. Path. **57**, 641 (1927). Gallenabflußanämie. — SEYDERHELM u. TAMMANN: Z. exper. Med. **66**, 539 (1929). Gallenfistel An. — SEYFARTH: Dtsch. Arch. klin. Med. **159**, 93 (1928). Lebererf. Höhensonne. — SHARP: J. amer. med. Assoc. **93**, 749 (1929). Magenther. — SHAW: Kongreßzbl. inn. Med. **38**, 810 (1925). HCl-Ther. — SHEER, VAN DER: Kongreßzbl. inn. Med. **38**, 71 (1925). Spru. — SILBERMANN: Wien. klin. Wschr. **1928**, 1487. Myelitis. — SIMMEL: Münch. med. Wschr. **1924**, 1189. Konst.-Fragen. — SIMON: Klin. Wschr. **1925**, 2295. Pankr. — SIMONS u. BIELSCHOWSKY: Z. Neur. **52**, 664 u. 667 (1929). Zunge. Spin. A. — SINEK u. KOHN: Fol. haemat. (Lpz.) **42**, 180 (1930). Komb. mit Leuk. — SINGER: Wien. klin. Wschr. **1929**, 1493. Theorie der Leberwirkung. Z. exper. Med. **71**, 137 (1930). — SISK: J. amer. med. Assoc. **81**, 1675 (1923). Blase. — SMITH: Arch. of Neur. **22**, 551 (1929). Psych. Neur. — SNAPPER: Bull. soc. méd. Hôp. Paris **3**, 46 (1930); Tijdschr. Geneesk. **1930**, **765**. Magenther. — SNAPPER u. DUPREEZ: Nederl. Tijdschr. Geneesk. **1930**, 745. Magenther. — SOLMS u. KANISCH: Fortschr. Ther. **4**, 412. Spin. Aff., gebess. — SONNENFELD: Klin. Wschr. **1928**, 1585. Frage d. apl. An.; Dtsch. med. Wschr. **1924**, 1794. P., nachher Ca; **1928**, 226. Leber; Z. klin. Med. **100**, 508 (1924). Blutumsatz. Hämolysetheorie; Klin. Wschr. **1923**, 2124. — SORGE: Policlinico **1928**, 1719. Lebercirrh., Leberther. — SPERRY: Kongreßzbl. inn. Med. **54**, 41. Leber versuche b. Tier. — SPIETHOFF: Fol. haemat. (Lpz.) **30**, 230 (1924). P. nach Salvarsan u. Hg. — STAHL: Z. klin. Med. **104**, 637 (1926); Verh. dtsch. Ges. inn. Med. **1926**, 270. Transf. = Schonungsther. — STARK: Münch. med. Wschr. **1922**, 1402. Gesamtblutmenge 4,3—6,8%. — STEINBRINCK: Dtsch. med. Wschr. **1925**, 1870. Arsenstoß. — STEPHAN: Münch. med. Wschr. **1925**, 628; Med. Klin. **1926**, 679. Nebennierenrindenaff.; Klin. Wschr. **1930**, **1068**. — STERN: Fol. haemat. (Lpz.) **39**, 475 (1930). Transf.; Med. Klin. **1925**, 770. Ther. spinal. Aff. — STERNBERG: Wien. klin. Wschr. **1925**, 40. Megalobl. Persistenz. — STIEGLITZ: Arch. int. Med. **33**, 58 (1924). Urin. — STRANDELL: Acta med. scand. (Stockh.) **72**, 348 (1929). Suppl. **34**, **99** (1930). Lebensdauer. — STRAUSS: Arch. Verdgskrkh. **43**, 450 (1928). Verh. Ges. Verdgskrkh. **43**, 450 (1928). Achylie. — STREIBEL: Ther. Gegenw.

1923, 308. Arsenstoß. — STRIECK: Med. Klin. **1924**, 1528. 165 F. — STURGIS: Kongreßzbl. inn. Med. **51**, 330. Leberther. 3 Vers. b. inf. Aff. — STURGIS u. ISAACS: J. amer. med. Assoc. **93**, 747 (1929); Ann. int. Med. **1**, 983 (1928); Trans. Assoc. Amer. Phys. **1928**, 129.

TAKERKA: Med. Klin. **1929**, 1586. Leber, Erregungszustände. — TALLO: Riv. Pat. sper. **5**, 359 (1930). Leberther. — TAUBMANN: Dtsch. Arch. klin. Med. **150**, 309 (1926). HCl +. — TECON: Rev. méd. Suisse rom. **1925**, 6jähr. — THOENES: Dtsch. Z. Nervenheilk. **73**, 280 (1922). Rückenmark. — TINOZZI: Klin. Wschr. **1925**, 1014. — TITUS: Kongreßzbl. inn. Med. **53**, 1814. Versuche ähnl. WHIPPLE. — TODD: Brit. med. J. **180** (1926). Ther. — TÖGEL: Wien. Arch. **9**, 301 (1923). Katalase. — TOMANEK: Strahlenther. **25**, 697 (1927). Radiumther. — TORREY u. KAHN: Amer. J. Path. **5**, 117 (1929). B. WELSCH. — TRAUGOTT: Verh. Ges. inn. Med. **1926**, 276. Atophan. — TRISCHNER: Med. Klin. **39**, 264 (1928). — TRÖMMER: Dtsch. Arch. klin. Med. **145**, 285 (1924). Spin. Aff. — TSCHERKES: Kongreßzbl. inn. Med. **55**, 78. Gg. Auffassung Macht. — TSCHERKES u. GOLDSTEIN: Dtsch. med. Wschr. **1929**, 434. Phytotox. J. — TSCHERNING: Dtsch. med. Wschr. **1922**, 1545. Hered.

UEHLINGER: Klin. Wschr. **1929**, 1501. Konst., P.-ähnl. Aff. — UNGLEY usw.: Brain **52**, 271 (1929). Spin. Aff. — UPJOHR: Arch. int. Med. **42**, 909 (1928). Phytot. I.

VAD: Kongreßzbl. inn. Med. **52**, 229. Spru. — VANDERHOOF: Trans. Assoc. amer. Physicians **38**, 234 (1923). Spinalaff.; Internat. J. of Med. **32**, 958 (1923). — VARGA: Dtsch. med. Wschr. **1929**, 428; Presse méd. **1929**, 249. Insulin; Münch. med. Wschr. **1930**, **1397**. Leberther. — VAUGHAN: Lancet **1928**, 1063; Quart. J. med. **1930**, 213. Leberther. — VEDDER: Kongreßzbl. inn. Med. **56**, 108. Mangelkrankh.; Erg. inn. Med. **38**, 272 (1930). VEIL: Verh. dtsch. Ges. inn. Med. **1928**, 347. Harnfarbe Urecythin. — VERELLI: Kongreßzbl. inn. Med. **54**, 743. Cirrh. hep. — VERZAR u. ZIH: Klin. Wschr. **1928**, 1031. — VESU: Kongreßzbl. inn. Med. **54**, 238. Bothrioc. — VILLA: Haematologica (Palermo) **10**, 93 (1929). VISCHER: Schweiz. med. Wschr. **1923**, 1104. 4j. Kind. Kinderanämie. — VOLKMANN: Münch. med. Wschr. **1925**, 129. Milzart. Unterbindung. — DALLA VOLTA: Kongreßzbl. inn. Med. **53**, 430. Leberther.

WACHSTEIN: Z. exper. Med. **65**, 450 (1929). Gg. Macht. — WAHLBERG: Acta med. scand. (Lpz.) **72**, 143 (1929). Leber b. and. An. — WALES: Kongreßzbl. inn. Med. **46**, 834. — WALISUSKI: Dtsch. med. Wschr. **1926**, 1462. Transf. Insulin. — WALLGREEN: Kongreßzbl. inn. Med. **40**, 337. Histologie Zunge, Oesoph. Mager, Darm. — WALTERHÖFER: Dtsch. Arch. klin. Med. **159**, 306 (1928). Leberinsuff. auf Leberther. — WALTERHÖFER u. SCHRAMM: Arch. klin. Chir. **119**, 766 (1922); **125**, 407 (1923); Acta med. scand. (Stockh.) **60**, 196 (1924); Med. Klin. **1924**, 1602. 42 Entmarkg. — WARBURG u. JÖRGENSEN: Acta med. scand. (Lpz.) **69**, 537 (1928). Psychosen. — WARREN: Kongreßzbl. inn. Med. **44**, 278. Remiss. — WARTHIN: J. amer. med. Assoc. **1928**, 2080. — WATKINS: Kongreßzbl. inn. Med. **49**, 540. R. u. L. nach Leber; Proc. Mayo Clin. **1929**, Nr 3. — WEARN: Arch. int. Med. **29**, 527 (1922). Leber d. Transf. R. — WEICHSEL: Z. klin. Med. **100**, 802. (1924). Transf.; **105**, 332 (1927). Stoffw.-Transfusion; Dtsch. med. Wschr. **1924**, 1543. — WEIL: Arch. of Neurol. **22**, 966 (1930). Funiculosis. — WEINBERG: Münch. med. Wschr. **1925**, 165. Frühfälle. — WEINBERG u. ALEXA: Bull. Soc. Biol. Paris **99**, 567 (1928). B. perfringens. — WEINMANN: Z. Neur. **92**, 433 (1924). Gehirn. — WEISS: Ann. int. Méd. **2**, 1198 (1929). Spru. — WELSCH: Kongreßzbl. inn. Med. **41**, 467. B. Welsch. — WENDT: Münch. med. Wschr. **1930**, 752. 2 scheinbare Versager. — WEST: Ann. int. Méd. **3**, 132 (1929). Defizitkrankh.; Kongreßzbl. inn. Med. **47**, 314. Leberther. — WHIPPLE: Amer. J. med. Sci. **175**, 721 (1928). — WHITBY: Lancet **210**, 226 (1926). Apl. luet. P. — WICCHMANN: Münch. med. Wschr. **1926**, 372. Darmstriktur. — WILDBERGER: Inaug.-Diss. Genève 1920. Pankreas. — WILKINSON: Brit. med. J. **12**, Nr 3574 (1929). Spinale A.; 8. Febr. **1930**, Nr 3605. Magenther. — WILLEBRAND, v.: Acta med. scand. (Stockh.) **56**, 419 (1922). Remission. 10 Jahre. — WILSON: Bull. Hopkins Hosp. **35**, 38 u. 110 (1924). F. — WINOGRADOW: Klin. Wschr. **1927**, 1290. F.-I. niedrig. HCl +. — WINTERFELD: Münch. med. Wschr. **1924**, 200. Kolivaccinether.; Arch. f. Dermat. **143**, 298 (1923). Lues nie Urs.; Münch. med. Wschr. **1923**, 1315. Akut; Ther. Gegenw. **63**, 457 (1922). Kolifrage. — WOLFF: Münch. med. Wschr. **1929**, 1409. Heprakton; Med. Klin. **1930**, 767. Leberther. — WOOD: Amer. J. med. Sci. **169**, 28 (1925). Spru. — WUNDERLICH: Med. Klin. **1924**, 785. Akut. 6 W.

YANG: Kongreßzbl. inn. Med. **54**, 40. Retikuloc. — YATES: J. amer. med. Assoc. **87**, 2156 (1926). 113 Transf.

ZADEK: Dtsch. med. Wschr. **1922**, 285. Sekt.-Bef. b. voller Remission; **1924**, 1148; Z. klin. Med. **95**, 66 (1922). Knochenmark; **103**, 646 (1926); Verh. dtsch. Ges. inn. Med. **1922**, 554. Blutmenge. Eiweißgehalt; Münch. med. Wschr. **1924**, 940. Prognose. Basalstoffw.; **1926**, 2165. Darmstriktur = sek. Erscheinungen; Med. Klin. **1926**, 1674. Komb. mit Ca., Diff.-Diagn. gegen Addison, F.-I.; Klin. Wschr. **1926**, 1331. 200 F., Achylie, Blutmenge. **1924**, 1483. Knochenmark, Hämolyse; **1927**, 2330. L.; Verh. dtsch. Ges. inn. Med. **1924**, 242. Progn. Ther.; Med. Klin. **1928**, 728. Leberwirkg.; **1928**, 776. Spru; Klin. Wschr. **1929**, 1527. Interkurr. Todesf. Histol. nur Normobl.; Therap. Gegenw. **1930**, H. 7. — ZYPKIN: Frankf. Z. Path. **38**, 84 (1929). Theorie.

Hämorrhagische Diathesen, Purpura, Morbus SCHÖNLEIN-HENOCH, Morbus WERLHOF.

Kryptogenetische (essentielle) und symptomatische Thrombopenie. Atrophie des Knochenmarks als Aleukia haemorrhagica und Panmyelophthise. Thrombasthenie. Fibrinopenie. Konstitutionelle hereditäre Purpuraarten. Skorbutoid.

Wesen dieser Affektionen.

Bei den hämorrhagischen Diathesen liegen vasculäre Störungen oder Knochenmarksprozesse mit krankhaften Veränderungen am Riesenzellenapparat vor, nicht selten parallele Einwirkungen auf Gefäße und Knochenmark. Hämorrhagische Diathesen sind daher ein *Syndrom vieler Krankheiten* und vieler krankhafter Zustände, aber an sich keine selbständige Krankheiten. Es besteht indessen ähnlich wie bei Perniciosa ein *einheitlicher Mechanismus* der krankmachenden Ursachen, die durch Angriffe am Knochenmark oder an den Gefäßen oder an beiden zugleich die Blutungen erzeugen. Häufig ist aber die hämorrhagische Diathese nur ein Symptom einer ernsten allgemeinen Krankheit.

Genese der Blutungen.

Blutaustritte aus den Gefäßen in kleiner (Purpura) oder in größerer Form (Petecchien, Sugillationen, Blutflüsse) sind Symptome. Prüfen wir zunächst, wie ein solcher Blutaustritt ohne Gefäßtrennung möglich ist.

Da erscheint als absolut unerläßlich eine Veränderung der Gefäßwand, denn aus seinem Behälter muß das Blut heraustreten können. Die frühere Annahme von Stomata zwischen den Endothelien ist seit COHNHEIM widerlegt; denn Stomata müßten auch die Eiweißkörper des Plasma leicht durchtreten lassen. In Tat und Wahrheit treten aber vielfach nur rote Blutzellen aus. Sie schlüpfen durch die halbflüssige Kittsubstanz zwischen den Endothelien durch. Diese Kittsubstanz wird also durchlässiger und oft ohne mikroskopisch nachweisbare Gefäßänderung. Man kann annehmen, daß viele Veränderungen des Blutes das erzeugen können, in gröberer Weise bei funktionellen Veränderungen der Capillaren (Purpura vasculosa), aber zweifellos auch bei weitgehender Verminderung der Blutplättchen.

Seit BROHM (1880), DENYS, HAYEM steht die ursächliche Beziehung starker Plättchenabnahme zu hämorrhagischer Diathese fest. FRANK sieht den kritischen Punkt der Pl.-Abnahme bei 30—35000 Pl. — Unter 10000 Pl. ist Blutung fast sicher zu erwarten, unter 2000 Pl. so gut wie gewiß. Aber auch bei Pl.-Werten zwischen 60—35000 kommt es durch weitere Faktoren oft zu Blutungen.

Manche Autoren wie ROSKAM, ähnlich MORAWITZ und M. B. SCHMIDT (Patholog. Tagung 1930) halten trotz des überwältigenden klinischen Beweismateriales die Plättchenabnahme nicht für maßgebend und verlegen die ganze Veränderung in die Gefäße. Sicherlich sind geringe Gefäßalterationen häufiger als bisher angenommen, aber bisher gerade für die jahrelang dauernden thrombopenischen Formen nicht nachgewiesen. Die Versuche von M. B. SCHMIDT, mit Aufträufeln von Schlangengift auf Gefäße und mit plötzlichem Herausschießen von Blut ohne Gefäßalteration und ohne folgende Gerinnung, aber mit Pl.-Abnahme, sind sehr interessant, aber ein derartiger Mechanismus ist in der Pathologie sicherlich eine große Ausnahme.

Wie kann man aber sich vorstellen, daß die Blutungen fast immer ganz aufhören, wenn die Pl.-Zahl wieder (evtl. therapeutisch) den kritischen Punkt überschreitet? und das wird sehr häufig nach kürzester Zeit gesehen, vor allem bei der Splenektomie. Wie sich die Gegner mit dieser Tatsache abfinden wollen, ist schwer zu erklären. Sie führen meist an, daß als Ausnahme (sehr selten!) auch unter 10000 Pl. noch keine Blutung da ist. In diesen Fällen kann wohl sicher Substanz zerstörter Plättchen chemisch wirksam sein. Nur so sind manche Transfusionserfolge bei Niedrigbleiben der Pl. zu erklären.

Selbst bei jahrelang dauernder hämorrhagischer Diathese hören die Blutungen sofort nach Milzentfernung auf, während doch die Gefäße im gleichen Zustand sein müßten wie vor Jahren. Einer meiner Patienten brachte, als er nach Splenektomie mit einer Stahlbürste das Zahnfleisch behandelte, um Entschädigungsforderungen zu stellen, keine Blutungen mehr zustande.

Die Pl. scheinen nun die Kittsubstanz zu beeinflussen. Vielleicht dichten sie dieselbe mechanisch ab, wie die Anfänge eines Thrombus aus Pl. bestehen; vielleicht geben sie chemische Substanzen ab. Jedenfalls ist hämorrhagische Diathese dann leicht möglich, selbst bei normalen Pl.-Zahlen, wenn die Pl. histologisch nicht richtig beschaffen sind: patholog. Plättchen, oder wenn sie nicht richtig agglutinieren (Thrombosthenie). Es scheint auch ein richtiger Kontakt der Pl. mit den Endothelien nötig zu sein und dazu bedarf es einer gewissen Opsonisierung der Endothelien.

Bei abnormen Gefäßveränderungen können Blutungen auch bei höherer Pl.-Zahl entstehen und schon um den kritischen Punkt der Pl.-Zahl stark ausfallen, so bei toxischer oder mechanischer Gefäßerweiterung und hohem Innendruck, RUMPELsches Phänomen zur Prüfung der Gefäße!

In anderen Fällen sind aber die Plättchen völlig normal; auch ihre Vorstufen, die Knochenmarksriesenzellen völlig intakt; dann liegt die Störung offenkundig an den Gefäßen, so bei konstitutionellen oder bei toxischen oder infektiösen Gefäßstörungen. Diese Zweiteilung ermöglicht eine Analyse der hämorrhagischen Diathese; freilich müssen zuvor einige besondere Prozesse als seltene Ausnahmen abgespalten werden.

Vorkommen der hämorrhagischen Diathese.

A. Gefäßalteration.

1. Konstitutionelle hereditäre Minderwertigkeit der venösen Gefäße (OSLERsche Krankheit). S. 423.

2. Konstitutionelle Affektion (Gefäßaffektion?) bei Hämophilie. S. 437.

3. Konstitutionelle hereditäre hämorrhagische Diathese. Pathogenese ungeklärt. Pl. normale Zahl oder wenig vermindert, ob nicht doch pathologisch??

Hierher ROSLING: 3 Generationen, Leiden progressiv, in der 3. Generation 1 Tochter verblutet, eine andere häm. Diathese, ohne Pl.-Abnahme, mit negativem Rumpel.

MINOT: Familiäre häm. Diathese, keine inneren Blutungen, Pl. unter 100000, Blutungszeit verlängert. Gerinnung normal, Rumpel pos. Verlauf gutartig.

4. Konditional innersekretorisch bedingte Gefäßalteration:

a) ovariell; capillartoxische Einflüsse prämenstruell nimmt FRANK an.

Eine Reihe von Autoren, HENNING, MORAWITZ, SESIO, DENISSOWA, bewiesen die Pl.-Abnahme zu Beginn der Menses und die gleichzeitige Verlängerung der Blutungszeit und positivem Rumpel. Die Veränderungen reichen aber quantitativ nicht für hämorrhagische Diathese aus, so daß als wichtiger in diesen Fällen die Gefäßalteration anzusehen ist. In eig. Beob. erzeugte jede Menstruation bei 16jährigem Mädchen schwerste Blutung und Anämie. Schließlich Tod. Sektion nur isolierte Genitalblutungen ohne abnormen Befund.

b) Hepatisch bedingt (P.-Vergiftung, Leberinsuffizienz, hierher wohl auch die *Fibrinopenie*, S. 428. EMILE-WEIL setzt viele hämorrhagische Diathesen in diese Gruppe.

c) Lienale Affektion mit *Hypersplenie* und stärkstem Einfluß auf die Pl.-Bildung im Knochenmark. Es gibt aber anscheinend auch Milzaffektionen mit hämorrhagischer Diathese ohne Beeinflussung der Pl. — Hierher Lymphogranulom, abdominale Form, z. B. KRETZ, MEYERSTEIN, FRANK, NAGY, mit jeder Menses (SCHNEIDER).

d) Die Automatie der Capillaren kann manche Blutung verhindern. So hört die hämorrhagische Diathese bei der Splenektomie schon fast immer während der Operation auf! (viele eig. u. fremde Beob.), obwohl die Pl. noch nicht vermehrt sind. Es finden Absperrungen oder Kontraktionen in Capillargebieten statt. So erklärt sich wohl die lokal beim gleichen Patienten verschiedene Blutungszeit (ROSKAM).

5. Rein exogen bedingte Affektion:

a) histologische Gefäßalteration, Endotheliosis (HESS) bei Infektion, bes. Lentasepsis;

b) anaphylaktoide Affektion bei vielen Infektionen, gewöhnlich mit Exanthem und Urticariaquaddeln;

c) infektiöse Gefäßwandschädigung im Beginn oder Verlauf vieler Infektionskrankheiten, also nicht anaphylaktoid;

d) toxische Gefäßschädigung bei Urämie: GRUBER, HERZOG u. ROSCHER: Pl., Gerinnung und Blutungszeit normal;

e) erworbene Gefäßalteration, z. B. im Alter *Purpura senilis*, senile Anämie (KURPJUWEIT);

Eig. Beob.: 60jährige Frau, 10 Jahre Nasenbluten. Klinik: Hb. 10, R. 1,0. Abnorme Brüchigkeit der Gefäße bei der Prüfung. Multiple Angiome der Zunge.

Eig. Beob.: 66jähriger Mann, leicht verletzbare Gefäße, Pl. normal, Gerinnung normal, Hb. 37, R. 2,328. Potus. Cirrhose wahrscheinlich.

f) *Avitaminosen*, Skorbut und MÖLLER-BARLOWsche Krankheit, meist ohne oder ohne wesentliche Abnahme der Pl. In schweren Fällen Knochenmarksaffektion mit Fasermark, Markatrophie und dann Kombination mit Pl.-Armut: Purpura oft vor Zahnfleischaffektion. (Avitaminose wird als Hauptfaktor für die Anämie des HERTERschen Infantilismus angeschuldigt [FANCONI]);

g) *leukämische Gefäßwandaffektion*, Infiltration und Aufsplitterung der Gefäße durch die leukämische Hyperplasie, oft bis unter das Endothel, dann Einrisse, oft enorme Blutungen, z. B. im Gehirn;

Anämie selbst schwersten Grades braucht keine Gefäßwandstörung zu machen. So sah ich bei einer jahrelang dauernden Anämie mit stets 18—22 Hb. und 0,8—1,0 R. bei dauernd massenhaft Pl. nie eine Spur hämorrh. Diathese.

h) *Störungen des Nervensystems* hämorrh. Diathese nach Hirnshock (KINDLER). Das symmetrische Auftreten der Blutungen ist öfters (CASTEX, MORAWITZ, MISORESCU) gesehen. Dabei handelte es sich zum Teil um Blutungen in Spinalganglien.

i) HERTERscher *Infantilismus* (siehe auch später!) zeigt nach FANCONI geradezu häufig (21 Beob.) hämorrhagische Diathese. Jedoch ist die Genese unklar. Auf konstitutionellem Boden wirken exogene Faktoren sich enorm aus.

B. Plättchenalteration.

1. Konstitutionell vererbbare Thrombasthenie (GLANZMANN). Die Pl. sind meist abnorm gebildet, agglutinieren nicht. Abnorme Bildung im Knochenmark.

2. Konstitutionell vererbte Pl.-Verminderung oder Pl.-Alteration (F. HESS): Pl. wenig, Gerinnung gut. Blutungszeit verlängert. Oft Nasenbluten, Zahnfleischblutungen usw.

2a. Konstitutionell hereditäre Affektion, Pathogenese myelogen, keine Thrombopenie, oder diese gering und selten oder nicht gesichert, *aber pathol. Pl.* v. WILLEBRANDT, 4 Generationen, 7 auf 31 Männer, 16 auf 35 Frauen erkrankt, 5 Frauen gestorben an Verblutung, Vererbung dominant. Pl. 32000 bis 150000, pathol. Pl. Blutungszeit oft sehr verlängert. Gerinnung normal: Rumpel pos., oft starke Neutropenie und Lymphocytose.

Bei der *konstitutionellen familiären Marmorknochenkrankheit* (siehe diese) kommt es durch Vernichtung des myeloischen Systems schließlich auch zu hämorrhagischer Diathese und Pl.-Abnahme.

3. Konditional innersekretorisch bedingte Pl.-Verminderung.

a) Hypersplenie! Bei all den vielen ätiologisch verschiedenen Entstehungen der Hypersplenie, so auch bei Gaucher. Hierher wohl eine Komponente bei Lentasepsis.

Sicherlich gibt es auch funktionelle Hypersplenie und ist nicht die Größe der Milz allein entscheidend.

Bei WILSONscher Krankheit zählte FRANK wiederholt nur 22000 Pl.

b) *Ovariell bedingte Pl.-Abnahme,* nahegelegt durch die Verminderung mit der Menses, nimmt NAGY für einzelne Affektionen an. FRANK bekämpft diese Auffassung, hat aber selbst 2 Fälle mit schweren Veränderungen der Ovarien, die immerhin eine Komponente liefern könnten. Prämenstruelle Purpura als regelmäßige Erscheinung haben auch HAYEM und CH. EHRENBERG beschrieben, ebenso MORAWITZ mit 30000 Pl. vorübergehend und verlängerter Blutungszeit. Hierher die Beob. von SCHNEIDER, MARIN, LESCHKE, LEVY, GUGGENHEIMER (zit. bei LEVY).

4. Affektionen des retikulo-endothelialen Apparates von FRANK, KRETZ und anderen als ätiologische Faktoren bewertet und in Analogie mit Gruppe 3 als wahrscheinlich anzusehen.

5. Exogene Beeinträchtigung der Pl. in der Zirkulation. Anaphylaktischer Shock, akute Vergiftungen.

6. Exogene Zerstörung, Hemmung oder Verminderung der Knochenmarksriesenzellen:

a) kryptogenetische, sog. essentielle Thrombopenie. Hemmung der Plättchenbildung;

b) symptomatische Thrombopenie, oft mit schwerer Knochenmarkskrankheit und Atrophie.

I. Isolierte Riesenzellenaffektion: isolierte Thrombopenie ohne R.- und L.-Veränderung. Oft nur die erste, zunächst noch leichtere Störung, später

II. Kombination mit Hemmung oder Vernichtung der L.: *Aleukie* (FRANK).

III. Kombination mit Hemmung oder Vernichtung der Leukopoese und Erythropoese: Atrophie des Markes (aplastische Anämie, EHRLICH). *Panmyelophthise* (FRANK).

Infektiöse Affektion des Knochenmarkes. Masern mit häm. Diathese (HENOCH), Scarlatina mit häm. Diathese (HENOCH), Erythema nodosum (FRANK), Typhus (HERZOG und ROSCHER, von FRANK als Typhus bestritten), zum Teil auch Bacillenembolie (TÜRK [1898]), Dysenterie.

Schwere Tuberkulose, oft nur temporäre Thrombopenie (eig. Beob., S. 426), oft wohl vasculäre Störung. Beob. MUENCK, GARIN, OPITZ (mit Fibrinopenie gleichzeitig), PRATSICAS, BENOIT (?), ENGEL, ROSEMANN, DYKE (mit Leukämie!), SKRAMLIK.

Variola als Purpura variolosa bei Geimpften, daher wohl sicher anaphylaktoide Erkrankung, dabei extreme Thrombopenie (FRANK).

Varicellen (HOFFMANN, PFAUNDLER verwertet diese Beob. gegen die Purp. anaphyl.). Nach Impfung: SCHWARTZ-KNAUER mit Fibrinopenie.

Meningokokkensepsis. Genese der häm. Diathese durch Bacillenembolie.

Sepsis. Hier ist schwer zu entscheiden, ob primäre oder sekundäre Sepsis ex Neutropenia vorliegt. Gewöhnlich ist die Sepsis bei häm. Diathesen tatsächlich nur Folge. Die Fälle der Granulocytopenie (siehe diese) auf dem Boden von chem. Intoxikationen beweisen das.

Hierher wohl als milde Sepsisaffektionen manche Fälle von Purpura simplex, ausschließlich auf der Haut mit sehr mildem Verlauf, leichten Fiebern und völlig fehlenden Blutveränderungen. Gefäßschädigung kann natürlich mitbeteiligt sein.

HERTERscher *Infantilismus* zeigt starke Neigung zu Fasermark, doch bleiben genügend funktionierende Markabschnitte mit viel Riesenzellen. Markatrophie bisher nie beobachtet.

Lues. Viele Beob., siehe Granulocytopenien; oft nach Salvarsan, Quecksilber, Bismut; Beob. von HERZOG und ROSCHER Pl. 7700, schwere Anämie (THILL, PUCHOLT, CALLOMON, DUFKE, VILL, PFEIFFER, MUENCK).

Lymphogranulom durch Markintoxikation, jedoch nur sehr selten bei abdominalen, lienalen und medullären Formen, was für die Pathogenese der häm. Diathese sehr wichtig ist. Beob. von FRANK, HIRSCHFELD, KRETZ, KAST und GÜTIG mit Markatrophie.

Es ist natürlich längst nicht immer gesagt, daß die angeschuldigte Ätiologie auch wirkliche Ursache war, da ja nur wenige Fälle dieser Infektionskrankheiten häm. Diathese aufweisen. Mindestens sind spezielle Momente im Spiele.

Toxische Affektion des Knochenmarkes (Lit. siehe die einzelnen Krankheiten).

Benzin-Benzol. Viele Beob., siehe S. 425, Benzin-Benzol u. Granulocytopenien.

Röntgen, Radium, *Thorium, Polonium* oft mit Schädigung der Erythropoese und Leukopoese.

Salvarsan. Eig. Beob., 16 Fälle der Literatur bei SCHATZ. Viele irrig als Perniciosa angesprochen, manche tödliche häm. Diathese, *Quecksilber, Jodkali,* Bismut (bes. bei Luetikern), nicht selten *Kollargol* (VILL); exp. Vergiftung: HERZOG und ROSCHER. *Phenolphthalein*: HELD, regelmäßig nach Gebrauch. *Urämie:* PAKOZKY. *Saponin:* ISAAC und MOECKEL. *Arsen:* BETTMANN.

Leukämische Markaffektion:

a) Die Stammzelle, der Myeloblast, wuchert pathologisch und läßt keine Knochenmarksriesenzellen entstehen: akute Myelose. Thrombopenie oft akut als 1. Symptom der Krankheit.

b) Die Wucherung des myeloischen oder lymphatischen Gewebes verdrängt und vernichtet die Knochenmarksriesenzellen. Thrombopenie finales Stadium.

Andere Knochenmarksaffektionen mit mechanischer Beeinträchtigung. Tumoren, Carcinom, Sarkom, Myelom, Lymphosarkom, Lymphogranulom, GAUCHER, NIEMANN-PICK. Osteosklerose. Marmorknochenkrankheit.

Eig. Beob.: 29jähriges Mädchen; Rectumcarcinom. Markmetastasen enorm. Hb. 100! Akuter Beginn mit schwerster häm. Diathese. HERZOG u. ROSCHER: Erstes Symptom Uterus- und Zahnfleischblutungen. Hb. 22, R. 1,5, Pl. 13000.

Myelotoxische Anämien.

Perniciosa, meist akute oder finale Stadien bei kryptogenetischer und Bothriocephalusanämie (SCHAUMAN, NAEGELI-KRANTZ). Sehr selten als Frühsymptom (NAEGELI [1917]).

Erworbene hämolytische Anämie (oft Hypersplenie als Teilfaktor).

Blutgiftanämien, besonders auch experimentelle Anämie.

Markatrophie im Alter und häm. Diathese (KURPJUWEIT, EPPINGER [hepatolienale Affektion]).

Nie bei konstit. hämolyt. An. oder Chlorose, weil diese keine myelotox. An. sind.

Avitaminosen. Hierher die Fälle von Skorbut und MÖLLER-BARLOWsche Krankheit mit Fasermark. Markatrophie und Pl.-Verminderung.

BIERICH konnte bei schwerer Skorbut nur noch 19000 und 24800 Pl. feststellen. Beim HERTERschen Infantilismus ist gleichfalls Fasermark nachgewiesen und die Störung beruht zum Teil auf C-Avitaminose (FANCONI).

Experimentell erreichten bei Ratten CRAMER, DREW und MOTTRAM mit Vitamin-A-armer Kost eine Pl.-Abnahme auf $^1/_3$.

Bei dieser Übersicht über die wirklichen und die angeschuldigten Faktoren in der Entstehung der häm. Diathesen erkennt man, daß öfters die Ätiologie komplexer Natur ist, eine Spaltung zwischen Purpura thrombopenica und vasculosa zwar begründet, aber nicht immer strenge oder sicher durchführbar ist. Dieselbe Ursache kann je nach dem Grad der Einwirkung, nach der Zeit und wohl noch nach anderen biologischen Faktoren sich verschieden auswirken und damit *Dissoziation* nach besonderer Affinität der verschiedenen Systeme im Knochenmark hervorrufen.

Am klarsten ist das für Benzol, Salvarsan, Bismut. Sie erzeugen bald die Thrombopenie mit häm. Diathese, bald die Granulocytopenie mit sekundärer Sepsis, bald die Anämie, bald die Megalosplenie oder die Hypersplenie, bald Kombination bei gleicher Ätiologie, bald funktionelle, bald organische Läsionen, so daß zwischen perakuten, intermittierenden und chronischen Fällen bei gleicher Ätiologie kein prinzipieller Unterschied besteht. So wird die Ursache gelegentlich spät erkannt und eine kryptogenetische Thrombopenie statt einer symptomatischen angenommen (so meine Beob. S. 425), und zwar auch bei ganz chronischen Affektionen.

Auch Auftreten eines Milztumors ist nicht entscheidend, um eine Affektion zu charakterisieren (z. B. für die Trennung kryptogenetischer oder symptomatischer Thrombopenie) und recht oft Folge und nicht Ursache.

Folgen der Thrombopenie.

Die Folge maximaler Pl.-Armut oder ungenügender Pl.-Funktion ist zweifellos häm. Diathese. Eine weitere Folge ist ferner die verlängerte Blutungszeit. Dadurch blutet es lange nach, und es kommt zu großen Blutungen in die Haut und oft zu langdauernden Blutflüssen aus den Schleimhäuten.

Dabei ist die Gerinnungszeit vielfach normal, selbst bei nur 1000 Pl. (BRILL) in nicht so seltenen Fällen aber doch verzögert (MERKLEN-LESNE, ROSKAM, FULL, HERAMANN (Ikterus!).

Es würden sich wohl (FRANK) noch viel mehr Gerinnungsstörungen zeigen, wenn alle feineren Proben auf normale Gerinnung (siehe Kap. Gerinnung) geprüft würden. Freilich könnten dann jeweils andere Faktoren der Krankheit mitwirken.

Jedes kleinste Trauma erzeugt häm. Diathese. Diese kann leicht durch Schlag, Stich, Quetschung, Stauung (als Rumpel-Leede) provoziert werden, und man bringt so die stumme Diathese zum Sprechen.

An sich kann Gerinnungsstörung als postvitaler Prozeß sicher nicht den vitalen Prozeß der hämorrhagischen Diathese schaffen, aber parallele Folge gemeinsamer Ursache sein.

Wichtig ist die Prüfung auf *Retraktion des Blutkuchens,* die bei richtiger Prüfung im Uhrschälchen bei Thrombopenie ausbleibt, weil sie sehr stark von der Funktion der Pl. abhängig ist. Es gibt aber einige Ausnahmen: Retraktion leicht, trotz sehr wenig Pl. (BRILL nach Splenektomie).

Die Probe im Röhrchen ist unzuverlässig, wie ich seit langem betone.

Pathogenese der Thrombopenie.

1. Bei einem Teil der Purpura thrombopenica liegt fraglos (FRANK) nur *Hemmung* der Pl.-Bildung im Knochenmark vor; denn die Riesenzellen sind im Mark vorhanden, sogar reichlich; sie sprechen auch auf Reize manchmal an (so auf Blutverlust, Adrenalin, Proteinkörper), so daß wieder etwas mehr

Pl. erscheinen, ganz besonders aber steigen sie nach Milzexstirpation sofort enorm an; denn sicherlich geht die Hemmung oft von der Milz aus.

Der Fall chronische Benzinvergiftung hatte stets nur 3780—4260 Pl., nach einer Arterienruptur am Oberschenkel am 4. 3. blieben die Pl. einige Tage noch sehr spärlich, erreichte aber am 9. 3. 30270, am 11. 3. 56620, am 28. 3. 78000, am 4. 4. 83200, waren aber am 12. 4. schon wieder bei 4900 und blieben jetzt dauernd extrem tief bis zur Milzentfernung.

Freilich fallen die Pl. später wieder auf niedrigere Werte, manchmal wieder auf 10—20000. Trotzdem kommt es jetzt nicht mehr zu häm. Diathese, weil, wie ich glaube, Pl. jetzt doch reichlicher gebildet werden, zerfallen und chemisch wirksame Stoffe liefern. So wirkt ja wohl auch die Transfusion.

Der Wiederabfall der Pl. wird meist durch kompensatorischen Ersatz der Milz erklärt. Nebenmilzen, Eintreten des retikulo-endothelialen Apparates.

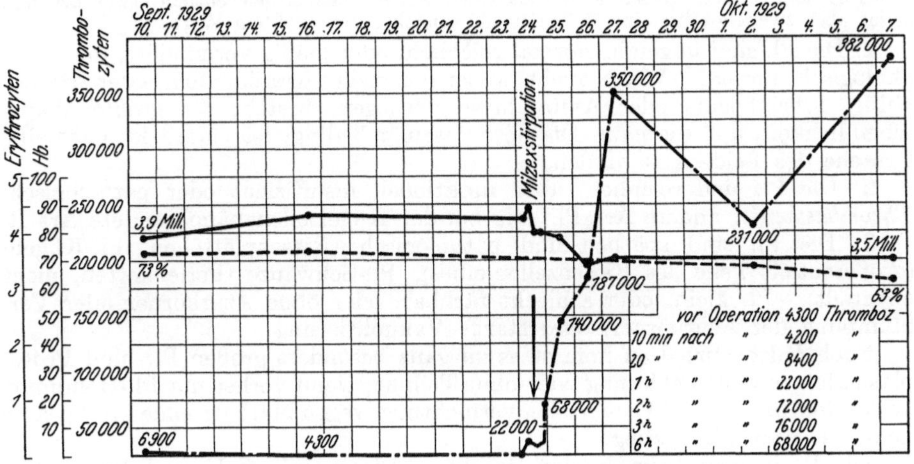

Abb. 83. Beispiel des Pl.-Anstieges nach Milzentfernung.

Im Knochenmark sind die Riesenzellen bei diesen Pl.-Hemmungen oft abnorm (Frank, Seeliger, schöne Abbildungen! Jedlika, Stein), zeigen keine Pseudopodien, keine Felderung oder keine richtige Granula, werden aber auch als völlig normal beschrieben (Sternberg). Bei Sternalpunktion traf Stein alle myeloischen Zellen außer den Riesenzellen normal.

2. Für eine Gruppe kommt *abnorme Plättchenzerstörung in der Milz* in Frage, ein Moment, das namentlich Kaznelson stark betont. In der Tat enthält die exstirpierte Milz oft große Pl.-Mengen trotz Thrombopenie im Blut (Abbildungen bei Frank).

3. *Vernichtung der Riesenzellen im Knochenmark,* so bei vielen toxischen und infektiös bedingten Thrombopenien. Dabei kann die Vernichtung isoliert die Riesenzellen befallen, oder gleichzeitig die weißen Zellen (Aleukie) oder dazu noch die R. (Panmyelophthise als Markatrophie).

4. *Verschiebungsthrombocytose.* Bei Pepton- oder Histaminvergiftung oder bei anaphylaktischem Shock sind die Pl. in die inneren Organe gedrängt.

Die Gruppe 1 und 2 der Thrombopenie bezeichnet Frank als *benigne* und trennt sie scharf von der Gruppe 3, der *malignen Form.* Noch nie sei bei der chronischen benignen Thrombopenie schließlich die maligne entstanden.

5. Bei Thrombasthenie liegt eine abnorme Pl.-Bildung in ganz besonderer Weise vor (anderer konstitutioneller, vererbbarer Typus der Pl.).

Ferner bezeichnet FRANK die Gruppe 1 und 2 als essentielle oder, wie ich vorziehen möchte, als kryptogenetische Form gegenüber der symptomatischen Thrombopenie sub 3.

Im allgemeinen ist das sicher richtig; es gibt aber doch symptomatische chronische Benzolthrombopenien (siehe eig. Beob. Schweiz. med. Wschr. **1922**, 1015), bei der nach Milzexstirpation sofort enorme Pl.-Zahlen bis 1,3 Millionen erschienen. Hier war der Riesenzellenapparat sicher nicht vernichtet, sondern nur gehemmt.

Blutbefunde bei den hämorrhagischen Diathesen.

A. Von prinzipieller Bedeutung ist in jedem Falle die Feststellung, ob Pl normal und reichlich, oder spärlich oder pathologisch sind.

Nach FRANK ist die Thrombopenie der Ariadnefaden, der aus dem Labyrinth der häm. Diathese herausführt. Dieser Faden ist zwar, wie ich meine, gelegentlich etwas brüchig, er ist aber zweifellos für eine Orientierung zunächst von größtem Wert.

1. Die Pl. sind ungefähr normal reichlich, oder mäßig vermindert, und morphologisch normal. Wenn nicht konstitutionelle Krankheiten, oder Hämophilie, Fibrinopenie oder Avitaminose vorliegen, besteht die größte Wahrscheinlichkeit, daß die häm. Diathese vasculär bedingt ist. Meist ist jetzt eine Ursache des Leidens zu finden.

2. Die Pl. sind reichlich, aber funktionell insuffizient oder pathologisch, *Thrombasthenie:* andere Art Pl., wie bei der Kugelzellenanämie andere Art R.

3. Die Pl. sind spärlich und pathologisch: Riesenplättchen, Pl.-Kugeln (größerenteils Teile des Riesenzellenleibes), Pl.-Schwänze (Perlenketten, nicht abgeteilt). Pl. klein, oder schlecht färbbar, oder ohne Azurkörner oder Verklumpung der Azurkörner, oder starke Vakuolisierung.

Nach Milzexstirpation kommt es zu ganz besonders großen Pl.- und Protoplasmafetzen ohne Felderung oder ohne Teilung, wenn vorher nur Pl.-Hemmung bestanden hatte. Bei Riesenzellenvernichtung wegen Markatrophie erfolgt kein nennenswerter Pl.-Anstieg.

B. Die R. können beim Beginn der häm. Diathese in Zahl und Beschaffenheit völlig normal sein; dann aber entsteht sekundäre Anämie oft allerhöchsten Grades, und solche Fälle sind früher oft als atypische schwere Anämie bezeichnet worden. Wird der Anfall überwunden, so kommt es zu all den gewohnten Reaktionen mit jugendlichen R. Die Anämie bietet sonst nichts Besonderes. Myelocyten fehlen. Erythroblastosis sind von der biologischen Lage abhängig.

C. Die L. sind in den Befunden wechselnd. Bei akuten Schüben zeigen sich manchmal neutrophile Leukocytosen und einige jugendliche Zellen. Bei der schweren Erkrankung mit symptomatischer Thrombopenie nehmen die L. stark ab, ganz besonders die N., aber oft auch die Monoc., sogar bis auf 0. Es bleiben dann hohe Prozentsätze der $\mathfrak{L}$.

In diesen Fällen besteht schwerste Markaffektion bis zur Atrophie des Markes.

Knochenmarksbefunde.

I. Bei den chronischen Thrombopenien ist das Mark gewöhnlich normal oder fast normal, besonders bei Sternalpunktion, und zeigt nur die geschilderten Abnormitäten der Riesenzellen (SEELIGER, FRANK, SCHMINCKE).

II. Bei den meist akuten Thrombopenien mit erkennbarer Ursache (symptomatische Thrombosen) kommt es zu schwersten Markschädigungen, Mitbeteiligung der R. und L., Markatrophie. Man trifft dann im Mark meist nur noch einige (extramyeloische periadventitielle) $\mathfrak{L}$., die sogar etwas wuchern können als lymphatische Gegenreaktion bei Vernichtung des myeloischen Systems, ferner einige Myeloblasten und Erythroblasten (Megaloblasten nur, wenn auf dem Boden der Perniciosa die häm. Diathese entstanden ist.

Konstitutionelle Minderwertigkeit der Gefäße (Osler), Status varicosus.

Diese zuerst von Osler beschriebene Konstitutionsanomalie ist in eingehendster Weise von Curtius geschildert worden und ist als einheitliche Konstitutionsanomalie mit einfach dominanter Vererbung aufzufassen. Sie wird erst als Phlebektasie nach der Pubertät deutlich, multipel als Status varicosus (Beine, Stamm, Wangen, Nase usw.). Ihre Kenntnis ist wichtig, weil oft irrigerweise Hämophilie angenommen wird. Sekundäre Anämie kommt dabei häufig vor, selbst tödliche; deshalb sind sogar Verwechslungen mit Perniciosa vorgekommen. Es sind ferner Beziehungen zu allgemeiner Purpura (Osler) und zu thrombopenischer Purpura (Curtius) mitgeteilt, ferner zu Nephritiden.

Goldstein traf 11 Fälle in einer Familie, ähnlich Curtius (Stammbaum!) und andere Autoren. Das Blut ist an sich normal und bietet bei Anämie nur Zeichen der posthäm. Anämie (Ausnahme der Thrombopeniefall von Curtius). Die Affektion hat große allgemeine Bedeutung.

Lit.: Aitken: Lancet **1904 I**, 444. — Arrak: Dtsch. Arch. klin. Med. **1**. Konst. Status ven. — Babington: Lancet **2**, 365 (1865). — Curtius: Klin. Wschr. **1928**, 2141. Konstit. häm. Teleangiektasie; Dtsch. Arch. k in. Med. **162**, 194 (1928); Münch. med. Wschr. **1928**, 548. — East: Lancet **1926**, 332. Konst. Stat. ven. — Edel: Tagg niederl. dermat. Verigg **1928**. — Emile-Weil: Sang **1**, 35 (1927); Bull. Soc. méd. Hôp. Paris, 25. Juni **1926**. — Gjessing: Dermat. Z. **25** (1916). — Henle: Arch. f. Dermat. **143** (1923). — Memmesheimer: Dermat. Z. **53**, 399 (1928). — Osler: Bull. Hopkins Hosp. **1901**, 333; Quart. J. Med. **1907**, Okt. — Parkes-Weber: Schamberg Disease. Brit. J. Dermat. **38** (1926); Lancet **2**, 160 (1907). — Rendu: Gaz. Hôp. **1896**, 1322. — Schön: Dtsch. Arch. klin. Med. **166**, 156 (1930). — Wickham Legg: Lancet **1876 II**, 856. — Williams: Amer. Arch. of Dermat. **12** (1925). Schambergs Disease. Arch. of Dermat. **5** (1922).

Konstitutionelle hereditäre Thrombasthenie (Glanzmann).

Bei dieser Affektion, die über mehrere Generationen vererbbar nachgewiesen ist, sind die Pl. reichlich, aber insuffizient. Sie agglutinieren nicht, wie man (eig. Beob.) schon in dem Blutausstrichpräparat erkennt. Es kommt im Effekt auf dasselbe hinaus, wie wenn Pl. fehlten: also Blutungszeit verlängert, Gerinnung normal (bei Fonio in seiner Phase 3 der Gerinnung verlangsamt), Retraktion des Blutkuchens schlecht, Rumpel und andere Provokationphenomene positiv.

Die Pl. sind in manchen Fällen auffällig klein (Krömeke, eig. Beob.), bei Fonio aber vergrößert, am Rande scharf abgegrenzt, oder stark vakuolisiert (eig. Beob., Fonio), oder Riesenplättchen, oder sie färben sich schlecht, oder haben keine oder verklumpte Azurkörnchen.

Hierher die Beob. von Grenzmann, Krömeke (3 Generationen mit häm. Diathese, dabei die meisten mit reichlichen, aber ± schlecht gebildeten Pl., dagegen die Großmutter mit sehr spärlichen Pl.!). Morawitz.

Rothmann, angeblich Thrombasthenie, Pl. meist normal, 200000—413000, Blutungszeit verlängert, Gerinnung annähernd Norm, fast keine Retraktion des Blutkuchens. Die Milz ist nie vergrößert gefunden.

Ferner die Beob. von van der Zande, Waltner (Mutter nur 60000 Pl.), Austin und Pepper, Kehrer, Fonio (im Druck), hier Vermehrung der Pl. auf 700000). Glanzmann beobachtete bei einem Patienten mit Thrombasthenie nach Masern eine typische Pl.-Krise mit Abfall bis 18900 Pl. Man sieht, wie konstitutionelle und exogene Faktoren zusammen sich auswirken.

Skorbutoid = Hypothrombinämie (Fanconi).

In 5 tödlichen Fällen von Herterschem Infantilismus traf Fanconi schwere Anämie mit starker periodisch auftretender häm. Diathese. Dabei stets reichlich Pl., sogar meist enorm vermehrt. Blutungszeit normal oder verlängert. Retraktion stets gut, Gerinnung verlängert. Vor dem Tod gerann das Blut überhaupt nicht und blieb auch in der Leiche ungeronnen. Rumpel negativ. Fibrinogen, in 2 Fällen bestimmt, war nicht vermindert. Knochenmark wie beim Herterschen Infantilismus vielfach Fasermark, doch auch viel Zellmark mit sehr reichlich Riesenzellen.

Der Verlauf der Fälle war zum Teil sehr chronisch, 2 endigten als Purp. fulminans. Die schwerste Anämie bot folgendes Bild: Hb. 18, R. 1,76, F.-I. 0,64, L. 14800, N. 44,8, E. 0, *L*. 50, Pl. 650000! Blutungszeit verlängert, Gerinnung 20—25, zuletzt ∞. Die Blutung kam zwar zum Stillstand, aber selbst aus der kleinsten Wunde war noch nach Stunden Blut auszupressen, offenbar keine richtige Thrombusbildung. Keine Angabe über die Morphologie der Pl.

Krankheiten mit hämorrhagischer Diathese als Hauptsymptom.

Primäre häm. Diathese gibt es nicht; aber einzelne Affektionen, namentlich die mit Thrombopenie, imponieren, besonders bei jahrelangem Verlauf ganz wie Krankheitseinheiten, daher auch der Ausdruck essentielle Thrombopenie (Frank).

Man kann sich zunächst daran stoßen, daß die Pl.-Armut namengebend sein soll, aber ist es bei den Anämien nicht dasselbe mit den R. und bei Leukämien, wenn auch meist in anderer Weise, mit den L.? Aber gerade, wie wir hier einzelne Anämien als Krankheiten mit viel umfassenderem Symptomenkomplex herausgelesen haben, so dürfte es auch bei den Thrombopenien kommen.

In dieser Richtung hat in neuerer Zeit namentlich Glanzmann den Versuch gemacht, 2 Purpuraformen voneinander zu trennen: 1. den Morbus Werlhof und 2. die anaphylaktoide (Frank) Purpura.

1. *Werlhof* wäre vor allem eine Knochenmarksaffektion. Aus völligem Wohlbefinden und Euphorie entstehen Blutungen. Sie sind meist groß, flächenhaft, nicht nur in der Haut, sondern auch als Hämatome intramuskulär, regellos verteilt, dazu gewöhnlich auch Blutungen aus Mund und Nase. Im Blut selbst Tendenz zu Leukopenie und keine Vermehrung der N., große Plättchenarmut. Blutungszeit sehr verlängert, Gerinnung normal. Retraktion des Blutkuchens fehlt. Fieber und anaphylaktoide Zustände wie Gelenkschmerzen, hämorrhagische Nephritis, Kopfweh, Zungenbelag fehlen.

2. *Anaphylaktoide Purpura* als Symptom von Infektionen mit größeren Allgemeinstörungen, Fiebern und Gelenkschmerzen. Polyneuritische und nephritische Komponenten öfters wie eben bei allen Infektionen. Dazu Leukocytose mit Neutrophilie und vielen Plättchen. Die Blutflecken liegen nur in der Haut. Sie sind sehr klein, dafür sehr zahlreich und symmetrisch angeordnet, besonders häufig an der Streckseite der Unterschenkel.

Bei den Nachprüfungen, wie solche in besonders eingehender Weise von Pfaundler und v. Seth durchgeführt worden sind, hat sich ergeben, daß unzweifelhaft manche richtigen Grundzüge in diesen Gegenüberstellungen vorliegen, daß aber doch die strenge Zweiteilung fast niemals durchgeführt werden kann, und auch nach meiner Erfahrung ist das nicht häufig. Ganz sicher sind auch längst nicht alle häm. Diathesen in diese beiden Gruppen hineinzuzwängen, wie das oben gezeigt worden ist.

Einen bedeutenden Fortschritt stellt dann die Einteilung von Frank dar. Nachdem er Hämophilie, Fibrinopenie und Skorbut abgetrennt, nimmt er folgende Gliederung vor:

1. *Essentielle* (benigne) *Thrombopenie: Morbus Werlhof.* Plötzlicher Beginn aus völliger Gesundheit, abundante Schleimhautblutungen, Suffusionen, Hämatome, kein Fieber, posthämorrhagische Anämie und posthämorrhagische Leukocytose, hochgradige Thrombocytopenie unter 20000 und 10000 Blutplättchen. Frank unterscheidet akute Fälle, oft nur mit einem Anfall, so schon die Beob. von Werlhof, rezidivierende Fälle, bei denen der Rückfall manchmal erst nach Jahren wiederkommt, und chronische. Als weitere charakteristische Befunde erwähnt er: keine Exantheme oder Urticaria, keine Ödeme, keine Glieder- und Gelenkschmerzen, keine Lymphdrüsen, in der Regel keine Milzvergrößerung, Gerinnungszeit des Blutes normal, Blutungszeit sehr verlängert, der Blutkuchen zieht sich sehr schlecht zurück. Die Blutplättchen zeigen auch morphologisch viel Abnormitäten; sie sind oft groß, Riesenplättchen, und ihr Protoplasma erscheint vielfach abnorm. Eine Veränderung der Capillarwand wird als Gefäßdilatation angenommen, jedoch nur als sehr leichte Störung. Die souveräne Behandlung dieser Krankheit ist die zuerst von Kaznelson vorgeschlagene und durchgeführte Milzentfernung. Daraufhin rapider Anstieg der Thrombocyten und auffälligste Besserung des Krankheitsbildes. Alle Blutungen hören wie mit einem Schlage auf. In der Milz findet man in einem Teil der Fälle die Thrombocyten in außerordentlich hoher Zahl. Alsdann ist die Zahl der Knochenmarksriesenzellen im Marke sehr groß. In anderen Fällen aber keine Pl.-Zunahme! Trotzdem bleibt das Befinden gut, auch wenn nach einer enormen Plättchenkrise in einem erheblichen Teil der Fälle die Pl. nahezu wieder auf den früheren Stand von 10000—20000 zurückgehen.

24jähriger Mann, Heredität und Vorgeschichte ohne Abnormitäten, hat viel mit Benzin-Benzoldämpfen zu tun, enorm kräftig gebaut, erkrankt August 1921 an Nasenbluten, Petechien, Zahnfleischblutungen und wird völlig arbeitsunfähig. Nie Fieber, nie Gelenkschmerz, aber allmählich bedeutende Anämie und Abmagerung, Arsen, Gelatine, Koagulen ohne Erfolg. Auf Milzbestrahlung (Reizdosis) nur Besserung des Nasenblutens; aber Rückfälle. Die spezialärztliche Behandlung führt nicht zum Ziel.

Am 5. Jan. 1922 Klinikeintritt. Hb. 56%, R. 5400000, Pl. 5400! Gerinnung stets normal. Blutungszeit immer sehr verlängert. Mechanische Lädierbarkeit der Gefäße auf Schlag nicht vorhanden. Rumpell-Leede nur schwach. L. stets nur 7000. Zusammensetzung normal. Plättchen oft groß und mitunter enorme Plättchenschwänze.

Aussehen sehr blaß, matt. Zahlreiche Blutungen am ganzen Körper von verschiedener Größe. Zahnfleisch rot, geschwollen, zum Teil geschwürig zerfallen. Alle Milzbestrahlungen, Arsen und Styptica ohne Erfolg.

Nach ungeschicktem Auftreten des Beines am 4. März Zerreißung einer Arterie am Oberschenkel. Enormes Hämatom. Umfangzunahme 6 cm, gewaltige Schmerzen. Im Blut Leukocytosis und Erythrophagie der Monocyten!

Für 12 Tage Besserung der hämorrhagischen Diathese, Autoblutinjektion!, dann aber Wiederbeginn in gleicher Stärke.

24. Mai 1922 Operation. Milz 120 g, histologisch keine großen Veränderungen. Kein Eisen, kein Blutpigment, keine Vermehrung von Pl. Abstriche fast nur Lymphocyten. Milzvene: 22 mg Bilirubin, Arterie 17 mg. (Methode Herzfeld.)

Fast kein Blutverlust bei der Operation.

Jetzt sofortiges Hinaufschnellen der Pl., die stets bei vielen Prüfungen unter 10000 betragen hatten, auf 1600000 und seither stets Werte über 500000. Völliges Verschwinden der häm. Diathese. Zahnfleisch normal. Heilung der Anämie, glänzendes Befinden.

In der Literatur sind bisher weit über 100 Fälle operativ behandelt.

Dieses Krankheitsbild war schon älteren französischen Autoren aufgefallen, so Hayem, Bensaude et Rivet, Denys, die eine gute klinische Beschreibung chronischer thrombopenischer Purpura gegeben und besonders auch die Nichtauspressung des Blutserums betont hatten. Ich selbst sah 1903 einen solchen Fall, der mit Haut- und Schleimhautblutungen (Darm besonders) mehrere Jahrzehnte verlaufen war und zeitweise eine Blutarmut von 30% Hb. geboten hatte.

Daß hier eine Knochenmarksaffektion in erster Linie vorliegt, erscheint heute gewiß. Genetisch braucht aber *kein einheitliches Leiden* vorzuliegen. Beziehungen zu konstitutionellen und innersekretorischen Momenten sind möglich, chronische Intoxikationen und Infektionen nicht ausgeschlossen.

2. *Maligne und symptomatische Thrombopenie.* In diesen Fällen handelt es sich nach FRANK fast immer um Intoxikation und Infektionen. Gifte zerstören die Knochenmarksriesenzellen, und ebenso L. und R. Experimentell läßt sich dieser Zustand durch Benzol (SELLING) und Salvarsan und viele andere Gifte (siehe oben) erreichen, klinisch kommt er öfters vor unter dem Bilde einer aplastischen Anämie und außerdem bei Hyperplasien der Milz, wie bei Kala-Azar, Typhus, hepatolienalen Affektionen. Fieber und ulceröse Stomatitiden sind häufig und Sepsis ex Neutropenie etwas Gewöhnliches. Durch kein Mittel ist die Leukocytose anzuregen. Als symptomatische Therapie wird Adrenalin versucht, 10%ige NaCl-Lösung 10—20 ccm, ferner 10%ige $CaCl_2$-Lösung 25 ccm, immer in langsamer intravenöser Zufuhr, oder Calc. lact. 15 g im Tag, Reizbestrahlung der Milz (1/3 der Erythemdosis bei 28 cm Fokusabstand), oder Koagulen (3—5 ccm der 5%igen Lösung) und Claudentherapie.

3. *Angiopathien.* Hierher zählt FRANK die anaphylaktoide Purpura, siehe oben, die er mit der SCHOENLEINschen Purpura simplex und haemorrhagica und außerdem mit der HENOCHschen Purpura abdominalis identifiziert. Letztere wäre nur eine besondere Lokalisation von allerdings auffälliger Konstanz.

4. *Endotheliosis haemorrhagica* bei *Sepsis lenta* mit starken Endothelveränderungen, leichten serösen Gelenksentzündungen, hartem Milztumor. Ich selbst habe bei Lentasepsis bisher nur selten Purpura gesehen.

Auch diese Einteilung, so sehr sie einen bedeutenden Fortschritt darstellt, erschöpft nach meiner Ansicht das Purpuraproblem noch lange nicht völlig.

Sogenannter akuter Werlhof, akute Thrombopenie, eine vielleicht besondere Affektion.

Die Stellung dieser Störung erscheint noch unklar. Plötzlich aus vollem Wohlbefinden tritt schwerste häm. Diathese, besonders mit Schleimhautblutungen auf, in einer Intensität, daß größte Lebensgefahr entsteht. Von

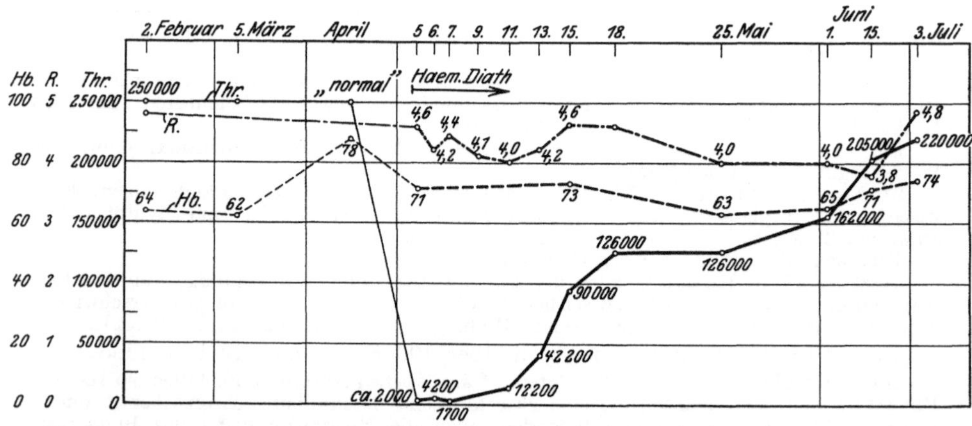

Abb. 84. Akuter vorübergehender Pl.-Sturz bei schwerer Tuberkulose; gefolgt von häm. Diathese

chirurgischer Seite (ANSCHÜTZ, ENGEL) ist als einziges Heilmittel die Splenektomie empfohlen. ENGEL gibt 4 geheilte Fälle bekannt.

Natürlich müssen nicht thrombopenische oder leukämische Erkrankungen ganz abgetrennt werden, wie alle rein symptomatischen Pl.-Zerstörungen.

Die erste Beobachtung von Werlhof selbst entsprach diesem Bilde mit einem einzigen Anfall. Frank berichtet von eig. Beob. — Ferner gehören hierher die Fälle von Anschütz, Bykowa, Engel, Benoit, Nagy, der die Krankheit scharf von dem chronischen Werlhof abtrennen will als meist infektiöse oder anaphylaktoide Erkrankung.

Die Zugehörigkeit zur kryptogenetischen essentiellen Thrombopenie erscheint möglich, weil es anscheinend Zwischenformen zu den chronischen Erkrankungen gibt, in denen nach Jahren ein 2. Anfall einsetzt. Anderseits ist die Abtrennung von symptomatischen Thrombopenien sicherlich sehr schwer.

Wenn in eig. Beob. (ähnlich Beob. Benoit) bei schwerer Tuberkulose das stürmische Bild des akuten Werlhof entsteht und rasch vorübergeht, ohne Rückfall in 8 Jahren, darf man hier die Tuberkulose als Ursache ansehen? Die Abgrenzung einer Krankheit aus dem Fehlen einer erkennbaren Ätiologie hat doch viel Mißliches und Ungewisses.

In 2 tödlichen Fällen von Engel enthielt das Knochenmark reichlich Riesenzellen und erschien normal.

Purpura fulminans.

Auch diese Affektion ist möglicherweise etwas Besonderes. Sie kommt bei kleinen Kindern vor und zeigt enorme, konfluierende Hautblutungen unter perakutem Einsetzen und meist tödlichem Ausgang. Meulengracht traf im Blute keine Pl., aber L. 36000, beobachtete Heilung nach 2 Tagen nach Transfusion. Böttigers Patient hatte nur Hautblutungen, nur $5^0/_0$ £. und 21600 Pl.

Im Falle Bischof war das Blut steril.

Morawitzs Beob. bot ebenfalls Leukocytose 12 und 18000 mit 84 und 83 N., 90—110000 Pl. Blut steril, keine Anämie. Blutungen ganz symmetrisch.

Mit Morawitz möchte ich diese Beob. zu der Purpura vasculosa stellen; desgleichen den Fall von Knauer (nach Windpocken), Pl. reichlich, aber großer Fibrinmangel und keine Gerinnung, also Fibrinopenie. Gleiche Erscheinungen boten auch Erkrankungen mit tödlichem Ausgang bei Herterschem Infantilismus, Tod unter dem Bilde der Purp. fulminans (Fanconi), mäßige Pl.-Abnahme.

Es ist klar, daß in dieser Gruppe, die nach etwas rein äußerlichem ausgeschieden ist, der stürmisch einsetzenden schweren Blutung, ganz heterogene Fälle erscheinen müssen.

Henochsche Purpura abdominalis.

Der Henochschen Purpura abdominalis würde ich, wie Pfaundler und v. Seht, eine größere Sonderstellung einräumen, da es sich nicht um eine rein vasculäre oder nur infektiöse Erkrankung handelt. Sie zeigt sich besonders zwischen dem 8. und 12. Lebensjahr als Darmkolik mit schleimig blutigen Stühlen, Gliederschmerzen, meist geringen, seltener hohen Fiebern, schwerer Prostration, anfänglich mit Mattigkeit, Appetitverlust, Erbrechen, Empfindlichkeit des Leibes, Puls hoch und oft sehr weich, Glieder- und Ohrenschmerzen. Gelegentlich Petechien, die aber meist gesucht werden müssen, seltener Urticaria. Mitunter fehlt das eine oder andere Hauptsymptom oder es kommen sogar abortive Erkrankungen vor. Gelegentlich, in etwa $^1/_3$ der Fälle, erscheint das Bild einer Glomerulonephritis. Ausgang stets Heilung.

In eig. Beob. konnte das volle Bild bei einem jungen Manne regelmäßig auf kleinste Alkoholdosen ausgelöst werden, und zwar mit der Sicherheit eines Experimentes während einer ganzen Reihe von Jahren.

Ähnlich entstand das Bild bei Kahn regelmäßig auf Brot oder Mehl und verschwand auf Diät, ebenso bei Alexander regelmäßig auf Milch oder in anderen Fällen auf Eier und Kartoffeln, oder auf Pflaumen oder Brot oder Schweinefleisch.

Auch bei der Purpura abdominalis sieht man ungenügende Pl.-Zahl und schlechte Serumausscheidung. Gelegentlich auch Vermehrung der Pl., z. B. bis 700000 (SWENSSON). Gerinnung normal.

Eigenartig ist folgende eig. Beob., die als Purpura abdominalis imponierte: Junger Mann, bekommt von Zeit zu Zeit das Bild der Purpura abdominalis (Koliken, blutiger Stuhl, Tenesmen, Eosinophilie bis 12%, Pl. 300000, Blut normal, keine Gelenksaff.). Nach 1 Jahr urologisch Sphincter vesicae Hypertrophie, Krampf, Druck der überfüllten Blase auf das Sigma erkannt. Blutabgang stets bei maximaler Blasenfüllung rectoskopisch aus gestauten Venen nachweisbar. Mit Einlegen eines Dauerkatheters alles gut.

Melaena neonatorum.

Die Pathogenese ist noch sehr unklar. Im Blut besteht fast ausnahmslos und meist starke Gerinnungsverzögerung, aber keine verlängerte Blutungszeit, und zwar etwas Pl.-Verminderung, aber fast nie beträchtlich.

Lit.: BERNHEIM-KARRER: Z. Kinderheilk. 28 (1921). — GROB: Inaug.-Diss. Zürich 1928. — OTTEMBERG: Med. Clin. N. Amer. 2 (1928). — WHIPPLE: Arch. int. Med. **1922**. Lehrbücher der Kinderheilkunde.

Fibrinopenie.

Eine ganz besonders scharf abzutrennende Affektion ist wegen der durchaus anderen Pathogenese der häm. Diathese die Fibrinopenie. Wie zuerst RABE und SALOMON gezeigt haben, fehlt dem Blut das Fibrin und bleibt Gerinnung gänzlich aus. Die Blutungszeit ist enorm verlängert (bis 48 Stunden) bei allgemeiner häm. Diathese. Pl. 300000. — Bei OPITZ u. FREI zählten die Pl. 103—114000. Das Blut gerann auf Fibrinzusatz sofort.

Im Falle OPITZ und SILBERBERG bestand ausgedehnteste Leber- und Milztuberkulose, und hier wurde die starke Thrombopenie, 14600, auf Milzeinfluß bezogen. Schwere Anämie, häm. Diathese. Transfusion brachte bei BRECKHOFF Erfolg durch jetzt gute Gerinnungsfähigkeit.

Hierher auch Fall 5 bei LESCHKE und Beob. KNAUER unter dem Bilde der Purp. fulminans. Kein Fibrinogen zeigte auch eine Beob. von ISAAK und HIEGE. Die cholämischen Blutungen werden heute nicht auf Gallensäuren, sondern auf toxische Leberparenchymschädigung mit Fibrinopenie bezogen. Bei vielen häm. Diathesen mit Gerinnungsstörungen denkt EMILE-WEIL an Leberleiden.

Experimentell gelingt es, Blut fibrinogenfrei zu machen durch schwere Leberschädigung mit Phosphor oder Chloroform.

Prognose bei hämorrhagischen Diathesen.

Die Prognose kann nur bei scharfer Erfassung der vorliegenden ganz verschiedenartigen Krankheiten gestellt werden.

Bei der *schweren Markintoxikation* mit Pl.- und L.-Schwund ist sie infaust, wenigstens für die akuten Fälle. Bei chronischer Affektion (Röntgen, Benzol usw.) ist bei rechtzeitiger Entfernung aus den Betrieben Heilung möglich. Auch andere chronische Thrombopenien symptomatischer Art sind nicht als aussichtslos anzusehen.

Sehr schwierig ist die prognostische Beurteilung bei einem *ersten akut einsetzenden Werlhofbild.* Manche dieser Fälle sterben sehr rasch. ANSCHÜTZ glaubt durch frühzeitige Splenektomie Rettung bringen zu können. Ein Urteil darüber ist sehr schwer, angesichts der Unmöglichkeit, eine Ursache des Leidens zu erkennen. Wenn auch der Mechanismus der pathol. Störung anscheinend derselbe ist, so ist doch wohl die Ätiologie und damit auch die Prognose verschieden. Einzelne Erkrankungen, so das 23jährige Mädchen von WERLHOF, gehen rasch in bleibende Heilung über.

Die Hauptgruppe der häm. Diathese bilden die *chronische kryptogenetische,* über Jahre sich hinziehende *Thrombopenie.* Auch hier gibt es milde Fälle. Es kann aber nach 10—20 und mehr Jahren die Blutung und damit die Anämie lebensgefährlich werden. In solchen Fällen bringt Milzentfernung meist sofortige bleibende Heilung.

Wenn die Anämie immer schwerer auszugleichen ist und die Pl.- und L.-Zahlen immer tiefer werden, wird die Prognose schlechter und ist Splenektomie indiziert.

Differentialdiagnose.

Recht häufig bietet die Differentialdiagnose große Schwierigkeiten, besonders in akuten Fällen

1. Gegen *Leukämie.* Es gibt aleukämische Lymphadenosen und Myelosen mit sehr wenig unreifen oder pathol. Zellen, ganz mit dem Bild des akuten Werlhof.

In einer Beob. von KLEIN ging die akute schwere häm. Diathese vorüber; erst 2 Monate später Rückfall und erst jetzt leuk. Blutbild. Akutes Werlhofbild sah ich im Puerperium. Keine für Leukämie beweisende Bluterscheinungen. Tod in 24 Std. — Sektion: Akute lymph. Leukämie.

Viele als Purp. fulminans, akuten Skorbut, tödliche häm. Diathese publizierte Fälle sind akute Myelosen, die oft subleukämisch und ohne Milz- und Lymphknotenschwellungen verlaufen.

2. Gegen *Hämophilie.* Keine typisch hämophile Vererbung. Mikrotraumen rufen keine Blutungen hervor. Hämophile Gelenksaffektionen fehlen. Fast stets normale Gerinnung. Wenn Blutung einmal gestillt, kann Nachbluten nicht wieder durch Wegwischen des Koagulums erzeugt werden. Allgemeines Bild meist ganz anders, oft Milztumor. Manche Fälle erkennbare Ätiologie. Hämophilie hat stets viel Pl.

3. Gegen *Skorbut.* Allgemeines Bild anders. Avitaminose kommt fast nie in Frage. Pl.-Abnahme. Milztumor.

4. Gegen *chronische Megalosplenien,* z. B. bei chronischer Endophlebitis der Pfortader, bantiähnliche Syndrome, hepatolienale Affektionen, Cirrhosen.

Differentialdiagnose oft schwer. Zweifellos sind manche chronische kryptogenetische Thrombopenien als Banti erfolgreich operiert worden, so ein Fall von JAFFÉ.

Nachweis einer Leberaffektion (Funktionsproben), einer Pfortaderaffektion, einer erheblich gesteigerten Blutzerstörung, einer familiären Affektion bei GAUCHER und NIEMANN-PICK, einer Osteosklerose usw. Siehe auch Kap. *Milz.*

5. Gegen *Lentasepsis.* Heute keine ernstliche Schwierigkeit.

6. Gegen *Sepsis.* Differentialdiagnose oft schwer. Chronische und akute Sepsis kann zweifellos den gleichen Mechanismus durch Zerstörung (auch evtl. nur Hemmung?) des Megakaryocytensystemes erzeugen, meist ist aber die nachgewiesene Sepsis sekundär auf dem Boden der Granulocytopenie. Daß Sepsis irgendwie mitspielt, ist meist am schnellsten aus dem Vorhandensein patholog. N. zu erkennen.

7. Erworbene *hämolytische Anämie.* Die Abgrenzung ist nicht leicht. Der gleiche Mechanismus der Pathogenese kommt auch hier vor. Siehe S. 334.

8. *Konstitutionell hämolytische Anämie* kommt nie in Frage, weil keine häm. Diathese auftritt.

9. *Raritäten* siehe S. 417, 418, 423, *Skorbutoid* S. 424, *Perniciosa* S. 382. Ganz besonders wichtig ist es auch für chronische Thrombopenien, die Ursache zu erfassen, z. B. Benzol!

	Kryptogenetische „essentielle“ Thrombopenie „Werlhof“	Symptomatische Thrompobenie meist mit Aleukie	Vasculäre Purpura, Morbus Schoenlein, Morbus Henoch
1. Konstitutionell hereditär	selten und kritisch S. 417	nie	selten S. 416
2. Plättchen	vermindert, in Anfällen fast 0. Pl. pathologisch	ebenso	normale Zahl und normale Pl.
3. Knochenmarksriesenzellen	reichlich, leichtere Atypien	schwer affiziert, meist zerstört	reichlich, normal
4. Knochenmark . .	Zellmark	ausgesprocheneTendenz zu Markatrophie	normales Zellmark
5. Allgemeinerscheinungen	außer durch Blutung 0 oder gering	meist schwerer Allgemeinzustand	Kopfweh, Fieber, belegte Zunge, Dyspepsie
6. Blutungen	langdauernd, inbibieren Gewebe, schwer stillbar	ebenso	fast immer klein, Blutspritzer oberflächlich, Blutstillung spielt keine Rolle
7. Schleimhautblutungen	oft enorm	oft enorm	fehlen oder selten
8. Mensesblutungen .	verstärkt	verstärkt	normal
9. Zahnfleisch	unverändert	schwere Prozesse,	normal
10. Stomatis	keine	Schwellung, Ulcera	nicht vorhanden
11. Exantheme . . .	fehlen	fehlen	Dermatosen meist als Urticaria u. ä., oft Juckreiz
12. Gelenke, rheumatoide Symptome .	nie	nie	häufig
13. Darmkoliken . . .	nie	nie	oft, bes. bei Purp. abd.
14. Temperatur . . .	nie oder gering und dann sekundär	meist hoch, irregulär	Temp. gewöhnlich
15. Blutungszeit . . .	sehr verlängert	sehr verlängert	normal
16. Gerinnung	normal	normal	normal
17. Retraktion des Blutkuchens . . .	schlecht	schlecht	gut
18. Provokation der Purpura	leicht möglich	leicht auslösbar	nicht auslösbar
19. Anämie	oft allmählich progressiv	rapid progressiv und oft schwer	keine Anämie
20. Rote Zellen . . .	von Anämie abhängig	meist ohne jugendliche Form	normal
21. Weiße Zellen . . .	oft Leukopenie, keine pathol. N.	Tendenz zu Granulocytopenie. Patholog. N.	oft neutrophile Leukocytose
22. Einfluß der Reiztherapie auf Symptome	0 Einfluß	0 Reaktion	Verschärfung d. Sympt.
23. Verlauf	große Mehrzahl chronisch	meist stürmisch akut	Haut-, Darm-Nierenerscheinungen akut einsetzend, später Rezidive
24. Prognose	meist für lange gut	fast immer schlecht	gut
25. Einfluß der Milzexstirpation auf das Leiden . .	meist sehr erfolgreich	ohne Einfluß gefährlich	ohne Einfluß
26. Ursachen	nicht erkennbar	meist erkennbar	meist erkennbar
27. Therapie	Milzoperation, Symptomatisch gegen Blutungen	Therapie fast immer erfolglos, Symptomatisch gegen Blutungen	Calcium, Kohle, Salicylate, „Auswaschung“, siehe S. 431
28. Differentialdiagnose	gegen chron. Anämien, Megalosplenien	gegen Leukämie, Sepsis, Skorbut, Typhus	gegen Sepsis, Polyarthritis, Intoxikationen, Enteritis, Anaphylaxie.

Therapie.

Es kommen verschiedene Prinzipien in Betracht:

1. Lokale Blutstillung, am besten mit

Adrenalin oder noch besser mit

Stryphnon in Form von Gase, Pulver oder Lösung;

Koagulen als Pulveraufschwemmung;

Clauden, 20% Spray.

2. Beeinflussung der Gefäße, deren Verengerung sehr wesentlich zur Blutstillung beitragen kann:

10% *Gelatine*injektionen, 20—40 ccm, oder 20—40 ccm per os.

Calciumchlorid, 5—10% Lösung mit viel Sir. Rub. Idaei, 4—5mal tägl. 10 ccm oder am besten *intravenös* 10% Lösung 10—25 ccm langsam injizieren;

Calcium Sandoz per os 4—6mal tägl. 1 Teelöffel voll oder Injektion von Ampullen.

Calcium lacticum, wie Calc. chlorid. als Mixtur, Resorption schlecht;

Natr. chlorid. 10%, 10—30 ccm langsam intravenös injizieren;

Koagulen intravenös, nie über 2—5 ccm, Shockgefahr;

Clauden subcutan, 10—15 ccm Ampullen;

*Hypophysin*injektion, verengt viele Gefäßgebiete.

3. Anregung der Blutplättchenbildung, natürlich nur möglich, wenn noch keine schwere Markzerstörung da ist, daher für chronische Fälle;

*Adrenalin*injektion (Frank, Cori, Sergent);

*Proteinkörper*therapie, z. B. *Milch*injektion 5 ccm intramuskulär:

Steriles menschliches Serum, 25—50 ccm intramuskulär, muß 12—14 Std. stehen, auf Sterilität prüfen;

Arsenpräparate } bei chronischer Thrombopenie.
Hochgebirgskuren }

4. Gerinnungssteigernde Mittel:

Euphyllin, 0,5 in 10 ccm Aq. dest.

Transfusion;

Blutinjektion, intramuskulär 10—20 ccm;

Röntgenbestrahlung der Milz $^1/_4$—$^1/_5$ HED., Fokusabstand 28 cm (Stephan, Guggenheimer), Erfolg kurz, unsicher.

5. Beseitigung einer Knochenmarkshemmung *bei Hypersplenie, Splenektomie.*

6. Gegen avitaminotische Komponenten: Lebertran. Vigantol. Früchte.

7. Gegen Intoxikationen als Ursache der vasculären Affektion:

Calciumpräparate;

Transfusionen;

Salicylpräparate: Atophan, Atophanyl intravenös;

„Auswaschung“: intravenös 1 Liter Normosallösung;

Kohle;

Alucol.

8. Gegen Anämie: Bei Lebensgefahr Transfusion, sonst übliche Eisen- oder Arsentherapie.

Splenektomie ist bei chronischer thrombopenischer kryptogenetischer Affektion fast immer sehr wirksam, mitunter auch bei akuten Formen nach Anschütz, Engel lebensrettend.

Bluttransfusionen können gleichfalls gute Erfolge zeitigen, waren aber (eig. Beob.) bei einigen, offenbar durch unbekannte Sepsiserreger erzeugten Krankheitsbildern, vor allem gegen die Anämie wirksam, konnten aber den Exitus trotz Überwindung der Anämie und auch die finalen tödlichen Blutungen (besonders Gehirn, Zahnfleisch) nicht verhindern.

Literatur über hämorrhagische Diathesen.

Siehe bes. Aregen. An., Benzin-Benzol, und Granulocytopenien.

ABRAHAMSEN: Kongreßzbl. inn. Med. **57**, 594. — ACCOLAS: Inaug.-Diss. Lyon 1910. Lit. — ADDIS: J. of Path. **1911**, 427. — ADELHEIM: Beitr. path. Anat. **84**, 283 (1930). ALEXANDER: Dtsch. med. Wschr. **1917**, Nr 50; J. amer. med. Assoc. **92**, 2092 (1929). — ALLACIA: Fol. haemat. (Lpz.) **1904**, 33. — ANSCHÜTZ: Beitr. klin. Chir. **142** 1 (1928). Ak. Aff. Op. — APERLO: Policlinico **1920**, 1148. Beim Jodoform. — ARIGONI: Haematologica (Palermo) **10**, 245 (1929). — ARNETT u. WEIDMANN: J. amer. med. Assoc. **80**, 1132 (1923). — AUBERTIN: Zit. EMILE-WEIL, Salvarsan. — AUSTIN u. PEPPER: Arch. int. Med. **1913**.

BAAR: Z. Kinderheilk. **48**, 31 (1929). — BARANYI: Jb. Kinderheilk. **90**, **1** (1919). — BARTHELME: Kongreßzbl. inn. Med. **57**, 294. Purp. als Anaphylaxie. — BASS u. COHEN: Amer. J. Dis. Childr. **27**, 332 (1924). — BAUER: Arch. Kinderheilk. **44** (1906). — BAUM: Mitt. Grenzgeb. Med. u. Chir. **20** (1909). — BECKS: Acta med. scand. (Stockh.) **62**, 474 (1925). — BEDSON: J. of Path. **25**, 94 (1922). Blutpl. Antiserum; Kongreßzbl. inn. Med. **21**, 35. — BENDA: Ann. Méd. **27**, 190 (1930). Adrenalinther. — BENECKE: Ther. Gegenw. **1917**, 418. Milzop.; Inaug.-Diss. Berlin 1917; Fol. haemat. (Lpz.) **21** (1917). — BENOIT: Schweiz. med. Wschr. **1924**, 351. — BENSAUDE: C. r. Soc. Biol. Paris, 23. Jan. **1904**; Gaz. méd. et chir. Paris **65** (1897). — BENSAUDE et RIVET: Arch. gén. Méd., 24. Jan. **1905**; Presse méd. **1906**, 469. — BERG: Z. klin. Med. **83**, 311; **85**. — BERNUTH, v.: Klin. Wschr. **1926**, Nr 48. — BESSAU: Jb. Kinderheilk. **84** (1916). — BIRCHER: Med. Klin. **1910**, Nr 15. — BISCHOF: Med. Klin. **28**, 481 (1924). Purp. fulminus. — BITTMANN: Beitr. path. Anat. **23** (1898). — BLÖCK: Med. Klin. 8, 296 (1928). Häm. Diath. — BLUM: Med. Klin. **1928**, Nr 31. Pl.-Armut bei Ca. — BOETTIGER: Arch. Kinderheilk. **85**, 239 (1928). Purp. fulminus. — BORIS, DE: Semaine méd. **1905**. — BOTTARO: Kongreßzbl. inn. Med. **13**, 341. — BRAEMER: Inaug.-Diss. Königsberg 1919; Arch. Kinderheilk. **67**, 395 (1919). — BRECKHOFF: Mschr. Kinderheilk. **28**, 232 (1914). O. Fibrinogen. — BRILL: Amer. J. med. Sci. **166**, 503 (1923). — BRILL u. ROSENTHAL: Trans. Assoc. amer. Physicians **38**, 294 (1923). Milzexstirp.; Arch. int. Med. **32**, 939 (1923). — BROSCHER: Zbl. inn. Med. **1929**, 1129. Benzol. — BRÜCKEN: Dtsch. med. Wschr. **1923**, 1120. — BRUIN, DE: Nederl. Tijdschr. Geneesk. **1902**. — BUCURA: Hämophilie beim Weibe. Monogr. Hölder 1920. — BULGER: Kongreßzbl. inn. Med. **18**, 180. — BYKOWA: Virchows Arch. **268**, 606 (1928).

CASTEX: Presse méd. **1923**, 277; Policlinico **1924**, 509. — CITRON u. HIRSCHFELD: Med. Klin. **1925**. Salvarsan. — CLOPTON: Kongreßzbl. inn. Med. **42**, 292. — CORI: Z. klin. Med. **94**, 356 (1922). — CRAMER, DREW u. MOTTRAM: Proc. roy. Soc Lond. B **93**, Nr 13, 655 (1922). — CROUSSE: Kongreßzbl. inn. Med. **53**, 663. — CULLOMON: Dermat. Wschr. **1922**, 1197. Salv. — CURSCHMAN: Klin. Wschr. **1930**, 677. Famil. Nasenbluten. CURSCHMANN: Med. Klin. **1924**, 1717. Fortbild. V.; Klin. Wschr. **1930**, 677. Famil. Nasenbluten. — CURTIUS: Klin. Wschr. **1928**, 2141.

DAVID: Med. Klin. **46**, 1755 (1926); Purp. bei Frauen. Med. Klin. **1926**, Nr 46. — DEMMER: Fol. haemat. (Lpz.) Arch. **26**, 74 (1920). — DENECKE: Dtsch. Arch. klin. Med. **134**, 248 (1920); Jkurse ärztl. Fortbildg **1920**. — DENISSOWA: Zbl. Gynäk. **1928**, 2535. — DENYS: Zbl. path. Anat. **1893**, 174; Cellule **3**, 5, 1 (1887); **5** (1889). — DEROIDE: Salvarsan, zit. bei SCHUTZ. — DEYKWITZ: Inaug.-Diss. München 1919; Fol. haemat. (Lpz.) Arch. **25**, 153 (1920). — DIETRICH u. NORDMANN: Verh. dtsch. path. Ges. **1930**, 46. — DOEBELI: Korresp.bl. Schweiz. Ärzte **1908**, Nr 9. — DOENECKE: Klin. Wschr. **1930**, 790. Pl. tief bei ak. Nephr. — DÜNNER: Berl. klin. Wschr. **1921**, 1569. — DUFKE: Dtsch. med. Wschr. **82**, 460 (1926). Neosalv. — DUKE: J. amer. med. Assoc. **1910**, 55; J. of exper. Med. **1911**, 265; Bull. Hopkins Hosp. **13** (1912); Arch. int. Med. **1912**, 10 u. 445; **1913**, 100. — DUSCH, v. u. HOCHE: Festschrift für HENOCH. HENOCHsche Purpura. Berlin 1890; Dtsch. med. Wschr. **1889**. — DYKE: Lancet **1924**, 1048. Apl. An.

EHRENBERG: Mschr. Geburtsh. **51**, 99 (1920). — EICHHORST: Med. Klin. **1912**, 7; Dtsch. Arch. klin. Med. **105**, 614 (1912). — ELMER: Dtsch. med. Wschr. **1927**, 310; Dtsch. Arch. klin. Med. **156**, 80 (1927); Beitr. klin. Chir. **139**, 162 (1927). Leberaff. — EMILE-WEIL: Presse méd., 18. Okt. **1905**; Semaine méd. **1905**, No 44; Kongreßzbl. inn. Med. **14**, 198; Bull. Soc. méd. Hôp. Paris, 2. Nov. **1906**; Soc. de Chir., 6. März **1907**; Trib. de Méd., 12. Jan. **1907**; J. Physiol. et Path. gén. **20**, 391 (1922). Hémogénie. Ther.; Presse méd. **1923**, 243. Konstit. Rev. Méd. **1926**, 3. Pathogenese, Leberaff.; Congr. Dermat. Bruxelles **1926**; Sang **1927**, 307. — EMILE WEIL et BOYE: C. r. Soc. Biol. Paris, 30. Okt. **1909**. — EMILE-WEIL u. WALL: Bull. Soc. Méd. Paris **1922**. Salvarsan. — ENGEL: Med. Klin. **23**, 888 (1928); Arch. klin. Chir. **129**, 563 (1924). Milzexstirp. — EPPINGER: Hepatolienale Erkrankungen, 1920. — EPSTEIN: Strahlenther. **21**. — EPSTEIN u. KRETZ: Klin. Wschr. **1929**, 1177. Blutungen bei 2,2 Mill. Blutungszeit verlängert. Systemaff. — ESMEIN:

Arch. Mal. Cœur **1908**, 532. — EVANS: J. of Path. **31**, 815 (1928). — EWANG: Kongreßzbl. inn. Med. **50**, 490 u. 679. Hämatomyelie.

FAISANS: Inaug.-Diss. Paris 1882. Purpura. — FEINBERG: Arch. f. Dermat. **6** (1922). Salvarsan. — FONIO: Korresp.bl. Schweiz. Ärzte **1913**; Mitt. Grenzgeb. Med. u. Chir. **1914**; Dtsch. med. Wschr. **1916**, Nr 44. Koagulen; Dtsch. med. Wschr. **1917**, Nr 16; Z. klin. Med. **89**, 77 (1920). — FRANK: Berl. klin. Wschr. **1915**, Nr 18, 19, Aleukie Nr 37 u. 41; **1916**, Nr 21, 37, 41; **1916**, 555; **1917**, 573; Dtsch. med. Wschr. **1916**, 1062, Monogr. in NOORDEN-PIRQUET; Z. klin. Med. **88** (1919). In Handbuch Blutkrankheiten von Schittenhelm, Bd. 1, S. 289. 1926. — FRANKEL: Fortschr. Röntgenstr. **8**. — FREUND: Dtsch. Arch. klin. Med. **86** (1905). — FRIEDMANN: Kongreßzbl. inn. Med. **53**, 594. Knochenveränderungen; Bull. Soc. méd. Hôp. Paris **1922**, 844. — FRIESZ: Klin. Wschr. **1929**, 2430. Aleukie. — FULL: Med. Klin. **1922**, 43.

GARIN: Riforma med. **1920**, 952. Bei Tuberkulose. — GEHRCKE: Dtsch. med. Wschr. **1923**, 1298. — GERLACH: Zbl. Path. **48**, 81 (1930). — GIFFIN u. HOLLOWAG: Amer. J. med. Sci. **170**, 186 (1925). — GIROUX: Inaug.-Diss. Paris 1903. Purpura, Lit. — GLANZMANN: Jb. Kinderheilk. **83**, **84** (1916); **88**, 1 (1919). Thrombasthenie; **91**, 391 (1920). Anaphylakt. Purpura; **119**, 1 (1928). Anaphylakt Purpura. — GLASER: Berl. klin. Wschr. **1913**, Nr 5. GÖRKE: Erg. inn. Med. **3**, 136; Münch. med. Wschr. **1920**. Salvarsan. Verh. Ges. inn. Med. **1923**, 227; Dtsch. Arch. klin. Med. **136**. — GOIDSENHOVEN: Kongreßzbl. inn. Med. **55**, 370. Milzart. ligatur. — GOLDSTEIN: Arch. int. Med. **27**, 1 (1921). — GOODALL: Scott. med. J. **1905**. — GOTTRON: Arch. f. Dermat. **159**, 355 (1930). Purp. Majocchii. — GOUGEROT et SALIN: Arch. Mal. Cœur **1911**, 86. — GOVAERTS: Bull. Soc. Biol. Paris **82** (1919); **83** (1920); **85** (1921) u. **86** (1922). — GRAGERT: Zbl. Gynäk. **1921**, 1569. — GRAM: Acta med. scand. (Stockh.) **55**, 603 (1921); Z. klin. Med. **95**, 51 (1922). Proteink.-Th. — GROSGLIK: Strahlenther. **22**. — GRUBER: Dtsch. Arch. klin. Med. **121**. Urämie. — GRÜTZ: Berl. klin. Wschr. **1921**, 53. Ob Leukämie? Transf. — GRUSS: Wien. klin. Wschr. **1919**, Nr 49. — GUGGENHEIMER: Dtsch. Mschr. Zahnheilk. **1920**. — GUGLIELMO: Atti 23. Congr. Soc. ital. Med. int. **1927**. Ref. — GUTH: Schweiz. med. Wschr. **1928**, Nr 52. Salvarsan.

HALIPRÉ: Kongreßzbl. inn. Med. **3**, 466. — HAMILTON: Kongreßzbl. inn. Med. **43**, 160 u. **43**, 834. — HAMM: Münch. med. Wschr. **1920**, 904. Koagulen. — HAMMERSCHLAG: Med. Welt **1929**, 1447. Gravidität. Lit. — HAMPELN: Berl. klin. Wschr. **1921**, 662. — HANNES: Mschr. Geburtsh. **50** (1919). — HARTMANN: Klin. Wschr. **1927**, Nr 28. Leberaff. — HASELHORST: Zbl. Gynäk. **1929**, 3033 — HASTINGS: Amer. J. med. Sci. **1905**. — HAYEM: Presse méd. **1895**, 233. Purpura; C. r. Soc. Biol. Paris **53**, 45 (1901). Retraktilität; Lehrbuch 1889 u. 1906. — HECHT: Jb. Kinderheilk. **65** (1907). — HECKER: In PFAUNDLER-SCHLOSSMANNS Handbuch. — HELD: Arch. int. Med. **37**, 414 (1926). — HELLY: Zbl. Physiol. **20** (1907); Prag. med. Wschr. **1908**. — HENKE: Z. klin. Med. **91**, 198 (1921). — HENNING: Dtsch. med. Wschr. **1924**, 1078. — HENOCH: Berl. klin. Wschr. **1874**. Purpura abdominalis. Kinderkrankheiten. Berlin: August Hirschwald 1897. — HERMANN: Zbl. Gynäk. **1922**. Let. Genitalblutg. — HERRMANN: Med. Klin. **1923**, 722. Sepsis. — HERZFELD u. ROHRSCHNEIDER: Med. Klin. **1927**, Nr 21. Stauungspap. — HERZOG: Münch. med. Wschr. **1921**, 1323. — HERZOG u. ROSCHER: Virchows Arch. **233**, 347 (1921). Exp. Kollargol-Purp. — HESS: Arch. int. Med. **17**, 203 (1916); Proc. Soc. exper. Biol. a. Med.; Dtsch. Arch. klin. Med. **138**, 330. — HEUBNER: Berl. med. Ges., 11. März 1903 u. Disk. — HIRSCH: Med. Klin. **1921**, 561. Traumatische Purpura. — HIRSCHFELD: Ther. Gegenw. **1916**, Nr 4. — HÖGLUND: Acta med. scand. (Stockh.) Suppl.-Bd. **16**, 611 (1926) u. **62**, 255 (1925). — HOFFMANN: Schweiz. med. Wschr. **1922**, 250. Varicellen. — HUMMEL: Z. Kinderheilk. **32**, 285 (1922). Lenta. — HUNTER: Kongreßzbl. inn. Med. **53**, 663. — HURWITZ: Amer. J. **1917**, 689. Theorie. — HYNEK: Rev. méd., 1. April **1926**.

IMMERMANN: In ZIEMSSENS Handbuch, Bd. 13, S. 676. — ISAAK u. HIEGE: Klin. Wschr. **1923**, 1067. — ISCHREYT: Klin. Mbl. Augenheilk. **66**, 211 (1921).

JEDLICKA u. ALTSCHULER: Kongreßzbl. inn. Med. **1924**; Acta med. scand. (Stockh.) **64**, 2/3, 123 (1926). — JEROSCH: Med. Klin. **1920**, 1058. — JOHANNING: Fol. haemat. (Lpz.) **42**, 223 (1930). — JULIUSBERG: Med. Klin. **18**. Salvarsan.

KAHN: Kongreßzbl. inn. Med. **54**, 593. — KATSCH: Wien. klin. Wschr. **1916**, Nr 46; Münch. med. Wschr. **1918**, 897. — KAZNELSON: Wien. klin. Wschr. **1916**, 1451; Dtsch. med. Wschr. **1918**, 114; Z. klin. Med. **83**, **87**, **88** (1919); Dtsch. Arch. klin. Med. **128** (1919); Verh. Kongr. inn. Med. **1922**. — KEHRER: Arch. Gynäk. **10** (1876). — KEISMAN: Med. Klin. **1921**, 72. Gaucher??. — KERMAUNER: Pubertätsblutungen. Med. Klin. **1920**, Nr 37; Menarche; Wien. med. Wschr. **1928**, Nr 48. — KINDLER: Münch. med. Wschr. **10**, 832 (1928). — KIRCH: Wien. klin. Wschr. **1919**, 1226. — KLEEBLATT: Bruns' Beitr. **120**, 412 (1920). Purpuraprobleme; Ther. Halbmh. **1920**, 626. — KLEINSCHMIDT: Virchows Arch. **246**, 131 (1923). — KLEMPERER: Mschr. Geburtsh. **75**, 35 (1926). Uterusblutungen, Thrombopenie. Splenekt. Ther. Gegenw. **1923**, 1. — KLINGER: Häm. Diath. Dtsch. Arch. klin. Med. **130** (1919). — KNAUER: Jb. Kinderheilk. **118**, 1 (1927). Purp. fulm. nach Varicellen, Fibrinogenmangel. — KOCH: Blutkrankheiten. Stuttgart 1889. —

KOCH u. KLEIN: Gynäk. Rdsch. **6**, 597 (1912). „Weibliche Hämophilie". — KOEHLER: Klin. Wschr. **7**, 314 (1927). — KOENIG: Klin. Wschr. **1922**, 2376. — KÖNIGSBERGER: Arch. Kinderheilk. **80**, 161 (1927). Famil. häm. Diath. — KÖRBER: Inaug.-Diss. Leipzig 1913. — KRASSO: Wien. Arch. inn. Med. **14**, 3, 377 (1927). — KRAUS: Inaug.-Diss. Heidelberg 1883 — KRETZ: Häm. Diath. Monogr. Linz 1930. — KRÖMEKE: Dtsch. med. Wschr. **1922**, 1102; **1926**, 856. — KÜMMELL: Arch. Augenheilk. **102**, 688 (1930). — KURPJUWIST: Dtsch. Arch. klin. Med. **82** (1905). Senium.

LANDOW: Dtsch. Z. Chir. **216**, 115 (1929). — LANGE: Med. Klin. **1920**, 1055. — LECLERC et CHALIER: Lyon méd. **1912**. — LEDER: Med. Klin. **1922**, Nr 22. — LEDINGHAM: Lancet **1914**, **1915**. — LEHNDORFF: Wien. klin. Wschr. **1925**. Fortbildungs-Vortr. — LEMAIRE: Bull. Acad. méd. Belg. **1924**. Kryp. Genese, Heilung nach Milzart. Unterbdg. LENOBLE: Arch. Méd. expér. **1903** u. **1905**; Semaine méd. **1904**; C. r. Soc. Biol. Paris, 8. Jan. **1904**; 13. franz. Kongr. **1912**; Arch. Mal. Cœur **1913**, 313. — LEREDDE: Ann. de Dermat. **7** (1919). — LESCHKE: Dtsch. med. Wschr. **1925**, 1352. Übers. Ref.; Erg. Med. **9** (1926). — LESCHKE u. WITTKOWER: Z. klin. Med. **102**, 649 (1926). Monogr. Lit. — LESNÉ usw.: Kongreßzbl. inn. Med. **51**, 410. Sehr chron. — LEVY: Dtsch. med. Wschr. **1925**, 1485; Z. klin. Med. **83**. Bei Sepsis. — LEWIT: Z. klin. Med. **106**. — LEWIT u. MALKOWA: Z. klin. Med. **106**, 574 (1927). — LIEVEN: Zbl. Gynäk. **1919**, Nr 22. „Weibliche Hämophilie". — LINDVALL: Beitr. Klin. Inf.krkh. **4** (1915). — LITTEN: Nothnagels Slg **8**; Dtsch. Klin. **3** (1903). — LOEPER: Progrès méd. **1930**, 282. Bei Ca. metast. — LOMMEL: Zbl. inn. Med. **1908**, Nr 27. — LONGCOPE: Fol. haemat. (Lpz.) **1905**, 690. — LOOSER: Jb. Kinderheilk. **62**. — LUST: Jb. Kinderheilk. **75**, 663 (1912). — LUZZATO: Kongreßzbl. inn. Med. **16**, 492.

MC CAY: Amer. J. Physiol. **84**, 16 (1928). Ernährung. — MC ELROY: Kongreßzbl. inn. Med. **43**, 735. — MAJOCCHI: Zit. EMILE-WEIL. Salvarsan. — MARIN: Haematologica (Palermo) 8, 47 (1927). — MASARY: Bull. Soc. méd. Hôp. Paris **1921**. Salvarsan. — MAS Y MAGRO: Kongreßzbl. inn. Med. **39**, 818. Hämophiloide. — MECHLEN: Bull. Soc. méd. Hôp. Paris **49**, No 39. Ca. ventr. Schw. An. Myel. Reaktion. — MERKLEN: Bull. Soc. méd. Hôp. Paris **44**, 1614 (1928). — METTRAM: Brit. J. exper. Path. **5**, 220 (1924). — MEULENGRACHT: Kongreßzbl. inn. Med. **29**, 274 (1923). — MEYERSTEIN: Z. Kinderheilk. **38**, 11 (1924). — MILANO: Fol. med. (Napoli) **14**, 430 (1928). — MINKOWSKI: Med. Klin. **1919**, 1243. Theorie. — MINOT: Amer. J. med. Sci. **152**, 48 (1916); **175**, 301 (1928); Handbuch von MOHR u. STÄHELIN, 1912. — MIRONESCU: Wien. klin. Wschr. **1927**, 843 u. Bull. Soc. méd. Hôp. Paris **43**, 406 (1927). — MONDON: Kongreßzbl. inn. Med. **52**, 234. Gonorrh. oc. — MONTANUS: Schweiz. med. Wschr. **1921**, 289. — MORAWITZ: Jkurse ärztl. Fortbildg **1919**; Med. Klin. **1920**, 1285. **1923**, 71; Z. Geburtsh. **87**, 278 (1924). Häm. Diathese; Münch. med. Wschr. **38**, 1558 (1926). Purp. fulm; Handbuch normaler und pathologischer Physiologie, Bd. 6, S. 412. Ref. Pathol. Tagg **1930**. — MORAWITZ u. BIERICH: Arch. f. exper. Path. **56** (1906). Cholämische Blutuntersuchungen. — MORITZ, O.: Petersburg. med. Z. **1914**. Genitalblutungen. — MORRISON: Amer. J. med. Sci. **176**, 672 (1928). Splenekt. o. Erfolg weg. Nebenmilz. — MOSSE: Naturforsch.-Verslg **1904**; Festschrift für SENATOR 1904. — MÜLLER-HESS: Ärztl. Sachverst.ztg **1920**, 257. CO-Vergiftung. — MUENCK u. OLES: Fortschr. Med. **1926**, 815. Tbc. Lues. — MUNTER: Inaug.-Diss. Berlin 1918.

NAGY: Klin. Wschr. **1925**, 2249 u. Dtsch. med. Wschr. **1928**, 740; Z. klin. Med. **102**, 284 (1925). Purp. dysovarica u. **100**, 630 (1924). — NAEGELI: Med. Klin. **1922**, 2166. Milzexst.; Jkurse ärztl. Fortbildg **1930**. Übers. Ref.: Schweiz. med. Wschr. **1922**. 1015. — NEUBURGER: Dtsch. Arch. klin. Med. **166**, 32 (1930). — NEUSSER: Münch. med. Wschr. **1921**, 40. — NEWTON: Klin. Wschr. **1928**, 1062. Tbc. Lebererfolg. — NOVAK: Ovariogene Blutungen. Med. Klin. **1926**, Nr 23. — NYFELDT: Kongreßzbl. inn. Med. **57**, 599.

OMODEI-ZORINI: **52**, 642. Viell. Leuk. — OPITZ: Jb. Kinderheilk. **94**, 374 (1921); Berl. klin. Wschr. **1921**, 150. Fibrinogenmangel; Fol. haemat. (Lpz.) **1929**. Atyp. sympt. Thrombop. Ätiol. unklar. — OPITZ u. SILBERBERG: Dtsch. med. Wschr. **1921**, Nr 18; Klin. Wschr. **1924**, 1443. Tbc. Fibrinopenie; Jb. Kinderheilk. **94**, 103, 107. — OSLER: Brit. med. J. **1914**.

PAKOZDY: Z. klin. Med. **112**, 124 (1929). Nierenaff. — PEISER: Dermat. Z. **41**, 12 (1924). — PETERS: Wien. klin. Wschr. **1919**, Nr 35. „Weibliche Hämophilie". — PEUTZ: Dtsch. med. Wschr. **1917**, 75. — PFAUNDLER-SEKT: Blutungsübel. Z. Kinderheilk. **19**, 225 bi 380 (1919) — PFEIFFER: Dtsch. Arch. klin. Med. **139**, 245 (1922). Lues, Leberaff. — PRATSICAS: Kongreßzbl. inn. Med. **38**, 688. Tbc. u. Miliaris. — PRIBRAM: Prag. med. Wschr. **1911**, Nr 10. — PUCHOLT: Dermat. Wschr. **1923**, 189. — PYSZKOSKY: Inaug.-Diss. Breslau 1919.

RABE u. SALOMON: Dtsch. Arch. klin. Med. **132**, 240 (1920). Fibrinmangel. — RAVANT u. WEISENBACH: Zit. EMILE-WEIL. Salvarsan. — REHBERG: Zbl. inn. Med. **22**, 498 (1926). Purp. abd. — REICHE: Med. Klin. **1925**, 1418. Ähnl. Leuk. — REID: Lancet **1928**, 223. — REILINGH: Kongreßzbl. inn. Med. **45**, 405. — REUBEN: Arch. of

Pediatr. **45**, 84 (1928). — Ricci: Policlinico **1928**, 1633. Ponsblutung. — Risel: Z. klin. Med. **58**, 163 (1906). — Rivoire: Presse méd. **1930**, 358. — Robert: Inaug.-Diss. Paris 1904. Tuberk. — Rösler: Wien. Arch. inn. Med. **2**. Exp. häm. Diath.; Fieberh. leukop. Bluterkr. Erg. Med. **9** (1926). — Rogers: Kála-Azar. Oxford med. Publ. Lond. **1908**. — Rohner usw.: Kongreßzbl. inn. Med. **43**, 198. Benzol. — Rommel: Berl. klin. Wschr. **1903**, Nr 33. — Rorbach: Dtsch. med. Wschr. **1919**, 185. — Rosenblath: Zbl. Bakter. **39** (1903). — Rosenfeld: Arch. int. Med. **1921**, 465. — Rosenmann: Wien. Arch. inn Med. **4**, 597 (1922). Tbc. Pl. > o. — Rosenow: Med. Klin. **1913**, 1677. Purpura abd.; Dtsch. med. Wschr. **1918**, 810. — Rosenthal: Kongreßzbl. inn. Med. **49**, 767. — Rosin: Hämophilie, hämorrhagische Diathese, in Kraus u. Brugsch, 1920. — Roskam: Bull. Soc. Biol. Paris **34**—**37** (1921, 1922); Arch. internat. Physiol. **20**, 241 (1922); Presse méd. **1923**, 972; Arch. internat. Physiol. **20**; Bull. Soc. Biol. Paris **1926**, 29. Rapport; 3. Congr. Dermat. franç. **1926**; Sang **3**, 497 (1929). — Rosling: Acta med. scand. (Stockh.) **72**, 104 (1929). — Rothmann: J. amer. med. Assoc. **93**, 15 (1929). Thrombasth. — Roubier: Arch. Mal. Cœur **1920**, 448.

Saxl u. Melka: Med. Klin. **1917**, Nr 37. — Schaak: Dtsch. med. Wschr. **1925**, 1355; Dtsch. Z. Chir. **203**, 62 (1927). — Schall: Klin. Mbl. Augenheilk. **68**, 486 (1922). — Schatz: Inaug.-Diss. Jena 1927. Salvarsan. — Scheby-Busch: Dtsch. Arch. klin. Med. **14** (1874.). — Schiassi: Kongreßzbl. inn. Med. **50**, 490. — Schluck: Z. Augenheilk. **49**, 265 (1923). — Schlüter: Inaug.-Diss. Berlin 1917. — Schmidt: Inaug.-Diss. Berlin 1918. — Schmidt, M. B.: Ref. Pathol. Tagg **1930**. — Schmidt, R.: Wien. klin. Wschr. **1917**, 959. Milzexstirpation. — Schmincke: Verh. dtsch. path. Ges. **1930**, 50; Münch. med. Wschr. **1926**, 510. — Schneider: Fol. haemat. (Lpz.) **38**, 418 (1929). — Schoen: Dtsch. Arch. klin. Med. **166**, 156 (1930). — Schönberger: Arch. Kinderheilk. **73**, 152 (1923). — Schönlein: Spez. Path. 1841. — Schultz, W.: Berl. klin. Wschr. **1918**, 208. Orthostatische Purpura; Erg. inn. Med. **16** (1919). Lit., besonders über Henochsche Purpura; Klin. Wschr. **1922**, Nr 40; Slg Abh. Verdgskrkh. **8**, 5 (1923). Übers. Ref.; Med. Klin. **1923**. 1387. — Schwartz: Amer. J. Dis. Childr. **30**, 856 (1925). Impfung. — Schwarz u. Ottenberg: Amer. J. med. Sci. **116**, 17 (1910). Bei Neugeborenen. — Schwensen: Kongreßzbl. inn. Med. **34**, 236. Purp. abd.; **51**, 697. — Seeliger: Klin. Wschr. **1924**, 731. — Sergent usw.: Progrès méd. **1927**, 1917. — Serio: Clin. med. **10**, 1149 (1926). Menses. — Sieben: Med. Klin. **1921**, 105. Ca-Therapie. — Skramlik: Erg. Biol. **2**, 505 (1927). Milztbc. Miliaris. — Sonnenfeld: Chron. häm. Diath., Markatrophie. — Sooy u. Moise: J. amer. med. Assoc. **87**, 94 (1926). — Spence: Brit. J. Surg. **15**, 466 (1928). — Spiethoff: Fol. haemat. (Lpz.) **30** (1924). Salvarsan. — Spietschka: Arch. f. Dermat. **23** (1891). — Stahl: Dtsch. Arch. klin. Med. **132**, 53 (1920); Klin. Wschr. **1922**, 2132; Z. klin. Med. **96** (1923). — Steiger: Wien. klin. Wschr. **1913**, 1749; Dtsch. Arch. klin. Med. **121**, 321 (1917). — Stein u. Hartmann: Z. klin. Med. **104**, 490 (1926). — Steinbrinck: Z. klin. Med. **94**, 447 (1922). Milzexst., 0 Pl.-Zunahme. — Steinhaus: Arch. Méd. expér. **1908**. — Stephan: Berl. klin. Wschr. **1921**, 317. Endothelsymptom. — Stepp: Dtsch. med. Wschr. **1918**, Nr 37. — Stern u. Hartmann: Klin. Wschr. **1928**, 1230. — Sternberg, F.: Wien. Arch. inn. Med. **3**, 433 (1922); Dtsch. med. Wschr. **1923**, 81. — Süsstrunk: Z. Kinderheilk. **38**, 587 (1924). — Sutherland u. Williamson: Lancet **218**, 323 (1925).

Tancré: Dtsch. med. Wschr. **1919**, 367. — Thill: Z. klin. Med. **109**, 285 (1928); Münch. med. Wschr. **1921**. — Trembur: Mitt. Grenzgeb. Med. u. Chir. **20** (1909); **22** (1910). — Tudyka: Klin. Wschr. **1930**, 696. Panmyelophthise. Besserung.

Uskow: Zbl. med. Wiss. **1878**.

Vedal u. Girard: Ann. de Dermat. **1923**, No 12. Salvarsan. — Vill: Münch. med. Wschr. **1921**, 1675. Salvarsan. — Vines: Kongreßzbl. inn. Med. **13**, 342. — Vogel: Dtsch. Z. Chir. **180** (1923).

Wagner, E.: Dtsch. Arch. **39** (1886). — Walterhöfer: Münch. med. Wschr. **1925**, 1819. Rumpel. — Waltner: Jb. Kinderheilk. **106**, 307 (1924). Thrombasth. — Washburn: J. amer. med. Assoc. **94**, 313 (1930). 3 Op.-Erfolge. — Welsch: Fol. haemat. (Lpz.) **12**, 144. — Wendt, van: Kongreßzbl. inn. Med. **43**, 71. Henoch. — Werner: Med. Klin. **1926**, Nr 26. — Whipple: Surg. etc. **42**, 329 (1926). 81 F. Übersicht. — Widal et Fontaine: Bull. Soc. méd. Hôp. Paris, 11. Juni **1926**. Salvarsan. — Widmer: Med. Klin. **1917**, Nr 39. — Wild: Mitt. Grenzgeb. Med. u. Chir. **37**, 201 (1924). — Willebrandt: Kongreßzbl. inn. Med. **45**, 577. Famil. Pseudohämophilie. — Wittgenstein: Inaug.-Diss. Berlin 1919. — Woenekhaus: Z. klin. Med. **109**, 279 (1928).

Zadek: Fol. haemat. (Lpz.) **41**, 333 (1930). Pl.-Mangel bei chron.-inf. An. — Zande, van der: Kongreßzbl. **28**, 538. Thrombasth.

Skorbut.

Bei Skorbut ist die Anämie in ihrem Grade verschieden und meist nicht von den Blutverlusten abhängig. USKOFF sah die R.-Zahl bis 3,5, SENATOR in einem letalen Falle bis 0,75 und Hb. bis $11^0/_0$ herabgehen. Daneben fanden sich Normoblasten und Myelocyten. Wie bei fast allen schweren Schädigungen der Erythropoese sinken die Hb.-Werte zumeist tiefer als die R.-Zahlen.

BIERICH findet schon bei leichten Fällen Schädigung der roten und weißen Zellen, anfänglich hoher F.-I., oft Plättchenmangel, bis 17000 Pl., Aniso-Poikilocytose und etwas verlangsamte Gerinnung; auch NOWODWORSKI erwähnt oft Pl.-Abnahme und sehr häufig positiven Rumpel, Blutungszeit, Gerinnung und Fibrinmenge, Retraktion des Blutkuchens normal. Ähnliches, besonders Pl.-Mangel und ausgedehnte Blutungen gibt MEULENGRACHT an.

USKOFF notiert ansehnliche Leukocytosen, 20—47000; auch SENATOR berichtet von starker neutrophiler Leukocytose bis 60000, dabei einige Myelocyten, zahlreiche Normoblasten, bei der Sektion Milz und Lymphknoten normal. Das rote Knochenmark enthielt viele Lymphoidzellen. HAUSMANN erklärt nach 24 Fällen Leukopenie und relative Lymphocytose als typisch und in der Differentialdiagnose gegenüber Sepsis als wichtig. In eig. Beob. fehlte eine Erhöhung der L. dauernd, und vermißte ich alle abnormen Formen.

Bei skorbutischen Erscheinungen muß das Blut genau untersucht werden: denn vielfach setzen Leukämien, Sepsis und viele hämorrhagische Diathesen wie Skorbut ein.

Beim kindlichen Skorbut (MÖLLER-BARLOWsche Krankheit) mit subperiostalen Blutungen neben oft starker häm. Diathese können schwere Anämien entstehen. Im allgemeinen ist auch die Reaktion des Knochenmarkes eine geringe und langsame. Oft besteht Markaplasie und zellarmes Fasermark (zuerst NAEGELI [1897], dann SENATOR u. v. a.). — Es kann also zur Markatrophie kommen. E. FRÄNKEL fand diese Befunde nicht, was nicht verwundern kann, weil es sich um biologische und darum wechselnde Vorgänge handelt. LOOSER sucht das Fasermark als sekundär zu deuten; doch ist dies unwahrscheinlich und wird von SCHMORL mit gewichtigen Gründen bestritten.

FREUND hat die genauen morphologischen Blutbefunde der Literatur gesammelt. Es sind alles Ergebnisse ohne Besonderheiten. Oft ist die Anämie mäßig. Leukocytose kommt vor, kann aber auch fehlen; einige Myelocyten sind für kindliches Blut nicht überraschend. Auch ich sah bisher keine auffallenden histologischen Blutbilder. In letzter Zeit ist sogar abnorm hohe R.-Zahl mitgeteilt worden.

So sicher auch nach den klassischen Studien von ASCHOFF vasculäre Prozesse beim Skorbut eine überragende Rolle spielen, so tritt doch aus den Markbefunden und den entsprechenden Blutveränderungen, besonders der Pl.-Abnahme, der myelotoxische Einfluß mit aller Deutlichkeit heraus: Kombinierte Einwirkung auf 2 genetisch verwandte Bildungen.

Lit.: DE ALBERTI: Riforma med. **1909**. — ASCHOFF u. KOCH: Jena 1919. — BIERICH: Dtsch. Arch. klin. Med. **130**, 151 (1919). — BRANDT: Dtsch. med. Wschr. **1919**, 646. — ESSER: Münch. med. Wschr. **1908**, Nr 17. Barlow. — FANCONI: Vor. Kap. — HAUSMANN: Z. klin. Med. **93**, 346 (1922). — HERZOG: Frankf. Z. Path. **26**, 50. — JOHANNING: Vor. Kap. — KRETZ: Vor. Kap. — LABOR: Wien. klin. Wschr. **1916**, Nr 29 u. 34. — LEITNER: Wien. klin. Wschr. **1917**, Nr 31. — MATHES u. LAGER: Fol. haemat. (Lpz.) **12**, 200. — MERKLEN u. TIXIER: Gaz. hôp., 9. Jan. **1908**. Barlow. — MEULENGRACHT: Acta méd. scand. (Stockh.) **67**, 13 (1927). — MORAWITZ: Münch. med. Wschr. **1918**, 339; Pathol. Tagg **1930**. — NAEGELI: Zbl. path. Anat. **1897**. Barlow. — NOBÉCOURT: Arch. Méd. Enf. **1913**. Barlow; Bull. Soc. méd. Hôp. Paris **1910**. — NOWODWORSKI: Z. exper. Med. **58**, 424 (1927). — PISSAREWSKY: Dtsch. Arch. klin. Med. **149**, 366 (1925). — SENATOR: Berl. klin. Wschr. **1901**, 506; **1906**, 501. — SCHAGAN: Jb. Kinderheilk. **104**, 225 (1924). — SCHMIDT, M. B.: Pathol. Tagg **1930**. — URIZIO: Wien. klin. Wschr. **1917**, Nr 46. — WASSERMANN: Fol. haemat. (Lpz.) **23** (1918). — WOLFER: Inaug.-Diss. Zürich 1907. Barlow. — WYNHAUSEN: Dtsch. Arch. klin. Med. **92**. Barlow, Lit.

Hämophilie, Bluterkrankheit.

Die Bluterkrankheit ist eine Krankheitseinheit, während hämorrhagische Diathese ein Symptom ist.

Trotz zahlreicher immer wiederkehrender Blutungen ist Hämophilie nicht bewiesen. Es müssen noch viele positive und negative Befunde zur Diagnose da sein. Der Begriff der Hämophilie hat sich immer schärfer als Einheit herauskrystallisiert, gegenüber der Verschwommenheit und Unscharfheit in früheren Zeiten. Es kann daher im Gegensatz zu MORAWITZ (1930) nicht die Rede davon sein, daß Zwischenformen zu anderen häm. Diathesen zugelassen werden, und die starre Definition kann ich hier nicht als unberechtigt gelten lassen. Alle die wenigen unklaren, Zwischenformen vortäuschenden Fälle (HESS) sind nicht so geprüft, daß sie Beweiskraft hätten und sind zum Teil schon heute als Hämophilie abzulehnen.

Die starre Isoliertheit der Bluterkrankheit ist durch die Vererbung festgelegt und bedingt. Wenn auch vorübergehend Phänotypen diesem Genotypus ähnlich aussehen, so wird die Trennung mit der Zeit immer mehr gelingen.

Die Hämophilie ist eine geschlechtsgebundene recessive Störung: damit erklären sich heute alle Vorkommnisse. Selbstverständlich müssen aber von Zeit zu Zeit neue Mutanten auftreten wie bei allen anderen als Mutation erscheinenden Krankheiten (NAEGELI). An der Mutationsnatur ist heute kein Zweifel mehr. Damit erklärt sich ein Teil der sporadischen Fälle; der andere, wohl größere Teil, ist auf recessive Veranlagung zurückzuführen, die über Generationen unbemerkt hinweggehen kann.

Charakteristisch und beweisend ist die Tatsache, daß spontanes Auftreten der Hämophilie ohne jede Heredität dann gleich mehrere Geschwister befällt.

Die Bluter sind ausschließlich Männer. Eine weibliche echte Hämophilie gibt es nicht. Nie sind bei Frauen Gelenkblutungen auf Hämophilieboden entstanden. Nie hat sich eine Frau als Bluterin verblutet.

In der älteren Literatur wurde kritiklos alles mögliche von verschiedenen häm. Diathesen hierher gestellt, selbst Verblutung aus verletzten Hymen! BUCURA hat dann das Unberechtigte dieser angeblich weiblichen Hämophilie gezeigt, bekam aber später wieder Opposition. Allein die in den letzten Jahren mitgeteilten angeblich weiblichen Hämophilien, wie Beob. von KLINGER (geradezu als oft hingestellt), MONTANUS, STEIGER, zit. bei SCHULTZ, BRUSA, HESS, TANCRÉ, sind sicher keine Hämophilien und unterscheiden sich nach den heutigen Kenntnissen mit jeder Sicherheit. Die Beob. von MADLENER ist umstritten.

Dagegen hat SCHLÖSSMANN in eingehenden Studien gezeigt, daß bei Konduktoren, den weiblichen Überträgern der Anlage, in etwa $50^0/_0$ leichte, an Hämophilie erinnernde Erscheinungen vorkommen, so etwas verzögerter Beginn der Gerinnung (Unterschied allerdings sehr gering), deutliche Verzögerung der vollständigen Gerinnung, schlechtes Koagulum ohne Festigkeit, starke Perioden im 2. und 3. Lebensdezennium, häufiges Nasenbluten und Zahnfleischbluten, nie aber Gelenk-, Darm- oder Nierenblutungen.

Diese Frauen halten sich für Bluterinnen und werden als solche angesehen. Dieser Nachweis abgeschwächter Symptome ist sehr interessant. Er entspricht unsern Kenntnissen aus den Naturwissenschaften, daß Pflanzen, die Träger recessiver Eigenschaften sind, bei genauer Prüfung doch diese Eigenschaften in milder Form verraten.

Die behaupteten Vollbilder weiblicher Hämophilie sind ins Gebiet der symptomatischen häm. Diathese zu verweisen. Fast alle haben Pl.-Armut, zeitweise normale Gerinnung, zeigen nie hämophilen Stammbaum, weisen das Hämophiliebild erst nach Jahren, nicht von Jugend her auf.

Ich habe auf der Tagung der schweiz. naturforsch. Gesellschaft 1920 schon erklärt, daß aus der Ehe Bluter und Konduktor selbstverständlich in Analogie zum Daltonismus weibliche Hämophilie erwartet werden könnte; dann wäre aber der Nachweis der Belastung von beiden Seiten her nötig und daher Heredität noch weit mehr als sonst nachweisbar; aber wie ich sagte, gerade in diesen Punkten versagen die behaupteten weiblichen Hämophilien ganz unter Hinweis auf den von mir nie anerkannten Fall MONTANUS, den auch SCHLÖSSMANN kategorisch ablehnt.

Seit den Untersuchungen SAHLIS ist als ein wichtiges diagnostisches Moment der Hämophilie die *Gerinnungsverzögerung* erkannt und bewiesen. Dabei hat sich bei zahllosen Nachprüfungen (über 100mal allein bei SCHLÖSSMANN) die Angabe SAHLIS als unrichtig herausgestellt, daß nach einer Blutung die Gerinnung viel normaler, ja ganz regelrecht ausfalle. Es bleibt die Gerinnung vielmehr dauernd verzögert mit geringen Intensitätsschwankungen.

Die Gerinnungsverzögerung charakterisiert aber die Hämophilie allein noch lange nicht. Ich erwähnte S. 78 eine große Zahl von Krankheiten mit starker, ja stärkster Verzögerung, die niemals zur Hämophilie gehören (Pseudohämophilie). Anderseits gibt es klassische Hämophilie mit ganz geringer Gerinnungsverzögerung (eig. Beob., 48jähr. Mann, Hämophilie seit Jugend, unzählige Gelenksblutungen, klare Heredität. Gerinnung jahrelang zwischen $6^1/_2$—9 Min.). Ganz analog ein zweiter Fall.

MORAWITZ weist auch darauf hin, daß Tiere mit ungerinnbarem Blut nach Hirudin- oder Heparininjektion keine Spontanblutungen haben. Die Gerinnungsverzögerung ist aber Ursache der schwer stillbaren Blutungen und des Verblutens; denn wegen der mangelhaften oder fehlenden Gerinnung bekommt der primäre Pl.-Thrombus keine Festigkeit, wird weggeschwemmt und so kommt es zu den charakteristischen gefährlichen *Nachblutungen,* nachdem einige Zeit durch Pl.-Thromben die blutende Stelle gestillt war. Daher kann man bei einem kleinen Stich später immer noch Blut auspressen.

Die Gerinnung des hämophilen Blutes ist oft, besonders bei größerer Menge und in größeren Kölbchen, enorm verzögert, und kann es viele Stunden bis zum Beginn der Gerinnung dauern.

Eig. Beob.: Knabe, 12 Jahre alt. — Typische Hämophilie seit Jahren mit Gelenkblutungen, starken Zahnfleischblutungen beim Zahnwechsel, Hautblutungen auf geringe Traumata. Morphologisches Blutbild normal. Heredität nicht nachweisbar. Gerinnung nach BÜRCKER: Erste Fäden 20 Min. (normal 5 Min.). Blutgerinnungszeit nach KLINGER-HERZFELD: 1. Glasschälchen: Erste Fäden 50 Min. (7 Min. normal). Gerinnsel 2 Std. 30 Min. (15 Min. sonst als normal). 2. Paraffinschälchen: Erste Fäden 2 Std. 15 Min. (normal 10 Min.). Gerinnsel 4 Std. 30 Min. (normal 30 Min.). Das Aderlaßblut gerann auffallend lang nicht und schied sich in eine blutkörperchenhaltige Bodenschicht und eine darüber stehende Plasmaschicht. Erst nach $4^1/_2$—5 Std. setzte die Gerinnung ein.

Alle Versuche, im morphologischen Blutbild etwas Abnormes zur Charakterisierung der Hämophilie zu entdecken, sind ergebnislos geblieben. Die von SAHLI angegebene Lymphocytose und Eosinophilie fehlt meistens. Die Blutplättchen sind morphologisch normal, in der Zahl normal oder oft erhöht, dagegen nach FONIO funktionell insuffizient.

Neuere Untersuchungen lassen aber gewisse Zweifel an der Insuffizienz der Pl. aufkommen.

Die Blutungszeit ist fast immer normal, Ausnahmen kommen vor. Es ist aber strenger zwischen erstem Aufhören der Blutung und der Nachblutung zu unterscheiden. Auch chemisch ist das Blut nicht abnorm in bezug auf Salze. Fibrinogen ist reichlich. Kalkverminderung, gelegentlich gefunden, ist ohne Belang. Das Fehlen der trypanociden Serumsubstanz wird heute bestritten.

Die *Gefäße* bei Hämophilie scheinen bei den Prüfungen mit Staubinde (RUMPEL) oder Saugnapf (HECHT) normal. Da aber Blutungen so leicht eintreten, muß doch wohl ein Gefäßfaktor noch eine Rolle spielen, den wir heute noch nicht erfassen. Klinisch charakterisiert die Hämophilie die schwierige Blutstillung, und zwar von Geburt an, evtl. schon beim Abbinden der Nabelschnur, dann besonders bei Zahnverlust. Wichtig ist die Schwere der Affektion bis zum 20.—30. Jahre, besonders in der Pubertät. Nachher starke Abnahme der Schwere.

SCHLÖSSMANN verzeichnet von 46 tödlichen Hämophilien die Exitusfälle in die Lebensdekade I (18), II (13), III (8), IV (0), V (2), VI (1).

Die Erscheinung, daß bald nach der Pubertät die Hämophilie stark in ihrer Manifestation und in ihrer Gefährlichkeit abnimmt, ist höchst eigenartig und läßt an innersekretorische Momente in der Genese der Hämophilie denken. Ähnlich verhält sich ja das Abklingen der Chlorose.

Noch charakteristischer sind die sonst bei häm. Diathese seltenen Gelenkblutungen, die immer wieder kommen und schließlich zu deformierenden Arthritiden führen.

Das *Wesen der Hämophilie* ist nicht geklärt. Mit der Gerinnungsverzögerung ist allein nichts gesagt. SAHLI nahm an, alle Gewebe enthielten ungenügende gerinnungsfördernde Substanzen. Durch Untersuchungen der Organe der Leiche (GRESSOT, PLAUT) ist diese Annahme widerlegt.

Die Erklärung fällt so schwer, weil der Vorgang der normalen Gerinnung selbst nicht geklärt ist. Sicher steht nur, daß Fibrinogen nicht fehlt; aber die Thrombinbildung mangelhaft ist. Ein Teil der Autoren (SAHLI, MORAWITZ, FONIO) hielten die Thrombokinasen aus Blutplättchen für vermindert. Allein die schwersten und Jahre dauernden Thrombopenien haben fast alle normale Gerinnung. Andere Autoren (HOWELL, FEISSLY) glauben, daß Substanzen des Plasmas (Thrombogen = Serozym) fehlen. Wieder andere glauben nicht an wirkliche Defekte, sondern nur an verzögertes Freiwerden der für die Gerinnung nötigen Substanzen: HARTMANN, OPITZ u. ZWEIG, WÖHLICH.

Die Vermehrung des Antithrombins als Ursache (EMILE-WEIL, HYNEK, FALKENHAUSEN) wird heute fast allgemein abgelehnt. STUBER beschuldigte die ungenügende verzögerte Glykolyse infolge Fluorvermehrung, die aber sehr bestritten ist (HOFF); KLINGER und HERZFELD sahen die Ursache in der verminderten Proteolyse.

SCHLÖSSMANN zeigte, daß in bestimmten Bluterfamilien ein bestimmter familiärer Typus der Hämophilie konstant vorkommt, z. B. nur leichte Formen, oder nur schwere Formen, oder Formen mit fast völligem Verschwinden nach der Pubertät, Typen mit häufigen oder mit seltenen Gelenkblutungen.

Die Vererbung erfolgt nach den allgemeinen Gesetzen bei geschlechtsgebundenem recessiven Leiden:

1. Ehe. Gesunder Mann und Konduktorin. Hälfte der Söhne Bluter, Hälfte der Töchter Konduktorinnen.

2. Bluter und gesunde Frau: Alle Söhne gesund, alle Töchter Konduktorinnen. Die Nachkommen dieser Töchter: Hälfte der Enkel Bluter, Hälfte der Enkelinnen Konduktoren.

3. Bluter und Konduktorin: Hälfte der Söhne Bluter. Hälfte der Töchter Konduktoren und andere Hälfte theoretisch Bluterinnen: In Wirklichkeit fehlen aber diese weiblichen Hämophilien.

Das Nichtvorkommen echter weiblicher Hämophilie wird nach K. W. BAUER dadurch erklärt, daß der Hämophiliefaktor ein relativer Lethalfaktor sei und daß die 2 relativen Lethalfaktoren die Kombination Mors herbeiführen. In solchen Ehen müssen durchschnittlich auf 2 Söhne nur eine Tochter kommen.

Es hat sich die NASSEsche Regel als richtig (SCHLÖSSMANN) herausgestellt, daß die Frauen von ihrem Vater her die Krankheit auf den Enkel übertragen, nicht aber die LOSSENsche Regel, daß der Bluter selbst (Mann) die Krankheit nicht vererbe.

Therapie.

Eine Heilung der Hämophilie ist undenkbar, wohl aber möglich eine Abschwächung der Erscheinungen (vgl. konstitutionelle hämolytische Anämie und Milzexstirpation).

Behandlung der örtlichen Blutung: Die örtliche Blutung steht um so eher, je hochgradiger und je schneller ein Blutverlust ist. Gefährlich ist daher vor allem lang andauerndes Nachsickern einer kleineren Wunde und namentlich ständiges Bluten aus einer größeren Fläche. Durch Kompressionen ist nur etwas zu erreichen, wenn der Druckverband recht fest angepreßt wird, z. B. durch Gummipfropfen, die zur Hälfte eingeschnitten sind und deren klaffende Fläche man auf die Wunde anwenden kann. Bewährt hat sich vor allem auch das Aufeinanderpressen blutender Flächen. Ein starker Druckverband ist stets nötig und muß am Zahnfleisch z. B. durch entsprechende Kompressionseinrichtungen hergestellt werden, evtl. schon vor Ziehen eines Zahnes unter Anpassung an die Kieferverhältnisse.

Manchmal bewährt sich Thermokauter und Glühhitze, ferner frisches Serum auf die Wunde, jedoch nur bei kleinen Wunden; altes Serum verliert alle Kraft und wirkt sogar gerinnungshemmend.

Gewebssäfte enthalten gerinnungsfördernde Substanzen oft in außerordentlich starker Dosis. Das hat in vergleichenden Untersuchungen SCHLÖSSMANN gezeigt und vor allem Struma-Preßsaft als das wirkungsvollste bewiesen. Koagulen (10%ige Lösung, KOCHER-FONIO) ist ein Extrakt von Blutplättchen und wie Clauden (Lungenextrakt) prinzipiell in gleicher Weise wirksam wie alle anderen Gewebsextrakte.

Die Erfolge von Koagulen bei Hämophilie werden verschieden dargestellt, keineswegs immer als befriedigend geschildert. Das englische Präparat Hämoblastin zum Auflegen auf Wunden und als Gase wird gleichfalls in seiner Wirkung wie Vivokoll verschieden beurteilt. Die Differenz in den Ergebnissen kann bei der großen Verschiedenheit der Hämophilieblutungen nicht wundernehmen.

Zweckmäßig ist fraglos auch Stryphnon (als Pulver und Gase), das adrenalinartige. aber viel länger anhaltende Wirkung entfaltet.

Für eine Allgemeinwirkung hat man bisher weder von Gelatine- noch von Kalkinjektionen irgendwelche sicheren Resultate gesehen. Auch die lange Zeit sehr empfohlene Behandlung mit Serum (EMILE-WEIL) wird heute vollkommen abgelehnt, weil unwirksam. Selbst Strumapreßsaft hat sich nach SCHLÖSSMANN selbst intramuskulär und intravenös nicht bewährt. Dagegen scheint in einem Teil der Fälle Koagulen intramuskulär und intravenös Erfolge aufzuweisen.

Die wirkungsvolle Therapie ist die *Bluttransfusion,* wie heute durch eine große Zahl glänzender Erfolge sicher steht und wie schon seit fast 100 Jahren gelegentliche gute Resultate erreicht worden sind. Es ist daher diese Therapie in jedem schwereren Fall die Therapie der Wahl. Die Proteinkörperbehandlung hat zu keinen Resultaten geführt, ebensowenig die Anwendung von Organextrakten, z. B. von Ovarialpräparaten, wenn auch ab und zu in der Literatur ein günstiger Erfolg verzeichnet ist. In einem Teil der Beobachtungen scheint eine Röntgenbestrahlung der Milz nach STEPHAN günstige Resultate ergeben zu haben; doch sind die Ergebnisse inkonstant.

SAHLI hatte die Blutentziehung im Intervall zur Vermeidung späterer Blutungen empfohlen, unter der Vorstellung, daß durch Blutentzug und die dabei eintretenden Reaktionen beim Hämophiliker Antigene entständen, z. B. als Thrombokinaseanreicherung, die für die Gerinnung wichtig wären. Theoretisch wurde diese Auffassung aufgebaut, wie oben dargestellt worden ist auf die Feststellung hin, daß nach einer Blutung oder schon im Verlauf der Blutung die Gerinnung sich ganz erheblich verbessere. Diese Feststellung ist aber heute widerlegt. Antigene bei Blutungen sind nicht nachgewiesen und die Aderlaßtherapie des Intervalls ist weder theoretisch noch praktisch begründet (SCHLÖSSMANN).

Nateinatherapie (LLOPIS). Diese in letzter Zeit viel angewandte Therapie enthält als Geheimmittel die Vitamine ABCD und Zucker. Ihr Autor verspricht sich außerordentlich viel. Manche günstige Ergebnisse (siehe besonders NIEKAU) sind bekanntgeworden; andere Autoren wie MORAWITZ, SCHLÖSSMANN verhalten sich zurückhaltend. Ich habe selbst völlige Versager und einige mäßige, nicht sichere Erfolge gesehen. Die Beurteilung des Erfolges ist oft schwer, besonders wenn die Bluter schon über 20 Jahre alt sind, also in einem Alter stehen, in dem die Hämophilie an Schwere stark nachläßt. Ein endgültiges Urteil kann noch nicht gegeben werden.

Literatur über Hämophilie.

BARINSTEIN: Arch. klin. Chir. **147**, 749 (1927). — BAUER: Dtsch. Z. Chir. **176**, 109 (1922). — BAUER u. WEHAFRITZ: Arch. f. Gynäk. **121**, 462 (1924). Frage weibl. Hämoph.; **129**, 1 (1926). — BECKMANN: Röntgenpraxis **1**, 724 (1929). Gelenk. — BERG: Z. klin. Med. **92**, 331 (1921). — BERNUTH: Arch. Kinderheilk. **76**, 54 (1925); Dtsch. Arch. klin. Wschr. **152**, 321 (1926). — BULLOCH u. FILDES: London 1911.

CADY: Kongreßzbl. inn. Med. **36**, 340. — CHRISTIC: Kongreßzbl. inn. Med. **48**, 839. — COLLAUD: Schweiz. med. Wschr. **1926**, Nr 10, 219.

DAVIDSON: Bull. Hopkins Hosp. **36**, 343 (1925). — DRIELS: Dtsch. med. Wschr. **1930**, 10.

ELOSEGUI: Kongreßzbl. inn. Med. **45**, 180.

FALKENHAUSEN: Arch. f. exper. Path. **145**, 100 (1929). — FEISSLY: Bull. Soc. Biol. Paris **1922**, 1121; **1923**, 1152; **92**, 1220 (1925); Schweiz. med. Wschr. **1924**, 81. Therap.; Klin. Wschr. **1924**, 831. Pl. normal; Bull. Soc. méd. Hôp. Paris **40**, 1739 (1924); Presse méd. **1925**, 301; Jb. Kinderheilk. **110**, 297 (1925); Rev. méd. Suisse rom. **1925**, 868. — FRANK u. HARTMANN: Klin. Wschr. **1927**, 435. — FREUND: Virchows Arch. **256**, 158 (1925). Gelenkaff. — FUCHS u. FALKENHAUSEN: Klin. Wschr. **1930**, 928.

GRANDIDIER: Leipzig 1877. — GRAW: Inaug.-Diss. Berlin 1917. — GRESSOT: Z. klin. Med. **76**, 194 (1912).

HARTMANN: Dtsch. Arch. klin. Med. **157**, 274 (1927). — HOFF u. MAY: Z. klin. Med. **112**, 558 (1930). Nateina-Erfolg. — HOWELL: Arch. int. Med. **13** (1914); Amer. J. Physiol. **78**, 500 (1926). — HYNEK: Ann. de Méd. **14**, 122 (1923). Corp. lut. extr.

KAYSER: Med. Klin. **1923**, 939. Therap. — KLINGER: Korresp.bl. Schweiz. Ärzte **1917**, Nr 34; Z. klin. Med. **85**, 335 (1918). Lit.!; Dtsch. Arch. klin. Med. **130** (1919); Dtsch. med. Wschr. **1916**, 1558. — KLUG: Dtsch. Z. Chir. **199**, 145 (1926). — KOTTMANN u. LIDSKY: Münch. med. Wschr. **1910**, 13. — KUBANYI: Klin. Wschr. **1927**, 1517.

LABBÉ: Rev. Méd. **28**, 103 (1908); Arch. Mal. Cœur **1911**, 24. — LEDER: Münch. med. Wschr. **1928**, 562. — LEICHTENTRITT u. OPITZ: Med. Klin. **1927**, 59. — LIEVEN: Z. Gynäk. **1919**, 428. — LLOPIS: Hämophilie. Leipzig: Johann Ambrosius Barth 1929. — LOSSEN: Dtsch. Z. Chir. **7** (1877); **76** (1905).

MACKHI: Amer. J. med. Sci. **157**, 218 (1928). — MADLENER: Arch. Rassenbiol. **20**, 390 (1928). Weibl. H.; Z. Chir. **1928**, Nr 27. — MILLS: Amer. J. Physiol. **76**, 632 (1926). — MONTANARI: Kongreßzbl. inn. Med. **25**, 197. Gelenke. — MONTANUS: Inaug.-Diss. Basel 1921; Schweiz. med. Wschr. **1921**, Nr 13. — MONTELEONE: Policlinico **1926**, 361. — MORAWITZ: Siehe häm. Diath.; Ther. Gegenw. **71**, 1 (1930). — MORAWITZ u. LOSSEN: Dtsch. Arch. klin. Med. **94** (1908). — MORITSCH: Wien. klin. Wschr. **1926**, 842. — MUIR: Kongreßzbl. inn. Med. **53**, 664. Stammbaum.

NAEGELI: Allgemeine Konstitutionslehre. Berlin: Julius Springer 1927. — NEUMANN: Med. Klin. **1923**, 115. Pituglandol. — NIEHANS: Schweiz. med. Wschr. **1930**, 18. Ovartransplantation. — NIEKAU: Klin. Wschr. **1928**, Nr 13; Z. ärztl. Fortbildg **1929**, Nr 1. Therapie. Verh. inn. Med. **1930**, 529. — NOLF: Rev. Méd. **1909**, 841; **1910**, 19. — NOLF u. HENRY: Rev. Méd. **1909**.

OPITZ: Erg. inn. Med. **29**, 628 (1926). — OPITZ u. ZWEIG: Jb. Kinderheilk. **107**, 155 (1924).

PALMIERI: Policlinico **1928**, 1817. 30,0 20% Natr. citr. — PAYNE u. STEEN: Brit. med. J. **1929**, Nr 357, 31, 1150. — PICKERING u. GLADSTONE: Lancet **1925**, 602.

RADOVICI: Paris méd. **1921**, 167. — REINECKE u. WOHLWILL: Arch. klin. Chir. **154**, 425 (1929). Gelenkaff. — ROSIN: Kraus u. Brugsch, Bd. 8, S. 871. 1920. — ROSKAM: Bull. Soc. Biol. Paris **89**, 418 (1923). Blutger. kaum verlängert.

SAHLI: Z. klin. Med. **56**, 264 (1905). Lit.!; Dtsch. Arch. klin. Med. **99**, 518 (1910). — SAMSON-HIMMELSTJERNA: Kongreßzbl. inn. Med. **43**, 735; **45**, 840. — SCHLÖSSMANN: Bruns' Beitr. **79**, 477 (1912); Münch. med. Wschr. **1918**, 1063; Arch. klin. Chir. **133**, 686 (1924). Frage weibl. Hämoph.; Arch. Rassenbiol. **16**, 29 (1925). Kondukt. Gerinnung verlängert; Klin. Wschr. **1928**, 1577; Monogr. Neue dtsch. Chir. **47**. Stuttgart: Ferdinand Enke 1930. — SCHRADER: Zbl. Chir. **1929**, 271. — SCHULTZ: Klin. Wschr. **1922**, 2002. Krit. weibl. Hämoph. — SIEMENS: Arch. Gynäk. **124**, 375 (1925). Weibl. Hämoph. — STARKER: Mitt. Grenzgeb. Med. u. Chir. **31** (1919). — STEINBRINCK: Dtsch. med. Wschr. **1925**, 106. — STEINER: Inaug.-Diss. Würzburg 1918. — STUBER: Verh. Ges. inn. Med. **1928**, 370. Fluor!; Z. klin. Med. **108**, 423 (1928). — STUBER u. LANG: Z. klin. Med. **108**, 423 (1928).

TAEGE: Münch. med. Wschr. **1929**, 714. — TRAUM: Dtsch. Z. Chir. **215**, 351 (1929). Nateine, Gerinnung langsamer.

VAUGHAN: Kongreßzbl. inn. Med. **48**, 730. Cephalinther. — VOGEL: Z. klin. Med. **71**, 224 (1910).

WALTHER: Münch. med. Wschr. **1929**, 413. — WARDE: Brit. med. J. **1923**, 599. — WEINBERG: Arch. Rassenbiol. **17**, 319 (1925). — WERNER u. HARTMANN: Med. Klin. **1926**, 1803. Stammb. — WILLEBRANDT, v.: Siehe häm. Diathese. — WITTKOWER: Klin. Wschr. **1926**, 2167. Mit Purpurasymptomen. — WÖHLICH: Handbuch der Blutkrankheiten von Schittenhelm, 1925.

ZIEGELROTH: Münch. med. Wschr. **1928**, 133. Rohkost.

Die Leukämien (Leukosen): Myelosen und Lymphadenosen.

Entwicklung der Auffassungen über Leukämie.

Als VIRCHOW im Jahre 1845 die Leukämie als besondere Krankheit der blutbildenden Organe erklärt und von der Pyämie abgegrenzt hat, da offenbarte sich das Genie seines Geistes, das intuitiv das Richtige herausfand. Ja intuitiv, denn alle Argumente in der Begründung der neuen Krankheit waren falsch. VIRCHOW hatte nämlich die irrige Auffassung, daß die Leukämiezellen den gewöhnlichen Blutzellen und Eiterkörperchen gleich seien, und daß nur die Dauer der Vermehrung der Leukocyten im Gegensatz zur Leukocytose das Besondere der Leukämie darstelle. Die an sich richtige Argumentation, daß nirgends eine Quelle der Eiterung gefunden werden konnte, war ja auch kein Gegengrund gegen Sepsis. Heute wissen wir, daß unreife und pathologische Zellen das Leukämieblut charakterisieren, daß die L.-Vermehrung kein unbedingtes Erfordernis für die Diagnose ist, und daß bestimmte Gewebswucherungen das Wesen des Leidens ausmachen.

Es mußte daher anfänglich die Abgrenzung der Leukämie, wie VIRCHOW selbst schreibt[1], schwer fallen, und eine ganze Reihe der zuerst, ja sogar der von VIRCHOW selbst publizierten Leukämiefälle sind ganz andere Affektionen gewesen.

Auf Grund der Zellanalyse unterschied der Altmeister der Pathologie schon 1853 zwei Leukämien: eine lienale mit großen Blutkörperchen (heute myeloische) und eine lymphatische mit „freien Kernen“ (£. bei Essigsäurezusatz).

Für den Ursprung der lienalen Leukämie aus der Milz schienen sog. Milzstoffe zu zeugen, namentlich das Hypoxanthin, das SCHERRER in der Milz und im leukämischen Blute gefunden hatte. Längere Zeit wurde auf diese chemische Diagnose besonderer Wert gelegt, bis SALKOWSKI das Beweisende dieser Argumentation über den Haufen warf.

Ein großer Fortschritt für die Leukämieforschung resultierte aus den Arbeiten von NEUMANN, der das Knochenmark bei Leukämie verändert fand, und eine dritte Art der Leukämie, die myelogene, aufgestellt hat. Später wies er darauf hin, daß das Knochenmark in jedem Falle erkrankt ist, und es schien allmählich die myelogene Leukämie die anderen in sich zu absorbieren.

Klinisch unterschied man nach der Stärke der Organaffektionen:
1. eine lymphatische Form mit großen Lymphknoten,
2. eine lienale Form mit riesigem Milztumor,
3. eine myelogene Form mit Knochenmarksveränderungen.

Außerdem mußten Kombinationen zugelassen werden; denn gerade die lienale Form wies schwere Knochenmarksveränderungen auf.

Schwierigkeiten bot auch die Abgrenzung der Leukämie von starken Leukocytosen. So rechnete man von 50000 L. an eine Affektion als Leukämie, was

[1] VIRCHOW: Virchows Arch. **5**, 95.

aber gänzlich unstatthaft ist, weil, wie nun die systematischen Studien EHRLICHs zeigten, die Art der Zellvermehrung, nicht die Zahl und auch nicht die Größe der Organe maßgebend ist. Danach ergeben sich:

1. eine lymphatische Leukämie mit Vermehrung der 𝔏.;
2. eine myelogene Leukämie mit Vermehrung der Knochenmarkszellen und ihrer Abkömmlinge im Blute.

Die Milz schied damit zunächst als genetischer Faktor aus, indem die frühere lienale Form sich durch Myelocyten bedingt herausstellte.

Als Ausgangspunkte der Leukämie sah EHRLICH zunächst die Lymphknoten und das Knochenmark an, und je nach der Art der Wucherung würde dann die Milz entweder von 𝔏. oder von Knochenmarkszellen besiedelt. Später sprachen klinische Beobachtungen, Fälle von WALZ, PAPPENHEIM und DENNIG dafür, daß auch 𝔏.-Leukämien vom Knochenmark ausgehen können. Daraufhin ließ EHRLICH die Organe als Quellen der Leukämie bei der Namengebung beiseite und unterschied *nach der Art der Gewebswucherung:*

1. eine lymphatische Leukämie durch Wucherung lymphatischen Gewebes, evtl. auch vom Knochenmark ausgehend;
2. eine myeloide Leukämie mit Wucherung des myeloiden Gewebes.

Damit war das Wesen der Leukämie annähernd richtig erfaßt; aber zahlreiche schwer zu klassifizierende Einzelfälle schienen auch diese Einteilung wieder in Frage zu stellen, dem Dualismus der Zellen wie ihrer Gewebe bedrohlich zu werden und die ganze EHRLICHsche Lehre zu erschüttern.

Aus der drohenden Verwirrung und Verflachung retteten weitere cytologische und histogenetische Studien, die gerade hier sich als absolut unerläßlich erwiesen haben. Ich stellte 1900 den Begriff der Myeloblasten als ungranulierte lymphocytenähnliche spezifische Zellen des myeloischen Gewebes und die Myeloblastenleukämie als Unterart der myeloischen auf. Damit konnten jene Beobachtungen eine sichere und histologisch befriedigende Erklärung finden, bei denen lymphatische Follikel unbeteiligt getroffen werden, aber lymphocytenähnliche Zellen in den Organen wuchern und im Blute auftreten. Auch war damit verständlich geworden, warum vor dem Tode und bei Verschlimmerungen ungranulierte Zellen an Stelle der Myelocyten auftauchten; denn die Annahme eines Überganges der myeloischen Leukämie in eine lymphatische birgt große innere Unwahrscheinlichkeiten in sich.

In der Folgezeit stellte es sich dann heraus, daß akut verlaufende myeloische Leukämien und fast alle Chloroleukämien von vornherein als Myeloblastenleukämien auftreten, und chronische Fälle, besonders bei Verschlimmerungen und vor dem Tode, zu sekundären Myeloblastenleukämien führen.

Die Lymphadenosen galten schon lange als Allgemeinaffektionen im Anschluß an die KUNDRATschen Forschungen über Vegetationsstörungen, d. h. diese Krankheiten ergreifen nicht einzelne Organe, z. B. die Lymphknoten, sondern das ganze lymphatische Gewebe des Organismus. Die Hyperplasien entstehen danach autochthon, an Ort und Stelle, überall, wo lymphatisches Gewebe im Körper ist und wo es sich entwickeln kann. Auf Grund dieser Arbeiten (KUNDRAT, WALZ) und eigener Studien erklärte daher PINKUS bei Bearbeitung der Leukämien in der NOTHNAGELschen Sammlung, daß die Einteilung der Leukämien nach Geweben zu erfolgen habe. Er unterschied deshalb, da er „zwei streng zu trennende Gewebe" annahm, eine lymphatische Leukämie als eine „Allgemeinaffektion" und „Gewebskrankheit" des „lymphatischen Gewebes" und eine myeloide als Erkrankung des Knochenmarks.

Die myeloide Leukämie blieb also bei PINKUS noch eine Organkrankheit, weil „das wahre Myeloidgewebe normalerweise auf das Knochenmark beschränkt zu sein scheint". Immerhin ist auch diese Krankheit bereits von PINKUS als Gewebskrankheit und damit als Systemaffektion bezeichnet worden. Für die leukämischen Neubildungen an anderen Orten wurde eine örtliche autochthone Genese nur für die £.-Leukämie angenommen, die myeloiden Wucherungen aber mit Ehrlich als metastatische gedeutet.

Die histologischen Forschungen [Meyer und Heineke (1907), Naegeli u. Fabian (1907), Schridde (1908)] zeigten aber, daß unter zahlreichen pathologischen, ja selbst physiologischen Verhältnissen myeloisches Gewebe als myeloische Metaplasie auch außerhalb des Knochenmarkes auftreten kann, und zwar ebenfalls als autochthone Bildungen.

Embryologische Studien bewiesen die weite Verbreitung myeloischen Gewebes bei Feten und hatten schon 1892 M. B. Schmidt dazu geführt, für die Leukämien ein Wiederauftreten der gleichen Zellbildung an Ort und Stelle anzunehmen. Studien über myeloisches Gewebe bei Embryonen [Naegeli (1906)] und myeloische Metaplasie drängten daher allgemein zu der Überzeugung, daß der Körper Zellen besitzen muß, die eine myeloische Umwandlung durchmachen können. So ließen sich jetzt auch die Fälle erklären, bei denen in den Knochen Fettmark oder Induration und Osteosklerose besteht, aber trotzdem eine Myelose gefunden wird. So entstand die Anschauung, daß auch die Myelosen *Systemerkrankungen* (zuerst Naegeli, Pappenheim, Hirschfeld, Schridde) sind, nämlich des myeloischen Gewebes im Knochenmark und der myelopotenten indifferenten Mesenchymzellen.

Nach der Histologie des Blutes und der Gewebe trennen wir heute die Leukosen nach dem auch in diesen Fragen siegreich durchgedrungenen Dualismus.

I. *In Lymphadenosen* (= *lymphatische Leukämien*), vom lymphatischen Gewebe, nicht von einem Organ (Lymphknoten, Milz oder Knochenmark) ausgehend, weil die Krankheit sofort generalisiert auftritt als Systemerkrankung und nirgends einen primären Herd hat.

II. *In Myelosen* (= *myeloische Leukämien*), die vom myeloischen Gewebe im Knochenmark und von undifferenzierten Mesenchymzellen ausgehen. Auch hier liegt eine generalisiert auftretende Systemerkrankung vor.

Nach dem klinischen Verlauf unterscheiden wir

Akute und chronische Leukämien,

und es stellen die akuten biologische Varianten dar, die sich gewöhnlich auch morphologisch als großzellig lymphatische oder als Myeloblastenleukämien präsentieren.

Freilich ist eine scharfe Trennung der akuten und chronischen Formen nicht möglich, namentlich nicht nach der Dauer, obwohl natürlich Erkrankungen von mehr als 6 Monaten den chronischen zugerechnet werden. Bei der biolog. Auffassung der Unterschiede zwischen den akuten und chronischen Leukämien ist es auch gar nicht verwunderlich, daß es eine scharfe Trennung nicht geben kann.

Für die klinische Akuität kommen 2 verschiedene Momente in Betracht:

1. Die Wucherung ist tatsächlich sehr stürmisch unter stärkster Zellproduktion, so daß sehr bald die normale Zellentwicklung aufhört und nicht mehr normale, sondern völlig patholog. Zellen gebildet werden, siehe die sehr eingehende Schilderung S. 208, z. B. vorzeitige Reifung im Protoplasma oder im Kern, abnorme Kernlappung, Nichtentwicklung einer normalen Granulation.

So entstehen aus Myeloblasten pathologische Gebilde ohne jede Analogie in der normalen Zellbildung. Diese Tatsache der völlig abwegigen und überstürzten ungeordneten Zellbildung beweist eine Akuität des Prozesses und klinisch entspricht dem auch die Erkrankung aus völligem Wohlbefinden und der tödliche Verlauf in wenigen Tagen oder Wochen, so daß gerade diese Fälle als akute Infektionskrankheit angesprochen worden sind.

Ich werde zeigen, daß im Blut oft noch völlig reife Neutrophile vorhanden sind, aber ohne Zwischenglieder einer normalen Reifung sonst fast nur ganz unreife und patholog. Myeloblasten: Hiatus leucaemicus (NAEGELI). Hier muß plötzlich die normale Zellbildung aufgehört und patholog. Wege eingeschlagen haben. Die hämatologische Prüfung belegt hier die Akuität des Prozesses.

Für akute Myelosen ist dieser Vorgang leicht zu beweisen, für Lymphadenosen bisher mit der Zellmorphologie wohl nicht so überzeugend wegen der viel geringeren Differenzierung lymphatischer Zellen.

2. Die Wucherung kann allmählich, langsam, unbeachtet vor sich gehen; es kommt aber zur Erdrückung des myeloischen Systems oder zur funktionellen Lähmung desselben durch Lymphadenosen. Jetzt ist der gleiche Zustand da wie bei in ihrer Ursache klaren Thrombopenien oder Granulocytopenien:

a) Ausbruch schwerster hämorrhagischer Diathese,

b) sekundäre septische Infektion, weil der Körper Infektionen wegen Fehlen der N. nicht bekämpfen kann.

Es *entsteht* jetzt ein akutes klinisches Bild, die Krankheit an sich war aber nicht akut.

Auch bei Myelosen entsteht der septisch-hämorrhagische Symptomenkomplex durch die patholog. Weiterentwicklung der Myeloblasten und damit durch das Defizit in der Bildung von N. und Blutplättchen; aber weil hier die offenkundig abnorme krankhafte Zellbildung rasch eintritt, so tragen hämorrhagische Diathese und septische Sekundärinfektion nur noch bei zu der auch sonst vorhandenen Akuität des klinischen Bildes.

Hier kommt es nun manchmal vor, daß trotz stürmischen Einsetzens der Krankheit doch noch das Leben Wochen oder Monate erhalten bleibt, wohl weil eine kleine, aber genügende Menge der nötigen N. und Plättchen noch oder wieder gebildet wird. So können (eig. Beob.) Myeloblastenleukämien mit ganz dominierend patholog. Zellen im Blute gelegentlich 4—6 und mehr Monate stationär bleiben.

Es ist also klar, daß die Abgrenzung chronischer und akuter Leukämien oft nicht möglich ist, weil für die klinische Akuität ganz verschiedene histologische Prozesse entscheidend sind. Wir unterscheiden ferner

Aleukämische, subleukämische und leukämische Myelosen und Lymphadenosen.

Bei allen ist die histolog. Grundlage dieselbe, Myelose oder Lymphadenose, aber das Blut enthält keine, wenig oder massenhaft unreife und pathologische Zellen. Auch hier ist die Trennung derartig unscharf, daß es heute keinen Sinn hat, aleukämische und leukämische Formen bei der Schilderung zu trennen, nachdem Tausende von Beob. mit aleukämischen und subleukämischen Blutbildern vorliegen.

Der Übergang einer aleukischen oder subleukämischen Leukose in eine leukämische kann freilich bei den akuten Myelosen die schwere Progression des Leidens verraten und ist diese Feststellung von größter Bedeutung; es kann aber auch bei eminent chronischen Prozessen aus noch bisher nicht genügend geklärten Gründen rasch oder ziemlich rasch, z. B. bei Lymphadenosen oder chronischen Myelosen das ausgeprägte leukämische Blutbild entstehen. Sicherlich hängt das mit den Regulationsvorrichtungen des Organismus in der Leukopoese zusammen. In diesen Fällen chronischer Leukämie ist die Entstehung des leukämischen Blutbildes von keiner prognostischen Bedeutung und kann das Leiden seinen Lauf in völlig gleicher Weise wie sonst nehmen, z. B. im Falle NAUNYN: plötzlich aus aleukämischer Lymphadenose eine leukämische (mit viel L.), aber weiter chronischer Verlauf.

Anderseits ist eine solche Änderung in der Regulation der blutbildenden Gewebe zweifellos schon nach allgemein biolog. Gesichtspunkten ein schlechtes

Zeichen und es ist daher verständlich, daß nicht selten das Ereignis präagonal oder agonal (mehrere eig. Beob.) oder unter dem Einfluß von Infektion oder ganz besonders eingreifender Behandlung, z. B. intensive Röntgenkur, eintritt.

Auch hier gibt es also kein allgemeingültiges prognostisches Gesetz und der Arzt muß aus der Gesamtsituation heraus die Analyse vornehmen.

Es steht anderseits fest, daß gewisse, aber nicht alle, aleuk. Myelosen und Lymphadenosen tatsächlich bessere Prognosen als die leukämischen geben und Jahre, selbst Jahrzehnte relativ harmlos verlaufen. Die gute Regulation der hämopoetischen Organe ist hier ein Indikator für ein milderes Leiden. In diesen Fällen sollte auch für die Therapie der Grundsatz gelten: Quieta non movere. Eingreifende Behandlungen können hier sicherlich schwer schädigen.

Es gibt endlich aleuk. Leukosen, bei denen nach dem histolog. Bilde die Wucherung außerordentlich ungeordnet, atypisch, aggressiv erfolgt, z. B. bei mediastinalen Affektionen, so daß die normalen Abflußwege nicht wie bei Hyperplasien offen stehen. Bei diesen klinisch schwer erkennbaren Zuständen ist der Verlauf trotz des aleukämischen Blutbildes rapide und ungünstig. Auch hier kann plötzlich leukämisches Blutbild entstehen.

Das Tempo und die Art der leukämischen Wucherung kann aber große Änderungen erleiden:

1. Gelegentlich klinische und histologische Besserung aus uns nicht klaren Gründen. Ein stürmisch einsetzender Prozeß wird wieder weniger stürmisch.
2. Unter dem Einfluß von Infektionen, Intoxikationen, Tumoren und vor allem der Therapie: Arsen, Röntgen, Radium usw.

So sieht man Rückgang und Remission des Leidens für Monate und Jahre.

Am auffälligsten ist die *Verdrängung* einer Leukämie durch Infektionen oder durch Carcinom, völlig analog wie bei Perniciosa. Der Einfluß der neuen Faktoren auf die blutbildenden Gewebe ist offenkundig viel größer und verdrängt die Einwirkung der leukämischen Noxe. Dabei wird auch die leukämische Zellbildung immer normaler. Es ist nicht ein rein quantitatives Problem. Im Grunde erzeugt auch unsere Therapie genau den gleichen biologischen Vorgang.

Immer aber, bei jeder Art der Verdrängung, sei es Infektion oder Therapie, kehrt nach einiger Zeit die Leukose zurück. Wir müssen sogar annehmen, daß zu starke Zurückdrängung durch Therapie zu schwerster Reizwirkung führt und foudroyant verlaufende Rezidive auslöst, vor allem Übergang der chronischen Myelose in akute sekundäre Myeloblastenleukämie. Gelänge es, ein mildes, dauernd wirksames Mittel für die Hemmung (Bremsen oder Verdrängen) der leukopoetischen Zellbildung ohne Gefahr der Reizwirkung zu finden, so wäre das Problem der Leukämieheilung weitgehend erreicht, selbst wenn die Ursachen der Leukämie noch vorhanden blieben. Das wäre eine gewisse Analogie zur Lebertherapie bei Perniciosa.

Das aggressive Wachstum bei Leukämie.

Früher hielt man die Leukämien für rein hyperplastische Prozesse und sonderte Erkrankungen mit aggressivem oder gar tumorähnlichem Verhalten als maligne Tumoren und damit als etwas Besonderes ab. Dabei ließ man sich zunächst vom makroskopischen Verhalten leiten. Nachdem ich aber prinzipiell in der Studie mit Fabian und Schatiloff gezeigt habe, unter Hinweis auf Befunde früherer Autoren, daß geradezu regelmäßig kleinere oder größere Infiltrationen mit leukämischen Wucherungen in der Nähe der Hyperplasien vorkommen (Durchwucherung der Lymphknotenkapsel, Wucherungen außerhalb der Kapsel, Eindringen von der Tonsille oder von den Darmfollikeln in die anliegende Muskulatur, Eindringen leukämischer interacinöser Bildungen der Leber in den Acinus, Verwachsen ganzer Lymphknotengruppen untereinander durch Infiltration und Vordringen in die Umgebung), läßt sich heute weder makroskopisch noch mikroskopisch eine Trennung in rein hyperplastische Leukosen und leukämische Lympho-, Leuko- oder Myelo-Sarkome durchführen. Trotzdem sind die Leukämien keine Tumoren (siehe später); denn diese infiltrativen Prozesse in starkem Umfang sind doch Ausnahmen und zeigen alle Abstufungen zu nicht infiltrativ wachsenden.

Lange hielt man wenigstens die Chlorome für maligne Tumoren, weil hier das aggressive Wachstum meist sehr ausgesprochen ist; aber es gibt zahlreiche rein hyperplastisch wie Leukosen sich verhaltende grüne Chlorome. Es gibt das für Chlorome typische parosteale Wachstum auch *ohne* Grünfärbung; es gibt Fälle mit teilweiser Grünfärbung, sogar mit starken ungefärbten parostealen Bildungen und grünen, nicht aggressiven Knotenbildungen.

Wir können daher keine Scheidung der Leukämie nach dem tumorähnlichen oder nicht ähnlichen Verhalten vornehmen und auch den Chloromen keine Sonderstellung prinzipieller Art zugestehen. Ich werde sie als Chloroleukämien zwar getrennt behandeln, aber stets auf das Gemeinsame hinweisen.

Die chronische myeloische Leukämie. Chronische Myelose.

Die chronische myeloische Leukämie besteht ihrem Wesen nach in einer hochgradigen Hyperplasie und gesteigerter Funktion des myeloischen Gewebes, das nicht nur an seiner normalen Stelle, im Knochenmarke, enorm wuchert, sondern auch beinahe überall im Körper sich entwickeln kann. So kommt es vor allem zu einem sehr großen, rein oder fast rein myeloischen Milztumor. In der Leber beginnt ebenfalls intensive Myelopoese, dann in den Lymphknoten und schließlich an allen möglichen Orten. Durch Hyperfunktion dieses Gewebes kommt es im Blute zu einer oft enormen Zunahme der myeloischen Zellen, der Granulocyten und deren Jugendformen (Myelocyten und Myeloblasten). Die Krankheit führt nach längerem Bestande zu Kachexie und dadurch oder durch interkurrente Affektionen zum Tode.

Ätiologie: Alle bisher als Erreger angesprochenen Gebilde, wie besonders die Hämamöben Löwits, haben sich als große Täuschungen erwiesen. Der Tumorcharakter, der von einzelnen Pathologen auch der myeloischen Leukämie zugeschrieben wird, kann hier noch viel weniger als bei der Lymphadenose in Betracht fallen. Ob Traumen eine kausale Beziehung zu Leukämie haben, ist zum mindesten unsicher und unbewiesen (s. Stern). Etwas über 10 Beob. betreffen Radiologen oder deren Mitarbeiter (Evans).

Das Vorkommen ist ein seltenes. Vor dem 4. Lebensjahre ist keine sichere Beobachtung[1] bekannt und auch vor dem 25. Lebensjahr ist das Leiden selten. Die Kurve ist eingipflig mit Maximum (35%) zwischen 30 und 39 Jahren. Am häufigsten werden Personen in den mittleren Lebensjahren befallen.

Familiäres Vorkommen der Leukämie wird gelegentlich angegeben. Ich sah Myelose bei einer Frau und beim Bruder chronische Lymphadenose. Bei der erheblichen Zahl leukämischer Erkrankungen muß nach den Gesetzen der Wahrscheinlichkeit ein solches Zusammentreffen gelegentlich vorkommen. Barrenscheen sah akute Myelose und beim Bruder

[1] Bei den Fällen von Bloch und Hirschfeld (Z. klin. Med. **39**), Monti und Berggrün, Morse (Boston med. J. **1894**), Weil et Clerc, Lehndorff (Jb. Kinderheilk. **60** (1904)] liegt wohl stets Anaemia pseudoleuc. infantum (siehe dort) vor; denn nie erreicht die L.-Zahl 70000, und handelt es sich um Kinder unter 2 Jahren mit großem Milztumor. Als kongenitale Leukämie sind die Erkrankungen mit angeborener Wassersucht (s. S. 128) angesprochen worden. Es sind aber alles nur starke myeloische Reaktionen und kein einziger Fall ist erwiesen, s. Kritik von W. Fischer, Lit. S. 129 und gleiche Auffassung von Domarus, Monogr. Die Fälle von Vollenweider entsprechen hämolytischen Anämien (siehe dort).

Lymphadenose, HIRSCHFELD 2 Lymphadenosen. Die Angaben ARNSBERGERS über endemisches Vorkommen halten der Kritik nicht stand.

Die Dauer des Leidens erstreckt sich zumeist über mehrere Jahre, durchschnittlich etwa 3—4. Das Allgemeinbefinden ist in der Regel mehr gestört als bei Lymphadenose, ausgenommen jene Fälle, in denen durch Röntgen oder

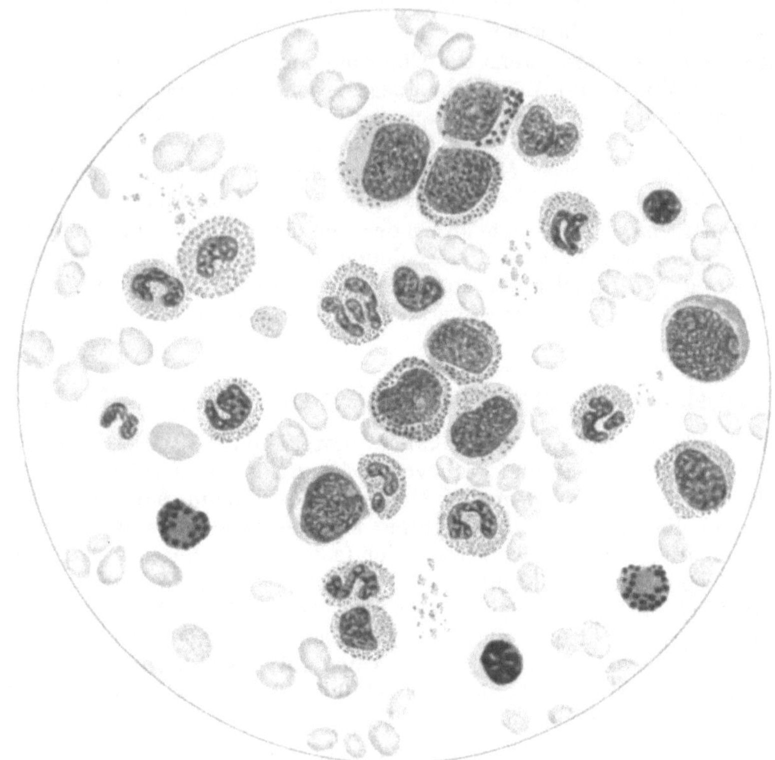

Abb. 85. Chronische Myelose. Fall mit 340 000 weißen Zellen. Links und oben rechts der Mitte je ein Myeloblast, daneben zahlreiche Myelocyten, zumeist unreife. Über dem Myeloblasten links ein reifer Myelocyt (oxyphiles Protoplasma). Links oben Normoblast, links außen oben ein Mastmyelocyt.

Arsen beträchtliche Besserung eintritt. Nur ausnahmsweise bleibt das Leben über fünf und mehr Jahre erhalten. Eine Genesung kommt nie vor. Remissionen unter Röntgen- und Arsentherapie können freilich lange dauern.

Klinisches Bild.

Die ersten Klagen der Patienten sind gewöhnlich ein Gefühl von Völle und Druck in der Magengegend, Störungen der Verdauung oder Stechen in der linken Bauchseite, Symptome, die alle auf die Entwicklung eines Milztumors (mit Perisplenitis) zurückzuführen sind. In vielen Fällen ist auffallende Mattigkeit und Blässe das erste, das die Patienten zum Arzt führt, und die vergrößerte Milz wird erst bei der Untersuchung konstatiert. Die zufällige Entdeckung der Krankheit durch den Arzt ist nichts Seltenes.

Mehrfach sah ich Patienten wegen akuter Pleuritis mit heftigen Schmerzen bei sonst glänzendem Wohlbefinden. Kleine Milzinfarkte bei noch nicht entdeckter, bisher symptomloser Myelose hatten das Bild hervorgerufen.

Das Aussehen der Kranken leidet fast regelmäßig. Nur höchst selten flieht das Rot nicht die Wangen, und in den meisten vorgerückteren Stadien ist die Blässe eine ausgesprochene oder erschreckende.

Nicht selten klagen die Patienten schon frühzeitig über Husten und zeigen sich leicht erhöhte Temperaturen und Schweiße, so daß öfters zunächst an Tuberkulose gedacht wird, besonders auch wegen der Abmagerung.

Außer den bereits erwähnten Erscheinungen ergibt die allgemeine Untersuchung vorerst wenig. Der Milztumor ist das wichtigste Anzeichen. Lymphknotenschwellung fehlt ganz oder doch für lange Zeit. Gesichert wird die Diagnose durch den Blutbefund, der auch in Frühstadien schon beweisend ausfällt.

In vorgeschrittenen Stadien lauten die Klagen: Mattigkeit, rasche Ermüdung; Dyspnoe, Herzklopfen, schlechter Appetit, unruhiger Schlaf, Schweiße, Abmagerung, Fieber; dazu kommen evtl. Nasenbluten, Schmerzen im Zahnfleisch, Durchfälle, Milzstechen, Störungen des Gesichts und des Gehörs, Juckreiz. Die klinische Untersuchung zeigt jetzt fast immer bedeutende Blässe; die Abmagerung hat beträchtliche Grade erreicht. Die Haut ist trocken, neigt zu Ekzemen. Die Knochen sind beim Anfassen und Drücken zuweilen empfindlich, und es können auch spontane Schmerzen darin auftreten.

Der Visus ist oft herabgesetzt, und bei der Augenspiegeluntersuchung fällt außer der Blässe das Vorkommen rundlicher und besonders streifenförmiger Blutextravasate auf. Seltenere Befunde sind Neuritis optica, Retinitis proliferans (eig. Beob.), Netzhautablösung, Glaskörpertrübung. Das Gehör hat vielfach, doch fast nie hochgradig, gelitten. Selten sind vollkommene Taubheit mit dem Bilde des Menière und starke Gehörshalluzinationen.

Einer meiner Patienten klagte bei vollkommener Taubheit und Menière über schwere dumpfe Geräusche, wie wenn der Sturmwind käme, und sofort darauf ertöne ein Glöcklein mit den feinsten höchsten Tönen. Derartige Symptome scheinen aber nur in den letzten Stadien der Krankheit vorzukommen.

In der Haut sind bei chronischer Myelose Infiltrate selten und meist wenig umfangreich. Sie kommen als Erythrodermien, als Dermatitiden mit Mischexanthem, als Tumoren und als knötchenförmige Infiltrate (Paltauf, Hindenburg, Schleip, und Hildebrandt, eig. Beob. usw.) vor; dagegen machen sich Petechien und Blutungen als Teilerscheinungen einer hämorrhagischen Diathese oft bemerkbar. Diese äußert sich in profusen Blutungen aus Nase, Zahnfleisch, Rachen, Ohr und Darm, die zeitweise auftreten, meist gegen das Ende hin. Stomatitis ist in den Endstadien nicht selten. Auffällig oft, auch in eig. Beob., ist hartnäckiger Herpes zoster. Als Ursache sind Blutungen oder Infiltrate in die Spinalganglien nachgewiesen. Die Tonsillen sind kaum je geschwellt, Nekrosen oder diphtherieähnliche Beläge nicht bekannt. Sehr selten ist Mikuliczsches Syndron (Hannema und Schaffer).

Schwellung der Lymphknoten fehlt meist jahrelang oder dauernd. Später und vor dem Tode findet man hie und da Vergrößerungen, die nur ausnahmsweise erhebliche Dimensionen[1] erreichen, sich weich anfühlen, gegenüber Haut und Unterlage verschieblich und, wenn langsam entstanden, indolent sind.

Verschiedene Autoren berichten über Kompressionsphänomene durch innere Lymphdrüsen; so kann die Schwellung der Bronchialdrüsen Dyspnoe, Recurrenslähmung (Hoffmann) erzeugen und Veränderungen des Perkussions- und Auscultationsbefundes wie bei Mediastinaltumoren hervorrufen. Ich habe das freilich nie gesehen, und in der neueren Literatur wird darüber nichts berichtet.

In den oberen Luftwegen kann als große Seltenheit durch myeloische Infiltrate im Schlund und im Kehlkopf schwere Dyspnoe und Larynxstenose entstehen (Hirschlaff, Specht, Laache); in den meisten Fällen ist die Dyspnoe aber eine kardiale.

---

[1] Frank und Isaac agonal bei chronischer Myelose hochgradige Lymphknotenwucherung aus Mikromyeloblasten. Analog meine Beob. S. 462.

Stauung durch Gefäßkompression tritt öfters ein, ebenso Ascites mit Kollateralkreislauf am Abdomen.

Die Lungen zeigen nicht selten chronische diffuse Bronchitis. Pleurale, manchmal hämorrhagische Ergüsse sind öfters vorhanden.

Am Herzen sind die Befunde vom Grade der Anämie abhängig. Erst in vorgerückteren Stadien trifft man systolische Geräusche, Dilatationen und Symptome der Herzmuskelinsuffizienz, besonders Dyspnoe.

Die *Milz* ist zumeist ein so großer Tumor geworden (lienale Leukämie früher!), daß er häufig die Hälfte des Abdomens auszufüllen scheint. Der Leib ist daher im Oberbauch und besonders links stark aufgetrieben. Nicht selten sieht man respiratorische Bewegungen der Milz oder deren Grenzen schon an den Bauchdecken. Das Organ ist hart, stark gewölbt, gewöhnlich glatt und unempfindlich, meist gut respiratorisch verschieblich (Ausnahme Wandermilz oder gesenkte Milz). Crenae sind mit Leichtigkeit abzutasten. Bei Perisplenitis kann man Reiben fühlen oder hören, und sind manche Stellen spontan oder auf Druck empfindlich. Ursache sind die häufig auftretenden Infarkte.

Bei starker Infarktbildung kann bedeutende peritoneale Reizung vorhanden sein, so daß der ganze Leib gespannt und ungemein druckempfindlich wird. In einem derartigen Falle meiner Beobachtung wurde sogar die Diagnose Perforativperitonitis gestellt, weil bei dem Patienten die Erkrankung scheinbar aus voller Gesundheit eingesetzt hatte, der ganze Leib bretthart war, und erst beim Nachlassen der peritonealen Reizung der Milztumor gefühlt werden konnte. In einer weiteren eigenen Beobachtung wurde bei demselben ganz plötzlich aufgetretenen Symptomenkomplex ebenfalls Peritonitis diagnostiziert und die zurückbleibende Dämpfung links nachher als Exsudat oder Nierentumor angesprochen. Erst wenige Stunden vor der bereits angesetzten Operation erfolgte durch die Blutuntersuchung die Erkennung des Leidens. In einer 3. eig. Beob. wurde der Milzinfarkt lange verkannt und Pleuritis angenommen.

Kaum fühlbar war die Milz in einem Frühfall von STUDER und in eig. Beob., ferner bei LITTEN, bei DOMARUS[1], HIRSCHFELD[2]. monatelang nie fühlbar bei 116 000 L. in eig. neuer Beob. Verkleinerungen der Milz kommen unter der Therapie und unter dem Einfluß von Infektionskrankheiten häufig vor.

Die Leber ist regelmäßig und oft erheblich vergrößert, mäßig hart und glatt. Mitunter berühren sich Milz und Leber.

Die Verdauungsorgane sind gewöhnlich in ihrer Funktion nicht gestört; Aufstoßen, Druck, Erbrechen, Appetitverlust sind freilich nicht selten. Mit leukämischen Organveränderungen des Intestinalkanals im Zusammenhang stehen indessen nur Durchfälle und Blutungen.

Ascites ist vielfach beobachtet worden. Er kann so hochgradig werden, daß wiederholt Punktionen gemacht werden müssen.

In einer eig. Beob. stellte sich nach 5 Punktionen trotz Verschlimmerung des Leidens der Ascites in den letzten Monaten vor dem Tode doch nicht mehr ein.

Die Ascitesflüssigkeit ist klar, enthält, wie EHRLICH schon für die Pleuraexsudate hervorgehoben hatte, reichlich Myelocyten, Eos. und Mastzellen.

In einer Beob. von MILCHNER betrugen Mastzellen fast $50^0/_0$. Es liegt nahe, der mitunter enormen Infiltration des Netzes eine ursächliche Beziehung beizulegen.

Der Urin enthält gelegentlich Albumen und Zylinder. Sehr selten sind Albumosen gefunden worden. Bekannt ist das starke Uratsediment, das in einem Frühfalle (STUDER) zur Diagnose geführt hat. Harnsäuresteine sind zahlreich beobachtet. P. WEBER berichtet von starker Ausscheidung myeloischer Zellen durch den Urin unter dem Bilde einer Pyurie. Auch ich finde immer myeloische Zellen im Urinsediment.

Bisher existieren nur die Beob. EBSTEIN, PASCHEN, BECKER, PARKER, GLÜCKSMANN und HAGEDORN, in denen Leukämie sich mit *Gicht* vergesellschaftete, so daß man an

---

[1] DOMARUS: Monogr. S. 380. [2] HIRSCHFELD: In SCHITTENHELM, Handbuch.

zufälliges Zusammentreffen denken kann. Es sind nicht einmal alle sichere Leukämien. PARKER schreibt, daß von 3 Fällen 2mal die Gicht lange vor der Leukämie bestanden habe. Für die Auffassung des Wesens der Gicht ist diese so eminent seltene Kombination trotz der jahrelang vermehrt gebildeten Harnsäure entschieden wichtig. Die konstitutionell vererbbare Disposition der Knorpel und Gelenke für die Bindung der Harnsäure, die für Gicht notwendig ist, kann eben nur als seltene zufällige Kombination bei Leukosen vorkommen.

Bei den Sexualorganen ist das Aufhören der Menses und Auftreten von Priapismus zu erwähnen. Es liegen bisher über Priapismus etwa 30 Beobachtungen vor. Ursache sind thrombotische Prozesse der Corpora cavernosa; auch Leukocytenstasen werden beschuldigt. Das Symptom kann wochenlang andauern, große Schmerzen verursachen und Frühsymptom der Leukämie sein (KAST, EISENSTÄDTER, mehrere eig. Beob.). Therapeutisch hat Röntgenbestrahlung manchmal gute Resultate ergeben.

Veränderungen des Zentralnervensystems sind bei chronischer Myelose selten und zumeist Folgeerscheinungen von kleineren oder größeren Blutungen. Der Tod an Apoplexie ist aber nicht ungewöhnlich. In der Beob. von STURSBERG hat eine epidurale myeloische Wucherung zu Paraplegie geführt.

Viele ältere Angaben der Literatur über besondere Befunde des Nervensystems beruhen auf Irrtum und falscher Diagnosenstellung.

Fieber sind häufig vorhanden, können indessen auch fehlen. Zumeist handelt es sich um leicht erhöhte Abendtemperaturen; seltener ist ein stark remittierendes oder bis zu 40^0 steigendes Fieber, das man, bei Ausschluß von Komplikationen, als leukämisches bezeichnen muß. Höhere Fieber sind prognostisch immer ungünstig zu bewerten. Sie beruhen auch oft auf Thrombosen.

Blutbefunde: Die Blutmenge ist nach Beurteilungen im Leben und bei der Sektion entschieden nicht vermindert. GREPPI hält bei großem Milztumor die Bestimmung nicht für zuverlässig. Die Farbe des Blutes ist normalrot, erst in vorgeschritteneren Stadien blaß. Die Gerinnungszeit ist verlangsamt. Beim Stehen tritt nach einiger Zeit eine eiterähnliche grauweiße Leukocyten- und Fibrinschicht auf.

Das Blut ist wegen der hohen L-Zahl klebrig. Bei Herstellung von Ausstrichen fällt dies sehr auf. Die Viscositätssteigerung ist oft erheblich. Im Nativpräparate ist das Fibrin nicht vermehrt. Chemische Analysen (PFEIFFER) bestätigen dies. In exquisitester Weise gibt das Blut die Oxydasenreaktionen.

Durch die großen weißen Zellen kann das Zellvolumen erheblich zunehmen auf Kosten des Plasmavolumens, z. B. 40jährige Frau: Hb. 72, R. 3,6, L. 184000, $\eta = 4{,}3$, R.-Volumen $40^0/_0$, L.-*Volumen* $9^0/_0$.

Der Hb.-Gehalt ist im Anfang unbedeutend oder nicht reduziert, in vorgeschrittenen Stadien beträgt er in der Regel 40—$60^0/_0$; erst durch Komplikationen, besonders durch schwere Blutungen, resultiert hochgradige Anämie. Entsprechend verhalten sich die Werte für R., die bei beginnenden Erkrankungen aber oft hoch, bis 6 Millionen und mehr gehen.

Die gleichzeitige Kombination mit hohen R.-Zellen wird in der Literatur jetzt schon mehrfach erwähnt und dieser Befund ist theoretisch sehr wichtig; er zeigt, daß die Gesamtregulation des myeloischen Systems nicht, wie fast immer die L.-Regulation allein gestört sein kann. Es gibt auch Kombinationen mit Polycythämie oder Übergänge von jahrelang dauernder Polycythämie in Myelosen. Folgendes sind Beob. der Literatur, die hier zu erwähnen sind.

BLUMENTHAL: Fol. haemat. (Lpz.) **1905**, 664. — BRIEGER u. FORSCHBACH: Klin. Wschr. **1922**, 845. 8 Jahre Polyglobulie, R. 14,0, später ak. Myl., L. 225000.

GHIRON: Haematologica **1922**. — DI GUGLIELMO: Zit. bei ERICH MEYER.

HERXHEIMER: Zit. bei ERICH MEYER. — HIRSCHFELD: Monographie **1925** in SCHITTENHELM; Fol. haemat. (Lpz.) **26** (1920), nach 10 J. Polyglob. — HÖRSTRUP: Fol. haemat. (Lpz.) **39**, 178 (1929). R. 7,38, Hb. 105, L. 82300, 3 Myelobl., 26 Myeloc., 10 Eos.

JUNG u. HERXHEIMER: Zbl. Nervenkrkh. **1915**. Nach 9 J. Polyglob. Übergang in Myeloblastenleukämie.

KENNETH u. MC ALPIN: Zit. bei MAKAREWITSCH. — KÖHLER: Klin. Wschr. **1928**, 1186. R. 11,0, Hb. 110, L. 40000. — KRAUSE: Inaug.-Diss. Breslau 1907.

MAKAREWITSCH: Klin. Med. (russ.) **1929.** 10% Myelobl. — MEYER, ERICH: Jkurse ärztl. Fortbildg **1912.** — MINOT u. BUCKMAN: Amer. J. med. Soc. **166,** 469 (1923).

PENDERGRASS u. PANCOAST: Fol. haemat. (Lpz.) **1905.** — POLAK DANIELS: Klin. Wschr. **1928,** Nr 3.

ROSENBLUM u. KRIMER: Fol. haemat. (Lpz.) **41,** 484 (1930). — ROSIN: Ther. Rdsch. Nr 46. R. 10,0.

WINTERFELD: Z. klin. Med. **100,** 498 (1924). Famil. Polyglob., seit vielen Jahren, ohne R. 7,5, L. 47000.

Anisocytose und Poikilocytose ist gewöhnlich vorhanden. Jugendlich unreife R. sind häufig. Normoblasten, oft mit starkem Kernzerfall, gehören zu den konstanten Befunden. Vereinzelt trifft man Makroblasten. Gelegentlich ist die Zahl der Erythroblasten gewaltig, siehe S. 454.

Die Blutplättchen sind als myeloische Elemente vermehrt. Wiederholt habe ich doppelt bis dreifache Werte der Norm gezählt. In Spätstadien erfolgt aber Abnahme oft auf sehr tiefe Werte.

Ausgesprochen grünliches Serum und gelbgrünliches Plasma habe ich mehrfach gesehen, ohne Bild des Chloroms, Bilirubin ist selten vermehrt.

Das Charakteristische des Blutbildes sind die weißen Blutzellen. Ganz gewöhnlich ist ihre Zahl bedeutend und erreicht Hunderttausend und mehr. Relativ niedrige Werte sieht man unter dem Einfluß der Therapie oder von Komplikationen, endlich bei den dauernd oder lange Zeit aleukämischen oder subleukämischen Formen. Das Wichtigste der Leukämie ist aber nicht die hohe L.-Zahl, sondern die Tatsache, daß das Blut alle Zellen des myeloischen Gewebes aufweist, so daß eigentlich nur quantitative Differenzen zwischen leukämischem Blut und normalem Knochenmark bestehen.

Das typische Blutbild ist das folgende:

1. Neutrophile L. bilden besonders in früheren Stadien die Mehrheit. Ihre Kerne sind gut segmentiert. Patholog. N. fehlen gänzlich. Riesenneutrophile sieht man ab und zu.

2. Eos. L. sind oft prozentlich, fast immer absolut stark vermehrt.

3. Mastzellen sind prozentlich (5—10—15, selten höher) vermehrt, erreichen also eine enorme Vermehrung. Oft sind die Zellen und ihre Kerne weit größer als normal; nicht selten ist ein Teil der Granula wasserunlöslich.

4. Monocyten sind (besonders in Frühstadien und bei subleukämischen Werten und nach therapeutischen Erfolgen) vermehrt, prozentlich und absolut. Später ist ihre Zahl sehr niedrig, und die Abgrenzung dieser Zellart begegnet erheblichen Schwierigkeiten wegen der vielen pathologischen Kernlappungen an Myeloblasten und Promyelocyten.

5. Neutrophile Myelocyten erscheinen in hohen Werten (20—40 und mehr Prozent). Von großen unreifen zu halbreifen und den früher so oft verkannten kleinen reifen Myelocyten gibt es alle Zwischenformen. Auch Metamyelocyten erreichen oft 10% und mehr und zeigen alle Übergänge zu N.

6. Eosinophile Myelocyten kommen meist in einigen Prozenten vor. Viele, gelegentlich fast alle, zeigen unreife basophile Granula.

7. Mastmyelocyten sind gewöhnlich vorhanden mit oft unreifer Granulation. Die Kerne sind meist groß und typisch myelocytär.

8. Myeloblasten gehören zum typischen Blutbild, sind aber anfänglich spärlich (1—3%), nehmen im Laufe der Krankheit sehr zu und geben den besten Gradmesser für die Prognose.

HEIBERG bezeichnet die leukämischen Myeloblasten als von den normalen verschieden, vor allem wegen der größeren Kernmasse.

9. Lymphocyten sind auf minimale Prozentsätze reduziert, absolut berechnet, aber fast immer etwas vermehrt. Es sind völlig normale Zellen ohne jede Atypie, mit dunklem pachychromatischem Kern.

Gewisse hohe Ŀ.-Werte der Literatur beruhen auf Verwechslung der Ŀ. mit Myeloblasten oder kleinen reifen Myelocyten.

10. Knochenmarksriesenzellen traf Oelhafen in meinen Beobachtungen in jedem Falle. Trümmer ihrer Kerne sind gar nicht selten.

11. Blutplättchen sind reichlich und oft vermehrt.

Veränderungen des Blutbildes. I. *Frühstadien* chronischer Myelose werden selten beobachtet. Im Blutbild sind sie gezeichnet durch relativ geringe L.-Zahl unter oder nicht wesentlich über 100000 L., durch starkes Vorherrschen reifer L., insbesondere der Neutrophilen, durch geringe Zahl unreifer großer Myelocyten und nahezu völliges Fehlen der Myeloblasten.

II. *Vollentwickelte Erkrankungen* zeigen hohe L.-Zahlen, meist mehrere Hunderttausende, hohe Werte der Myelocyten, die die Mehrzahl aller Zellen ausmachen können, und einige Prozente von Myeloblasten.

III. *Spätfälle* und *akute Verschlimmerungen* verraten sich schon hämatologisch durch Insuffizienz der Myelopoese, hohe Zahlen von Myeloblasten und unreifen großen Myelocyten. Dies ist der nicht seltene Übergang in sekundäre Myeloblastenleukämie. Gleichzeitig ist jetzt die Anämie hochgradig und die Plättchenbildung schwer gestört, qualitativ und quantitativ.

Bei einer subakuten Erkrankung eines 4jährigen Knaben sah ich vor dem Tode 54% Myeloblasten auf 268000 L. — Sektion enorme typische myeloische Wucherung.

Auch von schweren Stadien abgesehen gibt es Schwankungen im Blutbefund, selbst ohne Eingreifen der Behandlung. So kann die Anämie, die Zahl der L. u. Erythroblasten und den Prozentsatz der L.-Arten erheblich ändern.

Atypien des Blutbefundes bei den Myelosen.

1. *Myelosis aleucaemica* oder *subleucaemica* (myeloische Pseudoleukämie). Die L.-Zahl ist lange oder dauernd normal. Klinisch besteht ein isolierter Milztumor; Lymphknoten fehlen. Das Blutbild entspricht qualitativ völlig der Myelosis. Oft liegt starke Anämie vor. Im allgemeinen ist der Verlauf gutartiger, aber prinzipiell wie bei den leukämischen Formen.

Kraus: Splenomegalie, Fieber, große Blässe, Lymphknoten fehlen. R. 4—4,8, Hb. 60 bis 70%. Plättchen reichlich, ebenso Erythroblasten. L. 9300—9700, N. 61—71, Eos. 0,6 bis 4,4, Ma. 1,15—4,94, Metamyeloc. 3,2—14,1, neutr. Myeloc. 6—13, eos. Myeloc. 0,5—1,9, Myelobl. 4—11, Ŀ. 2,3—6,3%. Milzpunktion ergibt Myeloblasten und Myelocyten.

Chosrojeff: Typisch chronische Myelose, hämorrhagische Diathese. Leber und Milz groß. Lymphknoten fehlen. L. niedrig, später über 15000, neutr. Myeloc. 0,6, N. 39% dominierend kleine Myeloblasten, zum Teil mit pathologischen Kernen. Histologisch typische Myelose und positive Oxydasereaktion.

Eigene Beobachtung: 52jähriger Mann; Subikterus, Abmagerung, Kachexie, enormer Milz-, mäßiger Lebertumor, schwere Anämie.

30. 10. 16. Hb. 50, R. 2,49, L. 5940, Myelobl. 2,4. Myeloc. nur 4,5, reife 7,0, Metamyeloc. 4,6, N. 47,9, Eos. 1,9, Ma. 1,8, Monoc. 7,6, viele jungkernig, Ŀ. 20,7. Normobl. 1,4, Plasmaz. 0,2. Ähnlicher Befund konstant viele Monate, z. B.:

15. 11. 16. Hb. 50, R. 3,04, L. 6290, Myelobl. 1,8, unreife Myeloc. 4,9, halbreife 6,0, reife 5,3, Metaf. 6,5, N. 40,5, eos. Myeloc. 0,3, Eos. 2,0, Ma. 2,2, Monoc. 10,7, Ŀ. 17,8, Normobl. 2,0%.

15. 2. 17. Hb. 42, R. 2,23, L. 10040, Myelobl. 2,8, unreife Myeloc. 5,5, halbreife 5,7, reife 12,1, Metam. 7,5, N. 41,6, Eos. 0,8, Ma. 3,0, Monoc. 5,8, Ŀ. 12,4%, Normobl. 2,8%.

Die Monocyten waren meist reichlich und boten starke Segmentation des Kernes; daneben fanden sich viele Monoblasten und auch altkernige Formen.

Niedrigere Zahlen der L. sieht man auch bei Frühfällen, bei akuten, besonders Chloroleukämien, bei Komplikationen, bei energischer Behandlung. Hierher Beob. von Türk, Assmann, Jaksch, Königer, Nauwerk und Moritz, Naegeli und Lit. S. 458, 466.

2. Selten ist histologisch eine typische *Systemaffektion* vorhanden mit *großer Milz,* aber der *Blutbefund fast unverändert oder nicht beweisend.* Die Verwechslung mit genetisch andersartigen Megalosplenien findet dann oft statt.

Hierher zählen die Pseudobantifälle von HIRSCHFELD (Myelocyten trotz großer Milz 0 oder nur 5%, bei Milzpunktion alles Gewebe myeloisch), ferner die Mitteilung von HÄSELER (L. 4100, Myeloc. 1,3%, Hb. bis 18%; Milz rein myeloisch, Röntgen- und Benzolbesserung). Sodann die Beobachtung von P. WEBER als Leukanämie.

3. Sehr selten sind Formen, die lange *fast nur reife Zellen* zeigen, aber gelegentlich hohe L.-Zahlen.

Eigene Beobachtung: 60jähriger Mann. 1/2 Jahr Abmagerung um 13 Pfd., plötzlich ileusartiges Krankheitsbild im März 1912, ohne Fieber; jetzt große Milz entdeckt, bis Symphyse; später zwei weitere an Ileus erinnernde Anfälle. Enorme Milz mit deutlichen Crenae, Leber stark vergrößert, palpabel, Ascites.

19. 5. 12. Hb. 57, R. 4,16, L. 20000, Myelobl. 1/4, neutr. Myeloc. 1%, N. 76 1/4, Eos. 11 1/2, Ma. 4 1/4, Monoc. 4, £. 2 3/4. Unter Röntgen enormer Rückgang der Milz und Besserung des Befindens, Gewichtszunahme 2 kg. dann Rückfall, Milz wieder groß.

1. 11. 12. Hb. 55, R. 3,05, L. 27200, Myelobl. 1/3, neutr. Myeloc. 1/3, eos. Myeloc. 1/3, N. 70 2/3, Eos. 20, Ma. 4 2/3; Monoc. 1 2/3, £. 1 2/3, ab und zu Normoblasten. Weiterer Verlauf hämatologisch nicht beobachtet. Sommer 1913 Exitus.

Daß hier eine chronische Myelose vorgelegen hat, aber lange Zeit mit fast nur reifen Blutzellen, ist zweifellos. Es liegt eine biolog. Variante vor, so auch bei BÉCLÈRE mit 340000 L. ohne Myelocyten und von DOMARUS (Monogr.), 340000 L. mit 94% N. ohne Myelocyten.

4. Erkrankungen mit enormen Zahlen von Eos., z. B. ALEXANDER [24 1/2% bei 150000, BASS, GIFFIN, 90% bei 211000 L., MC DONALD u. SHOW, STILLMANN, SHAPIRO, SCHMIDT-WEYLAND, SEEMANN (mit Chlorom), HAY u. EVANS (mit Erythrämie), 83,7% Eos. auf 72000 L.; hier weitere Lit.

5. Sehr hohe Werte der Mastzellen.

Beob. LAZARUS: Mastzellen schwanken während 2 Monaten zwischen 3,7 und 47%. — So hohe Mastzellenwerte haben zu dem Begriff der Mastzellenleukämie geführt (JOACHIM 56,4—82% bei 237000—98500 L.; TOMASZEWSKI 28,7—40%, bei 267000 bis 130000 L.). HAMMERSCHLAG, MASSA, MUSSANTE, VASATURO, SABRAZÈS, SARZI-SARTORI usw.

6. Monocyten dominieren, siehe S. 474 und „Monocytenleukämien“ S. 508.

7. Erkrankungen mit ungewöhnlich vielen Knochenmarksriesenzellen im Blute (mehr. eig. Beob., BARTH, VASATURO, OELHAFEN, MICHAELIS, PETRI, DUBINSKAJA, HIRSCHFELD, GHISETTI).

8. *Myeloblasten dominieren:* meist akute und Chloromyelose, präagonal als sekundäre Myeloblastenleukämie, bei Verschlimmerungen und zu intensiver Behandlung, stets als Zeichen schwerster Knochenmarkshyperaktivität s. auch S. 453, 455 und 469.

9. Eos. 0 oder sehr *wenig,* z. B. in Frühfällen, bei akuten Schüben, vor dem Tode, bei Komplikationen.

10. Keine oder fast keine Mastzellen. Vorkommen wie bei 9.

11. Blutplättchen können enorm zahlreich sein. ZADEK fand Werte von 1,9 und von 2,03 Millionen.

12. Erythroblasten sind sehr häufig. Das ist bei vorgeschrittenen Fällen mit starker Reaktion des Knochenmarkes, aber auch bei stürmisch verlaufenden akuten Schüben nichts Seltenes. Völlig unberechtigt wollen manche Autoren darin ein besonderes Krankheitsbild sehen, entweder Leukanämie (siehe diese) oder Erythromyelämie. Die Annahme italienischer Autoren, es habe ein Zurückgreifen des Reizes auf noch unreifere Zellen, Hämohistioblasten, aus denen rote Zellen wie Myeloblasten (Hämocytoblasten) hervorgehen, stattgefunden, halte ich nicht für richtig, und ich kenne keine morphologischen Zwischenformen zwischen indifferenten Mesenchymzellen und Myeloblasten.

13. *Megaloblasten* kommen trotz vieler Angaben der Literatur nie vor. Stets handelt es sich um Makroblasten, so auch bei PAPPENHEIM bei Durchsicht der Präparate! Es gibt keine frühembryonale Blutbildung bei Leukosen.

14. *Anämische Stadien,* besonders als anämisches Vorstadium mit sehr wenig unreifen L., so daß die Diagnose schwer fällt. Auch unter dem Einfluß von

Komplikationen oder besonders eingreifender Therapie kann starke L.-Verminderung auftreten, so daß die Erkrankung nur als Anämie imponiert. Aus längeren und kürzeren anämischen Vorstadien heraus kommt plötzlich oder allmählich ein Übertritt unreifer Zellen ins Blut. Das sind die Fälle, in denen frühere Autoren den Übergang von Perniciosa in Leukämie angenommen hatten.

15. Entstehung aus Polycythämie oder Kombination mit dieser siehe S. 451.

Die feinere Morphologie zeigt aber, daß auch beim Fehlen unreifer Zellen weder das rote, noch das weiße Blutbild der Perniciosa entspricht, ganz zu schweigen vom klinischen Gesamtbild der Perniciosa.

Besonders eingreifend sind die *Veränderungen* unter dem *Einfluß der Therapie* (Röntgen, Arsen, Benzol, Thorium) usw. Bei günstiger Beeinflussung hebt sich die R.-Zahl, sinken die L.-Werte und treten die unreifen Elemente immer mehr zurück, so daß sich also eine weitgehende biologische Änderung der Zellbildung kundgibt. Es gelingt, fast normale Blutbilder zu erreichen, ohne oder mit nur noch wenig Myelocyten, mit normaler oder subnormaler L.-Zahl. Vereinzelt kommt es zu langdauerndem Verschwinden aller Myelocyten und der unreifen Formen, und ist das einzig Abnorme die hohe Mastzellenzahl, bei einer Besserung, die einer (vorübergehenden) Heilung sehr nahe kommt.

So bot die Patientin von S. 461 während $2^1/_2$ Jahren nur noch etwa $5^0/_0$ Mastzellen bei normalen L.-Zahlen. In einer andern Beobachtung sah ich auf Röntgen nur mäßigen Rückgang der Gesamtzahl, unter darauffolgender Arsentherapie aber Abfall von 13800 auf 4360 L. und jetzt noch $10^0/_0$ Mastzellen, trotz $100^0/_0$ Hb., gewaltiger Gewichtszunahme, enormer Verkleinerung der Milz und glänzendem Allgemeinbefinden.

Ganz selten gelingt es, bei weit vorgeschrittener Leukämie die dominierenden Myeloblasten zu verscheuchen und das typische Blutbild zu erreichen.

Fall Warburg: Zellreiche große Myeloblasten (bei wenig Myelocyten und fast fehlenden Mastzellen) erweckten den Gedanken an akute Lymphadenose. Unter Röntgentherapie und auffälliger Besserung des Allgemeinbefindens (!) verschwanden diese Myeloblasten bis auf $1{,}5^0/_0$, während jetzt die Myelocyten zunahmen und die Mastzellen $8^0/_0$ erreichten.

Freilich ist das Umgekehrte viel häufiger, nämlich zuerst unter dem Einfluß der Behandlung starker Rückgang aller leukämischen Hyperplasien und hochgradige Abnahme der L.; plötzlich aber akute Verschlimmerung des Allgemeinzustandes, Verfall des Patienten, akut einsetzende hämorrhagische Diathese und rapide Zunahme der L. unter fast ausschließlichem Vorkommen der Myeloblasten. Diese Rezidive auf ungeeignete, zu starke Behandlung zeigen bei der Sektion typisch myeloische Gewebswucherung, zumeist aus Myeloblasten.

Solche Erlebnisse sind häufig verzeichnet; ich habe sie auch mehrfach erlebt. Béclère glaubt sogar, daß die meisten Myelosen nach anfänglich günstiger Röntgenbehandlung an solchen stürmischen Rezidiven zugrunde gehen. Auch bei Benzoltherapie und Thorium X-Anwendung sind sie öfters von mir gesehen, auch bei zu intensiver Sonnenbestrahlung. Bei therapeutischen Tuberkulininjektionen sah ich die L. bis auf 4000 sinken unter allgemeiner Verschlechterung des Befindens und baldigem Exitus.

Große *Veränderungen* des *Blutbildes* treten auch dann auf, wenn im langen Laufe des Leidens, ganz besonders bei Myelose, *andere Krankheiten dazutreten.* Jetzt gehen Milz und Lymphknoten bedeutend, oft völlig, zurück, während entsprechende Blut- und Organveränderungen bei Lymphadenose viel geringer auszufallen pflegen. Das myeloische Blutbild kann ganz verschwinden, ja das charakteristische Blutbild der komplizierenden Krankheit (z. B. die neutrophile Leukocytose einer croupösen Pneumonie) entstehen. Auch hier ändert sich also der biologische Typus der Zellbildung im myeloischen System, das mehr und mehr jede Atypie verliert und normale Geleise betritt. Indessen ist Heilung nicht erreicht, selten auch nur Besserung des Allgemeinbefindens. Meist erfolgt der Tod, stets aber nach einiger Zeit allmähliche oder rapide Steigerung der L. unter Wiederherstellung des leukämischen Blutbildes.

Derartige Erfahrungen sind besonders bei Erysipel (DOCK, ALLACIA, RICHTER, KRAUS), bei Eiterungen (NEUTRA, HEUCK), bei Influenza (H. F. MÜLLER, KÓVACS, DOCK), bei Sepsis (MÜLLER, FRÄNKEL, FRÖHLICH, KÖRMÖCZI, zahlreiche eig. Beob.), bei Tuberkulose (QUINCKE, DOCK, BEITZKE, SCHLEIP, KAST, LICHTHEIM, JÜNGER, WEIL, STINTZING, FRANCKSEN, DE ROTH, BRÜCKMANN, LEHNDORFF und ZAK, THORSCH, SCHWARZ, REBITZER, HIRSCHFELD und TOBIAS usw.), bei Magencarcinom (BURG) bekannt geworden. Fast stets handelte es sich um rasch sich ausbreitende, gewöhnlich um miliare Tuberkulose. MÖNCKEBERG hat gezeigt, daß ein Rückgang der Leukämie bei Tuberkulose nur beim Auftreten von echter tuberkulöser Struktur des neuentstandenen Gewebes erfolgt, in anderen Fällen aber die Tuberkelbac..len lediglich Nekrosen machen und dann die Leukämie nicht beeinflussen. So erklärt sich wohl auch eine Beobachtung von HIRSCHFELD mit massenhaft Tuberkelbacillen in unverändertem myeloischen Gewebe.

80 Fälle von Komplikationen der Leukämie sind bei DOCK zusammengestellt, zahlreiche Beobachtungen auch bei NEUTRA, KÖRMÖCZI, KÓVACS.

Literatur über Leukämie und komplizierende Krankheiten.

ALLACIA: Fol. haemat. (Lpz.) **1904**, 26.

BEITZKE: Inaug.-Diss. Kiel 1899. — BRÜCKMANN: Arb. path.-Anat. Inst. Tübingen 2 (1899).

DIETRICH: Fol. haemat. (Lpz.) **13**. Nachher Granulom. — DIONISI: Fol. haemat. (Lpz.) 7, 368. — DOCK: Amer. J. med. Sci. **1904** (Lit.!).

EISENLOHR: Virchows Arch. **73** (1878). — ELSNER and GROAT: Amer. J. med. Sci. **1901**.

FRÄNKEL: Dtsch. med. Wschr. **1895**. — FRANCKSEN: Inaug.-Diss. Göttingen 1892. — FREUDENSTEIN: Inaug.-Diss. Berlin 1895. — FRÖHLICH: Wien. med. Wschr. **1893**. — FUNK: Berl. klin. Wschr. **1906**, Nr 40.

GALLOWAY: Proc. roy. Soc. med. **1910**. Erysipel. — GUYOT: Gazz. Osp. **1917**. Tbc.

HARBITZ: Acta tbc. scand. (København.) **5**, 1 (1929). Miliaris. — HEUCK: Virchows Arch. 78. — HIRSCHFELD u. TOBIAS: Dtsch. med. Wschr. **1902**, Nr 6.

JÜNGER: Virchows Arch. **162**, 283 (1900).

KAST: Münch. med. Wschr. **1902**, 2093. — KÖRMÖCZI: Dtsch. med. Wschr. **1899**, 773; Fol. haemat. (Lpz.) **11**, 297. — KÓVACS: Wien. klin. Wschr. **1893**, Nr 39. — KRAUS: Prag. med. Wschr. **1899**, Nr 41.

LEHNDORFF u. ZAK: Fol. haemat. (Lpz.) **1907**, 636. — LEPEHNE: Dtsch. med. Wschr. **1919**, Nr 32. Pocken. Lymphatische Leukämie unbeeinflußt. — LICHTHEIM: Dtsch. med. Wschr. **1897**, V. B. 193. — LÖWY: Med. Klin. **1911**, Nr 38. Miliartuberkulose.

MÖNCKEBERG: Verh. dtsch. path. Ges. **1912**, 42. Tuberkulose. — MÜLLER, H. FR.: Dtsch. Arch. klin. Med. **48** u. **50**. — MURREL: Lancet, Juli **1902**. Tbc.

NANTA: Arch. Mal. Coeur **1913**, 38. Tuberkulose. — NEUTRA: Z. Heilk. **24**, 349 (1903).

PFEIFFER: Münch. med. Wschr. **1907**, 252. Mil.-Tbc. — PRIBRAM: Wien. klin. Wschr. **1914**, 1087. Infekte.

QUINCKE: Dtsch. Arch. klin. Med. **74** (1902).

REBITZER: Prag. med. Wschr. **1892**, Nr 31. — RICHTER: Charité-Ann. **21** (1896). — ROTH, DE: Inaug.-Diss. Genève 1895.

SAMSON: Berl. klin. Wschr. **1908**, Nr 5. — SCHLEIP: Atlas. — SCHWARZ: Wien. med. Wschr. **1905**, Nr 9. — SCHUPFER: Berl. klin.-ther. Wschr. **1904**, Nr 40; Policlinico **1905**. — STINTZING: Taggsbl. dtsch. Naturforsch. Verslg Heidelberg 1889, S. 406. — STURMDORF: Amer. J. med. Sci. **1901**. — SWIRTSCHEWSKAJA: Virchows Arch. **262**, 1 (1926). Miliaris.

THORSCH: Wien. klin. Wschr. **1896**, Nr 20.

WEIL: Gaz. Sci. Méd. Bordeaux **1900**, No 70. — WÖRPEL: Inaug.-Diss. Berlin 1918.

Stoffwechsel der myeloischen Leukämie.

Ich folge im wesentlichen den kritischen Ausführungen von STRAUSS in v. NOORDENS Handbuch (hier auch Literatur), da die älteren mit ungenügender Methodik angestellten Untersuchungen entwertet sind.

Es gab eine Zeit, in der man aus dem Befunde von Hypoxanthin und anderen als Milzstoffe gedeuteten Körpern im Harne eine chemische Diagnose der Leukämie stellen wollte und den Ursprung der Krankheit aus der Milz beweisen zu können glaubte (MOSLER). SALKOWSKI hat diese Bestrebungen als irrige nachgewiesen, indem er das Vorkommen von Hypoxanthin in allen Urinen feststellte. Dagegen haben die neueren Untersuchungen doch soweit den Forschungen der älteren Autoren recht gegeben, als eine Steigerung der Xanthinbasen in den meisten Fällen vorhanden ist.

Die Werte für die Harnsäure (U) wurden häufig vermehrt gefunden, aber vielfach auch innerhalb normaler Grenzen. Eine volle Parallele zwischen

U und L.-Zahl besteht nicht und ist von vornherein nicht zu erwarten. Besonders starke Vermehrungen sind bei chronisch myeloischer Leukämie präagonal getroffen worden.

Entgegen früheren Ansichten kann der Leukämiker mit der Nahrung eingeführte Xanthinkörper vollständig zerstören (BONDZYNSKI und GOTTLIEB, SCHMID, GUALDI), und scheint der Abbau der zerfallenden Nucleinsubstanzen über die Purinkörper hinaus hauptsächlich präagonal zu leiden.

Auch die Ausscheidung von größeren Mengen von Phosphorsäure, die ihren Ursprung wohl gleichfalls im Untergang von Nucleinsubstanzen haben, findet sich erst bei den schweren Fällen von Leukämie.

Die Steigerung der Eiweißzersetzung ist in unkomplizierten Fällen chronischer Myelose nicht bedeutend. Nach STRAUSS sind gewisse Schwankungen schon von Funktionsstörungen der Nieren und des Verdauungskanales abhängig, und man hat nicht an Gifte zu denken. Die Magenfunktionen und die Resorptionsverhältnisse erweisen sich in vielen Fällen als normal; Vermehrung des Indikans und der Ätherschwefelsäure fehlt, so daß vermehrte Zersetzungsprozesse nicht anzunehmen sind.

Von Interesse sind ferner die Änderungen des Chemismus unter dem Einfluß der Therapie und bei komplizierenden Krankheiten. Zunächst erfolgt eine stärkere Zerstörung der L. bei dem raschen Sinken der Gesamtzahl. Erwiesen ist das durch die anfänglich bedeutende Steigerung der U-Ausscheidung (FRÄNKEL für die Infektionskrankheiten; KÖNIGER, ROSENSTERN, STURSBERG, ROSENBERGER, LOSSEN und MORAWITZ für die Röntgenbeeinflussung). Nachher aber folgt bei günstigem Einfluß geringe U-Ausscheidung bis zum Auftreten eines Rezidives, und dies zeigt, daß die ganze Zellbildung in normale Wege gekommen ist, was ja schon die eingehende Zellanalyse bewiesen hat.

In anderen Fällen bleibt die U-Ausscheidung hoch trotz niedriger L.-Zahl. Hier ist die Zellbildung an sich nicht wirklich gebessert, das Befinden des Patienten sogar verschlechtert, und die niedrige L.-Zahl kommt nur davon her, daß der starke therapeutische Einfluß die im Übermaß gebildeten Zellen fortwährend rasch zerstört.

GREEN, WICHMANN, BECHER fanden starke Steigerung der Aminosäuren im Blute, entstanden aus L.-Zerfall. Die Steigerung des Grundumsatzes ist oft festgestellt und wird prognostisch verwertet (STRIECK, B.).

Diagnose der chronischen Myelose.

Die chronisch myeloische Leukämie ist leicht zu erkennen, weil die Untersuchung eine Milzvergrößerung ergibt und damit eine Blutuntersuchung als nötig erachtet wird, die nicht lange Zweifel bestehen läßt. Nach dem Aussehen oder den Klagen des Kranken freilich läßt sich nie eine Diagnose stellen; auch nicht aus dem Vorhandensein eines großen Milztumors.

Bei kleinen Milztumoren sah ich mehrfach, Magencarcinom oder Nierentumor diagnostiziert. Diagnostisch interessant sind jene S. 450 erwähnten Krankheitsfälle. Öfters sah ich auch Annahme einer Tuberkulose wegen subfebriler Temperaturen, leichter Schweiße, Gewichts- und Kräfteabnahme, besonders bei noch mäßiger Milzvergrößerung. Über Pleuritis als Fehldiagnose S. 450.

Viel größer sind die diagnostischen Schwierigkeiten bei akuten Leukämien.

Die Hauptkriterien liegen im Blutbefunde: in der Vermehrung der L., im reichlichen Auftreten von Knochenmarkszellen in allen Arten und Reifestadien. Nur wenige Spezialfälle begegnen Schwierigkeiten durch das Vorliegen ungewöhnlich *hochgradiger myeloischer Reaktionen* mit reichlich Myelocyten.

1. *Hohe Leukocytosen bei Infektionen* können besonders bei Kindern mehrere Prozente von Myelocyten aufweisen; doch herrschen die N. und finden sich patholog. N. Es fehlen Eos. und Ma. und ist auch das klinische Bild nicht für Leukämie zu verwerten.

Hierher eine Beob. von HIRSCHFELD u. KOTHE (gangränöse Appendicitis p. op. Blutung, L. 190000! mit 7,3% N.).

2. Die *Lymphogranulome* täuschen mitunter nicht nur durch Milz- und Lymphdrüsenvergrößerung, sondern auch durch Leukocytose über 60000,

durch mehrere Prozente von Myelocyten und reichliche Eos. eine Myelose vor; indessen dominieren gewöhnliche N., fehlen eos. Myelocyten und Mastzellen.

3. Die *Anaemia pseudoleukaemica infantum* bietet zuweilen täuschende Blutbilder mit reichlich Myelocyten und Erythroblasten. Zudem ist das klinische Bild gleich und sogar der histologische Befund nur quantitativ verschieden. Es handelt sich hier aber um eine Krankheit des frühesten Kindesalters. Außerdem ist die Gesamtzahl der L. immer eine mäßige und dürfte nur selten und nie konstant 50000 erreichen. Aschenheim und Benjamin hielten eine Beobachtung erst für Leukämie, gaben aber später diese Ansicht auf.

4. *Schwere Anämien kombiniert mit Infektionen.*

5. *Knochenmarksmetastasen maligner Tumoren* (siehe Abschn. Maligne Tumoren) verursachen ansehnliche Leukocytosen mit hohen Prozentsätzen von Myelocyten (eig. Beob. einmal 10%! ein anderes Mal $16^{3}/_{4}$, Kurpjuweit bis 17%, Domarus 23%); dabei sind Eos. nicht selten und Erythroblasten häufig.

Hochgradige Knochenmarksreaktion bei metastatischer Carcinose gibt Abb 104 wieder; dort ist die Zahl der Erythroblasten enorm, diejenige der Myelocyten aber bescheiden. Außer enormen Mengen von Erythroblasten sieht man Myeloblasten und alle Entwicklungsformen zu Myelocyten, so daß ich bei Einsicht der Präparate sofort die Diagnose Carcinose des Knochenmarkes stellte an Stelle der bisherigen Annahme Perniciosa.

L.-Zahlen über 60000 werden aber bei Knochenmarksmetastasen fast nie erreicht; auch wird eine eingehende Anamnese und Untersuchung im Verein mit dem Blutbilde meist rasch zur richtigen Diagnose leiten.

Einmal bin ich durch ein latentes Rectumcarcinom bei einer 29 jährigen (!) Patientin getäuscht worden. Hier bestand akut einsetzende hämorrhagische Diathese und Hb. 100, Rote fast normal, L. 18080, neutr. Myeloc. $16^{3}/_{4}$, Myelobl. $1^{3}/_{8}$, N. $62^{3}/_{8}$, Eos. $^{3}/_{8}$, Ma. $^{1}/_{8}$, Monoc. $5^{3}/_{9}$, Plasmaz. $^{7}/_{8}$, Normobl. $1^{3}/_{4}$, Makrobl. $^{1}/_{8}$%. Man mußte daher an akute Myelose denken, und zwar klinisch wie hämatologisch, besonders da Knochenschmerzen gefehlt haben.

Ich sah (s. S. 388) bei Perniciosa mit Sepsis 25% Myeloc. bei etwa 30000 L. Hierher gehören ferner die Beobachtungen von Morawitz: akute, schwere, offenkundig hämolytische Anämie mit zahlreichen Erythroblasten, Hb. 25, R. 0,88 Ikterus, $13^{1}/_{2}$% neutr. und $1^{1}/_{2}$% eos. Myeloc., doch nur 4000 L.; rasche Genesung. Ein 2. Fall gleichen Charakters entwickelte bei nekrotischer Angina eine schwere Anämie von längerer Dauer mit Hb. 35, R. 3,39—1,6, 27000 Erythroblasten, 20% neutr. Myeloc. bei 22100 L. Eos. Myeloc. zeitweise auch 1%. Heilung (nach Transfusion), normales Blutbild.

6. *Fälle mit Osteosklerose.* Das Vorliegen der Osteosklerose ist heute radiologisch leicht erkennbar. Klinisch fällt große Milz und meist ungewöhnlich große Leber auf, die jetzt vikariierend myeloisches Gewebe enthalten. Die Anämie ist fast immer sehr ausgesprochen; die L.-Zahl meist gering und alle Verhältnisse ähnlich denjenigen bei Marmorknochenkrankheit (siehe diese). Manche der Publikationen sind aber wohl zu Unrecht als Leukämien erklärt und stellen leukämoide Reaktionen dar.

Bei Heuck und in eig. Beob. liegt fast nur eine Verdickung der Corticalis vor, also keine wichtige Veränderung. Alsdann sind auch ganz hochgradige L.-Werte vorhanden. Anders liegt die Sache, wenn die Osteosklerose eine nahezu totale ist (Vernarbungssklerose?) (Schmorl, Nauwerk, Moritz, Assmann usw. siehe S. 292, 515.)

Ich bezweifle sehr, daß alle diese Fälle zur Leukämie gehören, weil hier auffallend niedrige L.-Zahlen und oft geringe Myelocytenwerte vorhanden sind, und die myoloische Umwandlung der Organe zum Teil so gering ist, daß man eher an vikariierende Myelopoese denken muß. Sicheren Aufschluß dürfte erst ein über Jahre beobachteter Fall geben. Die gleichen Ansichten werden in neuerer Zeit von Zadek, Arneth u. a. geäußert.

Eine interessante Zwischenform zwischen chronischer typischer Myelose (mit 199 200 L und 68,9% Myeloc.), und Chloromyelose hat Munk beschrieben. Hier finden sich neben einem Hauttumor am Fuß, einem Muskeltumor in der Kniekehle zahlreiche zum Teil große Knoten myeloischer Zellen mit Oxydasenreaktion in Milz, Leber, Lunge, Schilddrüse, Knochenmark und an der Schädelbasis (mit Basalnervenlähmung). Grünfärbung hat gefehlt. Die Tumoren wuchsen ausgesprochen aggressiv.

Parostale Knochenveränderungen bei chronischer Myelose beschrieben auch HAENISCH und QUERNER.

Alle diese hochgradigen myeloischen Reaktionen sind Parallelen zu den lymphatischen Reaktionen und machen in gleicher Weise diagnostische Schwierigkeiten gegenüber Leukämien. Sie beweisen auch beide, wie die Leukämien nicht so isoliert von anderen Erkrankungen abstehen, und daß ihr Wesen vor allem in der *dauernden Gewebshyperaktivität* gelegen ist, und daß für zweifelhafte, seltene Fälle erst der Verlauf die Entscheidung bringt. Da nun gerade unter dem Einfluß von (mitunter latenten) septischen Affektionen auch leukämische Blutbilder atypisch werden, wie auch unter Arsen und Röntgen, so muß in gewissen Fällen die Diagnose doch recht vorsichtig erwogen werden.

Prognose und Therapie.

Die Krankheit ist unheilbar, kann aber meist für längere Zeit günstig beeinflußt werden. Für die Prognose des speziellen Falles sind allgemein klinische Erwägungen maßgebend. Je mehr kachektische Symptome vorhanden sind (schwere Anämie, Abmagerung, Ödeme, Verfall der Kräfte, Fieber und Durchfälle, Dyspnoë usw.), desto schwerer wird man den Fall beurteilen. Immerhin ist heute zu berücksichtigen, daß auch scheinbar ganz hoffnungslose Erkrankungen weitgehend gebessert werden können und heute die Lebensdauer der Patienten entschieden eine längere wird.

Die größte Lebensdauer zeigt bis jetzt eine Patientin von H. KOHN mit 25 Jahren (DOMARUS[1]).

Prognostisch sehr ungünstig ist bei Myelose auch das Auftreten zahlreicher großer Lymphknoten. Dies verrät die Ausdehnung der Hyperplasien.

Prognostische Schlüsse aus dem Blutbefund: Am ungünstigsten ist eine fortschreitende Anämie sowie jeder starke Grad von Blutarmut, hohe L.-Zahl, vor allem aber Auftreten vieler Myeloblasten. Die *Myeloblastenzahl ist direkt der Gradmesser der Prognose*; bei schwerer Anämie ist es der Hb.-Wert.

Niedrige L.-Werte sind nur dann günstig, wenn Allgemeinbefinden und Ū-Mengen, also Zellzerfall und Neubildung, gering sind. Hohe Ū-Werte bei kleiner L.-Zahl sind prognostisch schlecht; sie beweisen starken Zelluntergang bei starker Neubildung oder starkem Zerfall der Körperzellen überhaupt.

Bei Besserung sieht man Hb.- und R.-Werte ansteigen, das Körpergewicht zunehmen, die L.-Zahl und die Menge der unreifen Zellen zurückgehen unter deutlicher Verkleinerung der Milz.

Das Hinzutreten von Infektionskrankheiten ist prognostisch nicht leicht zu nehmen; denn viele Patienten sterben rasch. Heute, wo wir eine Hemmung der Cytogenese mit Röntgenstrahlen durchführen können, muß uns die rapide Änderung in der Funktion des myeloischen Gewebes, der wir machtlos zusehen müssen, nicht erwünscht erscheinen.

Therapie.

Allgemeine Prinzipien. In der Behandlung werden heute fast allgemein große Fehler gemacht. Es wird nach Feststellung der Diagnose fast immer sofort mit energischer Röntgenbehandlung begonnen, und diese sehr häufig, alle paar Monate, wieder durchgeführt, ja, was besonders unrichtig ist, trotz sehr guten Befindens bei jeder Milzvergrößerung oder steigender L.-Zahl wieder eingeleitet. Gewisse Autoren glauben, es müßte sofort „energisch“ (!) eingegriffen werden, wenn 50000 L. erreicht oder überschritten werden. Das ist aber kein biologisches Denken. Die Zahl ist auch hier nie allein maßgebend.

---

[1] DOMARUS: Monogr. S. 424.

Viel wichtiger ist die Qualität des Blutbildes, Fehlen einer größeren Zahl von Myelocyten und Myeloblasten und Fehlen einer nennenswerten Anämie.

Dann heißt es Zuwarten und Geduld haben; denn zu häufige Röntgenkuren sind ganz unzweckmäßig und oft sehr rasch wirkungslos, ja zu Verschlimmerung führend, so daß eine Behandlung von größter Bedeutung durch zu häufige Anwendung sich erschöpft. Viel wichtiger sind Allgemeinbefinden, Arbeitsfähigkeit, Gewicht, Temperatur, Aussehen und Eindruck, den der Patient macht. Ich möchte daher ganz außerordentlich vor der kritiklosen Überschätzung der Leukocytenzahlen warnen. Die Indikation zur Bestrahlung muß nach sorgfältiger Überlegung aller Faktoren erfolgen. Es ist völlig gleichgültig, ob beim Fehlen von höheren Prozentsätzen der Myeloblasten (nicht über 5%) und der unreifen Myelocyten (5—10) 50 — oder 100 — ja selbst 200000 L. vorliegen, wenn das Allgemeinbefinden gut ist und keine wesentliche oder progressive Anämie besteht.

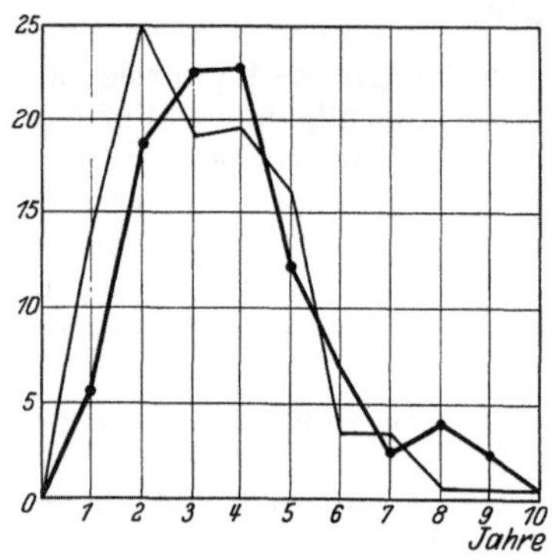

Abb. 86. Lebensdauer von 100 Myelosen.
——— ohne Röntgentherapie.
——— mit Röntgentherapie.

Zunächst ist eine Allgemeinbehandlung nötig, Ruhe, Entlastung, Ferien und zunächst nicht Röntgen-, sondern Arsenbehandlung, wenn die Gesamtsituation nicht zu intensiverer Therapie Veranlassung gibt, was zunächst bei chronischen Myelosen so gut wie nie der Fall ist.

Seit Jahren suche ich daher durch Arsenbehandlung die Röntgentherapie *hinauszuschieben,* weil die letztere zwar vorübergehend gute, ja glänzende Erfolge gibt, aber das Leben des Patienten nicht verlängert. Besonders klar zeigt das die Kurve von MINOT, und meine Erfahrungen stimmen damit überein. Ebenso bewiesen KLEWITZ und SCHUSTER, daß die Patienten mit Röntgen nicht länger leben. Daher gebe ich zunächst 2—3 Monate *Arsacetin* (3mal tägl. 0,05) oder *Arsylen* (3mal tägl. 1—2 Tabl.) und dann von Zeit zu Zeit eine Injektionskur von Acid. arsenicosum (gewöhnlich in der reizlosen und bequem anwendbaren Form von Tubunics [HOFMANN-LA ROCHE]). — Ich habe damit oft glänzende Erfolge erzielt [siehe NAEGELI (1929)].

Bei der Injektion von Ac. arsenicosum steige ich von 1 Milligramm täglich um 1 Milligr. bis 10, bleibe 6 Tage bei 10 oder steige bis 15 Milligramme, je nach Allgemeinbefinden, Einfluß auf das Blutbild und Toleranz, bleibe 6 Tage bei der hohen Dosis und gehe dann zurück.

Evtl. bei nicht befriedigendem Erfolg gebe ich schon nach 4 Wochen eine weitere Injektionskur.

FOWLERsche Lösung wende ich nie mehr an. Sie wirkt viel weniger und macht viel häufiger als die neueren As-Präparate Magen- und Darmstörungen.

In dieser Weise kann ich die Patienten jahrelang nur unter Arsen leistungsfähig und in gutem Zustand halten und Röntgen auf spätere Zeiten verschieben. Es ist absolut fraglos, daß damit das Leben wesentlich verlängert wird. Die Kurve von MINOT und die Mitteilungen von KLEWITZ und SCHUSTER sind in dieser Beziehung für die übertriebene Röntgentherapie eine schwere Enttäuschung. Es haben aber auch HOLZKNECHT, BRANDT, EPPSTEIN u. a. vor zu häufiger und starker Röntgenbehandlung gewarnt.

Die *Röntgenbestrahlung* gilt heute als die erfolgreichste Behandlung.

Sie wurde im Jahre 1902 zuerst von SENN mit einem außerordentlichen Erfolge durchgeführt und als wirksam empfohlen.

Technik der Bestrahlung (Prof. SCHINZ). Es liegt im Wesen der Strahlenbehandlung als einer unspezifischen Therapie mit allgemeiner nekrobiotischer Wirkung auf die Zellen, daß sie überall dort mit Erfolg anwendbar ist, wo sich das pathologisch-hyperplastische Gewebe findet. Meist wird zuerst die Milz bestrahlt. Die Zahl der Milzfelder hängt von der Größe derselben ab. Die Herddosis beträgt etwa 30%. Es wird einfach fraktioniert bestrahlt und im Lauf von wenigen Tagen die erste Bestrahlungsserie durchgeführt. Heute ist man schon ganz allgemein zur Tiefentherapiestrahlung übergegangen, um die Haut möglichst zu schonen. Die Kontrolle des Strahleneffektes muß durch Blutuntersuchungen verfolgt werden. Maßgebend ist dabei nicht nur die Milzverkleinerung und das Absinken der L.-Werte, sondern vor allem der Anstieg der roten Blutkörperchen und des Hämoglobins. Häufig genügt Milzbestrahlung allein nicht, sie muß kombiniert werden durch Knochenbestrahlungen. Man wählt hierzu speziell die metaphysären Knochenpartien, überhaupt jene Knochen, die auch normalerweise hämopoetisches Mark enthalten. Zahl der Felder und Zahl der Sitzungen hängt von den technischen Bedingungen und von der Schwere des Krankheitsbildes ab. Bei lebensbedrohlichen Blutungen aus Parenchymen, z. B. Zahnfleischblutungen, wird auch der Blutungsherd direkt bestrahlt. Es kommt manchmal zu überraschender Blutungsstillung. Durch die Bestrahlung werden mehr oder weniger lang dauernde Remissionen erzielt. Heilungen gibt es nicht. Anbestrahlte Fälle reagieren schlechter als noch nicht bestrahlte. Allmählich scheint sich sogar eine Strahlenresistenz auszubilden.

Die Röntgentherapie muß unter steter sorgfältiger Kontrolle des allgemeinen klinischen Bildes und des Blutbefundes durchgeführt werden, sonst kann ganz rapide Verschlimmerung und Tod eintreten.

Die Behandlung soll sofort unterbrochen werden:

1. Wenn das Allgemeinbefinden des Patienten schlechter wird;
2. wenn Fieber, Durchfälle, Kraftlosigkeit, Abmagerung auftreten;
3. wenn ein zu rascher Abfall der L., und als das Wichtigste,
4. *Abnahme des Hämoglobins* und der roten Blutkörperchen eintritt;
5. wenn Myeloblasten wesentlich zunehmen.

Charakteristisch für günstige Beeinflussung ist Besserung des Befindens und Appetits, selbst bei geringer Abnahme der L., ferner Abnahme absolut und relativ in den unreifen Zellen.

Die Bestrahlung wird am richtigsten in Perioden (Röntgenkur) durchgeführt, und es soll mit neuer radiotherapeutischer Behandlung nicht gewartet werden, bis das Rezidiv weit vorgeschritten ist. Zweckmäßig ist vor allem kombinierte As und Röntgenbehandlung.

Einer meiner Patienten, der trotz Arsen bereits so kachektisch war, daß ich nur noch ganz kurze Lebensdauer vorausgesagt hätte, wurde unter Bestrahlung rasch bedeutend gebessert, wieder arbeitsfähig, ist erst nach 6 Jahren seinem Leiden erlegen. Eine andere Kranke, die in den letzten Stadien des Leidens zu liegen schien, verlor unter Bestrahlung das leukämische Blutbild völlig, und die Milz wurde 2 Jahre lang nicht mehr palpabel. Es trat vollkommenes Wohlbefinden ein, und während $2^1/_2$ Jahren ist der Blutbefund, abgesehen von einer Mastzellenvermehrung, normal geblieben. Eine langdauernde günstige Behandlung erwähnt auch HIRSCHFELD.

Auch die Rezidive werden meist günstig beeinflußt; aber je länger die Erkrankung dauert, desto refraktärer verhält sie sich gewöhnlich. Heilung ist nie zu erwarten, wohl aber Besserung und Lebensverlängerung.

Weitgehende Besserungen mit fast normalen Blutbefunden für 1—2 Jahre sind oft zu beobachten. Manche Erkrankungen sind nach Röntgen refraktär, d. h., die L.-Zahl steigt schon nach 3—6 Wochen wieder an, unter Verschlechterung des Befindens, zunehmender Anämie und Milzvergrößerung. In solchen Fällen wirkt oft Arsen weit besser.

Benzol hat einen stark zerstörenden Einfluß auf die L. Fraglos sind seit der Empfehlung des Mittels viele Besserungen erreicht worden; jedoch ist die

Dosierung nicht leicht, weil unerwartet starke Nachwirkungen über den gewünschten Erfolg hinaus eintreten können.

So sah ich wie WIRTH eine enorme Benzolnachwirkung und WIRTH sogar ein Sinken der L. auf 200! Auch NEUMANN gibt die gleiche Zahl und die Entstehung einer toxischen Kolitis an.

Es sind daher viele Todesfälle unter dieser Behandlung eingetreten, so daß von mancher Seite (z. B. TÜRK, PORT) sehr gewarnt worden ist. Besonders unangenehm ist auch das Auftreten starker Anämien, da Benzol weit mehr als Röntgen auch die Erythropoese zerstört. Ich selbst habe bisher von Benzol nur geringen und sehr vorsichtigen Gebrauch gemacht und verwende das Mittel nur beim Versagen der übrigen Therapie: als Benzoli chemice puri, Olei oliv. āā 0,5 in Gelatine oder Geloduratkapseln 2 × 2 bis 5 × 2 nach dem Essen. Gelegentlich wirkt Benzol, wenn Röntgen versagt.

Genau wie bei Röntgen ist sorgfältige Kontrolle des klinischen und des Blutbildes nötig, wenn nicht schwerster Schaden angerichtet werden soll.

MÖNCKEBERG erlebte auch unter Benzol eine völlige Zerstörung der Milz, so daß das Organ keine einzige Zelle mehr enthielt und SCHRIDDE bei der histologischen Untersuchung dieser Milz ohne Kenntnis der Krankheit und der Krankengeschichte auf das Vorliegen einer zu starken Röntgentherapie geschlossen hatte. Selbst Auftreten des BENCE-JONESschen Eiweißkörpers ist mehrfach nach Benzoltherapie gesehen worden (BOGGS).

Thorium X als leukocytenzerstörendes Mittel ist vielfach mit gutem Erfolg angewendet worden. Man gibt am besten 300 (bis 800) elektrostatische Einheiten (Auergesellschaft Doramad, Berlin) intramuskulär oder intravenös, nach Verdünnung mit gleichviel physiologischer Kochsalzlösung.

In manchen Fällen hat sich mir auch die *Heliotherapie* recht gut bewährt, als direkte Sonnenbestrahlung der Milzgegend, besonders zur Unterstützung der übrigen Behandlung.

Besonders im sonnenreichen Sommer 1911 habe ich von der Sonne im Hochgebirge überraschende Erfolge gesehen: länger dauernde Steigerung des Hb. von 100—123, R. von 4,436—5,946, Viscosität 4,0—5,4, Serumviscosität 1,55—1,70, L. 6200—10560 (vorher längere Röntgentherapie), außerordentliche Besserung des Allgemeinbefindens und erstaunliche Verkleinerung der vorher röntgenresistenten Milz. Jedoch erlebte ich auch auf Heliotherapie nach ausgezeichneter Wirkung im Winter 1918/19 im folgenden Winter im Engadin bei zu intensiver unkontrollierter Behandlung schwere Verschlimmerung, rasches Auftreten großer Drüsenschwellungen, starke Mikromyeloblastenvermehrung, Exitus nach 3 Monaten. Daß hier die Heliotherapie durch Übertreibung geschadet hat, ist sicher.

Das von QUINCKE und PFEIFFER empfohlene Tuberkulin würde ich nie mehr versuchen. Trotzdem ich in einem Falle nur Bruchteile eines Zehntelmilligramms verwendet habe, trat eine foudroyant fortschreitende Verschlimmerung unter L.-Sturz und Verkleinerung der Milz auf; sehr rasch Exitus letalis. Auch WEITZ sah geringen Erfolg.

Die Versuche, durch *Milzexstirpation* das Leiden zu heilen, sind als Verirrungen und als Verkennen des Wesens der Leukämie zu verurteilen. Viele Patienten überleben den Eingriff nur wenige Stunden (Literatur LINDNER, DELHOUGNE). In neuerer Zeit ist aber die Milzentfernung doch oft gelungen, besonders an der MAYO-Klinik, siehe auch Lit. S. 466 f. Ich kann freilich den Wert dieser Operation nur in Fällen einsehen, in denen die große Milz außerordentliche Beschwerden macht. Direkt strafbar ist es, wenn Milztumoren ohne vorhergehende genaue Blutuntersuchung exstirpiert werden. Auch nach Injektionen in die Milz hat man Todesfälle gesehen.

Die *Eisentherapie* hat für bestimmte Fälle ihre Berechtigung, besonders bei Sinken der Hb.-Werte. Wir sehen heute von hohen Eisendosen weit größere Erfolge als früher.

Pathologische Anatomie.

Das Blut der Leiche zeigt grünlich-weißliche Gerinnsel, ist schmierig, eiterähnlich so daß VIRCHOW den Namen „weißes Blut" für die Krankheit gebildet und das Eiterähnliche früher zur Diagnose Pyämie verleitet hatte. In anderen Fällen sieht das Leichenblut braunrot, kirschfarben oder schokoladenfarben aus. Nach längerem Stehen scheiden sich CHARCOT-NEUMANNsche Krystalle in großer Zahl aus. Petechien in den Organen sind zwar oft vorhanden, seltener aber zahlreich. Selten sind größere Blutungen ins innere Ohr, ins Auge, in die Milz (HIRSCHFELD), häufiger im Gehirn (apoplektischer Tod).

Die Milz fällt durch enorme Größe auf. Perisplenitische Verdickungen und Verwachsungen sind häufig; das Gewicht kann 10 kg erreichen. Auf dem Schnitt sind gewöhnlich große Infarkte zu finden. Die Schnittfläche ist graurot oder tiefrot. Follikel sind zumeist gar nicht oder nur andeutungsweise zu erkennen (eig. Beob., LAZARUS, BORISSOWA, HINDENBURG, NEUMANN, K. ZIEGLER); wenige Autoren (RECKZEH, VAN DER WEY) geben Vergrößerung an. Dagegen ist das Bindegewebe stark vermehrt, und bei ganz chronischen Fällen kann es sich um bedeutende Induration handeln.

Auch die LEBER ist erheblich vergrößert. Interstitielle Knötchen und Streifen werden oft vermißt (HINDENBURG, WALDEYER und zahlreiche eig. Beob.), und ist die acinöse Zeichnung undeutlich oder nur durch Fettleber deutlich.

Die Lymphknoten lassen, wenn Vergrößerungen bestehen, ein weiches, markiges Gewebe erkennen. Dasselbe sah in meinen Beob. bei myeloischer Umwandlung graurot oder auch graugelblich aus. HEUCK erwähnt gelbliche, VAN DER WEY gelbweiße Schnittfläche. Eigentliche tumorähnliche Vergrößerung des Thymus kommt nicht vor.

Die Balgfollikel der Zunge, die Tonsillen, die Follikel im Darm sind nahezu immer geringfügig oder gar nicht vergrößert. Myeloische Schwellung im Larynx ist bisher bloß von HIRSCHLAFF mitgeteilt worden. Hirsekorngroße Knötchen in der Lunge beschreibt STEIN.

Frische endokarditische Auflagerungen habe ich wiederholt gesehen, wohl als septische Infektion bei ungenügender Reaktion des Organismus in den Endstadien.

Die Nieren sind meist frei von makroskopisch sichtbaren Infiltraten.

Das Aussehen des *Knochenmarkes* beschrieb zuerst NEUMANN und schilderte dasselbe in allen Fällen als „pyoid, eitergelb". Diese Angaben sind in der Literatur überall abgeschrieben, und wird dieser Befund als typisch für myeloische Leukämie hingestellt. In eig. Beob. habe ich dieses resedafarbene Aussehen auch gefunden, aber mehrfach auch dunkelgraurote und blaßrote Farbe in allen Knochen, genau wie bei Lymphadenosen, so daß der NEUMANNsche Befund des pyoiden Charakters keineswegs konstant ist.

HINDENBURG bezeichnet das Mark als graurötlich. RECKZEH als blaßgraurot, VAN DER WEY als graurosa; gelegentlich fanden sich osteosklerotische Prozesse.

Wichtig ist die Tatsache, daß selbst bei chronischer Myelose die Röhrenknochen Fettmark enthalten können (FLEISCHER u. PENZOLDT! HIRSCHLAFF), und daß LEHNDORFF und ZAK das Mark fibrös degeneriert fanden, und dabei fast nur die Milz leukämisch trafen.

Aus allen myeloischen Bildungen sind CHARCOT-NEUMANNsche Krystalle zu gewinnen.

Ausgedehnte myeloische Infiltration der Dura spinalis mit Kompression des Rückenmarkes sah STURSBERG und tumorartige Myeloblastenwucherung in der Leber STEINER (ohne abnormes Blutbild!). Darin sind Übergänge zu akuteren Verlaufstypen zu erblicken.

HIRSCHLAFF erwähnt kleine myeloische Knoten im Peritoneum und Infiltration des Netzes, das so dick wie Pankreas erschien. Netzinfiltrate sind öfters konstatiert worden. Im *Gegensatz zu Lymphadenose* sieht man makroskopisch die Leberzeichnung nicht deutlich, weil keine Lymphome am Rande des Acinus bestehen; ferner fehlen Lymphknotenschwellungen oft oder sind gering, und gänzlich vermißt man Infiltrate der Mucosae und der serösen Häute. Nach sehr eingreifender Behandlung (Röntgen, Benzol, Thorium) können die leukämischen Hyperplasien völlig vernichtet sein; jedenfalls werden gänzlich veränderte Verhältnisse geschaffen, so daß solche Fälle, entgegen CITRON, nicht als Zeugen gegen die Leukämielehre verwertet werden können.

Histologische Verhältnisse.

Bei Schnittfärbungen zeigt in eig. Beob. die Milz fast rein myeloisches Gewebe mit viel Myelocyten, während Follikel bald gar nicht, bald nur in kümmerlichen Resten vorhanden sind. Alsdann infiltriert und erdrückt das myeloische Gewebe vom Rande her die Follikel. Von Umwandlung der L. in myeloische Zellen ist keine Rede. Sehr häufig ist Induration des Bindegewebes vorhanden, oft enorm.

Ebenso lauten die Angaben von MEYER und HEINEKE BANTI. STERNBERG gibt auch die Vergrößerung der Follikel an, deren Grenze aber häufig verwischt sei. Follikelhyperplasien habe ich indessen stets vermißt, ebenso BEZANÇON et LABBÉ, MEYER-HEINEKE und ZIEGLER. HINDENBURG, der Follikel makroskopisch als vergrößert angibt, fand mikroskopisch gar keine! Ähnliche Erfahrungen habe ich mehrfach gemacht. Mithin handelt es sich um enorme Wucherung von Myeloidgewebe in der Pulpa, während das lymphatische System passiv bleibt oder untergeht.

In der Leber sind alle Capillaren des Acinus erweitert; ein mächtiger myeloischer Zellstaat wuchert und komprimiert die Leberzellbalken, stellenweise bis zur fast völligen Atrophie und unter Entwicklung von Myelocytomen im Innern des Acinus. Interstitiell sehe ich in manchen Fällen absolut keine Infiltrate; in anderen liegen streifenförmige myeloische Zellhaufen in lockerem Aufbau den Gefäßen an; niemals entstehen rundliche lymphomartige Bildungen, Zelle an Zelle gedrängt, wie bei Lymphadenose. Gewöhnlich sind die Gallengänge und Gefäße nicht vollkommen eingescheidet.

Die Befunde von Sternberg, Meyer-Heineke und Ziegler lauten gleich, nur haben die beiden ersteren Forscher auch breitere streifenförmige Formationen, indessen nie lymphomartige Bildungen gesehen. In neuerer Zeit wird ab und zu beschrieben, daß diese interstitiellen Wucherungen beträchtlich seien und an lymphatische Bildungen erinnern. Es sind aber immer streifenförmige Züge, nie Knötchen, und sie zeigen stets lockere Zellzusammensetzung.

Die Lymphknoten ergeben starke myeloische Wucherungen in den zentralen Teilen und im Gebiet der Markstränge; dadurch werden die nicht vergrößerten Follikel infiltriert, verdrängt und komprimiert. Manche Lymphknoten werden vollkommen myeloisch, ohne jeden Rest lymphatischer Bildungen; beim gleichen Fall ergeben aber andere neben zentraler myeloischer Umwandlung starke peripherische £.-Wucherung. Aus den nur noch undeutlichen Follikeln hat sich eine geschlossene, rein lymphatische Formation gebildet.

Prinzipiell identisch sind die Schilderungen von Erich Meyer und Heineke und Ziegler, während Sternberg auch vergrößerte Follikel erwähnt. Dies dürfte ein Vorstadium der von mir gesehenen diffusen lymphatischen Wucherung sein.

In den Nieren können myeloische Formationen fehlen oder in kleinen Streifen in der Rinde anwesend sein. Im Darm vermißte ich bisher myeloische Bildungen und traf die Lymphfollikel völlig normal.

Adventitielle Myelopoese kann man an allen möglichen Orten wie im epiduralen Gewebe, ja selbst im Fettgewebe (eig. Beob.) antreffen.

Das Knochenmark ist zellreich und enthält alle Gebilde des myeloischen Gewebes. Das Reticulum ist oft spärlich. Die Mengenverhältnisse der einzelnen Zellarten sind im gleichen Schnitt und in verschiedenen Stellen sehr schwankende; gewöhnlich dominieren die neutrophilen Myelocyten, selten die eosinophilen, oft die Myeloblasten. Gelegentlich sind ganze Nester der gleichen Zellart vorhanden.

Viele Gefäßwände sind von myeloischen Zellen infiltriert, so daß Blut und Markgewebe oft nur durch dünne Endothelschichten getrennt sind. Banti erwähnt auch das Übergreifen myeloischer Bildungen aufs Periost und auf das extrakapsuläre Bindegewebe der Lymphknoten (ebenso eig. Beob.) für chronische Myelosen.

Aus all diesen Untersuchungen, gleichzeitig von Meyer und Heineke wie von Fabian und Naegeli erwiesen, und früher schon von Hindenburg, ergibt sich ein *scharfer Gegensatz in den Organveränderungen zwischen myeloischer und lymphatischer Leukämie.* Nicht allein die wuchernde Zellart, sondern schon die *Lokalisation* der beiden Gewebswucherungen ist so prinzipiell verschieden, daß wir daraufhin allein schon berechtigt wären, eine scharfe Trennung der Leukämien durchzuführen.

Wenn ich ab und zu, wie oben betont, an einzelnen Orten tatsächlich auch eine lymphatische Überproduktion gefunden habe, so dürfte die natürlichste Erklärung dafür die sein, daß das an vielen Stellen verdrängte lymphatische Gewebe anderswo stärkere Lymphopoese einleitet, genau wie bei Lymphadenose das verdrängte myeloische Gewebe adventitielle vikariierende Lager bildet.

Literatur über Leukämietherapie, Röntgen, Radium, Thorium X.

Übersichtsreferate: Hirschfeld: Monogr. in Schittenhelm, Handbuch 1925. (Gr. Lit.!) — Holthusen s. S. 291.

Für das Verständnis wichtige Arbeiten sind besonders:

Achard, Ramond et Toix: C. r. Soc. Biol. Paris, 23. März **1909**. — Alkins: Kongreßzbl. inn. Med. **34**, 288. Radium. — D'Ambrosio: Fol. haemat. (Lpz.) **7**, 255. — Arnteh: Münch. med. Wschr. **1905**, Nr 32; **1906**, Nr 22; Dtsch. med. Wschr. **1913**, 733. Thorium X. — Aubertin: Semaine méd. **1906**, 457—458.

Baar: Wien. klin. Wschr. **1919**, 857. — Bardachzi: Strahlenther. **24**, 741 (1927). — Barjon et Charlet: Lyon méd. **1910**. — Bayer: Mitt. Grenzgeb. Med. u. Chir. **22**, 111, 532 (1910). — Beaujard: Inaug.-Diss. Paris 1905. — Béclère: Strahlenther. **3**, 553 (1913); Arch. Électr. méd. **1913**; Soc. méd. Hôp. Paris **1913**, 1111. — Béclère et Bulliard: Bull. Soc. Radiol. méd. France Paris **1909**. — Bedema: Med. Klin. **1929**, 1700. — Benjamin usw.: Wien. klin. Wschr. **1906**, Nr 21; Münch. med. Wschr. **1906**, Nr 38. — Bickel: Berl. klin. Wschr. **1913**, Nr 8. Rad. — Blumenthal: Ther. Gegenw. **1920**, 280. — Brill u. Zehner: Berl. klin. Wschr. **1912**, 1261. Radium. — Brandt: Kongreßzbl. inn. Med. **32**, 107. — Brown: Kongreßzbl. inn. Med. **53**, 392. Radium. 22 F.

De la Camp: Münch. med. Wschr. **1907**, Nr 14. — Capps and Smith: J. exper. Med. **9** (1907). — Chiari: Wien. Arch. inn. Med. **11**, 495 (1925). Radium. — Clarkson: Fol. haemat. (Lpz.) **20**, 158. — Curschmann u. Gaupp: Münch. med. Wschr. **1905**, 2409.

DAUTWITZ: Strahlenther. **23**, 1077 (1926). Radium. 30 F. — DECASTELLO u. KIENBÖCK: Fortschr. Röntgenstr. **11** (1907). — DESPLATS: Congr. internat. Physiothér. Paris **1910**. — DOMARUS: Strahlenther. **4** (1914). Thorium X. — v. DOMARUS u. SALLE: Berl. klin. Wschr. **1912**, Nr 43. Thorium X.

ELFER: Fol. haemat. (Lpz.) **5**, 265. — ELISCHER u. ENGEL: Z. klin. Med. **67**. — EPSTEIN: Strahlenther. **28**, 799 (1928).

FALTA usw.: Wien. klin. Wschr. **1912**, 439. Thorium X. — FEILCHENFELD: Med. Klin. **3**, Nr 32. Thor. — FREUND: Klin. Wschr. **1928**, 977. Siehe S. 467. Hauttumoren. Droh. Myelose.

GALIACY: Bordeaux 1923. — GOLDSCHMIDT: Inaug.-Diss. Berlin 1916. — GRINIEFF: Strahlenther. **3**. — GRUND: Münch. med. Wschr. **1913**, 1175. Thorium X. — GUDZENT: Strahlenther. **2**; Kongr. inn. Med. **1912**.

HEINEKE: Mitt. Grenzgeb. Med. u. Chir. **14** (1904); Dtsch. Z. Chir. **78** (1905); Dtsch. med. Wschr. **1914**, 1311. — HIRSCHFELD: J. of physiol. Ther. **1918**. — HIRSCHFELD u. MEIXNER: Z. klin. Med. **77**. Thorium X. — HOHLWEG: Münch. med. Wschr. **1918**, 1213. Röntgen und Benzol. — HOLZKNECHT: Kongreßzbl. inn. Med. **50**, 107. — HOUDÉ: Inaug.-Diss. Paris 1908.

ISAACS: Amer. J. med. Sci. **17**, 20 (1926). Auftreten von R.E. nach Bestrahlung; J. amer. med. Sci. **171** (1926).

JAKSCH, v.: Wien. klin. Wschr. **1908**, Nr 14. — JOACHIM: Z. klin. Med. **60**.

KELLER: Z. exper. Pharm. **22**, 284 (1921). — KLEMPERER: Ther. Gegenw. **1912** u. **1913**. Thor. — KLEMPERER u. HIRSCHFELD: Ther. Gegenw. **1912**, 337; **1913**, 57. Thorium X. — KLIENEBERGER: Strahlenther. **1913**, 573; **14**, 646 (1922); Fortschr. Röntgenstr. **1913**, 533. — KLIENEBERGER u. ZÖPPRITZ: Münch. med. Wschr. **1906**, Nr 18 u. 19. — KÖNIGER: Dtsch. Arch. klin. Med. **87**; Münch. med. Wschr. **1905**, Nr 47. — KRAUSE: Strahlenther. **31**, 125 (1928). B. Priap. erfolglos. — KRETZ: Wien. klin. Wschr. **1908**, Nr 14.

LINSER u. HELBER: Dtsch. Arch. klin. Med. **83**; Münch. med. Wschr. **1905**, Nr 15. — LINSER u. SICK: Dtsch. Arch. klin. Med. **89**. — LOSSEN: Wien. klin. Wschr. 1907. — LOSSEN u. MORAWITZ: Dtsch. Arch. klin. Med. **83**.

MALCRI: Inaug.-Diss. Lausanne 1928. — MARTIN: Amer. J. med. Sci. **160**, 223 (1920). Harnsäure, Rest-N. — MASUGI: Japan. J. med. Sci. **1** (1925). Histologie. — MÉNÉTRIER et TOURAINE: Arch. Mal. Coeur **1908**, 20. — MILCHNER u. MOSSE: Berl. klin. Wschr. **1904**, 49. — MILCHNER u. WOLF: Berl. klin. Wschr. **1906**, Nr 23.

NAGELSCHMIDT: Dtsch. med. Wschr. **1912**, 1830. Thor. — NOORDEN, v.: Ther. Mh. **1914**, 23. Thorium X; Z. ärztl. Fortbildg **1913**, Nr 2; Ther. Mh. **1914**. Thor.

OPPENHEIMER: Berl. klin. Wschr. **1921**, 1351. — OETTINGER: Arch. Mal. Coeur **1910**, 273.

PANCOAST: Un. of Penna B., 1907. — PAPPENHEIM: Z. exper. Path. u. Ther. **15**. — PAPPENHEIM u. PLESCH: Fol. haemat. (Lpz.) Arch. **14**, 1 (1912). Thorium X. — PLESCH: Münch. med. Wschr. **1912**, 1363. Thorium X; Berl. klin. Wschr. **1912**, 930 u. 2305. — PINEY: Brit. med. J. **1925**, 343.

RENON: Strahlenther. **3**. — ROSSELET: Schweiz. med. Wschr. **1926**, Nr 16 u. 27. — ROSENBAUM: Inaug.-Diss. Leipzig 1907. — ROSENBERGER: Münch. med. Wschr. **1906**, Nr 5. — ROSENOW: Z. exper. Med. **3**; Münch. med. Wschr. **1913**, 2214. Thorium. — ROSENSTERN: Münch. med. Wschr. **1906**, Nr 21 u. 22. — ROSENTHAL: Berl. klin. Wschr. **1917**, Nr 39; **1919**, Nr 47. — ROTKY: Dtsch. Arch. klin. Med. **98**. — RUSS: Kongreßzbl. inn. Med. **1921**, 332.

SABRAZÈS: Gaz. Sci. méd. Bordeaux **1910**. — SALLE u. DOMARUS: Z. klin. Med. **78**. Thorium X. — SCHREINER: Kongreßzbl. inn. Med. **38**, 73 (1925). Komb. Röntgen u. Radium. — SCHUBERT: Münch. med. Wschr. Ref. **1911**, 539. — SGALITZER: Fortschr. Röntgenstr. **38**. Totalbestrahlung. — SILVA MELLO: Z. klin. Med. **81**. Thorium X. — STARKER: Inaug.-Diss. Berlin 1918. — STERN: Fortschritte der Therapie **1929**, H. 11. Priap. — STRUMIA: Kongreßzbl. inn. Med. **39**, 923 (1925). Radium. — STURSBERG: Med. Klin. **1906**, Nr 8.

TOMANEK: Strahlenther. **25**, 694 (1927). Prolong. Bestrahlung; Brit. J. Radiol. **31** (1926).

UPSON: Amer. J. Roentgenol. **1920**, 608.

VAQUEZ et AUBERTIN: Fol. haemat. (Lpz.) **3**, 493. — VAS: Z. klin. Med. **68**. — VELDEN, VAN DEN: Dtsch. Arch. klin. Med. **108**. Radium.

WALTERHÖFER: Berl. klin. Wschr. **1920**, 589. — WARBURG: Münch. med. Wschr. **1906**, 1493. — WARTHIN: Internat. Clin. **1906**; Strahlenther. **4** (1916). — WATT: Lancet 3. Jan. **1925**. Tiefenther. — WEBER, F. P.: Clin. J. **331**, 22 (1921). Hämatome. — WHITCHER: Kongreßzbl. inn. Med. **28**, 111 (1923). Radium.

Therapie mit Benzol, Atophan, Salvarsan, Malariatherapie usw.

Benzol: Fol. haemat. (Lpz.) Ref. **10**, 109; **14**, 255; **15**, 338—342; **16**, 167; **17**, 69; **20**, 55—56.

AUBERTIN: Brit. Soc. méd. Hôp. Paris **1913**

BABONNEIX: Bull. Soc. méd. Hôp. Paris **1913**. — BARKER: Bull. Hopkins Hosp. **24** (1913). — BÉCLÈRE: Bull. Soc. méd. Hôp. Paris **1913**. — BENSIS: Sang **4**, 49 (1930). Eigenblut. — BERTHEAU: Med. Klin. **1928**, 1925. Neosalv. — BETKE: Münch. med. Wschr. **1913**, 2545. — BICKEL: Berl. klin. Wschr. **1913**, 346. — BILLINGS: J. amer. med. Assoc. **60** (1913). — BOGGS u. Guthrie: Bull. Hopkins Hosp. **24**, 368 (1913). Auf Benzol: BENCE-JONES. — BORUTTAU u. STADELMANN: Biochem. Z. **61**, 372 (1914).

DAZZI: Giorn. Clin. med. **1921**, 612. — DÖRI: Wien. klin. Wschr. **1913**, 2034. Stoffwechsel unter Benzol.

GAMBLE: J. amer. med. Assoc. 88, 87 (1929). Malariather. erfolglos. — GIFFIN: Boston med. **1917**. — GILLMAN: Brit. med. J. **1915**.

HOFFMANN: Ther. Gegenw. **1925**, 276. Salvarsan. — HULTGREN: Bull. Soc. Biol. Paris **95**, 1063 (1926). Benzol.

JESPEREN: Dtsch. med. Wschr. **1913**, 1300. — JOËL: Z. klin. Med. **100**, 170 (1924). Atophan kein Erfolg.

KIRALYFI: Wien. klin. Wschr. **1912**, 1311, B.; Berl. klin. Wschr. **1912**, Nr 29, B.; Wien. klin. Wschr. **1913**, 1062. — KLEIN: Wien. klin. Wschr. **1913**, 357. — KORANYI: Berl. klin. Wschr. **1912**, Nr 29; Wien. klin. Wschr. **1913**, Nr 4.

LAIGUEL-LAVASTINE: J. méd. Paris **1914**, 7. — LINDSROEM: Acta med. scand. (Stockh.) Suppl.-H. **22** (1927). Myelotoxische Sera. — LÖHE: Dtsch. Arch. klin. Med. **109**. Benzoltod. — LUCHERINI: Policlinico **1927**, 60. Malariather.

MESETH: Münch. med. Wschr. **1913**, Nr 38. — MÖNCKEBERG: Verh. dtsch. path. Ges. **1913**, 148. — MÜHLMANN: Dtsch. med. Wschr. **1913**.

NEUMANN: Dtsch. med. Wschr. **1915**, Nr 14; Ther. Gegenw. **1913**, 56.

PAPPENHEIM: Wien. klin. Wschr. **1913**, Nr 2. — PETREN: Ther. Gegenw. **1925**, 6. Salvarsan.

QUINCKE u. PFEIFFER: Münch. med. Wschr. **1907**, 252. Tuberkulin.

ROSENOW: Dtsch. med. Wschr. **1918**, 1070; **1927**, 617. Malariather. — ROSENOW u. FÄRBER: Z. exper. Med. **3**. — RÖSLER: Dtsch. Arch. klin. Med. **107**. Atophan; Wien. klin. Wschr. **1913**, 838. Benzol.

SARAGEN: Kongreßzbl. inn. Med. **54**, 644. Lymphdr. Extr. — SCHITTENHELM: Z. exper. Path. u. Ther. **1913**, 360. Atophan. — SOHN: Wien. klin. Wschr. **1913**, Nr 15. — SPIEGLER: Wien. klin. Wschr. **1914**, 456. Benzoltod. — STEIN: Wien. klin. Wschr. **1912**, 1938. — STERN: Wien. klin. Wschr. **1913**, Nr 10. — STERNBERG u. GÖNCZY: Z. klin. Med. **100**, 257 (1924). Diathermie.

TOMMASO: Policlinico **1925**, 1745. Malariatherap. — TOTIS: Orv. Hetil. (ung.) **1918**. Atropin. — TÜRK: Wien. med. Wschr. **1913**, 625.

VAQUEZ: Bull. Soc. méd. Hôp. Paris **1922**. — VERAGUTH u. SEYDERHELM: Münch. med. Wschr. **1913**, 2211 u. 2664. Elektrotherapie; **1914**, Nr 6.

WACHTEL: Dtsch. med. Wschr. **1913**, Nr 7. — WEITZ: Dtsch. Arch. klin. Med. **92**. Tuberkulin. — WIRTH: Inaug.-Diss. Gießen 1913.

Literatur der chronisch myeloischen Leukämie[1].

ALEXANDER: Kongreßzbl. inn. Med. **38**, 182 (1925). — ALMCKVIST: Brit. med. J. **36**, 428 (1924). Haut. — ARNETH: Dtsch. med. Wschr. **1927**, 1505. Osteoskl. aleuk. — ARNSPERGER: Münch. med. Wschr. **1905**, 1. — ARRILAGA: Kongreßzbl. inn. Med. **38**, 810 (1925). Milzexst. — ASCHNER: Wien. med. Wschr. **1928**, 762. Pfortader-Carcinom! — AUBERTIN usw.: Ann. Labor. Clin. **1928**, 93. Adrenalinprobe.

BACHER: Kongreßzbl. inn. Med. **19**, 105. Leuk. und Nervensystem. — BAETZNER: Inaug.-Diss. München 1903. — BANTI: Zbl. path. Anat. **1904**, 1. — BARDASH: Fol. haemat. (Lpz.) **35**, 229 (1927). Histologie. — BARKER: South. med. Assoc. **1920**. Myelocyten b. Lumbalpunkt. — BARTH: Virchows Arch. **256**, 693 (1925). — BASS: Amer. J. med. Sci. **170**, 416 (1925). — BAUDOUIN et PARTURIER: Revue neur. **1910**, 673. Paraplegie. — BAYER: Mitt. Grenzgeb. Med. u. Chir. **22** (1910). Eisenstoffwechsel. — BECHER: Münch. med. Wschr. **1925**, 2178 u. **1926**, 1312. — BECKER: Ther. Gegenw. **1908**. — BERGHINZ: Pediatria **1904** u. **1905**. — BLUM: Ref. Münch. med. Wschr. **1906**, 1047. Priap. — BONDI: Prag. med. Wschr. 1901, Nr 26. — BORISOWA: Virchows Arch. **172** (1903). 2. Fall. — BRACK: Virchows Arch. **248**, 357 (1924). Histol. 43 F. Knochenmark. — BRAMWELL: Clin. studies **1907**. — BROWNING: Lancet **1905**. — BRUMLIK: Fol. haemat. (Lpz.) **43**, 1 (19030). Eos. Leuk. — BRUNSGAARD: Arch. f. Dermat. **106** (1911). Hautaffekt. — BURG: Dtsch. med. Wschr. **1924**, 881.

CAMPBELL: Lancet, Mai **1906**. — CASSEL: Berl. klin. Wschr. **1898**, Nr 4. — CAVINA: Dtsch. Arch. klin. Med. **110**. Stoffwechsel. — CESA BIANCHI: Haematologica **2**, 65 (1921). Aleukämisch. — CHOSROJEFF: Fol. haemat. (Lpz.) Arch. **20**, 33 (1915). Subleukämisch.

[1] Zahlreiche Beobachtungen s. Literatur über Leukämie und Röntgenstrahlen, S. 464.

DALLAS: Arch. Mal. Coeur **1910**. An. pseudol. — DEBOVE: Arch. gén. Méd. **1903**, No 29; Gaz. Hôp. **1905**, 1161; J. of Pract. **1908**. — DECASTELLO: Mitt. Ges. inn. Med. Wien **11**, 60, 145 (1912); Fol. haemat. (Lpz.) **13**, 471 (1912). — DELHOUGNE: Bruns Beitr. **1917**. Milzexstirpation. — DIEL u. LEVY: Z. klin. Med. **86** (1918). Aleukämisch. — DIETRICH: Kombination mit Granulomatose siehe Lymphorganulom. — DOENECKE: Med. Klin. **1920**, 781. Senium. — DUBINSKAJA: Virchows Arch. **270**, 192 (1928). Aleuk. Riesenz. — DUCATI: Fol. haemat. (Lpz.) **1906**, 506.

EBSTEIN: Virchows Arch. **154**. — EISENLOHR: Virchows Arch. **73**. — EISENSTÄDTER: Wien. med. Wschr. **1907**, 742. — ELFER: Fol. haemat. (Lpz.) **5**, 265. — ÉMILE-WEIL: Ann. Méd. **27**, 124 (1930). — ESCUDERO: Kongreßzbl. inn. Med. **52**, 67. Aleuk.; **53**, 264. Splenektomie; **53**, 265. Knochenmarkpunkt. — EVANS u. ROBERTS: Lancet **1928 II**, 748. B. Radiologen 10 F. — EWALD: Berl. klin. Wschr. **1906**. Aleuk.

FALCONER: Lancet. 12. Mai **1906**. — FAVERA: Mh. prakt. Dermat. **47**. Priap. — FERRATA: Haematologica **1921**. Histogenese. — FERRARINI: Fol. haemat. (Lpz.) **1906**, 504. — FINDLAY: Glasgow med. J. **1906**. — FINKELNBURG: Dtsch. med. Wschr. **1910**, 294. — FISCHER: Virchows Arch. **175** (1904). — FISCHER, s. myel. Metapl. — FLESCH: Dtsch. med. Wschr. **1906**, Nr 16. — FLEISCHER u. PENZOLDT: Dtsch. Arch. klin. Med. **26** (1880). — FONTANA: Pathologica (Genova) **1929**. Aleuk.; gr. Milz. — FORNI: Kongreßzbl. inn. Med. **50**, 597. Splenect. — FRANK u. ISAAC: Z. klin. Med. **74**. Terminal kleinzellige Myeloblasten. — FREUND: Arch. f. Dermat. **154** (1928). Klin. Wschr. **1928**, 977. — FRUGONI: Berl. klin. Wschr. **1908**, Nr 23.

GHIRON: Haematologica **3**, 162 (1922). — GHIZETTI: Patologica (Genova) **1926**, 3. Riesenz.-Tumoren. — GIFFIN: Amer. J. med. Sci. **158**, 618 (1919); J. amer. med. Assoc. **1919**. — GINSBURG: Dtsch. med. Wschr. **1927**, 1824. Subleuk. 8 J. — GLÜCKSMANN: Inaug.-Diss. Berlin 1910. — GRAFE: Dtsch. Arch. klin. Med. **102**. — GRAMEN: Acta chir. scand. (Stockh.) **64**, 369 (1928). — GREEN: Kongreßzbl. inn. Med. **35**, 229. — GREPPI: Klin. Wschr. **1926**, 110. — GROSGLIK: Strahlenther. **33**, 498 (1929). Haut. — GUGLIELMO: Fol. med. (Napoli) **6**, 1 (1920). — GUINON et SIMON: Bull. Soc. Pédiatr. Paris **1909**, 16. $1^1/_4$jähriges Kind. — GULLAND and GOODALL: J. of Path. **1908**. — GUNKEL: Amer. Med., 6. Jan. **1906**.

HAENISCH u. QUERNER: Z. klin. Med. **88**. — HÄSELER: Mitt. Ges. inn. Med. Wien 1914. Aleukämisch. — HAGEDORN: Z. klin. Med. **104**, 124 (1926). Aleuk. u. Osteokl. Gicht. — HAMMERSCHLAG: Frankf. Z. Path. **31**, 70 (1925). — HANNEMA: Fol. haemat. (Lpz.) **32**, 116 (1926). Myeloischer Mikulicz. — HARBITZ: Acta tuberc. scand. (København.) **5**, 1 (1929). — HARRISON: Amer. J. med. Sci. **179**, 208 (1930). L. 15000, Eos. 30—60. — HAUSAM: Münch. med. Wschr. **1922**, 1627. Gravid. — HAY u. EVANS: Quart. J. Med. **28**, 167 (1929). — HEMMERLING: Dtsch. Arch. klin. Med. **157**, 309 (1927). Beziehungen zu Tbc. — HEIBERG: Zbl. allg. Path. **49**, 260 (1930). — HEUCK: Virchows Arch. **78**. — HINDENBURG: Lit. S. 504. — HIRSCHFELD: Fol. haemat. (Lpz.) **2**, 760. Milde Fälle; Ver. inn. Med., 15. Nov. 1908; Z. klin. Med. **80**, 126. Aleukämisch. — HIRSCHFELD u. TOBIAS: Dtsch. med. Wschr. **1902**, Nr 6. — HIRSCHLAFF: Dtsch. med. Wschr. **1899**; Dtsch. Arch. klin. Med. **62**, Fall 2. — HITTMAIR: Fol. haemat. (Lpz.) **39**, 248 (1929). — HOFMANN: Ther. Gegenw. **66**, 276. — HOLBOLL: Acta med. scand. (Stockh.) **72**, 326 (1929). Grundumsatz. — HUTCHINSON: Lancet **1904**.

JAFFÉ: Kongreßzbl. inn. Med. **46**, 37. Aleuk. als Banti operiert! — JAKSCH: Zbl. inn. Med. **1926**, 377. Prag. med. Wschr. **1896** u. **1901**; Z. Heilk. **1901**. — JOACHIM: Dtsch. Arch. klin. Med. **87** (1908). — JORES: Virchows Arch. **265**, 845 (1927). Aleuk. Osteoskl. — JOUSSET: Fol. haemat. (Lpz.) **1906**, 485.

KALTENSCHNEE: Inaug.-Diss. Jena 1911. Trauma. — KARSNER: Univ. Penna. M. B. 1910. — KAUFFMANN: Z. klin. Med. **108**, 215 (1928). Kanth. bl. Versuch. — KEUPER: Dtsch. Arch. klin. Med. **130**. Aleuk. — KÖNIGER: Dtsch. Arch. klin. Med. **87** (1906). — KRANTZ: Amer. J. med. Sci. **175**, 229 (1928). — KRAUS: Berl. klin. Wschr. **1913**, 1421. Subleuk. — KRUMBHAAR: Trans. Assoc. amer. Physicians **38**, 152 (1923). 26 Splenekt. — KUNST: Med. Klin. **1907**, Nr 45. Priap. — KWASZEWSKA: Wien. klin. Wschr. **1927**, 123. Subleuk.

LACÈNE u. AUBERTIN: Presse méd. **36**, 49 (1928). Splenekt. — LANGE: Med. Klin. **1928**, 1311. Milz. Spontanruptur. — LANGSCH: Mschr. Kinderheilk. **21**, 152 (1921). Kinder. — LAZARUS: Nothnagels Slg. — LEDDER: Amer. J. Roentgenol. **21**, 250 (1929). Progn. — LEDINGHAM: Lancet **1905**. — LEHNDORFF u. ZAK: Fol. haemat. (Lpz.) **1907**, 636. Senium; Berl. klin. Wschr. **1908**, Nr 9. — LÉSIEUR et FROMENT: Bull. Soc. méd. Hôp. Paris, 4. Juni **1909**. — LÉVAI: Ärztl. Sachverst.ztg **1912**, 405. Trauma. — LEUBE u. FLEISCHER: Virchows Arch. **83** (1881). — LEVY: Fol. haemat. (Lpz.) Arch. **25**, 63 (1920). Aleuk. — LINDNER: Dtsch. Arch. klin. Med. **85** (1905). — LINIGER: Mschr. Unfallheilk. **19**, 57 (1912). Trauma; Priap. — LITTEN: Berl. klin. Wschr. **1904**, 360. Vesicatorversuch. — LUBLINER: Lit. S. 482.

MAC DONALD u. SHOW: Brit. med. J. **2**, 1966 (1922). — MARIN: Minerva med. **1927**, Nr 6. Mit Cirrhosis hep. — MASSA u. MARINONI: Clin. med. ital. **1927**, 487. — MATSUNAGA: Zbl. path. Anat. **29**. Nierenhilus myeloisch. — MAYO: Kongreßzbl. inn. Med. **31**, 321. Op. d. Milz. — MÉNÉTRIER et AUBERTIN: Arch. Méd. expér. **1906**; J. Physiol. et Path. gén. **1906**. Monogr. Paris: Masson 1906. — MEISENBURG: Münch. med. Wschr. **1901**, 853. — MEYER, ERICH: Jkurse ärztl. Fortbildg **1912**. — MEYER u. HEINEKE: Dtsch. Arch. klin. Med. 88 (1907). — MILCHNER: Z. klin. Med. **37** (1899). — MINKOWSKI: Kongr. inn. Med. **1899**. — MINOT: Amer. J. med. Sci. **163**, 477 (1925). Blutpl. — MINOT, BUCKMAN u. ISAACS: J. amer. med. Assoc. **82**, 1489 (1924); 166. F. Lebensdauer. — MOSLER: Monogr. Berlin **1872**. Ältere Lit.!; Dtsch. Arch. klin. Med. **24**. — MOSSE: Berl. klin. Wschr. **1907**, Nr 49. Dtsch. med. Wschr. **1906**, Nr 42; Zbl. Path. **50** (1931). — MONREC: Kongreßzbl. inn. Med. **40**, **466**. Priap. — MÜLLER: Münch. med. Wschr. **1911**, 713. — MUSANTE: Kongreßzbl. inn. Med. **33**, 53. 43%.

NANTA: Lit. S. 456, 505. — NETOUSEK: Kongreßzbl. inn. Med. **55**, 435. — NEUMANN: Arch. Heilk. **11** (1870); Berl. klin. Wschr. **1878**, **1879** u. **1880**. — NEUMANN, R.: Mschr. Unfallheilk. **1911**, Nr 11. Trauma. — NIELSEN: Fortschr. u. Ther. **4**, 115 (1928). Aleuk.

PARKER u. RHOADS: Amer. J. Path. **4**, 167 (1928). Blutkultur. — PARKER: Brit. med. J. **1907**. — PASCHEN: Münch. med. Wschr. **1902**, 1069. — PAULICEK u. WUTSCHER: Dtsch. med. Wschr. **1911**, Nr 4. — PERONA: Gazz. Osp. **1920**, 844. — PETRI: Kongreßzbl. inn. Med. **50**, 596; Fol. haemat. (Lpz.). Mitosenwinkel. — PFEIFFER: Zbl. inn. Med. **1904**, Nr 32. Fibrin. — PLEHN: Dtsch. med. Wschr. **1906**; Münch. med. Wschr. **1904**, 90. Remission! — PONFICK: Virchows Arch. **67**.

RECKZEH: Z. klin. Med. **50** (1903). — RICITELLI u. RAGNOTTI: Kongreßzbl. inn. Med. **50**, 597. Famil. L. — RIDLE: Arch. int. Med. **39**, 255 (1927). — ROSENBLUHM: Fol. haemat. (Lpz.) **11**, 271 (1911). — ROSENKRANZ: Frankf. Z. Path. **35**, 359 (1927). Hirnblutgen.

SABRAZES: Arch. Mal. Coeur **19**, 33 (1926). — SAPHIER u. SEYDERHELM: Münch. med. Wschr. **1920**, 69. Haut. — SARZI-SARTORI: Zit. FERRATA, Lehrb. — SCHAFFER: Amer. J. Dis. Childr. **34**, 327 (1927). Aleuk. — SCHLEIP: Atlas. — SCHMID: Dtsch. Arch. klin. Med. **76**. Stoffwechsel. — SCHMIDT-WEYLANDT: Med. Klin. **1925**, 1763. — SCHNEITER: Inaug.-Diss. Zürich 1907. — SCHRIDDE: Münch. med. Wschr. **1908**, Nr 20. Histogenese. — SCHÜLLER: Berl. klin. Wschr. **1914**, Nr 7. Aleuk. — SCOTT: Lancet 1907. Zuletzt 20% Myelobl.; Netz unmyeloisch. — SEEMANN: Fol. haemat. (Lpz.) **37**, 258 (1928). — LE SERREC DE KERVILY: Thèse de Paris **1905**. — SHAPIRO: Zit. bei HAY. — SIMON: Amer. J. med. Sci. **1903**. — SIMON and CAMPBELL: Med. news **1904**. — SPECHT: Arch. Ohrenheilk. **112**, 15 (1924). — STEFFLER: Dtsch. Arch. klin. Med. **106**, 309 (1912). — STEINBRINCK: Z. klin. Med. **101**, 375 (1925) u. Dtsch. med. Wschr. **1925**, 106. Kind, Haut. — STEINER: Inaug.-Diss. Lausanne 1920. Myeloblastome der Leber. — STERN: Fortschr. Ther. **5**, 349 (1929). Priap. — STERNBERG: Dtsch. med. Wschr. **1911**, Nr 11 u. 12. Therapie. — STICKER: Z. klin. Med. **14** (1888). — STILLMANN: Zit. bei BASS. — STONJEK: Inaug.-Diss. Leipzig 1909. Priap. — STRIECK: Dtsch. Arch. klin. Med. **161**, 307 (1928). Grundumsatz. — STUBER: Z. klin. Med. **111**, 214 (1929). Grundumsatz. — STUDER: Korresp.bl. Schweiz. Ärzte **1906**. Frühstadium. — STURSBERG: Dtsch. Arch. klin. Med. **114**, 292 (1914). — SWIRTSCHEWSKAJA: Virchows Arch. **262**, 1 (1926). — Subleuk. b. Tbc. — SZILARD: Dtsch. Arch. klin. Med. **144**, 286 (1924). Aleuk. weg. L. Resistenzabnahme.

TAYLOR: Brit. med. J. **1908**. — TEITGE: HOPPE-SEYLER: Z. **186**, 124 (1929). — TER-BARSEQUIAU: Rev. méd. Suisse rom. **1913**. Hämorrhag. Diathese. — THEOBALD: Lancet **203**, 505 (1922). Priap. — TOENISSEN: Münch. med. Wschr. **1920**, 1057. Milzexstirp. — TREIGER: Internat. Med. **35**, 594 (1925). Als atyp. Splenomeg. — TRÖMMER u. WOHLWILL: Dtsch. Z. Nervenheilk. **100**, 233 (1927). Gehirnverändgen. — TÜRK: Kongr. inn. Med. **1900**, 251; **1906**.

VASATURO: Kongreßzbl. inn. Med. **41**, 448 (1925). — VILLA: Kongreßzbl. inn. Med. **47**, 181 (1927). Aleuk., als Banti op.

WALDEYER: Virchows Arch. **35**. — WARSCHAWSKAJA: Fortschr. Röntgenstr. **39**, 458 (1929). Stoffw. — WARTHIN: Internat. Clin. **4** (1910). Larynxaffektion; Priap.; kongenitale Lues, Leukämie vortäuschend. — WEBB: Inaug.-Diss. Breslau 1910. Osteosklerose. — WEBER: Trans. med. Soc. Lond. **1907**. — MACWEENEY: Brit. med. J. **1904**. — WEY, VAN DER: Dtsch. Arch. klin. Chir. **57**. — WIECHMANN: Münch. med. Wschr. **1928**, 1115. Aminosäuren im Blut. — WINIWARTER, v.: Fol. haemat. (Lpz.) **11**, 288. Priap. operiert! — WIPHAM: Fol. haemat. (Lpz.) **12**, 275. Kind.

ZADEK: Klin. Wschr. **1928**, 1848. Osteoskl. — ZIEGLER: Histogenese. Jena 1906; Z. klin. Med. **72** (1910). — ZURHELLE: Dermat. Fortschr. **37**; Dtsch. med. Wschr. **1922**, Nr 48. Haut. — ZWETKOW: Fol. haemat. (Lpz.) **34**, 188 (1927).

Die akute myeloische Leukämie (Myeloblastenleukämie, akute Myelose), zum Teil Paramyeloblastose (Naegeli).

Lange Zeit galten alle akuten Leukämien als lymphatische; jetzt weiß man[1], daß die akuten Affektionen, besonders beim Erwachsenen, fast alles Myelosen sind, und ich zweifle, ob beim Erwachsenen eine sichere perakute lymphatische Leukämie existiert. In den letzten 10 Jahren ist kein überzeugender Fall von akuter Lymphadenose beim Erwachsenen bekanntgegeben worden, aber die Zahl der Publikationen über akute Myelosen war außerordentlich groß. Für die Gewißheit des akuten Verlaufes müßte außer dem klinischen Bild zuerst ein aleukämisches oder doch subleukämisches Stadium konstatiert sein. Diesem Postulate genügen nur wenige Beobachtungen. Wir dürfen aber trotzdem nicht vergessen, daß bei Leukämien die Organveränderungen viele Monate alt sein können, ohne daß im Blute unreife Zellen erscheinen. Daher kann man in Wahrheit die Akuität einer Erkrankung überhaupt nie mit Sicherheit aus der Leukocytenzahl erkennen, sondern zunächst nur als akutes klinisches Bild. Dieses wird aber häufig durch sekundäre Momente geschaffen, durch Hinzutreten von Sepsis oder von häm. Diathese, wenn der Körper wegen der unrichtigen L.-Bildung gegen beliebige Sepsiserreger keine Abwehr mehr aufbringt (Mangel an Neutrophilen), oder wenn wegen ganz ungenügender Pl.-Bildung überall Blutungen eintreten.

Es ist ferner zu berücksichtigen, daß eine chronische Leukämie durch Milzinfarkt (eig. Beob.) oder septische Komplikation (eig. Beob.) scheinbar äußerst akut einsetzen kann, aber unzweifelhaft schon lange bestanden hat. Auch ist ein akuter Todesfall nach kurzer Beobachtung allein nicht beweisend; so erklärt sich kurzer Verlauf bei Falconer und bei Grawitz nur durch interkurrente Apoplexie.

Schon aus diesem Grunde sind alle Fälle ohne Sektion und sorgfältige histologische Untersuchung (Billings und Capps, Sabrazès beide, Grawitz usw.) nicht einwandfrei.

Das wichtigste Argument dafür, daß wirklich eine stürmische myeloische Affektion vorgelegen hat, bildet die hohe Zahl der Myeloblasten und vielfach auch deren Atypie, so daß man allen Fällen ohne diesen Befund nicht trauen kann.

Wäre z. B. der S. 458 erwähnte Fall von Morawitz gestorben infolge irgendeiner Komplikation, so hätte wohl niemand wegen des klinischen und hämatologischen Bildes (20% Myelocyten!) die Diagnose akute Myelose abgelehnt; weil aber die Affektion in Heilung überging, so hat es sich unzweifelhaft um Anämie und ungewöhnlich hochgradige myeloische Reaktion gehandelt.

Ein sicherer Beweis für eine akute Phase ist aber der *Hiatus leucaemicus* (Naegeli). Ich verstehe darunter die Erscheinung, daß im Blute nur ganz unreife Zellen, Myeloblasten, und ganz reife, normale Neutrophile, von früher her gebildet, gefunden werden. Es hat der Organismus wegen der leukämischen Noxe die Fähigkeit, offenbar plötzlich oder fast plötzlich, verloren, aus den Vorstufen reife L. zu bilden. Wir sehen daher im Blute beim maximalen Hiatus

---

[1] Ich erkenne das Verdienst von W. H. Schultze für die Kenntnis der Myeloblastenleukämie voll und ganz an. Wie schwierig aber die Erörterung von Prioritätsfragen ist, zeigt gerade die Myeloblastenleukämie. Schon Zappert u. Ehrlich war das Vorkommen von reichlich ungranulierten Zellen bekannt gewesen, ohne daß sie aber eine Erklärung gegeben hätten. Ich habe dann 1900 mit der Aufstellung der Myeloblasten als besondere Zellart nachdrücklich auf solche Fälle hingewiesen und eine eig. Beob. von 1899 mit 268000 L. und 54% Myeloblasten bei nur 3monatigem Verlauf bei einem 4jährigen Kinde erwähnt. Schon vorher hat Hirschlaff darauf aufmerksam gemacht, daß es auch andere akute Leukämien als solche mit fast nur mononukleären Zellen gebe; sein Fall konnte aber damals noch nicht recht gedeutet werden. Nach unserem heutigen Wissen ist es zweifellos eine akute myeloische Leukämie. Eine typische akute Myelose sah ich dann 1905 und stellte sofort im Leben die richtige Diagnose vor der Sektion durch Fabian. Die sofortige Publikation unterblieb, weil mehr Vergleichsmaterial für die in Virchows Arch. **190** (1907) erschienene Arbeit gesammelt wurde.

keine Promyelocyten oder Myelocyten und keine Metamyelocyten oder jugendliche N., sondern nur die allerjüngsten unreifen Myeloblasten, die sich jetzt im Körper mit größter Intensität entwickeln, auf diesem Stadium oder dessen pathol. Entwicklungsformen beharren, oder in diesem Stadium untergehen, und daneben altkernige, vor Tagen oder Wochen gebildete N.

Ist der Hiatus geringer, so sieht man rechts in der Entwicklungsreihe normale reife N. und links außer Myeloblasten noch Promyelocyten, entweder mit

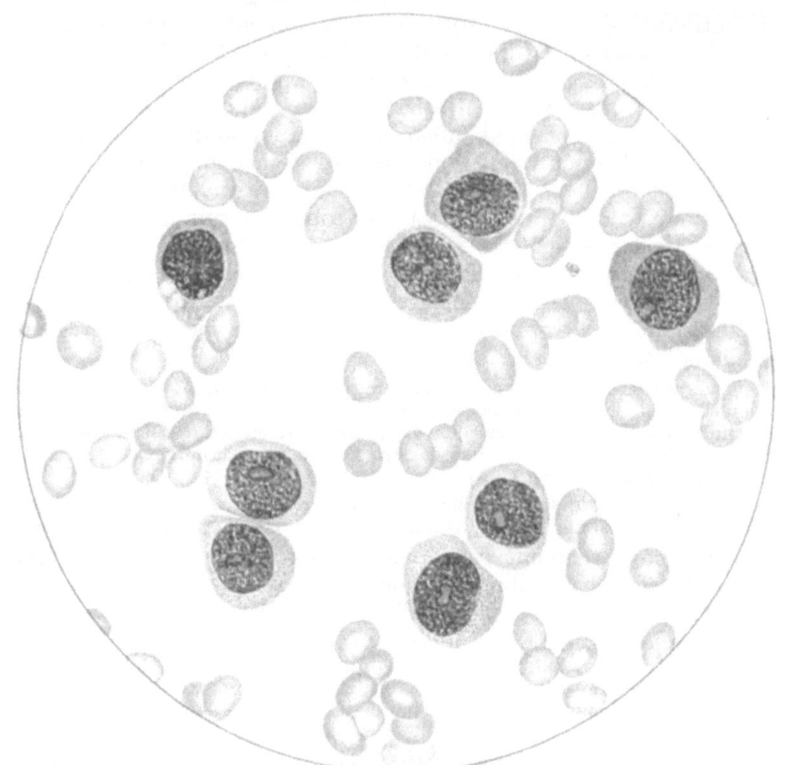

Abb. 87. Großzellige Myeloblastenleukämie.

spärlicher neutrophiler oder nur mit unreifer neutrophiler, azurophil auftretender Granulation.

Die Feststellung des Hiatus beweist Akuität, aber ein längeres Vorstadium ist damit nicht widerlegt. Man kann nur sagen, daß der Übergang von chronischer Myelocytenleukämie in sekundäre Myeloblastenleukämie ohne Hiatus erfolgt, also alle Zwischenformen in der Zellreifung vorhanden sind.

Beispiele für akute Myelosen:

Hirschfeld I. 6jähriger Knabe. Heftige Durchfälle, Fieber, Milz- und Lymphknotenschwellung. Schwere Anämie. L. 48000—59000. Myelocyten 12—23%, zahlreiche Lymphoidzellen. Eos. wenig bis 0. Mastzellen 0. Dauer 6 Wochen. Myeloische Milz mit kleinen Follikeln, myeloische Formationen in Leber, Lymphknoten und den Darmgeschwüren.

Lazarus und Fleischmann. Plötzliche Erkrankung mit Halsschmerzen, Fieber, starker hämorrhagischer Diathese. Ulcerös-gangränöse Stomatitis. Eiterige Tonsillitis. Lymphknoten-, Milzschwellung, Abortus. Tod nach 4 Wochen. Rapide Steigerung der L. von 91000 auf 288000, darunter 61% „Lymphoidzellen des Knochenmarkes" mit allen Übergängen zu Myelocyten! Mastzellen 0. Eos. vermehrt. Myeloische Milz, Lymphknoten und Leber vergrößert.

Erich Meyer und Heineke, Fall 7. Appetitlosigkeit, Dyspnoe, hämorrhagische Diathese. Zahngeschwür, schwere Anämie, Fieber, L. 45000—50000, 36—40% Lymphoidzellen, 10% neutr. Myelocyten, Mastzellen 0. Reichlich kernhaltige Rote. Alle Übergänge von Lymphoidzellen zu Myelocyten. Organe vollkommen nach dem Typus der myeloischen Leukämie umgewandelt.

Naegeli. 35j. Mann. 6 Wochen lang Husten und Mattigkeit. Objektiv nichts. Arbeit nicht ausgesetzt. 15. 9. zu Hause. Leichtes Fieber, objektiv nur Blässe. 19. 9.: Schlechtes Aussehen, hohe Fieber, pleuraler Erguß. Milz schwer palpabel, empfindlich, große Leber. Retinalblutungen. 21. 9.: Hb. 55, L. nicht vermehrt. 23. 9.: R 2100000, L. 20400, 10,3 neutr. und 7,6% eos. Myelocyten, 15% Myeloblasten, Ma 0. Milzschmerzen. 8. 10.: Erythroblasten 9045, L. 125000 dominierend Myeloblasten $61\frac{1}{4}$%, Myelocyten 9%, Ma 0. Thrombose der Beine. 15. 10. Tod. (Leukämisches Stadium 3 Wochen.) Leichenblut: L.-Zahl enorm, 74,5% Myeloblasten, 2% Riesenzellen, 3,5 + $1\frac{5}{6}$% Myelocyten.

Histologisch riesige myeloische Wucherung intracapillär in der Leber, myeloische Milz und Lymphknoten. Myeloische Bildungen im Fettgewebe.

Hier stellte ich bei der ersten Untersuchung (21. 9. 05) die Diagnose akute Myeloblastenleukämie. Abbildungen des Blutbefundes auf Taf. XVII der 2, 3. Aufl. Anatomischer Befund. Siehe Virchows Arch. **190** (1907).

Pappenheim und Hirschfeld. 25jährig. Abmagerung, hämorrhagische Diathese. Gangrän des Rachens. Milz und Lymphknoten nicht palpabel. Ohreiterung. Hb. 20%, R. 0,89, L. 235000. Zahlreiche Erythroblasten. Dominierend Lymphoidzellen, viele Riederformen, Auerstäbchen, sehr wenige Myelocyten und Metamyelocyten. N. zum Teil ungekörnt, wenig Eos., keine Mastzellen.

Sektion: Lymphknoten leicht vergrößert, Milz klein, Femurmark dunkelrot.

Histologisch: Knochenmark myeloblastisch. Milz Follikelatrophie, Pulpa voll großer Lymphoidzellen. Lymphknotenstruktur verwischt, große Lymphoidzellen in Wucherung: „myeloblastische Wucherung".

Ziegler und Jochmann. 15jähriger Bursche. Schlingbeschwerden, Erbrechen, Mattigkeit, Fieber, häm. Perikarditis. L. 18200, 45600—276000. Schwere Anämie. Myeloblasten und Myelocyten dominierten 65—72%. Eos. wenig. Mastzellen 0. Sepsis. Dauer 14 Tage.

Sektion: Nekrotische gangränöse Angina, häm. Perikarditis, große Milz mit großen Follikeln! Knochenmark graurötlich. Histologisch: Follikel der Milz klein! Nur zum Teil erkennbar, meist fehlen sie! Myeloische Pulpa. Bronchialdrüsen myeloisch. Knochenmark vorwiegend Myeloblasten. Leber intracapilläre Wucherung. Myeloische Bildungen in Nebenniere. Nirgends lymphatische Wucherung, die lymphatischen Formationen in Nekrose. Tryptische Wirkung der Organe erstaunlich groß.

Klinisches Bild.

Der Beginn der Krankheit kann aus vollem Wohlbefinden stürmisch mit hohen Fiebern und Prostrationen erfolgen. Meist gehen einige Tage Abgeschlagenheit mit verschiedenen Allgemeinstörungen voraus: Gelenkschmerzen, Durchfälle, Halsweh, Stechen auf der Brust, Herzklopfen, Schweiße und Kopfweh. In subakuten Fällen entwickelt sich alles langsamer in Wochen oder selbst in einigen Monaten; dann aber kommt mehr oder weniger schnell die akutere Phase.

Das Aussehen der Kranken ist fast stets ein exquisit blasses, mitunter erschreckendes, selbst wenn nur mäßige Anämie vorliegt. Zweifellos handelt es sich dann um Angiospasmen der Hautcapillaren.

Das Sensorium ist vielfach frei, mitunter aber leicht benommen, auch in Frühstadien. In den Klagen der Kranken spielen Kopfschmerzen, manchmal unerträglicher Art, eine große Rolle. Manche Fälle zeigen längere Zeit vorzügliches Allgemeinbefinden.

Die Schleimhäute werden mit der Entwicklung des Leidens immer blasser. Bei der Untersuchung der Augen fehlen Blutungen im Augenhintergrund nur selten. Lähmungen von Gehirnnerven kommen öfters vor, besonders des Acusticus mit Abnahme des Gehörs oder mit Menière. Seltener treten Paresen der Beine auf, unter Verschwinden der Reflexe.

Im Munde trifft man Schwellungen des Zahnfleisches, der Wangenschleimhaut, des Rachens, welche durch Zerfall zu Geschwüren führen. Manchmal handelt es sich um dicke, weißliche Pseudomembranen. Gewöhnlich fällt der furchtbare Geruch aus dem Munde schon auf Entfernung auf. Die Geschwüre können sich ungemein in die Tiefe ausdehnen, führen zu Zahnausfall, Noma und schweren Zerstörungen und haben große Tendenz zu Blutungen. Auch aus scheinbar unveränderten Mucosastellen können Blutungen erfolgen.

Eine Lymphknotenschwellung am Halse wird nur selten vermißt und steht hier mit den Prozessen der Mundhöhle in Beziehung; doch kommen gerade bei akuter myeloischer Leukämie Fälle vor, wo jede Vergrößerung der Lymphdrüsen fehlt. Dies ist besonders der Fall bei Formen mit länger dauerndem anämischem Vorstadium oder bei perakuten Fällen. Sonst trifft man Schwellungen der Lymphknoten, die meist nicht bedeutend vergrößert und indolent sind. Nicht selten gehen unter dem Einfluß der Sepsis die Lymphknoten bedeutend oder völlig zurück.

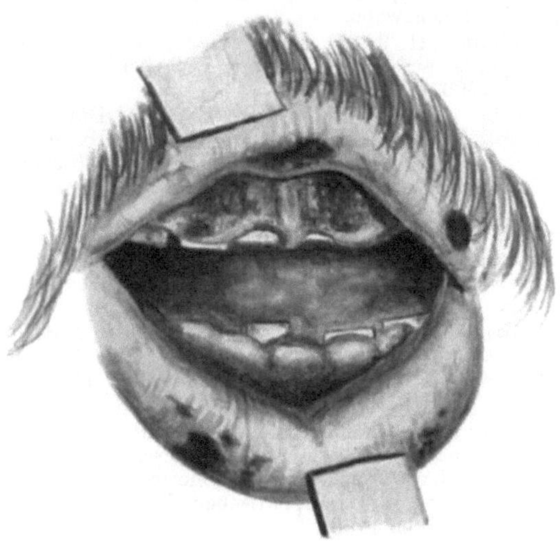

Abb. 88. Akute Myelose.

Auf der Haut sind Petechien und flächenhafte Blutungen häufig, seltener kommen blasige Efflorescenzen und syphilisähnliche Exantheme, schwere Nekrosen oder auch größere Zelleinlagerungen vor.

Pleurale und perikardiale Ergüsse, zumeist hämorrhagischer Natur, wurden vielfach beobachtet.

Am Herzen sind die Befunde abhängig von der Schwere der Anämie. Gewöhnlich ist die Pulsfrequenz eine hohe und nicht dem Fieber entsprechende. Die Temperaturen sind zumeist sehr irreguläre. Gar nicht selten sind auch zeitweise normale Temperaturen trotz schweren Verlaufes, die dann wieder von hohem Fieber, bis 40 und 41°, abgelöst werden; selten findet sich hohe Kontinua. Thrombosen werden selten beobachtet.

Die Knochen sind oft druckempfindlich; selten kommen unerträgliche Knochenschmerzen, ausnahmsweise Gelenkschwellungen vor.

Die Milz ist fast immer vergrößert, zumeist auch palpabel, doch gewöhnlich nur mäßig groß. Bedeutende Milztumoren bilden die Ausnahmen; eher fehlt mitunter klinisch eine Milzvergrößerung für einige Zeit.

Die Leber nimmt gewöhnlich an Umfang etwas zu.

Auf Beteiligung des Darmes können Durchfälle und Blutungen hinweisen. Der Urin enthält vielfach Zylinder und Eiweiß, mitunter reichlich; auch L. werden gefunden. Gar nicht selten sind Blutungen aus dem Urogenitalsystem. Diazoreaktion habe ich vermißt. Albumosen wurden von Türk gefunden. Häufig ist eine enorme Vermehrung der Harnsäure und aller Aloxurkörper. Magnus Levy hat hier die höchsten U.-Werte überhaupt konstatiert, bis 8 g im Tag, die aus dem großen Zerfall der Zellen abzuleiten sind.

Von entscheidender Wichtigkeit ist der Blutbefund.

Bei den R. ist die rasche Abnahme ihrer Zahl und des Hb.-Wertes die Regel, so daß schwere Anämien entstehen. Einzelne Fälle verlaufen aber auch ohne Anämie. Poikilocytose, Anisocytose, jugendliche R. können gefunden werden.

Normoblasten und Makroblasten sind oft vorhanden; gelegentlich sind sie reichlich, ja z. B. im Falle Hartmann u. Voit u. a., auch eig. Beob. so zahlreich, daß eine Wucherung auch des erythropoetischen Gewebes angenommen und durch die Sektion festgestellt werden kann. Bei schweren Anämien ist der Färbeindex leicht erhöht, die einzelne Zelle gut Hb.-haltig.

Die L. sind im Anfang oft nur mäßig, selten gar nicht vermehrt; mit der Zeit geht aber in den meisten Erkrankungen die Zahl sprunghaft in die Höhe, 50—100—200000 u. mehr. Dauernd aleukämisch und subleukämisch bleibt eine Minderzahl der Fälle. Wesentlich ist das nicht; denn in den Organbefunden unterscheiden sich solche Erkrankungen nicht.

Die Plättchen nehmen im Verlauf oft stark ab und können in Endstadien ganz oder fast ganz fehlen. Jetzt beginnt unstillbare häm. Diathese. Abnormitäten der Pl. sind häufig. Dieser Befund an den Pl. ist von prinzipieller Bedeutung.

Wichtig ist ganz besonders die Tatsache, daß die *Zell*bildung allmählich oder von vornherein *eine hochgradig pathologische wird*, indem im Blutbilde die unreifsten Elemente, die Myeloblasten, reichlich und allmählich immer zahlreicher auftreten. *Besonders beweisend* für akute Myelose sind:

1. *die hohe Zahl der Zwischenformen zwischen Myeloblasten und Myelocyten*;
2. noch viel wichtiger der oben geschilderte Hiatus leucaemicus;
3. in hohem Grade charakteristisch die unerhörte *Atypie der Myeloblasten* mit völlig pathologischer Entwicklung in bezug auf Protoplasma, Kernstruktur und Kernform, wobei sehr oft eine Dissonanz zwischen Reifung im Protoplasma und im Kern eintritt.

Vielfach sind Eos. selten und Ma. gar nicht da; indessen zeigten andere Beobachtungen diese Zellen doch recht zahlreich (Naegeli u. a.).

Die neutrophile Granulation kann in einer Anzahl der Fälle im Laufe der Krankheit fehlen oder schlecht ausgebildet sein, bis schließlich gelapptkernige Zellen ohne Granula vorherrschen, so schon in dem früher lange Zeit unklar gebliebenen Fall von Hirschlaff, dann bei W. H. Schultze, Herz, Pappenheim und Hirschfeld, Butterfield u. a.

Formen und Atypien der Myeloblasten:

1. *Myeloblasten* mit *normalem* runden Kern, ohne Kernreifung, ganz feine netzförmige Kernstruktur, mit Nucleolen und blauen Protoplasma (Abb. 85).

Oft sind diese Zellen klein, *Mikromyeloblasten*. So erreicht man im Ausstrich oft keine gute Ausbreitung. Dadurch wird die Kernfärbung schlecht und undeutlich und die Kerne erscheinen dunkel und grobstrukturiert, wie ℒ. — Es ist dann nötig, dünnere Ausstrichstellen zur Beurteilung heranzuziehen. Meist sind aber doch noch einige größere Myeloblasten da.

2. Öfter sieht man eine gewisse Alterung des Kernes, der nicht mehr fein netzförmig, sondern gröber gebaut ist; aber das Protoplasma bleibt blau, und zwar gleichmäßig blau-unreif.

3. Wie 2, aber das Protoplasma wird heller, weniger gleichmäßig blau, eine Granulation entwickelt sich aber nicht oder bleibt in den Anfängen stecken (nur als Indophenolblausynthese nachweisbar).

4. Der Kern wird etwas reifer oder grobbalkiger und im Protoplasma treten azurophile Körnchen auf, nicht aber reife neutrophile Granula.

5. Die Kerne werden ganz abnorm gelappt, ähnlich Monocyten, aber doch verschieden. Sog. Riederzellen. Dabei können die Kerne fein netzförmig oder

6. gröber, nicht mehr netzförmig gebaut sein oder

7. es kann auch das Protoplasma noch heller werden und die jugendliche Basophilie mehr oder weniger verlieren.

Die Typen 5—7 geben zu der Annahme von *Monocytenleukämie* Veranlassung. Jedoch ist dies irrig und man sieht, daß im Verlauf solcher Erkrankungen reine Myeloblastenleukämien entstehen.

Die Abbildungen zeigen diese abenteuerlichen patholog. Kernlappungen und heben den Unterschied gegenüber Monocyten schon in der Kernkonfiguration hervor, aber auch die feinere Kernstruktur ist ganz verschieden. Die evtl. vorhandene Granulation ist gröber. azurophil, nicht so außerordentlich fein staubförmig wie in Monocyten. Ferner ist die Protoplasmatönung heller blau, besonders am Rande und nicht düster graublau wie bei Monocyten.

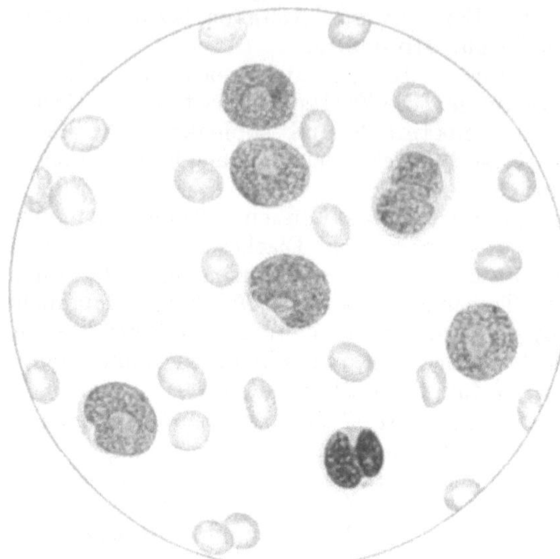

Abb. 89. Kleinzellige Myeloblastenleukämie.

Ich glaube nicht mehr an die Existenz von Monocytenleukämien und halte solche weder für klinisch noch histologisch als erwiesen (siehe später).

Das, was wir hier sehen, sind *monocytoide Myeloblasten-* oder *Promyelocyten*stadien. Es ist auch keine besondere Leukämie. Die Zellen bereiten aber begreiflicherweise, besonders in ihrer großen Verschiedenheit in den einzelnen Fällen, große diagnostische Schwierigkeiten. Zahlreiche wenig geklärte Beobachtungen der Literatur gehören hierher.

Häufig finden sich ferner in diesen Zellen Vakuolen, oft in Mehrzahl, ein weiterer recht charakteristischer Befund.

Wohl nur bei akuten Myelosen sieht man im Protoplasma *Auerstäbchen*, abnorme Differenzierungen der Mitochondrien unreifster Zellen (Myeloblasten).

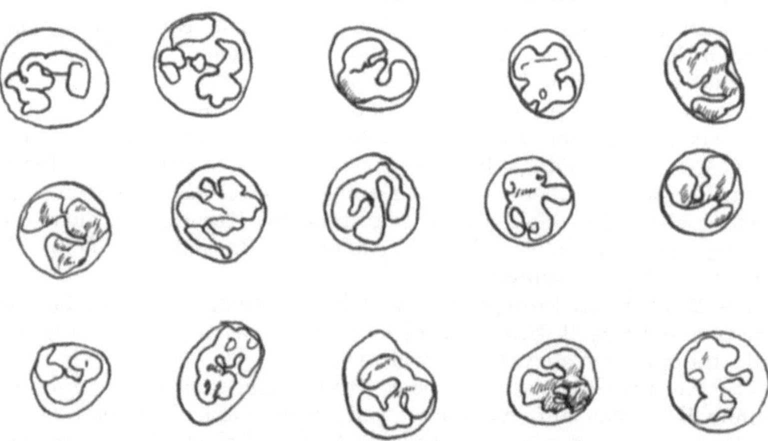

Abb. 90. Ganz patholog. Kernumbildungen bei akuter Myelose. Monocytoide Myeloblasten.

Es sind kurze Stäbchen, bei Giemsa leuchtend rot, meist in der Peripherie des Protoplasmas und oft in Vakuolen.

Alle diese Verhältnisse charakterisieren die akute Myelose.

Als *Promyelocytenleukämie* werden akute Leukämien beschrieben, in denen nur oder vorwiegend Zellen in diesen Reifestadien im Blute kreisen. In der Regel sind das aber nur

Phasen, denen eine Sonderstellung nicht zukommt. Wenn gleichzeitig die Kernlappung pathologisch ist, darf man überhaupt nicht mehr von Promyelocyten sprechen, weil keine normalen Reifestadien vorliegen.

Die PAPPENHEIMsche Aufspaltung der Myeloblasten in Lymphoidocyten und Leukoblasten und entsprechende Leukämieformen ist völlig unberechtigt. Irgendeine Grenze existiert nicht; und wird durch die Fülle der Gestaltungstendenzen unter pathol. Verhältnissen über den Haufen geworfen. Es gibt nicht 2 „Arten“ akuter Myelose, sondern eine unendliche Fülle von Phaenotypen als Umbildungen von Myeloblasten.

Wichtig ist endlich die Indophenolblausynthese der Myeloblasten bei akuter Myelose, sogar dann, wenn eine Granulation sich nicht färben läßt, ferner die Guajacreaktion und das tryptische Verhalten des Blutes; doch haben alle diese drei Untersuchungen in einzelnen Beobachtungen wegen Fermentmangel versagt. Beweisend und eindeutig ist aber stets die positive Reaktion.

Diagnose der akuten Myelose.

Das klinische Bild, besonders in seiner raschen Entwicklung, dann die hämorrhagische Diathese, die gangränösen Prozesse der Mundhöhle führen bei guter Kenntnis des Krankheitsbildes rasch zur Diagnose. Entscheidend ist der Blutbefund mit den Myeloblasten. Schwierigkeiten entstehen besonders bei initialen Fällen mit sehr niedrigen L.-Zahlen und bei dem Bilde der Sepsis und Granulocytopenie oder bei akuten lymphatischen Reaktionen.

Die Übersicht auf S. 476 faßt die klinischen und autoptischen Erscheinungen zusammen und gibt eine fast alle Vorkommnisse erschöpfende Übersicht.

Das Fehlen allgemeiner Lymphknotenschwellung ist bei akuter Myelose geradezu häufig.

Bei HIRSCHFELD und DÜNNER fehlten bei septischem Krankheitsbild Lymphknoten und Milzschwellung; es entwickelte sich eine schwere Anämie (Hb. 35, R. 1,7). Die L. sanken von 4000—900—400! Entscheidend war der Blutbefund mit 83% mittelgroßen Myelobl. und die ausgedehnten Ulcerationen am Zahnfleisch und hartem Gaumen. Bakteriologischer Befund negativ. Organe überall Myelobl.-Wucherung.

Für die *Differentialdiagnose der beiden akuten Leukämien* entscheidet der Nachweis von Myeloblasten oder deren pathologische Weiterentwicklungen und anderseits der Nachweis der 𝔏.-Natur der Zellen. Öfters fällt der Entscheid leicht, wenn bei Myelose alle Zwischenformen von Myeloblasten zu Myelocyten auftreten, außerdem zahlreiche neutrophile Leukocyten und neutrophile, seltener eosinophile Myelocyten, während bei Lymphadenose die 𝔏. dominieren, bald große, bald kleine und alle Zwischenformen, nicht aber Zwischenformen von ungranulierten Zellen zu granulierten auftauchen.

Ab und zu kommen freilich, besonders im Anfang, Myeloc. auch bei Lymphadenosen vor (Reizungsmyelocytose, PAPPENHEIM), indem wie bei Wucherung maligner Tumoren im Mark dieses seine unreifen Zellen nicht zurückhalten kann; aber die Zahl derselben nimmt progressiv ab, je mehr lymphatisches Gewebe im Knochenmark zur Alleinherrschaft gelangt. Charakteristisch bleibt ferner, daß diese Myelocyten meist halbreife oder reife Formen vorstellen, und daß die unreifsten Formen fehlen oder doch unverhältnismäßig spärlich ausfallen, während bei akuten Myelosen die Hauptmenge auf diese unreifste Gruppe fällt.

Bei Fällen von fast ausschließlichem Vorkommen von Lymphoidzellen im Blute entscheidet die oben eingehend geschilderte Zell- und Kernstruktur und eine positive Fermentreaktion. Schließlich gibt die histologische Untersuchung klaren Aufschluß besonders durch Oxydasenreaktionen und durch die Lokalisation des wuchernden Gewebes.

Recht große Schwierigkeiten bereitet nach dem Befallensein einzelner Organe die *klinische Trennung der akuten Myelosen von den akuten Lymphadenosen.* Ausgedehnte Lymphdrüsenschwellung spricht entschieden mehr für Lymphadenose, das Fehlen stark, aber nicht unbedingt für Myelosen. Lokalisierte Schwellung, z. B. am Kieferrand, ist nicht differentialdiagnostisch verwertbar, da auch sekundäre septische Prozesse der Mundhöhle ursächlich in Frage kommen.

Klinische Befunde	Sektionsbefund	Aus der Symptomatologie entstehende Fehldiagnosen
A. Anämiebild	Extreme Blässe aller Organe, bes. Gehirn, Nieren, Herz, dunkelrotes Knochenmark	Schwere, tödliche Anämie, evtl. Annahme perniz. od. hämolytische Anämie oder atypische perniz. Anämie (wenn aleukämisches Blutbild vorliegt)
B. Schwere hämorrhagische Diathese	Überall Petechien, Haut, Mucosa, subpleurale subendokardiale, Blutungen in die Adventitia der Gefäße	Werlhof, thrombocytopenische häm. Diathese
1. in der Mundhöhle	Schwellung, Ulceration der Gingiva und der Tonsillen	Aleukie. Sporadischer Skorbut, Stomatitis ulcerosa, Angina Plaut-Vincent. Noma. Septische Diphtherie, Lues
2. Perikardiale oder pleurale Ergüsse	Perikarditis, Pleuritis haemorrhagica	Sept. oder tuberkulöse Perikarditis oder Pleuritis
3. Blutiges Erbrechen u. blutige Durchfälle	Blutungen und Infiltrate in der Magen- und Darmmucosa	Gastroenteritis haemorrhagica. Typhus, Paratyphus
4. Schwere uterine Blutungen	Uterus groß, voll Blutkoagula, Mucosa von Blutungen durchsetzt	Sept. haemorrhag. Endometritis
5. Akute Nierenblutung	Leukämische Infiltrate im Nierenbecken	Akute besonders hämorrhagische Nephritis.
C. Infiltrate oder Hyperplasien	Leukäm. Hyperplasie	Maligner Tumor, evtl. lokalisiert; z. B. am Schädel od. in Speicheldrüse od. in der Mamma, Kompressionsmyelitis, Nierentumor
1. parosteal. Chlorom	Chloroleukämie, parosteal und in der Dura	Chlorom, Sarkom, metastatische Tumoren
2. große Leber und Milz	Myelose	Hepatolienale Affektionen. Cirrhosis
3. große Lymphknoten	Myelose	Lymphat. Leukämie, „Pseudoleukämie".
D. Ulcerös-gangränöse Prozesse		
1. Mundhöhle	Nekrot. diphtheroide Prozesse	Septische Angina oder Diphtherie. Noma, Lues und Aleukie
2. Darm	Schwellungen und Verschorfungen der Follikel und Plaques	Typhus, Paratyphus
3. Rectum	Leukäm. Infiltrate	Tumor. Colitis ulcerosa
E. Kombination mit Sepsis (pos. Bakterienbefund)	Endokarditis, Sepsis	Sepsis, Endocarditis sept.
F. Aleukämische und subleukämische Formen	Hyperplasie von Lymphknoten, Leber, Milz, Knochenmark	„Pseudoleukämie", Osteomyelitis, Sarkomatosis, Osteomyelosarkomatosis, Myelosarkomatosis.

Bei stürmischen Prozessen kommt auch bei der Myelose ausgedehnte und starke Lymphknotenschwellung vor. Es scheint immer mehr, daß alle parostealen Affektionen der Myelose angehören. Nie beobachtet ist bisher bei der Myelose das Bild des großen Mediastinaltumors. Solche Formen zählen offenbar ausnahmslos zur Lymphadenose. Ferner kommt das klinisch manifeste Ergriffensein der Speicheldrüsen nie bei Myelosen vor, während mikroskopische Befunde von Entwicklung myeloischen Gewebes natürlich vorhanden sein können.

Verlauf der Krankheit. Die septischen und hämorrhagischen Erscheinungen nehmen zu, das Bewußtsein wird fast stets schwer gestört und es treten Somnolenz und Koma auf. Der rapide Verfall ist offenkundig. Bronchopneumonien und andere Komplikationen beschleunigen das Ende. Das klinische Bild gleicht derartig einer akuten Sepsis oder schweren Infektion, daß EBSTEIN die Krankheit „mit an Gewißheit grenzender Wahrscheinlichkeit" für eine Infektionskrankheit erklärt hat.

In den *Sektionsbefunden* ist kein prinzipieller Unterschied gegenüber chronischer Myelose vorhanden. Die Milz ist meist groß, desgleichen die Leber. Die Nieren zeigen diffuse oder knotige Infiltrate. Die Lymphdrüsen sind selten allgemein vergrößert. Auch histologisch besteht kein prinzipieller Unterschied gegenüber chronischen Myelosen, nur wiegen überall Myeloblasten stark vor oder sind allein vorhanden. Das ist aber bei der finalen sekundären Myeloblastenleukämie nach chronischer Myelose genau gleich.

Gangränöse und hämorrhagische Prozesse sind wie schon im Leben häufig und in der Leiche noch umfangreicher zu entdecken.

Die myeloischen Infiltrate können manchmal enorm ausgedehnt sein, z. B. in der Leber, in Milz, im Darm, und bei sehr kurzem klinischen Verlauf. Eine Thymusschwellung fehlt fast stets bei akuter Myelose.

Bisher war ein mäßiger Thymus bei KRJUKOW gefunden als myeloische Formation, sodann bei MIEREMET, EMBDEN und STEEFEN.

Das Knochenmark ist pyoid oder viel häufiger rot; mehrfach ist in den Röhrenknochen Fettmark getroffen (HIRSCHLAFF, ERICH MEYER und HEINEKE, Fall 17 = Fall von BUTTERFIELD, HERZ, REICHMANN, VOSWINKEL), niemals trotz Myeloblastenmark begegnen wir knötchenförmigen Einlagerungen wie bei Lymphadenosen im Knochenmark.

Der histologische Typus der Wucherung zeigt Erdrückung des lymphatischen Apparates, myeloische Wucherung in der Milzpulpa und im Zentrum der Lymphdrüsen, besonders aber die enorme intracapilläre Wucherung in der Leber, die in einem meiner Fälle zu intraacinös entstandenen großen Leukomen führte, während im Gebiete der Pfortader nur sehr unerhebliche adventitielle Formationen sich fanden. Bei MEYER und HEINEKE, ZIEGLER und JOCHMANN, Port u. a. war sogar das interstitielle Gewebe ganz unverändert. In anderen zahlreichen Fällen aber sind auch große myeloische Formationen interacinös vorhanden. Die Formationen enthalten Myelocyten, daneben aber, wie auch das Knochenmark, Myeloblasten, die gewöhnlich weitaus dominieren, und zwar oft in allen Organen.

Es kommt aber auch vor (Fall NAEGELI, S. 471), daß im Knochenmark die Zellzusammensetzung eine hauptsächlich myelocytische ist, so daß man aus den extramedullären Myeloblastenformationen das myeloblastische Blutbild abzuleiten genötigt ist. Im allgemeinen aber entspricht der Zellbefund des Knochenmarkes weitgehend den Blutbefunden.

Die Differentialdiagnose der akuten Myelose.

Am meisten kommt nach dem Symptombilde eine akute infektiöse septische Erkrankung in Betracht, ferner eine akute hämorrhagische Diathese. Nach den klinischen Erscheinungen ist die Abgrenzung unmöglich; Milzschwellung kommt all den erörterten Affektionen zu, ebenso auch eine gewisse Drüsenschwellung besonders am Hals. Entscheidend ist der sorgfältig erhobene Blutbefund, bei dem aber nicht selten erst völlige Vertrautheit mit der feineren Morphologie den Entscheid bringt. Enorm wichtig ist in der Abgrenzung gegen Sepsis das Fehlen pathologischer N. bei akuter Myelose.

Auf meine 20 letzten klinischen Beobachtungen habe ich nur zweimal bei der Kombination mit Sepsis eine kleine Anzahl pathologischer N. gefunden.

Der bakteriologische Nachweis eines Erregers schließt Myelose nicht aus, da in den schweren Endstadien genau wie bei symptomatischem Werlhof (Aleukie und Panmyelophthise) oder wie bei Granulocytopenie sekundäre Sepsis ein ganz häufiges Ereignis ist.

Oft kommt, wenn hämorrhagische Diathese fehlt oder minimal ist, lymphatische Reaktion in Differentialdiagnose. Auch hier kann nur der Blutbefund entscheiden, wie auch gegenüber Monocytenangina und anderen harmlosen Anginaaffektionen.

Bei anämischen Vorstadien und hämorrhagischen Diathesen, besonders subleukämischen oder aleukämischen, entscheidet wiederum nur der Blutbefund.

Biologische Varietäten:

1. Subakute oder perakute Krankheitsbilder.

2. Formen mit niedriger oder verminderter Leukocytenzahl (Mager und Sternberg, Herz, Naegeli [viele Beob.], Hirschfeld und Dünner, Roth, Klinger, Lydtin usw.). Häufig fehlen Eos. und Mastzellen.

3. Erkrankungen mit schwerer Anämie, oft mit viel Erythroblasten, ganz häufige Vorkommnisse.

4. *Hiatus leucaemicus* siehe oben, eine der interessantesten biologischen Varianten für die Auffassung der leukämischen Hyperplasie von größter Bedeutung.

4a. Es wuchert der erythropoetische Apparat gleichfalls, im Blut enorm viel Erythroblasten, im Knochenmark dominierend, keine Knochenmarksriesenzellen.

5. Die stärker tumorähnlich wuchernden Hyperplasien (Sternberg, Buschke und Hirschfeld, zahlreiche eig. Beob., Goodall, Sabrazès).

5a. Knochenmark grüngelb: Lydtin, oder grünlich: Boéchat (Goodall, Höppli, eig. Beob.), aber gar kein aggressives Wachstum, Bild der gewöhnlichen reinen Hyperplasie.

6. Die nach Lokalisation klinisch und anatomisch dem Chlorom entsprechenden Wucherungen, doch ohne grüne Färbung (Herbst).

7. Lokalisation der leukämischen Bildungen nicht wie beim Chlorom parosteal, aber doch einzelne Formationen grün (Zypkin, Naegeli, Hittmair).

8. Knochenmark graurot, normal, kein parosteales Wachstum, nirgends aggressives Wachstum, aber leukämische Knoten in Niere und Herz vollkommen grasgrün (eig. Beob.).

9. Grüngefärbte Hyperplasien bei akuter Myelose und Chloromyelose, zahlreiche Beobachtungen.

Therapie.

Die Behandlung der akuten Myelose ist sehr undankbar. Vielfach werden Verschlimmerungen nach Röntgen angegeben; aber bei dem oft stürmischen und perakuten Verlauf der Krankheit tritt das so häufig ohne jede Therapie auch sonst ein, daß die Annahme einer schädigenden Röntgenwirkung eigentlich unbewiesen bleibt. Ich rate prinzipiell zu der gleichen Therapie wie bei chronischen Erkrankungen, also vor allem zu Arsen und auch zu Röntgen; letzteres in vorsichtiger milder tastender Dosierung. Die einzige Beob. einer Heilung, von Gloor aus meiner Klinik mitgeteilt, zeigt die nebenstehende Kurve. Die Behandlung hatte bestanden in steigenden Dosen von Ac. arsenicosum 1—15 Milligr., Röntgendosen zuerst 50% HED. 3 mm Aluminium auf Gingiva wegen Blutungen, dann 30% HED. später wieder 50% HED. 0,5 mm Cu-Filter auf die Milz, dann auf das Sternum 3 mm Aluminium für Mund, 2 Transfusionen, 1 × Thorium X. 700 E.st.E. Heilung jetzt 2½ Jahre.

Analoge Behandlung ähnlicher akuter Myelosen blieben freilich erfolglos.

Wesen der akuten Myelose.

Wer nicht sein Urteil auf einzelne stürmische eindrucksvolle Fälle aufbaut, sondern auf eine große Reihe von Beob. und auf die Befunde der Weltliteratur, wer alle die biolog. Varianten richtig berücksichtigt und eingehend Blutbefunde und histologische Untersuchungen vornimmt, wird schließlich nirgends einen *prinzipiellen* Unterschied zwischen akuter und chronischer Myelose entdecken können. An Hand zahlreicher Beispiele habe ich versucht, das klar darzustellen. Es kann daher das Wesen der akuten Myelose nicht anders beurteilt werden als das Wesen der chronischen. Immerhin gibt es doch in den Fällen mit den pathologischen Myeloblasten biologisch so abweichende, prognostisch so ungünstige, vielfach auch stark aggressiv wachsende Fälle, daß ich diese als eine besonders biologische Abart, als *Paramyeloblasten* herausheben möchte. Damit mache ich Front gegen die äußerliche, vielfach falsche und in ihrem Wesen heterogene Einteilung in chronische und akute Formen und suche das Wesentliche und nicht das Nebensächliche hervorzuheben. Siehe darüber später. Diese Typen mit besonderen Entwicklungstendenzen widerlegen die namentlich von HELLY vertretene Auffassung, daß der ausgebildete Myelocyt durch Entdifferenzierung zum Myeloblasten werde, und zeigen, daß die Störung beim Myeloblasten angreift.

STERNBERG sieht in der akuten Leukämie nur eine Sepsis mit leukämoider Reaktion. Natürlich machen gewisse Sepsisfälle solche

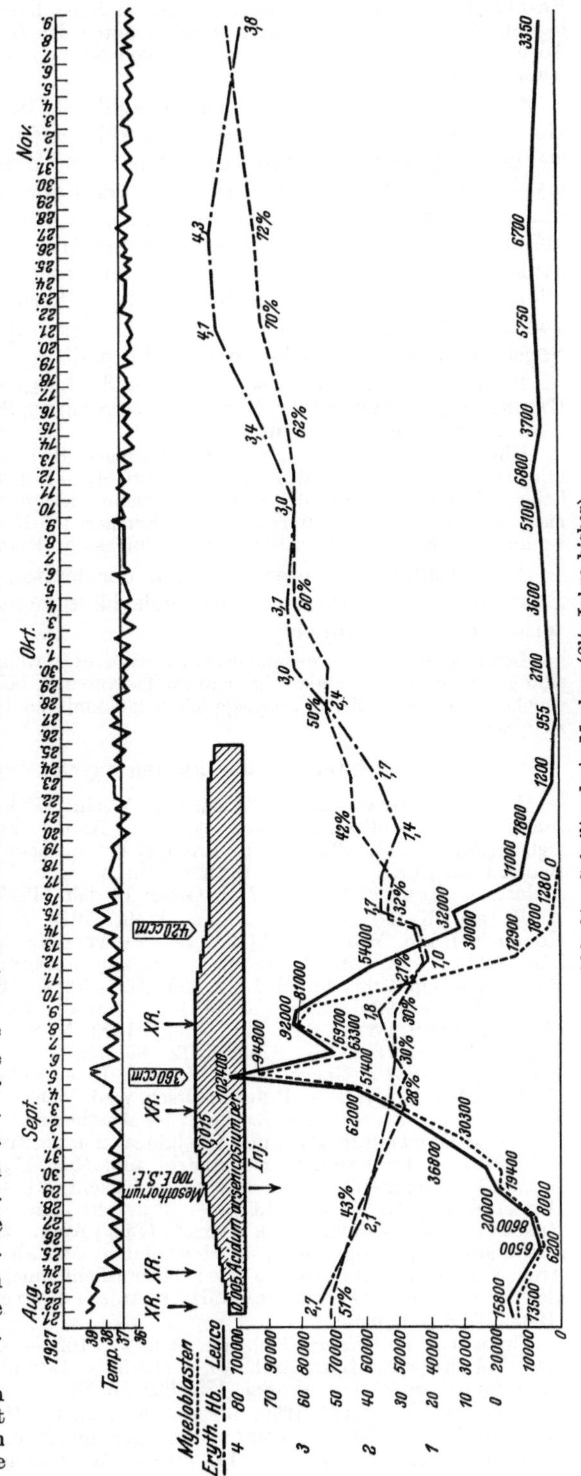

Abb. 91. Geheilte akute Myelose ($2^1/_2$ Jahre bisher).

Reaktionen, die wir aber nicht als leukämische bezeichnen dürfen. Durch die pathologische Natur der Zellen akuter Myelose, durch den *Hiatus leucaemicus*, durch das enorme Ausmaß der Hyperplasien ist aber das von der Sepsis differente der akuten Leukose erwiesen, siehe S. 479, 480 u. 526.

Gewiß hat STERNBERG insofern recht, als in der Tat einzelne der Publikationen nur septische Erkrankungen mit geringer myeloischer Reaktion und wenigen Myeloblasten darstellen (Fälle von ZYPKIN, GANS) und bescheidener myeloischer Metaplasie, und so ist es denn auch ganz allgemein bei der Sepsis, daß nur ganz wenige Myelocyten und noch viel weniger Myeloblasten ins Blut kommen; aber andererseits gibt es akute Myelosen mit enormen Myeloblastenzahlen im Blute (s. NAEGELI, S. 471 und KRJUKOW, bis 1266000 L.), und vor allem hochgradigste myeloische Gewebswucherungen (s. z. B. die Leberbefunde von NAEGELI, Abbildung! Leukämie! Monographie), wie etwas Ähnliches bei Sepsis auch nicht annähernd erreicht wird.

Bei solchen Befunden ist eine Äußerung der Sepsis ausgeschlossen, wie sich denn auch HEDINGER, ASKANAZY, GHON, BOÉCHAT, MÖNCKEBERG, STEFFEN, BERBLINGER, DECASTELLO u. a. gegen STERNBERG geäußert haben.

Übrigens ist öfters auch von zuverlässigster Seite ein negativer bakteriologischer Befund erhoben worden, und JOCHMANN schreibt, daß das Blut steril oder nur sekundär infiziert sei, und er betont, daß es eine „Verkennung von Ursache und Wirkung wäre", wenn man die gefundenen Bakterien als die Erreger der Krankheit ansprechen wollte. Daher ist auch an bloße Kolonisation der Myeloblasten (PALTAUF, KAHN) nicht zu denken.

Sehr zahlreiche Untersuchungen der letzten Jahre haben recht oft keine Bakterienbefunde ergeben; auch viele Fälle meiner Klinik waren bei allen bakteriologischen Prüfungen negativ.

Gewiß sind diese Unterschiede im Blut wie im Gewebe quantitative; aber die Differenzen sind gewaltig, und niemals gelingt es im Tierversuch, bei septischer Infektion durch irgendwelche Reize oder Mittel ausgesprochen leukämische Blutbilder oder Gewebsformationen zu erzeugen.

Literatur der akuten myeloischen Leukämie.

ADAMEK u. GRASSBERGER: Wien. klin. Wschr. **1926**, 72. Extr. Anämie; **1926**, Nr 3. — AGOSTONI: Kongreßzbl. inn. Med. **53**, 20. — ALDER: Fol. haemat. (Lpz.) **1923**; Haematologica (Palermo) **4**, 421 (1923). Promyelocyten, Leuk. — AMBÜHL: Traumat. Genese? Inaug.-Diss. Zürich **1926**. — ARNETH: Dtsch. Arch. klin. Med. **69** (1901). Leukanämie, s. dort. — AUBERTIN: Arch. Mal. Coeur **16**, 696 (1923).

BAAR u. KORNITZER: Wien. klin. Wschr. **1919**, Nr 34. Bakterienbefund. — BAKLER: Kongreßzbl. inn. Med. **47**, 607 (1927). — BARAT: s. Leukanämie. — BARGETZI: Inaug.-Diss. Zürich1921. Leuk. Aff. Mundhöhle! — BARRENSCHEEN: Wien. klin. Wschr. **1912**, 293. — BARTON: Kongreßzbl. inn. Med. **48**, 405 (1927). **1926**. Endothel. R. — BASCH: Fol. haemat. (Lpz.) **31**, 191 (1925). Subakut. Aleuk. — BAUER: Jb. Kinderheilk. **104**, 1 (1924). Aleuk. Lit. — BAUERMEISTER: Berl. klin. Wschr. **1909**, Nr 24. Ungenau. — BELTZ: Lit. S. 503. — BENJAMIN u. SLUKA: Jb. Kinderheilk. **65** (1907). — BERBLINGER: Klin. Wschr. **1922**, 1449. — BILLINGS u. CAPPS: Amer. J. **1903**. Erst aleukämisch, dann L. 540000 und 39% Myelobl.; Sektion fehlt. — BINGEL: Dtsch. med. Wschr. **1916**, Nr 49. Monoc.-Leukämie. — BINGEL u. BETGE: Frankf. Z. Path. **4**. Anscheinend an Diphtherie erkrankt; Myelobl. 82—71%; Oxydasenreaktion und Guajakreaktion positiv. — BOÉCHAT: Frankf. Z. Path. **13**, 489 (1913). — BROUSSOLLE: Kongreßzbl. inn. Med. **17**, 288. — BRINKMANN: Fol. haemat. (Lpz.) **31**, 51 (1924). „Stammzellen", weil nacktkg.! — BURCKHARD: Frankf. Z. Path. **6**. Hautaffekt; neutr. Myeloc. 74,6%. — BURRIAN: Wien. klin. Wschr. **1926**, 47. Pneumoc. — BUSCHKE u. HIRSCHFELD: Fol. haemat. (Lpz.) Arch. **12**, 73. Als Myeloblastensarkomatose, sehr stark tumorartig wachsend; Hautknoten; erst aleukämisch. — BUTTERFIELD: Dtsch. Arch. klin. Med. **92**. Subakute Myeloblasten-Leukämie, sehr viel Myeloblasten; Fettmark; gleicher Fall wie Nr 17 von MEYER-HEINEKE). — BUTTERFIELD usw.: Fol. haemat. (Lpz.) 8 (1909). 26,8% Myelobl.

CHARITON, LE: Kongreßzbl. inn. Med. **51**, 102. — CITRON: Dtsch. med. Wschr. **1914**, 629; Fol. haemat. (Lpz.) Arch. **20**, 1 (1915). — COYON: Kongreßzbl. inn. Med. **17**, 287. — CRAWFORD: Amer. J. med. Sci. **175**, 622 (1928).

DAVEY: Lancet **1927**, 1279. 6 F. — DECASTELLO: Wien. Arch. inn. Med. **11**, 217 (1925). Selbst. nicht sept. Aff. — DIMMEL: Wien. Arch. inn. Med. **11**, 1 (1925). — DÖHNER u. PAPPENHEIM: Fol. haemat. (Lpz.) **16**, 143 (1913). Kleinzellig. — DOWNEY: Internat. Med. **33**,

301 (1924). L. → Mybl., Gemischte Leuk. — DUMITRESCO: Arch. Mal. Coeur **21**, 593 (1928). DUNN: Proc. path. Soc. Philad. **1909**; Quart. J. Med. **1913**, 293.

ELDER and FOWLER: Edinburgh med. J. **1904**. Schwere Anämie, L. maximal 20000; 13% Myeloc., massenhaft Erythroblasten; myeloische Milz; hämorrhagische Diathese, ulceröse Gingivitis; Dauer 6 Wochen; Leukämie nicht bewiesen; eher nur schwere Anämie. ELLERMANN: Zbl. path. Anat. **34**, 33 (1923). Komb. mit Myelom. — EWING: Lehrbuch (unsicher).

FABIAN, NAEGELI u. SCHATILOFF: Virchows Arch. **190**. Fall 10! — FABBRETTI: Fol. med. (Napoli) **6**, 395 (1920). — FALCONER: Lancet, 12. Mai **1906**. — FERRO: Haematologica (Palermo) **3**, 423 (1922). — FIESSINGER: Kongreßzbl. inn. Med. **17**, 288. — FIESSINGER et MARIE: Trib. méd., 16. Jan. **1909**; Semaine méd. **1909**, 35. — FISCHER: S. 129. 1. Fall klinisch für Febris puerperalis gehalten; genaue Histologie; 2. Fall = Beobachtung von NAEGELI. — FLEISCHMANN: Fol. haemat. (Lpz.) Arch. **20**, 17 (1915). Monocyten-Leukämie subleukämisch. — FONTANA: Arch. sci. med. **52**, 433 (1928); Fol. haemat. (Lpz.) **39** (1928). Fälle 1 u. 4. — FRÄNKEL u. ULRICH: Med. Klin. **1921**, 471. — FRANK: Inaug.-Diss. Zürich 1924. Gravidität. — FREHSE: Klin. Wschr. **1923**, 748. Bild ak. An. u. Pern. — FREUND: Virchows Arch. **269**, 501 (1928). Geg. Sepsis. — FÜCHTNER: Med. Korresp.bl. Württemberg **1920**, 1. Mit Miliartuberkulose.

GARDINIER: Bull. Hopkins Hosp. **1904**, 314. Ist Chronische Leukämie. — GIERKE: Virchows Arch. **275**, 330 (1930). Als fetale Leuk. — GHIRON: Policlinico **1923**, 317. Pern. — GINSBURG: Inaug.-Diss. Zürich 1905. Ist Lymphämie nach Einsicht der Präparate. — GLOOR: Münch. med. Wschr. **1930**, 1036 u. 1098. Heilung. — GOODALL: Edinburgh med. J. **1912**, 500. Kind von 10 Wochen. — GOODALL u. ALEXANDER: Kongreßzbl. inn. Med. **33**, 419. Osteoskl. u. Chlorom. — GORDEN: Fol. haemat. (Lpz.) **32**, 221 (1926). — GRAWITZ: 4. Aufl. (Kein atypisches Blutbild; Beginn nicht beobachtet; keine Sektion; als akute Leukämie zweifelhaft. — GULLAND: Brit. med. J. **1925**, 104. DD. geg. Pern. — GUNEWARDENE: Kongreßzbl. inn. Med. **13**, 519. 3jähriger Knabe; Hautknoten.

HALIR: Wien. Arch. inn. Med. 8, 343 (1924). Plaut-Vincent. — HARRISON: Lancet **198**, 252 (1920). Mit Mediastinaltumor! — HARTMANN u. VOIT: Dtsch. Arch. klin. Med. **158**, 396 (1928). Aleuk. Viel Erythrobl. — HAYEM: C. r. Soc. Biol. Paris, 31. Dez. **1898**. Viel Lymphoidzellen. — HERBST: Mschr. Kinderheilk. **9** (1910). 1jähriges Kind; Bild des Schädelchloroms, aber ohne grüne Farbe; Myelobl. 88% auf 350000). — HERTZ u. KINO: Wien. klin. Wschr. **1910**, Nr 11. 90% Myelobl., viele Riederformen. — HERXHEIMER: Virchows Arch. **254**, 613 (1925). Hautinf. — Oxyd.-R. + u. —; Münch. med. Wschr. **1913**, 2506 u. 2573. — HERZ: Monographie. Wien 1911; Wien. klin. Wschr. **1909**, Nr 14. Fall 1 mit Sepsis; Myelobl. 80%, Röhrenknochen Fettmark; Fall 2 nur 880 L. bei schwerer Anämie und Sepsis. Die akute Leukämie, in KRAUS u. BRUGSCH, **1919**; Wien. klin. Wschr. **1926**, 835. 50% Myelobl. Heilung. — HERZOG: Virchows Arch. **233**, 320 (1921). Mit Oxydasenschwund. — HILL: Kongreßzbl. inn. Med. **55**, 404 (1927). — HIRSCHFELD: Fol. haemat. (Lpz.) **1904**, 150. Sammelref.; Berl. klin. Wschr. **1905**, Nr 32; ebenso **1907**, Nr 25; **1912**, 2119. Trauma; Tuberkelbacillen.) — HIRSCHFELD u. ALEXANDER: Berl. klin. Wschr. **1902**, Nr 11. — HIRSCHFELD u. DÜNNER: Berl. klin. Wschr. **1915**, Nr 1. — HIRSCHLAFF: Dtsch. Arch. f. klin. Med. **62**. Fall 1: Lymphknoten und Milz klein; Fettmark; polymorphkernige L. ohne färbbare neutr. Granula! hohe Zahlen von Lymphoidzellen. — HITTMAIR: Z. klin. Med. **97**, 138 (1923); Fol. haemat. (Lpz.) **39** (1928). Fälle 1 u. 4; Haematologica (Palermo) **7**, 149 (1926). Auer-Einschlüsse. Lymphknoten stellenweise grün; Dtsch. Arch. klin. Med. **410**, 148 (1928). Aleuk. geg. Sepsisauffassung. — HÖPPLI: Med. Klin. **1922**, 563. Knm. grün. — HOMMA: Fol. haemat. (Lpz.) **31**, 217 (1925).

ISAAC u. COBLINER: Fol. haemat. (Lpz.) Arch. **10**, 459. 1. Fall kleinzellig, 71,7% Myelobl.; 2. Fall 81,8% Myelobl., zum Teil mit Auerstäbchen; Oxydasereaktion in allen Blutzellen positiv.

JAGIC: Wien. med. Wschr. **1910**, 702. — JAKSCH: Zbl. inn. Med. **1926**, 97. — JEWELL: Kongreßzbl. inn. Med. **25**, 96 (1922). Enorme Normobl.-Zahl. — JOCHMANN u. BLÜHDORN: Fol. haemat. (Lpz.) **12**, 181 (1911). Blut steril. — JOLLY: C. r. Soc. Biol. **84**, 106 (1921). — DE JONG u. LOUET: Arch. Mal. Coeur **17**, 321 (1924).

KAHN: Frankf. Z. Path. **9** (1912). — KLEIN: Fol. haemat. (Lpz.) **10**. Fall 9; Dauer 6 Monate; Myelobl. dominieren; positive Oxydasereaktion und peptisches Ferment; Monogr. S. 183; 6 Beobachtungen. — KLINGER: Charité-Ann. 1911. Aleukämische L. 1500; Myelobl. 56%; Blut steril. — KNOX: Amer. J. Dis. Childr. **1916**. 1jähriges Kind. — KÖRNER: Virchows Arch. **259**, 617 (1926). Im Beginn s. viel Riesenzellen. — KOROLEFF: Russ. Arzt **1908**. Lit. nach Fol. haem. Orig. **10**, 2, 16. — KREIBICH: Arch. f. Dermat. **151**, 417 (1926). Hautaff. — KRJUKOW: Fol. haemat. (Lpz.) Arch. **15**, 328 (1913). — KRMPOTIC: Kongreßzbl. inn. Med. **38**, 811 (1925). Mikromyeloblasten. — KRUMBHAAR: Trans. Assoc. amer. Physiol. **41**, 343 (1926). — KUTSCHERA: Virchows Arch. **254**, 99 (1925). — KWASNIEWSKI: Dtsch. Arch. klin. Med. **145**, 83 (1924).

Labbé u. Baumgartner: Bull. Soc. méd. Hôp. Paris **1914**. — Laederich: Arch. Mal. Coeur **1912**, 497 (unklar). — Lazarus u. Fleischmann: Dtsch. med. Wschr. **1905**, Nr 30. — Lehndorff: Fol. haemat. (Lpz.) **17**, 62; Mitt. Ges. inn. Med. Wien **1914**, Nr 7. — Lasch: Wien. klin. Wschr. **1923**, 777. 0 Bakt. — Lengsfeld: Jb. Kinderheilk. **26**, Nr 5. — Lisi, de: Revue neur. **2**, 461 (1929). — Lenk: Wien. klin. Wschr. **1911**, 1130. Kombiniert mit Diabetes insipidus. — Lewin: Z. klin. Med. **107**, 498 (1928). Hautaff. — Lino: Haematologica (Palermo) **5**, 205 (1924). — Löwy u. Dimmel: Wien. Arch. inn. Med. Monocytenleukämie; **2**, 233 (1921). — Lommel: Berl. klin. Wschr. **1917**, 835. — Lubliner: Fol. haemat. (Lpz.) Arch. **22**, 15. Hautknoten. — Lucherini: Haematologica (Palermo) **7**, 137 (1926). — Lüdke: Dtsch. Arch. klin. Med. **100**. — Lytkin: Fol. haemat. (Lpz.) Arch. **15**, 316 (1913).

Mager u. Sternberg: Wien. klin. Wschr. **1906**, Nr 49. L. im Leben nicht vermehrt, Leichenblut 21% Myeloc.; alle Organe myeloische Wucherung. — Magnus: Z. klin. Med. **71**. Schwere Anämie; L. 71000, viel Erythrobl., 23% Myelobl., myeloische Leber und Milz. — Marchand: Münch. med. Wschr. **1911**, 924. Kleinzellig! — Marchet et Rieux: Arch. Mal. Coeur **1913**, 574. — Masing: Dtsch. Arch. klin. Med. **94**. Zweifellos akute myeloische Leukämie. — Maynard: J. amer. med. Assoc. **76**, 238 (1921). — Meyer, Erich u. Heineke: Dtsch. Arch. klin. Med. **88** (1907). Fall 17. — Meyer, Osk.: Frankf. Z. Path. **15**, 40 (1914). — Mönckeberg: S. 456. — Müller u. Spröhuse: Dtsch. Arch. klin. Med. **164**, 298 (1929). — Müllern, v.: Lit. S. 498. Fall 5.

Naegeli: Monogr. Nothnagels Slg S. 415. Siehe Fabian. — Netousek: Wien. Arch. inn. Med. **16**, 179 (1928). Geg. Sepsisauffassung.

Packard: Amer. J. **160**, 883 (1920). — Paisseau: Soc. méd. Hôp. Paris **1921**, 1424. Periosteale Infiltration. — Paltauf: Wien. klin. Wschr. **1912**, Nr 1, 163. — Pank: Inaug.-Diss. Göttingen 1911. — Panton u. Tidy: Lit. S. 505. Fall 3: Dauer 5 Monate. — Pappenheim: Berl. klin. Wschr. **1908**, Nr 2; Fol. haemat. (Lpz.) **4**, 301, Suppl.; Wien. klin. Wschr. **1912**, 163. — Pappenheim u. Hirschfeld: Fol. haemat. (Lpz.) **5**, 347. Fall 1. — Paroulek: Arch. Mal. Coeur **20**, 648 (1917). Remiss. Auer-K. aleuk. — Parrisius u. Heimberger: Dtsch. Arch. klin. Med. **143**, 335 (1924). — Peters: Münch. med. Wschr. **1909**, 1478. 96% Myelobl., 3% Eos.; Oxydasereaktion positiv, ebenso in allen Organen. — Petren u. Odin: Ther. Gegenw. **1925**, 6. $1^1/_2$ Jahre Remission, Myelobl.-Leuk. — Piney: J. of Path. **28**, 97 (1925). Granula-Nachweis. — Pittaluga: Kongreßzbl. inn. Med. **49**, 846 (1928). Auer Kp. Plehn: Dtsch. med. Wschr. **1906**, V. B. S. 76. — Port: Dtsch. Arch. klin. Med. **96**. Hämorrhagische Diathese; Myelobl. 73,6% auf 159400. — Pribram u. Stein: Wien. klin. Wschr. **1913**, 2021.

Quincke: Dtsch. med. Wschr. **1929**, 1124.

Rabinovici: Fol. haemat. (Lpz.) **43**, 132 (1930). — Reiche: Med. Klin. **1925**, 1418. — Reichel: Wien. Arch. inn. Med. **19**, 241 (1929). Langes anäm. Vorstadium. — Reichmann: Münch. med. Wschr. **1910**, 2002. Aplastisches Knochenmark. — Reichmann: Münch. med. Wschr. **1923**, 239. Jaksch. — Relz: Arch. Mal. Coeur **1921**, 167. — Reschad u. Schilling: Münch. med. Wschr. **1913**, 1981. Monocytenleuk. — Richter: Arch. internat. Med. **31**, 677 (1923); **36**, 13 (1925). — Rieux usw.: Arch. Mal. Coeur **1910**, 415. — Rietti: Atti Acad. Sci. med. Ferrara **1930**. — Roman: S. 499. — Rizzo: Policlinico **1929**, 223. — Rodler-Zipkin: Zit. Gottron: Fol. haemat. (Lpz.) **1927**. Hautaff. — Roth: Z. klin. Med. **78**, 75 (1913). Subleukämisch mit Miliartuberkulose. — Rousseau-Delille: Progrès méd. **1912**, 329.

Sabrazès: Bull. Soc. Biol. Paris **90**, 569 (1924). Sarkoleuk. — Sacconaghi: Fol. haemat. (Lpz.) **2**, 659; Gazz. med. ital. **1904**. — Schäppi: Inaug.-Diss. Zürich 1924. — Schenk u. Pepper: Amer. J. **171**, 320 (1926). — Scherf: Wien. klin. Wschr. **1923**, 605. Gr. Med.-Tumor. — Schilling: Verh. Ges. inn. Med. **1925**, 369. — Schulz: Frankf. Z. Path. **37**, 489 (1929). Aleuk. — Schmidt, R.: Mitt. Ges. inn. Med. Wien **1909**, 91. 2 Fälle akut; großzellige Leukämie mit positiver Oxydasenreaktion. — Schultze, W. H.: Beitr. path. Anat. **39**, 45 (1906). — Scott: Lancet **1907**. 1. Dauer 3 Monate; Myelobl. 16—84%; Eos. und Ma. immer da. — Seemann, v.: Münch. med. Wschr. **1927**, 878. Als Hypernephrom op. — Seemann: Virchows Arch. **261**, 533 (1926). — Siebke: Krankh.forschg. **4**, 120 (1927). Leukämien. — Singer: Virchows Arch. **268**, 576 (1928). Gehirnveränderung. — Solmitz: Z. Kinderheilk. **38**, 146 (1924). — Steffen: Fol. haemat. (Lpz.) Arch. **21**, 59. — Steffler: Lit. S. 468. L. 781000; Dauer 4 Monate. — Sternberg: Naturforsch.-Verslg **1911**; Verh. dtsch. path. Ges. **1912**, 55; **1913**, 98; Wien. klin. Wschr. **1911**, 1623; **1913**, 559; Beitr. path. Anat. **61** (1916); Wien. klin. Wschr. **1920**, 553; Wien. Arch. inn. Med. **1922**, 433; Wien. klin. Wschr. **1925**, 40. — Stewart and Campbell: Montreal med. J. **1902**, 272. Sektion fehlt, L. nur 40000.

Tannhauser: Virchows Arch. **264**, 391 (1927). — Thomas: Z. klin. Med. **73** (1911). Ist Lymphadenose. — Tcsernikoff: Kongreßzbl. inn. Med. **40**, 613 (1925). — Thompson and Ewing: Med. Rec. **1898**. — Thums: Z. klin. Med. **112**, 452 (1930). — Treadgold: Lancet **1913**, 94.

VERDERAME: Virchows Arch. **200**. — VOSWINKEL u. DUNZELT: Dtsch. Arch. klin. Med. **100**. Typhusartige Affektion mit B. paratyphi B.; L. bis 160000 und 84% Myelobl.; Fettmark; Mark der kurzen Knochen hellgraugrün!

WEBER, P.: Fol. haemat. (Lpz.) **20**, 159. Thymustumor. — WECHSELMANN u. HIRSCHFELD: Z. klin. Med. **66**; Dermat. Z. **15**. Subakut. — WEINBERG: Fol. haemat. (Lpz.) **28**, 257 (1923). Diff.-D. Addison u. Pern. — WEISS: Wien. Arch. inn. Med. **14**, 303 (1927). Bei Röntgenassistent. — WIECHMANN: Med. Klin. **1922**, 1086. Mit Miliartbc. — WITTGENSTEIN: Med. Klin. **1930**, 22. Gutachten. — WODTKE: Med. Klin. **1924**, 530. — WYNHAUSEN: Dtsch. Arch. klin. Med. **92**. Akute häm. Diathese; Myelobl. 36—88% und viele Zwischenformen zu Myeloc.

ZIEGLER u. JOCHMANN: Dtsch. med. Wschr. **1907**, 749. — ZUCCOLA: Policlinico **1921**, 116. — ZYPKIN: Berl. klin. Wschr. **1910**, 2011. Knochenmark graugrün! L. 658000, 70,6% Myelobl.; Virchows Arch. **209**, 56 (1912). Sepsis; Myelobl. nur 2, Myeloc. 2,9%.

Myeoloisches Chlorom = myeloische Choroleukämie (NAEGELI).

Chloromyelosarkomatosis (STERNBERG), Chloromyelosis.

Als Chlorome bezeichnete man Erkrankungen, die meist tumorartige *parosteale* (ASKANAZY, nicht periosteale), *grüngefärbte Wucherungen* aufweisen. Sie wurden zuerst für Carcinome, dann für Sarkome erklärt. Es ergab aber eine genauere histologische Prüfung, daß wie bei Leukämien ausnahmslos generalisierte *Systemerkrankung* vorliegt, entweder eine myeloische oder sehr selten eine lymphatische. Außerdem drängen sich die Zellen, genau wie bei Myelosen, nur mechanisch überall ein, ohne fremdes Gewebe zu durchwachsen.

GÜMBEL, der Schüler RECKLINGHAUSENS, kommt denn auch zu dem Schluß, daß „durchaus kein Sarkom" vorliege. Also gehört das Chlorom zu den Leukämien, von denen es nur als biologische Abart abgetrennt werden kann. Diese Auffassung ist zuerst von RECKLINGHAUSEN, dann von DOCK und PALTAUF vertreten worden und wird heute fast allgemein geteilt; erst ASKANAZY tritt neuerdings für den Tumorcharakter der Chlorome wieder ein.

Die grüne Farbe ist ihrer Natur nach nicht sicher erklärt. Einzelne Autoren hielten den Farbstoff für ein gelöstes Lipochrom, andere nehmen lediglich eine Parenchymfarbe an.

So ist ASKANAZY der Meinung, daß myeloische Zellen eine spezifisch grasgrüne Farbe besitzen. Er sah das Blut einer Leiche mit chronischer Myelose vollständig grün. Mehrfach wird angegeben, daß die sich leicht verlierende Grünfärbung der Tumoren durch Oxydasen (H_2O_2) wiederhergestellt werde; doch wird das von ASKANAZY bestritten.

Da manche Chlorome nur sehr geringe und in einzelnen „Metastasen" gar keine Grünfärbung aufweisen, so wird die Färbung fast allgemein nicht als etwas Spezifisches angesehen. So gibt es denn auch zahlreiche Übergänge zu anderen Leukämien (s. unten).

Anfänglich kannte man nur lymphatische Chlorome. In neuerer Zeit werden aber nur myeloische entdeckt, oder ihrer Natur nach durch Indophenolblausynthese, Zellstruktur und Gewebsaufbau als myeloisch bewiesen, welche Kriterien früher eben gefehlt hatten.

Das myeloische Chlorom zeigt gewöhnlich *akuten Verlauf, starke Atypie* des *Blutbildes,* erheblich *infiltrative Wucherung,* meist auch *Vorliebe für parosteale Ausbreitung.* Aber alle diese Erscheinungen können auch fehlen, oder die eine oder andere sich auch bei ungefärbten Myelosen finden, so daß eine gleitende Reihe konstruiert werden kann als Beweis der engsten Zusammengehörigkeit.

Tumorartige Wucherung, aber keine parosteale Infiltrate boten die Beobachtungen JAKOBÄUS I und II. Weiß und nicht grün waren die parostealen Wucherungen im Falle HIRSCHFELDS und auch bei ROSENBLUHM, während hier Knochenmark, Milz und Niere grüne Färbung aufwiesen.

Nicht tumorartig, aber mit Grünfärbung, verliefen die Fälle TÜRK, FABIAN, WETTER, BUTTERFIELD, LEHNDORFF I, NAEGELI usw., bei denen meist auch keine Prädilektion für parosteale Infiltrate vorgelegen hatte.

Besonderes Interesse beansprucht die Beobachtung von PAULICEK und WUTSCHER, die im späteren Verlauf einer chronischen Myelose chloromatöse Wucherungen, aber ohne

Veränderung des Blutbildes, antrafen; erst zuletzt war eine akute Myeloblastenwucherung eingetreten. Bei der Sektion waren dann die parostealen Infiltrate grün.

Eine Mittelstellung nimmt auch ein die Beobachtung von ROMAN: klinisches Bild und Blutbild der chronischen Myelose, aber grasgrünes Sputum, grüne Tumoren der Lymphknoten, Knoten in Leber und Nieren. Sodann gibt ASKANAZY an, bei einer Myelose bei der Sektion grasgrünes Blut, aber keine Knoten gesehen zu haben. Endlich verweise ich auf die interessante Beobachtung von MUNK (S. 458), ungefärbte, aggressive Tumoren bei chronischer Myelose.

Die *klinischen Symptome* sind starke Anämie, Fieber, rasch fortschreitende Kachexie, hämorrhagische Diathese, Knochenschmerzen und besonders parosteale Auftreibung (Orbita! daher Exophthalmus [siehe Abb. 92]), Nervenlähmungen (Facialis, Acusticus, Ischiadicus), ulcerös-gangränöse Prozesse als nekrotische Angina und Stomatitis, Schwellungen von Lymphknoten und Milz, doch oft nicht hochgradig, mitunter fehlend, auch ekzemartige Hautaffektionen oder sogar Hauttumoren (JAKOBÄUS, KLEIN, FABIAN) usw.

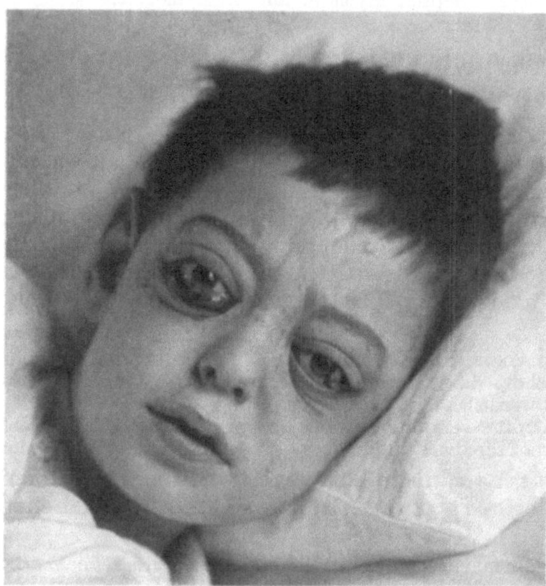

Abb. 92. 9 jähriger Knabe: Schädelchlorom. Exophthalmus bei Chloromyelose.

Das Blutbild entspricht der akuten Myelose: zuerst niedrige L.-Werte, aber von vornherein große Atypie, viel Myeloblasten und Zwischenformen zu Myelocyten, vor allem viel atypische pathologische Myeloblasten wie S. 473f., so daß also auch hier der biologische Typus der Paramyeloblastose vorliegt. Kernhaltige R. sind bald reichlich, bald spärlich, Eos. und Ma. meist selten. Bei längerem Verlauf stellen sich recht hohe L.-Werte ein.

So berichten KLEIN: 236000 L., Myeloblasten dominierend; JAKOBÄUS, Fall 1: 160000, massenhaft Myeloblasten, Fall 2: 228000 mit 90% Myeloblasten; LEHNDORFF, Fall 1: L. von 5100—85000, Fall 2: 118700 mit 95% Myeloblasten; ROSENBAUM 735000, dominierend ungranulierte Zellen; ROLLESTON: 730000 L. In der Beobachtung von FABIAN entsprach das Blutbild demjenigen einer chronischen Myelose mit viel Eos. und reichlich (!) Ma. Hier liegt auch hämatologisch eine Zwischenform zu chronischer Myelose vor. Sehr viel Eos. zeigte der Fall 1 von JAKOBÄUS, enorm viel Ma. derjenige von POPE.

Manche Beobachtungen verzeichnen zwar dauernd relativ niedrige L.-Zahlen; aber die Zahl der unreifen oder abnormen Zellformen ist doch sehr beträchtlich oder dominierend, genau wie auch bei akuten Myelosen.

Das Blut gibt meist positive Oxydasenreaktionen und meist auch Verdauung der Serumplatte; doch können Fermentreaktionen fehlen (Fermentmangel). JAKOBÄUS fand das Serum grünlich, und die zentrifugierte L.-Schicht gab einen leicht grünlichen Schimmer.

Der *Verlauf* kann ebenso stürmisch und perakut sein wie bei akuten Myelosen und erst die Grünfärbung der leukämischen Bildungen und oft parosteales Wachstum ergeben jetzt bei der Sektion das Besondere. Recht häufig aber ist doch die Entwicklung wesentlich langsamer.

Die *Diagnose* Chloroleukämie ist oft mit Wahrscheinlichkeit aus parostealen Hyperplasien zu stellen, nie sicher aus dem Blutbefund; aber die spezielle Diagnose gefärbte Leukämie hat gegenüber subakuter Myelose keine Bedeutung.

In der Differentialdiagnose muß noch mehr als bei akuten Myelosen das Vorkommen von Knochenaffektionen und von Kompression des Rückenmarks oder peripherischer Nerven berücksichtigt werden. Es ist also ganz besonders an Chloromyelose zu denken bei:

1. diffusen Knochenaffektionen;
2. lokalisierten Knochenerkrankungen des Schädels (Orbita), der Wirbelsäule, des Beckens bei der Annahme von Osteomyelitis, Tumor der Knochen;
3. Paraplegien, basale Nervenlähmungen;
4. tumorähnlichen Infiltraten (Mamma, Rectum usw.).

In der Mehrzahl aller Fälle sichert das Blutbild sofort oder bei Wiederholung die Diagnose. Wertvoll zur Klärung sind auch Röntgenuntersuchungen.

Prognose und Therapie: Wie bei den übrigen subakuten oder akuten Myelosen.

Der Verlauf des Leidens ist meist akut, seltener subakut oder chronisch $^1/_2$ Jahr (KLEIN) und $^3/_4$ Jahr (BAUER und DÜRK).

Die Sektion zeigt außer der Systemaffektion in den meisten Fällen parosteale Wucherungen mit Infiltration der Muskulatur, in anderen Darmfiltrate, ebenfalls aggressiv die Umgebung infiltrierend oder schwere Zerstörungen im Gebiete der Tonsillen und hämorrhagische Diathese.

Die Größe der Milz und der Lymphknoten ist sehr verschieden, ebenso die Färbung. Manchmal waren die Lymphknoten tiefgrün oder olivengrün, hier und da nur teilweise gefärbt. Im Knochenmark findet man bald diffuse, bald nur herdweise Grünfärbung.

Bemerkenswert ist das Fehlen von Knochenmarkshyperplasie im Falle 2 von BUTTERFIELD mit Fettmark in den Röhrenknochen.

Histologisch ergibt sich in allen genau untersuchten Fällen eine myeloische Systemaffektion in allen blutbildenden Organen und sehr oft auch an anderen Orten (Niere, Leber besonders, Darm, Prostata, Dura, Ovarien, Haut usw.). Nicht selten ist die Wucherung durchaus tumorähnlich aggressiv durch die sehr starke Infiltration, auch wo eine solche Durchdringung makroskopisch nicht aufgefallen ist.

Gewöhnlich dominieren in den Geweben die Myeloblasten, seltener sind granulierte Zellen vorherrschend, z. B. bestanden bei DOCK und WARTHIN die parostealen Infiltrate fast allein aus eospinophilen Zellen. Starke Beimischung wie Eos. ist nicht selten. HELLY traf im Knochenmark die meisten Zellen granuliert, in den extramedulären Bildungen aber fast nur Myeloblasten, wie ich bei akuter Myeloblastenleukämie.

Stets ist das lymphatische Gewebe reduziert, so daß der histologische Gegensatz der beiden leukocytenbildenden Gewebe sehr scharf hervortritt. Mitunter ist starke Hämosiderose in den Organen gefunden worden.

Wesen der myeloischen Chloroleukämie. Sämtliche Beobachtungen ergeben eine Systemaffektion, wie bei Myelosen; daher ist maligner Tumor ausgeschlossen. Zellatypie, die für Tumor sprechen sollte, findet man bei akuten, ja sogar häufig bei chronischen Myelosen; mithin entbehrt dieses Argument jeder Beweiskraft.

Das tumorähnliche Verhalten der Wucherung gebe ich zu; es findet sich aber nie isoliert. Immer ist der ganze hämopoetische Apparat weitgehend affiziert. Unter solchen Umständen sind lokal stärkere Wucherungen nicht für Tumor beweisend; denn Ähnliches findet man schon bei gewöhnlichen Leukämien, z. B. Wucherung im normalen Fettgewebe, im Netz usw. Über diese Frage siehe eingehender S. 522f.

Es erscheint heute überhaupt nur noch vom didaktischen Standpunkt und für ein Lehrbuch berechtigt, dem Chlorom eine gesonderte Besprechung zu widmen, da alle wesentlichen Unterschiede gegenüber den ungefärbten Systemaffektionen vollkommen fehlen. So mußte ich einzelne Fälle nur deshalb hier einreihen, weil an wenigen Stellen grüne Färbung gefunden worden ist, obwohl keine parosteale Affektion, kein tumorartiges Wachstum, keine stärkere Zellatypie im Blutbild besteht. Aber selbst wenn ein anderer Gesichtspunkt, z. B. das aggressive Wachstum oder die parosteale Wucherung als trennendes Prinzip durchgeführt würde, so blieben dieselben Schwierigkeiten der unnatürlichen Trennung, ein Beweis, daß die Trennung absolut unmöglich ist und nur nach äußerlichen Gesichtspunkten und auch hier nicht mit Erfolg versucht wird.

Literatur der Chloroleukämien.

ALEXANDER: Z. Heilk. **1906**. Ohr. — ASKANAZY: Beitr. path. Anat. **63** (1916). — AXENFELD: Erg. Path. **1896**. Auge.

BAUER u. DÜRK: Münch. med. Wschr. **1907**, Nr 39. — BEATY: Brit. J. Childr. Dis. **1906**. — BEHRING u. WICHERKIEWICZ: Berl. klin. Wschr. **1882**. — BENJAMIN u. GOETT: Fol. haemat. (Lpz.) **6**, 152. — BENJAMIN u. SLUCKA: Jb. Kinderheilk. **65** (1907). Lit.! — BERBLINGER: Klin. Wschr. **1922**, 1449. — BIERRING: J. amer. med. Assoc. **1912**, 1435. — BRAMWELL: Edinburgh med. J. **1902**; Clin. studies Edinburgh **1904** u. **1905**; Brit. med. J. **1902**, 453. — BRAHM: Virchows Arch. **237** (1922). Farbstoff. — BUCHANAN: Lancet **1907**. BURGESS: J. med. Res. **1912**, 133. — BUSCHKE: Berl. klin. Wschr. **1905**, Nr 22. — BUSCHKE u. HIRSCHFELD: Fol. haemat. (Lpz.) Arch. **12**, 73. — BUTLER: Brit. med. J. **1907**. — BUTTERFIELD: S. 400.

CHIARI: Z. Heilk. **4**, 177 (1883). — CRAEG: Med. News **1902**.

DECASTELLO: Wien. klin. Wschr. **1911**, Nr 9. — DOCK: Amer. J. med. Sci. **1893**. Lit.! — DOCK and WARTHIN: Med. News **1904**, Nr 19; Trans. Assoc. amer. Physicians **1904**. Lit.! DRESSLER: Virchows Arch. **35**. — DRODZA: Wien. klin. Wschr. **1902**. — DUNLOP: Brit. med. J. **1902**, 1072.

EICHHORST: Dtsch. Arch. klin. Med. **135**, 129 (1921). Keine Monocytenleukämie! — EMBDEN u. ROTHSCHILD: Dtsch. Arch. klin. Med. **115**, 304 (1914). — ERNST: Verh. dtsch. path. Ges. **1921**. Farbstoff. — ESSER: Dtsch. med. Wschr. **1912**, 783.

FABIAN: Beitr. path. Anat. **63** (1908). Lit.! Fall 2 myeloisch, dabei granulomartige Wucherungen. — FEER: Schweiz. Korresp.bl. **1912**, 758; Jb. Kinderheilk. **116**, 155 (1927). — FINSTERER: Bruns' Beitr. **81**, 190 (1912). — FLOHR: Inaug.-Diss. Bonn 1912. FOOT: Amer. J. Dis. Childr. **25**.

GADE: Jb. Kinderheilk. **23** (1885). — GRAUPNER: Dtsch. med. Wschr. **1910**, 682. — GRAWITZ, P.: Virchows Arch. **76**. — GÜMBEL: Virchows Arch. **171** (1903). — GULLAND and GOODALL: J. of Path. **1906**. — GUSSENBAUER-CHIARI: Prag. med. Wschr. **1882**, 438; **1883**, 414.

HARADA: Kongreßzbl. inn. Med. **39**, 143 (1925). — HARRIS-MOORE: Lancet **1902**, 525. HAVILLARD: Proc. roy. Soc. Med. **1909**, 157. — HEISSEN: Z. Neur. **95**, 248 (1925). Parapleg. HELLY: Fol. haemat. (Lpz.) **7**, 360; Verh. dtsch. path. Ges. **1909**. Disk. — HERBST: Mschr. Kinderheilk. **1910**. — HERZ: Münch. med. Wschr. **1926**, 868; Fol. haemat. (Lpz.) **1912**. HEYDEN: Das Chlorom. Wiesbaden 1904. — HICHENS: Brit. med. J. **1903**, 1632. — HIRSCHFELD: Fol. haemat. (Lpz.) **2**, 665; Berl. klin. Wschr. **1915**, Nr 26; Z. Krebsforschg **16**, 86 (1917). Aleukämisch. — HITSCHMANN: Wien. klin. Wschr. **1903**. — HÖPPLI: Med. Klin. **1922**, Nr 18. $^{10}/_{12}$ leuk. Parapl. = Chlorom. — HÖRING: Arb. path. Inst. Tübingen **1** (1891); Inaug.-Diss. Tübingen 1891. — HUBER: Arch. Heilk. **19** (1878). — HUNT: Brit. med. J. **1907**. — HÜRTER: Sitzg Marburg, 27. Mai 1916. Serum grünlich.

JAKOBÄUS: Dtsch. Arch. klin. Med. **96**. Ohne parosteale Affektion. — JAKSCH: Prag. med. Wschr. **1901**; Z. Heilk. **22** (1901). — JOHANNSON u. MORITZ: Fol. haemat. (Lpz.) **6**, 243.

KLEIN: Fol. haemat. (Lpz.) **10** (1910). — KLEIN u. STEINHAUS: Zbl. path. Anat. **1904**. — KÖBBEL: Inaug.-Diss. Leipzig 1919. — KÖRNER: Z. Ohrenheilk. **29**, **30**, **32**, **45**. — KROKIEWICZ: Wien. klin.-ther. Wschr. **1904**, Nr 49; **1905**, Nr 3.

LANG: Arch. gén. Méd. **1893/94**; Monogr. (Lit.!); **1898**, 98. — LEBER: Graefes Arch. **24** (1878). — LEHMANN: Petersburg. med. Wschr. **1906**, Nr 36. — LEHNDORFF: Jb. Kinderheilk. **71**; Monogr. Erg. inn. Med. **1910**, 6; Fol. haemat. (Lpz.) Arch. **9**, 309; Z. Kinderheilk. **5**, 201. Bronchitis chloromatosa! Paraplegie; Chlorome, in KRAUS u. BRUGSCH, **1919**. — LEIGHTON: J. of Path. **12** (1907). — LUBARSCH: Erg. Path. **1897**; Z. Ohrenheilk. **32** (1898).

MAYER: Wien. klin. Wschr. **1912**, 550. — MEIXNER: Wien. klin. Wschr. **1907**, 593. — MELLER: Graefes Arch. **62** (1905). Auge. — MEYER u. BERGER: Arch. Mal. Coeur **1924**, 634. MIEREMET: Virchows Arch. **215** (1914). Aleukämisch. — MONT REID: Bruns' Beitr. **95** (1915). — MORITZ, O.: Fol. haemat. (Lpz.) **4**, 634. — MÜLLER, H. W.: Frankf. Z. Path. **34**, 575 (1926).

Osterwald: Arch. vgl. Ophthalm. **27** (1881). — Ottenberg: Amer. J. med. Sci. **1909.**

Pagniez: Arch. Méd. **16,** 416 (1924). Überg. zu ungef. parost. Chlorom. — Paltauf: Erg. Path. **3.** — Pappenheim: Fol. haemat. (Lpz.) **7,** 420; **8,** 185 (1909). — Paulicek u. Wutscher: S. 468. — Paviot et Fayolle: Prov. méd. **1897,** 139. — Paviot et Gallois: Gaz. Sci. Méd. Bordeaux **1897,** 20. — Pfeiffer: Münch. med. Wschr. **1906,** Nr 36. — Pirquet: Mitt. Ges. inn. Med. Wien **1913,** 57. — Pope and Reynolds: Lancet, 18. Mai **1907.** Bei 360000 L. $6^1/_2\%$ Ma.! — Port u. Schütz: Dtsch. Arch. klin. Med. **91.** — Pribram: Münch. med. Wschr. **1909,** 2086.

Rabinowitsch: Inaug.-Diss. Zürich 1915. — Ravenna: Clin. med. **1921,** 641. Ungef. Recklinghausen: Tagbl. Naturforsch.-Verslg Straßburg **1885,** 421. — Reid: Bruns' Beitr. **95.** — Ribbert: Zbl. path. Anat. **1904,** Nr 9. Erythroblastom! — Risel: Dtsch. Arch. klin. Med. **71.** Lit.! — Rolleston: Brit. J. Dermat. **1909.** Hautknoten. — Roman: Beitr. path. Anat. **55,** 61 (1912). Grasgrünes Sputum. — Rosenbaum: Fol. haemat. (Lpz.) Arch. **12,** 125. — Rosenblath u. Risel: Dtsch. Arch. klin. Med. **72** (1902). Lit.! — Rosenblum, **41,** 255 (1930).

Saganuma: Klin. Mschr. Augenheilk. **1910.** — Saltykow: Verh. dtsch. path. Ges. **1909.** — Sattler: Trans. amer. ophthalm. Soc. **13,** 214 (1912); Arch. of Ophthalm. **41,** 452 (1912). Mit initialem Mikulicz. — Sauer: Virchows Arch. **215;** Inaug.-Diss. Freiburg 1917. — Schlagenhaufer: Arch. Gynäk. **95.** Grüner Uterus. — Schmidt: Inaug.-Diss. Göttingen 1895. — Schmidt, M. B.: Lit. S. 499. — Schmorl: Münch. med. Wschr. **1902,** Nr 9. — Seemann: Fol. haemat. (Lpz.) 49% Eos. — Seemann u. Sajzewa: Fol. haemat. (Lpz.) **37,** 258 (1928). S. viel Eos. — Senator: Münch. med. Wschr. **1907,** 1507. Mikulicz. Sidler: Klin. Mbl. Augenheilk. **67,** 55 (1921). Aleuk. viel myel. Z. 0 parost. Femur u. Rippe grün. — Simon: Berl. klin. Wschr. **1912,** 893. Beginn als maligner Mammatumor. Simonds: Münch. med. Wschr. **1913,** 2703. — Singer: S. 482. — Steinhaus: Arch. Méd. expér. **1909,** 64. — Sternberg: Wien. klin. Wschr. **1902;** Z. Heilk. **25;** Beitr. path. Anat. **37** (1905); Verh. dtsch. path. Ges. **1904;** Lit. S. 482. — Stevens: Glasgow med. J. **1903.** — Stiénon: Arch. Mal. Coeur **1909,** 9. — Sutherland: Scott. med. J. **1902.**

Treadgold: Quart. J. Med. **1908,** 239. — Trevithick: Lancet, 18. Juli und 22. Aug. **1903.** — Türk: Wien. klin. Wschr. **1902, 1903,** 333 u. System, S. 1073.

Waldstein: Virchows Arch. **91** (1883). — Walls and Goldsmith: Amer. J. **147,** 836 (1914). — Ward: Brit. med. J. **1913,** 120. Sicher lymphatisch! — Warthin: Trans. Assoc. amer. Physiol. **1904.** — Weinberg: Fol. haemat. (Lpz.) **28,** 257 (1923). Ähnlich u. Sepsis. — Weinberger: Wien. klin. Wschr. **1903,** 461; Z. Heilk. **28** (1907). — Wetter: Frankf. Z. Path. **3.** Wohl myeloisch mit Granulamangel. — Winocouroff: Arch. Kinderheilk. **52.** — Wynter: Proc. roy. Soc. Med. **1909.**

Yamaguchi: Kongreßzbl. inn. Med. **31,** 57; **33,** 419. Schrankenlos aggressiv.

Zurhelle: Dermat. Z. **37,** 1 (1922); Dtsch. med. Wschr. **1922,** 1715. Hautaff. — Zypkin: Berl. klin. Wschr. **1910,** Nr 44.

Die chronische Lymphadenose.

Es handelt sich um eine chronische Hyperplasie und vermehrte Funktion des lymphatischen Gewebes. Vor allem pflegen die Lymphknoten erheblich anzuschwellen. Eine Vergrößerung der Milz fehlt fast nie, und Wucherung von lymphatischem Gewebe im Knochenmark ist stets vorhanden. Außerdem weisen Thymus, Tonsillen, Leber, Haut, Darm usw. lymphatische Hyperplasien auf. Die vermehrte Tätigkeit dieser Gewebe zeigt sich durch eine gewöhnlich enorme Zunahme der $\mathfrak{L}$. im Blute. Die Krankheit führt allmählich zu Kachexie und damit, oder durch interkurrente Affektionen, zum Tode.

Wir haben keine Anhaltspunkte, warum der gesamte lymphatische Apparat in Hyperplasie gelangt. Alle Bakterienbefunde haben sich nur als Komplikationen erwiesen. Gegen den Tumorcharakter der Krankheit lassen sich gewichtige Gründe vorführen.

Das Vorkommen der Krankheit ist eher ein seltenes. Im frühen Kindesalter sind sehr chronisch verlaufende Fälle nicht bekannt; dagegen findet sich das Leiden bis ins höchste Alter (84. Jahr; eig. Beob.).

Nach den Statistiken von Minot und Isaacs (Amerika) und Ward (England) fällt die große Mehrzahl der Erkrankungen auf die Jahre 35—44 (18%), 45—55 (35%), 55 bis 64 (21%). Die Kurven der beiden Statistiken laufen völlig parallel und sind eingipflig. Männer sind dreimal mehr als Frauen befallen.

Klinisches Bild.

Die Patienten suchen den Arzt auf, weil sie eine schmerzlose, aber zunehmende Schwellung der Lymphknoten konstatiert haben. In einigen Fällen führte eine Mandelschwellung oder Wucherung im Epipharynx zu spezialärztlicher Behandlung, und wurde jetzt oder in der Folgezeit die Grundursache erkannt. Gar nicht selten entdeckt der Arzt zufällig, z. B. bei Abdominaluntersuchungen, eine mäßig vergrößerte Milz und nachher eine generalisierte Hyperplasie der Lymphknoten. Wiederum nicht selten führt den Patienten eine zunehmende Mattigkeit und Gewichtsabnahme zur Behandlung.

Das Aussehen der Patienten ist meistens blaß, jedoch nicht in den früheren Perioden. Aber auch später, bei recht weit vorgeschrittener Krankheit, kann man $100^0/_0$ Hb. und eine nahezu normale Gesichtsfarbe konstatieren.

Der wichtigste Befund ist das Vorhandensein einer sehr ausgedehnten schmerzlosen Lymphknotenschwellung. Besonders die Glandulae cervicales, axillares und inguinales sind als meist bohnengroße, mitunter aber bis eigroße Körper sichtbar. Gewöhnlich bestehen ganze Ketten von Drüsen, die vollkommen frei verschieblich und nur selten miteinander verbacken sind. Regelmäßig ist dies nur bei den Axillardrüsen der Fall. Die Lymphknoten bleiben auch bei jahrelangem Bestehen weich oder werden doch nur mäßig hart. Meist sind auch die nuchalen, cubitalen, retrosternalen, perimammaren Lymphknoten vergrößert. Die Haut zeigt keinerlei Entzündungserscheinungen. Durchbrüche oder Eiterungen kommen nicht vor, oder wenn einmal etwas Derartiges beobachtet wird, so handelt es sich unzweifelhaft um sekundäre Prozesse.

Die Größe der Lymphknoten an den einzelnen Regionen wechselt und kann sich im Laufe des Leidens ändern. Das ist aber kein Beweis der Fortleitung der Krankheit auf neue Gebiete, weil auch die kleinen und kaum fühlbaren Lymphknoten histologisch immer stark affiziert sind.

Eine *Milz*vergrößerung fehlt fast nie, ist sehr selten so mäßig, daß sie wenigstens nicht perkussorisch nachgewiesen werden könnte. Gewöhnlich trifft man palpable Tumoren, die ungefähr handbreit den Rippenrand überragen und sich ziemlich hart anfühlen. Viel seltener sind sehr große Milzen.

Das Beklopfen der *Knochen* ist nicht selten, gewöhnlich an begrenzten Stellen, empfindlich; doch fehlt dieses Symptom sehr häufig.

Man trifft auch *ungewöhnliche,* sog. *heterotope lymphatische Infiltrate,* in erster Linie in der *Haut,* die bei dieser Form von Leukämie mit Vorliebe befallen ist. Neben prurigo-, psoriasis- und urticariaähnlichen Affektionen kommen universelle Erythrodermien und kleinere und größere Lymphome zur Beobachtung; sie führen ausnahmsweise zu entstellenden, mächtigen Tumoren, besonders im Gesicht (Kreibich, Arndt [Lit.!], Hirschfeld [1925, Lit.!], Brunsgaard, Nékam, Nikolau, Philippert, Hallopeau et Lafitte, Pinkus [L t.!], Arzt [Lit.!] und viele and.). Außerdem kommt eine der Mycosis fungoides ähnliche, von Kaposi als Lymphodermia perniciosa bezeichnete diffuse Hauterkrankung vor. — Das Gesicht zeigt die Infiltrate besonders in Augenbrauen, Stirn, Wange, Nase, Ohren, Oberlippe. Mehrfach ist Herpes beobachtet, z. B. bei Infiltration des Ganglion Gasseri (Fischl).

Auch bei aleukämischem Blutbefund können Infiltrate der Haut vorkommen, ja hier sogar noch häufiger als bei typisch leukämischem Blutbild, so daß dann gerade diese atypischen Lokalisationen von größter Bedeutung für die Erkennung des Leidens sind.

Solche Beobachtungen liegen vor von Bernhardt (5 Fälle), Warther, Finnen (Lit.), Zumbusch, Hammacher, Tryb, Linser und Baerwolf, Kreibich, Ahlström, Arning, Sedziak, Dufoit, Oette, Berl, Achsenfeld, Notthaft, Romberg, Touton, Hirschfeld, Bruusgaard, De Lange, Heinrich; mehrere Beobachtungen von Hirschfeld, der, wie auch Zumbusch, die Haut sogar als den Ausgangsort eines seltenen Falles von Leukämie ansehen möchte.

Auch ich habe in eigener Beobachtung bei aleukämischer Form Wangen- und Lidinfiltrate gesehen. Bei der Sektion waren dann aber lymphatische Wucherungen auch in den serösen Häuten und im Magen-Darmtraktus vorhanden.

Starke *Tonsillarschwellungen* sind an sich nichts Seltenes, geben öfters zu Tonsillotomien Veranlassung. Der Erfolg der Operation ist meist gering, die Gefahr enormer, selbst sofort tödlicher Blutungen sehr groß.

In eigener Beobachtung wurde der Patient nach der Operation durch die großen Blutverluste pulslos und stundenlang ohnmächtig. Er erholte sich; die Tonsillen hatten aber bald die frühere Größe wieder erreicht.

Infiltrate des Rachens und des *Zahnfleisches* gehören zu den Seltenheiten und finden sich besonders bei aleukämischen Erkrankungen. Eine enorme zuerst als Tumor angesehene Schwellung im Epypharynx sah ich in einer sehr chronischen Affektion. Rückgang auf Radium. Kein Rezidiv des Tumors, aber gewöhnlicher Verlauf der leukäm. Lymphadenose.

Zahnfleischulcerationen auf dem Boden sehr chronischer Lymphadenose habe ich gesehen mit folgender Noma.

Gelegentlich sind *drüsige Organe* befallen, besonders die Speicheldrüsen und die Mamma, letztere besonders bei aleukämischer Affektion (Pfeiffer, Lauber, Romberg). Auch ein 84jähriger Mann mit typischem Blutbefund zeigte in eig. Beob. ein großes Infiltrat der rechten Mamma. Stark infiltriert sind oft die Nieren (Fabian, de Lange, Ravenna, Naegeli, Steiner) und es wurden solche Fälle als Nierensarkomatose früher beschrieben.

Infiltrate im Gebiet der Sinnesapparate. Am Auge sind eigentliche Lymphombildungen selten; etwas häufiger ist Retinitis leucaemica mit weißen Infiltraten, degenerativen Flecken und Blutungen. Lymphocyteneinlagerungen trifft man sehr selten in der Chorioidea, viel häufiger in den Augenlidern.

Dies kommt offenbar besonders oft bei aleukämischen Formen vor (Axenfeld, Berl, Goldzieher, Bronner, Boerma, Dutoit, Hochheim usw., mehrere eigene Beobachtungen).

Störungen des Gehörs durch *L*.-Infiltrate sind bei chronischen Formen selten. Infiltrate im Kehlkopf sind von Menzel und mir beobachtet.

Parosteale Wucherungen sind an Orbita, Rippen, Sternum usw. gesehen und bilden Zwischenglieder zu Chloroleukämien. Ob sie aber jemals grün sind wie bei Chloromyelosen, ist fraglich. Schwere Skeletveränderungen haben Haenisch und Querner bei chronischer aleuk. Lymphadenose mitgeteilt.

Übrige klinische Befunde.

Chronische, jahrelang bleibende Bronchitis (eig. Beob.) deutet auf Mucosainfiltrate der Bronchien. Erst wenn schwere Anämie sich geltend macht, trifft man als Folgen Herzdilatationen, systolische Geräusche und Zunahme der Pulsfrequenz. Pleurale Ergüsse kommen mitunter vor; höchst selten ist Chylothorax (Strasser).

Die Leber ist in der Regel vergrößert und mäßig hart; weit vorgeschrittene Fälle zeigen auch bedeutende Lebertumoren.

Chronische Nephritiden sind nichts Ungewöhnliches; geringe Eiweißausscheidung kommt oft vor.

Der Bence-Jonessche Eiweißkörper ist von Askanazy, Boggs und 2mal von Decastello gefunden worden. An Menge hatte hier der Bence-Jonessche Körper auch dann nicht abgenommen, als unter Röntgen die L.-Zahl von 523000 auf 5300 gesunken war.

Der Stoffwechsel braucht nicht von der Norm abzuweichen; freilich ist eine ansehnliche Harnsäuresteigerung zeitweise vorhanden, erreicht indessen nicht jene exorbitanten, bei akuter Leukämie beobachteten Werte.

Nach dem grob-klinischen Befund kann man verschiedene Typen der Lymphadenose unterscheiden, die alle mit ausgesprochen leukämischem Blutbefund wie auch mit subleukämischem und aleukämischem auftreten.

I. *Generalisierte Lymphknotenschwellung* und mäßige Milzvergrößerung. Dies ist die weitaus häufigste Gruppe.

II. *Nur eine einzige Gruppe von Lymphknoten ist groß,* andere sind nicht palpabel, histologisch aber doch typisch verändert. Dies sind seltene Fälle (NAEGELI [erst aleukämisch, dann plötzlich hochgradig leukämisch], ZIEGLER, FABIAN, HOLZER, WALZ, DECASTELLO).

Nicht beobachtet ist bisher das klinische Bild eines Mediastinaltumors ohne Milz- und Drüsenschwellung, gar nicht selten aber steht das Bild einer malignen Neubildung im Mediastinum völlig im Vordergrund aller Erscheinungen, jedoch stets oder fast stets mit typisch-leukämischem Blutbild und histologisch mit Systemaffektion des ganzen lymphatischen Apparates.

III. *Enormer isolierter Milztumor,* ohne alle palpable Lymphknoten. Man denkt daher zunächst an Myelose oder an Splenomegalie nichtleukämischer Natur. L.-Zahl oft nur mäßig oder gar nicht erhöht.

Diese Fälle sind weniger selten, als man früher dachte. Ich habe eine ganze Reihe gesehen, sonst Beob. von HIRSCHFELD, ZIEGLER, BLUMER und GORDINIER MEJHERE usw.

Einzelne Beobachtungen zeigen neben sehr großem Milztumor wenige vergrößerte Lymphknoten. In der Beobachtung von S. POLLAG war der auffällig große Milztumor nur im aleukämischen Vorstadium vorhanden.

IV. *Fehlen jeder äußerlich erkennbaren Vergrößerung von Lymphknoten oder Milz,* aber typisch leukämisches Blutbild.

Dieser Typus ist sehr selten. Ich sah ihn bei einer 6 Jahre klinisch nachgewiesenen Lymphadenose. L.-Zahl 16000—32100, ganz dominierend 𝔏. Tod an Pneumonie mit Rippenfrakturen. Sektion: Abnorm kleine Milz, Mark aller Knochen graurot, zwei sehr kleine retroperitoneale Lymphknoten; histologisch aber in allen Organen typische Lymphadenose. (Genaueres NAEGELI: Nothnagels Sammlung S. 15 u. 22.)

Einmal stellte ich fast zufällig bei einer 68jährigen Frau eine chronische Lymphadenose fest fast ohne jede Lymphknoten- und ohne Milzvergrößerung. Klinisch bestanden nur vage als rheumatisch gedeutete Beschwerden. Hb. 100, R. ganz normal. L. 150000 mit 93% 𝔏., fast alles kleine reife Formen.

Ähnlich Beob. von AUBERTIN, EHRLICH und WASSERMANN ohne äußere Lymphknoten, wohl aber bei der Sektion mächtige in Brust-, Bauch- und Beckenraum.

V. *Bild der* MIKULICZ*schen Krankheit* (Vergrößerung aller oder der meisten Speicheldrüsen und der Tränendrüsen, dabei [evtl. erst später] Drüsen- oder Milzvergrößerung oder hämorrhagische Diathese).

So zuerst GALLASCH mit plötzlichem Übergang zu leukämischem Blutbild. Einer meiner Fälle, sehr chronische Lymphadenose, hatte viele Jahre lang vor Erkennung der Leukämie enorme Speicheldrüsen, so daß er den Übernamen Hamster erhalten hatte.

Unter dem Bilde des Morbus Mikulicz verstecken sich kongenitale Epithelhyperplasien, seltene, doppelseitige Tumoren (Lipomatosen und Lymphangiome), sehr viele doppelseitige entzündliche Erkrankungen (Lues, Tuberkulose, Lymphogranulome, dann aber gar nicht selten sehr chronische Lymphocytomatosen, besonders oft aleukämische Lymphadenosen mit pathologischer Polymorphie der 𝔏. und Auftreten von Lymphoblasten. Ich sah 1917 innerhalb 14 Tagen 3 derartige Erkrankungen, die durch sorgfältige Blutuntersuchungen als Lymphadenosen erwiesen wurden (s. SCHMID).

Hierher aleukämische Affektionen von JAKOBÄUS, MELLER, v. BRUNN, HÖEHAMMER, LÜDIN, v. HASE, HEINEMANN, THAYSEN, CECONI und leukämische (akut oder chronisch) von DELENS, KLEINSCHMIDT, GALLASCH, BÄCK, OSTERWALD, KERSCHBAUER, LINDNER, LEBER, DUNN, THAYSEN, BRUDZEWSKI.

Sehr hübsch zeigt das Frühsymptom des MIKULICZ folgende eig. Beob.:

35jähriger Mann, vor 3 Jahren beide Ohrspeicheldrüsen stark angeschwollen, keine Tränen, keine Speichelsekretion. Etwas Fieber. Keine Lymphknoten. Heilung ganz von selbst eingetreten. Vor 1 Jahre wieder trockenen Mund, allmählich beide Parotiden gänseeigroß. Husten, Fieber, Kopfweh; Tränen und Speichel 0. Jetzt Lymphknoten am Hals, an Ellbogen und in der Leiste. Erst nach 7 Monaten allmähliche Besserung. Speichel und Tränen traten wieder auf. Lymphknoten gingen zurück. Befinden besser.

1913: Jetzt fast eigroße Parotiden. Tränendrüsen nicht groß. Sekretion erhalten. Andere Speicheldrüsen nicht groß. Einige kleine bis bohnengroße Lymphdrüsen im Sulcus bicipitalis, sonst nirgends Lymphdrüsen. Speichel jetzt gut vorhanden. Milz 2 Fingerbreiten unterhalb Rippenrand, leicht fühlbar. Im Röntgenbild beiderseits große Hilusdrüsen. Kein Fieber. Urin normal. Hb. 99, R. 5,1, L. 5430, N. $64^1/_3$, Eos. 3, Ma. $^1/_3$, Monoc. $8^1/_3$, 𝓛. $24^0/_0$, davon $3^0/_0$ sehr breitleibig und groß, $1^0/_0$ lymphatische Plasmazellen und $^1/_3{}^0/_0$ Lymphoblasten. Auch 2 weitere Befunde analog aleukämisch.

VI. *Bild schwerer, langdauernder, ungeklärter Anämie* ohne klinisch nachweisbare lymphatische Wucherung. Hierher z. B. der Fall von NAUNYN der plötzlich leukämisches Blutbild bot und weiter chronischen Verlauf zeigte. Manche dieser Fälle verlaufen dauernd aleukämisch oder (eig. Beob.) erst kurz vor dem Tode leukämisch.

VII. *Bild der Purpura oder hämorrhagischen Diathese ohne Milz- und Drüsenschwellung.* Recht selten und fast nur bei Fällen, die einen subakuten Verlauf zeigen. Bei der Sektion ist das Knochenmark immer affiziert. Rein medullär sind aber bei der histologischen Prüfung solche Erkrankungen doch nicht.

VIII. *Diffuse Schwellungen im Rachen und Kehlkopf oder im Darm.* Blutbild meist sublymphatisch. Verlauf sehr chronisch (eigene Beobachtungen).

Hierher auch meine Beobachtung ZWICKY, Inaug.-Diss. Zürich 1920, mit großen tumorartigen Infiltraten im Epipharynx, dann Ergriffensein der Drüsen lateral vom Sternocleido-mastoideus, erst viel später generalisierte Lymphknoten- und Milzschwellung; dauernd aleukämisches Blut. Sektion vollkommen typische Systemaffektion.

IX. Klinisch nur *Infiltrate der Haut* (Wangen, Lider, Augenbrauen, Mamma), oft mit Ekzemen und Pruritus; daher vielfach zuerst in dermatologischer Behandlung. Dies sind keineswegs seltene Fälle.

Hierher die oft zitierte Beobachtung von HIRSCHFELD einer ausschließlichen Lokalisation in der Haut und Freibleiben der inneren Organe auch bei der Sektion, freilich nach vorausgegangenen starken therapeutischen Eingriffen, so daß eine Rückbildung der Veränderungen im Innern des Körpers wohl möglich erscheint. HIRSCHFELD nimmt jetzt 1925 Rückgang der Markaffektion durch sekundäre Momente selbst an. Ähnlich GROSGLETT. RÖSSLE fand gleichfalls isolierte Hautaffektion.

X. *Parosteale Affektionen,* Bild des Chloroms mit Exophthalmus, Infiltrationen in der Schläfengegend, also das Bild des Schädelchloroms oder doch Knoten am Schädeldach.

Der *Blutbefund* der chronisch-lymphatischen Leukämie ist gewöhnlich ein sehr eintöniger; es herrschen in absoluter und relativer Vermehrung die kleinen 𝓛., oft bis zu 95, ja bis über $99^0/_0$.

Ein genaueres Studium ergibt gewisse Atypien der 𝓛.

1. 𝓛.-Protoplasma kaum vorhanden: nacktkernige 𝓛.

HEIBERG findet die Kernmasse der leukämischen 𝓛. gegenüber der Norm vermehrt.

2. Kern ist heller, Chromatinnetz lockerer: Lymphoblasten oder ihnen nahe.

3. Ein Teil der 𝓛.-Kerne nähert sich den Radkernen. Dies ist nicht so ganz selten. Plasmazellen sind sehr selten. PINEY gibt für eine Beob. $7^0/_0$ an.

4. Die Größenschwankungen der Zellen sind ausgeprägter. Jede chronische 𝓛.-Leukämie enthält auch Zellen mit dem doppelten Durchmesser der R. und gewöhnlich viele Zwischenstadien. Die Zahl der Makro-𝓛. ist gewöhnlich gering; zeitweise aber treffe ich bedeutende Zunahmen, und zwar nicht nur bei Verschlimmerungen. Alsdann kommen auch Riesen-𝓛. vor, selbst bei sehr chronischen Leukämien. Kritisch sind vorwiegend oder fast ausschließlich großzellige chronische Lymphadenosen.

Die Größe der Zellen ist indessen weniger wichtig als die Entscheidung über die Jugend der Kerne, zumal viele Autoren mit dem Begriff große 𝓛. sehr freigebig sind.

Hierher der von GRAWITZ in seinem Lehrbuch erwähnte 4 Jahre lang beobachtete Fall; dann eine Beobachtung von STUDER (mindestens 3 Jahre); ferner Fälle von NAUNYN, CABOT, RECKZEH, FRÄNKEL, HAYEM et LION; sublymphämisch, aber mit $11^0/_0$ großen, zum Teil riesengroßen 𝓛. verlief der Fall WECHSELMANN-MARKUSE.

5. Die Polymorphie der Kernform ist weit erheblicher als normal: Riederformen der 𝔏. Es geht die Lappung aber nie so weit wie bei myeloischen Zellen.

6. Azurgranula fehlen den 𝔏. der chronisch kleinzelligen Leukämie ganz oder fast ganz.

Ich habe oft Tausende von Zellen vergeblich danach durchsucht und erst bei immer wiederholten Prüfungen an anderen Tagen ganz vereinzelte 𝔏. mit Azurkörnern gesehen. In einer jahrelang sehr milde verlaufenden Erkrankung ohne Milz- und Lymphknotenvergrößerung fand ich aber die Zahl der 𝔏. mit Azurgranula nur auf 14% reduziert.

Die Zahl der L. beträgt einige Hunderttausend, oft kommen auch tiefere Werte, selten höhere, bis über 1000000, vor.

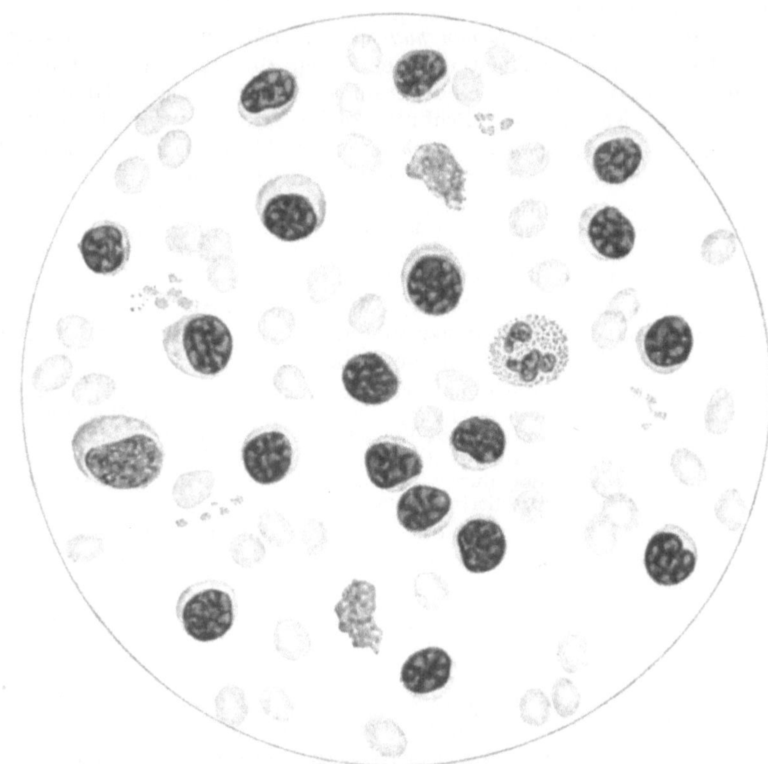

Abb. 93. Chronische Lymphadenose. Altkernige, kleine Zellen. Oben und unten je ein zerdrückter Kern (GUMPRECHTsche Schollen).

7. Diagnostisch besonders wichtig sind Beobachtungen mit fast normalen L.-Zahlen 5000—9000, dabei aber dominierend 𝔏., *Lymphadenosis aleucaemica* und *subleucaemica*. Auch hier kommen alle oben gezeichneten klinischen Formen der Krankheit vor. Für die Diagnose entstehen oft große Schwierigkeiten.

Die L. sind stets prozentlich stark zurückgedrängt und nur ganz selten absolut doch vermehrt. Myeloc. werden fast immer vermißt. Eos. und Ma. sind vereinzelt, Monoc. absolut und prozentlich stark reduziert und in schweren Fällen vollkommen verschwunden.

Die Blutplättchen sind fast immer vermindert, in späten Stadien sogar sehr hochgradig.

Die *roten Blutkörperchen* sind in frischen Stadien oder bei mild verlaufenden Erkrankungen nicht vermindert. Dementsprechend ist anfänglich auch der

Hb.-Gehalt vollkommen normal. Mit Fortschreiten der Kachexie kommt es zu mäßigen, oder zu ganz schweren Anämien. Normoblasten und seltener Makroblasten sind in schweren Fällen stets anzutreffen, auch Poikilocytose, Anisocytose, einige Makrocyten, Polychromasie, basophile Punktierung.

Das lymphämische Blut enthält nie oxydierende und peptische Fermente, da solche den 𝔏. fehlen. Der Fibringehalt ist nie erhöht.

Veränderungen des Blutbefundes. Es ist wahrscheinlich, daß die chronisch lymphatische Leukämie sich langsam aus einem aleukämischen Stadium entwickelt; doch ist dieses bisher nur ganz selten beobachtet.

NAUNYN teilt eine Beobachtung mit, bei der vorher hochgradigste Anämie bestanden hatte und plötzlich eine sehr chronische kleinzellige Leukämie auftrat. In der großen Mehrzahl gibt es aber kein initiales hochgradig anämisches Stadium.

Wenige Beobachtungen der Literatur erzählen von Spontanremissionen; häufiger sind therapeutische Arsenbesserungen. Heute sind Röntgenerfolge an der Tagesordnung. Gelegentlich haben interkurrente Krankheiten einen Umschwung des Blutbildes zur Folge gehabt, und zwar handelt es sich dabei um Affektionen, die normal mit neutrophiler Leukocytose verlaufen wie Sepsis, Absceßbildung, croupöse Pneumonie, Erysipel, Miliartuberkulose. Alsdann gehen auch Milz- und Lymphknotenschwellungen zurück, und das Blutbild kann dasjenige der Komplikation werden. Meist jedoch kommt es nicht zu neutrophiler Leukocytose, weil der myeloische Zellapparat zu schwer geschädigt ist, und beobachtet man nur starke Abnahme der 𝔏., wie überhaupt die Lymphadenose auf komplizierende Krankheiten recht wenig reagiert.

Verlauf des Leidens.

Die Lebensdauer ist länger als bei anderen Leukämien. Recht oft ist der Zustand nach Feststellung der Krankheit 3—5 Jahre fast gleich. Da aber die Entwicklung schleichend und unbemerkt erfolgt, so ist die wirkliche Lebensdauer bei Lymphadenose noch weit länger, ganz besonders bei aleukämischen Formen, bei denen das Leiden 10—15 Jahre bestehen kann.

Ein Kranker von KLEIN war noch nach 13 Jahren am Leben; einer aus meiner Beobachtung starb im 8. Jahre nach klinischer Feststellung der Leukämie an interkurrenter Pneumonie; er war aber schon viele Jahre lang wegen der lymphatischen Infiltration der Speicheldrüsen verspottet worden. Vgl. auch Beobachtung S. 490 sub IV. In Beob. von NOORDEN und von KLEIN lebten die Kranken 13 Jahre.

HIRSCHFELD berichtet von einer Frau, die bereits 14 Jahre an lymphatischer Leukämie krank ist. Die durchschnittliche Lebensdauer nach Feststellung der Diagnose ist nach MINOT und ISAACS etwa 3 Jahre. Die ganz große Mehrzahl überlebt 5 Jahre nicht. Strahlentherapie bringt keine Verlängerung des Lebens.

Prognostisch günstig sind außer den Verhältnissen des Allgemeinzustandes das seltenere Vorkommen atypischer und unreifer 𝔏., das häufigere Vorkommen von 𝔏. mit Azurgranula, besonders aber fehlende oder geringgradige Anämie.

Beschriebene Heilungen entsprechen wohl immer lymphat. Reaktionen.

Im Laufe der Zeit pflegen die lymphatischen Hyperplasien zuzunehmen; auch ist die Tendenz zu allmählich höheren 𝔏.-Werten im Blute, selbst bei den mildesten Erkrankungen, unverkennbar. Es nimmt die Anämie zu; es treten Fieber und Dyspnoe auf, und die Kachexie wird ausgesprochener. In den letzten Lebenszeiten kommen akute Verschlimmerungen vor: hämorrhagische Diathese, Fieber und Nervensymptome.

Oft setzen Komplikationen, vor allem Sepsis, dem Leben ein Ende. Leukämiker bieten Infektionen außerordentlich geringen Widerstand. Die Erdrückung des myeloischen Systems durch die lymphatische Wucherung und das Unvermögen einer myeloischen Reaktion erklärt diese Widerstandsunfähigkeit. Bei der Granulocytopenie verhält es sich ebenso.

In einer eig. Beob. fand ich bei einer chronischen Lymphadenose, die durch Streptokokkensepsis in wenigen Tagen letal endigte, unter Tausenden von 𝔏. nicht eine einzige granulierte Zelle im Blut und auch nicht in den Organen. Dagegen erschienen agonal reichlich Makrophagen mit kleinem Kern, die ganze Streptokokkenketten in sich aufgenommen hatten. Mikroorganismeninvasion in 𝔏. bei Endstadien erwähnt SABRAZÈS.

Therapie.

Die Behandlung entspricht völlig all den Grundsätzen von S. 459f.

Es sind die gleichen Warnungen von zu frühzeitiger und zu starker Röntgenbehandlung anzubringen. Außerdem ist Röntgen weniger erfolgreich, wenn auch zeitweise Erfolge erreicht werden. Arsen ziehe ich zunächst vor.

Einer meiner Patienten steht jetzt 4 Jahre nur unter As-Therapie bei vorzüglichem Befinden. Rückdrängung hoher L.-Werte ist stets möglich, wie auch jedesmal wieder die Überwindung mäßiger Anämie.

Differentialdiagnose.

Die Erkennung des Leidens ist für die typischen Erkrankungen leicht. Auch für die andern S. 490f. geschilderten klinischen Verlaufsarten (II—X) bietet die Diagnose meist keine Schwierigkeiten, sofern man daran denkt, daß starke und ausgebreitete Lymphknotenschwellungen nicht immer da sind. Schwierigkeiten entstehen erst bei aleuk. und subleuk. Blutbefunden, besonders wenn der L.-Wert dauernd niedrig bleibt. Wegleitend für die Erkennung der Lymphadenosen bei normaler oder fast normaler Gesamtleukocytenzahl sind:

1. der *hohe Prozentsatz* der *Lymphocyten*;
2. das Vorkommen der *atypischen 𝔏.* und *Lymphoblasten,* oft in *besonders großen Exemplaren.*
3. die *heterotopen 𝔏.-Infiltrate* in Haut, Lidern, Speicheldrüsen, Wange, Augenbrauen, Mamma, Rachen, Kehlkopf, Epipharynx;
4. die *flachen Infiltrate* in den *Schleimhäuten, Rachen, Epipharynx* und *Larynx.*

PINKUS und schon 1890 ORTNER haben auf den diagnostischen Wert der relativen Lymphocytose hingewiesen. Die 𝔏.-Prozente müssen freilich erheblich hoch sein (70—80—90$^0/_0$), wenn sie entscheidenden Wert haben sollen, und es ist für größere Sicherheit auch der Nachweis der 𝔏.-Atypien in erheblichem Umfange nötig.

Bei dem häufigen Vorkommen von starken Lymphocytosen ist vorsichtige Zurückhaltung in der Diagnose sehr geboten; man denke besonders an postinfektiöse Lymphocytose, dann an Sepsisfälle mit niedrigen L.-Zahlen und fast nur 𝔏. im Blut (siehe Granulocytopenien). Deshalb sind hochgradige Leukopeniezahlen (800—1000—2000) mit fast nur 𝔏. weit eher der Sepsis verdächtig und als schwerste Knochenmarkserschöpfung oder Vernichtung zu deuten. Entscheidend ist dann die feinere Zellanalyse der 𝔏. und das ganze Klinische im Befund und im Verlauf.

Große Schwierigkeiten entstehen bei den sog. *lymphatischen Reaktionen,* weil das Blut hier nicht nur hohe relative und absolute 𝔏.-Zahlen zeigt, sondern auch große atypische 𝔏. und Lymphoblasten. Doch handelt es sich fast stets um akute fieberhafte Affektionen, klingt der ungewöhnliche Blutbefund bald wieder ab und geht das Leiden in bleibende Heilung über. Für eine gewisse Zeit kann aber hier eine Diagnose unmöglich sein.

Bei Lymphogranulom und Tuberkulose ist das Blutbild stark abweichend und ebenso das klinische der ganzen Erkrankung.

Probeexcisionen von Drüsen sollen möglichst vorgenommen werden für histologische Prüfung.

Pathologische Anatomie und Histologie (nach eigenen Studien).

Die Sektion weist eine generalisierte Lymphknotenhyperplasie nach. Die Drüsen liegen einzeln und in Ketten, sind im allgemeinen gut voneinander abgegrenzt, selten stark verbacken. Die Vergrößerungen in den verschiedenen Regionen sind ungleich. Manchmal ist die Beteiligung der Mesenterialdrüsen gering, gelegentlich aber enorm. Meist sind die Bronchialdrüsen nicht beteiligt. Auf dem Schnitt findet man ein weiches saftiges Gewebe, dessen Farbe sehr vom Blutgehalt abhängig ist und von grauweiß bis rotgrau variiert. *Nekrosen fehlen* oder sind durch von der Leukämie unabhängige Prozesse, wie komplizierende Tuberkulose, bedingt. Häufig liegen kleinere oder größere Hämorrhagien vor.

Der Thymus ist gewöhnlich groß, manchmal tumorartig und zeigt Infiltration der Umgebung (MARCHAND, DIONISI, eigene Beobachtungen).

Die vergrößerte Milz hat ihre Form bewahrt. Perisplenitis kommt oft vor. Auf dem Schnitt ist die Milz graurot oder dunkelrot. Die Follikel können häufig nicht erkannt werden; mitunter springen sie aber als graue, vergrößerte Punkte aus der dunkleren Pulpa vor. Ausnahmsweise ist eine Induration des Milzgewebes schon makroskopisch erkennbar. Infarkte sind nicht selten.

Das Knochenmark ist graurot oder tiefrot, himbeerfarben, fest oder weich. Nur ganz selten findet man Fettmark in den langen Röhrenknochen (FLEISCHER und PENZOLDT, MAC WEENEY, MARCHAND). Auch in der aleukämischen Affektion von BUTTERFIELD waren Milz und Knochenmark „gar nicht beteiligt“ und fand sich Fettmark, und in der Beobachtung von MORITZ (aleukämisch) wird das Mark als normal erklärt. MILNE beschreibt das Knochenmark als unbeteiligt und die Milz als myeloisch. Selten ist das Mark nur gering befallen.

MARCHAND stellte in 2 Fällen sehr geringe Beteiligung des Knochenmarkes fest, einzelne kleine, weißliche Herde, und bezeichnet die Infiltration als „offenbar ganz im Anfang“, während Magen und Darm enorm befallen waren. Auch ZIEGLER bezeichnet das Knochenmark als ausgesprochen herdförmig lymphatisch erkrankt. Kleine makroskopisch sichtbare Knötchen sind vielfach erwähnt, so bei FABIAN, NAEGELI und SCHATILOFF, STERNBERG, BANTI, FLEISCHER und PENZOLDT, RECKZEH, HOLST u. a.; desgleichen bei aleukämischen Fällen von MORITZ, RECKZEH und eig. Beob.

In den kurzen Knochen ist die Färbung zumeist heller. Dünne Corticalis und parosteale Infiltrate sind beobachtet. Zweimal sah dies ROSENFELD in ausgedehntester Weise; ferner ISRAEL-LAZARUS, DIETRICH I, CLAUS I, GUSSENBAUER-CHIARI. PINKUS beschrieb parosteale Knoten an den Rippen. Vereinzelt ist das Knochenmark auffällig stark knotenförmig befallen (RUNEBERG, MARCHAND 2, P. GRAWITZ I), und in einigen Fällen (M. B. SCHMIDT, CLAUS, DYRENFURTH, ZAHN, LANNELONGUE, R. SCHULZ, WESTPHAL) dachte man direkt an Myelomknoten. Osteosklerose ist von BAUMGARTEN gesehen worden.

Die Leber ist groß, ihre Zeichnung ungemein deutlich, da in der Peripherie des Acinus gelegene graue Knötchen und Züge jeden Acinus gleichsam herausheben. Streifenförmige Infiltrate zeigt die Niere. Öfters enthält das Nierenbecken diffuse Einlagerungen, die stark hämorrhagisch sein können.

An der Zunge fällt Vergrößerung der Balgfollikel auf; die Tonsillen sind zumeist groß, in Larynx und Trachea werden seltener kleine Knötchen oder Infiltrate gefunden. Die Darmveränderungen bestehen als mäßige Schwellungen der Plaques und Follikel; seltener finden sich hühnereigroße Infiltrate. Lymphomatöse Einlagerungen in Haut, Nerven, Meningen gehören zu den Seltenheiten.

Histologisch ist die *Struktur der Lymphknoten* völlig *verwischt; alles hat sich aufgelöst in einen einzigen* $\mathfrak{L}$*.-Haufen.* Von Follikeln und Marksträngen ist zumeist gar nichts wahrnehmbar, oder man findet endlich an der Grenze der Randsinus noch einige Reihen von $\mathfrak{L}$., die durch dichtere Lagerung die Grenzen eines ehemaligen Follikels verraten. Keimzentren sind nie vorhanden. Die $\mathfrak{L}$. füllen auch die oft beträchtlich erweiterten Sinus aus. Die Blutgefäße sind zumeist erweitert und stark hyperämisch.

Nicht selten lassen sich Myelocyten in der Adventitia und in den zentralen Sinus nachweisen, mitunter als kleine Formationen.

Die $\mathfrak{L}$. sind nicht völlig gleich. Vorherrschend trifft man die kleinen; aber überall auch größere, vereinzelt ganz große. Plasmazellen bilden keinen seltenen Bestandteil und sind unregelmäßig oder in Gruppen eingestreut oder besonders zahlreich in den bindegewebigen Partien auch mit histiogenen Ma.

Prüft man eine große Zahl von Lymphknoten, so wird man nahezu immer ohne Schwierigkeit Kapselinfiltrate und extrakapsuläre $\mathfrak{L}$.-Haufen finden, die bedeutend ins lockere Fettgewebe und periadenoide Bindegewebe eindringen. Derartige Bildungen muß ich geradezu als häufig erklären Unter neueren Arbeiten erwähnt auch RITZLER für alle seine 7 Beob. mehr oder weniger aggressives Wachstum von den Lymphknoten aus ins Fettgewebe. RIBBERT basiert auf diesem häufigen Verhalten seine Auffassung als Tumor. ORTH, auch HIRSCHFELD, unterstreichen die Häufigkeit dieser Befunde.

Zuweilen sind, selbst in den eminent chronischen Fällen, die Drüsen so diffus unter sich verwachsen und ihre Umgebung derartig infiltriert, daß man eigentlich von Lymphosarkom reden müßte, so in Beobachtungen von TÜRK, v. MÜLLERN, NAEGELI. Beim gleichen Fall sind dann andere Lymphdrüsenkapseln völlig intakt.

Das tumorartige Wachstum ist mitunter auch bei der kleinzelligen und chronischen 𝔏.-Leukämie so erheblich, z. B. im Mediastinum, daß der Anatom von Lymphosarkom spricht. Auch diese Fälle, auf die ich zurückkomme, sind Systemaffektionen; denn jedes Leberinterstitium hat Lymphadenosisknötchen wie sonst.

Heterotope 𝔏.-Wucherungen sind beschrieben als parosteale Knoten (PINKUS, ROSENFELD), starke Pleura- und Perikardverdickungen (MILNE, ROMAN), Infiltration der Spinalganglien und Herpes zoster (FISCHL). Tumorähnliche Infiltrate sah WILLIAMS in der Mamma, PFÖRRINGER bei 1960000 L. in der Umgebung einer Knochenfraktur.

In einzelnen Fällen (eig. Beob., HIRSCHFELD, BRACK, RÖSSLE) sind einzelne Lymphknoten ganz oder fast ganz unverändert. Besonders ist dies der Fall bei aleukämischen Formen und bei Erythrodermien, bei denen eine generalisierte Affektion des lymphatischen Apparates fehlt (ROSENTHAL, selbst nach 5 Jahren, LINSER, ZUMBUSCH). RÖSSLE beschreibt 2 chronische lymphatische Leukämie-Fälle: 1. Nur geringe Milz- und Knochenmarksaffektion, Lymphknoten meist atrophisch; 2. nur Hautaffektion, universelle Infiltration mit Erythrodermie.

Die Milz ist histologisch zumeist ebenfalls ein großer strukturloser 𝔏.-Haufen, der oft lediglich an den Trabe keln diagnostiziert werden kann. Selbst wenn makroskopisch Follikel noch erkannt wurden, so gelingt eine Abgrenzung mikroskopisch oft nicht. In anderen Fällen können vergrößerte Follikel leichter nachgewiesen werden; aber auch das zwischenliegende Gewebe ist dann immer noch sehr reich an 𝔏. Mehr vereinzelt trifft man, wenn auch nicht immer, Myelocyten in der Pulpa. Gelegentlich ist diese myeloische Reaktion stark. Recht oft ist das Bindegewebe vermehrt und induriert, ebenso die Milzkapsel. ZIEGLER berichtet von geradezu geschwulstartiger Wucherung tief in die Zwerchfellmuskulatur hinein. In bezug auf die Zellen gilt all das über die Lymphknoten Gesagte.

Das Knochenmark ist arm an Gefäßen und Capillaren. Dichtgedrängte Massen kleiner 𝔏. nehmen den ersten Platz ein. Myeloisches Gewebe ist aber zumeist nachweisbar als kleine Zellhaufen; nicht selten auch sind Myelocyten noch sehr häufig, selbst bei viele Jahre lang dauernden Erkrankungen, und bilden größere Komplexe für sich, die alsdann auch Riesenzellen und kernhaltige Rote enthalten. Charcotkrystalle fehlen bei ausgedehnt lymphatischer Umwandlung des Markes. Isoliertes Befallensein des Knochenmarkes ist nie nachgewiesen. Bei den Beob. von DENNIG, WALZ, PAPPENHEIM fehlen Untersuchungen der Organe oder sind Veränderungen in Lymphknoten vorhanden.

Tonsille und Thymus haben ihre Struktur eingebüßt und sind 𝔏.-Haufen geworden, deren Begrenzung manchmal scharf ist, manchmal auch nicht. So ging in einer Beob. von DOMARUS (Aleukämie) die Wucherung von der Tonsille in die Muskulatur hinein. Dabei waren Knochenmark, Milz und Leber stark affiziert, während die Mehrzahl der Lymphknoten als normal bezeichnet wird.

Sehr charakteristisch ist der Befund der Leber. Jedes Interstitium besitzt ein kleineres oder größeres rundliches Knötchen, einen 𝔏.-Haufen, der Gallengänge und Gefäße von allen Seiten umscheidet. Mitunter sind diese Lymphome absolut scharf vom Acinus abgetrennt, mitunter verlieren sie sich unscharf mit Ausläufern zwischen die Leberzellenbalken hinein. Häufig sind die Lymphome untereinander durch 𝔏.-Züge in Verbindung; selten sind kleine 𝔏.-Haufen um die Vena centralis. Die Capillaren sind nicht erheblich erweitert, zeigen aber zahlreiche 𝔏. Myeloische Zellen fehlen oder sind spärlich.

MEYER und HEINEKE fanden einmal auffallend viel Eosinophile in den Lymphomen der Leber und nahmen chemotaktische Vorgänge an.

In den Nieren durchziehen streifige Herde die Rinde. Im Nierenbecken kommen große diffuse, zum Teil hämorrhagische Infiltrate vor, daneben manchmal typische Myelocyten in der Gefäßadventitia.

Im Darm sind die Follikel in strukturlose Haufen umgewandelt, und die Grenzen werden unscharfe. In den Schleimhäuten findet sich sehr verbreitet eine Infiltration der Submucosa, die sehr bedeutend werden und auch zwischen die Muskelbündel (v. MÜLLERN und GROSSMANN) eindringen kann. Auch in der Haut traf PINKUS ungemein verbreitet, von der Subcutis ausgehende, zuerst circumvasculäre 𝔏.-Haufen, die allmählich immer größer werden können, alle Gebilde einscheiden, aber nicht zerstören, und zuerst in Streifen, später in diffuser Ausbreitung Fettgewebe und Muskulatur (!) infiltrieren.

Schließlich dürfte kein Organ verschont bleiben, wenn auch die Beteiligung in einzelnen Fällen sehr variiert. So kenne ich Infiltrate des Hodens, Nebenhodens, des Ovariums, des Pankreas (bei v. MÜLLERN tumorartig), des Oesophagus, der Bronchien, des Netzes, der Choriodea, Conjunctiva, der Nerven, Meningen, Schweißdrüsen, Speicheldrüsen, Tränendrüsen; recht häufig sind lymphatische Formationen im Epikard, und je weiter die

Untersuchung selbst anscheinend völlig intakter Organe durchgeführt wird, desto mehr ist man erstaunt von dem riesigen Umfang dieser lymphatischen Bildungen.

Literatur.

(Fälle chronischer Lymphadenose, leukämische und besonders auch aleukämische.)

ABRAHAM: Med. Klin. **1926**, 1759. Haut. Mikulicz. — AFFANASSJEW: Petersburg. med. Wschr. **1879**, 107. — AHLSTRÖM: Klin. Mbl. Augenheilk. **42**, 276 (1904). — AKIYOSHI: Arch. f. Dermat. **146**, 398 (1924). Haut wie Addison. — ANTHON: Virchows Arch. **1927**, 199. Aleuk. Luftwege. — ARESU: Dtsch. Arch. klin. Med. **165**, 106 (1929). Aleuk., Fibrose der Lymphknoten. — ARNDT: Ver. inn. Med. Berlin, 25. Jan. **1909**; Dermat. Z. **18** (1911). Hautaffektion. Lit.!; Berl. dermat. Ges. 9. Dez. **1923** u. 11. Jan. **1927**. — ARNING: Dtsch. med. Wschr. **1891**, Nr 51. — ARNING u. HENSEL: Ikonogr. dermat. **4** (1909). — ARZT u. BUHR: S. 530. — ASHBY: Klin. Wschr. **1926**, 2108. Mit Basedow. — ASKANAZY: Dtsch. Arch. klin. Med. **68** (1900). Bence-Jones. — ASSMANN: Beitr. path. Anat. **41** (1907). Osteosklerose. — AUBERTIN: Soc. méd. Hôp. Paris **43**, 89 (1927). 0 Ldr. 0 Milz. 0 Sektion. — AXENFELD: Graefes Arch. **37**, 102 (1891). Auge. Lit.!; Münch. med. Wschr. **1904**, 1128.

BALDWIN and WILDER: Amer. J. med. S·i. **1899**. — BATTLE: Fol. haemat. (Lpz.) **2**, 237 (1905). Mikulicz. — BAUMGARTEN: Arb. path. Inst. Tübingen **1899**. — BECKER: Dtsch. med. Wschr. **1901**, Nr 42. — BECKS: Kongreßzbl. inn. Med. **34**, 469. Aleuk. — BENEKE: Dtsch. Arch. klin. Med. **150**, 92 (1926). Komb. Pern.? — BENSIS: Sang **4**, 29 (1930). Vorübergeh. viel gr. £. u. Riederf. — BERGHAUS: Zbl. inn. Med. **1926**, 809. — BENZONI: Kongreßzbl. inn. Med. **55**, 244. Heterotopie. Mikulicz. — BERL: Beitr. Augenheilk. **4**, 498 (1899). — BERNHARDT: Arch. f. Dermat. **120**, 17 (1914). — BERTHEAU: Med. Klin. **1928**, Nr 50. Ak. Schub. — BERTHENSON: Petersburg. med. Wschr. **1879**, Nr 12. — BÉTANCÈS: Haematologica (Palermo) **1920**, H. 2. Haut. — BEYER: Inaug.-Diss. Rostock 1904. Fälle 1—3. — BICKEL: Wien. klin. Wschr. **1929**, 1186. — BIESIADECKI: Wien. med. Jb. **1886**, 233. — BILLROTH: Wien. med. Wschr. **1871**, 1066. — BIZZOZERO: Virchows Arch. **99**. — BLANKENHORN: J. amer. med. Assoc. **76**, 583 (1921). Aleukämische Hautaffektion. — BLASCHY: Münch. med. Wschr. **1929**, 2166. Paraplegie. — BLUMER: Fol. haemat. (Lpz.) **1907**, 458. — BLUMER and GORDINIER: Med. News **1903**. — BOERMA: Graefes Arch. **40**, 219 (1894). — BORCHARDT: Zbl. path. Anat. **40**, 96 (1927). Tumor mediast. aleuk.-leuk. — BOSTELLER: Zbl. Gynäk. **1906**, Nr 9. — BOTTALIGA: Haematologica (Palermo) **7**, 467 (1926). — BOWEN: Kongreßzbl. inn. Med. 8, 528. — BRONNER: Verh. internat. Ophthalm.-Kongr. Edinburgh **1894**, 202. — BRUCK: Dermat. Z. **40**, 289 (1924). Aleuk. — BRUDZEWSKI: Siehe SCHMID. — BRUNN, v.: Bruns' Beitr. **45**, 225 (1905). — BRUNSGAARD: Fol. haemat. (Lpz.) **7**, 169; Arch. f. Dermat. **106** (1911). — BUTLER: Arch. of Dermat. **2**, 594 (1920). — BUTTERFIELD: Fol. haemat. (Lpz.) **7**, 165. — BYRON BRAMWELL: Clin. studies **1908**.

CADE: Fol. haemat. (Lpz.) **1906**, 469. — CATSARAS: Virchows Arch. **249**, 43 (1924). Fall 1 aleuk. → leuk., ob Leuk.? — CECONI: Riforma med. **1913**, 449. — CLARKE: Brit. med. J. **1907**. — CLAUS: Inaug.-Diss. Marburg 1888. — CLÉMENT: Lyon. méd. **1907**, 252. — COHN: Inaug.-Diss. Berlin **1919**. Tuberkulöser Mikulicz. — COHNHEIM: Virchows Arch. **33** (1865). — COLLINS: Ophthalm. Hôsp. Rep. **13**, 248. — CONTI e ROSSI: Fol. haemat. (Lpz.) **10**, 33.

DECASTELLO: Z. klin. Med. **67**; Wien. Arch. inn. Med. **1**, 335 (1920). BENCE-JONES. — DELENS: Arch. vergl. Ophthalm. **6**, 456 (1886). — DENGLER: Med. Klin. **1927**, 868. Gr. Thymus. — DICKINSON: Lancet **1927**, 457. Lange J. aleuk., sci £.-Sark. — DICKSON: Lancet, 18. Aug. **1906**. — DIEMER: Dtsch. Z. Chir. **163**, 1 (1921). Chloromartig. Spontanfraktur. — DIETTRICH: Prag med. Wschr. **1886**, 421. — DOCK: Amer. J. **1907**. — DOMARUS: Münch. med. Wschr. **1909**, Nr 23. — DREYER: Dtsch. med. Wschr. **1899**, V. B. 257. — DUNN: Zbl. Augenheilk. **18**, 456 (1894). — DUTOIT: Graefes Arch. **48** (1903). — DYRENFURTH: Inaug.-Diss. Breslau 1882.

EBERTH: Virchows Arch. **49** (1870). — EISNER: Z. klin. Med. **100**, 582 (1924). — ELFER: Fol. haemat. (Lpz.) **5**, 265. — ELISCHER u. ENGEL: Z. klin. Med. **67**. — ENDER: Wien. med. Wschr. **1922**, 816. Chr. Bronchitis. — ERBEN: Z. klin. Med. **40** (1900). — ESCHBACH: Bull. Soc. méd. Hôp. Paris **1913**, 52. Haut. — ESCHBACH u. BAUER: Arch. Mal. Coeur **1905**. — EWALD u. OESTREICH: Fol. haemat. (Lpz.) **4**, 401.

FABIAN: Münch. med. Wschr. **1908**, Nr 51; Sammelrefer. Zbl. path. Anat. **19**, Nr 2, 49 (1908). — FALKENHEIM: Z. klin. Med. **55** (1904). — FERRATA: Riforma med. **46**, 279 (1930) Aleuk. Knm.-Punkt. — FIMMEN: Dermat. Z. **1912**, 705. Lit.! — FINDLAY: Lancet, 21. Mai **1904**. — FLEISCHER u. PENZOLDT: Dtsch. Arch. klin. Med. **26** (1880). — FOYED: Kongreßzbl. inn. Med. **47**, 537 (1927); **49**, 768. Aleuk. → leuk. — als Nierentumor op. — FREUDWEILER: Dtsch. Arch. klin. Med. **64** (1901). — FRIES: Arch. of Pediatr. **47**, 69 (1930). — FRISCH: Zit. bei ORTNER, S. 428.

GAISBÖCK: Mitt. Grenzgeb. Med. u. Chir. **31** (1919). Mikulicz. — GALI: Z. klin. Med. **80**. — GALLASCH: Arch. f. Dermat. **1892**, 850. — GERHARDT: Kongr. inn. Med. **1897**, 382. —

GHIRON: Rivista crit. Clin. med. **1914**, No 28. Mikulicz. — GIULIO: Gazz. Osp. **1920**, 229. GOLDZIEHER: Arch. vergl. Ophthalm. **62**. — GÖPPERT: Virchows Arch. **144**. — GORJAEW: Fol. haemat. (Lpz.) Arch. **16**, 87 (1913). — GOTTRON: Sammelref. Fol. haemat. (Lpz.) **1927**. Hautaff. — GOUGET et THIBAUT: Fol. haemat. (Lpz.) **12**, 277. Großes Niereninfiltrat. — GRABOWSKI: Inaug.-Diss. Basel 1916. — GRAWITZ, E.: Fol. haemat. (Lpz.) **10**, 389. — GRAWITZ, P.: Dtsch. med. Wschr. **1890**, 458 u. 506; Virchows Arch. **76**. Fall 1. — GRETSEL: Berl. klin. Wschr. **1867**. — GRIFFITH: Amer. J. med. Sci. **178**, 853 (1929). Mikulicz. — GROSGLETT: Dermat. Wschr. **1924**, Nr 45. — GUGLIELANO, DE: Clin. med. ital. **1925**, 193. £. scien. kl. Hämocytoblasten. — GUMPRECHT: Dtsch. Arch. klin. Med. **57**, 523 (1896). — GUSSENBAUER-CHIARI: Prag. med. Wschr. **1882**, 438; **1883**, 414.

HAENISCH u. QUERNER: Z. klin. Med. 88. Schwere Knochenaffektion. — HALLE: Arch. f. Dermat. **159**, 238 (1930). Herpes. — HALLERMANN: Dtsch. Arch. klin. Med. **165**, chronisch. aleuk., Knoten im Knochenmark. — HALLOPEAU et LAFITTE: Ann. de Dermat. **1898**, 236, 340. — HALPERN: Fol. haemat. (Lpz.) **14**, 239. Aleukämisch, paarige Organe stark infiltriert. — HAMMACHER: Dermat. Z. **22**. — HAMMER: Virchows Arch. **137** (1894). — HASE, v.: Inaug.-Diss. Leipzig 1912. — HAYEM et LION: Bull. Soc. méd. Hôp. Paris, 9. März **1900**. — HEIBERG: Virchows Arch. **279**, 58 (1930); Zbl. path. Anat. **50**, 101 (1930). — HEINEMANN: Inaug.-Diss. Straßburg 1912. — HEINRICH: Arch. f. Dermat. **108**, 201. — HENNING: Z. klin. Med. **106**, 561 (1927). Als Splenomeg. op.; Kongreßzbl. inn. Med. **49**, 150. Aleuk. Operat. — HELLY: Z. klin. Med. **62** (1907). — HÉRARD: Arch. gén. Méd. **1865**. — HERZ: Wien. klin. Wschr. **1905**, 191. — HESS: Wien. klin. Wschr. **1907**, Nr 44. — HESS u. ISAAC: Mschr. Kinderheilk. **21**, 442 (1921). Subakut, aleukämisch. — HESS-THAYSEN: Beitr. path. Anat. **50**. Mikulicz. — HESSE: Bruns' Beitr. **79**, 95 (1912). — HIRSCHFELD: Berl. klin. Wschr. **1906**, Nr 32; Fol. haemat. (Lpz.) **10**, 391; Z. Krebsforschg **1912**, 397. Angebl. primäre Hautaffektion!; Berl. klin. Wschr. **1916**, Nr 14. — HOCHHEIM: Graefes Arch. **51 II**, 347 (1900). Auge. Lit.! — HOERHAMMER: Münch. med. Wschr. **1918**, 197. Mikulicz. — HOFFMANN: Arch. klin. Chir. **82** (1907). — HOFMANN: Ther. Gegenw. **66**, 276. Salvarsan. Fall 2. — HOLZER: J. amer. med. Assoc. **1912**, 1582. — HONMA: Fol. haemat. (Lpz.) **31**, 217 (1925). Myeloische Reakt.

ISHIKAWA: Kongreßzbl. inn. Med. **27**, 53. Lit. Haut. — ISRAEL-LAZARUS: Dtsch. med. Wschr. **1890**; Inaug.-Diss. Berlin 1890.

JAKOBÄUS: Mitt. Augenklin. Stockholm **1909**. — JAKSCH u. GHON: Münch. med. Wschr. **1912**, 2705. Aleukämisch. — JANKOWSKI: Inaug.-Diss. Berlin 1902. — JOACHIM u. KURPJUWEIT: Dtsch. med. Wschr. **1904**, 1796. — JOSEPH: Dtsch. med. Wschr. **1889**, Nr 46; **1891**, 1373. Haut.

KAMBE: Klin. Mbl. Augenheilk. **52**, 79 (1914). — KAPOSI: Wien. med. Jb. **1885**. — KATZENSTEIN: Dtsch. Arch. klin. Med. **56**. — KIENBÖCK: Mitt. Ges. inn. Med. Wien, 23. Mai **1907**. — KLEIN: Berl. klin. Wschr. **1890**, 714; Zbl. inn. Med. **1903**, 817. — KLIESTADT: Dtsch. med. Wschr. **1926**, 659. Larynx, Haut. — KRASSO: Wien. klin. Wschr. **1929**, 1128. — KRAUS: Med. Klin. 1905. — KREBS: Hosp.tid. (dän.) **1930**, 111. Mamma. — KREIBICH: Arch. f. Dermat. **47**, 185 (1899); **89**, **122**; **142**, 396 (1923). Aleuk. Hautaff.! — KÜMMEL: Verh. Otol.-Ges. Nürnberg **1896**. — KUTZNICKI: Bei GOTTRON.

LAACHE: Dtsch. Arch. klin. Med. **112**. — LABBÉ: Bull. Soc. méd. Hôp. Paris **1905**. — LAISSLE: Dtsch. Arch. klin. Med. **99**. Fall 6. — DE LANGE en DUKER: Fol. haemat. (Lpz.) 8, 48. — DE LANGE u. VAN GOOR: Fol. haemat. (Lpz.) **27**, 251 (1922). Kind, aleuk. Weiße Niere. — LANGSCH: Münch. med. Wschr. **1922**, 18. Parotis. — LANNELONGUE: Gaz. Hôp. **1872**, 321. — LAUBER: Wien. klin. Wschr. **1903**, 937 u. 1003. — LAVENSON: Fol. haemat. (Lpz.) **7**, 390. — LEBER: Graefes Arch. **24**, 295 (1878). — LEHNDORFF: Wien. med. Wschr. **1906**. — LINDNER: Wien. med. Wschr. **1891**, 681. — LINSER: Arch. f. Dermat. **80** (1906). — LÜDIN: Schweiz. Korresp.bl. **1915**, Nr 25; Strahlenther. **7** (1916). — LÖWENMEYER: Berl. klin. Wschr. **1890**.

MAGNUS-LEVY: Virchows Arch. **152**. — MARCHAND: Münch. med. Wschr. **1908**, Nr 8; Berl. klin. Wschr. **1886**. — MARTINOTTI: Tumori 8 (1921). Ref. Hautaff. — MASSON u. GUNSETT: Bull. Soc. franç. Dermat. **1926**, 546. — MEJHRE: Fol. haemat. (Lpz.) **1**, 428. — MELCHIOR: Zbl. Chir. **1922**, 1737. Kreuzweh. — MELLER: Z. Augenheilk. **21** (1909). — MENNACHER: Münch. med. Wschr. **1906**, Nr 53. — MENZEL: Z. klin. Med. **1903**, 51. — METZ: Inaug.-Diss. Halle 1894. Fall 1. — MEYER, C.: Inaug.-Diss. Göttingen 1889. — MEYER, ERICH: Jkurse ärztl. Fortbildg **1913**, 92. Aleukämisch. — MEYER, E. u. HEINEKE: Dtsch. Arch. klin. Med. **88** (1907). — MILNE: J. amer. med. Assoc. **1913**, 821. — MINOT u. ISAACS: Boston med. J. **191**, 1 (1924). — MORITZ, O.: Petersburg. med. Wschr. **1906**, Nr 36; Fol. haemat. (Lpz.) **1907**, 627. — MOSLER: Virchows Arch. **42** (1868). — MOSSE: Festschrift für SENATOR. Naturforsch.-Verslg Breslau **1904**; Z. klin. Med. **50** (1903); Berl. klin. Wschr. **1908**, Nr 26. Mit Cirrhosis hepatis. — MÜLLER, A.: Inaug.-Diss. Zürich 1894. Fall 2. — MÜLLER, E.: Berl. klin. Wschr. **1867**, Nr 42. — MÜLLER, H. F.: Dtsch. Arch. f. klin. Med. **50**. — MÜLLERN, v. u. GROSSMANN: Beitr. path. Anat. **52**, 276 (1912).

NAEGELI: Nothnagels Slg **1913**. Monogr.; Schweiz. Korresp.bl. **1910**, Nr 3. — NANTA: Inaug.-Diss. Toulose 1912; Arch. Mal. Coeur **1912**, 804. — NAUNYN: Unterelsäss. Ärzte-Ver., 24. Juli 1897. — NEIDHARD: Strahlenther. **16**, 124. Salvarsan. — NÉKAM: Mschr. Dermat. **1897 II**, 625. — NICOLAU: Ann. de Dermat. **1905**. — NOBL: Wien. klin. Wschr. **1916**, Nr 45. — NOTHNAGEL: Festschrift für Virchow 1891. — NOTTHAFT: Beitr. path. Anat. **25** (1899).

OEHME: Dtsch. med. Wschr. **1919**, 758. Aleukämisch, Haut. — OETTE: Inaug.-Diss. München 1897. — ORTNER: Wien. klin. Wschr. **1890**, 677.

PALTAUF: Die lymphatischen Erkrankungen der Haut; MRACEKs Handbuch der Hautkrankheiten **1909**. — PANTON u. VALENTINE: Lancet **1929**, 914. 25 F. — PAPPENHEIM: Arch. klin. Chir. **71**; Z. klin. Med. **39** (1900). Fall 2. — PASTORE: Policlinico **1922**, 595. Osteosklerose. — PEACOCKE and SCOTT: Lancet **1903**. — PETREN u. ODIN: Ther. Gegenw. **1925**, 6. Chron. Aff. — PETROW: Zbl. path. Anat. **25**, 15 (1914). Kein Lymphosarkom. — PFEIFFER: Wien. klin. Wschr. **1897**, 548. — PFISTER: Inaug.-Diss. Würzburg 1902. — PFÖRRINGER: Fortschr. Röntgenstr. **20**, 405 (1913). — PHILIPPERT: Bull. Acad. Méd. Belg. **1884**, No 4. — PINEY: Amer. J. med. Sci. **169**, 691 (1925). — PINKUS: Arch. f. Dermat. **50** (1899); Nothnagels Slg **8** (1901). — PLATZ u. LEWANDOWSKY: Mitt. Grenzgeb. Med. u. Chir. **25**. Mikulicz? — POLLAG: Dtsch. med. Wschr. **1918**, Nr **43**. — POLLAND: Dermat. Z. **24** (1917). POWELL: Trans. jap. path. Soc. **21**. — PRIESSNER: Wien. klin. Wschr. **1930**, 170. — PRÖSCHER u. WHITE: Münch. med. Wschr. **1907**, Nr 38.

QUINCKE: Dtsch. Arch. klin. Med. **27**.

RAVENNA, G.: Clin. med. **3**, 247 (1922). Doppels. Nierensarkom. — RECKLINGHAUSEN: Virchows Arch. **30**. — RECKZEH: Charité-Ann. **29** (1905); Z. klin. Med. **50** (1903). — REICHE: Med. Klin. **1919**, 479; Berl. klin. Wschr. **1919**, Nr 28. Mikulicz. — RICCA-BARBERIS e FASIANI: Riforma med. **1910**. — RICHTER: Amer. J. Path. **4**, 235 (1928). Sarkomatös geworden. — RIEDER: S. **243**. — RILLE: Dermat. Wschr. **1930**, 46. — RITZLER: Inaug.-Diss. Zürich 1924. 2 aleuk. F. Hautaff. Zoster. Bronchitiden. — ROMAN: Wien. klin. Wschr. **1914**, 1087. — ROMBERG: Dtsch. med. Wschr. **1892**, 419. — ROSENFELD: Inaug.-Diss. Halle 1891; Z. klin. Med. **42** (1901). — ROSENSTEIN: Virchows Arch. **84**. — ROSENTHAL: Arch. f. Dermat. **150**, 304 (1926) u. **154**, 1 (1928). Erythrodermie. — ROESSLE: Virchows Arch. **275**, 310 (1930). — RUBINSTEIN: Z. klin. Med. **61**. — RÜCKEL: Slg Abh. Augenheilk. **6** (1906). — RUNEBERG: Dtsch. Arch. klin. Med. **33** (1883).

SABRAZÈS: Gaz. Sci. méd. Bordeaux, 3. Nov. **1907**; 12. April **1908**; 2. Juni **1910**; C. r. Soc. Biol. Paris, 7. April **1908**; Kongreßzbl. inn. Med. **41**, 209 (1925). 25% Eos. nach Bestr. — SACHS: Fortschr. Med. **1920**, 152; Wien. klin. Wschr. **1921**, 317. Mit Pemphigus. — SAHLGREN: Hygiea (Stockh.) **83**, 321 (1921). Hautinfiltrate. — SAKAMOTO: Kongreßzbl. inn. Med. **26**, 312. Einz. jap. Fall. — SCHAUMANN: Ann. Mal. vénér. **1916**. — SCHERESCHEWSKY: Zbl. inn. Med. **1926**, 643. Familiär. Aff. — SCHMID: Inaug.-Diss. Zürich 1919. Mikulicz; Fol. haemat. (Lpz.) Arch. **25**, 71 (1920). — SCHAFFER: S. chr. Myelose. 4 F. Lymphad. — SCHMIDT, M. B.: Die Verbreitungswege usw. Jena 1903. — SCHMIDT-RIMPLER: Nothnagels Slg 2. Aufl. **1905**, 417. — SCHMORL: Verh. dtsch. path. Ges. **17**, 231 (1914). mit Insip. — SCHNEITER: Inaug.-Diss. Zürich 1907. — SCHNITTER: Inaug.-Diss. Freiburg 1906. — SCHNYDER: Korresp.bl. Schweiz. Ärzte **1919**, Nr 1. — SCHOEN: Frankf. Z. Path. **25**, 112 (1921). G. chronisch. — SCHULZ, R.: Arch. Heilk. **15** (1874). — SCHUR: Wien. klin. Wschr. **1903**, 123. Fall 2. — SCHWABACH: Z. Ohrenheilk. **31**. — SCHWARZ: Wien. med. Wschr. **1904**, 1431. — SEDZIAK: Gaz. lek. **1892**, Nr 44. Nach VIRCHOW u. HIRSCH. — SEELENFREUND: Kongreßzbl. inn. Med. **1926**, 835. Ob. Luftwege. — SEEMEN, v.: Siehe ak. Myelose als Magen-Ca. u. Rectalblutungen op. — SENATOR: Z. klin. Med. **54**. — SHELDEN: Lancet **1927**, 489. Aleuk. mit Insip. — SIMON: Amer. J. med. Sci. **1906**. — SMITH: Med. Rec. **1909**, Nr 5. — STEIN: Ref. Zbl. Hautkrkh. **22**, 614. Tumor der Nase. — STEINER: Schweiz. med. Wschr. **1922**, Nr 4. Einseit. Nieren„tumor". — STERNBERG: S. 482; Z. Heilk. **25** (1904). — STOCK: Klin. Mbl. Augenheilk. **1906**, 328. — STOCKMANN and MUIR: Glasgow med. J. **1907**. — STUDER: Inaug.-Diss. Zürich 1908; Schweiz. Korresp.bl. **1906**, Nr 4. — STUVE: Festschrift städt. Krankenh., Frankfurt 1896, S. 23.

TAYLOR: Liverpool med.-chir. J. **1909**. — THAYSEN: Beitr. path. Anat. **50**, 487 (1911). — TOMASI-CRUDELI, VIRCHOW u. HIRSCH: Jber. **1**, 178 (1871). Wie ungefärbtes Chlorom. — TOUTON: Arch. f. Dermat. **85**. Unklar. — TREMBUR: Dtsch. Arch. klin. Med. **101**. — TRIEBENSTEIN: Klin. Mbl. Augenheilk. **64**, 825 (1920). — TROJE: Berl. klin. Wschr. **1892**, 285. — TRYB: Dermat. Wschr. **1916**, Nr 13. — TÜRK: Wien. klin. Wschr. **1899**, Nr 40; Wien. klin. Wschr. **1903**, 1073 u. 1371. — TÜRK u. HELLY: Wien. med. Wschr. **1907**, 399.

ULMER: Dermat. Wschr. **83**, 1531 (1926). Erythrodermie.

VERCELLOTTI: Clin. med. ital. **1926**, 437. Bruder u. Schwester Lymphad. — VILLA: Haematologica (Palermo) **5**, 117 (1924). Ausged. Hautaff.

WAGNER: Dtsch. Arch. klin. Med. **38**. Ob Leukämie?; Klin. Wschr. **1928**, 266. Absceß, Besserung. — WALLENFANG: Virchows Arch. **176** (1904). Mikulicz. Lit.! — WALZ: Arb. path. Inst. Tübingen **2**, 478 (1899). Chronisch, nicht akut. — WECHSELMANN u. MARKUSE:

Dermat. Z. 15, 433. — Mc Weeney: Fol. haemat. (Lpz.) **1905**, 721. — Wehland: Inaug.-Diss. Tübingen 1895. Aleukämisch, diffuse Niereninfiltrate. — Weil et Aubertin: Arch. Mal. Coeur **1908**, 370. — Weiss: Siehe ak. Myelose. Familie 4 F. — Wertheim: Z. Heilk. **12**, 281 (1891). — Werther: Dermat. Z. **1914**, 574. Subleukämisch. — Westphal: Dtsch. Arch. klin. Med. **51** (1892). — White u. Pröscher: J. amer. med. Assoc. **1907**. — Wiknez: Hygiea (Stockh.) **1906**. — Wilden: Inaug.-Diss. Göttingen 1898. — Mc Williams u. Hanes: Amer. J. med. Sci. **1912**, 518. Tumorartige Mammaknoten. — Wise: N. Y. med. J. **1917**, 1168. Hautaffektion, aleukämisch. — Wissemann: Inaug.-Diss. Bonn 1888. Wolff: Berl. klin. Wschr. **1904**, Nr 25. Atypisch; Berl. klin. Wschr. **1905**, 35. Aplastische Leukämie?; Virchows Arch. **264**, 158 (1927). Sarkomatös.

Zahn: Dtsch. Z. Chir. **22** (1885). — Zeller: Inaug.-Diss. Zürich 1910. Mikulicz. — Ziegler: Z. klin. Med. **72** (1910). — Zinkeisen: Dtsch. Arch. klin. Med. **75**, 505 (1903). — Zumbusch: Münch. med. Wschr. **1914**, 1428. Sublymphämisch; Arch. f. Dermat. **124**, 57. — Zypkin: Fol. haemat. (Lpz.) **35**, 7 (1927). Subleuk. → leuk. → in Osteoskl.

Die akute lymphatische Leukämie (akute Lymphadenose).

Es unterliegt heute keinem Zweifel, daß die akute lymphatische Leukämie beim Erwachsenen als akuter leukämischer Prozeß sehr selten ist, und daß früher zahllose Fälle von akuter Myelose in diese Gruppe hineingeschoben worden sind; denn man besaß früher nicht die differenzierenden Methoden der Indophenolblausynthese und war auf die feineren histologischen Gewebsuntersuchungen und namentlich auf den feineren Bau der leukämischen Zellen nicht genügend eingestellt. Vor allem wurden die pathologischen Umbildungen der Myeloblasten vielfach vollständig verkannt und beim Auftreten von etwas älteren gereifteren Kernen der Myeloblasten ist bei Fehlen einer Granulation ein lymphatischer Charakter der Zellen irrtümlich angenommen worden. Es sieht so aus, als ob alle perakuten Leukämien des Erwachsenen myeloische seien. Dagegen gibt es zweifellos subakute und terminal stürmisch verlaufende Lymphadenosen auch beim Erwachsenen, nur scheinen mir diese Erkrankungen prinzipiell wesentlich anders zu liegen, und ist die Akuität ein Ergebnis einer akut einsetzenden hämorrhagischen Diathese oder einer septischen Sekundäraffektion. Sehr häufig sind akutere Verlaufstypen der lymphatischen Leukämie bei Kindern, dann aber nicht scharf, von subakuten Typen zu trennen.

Beim Erwachsenen haben auch die Fälle, die längere Zeit unter dem Bilde schwerer Anämie verlaufen und dann plötzlich im Blute die Lymphämie aufweisen, doch einen ganz anderen Charakter. Sie sind höchstens im hämatologischen Bilde, nicht aber im klinischen akut und unterscheiden sich damit stark von den akuten Myelosen. Sie haben offenbar ein längerdauerndes anämisches, oft wenig beachtetes Vorstadium. Es ist daher gerade bei diesen Erkrankungen ungeheuer schwer, eine scharfe Trennung zwischen akut und chronisch durchzuführen.

Die Schilderungen der Literatur müssen unter diesen Gesichtspunkten betrachtet werden. Sie beruhen vielfach auf den Darstellungen der älteren und nicht genügend analysierten Beobachtungen. Zweifellos gehört die Mehrzahl in das Gebiet der akuten Myelose hinein. Eine nachträgliche Trennung ist aber nicht mehr möglich. Man kann nur sagen, daß zahlreiche dieser Erkrankungen myeloischer Natur sein müßten, wenn wir jetzt bei eingehender Prüfung unserer Beobachtungen diese akute Lymphadenose beim Erwachsenen fast nicht mehr finden. Ich habe auf der Medizinischen Klinik in den letzten 8 Jahren 19 Fälle perakuter Myelose, aber keine einzige akute Lymphadenose und konsultativ wohl noch mindestens 20 Fälle akuter Myelose gesehen, aber auch hier keine akute Lymphadenose.

Die meisten Blutbilder der akuten Lymphadenosen sind wenig von den Blutbildern der chronischen verschieden und zeigen nur eine größere Zahl von jugendlichen Lymphocyten (Lymphoblasten). Ganz anders verhält sich in dieser Hinsicht die akute Myelose, mit den enormen Umbildungen im Sinne der pathologischen Myeloblasten. Es gibt aber seltene Erkrankungen lymphatischerNatur mit pathologischen Entwicklungsformen der Lymphoblasten, die ich als *Paralymphoblastosen* in Parallele zu den Paramyeloblastosen stelle.

Nach den Darstellungen der älteren Literatur verlaufen die akuten Lymphadenosen genau wie die akuten Myelosen, besonders mit Fiebern, schweren Allgemeinzuständen, Somnolenz, Hervortreten starker hämorrhagischer Diathese und ulcerös-gangränösen Prozessen, besonders in der Mundhöhle. Wir finden alle bei der akuten Myelose geschilderten Formen.

Die akuten und subakuten Fälle des Kindesalters aber unterscheiden sich wenig von den chronischen des Erwachsenen; nur verlaufen sie rascher und haben ziemlich bald Blutungen. Lymphatische Bildungen als parosteale den Chloromen entsprechend kommen vor, aber ohne Grünfärbung (2 Fälle von Feer, die ich selbst sah), die man also zu den Chloromen stellen muß.

Eine besondere Gruppe stellen die Fälle mit großen, meist aggressiv wachsenden Mediastinaltumoren dar. Sie haben offenbar aber auch eine längere unbemerkte Entwicklung und kommen erst später, wie oben geschildert worden ist, in ein akutes klinisches Bild hinein. Viele verlaufen erst subleukämisch.

Zu akuten Verlaufstypen kann man die folg. Beob. zählen:

Fall von hämorrhagischer Diathese, 6 Wochen nach normalem Puerperium. Weder das vorzügliche Allgemeinbefinden, noch die minimalen Fieber, noch der klinische Befund ließen an eine ungünstige Prognose denken. Die Knochen waren sehr mäßig empfindlich. Nach langem Suchen fand sich eine eben palpable, leicht empfindliche Lymphdrüse in der linken Axilla. Milz nicht palpabel. Der Blutbefund stellte mäßige Anämie und 7500 L. fest. Dabei betrugen die £. nur 30% und nur etwa $^1/_6$ war leicht größer und zeigte hellere Kerne als gewöhnlich. Eos. fehlen. Bereits am folgenden Tage trat der Tod ein ohne weitere Komplikationen. Die histologische Untersuchung ergab in den kaum auffindbaren Lymphdrüsen, in Milz und Knochenmark schwere leukämische Veränderungen; das Leichenblut enthielt jetzt viel mehr L., vielleicht etwa 50000, darunter zahlreiche Myelocyten, und nur die absolute, nicht aber die relative Zahl der £. war hoch.

Histologisch erwies sich die Erkrankung als sichere Lymphadenose und schon bei der Sektion fielen die knötchenförmigen Lymphome im roten Knochenmark auf.

Hier ist ein akutes Finale ausgesprochen. Nach dem Markbefund war die Affektion nicht sehr chronisch, aber mehrere Monate könnte sie doch gedauert haben. In Differentialdiagnose kommen symptomatische Werlhofaffektionen. Eine solche ist aber hier nach Blut- und Markbefund ausgeschlossen.

Pathologische Anatomie und Histologie der als akute Lymphadenosen geschilderten Fälle.

Der Sektionsbefund weicht nur graduell von demjenigen der chronischen Lymphadenose ab. Zumeist sind die Schwellungen der Milz und Lymphdrüsen weniger bedeutend, ja sie können nahezu oder ganz vermißt werden. Dafür sind lymphatische Bildungen an anderen Orten mitunter so ausgedehnt, daß *vielfach* direkt die *Diagnose Lymphosarkom gestellt* worden ist, besonders große Thymus- und Mediastinaltumoren, die sogar die Nachbarschaft, Perikard und Herz, infiltrierten:

Palma, Fränkel, Brandedburg, Sternberg IV, Kühnau und Weiss, Kelsch, Guttmann, Reckzeh, Heubner, Gaucher, P. Grawitz, Ogawa, Lehndorff I, Coenen, Wissmann, Goldschmidt, Pfannkuch, Studer, Kelly, Kokaz, Epstein, Obrastzow, Nobel, Hindenburg, Seelig, Reimann, Bailey, Fabian, Naegeli und Schatiloff, v. Domarus usw.

Drozda berichtet über Lymphosarkom des Magens und des Duodenums, ähnlich Türk und schon Friedreich, Hirschfeld, Reckzeh, Rollestone; mehrfach traf man ausgedehnte und die Muskulatur infiltrierende generalisierte parosteale Wucherungen (Israel, Strauss [Dauer $^3/_4$ Jahr], Lauber [$^1/_2$ Jahr], Glinski), die, abgesehen von einer grünen Färbung ungemein an das Verhalten der Chlorome erinnern.

Auch Infiltrate des weichen Gaumens (Askanazy, Zumpe), des Wurmfortsatzes (Lehndorff II), große tumorartige Knoten des Perikards (Seelig, Hansemann, Türk, Pfannkuch), oder der Pleura (Osswald, Strauss, Benda, Friedreich, Pfannkuch, Türk) kommen zur Beobachtung. In anderen Beobachtungen lag lymphosarkomartiges Verhalten der retroperitonealen Lymphdrüsen (Türk) vor.

Mehrfach waren die Schwellungen der Plaques und Follikel des Darmes wie bei Typhus; auch machten diphtheroide Beläge und Nekrosen das Bild täuschend ähnlich: Friedreich, Askanazy, Kelly, Fränkel, Ponfick, Gallasch, Böttcher, Dennig, Türk, Hansemann, Lauenstein, Hirschfeld I, Veszpremi, Hinterberger, Schultze, Hoffmann.

Daneben finden sich vielfach kleinere Knötchen und Infiltrate in Dura, Pleura, Perikard, Epikard, Peritoneum, Nerven, Haut, Harnblase, Prostata, Hoden, in den Speicheldrüsen, in den Sinnesorganen und recht oft in den Schleimhäuten (Holst, Weber und Fürth, Hochsinger und Schiff, Osswald, Lauenstein). Fleischmann sah die Lunge fast wie bei Miliartuberkulose ergriffen.

Auch in den fast regelmäßig von lymphatischen Infiltraten befallenen Organen der Leber und Nieren kommt es zu tumorähnlichen Knoten und zuweilen zu enormen diffusen Einlagerungen, die ganz das Bild der *großen weißen Niere* wiedergeben (Bouget, Babonneix, Czerny, Herzog, Naegeli usw.), obwohl die Nierenfunktion normal ist.

Solche Nieren können sogar tastbar sein (de Lange und van Goor) oder wenn einseitig allein fühlbar, als Tumor imponieren. Ich kenne eine solche Beobachtung, in der die Exstirpation der einen Niere wegen Tumorverdachtes vorgenommen worden ist.

Auch große symmetrische Organinfiltrationen sind beschrieben für Niere, Hoden, Speicheldrüsen (Nicol, Halpern, Schnyder, Lepehne, K. Werdt [als diffuse Sarkomatose der Nieren bei Mediastinaltumor], Babonneix et Tixier, Bourget et Thibault, Letulle). Fabian hat in einer Studie auf diese Formen besonders hingewiesen. Die äußere Organform bleibt dabei gewahrt und trotz der enormen Infiltration die Funktion erhalten.

Die vergrößerten Lymphknoten sehen markig aus, sind oft stark hyperämisch oder von Blutungen durchsetzt. Die Milz ist groß und nur ganz ausnahmsweise gering oder gar nicht vergrößert. In sehr akuten Fällen springen die Follikel als größere graue Knoten vor und heben sich scharf aus der tiefroten Pulpa ab. Vielfach ist aber die Abgrenzung unscharf, zackig, so daß man an Hyperplasie denken muß (eig. Beob.). Nicht selten, und wie es scheint, mehr bei längerdauernden Fällen, können die Follikel nicht mehr deutlich oder gar nicht mehr erkannt werden, weil bereits die Pulpa enorm stark von denselben Zellen erfüllt ist und das ganze Gewebe die normale Struktur verloren hat.

Das Knochenmark ist zumeist tiefrot, kann aber bei akutem Verlauf in den Röhrenknochen noch Fettmark nahezu oder vollkommen in ganzer Ausdehnung enthalten (Kelsch, Hirschlaff, Januschkiewicz, Banti, Veszpremi, Mosler, Hansemann, Herz, eig. Beob.). Mehrfach ist in akuteren Fällen eine knötchenförmige, grauliche, lymphatische Einlagerung beobachtet worden (Benda, Holst, Banti, Veszpremi, Hirschfeld III, Elfer, Hirschfeld, eig. Beob.).

Stellenweise grün erschien das Mark in den Beobachtungen von Türk, Wetter, Herz, bei denen aber vielleicht myeloische Affektionen vorliegen.

Es muß ausdrücklich betont werden, daß in *sehr vielen Fällen tumorartige lymphatische Bildungen* im ganzen Körper *vollkommen fehlen,* und das makroskopische Bild nur diffuse Hyperplasien aufweist.

Oft findet man bei der Sektion auch lymphatische Einlagerungen, Schwellungen und Nekrosen an Zahnfleisch, Gaumen, Zunge und Tonsillen.

Im übrigen bietet der Sektionsbefund *Blutungen* in vielen Organen, besonders auf den serösen Häuten, in den Hirnhäuten, Nerven und im Gehirn selbst. Mitunter liegen häm. Ergüsse vor, z. B. der Pleuren. An den Nerven und im Gehirn können Degenerationen als Folgezustände der lymphatischen Infiltrate und Blutungen beobachtet werden. Kast fand Degenerationen der Bulbärnervenkerne, die klinisch Lähmungen verursacht hatten. Als septische Folgen dürften außer der anscheinend recht häufigen Endokarditis die fettigen Infiltrationen aufgefaßt werden.

Bei der *histologischen Untersuchung* sind die Befunde von denjenigen der chronischen Form nicht oder nur graduell abweichend. Weitaus häufiger, entsprechend den Blutbildern, kommt hier großzellige Wucherung zur Beobachtung, mitunter fast ausschließlich mitunter in starkem Gemisch mit kleinen ℒ.; doch kann nicht genug betont werden, daß zahlreiche sehr akute und völlig typische Lymphämien histologisch (und hämatologisch) kleinzellig verlaufen, auch bei stark infiltrativer Wucherung.

Die *lymphatischen Organe* haben auch bei akuter Lymphadenose gewöhnlich ihre Struktur verloren und stellen ℒ.-Haufen dar. Immerhin gelingt es hier doch weit häufiger, wenigstens in einzelnen Lymphdrüsen Follikel, seltener Markstränge, zu erkennen. Keimzentren freilich sind nur äußerst selten und geringfügig noch da, und nahezu immer wird selbst ein erkennbarer Follikel durch die regellose Vermengung kleiner und großer ℒ. ganz atypisch. Ganz besonders gilt dies von den Marksträngen, die nur ausnahmsweise deutlich erkennbar sind und in voller Wucherung und Atypie sich befinden. In den erweiterten Sinus trifft man öfters einige myeloische Zellen, ebenso in den Gefäßscheiden. Es liegt nahe, bei der an einzelnen Orten vorhandenen leidlich normalen Struktur an septische Hemmung des leukämischen Prozesses zu denken.

In bezug auf das Verhalten der Kapsel und des extrakapsulären Gewebes ist zu bemerken, daß von Infiltration auch mikroskopisch, selbst bei großzelliger Wucherung, oft nirgends die Rede ist. In anderen Fällen sind einzelne Drüsen zwar rein hyperplastisch, andere aber zeigen deutlich periglanduläre Infiltrate und Kapseldurchbrüche. Wieder andere Beobachtungen ergeben in fast allen oder allen untersuchten Drüsen tumorähnliches Fortschreiten der Wucherung auf die Umgebung. Das findet sich bei kleinzelliger wie bei großzelliger Lymphämie; bei letzterer zwar wohl häufiger und ausgedehnter, so daß die Wucherungen völlig wie bei malignen Tumoren bis in die Muskulatur hineingehen können (so schon NEUMANN).

Zu beachten ist die Tatsache, daß selbst in Fällen, in denen die Lymphknoten kaum auffindbar und winzig klein sind, die Struktur vollständig aufgehoben sein kann, und Kapseldurchbrüche und periglanduläre Infiltrate vorkommen, selbst bei kleinzelliger akuter Lymphämie (eig. Beob.).

Die *Milz* ist meist ein gleichmäßig lymphatisches Gewebe, in dem Follikel nicht oder nur andeutungsweise erkennbar sind. In den akuteren Fällen freilich ist starke Hyperplasie der Follikel deutlich; aber die Follikel senden nach allen Richtungen geschlossene Haufen von L. aus, so daß die Pulpa immer mehr von L. erfüllt wird.

Im *Knochenmark* können diffuse oder herdförmige lymphatische Einlagerungen beobachtet werden, die große oder kleine Reste des myeloischen Gewebes einschließen. Vielfach ist die Zahl der roten Blutkörperchen und der kernhaltigen Roten eine sehr geringe. Untersucht man das Fettmark der langen Röhrenknochen, so trifft man perivasculäre L.-Haufen und kleine L.-Züge zwischen den Fettzellen, welche die allmähliche Umwandlung des Fettmarkes in lymphatisches Knochenmark einleiten. Ab und zu ist auch das myeloische rote Mark fast unverändert, so bei HELLY, MEYER und HEINEKE (Fall III), oder unverändert SCHRIDDE, BANTI, oder Fettmark in den Röhrenknochen DENNIG.

Thymus und Tonsillen sowie die lymphatischen Apparate des Darmes werden mit der Dauer der Affektion mehr und mehr in diffuse L.-Haufen umgewandelt. Häufig, jedoch nicht immer, wird die Begrenzung eine vollkommen unscharfe, und dringen L. zwischen die Muskelbündel der Umgebung ein, ohne daß es zur Vernichtung der Muskulatur kommt. In der Leber entwickeln sich periacinöse Infiltrate mit scharfer oder unscharfer Begrenzung gegenüber dem Acinus. In akuten Fällen aber können Leberlymphome fehlen oder kaum angedeutet sein. Infiltrate der Niere in der Rinde und im Nierenbecken sind häufig. Etwas seltener sind solche in der Haut. Sodann sind lymphatische Einlagerungen konstatiert: in den Schleimhäuten der Wange, des Zahnfleisches, des Pharynx, des Larynx, der Trachea, des Magens, in Pleura, Perikard, Epikard, Dura, Arachnoidea, Peritoneum, Mesenterium. Tumoren des Orbitaldaches sind von LAUBER gefunden; sodann gibt es größere oder kleinere Lymphome in Pankreas, Hoden, Prostata, Mamma, Lunge, Nerven. Endlich finden sich perivasculäre Infiltrate an allen möglichen Orten, z. B. im Myokard, im Gehirn, wo die kleinen Blutungen fast immer auf L.-Einlagerungen in die Gefäßwände beruhen.

Untersucht man nekrotische Stellen, so handelt es sich auch hier um zerfallene und oft von Blutungen durchsetzte Lymphome.

Die histologischen Befunde zeigen sonst wenig Besonderes. Notieren möchte ich das häufige Vorkommen von Bakterien der verschiedensten Art, ja von eigentlichen Bakterienthromben in zahlreichen Organen, jedoch *fehlen entzündliche Reaktionen des Stromas.*

Nicht selten sind geringe myeloische Zellansammlungen in der Adventitia vieler Organe, z. B. in den Lymphdrüsen, wobei es sich wohl sicher um vikariierende myeloische Bildungen handelt (HIRSCHFELD, AUBERTIN, NAEGELI, FISCHER u. a.).

MUCH und HEGLER fanden bei L.-Leukämie antiforminfeste Stäbchen, ARNDT Tuberkelbacillen, ebenso in Schnittfärbungen und Impfversuchen, COLEY und EWING bei sehr akuter großzelliger aleukämischer Lymphadenose, und behaupten gar, damit die Erreger gefunden zu haben.

Literatur über akute Lymphadenose. Paralymphoblastose.

AGUINET et RIBADEAU-DUMAS: Arch. gén. Méd. **1905**. — AMBOS: Inaug.-Diss. München 1892. — ASKANAZY: Virchows Arch. **137**; Dtsch. med. Wschr. **1895**, 872. — AUBERTIN: Semaine méd., 14. Juni **1905**. — AUER: Amer. J. med. Sci. **1906**.

BABES: Zbl. path. Anat. **1902**, 695. — BABONNEIX et TIXIER: Arch. Méd. Enf. **1909**, 662. — BAECK: Z. Augenheilk. **1**, 234. — BAILEY: Lancet **1906**. — BALLAGE: N. Y. med. J. **1914**, 68. Kleinzellig. — BANTI: Zbl. path. Anat. **1904**, Nr 1. — BARKER: Boston med. J. **1908**. — BARNICK: Münch. med. Wschr. **1898**. Kehlkopfaffektion, Lit.! — BAUER: Inaug.-Diss. Bonn 1901. — BAUERMEISTER: Berl. klin. Wschr. **1909**. — BELTZ: Dtsch. Arch. klin. Med. **113**, 116 (1913). — BENDA: Kongr. inn. Med. **1897**, 371 u. 535. — BENJAMIN u. GOETT: Fol. haemat. (Lpz.) **6**, 152. — BENJAMIN u. SLUKA: Jb. Kinderheilk. **65** (1907). Lit.! — BENSAUDE et RIVET: Bull. méd. **1904**. — BERGHINZ: Paediatria, 1904 u. 1905. — BÉZY:

Ann. Méd. **1913**, 353. — BLOCH: Dtsch. med. Wschr. **1903**, Nr 29. — BLOCH u. HIRSCHFELD: Z. klin. Med. **39** (1900). An. pseudol. inf. — BORDET: Inaug.-Diss. Paris 1910. — BORGEN: Jb. Kinderheilk. **54**, 657 (1901). Als Purpura fulminans. — BÖTTCHER: Arch. Heilk. **11** (1870). Als Typhus! — BOUGET et THIEBAULT: Bull. Soc. méd. Hôp. Paris **1911**. — BRADFORD and SHAW: Med.-chir. trans. **81**, 343 (1898). — BRADLEY: N. Y. med. J. **1899**, 923. — BRANDENBERG: Schweiz. Korresp.bl. **1906**, Nr 8. — BRANDENBURG: Charité-Ann. **25** (1900). — BROWN: Lancet, 7. Febr. **1903**. — BRUNSGAARD: S. **466**. — BUTTERFIELD: Dtsch. Arch. klin. Med. **92**.

CABOT: Boston med. J. **131** (1894). — CARL: Med. Klin. **1910** 1498. — CHENEY: Amer. J. med. Sci. **143**, 22 (1912). 3 Fälle kleinzellig. — CHURCHILL: Amer. J. med. Sci. **1904**. — COENEN: Arch. klin. Chir. **73**. — COLEY and EWING: Proc. N. Y. path. Scc. **1910**. — COUNT and BOTTY: J. inf. Dis. **1907**, 175. Als Paratyphus. — MAC CRAE: Brit. med. J. **1905**. — CRAMER: Jb. Kinderheilk. **105**, 68 (1924). Akut aus chron. Aff., Chlorombild. — CZERNY: Mschr. Kinderheilk. **1918**.

DELACROIX: Thèse de Paris **1905**. — DENNIG: Münch. med. Wschr. **1900**, 1297; **1901**, 140; s. WALZ: Zbl. path. Anat. **12** (1901). — DENYS, FR.: Kongr. inn. Med. Lille **1899**. — DESCOS: Loire méd., 15. Jan. **1908**. — DIETZ: Inaug.-Diss. Straßburg 1903. — DOMARUS: Fol. haemat. (Lpz.) **13**, 384 (1912). Tumorfrage. — DONNAN: Brit. med. J., 25. Febr. **1905**. — DROIRIS: Inaug.-Diss. Genève 1924. Angebl. lymphatisch. — DROZDA: Ref. Wien. med. Wschr. **1903**, Nr 9. — DUDGEON: Brit. med. J. and Lancet, 5. Nov. **1904**. — DUDGEON, HARNETT and PANTON: J. of Path. **1907**.

EBSTEIN: Dtsch. Arch. klin. Med. **44** (1889). Monogr. Enke 1909. — EDSALL: Amer. J. **1905**. — EHRLICH: Charité-Ann. **5**, 198; **12** (1885). — EICHHORST: Virchows Arch. **130**. Ist Pfortaderthrombose. — ELBEN: Med. Korresp.bl. Württemberg **51** (1881). Als Perniciosa — ELFER: Fol. haemat. (Lpz.) **3**, 246 (1906); **5**, 265. — ELSCHING: Wien. klin. Wschr. **1899**, 1435. — EMERSON: Bull. Hopkins Hosp. **1907**. Perforation eines Darmulcus. — EPPENSTEIN: Dtsch. med. Wschr. **1907**, Nr 48. — ERB, W.: Dtsch. med. Wschr. **1907**, Nr 21. — EVANS: Kongreßzbl. inn. Med. **55**, 299 (1927). 3 L.-Sarkome → „Übergang" in lymph. Leuk. — EWALD: Berl. klin. Wschr. **1906**, Nr 26 (?).

FABIAN: Beitr. path. Anat. **53**, 491 (1913). Lit.! — FABIAN, NAEGELI u. SCHATILOFF: Virchows Arch. **190**. — FELLNER: Mitt. Ges. inn. Med. Wien **6** (1907). — FELSENTAL: Arch. Kinderheilk. **13** (1893). Als Diphtherie! — FISCHL: Arch. f. Dermat. **118**, 553 (1913). — FLESCH: Dtsch. med. Wschr. **1906**, 619; Jb. Kinderheilk. **43**. — FLEISCHMANN: Charité-Ann. **23** (1909). — FRÄNKEL, E.: Virchows Arch. **216**, 340 (1914). Tumorfrage. — FRÄNKEL: Berl. klin. Wschr. **1890**; Z. klin. Med. **3**, 405 (1881); Dtsch. med. Wschr. **1895**, 639. — FRÄNKEL u. BENDA: Kongr. inn. Med. **1897**, 359. — FRESE: Inaug.-Diss. Greifswald 1903. Trauma. — FREUDENSTEIN: Inaug.-Diss. Berlin 1895. — FRIEDREICH: Virchows Arch. **12** (1857). — FUSSEL, JOPSON and TAYLOR: Philad. med. J. **1899**, 39. Lit.!

GAILLARD et GENDRON: Bull. Soc. méd. Hôp. Paris, 12. Mai **1910**. — GALLASCH: Jb. Kinderheilk. **7**, 549 (1874). Mikulicz. — GARDAVOT: Thèse de Paris **1903**. — GAUCHER: Progrès méd. **1881**, 445. — GEISSLER: Münch. med. Wschr. **1900**, 338. — GEISSLER u. JAPHA: Jb. Kinderheilk. **52** (1900). — GIBSON: Internat. Clin., I. s. **40**, 11 (1930). Diff. Infiltr. d. Org. — GILBERT et WEIL: Arch. Méd. expér. **1899** u. **1904**. — GILDE: Inaug.-Diss. München 1898. — GINSBURG: Inaug.-Diss. Zürich 1905. Akute lymphatische Leukämie. — GLAESER: Dtsch. med. Wschr. **1887**, 641. — GLINSKI: Virchows Arch. **171** (1903). — GOLDSCHMIDT: Fol. haemat. (Lpz.) **4**, 655. — GOLITZINSKY: Jb. Kinderheilk. **1882**. — GORLITZER: Fol. haemat. (Lpz.) **39**, 121 (1929). Mit Mediast.-Tumor, S. aggressiv. — GRAETZ: Beitr. path. Anat. **49**. — GRAWITZ, P.: Dtsch. med. Wschr. **1890**. — GREEN: Thèse de Paris **1900**. — GREENE: N. Y. med. J. 1888, Nr 6. — GREIWE: Berl. klin. Wschr. **1892**, 825. — GULLAND and GOODALL: J. of Path. **1906**. — GUMPRECHT: Dtsch. Arch. klin. Med. **57** (1896). — GUTTMANN: Berl. klin. Wschr. **1897**, 1110.

HAASE: Inaug.-Diss. Gießen 1919. Beim Säugling. — HAENISCH u. QUERNER: Z. klin. Med. 88. — HANCZEL: Wien. med. Wschr. **1908**, Nr 16. — HANSEMANN: Berl. klin. Wschr. **1907**, Nr 26; Med. Klin. **1919**. — HAUSHALTER et RICHON: Arch. Méd. Enf. **1899**, 356. — HAYEM et BENSAUDE: Bull. Soc. méd. Hôp. Paris **1903**. — HEINROTH: Mschr. Zahnheilk. **44**, 79. — HEGLER: Münch. med. Wschr. **1910**, **23**. — HERT: Z. Kinderheilk. **44**, 255 (1927). Mageninf. Knm. wenig verändert. — HERTZ u. MOCZULSKI: Kongreßzbl. inn. Med. **8**, 643. Kleinzellig. — HERZ, A.: Fol. haemat. (Lpz.) **13**, 408 (1912). — HERZ: Monogr. Berlin-Wien: Franz Deutike 1911; Wien. klin. Wschr. **1909**, Nr 29. — HERZOG: Virchows Arch. **233**, 320 (1921). Vorwiegend perivascul. Bildung. — HESSE: Bruns' Beitr. **79**, 95. — HEUBNER: Berl. klin. Wschr. **1905**, 1128. — HINDENBURG: Dtsch. Arch. klin. Med. **54** (1895); Inaug.-Diss. Jena 1904. — HINTERBERGER: Dtsch. Arch. klin. Med. **48**, 324 (1891). — HINTZE: Dtsch. Arch. klin. Med. **53**. — HIRSCHFELD: Berl. klin. Wschr. **1906**, Nr 32; Fol. haemat. (Lpz.) **3**, 332; **4**, 202; **12**, 252. — HIRSCHFELD u. WECHSELMANN: Z. klin. Med. **66**. — HIRSCHLAFF: Dtsch. Arch. klin. Med. **62**. — HIRTZ, DELAMARE et GENEVRIER: Arch. Méd. expér. **1904**, 136. — HITSCHMANN u. LEHNDORFF: Z. Heilk. **24**

(1903). — HOCHSINGER u. SCHIFF: Vjschr. Dermat. 1887. — HOCHSTETTER: Fol. haemat. (Lpz.) **14**, 61 (1912). — HOLST: Fol. haemat. (Lpz.) **1904**, 736. — HUG: Verh. süddtsch. Laryng. **1907**. — HUNTER: Lancet, 18. Juli **1903**; Glasgow med. J. **1910**. — HUTCHINSON: Lancet **1904**.

ISRAEL: Dtsch. med. Wschr. **1890**, 179; Berl. klin. Wschr. **1890**, 231.

JAGIC: Wien. med. Wschr. **1908**. — JAKSCH: Wien. klin. Wschr. **1889**, 435. — JANSEN: Inaug.-Diss. Bonn 1914. Darm. — JANUSCHKIEWICZ: Virchows Arch. **173**, 209. — JOHNSON: Birmingham med. Rev. **1908**. — JUNG: Thèse de Nancy **1899**.

KARSCHIN: Fol. haemat. (Lpz.) 8 (1909). — KAST: Z. klin. Med. **28** (1895). — KELLY: Univ. penna med. B. 1903; Doublin J. **1914**. — KELSCH: Arch. Physiol. norm. et Path. Paris **1875**, 492. — KELSCH et VAILLARD: Ann. Inst. Pasteur **1890**, 276. (?) Leukämie. — KERSCHBAUER: Arch. vergl. Ophthalm. **41**, 99 (1895). Mikulicz. — KIRSTEIN: Inaug.-Diss. Königsberg 1893. — KLEIN: Zbl. path. Anat. **1903**; Fol. haemat. (Lpz.) **10** (1911). — KLEINSCHMIDT: Berl. klin. Wschr. **1917**, 1053. — KÖRMÖCZI: Dtsch. med. Wschr. **1899**, Nr 15. — KOSLOWSKY: Fol. haemat. (Lpz.) **14**, **238**. — KRAUS: Med. Klin. **1905**, Nr 52; Charité-Ann. **32** (1908); Ver. inn. Med. **24** II (1908); Dtsch. med. Wschr. **1908**, 573. — KREIBICH: Arch. f. Dermat. 89. Fall 2. — KÜBLER: Dtsch. mil.ärztl. Z. **29**, 460 (1900). — KÜHNAU: Kongr. inn. Med. **1899**, 188. — KÜHNAU u. WEISS: Z. klin. Med. **32** (1897). — KÜSSNER: Berl. klin. Wschr. **1876**, 109.

LABBÉ: Bull. Soc. méd. Hôp. Paris **1920**, 569. Mit Erythrodermie. — LANDAU: Z. Kinderheilk. **48**, 614 (1930), „Lymphosarkom", 5 j. — LANGE, DE u. VAN GOOR: Fol. haemat. (Lpz.) Arch. **27**, 251 (1922). — LAUBER: Wien. klin. Wschr. **1903**, 937. — LAUENSTEIN: Dtsch. Arch. klin. Med. **18**, 120. — LAZARUS, G.: Inaug.-Diss. Berlin 1890. Als multiple Sarkome mit perniziöser Anämie und gleichzeitiger Leukämie. — LEENDERTZ: Med. Klin. **1925**, 204. Ist lymph. R. — LEHNDORFF: Wien. med. Wschr. **1906** Nr 7. — LENHARTZ: Dtsch. med. Wschr. **1897**; Dtsch. Arch. klin. Med. **159**, 13 (1928). Fall 3, mit 7⁰/₀ Plasmaz. — LEPEHNE: Dtsch. med. Wschr. **1919**, 518. Aleukämisch. — LEREBOULLET et CHABROL: Kongreßzbl. inn. Med. **9**, 173. — LETULLE: Fol. haemat. (Lpz.) **13**, 233. — LEUBE u. FLEISCHER: Virchows Arch. **83**. — LEYDEN-ISRAEL: Berl. klin. Wschr. **1890**, 231. — LEYDEN, HANS: Inaug.-Diss. Berlin 1890 — LITTEN: Kongr. inn. Med. **1892**, 159; Berl. klin. Wschr. **1877**, 257. — LOMMEL: Münch. med. Wschr. **1905**, 904. — LÖWENSTEIN: Inaug.-Diss. Berlin 1913. — LUCE: S. **347**. — LÜDKE: Dtsch. Arch. klin. Med. **100**. — LUKSCH: Verh. dtsch. path. Ges. **1905**; Fol. haemat. (Lpz.) **3**, 325; **5**, 75. — LUSTGARTEN: Inaug.-Diss. Bukarest 1903.

MAC CAW: Practitioner, Okt. **1903**. — MAC CRAE: Bull. Hopkins Hosp. **1899**; Brit. med. J. 25. Febr. **1905**. — MAC WEENEY: Brit. med. J., 25. Febr. **1905**; Lancet, 19. Nov. **1904**. — MAC WEENEY and FARNAN: Brit. med. J., 25. Febr. **1905**; Lancet, 19. Nov. **1904**. — MAGER: Münch. med. Wschr. **1909**, Nr 33. — MAGNUS-LEVY: Virchows Arch. **1898**, 107. — MANNABERG: Kongr. inn. Med. **1896**, 252; Mitt. dtsch. Ges. inn. Med. Wien **1902**. — MARCHAND: Münch. med. Wschr. **1908**, Nr 8; **1911**, 1215. — MARVEL: J. amer. med. Assoc. **1906**. — MASING: Fol. haemat. (Lpz.) **17**, 17 (?). — MATTHES: Berl. klin. Wschr. **1894**, 531. Lehrbuch, Differentialdiagnose, — MATTHEW: Scott. med. J. **1906**. — MELLER: Arch. f. Ophthalm. **62**; Z. Augenheilk. **15**. — MENACHER: Münch. med. Wschr. **1906**. — MÉRY: Méd. mond. **1903**, 47. — MEYER, ERICH u. HEINEKE: Münch. med. Wschr. **1903**, 1489; Dtsch. Arch. klin. Med. **88** (1907). — MICHAELIS: Z. klin. Med. **45** (1902). — MILCHNER: Internat. Beitr. f. LEYDEN **1902**. — MILLER u. HESS: Amer. J. med. Sci. **1904**. — MINERBI e PRAMPOLINI: Fol. haemat. (Lpz.) **7**, 390. — MIXA: Wien. klin. Rdsch. **1901**, Nr 28—37. — MORITZ, O.: Petersburg. med. Wschr. **1906**, Nr 36; Fol. haemat. (Lpz.) **1907**, 627. — MORSE: Arch. of Pediatr. **1898**, 330. — MOSLER: Virchows Arch. **75**. — MOSNY et MOUTIER: Arch. Méd. expér. **1913**, 194. — MÜLLER, ERICH: Jb. Kinderheilk. **43** (1896).

NAEGELI: S. 499. — NAKAMURA: Dtsch. Z. klin. Chir. **132** (1914). — NANTA et LOUBET: Fol. haemat. (Lpz.) Arch. **16**, 75 (1913). — NEUMANN: Z. Heilk. **13** (1872). — NICOL: Beitr. path. Anat. **56**, 605 (1913). NOBL: Wien. med. Presse **1892**, 2010.

OBRASTZOW: Dtsch. med. Wschr. **1890**, 1150. — OESTREICH: Berl. klin. Wschr. **1906**, 969 (?). — OGAWA: Fol. haemat. (Lpz.) **1906**, 459. — ORTNER: Jb. Kinderheilk. **32** (1891). — OSSWALD: Schweiz. Korresp.bl. **1904**, 145. — OSTERWALD: Arch. f. Ophthalm. **27**, 203 (1881). Mikulicz.

PALMA: Dtsch. med. Wschr. **1892**, 784. — PALTAUF: Lit. S. 416; Wien. klin. Wschr. **1912**, Nr 1. Leukosarkomatosisfrage. — PANTON u. TIDY: Fol. haemat. (Lpz.) Arch. **17**, 398. — PAPPENHEIM: Z. klin. Med. **39** (1900). Fall 1; Fol. haemat. (Lpz.) **4**, 301. — PAPPENHEIM u. HIRSCHFELD: Fol. haemat. (Lpz.) **5**, 347. Fall 2. — PATERSON: Edinburgh med. J. **1870**. — PAWLOWSKY: Dtsch. med. Wschr. **1892**, 641. — PFANNKUCH: Münch. med. Wschr. **1904**, 1732. — PETRI: Kongreßzbl. inn. Med. **51**, 42. — PIERRET: Fol. haemat. (Lpz.) **15**, 320. — PIETROWSKI: Z. Heilk. **1906**. — PINELES: Wien. klin. Wschr. **1899**, 797; Wien. klin. Rdsch. **1899**, 725. — PINKUS: S. 499. — PLEHN: Dtsch. med. Wschr. **1905**, 41; **1913**, 351. — POENSGEN: Inaug.-Diss. München 1913. — POLGAR: Kongreßzbl. inn.

Med. **16**, 570. — Pollak: Wien. klin. Wschr. **1907**, 616. — Pollmann: Münch. med. Wschr. **1898**, Nr 2. — Ponfick: Virchows Arch. **56** u. **67**. — Potpeschnigg: Wien. med. Wschr. **1907**, 23. — Pretti: Fol. haemat. (Lpz.) **14**, 238.

Quincke: Dtsch. med. Wschr. **1929**, 1124. Mediast.

Reckzeh: Charité-Ann. **29**. — Reim: Berl. klin. Wschr. **1916**, Nr 18. — Richter: Z. klin. Med. **27**. — Rivet: Gaz. Hôp., 28. Nov. **1905**. Leukämie? — Rocaz: Rev. mens. Mal. Enf. **1902**, 120. — Roger: Rev. mens. Mal. Enf. **1902**, 1885. — Rodler-Zipkin: Virchows Arch. **197**. — Rolleston and Latham: Lancet, 14. Mai 1898. — Rollestone: Lancet **1914**, 173. — Romani: Fol. haemat. (Lpz.) **1906**, 469. — Rosenberger: Amer. J. **1904**. — Rosenblath: Dtsch. Arch. klin. Med. **72** (1902). — Rosenfeld: Inaug.-Diss. Halle 1891.

Sabel and Satterlee: Proc. N. Y. path. Soc. **1907**. — Sabrazès: J. Méd. franç. **1911**. — Salander u. Hoffsten: Jb. Kinderheilk. **23** (1885). — Samaja: Kongreßzbl. inn. Med. **14**, 334. Mikulicz, Taubheit. — Salomon: Dtsch. med. Wschr. **1908**, 415. — Savory: Lancet, 6. Febr. **1904**. — Scatliff, Hobhouse u. Bushnell: Lancet **1907**. — Schell: Fol. haemat. (Lpz.) **7**, 176. Klinisch für Lues gehalten. — Schippers: Berl. klin. Wschr. **1913**, 61. Aleukämisch. — Schleip: Atlas, S. 127. — Schmidt, M. B.: S. 416. — Schmuziger: Arch. Heilk. **17** (1876). — Schwarz: Wien. med. Wschr. **1904**, 1431. — Scott: Amer. J. **1903**. — Seelig: Dtsch. Arch. klin. Med. **54** (1895). — Senator: Berl. klin. Wschr. **1890**, 69; **1882**, 533 — Spitzer: Österr. Vschr. Zahnheilk. **1908**. — Steiner: Schweiz. med. Wschr. **1922**, 89. — Sternberg: Lit. Lehrb. Z. Heilk. **25** (1904); Verh. dtsch. path. Ges. **1903**; Wien. klin. Wschr. **1902**, 1201; **1903**, 1344; **1908**, Nr 14; Wien. klin. Wschr. **1930**, Nr 23! Fol. haemat. (Lpz.) **1906**, 651; Beitr. path. Anat. **61** (1915). 6 Fälle. — Steven: Glasgow med. J. **1903**. — Stevens: Lancet, 21. Jan. **1905**. — Stilling: Virchows Arch. **80**. — Stirnimann: Jb. Kinderheilk. **1907**. — Stokes u. Weidmann: Arch. f. Dermat. **14**, 598 (1926). — Strauch: Amer. J. Dis. Childr. **5**, **43** (1913). — Strauss: Arch. Kinderheilk. **1901**, 30; Charité-Ann. **23** (1898). — Studer: Schweiz. Korresp.bl. **1906**, Nr 4. — Stursberg: Med. Klin. **1912**, 520. — Suchanek: Mschr. Ohrenheilk. **47**.

Tailor: Contribut. Will. Pepper lab. of Philadelphia, 1900. 56 Fälle. — Tancré: Arch. Kinderheilk. **67**. — Taylor: Trans. clin. Soc. Lond. **37** (1904); Liverpool med. J. **1909**. — Theodor: Arch. Kinderheilk. **22** (1897). 45 Fälle. — Thue: Fol. haemat. (Lpz.) **13**, 234. — Troje: Berl. klin. Wschr. **1892**, 285. — Türk: Wien. klin. Wschr. **1903** 866 1073 u. 1371!

Veeder: Arch. of Pediatr. **1911**. — Vehsemeyer: Münch. med. Wschr. **1893** 564. — Veszpremi: Virchows Arch. **184** (1906). — Villinger: Inaug.-Diss. Tübingen 1900. — Virchow: Berl. klin. Wschr. **1898**, 603.

Wadham: Lancet, 26. Jan. 1884. — Wagner: Münch. med. Wschr. **1904**, 1603. Als sporadischer Skorbut. — Walz: S. 499. — Wanner: Rev. méd. Suisse rom. **33**. — Warthin: Trans. Assoc. amer. Physicians **1904**. — Weber: Virchows Arch. **174** (1903). — Weber u. Furth: Edinburgh med. J. **1905**. — Weber u. Wolf: Amer. J. **1916**. — Wechselmann-Hirschfeld: Z. klin. Med. **66**. — Wehrsig: Inaug.-Diss. Halle 1908. — Weil: Semaine méd. **1904**, No 8. — Weinberger: Z. Heilk. **28** (1907). — Weintraud: Berl. klin. Wschr. **1895**, 405. — Werdt, v.: Frankf. Z. Path. **2** (1909). — Westphal: Münch. med. Wschr. **1890**, 4; Inaug.-Diss. Greifswald 1888. — Whipham: Clin. J. **1908**. — Whipham and Leathem: Lancet, 11. Aug. **1906**. — Williamson: Fol. haemat. (Lpz.) **1904**, 191 — Williamson and Martin: Brit med. J., 10. Mai **1901**. — Winter: Inaug.-Diss. Freiburg 1913. Aleukämisch; Aplasie des Knochenmarkes. — Wolff: Berl. klin.-ther. Wschr. **1904**.

Zamfirescu: Romania med. **1904**. — Zeitlin: Inaug.-Diss. Zürich 1917. — Zenoni: Beitr. path. Anat. **16**. — Zeri: Policlinico **1906**. — Zipkin: Wien. klin. Wschr. **1903**; Berl. klin. Wschr. **1903**. — Zumpe: Arch. Heilk. **19** (1878).

Das lymphatische Chlorom = lymphatische Chloroleukämie (Naegeli).

(Chlorolymphosarkomatose Paltauf — Chloroleukosarkomatosis Sternberg — Chlorolymphadenose Lehndorff.)

Vgl. die Ausführungen auf S. 483f. Wahrscheinlich gehören fast alle hier erwähnten Beobachtungen zu Chloromyelose.

Das lymphatische Chlorom ist charakterisiert durch generalisierte, besonders am Schädel frühzeitig in Erscheinung tretende lymphatische parosteale Wucherungen, die bei der Sektion gewöhnlich grasgrüne Färbung haben. Außerdem ist der gesamte lymphatische Apparat im Sinne einer Lymphadenose affiziert und zeigt grüne Färbung. Das Chlorom bietet häufig tumorähnliche

Wucherungen, die tief in die Muskulatur eindringen, die Nerven infiltrieren und lähmen. Das klinische Bild entspricht völlig der Chloromyelose.

Hier und da treten Lymphombildungen auf in der Mamma (HUBER, WEINBERGER), in den Augenlidern, in der Chorioidea, in den Speicheldrüsen (HÖRING), im Darm (mehrfach), in der Haut (STEVENS, ROSENBLATH, HITSCHMANN, FABIAN). Diffuse Infiltrate des Rachens kommen auch hier vor (STERNBERG).

Hämorrhagische Diathese und Fieber ist ebenso häufig als bei akuter Lymphadenose. Der Urin enthält manchmal Eiweiß, selten BENCE-JONESsche Albumose (WEINBERGER); einmal (WALDSTEIN) war er grün gefärbt.

Das Blut entspricht der akuten Lymphadenose, nur erscheinen wegen der noch stärkeren Atypie der Wucherung häufig aleukämische, sublymphatische und schwer anämische Stadien. Die L.-Zahl erreicht bei manchen Beobachtungen mehrere Hunderttausende und geht gewöhnlich rapid in die Höhe. Fast immer sind große atypische ℒ. vermehrt, auch bei sublymphämischen Fällen.

Kleinzellig sind die Fälle KROKIEWICZ, BRAMWELL (1905), HÖRING, KÖRNER-LUBARSCH, WEINBERGER II, BEATTY, HICKENS; mitunter fanden sich im Blut große, in den Geweben aber kleine ℒ. (DOCK, BRAMWELL, RISEL, STEVEN); aleukämisch verliefen die Beobachtungen von TÜRK, BRAMWELL, FEER.

Remission (Heilung??) beschreibt nur BUSCHKE unter Arsen. Länger lebten Patienten von HUBER (über 1 Jahr), HÖRING (7 Monate), SCHMIDT (15 Monate), DOCK (1 Jahr).

Fast stets handelt es sich um jugendliche Personen oder Kinder.

Interessante Lokalisationen der grünen Tumoren sind Chorioidea, Ovarium, Thyreoidea, Pankreas, Mamma, Harnblase, Urethra, Rippenperiost und Dura mit Vorliebe, Plexus chorioides, Pleura, Perikard, Epikard, Pia, Haut; mithin auch hierin volle prinzipielle Übereinstimmung mit akuter Lymphadenose!

In einzelnen Fällen (STERNBERG, HITSCHMANN, WALDSTEIN, JOHANNSON und MORITZ, LEHMANN usw.) fehlt parosteale Wucherung. Bei WARD blieb das Knochenmark rot, aber die parostealen Infiltrate waren grün. Parosteale Infiltrate, aber ungefärbt, trotz des klinischen Bildes des Chloroms, zeigen die Beobachtungen von FEER und PIRQUET; teilweise ungefärbt war die Beobachtung von FINSTERER; auch ist Beginn als MIKULICZscher Symptomenkomplex beobachtet (SATTLER, SENATOR).

Histologisch handelt es sich fast immer um Wucherung großer Zellen, aber trotz großzelligen Blutbefunden auch mehrfach um Dominieren kleiner ℒ. oder Mischung beider Formen (RISEL).

In manchen Beobachtungen ist Hyperplasie der Milzfollikel und verwischte Struktur der Lymphdrüsen erwähnt, in anderen wird die Intaktheit der Lymphdrüsenfollikel und der Gegensatz zwischen den kleinen Zellen der MALPIGHIschen Körper und den großen Zellen im Pulpagewebe scharf betont. In diesen letzteren Fällen könnte es sich entweder um myeloische Chlorome oder um vorzugsweise (oder ausschließlich?) adventitielle lymphatische Wucherungen handeln, so bei FABIAN I. Die Leberveränderung entspricht aber hier vollkommen der Lymphadenose, und dies ist beweisend (Lit. s. S. 486).

Plasmazellenleukämie.

In sehr seltenen Fällen kommen Systemaffektionen der blutbildenden Organe vor, die zunächst als lymphatische Wucherungen imponieren, aber aus Plasmazellen bestehen. Diese Erkrankungen sind eng mit der Lymphadenose verwandt, weil eben eine generalisierte Erkrankung (Knochenmark, Milz, Lymphknoten usw.) vorliegt; auch sind sie genetisch aus ℒ. abzuleiten. Zudem sind diese Mutterzellen auch stets vermehrt gleichzeitig vorhanden.

Die Beobachtung von GLUZINSKI und REICHENSTEIN ergab einen exquisit chronischen Verlauf mit Arsenremission, Auftreten von Rippentumoren und Spontanfrakturen (Myelome), 2 Albumosen im Urin, fortschreitende Kachexie und zuletzt Gingivitis und hämorrhagische Diathese. Der Blutbefund zeigte schwerste Anämie, zuerst sublymphämisches dann lymphämisches Bild (39400 L., davon 91% ℒ., darunter viele Plasmazellen).

Sektion: Diffuse Knochenmarksaffektion aus Plasmazellen, so daß die Myelome nur lokal gesteigerte Prozesse darstellen; Milz, Lymphdrüsen usw. wie bei Leukämie.

Interessant sind 2 Beobachtungen von GHON und ROMAN: Fall 1 aleukämische plasmacelluläre Lymphadenose, allgemeine Hyperplasie der Lymphknoten, Leber, Milz, jedoch Blut nur 13500 L., keine ℒ.-Vermehrung und nur 2% Plasmazellen, aber 50% im Knochenmark, dabei war die Plasmazellenwucherung adventitiell (aus Pulpasträngen und Adventitia, nicht in den Follikeln).

Der 2. Fall bot ganz das Bild einer akuten Lymphadenose mit hämorrhagischer Diathese. Gangrän der Mundhöhle, Anämie, L. 5600—6200 mit etwa 15% Plasmazellen, deren Zahl in der Beobachtung von HERTZ und MAMROT erst kurz vor dem Tode 5% auf 19400 L. betrug. Von Entzündung und Proliferation des Bindegewebes war keine Rede, so daß auch GHON diese Affektionen zu den Systemaffektionen einreiht.

Der 2. Fall von GHON wurde zuerst für eine lokale Affektion gehalten und erwies sich erst bei der Sektion als Systemaffektion; ähnlich ging es mit dem Plasmazellenmyelom der Haut bei KREIBICH, bei dem Knochentumoren mit Einwucherung der Zellen in Muskulatur und Haut sowie tumorartige Infiltration im Rachen und allgemeine Lymphknotenvergrößerung, also auch eine Systemerkrankung, nachgewiesen werden konnte.

Die Fälle von FOÀ und ASCHOFF zeigten nur wenig Plasmazellen im Blute. Die Beobachtungen von FOÀ und MICHELI werden von SCHRIDDE nach Einsicht der Präparate als Myeloblastenleukämien erklärt.

Bei MARESCH und VOGT war das Blut normal. Die vergrößerten Lymphknoten enthielten vorwiegend Plasmazellen neben ℒ. Bei VOGT bestanden große Infiltrate in Gaumen, Rachen, Nase, Kehlkopf und Lymphknoten.

STEINHAUS sah eine akute Affektion bei einem Kind von 4 Monaten. Blut erst L. 3300, allmählich L. bis 233000. Plasmazellen als Infiltrate der Organe.

In einer eigenen Beobachtung sonst typischer ℒ.-Leukämie zählte ich etwa 5% typischer Plasmazellen und traf histologisch viele Plasmazellen in den Organen, speziell in den hier vorhandenen Keimzentren.

Lokalisierte Plasmocytome sind häufiger; nicht selten sind in der Literatur Plasmazellenmyelome (s. Myelom).

Wenn bei Myelosen höhere Werte von Plasmazellen angegeben werden, dürfte es sich wohl immer um sehr unreife Myeloblasten handeln.

Literatur über Plasmazellenleukämie.

ASCHOFF: Münch. med. Wschr. **1906**, 337.

ELSCHNIG: Med. Klin. **1914**, 614.

FOÀ: Fol. haemat. (Lpz.) **1904**, 166.

GHON u. ROMAN: Fol. haemat. (Lpz.) Arch. **15**, 72 (1913); Verh. dtsch. path. Ges. **1912**. — GLUZINSKI u. REICHENSTEIN: Wien. klin. Wschr. **1906**, 336; Poln. Arch. biol. u. med. Wiss. **3** (1907).

HERTZ u. MAMROT: Fol. haemat. (Lpz.) Arch. **16**, 227 (1913). — HOFFMANN: Beitr. path. Anat. **35** (1904); Arch. f. Dermat. **68** (1904).

KREIBICH: Fol. haemat. (Lpz.) **18**, 94 (1914). Plasmazellenmyelom der Haut usw.

MARESCH u. VOGT: Path. Tagg **1909**. — MICHELI: Fol. haemat. (Lpz.) **1904**, 440.

PINEY: Fol. haemat. (Lpz.) **30**, 173 (1922).

STEINHAUS: Soc. Anat. et Path. **1912**.

VOGT: Frankf. Z. Path. **10** (1912).

Sog. „Monocyten“-Leukämie.

Bei der sehr umstrittenen Stellung der Monocyten ist ein Vorkommen von selbständigen Monocytenleukämien, wenn bewiesen, von großer prinzipieller Bedeutung. Die erste hierher gerechnete Beobachtung stammt von RESCHAD und SCHILLING: akuter Verlauf mit Purpura, ulcerierendes Zahnfleisch, Mattigkeit, Fieber, Noma. Tod nach 9 Wochen. Milz und Lymphknoten nicht vergrößert. R. 2,245—0,92, Hb. 20, L. 15000 bis 43000—56000, Monoc. 71,8—74%, zum kleineren Teil rundkernig, meist mit stark gelappten Kernen.

Bei Einsicht der Präparate bemerkte ich fast nur ganz typisch *reife* Monocyten. Sektion: Knochenmark myeloisch, positive Oxydasenreaktion, Leber und Milz Monocyteneinlagerungen. Myeloische Metaplasie in den Lymphknoten. Follikelatrophie der Milz. Diese Beobachtung kann man nicht als Leukämie ansehen, weil reife Monocyten vorliegen, bei einer myeloischen Hyperplasie.

FLEISCHMANN: 6 Wochen sehr matt, zeitweise Erbrechen. Durchfälle. Anämie, Hb. 64, R. 3,9; Leber und Milz nicht groß. L. 15600, dabei 65% Monoc.; bei Einsicht der

Präparate absolut typische reife Monoc. und charakteristisch fein, in größter Reichlichkeit granuliert. N. 7, Eos. 9, £. 19%. — Später L.-Abfall auf 3700 und Monoc. 46, N. 33%. Besserung auf Röntgen und Arsacetin. Bei der Punktion des Knochenmarkes (Tibia) myeloische Zellen (fehlten jetzt noch im Blut!) + Monoc.

Nach längerem Verlauf Fieber, rapider Verfall, starke Anämie, nekrotische Gingivitis. Blut steril. L. 24000—36000, N. 4—4,6, Eos. 3—0, Monoc. und eine gewisse Zahl *Myeloblasten*! 58,1 und 55,2, neutr. Myeloc. 3 und 1,1, dazu 10 und 14% *Promyelocyten*. Trennung zwischen Myeloblasten und Monoc. fast unmöglich. Sektion: Alle Organe myeloische adventitielle Metaplasie; positive Oxydasenreaktion. Im myeloischen Gewebe überall auch „Monoc.“. Auch hier lagen reife Monoc. vor und der Fall ging zuletzt in ausgesprochene myeloische Leukämie über.

Ewald als leukämische Retikuloendotheliose publiziert.

Bingel: Purpura, Gingivitis, Fieber, Durchfall, Anämie, dann ulcerierende Stomatitis. 3 Tage vor dem Tod L. 16500. Bei der Durchsicht auch dieser Präparate fand ich N. 38¼, Eos. 0, Ma. 0, Myeloc. 0, Monoc. 44¼, £. 16¼, Plasmaz. 2¼%. Auch hier typische reife Monoc.

Sektion: Myeloische Wucherung, streifenförmig in der Leber, Knochenmark rein myeloisch; reichlich Megakaryocyten; Milzfollikel komprimiert. Es gilt das gleiche wie oben; selbst Schittenhelm (Handbuch) sieht in dieser Beobachtung nur eine Monocytose.

Eine enorme Monocytose bietet eine hochinteressante Beobachtung von Schober und Opitz[1].

½jähr. Kind, zahlreiche Infektionen, große Leber und Milz, Bronchopneumonie. Hb. 65, R. 3,2, L. 151000, Myelobl. 8, Myc. 5, N. 63½, Monoc. 9; einige Tage später L. 170000. Eig. Diff.-Zählung Myelobl. 3,5, Myc. 2, N. 63½, Monoc. 9½, einmal sogar 296800 L. mit reichlich Monocyten.

In den folgenden Monaten L. oft über 30000 (nach mehr als 1 Jahr noch 55000, nach 1½ Jahren 58000 L.). Fast stets einige Myc. und anfänglich Myeloblasten, Monocyten oft 30—40%, selbst nach 1 Jahr noch 40%, nach 1½ Jahren Myelobl. 2½, Myelocyten 2, Monoc. 34½. Auch hier Monoc. durchwegs reife normale Formen, Oxydasereaktion an einzelnen Zellen feine bläuliche Stäubchen. Die Milz ging allmählich zurück. Die Autoren sehen mit Recht hier eine Knochenmarksreaktion und lehnen Leukämie ab, die bei einem ½jährigen Kinde nicht 1½ Jahre Beob. (ohne Exitus) gestattet hätte. Daß aber hier der myel. Apparat dauernd enorm tätig gewesen ist, geht aus dem quantitativen und qualitativen Bilde (Myeloblasten, Myelocyten, Metamyelocyten) hervor.

In diesen Fällen scheint überzeugend erwiesen, daß bei den hochgradigen Vermehrungen normaler Monocyten myeloische Gewebswucherung und nichts Anderes gefunden wurde.

Ich kenne auch chronische hochgradige Monocytosen mit großer Milz, Fehlen aller abnormen Zellelemente im Blut, bei völligem Wohlbefinden, und auch hier liegen keine Leukämien (1 Fall hat seit 10 Jahren sehr große Milz!), sondern funktionelle Zustände vor, sicherlich unterhalten vom myeloischen Zellstaate.

Zahlreiche myeloische Leukämien zeigen vorherrschend monocytoide Myeloblasten und Promyelocyten (siehe sehr eingehend S. 473), manchmal nur als Phasen und gehen zum Schluß in absolut reine Myeloblastenleukämien über.

Z. B. Naegeli (4. Aufl.). **Akute Leukämie mit viel Monocytoiden! Terminale kleinzellige Myelobl.-Leukämie.** — 34jähriger Mann. **Angina necrotica Fieber 39—40°. Dyspnoe. Septisches Bild. Nur kleine Drüsen am Hals. Leber und Milz nicht groß. Petechien. Subikterus. Hauteffflorescenzen. Blutkultur steril. Netzhautblutungen.**

15. 11. Hb. 80, R. 3,44, L. 126000, Myelobl. 10,2, unreife Myeloc. 37,8, halbreife 1,4, N. 4,2, Zwischenformen von Myelobl. zu Monocytoiden 17,6, Monocytoide 12,2, £. 12,4, Plasmaz. 1,8, Normobl. 2,4%. — Fieber blieben hoch; Besserung auf Röntgen und Arsen.

6. 12. Hb. 48, R. 1,84, L. 7800, Myelobl. und unreife Myeloc. in Zunahme, N. 12,5, 27,5%, Monocytoide; ihre Vorstufen in Abnahme.

11. 1. Neue Fieber, schwere Stomatitis, hämorrhagische Diathese. L. etwa 20000, Myelobl. (fast alle klein) 90,9, unreife Myeloc. 0,2, N. 0,8, Ma. 0,1, Monocytoide nur als ganz unreife Vorstufen 1,3, £. 6,1, Normobl. 0,6%.

1. 2. Exitus nach Pleuropneumonie und häm. Nephritis. Sektion: **Femur meist Fettmark.** Nur Halsdrüsen geschwollen. Histologisch: Typisch myeloische Gewebswucherung.

Hierher zählen ferner die Beob. von Kreibich[2]: Chronische Affektion, später ulceröse Stomatitis, erst L. 7760 mit 69,4 Monocytoiden (bei meiner Auszählung), später L. 23000

[1] Schober u. Opitz: Dtsch. med. Wschr. **1925**, Nr 31.

[2] Kreibich: Arch. f. Dermat. 481.

und analoger Befund. Auch die Hautinfiltrate enthielten „pathologische Myeloblasten und Monocytoide"; Oxydasereaktion positiv.

Seit Jahren (siehe ALDER[1], aus meiner Klinik über pathologische Myeloblasten) halte ich diese Fälle für myeloisch und gebrauche die auf meiner Klinik schon seit Jahren übliche Bezeichnung Monocytoide.

Hierher zählt die Publikation von WYSCHEGORODZEWA[2]: 8 Mon. Verlauf, Bild der Agranulocytose. Blut, große Zahl monocytoide Zellen. Bei der Sektion Knochenmark mit Myeloblasten und 95% positive Oxydasenreaktion. Myeloische Metaplasie in Leber und Milz. Hierher gehört der Fall EWALD, FREHSE und HENNIG[3], wie SCHILLING nachgewiesen hat.

PARRISIUS (S. 482), dessen Zellen SCHILLING eher als Monocyten, nicht wie ich, als pathologische Myeloblastenentwicklung auffaßt. Sektion: Myeloische Wucherung.

In größerer Zahl habe ich seit Jahren Präparate von sog. Monocytenleukämien zugeschickt bekommen und als Myeloblastenleukämien mit pathologischer Entwicklung zu Monocytoiden bezeichnet.

KONYIA[4] nimmt bei seiner Monocytenleukämie Wucherung myeloischer Monocyten an.

In den 2 rein hämatologischen Beob. von REITANO[5] finden sich auch Myelocyten aller Arten (meine Deutung der Ferratazellen).

LETTERER[6]: Akute Myelose, Monocytoide mit stark positiver Oxydasereaktion. Myeloische Hyperplasie der Organe, Retikuloendothelien auch mit positiver Oxydasereaktion (als Speicherung gedeutet).

SEGA und BRUSTOLON[7]: L. 40000, Monoc. 50.

HIRSCHFELD[8] sah in eig. Beob. neben 60—80% Monocyten auch vereinzelte Myelocyten und nimmt „gewöhnliche myeloische Leukämie mit einseitiger Differenzierung in Monocyten" vom Typus patholog. älterer Myeloblasten an.

HITTMAIR[9] nimmt bei akuter Myelose Übergänge von Myeloblasten zu Monocyten an.

Die Beob. von MERKLEN und WOLF[10] zähle ich gleichfalls hierher.

HITTMAIR[11] schildert in minutiöser Weise 4 Beob. Mit den Auffassungen gehe ich aber oft nicht einig. Fall 1 zeigt nach Blutbild und histol. Befund pathol. Entwicklung von Myeloblasten. Hiatus! Fall 4 subakute aleuk. Myelose, viel Myeloblasten, L. im Maximum 18700. Zahl der als Monoc. bei 10900 L. angesprochenen Elemente nicht über 20%. Sektion. Myeloischer Typ der Wucherung. Maxim. Thrombopenie, schwere häm. Diath. — „Das Blutbild wird von den Myeloblasten (Hämocytoblasten) beherrscht."

Bei kritischer Prüfung der Literatur und der Blutbefunde (ich habe selbst fast alle wichtigen Beob. hämatologisch und stets auch histologisch gesehen) zeigt sich, daß 2 Gruppen vorliegen:

1. Monocytosen reifer normaler Zellen, histologisch myeloischer Zellstaat hyperplasiert, *keine Leukämien!*

2. Monocytoide Myeloblastenleukämien mit Hiatus leucaemicus.

Mithin ist die *Existenz* einer *Monocytenleukämie völlig* unbewiesen. Mit gleichem Recht könnte man bei hochgradiger Eosinophilie von eosinophiler Leukämie reden.

Retikulosen und Endotheliosen.

In Verfolgung trialistischer Auffassungen über Bildung der L. wird seit einigen Jahren auch von Retikulosen gesprochen, als aleuk. oder leukäm. Hyperplasien der Retikuloendothelien.

Zunächst ist festzuhalten, daß Autoren von größter Kompetenz, wie ASCHOFF, entschieden jede Blutzellenbildung aus Endothelien ablehnen. Desgleichen

---

1 ALDER: Fol. haemat. (Lpz.) **29**, 105 (1923).
2 WYSCHEGORODZEWA: Fol. haemat. (Lpz.) **1930**.
3 EWALD, FREHSE u. HENNIG: Dtsch. Arch. klin. Med. **138**, 253 (1922).
4 KONYIA: Mitt. med. Fak. Tokijo **27**, 375 (1921).
5 REITANO: Haematologica (Palermo) **3**, 524 (1922).
6 LETTERER: Münch. med. Wschr. **1930**, 879.
7 SEGA u. BRUSTOLON: Haematologica (Palermo) **10**, 471 (1929).
8 HIRSCHFELD: Handbuch von SCHITTENHELM. Leukämie. Monogr.
9 HITTMAIR: Dtsch. Arch. klin. Med. **140**, 148 (1928).
10 MERKLEN u. WOLF: Presse méd. **1927**, 145; Rev. Méd. **1928**, 153.
11 HITTMAIR: Fol. haemat. (Lpz.) **37**, 321 (1928).

SCHILLING. Eine Zunahme der Endothelien kann histologisch vorkommen, z. B. der Sinusendothelien der Milz (STERNBERG in HENKE-LUBARSCH), aber das ist keine Leukämie und STERNBERG[1] erklärt die Existenz eigentlicher Retikulosen „im Sinne der Autoren" für unbewiesen.

Auch hier dürften die Beob. mit Monocytenvermehrung zu den atypisch-pathologischen Myeloblasten gehören, so die folgenden Beobachtungen.

UGRIANOW[2]: Akuter Verlauf. L. 36000. $46^1/_2$ Monoc.

SWIRTSCHEWSKAJA[3]: Später L. 416000! Meist kleine lymphoide Zellen.

Die Deutung, daß die in den Organen stark vermehrten Zellen gewucherte Retikuloendothelien seien, ist ganz subjektiv. Eine Abgrenzung im Schnitt gegenüber pathologischen Myeloblasten ist meiner Ansicht nach völlig unmöglich.

Nicht selten zeigen große Milztumoren bei hepatolienalen Affektionen (ohne leukämisches Blutbild) Hyperplasien. Hierher die Beob. von UEHLINGER[4] mit ungefähr normalem Blutbild, so daß der Autor die Ableitung der Monoc. aus dem Retikuloendothel als möglich, nicht aber als bewiesen ansieht.

Beobachtungen von GALUPPI[5]: Milztumor mit sekundärer Fibrose, Wucherung der Retikuloendothelien.

KOMOCKI[6], EPSTEIN[7] und BYKOWA[8]: Systemaffektion bei $14^1/_2$ Monoc. — Granulocytopenie.

Reine *Endotheliosen* (ohne Wucherung der Retikulumzellen) wären die Beob. von PENTMANN[9] mit großer Milz; GOLDSCHMID und ISAAC[10] und BORRISSOWA[11].

LETTERER betrachtet diese Erkrankungen als „Pseudoleukämien", d. h. als aleukämische Endotheliosen.

HOLLER[12] sieht bereits auch das Lymphogranulom als aleuk. Retikulose an.

Ich halte aber mit ASCHOFF die Möglichkeit einer weiteren Differenzierung der Endothelien für ausgeschlossen und damit auch die Ableitung von Monocyten aus ihnen. Endothelhyperplasien können daher keine den Leukämien entsprechende Affektionen sein.

AKIBA[13]: Bei STEINBERG sei keine Systemaffektion und keine Leukämie ähnlich LETTERER.

LETTERER[14]: 2 Monate schwere häm. Diathese, Sepsis. Lymphknotenschwellung, große Milz. L. 26000, N. 65, Monoc. 10 (für eine septische Leukocytose nicht auffällig!), $\mathfrak{L}$. 25. In allen Organen, auch in der Haut, großzellige Wucherung der Retikulumzellen, wie sie aber in gleicher Weise im Darm auch bei Typhus gefunden werde.

SCHULTZ, WERMBTER und PUHL[15] Schwere Anämie, L. 17800, Monoc. und gr. $\mathfrak{L}$. nur $8^0/_0$!. In den Organen gewucherte Retikulumzellen, mit denen „die Monoc. des Blutes aber nicht übereinstimmen".

1 STERNBERG: Verh. dtsch. path. Ges. 1927.
2 UGRIANOW: Zbl. path. Anat. **42**, 103 (1928).
3 SWIRTSCHEWSKAJA: Virchows Arch. **267**, 456 (1928).
4 UEHLINGER: Beitr. path. Anat. **83**, 719 (1930).
5 GALUPPI, V.: Clin. med. ital. **60**, 183 (1929).
6 KOMOCKI: Virchows Arch. **262**, 663 (1928).
7 EPSTEIN: Med. Klin. **1925**, 1501.
8 BYKOWA: Virchows Arch. **273**, 255 (1929).
9 PENTMANN: Frankf. Z. Path. **18** (1916).
10 GOLDSCHMID u. ISAAC: Dtsch. Arch. klin. Med. **138** (1922).
11 BORISSOWA: Virchows Arch. **172** (1903).
12 HOLLER: Wien. Wschr. **5** (1923); Fol. haemat. (Lpz.) **29** (1923); Wien. med. Wchr. **1923**.
13 AKIBA: Virchows Arch. **260**, 262 (1926).
14 LETTERER: Frankf. Z. Path **30**, 377 (1924).
15 SCHULTZ, WERMBTER u. PUHL: Virchows Arch. **252**, 519 (1924).

GOLDSCHMID und ISAAC[1]: Chron. Splenomegalie hochgrad. Zellwucherung in Milz, Lebercapillaren, Knochenmark, von Endothelien abgeleitet. L. 90000, N. 80, Monoc. bloß 1,5!!

Auch in den 2 Beob. von DI GUGLIELMO[2] bei Sepsis mit unreifen myeloischen Zellen, Erythroblasten und Endothelien wird eine allgemeine, nicht bloß reaktive Hyperplasie der Endothelien als Systemaffektion angenommen.

SACHS-WOHLWILL[3]: Wohl Lymphogranulom. Monocyten nur 6—16—6 %; keine Beschreibung der Blutzellen.

Lymphogranulomatose stellt auch die Beob. 2 von HITTMAIR dar mit 11—22 Monoc. der auch seine Beob. 3 mit L. etwa 10000 und 76—81 Monoc. meist unreifer Formen hierher stellte. Eben wird auch von BOCK und WIEDE[4] eine leukämische Retikuloendotheliose publiziert, die ich als akute Myelose mit pathologischen Myeloblasten ansehe.

Wucherung von Retikulumzellen kennt man seit längerer Zeit (vgl. das Vorkommen bei EPSTEIN). Nie hat man früher daraus Beziehungen zu Leukämien abgeleitet, wie das jetzt unter der Hypothese des Trialismus geschieht. Wohl aber kennen wir eine enorme Retikulose, den Morbus Gaucher, und hier fehlt jede Beziehung zur leukämischen Affektion.

Auch aus den sog. Retikulosen läßt sich nichts für Monocytenleukämien ableiten.

Scheinbare Übergänge zwischen den Leukämien und von Blutkrankheiten in Leukämie.

Diese angeblichen Übergänge hatten in die Lehre der Leukämie lange Zeit eine geradezu schauerliche Verwirrung und Unklarheit gebracht. Heute aber ist durch die histologische Forschung und die allgemeine Anerkennung der Myeloblasten als ungranulierte myeloische Zellen und schließlich durch die Erkenntnisse in der feineren Morphologie der patholog. Entwicklungsformen der Myeloblasten Klarheit entstanden und kann kein einziger Fall der Literatur als wirklicher Übergang angesprochen werden.

Selbst PAPPENHEIM[5] hat „die auffällige Eigentümlichkeit der Leukämien, sich streng im Sinne des Dualismus zu differenzieren", zugegeben und erklärt, daß scheinbare Übergangsfälle und Mischformen eine zwanglosere Erklärung zulassen.

1. *Übergang von myeloischer in lymphatische Leukämie,* früher vielfach behauptet, ist lediglich das stärkere Hervortreten der Myeloblasten, wie ich zuerst betont habe, und wir sind heute in der Lage, diese Ansicht durch die Fermentreaktionen und durch die feinere Morphologie der Zellen mit Sicherheit zu stützen.

Hierher gehören alle durch Entdifferenzierung entstehenden sekundären Myeloblastenleukämien, viele Chloroleukämien und akute Myelosen, wie das heute allgemein anerkannt ist.

In einer Beobachtung von DECASTELLO war eine typische chronische Myelose $1^1/_2$ Jahre ohne Blutkontrolle bestrahlt worden. Die L. sanken schließlich auf 400, die Plättchen verschwanden, das Blut enthielt fast nur noch typische Ꝃ., myeloisches Gewebe war fast überall zerstört, im Knochenmark Ꝃ. und Myeloblasten, in den Lymphknoten Ꝃ.-Hyperplasie. Diese letztere soll keine bloß kompensatorische sein, weil im Blut Zwischenformen zwischen Ꝃ. und kleinen Myeloblasten vorgekommen seien (0,1%!!).

Dieser Fall bilde eine gewisse Verlegenheit für den Dualismus. Meines Erachtens beweisen solche Zwischenformen — man denke, eine Zelle auf 1000! — gar nichts; sie sind Scheinprodukte des Ausstrichpräparates (Quetschungen). Daß DECASTELLO sie auch für

---

[1] GOLDSCHMID u. ISAAC: Dtsch. Arch. klin. Med. **138**, 291 (1922).
[2] DI GUGLIELMO: Haematologica (Pavia) **1926**, H. 6; **1928**, H. 4; Boll. Soc. ital. id Bologna **2**, 937 (1927).
[3] SACHS-WOHLWILL: Virchows Arch. **264**, 640 (1927).
[4] BOCK u. WIEDE: Virchows Arch. **276**, 553 (1930).
[5] PAPPENHEIM: Z. exper. Path. u. Ther. **15**.

Milz und Lymphknoten angibt, entbehrt jeder Beweiskraft, weil er selbst die Kernfärbung der Schnitte als ungenügend bezeichnet. Solche Gegenreaktionen eines Systems gegen das andere (lymphatische Wucherung bei Myelose) sind uns sehr bekannt und gerade für zu starke Röntgentherapie. Jedenfalls kann man nicht derartige spärliche Zellen, ihre Existenz einmal angenommen, aber nicht zugegeben, gegen die klaren Beweise des histologischen Dualismus der Gewebswucherungen ausspielen.

Ähnliches gilt für die Fälle von CITRON, die ungenügend untersucht sind, und von denen einer unter übertriebener Benzoltherapie tödlich endigte.

Solche Übergänge der Leukämien untereinander wurden früher fast allgemein angenommen, so noch von HIRSCHFELD [1], der, darauf gestützt, „eine einheitliche Genese" der akuten Leukämie behauptet und dieses Moment „als gänzlich unvereinbar mit der dualistischen Lehre" bezeichnet hatte. Er fand dieses Verhalten denn auch als „ganz natürlich". Heute ist HIRSCHFELD (in Handbuch von SCHITTENHELM 1925 und Lehrbuch 1928) ein entschiedener Vertreter der dualistischen Lehre auch in diesen Fragen.

Auch MAXIMOW will nach seiner allgemeinen Einstellung in der L.-Entstehung die Trennung nicht gelten lassen. Er erklärt die Zellen einer, wie er glaubt, akuten Lymphadenose für identisch mit Myeloblasten. Sein Beispiel ist aber verunglückt; denn es sind Myeloblasten einer akuten Myelose!

Heute ist klargestellt, daß es zwei verschiedene akute Leukämien und niemals Übergänge einer Leukämie in die andere gibt, und *angesichts der eindeutigen histologischen Befunde vertritt heute niemand mehr diesen noch vor kurzer Zeit so oft behaupteten Übergang.*

Etwas anderes ist es, wenn man heute die Frage einer *Mischleukämie* erörtert, hauptsächlich seit dem auffälligen Befunde von HERZ. In dieser Beobachtung liegt eine Lymphadenose vor mit viel großen und viel kleinen ℒ. Eos. und Ma. fehlen im Blute; aber vor dem Tode hatten die Myelocyten nicht wie gewöhnlich abgenommen, sondern waren von 4,8% bei 51000 L. auf 15,9% bei 110000 L. gestiegen. Mithin erscheint eine Reizungsmyelocytose wenig wahrscheinlich. Die Sektion ergab nun in Lymphknoten diffuse Wucherung kleiner ℒ., im Knochenmark „scharf abgegrenzte follikelartige ℒ.-Haufen", während das myeloische Gewebe vorwiegend Myelocyten und in geringer Zahl Myeloblasten enthielt. Dieser Befund beweist die Lymphadenose. Gegen alle bisherige Erfahrung war nun aber die Pulpa der kleinen Milz nicht lymphatisch, sondern myeloisch, und die MALPIGHIschen Follikel erschienen atrophisch. Mithin lag in gewissem Sinne eine lymphatische + (in der Milz) myeloische Wucherung vor.

Prinzipiell ist zunächst die Feststellung von HERZ, daß auch bei dieser gemischten Leukämie kein Übergang zwischen den beiden Gewebswucherungen besteht, und daß der histologische Gegensatz vollkommen klar ausgeprägt ist in Milz wie im Knochenmark.

Für diese abnorme myeloische Pulpa (ähnlich im Fall MATTIROLO: S. 347) nahm ich (2. Aufl.) eine *vikariierende myeloische Gegenreaktion* an, geschaffen durch die schwere Anämie mit Blutungen. Es ist hier der Grad der vikariierenden Wucherung des zweiten Systems noch stärker als die sonst nur bescheidene myeloische Hyperplasie bei Lymphadenosen oder die ebenfalls bescheidenen lymphatischen Wucherungen bei Myelosen, wie ich solche Zustände beschrieben habe. Diese Milzmetaplasie ist also keine leukämische; freilich ist ein Entscheid über die Natur der Hyperplasien, ob leukämisch oder nicht, zur Zeit nicht möglich, und selbst die Stärke und Ausdehnung solcher Metaplasien gibt keinen sicheren Maßstab.

Diese meine Erklärung ist später für eine Reihe ähnlich liegender Beobachtungen (BELTZ, LÖWENSTEIN, GORJAEW, s. auch DECASTELLO, NANTA, ESCHBACH und BAUER) allgemein angenommen worden und regelmäßig ist die Milz der Ort, wo das verdrängte myeloische Gewebe am meisten sich halten oder sogar noch sich entwickeln kann.

Ganz eigenartig ist die Beobachtung von HERXHEIMER: akute Lymphoblastenleukämie, kurz vor dem Tode aber massenhafte Myeloblasten und noch eigentümlicher ein 2. Fall: primäre Lymphadenose, aber sekundäre, wohl kompensatorische Myeloblastose, diese im Mediastinum aggressiv wuchernd. Wegen des Mangels jeglicher Zwischenformen weist HERXHEIMER die Wucherung einer einzigen Stammzelle zurück und erklärt er auch diesen Fall als Beweis der Richtigkeit der dualistischen Lehre, die „am besten fundiert" sei.

2. *Übergang von anscheinend lymphatischer in myeloische Leukämie.* Fall WARBURG, S. 155. Mehrfach beobachtete ERICH MEYER den Übergang von

[1] HIRSCHFELD: Fol. haemat. (Lpz.) 4, 202 (1907).

Myeloblastenleukämie in chronische Myelose unter dem Einfluß der Röntgentherapie. Auch ich sah mehrfach unter Arsen oder Röntgen wieder den Rückgang der schon sehr zahlreich gewordenen Myeloblasten.

3. *Übergang von aleukämischer Lymphadenose in leukämische Lymphadenose*, nach alter Nomenklatur von Pseudoleukämie in Leukämie. Dies ist außerordentlich häufig bei allen akuten Lymphadenosen, selten bei chronischen (ASKANAZY). Es handelt sich darum, daß trotz ausgedehnter lymphatischer Wucherung zunächst ein Übertritt der Zellen ins Blut fast ganz (sublymph.) oder völlig (alymph. Blutbild) fehlt. Die hier anscheinend zuerst vorliegenden aleuk. Lymphadenosen sind vollkommen wesensgleich mit den späteren leukäm. Lymphadenosen.

Selten lag zuerst ein großer Milztumor vor (z. B. ZYPKIN und FRIZZONI[1]). Die Bezeichnung, es hätte alsdann eine Anaemia splenica sich in lymphatische Leukämie verwandelt, ist aber inkorrekt; denn es besteht von vornherein generalisierte Affektion des lymphatischen Apparates, so daß es belanglos ist, ob dabei die Milz groß, mittelgroß oder klein gefunden wird, oder ob die Lymphdrüsen groß (ASKANAZY) oder klein sind.

4. *Übergang von aleukämischer Myelose in leukämische Myelose*, nach alter Nomenklatur von myeloischer Pseudoleukämie in myeloische Leukämie. Das ist die vollständige Analogie zu 3, also nur ein Wechsel des Blutbildes.

Die Diagnose einer aleukämischen oder subleukämischen Myelose ist aber oft schwer und selbst unmöglich, weil es viele Zustände mit reichlich Myelocyten im Blut gibt, als rein biologische Reaktionen ohne Leukämie, selbst bei großer Milz.

5. *Übergang von Perniciosa in lymphatische Leukämie*. Dies kommt nie vor, sondern es verlaufen viele ihrem Wesen nach unzweifelhafte Leukämien zuerst mit anämischem Vorstadium und werden dann plötzlich als Leukämien manifest.

Hierher LITTEN (1877), GERHARDT, KÖRMÖCZI, DENNIG, GEISSLER-JAPHA[2], WALDSTEIN, GOTTLIEB, IMMERMANN, HEUCK (?), LEYDEN-ISRAEL-G. LAZARUS, POTPESCHNIGG, HIRSCHFELD und aus der neueren Literatur.

Heute stößt man sich nicht mehr an der schweren Anämie und faßt die ganze Affektion als Leukämie auf, zumal der Blutbefund der Perniciosa nie besteht. Gerade hier erkennt man, wie außerordentlich die feinere Analyse des Blutbefundes die prinzipielle Trennung möglich macht.

6. Bei MIKULICZ*scher Krankheit* (symmetrische chronische Schwellung der Speicheldrüsen) ist der nur scheinbare *Übergang von aleukämischer zu leukämischer Lymphadenose* oft beobachtet.

7. *Übergang von Myelom in Leukämie* oder Kombination von Myelom mit Leukämie. Solche Auffassungen wurden öfters vorgebracht, wenn bei Myelosen größere, stärker hervortretende Knoten im Knochenmark gefunden wurden. Wenn aber die Histologie generalisierte leukämische Affektion ergibt, so ist selbstverständlich das „Myelom" nur eine stärkere lokale Wucherung.

8. *Übergänge von Lymphosarkom in Leukämie oder Kombination*. Hier nimmt der Anatom wegen des stärkeren aggressiven tumorähnlichen Wachstums einen wirklichen Tumor an, obwohl Systemaffektion vorliegt und unzählige chronische Leukämien histologisch mehr oder weniger infiltrativ wachsen.

9. *Übergänge von Lymphogranulom in Leukämie*. Die beiden Prozesse sind absolut wesensungleich. Wirkliche Übergänge sind daher ausgeschlossen.

10. *Übergang von Megalosplenie in Leukämie*. Dies entspricht nur der oben so oft betonten Tatsache, daß die histologische Hyperplasie oft lange Zeit der Veränderung des Blutbildes vorangeht.

11. Anscheinend spontane Remission einer Leukämie, so daß $^1/_2$—1 Jahr und mehr völliges Wohlbefinden mit normalem Blutbefund eintritt. Es ist

---

[1] ZYPKIN: Wien. klin. Wschr. **1903**; FRIZZONI: J. Physiol. et Path. gén. **1903**.

[2] GEISSLER-JAPHA: Jb. Kinderheilk. **52** (1900).

völlig ungeklärt, wie diese Remission zuweilen aus schwersten Zuständen möglich ist. Zuerst hat wohl KLEIN diese Remission beobachtet, zuerst Bild schwerster hämorrhagischer Diathese, völlige Erholung, nach einigen Monaten plötzlich rasch tödliche akute Leukämie. Dann sah ich Remission bei einer auch hämatologisch ganz ausgesprochenen akuten Myelose. Später völlig gesunder Mann und keine abnormen Zellen im Blut, $^1/_2$ Jahr später Rückfall und rascher Tod, typische akute Myelose. Ferner sah ich die Remission für 1 Jahr bei der Beob. bei einer als Angina erscheinenden Affektion mit einigen Myeloblasten, bald aber mit nur reifen Lymphocyten. 1 Jahr später typische akute Myeloblastenleukämie und Tod.

Die *Mycosis fungoides* wird mehrfach mit späterer Leukämie in Beziehung gebracht, jedoch zu Unrecht, denn es liegt eine Granulombildung vor.

Lit.: Siehe HERXHEIMER u. MARTIN: Handhuch der Haut- und Geschlechtskrankheiten. Bd. 8. 1929.

Atypische Leukämien.

An sich ist jede Leukämie typisch; aber bei dem biologisch so verschiedenen Verhalten der Leukosen, besonders in bezug auf den Übertritt der Zellen ins Blut, bieten manche Erkrankungen als Erscheinungsformen klinisch und hämatologisch große Schwierigkeiten, die nachher durch die Histologie geklärt werden. Aber es gibt doch auch histologische Prozesse, bei denen eine Entscheidung über die Frage, leukämische oder kompensatorische Leukopoese in den Geweben, ganz schwer fällt, ja gelegentlich bloß nach dem histologischen Bilde unmöglich ist. Der klinische Verlauf z. B. Heilung bei Anaemia pseudoleuc. inf. oder ungewöhnliche Reaktion nach Granulocytopenie oder die Ätiologie (op. Mamma- oder Magencarcinom) oder der radiologische Nachweis einer Osteosklerose bringen dann die Entscheidung. Von größter Wichtigkeit ist ferner die feinere Morphologie des Blutbildes. Bei höheren Plasmazellenbefunden ist lymphatische Reaktion und nicht Lymphadenose, bei patholog. Myeloblasten akute Myelose und nicht myeloische Reaktion vorhanden.

Gerade bei den Mischleukämien sind diese Probleme erörtert und die Schwierigkeit für eine Anzahl Fälle betont worden.

Schwierig ist auch die Abgrenzung Leukämie mit Osteosklerose gegenüber Osteosklerose mit myeloischer Reaktion (siehe S. 292, 458). Enorme myeloische Metaplasie zeigen auch die Fälle von angeborener Wassersucht (S. 261).

Kritische Übersicht über leukämoide myeloische Reaktionen.

Genau wie lymphatische Reaktionen bei sehr verschiedenen Leiden in auffälligster Weise hervortreten und leukämieähnliche Blutbilder erzeugen können, gibt es auch akute myeloische Reaktionen. Solche Beispiele sind:

SIMON[1], Knochenbruch, Kokkeninfektion. L. 50000, Myeloc. 15 + 1,2, Ma. $17^1/_2$, Erythrobl. $5^1/_2$%. Amputation, Heilung, normales Blutbild.

TEETER[2]: akute, fieberhafte Affektion bei 6j. Kind. Schwere Anämie. L. 133000, Erythrobl. 20000, Myeloc. 11%. Heilung.

JUNGMANN und GROSSER[3]: 3j. Mädchen. L. 34000, 35% Myeloc., $6^1/_2$% Myelobl., als Sepsis aufgefaßt, Tod. Myeloische Metaplasie fehlte. Bei sehr akuten Myelosen müssen aber beträchtliche myeloische Metaplasien noch nicht vorhanden sein.

LEMAIRE[4]: 13j. Knabe, Angina, hohe Fieber. Etwa 30000 L., Myelobl. $2^1/_3$, Myc. $19^2/_3$, Eos. 2, Ł. $17^1/_3$, Monoc. 5, Normobl. $5^1/_2$. — War nach 3 Monaten geheilt und Blut normal.

A. HERZ[5]: Doppels. nekrot. Angina, Lymphknoten und Milzschwellung, Hautblutungen. Hb. 85, L. 18000, Myelobl. 50% Oxydase positiv. Nach $2^1/_2$ Wochen Heilung. Seit $4^1/_2$ J. bleibend (schriftl. Mitteilung 1930).

[1] SIMON: Amer. J. **1907**. [2] TEETER: J. amer. med. Assoc. **1907**, Nr 7.
[3] JUNGMANN u. GROSSER: Jb. Kinderheilk. **73**, 586.
[4] LEMAIRE: 16. franz. Kongr. inn. Med. **1922**.
[5] HERZ, A.: Wien. klin. Wschr. **1926**, 835.

A. HERZ (schriftl. Mitteilung). 19j. Mädchen, akut erkrankt, hohe Fieber, Nekrosen an beiden Tonsillen, allg. Lymphknoten- und Milzschwellung, Hautblutungen. Blut: Myeloblastenleukämie, seit Jahren gesund.

DOMARUS[1] Agranulocytose 48% Myeloblasten, Rückgang des Blutbefundes. Heilung.

Bei häufigen Injectionen von Bakterienstoffen erreichte HOFF[2] 215000 L. mit 22% Myelocyten und reichlich Myeloblasten selbst in Mitosen.

BORCHHARDT[3]: Bietet zuerst Bild der Angina necrotica mit Granulocytopenie, L. bis 600, fast nur £.-Neosalvarsan. N. und L. steigen bis Norm. Dann Milz sehr groß, häm. Diathese, Myeloblastenleukämie. Tod. Keine Sektion.

NYIRI[4]: Sepsis mit allgem. Lymphdrüsen- und Milzschwellung, eitrige Stomatitis, L. 7700, 64,2% unreife myel. Zellen ohne Oxydasenreaktion, Entfieberung. Bei Wohlbefinden entlassen. STERNBERG zweifelte an der Natur der Zellen als Myeloblasten.

LUZE[5]: Chron. mischinfizierte Lungentuberkulose, bot in den allerletzten Lebenstagen:

7. 5.: L. 122000, Promyel. 10,7, Myc. 10,4, N. 76,6, Monoc. 8,9, £. 3,3
8. 5.: „ 110000, „ 7,9, „ 0,6, „ 79,8, „ 9,4, 2,1

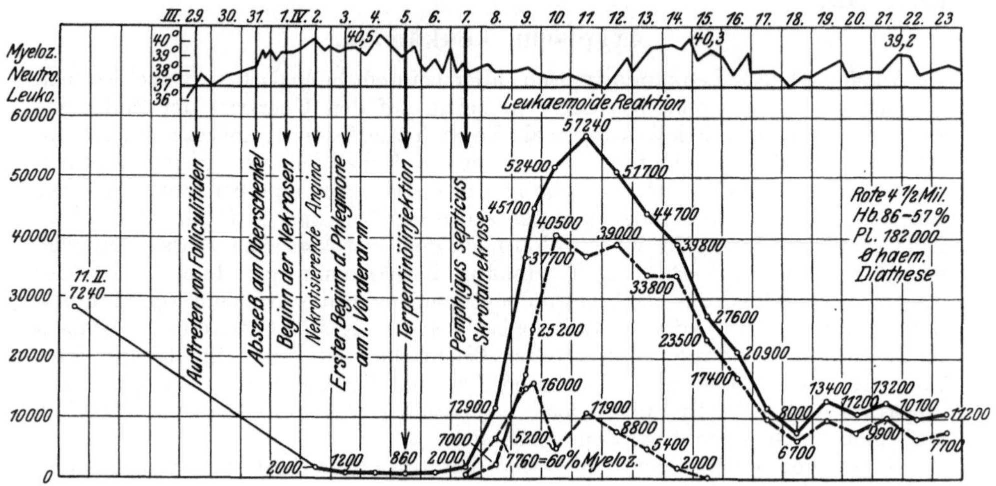

Abb. 94. Granulocytopenie bei Cirrhosis hepatis. Enorme *leukämoide Reaktion* auf Terpentinölinjektion. Bleibende Heilung. Oberste Kurve L, mittlere N, untere Myelocyten.

N. mit tox. Granulation und Vakuolen. Das Knochenmark war sehr zellreich. Myel. Metaplasien fehlten. HIRSCHFELD und HITTMAIR bestätigten die abnormen Zellen als atypische Promyelocyten.

PETREN und ODIN sahen eine akute Myelose unter Salvarsan in Remission übergehen und Überleitung in chronische Affektion.

PAROULEK[6]: Schwere Anämie, häm. Diathese, Subikterus, Sepsis, L. 1340, Myelobl. 51, Promyel. 3, Eos. 1, Ma. 1, £. 44. — Bild der Agranulocytose. 2 Transfusionen, Besserung. — Später nach Influenza Rezidiv, wieder viel Myeloblasten und Tod. Fast alle Myeloblasten mit Auerstäbchen. Kulturen: Strepto- und Staphylokokken.

FONTANA[7]: 6j. Mädchen, geschwollene Tonsillen, 105000 L., 70% Lymphoidzellen, Lymphoblasten und Myeloblasten (Oxydase pos.). — Arsen. Vaccine. Völlige Heilung. Nach 7 Monaten krank, Tonsillitis. L. bis 100000, 70% Myelobl. Blut steril. Exitus. Keine Sektion.

Auch in eig. Beob. lief eine nekrotische Angina, bei der SCHILLING im Blute Myeloblasten gefunden hatte (Oxydase pos.), zunächst völlig ab. Heilung ein Jahr. Darauf Rückfall und Tod an typischer Myeloblastenleukämie.

Eine Übersicht über leukämoide Blutbilder geben soeben DOWNEY, MAJOR, NOBLE: Fol. haemat. (Lpz.) **41**, 493 (1930).

---

[1] DOMARUS: Klin. Wschr. **1929**, 779.
[2] HOFF, Z. exper. Med. **67**. 615 (1929); Verh. dtsch. Ges inn. Med. **1929**, 208.
[3] BORCHHARDT: Med. Klin. **1930**, 341. [4] NYIRI: Wien. klin. Wschr. **1924**, 907.
[5] LUZE: Wien. klin. Wschr. **1925**, 886. [6] PAROULEK: Arch. Mal. Coeur **20**, 648 (1927).
[7] FONTANA: Arch. Sci. med. **52**, 433 (1928).

Wiederholt sind beim Ablauf einer Granulocytopenie Myelocyten und Myeloblasten in beträchtlicher Zahl gefunden worden, so daß in einer Phase ein völlig leukämisches Blutbild vorzuliegen schien; aber es erfolgte bleibende Heilung. Die nebenstehende eig. Beob. ist besonders instruktiv.

Weitgehend können Knochenmarkserkrankungen vor allem durch Tumormetastasen leukämoide Blutbilder erzeugen; siehe meine Beob. S. 458 mit 30% Myc. oder die Beob. 2 von SONNENFELD[1] (jedoch hier ohne nachgewiesene Markmetastasen bei Ca. ventr. L. 112600! 1,6 Myelobl., 2,2 Promyelocyt., 14,6 Myeloc., 18,4 Metamyeloc., 12,6 Basoph.).

Literatur über sog. atypische Leukämien, sog. Übergänge und besondere Varianten.

(Siehe auch Text und Abschnitt Leukanämie.)

ASKANAZY: Dtsch. Arch. **68** (1900). — ASSMANN: Beitr. path. Anat. **41** (1907). Osteosklerose und myeloische Pseudoleukämie.

BROWNING: Lancet **1905**. 3 Wochen vor dem Tode viel Myeloblasten. — BULL: Kongreßzbl. inn. Med. **37**, 73. Hämolyt. An. u. Leuk.

CHIARI: Prag. med. Wschr. **1901**. Fall JAKSCH. — CITRON: Fol. haemat. (Lpz.) Arch. **20**, 1 (1915). — CRAMER: Jb. Kinderheilk. **105**, 68 (1924).

DENNIG: Münch. med. Wschr. **1901**, 140. — DOWNEY: Arch. int. Med. **33**, 301 (1924). Gemischte Leuk., unitar. Auffassung; Fol. haemat. (Lpz.) **41**, 55 (1930). Atyp. Myelose, Megakaryoc.

FLESCH: Dtsch. med. Wschr. **1906**, Nr 16. — FOWLER: Internat. Clin. **3** (1903). Viel Myeloblasten; Fol. haemat. (Lpz.) **1904**, 105. — FREUND: Berl. klin. Wschr. **1901**, Nr 13. Unklar; große Milz und viel Myelocyten; keine Sektion; schwere Anämie, wohl submyelämisch.

GERHARDT: Kongreßzbl. inn. Med. **1897**, 382. — GOTTLIEB: Wien. med. Bl. **1886**.

HELLY: Berl. klin. Wschr. **1905**, Nr 38. Kritik. — HERXHEIMER: Münch. med. Wschr. **1913**, 2506 u. 2573; Zbl. path. Anat. **1913**, 897. Lymphadenose u. Myeloblastenwucherung; Zbl. path. Anat. **1913**, 897. — HEUCK: Virchows Arch. **78**, **87**. Osteosklerose. — HIRSCHFELD: Fol. haemat. (Lpz.) **1904**, 150. Krit. Ref.; Berl. klin. Wschr. **1905**, Nr 32, 42. Sekundäre Myeloblastenleukämie; Berl. klin. Wschr. **1905**, Nr 32; Fol. haemat. (Lpz.) **12**, 252; Zbl. Gegen Übergang perniz. Anämie in Leukämie.

IMMERMANN: Dtsch Arch. klin. Med. **13**.

JACKSON: Boston med. J. **142**, Nr 17. Unklar. — JAKSCH: Z. Heilk. **22**; Prag. med. Wschr. **1901**. Leukämie mit Knochenmarkshyperostosen. — JAWEIN: Berl. klin. Wschr. **1897**, Nr 33. Unklar.

KING: Med. News **1901**, Nr 12. Subleukämie ohne Sektion, unklar. — KÖRMÖCZI: Dtsch. med. Wschr. **1909**, Nr 15.

LAZARUS, G.: Inaug.-Diss. Berlin 1890. — LEYDEN-ISRAEL-G. LAZARUS: Berl. klin. Wschr. **1890**, 231. — LITTEN: Berl. klin. Wschr. **1877**, 257. — LOGEFEIL: Internat. Med. **33**, 659 (1924). Wie DOWNEY. — LOSSEN u. MORAWITZ: Dtsch. Arch. klin. Med. **83**.

MALLAND: Lancet, 25. Febr. 1905. — MICHAELIS: Z. klin. Med. **45** (1902). Submyelämisch; viel Myeloblasten. — MORITZ: Münch. med. Wschr. **1905**, Nr 5. Subleuk. und Myeloblasten. — MUNK: Inaug.-Diss. Basel 1918 und Schweiz. Korresp.bl. **1918**.

NAEGELI: Dtsch. med. Wschr. **1900**. Myeloblasten. — NAUWERK u. MORITZ: Dtsch. Arch. klin. Med. **84** (1905). Subleukämisch.

OSLER: Amer. J. med. Sci. **1900** u. **1902**. Unklar.

PAPPENHEIM: Z. klin. Med. **47** (1902). — PINKERTON: Arch. of Path. **7**, 567 (1929). Kritische Fälle. — PLEHN: Dtsch. med. Wschr. **1906**, Nr 15, V. B. S. **76**. Myeloblasten. POTPESCHNIGG: Wien. med. Wschr. **1907**, 23. — PREISS: Z. klin. Med. **57**, 466. Schwere Anämie.

REHN: Beitr. path. Anat. **44**. Ungenau. — ROSENTHAL: Kongreßzbl. inn. Med. **18**, 392. — RYCHLIK: Fol. haemat. (Lpz.) **10**, 30.

SCHLEIP: Atlas. Münch. med. Wschr. **1905**, Nr 9. Angeblich zeitweise ohne Myelocyten. — SCHMORL: Münch. med. Wschr. **1904**, 537. — SCHULTZE, W. H.: Beitr. path. Anat. **39** (1906). — SCHUPFER: Fol. haemat. (Lpz.) **1904**, 571. — SCHWARZ: Z. Heilk. **22** (1901). 25000—40000 L.; Osteosklerose. — SIMON: Amer. J. med. Sci. **1903**. Myeloblasten. SLAUK: Med. Klin. **1924**, 1209. Myelom → Leuk. — STRAUSS u. ROHNSTEIN: S. 328.

TÜRK: Wien. med. Wschr. **1904**, 962; **1905**, 2361. Submyelämisch; Wien. med. Wschr. **1904**, 1430; Kongr. inn. Med. **1906**.

---

[1] SONNENFELD: Z. klin. Med. **111** (1929).

Ullmann u. Weiss: Dtsch. Arch. klin. Med. **144**, 344 (1924). Perniciosa in lymph. Leuk. Warburg: s. S. 455. — Weber: Trans. path. Soc. Lond. **1904**. Myel. Pseudoleukämie (?). — Weber: Virchows Arch. **174**. — Wilkinson: Lancet **1903**. — Weil et Clerc: Rev. Mal. Enf. **1903**. Ohne Sektion; submyelämisch, viel Lymphoidzellen, Kind. Wey, van der: Dtsch. Arch. klin. Med. **57**.

Histogenese und Wesen der Leukämien.

Die Forschungen der letzten 10 Jahre, wie sie in der Literatur niedergelegt sind, haben nichts wesentlich Neues ergeben. Noch immer streitet man sich darüber, ob es sich um malignen Tumor handelt, wenn einmal die Zellwucherung stärker aggressiv als gewöhnlich ist; noch immer sehen einzelne Autoren etwas Besonderes darin, wenn, wie schon längst und so häufig beobachtet, kernhaltige rote Zellen sehr reichlich auftreten und sprechen dann völlig unberechtigterweise von Kombination mit perniziös-anämischem Blutbild, oder gar von Kombination mit Perniciosa. Der Kampf, ob die akuten Myelosen der Ausdruck der Sepsis seien, wie das Sternberg weiter verteidigt, wird fortgeführt und über die Tumorauffassung der Leukämien gestritten, obwohl selbst zahlreiche Chloromleukämien keine Spur von Aggressivität verraten. Eine Stagnation der Forschung auf dem Leukämiegebiet ist heute unverkennbar. Offenbar müssen neue Untersuchungsmethoden und neue Ergebnisse erst wieder neue Ziele abstecken.

Die eingehende Schilderung der histologischen Befunde hat uns gezeigt, daß bei den Myelosen eine Systemaffektion des myeloischen und myelopotenten Zellapparates, bei den Lymphadenosen eine solche des lymphatischen und lymphocytopotenten Gewebes eintritt. Die Hyperplasie und Hyperfunktion dieser Zellstaaten findet sich aber nun nicht allein bei leukämischen Erkrankungen. *Für die Auffassung der Myelosen ist es von allergrößter Wichtigkeit, daß die gleiche myeloische Milz, die gleichen Myelocytenformationen im adventitiellen Gewebe an allen nur möglichen Orten auch beim normalen Embryo und bei der heilbaren Anaemia pseudoleucaemica infantum und bei der angeborenen Wassersucht nachgewiesen werden, und dabei in einem so hohen Grade, daß niemand einen Unterschied gegenüber leukämischen Veränderungen feststellen könnte.* Aber auch bei Anämien und Infektionskrankheiten finden sich prinzipiell die gleichen Organbefunde, und zwar gelegentlich in starkem Ausmaße, z. B. bei Osteosklerose. Es kann daher die Ansicht, die myeloische Leukämie sei ein maligner Tumor (Banti, Ribbert), der auf dem Blutwege metastasiere, nicht einen einzigen Augenblick ernstlich in Frage kommen. Aber ebensowenig darf man annehmen, daß die myeloischen Bildungen Ablagerungen aus dem Blute, „Kolonisationen“, „Innidationen“ (Helly, K. Ziegler) darstellen. Damit verträgt sich (siehe eingehend im Abschnitt Tumorauffassung) die Regelmäßigkeit in der Lokalisation und im feineren Aufbau der myeloischen Formationen nicht; besonders aber widerspricht entscheidend der Umstand, daß Metaplasie bei vielen Affektionen recht ausgedehnt getroffen wird, ohne daß jemals im Blute Myeloblasten oder Myelocyten beobachtet worden wären. Zudem wäre eine derartige Jahre dauernde Ansiedelung von Körperzellen in den Geweben ohne jede Analogie in der Pathologie. *Die myeloischen Bildungen entstehen autochthon* und können daher nur von Mesenchymzellen abgeleitet werden, wie der gleiche Prozeß beim Embryo vor sich geht.

Eine Umwandlung von $\mathfrak{L}$. in Myelocyten ist ausgeschlossen; denn derartige Metaplasien reifer, nach einer bestimmten Richtung differenzierter Zellen kommen nach allgemein biologischen Gesetzen nicht vor und können im strömenden Blute, wo allein die feinste Analyse möglich ist, nie gefunden werden.

In analoger Weise besteht die Lymphadenose in einer Hyperplasie des ganzen präexistenten lymphatischen Gewebes. Dazu tritt eine Neubildung aus winzigen Spuren lymphatischen Gewebes und aus Mesenchymzellen, besonders in der Umgebung der Gefäße. Auch hier liegt nichts prinzipiell Fremdartiges vor; denn solche Hyperplasien und Neogenien finden sich auch bei Status lymphaticus und hochgradigen lymphatischen Reaktionen. Es ist daher gelegentlich schwer oder sogar nach histologischen Gesichtspunkten allein unmöglich, eine *Grenze zwischen leukämischer und nichtleukämischer Wucherung zu ziehen.* Diese Tatsache erscheint mir von grundlegender Bedeutung. Sie ist der Ausgangspunkt für meine eigenen später entwickelten Auffassungen über das Entstehen leukämischer Zustände.

Zunächst aber möchte ich darauf hinweisen, daß die beiden Hyperplasien gegeneinander einen *ausgesprochenen Gegensatz* zeigen. Wenn myeloisches Gewebe in einem Organ, beispielsweise in der Milz, in Wucherung kommt, so wird allmählich das lymphatische präexistente Gewebe erdrückt und vernichtet. *Nie* kommt es, wie man sich das früher vorgestellt hat, zu einer *Umwandlung der Zellen des einen Systems in diejenigen des anderen,* sondern *jede Hyperplasie wächst aus sich selbst heraus.* Mehrfach habe ich in den histologischen Befunden darauf hingewiesen, daß gelegentlich das verdrängte Gewebe an anderer Stelle kompensatorisch Neubildungen einleitet, und in diese Kategorie zählen wir die Mischleukämien.

Früher hatte besonders PAPPENHEIM eine intraparenchymatische Zellmetaplasie, also eine Umwandlung von 𝔏. in Myelocyten und eine Entdifferenzierung der Myelocyten in 𝔏. angenommen, aber schließlich alle diese Hypothesen unter der Wucht des dagegen zeugenden Beweismateriales fallen lassen müssen, weil eben der ausgesprochene Gegensatz der beiden Gewebsarten solche Vorstellungen ausschließt. PAPPENHEIM hat daher später selbst als eine „nicht wegzuleugnende Tatsache“ zugegeben, daß die Leukämien in streng gesetzmäßiger Weise sich nach den Auffassungen des Dualismus der zwei Gewebsysteme entwickeln. Später nahm PAPPENHEIM an, daß *dieselbe* normal vorhandene Stammzelle, der Großlymphocyt oder Lymphoidocyt, je nach der Art des Reizes entweder lymphatisches Gewebe (Lymphocytoplastik) oder myeloisches (Lymphometaplastik) ausbilden könne. Abgesehen davon, daß in der ganzen Pathologie niemals eine differenzierte Zelle, Myeloblast und Lymphoblast, der Ursprung zweier und noch dazu so hochgradig verschiedener Gewebe ist, zwingt uns die eingehende Histologie und die Embryologie, diese Anschauung als unhaltbar zu erklären. So sind alle Darstellungen einer Stammzellenleukämie zusammengebrochen und alle früheren Versuche, die akute Leukämie als eine einzige Art mit Wucherung der Stammzellen hinzustellen, sind durch die Histologie widerlegt, ebenso wie alle Übergänge zwischen lymphatischen und myeloischen Leukämien, die so lange Zeit von HIRSCHFELD und PAPPENHEIM[1] (noch 1907) „als gänzlich unvereinbar mit der dualistischen Lehre“ hingestellt worden sind.

In der interessanten Beobachtung von DE LANGE und VAN GOOR wurden trotz rapider Wucherung *nur* kleine 𝔏. gefunden, nie größere. Die Autoren betonen, wie sehr dies der Annahme von einer gemeinschaftlichen Stammform widerspricht.

Aus der Wucherung einer Zelle, ja aus dem gleichen Organ, dem Knochenmark, hatte seinerzeit auch NEUMANN die Leukämien abgeleitet. Allein auch diese Auffassung wurde haltlos, als die eingehende Histologie die generalisierte Systemaffektion bewies und die mitunter höchst geringen, ja gelegentlich völlig fehlenden Knochenmarksveränderungen aufgedeckt hat.

Auch GRAWITZ hat die Entstehung aller Leukämien auf das Knochenmark zurückgeführt. Bei der kleinzelligen lymphatischen Leukämie sollte die unreifste normale Knochenmarkszelle, bei der großzelligen lymphatischen eine intermediäre, bei der myeloischen die am weitesten entwickelte in pathologische Wucherung gelangen.

HIRSCHFELD hat noch 1908 und ebenso WEIDENREICH 1911 angenommen, daß bei lymphatischer Leukämie „die Reifung der großen, schmalleibigen 𝔏. zu granulierten Elementen einfach aufhöre“. Es zeigt aber die Histologie geschlossene myeloische und lymphatische Bezirke oft nebeneinander, so daß diese Reifung eben nicht aufhört. Heute vertritt HIRSCHFELD den „Sieg des Dualismus“ und die strenge Trennung der Leukämien.

[1] HIRSCHFELD u. PAPPENHEIM: Fol. haemat. (Lpz.) 4, 208.

Mit allen Tatsachen der Histologie vereinbar ist die Annahme, die ich schon in der 1. Auflage 1906 vertreten habe, daß lymphatische und myeloische Hyperplasien als Systemaffektionen aus den präexistenten lymphatischen und myeloischen Geweben hervorgehen, außerdem aus undifferenziert gebliebenen Mesenchymzellen, denen Lymphocytopotenz und Myelopotenz immanent bleibt. Wenn daher MAXIMOW die Entstehung der *beiden* Gewebe aus Mesenchymzellen als unitaristische Lehre dem Dualismus entgegenstellt, so ist das nichts Neues und nirgends Bestrittenes, vielmehr längst von mir Dargestelltes.

Gäbe es eine einheitliche Stammzellenleukämie, so müßte die indifferente Mesenchymzelle im Blute erscheinen. Das ist nie der Fall, wie auch SCHILLING es betont, und die Wucherungen müßten einheitlich sein. Statt dessen gehen aber die Hyperplasien den lymphatischen oder myeloischen Weg der Entwicklung. Die Tatsache dieser 2 verschiedenen Wege zeigt aber, besonders in der Leber, daß wohl die „indifferenten" Mesenchymzellen doch nicht völlig gleich sind, daß ihnen Lymphocytopotenz und Myelocytopotenz in verschiedenem Grade zukommt, und ich glaube nicht, daß es rein örtliche Momente der Reize sind, die diese Verschiedenheit bedingen. Weit eher deutet der Umstand, daß Myelocytopotenz vor allem zuerst in der Milz und Leber, und hier intraacinös zum Vorschein kommt, durch die Parallele zu embryonalen Verhältnissen darauf hin, daß die Myelocytopotenz hier zwar schlummert, aber doch nicht so tief wie an anderen Orten.

Bei den heute öfters beschriebenen *Retikulosen* nimmt man eine Hyperplasie solcher indifferenter Reticulumzellen an, und solche Affektionen treten in der Tat systematisiert und unter Erdrückung der leukopoetischen Gewebe auf. — Es liegt dabei aber nicht das Verharren der Zellen auf völlig indifferenter Stufe vor, sondern es besteht eine besondere, meist freilich schwer zu deutende Differenzierung, die wohl mit bestimmten Stoffwechselvorgängen in Beziehung steht, wie ähnliche Retikulosen gleichfalls systematisiert bei der NIEMANN-PICKschen Krankheit und bei Morbus Gaucher vorkommen. Dabei erscheinen bei diesen letzteren Systemaffektionen des Mesenchyms keine Gaucher- und keine Pickzellen im Blute. Für die anderen systematisierten Retikulosen aber wird dieses Auftreten der gewucherten Zellen auch im Blut behauptet und dann wird von leukämischer Retikulose gesprochen. Analogien zu schaffen hat ja für viele Autoren großen Reiz. Logischerweise müßte man nun bei leukämischer Retikulose im Blute diese indifferenten Mesenchymzellen finden, eine Stammzelle aller leukopoetischen Bildungen; aber auch SCHILLING ist strikte dafür eingetreten, daß diese Zelle nie im Blute erscheint. Dagegen nimmt er und manch anderer Autor an, daß bei den leukämischen Retikulosen jetzt Monocyten im Blut in großer Zahl auftauchen. An der Tatsache ist nicht zu zweifeln. Aber welch prinzipieller Unterschied gegenüber Lymphadenosen und Myelosen! Es tauchen nie unreife leukämische Zellen auf, sondern sehr hoch differenzierte reife Monocyten, die, wie ich S. 145, 509, gezeigt habe, als Monocytosen auf septische und infektiöse Reize (exper. durch Injektion des Bac. monocytogenes) in enormer Zahl ins Blut übergehen. Es besteht also bei diesen Retikulosen keine Leukämie, kein Auftreten unreifer Vorstufen, sondern eine Monocytose, wie ich annehme, als eine besondere Mehrfunktion des myeloischen Gewebes, genau wie auch bei anderen Monocytosen. Myeloische Metaplasie als Ausdehnung des myeloischen Zellstaates ist gerade für diese Retikulosen mit sehr reichlich reifen Monocyten im Blute, wie ich S. 509 gezeigt habe, bewiesen.

Im allgemeinen verlaufen die Leukosen als *generalisierte Systemaffektionen.* So ist bei Lymphadenosis überall in allen Organen lymphatisches Gewebe vermehrt und in jedem Leberinterstitium ein lymphomartiger $\mathfrak{L}$.-Haufen. Gelegentlich ist aber die Generalisierung keine vollständige. Zunächst glaubte man das aus makroskopischen Verhältnissen erschließen zu können, z. B. mit der Annahme einer reinen Knochenmarkslymphadenose bei Fehlen von Milz- oder Lymphknotenvergrößerung.

Die dafür zitierten Fälle von WALZ, PAPPENHEIM und DENNIG sind aber keine isolierte Knochenmarksaffektionen. Bei WALZ besteht eine sehr ausgedehnte, erhebliche Lymphknotenaffektion, außerdem lymphatische Wucherung in Leber, Niere usw. Histologisch ist die Struktur der Lymphknoten verwischt. Über die histologische Struktur der Lymphknoten und Milz fehlen bei PAPPENHEIM u. DENNIG die in dieser Frage unerläßlichen Angaben.

Sobald man aber die Organe histologisch prüft, findet man gewöhnlich selbst in den kleinsten kaum sichtbaren Lymphknoten (NAEGELI) völlig leukämische Wucherung mit Vernichtung der Struktur.

Einige Ausnahmen aber von einer strengen Generalisierung gibt es. Z. B. betonte ich schon seit mehr als 20 Jahren, daß die adventitielle lymphatische Bildung in manchen Organen oft ausbleibt und sicherlich bei sehr akuten Fällen häufig vermißt wird, wie ich immer hervorgehoben habe, und daß zunächst nicht alle Gewebe gleich stark befallen sind.

Dann wies ich schon 1908 in der Arbeit mit FABIAN darauf hin, daß einzelne Lymphknoten auch bei Lymphadenose normale oder fast normale Struktur behalten und deutete das als besondere lokale sekundäre Einflüsse, ähnlich wie auf Infekte die leukämischen Bildungen verschwinden.

Es fällt auch klinisch auf, wie wenig manchmal selbst bei jahrelangem Verlauf Tonsillen und Bronchialdrüsen befallen sind.

Es gibt aber noch größere, nur zunächst nicht genügend verständliche Ausnahmen, so alleiniges Befallensein der Haut bei Lymphadenose (HIRSCHFELD), hier freilich Sektion nach intensivster Röntgenbestrahlung, dann der analoge Fall von RÖSSLE.

Manche Autoren glauben, daß die Größe der Schwellungen abhängig sei von der Stärke der Zellausfuhr. Meiner Ansicht nach sind aber an abnormen Orten, z. B. in den Schleimhäuten, entstandene (heterotopische) Lymphome nicht deshalb so groß, weil Zellausfuhr fehlt (TÜRK), sondern weil wegen atypischer Wucherung der normale Anschluß an die Abfuhrwege ungünstig geworden ist.

In der Tat sind besonders die lymphatischen Wucherungen in hohem Grade atypisch. Einmal wird die normale Architektonik vollkommen verwischt, sodann erstrecken sich die Wucherungen oft weit über die normalen Grenzen hinaus ins Bindegewebe, in die Muskulatur. Endlich sind die gebildeten Zellen, wie eingehend geschildert ist, zum Teil pathologisch. Daher kommt es, daß manche Autoren in den Zellen der ℒ.-Leukämie gar keine echten ℒ. sehen wollen.

So erklärt sie AUBERTIN als Embryonalzellen, BANTI für pathologische ℒ., nicht den Follikeln entstammend; andere Autoren halten sie für Monoc. (VESZPREMI, früher auch STERNBERG). Davon ist natürlich gar keine Rede.

Noch viel stärker pathologisch sind die Zellen der akuten Myelosen und gänzlich ohne physiologische Analogie, siehe eingehend S. 473 f.

Diese hier außerordentlich eingehend geschilderten Verhältnisse belegen die schwere Atypie und damit die große biologische Differenz gegenüber der klassischen Myelose und Lymphadenose. Noch viel mehr als bei der STERNBERGschen Leukosarkomatosis liegt hier ein biologisch verschiedener Typus vor, eine regelwidrige Zellentwicklung. Ich möchte solche Leukämie als biologisch verschieden, von mir auch längst als besonders beurteilte und prognostisch maligne *Paraleukoblastosen* bezeichnen. Sie zeigen vor allem den theoretisch wie praktisch gleich wichtigen Hiatus leucaemicus und meist, jedoch nicht immer stärker aggressives Wachstum.

Die Mehrzahl akuter Myelosen sind *Paramyeloblastosen,* wie aus der Zellanalyse und dem myeloischen Typ der Wucherung hervorgeht. Es gibt aber auch *Paralymphoblastosen*. Wenn nun bei beiden *Paraleukoblastosen* schwer pathologische Zellen erscheinen, so muß für ganz wenige Fälle die Trennung myeloisch oder lymphatisch, sehr schwer werden, besonders wenn, wie nicht selten, aleukämische Blutbilder mit wenig Zellen zur Analyse vorliegen.

Die Paraleukoblastosen umfassen die meisten Fälle der akuten Leukämie. Die alleinige Hervorhebung der Akuität, die genetisch vielwurzlig ist, trifft nicht den Kern der Sache. Dieser liegt vielmehr in der pathologischen Zellbildung.

Die Tumorauffassung der Leukämien.

Einige Autoren (Benda, Babes, Bard, Banti, Ribbert, Lenaz) sehen in den Lymphadenosen *maligne Tumoren,* in den Leukämiezellen daher direkt Tumorzellen; Sternberg dagegen will nur die großzelligen Lymphadenosen als *Leukosarkomatosis* von den rein hyperplastischen, kleinzelligen abtrennen.

Banti hebt für den Tumorcharakter der Lymphadenosen hervor:

1. Eine abnorme, von den Marksträngen ausgehende Wucherung erdrücke die Keimzentren, infiltriere alles Gewebe, Kapsel und Umgebung; ähnlich werde das Periost affiziert.
2. Viele Gefäße würden bis ans Endothel von den *L.* durchsetzt; es komme zu Gefäßeinbrüchen und hämatogenen Metastasen; denn die Knötchen in Leber, in serösen Häuten und Herzmuskel entständen nicht aus präformierten Gebilden.
3. Zuweilen komme lymphatische Leukämie als Symptom auch bei regionärem Sarkom vor, z. B. bei Thymussarkom.

Gegen Tumorauffassung spricht die *Generalisation des Prozesses* und seine enorme Ausdehnung. Zunächst wäre es gewiß merkwürdig, daß eine Krankheit, die 8—10 und mehr Jahre dauern kann, dabei so eminent generalisiert ist wie überhaupt keine andere Krankheit, ein maligner Tumor sein sollte.

Wenn man z. B. in eigener Beobachtung einer Lymphadenose die Organe eines Mannes untersucht, der nach 8 Jahren klinisch festgestellter Leukämie aus voller Arbeitsfähigkeit einer croupösen Pneumonie erliegt, und findet in jedem Organ die hochgradigsten „Tumorinfiltrate“, dann wäre das gewiß eine höchst gutartige maligne Geschwulst.

Daß *tumorartiges Wachstum,* vor allem mikroskopisch, vorkommt, habe ich vielfach erwähnt. Kapselinfiltrate, extrakapsuläre Lymphome, Eindringen zwischen Muskelbündel (Pinkus, Neumann) ist oft beobachtet. Aber das ist noch kein Tumor. Wir sehen dasselbe sogar bei den Gaucherzellen. Niemals gehen die Muskelbündel anders als etwa durch Kompression zugrunde, nie werden sie direkt durchwachsen. Niemals sind die so hochgradig umscheideten Gallengänge zerstört, trotzdem die Affektion jahrelang dauert.

Besonders wichtig erscheinen mir auch die Feststellungen von Pinkus, daß selbst in scheinbar intakter Haut überall Zellzüge von lymphatischen Wucherungen sich zwischen die Muskelfasern hineindrängen. Gerade die enorme Ausdehnung solcher Veränderungen spricht gewichtig gegen Tumornatur.

Gegen Tumor spricht ferner die *autochthone Entstehung* der leukämischen Bildungen auf *vorgeschriebener Bahn,* entweder auf der myeloischen (und dann völlig topisch gleich wie beim Embryo, auch histologisch gleich) oder auf der lymphatischen und genau wie auch bei nicht leukämischen Hyperplasien. Damit sind Metastasen ausgeschlossen. Auch ist der Prozeß bei aleukämischen Formen der Leukosen ohne unreife Zellen im Blut in der Generalisation und Lokalisation genau gleich derselben Lokalsation in der Leber.

Wäre es nicht ein Wunder, daß jedes Interstitium bei Lymphadenose zwischen den Acini ohne die geringste Ausnahme „maligne“ Formationen enthielte? Hämatogene Metastasen müßten ja regellos auftreten.

Diese vorgeschriebene Lokalisation kann z. B. bei Lymphadenose so typisch sein, z. B. durch Infiltrate in allen 4 Augenlidern, daß allein aus der Lokalisation der Erfahrene sofort die Diagnose stellt.

Oft sieht man große Gefäße mantelförmig von myeloischen oder lymphatischen Bildungen umscheidet, bei völlig intakter Muscularis und Intima. Eine solches Verhalten schließt Metastasen aus.

Auf die perikanalikuläre Lokalisation hat in letzter Zeit besonders auch BRACK hingewiesen. Sie findet sich um große Gefäße, um die Tubuli der Nieren, um die Gallengänge, um die Schweißdrüsen und Haarbälge der Haut, um die Drüsenschläuche in den Testes und den Speicheldrüsen usw.

Die vorgeschriebene Bahn gilt auch für die Organe. Myelosen entstehen in Lymphknoten um die Gefäße des Hilus, in der Leber, in der Pulpa, Lymphadenosen in den Lymphknoten aus den Sekundärknötchen oder den Marksträngen, in der Milz aus den Follikeln, im Knochenmark nicht aus dem Parenchym, sondern adventitiel. Übrigens halten sich auch andere Affektionen, vor allem Lues, an die gleichen Wege der adventitiellen Zellbildung.

Es ist ferner der *Gegensatz* der beiden Leukosen mit der Tumorlehre unvereinbar.

Die Zellzusammensetzung ist öfters im Knochenmark und extramyeloisch sehr verschieden, z. B. in eig. Beob. mit dominierend Myeloblasten: im Mark reife Zellen, in der Leber fast nur Myeloblasten. Das spricht für Reaktionen verschiedener Stärke und nicht für Metastasen. Ähnliches Verhalten zwischen den Zellen in Milz, Mark und Lymphknoten beschrieb HIRSCHFELD schon 1902.

Gegen Tumor spricht weiter die gelegentlich ungewöhnlich lange Dauer des leukämischen Prozesses, trotz enormer völlig generalisierter Hyperplasie in Leber, Milz, Knochenmark, Lymphknoten, Parotis, Haut, Lider usw. Selbst STERNBERG gibt für Leukosarkomatose 3 jährigen Verlauf an.

Gegen Tumor spricht sodann *Rückbildungsfähigkeit des ganzen* leukämischen Prozesses unter dem Einfluß von Carcinomen (ZADEK), Infektionen, Röntgenstrahlen, Arsen, so daß 2 und mehr Jahre ohne jede Therapie keine unreifen Zellen mehr im Blute erscheinen. Gegenüber dem geringen Einfluß aller dieser Momente bei Tumoren ist die Einwirkung bei Leukämien groß und andauernd und das, wie ich betonen möchte, trotz Generalisation des leukämischen Prozesses. Bei dieser Verdrängung gehen nicht einfach die unreifen Zellen zugrunde, sondern ganz allmählich bessert sich die Zusammensetzung der Zellen des Blutes in der Richtung der Norm. Der feine Regulationsmechanismus ist wieder vorhanden, der unreife Zellen im Mark zurückhält.

Gegenüber der Jahre oder Jahrzehnte dauernden Leukämien gibt es nun aber auch perakute Formen, besonders bei Myelosen und hier spricht die *Akuität,* erwiesen aus dem *Hiatus leucaemicus* (S. 469), mit Sicherheit für akute Genese. So rasch entwickeln sich Tumoren nie; so rasch erreichen sie nie die gerade in diesen Fällen enorme Generalisation. Dieser Hiatus leucaemicus ist heute eines der stärksten Argumente gegen die Tumorauffassung. Wenn man die oft ebenso plötzlich einsetzende, aus dem Hiatus erschlossene pathologische Entwicklung des Myeloblasten für die Tumorgenese verwerten wollte, ein angesichts der Abwegigkeit der Zellbildungen berechtigtes Argument. so spricht auch hier wieder wegen des perakuten Verlaufes der meisten Fälle dieser Art das zeitliche Moment (neben der leukämischen Generalisation) gegen den Tumorcharakter.

Die *Polymorphie der Zellen* bei Myelose und die Ausbildung völlig *normaler reifer Zellen,* z. B. nicht nur neutrophiler, eosinophiler, basophiler, sondern auch von Knochenmarksriesenzellen in allen Organen, zeugt gegen Tumor. Dazu kommt häufig auch starke *Erythropoese,* bei der man erst recht nicht an Tumor, sondern an Erscheinungen myeloischer Metaplasie denken wird.

Endlich spricht das *Intaktbleiben* der *Funktion lebenswichtiger Organe,* trotz enormer leukämischer Infiltration gegen Tumor.

Wir sehen auch bei jahrelang bestehender enormer Leber nie hepatische Insuffizienz, auch trotz Umscheidung aller Gallenwege keinen Ikterus (gelegentlich nur bei Druck großer Drüsen auf den Choledochus), trotz enormer

Infiltration beider Nieren kein Ansteigen des Rest-N. und keine Urämie, gewöhnlich nicht einmal Eiweiß oder Zylinder. In diesem Moment liegt eine große Beweiskraft gegen die Tumornatur der Infiltrate.

Nicht ganz selten sind klinisch erst *lokale Prozesse* entdeckt worden, Orbita, Mamma, Rectum, eine Drüsengruppe am Hals (eig. Beob.), so daß man hier den Primärtumor sehen wollte; aber die Autopsie ergibt dann immer die Generalisation des Prozesses, und nur klinisch war das stärkere lokale Hervortreten ungewöhnlich gewesen.

Einige spezielle Momente bedürfen noch eingehender Prüfung. Nicht selten, besonders bei Lymphadenosen, liegt bei der Autopsie oder schon klinisch und im Röntgenbilde eine große mediastinale Wucherung vor mit stark aggressivem Wachstum ins Perikard, in den Lungenhilus usw. und jetzt denkt man an Primärtumor. So verführerisch aber die Auffassung als eines malignen Tumors in einem derartigen Falle sein kann, z. B. bei „Thymussarkom" wegen Einwucherung ins Perikard, Myokard, Zwerchfell, so gewichtig spricht eben die eingehende histologische Untersuchung wegen der Generalisation auf alle Organe und auf vorgeschriebener Bahn gegen diese Annahme. *Es gibt keine lokalisierten Tumoren mit Leukämie, keine Sarkoleukämien, es gibt nur generalisierte leukämische Affektionen,* die stellenweise stärker aggressiv auftreten, und diese Infiltrationen sind bei allen, selbst ganz chronischen Lymphadenosen bei sorgfältigem Suchen nicht selten. *Es gibt daher keine symptomatische Leukämie!*

Die *Aggressivität* ist manchen Fällen von Leukosen eigentümlich. Sie gehört sogar zum Wesen rasch wuchernder leukämischer Formationen und wird in mäßigem Umfang fast nie vermißt. Die Wucherung nimmt aber den „Bindegewebsweg", wie das oben geschildert ist. Sie zeigt dabei, z. B. bei Chloromen, im Temporalis enorme Mengen hochdifferenzierter völlig normaler eosinophiler Zellen oder gar von Knochenmarksriesenzellen.

Als starkes Argument werden für die Tumornatur gewöhnlich die *Gefäßeinbrüche* geschildert. Gefäßwandinfiltrate bis unter die Intima sind uns histologisch aber wohlbekannt. Daß dabei schließlich auch das Endothel durch Kompression zugrunde geht, ist nicht unbegreiflich, und daß jetzt die Wucherung im Gefäßrohr sich weiter entwickelt nach dem Gesetz des geringsten Widerstandes, ist nicht unverständlich. Natürlich macht es einen ungeheuren Eindruck, wenn einmal bei Chlorom ein großer makroskopischer Einbruch in ein Gefäß gefunden wird (ASKANAZY); — aber sollen nun wegen einer solchen Rarität alle anderen sich nicht so verhaltenden Chlorome für die Auffassung der Genese zurücktreten müssen? Mikroskopische Einbrüche in die Venen kommen freilich öfters vor, und zwar bei allen Formen der Leukosen (PALTAUF auch für Leukosarkomatosis); — aber dieses Argument scheint mir nicht imstande, nun alle schwerwiegenden Gegengründe gegen die Tumornatur aufzuwiegen. Wir könnten dann nicht bei Chlorom und Leukosarkomatosis Halt machen. Dann gäbe es keine Grenze mehr. Alle Leukämien müßten Tumoren sein. Diese Gefäßeinbrüche sind wohl doch ohne Zwang durch Druckatrophie der Intima zu erklären.

Die Feststellung, daß fast alle Chlorome myeloisch sind und oft massenhaft Eosinophile und gelegentlich reichlich Megakaryocyten enthalten, spricht ferner gewichtig gegen die Tumornatur, nicht nur wegen der enormen Generalisation, sondern auch wegen der weitgehenden Differenzierung der Zellen, wobei ja oft auch Erythropoese noch vorhanden ist.

In anderer Weise hat STERNBERG versucht, wenigstens die Lymphadenosen mit großzelliger Wucherung als Tumoren mit malignem Verhalten von den rein hyperplastischen kleinzelligen Lymphämien abzugrenzen und als *Leukosarkomatosen,* als etwas Besonderes, als „atypische Wucherung" des lymphatischen Apparates, sehr nahestehend der KUNDRATschen Lymphosarkomatose, zu betrachten. PALTAUF hat sich dieser Auffassung angeschlossen, dagegen ist sie in der Folgezeit allgemein (HERZ, DOMARUS, HERXHEIMER, FRÄNKEL, v. MÜLLERN, FABIAN, NAEGELI, PAPPENHEIM, DECASTELLO, NETUSEK) abgelehnt worden.

Ich gebe gerne zu, daß gewöhnlich die makrolymphocytären Formen erheblich, namentlich durch stärker infiltratives Wachstum, abweichen und einen biologisch maligneren Typus der Wucherung darstellen.

Gegen die schärfere Trennung, wie sie STERNBERG durchführen will, sprechen indessen folgende Argumente:

1. Auch die kleinzellige, eminent chronische, besonders aber die akute kleinzellige Lymphadenose zeigt bald da, bald dort tumorartiges Wachstum, das die Lymphdrüsenkapsel bedeutend überschreiten und in die Muskulatur eindringen kann, so schon NEUMANN[1], dann in den Hautbefunden von PINKUS, ferner bei TÜRK, STRAUSS-VIRCHOW, v. DOMARUS, OGATA, GRAETZ, v. MÜLLERN, DE LANGE, VAN GOOR und KITZLER, endlich in vielen eigenen Beobachtungen. M. B. SCHMIDT hebt ausdrücklich hervor, es müsse das makroskopische Bild maßgebend sein. Histologisch nämlich finde sich „überaus häufig", daß die Hyperplasie bei Leukämie auf die Umgebung übergreife, so von Lymphdrüsen auf das Fettgewebe, von Tonsillen auf die Muskulatur.

2. Es gibt makrolymphocytäre, rein hyperplastische Lymphadenosen, so die Fälle STUDER II, eine Beobachtung von PAPPENHEIM, MEYER-HEINEKE (Fall 3), GRAETZ-LUKSCH-PIETROWSKI, O. MORITZ, eigene Beobachtung. STERNBERG selbst hat solche Beobachtungen gemacht und denkt hier an die Möglichkeit, daß der Prozeß erst in Entwicklung sich befinde. Der Fall STUDER war aber sehr chronisch.

3. Jede kleinzellige (chronische) £.-Leukämie enthält auch Makrolymphocyten (TÜRK, PAPPENHEIM, NAEGELI), mitunter ohne ersichtbare Ursache sogar zahlreich (eigene Beobachtung), aber sehr wechselnd.

Es können mikrolymphocytäre Formen großzellig (LUKSCH, FLESCH) und großzellige kleinzellig werden (mehrere eigene Beobachtungen, MAC CRAE, GRAETZ, DENNIG, LUSTGARTEN, SEELIG), letzteres wohl unter dem Einfluß der Sepsis, womit aber überzeugend die enge Verwandtschaft und die nur biologische Differenz zum Ausdruck kommt.

Sehr viele großzellige Lymphämien weisen hohe Prozente der kleinen Zellen auf, manchmal sind beide Zellformen nahezu gleich häufig. Die Annahme einer Kombination von zwei prinzipiell verschiedenen Prozessen, die man hier machen müßte, kann aber nicht ernstlich in Frage kommen.

Soweit ist STERNBERG freilich recht zu geben, daß ein Blutbefund mit viel Makrolymphocyten oder gar Riederformen in der Regel auf einen maligneren, fast immer akuten Verlauf hinweist, und dann auch gewöhnlich histologisch stärker infiltratives Wachstum vorliegt. Eine biologische Differenz ist vorhanden; aber sie ist reversibel und nicht so prinzipiell wie der Unterschied zwischen Adenom und Adenocarcinom, das unter keinen biologischen Verhältnissen wieder zu einem nichtmalignen Wachstum gebracht werden kann.

Dagegen kann ich STERNBERG in keiner Weise zustimmen, wenn er auch die kleinzelligen aggressiv wachsenden Leukosen als Lymphosarkome bezeichnet, weil diese Aggressivität (siehe S. 495) sehr häufig ist. Viel eher zeugt die Tatsache, daß allein aus dem histologischen Bild (siehe besonders STERNBERG[2]) die Unterscheidung von Tumor oder Leukämie nicht möglich ist, dafür, daß wir kein absolut sicheres, für jeden Einzelfall zutreffendes pathologisch-anatomisches Kriterium für malignen Tumor besitzen. Dafür zeugen die auch weit auseinandergehenden Beurteilungen mancher Probeexcisionen bei Lymphknotenvergrößerungen, selbst bei ganz kompetenten Autoren.

Auffällig war mir, daß an der Pathologen-Tagung in Straßburg 1912 bei der Erörterung der Pseudoleukämie alle Autoren es vermieden, klare Stellung in der Frage des Tumorcharakters mancher Hämoblastosen einzunehmen.

Seltsam ist es gewiß, daß gerade diejenigen Leukämien als maligne Tumoren angesprochen werden, die wegen ihres akuten Verlaufes, der Fieber und septischen Erscheinungen von anderer Seite wieder als *akute Infektionskrankheit*

---

[1] NEUMANN: Arch. Heilk. **13** (1872). [2] STERNBERG: Wien. klin. Wschr. **1925**.

„mit an Gewißheit grenzender Wahrscheinlichkeit“ (EBSTEIN [1909]) erklärt worden sind. Beide Ansichten sind unhaltbar, und gegen beide habe ich stets Front gemacht und sie in entschiedenster Weise abgelehnt.

Was bedeutet klinischer Eindruck gegenüber histologischer Basis, die keinerlei Entzündung des Stromas, sondern eine reine Zellhyperplasie eines Zellsystems auf vorgeschriebenen Wegen aufdeckt! Was bedeutet infiltratives Wachstum bei den Abkömmlingen eines Gewebes, das von vornherein überall vorhanden ist. Was bedeutet endlich die Einstellung auf einen einzigen Gesichtspunkt gegenüber einer Auffassung, die Embryologie, Histologie und Klinik als ihre Basis besitzt. Ich bleibe daher bei der Auffassung, so ähnlich einzelne Leukosen den malignen Tumoren erscheinen mögen; sie sind von ihnen grundsätzlich als etwas Besonderes abzugrenzen.

Dagegen kommt es nun vor, daß ein aggressiv lokal wuchernder Tumor starke Knochenmarksreaktion macht, besonders bei Markmetastasen und dann leukämoide Blutbilder (siehe S. 458) erzeugt; aber in diesen Fällen entsteht keine *generalisierte* Hyperplasie leukopoetischen Gewebes. Wir vermissen die charakteristische leukämische Leber. Höchstens bei gleichzeitiger schwerer Anämie kann ein gewisser Grad myeloischer Metaplasie besonders in der Milz entstehen. Ich kenne aber keinen sicheren malignen Tumor, bestände er auch aus wenig differenzierten lymphoiden Zellen, bei denen in jedem Leberinterstitium die für die Lymphadenose typischen rundlichen Lymphome sitzen.

Die Gründe gegen die Auffassung der Leukämien als Infektionskrankheit.

So groß auch gelegentlich der *Eindruck* des infektiösen Bildes bei einer akuten Leukämie sein kann, so sehr spricht die Histologie des Prozesses gegen die anfängliche Annahme. Wir wissen heute bestimmt, daß Infektionen beim Fehlen normaler neutrophiler Leukocyten sehr leicht als sekundäre Faktoren hinzutreten können. Besonders belehrt uns die Granulocytopenie mit ihrer vielwurzligen Ätiologie darüber in größter Klarheit. Bei den Myelosen werden nun bei stürmischer pathologischer Zellbildung N. nicht mehr gebildet und bei Lymphadenosen wegen Erdrückung des myeloischen Gewebes schließlich auch nicht mehr. Daher bestehen die größten Möglichkeiten für schwere tödliche Sekundärinfektionen; aber damit ist die Leukämie selbst noch keineswegs als infektiöser Prozeß bewiesen. Für diese Möglichkeit könnte man statt des Eindruckes einer akuten Infektionskrankheit besser verwerten die Tatsache, daß bei zweifellosen Infektionen leukämoide Blutbilder vorkommen, die, wenn auch selten, schwer gegenüber Leukämien abzugrenzen sind (siehe S. 515, 516) ganz besonders in der Erholungsphase nach Granulocytopenien. Ferner sind auch die lymphatischen Reaktionen (s. diese) leukämischen Blutbildern oft ähnlich.

Gegenargumente sind aber:

1. Die Leukämien zeigen keine entzündlichen Prozesse in den Organen, sondern Hyperplasien, oft von hochdifferenzierten Zellen.

2. Auch die Blutbefunde zeigen nur junge, evtl. pathologische Entwicklungsformen der Zellen, aber keine Blutbilder wie bei Infektionen mit pathologischen Neutrophilen, unter Veränderungen der Zellkerne, des Zelleibes und der Granulation (siehe S. 197 f.). Ferner beobachten wir im Blutbefund keine bei Infektionen sonst so häufige Zunahme der Globuline.

3. Viele Erkrankungen zeigen selbst bei kompetentesten Bakteriologen nie Bacillen im Blut oder es werden als Sekundärinfektion alle möglichen Keime gefunden, aber kein spezifischer Erreger.

4. Bei der Gravidität geht die Leukämie nie auf das Kind über. Dieses ausnahmslos völlig gesund.

5. Die leukämische Zellbildung schlägt bei starker Progression ganz andere Wege ein als bei schweren Infektionen. Es entstehen völlig abnorme pathologische Zellen, pathologische $\mathfrak{L}$. (S. 194), oder pathologische Myeloblasten (S. 208).

6. Die infektiös-septischen Prozesse der Mundhöhle sind häufig erst spät vorhanden oder fehlen ganz. Vorher ist schon der typische leukämische Blutbefund festgestellt.

7. Die übertragbare Hühnerleukose von Ellermann ist der Leukämie sehr ähnlich, und diese Beobachtungen sind zweifellos ungeheuer wichtig; aber daß eine der menschlichen Leukämie gleichwertige Krankheit vorliege, ist doch nicht erwiesen.

8. Die oft auffällig aggressiven tumorähnlichen Wucherungen kommen in dieser Weise Infektionskrankheiten nicht zu, wie besonders Berblinger für das Eindringen der Zellen in das Zwerchfell und in die Muskeln hervorhebt.

9. Der Hiatus leucaemicus ist bei einer Infektionskrankheit schwer zu erklären, leicht aber, wenn man die eigenartige Hyperplasie bei den Leukosen als das Wesentlichste ansieht.

Auch hier hat Sternberg versucht, die akuten Leukämien als etwas Besonderes, und zwar als Reaktion auf septische Erreger abzutrennen (siehe S. 479, 480). Er hat aber, wie Decastello darstellt, nur Sepsisfälle mit einigen Myelocyten im Blute und mit einem gewissen Grad von myeloischer Metaplasie vor sich gehabt. Daß dabei leukämieähnliche Reaktionen entstehen können, ist oben vielfach ausgeführt. Daß es aber richtige, und zwar enorme Hyperplasien bei akuten Leukosen gibt, steht absolut fest, und gerade in diesen Erkrankungen ist das Blutbild und das Gewebebild mit seinen pathologischen Myeloblasten und mit den Hiatus etwas völlig von Infektionen Verschiedenes.

Die Leukämien als Korrelationsstörungen.

In einer interessanten experimentellen Studie vertritt K. Ziegler die Ansicht, daß normalerweise zwischen lymphatischem und myeloischem Gewebe eine Art celluläres Gleichgewicht bestehe. Wenn nun lymphatische Bildungen geschädigt oder zerstört werden, so gewinne das myeloische Gewebe die Oberhand und wandle z. B. die Milz in Markgewebe um, wobei Ziegler die Einschleppung der Zellen auf dem Blutwege annimmt. Bei Tieren wies er diese Metaplasie der Milz unter dem Einfluß der Röntgenstrahlen bei gleichzeitigem Untergang der Follikel nach, und glaubte, damit eine Leukämie durch Störung physiologischer Organkorrelation experimentell geschaffen zu haben. Ich kann indessen nicht zugeben, daß mit der Entstehung von Metaplasien und dem Auftreten von Myelocyten im Blute bereits eine leukämische Erkrankung festgestellt sei; denn derartige Befunde sind in der Pathologie der Anämien und Infektionskrankheiten häufig; auch halte ich weder die Knochenmarksbefunde, noch die Blutbilder von Ziegler für leukämische. Gruber bewies zudem gegen Ziegler, daß die gleichen Blutveränderungen auch bei splenektomierten Tieren auf Knochenbestrahlung eintritt.

Es hat sich dann später gezeigt, daß die Schädigung des lymphatischen Apparates in den Frühstadien der Myelose fehlt, so daß diese Zieglersche Annahme nicht begründet ist, und daß auch bei Lymphadenosen der myeloische Zellstaat weitgehend im Knochenmark erhalten sein kann.

Gleichwohl enthalten die von Ziegler vertretenen Auffassungen sicher richtige Gesichtspunkte, und ich habe dann 1913 in der Monographie der Leukämien (S. 79 u. 125) mich dahin ausgesprochen, daß man überhaupt *Korrelationsstörungen,* wohl *durch Anomalien der Funktion innersekretorischer Organe,* als *Ursache der Leukämien* ansehen kann.

Ich möchte diese meine Auffassung folgendermaßen begründen: Wir sehen beim Embryo zuerst eine enorme Entwicklung des myeloischen Systems, die mit Auftreten lymphatischer Bildungen in der späteren Fetalzeit regelmäßig wie durch Selbststeuerung zurückgeht. In der Jugend, bis etwa zum 10. Jahre, dominiert das lymphatische Gewebe, dessen starke Funktion sich ja auch in der kindlichen Lymphocytose und in der großen Häufigkeit kindlicher Lymphadenosen und der Seltenheit kindlicher Myelosen äußert. Mit der Pubertät also mit Eintreten neuer innersekretorischer Organwirkungen, geht diese Lymphocytose zurück; es nehmen auch lymphatische Hyperplasien allgemein ab; der Thymuskörper kommt in Involution.

Es ist nun klar, daß so weitverbreitete, nicht auf Organe beschränkte Gewebssysteme nicht durch nervöse Bahnen reguliert werden, besonders, da ja dem Knochenmark Nervenfasern nicht zukommen und man sich nicht gut vorstellen kann, daß auf neurotrope Reize an allen erdenkbaren Orten, besonders um die Gefäße herum, celluläre Hyperplasien einsetzen. Man wird daher ohne weiteres zu der Annahme geführt, daß es *chemische, hormonale Reize* sind, die in so fein gesetzmäßiger Weise die *Entwicklung der lymphatischen und myeloischen Zellen* beim Embryo, in der Jugend und beim Erwachsenen *regulieren* und das für das entsprechende Alter nötige Gleichgewicht herbeiführen. Gerade dieser Wechsel aber mit der Entwicklung und dem Inkrafttreten innersekretorischer Organe spricht für die vorgetragene Auffassung.

Ich glaube freilich, ähnlich wie bei der Auffassung über Chlorose, auch hier nicht, daß ein Organ, z. B. Thymus, das lymphatische, und ein anderes, z. B. Keimdrüse, das myeloische System reguliert oder gar „fördert", sondern ich halte das Zusammenspielen aller innersekretorischen Organe für entscheidend.

So könnte man sich eine *Dysharmonie der innersekretorischen Regulation* vorstellen, wobei sowohl Momente der innersekretorisch tätigen Organe, wie exogene in Frage kämen, um Überschußbildungen entstehen zu lassen; denn daß die myeloischen oder lymphatischen Gewebe bei der Leukämie keine normale Regulation mehr haben, daß auch die Zellbildung völlig pathologische Wege geht, steht fest.

Ich bin überzeugt, daß diese Grundauffassung über das Wesen der Vegetationsstörungen viel Richtiges enthält und uns die oft schrankenlose Wucherung im ganzen Körper sehr gut begreiflich macht, über deren Umfang wir ja immer wieder in Erstaunen geraten. So erscheinen auch die *Leukämien* nicht als etwas völlig Fremdes und Neues, was sie, wie ich vielfach betont habe, nicht sind, weder nach hämatologischen, noch nach histologischen Gesichtspunkten, sondern als *irreparable Regulationsstörungen,* daher zum Tode führend, während die symptomatischen, gleichsinnigen, abnorm hochgradigen myeloischen und lymphatischen Reaktionen temporäre, noch ausgleichbare Regulationsstörungen darstellen.

Diese Grundauffassung gibt uns ein Verständnis dafür, daß eine chronische Erkrankung plötzlich (mit Hiatus leukaemicus) perakut werden kann. Sie scheint mir auch vereinbar mit der Verdrängung des leukämischen Prozesses unter dem Einfluß neuer Momente der verschiedensten Art.

Meine Auffassung erhält darin eine Stütze, daß die Annahme von dem Einfluß der Tätigkeit innersekretorischer Organe für die Entstehung von Anämien allgemein anerkannt worden ist, und daß wir (s. besonders Chlorose), auch einen klaren Einfluß abnormer innersekretorischer Tätigkeit auf die Zellbildung im lymphatischen und myeloischen System beweisen können.

STERNBERG[1] hat meine Auffassung als „sehr beachtenswert" erklärt und ähnliche Gesichtspunkte vertreten, indem er Vegetationsstörungen im Sinne KUNDRATS als Grundlagen der Systemerkrankungen ansieht. Auch er denkt

---

[1] STERNBERG: Wien. klin. Wschr. **1925**, Nr 1.

mit KUNDRAT dabei nicht „an auffällige Änderungen der Organe" innersekretorischer Natur, sondern an quantitative Verhältnisse, ohne jede histologische Alteration.

Gewiß erlaubt es eine derartige Annahme einer Korrelationsstörung und einer unrichtigen Regulation, von *leukämischer Reaktion* zu sprechen, die nach LUBARSCH sowohl „essentiell" wie symptomatisch sein könnte.

Leukämie bei Tieren.

Die oft versuchte Überimpfung der Leukämie von Menschen auf Tiere gelingt nicht, obwohl gewisse Haustiere an Leukämie erkranken. Zwar sind viele ältere Angaben der Literatur (BOLLINGER, EBERTH) nicht einwandfrei, wohl aber solche aus der neueren Literatur gesichert. WEIL et CLERC berichten besonders von Leukämien beim Hunde und fanden sowohl lymphatische, als auch myeloische Erkrankungen. Die letzteren waren viel seltener und weichen von der menschlichen Affektion nicht unerheblich ab. Auch WIRTH beschreibt sie in 11 Beobachtungen. Es besteht aber dabei nur starke neutrophile Leukocytose trotz starker myeloischer Metaplasie und Riesenzellen. Die lymphatischen Leukämien waren typischer, aber auch nie hochgradig. WIRTH meint, bei den Haustieren sei ein typisch myeloisch-leukämisches Blutbild bisher nicht nachgewiesen.

Die Entdeckung von ELLERMANN und BANG, die Hühnerleukämien in mehrere Generationen übertragen konnten, hatten erhebliches Aufsehen erregt, und ist die Tatsache von HIRSCHFELD und JACOBY bestätigt worden. Es zeigt sich dabei eine ungeheure Vermehrung ungranulierter Zellen bis zu 350000 und 875000, die oft plötzlich einsetzt, nach einer Inkubation von 4 Wochen bis 5 Monaten. Vereinzelt kommen Spontanheilungen vor, meist sterben die Tiere bald und manchmal schon im aleukämischen Vorstadium. Die histologische Prüfung ergibt hochgradige Wucherung in Leber und Milz, meist von den Capillaren ausgehend, zum Teil auch im interstitiellen Bindegewebe der Leber. Die Übertragung gelingt auch von aleukämischen Tieren. SKRIBA und SCHRIDDE haben diese Veränderungen bei den Hühnern als nichtleukämische erklärt. Wie DOMARUS muß ich sagen, so interessant diese Hühnerleukämen auch sind, zweifelhaft bleibt doch, ob eine Analogie mit menschlichen Verhältnissen vorliegt, und zu weitgehende Schlüsse erscheinen auch mir „verfrüht". Gänzlich abzulehnen ist der von ELLERMANN immer wieder unternommene Versuch, auch die perniziöse Anämie bloß als besondere Leukämieform hinzustellen. Dazu reichen die Erfahrungen bei Hühnern nicht aus, und ist sicher Perniciosa eine absolut verschiedene Erkrankung.

Literatur der Leukämie bei Tieren.

AUBERTIN: Arch. Mal. Coeur **1913**, 201. Rind.

BAYON: Proc. Soc. Med. **21** (1928). J. comparative Pathol. **43**, 188 (1930). Hühner. — BERENDT: Arch. Tierheilk. **15**. — BOLLINGER: Virchows Arch. **59**; Schweiz. Arch. Tierheilk. **24**. Schwein. — BURKHARDT: Z. Immun.forschg Orig. **14** (1912). Hühnerleukämie sei Tuberkulose — BUTTERFIELD: Fol. haemat. (Lpz.) **2** (1905).

EBERT: Virchows Arch. **72**. — EGGELING: Arch. Tierheilk. **10**. — ELLERMANN: Verh. dtsch. path. Ges. **1908**; Berl. klin. Wschr. **1915**, Nr 30; Z. klin. Med. **79**, **43** (1913); Hühnerleukose. Berlin: Julius Springer 1918. Hühnerleukämie; Kongreßzbl. inn. Med. **12**, 341 (1920); Fol. haemat. (Lpz.) **21**, 103; **22**, 126; **26**, 165 (1920); C. r. Soc. Biol. Paris **1921**, 147; Mh. prakt. Tierheilk. **33**; J. of exper. Med. **33**, 539 (1921); J. Physiol. et Path. gén. **21**, 117 (1923). Zsf.; Fol. haemat. (Lpz.) **27**, 171 (1922); **29**, 203 (1923). — ELLERMANN u. BANG: Zbl. Bakter. **46** (1908); Skand. Arch. Physiol. (Berl. u. Lpz.) **21** (1909); Z. Hyg. **63**.

FRIEDBERGER u. FRÖHNER: Lehrbuch Haustiere 1904.

Gic: Amsterdam 1927. Tierleuk. (holl.). — Gmach: Tierärztl. Zbl. **1914**. Schwein. Habersang: Arch. Tierheilk. **51**. Pferd. — Hirschfeld: Fol. haemat. (Lpz.) **7**, 437. — Hirschfeld u. Jakoby: Berl. klin. Wschr. **1909**, Nr 4 u. 7; Z. klin. Med. **69**, 75 (1912). Hühner.

Knuth in Kolle-Wassermann: 3. Aufl., Lief. **26**, Bd. 9. 1928. — Kon: Virchows Arch. **190** (1907).

Levaditi: C. r. Soc. Biol. Paris **77**. Mäuse. — Lignac: Krkh.forschg **6**, 97.

Morpurgo: Giorn. Acad. Torino **1912**, 230. Mäuse.

Neumann: E.: Berl. tierärztl. Wschr. **1910**, 579.

Ramazotti: Fol. haemat. (Lpz.) **7**, 260. Kuh.

Schmeisser: J. exper. med. **22**. Huhn. — Schridde: Dtsch. med. Wschr. **1909**, Ver.-Beil. Nr 6. — Simonds: Kongreßzbl. inn. Med. **22**, 444 (1926). Mäuse. — Skriba: Dtsch. tierärztl. Wschr. **1908**, 405. — Slye: Paris méd. **16**, 257 (1926). Mäuse-Leuk. nur bei Nachkommen von Krebsstämmen!

Toit, du: Fol. haemat. (Lpz.) Arch. **21**, 1 (1916). Rinder.

Weil et Clerc: Arch. Méd. expér. **16** (1904); C. r. Soc. Biol. Paris **1904** u. **1905**; Presse méd. **1905**, No 72. — Warthin: J. inf. Dis. **4** (1907). Geflügel. — Wiezkowski: Wien. klin. Wschr. **1913**, 569. Huhn. — Willach: Dtsch. tierärztl. Wschr. **1896**. Schwein. — Wirth: Mschr. prakt. Tierheilk. **31** (1920).

Zypkin: Fol. haemat. (Lpz.) **32**, 33 (1925).

Wichtigere Literatur und Monographien, besonders über Wesen und Auffassung der Leukämien.

Arzt u. Fuhs: Leukosen und Leukoblastome. Handbuch Haut- und Geschlechtskrankheiten, Bd. 8. 1929. (Sehr eingehende Darstellung.) — Askanazy: S. 486.

Banti: Zbl. path. Anat. **1904**. — Bard: Lyon. méd. 1888; Cancer propre du sang u. in Inaug.-Diss. Dvoiris, Genève 1924. — Bass: Amer. J. med. Sci. **162**, 647 (1921). Kinderleuk. 25 F. — Benjamin u. Sluka: S. 486. — Berger: Arch. Path. gén. et Anat. path. **1923**. — Bickhardt: Fol. haemat. (Lpz.) **32**, 83 (1925). Entzündung b. Leukämie. — Bizzozero: Virchows Arch. **99** (1885). — Borst: Beitr. path. Anat. **39**. — Bunting u. Yates: N. Y. med. J. **1916**, 1169.

Castellani: Leukämie in den Tropen; Arch. Schiffs- u. Tropenhyg. **10** (1906). — Catsaras: Virchows Arch. **249**, 43 (1924). Für infekt. Genese. — Clerc: Nouveau Traité de méd. Paris, Tome 9. 1927. — Curschmann: Klin. Wschr. **1927**, 245. Auf Entfettungskur.

Dausac: Gaz. Sci. méd. (Bordeaux) **1893**. Auch ak. Leukämie = Tumor. — Deusch: Verh. Congr. inn. Med. **1924**. Infekt. tox. Ursprung. — Domarus, v.: Fol. haemat. (Lpz.) **6** (1988). Sammelref.; Fol. haemat. (Lpz.) **13** (1912); Monogr. in Kraus u. Brugsch, **1918**.

Ebstein: Monogr. Stuttgart: Ferdinand Enke 1909; Wien. med. Wschr. **1909**, 2065. — Ehrlich, Lazarus, Pinkus: Nothnagels Slg **8**. — Ellermann: Kongreßzbl. inn. Med. **29**, 415 (1923); Fol. haemat. (Lpz.) **30** (1924). Mitosenwinkel. — Emile-Weil: Presse méd. **1925**, 1297. Leuk. b. Röntgenologen. — Engel: Berl. klin. Wschr. **1907**, Nr 40; **1908**, Nr 23.

Fabian: Zbl. path. Anat. **1908**. Sammelref. — Fabian, Naegeli, Schatiloff: Virchows Arch. **190** (1908). — Fineman: Internat. Med. **29**, 168 (1922). — Fowelin: Inaug.-Diss. Breslau 1907. 81 Fälle. — Fox u. Farley: Amer. J. med. Sci. **1922**, 313. — Fränkel, E.: Virchows Arch. **216** (1914).

Grawitz: Lehrbuch u. Berl. klin. Wschr. **1908**, Nr 29. — Guglielmo, di: La leucaemia acuta. Napoli 1916; Clin. med. ital. **1925**, 193.

Helly: S. 486 u. 517; Henke-Lubarsch, Handbuch der speziellen Pathologie. Berlin 1927. Anatomie u. Histologie. — Herz: Monogr. Akute Leukämie 1911. — Hirsch: Dtsch. med. Wschr. **1925**, 1475. Allg. Theorie. — Hirschfeld: Kasuistik und Theorien. Fol. haemat. (Lpz.) **2**, 743; **6**, 382; in Schittenhelm, Handbuch 1925. Monogr. Hier viel Lit. über Aff. d. Haut, Sinnesorgane. — Holler: Wien. med. Wschr. **1923**, 1279. — Howell: Arch. int. Med. **1920**, 706. Fehlen von Antikörperbildung. — Hynek: Klin.-ther. Wschr. **1907**, Nr 51 u. 52; Fol. haemat. (Lpz.) **11**, 298.

Kümmel: Graefes Arch. **95** (1918). Auge.

Lenaz: Haematologica (Palermo) **3**, 173 (1922). — Leube: Dtsch. Klin. **1903**. — Lifschitz: Fol. haemat. (Lpz.) **39**, 35 (1929). Klassifikation. — Lignac: Kongreßzbl. inn. Med. **46**, 419 (1927). Tumorauff. — Lubarsch: Dtsch. med. Wschr. **1922**, 786; Zbl. path. Anat. **33**. — Lüdke: Dtsch. Arch. klin. Med. **100**. Exper. Erzeugung leukämieähnlicher Blutbilder; Dtsch. med. Wschr. **1920**, 345. — Luksch: Fol. haemat. (Lpz.) **1906**.

Melnikow: Fol. haemat. (Lpz.) **15**, 48. Gravidität. — Ménétrier et Aubertin: S. 468. — Meyer: Verh. dtsch. path. Ges. **1927**, 108. Allg. Genese. — Mosler: Monographie. Berlin 1872. — Müller, Ed.: Münch. med. Wschr. **1913**, 439. Übertragung auf

Affen erfolglos. — MÜLLER, H. F.: Zbl. path. Anat. 1894. Zusammenf. Ref. — MUNK: Korresp.bl. Schweiz. Ärzte 1918, Nr 50. Tumorfrage.

NAEGELI: Ergebnisse und Probleme der Leukämieforschung, Erg. inn. Med. 5 (1910); Leukämie; Monogr. Nothnagels Slg 1913. — NETOUSEK: Wien. Arch. inn. Med. — NEUMANN: Arch. Heilk. 11 (1870); Berl. klin. Wschr. 1878 u. 1880; Virchows Arch. 207, 379 (1912).

PALTAUF: Wien. klin. Wschr. 1912, Nr 1. — PAPPENHEIM: Kritiken und Prolegomena. Fol. haemat. (Lpz.), besonders 1, 431; 2, 291; 3, 435; 4, 301, 329; 5, Nr 1—4; 7, 36, 121. 240, 346, 439; 8, 31, 194; 9, 68; 11, 231; 14, 199; 15, 295; Fol. clin. 1910; Z. klin. Med. 47 u. 52; Arch. klin. Chir. 71; Die Zellen der leukämischen Myelose. Jena 1914. — PEPPER: Fol. haemat. (Lpz.) 11, 298. — PETRI: Kongreßzbl. inn. Med. 40, 811 (1925). Mitosenwinkel. — PINEY: Amer. J. med. Sci. 169, 691 (1925). Tumorfrage. — PINKUS: Hautveränderungen bei Leukämie. In KRAUS u. BRUGSCH 1919. — PRIBRAM u. STEIN: S. 482. Konstitutioneller Faktor.

RAMSEY: Arch. Dis. Childr. 1927, 119. Übers. Ref. — RIBBERT: Dtsch. med. Wschr. 1907, 329.

SACCONAGHI: 15. ital. Kongr. inn. Med. 1905. — SCHMIDT, M. B.: S. 499. — SACHS: Leukämie und Gravidität. Med. Klin. 1918. — SCHRIDDE: Münch. med. Wschr. 1908, Nr 20. Histogenese. — STERNBERG: S. 479, 482, 487. Beitr. path. Anat. 61 (1915); in HENKE-LUBARSCH, Handbuch der speziellen Pathologie. Berlin 1927; Wien. klin. Wschr. 1925, 1. — SZILARD: Wien. Arch. 8, 33 (1924). Genese. Hypothese; Amer. J. 173, 348 (1927). L. Zerfall.

TIEMANN: Münch. med. Wschr. 1930, 1033. Entzündg.

VIRCHOW: Frorieps N. Notizen. 1845, Nr 780; Med. Ver.ztg 1846 u. 1847; Virchows Arch. 1, 2, 5, 7; Die krankhaften Geschwülste. Bd. 2, 569; Verh. physik.-med. Ges. Würzburg 2 (1853).

WALLGREN: Acta med. scand. 54, 133 (1920). Gravidität. — WALZ: Zbl. path. Anat. 1901. Zusammenf. Ref. Lit.! — WARD: Lancet 1914. Symptomatische Leukämie. — WEBSTER: Bull. Hopkins Hosp. 31, 358 (1920); 1921, 251. — WILHELMI: Med. Klin. 1925, 1219. Zus. Ref.

ZIEGLER: Histogenese, Monogr., Jena 1906; Reichsmed.anz. 1910.

Der Symptomenkomplex Pseudoleukämie.

Unter Pseudoaffektionen versteht man ganz allgemein Krankheiten, deren äußere Erscheinungen in täuschender Weise andere in ihrem Wesen scharf charakterisierte Krankheiten nachahmen, während die genauere Analyse und die anatomische Untersuchung prinzipiell ganz verschiedene Verhältnisse aufdeckt. Schon entsprechend der Begriffsbildung stellt ein solches Pseudoleiden keine Krankheitseinheit dar, sondern einen *Symptomenkomplex,* der *verschiedenen, genetisch ganz differenten Leiden* zukommen kann. Es soll daher der Name Pseudoleukämie *nur die äußerliche Ähnlichkeit mit Leukämie* durch die Vergrößerung von Lymphknoten und Milz bei Fehlen eines leukämischen Blutbildes hervorheben, über das eigentliche Wesen aber nichts präjudizieren. Offenkundig in diesem Sinne zur vorläufigen Orientierung hat auch COHNHEIM zuerst den Begriff Pseudoleukämie gebraucht und eingeführt.

Die COHNHEIM als Ausgangspunkt dienende Beobachtung war wohl nur eine Zeitlang aleukämisch oder subleukämisch; bei weiteren Untersuchungen wäre sie wohl typisch leukämisch oder doch qualitativ ausgesprochen leukämisch gefunden worden. Schon wegen der für die heutige Zeit ganz ungenügenden klinischen und histologischen Durcharbeitung kann diese Beobachtung nicht die Basis einer Krankheit sein.

Aus Prioritätsgründen wollen viele Autoren den älteren Namen Hodgkins disease vorziehen. Zweifellos hat schon HODGKIN, und noch viel früher MORGAGNI, ähnliche Affektionen beschrieben; aber HODGKIN rechnete auch luetische Drüsenschwellungen, ja gewöhnliche Skrofulose und metastatisches Carcinom zu derselben Kategorie, mithin Krankheiten, die wir anderweitig gruppieren müssen. Er hat ferner keine histologischen Untersuchungen und keine Sektionen vorgenommen. Hodgkins disease ist eben nur = Lymphdrüsenschwellung, teils erkannter, teils unerkannter Genese. Mit Pseudoleukämie wollen wir aber sagen, daß es selbst unter Weglassung von Skrofulose, Tuberkulose, Lues und von Carcinom noch Vergrößerungen der Lymphknoten und der Milz gibt, die den Leukämien gleichen, aber doch nicht Leukämien sind.

Zuerst hatten BONFILS und TROUSSEAU im Jahre 1856 erkannt, daß es leukämieähnliche Leiden ohne Vermehrung der L. gibt. Sie schlugen daher für diese Affektionen die Namen Cachexie sans leucémie und Adenie vor. VIRCHOW wählte den Ausdruck Lymphosarkom. Es geht aber aus seinen Schilderungen mit Sicherheit hervor, daß er, ebenso wie auch BILLROTH unter der Bezeichnung malignes Lymphom, verschiedenartige Dinge zusammengefaßt hat.

Wie man zwischen lymphatischer und lienaler Leukämie eine Trennung nach dem Ort der vorwiegenden Lokalisation des Leidens vorgenommen hatte, so schied man auch die Pseudoleukämien in gleicher Weise und bezeichnete außerdem einigermaßen analoge Prozesse im Knochenmark als myelogene Pseudoleukämie. Eine scharfe Sonderung erwies sich freilich als unmöglich, und man erklärte daher Mischformen als gemischte Pseudoleukämie. Indessen ist auch hier, wie bei Leukämie, der Ort der stärksten Wucherung ohne prinzipielle Bedeutung und niemals ein Beweis dafür, daß das Leiden gerade hier seinen Ursprung genommen hätte. Viel wichtiger erweist sich die eingehende histologische Untersuchung, und diese stellte fest, daß zunächst zwei prinzipiell völlig verschiedene Erkrankungen vorliegen.

1. *Lymphocytome* (RIBBERT), ausschließlich *Wucherungen von „Lymphocyten“*, neben mehr oder weniger reichlichem Bindegewebe.

2. *Granulome* (KUNDRAT, später besonders BENDA), *entzündliche Granulationsgeschwülste,* die ein außerordentlich polymorphes Zellbild mit Rundzellen, Fibroblasten, Epitheloidzellen, Riesenzellen, polymorphkernigen Leukocyten, Plasmazellen usw. darbieten.

Diese beiden Affektionen haben zueinander keinerlei Verwandtschaft und stellen die beiden histologischen Grundtypen aller unter dem klinischen Syndrom der Pseudoleukämie zusammengefaßten Krankheiten dar.

Den prinzipiellen Unterschied zwischen beiden Erscheinungsformen hatte VIRCHOW noch nicht erfaßt. Sein Lymphosarkom enthält sowohl Lymphocytome wie Granulome Zuerst scheint der in diesen Fragen besonders bewanderte und verdiente KUNDRAT den Unterschied erkannt zu haben. Er schied aufs sorgfältigste seine Lymphosarkomatose mit ausschließlicher Wucherung der £. als Vegetationsstörung des lymphatischen Gewebes vom „malignen Granulom“, das eine entzündliche Erkrankung darstelle.

Heute ist diese Trennung gesicherte Tatsache. Die Scheidung entspricht dem ersten sicher geführten Schwertstreich, der den gordischen Knoten der Pseudoleukämie durchhauen hat.

Nun stellen *beide Gruppen wiederum* bloß *Sammelbegriffe* dar; aber die weitere Aufspaltung läßt sich jetzt leichter durchführen.

Einteilung des klinischen Symptomenkomplexes Pseudoleukämie:

A. Lymphocytome: Ausschließliche Lymphocytenwucherung: Hyperplasien:

I. *Aleukämische Lymphadenosis,* echte Pseudoleukämie (PINKUS) = *Systemaffektion des gesamten lymphatischen Gewebes,* generalisiert von vornherein. Der Ort der stärksten Wucherung, Lymphknoten, Milz, Knochenmark, ist ohne prinzipielle Bedeutung. Infiltrierende oder nichtinfiltrierende Formen können nicht prinzipiell getrennt werden; maßgebend ist die Generalisation.

Viele Affektionen verlaufen sublymphämisch; manche gehen in lymphatische Leukämie über. Einzelne Fälle zeigen Grünfärbung: Aleukämische Chloroleukämien.

Je eingehender heute die Prüfung des Blutbildes erfolgt, desto mehr wird nach den Gesichtspunkten von S. 132, 194, 208, 473 f., 491 u. 500 das Leiden schon frühzeitig in seinem Wesen erkannt. Histologisch ist die Übereinstimmung mit leukämischer Lymphadenose eine absolute, klinisch desgleichen, auch in bezug auf die sehr verschiedenen Äußerungsformen der Krankheit, die völlig den auf S. 490—491 geschilderten Typen entsprechen. Die

Scheidung zwischen aleukämischen und leukämischen Affektionen ist daher künstlich, in hohem Grade willkürlich und wissenschaftlich nicht gerechtfertigt.

Für die Differentialdiagnose ist alles schon S. 491 f. ausgeführt. Besonders wichtig ist aber der Hinweis, daß genaue Blutbefunde wiederholt aufgenommen werden müssen.

II. *Lymphosarcomatosis* (KUNDRAT). Wahrscheinlich maligner Tumor. *Lokalisierte, von einer Lymphknotengruppe ausgehende Affektion, nie generalisiert.* Leber und Milz oft klein, nicht oder wenig beteiligt. Fortschreiten auf benachbarte Lymphknoten auf dem Lymphweg, seltener hämatogene Metastasen.

[III. *Lokales Lymphosarkom* ist auch ein Lymphocytom, gehört aber nicht zum klinischen Bilde der Pseudoleukämie, weil zu lokalisiert.]

B. Myelosen: Wucherungen des myeloischen Parenchyms: Hyperplasien.

Aleukämische Myelosen, Systemaffektionen des myeloischen Apparates klinisch und histologisch wesensgleich mit leukämischen Myelosen. Gewöhnlich tritt die große Milz wie bei der leukämischen Form stark hervor und sind Lymphknoten nicht oder nur gering vorhanden. Der Blutbefund ist aleukämisch, zeigt aber fast immer qualitativ typisch leukämische Verhältnisse und meist mit der Zeit alle Übergänge zu typisch myeloischem Blutbild.

C. Granulome: Entzündliche Bindegewebswucherungen.

I. *Lymphogranulome* (PALTAUF) = malignes Granulom (BENDA). Zuerst hat STERNBERG in eingehenden Untersuchungen auf diese Krankheit der Lymphknoten und später oft auch der Milz hingewiesen und zunächst ätiologisch Tuberkulose angenommen, diese Ansicht später aber aufgegeben.

Man überzeugt sich immer mehr, daß ein besonderes Leiden vorliegt, das mit Tuberkulose nichts zu tun hat. Das Blutbild zeigt die Erscheinungen eines entzündlich-infektiösen Prozesses, nicht eines hyperplastischen.

Ich glaube aber, daß es außer der Lymphogranulomatosis noch andere Granulome in den Lymphdrüsen gibt, die ähnliche histologische Bilder ergeben, jedoch wesensverschieden sind.

II. *Tuberkulose* kann so generalisiert auftreten, daß das Bild einer tuberkulösen Pseudoleukämie (BAUMGARTEN) entsteht.

III. *Luetisches Granulom* der tertiären Syphilis kann als große Seltenheit ausgedehnte Lymphknoten und Milzschwellung hervorrufen.

IV. *Lepröses Granulom* (HABERFELD[1]).

Von granulomatöser Pseudoleukämie darf man klinisch nur reden, wenn eine annähernd vollständige Generalisation der Lymphknotenerkrankung vorliegt. Daher fallen lokalisierte entzündliche Lymphome oder tuberkulöse Drüsen nicht in den Bereich unserer Erörterung.

Als große Seltenheit können auch Tumoren fast alle Lymphknoten vergrößern, so ein generalisiertes Spindelzellensarkom in eig. Beob., publiziert von BAUMGARTEN.

Isolierte große Milztumoren wurden früher oft als lienale Pseudoleukämien bezeichnet. Auch hier verstecken sich eine ganze Reihe von Krankheiten, die im Kapitel Megalosplenien eingehend nach histologischen und klinischen Gesichtspunkten geschieden sind.

Als *myelogene Pseudoleukämien* hat man früher der Analogie zuliebe multiple Myelome oder andere myelogene Affektionen bezeichnet. Auch dieser Ausdruck kann heute nicht mehr verwendet werden.

Mit dem Begriff *Pseudoleukämie* soll nur klinisch eine vorläufige Klassifikation einer Beobachtung vorgenommen werden. *Eine Diagnose ist damit nicht gestellt,* nicht einmal eine Verlegenheitsdiagnose, sondern nur das Vorhandensein eines gewissen klinischen Symptomenkomplexes angedeutet. Aufgabe der weiteren klinischen und histologischen Untersuchung ist es, zu einer wirklichen Diagnose zu gelangen. Das ist heute in der Mehrzahl der Fälle möglich. Alsdann soll der über das Wesen nichts aussagende Ausdruck

[1] HABERFELD: Arch. Brasil. med. **1914**.

Pseudoleukämie streng vermieden und das Leiden nach seinem Wesen bezeichnet werden, z. B. als aleukämische Lymphadenose oder als Lymphogranulom.

Der Anatom sollte nie von Pseudoleukämie sprechen. Der Kliniker kann manchmal den Ausdruck zeitweise nicht ganz entbehren, muß sich aber darüber völlig klar sein, daß er damit keine Diagnose gestellt hat.

Allgemeine Literatur über den klinischen Symptomenkomplex der Pseudoleukämie.

BAUMGARTEN: Arb. path. Inst. Tübingen **2** (1899); Berl. klin. Wschr. **1915**, Nr 47. — BENDA: Verh. d. dtsch. path. Ges. **1904**. — BILLROTH: Virchows Arch. **18** u. **23**; Arch. klin. Chir. **10**. — BONFILS: Soc. méd. d'observations. Paris 1856.

COHNHEIM: Virchows Arch. **33**; Allg. Path. **1**.

DOMINICI et RIBADEAU-DUMAS: C. r. Soc. Biol. Paris, 25. Juli **1908**. Revision du lymphosarcome.

FISCHER: Arch. klin. Chir. **55**.

GRETSEL (GRIESINGER): Berl. klin. Wschr. **1866**, 212.

HIRSCHFELD: Berl. klin. Wschr. **1808**, Nr 50, S.-Ref.; Fol. haemat. (Lpz.) **1909**; Erg. inn. Med. **7** (1911), S.-Ref. — HODGKIN: Med.-chir. transact. **17** (1832).

KUNDRAT: Wien. klin. Wschr. **1893**, Nr 12.

LANGHANS: Virchows Arch. **54**, 509. — LEWIN: Fol. haemat. (Lpz.) **7**, 284. Lymphosarcomatosis.

MAC CALLUM: Transact. Assoc. amer. Physicans **22** (1907). — MUIR: Glasgow med. J. **1905**.

NAEGELI: Nothnagels Slg, 2. Aufl. Monogr. 1913.

ORTNER: Wien. klin. Wschr. **1890**.

PALTAUF: Erg. Path. **3** (1896); Mraceks Handbuch der Hautkrankheiten, Bd. 4. 1909. — PAPPENHEIM: Arch. klin. Chir. **71**; Z. klin. Med. **52**; Fol. haemat. (Lpz.) **1—21**. — PINKUS: Nothnagels Slg **8**.

RIBBERT: Geschwulstlehre. — RIEUX: Arch. Mal. Coeur **1912**, 468. S.-Ref. — RONZONI: Habil.schr. Pavia 1907. — ROY, LA: Ann. et bull. Soc. méd. Gand **99** (1909).

SABRAZÈS: Congr. franc. Méd. Lille **1899**; Hématol. clin. **1900**. — STERNBERG: Lehrb. Primärerkrankungen; Z. Heilk. **19** (1898).

TROUSSEAU: Gaz. Hôp. **1857**, 577. — TÜRK: Wien. klin. Wschr. **1899**, Nr 40; **1903**, Nr 39.

VIRCHOW: Die krankhaften Geschwülste, Bd. 2, S. 557.

WINIWARTER: Österr. med. Jb. **2** (1877). — WUNDERLICH: Arch. Heilk. **1858**.

Die Lymphosarkomatose (KUNDRAT)

ist die nichtgeneralisierte Erscheinungsform des Lymphocytoms und dadurch charakterisiert, daß ein lokal beginnendes Leiden später weitere Lymphknotengruppen ergreift. Viele hierhergehörigen Erkrankungen haben daher nichts zu tun mit dem klinischen Syndrom der Pseudoleukämie, die eben eine generalisierte Affektion bedeutet.

Zahlreiche Autoren fassen die Lymphosarkomatose nicht richtig auf. Identität mit Lymphadenosen ist nicht vorhanden, weil in den Leberinterstitien nicht überall Lymphome auftreten und die Milz nicht rein lymphatisch wird. Damit ist die oft behauptete enge Verwandtschaft mit (aleukämischen) Lymphadenosen widerlegt. Das Studium der KUNDRATschen Originalpublikation ist in diesen Fragen aufs dringendste anzuraten.

VIRCHOW hatte unter Lymphosarkom sowohl Lymphosarkomatose wie Granulome zusammen behandelt, desgleichen v. WINIWARTER bei Besprechung des malignen Lymphoms. GHON hat nach KUNDRAT am eingehendsten diese Probleme studiert und verschiedene Differenzierungen aus Mesenchymgewebe angenommen. Bei höchster Differenzierung entstehen ℒ.-artige Zellen, bei geringerer lymphoblastenartige, bei geringer undifferenzierte Zellen. In der Tat bieten die Schnitte oft ganz verschiedene Zellbilder und nicht nur ℒ.-ähnliche Zellen.

Als Typus dieses nicht häufigen Leidens will ich die mediastinale Lymphosarcomatosis schildern. Es erkranken die mediastinalen Lymphknoten zunächst isoliert, bilden mächtige Tumoren unter Konfluenz der einzelnen zahllosen Drüsen, drängen die Lungen zur Seite und (besonders charakteristisch!) von der Spitze ab, infiltrieren allmählich aber alle Nachbarorgane wie besonders das Perikard, wuchern auf dem Herzen flächenhaft weiter und durchsetzen die Herzmuskulatur bis ans Endokard. Andererseits dringt die Wucherung ins Lungengewebe ein, entweder direkt, oder viel häufiger längs der Lymphwege, der Gefäße und Bronchien, die mantelförmig von lymphatischem Gewebe umscheidet sind. Auch in den Wirbelkanal kann das Gewebe eindringen und zu Paraplegie führen. Die Venen und Arterien werden eingemauert, die Wand auch oft infiltriert; es kommt aber nicht zu eigentlichen Gefäßeinbrüchen. Wir sehen in dieser Beziehung dasselbe Verhalten wie bei leukämischen Infiltraten. Die Zellen nisten sich überall ein, wachsen zwischen allen Spalten durch, breiten sich im Zwischengewebe so mächtig als möglich aus, aber zerstören weder Muskulatur noch Gefäße in der Art maligner Tumoren. Dies ist tumorartiges Wachstum, aber noch nicht direkt Tumor. Deshalb steht denn auch Kundrat nach Studium von 50 Fällen nicht an, einen eigentlichen malignen Tumor auszuschließen und eine Vegetationsstörung des lymphatischen Gewebes anzunehmen.

Die Art der allmählichen Ausbreitung und des speziellen Wachstums in den Lymphknoten nach Art von Metastasen (siehe unten) zeugt aber doch meines Erachtens für Tumor. Wenn dabei die Zellen nicht wirklich aggressiv wachsen, so kann dies im Wesen der Mesenchymzellen begründet sein, die gewisse ursprüngliche Charaktereigenschaften auch bei malignem Wachstum noch beibehalten, ähnlich wie Lebercarcinome in Metastasen noch Galle bilden.

Unzweifelhaft sind diese Wucherungen von den eigentlichen Sarkomen prinzipiell verschieden, und auch Ribbert, der in der Gesamtgruppe des Lymphocytoms maligne Tumorbildung sieht, ist seit langer Zeit für die Sonderstellung des Lymphosarkoms gegenüber allen anderen Sarkomen eingetreten.

Bei diesem lokal infiltrativen Wachstum der Lymphosarcomatosis bleibt es aber nicht. Mit der Zeit werden auf dem Lymphweg benachbarte Lymphknotengruppen ergriffen. Dabei wuchert eine sekundär affizierte Cervicaldrüse z. B. nicht in toto als Hyperplasie wie bei den Systemaffektionen, so daß infolge der allgemein gesteigerten Zellbildung Follikel und Marksubstanz in einem $\mathfrak{L}$.-Haufen zusammenfließen, sondern, wie dies Ribbert so instruktiv in seinem Lehrbuche darstellt, so entsteht in der Drüse eine lokale, tumorähnliche Wucherung. Zuletzt sollen nach Kundrat auch Blutmetastasen in weit abliegende Organe erfolgen. Dies ist der Fall, wenn man auch in der Haut und im Knochenmark zahlreiche Metastasen findet (eig. Beob.), während in vielen Fällen das Knochenmark freibleibt.

Wenig und oft gar nicht beteiligt sind Milz und Leber, und gerade hier fehlt trotz langen Bestehens der Krankheit jene für Systemaffektion so beweisende, regelmäßig in jedem Interstitium vorhandene, lymphatische Zellbildung.

Klinische Formen.

1. *Mediastinales Lymphosarkom,* siehe oben S. 534.

2. *Lymphosarkomatose des Rachens, der Tonsille oder des Epipharynx,* meist mit flächenhaften Infiltraten der Mucosa, Verlegung der Choanen, Protrusio bulbi, Cyanose, kleine Lymphknoten, zuerst am äußeren Rand des Sternocleido-Mastoideus.

3. *Lymphosarkomatose der Retroperitonealdrüsen,* oft lange Zeit nur Allgemeinerscheinungen, Abmagerung, Fieber, Schweiße, später palpable Drüsen.

4. *Lymphosarkomatose des Magens und Darmes* mit Stenosen oder häufiger Erweiterungen des Darmlumens, später oft Ulceration und Peritonitis.

5. *Isolierte Lymphosarkomatose der Milz* (eig. Beob., Mienzil, Hijmans u. a.).

6. *Lymphosarcomatosis ausgedehnter Lymphknotengruppen.* Bei Müllern und Grossmann waren die meisten Lymphknoten ergriffen, Knochenmark und Milz aber ganz intakt und in der Leber nur sehr kleine Veränderungen.

Die Folgen der Lymphosarkomatosen sind von dem Ort der Wucherung. abhängig und äußern sich in Druck- und Stauungsphänomenen, die wesentlich zum Erkennen des Leidens beitragen. Recht oft kommen Thrombosen vor. Infolge von Druck auf Nervenstämme treten heftige Schmerzen auf.

Der Blutbefund der Lymphosarkomatosen ist in der Literatur selten verzeichnet. Mehrfach wird Reduktion der ℒ.-Werte notiert, so bei Reckzeh I. ℒ. 3% bei 12100 L. In der Tat muß infolge Zerstörung der ℒ.-bildenden Organe mit der Zeit eine Abnahme der ℒ. erwartet werden; denn ein Übertritt der gewucherten abnormen und biologisch ganz verschiedenen Zellen ins Blut dürfte nur ausnahmsweise vorkommen. Pathologische ℒ. habe ich bisher vermißt und nur ab und zu breitleibige ℒ., aber keine Lymphoblasten gefunden.

Wenn in der Literatur zahlreiche pathologische ℒ. erwähnt sind, so sind es wohl immer Lymphadenosen mit stark aggressivem Wachstum gewesen.

In eig. Beob. ist die Reduktion der ℒ. oft sehr deutlich, mitunter aber auch geringgradig.

R. L. s. mediastini, Hb. 100, L. 6000, ℒ. 33, agonal.
U. L. s. von Rachen, Nase und Nebenhöhlen, L. 5800, ℒ. 18.
M. L. s. mediastini, Hb. 60, L. 7000, ℒ. 15.
W. L. s. mediastini, Hb. 80, L. 10400, ℒ. 7!
S. L. s. mediastini, Hb. 95, L. 8600, ℒ. 15.
M. L. s. mediastini, Hb. 110, L. 7200, ℒ. 27, große ℒ.
V. L. s. mediastini, Hb. 90, L. 21600, N. 92, ℒ. 2!
B. L. s. pharyng., Hb. 100, L. 6800, ℒ. 19.
W. L. s. gl. retroperit., Hb. 40, R. 3,04, L. 4600, ℒ. 16.
H. L. s. mediastini, Hb. 80, L. 11460, ℒ. 6!
M. L. s. mediastini, großzellig, L. 41500, N. 84,4, ℒ. 6, Myeloc. 4.

In der letzten Beobachtung war die Ausdehnung eine ungeheure. In der Haut und im Knochenmark fanden sich Metastasen zahlreich. Von hohem theoretischen Interesse ist die hochgradige neutrophile Leukocytose infolge der Knochenmarksmetastasen.

Man sieht, daß Lymphosarcomatosis andere Reaktionen auslöst als Lymphadenose, trotz außerordentlicher Ausdehnung nicht zu Lymphocytose führt, und sich damit als biologisch wesensverschieden charakterisiert.

Eine Anämie fehlt oft. Mitunter wird sie hochgradig, manchmal unzweifelhaft wegen Befallenseins des Knochenmarkes.

Bei den Patienten entwickelt sich mit der Zeit fortschreitende Abmagerung und Kachexie. Fieber fehlt meistens, kommt aber auch vor, freilich mehr als erhöhte Abendtemperatur. Diazoreaktion fehlte in meinen Fällen, solange die Kachexie nicht gerade hochgradig war.

Der Verlauf ist ein chronischer. Fall S. erstreckt sich über 6 Jahre; aber bei klinisch manifestem Befund wird eine Dauer von 1—2 Jahren nur selten überschritten. Besserungen sind nicht häufig. Gewöhnlich nimmt das Leiden einen progressiven Verlauf. Komplikationen sind zahlreich als Folge von Kompressionserscheinungen. Die Patienten sterben zumeist an Herzmuskelinsuffizienz (oft plötzlich), nie unter hämorrh. Diathese wie bei Lymphadenosen.

Therapie: Arsenremissionen werden mitgeteilt, und bei Fall V sah ich einen glänzenden Röntgenerfolg, freilich nur vorübergehend.

Die Wucherung hatte vor dem Sternum einen mehrere Zentimeter hohen Tumor erzeugt, der bei Bestrahlung total verschwand; desgleichen gingen die großen Lymphknoten bis auf geringe Reste zurück. Tod an Rezidiv.

Bei Röntgentherapie verwende man pro Feld die Sarkommindestdosis, die 60% der Hauterythemdosis beträgt, wobei die 60% jede einzelne Zelle treffen müssen. Deshalb muß bei tiefer Lage die Kreuzfeuermethode angewandt werden, ferner ein Dosenquotient, verbessert durch Vergrößerung des Fokusabstandes. Filtration mit 0,5 mm Zn + 3 mm Al oder mit 1 mm Cu. Jetzt wird die Haut bis zur Gefahrgrenze beansprucht, d. h. die volle Erythemdosis verwendet. Man wird auch andere Arten der Technik versuchen.

Die Erholungsdosis pro Feld beträgt mindestens 6 Wochen. Ist der Tumor nicht röntgensensibel, so hat die Wiederholung nach 6 Wochen kaum noch einen Sinn.

Die Diagnose ist in vorgeschritteneren Fällen gewöhnlich nicht schwierig, besonders bei den mediastinalen Affektionen; doch ergibt sie sich aus der allgemeinen klinischen Untersuchung, nicht aus dem Blutbefund. Wertvolle Dienste leistet die Radiologie. In Differentialdiagnose kommen maligne Tumoren, Struma maligna, Bronchuscarcinom, dagegen Lymphadenosen meist[1] nicht ernstlich, weil ein lokalisiertes Leiden vorliegt und daher allgemeine Drüsenschwellung fehlt. Die mächtige Entwicklung eines mediastinalen „Tumors" schließt aber die Diagnose Leukämie keineswegs aus.

Für Lymphogranulom sprechen lange Fieberperioden mit hohen Temperaturen, Diazoreaktion, besonders aber stark ausgedehnte Lymphknotenaffektion und Milzschwellung, Pruritus, beträchtliche Leukocytosen mit Neutrophilie.

Enorme Dilatationen des Oesophagus mit ihren starken Schatten im Röntgenbild sind mehrfach für Lymphosarkomatosen gehalten worden, so eig. Beob., publiziert von Kahlsdorf. Gegenüber sarkomatösen Tumoren ist öfters die Abgrenzung klinisch und anatomisch schwer oder unmöglich, auch gegenüber den Schminckeschen lymphoepithelialen Geschwülsten oft schwer.

Nötig ist die Probeexcision einer Lymphdrüse; doch kann eine erst kurze Zeit affizierte Lymphdrüse einen entscheidenden Befund noch vermissen lassen.

Wesen der Lymphosarcomatosis. Die meisten Autoren, jedoch nicht alle, sehen in dieser Affektion maligne Tumoren. Darin wäre allerdings ein prinzipieller Unterschied gegenüber der Systemaffektion der Lymphadenose gelegen. In der Tat ist die Ähnlichkeit mit bösartigen Neubildungen gewöhnlich außerordentlich groß; jedoch liegt nur tumorartiges Wachstum vor wie bei leukämischen Infiltraten, nie rücksichtsloses Durchwuchern aller Gewebe. Sternberg hat ausdrücklich betont, daß Naegeli darin vollkommen recht habe.

Die Literatur nimmt wegen lokal infiltrativer Ausdehnung oft Lymphosarkom an, während eine Durchsicht aller Befunde die Systemaffektion der Lymphadenose klar beweist und nur da und dort tumorartige Ausbreitung vorliegt.

Kombination mit Mikuliczschem Bilde existiert nicht. Der Fall Thaysen, oft dafür zitiert, ist eine ausgesprochene Lymphadenose. Grünfärbung kommt der Lymphosarkomatose nie zu, und bei enormer diffuser Infiltration paariger Organe handelt es sich auch immer um Lymphadenose, aber oft mit aggressivem Wachstum (siehe S. 502).

Literatur der Lymphosarkomatose.

Beyer: Inaug.-Diss. Rostock 1904. Fälle 4 u. 5. — Bianchi: Kongreßzbl. inn. Med. **42**, 445. — Biggs: J. amer. med. Assoc. **83**, 178 (1924). — Bing: Arch. Kinderheilk. **44**. — Brandt: Münch. med. Wschr. **1908**, Nr 14. — Bregmann u. Stienhaus: Virchows Arch. **172** (1903).

Cervesato: Jb. Kinderheilk. **43** (1896). — Chiari: Wien. klin. Wschr. **1895**, 39. — Cohn: Inaug.-Diss. Würzburg 1906.

Dinkel: Arb. path. Inst. Tübingen **7**. — Dominici u. Ribadeau-Dumas: C. r. Soc. Biol. Paris **64**, 37 (1908); **65**, 208. — Dufhus: Inaug.-Diss. Greifswald 1895. Wenigstens Fälle 15 u. 22.

Ebert: Inaug.-Diss. Heidelberg 1918. — Eisenmenger: Wien. klin. Wschr. **1895**. — Elischer u. Engel: Dtsch. med. Wschr. **1906**, 1620. — Exner: Dtsch. Z. Chir. **153** (1920).

Fabian: Beitr. path. Anat. **53**, 491 (1912); Münch. med. Wschr. **1913**, Nr 34. — Fortmann: Inaug.-Diss. Greifswald 1902.

Gareis: Inaug.-Diss. Erlangen 1897. — Ghon u. Roman: Frankf. Z. Path. **19**. — Gioja: Kongreßzbl. inn. Med. **32**, 364 (1924). — Glinski: Virchows Arch. **167**. — Grohe: Virchows Arch. **150**.

Haenisch: Strahlenther. **3**, 520 (1913). Röntgenheilung. — Henoch: Charité-Ann. 8 (1883). — Herrmann: Inaug.-Diss. München 1898. — Hess: Wien. klin. Wschr. **1907**,

[1] Ausnahmen sind der Typus II der Lymphadenosen (S. 490) und die Beobachtungen S. 489, 491 mit Beginn im Epipharynx als „Tumor".

Nr 44. — HIJMANS: Kongreßzbl. inn. Med. **43**, 605. Milzsarkom. — HIRSCHFELD: Fol. haemat. (Lpz.) **27**, 97 (1922). Sarkom, klinisch wie Myelom. — HUBER: Dtsch. Arch. klin. Med. **17**. — HÜBNER: Inaug.-Diss. Greifswald 1895. — HÜTTENBRENNER: Jb. Kinderheilk. **1871**, 157.

JAQUET: Virchows Arch. **185**. — JUNG: Inaug.-Diss. Greifswald 1901.

KAHLSTORF: Fortschr. Röntgenstr. **42**, 421 (1930). — KLEINSCHMIDT: Mschr. Unfallheilk. **1911**. — KODAMA: Kongreßzbl. inn. Med. **33**, 495. — KOSCHIER: Wien. klin. Wschr. **1893**, 688. — KRAFT: Wien. klin. Wschr. **1906**, 528. — KREBS: Art. radiol. Suppl. **10** (1930); **11**, 487 (1930). Mäuse. — KUHN: Inaug.-Diss. Zürich 1904. — KUNDRAT: Wien. klin. Wschr. **1893**, 211, 234. — KURPJUWEIT: Dtsch. Arch. klin. Med. **77** (1903). Knochenmarkmetastasen. — KUTZNER: Inaug.-Diss. Greifswald 1889.

LANGEL: Inaug.-Diss. München **1902**. — LETULLE: Arch. Mal. Coeur **20**, 716 (1927). — LEVY-DORN: Berl. klin. Wschr. **1912**, 10. Röntgenerfolg. — LEWIN: Die bösartigen Geschwülste, **1909**; Fol. haemat. (Lpz.) **8**, 21. — LEWIS: Lancet **199**, 1092 (1920). Mediastinaltumor, Röntgenheilung. — LÜCKE: Virchows Arch. **33**, 527; Dtsch. Z. Chir. **2**, 238. — LÜDIN: Schweiz. med. Wschr. **1926**, 709.

MAMLOCK: Inaug.-Diss. Breslau 1899. — MAYR: Inaug.-Diss. München 1909. — MEYER-DELIUS: Inaug.-Diss. Freiburg 1901. Stark generalisiert. — MIENZIL: Med. Klin. **1924**, 935. Milzsarkom. — MÜLLERN, v. u. GROSSMANN: Lit. S. 498.

NOTHNAGEL: Wien. med. Wschr. **1904**, 2178.

PALTAUF: Erg. Path. **3** (1896). Lit.! — PIETROWSKI: Z. Heilk. **1906**.

RECKZEH: Charité-Ann. **29**. Fall 1. — REICHE: Med. Klin. **1919**, 632. — RIBBERT: Virchows Arch. **102**. — RIEGEL: Virchows Arch. **49**. — RÖPKE: Arch. klin. Chir. **66** (1902). — RUFF: Wien. klin. Wschr. **1906**, 531. Reg. Lymphosarkom. Lit. der Arsenheilungen!

SALOMON: Dtsch. med. Wschr. **1908**, Nr 10 (= Lymphadenose). — SCHEEL: Fol. haemat. (Lpz.) **7**, 175. — SCHLAGENHAUFER: Inaug.-Diss. München 1884; Virchows Arch. **164** (1901). Schneeberger Bergkrankheit sei Lymphosarkom der Bronchialdrüsen. — SCHMID: Wien. klin. Wschr. **1898**. — SCHMIDT, ERWIN: Frankf. Z. Path. **16**. Dünndarm-L.-Sarkom. — SCHMIDT, M. B.: S. 499. Fall 3. — SCHOEN: Frankf. Z. Path. **25**, 112 (1921). — SCHUBERT: Inaug.-Diss. München 1913. — SEIFFERT: Dtsch. med. Wschr. **1921**, 1329. — STERNBERG: Primärerkrankungen, besonders S. 149; Wien. klin. Wschr. **1925**, 40. — STICKER u. LÖWENSTEIN: Zbl. Bakter. **55** (1910). — STÖCK: Wien. med. Wschr. **1894**.

THAYSEN: S. 499 (= Lymphadenose). — TÜRK: Wien. klin. Wschr. **1903**, 1073; Wien. klin. Wschr. **1899**, Nr 40.

VIRCHOW: Die krankhaften Geschwülste, Bd. 2, S. 728. — VONWYL: Inaug.-Diss. Zürich 1913.

WEBER: Inaug.-Diss. Erlangen 1901. — WEBSTER: Hopkins Hosp. Bull. **20**, 251 (1921). — WEISS: Hämatologische Untersuchungen. 1896. — WERNER: Strahlenther. **15**, 843 (1923).

ZIMMER: Med. Klin. **1923**, 681. Magen-Darm.

Das Lymphogranulom (PALTAUF).

Malignes Granulom (BENDA). STERNBERGsche Krankheit.

1. Die ersten Zeichen der Krankheit sind gewöhnlich *Lymphknotenvergrößerung* an umschriebener Stelle, sehr oft auf einer Seite des Halses. Diese Drüsen gleichen zunächst gewöhnlichen tuberkulösen Drüsen, wachsen meist langsam und schmerzlos, gelegentlich rascher, und sind dann empfindlich.

Bald werden andere Lymphdrüsen in der Nähe beteiligt, z. B. auf der anderen Halsseite, oder in der gleichseitigen Axilla, oder die Drüsen werden zahlreich, nehmen bedeutenden Umfang am Hals, in beiden Achselhöhlen und im Mediastinum an, dehnen sich schließlich auch auf andere Körperregionen aus.

Anfänglich sind diese Lymphknoten weich; nach längerem Verlauf werden sie hart. Fast stets bleiben sie auf der Unterlage frei verschieblich, sofern sie nicht mechanisch stark eingekeilt sind; vor allem lassen sie aber, selbst bei enormer Größe, die darüber liegende Haut frei, so daß diese nicht verdickt ist, und gut abgehoben werden kann, keinerlei Rötung und nie Durchbrüche und Fisteln aufweist. Sehr selten beobachtete Vereiterungen sind auf ärztliche Eingriffe zurückzuführen. Unter sich aber sind die einzelnen Drüsen meist stark verbacken, so daß man knollige Konvolute fühlt; freilich können auch ganz isolierte Lymphknoten daneben liegen. Die Drüsen wachsen nicht ständig, nehmen gelegentlich ohne ersichtlichen Grund wieder ab, zeigen aber doch eine starke Tendenz zu Ausbreitung und Größerwerden.

2. Es treten nicht selten in der Nähe der erkrankten Lymphknoten erhebliche *Lymphödeme* auf, die aber starken Wechsel zeigen.

3. Es kommt zu *Kompressionserscheinungen,* lokaler Stauung, Nervenschmerzen, Kollateralkreislauf; doch ist das im allgemeinen auffällig gering, namentlich im Verhältnis zur Größe der Tumoren.

4. Allmählich geht das *Allgemeinbefinden zurück,* zeigt sich Appetitverlust, Abmagerung, Mattigkeit. Stärkere Erscheinungen dieser Art pflegen im allgemeinen aber erst längere Monate nach Auftreten der Drüsen aufzufallen. Später tritt hochgradige Kachexie auf.

5. Häufig konstatiert man *Perioden* von *hohen Temperaturen,* die an Typhus erinnern, und die EBSTEIN als besondere Krankheit, „chronisches Rückfallfieber", bezeichnet hatte. In anderen Erkrankungen treten nur gelegentlich leicht fieberhafte Temperaturen auf. In vorgeschrittenen Stadien treffen wir wochenlang hohe Fieber, die nur durch Medikamente und oft enorme Schweißausbrüche unterbrochen werden. Mitunter ist das Auftreten des Fiebers begleitet von stärkerer Schwellung oder Verkleinerung der Lymphknoten. Die Fieber sind aber in der Mehrzahl der Fälle ohne besonderen Typus, oft lange Zeit auch nur gering.

6. *Schweiße* sind sehr häufig und können selbst bei mäßigen Temperaturerhöhungen zeitweise ungewöhnliche Grade erreichen.

7. Im Urin trifft man oft und meist hochgradig *positive Diazoreaktion.*

8. Mitunter ist *Pruritus* Frühsymptom, so daß viele Kranke zuerst zum Dermatologen gehen. Im späteren Verlauf ist heftigster Juckreiz recht häufig; dagegen sind eigentliche Hautknoten selten.

WECHSELMANN beschrieb Erythrodermie, BLOCH, HOFMANN, ARNDT sahen toxisch bullöses Exanthem. Dermatosen verschiedener Art kommen oft vor. Das Bild der Mycosis fungoides zeigte sich in der Beob. von MOUSSON. Eingehende Schilderungen siehe SCHOENAUF in Handbuch der Hautkrankheit.

9. Nicht selten sind im späteren Verlauf *Milz und Leber vergrößert,* und gelegentlich kommen enorme meist grobhöckrige Milztumoren vor.

Negative Zeichen und deshalb wertvoll für die Differentialdiagnose, namentlich gegenüber Lymphadenosen, sind das Fehlen von Infiltraten im Rachen, in den Lidern, Wangen und Mammae. Dagegen gibt es eine Reihe von Erkrankungen unter dem Bild des Mikulicz. Hämorrhagische Diathese fehlt vollständig, nur Stauungsblutungen kommen als Seltenheit vor oder Blutungen auf dem Boden der Hypersplenie bei abdominaler Ausbreitung.

10. Ausstrahlende Nervenschmerzen sind oft zu beobachten, besonders bei der nicht seltenen spinalen Drucklähmung, vor allem in der Lende und in den Beinen, später mit Paresen und Paraplegien. In derartigen Beob. oft „rheumatische" Schmerzen und Herpes.

11. *Blutbefund.* Entsprechend dem Wesen der Krankheit als einer Entzündung ist *Leukocytose* ein sehr häufiger Befund, und zwar kann man kaum bei einer anderen Krankheit so oft und so viele Monate und Jahre lang recht hohe Leukocytose beobachten.

So sah ich in 6 eig. Beob. als höchste Werte 41000, 45000, 46000, 48000, 50000, 55400, und in der Literatur kommen noch höhere Zahlen vor.

Es dominieren die N. außerordentlich; aber Eos. fehlen nicht und sind oft vermehrt, jedoch meist nur in gewissen Phasen, dann aber manchmal bedeutend. Auf niedrige Prozentsätze herabgedrückt und absolut bedeutend vermindert erweisen sich die $\mathfrak{L}$., worin ich stets den Ausdruck der Lymphknotenzerstörung sah. Öfters begegnete ich einigen Myelocyten, auch wenn Knochenmarksmetastasen fehlten. Monoc. sind zahlreich, meist ansehnlich und dauernd vermehrt und gewöhnlich zahlreicher als $\mathfrak{L}$. Während mit dem Verlauf die $\mathfrak{L}$. immer mehr sinken, pflegen die Monoc. zu steigen.

Zahlreiche andere Beob. ergeben leichte Leukocytosen, 10000—18000 mit gleicher Zusammensetzung wie oben. Diese Befunde sind häufiger als ganz bedeutende Leukocytosen. Endlich gibt es Fälle mit Leukopenie, besonders bei abdominalen Erkrankungsformen. FABIAN hat bei Durchsicht der Literatur diese Leukopenie in etwa $^1/_5$ der Fälle konstatiert.

Recht wichtige Befunde sind in späteren Stadien pathol. N. und Eosinophilie, diese auch schon in Frühfällen.

STRISOWER berichtet von 42,6% Eos. auf 28900 L. bei Einbettung der Vagi in Lymphogranulomgewebe. WIRZ sah 49% Eos. auf 25000 L., STEWART über 100000 Eos.!, doch sind das maximale Werte.

Eine Anämie kann lange fehlen, kommt aber später fast regelmäßig vor. Ich betrachte sie als geradezu charakteristisch für das Leiden, dabei ist der F.-I. erniedrigt. Selten liegt der Hb.-Wert unter 60. Einzelne Fälle führen zu schwerer Blutarmut (FRÄNKEL und MUCH R. 1,14; HIRSCHFELD und ISAAC bei akuter Erkrankung in 6 Wochen Hb. 20, R. 1,3; HIRSCHFELD Hb. 20, R. 1,0). Andererseits sieht man bei Cyanose und Dyspnoe infolge von Kompressionserscheinungen hohe R.- und Hb.-Werte bis zu 6,0 und 125 Hb.

Im Serum ist eine Globulinzunahme, oft ansehnlicheren Grades, so gut wie regelmäßig. Abnormer Bilirubingehalt wird vermißt.

Formen des Lymphogranuloms (oft in Kombinationen).

1. Die häufigste Form ist die äußerlich sichtbare Drüsenaffektion, besonders als *cervicale Erkrankung* der Lymphknoten. Das ist aber meist nur grobklinisch so. Genauere, namentlich radiologische Untersuchungen ergeben schon bei geringem Befallensein der Halsdrüsen gewaltige mediastinale Erkrankung, so daß der Beginn hier zu suchen ist.

2. Nicht selten ist die *mediastinale Erkrankungsart,* gelegentlich als enormer isolierter „Tumor". Eine große Zahl von klinischen Mediastinaltumoren gehören zu Lymphogranulom. Nicht selten bestehen dann pleurale Ergüsse, besonders in den späteren Stadien, evtl. in Kombination mit Tuberkulose.

Gerade diese Krankheitsform kann oft mehrere Jahre auffällig gutartig verlaufen, obwohl wie in eigener und fremder Beob. der „Tumor" völlig sarkomähnlich ins Perikard und in den Herzmuskel und in die Lunge einbricht, so daß der Pathologe vor der histologischen Untersuchung Sarkom annimmt.

3. *Inguinale Form,* bei der vielfach, ja vielleicht immer, die erste Lokalisation des Leidens im Abdomen liegt. Dieses Leiden darf nicht mit der dermatologischen Affektion inguinales Granulom verwechselt werden.

4. *Lymphogranulom der Retroperitonealdrüsen,* oft ähnlich einer Peritonitis tub., mit Meteorismus oder starken Ergüssen, mächtigen Drüsenknoten, oft mit großer Leber und Milz, Diazoreaktion, schwerer Kachexie, Anämie, meist Leukopenie, gelegentlich Ikterus durch Gallenwegpression (Lit. und mehrere eig. Beob.).

Gelegentlich ist die peritoneale und die Leber- und Milzmitbeteiligung klinisch nicht nachweisbar und besteht ein unklares, schwer zu deutendes Krankheitsbild, das an Typhus erinnert (so bei ROSENTHAL, ISAAC) oder an Sepsis (eig. Beob.), Bauchfelltuberkulose, Lebercirrhose.

5. *Isoliertes Lymphogranulom der Milz,* dann mitunter enormer Milztumor. Bei Operation oder Sektion sind jedoch wohl immer wie in eig. Beob. einige abdominale Lymphknoten miterkrankt. Bei dieser Form kann häm. Diathese durch Hypersplenie auftreten.

Hierher eig. Beob., dann Fälle von PARKES WEBER, STEINIGER (bei der Sektion dann ausgedehnte Drüsenaffektion), LUCE, ISAAC, OPPENHEIM, HIRSCHFELD, REDD, WADE, SYMMERS, KLEIN, EHLERS.

6. Bild eines scheinbaren, lokalen Tumors (wie Bronchuscarcinom) oder zahlreicher kleiner oder großer Knoten in der Lunge (eig. Beobachtungen, Knoten im Oesophagus [HAUDECK]).

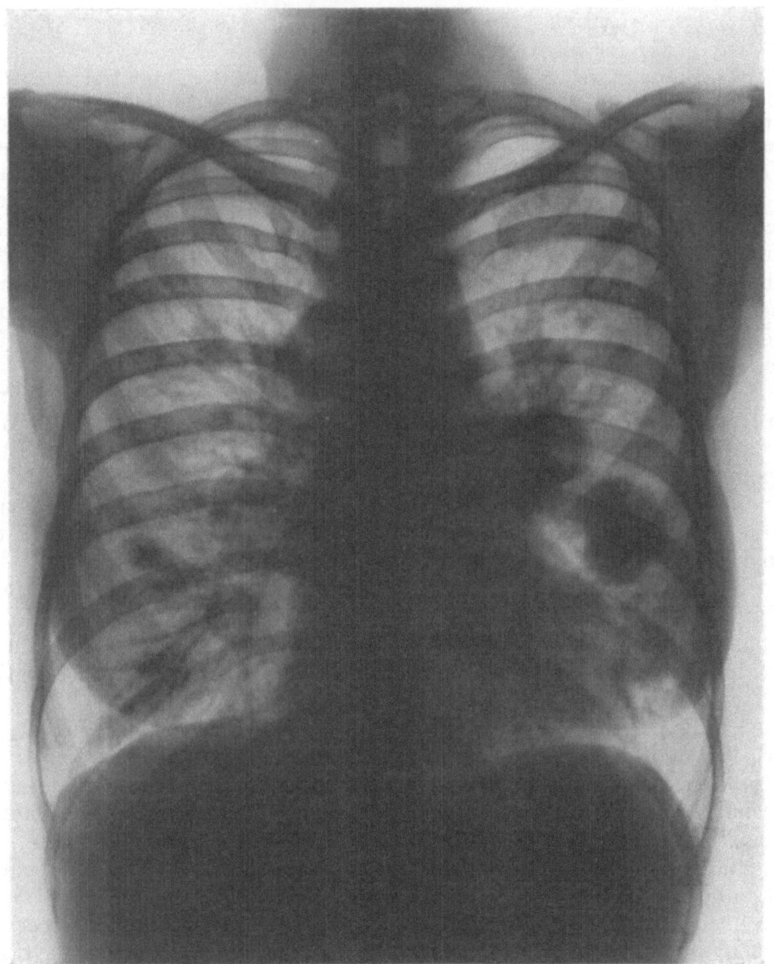

Abb. 95. Lymphogranulom mit großen Knoten in der Lunge.

7. Die ossuären Formen zeigten Periostinfiltrate, besonders am Sternum, den Rippen und der Wirbelsäule, Knochenherde, Spontanfraktur des Knochens (BEITZKE), Dominieren von Knochenaffektionen (ASKANAZY [1921]). Von diesen Prozessen gehen oft starke Schmerzen aus.

8. Tumorartig infiltrativ wucherndes Wachstum, besonders vom Mediastinum aus in Lunge, Perikard, Zwerchfell, Leber, Herz.

9. Gastrointestinale Formen, mehr als 40 F. der Lit. mit Infiltraten und Ulcerationen, oft ohne äußere Drüsenschwellung, klinisch ähnlich dem Typhus, aber sehr irregulärer Verlauf, oder ähnlich der Sepsis.

10. Pulmonale Formen, entweder Infiltrate im Hilus vom Mediastinum her oder große Knoten (Abb. 95) oder diffuse kleine Streuung von Knoten.

11. Atypische Fälle, besonders histologisch, stellenweise sarkoid oder andere stark an Retikulosen erinnernd und schwer von ihnen zu trennen, vielleicht besondere Affektion, so schon ein Fall von FABIAN, dann REINSTORFF, HARBITZ, TERPLAN, BRANDT, HUGUENIN, SACHS und WOHLWILL, ABRIKOSOFF, HITTMAIR, CARBALLO usw.

Vorkommen. Lymphogranulom ist die häufigste Form der „Pseudoleukämie", viel häufiger als Lymphosarkom.

Männer erkranken weit zahlreicher als Frauen und Kinder. FABIAN traf unter 205 Fällen 126 Männer, 34 Frauen, 45 Kinder. Am häufigsten erkrankt das 3. und 4. Jahrzehnt; das höchste verzeichnete Alter betrug nach FABIAN 65 Jahre, das niedrigste $5^1/_2$ Monate.

Das Vorkommen bei Tieren ist nie erwiesen, ebensowenig die Übertragung auf Tiere.

Verlauf. Das Leiden ist außerordentlich bösartig, wenn es unzweifelhaft sich auch über mehrere Jahre erstrecken kann und Besserungen vorkommen. Bei ausgebreiteten Formen ist die fortschreitende Abmagerung und Kachexie nicht aufzuhalten. Besonders schlechte Prognose scheint nach meiner Erfahrung den Fällen mit hoher Leukocytose zuzukommen. Auch lokalisierte Granulome können außerordentlich schwer und progressiv verlaufen. Immerhin kann hier eine Besserung zeitweise eintreten, selten aber für mehr als einige Monate. Heilung kommt nicht vor.

Gewöhnlich dauert das Leiden 2—4 Jahre; selten bis 8 Jahre (mehrere eig. Beob.); akute Verlaufsformen sind bekanntgegeben von PEISER (4 Wochen), MORITZ (Tod nach 9 Wochen), HIRSCHFELD und ISAAC, P. WEBER, LUCE (?), HEISSEN, WIERIG, KRETZ, BAAR, HOLTHUSEN.

Die *Diagnose* des Leidens ist im allgemeinen leicht, wenn die Symptome und die verschiedenen Formen eingehende Berücksichtigung finden. In Frühfällen kann freilich oft nur die Probeexcision entscheiden.

Tuberkulöse Lymphdrüsen zeigen meist anderes Verhalten gegenüber der Haut, erweichen oft und brechen durch, zeigen keine so starke Neigung zu ständiger Ausbreitung und Größerwerden, lassen Pruritus, Ödeme, hohe Leukocytose mit Eosinophilie vermissen, beteiligen das Mediastinum fast nie in Form von Tumoren.

Gegenüber Lymphadenosen und Lymphosarkomatosen ist die Abgrenzung auf S. 494 und 537 durchgeführt.

Große Schwierigkeiten bietet das Erkennen mancher rein abdominal oder intestinal gelegener oder unter dem Bilde eines lokalen malignen Tumors verlaufender Lymphogranulome. Besonders ist auch daran zu denken, daß das volle Bild eines enormen Mediastinaltumors bestehen kann (siehe ein solches Röntgenbild in NAEGELI: Nothnagels Slg **1913**).

In der *Therapie* spielt die Röntgenbestrahlung mit temporär oft erheblichen Erfolgen und die Arsenbehandlung die Hauptrolle. Besonders bevorzuge ich Arsacetin 0,05 3mal täglich. Injektionen von Acid. Arsenic. in steigenden Dosen 1—15 Milli und zurück; Arsylen 3mal täglich 1—2 Tabletten. Diese Arsentherapie muß immer und immer wieder durchgeführt werden. HIRSCHFELD empfiehlt Kombination von Arsen mit Jod.

Einer meiner Patienten, der nach 7 Monaten Fieber moribund war und enorme retroperitoneale Granulome (histologisch leider nicht untersucht) bei einer Probelaparotomie als Krankheitsursache gezeigt hatte, erholte sich auf Arsacetin in geradezu wunderbarer Weise und ist dauernd geheilt (eingehende Krankengeschichte in Ther. Mf. **1909**). War dies Lymphogranulom?

ERICH MEYER (1912) schildert den Rückgang von spinalen Kompressionssymptomen unter Arsacetin, und weitgehende Besserung hat er mehrfach gesehen. Gute Erfolge verzeichnete auch ZIEGLER.

Man verwende verzettelte Dosen in 3wöchentlichen Intervallen pro Feld.

Dosis $^1/_3$—$^1/_2$ Hauterythemdosis. Filtrierung mit 0,5 mm Zn + 1 mm Al oder mit 3 mm Al allein oder 5 mm Al.

In letzter Zeit sah ich von der fraktionierten protrahierten Methode (Coutard) der Röntgenanwendung mehrere auffällig große Erfolge.

Sonst kommen allgemeine Prinzipien der Behandlung in Frage. Eine chirurgische Entfernung der erkrankten Drüsen ist meist technisch unmöglich — man denke nur an die so häufige Mitbeteiligung des Mediastinums — und führt fast immer rasch zu Rückfällen, müßte aber heute bei nur peripherisch lokalisierten Drüsen versucht und mit nachfolgender Röntgenbestrahlung kombiniert werden.

Sehr zweckmäßig und erfolgreich sind Aufenthalte im Hochgebirge im Winter und im Sommer.

Die *Sektion* zeigt viele vergrößerte Lymphknoten, oft zu großen Paketen verwachsen, daneben Knoten in vielen anderen Organen. Nie aber sind alle Lymphdrüsen des Körpers ergriffen und oft verhalten sich weite Gebiete völlig normal, so daß keine Systemaffektion vorliegt. An manchen Stellen wird tumorartig das anliegende Gewebe durchwuchert. Einzelne Erkrankungen bieten ganz das Bild eines bösartigen Tumors, z. B. Durchwachsen des Zwerchfells, massives Eindringen in die Leber (eig. Beob.).

Ähnlich bei einem zuerst als Lymphosarkom von Dietrich geschilderten Krankheitsfall. Hierher zählt auch Eindringen in den Wirbelkanal und Kompression des Rückenmarks mit Paraplegie (viele eig. und fremde Beob.), sodann ein Einbruch in die Trachea (Karl Mayer) — aber „trotz exquisit malignem Wachstum" „kein Tumor".

Auf dem Schnitt fallen als höchst charakteristisch *gelblich speckige Nekroseherde,* oft mit ganz scharfer Abgrenzung, in den weißen oder fischfleischähnlich aussehenden Drüsen auf.

Hochcharakteristisch ist auch das Aussehen der Milz, das Fränkel und Much mit rotem Porphyr oder Bauernwurst verglichen haben, und in diesen Milzen sieht man eckige oder rundliche grauweiße Prominenzen in rotem Gewebe. Mitunter ist eine enorme grobhöckrige Milz vorhanden.

Auch die Leber ist vielfach vergrößert. Granulomknoten sind nicht selten, und bei ausgebreiteten Formen findet man auch zahlreiche kleinere interstitielle Einlagerungen, obwohl dieselben nie so regelmäßig und zahlreich auftreten wie lymphocytäre Infiltrate. Gar nicht selten bestehen große Infiltrate in Magen und Darm.

Andere Knoten sind in manchen Organen des Körpers gefunden worden. So trifft man mitunter zahlreiche Herde in der Lunge (viele Fälle in der Literatur und eig. Beob.), oder in den Nieren (Bürger, Schwabach, Stranz, Weisshaupt, Schur, Sternberg), im Knochenmark sogar sehr häufig selbst in der Muskulatur (Ferrari und Cominotti, Goppelt u. a.), selten in der Haut (Grosz, Hecht, Arndt, Bruusgaard, Kaufmann, Nobl, Fränkel, Nothaft u. a.) und im Gehirn (Hecker); einige Angaben über Tonsillenaffektionen halte ich nicht für gesichert. Amyloiddegeneration ist häufig.

Eine Reihe von Beob. (über 20) ergeben große tumorähnliche, aber diffuse Infiltrationen des Magens, zum Teil mit Ulcerationen, ähnlich sarkomatösen oder syphilitischen Magenaffektionen. Gleichzeitig können dann auch Infiltrate im Darm vorkommen, die aber auch isoliert auftreten (gastrointestinale Form). Ulcera sind alsdann im Darm häufig, selbst Perforationen kommen vor. In diesen Beob. besteht ein septisch typhöses Bild, meist Leukopenie. Die Diagnose ist schwierig. Große Drüsen komprimieren gelegentlich die Gallengänge und erzeugen Ikterus (eig. Beob.) oder die Ureteren, und führen zu Urämie.

Der *histologische Befund* zeigt ein polymorphes *entzündliches Granulationsgewebe* aus Fibroblasten, Epitheloidzellen, Sternbergsche Riesenzellen mit Kernen in der Mitte, nicht wie bei den Langhansschen Riesenzellen am Rande der Zelle; dazu treten $\mathfrak{L}$., Plasmazellen, Eos., letztere als große Komplexe am Rande von Nekrosen. Benda gelang der Nachweis von Fibrin in frischen Herden.

Die Drüsen sind diffus und nicht lokalisiert befallen, im Gegensatz zu tuberkulösen Herden, eigentlich, wie mir scheint, ein sehr auffälliger Befund. Die Zusammensetzung aus den einzelnen Zellen kann sehr verschieden sein. In früheren Stadien wiegen manchmal die 𝔏. vor und fällt die Diagnose schwer.

Mit der Zeit erfolgt eine Vernarbung des entzündlichen Gewebes. Das bindegewebige Reticulum verdickt sich und wird hyalin. Die größeren Zellen nehmen mehr und mehr ab und bleiben nur da und dort in kleinen Nestern erhalten. Einzelne Streifen von 𝔏. sind noch erhalten zwischen dem kernarmen Bindegewebe. Das sind die sog. harten Lymphome, die fast ausschließlich nicht zu den Lymphocytomatosen, sondern zu den Granulomen gehören. Diese Bilder erinnern ungemein an die bei chronischer Tuberkulose in den Lymphdrüsen erfolgenden Indurationen.

Sehr häufig findet sich eine *Kombination* mit *tuberkulösen Herden* in den Lymphknoten, und gewisse histologische Bilder erscheinen dann auch dem Geübtesten schwierig zu deuten. Vernarbung kommt als Osteosklerose auch im Knochenmark vor.

Ätiologie. STERNBERG traf tuberkulöse Prozesse so häufig, 15 auf 18, daß er zuerst die Krankheit als eigenartige Tuberkulose gedeutet hat. Später aber ließ er wie PALTAUF diese Ansicht wieder fallen. FRÄNKEL und MUCH indessen konnten nur 1mal auf 17 Fälle eine begleitende tuberkulöse Veränderung entdecken, fanden aber ein granuläres, antiforminfestes, aber nicht säurefestes Stäbchen, darstellbar bei verschärfter Gramfärbung, meist in geringer Zahl, und waren geneigt, dieses dem Tuberkelbacillus verwandte Stäbchen als Erreger der Krankheit anzusprechen. Dieses Stäbchen gilt aber heute wohl allgemein nicht mehr als Erreger der Krankheit.

Zur Klärung sind viele Tierversuche durchgeführt worden. Bei manchen ist auch bei histologisch typischem Lymphogranulom eine Tuberkulose beim Versuchstier entstanden, so daß viele Autoren das Lymphogranulom nur für eine besondere Form der Tuberkulose erklären, so auch zuletzt noch EUGEN FRÄNKEL im Gegensatz zu seiner früheren Ansicht. Gegenüber solchen Befunden muß aber immer darauf hingewiesen werden, wie oft bei Erkrankungen, die so ausgedehnt die Lymphknoten befallen und aufwühlen (siehe auch Leukämie, S. 456), eine frische Aussaat von Tuberkelbacillen stattfindet, besonders noch sub finnem vitae, und wie wir bei der Leukämie gesehen haben, braucht es dabei gar nicht zur Entwicklung von tuberkulösem Gewebe zu kommen. Klinisch hat die Krankheit ganz andere Züge als eine Tuberkulose.

Völlig zurückzuweisen ist die Auffassung einer abgeschwächten Tuberkulose, wie das früher oft behauptet worden ist. Ich habe stets dagegen hervorgehoben, daß es ein maligneres Leiden überhaupt nicht geben kann und also eine solche Ansicht völlig unhaltbar ist, wo wir sonst so oft die klinische Heilung schwerer Tuberkulosen kennen.

Amerikanische Autoren (BUNTING, YATES, ebenso NEGRI, MIEREMET) wollen die Reinkultur eines Stäbchens als Corynebacterium Hodgkini erreicht und damit bei Rhesusaffen positive Impferfolge erzielt haben, während ASKANAZY nur Mißerfolge bei Makakusaffen erzielte, ebenso wie viele andere (ASCHOFF, FRÄNKEL) bei anderen Versuchstieren stets nur negative Befunde bekamen.

FRÄNKEL rät zu größter Skepsis gegenüber den Angaben über positive Impfübertragungen auf Tiere, die von LICHTENSTEIN, SASAKI bei BAUMGARTEN, SCHÄFFER verzeichnet worden sind.

Wenn bei Übertragungen auf Versuchstiere oft Tuberkulose entstanden ist, so lauten doch auch viele Angaben in dieser Beziehung völlig negativ wie diejenigen von PALTAUF, F. FISCHER, YAMASAKI, REED, VERPLOEGH usw., oder doch nur für einen kleinen Teil der Versuche als gelungene Impftuberkulose (HIRSCHFELD), wie denn viele Autoren sich der Auffassung des Leidens als

Tuberkulose völlig ablehnend verhalten (WULFFIUS [beide Prozesse überall scharf getrennt, ebenso LUBARSCH]) und ja auch PALTAUF und STERNBERG diesen Gedanken ganz haben fallen lassen. Jedenfalls sieht man bei Tuberkulose nie derartige Leukocytosen und Eosinophilien.

Die Auffassung als bovine Tuberkulose (STICKER und LÖWENSTEIN, STEIGER) hat keinerlei Anhänger und scharfe Ablehnung durch v. BAUMGARTEN gefunden.

Es erscheint mir fraglos, daß außer dem PALTAUFschen Lymphogranulom noch *andere infektiöse Granulome* die Lymphknoten in ausgedehntester Weise befallen und vergrößern, mitunter aber histologisch schwer abgrenzbar sind. Man denkt sogar daran, Lymphogranulom sei nur eine Reaktionsform, keine ätiologische Einheit.

So gehört wohl das eigenartige Granulom von DIETRICH, das im Laufe einer Myelose aufgetreten ist und in vielen Organen große Knoten gesetzt hat, nicht zu dem gewöhnlichen Lymphogranulom.

Ferner verfolgte ich über eine Reihe von Jahren eine Affektion mit enormer Vergrößerung der Cubital-, Axillar-, Cervical-, Nacken-, Submentaldrüsen, ohne Beteiligung von Mediastinum und Milz, mit Leukocytose von 19520—13875 und $37^2/_3$%—51%! Eos., wo die excidierten Drüsen ein Granulom, aber ohne das typische Bild, ergeben haben. Die langdauernde weitgehende Besserung auf Röntgen, das Fehlen einer weiteren Ausdehnung aufs Mediastinum, das Ausbleiben der Kachexie, die bleibende enorme Eosinophilie und das klinische Bild des Prurigo ferox lassen es mir als gänzlich ausgeschlossen erscheinen, daß hier das PALTAUFsche Lymphogranulom vorgelegen hätte. Die Patientin ist am Leben geblieben und war nie kachektisch.

Es sollte daher auch der Kliniker, besonders seitdem atypische Fälle in letzter Zeit immer häufiger bekannt gegeben wurden, in der Prognose sich nicht absolut sicher ausdrücken.

Für fast jeden Kliniker bietet das Leiden etwas so Eigenartiges und Gesondertes, daß er entschieden für die *volle Selbständigkeit der Krankheit* eintritt (auch KRAUS und LUBARSCH) und von irgendeiner Form der Tuberkulose nichts wissen will.

Literatur des Lymphogranuloms.

ABRIKOSSOFF: Virchows Arch. **275**, 505 (1930). Atyp. — MC ALPIN: Arch. int. med. **32**, 954 (1923). — ANTONELLI: Policlinico **1925**, 391. Abd. F. — ARNDT: Dermat. Z. **18** (1911); Virchows Arch. **209**, 432 (1912). — ASCHOFF: Verh. dtsch. path. Ges. **1904**. — ASKANAZY: Verh. dtsch. path. Ges. **1912**. Disk.; **1921**, 78. Disk.; Zbl. path. Anat. **31**, 78 (1921). — AUBERTIN: Paris méd. **1927**, 30. 100 F.

BAAR: Klin. Wschr. **1930**, 1223. — BABAIANZ: Payot 1928. — BARBROCK: Inaug.-Diss. Kiel 1890. — BARRENSCHEEN: Wien. klin. Wschr. **1912**, 295. — BAUMGARTEN: Arb. path. Inst. Tübingen **2** (1899); Münch. med. Wschr. **1914**, Nr 28. — BEHRING: Kongreßzbl. inn. Med. **52**, 585. Abd. F. — BEIFELD: Amer. J. med. Sci. **1918**, 409. — BEITZKE: Verh. dtsch. path. Ges. **1909**, 224. — BELOT: Kongreßzbl. inn. Med. **51**, 776 Knochenaff. — BELOT u. NAHAN: Kongreßzbl. inn. Med. **40**, 74. — BEMMELBURG: Beitr. Klin. Tbk. **23**, 287 (1912). — BENDA: Verh. dtsch. path. Ges. **1904**. Disk. — BERNSTEIN: Z. Tbk. **52**, 202 (1928). Pulm. F., Diff.-Diagn. — BIERICH: Münch. med. Wschr. **1920**, 128. — BILLINGS: J. amer. med. Assoc. **61**, 2122 (1913). — BLACKFORD: Surg. etc. **1912**, 34. — BLAKESLEE: Kongreßzbl. inn. Med. **52**, 490. Parapl. — BLOCH: Arch. f. Dermat. **87** (1907). — BLUMBERG: Mitt. Grenzgeb. Med. u. Chir. **24**, 516 (1912). — BONNE u. LEDDER: Beitr. path. Anat. **83**, 521 (1929). Atyp. — BORSUTZKY: Inaug.-Diss. München 1919. — BRAMWELL: Clin. stud. **1908—1910**. — BRANDT: Virchows Arch. **272**, 400 (1929). — BRAUNECK: Dtsch. Arch. klin. Med. **44**. — BRENK: Inaug.-Diss. Zürich 1930. — BRENTANO u. TANGL: Dtsch. med. Wschr. **1891**, 588. — BROOKS: Proc. N. Y. path. Soc. **1904**. — BRUGMANN: Strahlenther. **22**, 280 (1926). — BRÜCKMANN: Arb. path. Inst. Tübingen **2** (1899). — BRUN: Arch. Mal. Coeur **22**, 666 (1929). — BRUNNER: Wien. klin. Wschr. **1925**, 930. — BRUNSGAARD: Arch. f. Dermat. **106** (1911). — BUNTING: Hopkins Hosp. Bull. **1911**, 114 u. 248; **1914**, 173. — BUNTING and YATES: J. amer. med. Assoc. **62**, 516 (1914). — BÜRGER: Inaug.-Diss. München 1896. — BUSINI: Virchows Arch. **268**, 614 (1928).

CAILLIAN: Gaz. Hôp. **1911**. — CARBALLO: Fol. haemat. (Lpz.) **43** (1931). — CARMONA: Arch. Sci. med. **52**, 1 (1928). — CATSARAS: Frankf. Z. Path. **29**, 589 (1923); Virchows Arch. **249**, 43 (1924). Fall 2 mit Leuk. kombin.; **216**, 107. — CAUER: Inaug.-Diss. Berlin 1918. — CEELEN u RABINOWITSCH: Z. Tbk **27**. Gegen tuberkulöse Genese — CHAOUL: Strahlenther **15**, 620 (1923); Münch. med. Wschr. **1925**, 725; Dtsch. Z. Chir. **193**, 59 (1925). — CHIARI: Wien.

med. Wschr. **1911**, 523; Zbl. Path. **22**. — CIGNOZZI: Riforma med. **1906**, No 32. — CLAUS: Inaug.-Diss. Marburg 1888. — CONRADI: Festschr. d. Kölner Akad., 1915. — CORDUA: Arb. path. Inst. Göttingen **1893**. — CORONINI: Beitr. path. Anat. **80**, 405 (1928). Abd. F. — CROWDER: N. Y. med. J. **1900**. — CUNNINGHAM: Amer. J. med. Sci. **1915**, 886; Arch. int. Med. **32**, 353 (1923).

DAUTWITZ: Strahlenther. **25**, 375 (1927). — DEAK: Virchows Arch. **269**, 697 (1928). — DECASTELLO: Mitt. Ges. inn. Med. u. Kinderheilk. Wien **1913**, 60; Münch. med. Wschr. **1924**, 669. — DEGEN: Inaug.-Diss. Greifswald 1886. — DELAFIELD: Med. Rec. **1887**, 425. — DICKINSON: Path. trans. **21** (1870). — DIEHL: Inaug.-Diss. Freiburg 1892. — DIETRICH: Beitr. klin. Chir. **16** (1896); Dtsch. med. Wschr. **1908**, Nr 27; Fol. haemat. (Lpz.) Arch. **13**, 43 (1912). Postleukämisches Lymphogranulom. — DIMMEL: Wien. Arch. inn. Med. **13**, 283 (1926). — DRESCHFELD: Brit. med. J. **1892**; Dtsch. med. Wschr. **1891**, 1175. Heterogene Fälle. — DROPE: Virchows Arch. **259**, 147 (1926). Intest. F. — DÜRCK: Dtsch. med. Wschr. **1923**, 775. — DURAND: Kongreßzbl. inn. Med. **51**, 636. — DÜRING: Dtsch. Arch. klin. Med. **127**, 76 (1918).

EAST: Lancet **213**, 807 (1927). Parapl. — EBERSTADT: Frankf. Z. Path. **15**, 79 (1914). — EBSTEIN: Berl. klin. Wschr. **1887**, Nr 31 u. 45. — EDELMANN: Beitr. path. Anat. **84**, 346 (1930). Urologie. — EHLERS: Dtsch. Z. Chir. **213**, 280 (1929). Isol. Lgr. Milz. — EICHHORST: Dtsch. Arch. klin. Med. **61** (1898). War keine Leukämie, sondern histologisch Lymphogranulom! — EMILE-WEIL: Monde méd. **1930**, 416. Ref. — ESAU: Arch. klin. Chir. **149**, 563 (1928). Diff.-Diagn. — ESPERANCE, L.: Kongreßzbl. inn. Med. **52**, 68. Hühnertuberkelbaz.

FABIAN: Arch. klin. Chir. **91**; Dtsch. med. Wschr. **1910**, Nr 6; Wien. klin. Wschr. **1910**, Nr 43; Zbl. Path. **22**. Sammelreferat (reiche Lit.!). — FALKENTHAL: Inaug.-Diss. Halle 1884. — FARKAS: Med. Klin. **1927**, 1643. Isol. Tumor. — FERRARI u. COMINOTTI: Wien. klin. Rdsch. **1900**, 1035. — FINZI: Riforma med. **1898**. — FISCHER, F.: Dtsch. Z. Chir. **1901**; Arch. klin. Chir. **55**; Münch. med. Wschr. **1911**, 220. — FISCHER, W.: Beitr. path. Anat. **55**, 1 (1912). — FLEISCHMANN: Charité-Ann. **36** (1912). — FOA: Haematologica (Palermo) **1**, 17 (1920). — FOX: Arch. of Dermat. **2**, 578 (1920). — FRÄNKEL: Verh. dtsch. path. Ges. **1912**; Dtsch. med. Wschr. **1912**, 637; Münch. med. Wschr. **1912**, 167. — FRÄNKEL u. MUCH: Z. Hyg. **67** (1910); Münch. med. Wschr. **1910** u. **1911**, 1266; Berl. klin. Wschr. **1918**, Nr 41; Z. Hyg. **99**, 391 (1923). — FRANKENBERGER: Mschr. Ohrenheilk. **48**, 161 (1914). — FREIFELD: Virchows Arch. **270**, 179 (1928). Aggressiv. — FREUND: Wien. klin. Wschr. **1924**, 239. — FRIEDRICH: Fortschr. Röntgenstr. **41**, 206 (1930). Knochen. — FRIESE: Fol. haemat. (Lpz.) **14**, 455 (1913).

GALLOWAY: Brit. med. J. **1922**, 1201. Hautaff. — GEIGEL: Dtsch. Arch. klin. Med. **37** (1885). — GÉRONNE: Ärztl. Sachverst.ztg **1927**, 243. Trauma. — GILBERT: Acta radiol. (Stockh.) **9**, 552 (1928). Röntgenther. — GINSBURG: Arch. int. Med. **39**, 571 (1927). 46 F. — GLANZMANN: Dtsch. Arch. klin. Med. **118**, 52 (1915). — GOLDMANN: Zbl. Path. **3**, 665 (1892). — GOPPELT: Inaug.-Diss. Würzburg 1891. — GRÄTZ: Beitr. Klin. Tbk. **427**. — GRAFE: Klin. Wschr. **1922**, 62. Grundumsatz. — GRALKE: Fortschr. Med. **1922**, 242. Chylothorax. — GROOT, DE: Frankf. Z. Path. **26**, 383 (1922). Intest. F. — GROSSMANN: Wien. Arch. inn. Med. **4**, 573 (1922). Haut; Magen. — GROSZ: Beitr. path. Anat. **39** (1906). — GRUBER: Dtsch. mil.ärztl. Z. **1916**, 411. — GRUMBACH: Rev. méd. Suisse rom. **1924**, 219; Frankf. Z. Path. **36**, 530 (1925). — GÜTIG: Berl. klin. Wschr. **1905**, 1067. — GSELL: Beitr. path. Anat. 81, 426 (1928). Enorme Generalisation.

HAERLE: Frankf. Z. Path. **11**, 345 (1912). — HALIF: Med. Klin. **1925**, 1498. Lgr. verdrängte schwere An. — HALTEN: Acta radiol. (Stockh.) **8**, 245 (1927). — HARBITZ: Acta path. scand. (København.) **6**, 356 (1929). Atyp. — HARET et LIFSCHITZ: Kongreßzbl. inn. Med. **54**, 43. — HARRISON: Kongreßzbl. inn. Med. **11**, 276. — HAS: Inaug.-Diss. Würzburg 1899. — HAUCK: Zbl. Path. **29**; Inaug.-Diss. Würzburg 1919. — HAUSER: Berl. klin. Wschr. **1889**, 692. — HAUSHALTER: Arch. Méd. Enf. **1904**. — HAUDECK: Fortschr. Röntgenstr. **31**, 386 (1924). Oesophagusaff. — HECHT: Arch. f. Dermat. **98**. — HECKER u. FISCHER: Dtsch. med. Wschr. **1928**, 482. Darmknoten. — HEDINGER: Schweiz. Rdsch. Med. **1913**, Nr 11. — HEIMANN: Med. Klin. **1926**, 958. — HEINE: Beitr. path. Anat. **72**, 590 (1924). — HEINZ: Frankf. Z. Path. **10**, 383 (1912). — HEISSEN: Klin. Wschr. **1923**, 1640. — HELD: Fortschr. Röntgenstr. **41**, 191 (1930). — HENKE: Berl. klin. Wschr. **1920**, 1113. Sei eine besondere Krankheit! — HERTZ, R.: Arch. Méd. expér. **1912**, 756. — HERXHEIMER: Beitr. Klin. Inf.krkh. **2** (1913). — HESSEN: Nord. med. Ark. (schwed.) **51**. — HEUCK: Arch. Dermat. **113**, 417 (1912). — HIRSCHFELD: Dtsch. Klin.; Fol. haemat. (Lpz.) **7**, **433**; Arch. **15**, 183 (1913); Z. Krebsforschg **16** (1917); Verh. dtsch. path. Ges. **1912**, 75; Charité-Ann. **36**, 573 (1912); Fortschr. Ther. **1930**, 116; in SCHITTENHELMS Handbuch 1925. Monogr. HIRSCHFELD u. ISAAC: Med. Klin. **1907**, 1580. — HITSCHMANN u. STROSS: Dtsch. med. Wschr. **1903**, Nr 21. — HITTMAIR u. HÖNLINGER: Wien. klin. Wschr. **1924**, 159. — HITTMAIR: Fol. haemat. (Lpz.) **37**, 321 (1928). — HOFBAUER: Wien. med. Wschr. **1905**, 86. — HOFMANN: Dtsch. med. Wschr. **1915**, Nr 38. — HÖGLER: Wien. klin. Wschr. **1918**, 769. —

Holthusen: S. 464. — Huguenin: Kongreßzbl. inn. Med. Atyp. F. — Hunter: Glasgow med. J. **1912**. — Hutchinson: Lancet **1904**, 1404. — Hüttenbauer: Jb. Kinderheilk. **1871**. — Hüttig: Inaug.-Diss. München 1902.

Isaac: Berl. klin. Wschr. **1912**, Nr 42; Münch. med. Wschr. **1919**, 699; Med. Klin. 1919, 358; Erg. Chir. **14**, 325 (1921). — Iwanow: Allg. Wien. med. Z. **1907**, Nr 18.

Jaffé: Münch. med. Wschr. **1926**, 2012. Mit Agranulocytose. — Jakobsohn: Inaug.-Diss. Leipzig 1889. — Jaksch: Dtsch. Arch. klin. Med. **111**, 503 (1913); Prag. med. Wschr. **1913**, 519. — Jesup: Proc. N. Y. path. Soc. **1912**, 3. — Josselin de Jong: Fol. haemat. (Lpz.) **10**, 134; Frankf. Z. Path. **31**, 54 (1925). — Junghagen: Acta scand. (Stockh.) 8, 317 (1927). Magen. — Mc Junkin: Kongreßzbl. inn. Med. **46**, 37.

Kanter: Zbl. Path. **1894**, 229; Inaug.-Diss. Breslau 1893. — Kanzow: Med. Klin. **1923**, 498. — Karssner: Arch. int. Med. **1910**. — Kaufmann: Beitr. Klin. Tbk. **23**, 63 (1912). — Kawatoura: Frankf. Z. Path. **31**, 450 (1925). — Kaznelson: Wien. Arch. inn. Med. **7**, 117 (1923). — Kephallinos: Wien. med. Wschr. **1905**, 1146. — Kieninger: Inaug.-Diss. Tübingen 1916; Arb. path. Inst. Tübingen **9**, 387 (1922). — Kirschner: Inaug.-Diss. Würzburg 1908. — Klein: Berl. klin. Wschr. **1890**, Nr 31; Zbl. inn. Med. **1903**, Nr 34 u. 35; Gaz. lek. **1912**, 337. — Kleewitz: Klin. Wschr. **1924**, 276. — Klime: Wien. klin. Wschr. **1929**, 1626. — Kloster u. Lic: Fol. haemat. (Lpz.) **1906**, 451. — Kniaskoff: Frankf. Z. Path. **12**, 166 (1913). — Kolisch u. Stejskal: Z. klin. Med. **27** (1895). — Kraus: Z. Tbk. **19**; Berl. klin. Wschr. **1918**, Nr 30 u. Disk. — Kreibich: Arch. f. Dermat. **89**. — Kren: Arch. f. Dermat. **130**, 549 (1921). — Kretz: Fol. haemat. (Lpz.) **41**, 356 (1930). — Krucken: Strahlenther. **31**, 623 (1929); Erg. inn. Med. **36**, 407 (1929). Kuczynski u. Hauck: Z. klin. Med. **99**, 102 (1923). — Kuhlmann: Med. Klin. **1925**, 661.

Laache: Dtsch. Arch. klin. Med. **112**. — Lacronique: Inaug.-Diss. Lyon 1912. — de Lange en Duker: Fol. haemat. (Lpz.) 8, 47. — Lange: Frankf. Z. Path. **31**, 440 (1925). — Langhans: Virchows Arch. **54**. — Laubry usw.: Rev. Med. **44**, 695 (1927). Knochen. — Lehndorff: Jb. Kinderheilk. **67**. — Lemon: Amer. J. med. Sci. **162**, 516 (1921); **167**, 178 (1924). — Lewin, C.: Med. Klin. **1924**, 1317. Introcidtherap. — Lichtenstein: Hygiea (Stockh.) **1910**, Nr 5; Virchows Arch. **202**; Münch. med. Wschr. **1911**, 284; Frankf. Z. Path. **24**, 529 (1921). Lungentuberkulose. — Lincoln: Boston med. J., 7. Mai 1908. — Litteck: Dtsch. med. Wschr. **1928**, 960. — Löffelmann: Beitr. Klin. Tbk. **24**, 367 (1912). Lubarsch: Berl. klin. Wschr. **1918**, Nr 30; Zbl. Path. **33**, 162 (1923), Fall 2 (Catsaras). Atypie. — Luce: Med. Klin. **1911**, Nr 22; Dtsch. Z. Nervenheilk. **78**, 347 (1923). — Lüdin: Schweiz. med. Wschr. **1926**, 366. — Lyon: Amer. J. med. Sci. **1919**, 557.

Mascher: Arch. med. scand. (Stockh.) **70**, 1 (1929). — Mayr: Inaug.-Diss. München 1913. — Merk: Virchows Arch. **230**, 139 (1921). — Metz: Inaug.-Diss. Halle 1894. — Meyer, E.: Jkurse ärztl. Fortbildg **1913**. — Meyer, Karl: Frankf. Z. Path. **22**, 443 (1920); Inaug.-Diss. Basel 1919. — Meyer, Max: Berl. klin. Wschr. **1920**, 831. Mit Amyloid. — Meyer, Osk.: Fol. haemat. (Lpz.) Arch. **15**, 205 (1913); Frankf. Z. Path. 8. — Meyer, Osk. u. Kurt Meyer: Berl. klin. Wschr. **1912**, 1463. — Meyeringh: Dtsch. Z. Chir. **176**, 185 (1922). — Michalitzke: Wien. med. Wschr. **1919**, 686. — Moritz: Fol. haemat. (Lpz.) **10**, 135. — Mosse: Berl. klin. Wschr. **1911**, 2245. — Mousson: Acta dermato-vener. (Stockh.) **10** (1929); Inaug.-Diss. Zürich 1929. — Much: Münch. med. Wschr. **1912**, 1516. — Muller: J. amer. med. Assoc. 88, 301 (1927). Abd. F. — Müller: Med. Res. **1921**, 325. Sei Sarkom; Kongreßzbl. inn. Med. **51**, 412. Intest. F. — Müller, A.: Inaug.-Diss. Zürich 1894. Fall 1. — Müller, Ed.: Kongreßzbl. inn. Med. **48**, 406; Sitzgsber. Ges. Befördg Naturwiss. Marburg **1927**. — Müller, F.: Arb. path. Inst. Tübingen 8 (1914). — v. Müllern u. Grossmann: S. 498.

Naegeli: Nothnagels Slg **1913**, Monogr.; Ther. Mh. **1909**. — de Negri e Mieremet: Fol. haemat. (Lpz.) **15**, 307. — Ness and Teacher: Glasgow med. J. **1909**. — Nobl: Arch. f. Dermat. **110**, 486. — Notthaft: Beitr. path. Anat. **26**.

Olivier: J. med. Res. **1913**. — Oppenheim: Virchows Arch. **204**. — Ortner: Wien. klin. Wschr. **1890**, 677.

Paltauf: Lit. S. 499; Verh. dtsch. path. Ges. **1912**, 59. — Pamperl u. Terplan: Med. Klin. **1925**, 1679. Intest. F. — Pancoast: Amer. J. med. Sci. **168**, 326 (1924). — Partsch: Virchows Arch. **230**, 131 (1921). Abdominale Form, multiple Darmulcera. — Paschkis: Wien. Arch. inn. Med. **14**, 149 (1927); Z. klin. Med. **105**, 301 (1927). — Peiser: Med. Klin. **1913**, Nr 42. — Pel: Berl. klin. Wschr. **1885** u. **1887**. — Plehn: Dtsch. med. Wschr. **1913**, Nr 7. — Poinso: Sang **3**, 550 (1929). — Presser: Fortschr. Röntgenstrahlen. **37**, 515 (1928). — Puritz: Virchows Arch. **126** (1891).

Ranke: Münch. med. Wschr. **1919**, 503. Besondere Krankheit! — Reckzeh: Berl. klin. Wschr. **1904**, 712; Charité-Ann. **29**. Fälle 9 u. 10; Z. klin. Med. **50** (1903). Fall 8. — Reed: Hopkins Hosp. Bull. **10** (1902). — Reinert: S. 243. — Renvers: Dtsch. med. Wschr. **1888**, 753. — Reunert: Dtsch. med. Wschr. **1905**, 907. — Rheinsdorff: Frankf. Z. Path. **38**, 480 (1929). Atyp. — Ricker: Arch. klin. Chir. **50** (1895). — Roch: Presse méd. **1929**, 302. — Rolleston: Brit. med. J. **1926**, 230; Lancet **209**, 1209 (1925). —

ROSENFELD: Berl. klin. Wschr. **1911**, 2196. — ROSENTHAL: Berl. klin. Wschr. **1913**, 2382. — ROY: Ann. et Bull. Soc. Méd. Gand **1908**; Arch. internat. Chirurg. **3** (1907). — RUDSIT: Fol. haemat. (Lpz.) **36**, 358 (1928). — RUFFIN: Amer. J. med. Sci. **1906**. — RUHEMANN: Med. Klin. **1906**, 893. — RUSSEL: Beitr. path. Anat. **58**, 516 (1914). — RYMANN: Inaug.-Diss. Zürich 1929. Knochen.

SACHS u. WOHLWILL: Virchows Arch. **264**, 640 (1927). Retikulose. — SAMSSON: Inaug. Diss. Straßburg 1917. — SATTA: Haematologica (Palermo) **2**, 407 (1921). Abdominale Form. — SCHALONG: Virchows Arch. **257**, 15 (1925). — SCHAAFF: Strahlenther. **23**, 297 (1926). — SCHÄFFER: Berl. klin. Wschr. **1914**, Nr 26; Presse med. **1930**, 403. — SCHAMSCHON: Inaug.-Diss. Zürich 1922. — SCHAUMANN: Ann. de Dermat. **1**, 561 (1920). Hautaffektion; Acta radiol. (Stockh.) **7**, 358 (1926). — SCHEEL: Fol. haemat. (Lpz.) **11**, 245. — SCHLAGENHAUFER: Arch. Gynäk. **95**. — SCHMIDT-WEYLANDT: In BRUGSCH, Erg. ges. Med. **12** (1928). — SCHMITZ: Inaug.-Diss. Tübingen 1914; Arb. path. Inst. Tübingen **9**, 358 (1922). — SCHÖNHOF: in Handb. Hautkrankh. 8, 271 (1929). — SCHOTTELIUS: Virchows Arch. **185**. — SCHREINER u. MATTICK: Kongreßzbl. inn. Med. **40**, 73. — v. SCHRÖTTER: Wien. klin. Wschr. **1905**, 1110. — SCHUCHT: Frankf. Z. Path. **26**, 157 (1921). Mit Amyloid. — SCHUR: Wien. med. Wschr. **1905**, 2270; Wien. klin. Wschr. **1903**, 123. — SCHÜSSLER: Zbl. Path. **24**, 418 (1913). — SCHÜTT: Virchows Arch. **230**, 289 (1921). Eigene Affektion. — SCHWABACH: Inaug.-Diss. Leipzig 1899. — SCHWENKENBECHER u. FISCHER: Münch. med. Wschr. **1911**, 220. — SEYFARTH: Abh. Geb. Auslandskde **26**. — SIMMONS: Boston med. J. **1917**, 819, 19. F. (Radium). — SIMONS: J. Med. Res. **1903**; Dtsch. Z. Nervenheilk. **59**. Querschnittslähmung. — SOLIMANO: Pathologica (Genova) **15**, 347 (1923). — SONNENFELD: Dtsch. med. Wschr. **1928**, 781. Diff.-Diagn. — STAHR: Dtsch. med. Wschr. **1925**, 1555. — STAHR u. SYNWOLDT: Med. Klin. **1922**, 401. — STEELE: Boston med. J. **1914**, 123. — STEIGER: Berl. klin. Wschr. **1913**, 2129; Z. klin. Med. **79**, 452 (1913). — STEINDL: Arch. klin. Chir. **130**, 110 (1924). — STEINHAUS: Wien. klin. Wschr. **1903**, Nr 12. — STEININGER: Inaug.-Diss. Jena 1911. — STERNBERG: Z. Heilk. **19** (1908). Primärerkrankungen. Wiesbaden 1905 u. Klin. Wschr. **4**, Nr 12. — STEWART: Arch. int. Med. **44**, 772 (1929). — STEWART u. DEBSON: Brit. J. exper. Path. **5**, 65 (1924). — STICKER: Zbl. Bakter. usw. **55** (1910). — STICKER u. LÖWENSTEIN: Münch. med. Wschr. **1910**, 1468. — STRANZ: Inaug.-Diss. Breslau 1878. — STRISOWER: Wien. klin. Wschr. **1913**, 16. — SUSSIG: Med. Klin. **1924**, 415. Isol. intest. Aff. — SYMMERS: Arch. int. Med. **4** (1909); Amer. J. med. Sci. **167**, 157 (1924).

TERPLAN: Virchows Arch. **237**, 241 (1922). Intest. F.; Virchows Arch. **271**, 759 (1929); Zbl. Path. **46**; Erg.-H. **65** (1929). Atyp. — TERPLAN u. WALLESCH: Med. Klin. **1923**, 1428. — THIEMER: Dtsch. Z. Chir. **205**, 404 (1927). Isol. Magen, Darm. — TROJE: Berl. klin. Wschr. **1892**, Nr 12. — TIAMONTANO: Monogr. Napoli 1927. — TSCHILOW: Med. Klin. **1929**, 1211. Magen. — TSCHISTOWITSCH: Dtsch. med. Wschr. **1907**, 502; Fol. haemat. (Lpz.) **7**, 167. — TSUNODA: Virchows Arch. **204**. — TUCHMANN: Inaug.-Diss. München 1912. Oesophagusstenose. — TÜRK: Disk. zu HOFBAUER u. Wien. klin. Wschr. **1903**, 1073.

URECHIA: Presse méd. **1927**, 179. Parapl. — URECHS: Virchows Arch. **244**, 276 (1923).

VALLETTE: Rev. méd. Suisse rom. **1921**, 456. Übergreifen auf Wirbelsäule. — VAQUEZ et RIBIERRE: Bull. Soc. méd. Hôp. Paris **1900**, 1191. — VERPLOEHG: Münch. med. Wschr. **1914**, 1158. — VIRCHOW: Geschwülste, Bd. 2, S. 731! — VÖLKERS: Berl. klin. Wschr. **1889**, Nr 36. — VOLTA, DALLA: Arch. pat. e Clin. med. **7**, 167 (1928). Ob Lymphadenose, häm. Diath. — VOORHOEVE: Acta radiol. (Stockh.) **4**, 567 (1925); Kongreßzbl. inn. Med. **42**, 665.

WADE: J. med. Res. **29**, 209 (1913). — WAHLGREN: Kongreßzbl. inn. Med. **49**, 768. Intest. F. Lungenherde. — WALLHAUSER usw.: Amer. J. Surg. **5**, 229 (1928). — WALTHARD: Z. Neur. **97** (1925). — WANNER: Rev. méd. Suisse rom. **33**. — WARNECKE: Mitt. Grenzgeb. Med. u. Chir. **14** (1905). — WASSERMANN: Münch. med. Wschr. **1902**, 694. — WÄTZOLDT u. ASKANAZY: Beitr. path. Anat. **3**. — WATSON: Fol. haemat. (Lpz.) **35**, 367 (1928); **37**, 469 (1928); **41**, 521 (1930). — WEBER: Fol. haemat. (Lpz.) **6**, 410; **10**, 127; Beitr. path. Anat. **84**, 1 (1930). Lunge. — WEBER, P.: Kongreßzbl. inn. Med. **57**, 185; Internat. Clin. **1**, 126 (1926); Lancet **1927**, 806, 891; Quart. J. Med. **17** (1923); Proc. Soc. Med. **17** (1924). Therap. — WEBER and LEDINGHAM: Dtsch. Arch. klin. Med. **96**. — WECHSELMANN: Arch. f. Dermat. **87**. — WEINBERG: Med. Klin. **1918**, Nr 17; Z. klin. Med. **85**. — WEIS: Z. klin. Med. **97**, 444 (1923); Verh. Ges. inn. Med. **1923**, 207; Med. Klin. **1923**, 375. Diff.-Diagn. — WEIS u. E. FRÄNKEL: Münch. med. Wschr. **1921**, 295. Vernarbung. — WEISKOPF: Inaug.-Diss. Freiburg 1912. — WEISSHAUPT: Arb. path. Inst. Tübingen **1** (1891). WESSLER and GREENE: J. Amer. med. Assoc. **1920**, 445. — WESTPHAL: Dtsch. Arch. klin. Med. **51** (1892). — WHITAKER: Arch. int. Med. **32**, 538 (1923). — WHITE and BOYCOTT: J. Path. **14**. — WIERIG: Beitr. Klin. Tbk. **61**, 567 (1925). — WIRZ: Arch. f. Dermat. **132**, 509 (1921). — WULFFINS: Fol. haemat. (Lpz.) **17**, 54. — WUNDERLICH: Arch. Heilk. **1858**, 123.

YAMASAKI: Z. Heilk. **25** (1904). — YATES: Hopkins Hosp. Bull. **1914**, 180.

ZIEGLER: Die HODGKINSONsche Krankheit. Monogr. Jena: Gustav Fischer 1911; Spezielle Pathologie, in KRAUS und BRUGSCH Bd. 8. 1915; Handbuch Tuberkulose, Bd. 4. 1923; Erg. inn. Med. 32, 46 (1927). — ZUPPINGER: Jb. Kinderheilk. 59 (1904). — ZYPKIN: Fol. haemat. (Lpz.) 32, 33 (1925).

Das tuberkulöse Granulom. Tuberkulöse Pseudoleukämie.

Auch Tuberkulose kann durch außerordentliche Ausbreitung in fast allen Lymphknoten zu dem klinischen Symptomenkomplex der Pseudoleukämie führen und der Diagnose die größten Schwierigkeiten bereiten. Histologisch ist dabei das Bild ein verschiedenes und oft nicht ein typisches, so daß man an folgende 3 Formen denken muß:

1. Ausgedehnte Lymphknotenaffektion, fast überall typische Verkäsung. Dies ist gewöhnliche Lymphknotentuberkulose, nur sehr ausgebreitet.
2. Sehr stark ausgebreitete Affektion, geringe oder fehlende Nekrosen; erst histologisch ist die Ätiologie klar; typische Epitheloidzellentuberkel.
3. Makroskopisch und mikroskopisch nichts Sicheres für Tuberkulose, tinktoriell Tuberkelbacillen oder bei Impfung Tuberkulose.

Von tuberkulösem Granulom unter dem Bilde der Pseudoleukämie dürfte man nur bei generalisierter Granulomatose sprechen, also nicht in der Beobachtung von S. ASKANAZY (Lymphome im Mediastinum). ASKANAZY hat aber zuerst darauf hingewiesen, daß bei makroskopisch pseudoleukämisch aussehenden Drüsenvergrößerungen ohne Verkäsung und Nekrose doch der Tuberkelbacillus im Spiele sein kann.

Das klinische Bild unterscheidet sich in manchen Fällen wenig vom Lymphogranulom. Wie bei diesem zeigen sich erst sehr weiche, mit der Zeit durch Induration immer härter werdende Lymphknoten; dabei kann der ganze lymphatische Apparat mitbeteiligt sein, selbst mit Erkrankung der Cubitaldrüsen (so in meiner Beob. Inaug.-Diss. CHOTINSKY). Die Lymphdrüsen bleiben gegenüber der Haut und der Unterlage völlig verschieblich, wie ich in mehreren Beobachtungen gesehen habe. Gewöhnlich bestehen wenigstens zeitweise Fieber und Schweiße; ferner gibt der Urin oft Diazoreaktion und macht sich eine fortschreitende Kachexie bemerkbar. Die Fieberkurven sind im allgemeinen irregulär, wie aber auch oft bei Lymphogranulom. Ich sah in einer Beob. die typischen periodischen Fieberwellen wie bei Lymphogranulom. Die Autopsie ergab aber ausschließlich tuberkulöse Lymphdrüsen.

Die Tuberkulinprobe ist wiederholt negativ ausgefallen, und doch war Tuberkulose vorhanden. Der Nachweis sicherer Tuberkulose in anderen Organen, z. B. in der Lunge, wird zwar gewisse Anhaltspunkte geben; unbedingt ausschlaggebend können sie nicht sein.

Eine knötchenförmige Ausbreitung in der Lunge ist in einer Beobachtung von GRAWITZ radiologisch festgestellt. Man muß sich aber daran erinnern, daß ähnliche Bilder auch beim malignen Granulom gesehen worden sind, so in eig. Beob. und daß das GRAWITZsche Bild einer subakuten Miliartuberkulose der Lunge entsprechen könnte.

Diagnostisch zweifellos am weitesten führt die Excision und histologische Untersuchung von Lymphknoten. Wenn die Befunde z. B. in einer Lymphdrüse vom Hals und von der Inguinalgegend Tuberkulose ergeben, dann ist wohl ein Zweifel nicht mehr möglich.

Blutbefunde. Mehrfach sind bei tuberkulösem Granulom starke Verminderungen der L. gefunden worden, so in eig. Beob., dann von REINERT, QUINCKE, NOWAK, RECKZEH, BIUCLIU. Auch bei Leukopenie war der $\mathfrak{L}$.-Prozentsatz niedrig. Wenn Leukopenie öfters bei Tuberkulose vorkommt, so sind doch Fälle mit leichter Leukocytose bekannt, und besonders muß man sich erinnern, daß auch Lymphadenosen mit sehr niedrigen L.-Zahlen verlaufen können.

Eines meiner generalisierten Granulome, mit überall isolierten, nirgends verwachsenen Lymphknoten, dessen tuberkulöser Charakter in allen Lymphknoten nach der Sektion festgestellt werden konnte, zeigte stets L.-Verminderung 2—3—4000 (zahlreiche Zählungen innerhalb 2 Jahren); es gab Perioden von Ma.- und Eos.-Vermehrung, aber stets waren die Ꝏ. auf wenige Hundert (300—500) reduziert. Ähnliche Leukopenie zeigen Fälle von BÄUMLER.

In der Beob. von FABIAN betrug die L.-Zahl 3800, mit nur 5% Ꝏ. und 92% N., in derjenigen von GRAWITZ prävalierten etwas die Ꝏ. bei 3—4000 L.; ebenso zeigten die von FABIAN und WEINBERG mitgeteilten Beob. relative und absolute Lymphocytose, desgleichen die in jeder Weise sichergestellte Beob. von DOMARUS (52% Ꝏ. bei zeitweise leicht leukopenischen L.-Werten). Auffällig war hier das sehr gute Allgemeinbefinden, die starke Tuberkulinreaktion und das Versagen von Arsen und Röntgen.

Dieses verschiedene Verhalten der Ꝏ. erklärt sich daraus, daß bei weitgehender Zerstörung der lymphocytenbildenden Gewebe natürlich eine starke Abnahme vorhanden sein muß, während bei herdweiser Lokalisation eher eine Reizung der Ꝏ.-Produktion zu erwarten ist, ebenso bei Heilungstendenzen. Die gleichen Verhältnisse treffen wir auch bei den lokalisierten tuberkulösen Lymphknotenaffektionen, je nach dem Stadium und dem Grade der Zerstörung (siehe Kapitel Tuberkulose).

Stärkere Anämie kommt generalisierten tuberkulösen Granulomen selten (FLEISCHMANN) zu; aber polychromatische und zahlreiche basophil punktierte Erythrocyten konnte ich beim Fehlen jeder Anämie feststellen.

Differentialdiagnostisch spricht eine L.-Abnahme eher gegen Lymphogranulom und für tuberkulöses Granulom, erhebliche Leukocytose stark für Lymphogranulom, und sie ist bisher nie bei tuberkulöser ausgedehnter Granulomatose gefunden worden.

Literatur.

ASKANAZY, S.: Beitr. path. Anat. **3** (1888).
BAUMGARTEN: Münch. med. Wschr. **1914**, Nr 28. — BÄUMLER: Münch. med. Wschr. **1904**, 40. — BIUCLIU: Fol. haemat. (Lpz.) **1904**, 178.
CHOTINSKY: Inaug.-Diss. Zürich 1907.
DOMARUS: Leukämie. Monogr. S. 530.
FABIAN: S. 546. — FLEISCHMANN: Charité-Ann. **36**, 8 (1912).
GÄRNER: Inaug.-Diss. Göttingen 1918.
LOMMATZSCH: Inaug.-Diss. Leipzig 1919.
NOWAK: Berl. klin. Wschr. **1905**, 463.
QUINCKE: Dtsch. Arch. klin. Med. **74** (1902).
RECKZEH: Lit. S. 547. — REINERT: Lit. S. 243.
STÖHR: Mschr. Kinderheilk. **28**, 486 (1924).
WALZ: Path. Tagg **1912**. — WEINBERG: S. 548 u. Habil.schr. Rostock 1917.

Das luetische Granulom der Lymphknoten.

Das luetische Granulom der tertiären Lues ist fast immer lokalisiert; es kommen aber doch auch weit ausgedehnte Drüsenaffektionen vor. Histologisch fällt die Abgrenzung des Leidens oft sehr schwer; die luetische Ätiologie kann daher fast nur aus dem Spirochätennachweis und dem Erfolg der Therapie erschlossen werden oder auch aus dem Mißerfolg einer Röntgenbehandlung in eig. Beob.

Lymphknoten der tertiären Lues zeigen öfters auch Erweichung und Durchbrüche nach außen. Die Wunden wollen nicht heilen, bis spezifische Mittel herangezogen werden. Ein deutlicher Milztumor pflegt nicht zu fehlen. Die Leber ist groß und manchmal ausgesprochen druckempfindlich (luetische Perihepatitis). In anderen Fällen bleiben die Lymphknoten jahrelang groß und unverändert und gegenüber Haut und Unterlagen leicht verschieblich.

Der Blutbefund bot in einer neuen eig. Beob. nichts Auffälliges. L. 6380. Immer viel Monoc. Ꝏ. vermindert oder zeitweise leicht vermehrt.

Auf spezifische Behandlung verschwinden die Lymphknoten „comme par enchantement", wie die Franzosen sagen, die uns diese Form des Granuloms besonders zur Kenntnis gebracht haben. Diesen Erfolg der Behandlung sah ich auch in 2 eig. Beob., in denen aber neben Milz- und Lebervergrößerung nur lokalisierte Drüsenschwellung bestanden hatte.

Lit.: FASAL: Arch. f. Dermat. **103**, der die Literatur gesammelt hat, und genaue histologische Befunde bei LÖWENBACH: Arch. f. Dermat. **48** (1899); LUSTGARTEN: Wien. med. Presse **1890**, Nr 25; ISAAC: S. 547.

Das Myelom (KAHLERsche Krankheit).

Seit RUSTIZKY-RECKLINGHAUSEN (1873) ist zuerst bei den Pathologen eine Krankheit bekannt gewesen, ausgezeichnet durch das multiple Vorkommen von Tumoren des Knochenmarkes, die vielfach nur auf dieses Organ beschränkt bleiben. Erst KAHLER (1889)[1] hat von klinischen Gesichtspunkten aus die Symptomatologie des Leidens so entworfen, daß heute die Diagnose unter Umständen leicht sein kann.

Es handelt sich meist um ein Leiden bei Leuten zwischen 40 und 60 Jahren und vorwiegend bei Männern. Der früheste Fall ist derjenige von KLEMPERER bei einer 26jähr. Frau. Wiederholt wird die Entstehung auf Trauma zurückgeführt, doch wohl zu Unrecht, so auffällig einzelne Beob. auch sein mögen.

Zuerst pflegen sich heftige „rheumatische" Schmerzen bemerkbar zu machen. Öfters lokalisieren sich dieselben auf bestimmte Knochen; selten entstehen palpable Geschwülste, Abmagerung, Verfall und Abnahme der Körpergröße. Nervensymptome als Druckerscheinungen können schon sehr früh auftreten, und wiederholt sind in Spätstadien Paraplegien beobachtet worden. Besonders charakteristisch ist das Auftreten des BENCE-JONESschen Eiweißkörpers im Harn. Später treten Spontanfrakturen der Rippen auf, Verkrümmungen der Wirbelsäule, hochgradige Deformitäten und heftige Knochenschmerzen, bei Druck oder schon spontan. Allmählich entwickelt sich eine oft hochgradige Anämie. In manchen Fällen ist Fieber vorhanden, in anderen fehlt es dauernd. Nephritis ist bei sehr vielen Myelomen notiert.

Die Dauer des Leidens beträgt meist $^1/_2$—$1^1/_2$ Jahre; einzelne Erkrankungen gehen länger, so bei GROVES 6 Jahre. Fehldiagnosen mit Rheumatismus, Tumoren, Arthritis, Wirbelsäuleverkrümmungen, Nephritis sind in den früheren Stadien der Krankheit häufig.

Die Knoten sitzen vorwiegend im Rumpfskelet, kommen aber sogar im verkalkten Kehlkopf vor. Sie bleiben oft von einer knöchernen dünnen Schale umgeben und erzeugen daher spindelförmige Auftreibungen, z. B. in den Rippen. Schließlich wird aber diese Schale durchbrochen und die Infiltration erstreckt sich diffus in die anliegenden Gewebe. Die Farbe der vollkommen tumorähnlichen Einlagerungen ist verschieden: graugelb, grau, rötlich mit allen Zwischenstufen.

Außerhalb des Knochenmarkes werden in den verschiedensten Organen Zellkomplexe oder gleiche Knoten angegeben, so in Leber und Niere (LUBARSCH, STERNBERG, P. GRAWITZ), Schilddrüse (FUNKENSTEIN), Leber (PERTIK, NORRIS), Ovarium (MARCHAND, HERRIK), Milz (REACH, HERZ, NORRIS), Hoden (M. B. SCHMIDT), Tonsille (SCHÜTZ), Lymphknoten (GLAUS); SCHUR und LÖWY fanden auch an scheinbar intakten Stellen des Knochenmarkes die „Tumorzellen".

Einzelne Autoren wollen nur dann von Myelom sprechen, wenn die Tumoren lediglich auf das Skeletsystem beschränkt sind; allein diese Auffassung ist sicherlich zu enge. Recht häufig ist das parosteale Gewebe infiltriert. Auch die Muskulatur wird vom Myelom durchsetzt, so schon in den Beobachtungen von RUSTIZKY und ZAHN, die aber hervorheben, daß die Wucherung keine eigentlich maligne sei und die Muskelbündel nicht zerstöre. Hierin verrät sich das völlig analoge Wachstum wie bei Lymphadenosen, Myelosen und Lymphosarkomatosen.

Ähnliche Durchsetzung der Weichteile zeigen die Fälle von ABRIKOSSOFF, HOFFMANN, WIELAND 5, FUNKENSTEIN, VEREBELY, TSCHISTOWITSCH.

Der Name Myelom sollte nach ursprünglicher Fassung von VIRCHOW reserviert sein für Fälle, in denen Knochenmarksgewebe oder einzelne Zellen dieses Parenchyms in Wucherung kommen. RUSTIZKY nahm sogar eine reine Hyperplasie von Knochenmarksgewebe an, verhielt sich gegenüber der Auffassung eines malignen Tumors ablehnend, obwohl gerade in seinem Falle eine außerordentliche Destruktion der Temporalgegend durch eine tumorartige Wucherung vorhanden und dieselbe auch in den Wirbelkanal eingedrungen war.

[1] KAHLERs Beob. erwies sich später als Endotheliom, nicht als echtes Myelom.

Gemäß der Zusammensetzung des Knochenmarkes gibt es:

1. Myelocyten-Myelome, sicher die Fälle STERNBERG (1913), P. WEBER (1903), CHARLES, HERZ, UMBER, GLAUS, HALLERMANN, fraglich MAC CALLUM.

2. Myeloblasten-Myelome. *Hierher die größte Zahl* der Myelome, z. B. PERMIN, ABRIKOSSOFF, BERBLINGER, MENNE, HART, M. B. SCHMIDT, SALTYKOFF, TSCHISTOWITSCH, HUETER, LUBARSCH, HERXHEIMER, NORRIS.

Erwiesen sind Myeloblasten durch die Kernstruktur, das Fehlen einer Granulation, aber Vorliegen positiver Oxydasenreaktion wie bei MIEREMET.

3. Lymphocyten-Myelome. BENDA, P. WEBER, JOCHMANN und SCHUMM, SCHEELE und HERXHEIMER, BROWN, BENDLER u. a.

4. Plasmazellen-Myelome. ASCHOFF, MAC CALLUM, QUACKENBOSS, HOFFMANN, WRIGHT (?), SCHMORL, WARSTADT, PARKES WEBER und LEDINGHAM, VEREBELLY (?), DEGLI OCCHI, VERSÉ, FRÄNKEL, NECKARSULMER, BERBLINGER, HALLERMANN, SEEMANN.

Entscheidend ist für den Nachweis die Radstruktur der Kerne.

5. Gemischtzellige Myelome, die gleichzeitig verschiedene Zellen der myeloischen Reihe zeigen: ROMAN, VERSÉ, HALLERMANN.

6. Erythroblasten-Myelome. RIBBERTS Erythroblastom und das Erythromyeloblastom von SCHRIDDE in ASCHOFFS Lehrbuch, ferner BERGER, FROBOESE, OVERBECK.

Dagegen sind alle Wucherungen, die nicht von Knochenmarksparenchymzellen abgeleitet werden können wie Spindelzellensarkome, Endotheliome usw., aus der Kategorie der Myelome auszuschalten.

Noch recht unklar ist die Stellung der Myelome gegenüber den Systemaffektionen der blutbildenden Organe.

Zu einer sicheren Beurteilung sollten nicht nur die Tumoren, sondern alle Organe, besonders aber Leber, Lymphknoten, Milz, selbst wenn makroskopisch nichts Besonderes auffällt, nach den Methoden der modernen Schnittfärbungen und außerdem auf Abstrichpräparaten untersucht werden.

Auf die Verwandtschaft mit Myelosen und Lymphadenosen habe ich bereits früher hingewiesen. Fraglos zählen manche als diffuse Myelome publizierte Fälle zu den Lymphadenosen.

Die Auffassung der Autoren ist sehr verschieden: RUSTIZKY: „Hypertrophierung des Knochenmarkes“, „nicht im strengen Sinne bösartig“. ZAHN: Lymphosarkom, bösartig; ähnlich P. GRAWITZ, PERMIN, WIELAND, HARBITZ, ABRIKOSSOFF. PAPPENHEIM: Abart der myelogenen Pseudoleukämie, Systemaffektion, ähnlich, aber nicht identisch mit myelogener „Pseudoleukämie“. PALTAUF, BORST, LUBARSCH: Systemaffektion, ähnlich der Leukämie, „Metastasen“ sind homologe autochthone Entwicklungen. DOMARUS: Systemaffektion, mit echten Tumoren nichts zu tun. BENDA: Tumor, multizentrische Geschwulstbildung, aber keine Systemaffektion im gewöhnlichen Sinne. SCHRIDDE: eigentlicher Tumor, hin und wieder nicht scharf von leukämischen Myelosen zu trennen. KAUFMANN: primäre Tumoren des Knochenmarkes, ebenso HERXHEIMER, HOFFMANN. HIRSCHFELD: trotz Ähnlichkeit mit Leukämie vielleicht doch im inneren Wesen verschieden als aleukämische Leukocytome. STERNBERG: Analogon der Pseudoleukämie als Hyperplasie des Knochenmarkes, nimmt aber doch eine selbständige Stellung ein und steht den Tumoren näher. HALLERMANN (bei SCHMORL): Systemaffektion, verwandt den Leukämien. PENTMANN: eher Tumorauffassung.

Meines Erachtens liegt eine Systemaffektion vor, aber nur eine solche des Knochenmarkes, und also etwas prinzipiell anderes als bei Myelosen und Lymphadenosen. Fast alle Fälle, die auch in anderen Organen „Metastasen“ zeigten, sind zur Beantwortung der Frage nach heutigen Gesichtspunkten zu wenig eingehend untersucht. Ich habe schon früher betont, daß die oben erwähnten *Infiltrate in anderen Organen,* besonders in Milz und Leber, sehr wohl wegen der oft schweren Anämie und der Verdrängung myeloischer oder lymphatischer Gewebe *rein kompensatorische myeloische Metaplasie* darstellen könnten.

Dies erhellt besonders deutlich aus der Beob. von NORRIS, der in den „Tumoren“ von Leber und Milz zahlreiche Normoblasten fand, die in den Myelomknoten nicht vorkommen; also lag hier myeloische Metaplasie vor und so mag es auch in anderen Fällen gewesen sein. In neuerer Zeit haben auch DOMARUS u. a. dieser meiner Auffassung zugestimmt und auch LÖHLEIN hat die Markzellenherde in Milz, Leber und Niere als autochthon entstanden aufgefaßt.

Kein Myelomfall bot bisher leukämisches Blutbild; aber jeder Chloromfall ausnahmslos bei genauer Untersuchung. Daher liegt beim Myelom sicher ein wesensverschiedener Prozeß vor.

Leukämisches Blutbild zeigt einzig der Fall STERNBERG II; doch fehlen Myelomknoten und ist das Mark gleichmäßig affiziert und nur herdweise verschieden gefärbt. Ich halte diese Beob. daher für eine Myelose. Auch den Fall von HOFFMANN zählt SCHRIDDE nach Einsicht der Präparate zu den Myelosen.

Genaue *Blutbefunde* sind bisher nur wenige mitgeteilt, was einen weiteren Mangel zur Beurteilung bedeutet.

Die Anämie kann ansehnliche Grade erreichen, so bei ARNETH Hb. 42, R. 2,4, SEEGELKEN Hb. 70, R. 4,0, WEBER R. 2,98, Hb. 23, JELLINEK Hb. 30 bis 15, R. 4,1, ELLINGER Hb. 40—45, R. 1,58, MIEREMET R. 1,07, PARKES WEBER Hb. 23, CONTI Hb. 48, R. 1,9.

Unter den weißen Blutzellen sind in vielen Fällen keine größeren Abnormitäten konstatiert, öfters aber auch leicht erhöhte L.-Zahlen.

ARNETH (£.-Myelom) fand keine Erhöhung des £.-Prozentsatzes im Blute, sondern bei 10000 L. eine neutrophile Leukocytose. WEBER verzeichnet 12000 L., 34,7% £., HERZ 4000 L. mit 55% £., VOIT und SALVENDI (Sektion fehlt, ist eher Lymphadenose) 10 bis 11000 L. und 60% £. HIRSCHFELD beobachtete zahlreiche Normoblasten und Lymphocytose. ASCHOFF konnte im Blute vereinzelt Plasmazellen finden bei Plasmazellenmyelom.

GLUZINSKI und REICHENSTEIN fanden zahlreiche Plasmazellen; doch ist dieser Fall trotz der Anwesenheit eigentlicher myelomartiger Knoten im Knochenmark und trotz spontaner Rippenfrakturen so generalisiert, völlig einer Leukämie ähnlich, daß ich ihn als Plasmazellenleukämie bezeichne (S. 507).

Myelocyten sind vereinzelt von SALTYKOFF, MIEREMET, STERNBERG, P. WEBER (1,8%), CONTI (6%) getroffen. Auch in eig. Beob. sah ich vereinzelt Myelocyten, die ich wie andere als Zeichen einer unspezifischen Markreizung ansehe.

In der zweiten Beob. STERNBERGs mit 21,9% Myeloc. liegt Myelose vor.

Die Analogie der Myelome mit der Lymphosarkomatose und der Gegensatz beider zu den Lymphadenosen scheint mir recht weitgehend, insofern als die Systeme lokal und nicht in toto befallen sind.

Diagnose. Sehr wichtig ist die Anwesenheit des BENCE-JONESschen Eiweißkörpers; doch fehlt derselbe recht oft, und kommt er auch bei anderen Knochenmarksaffektionen vor. Knochenschmerzen, Auftreibungen, Spontanfrakturen werden besonders den Gedanken an Myelom wecken. Anämie, Nervensymptome, Fieber sind häufige Begleitsymptome. Recht oft sichert die Röntgenuntersuchung die Diagnose.

Therapie: Röntgen und Arsen haben sich als zeitweise erfolgreich erwiesen. Spontanremissionen sind beobachtet, aber sehr selten.

Literatur der Myelome.

ABDERHALDEN u. ROSTOSKI: Z. physik. Chem. **1905**. — ABRIKOSSOFF: Virchows Arch. **173** (1903). — ANDERS: Lancet **1903**. — ARNETH: S. 284. — ASCHOFF: Münch. med. Wschr. **1906**, 337. — ASSMANN: Med. Klin. **1924**, 108.

BARBACCI: Soc. ital. Pat. **1909**. — BAUMGARTEN: Arb. path. Inst. Tübingen **2** (1899). „Myelogene Pseudoleukämie." — BECHTOLD: Inaug.-Diss. Würzburg 1902. — BECK: J. Amer. med. Assoc. **1919**, 480. — BENDA: Berl. klin. Wschr. **1908**, 2042. — BENDER: Dtsch. Z. Chir. **63** (1902 u. 1905). — BERBLINGER: Frankf. Z. Path. **6** (1911). — BERGER: Arch. Path. gén. et Anat. path. **1923**. — BEVACQUA: Virchows Arch. **200**. Unklar. — BLOCH: Fol. haemat. (Lpz.) Arch. **26**, 119 (1920). Hb. 45, R. 2,5, vereinzelt Myeloc.; Inaug.-Diss. Berlin 1919. — BOGGS u. GUTHRIC: Amer. J. med. Sci. **1912**. — BOSTON: Amer. J. med. Sci. **1903**. Myelom? — BOZZOLO: Clin. med. ital. **1898**. — BRADSHAW: Münch. med. Wschr. **1902**, 191. Lit.!; Med.-chir. trans. **1898**. — BROWN: Brit. med. J., 14. Sept. **1907**. — BRUCE and LUND: Lancet **1904**. — BUCHSTAB u. SCHAPOSCHNIKOW: Zbl. Path. **1899**, 589. — BUSCH: Inaug.-Diss. Halle 1873.

CAMPBELL: Lancet **1903**. — CHARLES and SANGUINETTI: Brit. med. J. **1907**, 196. — CHRISTIAN: J. of exper. Med. **9** (1907). — CITRON: Med. Klin. **1921**, 808. — COHN: Inaug.-Diss. Gießen 1911. — CONTI: Fol. haemat. (Lpz.) **13**, 227.

DECASTELLO: Z. klin. Med. **69**. — DECHAUME: Inaug.-Diss. Lyon 1903. — DIALTI: Arch. Sci. med. **1910**. — DOMARUS: Fol. haemat. (Lpz.) **13**, 384 (1912). — DUBOST: Inaug.-Diss. Paris 1896. — DWIJKOFF: Fol. haemat. (Lpz.) **40**, 59 (1930). Ob Myelom?

ELLINGER: Dtsch. Arch. klin. Med. **62** (1899). — EWALD, K.: Wien. klin. Wschr. **1897**.

FESSLER u. POHL: Wien. klin. Wschr. **1929**, 1376. — FINKER: Berl. klin. Wschr. **1911**, Nr 50. — FINZER: Inaug.-Diss. Heidelberg 1918. Plasmazellen. — FRÄNKEL: Verh. dtsch. path. Ges. **1912**; Virchows Arch. **206**. — FROBOESE: Virchows Arch. **122**, 291 (1919). — FUNKENSTEIN: Inaug.-Diss. Straßburg 1900.

GLAUS: Virchows Arch. **223** (1917). — GLUZINSKI u. REICHENSTEIN: S. 507. — GRAWITZ, P.: Virchows Arch. **76** (1879). — GROSCH: Inaug.-Diss. München 1905. — GROWES: Ann. Surg. **57**, 163 (1913). — GUGGENHEIMER: Z. Urol. **18**, 523 (1924). Niere.

HALLERMANN: Dtsch. Arch. klin. Med. **165**, 57 (1929). 11 F. — HAMBURGER: Hopkins Hosp. Bull. **1901**. — HAMMER: Virchows Arch. **137** (1894). — HANSEN: J. amer. med. Assoc. **79**, 2059 (1922). — HARBITZ: Münch. med. Wschr. **1903**, 749. — HART: Frankf. Z. Path. **3**. — HELDT: Inaug.-Diss. München 1903. — HELLY: In Handbuch HENKE-LUBARSCH, Bd. 1. 1927. — HERRICK u. HEKTOEN: Med. News **1894**, 239. — HERZ: Wien. med. Wschr. **1908**, Nr 23; Fol. haemat. (Lpz.) **13**, 408 (1912). — HEWITT: Lancet **1929** I, 66. — V. D. HEYDE: Inaug.-Diss. München 1908. — HIRSCHFELD: Fol. haemat. (Lpz.) **9**, 1 (1910). Sammelref.; Fol. haemat. (Lpz.) **27**, 97 (1922); Spezielle Pathologie und Therapie, von KRAUS und BRUGSCH 1915. Monogr. Lit.! In SCHITTENHELM, Handbuch Bd. 1, 209. 1925. HOFFMANN: Inaug.-Diss. München 1904; Beitr. path. Anat. **35** (1904); Arch. f. Dermat. **68** (1904); Dtsch. Arch. klin. Med. **79** (1906); Arch. klin. Chir. **79**. — HUBBARD: Kongreßzbl. inn. Med. **58**, 40. — HUETER: Ärztl. Ver. Hamburg, 12. Febr. **1907**; Beitr. path. Anat. **49**.

ISAAC: Erg. Chir. **14**, 325 (1921).

JELLINEK: Virchows Arch. **177** (1904). — JOCHMANN u. SCHUMM: Münch. med. Wschr. **1901**, 1340; Z. klin. Med. **46** (1902).

KAHLER: Wien. med. Presse **1889**; Prag. med. Wschr. **1889**, 33. Endotheliom. — KALISCHER: Dtsch. med. Wschr. **1901**, 4; Z. Neur. **117**, 424 (1928). — KIMMERLE u. FRÄNKEL: Münch. med. Wschr. **1914**, 211. — KING: J. amer. med. Assoc. **1911**. — KISCHENSKY: Fol. haemat. (Lpz.) **13**, 228. — KLEBS: Allg. Path. **2**, 671 (1889). — KLEMPERER: Beitr. path. Anat. **67**, 492 (1920). — KOHLMANN: Fortschr. Röntgenstr. **28**, 26 (1921). — KREUZER: Dtsch. Z. Nervenheilk. **90**, 224 (1926). — KRUMBHAAR: Transact. amer. med. phys. **41**, 343 (1926). Fall 8. — KUDREWETZKY: Z. Heilk. **13** (1892).

LÖHLEIN: Beitr. path. Anat. **69**, 295 (1921). — LUBARSCH: Arb. path. Inst. Posen **1901**, 38; Virchows Arch. **184** (1906).

MAC CALLUM: J. of exper. Med. **6**, 53 (1901). — MAGNUS-LEVY: Kongr. inn. Med. **1900**. Disk.; Z. physik. Chem. **30**. — MARCHAND: Berl. klin. Wschr. **1886**, 486. — MARCOVIER: Ann. int. Med. **2**, 881 (1929). Lit. — MARKWALD: Virchows Arch. **141** (1895). Endotheliom. MASSINI: Dtsch. Arch. klin. Med. **104**. — MENNE: Virchows Arch. **183**. Lit.! — MEYER: Arch. int. Med. **33**, 581 (1924). — MEYER, A.: Inaug.-Diss. Jena 1913. — MIEREMET: Virchows Arch. **219**.

NADI: Klin. Wschr. **1928**, 1644. Häm. Diath. — NECKARSULMER: Inaug.-Diss. Berlin 1913. — NONNE: Münch. med. Wschr. **1906**, 1439; Neur. Zbl. **40**, 2 (1921). — NORRIS: Fol. haemat. (Lpz.) **7**, 149.

DEGLI OCCHI: Milano 1907. — OVERBOSCH: Kongreßzbl. inn. Med. **53**, 81.

PALTAUF: Erg. Path. **3** (1896). — PAPPENHEIM: Arch. klin. Chir. **71**; Fol. haemat. (Lpz.) **4**, 215 (1907). Suppl.; 8, 86; **9**, 27; **14**, 199. — PENTMANN: Virchows Arch. **258**, 161 (1925). — PÉRIER: Inaug.-Diss. Paris 1884. — PERLZWEIG: J. amer. med. Assoc. **90**, 755 (1928). Plz. — PERMIN: Virchows Arch. **189** (1907). — PERTIK: Pester med.-chir. Presse **1888**, 507. — PINES: Arch. f. Psychiatr. **84**, 332 (1928). — POLUGYAY: Kongreßzbl. inn. Med. **56**, 110. Röntgendiagn. Diffg. — PRIBRAM: Med. Klin. **1925**, 368. Polygl., Pl.-Abnahme.

QUACKENBOSS u. VERHOEFF: J. med. Res. **1906**.

RASZEYA: Fortschr. Röntgenstr. **37**, 61. — REACH: Dtsch. Arch. klin. Med. **82** (1905). RECKLINGHAUSEN: Festschrift für VIRCHOW, 1891. — RIBBERT: Zbl. Path. **1904**, Nr 9. — RITTER: Virchows Arch. **229**, 277 (1920). — ROMAN: Beitr. path. Anat. **52**. — RUNEBERG: Dtsch. Arch. klin. Med. **1883**. Eher Lymphadenose. — RUSTIZKY: Zbl. Chir. **3** (1873).

SALTYKOW: Virchows Arch. **173** (1903). — SCHEELE u. HERXHEIMER: Z. klin. Med. **54** (1904). — SCHMIDT, M. B.: Erg. Path. **1902**, 318; Schweiz. Korresp.bl. **1908**, Nr 15. — SCHMIDTMANN: Virchows Arch. **234**, 456 (1921). Plasmazellen. — SCHMORL: Münch. med. Wschr. **1912**, 2891. — SCHUR u. LÖWY: Z. klin. Med. **40** (1904). — SCHÜTZ: Dtsch. Arch. klin. Med. **183**, 441 (1914). — SEEGELKEN: Dtsch. Arch. klin. Med. **58** (1897). — SEEMANN: Zbl. Path. 48, 212 (1930). — SENATOR: Berl. klin. Wschr. **1899**, Nr 8. — SHENNAN: Edinburgh med. J. **1913**, 414. — SHUTSCHENKO: Fortschr. Röntgenstr. **38**, 509 (1928). — SHORT und CRAWFORD: Kongreßzbl. inn. Med. **55**, 373. — SIMMONDS: Münch. med. Wschr. **1906**, 1459. — SLAVIK: Jb. Kinderheilk. 84 (1916). — SORGE: Inaug.-Diss. Jena 1900. — SPEARES: Dublin. J. med. Sci. **1921**, 193. — SPIEGELBERG: Inaug.-Diss. Freiburg 1894. — STERNBERG: Verh. dtsch. path. Ges. **1903**; Z. Heilk. **25** (1904); Nothnagels Slg 8 (1899); Primärerkrankungen 1905; Fol. haemat. (Lpz.) 8, 46. — STOKVIS: Z. Biol. **1883** u. **1884**. — SUDHOFF: Inaug.-Diss. Erlangen 1875. — SÜSSMANN: Inaug.-Diss. Leipzig 1897.

THOMAS: Boston med. J. **1901**. — TRYKBERG: Hygieia (Stockh.) **87**, 618 (1925). — TSCHISTOWITSCH: Wratsch (russ.) **1908**, Nr 39; Virchows Arch. **197**.

UMBER: Münch. med. Wschr. **1907**, 811.

VAUCE: Amer. J. med. Sci. **1916**. — VEREBELY: Beitr. klin. Chir. **48** (1906). — VERSÉ: Verh. dtsch. path. Ges. **1912**, 62. — VIGNARD et GALLAVERDIN: Rev. de Chir. **1903**. — VOIT u. SALVENDI: Münch. med. Wschr. **1904**, 1281. Vielleicht Lymphadenose, so auch nach DECASTELLO.

WALD: Klin. Wschr. **1928**, 1647. — WALLGREN: Kongreßzbl. inn. Med. **15**, 427; Virchows Arch. **232**, 381 (1921). — WARSTADT: Beitr. path. Anat. **55**, 225. — WEBER: Med.-chir. trans. **48** (1907); **86** (1903); J. of path. **1903**; Quart. J. Med. **1908**, Monogr. — WEBER, HUTCHINSON and LEOD: J. of path. **9** (1903). — WEBER and LEDINGHAM: Proc. roy. Soc. Med. **2** (1909). — WEINBERG u. SCHWARZ: Virchows Arch. **227**, 88 (1920). — WEISS: Inaug.-Diss. München 1905. — WIELAND: Inaug.-Diss. Basel 1893; Virchows Arch. **166** (1901). Lit.! — WILLIAMS: Lancet, 12. Nov. **1910**. — WINKLER: Virchows Arch. **161** (1898). — WITZLEBEN, v.: Z. Krebsforschg **22**, 422 (1925). — WRIGHT: Boston med. J. **1900**; Hopkins Hosp. Bull. **1900**, 359.

ZAHN: Dtsch. Z. Chir. **22** (1885). — ZINNIGER: Amer. med. **1904**, 637.

Die Megalosplenien.

Bei diesen Affektionen, die früher vielfach grobklinisch zu dem Symptomenkomplex Pseudoleukämie gestellt worden sind, beherrscht der große Milztumor das Bild. Hierher gehören aber eine Unzahl Krankheiten heterogener Art. Die Übersicht und die Diagnose wird erleichtert, wenn man sich die Ableitung der verschiedenen Hyperplasien aus den verschiedenen Milzzellen vor Augen führt und da ergibt sich folgendes Schema:

Normale Milzzellen	*Undifferenzierte Mesenchymzellen*		Lymphocyten	Plasmazellen	Reticulumzellen	Sinus Endothelien
	Erythroblasten	Myeloisches Gewebe	↓	↓	↓	↓
Zellen der pathologischen Milztumoren	Perniciosa	Myelosen	Lymphadenosen	Rubeola		
					Morbus GAUCHER Morbus NIEMANN	
	Polycythämie Osteosclerosis Kinderanämien (JAKSCH-HAYEM)	-aleukämische subleukämische leukämische	-aleukämische subleukämische leukämische	Entzündliche Megalosplenien mit reichlich Plasmazellen	Pulpawucherungen bei vielen Infektionen und Anämien mit starkem Bluntuntergang	Hypersplenien bei: a) Intoxikationen b) Infektionen c) Blutzerfall usw.
		Myeloische Metaplasie bei Anämien Osteosklerosen	Lymphatische Reaktion	Plasmacelluläre Reaktion	Retikulosen	Endotheliosen

Nach klinischen Gesichtspunkten kommen daher folgende oft mit großer Milz verlaufende Krankheiten in Betracht:

1. Konstitutionelle hämolytische Anämie: hereditär und sporadisch.
2. Hämolytische, nicht konstitutionelle, erworbene Anämie.
3. Perniciosa und andere Anämien mit starkem Blutzerfall.
4. Polycythaemia vera.
5. ALBERS-SCHÖNBERGsche Krankheit (Marmorknochen). Andere Osteosklerosen.

6. Retikulosen: Morbus GAUCHER, NIEMANN-PICK, SCHÜLLER-CHRISTIAN u. a.
7. Cirrhosis hepatis: BANTIsches Syndrom.
   HANOTsche Cirrhose.
   Morbus Wilson (hepato-lentikuläre Affektion). Pigmentcirrhosen.
8. Perikarditische Pseudolebercirrhose.
9. Pfortaderaffektionen.
10. Thrombocytopenische hämorrhagische Diathesen mit großer Milz.
11. Infektionen: Lues, Tuberkulose, Lymphogranulom, Cholangitis, Endokarditis lenta. Unzählige Tropenkrankheiten: Malaria, lymphatische und plasmacelluläre Reaktionen usw.
12. Myelosen.
13. Lymphadenosen.
14. Tumoren der Milz.

1. Bei konstitutioneller hämolytischer Anämie ist große Milz häufig. Außer im Kindesalter und bei schwerer Anämie findet sich myeloische Metaplasie nur selten und geringfügig. Die Vergrößerung beruht auf Pulpahyperplasie. Die Diagnose ist leicht.

2. Auch bei erworbener hämolytischer Anämie handelt es sich oft um große Milzen mit Pulpahyperplasie infolge starker Inanspruchnahme der Milz beim Blutuntergang und hier dann auch außerdem um starke entzündliche und toxische Momente in der Milzschwellung durch das Grundleiden.

3. *Perniciosa.* Die Schwellung der Milz ist meist mäßig, selten sehr erheblich. Ursache der Vergrößerung ist starke Pulpahyperplasie wegen erhöhten Blutzerfalles. Myeloische Metaplasie ist gering.

Auch andere schwere Anämien machen aus gleichen Gründen Milzschwellung, besonders die kindlichen Anämien. Bei diesen ist myeloische Reaktion mit Erythroblasten ausgedehnt entsprechend der Reaktionsfähigkeit in der Jugend.

4. *Polycythämie* zeigt mäßige Milztumoren, verursacht vor allem durch große Blutfüllung. Manchmal ist auch myeloische Reaktion erheblich, entsprechend der Hyperplasie des gesamten myeloischen, insbesondere des erythropoetischen Gewebes.

5. *Osteosklerosen* können bedeutende Milztumoren (neben Lebervergrößerung) erzeugen, indem das verdrängte myeloische Gewebe jetzt in Milz und Leber hyperplasiert. Die Milzpulpa wird aber auch durch den Blutuntergang vergrößert. Hierher Osteosklerosen, besonders ALBERS-SCHÖNBERGsche Krankheit.

6. *Retikulosen,* Hyperplasie der Reticulumzellen bei Blutuntergang, Infektionen und Intoxikationen jeder Art. Meist ganz unspezifische Prozesse.

Eine leukämische Retikulose mit Monocytenleukämie halte ich nicht als bewiesen. Manche Retikulosen sind durch Speicherungsprozesse bedingt, also Stoffwechselaffektionen. Eine Sonderstellung nimmt die GAUCHERsche Krankheit ein, ebenso der Morbus Niemann-Pick.

Splenomegalie Typ GAUCHER.

GAUCHER hat im Jahre 1882 auf Komplexe endothelähnlicher Zellen als Eigentümlichkeit großer Milztumoren aufmerksam gemacht. Diese Zellen sind ungewöhnlich groß, 20—40 μ, haben blasse Kerne, und GAUCHER stellte zunächst die Diagnose Epitheliome primitif de la rate, zog dieselbe aber später zurück und sprach von Bindegewebshyperplasie. Ähnliche Beobachtungen sind von BOVAIRD, SCHLAGENHAUFER, PICOU, BRILL und MANDLEBAUM mitgeteilt worden, später besonders von PICK. Das prinzipiell Wichtige aber ist das Vorkommen solcher Zellkomplexe nicht nur in der Milz, sondern auch in Leber, Lymphknoten und Knochenmark und anderen Organen. Es liegt also eine Systemaffektion vor, bei der Cerasin die gespeicherte Substanz darstellt.

Freilich kommen ähnliche Zellen in Milztumoren der verschiedensten Genese vor und werden gewöhnlich als Wucherungen der Retikuloendothelien gedeutet (STILLING, SASUCHIN bei Rachitis, BOVAIRD bei Tuberkulose und anderen Infektionskrankheiten, RIBBERT in entzündlichen Lymphknoten, PAULICEK bei eigenartiger Milzaffektion). Auch für viele der als Banti angesprochene Beobachtungen werden ähnliche Zellen erwähnt und als Endothelwucherungen gedeutet (SENATOR, HARRIS und HERZOG, LOSSEN, ROLLESTON usw.). Es liegt indessen keine Identität vor.

Die Annahme eines Endothelioms kommt heute nicht mehr in Frage.

Die Wucherung der cerasinspeichernden Zellen führt auch zu enormen Infiltraten in den Knochen, besonders in der Wirbelsäule, im Becken, Femurkopf usw. Die Patienten bekommen vage, als rheumatisch gedeutete Schmerzen, fangen an zu hinken, zeigen Verkrümmung der Wirbelsäule, Frakturen, Ischias ähnliche Schmerzen, Paraplegien. Bei Autopsien ist das Mark voll von Gaucherzellen, die Corticalis verdünnt, gelegentlich geborsten, so daß die Gaucherzellen auch außerhalb der Corticalis jetzt wuchern können.

Radiologisch zeigen sich Aufhellungen, Defekte, Corticalisverdünnung, Kompression der Wirbel, flaschenhalsförmige Auftreibung des unteren Femurdrittels (FISCHER).

Das *klinische Bild des Leidens* ergibt sehr große Milz und ungewöhnlich großen Lebertumor, ockerbraune Verfärbung der Haut, die gewöhnlich auf Gesicht, Nacken, Hände beschränkt ist, dazu eigenartige gelbliche Verdickung der Konjunktiven, ähnlich einer Pinguicula. Hämorrhagische Diathese, besonders große Neigung zu Nasenbluten und zu Petechien ist ausgesprochen vorhanden. Vereinzelte Fälle bieten zwar normales Blutbild, die meisten verraten aber mäßige bis starke Anämie, die bis zu R. 1,0, selbst 0,7 und Hb. 12 (ZADEK) gehen kann. Fast immer besteht Neigung zu Leukopenie; oft wird diese stark, und mit der Zeit entwickelt sich Thrombopenie, vielfach hochgradig und dann hämorrhagische Diathese.

Alle diese Erscheinungen des Blutbildes sind (NAEGELI) Erscheinungen der Hypersplenie, nicht lediglich Folgen der Gaucherzellenbildung im Knochenmark; denn in diesen Zuständen bringt Milzentfernung ganz wesentliche Besserung des Allgemeinbefindens, der Anämie und Verschwinden der hämorrhagischen Diathese, völligen Rückgang der vorher erheblichen Urobilinkörpervermehrung. Selbst auch hier wie S. 229 auffälliges Längenwachstum!

Der Erfolg der Therapie beruht nicht, wie bisher angenommen worden, auf einer Reduktion des retikuloendothelialen Apparates; denn durch dessen Erholung wird der Erfolg nicht in Frage gestellt; sondern entscheidend ist der Wegfall der hormonalen Tätigkeit der Milz, der Wegfall der Hypersplenie.

Die Prognose ist ungünstig, der Verlauf, wenn auch mitunter viele Jahre stationär, doch an sich progressiv.

Der *Beginn* setzt in frühester Jugend ein, und das Leiden führt nach einer Reihe von Dezennien zur Kachexie. Fast immer handelt es sich um ein kongenitales, familiäres Leiden.

Die Diagnose auf den ungewöhnlich großen Leber- und Milztumor, auf die ockerfarbene Pigmentation, die Anämie und den eminent chronischen Verlauf den Hauptwert. Oft ist die Diagnose durch Milzpunktion und Nachweis der großen Zellen erhärtet, in letzter Zeit besonders durch Tibiapunktion (MÜHSAM). Wichtig sind ferner die Ergebnisse der Röntgenuntersuchung und der Hereditätsforschung.

Die Therapie erscheint zunächst aussichtslos bei einer so völlig unbeeinflußbaren Stoffwechselstörung. An 2 Punkten setzt sie aber erfolgreich ein, bei der Anämie mit Eisen und Arsen und bei der Hypersplenie durch Milzentfernung. Ich würde aber von Splenektomie abraten, sofern nicht Hypersplenie besteht. Bei dieser habe ich aber in 5 Fällen sehr große Erfolge gesehen.

Einer meiner Patienten bekam 2 Jahre nach Milzentfernung eine überfaustgroße Nebenmilz, die aber wieder mit vollem Erfolg entfernt werden konnte.

Bei der Sektion ist von BRILL einmal ein Milzgewicht von 14 Pfd. $= {}^1/_6$ des Körpergewichtes festgestellt worden.

Ein Fall von SCHLAGENHAUFER und derjenige von CAMERER zeigte ausgebreitete Tuberkulose; doch ist das zufällige Kombination. Auch der Fall GAUCHER starb nach 25 Jahren an Tuberkulose, und derjenige von BORISSOWA an Peritonealtuberkulose.

Die Beob. BORISSOWA I, früher oft zu Gaucher gezählt, gehört nicht hierher. Dort fand ich enorme Werte von Erythroblasten, konstante Leukocytose (16—22000) und $3^0/_0$ Myelocyten, so daß an Metastasen eines malignen Tumors im Knochenmark zu denken war. In der Tat fanden sich auch Knoten im Knochenmark, und WEGELIN hat später[1] die Erkrankung als Endotheliom angesprochen.

Das Wesen der GAUCHERschen Krankheit liegt in einer konstitutionellen Anomalie (Mutation [NAEGELI]) des Systems der Reticulumzellen (PICK).

Von HEDINGER ist eine andere, histologisch ähnliche, aber verschiedene Affektion der Endothelien in der Arbeit PENTMANN mitgeteilt worden.

NIEMANN-PICKsche Krankheit.

Das Vorkommen betrifft kleine Kinder meist bis zum 18. Lebensmonat; älter werden sie nicht. Es handelt sich um Lipoid- (Phosphatid-) Einlagerung, zuerst in den Reticulumzellen des ganzen Körpers, daher Leber-, Milz- und Drüsenschwellungen wie bei Gaucher; später aber wird die Lipoidsubstanz auch in Nieren-, Muskel-, Ganglienzellen usw. und etwas auch in Endothelien (BLOOM) eingelagert.

Klinisch ist auch hier schmutzig gelbbräunliche Verfärbung der Haut, Anämie und Kachexie auffällig.

Es scheint, daß auch bei der TAY-SACHSschen familiären Amaurose mit Idiotie Speicherung in den Histiocyten vorkommt. Die Krankheiten Gaucher, Niemann-Pick und Tay-Sachs befallen ganz vorwiegend Israeliten.

SCHÜLLER-CHRISTIANsche Krankheit.

Bei der SCHÜLLER-CHRISTIANschen Krankheit mit vorwiegend Cholesterinfettspeicherung handelt es sich ebenfalls um konstitutionelle Grundlage. Es finden sich Exophthalmus, oft Diabetes insipidus und Knochendefekte. Auch hier kommt große Milz vor, auch Lebervergrößerung. Zahnfleischaffektionen, Ausfallen der Zähne sind häufige Erscheinungen.

Lit.: ANDERS: Zbl. Hautkrkh. **33** (1930). — CHRISTIAN: Med. Clin. N. Amer. **3** (1919). — DANZER: Amer. J. Dis. Childr. **31** (1926). — GROSH u. STIFFEL: Arch. int. Med. **31** (1923). — HAND: Amer. J. med. Sci. **162** (1921). — HENSCHEN: Finska Läk.sällsk. Hdl. **1929**. — LYON u. MARUM: Fortschr. Röntgenstr. **40** (1929). — LYON u. MEYER: Z. Kinderheilk. **49** (1930). — PICK: Ref. Med. Klin. **1929**; Virchows Arch. **274** (1930). — PICKHAN u. JOEL: Röntgenpraxis **17** (1929). — ROWLAND: Arch. int. Med. **42** (1928); Ann. int. Med. **2** (1929). — SCHÜLLER: Fortschr. Röntgenstr. **23** (1915). — SCHÜLLER u. CHIARI: Ref. Klin. Wschr. **1930**. — SLAUCK u. DONALIES: Med. Klin. **1930**. — THOMPSON usw.: Arch. int. Med. **36** (1925).

Literatur über Splenomegalie Typ GAUCHER und NIEMANN-PICK.

ABT and BLOOM: J. amer. med. Assoc. **90**, 2076 (1928). Niemann. — AIELLO: Arch. Pat. e Clin. med. **1**, 411 (1922).

BARAT: Fol. haemat. (Lpz.) Arch. **26**, 203 (1921). — BERMAN: Amer. J. Dis. Childr. **36**, 102 (1928). Niemann. — BERNSTEIN: J. Amer. med. Assoc. **1915**, 1907. — BORISSOWA: Virchows Arch. **172** (1903). — BOVAIRD: Amer. J. med. Sci. **1900**, 377. — BLOOM: Amer. J. Path. **1**, 595 (1925); Arch. Path. **6**, 827 (1928). Niemann; Blutbef.! — BLOOM u. KERN: Arch. int. Med. **39**, 456 (1927). Chemie. — BRAHM u. PICK: Klin. Wschr. **1927**, 2307. Niemann. — BRILL: Amer. J. med. Sci. **1901**, 377. — BRILL, MANDLEBAUM u. LIBMAN: Proc. N. Y. path. Soc. **4**, 143 (1904); Amer. J. med. Sci. **1905**, 491; **1909**, 849; **146**, 863 (1913). — BYCHOWSKY: Wien. klin. Wschr. **1911**, 1519. Eher hämolytische An.

CAMERER: Inaug.-Diss. München 1893. — CARR: J. amer. med. Assoc. **1919**, 19. — COLLIER: Trans. path. Soc. Lond. **46** (1895). — CORCAN usw.: Rev. franç. péd. **3**, 789 (1927). Niemann.

DAVIDSOHN: Arch. klin. Chir. **150**, 537 (1928). — DIENST u. HAMPERL: Wien. klin. Wschr. **1927**, 1432. Niemann. — DOWNES: Med. Rec. **1913**, 697.

[1] WEGELIN: Schweiz. Korresp.bl. **1910**.

EMILE-WEIL et CHEVALIER: Paris méd., 25. Mai **1926**. — EPSTEIN: Virchows Arch. **253**, 157 (1924); Biochem. Z. **145**, 398 (1924). Chemie; Klin. Wschr. **1924**, 2194. Histologie; Wien. klin. Wschr. **1924**, 1179. — EPSTEIN u. LORENZ: Z. physiol. Chem. **192**, 145 (1930). — ERDMANN u. MOORHEAD: Amer. J. med. Sci. **147**, 213 (1914).

FAHR: Mschr. Kinderheilk. **26**, 169 (1923). — FEIERTAG: Petersburg. med. Wschr. **1913**, 298. — FISCHER: Beitr. klin. Chir. **141**, 290 (1927); Fortschr. Röntgenstr. **37**, 158 (1928). Splenekt. — FOOT: Amer. J. Dis. Childr. **21**, 426 (1921).

GAUCHER: Thèse de Paris **1882**; France méd. **1892**. — GERST: Jb. Kinderheilk. **69**, 357 (1921). — GRAFE: Dtsch. Arch. klin. Med. **139**, 354 (1922). Stoffw. — GRAHAM: Arch. Dis. Childh. **2**, 267 (1927).

HAMBURGER: Jb. Kinderheilk. **116**, 41 (1927). Niemann. — HENNING: Z. klin. Med. **106**, 561 (1927). — HENSCHEN: Acta med. scand. (Stockh.) Suppl. **16**, 593 (1925). — HERCZEL, VON: Wien. klin. Wschr. **1913**, 127. — HESS: Wien. klin. Wschr. **1910**, Nr 7. — HOFFMANN: Amer. J. Dis. Childr. **38**, 775 (1929). Negerkind.

IRGER: Kongreßzbl. inn. Med. **44**, 511.

DE JONG u. VAN HEUKELON: Beitr. path. Anat. **48**, 598 (1910). — JUNGHAGEN: Acta radiol. (Stockh.) **5**, 506 (1926).

KETTLE: Siehe S. 565. Niemann-Pick. — KEISMAN: Med. Klin. **1921**, 72. — KILCHHERR: Inaug.-Diss. Zürich 1930. Niemann. — KLERCKER: Arch. med. scand. (Stockh.) Suppl. **16**, 690 (1926); Kongreßzbl. inn. Med. **48**, 113. — KNOX usw.: Bull. Hopkins Hosp. **27**, 1 (1916). — KRAMER: Med. Clin. N. Amer. **11**, 905 (1928). Niemann. — KRAUS, ERICH: Z. angew. Anat. **7**, 186 (1920). — KRITSCH: Kongreßzbl. inn. Med. **41**, 207. Niemann.

DE LANGE u. SCHIPPERS: Jb. Kinderheilk. **36** (1917). Kein Typ Gaucher! — LEDINGHAM: System of med. **5**, 766 (1909). — LEVY: N. Y. med. J. **113**, 586 (1921). — LIEB: Z. physik. Chem. **140**, 305 (1924); **170**, 60 (1927); Hoppe-Seylers Z. **181**, 208 (1929). — LIPPMANN: Med. Klin. **1922**, 1607.

MANDLEBAUM: J. of exper. Med. **16**, 797 (1912); Amer. J. med. Sci. **157**, 366 (1919). — MANDLEBAUM u. DOWNEY: Fol. haemat. (Lpz.) Arch. **20**, 139 (1916); Bull. Hopkins Hosp. **27**, 109 (1916). — MARCHAND: Münch. med. Wschr. **1907**, 1102. — MAYO: J. amer. med. Assoc. **87**, 1609 (1926). — MEULENGRACHT: Verh. Ges. inn. Med. **1925**, 429. — MIENZIL: Med. Klin. **1924**, 935. — MILLS: N. Y. med. J. **113**, 589 (1921). — MORAWITZ: Klin. Wschr. **1922**, 769. — MORO: Wien. med. Wschr. **1922**, 1032. — MOSCHOWITZ: Kongreßzbl. inn. Med. **40**, 66. — MÜHSAM: Arch. klin. Chir. **153**, 215 (1928); Med. Klin. **1929**, 585.

NIEMANN: Jb. Kinderheilk. **79** (1914). — NIXON: Jb. Kinderheilk. **79**, 1 (1914).

ORSOS: Virchows Arch. **197**. Fall 2.

PENTMANN: Frankf. Z. Path. **18** (1915). Kavernom mit Endothelzellenwucherung. — PICK: Med. Klin. **1924**, 1399 u. 1526; **1925**, 441; **1927**, 1; Virchows Arch. **254**, 782 (1925); Verh. Ges. Verdgskrkh. **1926**, 317; Erg. inn. Med. **29**, 519 (1926); Die Skeletform des Morbus Gaucher. Jena: Gustav Fischer 1927; Veröff. Kriegs- u. Konstit.path. **4**, 1 (1927). — PICOU: Bull. Soc. Anat. Paris **70**, 531 (1895). — PICOU et RAMOND: Arch. Méd. expér. **8**, 168 (1896). — PLEHN: Dtsch. med. Wschr. **1909**, 1749.

RACHMILEWITZ: J. amer. med. Assoc. **93**, 604 (1929). — REBER: Jb. Kinderheilk. **105**, 277 (1928). — RETTIG: Berl. klin. Wschr. **1909**, 2046. — REUBEN: Amer. J. Dis. Childr. **3**, 28 (1912); N. Y. med. J. **1918**, 118; Arch. of Pediatr. **41**, 456 (1924). — RISEL: Verh. dtsch. path. Ges. **1909**, 252; Beitr. path. Anat. **46**, 241 (1909). — RUSCA: Haematologica (Palermo) **2**, 21 (1921). Starke Anämie.

SANTER: Ann. Surg. **86**, 707 (1927). — SAPEGNO: Arch. Sci. med. **1913**, 323. — SAPPINGTON: J. amer. med. Assoc. **75**, 105 (1920). 50jähriger Mann, zufälliger Tod. — SCHIFF: Jb. Kinderheilk. **112** (1925). Niemann. — SCHLAGENHAUFER: Virchows Arch. **187**, 125 (1907). Lit.! — SCHMITZ: Mschr. Kinderheilk. **43**, 341 (1929). — SCHUSTER: Lancet **207**, 170 (1924). — SIGMUND: Zbl. path. Anat. **31**, 59 (1921); Verh. path. Ges. **18**, 58 (1921). — SMETANA: Klin. Wschr. **1930**, 1231. — STRANSKY: Jb. Kinderheilk. **126**, 204 (1930).

WAHL: Arch. int. Med. **17**, 238 (1916). — WARREN: Zitiert bei CONNOR, Fol. haemat. (Lpz.) **1927**. — WAUGH u. MACINTOSH: Arch. int. Med. **33**, 599 (1924). — WEBER: Proc. roy. Soc. Lond. **2**, 117 (1909); Internat. Clin. **2**, 67 (1909). — WELT: J. amer. med. Assoc. **92**, 637 (1929). — WELTMANN: Wien. klin. Wschr. **1927**, 937. — WILSON: Ann. Surg. **16**, 240 (1913).

ZADEK: Med. Klin. **1924**, 78.

7. *Megalosplenien bei Cirrhosis hepatis.* Wir fassen heute die Milzvergrößerung bei den Cirrhosen als parallelen Prozeß auf. Daher ist das oft starke, gelegentlich auffällig starke Hervortreten der Milz, besonders bei Jugendlichen und als präcirrhotischer Milztumor nicht überraschend.

Besonders groß ist die Milz bei der HANOTschen Cirrhose, die aber durchaus als kritische Affektion anzusehen ist. Mindestens das meiste, was hierher gezählt wurde, sind starke Milzreaktionen bei bedeutendem Blutuntergang.

Über Hämochromatose und große Milz S. 330.

Unzählige Tropenaffektionen führen zu Leber- und Milzaffektionen. Der Morbus Banti, den ich als Syndrom und nicht als Krankheitseinheit auffasse, unterscheidet sich histologisch nicht (ASCHOFF-DÜRR) von gewöhnlicher Cirrhosis, selbst nicht in den Originalpräparaten BANTIS. Cirrhosis hepatis ist aber gleichfalls ein großer Sammelbegriff bei sehr verschiedener Ätiologie.

BANTI*sche Krankheit*. Es handelt sich nach BANTI um eine primäre Milzaffektion, deren Charakteristicum die Fibroadenie der Follikel darstellen soll.

Zuerst anämisches Stadium von 3—5, aber auch von über 10 Jahren Dauer. Der große glatte Milztumor wird dabei zufällig gefunden. Nicht selten Fieberanfälle in längeren und ungleichen Intervallen. Die Zahl der L. und der einzelnen Arten wurde von BANTI als normal bezeichnet. Es folgt ein Übergangsstadium von einigen Monaten, in dem sich Ikterus und Magen-Darmstörungen einstellen. Das dritte ascitische Stadium mit stärkerem Ikterus, Fieber, fehlender Leukocytose, schwerer Anämie, dauert $^1/_2$ bis 1 Jahr, endigt oft unter schweren Darm- und Magenblutungen. Sektion: starke Sklerose der Milzgefäße, Untergang der MALPIGHIschen Körper, Induration der Pulpa, starke Pfortadersklerose, atrophische Cirrhose der Leber, interlobulär und nie sehr hochgradig. Lymphknoten unverändert.

Diese Affektion komme vorwiegend bei Jugendlichen vor; eine Ätiologie lasse sich nicht feststellen, und es fehlen die bei gewöhnlicher Cirrhose angeschuldigten Faktoren, namentlich Alkoholismus.

Nach BANTI ist eine chronische Vergiftung mit der Milz als Ausgangspunkt die Ursache; daher trete die Endophlebitis der Milzvene zuerst und oft allein auf. In den früheren Stadien fehle Leberaffektion, und es entstehe diese erst durch den chronischen Durchgang der Gifte durch die Pfortader. Als kausale Therapie hat daher BANTI die Splenektomie empfohlen. Da nach Milzentfernung bei als Banti gedeuteten Fällen Besserungen und Heilungen eingetreten sind, so erblickt BANTI hierin einen schlagenden Beweis für die Richtigkeit seiner Theorie.

Später hat BANTI auf Grund von 50 eigenen Fällen (32 Frauen, 18 Männer) seine Anschauung weiter präzisiert.

In der ersten Periode könne in einzelnen Fällen eine Anämie fehlen, die zweite daure oft weit länger als 1—$1^1/_2$ Jahre; in ihr ist die Leber groß, der Urin konzentriert, enthält Urobilin, die Haut wird schmutziggelb. Gegen Ende der zweiten Periode fängt die Leber an kleiner zu werden; Harpunierungen zeigen beginnende Bindegewebswucherung.

Auch die dritte Periode läßt BANTI jetzt viel länger andauern; er erklärt selbst, sie „gleiche vollkommen der atrophisch-alkoholischen Cirrhose".

BANTI gibt Remissionen und sogar echte Heilung nach peritonitischen Entzündungen und der Ausbildung eines Kollateralkreislaufes an (!).

In sehr eingehender Weise belegt BANTI die *Blutveränderungen:*

Osmotische Resistenz der R. normal, zweimal Hyperglobulie, doch waren die R. blaß und der F.-I. stets, besonders bei schweren Anämien, niedrig. Normoblasten sah BANTI nie, Polychromasie sehr selten. Weitaus am häufigsten L.-Verminderung. Myelocyten fehlen. Bei Leukopenie hauptsächlich Abnahme der N.; bei den höheren Zahlen sind N. und Monoc. hoch. Letztere seien in jedem Falle vermehrt, selbst bei extremer Leukopenie in absoluten Zahlen wenigstens normal. Ⅎ. und Monoc. schwanken ganz „unabhängig" und absolute Lymphocytose fehlt stets.

Die *anatomisch-histologischen Befunde* sind nach BANTI:

Milz: Reticulum verdickt ohne jede Zellreaktion, intervasculäre Stränge verbreitert, venöse Sinus kleiner, Endothelien aufgequollen, öfters Riesenzellen. Stärkste Fibroadenose der Follikel, Beginn von den Arterien aus, deren Wand hyalin wird. Degeneration der Follikelzellen, nie Blutpigment. Die Fibroadenie der Milz ist ganz entwickelt, bevor Veränderungen in der Leber eintreten.

Leber: Erste Periode normal, zweite Periode sklerosierende Endophlebitis der Vena portarum, dann Hyperplasie des Bindegewebes in den Interstitien. Drittes Stadium wie alkoholische Cirrhose. Nie Siderosis.

Knochenmark rot, auch in den Röhrenknochen. Lymphknoten normal, mit Keimzentren.

Banti schließt aus diesen Befunden auf ein infektiös-toxisches Agens, das von der arteriellen Blutbahn aus in die Milz komme, Degeneration der Pulpa und der Follikel, aber nie Entzündung erzeuge. Die Anämie, die Kraftlosigkeit der Patienten und die Cirrhose sind toxogen; rechtzeitige Milzexstirpation verhindere die Lebermitbeteiligung oder halte sie auf. Hauptbeweis seien die 20 Heilungen von 36 operierten Fällen.

Eine hämolytische oder angiocholitische Entstehung des Leidens ist zweifellos ausgeschlossen. Gegen eine primäre Cirrhose spricht nach Banti das Fehlen der Ätiologie und der histologische Milzbefund. Die Ätiologie vieler besonders jugendlicher Cirrhosen ist aber keineswegs geklärt und die histologischen Befunde sind von Mennet und besonders Dürr bei Aschoff nicht als charakteristisch und als von alkoholischer Cirrhose stets verschieden gefunden worden.

Durch diese späteren Mitteilungen von Banti wird die ganze Frage außerdem vom klinischen Gebiet stark abgerückt, und Banti hat wesentliche Modifikationen des klinischen Verlaufes zugegeben, so daß dieser gegenüber früher noch unbestimmter sich skizziert. So muß sich, wie ich geschildert habe (1928), der Kliniker auf den Anatomen verlassen, dieser aber richtet sich stark nach dem Eindruck des Klinikers.

Vieles ist in Publikationen als Banti angesprochen worden, das weder klinisch, noch nach dem histologischen Bilde der Bantischen Darstellung entspricht.

Wenn ich mir z. B. Präparate solcher Fälle zeigen ließ, so war ich besonders erstaunt über die geringen Veränderungen an den Follikeln, so daß nur ganz uncharakteristische Befunde vorlagen. Bereits wird aber schon versucht, auch Fälle ohne Fibroadenie, ja selbst mit großen Follikeln, trotz enorm langer Dauer als echten Banti zu deuten (Hirschfeld), wodurch dann freilich jeder sichere Boden unter den Füßen schwankt.

Später glaubte Eppinger die Selbständigkeit der Bantischen Krankheit retten zu können, in der Annahme, daß echter Banti nur in Italien, Albanien und am Mittelmeer, nicht aber in deutschen Landen entstehe, und beim echten Banti die Fibroadenie der Follikel von der Arterie, nicht wie bei anderen Fällen von der Peripherie aus beginne. Eine solche minimale histologische Differenz ist aber ohne grundsätzliche Bedeutung und nicht konstant (Dürr). Auch die Annahme von Hirschfeld, Banti unterscheide sich von Cirrhosen durch das Fehlen von Blutzerfall in der Milz, scheint mir keinen prinzipiellen Unterschied zu bedeuten.

Die *klinische Diagnose* der *Bantischen Krankheit,* bei der Milzexstirpation gefordert wird, gegenüber Fällen von kongenitaler Leberlues oder atrophischer Cirrhose oder Megalosplenien bei schwerer Anämie und bei klinisch nicht erkennbarer Lebercirrhose, auch gegenüber Sklerose der Pfortader, ist unmöglich.

Zunächst gleicht schon die ganze Entwicklung des Leidens ungemein einer Lebercirrhose, bei der große initiale Milztumoren bereits früher wohlbekannt und als präcirrhotische bezeichnet worden waren. Der Ikterus, der Ascites, die finalen Blutungen entsprechen gewöhnlichen Symptomen der Cirrhose.

Der chronische Verlauf ist an sich nichts Besonderes, und ich kenne eigene und fremde Beobachtungen, in denen Lues die zweifellose Ursache gebildet hat und der Stadienverlauf des Leidens und die Symptome in allen Einzelheiten diejenigen der Bantischen Affektion waren. Lediglich die Leberveränderungen unterschieden sich durch Narben und Einziehungen.

Auffallende Besserungen nach Milzexstirpation bei sicherer Lues wird öfters berichtet. Trotzdem erfolgte der Tod. Unlängst gab auch Mayo drei wunderbare „Heilungen“ bei luetischer Megalosplenie bekannt. Besserungen sind auf Milzentfernung auch bei Lebercirrhose wohlbekannt. Bei Mennet trat auch zuerst auffällige Besserung, nach 8 Monaten aber der Tod ein.

Weil ein klarer Unterschied gegenüber Lebercirrhose nicht besteht, lehnen die meisten Vertreter der pathologischen Anatomie und Kliniker die Bantische Auffassung ab. Daher spricht man von Bantischem Symptomenkomplex, verursacht durch verschiedene Leiden, deren Natur klinisch oft unklar bleibt.

Immer mehr wird in letzter Zeit die *chronische Entzündung der Pfortader* oder ihrer Äste von den Autoren mit der Entstehung des BANTIschen Bildes in Zusammenhang gebracht, so daß die Milzveränderung sekundär wäre, wofür ich auch stets eingetreten bin. Sklerose an sich ist überhaupt eine unspezifische Veränderung.

Vor Jahren hat UMBER als klinischen Beweis des Vorliegens echter BANTIscher Krankheit einen durch Stoffwechseluntersuchungen festgestellten toxogenen Eiweißzerfall angesprochen, der sofort mit der Splenektomie aufhört. Ich habe sofort (siehe 2. Aufl. S. 586) gegen diese Überschätzung chemischer Analysen zur Aufklärung einer solchen Pathogenese protestiert und die Beobachtung von UMBER als ganz unbeweisend hingestellt. Heute sind allgemein diese Angaben und Auffassungen von UMBER aufgegeben.

Auch eingehende Blutuntersuchungen geben keine Anhaltspunkte für echte BANTIsche Affektion. Leukopenie kommt zahlreichen Erkrankungen mit Milztumor zu und findet sich auch bei atrophischer Cirrhose wie auch bei kongenitaler Lues und luetischer Schrumpfleber recht häufig.

Eig. Beob., 18 j. Mädchen. Hb. 60—75, L. 1600—3700, N. 66, Ꝑ. 18, Eos. 11, Monoc. 5. Reichliche Monocyten geben auch keinen Beweis für oder gegen Banti.

Besserungen und Heilungen unter Röntgentherapie werden angegeben (BRAMWELL, HARING, ZAMBONI). Hier kann aber nicht echter Banti mit Fibroadenie vorgelegen haben.

Fraglos haben die Forschungen der letzten Jahre nichts für die selbständige Stellung einer primären Milzerkrankung beim BANTIschen Symptomenkomplex ergeben, ja die meisten und erfahrensten Hämatologen geben an, nie einen Fall gesehen zu haben, bei dem klinisch und nach der Sektion „BANTIsche Krankheit" hätte diagnostiziert werden müssen. Auch die Studien von seiten der pathologischen Anatomie lauten immer entschiedener völlig ablehnend (MENNET, DÜRR, LUBARSCH). Ich vertrete auch diesen Standpunkt und bin immer mehr davon überzeugt, daß *ätiologisch sehr verschiedenartige chronische Affektionen im Gebiet der Pfortader* das Bild erzeugen und sekundär eine an sich uncharakteristische Sklerose der Milz bedingen. Ganz sicher beruhen viele scheinbare Operationserfolge auf Verwechslungen mit hämolytischer Megalosplenie, mit luetischer oder cirrhotischer Milzvergrößerung und anderen Leiden, und ich möchte daher heute die Auffassung von BANTI ablehnen und nur zugeben, daß es eine große ätiologische Vielheit gibt, die ein einigermaßen ähnliches BANTIsches Symptomenbild erzeugt.

8. *Perikarditische Pseudolebercirrhose* (FRIDEL PICKsche Krankheit) mit Obliteration des Herzbeutels, Stauung in Leber und Pfortader, oft Verdickung des peritonealen Überzuges der Organe (Zuckergußleber und Milz). Ich sah bei Jugendlichen sehr starke Milzvergrößerung über 8 Jahre.

Wenn man an die Affektion denkt und besonders frühere Perikarditis nachweisen kann, anamnestisch oder durch Folgezustände, kommt man auf die Diagnose.

Milzvergrößerung durch kardiale Stauung ist nie bedeutend und palpatorisch so gut wie nie nachweisbar, höchstens bei Lageanomalien der Milz oder Skeletdeformationen. Man hüte sich sehr, bei einer palpablen Milz einfach Stauungsmilz zu diagnostizieren.

9. *Pfortaderaffektionen* chronischer Art führen häufig zu großen Milzen und Magen- und Darmblutungen. Die Ätiologie ist sehr verschieden. Ein bekanntes Beispiel ist die eitrige Nabelaffektion bei Säuglingen, die chronische Entzündungen und Thrombose im Pfortadersystem zur Folge haben kann.

Die Diagnose dieser Affektion ist bei Jugendlichen mit intestinalen Blutungen nicht so schwierig. Kollateralkreislauf, besonders bei offener V. umbilicalis (BAUMGARTENsche Krankheit), große Leber und Milz führen auf die Fährte. Mehrfach, auch in eig. Beob., besteht palpables Rieseln einer großen Vene unterhalb des Proc. xiphoideus, Bei diesen Affektionen tritt, weil sie oft in früher Jugend beginnen, oft Hypersplenie ein, Hemmung des Knochenwachstums, schwere chronische Anämie, starke Leukopenie, Pl.-Armut und häm. Diathese, ferner starke Hemmung der Keimdrüsen und Infantilismus mit Kleinwuchs.

Die Prognose ist ungünstig. Immer und immer wieder kommen wegen der enormen Überfüllung der Pfortader schwere, lebensbedrohliche Magen- und Darmblutungen. Ich habe öfters die Milz entfernen lassen, damit dieses Organ nicht auch noch bei der Hypersplenie so viel Blut verlange und zur Pfortaderüberfüllung beitrage, auch in der Hoffnung, durch postoperative Verwachsungen Kollateralkreislauf zu erhalten.

Lit. in HIRSCHFELD-MÜHSAM gesammelt.

Auch bei anderen hypoplastischen Konstitutionen sieht man gelegentlich bedeutende, genetisch nicht genügend geklärte Milztumoren (eig. Beob.).

Hierher ferner die Milzvergrößerung bei offengebliebener Vena umbilicalis (Morbus Cruveilhier-Baumgarten).

10. *Megalosplenien bei hämorrhagischer Diathese.* In diesen Fällen ist wohl fast immer der Milztumor das erste; er erzeugt Knochenmarkshemmung, Anämie, Leukopenie, Pl.-Abnahme und auf dieser letzten Grundlage chronische hämorrhagische Diathese, die mit Milzentfernung bleibend geheilt ist.

Gewöhnlich bleibt die Ursache ganz unklar, geht oft in frühe Kindheit zurück, und es kann die hämorrhagische Diathese Dezennien lang andauern.

11. *Megalosplenien bei Infektionskrankheiten.* Hierher die außerordentlich vielen Tropenaffektionen mit chronischen Milztumoren.

Eine besondere Gruppe betrifft die isolierte Milztuberkulose, zuweilen mit enormer, jahrelang dauernder Milzvergrößerung (eig. Beob.).

In einer anderen eig. Beob. bestand ein sehr großer Milztumor mit unebener Oberfläche, Abmagerung, konstant hohem Fieber mit Morgenremissionen, geringe hämorrhagische Diathese, etwas Ascites. Dyspnoe.

R 4,5, Hb. 70—80, L. 4000, fast nur N., 88, keine Eos., £. 10, Monoc. 2%, Fibrin sehr spärlich. So Befund kurz vor dem Tode. Sektion: enorme Milz mit zahlreichen verkäsenden Knoten mit vielen Tuberkelbacillen, sonst nur noch geringe Verkäsungen in einigen retroperitonealen und retrosternalen Drüsen.

Weitere Beob. siehe die Monogr. von HENSCHEN und HIRSCHFELD-MÜHSAM. Die Milztuberkulose kommt in sehr verschiedenen Formen vor, siehe besonders LUBARSCH (in HENKE-LUBARSCH).

In gleicher Form als großknotige, das ganze linke Abdomen ausfüllende Milz, kann als Seltenheit das *Lymphogranulom* als fast isolierte Milzaffektion auftreten. Lit. in HIRSCHFELD-MÜHSAM.

Die Diagnose ist schwierig; denn diese abdominalen und lienalen Formen machen Leukopenie und Tendenz zur Pl.-Abnahme und häm. Diathese. Pruritus und Fieberperioden lassen an Lymphogranulom denken, auch langer Verlauf und fortschreitende Kachexie.

Luetische Milztumoren sind beim Erwachsenen selten sehr groß. Fast immer ist die Leber ungefähr gleich befallen. Die Diagnose ist hier viel leichter.

Lentasepsis führt oft zu enormen harten chronischen Milztumoren.

Zu denken ist bei all diesen für große Milzen gehaltenen Tumoren an Neoplasmen der Niere, besonders Hypernephrome und andere Tumoren; ferner erlebte ich es, daß ein kleines Thyreoideasarkom so enorme Metastasen in den linken Leberlappen erzeugte, daß dieser das ganze linke Abdomen aufgefüllt hat, während der rechte Lappen auch bei Autopsiekontrolle ganz klein geblieben war.

Einzelne große Milzen bei Infektionen sind nicht durch Entzündung groß, sondern wegen allgemeiner lymphatischer oder plasmacellulärer Reaktion (siehe diese). In solchen Fällen ist die Milz aber nie enorm groß geworden.

Einige Jahre lang ist die Frage der *Aspergillose der Milz* viel erörtert worden. NANTA und andere hatten tropische Aspergillusaffektion mit großen Milztumoren beschrieben und besonders EMILE-WEIL sie auch in Frankreich sehen wollen. Die behaupteten Aspergillusfäden waren aber hyaline Bindegewebsfasern und die behaupteten Aspergillusknötchen sind Indurationen um kleine Blutungen mit Kalk und Eiseninkrustationen, die in allen beliebigen, selbst ganz atrophischen Milzen nicht ganz selten sind (Gamnaknötchen). Ob es wirkliche Aspergillosen der Milz gibt, ist noch nicht bewiesen.

Eine *Splenogranulomatosis siderotica* (GAMNA) kann ich nicht als Krankheit anerkennen. Das ist keine Granulomatose, sondern lokale Vernarbung,

12. Große Milztumoren bei *Lymphadenosen* und *Myelosen,* und zwar als aleukämische Formen evtl. jahrelang ohne jede oder ohne jede nennenswerte Lymphknotenschwellung und ohne hohe L.-Zahl (aleukämisch-subleukämisch); siehe Abschnitt Leukämie und dort auch den Weg zur Diagnose (S. 453).

13. *Tumoren der Milz.* Hierher auch das sehr seltene isolierte Lymphosarkom der Milz mit Knotenbildung, z. B. PRINTZING, dann besondere Sarkome, aber auch andere Geschwülste. Die Diagnose ist klinisch und hämatologisch unmöglich, nur Milzpunktion oder besser Probelaparotomie verschaffen Gewißheit.

In der Differentialdiagnose sind ferner Cysten und Abscesse der Milz, Hamarthome, Echinococcus, Wandermilz usw. zu berücksichtigen.

Anaemia splenica ist keine Krankheit, nur die nichtssagende Verbindung von großer Milz mit Anämie, also ein Symptom zahlloser Krankheiten.

Anémie splénique myeloide (VAQUEZ et AUBERTIN) ist keine Krankheit, sondern eine biologische myeloische Reaktion, wie sie unzähligen Milzaffektionen zukommt, mindestens in gewissen Phasen.

Die von RÖSSLE geschilderte Milzvergrößerung nach Blutungen macht keine palpablen Milztumoren.

Ältere Literatur über Megalosplenien.

ALBU: Dtsch. med. Wschr. **1904,** Nr 19, 20. — ARMSTRONG: Brit. med. J. **1906,** 1273. — ASKANAZY: Beitr. path. Anat. **69.** Tuberk. — ASPELIN: Hygiea (Stockh.) **1904;** Wien. med. Presse **1905.**

BAHRDT: Münch. med. Wschr. **1903,** 924. — BANTI: Arch. Soc. Anat. pat. Firenze **1883;** Sperimentale **48** (1894 u. 1905); Policlinico **1898,** No 5; **1911,** 954; Beitr. path. Anat. **24** (1898); Semaine méd. **1894,** No 40; Fol. haemat. (Lpz.) Arch. **10, 33** (1910). Lit.! — BAUMGARTEN: Wien. med. Wschr. **1906,** 2050; Arb. path. Inst. Tübingen **6** (1907). — BAYER: Mitt. Grenzgeb. Med. u. Chir. **22** (1910); **27,** 311 (1913). — BENGUE: Wien. klin. Wschr. **1912,** 1249. Bildungsfehler. — BÉRARD: Bull. méd. **1896.** Splenektomie, Heilung. — BIERRING u. ENFIN: J. amer. med. Assoc. **1906,** 1149. — BILLROTH: Virchows Arch. **23** (1862). — BLEICHRÖDER: Virchows Arch. **177** (1904); Münch. med. Wschr. **1904, 361.** — BLEIER: Wien. med. Wschr. **1905.** — BORCHARDT: Beitr. klin. Chir. **95** (1914). — BORELIUS: Kongreßzbl. inn. Med. **13,** 453. — BORRMANN Dtsch. Arch. klin. Med. **59** (1897). — BOZZOLO: Münch. med. Wschr. **1901,** 2028. — BOZZOLO e MICHELI: Monogr. Le splenomegalie primitive. Torino 1910. — BRAMWELL: Clin. stud. **1905.** — BREUER: Wien. klin. Wschr. **1902,** 856. — BRUGSCH: Med. Klin. **1905,** Nr 23; Münch. med. Wschr. **1906,** 2416. — BRUHL: Arch. gén. Méd. **1891;** Gaz. Hôp. **1891.** — BUREN KNOTT, VAN: J. amer. med. Assoc. **1909.** Splenektomie, Heilung.

CANNATA: Riforma med. **1910.** — CARO: Dtsch. med. Wschr. **1907,** 1175. Splenektomie, Heilung. — CARSTENS: J. amer. med. Assoc. **1904,** 980. — CAUCHOIS: Inaug.-Diss. Paris 1908. „Banti" und Pyelothrombose. — CAUVIN: Thèse de Bordeaux **1903.** — CHALIER: Kongreßzbl. inn. Med. **19,** 104 — CHEINISSE: Semaine méd. **1903.** — CHIARI: Prag. med. Wschr. **1902,** Nr 14; Straßburg. med. Z. **1910.** — COLLINS: Brit. med. J. **1915.** — CRISTINA, DE e CANNATA: Zbl. Bakter. **55.** Leishmania. — CURSCHMANN: Münch. med. Wschr. **1912,** 1613.

DAMATO: Z. klin. Med. **1905.** — DOCK u. WARTHIN: Amer. J. med. Sci. **1904.** — DOLLINGER: Jber. Chir. **1903.**

EDENS: Mitt. Grenzgeb. Med. u. Chir. **18** (1907). — EINHORN: Arch. Verdgskrkh. **12.** — ELISCHER u. ENGEL: Z. klin. Med. **67.** — ERBKAMM: Dtsch. med. Wschr. **1902,** Nr 39 (?). — D'ESPINE: Arch. Kinderheilk. **50** (1913); Rev. méd. Suisse rom. **1913,** 357. — EVOLI: Kongreßzbl. inn. Med. **7,** 199.

FERRARINI: Sperimentale **1904.** — FICHTNER: Münch. med. Wschr. **1903,** 1376. — FIELD: Amer. J. med. Sci. **1903.** — FINKELSTEIN: Jb. Kinderheilk. **66** (1907). — FLAMMER: Beitr. klin. Chir. **50** (1906). — FOÀ: Sperimentale **1905.** — FUSS: Amer. J. med. Sci. **1911:** Milztuberkulose.

GAUKLER: Inaug.-Diss. Paris 1905; J. Path. et Physiol. **1904**. — GERHARDT: Münch. med. Wschr. **1918**, 521. Lues schwere Anämie. — GIBSON: Münch. med. Wschr. **1914**, Nr 1. — GIFFIN: Amer. J. med. Sci. **1913**, 781; **1916**. 3 luetische Megalosplenien, großer Erfolg der Milzentfernung. — GILBERT et LEREBOULLET: Rev. Méd. **1904**, 893; II. franz. Kongr. inn. Med. **1910**. — GLATZEL: Inaug.-Diss. Erlangen 1905. — GOEBEL: Münch. med. Wschr. **1912**, 890; Klin.-ther. Wschr. **1913**, 73. — GOETZ: Rev. Méd., 20. Juni **1910**. — GROSSER u. SCHAUB: Münch. med. Wschr. **1913**, 76. — GRÜTZNER: Beitr. klin. Chir. **85**, 131 (1913).

HARING: Münch. med. Wschr. **1908**, 696. — HARRIS u. HERZOG: Dtsch. Z. Chir. **59** (1901). — HARTMANN: Fol. haemat. (Lpz.) **20**, 151. — HARTWICH: Dtsch. med. Wschr. **1912**, 1087. — HEDENIUS: Z. klin. Med. **63**. — HERRIK: Ann. Surg. **59**, 690 (1914). — HESS: Wien. klin. Wschr. **1910**, Nr 7. — HIRSCHFELD: Dtsch. Klin. 325; Spez. Pathologie, in Kraus und Brugsch, Bd. 8. 1915. — HOCKE: Prag. med. Wschr. **1901**; Berl. klin. Wschr. **1902**, Nr 16. — HOCHHAUS: Münch. med. Wschr. **1904**, 1410. — HUTCHINSON: Lancet **1904**; Fol. haemat. (Lpz.) **16**, 222.

ISAAC: Schmidts Jb. **315** (1912), S.-Ref.; Berl. klin. Wschr. **1912**, Nr 42.

JAFFE: Chir.-Kongr. Berlin **1906**; Wien. med. Wschr. **1906**. — JAKSCH: Dtsch. med. Wschr. **1908**, Nr 15; Zbl. inn. Med. **1918**. Milztuberkulose. — JEHLE: Wien. med. Wschr. **1905**, 295. — JEMMA: Dtsch. Arch. klin. Med. **100**; Riforma med. **1910**. Leishmania. — JORDAN: Mitt. Grenzgeb. Med. u. Chir. **11** (1903).

KARTULIS: Zbl. Bakter. **64**. — KAST: Wien. med. Wschr. **1903**, Nr 10; Prag. med. Wschr. **1903**, Nr 20. — KETTLE: J. of Path. **23**, 413 (1920). — KHALATOFF: Inaug -Diss Genf 1911. — KIRKOVIC: Wien. klin. Wschr. **1909**, Nr 3. — KLEEBLATT: Arch. klin. Chir. **112**. Zusammenfassende Arbeit über Splenektomie; Münch. med. Wschr. **1919**, 1291. — KLEMPERER u. MÜHSAM: Berl. klin. Wschr. **1912**, Nr 22. — KLOPSTOCK: Virchows Arch. **187** (1907); Berl. klin. Wschr. **1911**. — KOHLER: Inaug.-Diss. Leipzig 1913. — KRETZ: Naturforsch.-Verslg Breslau **1904**. — KRULL: Mitt. Grenzgeb. Med. u. Chir. **28** (1915). — KRUMBHAAR: Amer. J. med. Sci. **1915**, 227.

LABBÉ: J. Méd. Paris, 2. Mai **1908**. — LACOUTURE: J. Méd. Bordeaux **1913**. — LÉON-KINDBERG: Ann. Méd. **1914**. — LEVISON: Ann. Surg. **1913**. — LICHTY: J. amer. med. Assoc. **1904**, 528. — LINDT: Prag. med. Wschr. **1912**, 39. — LOMMEL: Dtsch. Arch. klin. Med. **109**, 174. — LOSSEN: Mitt. Grenzgeb. Med. u. Chir. **13** (1904). Lit. besonders auch italienische Autoren. — LUCE: Med. Klin. **1910**, Nr 14.

MALFING: Inaug.-Diss. Heidelberg 1916. — MARAGLIANO: Gazz. Osp. **1898**. — MARCHAND: Münch. med. Wschr. **1903**, 463; Verh. dtsch. path. Ges. **1903**. — MARCHIS: Riv. crit. Clin. med. **1909**. — MAYO: J. amer. med. Assoc. **64**, 716 (1916); **77**, 34 (1921). — MENNET: Virchows Arch. **227** (1920). — MICHELI: Arch. Sci. med. **33** (1909); Fol. haemat. (Lpz.) **10**, 177; Riv. crit. Clin. med. **1903**. — MOMM: Dtsch. med. Wschr. **1910**, 791. — MOSSE: Berl. klin. Wschr. **1911**, 2245. — MOYNIHAN: Brit. med. J. **1921**, 114. Übersicht. 73 Fälle. DD. gegen Ulcus. — MÜLLER: Münch. med. Wschr. **1909**, 2316.

NAEGELI: Korresp.bl. Schweiz. Ärzte **1904**, 279. — NAGER: Korresp.bl. Schweiz. Ärzte **1904**. — NAGER u. BÄUMLIN: Beitr. klin. Chir. **56** (1907). — NAUNYN: Naturforsch.-Verslg Breslau **1904**. — NEUBERG: Z. klin. Med. **74**; Inaug.-Diss. Bern 1912. — NORRIS u. a.: Amer. J. med. Sci. **1917**, 893.

OETTINGER u. FIESSINGER: Rev. Méd. **1907**. — OETTINGER u. MARIE: Fol. haemat. (Lpz.) **12**, 321. — OKADU: Inaug.-Diss. München 1912. — OSLER: Amer. J. med. Sci. **1900**; Edinburgh med. J. **1899**, 441; Brit. med. J., 17. Okt. **1908**. — OSTROBIN: Fol. haemat. (Lpz.) **15**, 77.

PAULICEK: Wien. klin. Wschr. **1908**, Nr 46; Fol. haemat. (Lpz.) Arch. **9**, 475. — PENTMANN: Frankf. Z. Path. **18** (1915). — PERUSSIA: Münch. med. Wschr. **1912**, 1482. — PETRINA: Fol. haemat. (Lpz.) **7**, 138. — PIANESE: Atti Accad. Napoli **1909**. Leishmania. — PEACOCKE and SCOTT: Lancet **1903**. — PRIBRAM: Prag. med. Wschr. **1902**, Nr 9.

QUÉNU et DUVAL: Rev. de Chir. **23** (1903).

REINHARDT: Münch. med. Wschr. **1912**, 1685. — RIDDER: Charité-Ann. **1911**. — RISEL: Dtsch. med. Wschr. **1909**. — ROLLESTON: Brit. med. J. **1903**. — ROSSI: Clin. Chir. **1910**. — RUBINATO: Fol. haemat. (Lpz.) **4**, 198, Suppl. — RUMMO: Riforma med. **1907**.

SANFORD and DOLLEY: Amer. med. J. Sci. **1905**. Starke Anämie, Wandermilz, Exstirpation, Tod. — SCHABAD: Fol. haemat. (Lpz.) **10**, 189. — SCHIASSI: Fol. haemat. (Lpz.) **6**, 318. — SCHLESINGER: Wien. med. Wschr. **1904**, 2338. — SCHMIDT: Münch. med. Wschr. **1911**, 625. — SCHREIBER: Inaug.-Diss. Kiel 1903. — SCHUPFER: Gazz. Osp. **1908**, Nr 8. Polyglobulie! — SCOTT: Amer. J. med. Sci. **1903**. — SCOTT u. WARTHIN: Internat. Clin. **1910**. — SEILER: Korresp.bl. Schweiz. Ärzte **1911**, Nr 31. — SENATOR: Berl. klin. Wschr. **1901**, Nr 46; Dtsch. Klin. **3** (1903); Z. ärztl. Fortbildg **1904**, Nr 9. — SILVESTRINI: Riv. crit. Clin. med. **1901**. — SIMON: Arch. Méd. expér. **1907**, 326. — SIMMONDS: Münch. med. Wschr. **1905**, Nr 16; J. inf. Dis. **1908**; Virchows Arch. **207** (1912). — SIPPY: Amer. J. med. Sci. **1899**. — SKUTETZKY: Wien. klin. Wschr. **1912**, Nr 12. Polyserositis! — SLUKA u.

ZAPFL: Dtsch. Arch. klin. Med. **96**; Münch. med. Wschr. **1909**, 1072. Kala-Azar. — SPRINGTHORPE: Lancet **1904**. — STARK, v.: Münch. med. Wschr. **1903**, 1571. — STEIGER: Dtsch. Arch. klin. Med. **121**. — STEINHAUER: Med. Klin. **1912**, Nr 51. — STIRLING: Kongreßzbl. inn. Med. **10**, 630. — STRAUSS u. ROHNSTEIN: S. 328. — STRICKLAND, HODGSON and ANDERTON: Lancet **1904**. — SUNTHEIM: Münch. med. Wschr. **1909**, 2813. — SUTHERLAND and BURGHARD: Lancet, 24. Dez. **1910**.

TANSINI: Arch. klin. Chir. **67** (1902). — TAYLOR: Lancet **1904**. — THIELH: Dtsch. Z. Chir. **84** (1906). — TORRANCE: Ann. Surg. **1908**, Nr 1. — TSCHISTOWITSCH: Dtsch. med. Wschr. **1907**, 502. Lues!

UMBER: Z. klin. Med. **55** (1904); Münch. med. Wschr. **1912**, 1478. — UNGAR: Wien. klin. Wschr. **1911**, Nr 10. — URBINO: Arch. internat. Chir. **5**, 247 (1912).

VALLARDI: Münch. med. Wschr. **1912**, 1483. — VOIT: Münch. med. Wschr. **1905**, Nr 6—8.

WENTWORTH: Boston med. J. **1901**. Ausgezeichnete Kritik! — WEIL et CLERC: C. r. Soc. Biol. Paris, 1. Juni **1904**; Gaz. Hôp. **1905**. — WETH: Münch. med. Wschr. **1918**, 1385. Pfortaderthrombose. — WILSON: Ann. Surg. **16**, 240 (1913).

ZAMBONI: Policlinico **1908**. — ZANCAN: Fol. haemat. (Lpz.) **10**, 182. — ZIEGLER: Erg. Chir. 8 (1914). — ZUBERBILLER: Fol. haemat. (Lpz.) **6**, 313.

Neuere Literatur über Megalosplenien.

ADLER: Münch. med. Wschr. **1927**, 2167; Verh. Ges. inn. Med. **1928**, 98. Fibröse Milz, Galle. — ANTIĆ: Kongreßzbl. inn. Med. **53**, 495. Lues. — D'ARBALA: Kongreßzbl. inn. Med. **54**, 738. Thrombophleb. — ARNETH: Münch. med. Wschr. **1928**, 904. — ASCHNER: Wien. med. Wschr. **1928**, 762. Pfortaderaff. b. Leukämie! — ASKANAZY u. BAMLATTER: Zbl. Path. **43**, 337 (1928). — ASKANAZY u. SCHWEIZER: Schweiz. med. Wschr. **1927**, 777. Mykosis u. **1929**, 50. Schistosom. — ASZODI: Biochem. Z. **162**, 152 (1925). Ratten, Splenekt. — AUBERTIN: Presse méd. **1925**, 826. Einteilung d. Milzanämien; Ann. Méd. **20**, 600 (1926); Ann. Labor. Clin. **1927**, 129. — AURICCHIO: Kongreßzbl. inn. Med. **52** (1908). Fam. Megalosplen. Kinder.

BALLIN: J. amer. med. Assoc. **89**, 1671 (1927). — BENHAMON: Presse méd. **1928**, 1220. BIENFAIT: Kongreßzbl. inn. Med. **50**, 725. Milzbestrahlung. — BIRMANN: Wien. klin. Wschr. **1924**, 1237. I. Milzsarkom. — BLOCK: Dtsch. med. Wschr. **1927**, 2112. Thrombophl. BRAHME: Acta med. scand. (Stockh.) **61**, 175 (1924). Hb. 12, R. 1,45, L. 4200, Pl. 9900.

MC CARTY u. CARPENTER: Arch. int. med. **41**, 536 (1928). 82 Meg.spl. — CASTELNUOVO: Riforma med. **1927**, 554. Gr. Milz, Anämie, wohl Lues, Magenblutungen.

DAVIES: Lancet **1928 II**, 498. Pfortaderskl. — DEAVER u. REIMANN: Kongreßzbl. inn. Med. **52**, 413. „Banti". — DELACAMP: Arch. klin. Chir. **126**, 443 (1923). Referat. — DORÉ: Soc. méd. Hôp. Paris **43**, 810 (1927). Lues. — DROHSCHOK: Wien. klin. Wschr. **1921**, 603. — DÜRR: Beitr. path. Anat. **72**, 418 (1924). Bantiproblem.

EMILE-WEIL: Sang **1**, 509 (1927). Asperg.; Ann. Anat. et Path. **4**, 587 (1927). Phlebitis; Presse méd. **1927**, 897. Aspergillose. 50% haben Polygl. — EPPINGER: **1920**. S. 95. — ESSER: Virchows Arch. **253**, 695 (1924). Isol. Milztbk.

FALKENBERG: Virchows Arch. **268**, 769 (1928). Pfortaderaff. — FIESSINGER: Sang **2**, 577 (1928). Milzaff.; Bull. Soc. méd. Hôp. Paris **46**, 88 (1930). Off. Vena umb. — FONTANA: Kongreßzbl. inn. Med. **54**, 265. Thrombophleb. — FREYMANN: Wien. klin. Wschr. **1922**, 2229. — FRUGONI: Presse méd. **1929**, 33. — FUSEO: Riforma med. **1929**, 974. Hämolyt. Banti!

GAMNA: Haematologica (Palermo) **4**, 129 (1923); **5**, 271 (1924). Siderot. Milzgranulomatose; Sang **1**, 610 (1927); Presse méd. **1928**, 357. Gg. Asperg.; Arch. Pat. e Clin. med. 8, 231 (1929). — GOEBEL: Dtsch. Arch. klin. Med. **146**, 202 (1925). Gg. Banti. — GOIDSENHOVEN: Kongreßzbl. inn. Med. **48**, 229. Ess. Thr. p. A.-Unterbindg. — GOINARD: Inaug.-Diss. Algier 1927. Mykcsis. — GOSSET usw.: Asperg. Soc. Biol. **98**, 769 (1928). — GRAWITZ: Münch. med. Wschr. **1928**, 560. Gr. Milz bei Paratyphusbac. Sepsis. — GRAZIANI: Policlinico **1928**, 325. Milztbk. — GREPPI: Policlinico **1925**, 61. Hanotähnlich; **1927**, 217. Op. Erfolg; Riforma med. **1928**, 813. Diff.-D., Banti gg. häm. An.; Sang **3**, 32 (1929). Adrenalin, Diff.-D. zw. Thromboph. u. häm. Milzaff. — GRÉGOIRE u. EMILE-WEIL: Presse méd. **1929 I**, 385. Thrombophleb. Aff. u. allg. häm. D. — GROSS: Frankf. Z. Path. **34**, 71 (1926). Pfortaderaff. Dezennienlang gr. Milz.

HAENELT: Med. Klin. **1928**, 622. Pfortaderaff. — HALL: Brit. med. J. **592** (1922). Chron. Pfortaderaff. — HALLERMAN: Klin. Wschr. **1927**, 502. Milztbk. — HANRAHAN: Arch. Surg. **10**, 639 (1925). 22 Op. gr. Milz. — HART: Arch. klin. Chir. **118**, 337 (1921). Chron. Pfortadersklerose. — HARTMANN: Dtsch. Arch. klin. Med. **158**, 1 (1928). Milz b. Typhus. — HEGENAUER: Virchows Arch. **262**, 685 (1928). Gamnakn. — HENNING: Z. klin. Med. **106**, 561 (1927). Diff.-Diagn. Meg.spl. — HENSCHEN: Chirurgie der Milz. St. Gallen 1926. Große Lit.! — HERZENBERG: Virchows Arch. **269**, 614 (1928). Niemannfrage. — HIRSCHFELD: Milz in Enzyklop. inn. Med. 1920. — HIRSCHFELD u. MÜHSAM: Chirurgie der Milz. S. 231. — HOAL: Kongreßzbl. inn. Med. **50**, 490. Bei Polygl.? — HORGAN: Amer. J. med. Sci. **168**, 836 (1926). Fibroad. — HOUCKE: C. r. Soc. Biol. Paris **96**, 697 (1927). Milztbk. — HULK: Ref. Kongreßzbl. inn. Med. **28**, 326 (1923). Kavern. Pfortaderaff. — HURST: Guy's Hosp. Rep. **76**, 426 (1926). Oesoph.-aff. b. gr. Milz.

INVERNIZZI: Pathologica (Genova) **1924**, 587. Thrombophleb. — IVERSEN: Klin. Wschr. **1928**, 200. B. Asc. cirrh. Milzexst. wegen portaler Blutung.

JENEY: Kongreßzbl. inn. Med. **45**, 820. Famil. Porphyrinurie.

KAHN: Amer. J. med. Sci. **165**, 214 (1923). Diagnose d. Milzfunktion. — KAZNELSON: Wien. Arch. inn. Med. **7**, 87 (1923). Op.-Erfolge u. Mißerfolge. — KIKUTH: Klin. Wschr. **1928**, 1729. Bartonella; Münch. med. Wschr. **1928**, 1595. — KLINGE: Krkh.forschg **5**, 458 (1928). Milz: Entzündung. — KOPPENSTEIN: Fortschr. Röntgenstr. **36**, 139 (1927). Milzphlebolith. radiol. — KRETZ: Wien. Arch. inn. Med. **13**, 249 (1926). Milzvenenthromb.; Med. Klin. **1929**, 299. — KUEZYNSKI u. SCHWARZ: Krkh.fcrschg **2**, 116 (1925). Röntgenbestr. — KUHR: Mitt. Grenzgeb. Med. u. Chir. **37**, 177 (1924). Pfortaderthromb.

LANGERON: Presse méd. **1928**, 481 u. 580; **1929**, 1117. — LAPICCIRELLA: Riv. Clin. med. **29**, 99 (1928); **30**, 409 (1929). Thrombophleb. — LAUDA: Klin. Wschr. **1925**, 1587; Wien. Arch. inn. Med. **13**, 189 (1926); Zbl. Bakter. **98**, 522 (1926). Rattenan.; Erg. inn. Med. **34**, 1—110 (1928). Milzhämolyse; Wien. klin. Wschr. **1929**, 957. Indik. zur Splenektomie. — LAUDA u. HAMM: J. of exper. Med. **58**, 322 (1927); **60**, 385 (1928). — LAUDA u. MARCUS: J. Bakter. Orig. **107**, 104 (1928). — LEDERER: Arch. of Path. **6**, 90 (1928). Niemann. — LEPEHNE: Dtsch. Arch. klin. Med. **143**, 53 (1923). — LETSCH: Klin. Wschr. **1925**, 1216. Milztbk. — LÖFFLER: Schweiz. med. Wschr. **1929**, 304. Milz b. Bang. — LUBARSCH: In Henke-Lubarsch, 1927. Verh. Ges. inn. Med. **1928**, 527. — LUSENA: Riforma med. **1928**, 1549. Mykosis. Thrombophl.

MARIN: Policlinico **1926**. 453. „Banti", Vorstufe atr. Cirrh. — MAYER, BORCHARDT u. KIKUTH: Kongreßzbl. inn. Med. **48** 464. Bartonelle An. — MAYO: J. amer. med. Assoc. **83**, 815 (1924). 348 Op.; **87**. 1609 (1926). 424 Op. Lues, Gaucher, Perniciosa. Amer. J. med. Sci. **171**, 313 (1926). 417 Op. — 10 Neopl. 8 Milztbk. — MAYR u. MONCORPS: Münch. med. Wschr. **683** (1925). — MERETTI: Kongreßzbl. inn. Med. **52**, 701. Thrombophl. — MEYER usw.: Dtsch. med. Wschr. **1927/29**. Rattenan. und Splenekt. — MIENZIL: Med. Klin. **1924**, 935. Lymphosark. — MINO: Policlinico **1925**, 365. Milz: Häm. D., keine sichere direkte Beziehung. — MOLINENGO: Kongreßzbl. inn. Med. **54**, 580. Splenogranuloma. — MORAWITZ: Klin. Wschr. **1922**, 769. Indikat. z. Milzexst.; Z. ärztl. Fortbildg **23**. 718 (1926). Diagn. Bedeutg, Milztumor; Karlsbader ärztl. Fortbildgskurse **9** (1927); Klin. Wschr. **1928**, 731. Diff.-D.; Z. ärztl. Fortbildg **25**, 341 (1928). Einteilg. der Splenomeg. — MÜHSAM: Arch. klin. Chir. **127**, 415 (1923). Chir. Ref. **43** F; Virchows Arch. **269** (1928).

NAEGELI: Klinik d. Megalosplenie. Verh. Ges. inn Med. **1928**; Hypersplenie s. Festschr. f. Syllaba 1928. Jkurse ärztl. Fortbildg **1921**, **1929**. Klin. Analyse der Milztumoren. — NAGANO: Kongreßzbl. inn. Med. **24**, 232 (1924). Milzpunktionen, Kaninch. Splenekt. — NANTA: C. r. Soc. Biol. Paris **94**, 635 (1926). Infekt. Splen.; Ann. Anat. et Path. **4**, 573 (1927); Presse méd. **1927**, 1298; **1928**, 579; Arch. Mal. Coeur **22**, 129 (1929). — Mc NEE: Glasgow med. J. **111**, 65 (1929).

OBERLING: Presse méd. **1928**, No 1. Mykosis. — OMODEI-ZORINI: Kongreßzbl. inn. Med. **50**, 848; **51**, 221. Splenogranulomatose. — OPITZ: Jb. Kinderheilk. **107**, 211 (1924). Thrombophl. — OPPRECHT: Schweiz. med. Wschr. **1921**, 1189. „Banti", 11j. angebl. auf Trauma. — ORLANDI: Kongreßzbl. inn. Med. **52**, 161 Milz b. malign. Tumoren.

PAGNIEZ: Bull. Soc. méd. Hôp. Paris **45**, 1482 (1929). Off. Ven. umbil. — PINEY: Kongreßzbl. inn. Med. **44**, 463. Mykosisfrage. — PONS: Kongreßzbl. inn. Med. **42**, 589 (1926). Banti in Spanien. — PRINZING: Z. Path. **13**, 209 (1913). Lymphosarkom.

RANZI: Kongreßzbl. inn. Med. **43**, 604 (1926). Milzop. — RAUCHENBICHLER: Zbl. Chir. **198**, 411 (1926). Thrombophl. Op. — RITTER: Virchows Arch. **259**, 631 (1926). Gamnakn. — ROSSI: Haematologica (Palermo) **9**, 245 (1928). Meg.spl.

SATO: Kongreßzbl. inn. Med. **45**, 820. Angeb. fam. Porphyrinurie, gr. Milz. — SCHILLING: Klin. Wschr. **1924**, 1960. Milzatroph. plurigl. Aff.; **1928**, 1853. Eperythrozoon. — SCHILLING u. SAN. MARTIN: Klin. Wschr. **1928**, 1167. Bar onell. — SCHLESINGER: Wien. klin. Wschr. **1926**, Nr 28. Luet. Pseudobanti. — SCHLOPNICS: Virchows Arch. **274**, 85 (1929). Sarkom. — SCHWARZ: Kongreßzbl. inn. Med. **27**, 603 (1927). Milz: Genitalaff. — SCHWEIZER: Schweiz. med. Wschr. **1927**, 1017. Ägypt. Spl.m. — SEEBER u. SPRÖHNLE: Dtsch. Arch. klin. Med. **163**, 19 (1929). Milzvenenthromben. — SEIMONE: Riforma med. **1927**, 483. Subak. Thromb. V. p. — SIGNORELLI: Policlinico **36**, 3 (1929). Thrombophl. — SORGE: Kongreßzbl. inn. Med. **45**, 637. Milzexst. An.-Frage; **50**, 722. Barton. — STERN: Z. klin. Med. **108**, 566 (1928). Viele Malariamilzen keine + Adr.-R.; C. r. Soc. Biol. Paris **99**, 686 (1928). Regul. Blut-Liquorschranke. — STERNBERG: Verh. Ges. Verdgskrkh. **1926**, 234. Hanotbegr. unscharf, Banti unbewiesen. — SZANTO: Mschr. Kinderheilk. **36**, 393 (1927). Famil. Spl.m.

TEITTINEN: Kongreßzbl. inn. Med. **51**, 221. Pfortaderaff. — TRUKER: Kongreßzbl. inn. Med. **39**, 224 (1925). „Banti".
DE VECCHI: Kongreßzbl. inn. Med. **53**, 167. Gamnaknötchen. — VILLA: Med. Klin. **1929**, 908. Milzvenenthromb.
WALTERHÖFER: Dtsch. med. Wschr. **1923**, 1509. Splenomegalien. Übersichts-Ref. — WARD: Lancet **1923**, 429. Chron. sept. Splenomegalie (bes. Lenta). — WATSON: Fol. haemat. (Lpz.) **37**, 70 (1928). Histoplasmosis Milztumor; **39**, 102 (1929). Gegen Banti. — WEBER, P.: Brit. J. Childr. Dis. **20**, 78 (1923). Syphil., Bantifrage. — WOHLWILL: Virchows Arch. **254**, 243 (1925). Phlebosklerose, Lues; Zbl. path. Anat. **40**, Erg.-H. 235 (1927). Exp. Sklerose V. p.

Polycythaemia vera.

(VAQUEZ [1889]. Erythrämie.)

Wir finden bei dieser Krankheit *ohne ersichtliche Ursache* und nicht lediglich als symptomatische Erscheinung eine hochgradige, dauernde Zunahme der Erythrocyten, ferner abnorm großer Blutfülle (Plethora) und meist auch Milzvergrößerung. Dabei treffen wir die erythrocytäre Funktion des myeloischen Gewebes in dauernder höchster Hyperaktivität, oft mit Erscheinen von zahlreichen Jugendformen, während dem *Symptom Polyglobulie* diese *stürmische Neubildung* der R. und ebenso ganz besonders diejenige im Gebiet der L. fehlt.

Dazu kommt, daß eine enorme R.-Vermehrung die Plethora bedingt bei kleinen, sogar verminderten Plasmamengen (öfters nur 10—20% Plasma statt 56%). — Bei symptomatischen Polyglobulien aber besteht nach SEYDERHELM parallele R.- und Plasmazunahme.

Sicherlich ist bei Polyglobulien die Plasmamenge nie beträchtlich reduziert.

Die Patienten fallen auf durch eine eigenartige, *hochrote*, an Kongestion erinnernde *Färbung des Gesichtes*. Die Schleimhäute und die Rachengebilde erscheinen tief purpurrot, wie bei einer Entzündung gerötet. Auch finde ich das Gesicht, Hände und Füße warm beim Anfühlen. Neben Kongestion kommt durch Capillarerweiterung im Gesicht und durch lokale Stase auch Cyanose vor.

Freilich ist diese diagnostisch so wichtige „Rötung" nicht konstant. Sie kann im Anfang oder auch in manchen Fällen dauernd fehlen oder auch im späteren Verlauf der Krankheit wieder weniger deutlich hervortreten. Immerhin finde ich sie in mindestens drei Viertel der Fälle der Literatur.

An Wichtigkeit und Konstanz folgt als demnächst bedeutsamstes Symptom eine mäßige *Milzvergrößerung,* die ebenfalls in ungefähr gleich hohem Prozentsatz konstatiert ist, also auch nicht unbedingt oder im ganzen Verlauf vorhanden zu sein braucht.

Wie in einzelnen Beobachtungen besonders große oder sogar riesige Milztumoren vorgelegen hatten, so war alsdann stets Milztuberkulose oder Lebercirrhose vorhanden. Dann lagen Polyglobulien und keine echte Polycythämie vor. Die Leber ist in manchen Fällen vergrößert, jedoch wiederholt nur wegen Cirrhose und Adenombildung. Diese Fälle sind aber wohl alle nur Polyglobulien.

Recht oft ist Albuminurie und Nephropathie, zumeist nur in geringer Stärke, vorhanden. Einzelne Zylinder werden oft und fast dauernd beobachtet. Es ist mir aber kein Fall bekannt, in dem es schließlich zu Schrumpfniere oder Niereninsuffizienz gekommen wäre. Ich halte daher die Nierenerscheinungen nur als Ausdruck der Stauung oder einer begleitenden Arteriolosklerose. Man fand ferner uratische Diathese, vereinzelt Harnsteine (WEINTRAUD). SENATOR gibt gesteigerte Eisenausscheidung mit dem Urin an. Mehrere Autoren verzeichnen auch reichlich Urobilin (EPPINGER). Ich selbst sah nur zeitweise gesteigerte Urobilinogenausscheidung und wie P. WEBER meist keine Gallenvermehrung im Blut. Zeitweise ist aber doch vermehrter Blutuntergang da.

Der Blutdruck ist in manchen Fällen erhöht.

Eine Erklärung dafür ist wohl in der bedeutenden Viscositätssteigerung des Blutes zu finden. Solange freilich der Organismus durch Elastizität und Weitung der Gefäße dem erschwerten Abfluß begegnen kann, braucht eine Tonuszunahme bei hoher R.-Zahl nicht einzutreten. Später indessen wird zweifellos auch für die Gefäßweitung eine Grenze kommen, und jetzt kann der große Widerstand nur noch durch Mehrarbeit des Herzens überwunden werden. Durch die starke Abnützung der Gefäße und wohl auch durch die fast regelmäßig vorhandene Nephropathie tritt mit der Zeit Hypertonie ein. Es ist daher ganz unnötig, eine GEISBÖCK*sche Form mit Hypertensio* abzugrenzen, und diese kann in keiner Weise als Gegenstück zu der VAQUEZschen Form ohne Hypertensio gesetzt werden. Nie ist es erlaubt, lediglich wegen Blutdrucksteigerung eine besondere Art von Krankheit abzugrenzen. Die Unterscheidung der GEISBÖCKschen Form führt aber sehr oft dazu, einfache mäßige symptomatische Polyglobulien völlig irrigerweise in das Gebiet der Polycythaemia vera hineinzubringen. SEYDERHELM stellt daher in der Tat die GEISBÖCKsche Form zu den Polyglobulien, weil sie das starke Überwiegen des R.-Volumens über das Plasmavolumen nicht zeige. Auch die MOSSEsche Form mit Urobilinvermehrung entspricht, wenn bei Polycythämie vorhanden, nur einem veränderten Funktionszustand der Leber, keiner neuen Krankheitsart. Dabei ist eine Kombination mit Cirrhose vorhanden oder es sind Cirrhosen mit Polyglobulien.

Herzdilatation wird mehrfach erwähnt, ebenso Herzschwäche und Hydrops und Neigung zu Bronchitis, zum Teil liegen aber auch Zirkulationsstörungen im Gehirn vor. Das sind lediglich Folgezustände. Die abnorme Füllung des Gefäßsystems führt zu Blutungen aus Nase, Zahnfleisch, Magen und Darm, worauf sich die Patienten zumeist erleichtert fühlen. Die Retinalgefäße sind dunkelrot-bläulich, stark verbreitert und abnorm geschlängelt, an einzelnen Stellen spindelartig ausgebuchtet (UHTHOFF).

Wiederholt wurde Erythromelalgie bemerkt, zum Teil mit Schmerzanfällen in den Fingern und Gangrän (VAQUEZ).

Zu den häufigsten Symptomen gehören ferner Mattigkeit, Kopfweh, Schwindel, mitunter als Menière, Ohrensausen und Erbrechen, zu den selteneren Aufgeregtheit, Dyspnoe, Schläfrigkeit. Manche dieser Symptome werden, mit BÖTTNER sicherlich zu Recht, auf hohen Spindeldruck zurückgeführt. Gar nicht so selten bestehen abdominale Schmerzen, besonders im linken Hypochondrium. Diese Schmerzen können die erste Erscheinung sein, jahrelang andauern und manchmal in überwältigender Stärke auftreten.

HIRSCHFELD und STERN erwähnen auffällig niedrige Temperaturen. Psychische und nervöse Störungen sind öfters getroffen worden.

Man darf von Polycythämie nur sprechen bei entschiedener Erhöhung der R.-Werte, und auch dann nur, wenn Ursachen einer vermehrten R.-Zahl, wie Stauung, Dyspnoe usw., ausgeschlossen sind. Solange der R.-Wert nicht ein ungewöhnlicher ist, sollten für die Diagnose mehrere der wichtigeren, oben erwähnten Symptome vorhanden sein, namentlich Gesichtsrötung und Milztumor, ferner sind bestimmte Blutbefunde unerläßlich.

Immerhin sind Fälle, denen Symptome fehlen, nicht ungewöhnlich, und man spricht oft von Grenzfällen, z. B. bei R.-Zahlen um 6 Millionen herum. Dies geht meines Erachtens aber viel zu weit, und es liegen hier meist symptomatische Polyglobulien vor. In solchen Beobachtungen entscheidet der genaue Blutbefund und es sollte eine lange, evtl. jahrelange Beobachtung zur Entscheidung vorgenommen werden.

So erwies sich der in der 1. Aufl. S. 406 und 407 erwähnte Fall trotz konstant gefundener R.-Zahl von 7,0 bei 100 Hb., mit Milzvergrößerung, aber ohne Gesichtsrötung, mit abdominalen Schmerzen, im Blutbilde mit Normoblasten und Myelocyten, als Carcinom der Kardia, das starke Verwachsungen mit dem Plexus solaris (Schmerzen!) erzeugt hatte. Stauung der Unterleibsorgane war bei der Sektion nicht nachweisbar.

Wenn derartige Erfahrungen selbst bei hohen R.-Werten zur Vorsicht in der Diagnose auffordern, so dürften doch 2 Fälle von MORRIS mit Gesichtsrötung und Milztumor, aber ohne R.-Zunahme, als beginnende Affektionen gedeutet werden.

Es unterliegt keinem Zweifel, daß gewisse Widersprüche in der Literatur darauf beruhen, daß Polyglobulien mit der VAQUEZschen Krankheit verwechselt wurden. Kritische und komplizierte Fälle hat VAQUEZ (in der Festschrift für SYLLABA) zusammengestellt.

Für die Auffassung und die Diagnose sind die Blutbefunde immer mehr von entscheidender Bedeutung. Sie zeigen die enorme Überfunktion der Erythropoese und junge Zellen, dabei außerdem regelmäßig eine Überfunktion auch des weißen myeloischen Gewebes (N., manchmal auch Monoc., Mastzellen, unreife Zellen) und eine konstante starke Zurückdrängung des lymphatischen Gewebes (immer wenig *L.*). Dies geht bis zu subleukämischen und direkt leukämisch myeloischen Zuständen.

Die Zahlen der R. bewegen sich in der Regel zwischen 7 und 10 Millionen.

Die höchsten Werte berichten OSLER mit 11,6, BENCE, BLAD, WEBER und WATSON, sowie HUTCHINSON und MILLER mit 11, RECKZEH I, MILLER und ENGELBACH mit 12, KÖSTER mit 13,5, STERN mit 13,8 und FORSCHBACH mit 14,0, ISAACS in 3 Jahren zwischen 7,36 und 15,94, JEDWABNIK 20 Mill. Es kommen erhebliche Schwankungen im Verlauf vor, wobei zeitweise auch nahezu normale Zahlen konstatiert werden, ganz besonders unter dem Einfluß der Behandlung.

Die Werte des Hb. bleiben fast stets relativ zurück, betragen meist nur 100—120%, 150 ist schon selten, am höchsten 190—200 (ROSENGART) und 240 (KÖSTER). Das stärkste Auseinandertreten gibt GLÄSSNER an: Hb. 90, R. 11,5. Hier ist der F.-I. erniedrigt und viele Erythrocyten sehen blaß aus.

Die Erniedrigung des F.-I. fehlt aber in Frühfällen (eig. Beob.) und erscheinen die R. groß und kommt Erniedrigung erst später durch Insuffizienz des Knochenmarkes zustande.

Die L. sind in sehr vielen Beobachtungen nicht besonders vermehrt, aber häufig ist Leukocytose, meist zwischen 12000 und 20000, 30000 ist nur selten erreicht. OSLER gibt 50000 an, ebenso CANTLEY, in dessen Beobachtung später sogar ein Anstieg auf 91000 mit 93,2 N. eintrat. RENCKI konnte nach Milzexstirpation 87000 und vor dem Tode 114800 L. feststellen. WEINTRAUD fand 54000, ERICH MEYER einmal 86000.

Fast alle genauen Blutbefunde zeigen *starke Hyperaktivität der Leukopoese* in den hohen Werten der N. und im Auftreten von Myelocyten.

Myelocyten fanden sich in vielen eig. Beob., dann bei TÜRK, 4,8% bei 31—36000 L., BELTZ 3%, KUTTNER 4%, HIRSCHFELD (1920) sah 12%, PENDERGRASS 20% und P. KRAUSE 30%.

Diese Befunde leiten über zu myeloischer Leukämie. Mehr als 12 Beob. der Lit. (siehe S. 451) zeigen Kombination, so auch eine eig. Beob., bei der hohe L.-Werte und myeloische Hyperaktivität erst nach 2 Jahren typischer Polycythämie festgestellt worden ist. Freilich sind früher oft initiale Myelosen mit initialer hoher R.-Zahl als Kombination hingestellt worden. Das ist aber an sich nichts Besonderes und entspricht nur der parallelen Reizung aller Komponenten, der L. und der R. im myeloischen Gewebe. Erwiesen ist Kombination erst, wenn Leukämie jahrelang gefehlt hat und erst später hinzukommt.

Ferner sind einige Beob. jahrelang zuerst als Polycythämie verlaufen, führten dann aber zu Anämie und myeloischem Blutbild mit enormen Zahlen von Myelocyten oder es kam, was besonders beweisend ist, zum Übergang in Myeloblastenleukämie (JUNG und HERXHEIMER nach 9 Jahren!, BRIEGER und FORSCHBACH, POLAK DANIELS).

Die behaupteten Übergänge und Kombinationen zu leukämischen Myelosen sind also offenbar heterogener Art, wie besonders die Zusammenstellung von HÖRSTRUP beweist. Manchmal ist der Einfluß vorgenommener Röntgenbestrahlung schwer abzuschätzen.

Recht oft trifft man bei chronischen typischen Polycythämien alle Zwischenformen von unreifen zu halbreifen, kleinen reifen und Metamyelocyten. Ganz besonders überraschend ist aber das Auftreten prachtvoller Myeloblasten in 3 eig. Beob. und von Knochenmarksriesenzellen (Abb. 65 von einer Polycythämie).

Das Auftreten von Myeloblasten und Riesenzellen belegt am stärksten die Hyperaktivität des myeloischen Gewebes, die ja dann auch bei den Zellbefunden in den kurzen Knochen oder bei Knochenmarkspunktion bewiesen wird.

Eosinophile sind absolut berechnet, gewöhnlich auch vermehrt, mitunter sogar erheblich, das Interessanteste stellt aber die Mastzellenvermehrung dar, gleichfalls ein Zeichen myeloischer Hyperaktivität.

Sie ist in sehr vielen eig. Beob. in starkem Grade vorhanden, ebenso in vielen Beob. der Lit. — Es gibt aber zweifellos auch richtige Polycythämien, in denen mindestens zeitweise Ma.-Vermehrung fehlt.

Es muß überhaupt für alle Blutbefunde hervorgehoben werden, daß sie im Laufe langer Zeit verschieden ausfallen. Das ist gar kein Wunder, weil biologische Reaktionen nicht ständig gleich verlaufen.

Die Blutplättchen sind oft sehr zahlreich, meist ungewöhnlich abnorm zahlreich und in ganz abnormen Formen (große, kleine, Pl.-Schwänze, Plasmakugeln) vorhanden. Selbst enorme Zahlenwerte sind festgestellt. Dazu gesellen sich nicht selten Kerntrümmer von Megakaryocyten.

Dagegen ist der lymphatische Apparat fast immer geschädigt und man trifft *𝔏.-Abnahme* (z. B. 3,5% bei 21000, GORDON). In anderen Beobachtungen sind zwar die 𝔏. prozentlich vermindert, absolut aber wegen der hohen L.-Zahl doch normal oder leicht vermehrt, z. B. 11% bei 23000 (STERN) und 18 und 15% bei 20000 und 12000 bei MÜNZER. Das sind wohl stets milde oder initiale Erkrankungen und entschiedene Ausnahmen.

Unter den roten Blutkörperchen sind Retikulocyten und polychromatische als Zeichen der Hyperaktivität häufig. Besonders wichtig ist aber das sehr häufig festgestellte Vorkommen von kernhaltigen Zellen.

Nur ein kleiner Teil der Fälle zeigt keine Normoblasten. Als Insuffizienzzeichen der überstürzten R.-Bildung sehen wir dann besonders in länger bestehenden Erkrankungen Mikrocyten und viele blasse R.

Die Blutmenge ist vermehrt. SENATOR berechnete aus der gasanalytischen Methode $^1/_{15}$ des Körpergewichtes statt $^1/_{20}$, auch WEBER traf Vermehrung, ebenso WHITE Zunahme aufs Doppelte der Norm, besonders aber SEYDERHELM, der oft enorme Vermehrungen festgestellt hat, und zwar der R.-Menge, nicht der Plasmamengen.

STÄHELIN ermittelte ein Erythrocytenvolumen von 80% und nur 20% Plasma. Bei 145 Hb. und 6588 R. erhielt ich 69% R.-Volumen; in vielen anderen Fällen sehe ich gleichfalls bedeutende Abnahme des Plasmas. Außerdem fällt mir immer die sehr geringe Serumausscheidung bei der Gerinnung auf und die Tatsache, daß die ausgestrichenen Blutpräparate ganz ungewöhnlich rasch lufttrocken sind.

WEINTRAUD erwähnt das *Serum* als wasserreich und eiweißarm; auch BENCE fand die Konzentration nicht erhöht, SENATOR das Eiweiß des Serums vermindert, die Trockenrückstände aber normal. RUBINSTEIN traf das Serum verwässert, ich selbst fand Plasma und Serum stets arm an Eiweiß.

Die Gerinnung ist auffällig beschleunigt, die osmotische Resistenz normal.

Die *Viscositätswerte* des Blutes sind erheblich gesteigert; freilich sind Werte bis über 23,0 (KOTTMANN) und 26,4 (WATSON) sichere Irrtümer. Tatsächlich ist die Viscosität hoch, wie das aus den Volumenverhältnissen ohne weiteres abgeleitet werden kann, aber zahlreiche Angaben der Literatur sind mit schweren Fehlern der Untersuchung behaftet.

Die Zähigkeit des Blutes fällt schon beim Ansaugen mit der Pipette des Hämometers auf; auch das Füllen des Röhrchens für die Viscositätsprüfung geht ungewöhnlich lange.

Eine niedrige Sauerstoffbindung des Blutes war von MOHR, LOMMEL, LÖWY, BENCE angenommen und als Ursache der gesteigerten R.-Bildung angesehen worden, aber zu Unrecht; denn die Untersuchungen von MASING, MORAWITZ, BUTTERFIELD, v. BERGMANN, ebenso eigene, ergeben völlige Parallelität zwischen Hb.- und O_2-Kapazität.

Den respiratorischen Gaswechsel fand SENATOR erhöht, und das ist in vielen Beob. so getroffen worden. Ab und zu aber ist er doch auch normal gefunden. Wie bei vielem ist auch hier bei der Krankheit Wechsel zwischen starken und weniger aktiven Perioden.

Besonders typischer Frühfall von Polycythämie, eig. Beob.:

48jähriger Mann, Käser, enorm kräftig. Sommer 1911 Magenbrennen. Der Arzt nahm Hyperacidität an. Auf Behandlung völlige Besserung. Es wurde aber ein Tumor im linken Hypochondrium gefühlt. Der konsultierte Chirurg schwankte zwischen Milz- oder Nierentumor, da er im Urin Eiweiß entdeckte.

Klagen: Abmagerung 6 kg, ab und zu Schwindel, leicht erregbar.

Befund: Roter Kopf, doch nicht gerade auffällig, Lippen tiefblau, Ohren blaurot, Hände tiefblaurot, Zunge rein, Rachen hochrot, wie akut entzündet. Opticuspapille verwaschen, Retinalvenen sehr breit. Konjunktiven tiefrot, Epiglottis und falsche Stimmbänder hochrot. Herz und Lunge normal, Blutdruck 140. Knochen unempfindlich.

Milz überragt 10 cm den Rippenbogen, geht bis Nabelhöhe, liegt oberflächlich, ist glatt, unempfindlich, deutliche Crenae. Gesamtlänge 20 cm. Leber vergrößert, palpabel.

Urin klar, $0{,}2^0/_{00}$ Eiweiß, vereinzelte hyaline und granuläre Zylinder.

Blut fließt stark, ist sehr dunkel, folgt beim Ansaugen mit den Pipetten auffällig langsam. Ausstriche trocknen fast momentan.

3. 10. 11. Hb. 160, O_2-Kapazität 160 (2 Befunde an 2 folgenden Tagen gleich).

R. 8,048 (besonders sorgfältige Zählungen mit vielen Kontrollen).

L. 8040, Myeloc. $^1/_6$, N. $82^1/_6$, Eos. $2^1/_3$, £. $6^2/_3$, Monoc. $6^2/_3$, Ma. $2^0/_0$!

$\eta = 10{,}0$!, η_1-Serum 1,65 (an 2 folgenden Tagen gleich), Serumausscheidung gering, Serum dunkelgelblich, kein Urobilin.

Mikroskopisch Plasmaräume sehr eng; Erythrocyten alle gleich gefärbt, von gleicher Größe, höchst selten eine polychromatische Zelle.

Verlauf. Die Mehrzahl der Fälle betrifft Erwachsene im Alter von 30 bis 50 Jahren. Eine Bevorzugung des männlichen Geschlechtes erscheint sicher, früher glaubte man des weiblichen. Die Krankheit entwickelt sich schleichend, oft im Verlauf von Jahren, viel seltener rasch (eig. Beob.), bleibt bei voller Ausbildung oft jahrelang bestehen und führt meist durch Komplikationen (vor allem Apoplexie, Herzinsuffizienz) zum Tode.

Niereninsuffizienz habe ich nie gesehen.

Die *Therapie* war früher wenig erfolgreich. Milzexstirpation (BLAD, RENCKI) führte den Tod herbei und war bei SCHNEIDER ohne Erfolg; wohl aber berichtet RYDGAARD von einer Heilung (2 Jahre). — TÜRK sah sehr gute Resultate mit hohen toxischen Arsendosen (30 Tropfen Liq. Fowleri); BENCE und KORANYI erzielten durch Sauerstoffinhalationen auffallend gute Wirkung (Heilung von 5 Jahren), andere vermißten aber jeden Erfolg. STERN empfiehlt laktovegetabile Diät, MÜNZER Thyreoideatabletten, ROSENFELD Thorium X 40 E. E. als Dosis. Aderlaß und spontane Blutverluste hatten manchmal, nicht immer, vorübergehenden Erfolg, Benzol bringt freilich starke Abnahme (KIRALYFI, HÜRTER, MAC LESTER, eig. Beob.) und subjektive Besserung, erwies sich aber auch als gefährlich wegen zu starker R -Reduktion, die nach Aufhören der Benzoltherapie noch fortschreitet. Auf ähnlichen Prinzipien wie die Benzoltherapie beruht die Behandlung mit dem Blutgift *Phenylhydrazin* nach EPPINGER. Ich rate zu 0,1—0,3 1mal wöchentlich, nicht mehr! und unter genauer Blutkontrolle. Häufigere Anwendungen erwiesen sich nicht selten als gefährlich (Auftreten von Gangrän, schwere Anämien). Die beste Behandlung ist *Röntgenbestrahlung* mit harten Strahlen. Die Erfolge können lang andauern, und besonders günstige Resultate sind von SCHÖNING, LÜDIN, BÖTTNER und GUGGENHEIMER bekanntgegeben worden. Öfters müssen aber von Zeit zu Zeit neue Behandlungsserien gegeben werden.

Behandlungsplan: Systematische Bestrahlung der Knochen mit der Hauterythemdosis einer mit 0,5 mm Zn + 1 mm Al gefilterten Strahlung, z. B. am 1. Tage beide Unterschenkel, am 2. Tage beide Oberschenkel, am 3. Tage beide Unterarme, am 4. Tage beide Oberarme; dann Kontrolle des Blutbildes und Pause von 3 Wochen, sodann Bestrahlung der Scapula; an einem weiteren Tage Bestrahlung des Brustbeins, dann des Beckens und, falls noch nötig, der Wirbelsäule. — Milzbestrahlung zwecklos.

Sektionsbefunde. Das Knochenmark ist stets in sämtlichen Knochen dunkelrot und im Zustand der funktionellen Hyperaktivität. In eingehenden Untersuchungen, auch mit Sternalpunktionen, zeigte ZADEK, daß in den kurzen Knochen, nicht aber in den langen, enorme Mengen von Normoblasten vorkommen, und auch nur in kurzen Knochen viele zum Teil unreife myeloische Elemente wie Myeloblasten. Die Riesenzellen waren auch oft vermehrt. Es bestreiten also im wesentlichen die kurzen Knochen die Mehrleistung.

HIRSCHFELD gelang der Nachweis, daß auch die Milz erythropoetisch tätig ist und myeloische Umwandlung mit Follikelatrophie zeigt, ebenso HUTCHINSON, HAMILTON und MILLER. Bei HAMILTON lag auch Erythropoese der Lymphknoten vor. Die Leber ist sehr blutreich; ihre Größe beruht aber nur auf Hyperämie.

Französische Autoren beobachteten 3mal Milztuberkulose (RENDU et WIDAL, MOUTARD-MARTIN et LEFAS, LEFAS); TÜRK berichtet 2mal über Lebercirrhose mit Adenombildung; LOMMEL über Angiombildung der Vena portae. Ich glaube, daß solche Fälle als Polyglobulien ausgeschieden werden sollten.

Entstehung und Wesen der Polycythämie. Für gesteigerte Erythropoese sprechen die Befunde an Milz und Knochenmark, ganz besonders die Blutbefunde selbst. Die Erythroblasten sind gewichtige Zeugen, besonders das Auftreten bei so hohen R.-Zahlen. Im gleichen Sinne sind zu deuten die neutrophile Leukocytose und das Auftauchen von Myelocyten und Mastzellen und ganz besonders mein Nachweis von Knochenmarksriesenzellen im strömenden Blut, die auf erhöhte Tätigkeit des myeloischen Systems hinweisen, während der lymphatische Apparat passiv bleibt und nicht mehr $\mathfrak{L}$. als normal ins Blut wirft, oft sogar nur noch wenige Prozente bei fortschreitender Erdrückung des lymphatischen Systems.

Gerade diese Blutbefunde und die normale oder verminderte Konzentration des Serums beweisen, daß Stauung als Ursache wegfällt. Manche Autoren hatten zuerst einen verminderten Untergang der R. in Betracht gezogen und dabei an den Ausfall der Milzfunktion als Ursache gedacht.

Unklar bleibt die eigentliche Ursache, die zu einer dauernden Hyperfunktion des myeloischen Gewebes führt; aber genau so ist es ja auch bei den Myelosen und zu ihnen steht die Krankheit in nächster Verwandtschaft.

v. KORANYI (zitiert bei BENCE) dachte zuerst an Störung des Gasstoffwechsels. Polycythämie wäre dann eine Reaktion des Organismus gegen Sauerstoffmangel.

Nun hat sich aber die Annahme eines verminderten Sauerstoffbindungsvermögens des Hb. als zweifellos unrichtig herausgestellt; ferner ist die Steigerung des Gaswechsels nicht konstant gefunden, und endlich hat MORAWITZ durch Bestimmung des Sauerstoffes im Venenblut direkt den Nachweis geführt, daß eine vermehrte Gewebsatmung nicht in Frage kommt.

BERGMANN und PLESCH haben den Versuch gemacht, die Krankheit als Störung physiologischer Funktionen zu erklären, zum Teil als kompensatorische R.-Bildung bei Minderwertigkeit des Kreislaufes mit Verminderung des Schlagvolumens und des Minutenvolumens, zum Teil als Kompensation gegenüber verminderter respiratorischer Leistung; allein es erscheint ausgeschlossen, daß die Krankheit lediglich auf solchen Kompensationserscheinungen beruht; eher sind Verminderung des Kreislaufes und der Respiration Folgen des Leidens. Solche Störungen würden zu ganz uncharakteristischen Polyglobulien führen, aber die Krankheit Polycythämie ist, wie die vorstehende Schilderung und die völlige Eigenart des Blutbefundes ergibt, keine bloße Polyglobulie!

Offenkundige Ursache scheint mir das *Fehlen der normalen Regulation der Erythropoese* zu sein, und es kommt bei Wegfall der physiologischen Hemmungen zu einer vegetativen Überschußbildung, ganz analog wie in der Leukopoese bei Myelosen und Lymphadenosen. Für diese Auffassung sprechen gewichtig die jetzt öfters beobachteten myeloischen Blutbilder, von denen man für einzelne Fälle mindestens sagen muß, sie sind von Leukämie nicht zu unterscheiden. Es dürften daher hier nach meiner Ansicht die hormonalen Funktionen innersekretorischer Organe in analoger Weise gestört sein, wie wir das für die Leukämien angenommen haben.

Ähnliche Vorstellungen bewegen HIRSCHFELD, wenn er an die Störung eines Milzhormons denkt, das Neubildung und Verbrauch des Blutes reguliere. Auch ZADEK nimmt Störung der normalen Regulation gleich mir an und denkt jetzt an hepatolienale Ursachen.

Im letzten Jahre wurden konstitutionelle und hereditäre Momente stark betont; oft fehlen aber ausreichende Belege gleicher Erkrankung in der Verwandtschaft. Nur bei EGELKING-WIELAND und KRETSCHMER sind hochinteressante familiäre Polycythämien bei vielen Familiengliedern bewiesen, und zwar schon bei Kindern. Ich glaube, daß hier eine besondere Krankheit vorliegt.

Ältere Literatur der Polycythämie.

ACLAND: Practitioner **1908**. — ALDRICH and CRUMMER: J. amer. med. Assoc. **1907**, 1163. — ANDERS: Amer. J. med. Sci. **1907**. — ARNSPERGER: Fol. haemat. (Lpz.) **19**, 53; Münch. med. Wschr. **1917**, 814. — ARNSTEIN: Mitt. Ges. inn. Med. Wien **1912**, 209. — ASCOLI: Riforma med. **1904**, Nr 51.

BARDACHZI: Prag. med. Wschr. **1909**, Nr 17. Mit Chorea. — BEHR: Mschr. Augenheilk. **1911**, 672. Auge. — BELTZ: Münch. med. Wschr. **1913**, 161. — BENCE: Dtsch. med. Wschr. **1906**, 1451; Internat. Kongr. **1909**. — BERGMANN, v.: Internat. Kongr. **1909**. — BERGMANN u. PLESCH: Münch. med. Wschr. **1911**, 1849. — BLAD: Fol. haemat. (Lpz.) **1905**, 684. — BLUMENTHAL: J. Méd. Bruxelles **1901**, No 35; Bull. Acad. Brüssel **1905**; Arch. Méd. expér. **1907**, 697; Lavori e rivista **1909**. — BÖTTNER: Münch. med. Wschr. **1918**, 1309. Hoher Lumbaldruck, $3^0/_0$ Ma.; Dtsch. med. Wschr. **1920**, 66; **1921**, 773; Dtsch. Arch. klin. Med. **132**, 1 (1920). Verschiedene Polycythämieformen; Fortschr. Med. **1921**, 460. — BREUER: Mitt. Ges. inn. Med. Wien **1903**, Nr 16.

CABOT: Boston med. J. **1899**, Nr 29; **1900**, Nr 11. — CAHN: Inaug.-Diss. Berlin 1912. — CARLES: 13. franz. Kongr. **1912**. — CASSIRER u. BAMBERGER: Dtsch. med. Wschr. **1907**, Nr 36. — CASTAIGNE et HEITZ: J. Méd. franç. **1911**. — CAUTLEY: Lancet **1908**. — CHAUFFARD et TROISIER: Bull. Soc. méd. Hôp. Paris **1913**, 610. — CHEINISSE: Semaine méd. **1906**, 409. — CHRISTIAN: Amer. J. med. Sci. **1917**, 547. Nervöse Zeichen. — CLARK-JONES: Lancet **1911**. — COLLINS: Med. Rec. **1903**, 807. — COMESATTI: Fol. haemat. (Lpz.) **10**, 212. — COMINOTTI: Wien. klin. Wschr. **1900**, 881. — COURMONT et FABRE: Lyon méd. **1911**. — COVA e BONO: Policlinico **1907**. Milztuberkulose. — CURSCHMANN: Med. Klin. **1917**, Nr 2.

DECASTELLO: Mitt. Ges. inn. Med. Wien **1912**, Nr 9. — DINKLER: Münch. med. Wschr. **1911**, 1331.

ENGELBACH u. BROWN: J. amer. med. Assoc. **1906**. — ENGELKING: Klin. Mschr. Augenheilk. **64**, 645 (1920); Dtsch. med. Wschr. **1920**, 1140. — EPPINGER: Ther. Mh. **1918**. — ERGGELET: Berl. klin. Wschr. **1916**, Nr 34. Frühfall.

FAINSCHMIDT: Fol. haemat. (Lpz.) **6**, 301. — FISCHER: Brit. med. J., 23. Juni **1904**. — FOERSTER: Münch. med. Wschr. **1920**, 754. — FORSCHBACH: Berl. klin. Wschr. **1919**, Nr 44. — FREUND: Berl. klin. Wschr. **1919**, Nr 1. Nervöse Störungen; Erythromelalgie; Münch. med. Wschr. **1919**, 84.

GEISBÖCK: Kongr. inn. Med. **1904**, 97. — GLÄSSNER: Wien. klin. Wschr. **1906**, 1475. — GOLDSTEIN: Med. Klin. **1910**, Nr 38. — GORDON: Z. klin. Med. **68**. — GORISEFF: Fol. haemat. (Lpz.) **10**, 206. — GSTREIN u. SINGER: Zbl. inn. Med. **1918**.

HAMILTON and MORSE: Boston med. J. **1912**, 963. — HÄNDLER: Inaug.-Diss. München 1913. — HART: Dtsch. med. Wschr. **1912**, 798. — HAUN: Proc. roy. Soc. Med., 4. Febr. **1908**. — HEDENIUS: Fol. haemat. (Lpz.) **17**, 158. — HERRINGHAM: Brit. med. J., 9. Mai **1908**. — HERRNHEISER: Dtsch. Arch. klin. Med. **130**, 315 (1919). — HESS: Sitzgsber. Ges. Naturforsch. Marburg **1904**, Nr 8. — HIRSCHFELD: Med. Klin. **1906**, Nr 23; Berl. klin. Wschr. **1907**, 1302; Slg Abh. Halle **1912**. Lit.; Fol. haemat. (Lpz.) Arch. **26**, 108 (1920). — HNATEK: Fol. haemat. (Lpz.) **10**, 205. — HOCHHAUS: Münch. med. Wschr. **1904**, 1410. — HOWARD: J. amer. med. Assoc. **1908**. — HUNGRECKER: Inaug.-Diss. Königsberg 1914. — HÜRTER: Dtsch. Arch. klin. Med. **108**, 1. — HURWITZ: J. amer. med. Assoc. **1918**, 1143. — HUTCHINSON and MILLER: Lancet, 17. März **1906**.

JACOBS: Münch. med. Wschr. **1912**, Nr 44. — JADWABNIK: Inaug.-Diss. Berlin 1913. — JAKSCH: Zbl. inn. Med. **1912**, 397. — JUNG-HERXHEIMER: Zbl. Nervenkrkh. **1915**.

KIKUCHI: Prag. med. Wschr. **1904**, Nr 38. Nicht typisch. — KIRALYFI: Virchows Arch. **213**, 399. — KOGERER: Wien. klin. Wschr. **1917**, Nr 5. — KORANYI: Internat. Kongr. **1909**. — KÖRMÖCZI: Fol. haemat. (Lpz.) **3**, 400. — KÖSTER: Münch. med. Wschr. **1906**, Nr 22. — KRAUS: Berl. klin. Wschr. **1905**, Nr 11. — KRAUSE, P.: Inaug.-Diss. Breslau 1907. — KUTTNER: Berl. klin. Wschr. **1912**, 150.

LABOR: Wien. klin. Wschr. **1916**, Nr 34. Skorbut. — LANGE: Med. Klin. **1910**, Nr 23. — LAUBRY: Kongreßzbl. inn. Med. **17**, 289. — LEFAS: Thèse de Paris **1903**. — LOMMEL: Münch. med. Wschr. **1905**, 2541; Dtsch. Arch. klin. Med. **87** (1906); Münch. med. Wschr. **1908**, Nr 6; Dtsch. Arch. klin. Med. **92**. — Löw u. POPPER: Wien. klin. Wschr. **1908**, Nr 11. — LÖWY: Berl. klin. Wschr. **1909**, 1393; Med. Klin. **1912**, Nr 36. — LUCE: Med. Klin. **1909**. — LÜDIN: Z. klin. Med. **84**; Strahlenther. **10**, 213 (1920). — LUTEMBACHER: J. Physiol. et Path. gén. **1912**, 578; Bull. Soc. méd. Hôp. Paris **1913**, 623. Monogr. Paris 1913.

MAC KEEN: Boston med. J. **1901**, 610. — MACKEY: Birmingham med. Rev. **1907**. — MAC LESTER: J. amer. med. Assoc. **62** (1914). — MEYER, ERICH: Jkurse ärztl. Fortbildg **1910**. — MILLER: Fol. haemat. (Lpz.) **10**, 321. R. 12,1. — MOEVES: Dtsch. Arch. klin. Med. **111**. — MOHR: Münch. med. Wschr. **1907**, 1058. — MÖNCH: Münch. med. Wschr. **1919**, 269. — MONRO and TEACHER: Lancet **1913**. — MORRIS: Bull. Hopkins Hosp. **21**, **37** (1910). — MOSSE: Dtsch. med. Wschr. **1907**, Nr 52; Die Polyglobulien, in Kraus u. Brugsch 1920. — MOUTARD-MARTIN et LEFAS: Semaine méd. **1899**, 198. — MÜLLER: Fol. haemat. (Lpz.) Arch. **9**, 233. — MÜNZER: Z. exper. Path. u. Ther. **5** (1908).

NICHAMIN: Fol. haemat. (Lpz.) **6**, 301.

ORLOWSKI: Progr. méd. **1912**. — OSLER: Amer. J. med. Sci. **1903**; Brit. med. J. **1904**; Fol. haemat. (Lpz.) **1**, 423; Proc. roy. Soc. Med., **3**. Jan. **1908**.

PAGNIEZ usw.: Fol. haemat. (Lpz.) **16**, 107. — PARKER: Kongreßzbl. inn. Med. **14**, 200. — PARKINSON: Lancet **1912**. — PENDERGRASS: Amer. J. med. Sci. **161**, 723 (1921). — PETHYBRIDGE: Brit. med. J. **1907**. — PFEIFFER: Dtsch. Arch. klin. Chir. **90** (1907). — PIC usw.: Lyon méd. **1911**. — PREISS: Mitt. Grenzgeb. Med. u. Chir. **13** (1903); Dtsch. med. Wschr. **1904**, V. B. 230.

RECKZEH: Z. klin. Med. **57** (1905). — RENCKI: Fol. haemat. (Lpz.) **6**, 293. — RENDU et WIDAL: Bull. Soc. méd. Hôp. Paris, 2. Juni **1899**; Semaine méd. **1899**, 198. — ROMBACH: Fol. haemat. (Lpz.) **6**, 308. Unsicher. — ROSENFELD: Berl. klin. Wschr. **1917**, Nr 43. — ROSENGART: Mitt. Grenzgeb. Med. u. Chir. **11**, 495 (1903). — ROSIN: Fol. haemat. (Lpz.) 7, 197. — RÖVER: Münch. med. Wschr. **1911**, Nr 52. — ROUX et LUTEMBACHER: Fol. haemat. (Lpz.) **17**, 111. — RUBINSTEIN: Fol. haemat. (Lpz.) **10**, 202. — RYDGAARD: Kongreßzbl. inn. Med. **21**, 278.

SAILER: N. Y. med. J. **1916**, 1169. — SAUNDBY: Brit. med. J. **1907**. — SAUNDBY and RUSSEL: Lancet **1902**. — SCHEINER: Inaug.-Diss. Gießen 1913. — SCHMIDT: Wien. klin. Wschr. **1918**, 487. — SCHMIDT, R.: Wien. klin. Wschr. **1903**, 102; Münch. med. Wschr. **1904**, 207; **1905**, 2364. — SCHMILINSKY: Münch. med. Wschr. **1906**, 2582. — SCHNEIDER: Wien. klin. Wschr. **1907**, 413 u. 824. Zweifelhaft; Münch. med. Wschr. **1918**, 689. Sektionsbefund. — SCHULMANN u. WEISMANN: Arch. Mal. Cœur **13**, 354 (1920). — SENATOR: Z. klin. Med. **60** (1906); Z. klin. Med. **68**; Naturforsch.-Verslg 1906; Internat. Kongr. Budapest **1909**; Monogr. Berlin: August Hirschwald 1911. — STÄHELIN: Berl. klin. Wschr. **1911**, Nr 3. — STERN: Med. Klin. **1908**, Nr 2/3, 27. — STRAUSS: Ther. Gegenw. **61**, 180 (1920). — STROË: Fol. haemat. (Lpz.) **7**, 133.

TANCRÉ: Dtsch. Arch. klin. Med. **123** (1917). — TASCHENBERG: Dtsch. med. Wschr. **1921**, 774. — THAYSEN: Kongreßzbl. inn. Med. **13**, 282. — TÜRK: Wien. klin. Wschr. **1902**, 163 u. 372; **1904**, Nr 6 u. 7.

UHTHOFF: Klin. Mbl. Augenheilk. **44** (1906).

VAQUEZ: Semaine méd. **1892**, 192; C. r. Soc. Biol. Paris, 7. Mai **1892**; 2. März **1895**; 16. Juli **1904**; Trib. méd. **1904**; Lyon méd. **1911**. — VAQUEZ et LAUBRY: Soc. méd. Hôp. Paris, 22. Juli **1904** u. Trib. méd. **1904**; Lyon méd. **1911**.

WAGNER: Münch. med. Wschr. **1913**, Nr 8; Slg wiss. Arb. Nr 3. Langensalza 1913. — WAKASUGI: Dtsch. med. Wschr. **1912**, Nr 47. — WATSON: Münch. med. Wschr. **1906**, 2073. — WATSON-WEMYSS: Brit. med. J. **1913**. — WEBER, P.: Fol. haemat. (Lpz.) **1905**, **337**; Lancet, 13. Mai **1905**; Trans. Clin. Soc. Lond. **1905** u. **1907**; Monogr. 1908; Quart. J. Med. **1908**. — WEBER u. WATRON: Brit. med. J., 26. März **1904**. — WEINTRAUD: Z. klin. Med. **55** (1904). — WESTENHÖFFER: Dtsch. med. Wschr. **1907**, Nr 36. — WESTENHÖFFER u. HIRSCHFELD: Ver. inn. Med. Berlin, 15. Aug. **1907**. — WHITE: Lancet **1912**, 7. — WINTER: Inaug.-Diss. Breslau 1907; Med. Klin. **1908**, Nr 27. — WINTERFELD, v.: Z. klin. Med. **100**.

ZADEK: Berl. klin. Wschr. **1918**, Nr 50. — ZAMFIRESCU: Fol. haemat. (Lpz.) **1904**, 726. — ZANDY: Münch. med. Wschr. **1904**, 1207; Schmidts Jb. **1905**. — ZELLER: Berl. klin. Wschr. **1918**, Nr 51.

Neuere Literatur über Polycythämie.

MC ALPIN: J. amer. med. Assoc. **92**, 1825 (1929). — ALTNOW: Kongreßzbl. inn. Med. **47**, 90. — ARNESEN: Kongreßzbl. inn. Med. **40**, 673. — ARNSBERGER: Ther. Halbmh. **1921**, 777. Ther.

DEL BAERE: Wien. Arch. inn. Med. **12**, 593 (1926). — BÉCLÈRE: Bull. Acad. Méd. Paris **87**, 227 (1922). Ther. — BELTZ u. KAUFMANN: Klin. Wschr. **1924**, 1855. — BLISS:

Ann. int. Med. **2**, 1155 (1929). — Blum: Wien. klin. Wschr. **1926**, 239. Thromb. art. lienal. — Brandberg: Kongreßzbl. inn. Med. **45**, 404. II. Pfortaderthromb. — Brieger u. Forschbach: Klin. Wschr. **1922**, 845. — Brown: Amer. J. med. Sci. **166**, 489 (1923). Capill.; Internat. Med. **38**, 321 (1926). Ther.; Amer. J. med. Sci. **171**, 157 (1926). Capillaren, Ther.; Kongreßzbl. inn. Med. **52**, 235. Phenylhydr., Ca. — Bucky: Münch. med. Wschr. **1928**, 1405. Ther.

Casolo: Osp. magg. **17**, 121 (1929). — Curschmann: Med. Klin. **1917**, Nr 2; Acta med. scand. (Stockh.) **57**, 228 (1922); Med. Klin. **1923**, 133.

Delhougue usw.: Dtsch. Arch. klin. Med. **160**, 257 (1928). Tod an Anämie. — Detre: Med. Klin. **1926**, 1297. Tod an An., Myelobl. — Doll u. Rothschild: Klin. Wschr. **1922**, 2580.

Emile-Weil u. Stieffel: C. r. Soc. Biol. Paris **93**, 1085 (1925). — Eppinger: Wien. klin. Wschr. **1922**, 333.

Friedemann u. Deicher: Klin. Wschr. **1930**, 404. Ther. Milztabl.

Gaisböck: Erg. inn. Med. **81**, 204 (1922). — Gams: Virchows Arch. **263**, 565 (1927). Hautaff. — Gazzotti: Kongreßzbl. inn. Med. **56**, 790. — Ghiron: Haematologica (Palermo) **1922**. — Gülke: Fol. haemat. (Lpz.) **38**, 396 (1929). — Guggenheimer: Z. physik. Ther. **27**, 87 (1923). Ther. — di Guglielmo: Haematologica (Palermo) **9**, 301 (1928). — Gutzeit: Münch. med. Wschr. **1922**, 1569; Dtsch. Arch. klin. Med. **141**, 30 (1922).

Halbertsma: Kongreßzbl. inn. Med. **23**, 275. — Harrop: Kongreßzbl. inn. Med. **48**, 160. — Hartwich u. May: Z. exper. Med. **51** (1926). — Heilmeyer: J. of exper. Med. **60**, 626 (1928). Harnfarbe. — Heitz u. Potez: Arch. Mal. Cœur **19**, 425 (1926). — Hess-Thaysen: Fol. haemat. (Lpz.) **28**, 234 (1923). Schwank. R.-Werte. — Hirschfeld: Ther. Gegenw. **1925**, 268. Ther.; In Schittenhelms Handbuch Blutkrankheiten 1925. — Hitzenberger: Klin. Wschr. **1929**, 1083. — Hoegler: Wien. Arch. inn. Med. **4**, 65 (1922). Ther.; Klin. Wschr. **1930**, 2052. — Hofheinz: Dtsch. Arch. klin. Med. **163**, 103 (1929). Ther. — Hofmann: Dermat. Z. **41**, 348 (1924). Ther. — Hollaender: Wien. Arch. inn. Med. **10**, 283 (1925). — Horton: Kongreßzbl. inn. Med. **50**, 815. — Hurwitz: Amer. J. med. Sci. **177**, 309 (1929). Phenylhydr. — Hval: Kongreßzbl. inn. Med. **50**, 490.

Isaacs: Internat. Med. **31**, 289 (1923).

Johnson: J. amer. med. Assoc. **84**, 1253 (1925).

Kähler: Verh. Ges. inn. Med. **1929**, 215, 228. Ther. — Kratzeisen: Virchows Arch. **244**, 467 (1923). — Kretschmer: Z. Kinderheilk. **40**, 225 (1925). — Krombein: Kongreßzbl. inn. Med. **43**, 71. Ther.

Lampe: Dtsch. med. Wschr. **1925**, 2025. Blutungen. — Lang: Kongreßzbl. inn. Med. **44**, 638. Ther. — Laquer: Handbuch normaler und pathologischer Physiologie, Bd. 6. 1928. Hochgebirge. — Laubry u. Doumer: Ann. Méd. **10**, 341 (1921). — Letulle u. Yacoel: Arch. Mal. Cœur **17**, 65 (1924). — Levy: Z. klin. Med. **100**, 177 (1924). Ther. — Lichtwitz u. Francke: Klin. Wschr. **1929**, 17. Milzpräp. — Loeper: Presse méd. **1922**, 623. — Lüdin: Strahlenther. **10** (1920).

Minot: Amer. J. med. Sci. **164**, 469 (1923). — Minot u. Buckman: Kongreßzbl. inn. Med. **35**, 127 (1924). — Mnazakanov: Kongreßzbl. inn. Med. **41**, 153. — Mosenthal: Med. Klin. **1923**, 1158. Ther.

Nipperdey: Dtsch. med. Wschr. **1928**, 1517. Milzdiät b. Polycyth.

Owen: Bull. Hopkins Hosp. **35**, 258 (1924); J. amer. med. Assoc. **86**, 2027 (1925). Ther.

Peacock: Proc. Mayo Clin. **1929**, 286. — Pendergrass: Amer. J. med. Sci. **163**, 777 (1922). Komb. Leuk. — Polak Daniels: Klin. Wschr. **1928**, 121. — Pollock: J. amer. med. Assoc. **1922**, 724. — Popoff: Med. Klin. **1927**, 1371.

Rennen: Beitr. Klin. Tbk. **53**, 197 (1922). Mit Sepsistuberk. — Rydgaard: Acta radiol. (Stockh.) **2**, 245 (1923). — Ryle: Guy's Hosp. Rep. **76**, 21 (1926). Ther. — Ryser: Schweiz. med. Wschr. **1926**, 786. Ther.

Sachs: Beitr. Klin. Tbk. **69**, 699 (1928). Milztuberc. — Sauer: Dtsch. med. Wschr. **1924**, 1641. Splenekt. — Schmidt: Med. Klin. **1926**, 1758. — Schreyer: Dtsch. Arch. klin. Med. **148**, 149 (1925); Z. Hals- usw. Heilk. **11**, 209 (1925). Menière. — Schütze: Med. Klin. **1923**, 458. Ther. — Seyderhelm: Dtsch. med. Wschr. **1925**, 389. Kissinger Amtl. Fortbildungskurs 1926; Klin. Wschr. **1927**, 1833. — Signorelli: Haematologica (Palermo) **6**, 437 (1923). — Simmel: Verh. dtsch. Ges. inn. Med. **1928**, 338. Phenylhydr. — Stealy: J. amer. med. Assoc. **90**, 1289 (1928). Ther. — Steiger: Schweiz. med. Wschr. **1923**, 376. Ther. — Stiefler: Dtsch. Z. gerichtl. Med. **7**, 289 (1928). Psych. Störungen. — Sutton: Kongreßzbl. inn. Med. **31**, 57. Hb. 202%, R. 10,7, 0 Milz.

Tsuji: Kongreßzbl. inn. Med. **56**, 716. Mit Bence-Jones.

Vaquez et Mouquin: Festschrift Syllaba. Prag 1928. — Vercellotti: Kongreßzbl. inn. Med. **43**, 544.

Weber, P.: Brit. med. J. **1927**, 98; **1928**, 1129; **1929**, 892; Med. Presse **1927** 174; **1929**, 475; Monogr. London: Lewis 1929. — Werther: Dtsch. med. Wschr. **1925**, 1819. Hautaff.

WIELAND: Z. Kinderheilk. **38**, 647 (1924). — WINTHER: Kongreßzbl. inn. Med. **39**, 524; **41**, 498.
ZADEK: Dtsch. med. Wschr. **1926**, 1466; Monogr. in Brugsch, Erg. Med. **10** (1927). — ZIEGLER: Z. exper. Med. **42**, 119 (1924). — ZYPKIN: Virchows Arch. **239**, 153 (1922). Knochenmark.

Symptomatische Polyglobulien.

(Siehe auch S. 95/96.)

Die Polyglobulien unterscheiden sich schon nach dem Blutbefunde scharf von Polycythaemia vera; denn bei bloß symptomatischen Polyglobulien trifft man sehr wenig junge rote und junge myeloische Blutzellen. Es besteht eine mäßige *ruhige Mehrleistung,* aber keine hemmungslose ungeordnete Reizung beider Gewebe mit stärkster Hyperaktivität. Ferner bleibt das Verhältnis zwischen R.-Volumen und Plasmavolumen ungefähr normal (besonders SEYDERHELM) und fehlt Milztumor fast immer.

Man kann folgende Formen von Polyglobulien unterscheiden:

1. Bei Eindickung des Blutes durch starke Schweiße oder Flüssigkeitsverluste, daher vorübergehend, so auch bei Ulcus pylori mit Erbrechen, Gastrectasie, Oesophaguscarcinom, bei Trichinosis (STÄUBLI).
2. Bei Herz- oder Lungenleiden (Lungentuberkulose R. bis 12,06, BERNARD), Pneumothorax, Apoplexien, Emphysem, Asthma, Bronchiektasien.
3. *Toxische Polyglobulie* bei CO-Vergiftung und bei Acidose (DESTRÉ).
4. Sog. *Polycythaemia hypertonica* (GEISBÖCK) bei Atherosklerose, Hypertonie und Nephritis.
5. *Milztuberkulose* } bei Funktionsausfall der Milz und Störung der inneren
6. *Splenomegalien* } Korrelation zwischen Milz und Knochenmark (S. 220).
7. *Polyglobulie der Neugeborenen.*
8. *Reparative Polyglobulie* bei der Kompensation von Anämien und Chlorosen, auch bei Leukämie unter Röntgenbesserung und nach Behandlung mit Blutgiften in mäßiger Dosis.
9. *Hormonale innersekretorische Polyglobulie.* Ihre Existenz (außer bei Milzaffektion) ist unsicher. Die Vermehrung auf Adrenalin muß wohl anders gedeutet werden. Vereinzelt gefundene hohe R.-Werte bei innersekretorischen Krankheiten sind vorläufig schwer zu deuten.
10. *Polyglobulie bei Kriegsteilnehmern.* Komplexe Ursachen; wenig geklärt.

NAUNYN (1872) hatte zuerst bei *chronischer Dyspnoe* erhebliche Steigerung der Hb.-Werte festgestellt, eine Beobachtung, die später allgemein bestätigt worden ist. TÖNISSEN fand bei kongenitaler Pulmonalstenose Werte von 7,5 und 8,82 R., und später sind gleichsinnige Vermehrungen von PENZOLDT, BANHOLZER, KREHL, VAQUEZ, WEBER und besonders FROMMHERZ (FROMMHERZ 9,1, WEBER 10,1) bei kongenitaler Pulmonalstenose mitgeteilt worden. Bei Verschlimmerung der Cyanose geht meist die Zahl der R. noch in die Höhe; allein es kann auch (FROMMHERZ) eine bedeutende Abnahme auftreten.

Bei der Untersuchung von *Herzkranken* fehlt im Stadium voller Kompensation ein abnormes Verhalten; ein solches tritt erst bei Kompensationsstörung auf, und alsdann findet man, wie hauptsächlich die Studien von STINTZING und GUMPRECHT und besonders GRAWITZ darlegen, zunächst eine Verminderung der R. und eine Hydrämie des Blutes. Dauert aber die Stauung und Dyspnoe länger, so stellt sich nun umgekehrt eine Vermehrung der R. ein, während das Serum abnorm wasserreich bleibt.

Bei der KUHNschen Saugmaske traf KUHN eine erhebliche Zunahme der R. für längere Zeit, jedoch nur, wenn eine Reaktion des Knochenmarkes erwartet werden konnte, und die Vermehrung fehlte daher bei schweren Anämien und alten Leuten (KUHN, GROBER). KUHN führte auch den Nachweis, daß bei gleichzeitiger O_2-Atmung die Vermehrung ganz fehlt. Ganz ähnliche Resultate ergaben sich auch bei der Unterdruckatmung nach BRUNS (BERNEAUD), wobei eine R.-Zunahme erst durch Entleerung von Depots und dann nachher als wirkliche Neubildung angenommen werden mußte.

---

[1] GORDMAN: J. amer. med. Assoc. **74**, 1515 (1920).

Hierher zählt auch die von GORDMAN[1] geschilderte Zunahme der R. (80000—2000000) auf intraperitoneale Sauerstoffeinblasung.

Erklärungsversuche. 1. Zuerst wurde an Stauung als Ursache der R.-Zunahme gedacht in Analogie mit dem COHNHEIMschen Experiment, bei dem die Ligatur einer Schenkelvene eine Verlangsamung des Blutstromes und Transsudation aus den Capillaren der Schwimmhaut eines Frosches ergeben hatte. Viele Autoren nahmen daher an, daß bei langsamerer Zirkulation die Verdunstung von Haut und Lungen stärker sei (*Verdunstungstheorie*).

Im Gegensatz zu diesen Befunden hatte OERTEL bei Zirkulationsstörungen eine allgemeine Verdünnung des Blutes (Plethroa serosa) zur Grundlage seiner Therapie der Herzkrankheiten gemacht. Diese Voraussetzung erwies sich indessen bei zahlreichen Nachprüfungen (BAMBERGER, LICHTHEIM, GRAWITZ, HAMMERSCHLAG usw.) als irrig, indem allgemein trotz des Bestehens von Ödemen das Gesamtblut bei chronischen Kompensationsstörungen konzentrierter und an R. reicher nachgewiesen wurde.

2. Manche Autoren nahmen eine wahre *Vermehrung der Blutmenge* bei der Kompensationsstörung an (STINTZING und GUMPRECHT).

3. GRAWITZ deutete die anfängliche Verdünnung des Blutes als Übertritt von Gewebslymphe in die Blutbahn, als Folge von Sinken des Blutdruckes und Erweiterung der Capillaren; die schließliche Vermehrung der R. führt er auf *Eindickung*[1] zurück infolge größerer Verdunstung in den erweiterten Capillaren der Lungen bei langsamer Zirkulation.

PLEHN hatte aber Bedenken gegen eine solche Annahme vorgebracht, auch PRIESE lehnt die Eindickungstheorie nach experimentellen Forschungen ab und nimmt stärkere Neubildung an, desgleichen EIGER bei Emphysem, SENATOR bei Zirkulationsstörungen. Mit einer allgemeinen Eindickung steht auch im Widerspruch „die auffällig niedrige Konzentration" des Blutserums. Bei seiner Beobachtung von 7 0 R. bei Erbrechen infolge Ulcus ventriculi nimmt BING einen großen *Salzverlust* des Körpers und infolge davon eine kompensatorische Flüssigkeitsabnahme im Blute an.

4. KORANYI, BREITNER, BENCE geben eine andere Erklärung. Durch Stauung und CO_2-Zunahme des Blutes steigt die Viscosität des Blutes, und die Zirkulation wird daher auch durch diesen Faktor verlangsamt. Es genügt die Sauerstoffaufnahme der Gewebe aus dem langsam fließenden Blute nicht mehr, und es müssen daher, wie stets *bei O_2-Mangel,* mehr R. in der Raum- oder Zeiteinheit vorhanden sein, um den Gaswechsel normal zu gestalten. Es tritt also *kompensatorische Mehrleistung* des Knochenmarkes ein. KORANYI und BENCE sowie CROOM konnten zeigen, daß auch die Polyglobulie bei angeborenen und erworbenen Herzfehlern auf Sauerstoffeinatmung geringer wird, ebenso die Viscosität. Bekanntlich ist die Größe des Gaswechsels selbst bei schwerer Anämie normal. Unzweifelhaft wird aber der Organismus, sofern er dazu imstande ist, bei ungenügender R.-Zahl doch mit allen Mitteln auf eine Annäherung an physiologische Zustände streben. Blutneubildung wird auch von PIERRE MARIE, REINERT, KUHN und GROBER angenommen.

Aus allen Prüfungen geht mit Sicherheit die Tatsache hervor, daß trotz hoher R.-Zahl das Serum stark verdünnt ist. Das entscheidet gegen die Eindickung im Lungenkreislauf; denn eine wirkliche Eindickung müßte hydrämische Zustände aufheben. Das Verhalten des Blutes wäre besser erklärt, wenn die anfängliche Verdünnung des Blutes bei der Kompensationsstörung allmählich durch eine starke Neubildung von R. trotz hydrämischen Serums aufgehoben würde, und dafür sprechen sehr die von KORANYI und BENCE vorgebrachten Argumente. Da die Vermehrung aber nicht rapid auftritt, so hat man kernhaltige R. nicht zu erwarten. Wohl entscheidend für die Erklärung dieser Polyglobulie durch Neubildung sind aber die Erfahrungen mit

[1] Auf subcutane und intravenöse Pituitrin- und Adrenalininjektionen in hoher Dosis konstatierten FALTA und seine Mitarbeiter Polyglobulie mit Zunahme bis 100% in allen Gefäßen. Dabei nimmt das Hb. nicht zu. Die Autoren sehen als Ursache an: 1. Gefäßkrampf und Plasmaaustritt; 2. Schizocytenbildung der R. und Einschwemmung junger Knochenmarkszellen. Die Polyglobulie dauerte bis über 31 Stunden. LAMSON nimmt vermehrten Widerstand im venösen Abflußgebiet der Leber und dadurch Eindickung an.

der Saugmaske, indem hier eine Vermehrung trotz Stauung nur bei Suffizienz des Knochenmarkes eintritt und bei O_2-Atmung ausbleibt.

Toxische Polyglobulie. Eine Polyglobulie ist auch bei Kohlenoxydgasvergiftung vorhanden. REINHOLD, der über 2 Beobachtungen berichtet, traf sogar R.-Werte bis 11,2, dabei aber nur 90% Hb., bei 8,22 R. sogar nur 62% Hb. Ähnlich sind die Ergebnisse von LIMBECK, SILBERMANN, MÜNZER und PALMA. MÜNZER erklärt die Zunahme nur durch Eindickung infolge des Erbrechens. Daraus scheint zunächst hervorzugehen, daß eine gesteigerte Bildung von R. vorliegt, wobei die Insuffizienz des Knochenmarkes augenfällig entgegentritt. v. KORANYI und BENCE nehmen gleichfalls Neubildung an. Die Sauerstoffbindungsfähigkeit des Blutes und damit der O_2-Gehalt des Blutes ist reduziert und muß sich der Organismus durch Polyglobulie verteidigen. ROTH konnte unter 5 Fällen nur einmal Polyglobulie finden und zweimal mäßige Leukocytose. Freilich kann dieses Zurückbleiben des Hb. auch als toxische Schädigung des Knochenmarkes erklärt werden, und wäre wegen des F.-I. allein noch keine Neubildung anzunehmen.

Polyglobulie wird auch bei Phosphorvergiftung, bei chronischem Alkoholismus (TALLQVIST) konstatiert, ebenso bei Beginn einer Trichinosis, nach FRIEDMANN bei chronischem Ulcus duodeni. SABRAZÈS traf Polyglobulie auch bei Genitalhypoplasie mit Amenorrhöe.

Literatur der Polyglobulien bei Stauung, Dyspnoe, kongenitalen Herzfehlern usw.

AMBARD et FIESSINGER: Arch. Méd. expér. **1907**, 164. Kongenitale Herzfehler. — AVEZZU: Giorn. di Clin. med. **1923**, 481. Erythromelalgie. — ASKANAZY: Dtsch. Arch. klin. Med. **59** (1897). — AUBERTIN: Arch. Mal. Cœur **1913**, 103.

BAMBERGER: Wien. klin. Wschr. **1888**, Nr 1. — BANHOLZER: Zbl. inn. Med. **1894**, Nr 28. — BARCROFT: Philos. Trans. roy. Soc. **211**, 419, 455 (1922); J. of Physiol. **59**, 37 (1924). — BATO: J. of exper. Med. **59**, 303 (1928). Ratten, Hühner. — BENCE: Dtsch. med. Wschr. **1906**, 1451. — BENCZUR u. CZATARY: Dtsch. Arch. klin. Med. **46** (1890). — BERNARD usw.: Fol. haemat. (Lpz.) **16**, 106. — BERNEAUD: Fol. haemat. (Lpz.) Arch. **19**, 132 (1915). — BERTELLI, FALTA, SCHWEEGER: Z. klin. Med. **71**. — BIC u. MAAR: Dtsch. Arch. klin. Med. **99**. Kongenitale Herzfehler. — BINET: C. r. Soc. Biol. Paris **100**, 463 (1929). Bewegung. — BING: Kongreßzbl. inn. Med. **12**, 568. — BINGEL: Dtsch. med. Wschr. **1924**, 330. Innersekr. Polygl. — BLUMENFELDT: Klin. Wschr. **1927**, 396. Septumdef. — BREITNER: Fol. haemat. (Lpz.) **1905**, 448. — BÜRKER usw.: Pflügers Arch. **167**, 148 (1917). Pneumothorax.

CARNOT: C. r. Soc. Biol. Paris, 3. Nov. **1906**.

DESBUIS et LANGLOIS: C. r. Soc. Biol. Paris, 21. Juli, 15. Dez. **1906**. — DETRE: Med. Klin. **1928**, 1628; Z. klin. Med. **114**, 379 (1930). — DINKLER: Münch. med. Wschr. **1911**, 1331. — DURANT: C. r. Soc. Biol. Paris **92**, 206 (1925). Pneumothorax.

EIGER: Fol. haemat. (Lpz.) **7**, 233. Emphysem.

FRIEDMANN: Med. Rec. **1913** u. **1914**; Arch. Verdgskrkh. **1913**. — FRIEDMANN u. DEICHER Klin. Wschr. **1929**, 404. Milztbk.? Ther. — FROMMHERZ: Münch. med. Wschr. **1903**, Nr 40.

GARDÈRE: Lyon méd. **1908**. Kongenitale Herzfehler. — GRAWITZ: Dtsch. Arch. klin. Med. **54** (1895). — GROBER: Verh. dtsch. Kongr. inn. Med. **1907**, 191. — GSTREIN u. SINGER: Zbl. inn. Med. **1918**, Nr 27. — GÜNTHER; Endocrinologie **4**, 96 (1929). Innersekr. Org.; Dtsch. Arch. klin. Med. **165**, 41 (1929). — GUTSTEIN: Z. Tbk. **26** (1916).

HAMMERSCHLAG: Z. klin. Med. **21** (1892). — HARROSS: Kongreßzbl. inn. Med. **52**, 359. — HERMAN: Kongreßzbl. inn. Med. **21**, 371. — HERTZ u. EHRLICH: S. 286. — HESS: Dtsch. Arch. klin. Med. **95** (1909). — HOLMES: Internat. Clin. **3**, 112 (1920). — HOTTINGER: Z. Kinderheilk. **44**, 61 (1927).

ISAACS: Internat. Med. **31**, 289 (1923). Auf Bauchtrauma. — ITAMI: Fol. haemat. (Lpz.) **6**, 425.

KAULEN: Dtsch. med. Wschr. **1917**, Nr 50. Bei Fliegern. — KORANYI: Fol. haemat. (Lpz.) **1906**, 677. — KRASSING: Wien. klin. Wschr. **1922**, 417. Stenose der Luftwege. — KREHL: Dtsch. Arch. klin. Med. **44** (1889); Pathologische Physiologie. — KRÖNECKE: Dtsch. med. Wschr. **1926**, 1127. Nach Bestrahlung. — KUHN: Dtsch. med. Wschr. **1906**, Nr 37; Münch. med. Wschr. **1907**, Nr 16 und 35; Verh. dtsch Kongr. inn. Med. **1907**, 184; Dtsch. med. Wschr. **1909**, Nr 45; Ther. Mh. **1910**; Münch. med· Wschr. **1911**, 1876.

LAKS: Inaug.-Diss. Berlin 1911. — LAMSON: Kongreßzbl. inn. Med. **16**, 534. — LANGE: Med. Klin. **1910**, Nr 23; **1911**, Nr 44. Bei Apoplexie. — LANGLOIS et DESBOUIS: J. Physiol. et Path. gén. **1907**, 253. — LEDERER: Wien. Arch. inn. Med. **5**, 23 (1922). Geflügeltbk. b. Menschen R. 7,8. — LICHTHEIM: Verh. dtsch. Kongr. inn. Med. 1888. — LIMBECK: Lehrbuch. — LÖWY: Handbuch Biochemie (v. OPPENHEIMER). 2. Aufl. 1923.

Marie: Semaine méd. **1895**, 34. — Morse: Internat. med. **33**, 459 (1924). — Mosse: S. 575; Z. klin. Med. **79**. — Münzer: Z. exper. Path. u. Ther. **5**. — Münzer u. Palma: Z. Heilk. **15**.

Neisser: Berl. klin. Wschr. **1908**, 1206. R. 9,0, Hb. 85 bei Schlafsucht. — Neuburger: Klin. Wschr. **1927**, 174. Akromeg.

Oertel: Leipzig 1884; Dtsch. Arch. klin. Med. **50** (1892).

Penzoldt u. Tönissen: Berl. klin. Wschr. **1881**, 457. — Pfeffer: Dtsch. Z. Nervenheilk. **83**, 63 (1924). B. Osteogenesis imperfecta. — Pick: Münch. med. Wschr. **1918**, 1296; Wien. klin. Wschr. **1918**, 712. Herzschuß. — Piotrowski: Wien. klin. Wschr. **1896**, Nr 24. — Plehn: Dtsch. Arch. klin. Med. **91** (1907). — Priese: Z. exper. Path. u. Ther. **5**.

Quiserne: Thèse de Paris **1902**.

Reinert: S. 243; Münch. med. Wschr. **1895**, Nr 15. — Reinhold: Münch. med. Wschr. **1904**, 739. — Rennen: Beitr. Klin. Tbk. **53**, 197 (1922). Milztbk. — Roth: Zbl. inn. Med. **35** (1910).

Senator: S. 575. — Senator u. Krause: Münch. med. Wschr. **1911**, 1428; Berl. klin. Wschr. **1911**, Nr 27. — Silbermann: Prag. med. Wschr. **1907**, Nr 14. — Singer: Münch. med. Wschr. **1919**, 1165. — Steiger: Med. Klin. **1912**, Nr 43. — Stephan: Med. Klin. **1926**, 579. Nebenniere; Klin. Wschr. **1930**, 1068 — Stintzing u. Gumprecht: Dtsch. Arch. klin. Med. **53** (1894). — Strasser: Z. physik. Ther. **27**, 71 (1923).

Tallqvist: Ther. Gegenw. **1917**, Nr 7. Bei Alkoholismus.

Vaquez: C. r. Soc. Biol. Paris, 2. Mai **1895**. — Vaquez et Quiserne: C. r. Soc. Biol. Paris, 12. Juli **1902**.

Wassermann: Münch. med. Wschr. **1918**, 927. Bei Kriegsteilnehmern. — Watson: Edinburgh med. J. **1911**. — Weber: Edinburgh med. J. **1906**; Trans. Clin. Soc. **1907**; Practitioner April **1908**; Edinburgh med. J. **1909**; Arch. Mal. Cœur **1913**, 266; Brit. med. J. **1920**, 658. Übersicht der Polyglobulien. — Weber, P. u. Dorner: Dtsch. Arch. klin. Med. **102**.

Zuccola: Policlinico **1921**, 751.

Polyglobulie im Höhenklima.

Die Frage der R.-Vermehrung im Hochgebirge beschäftigte eine große Zahl von Forschern; heute scheint ein gewisser Abschluß erreicht.

Paul Bert entdeckte die bedeutende Hb.-Steigerung in den Anden bei 4400 m, und seither haben zahlreiche Nachuntersuchungen die Richtigkeit dieser Angaben erwiesen. Es wurde eine nahezu gesetzmäßige Zunahme der R.-Zahl mit steigender Meereshöhe angegeben, z. B. am Meere der Durchschnitt 4,97 (Laache), in Zürich (450 m) 5,752 (Stierlin; ist viel zu hoch!), in Davos (1560 m) 6,551 (Kündig; viel zu hoch angegeben!), in Arosa (1800 m) 7,0 (Egger; viel zu hoch angegeben), in den Anden (4400 m) 8,0 (Viault). Im Himalaya zeigen die Tieflandbewohner bei einem Daueraufenthalt bei 6000 m. 8,3 R.; bei Bewohnern der höchsten Wohnstätten im Tibet bei 4866 m 7,6—7,9 R.

Diese Vermehrungen beginnen rasch (600—800000 in 24 Std.), erreichen die definitiven Höhen aber erst nach etwa 8—14 Tagen und später. Abderhalden dagegen fand bei Tieren sofortige und gleichbleibende Erhöhung. Von manchen Untersuchern ist Zurückbleiben der Hb.-Werte konstatiert worden; dagegen traf Abderhalden an Tieren vollkommene Parallele der R.- und Hb.-Werte. Kernhaltige R. sind stets vermißt worden.

Bei der Rückkehr aus dem Hochgebirge nimmt die abnorme R.-Zahl bei Mensch und Tier anfänglich rasch, dann langsam bis zum Ausgangspunkt ab; jedoch nimmt Bürker eine gewisse bleibende Zunahme an. Nie ist während dieser Abnahme ein Anhaltspunkt für Blutzerfall gewonnen worden. Urobilin, Ikterus und vermehrte Eisendepots in der Leber wurden konstant vermißt. Analoge Untersuchungen sind an Tieren in der *pneumatischen Kammer* unter vermindertem Luftdruck vorgenommen worden. Auch hier ist eine bedeutende und rasch eintretende Vermehrung aufgetreten.

Während Schauman und Rosenqvist anfänglich sogar Verminderung der R. und des Hb. konstatierten, trat später erst eine Zunahme auf, bei der große und kernhaltige R. bemerkt wurden. Diese Versuche erscheinen wegen ungünstiger Versuchsbedingungen nicht einwandfrei. Dem Auftreten von Normoblasten möchte ich bei Tieren auch keine größere Bedeutung beilegen, indem oft schon ohne ersichtliche Krankheit solche Zellen vorkommen, und gewisse Schwankungen bei Tieren viel rascher und auf geringere Reize eintreten im Vergleich zum Menschen.

FIESSLER beobachtete parallele R.- und Hb.-Zunahme in der pneumatischen Kammer. Gleichzeitig nahmen auch die L., und zwar noch erheblicher zu; desgleichen stieg das spezifische Gewicht des Blutes. Irgendwelche Anzeichen für R.-Neubildung fehlten, und der Autor glaubt eine solche um so sicherer ablehnen zu dürfen, als eine Neubildung der L. unerklärlich erschiene.

Bei *künstlichem Pneumothorax* bewies BÜRKER einen raschen Hb.- und R.-Anstieg, wobei die R.-Zunahme erheblicher war, während die Refraktion des Serums unverändert blieb, also Eindickung fehlte.

Auch bei den *Luftballonfahrten* fanden GAULE, JOLLY, ABDERHALDEN, ZUNTZ und SCHRÖTTER R.-Steigerung, die indessen nicht sehr ausgesprochen ist und bei BENSAUDE (Hämatokrit) nur 4—6%, bei JOLLY 12% trotz Anstieg bis zu 4000 m ausmacht. CALUGAREANU und HENRY fanden 11—26%.

In diesen Versuchen bewegen sich R. und Hb. parallel, Poikilocytose, Mikro- und Makrocyten fehlten. Erythroblasten wurden zu Unrecht verzeichnet, jedoch vereinzelt bei Fliegern von E. MEYER und SEYDERHELM gefunden.

Tiere verloren im Luftballon etwas an Gewicht, aber nicht parallel der R.-Zunahme. HENRY et JOLLY, LAPIQUE usw. trafen eine Polyglobulie nur in den peripheren Gefäßen, nie in den zentralen, ebenso FOÀ, ARMAND-DELILLE bei Tieren, die rasch in beträchtliche Höhe gebracht wurden. Mit der Ankunft auf dem Erdboden entsprachen alle Werte bei Tieren und Menschen wieder den anfänglichen.

Bestrahlungen mit Quarzlampe (BERNER) ändern an Hb. und R. nichts, lassen jedoch die L. und besonders die N. an Menge abnehmen.

Erklärung der Höhenpolyglobulie.

I. Die GOTTSTEINsche Annahme, daß die Vermehrung durch die Abhängigkeit der Größe der THOMA-ZEISSschen Kammer vom Luftdruck bedingt sei, ist widerlegt.

II. SAHLI, LIMBECK, GRAWITZ nahmen Eindickung des Blutes an durch Verdunstung. Diese Annahme ist heute widerlegt.

III. ZUNTZ vertrat eine ungleiche Verteilung der R. in Haut und inneren Organen.

IV. BUNGE und ABDERHALDEN schließen eine wirkliche Neubildung aus und nehmen an, daß durch vasomotorische Vorgänge Plasma an die Gewebe abgegeben und dadurch die R.-Zahl in der Raumeinheit gesteigert werde.

V. Sehr viele Autoren, besonders MIESCHER und seine Schule, verfochten eine *wahre Neubildung* durch verminderten O_2-Partialdruck.

Für die Erklärung muß ein Unterschied gemacht werden zwischen rasch auftretenden Vermehrungen (Ballonfahrten und Fliegern), und erst allmählich erreichten Maximalwerten bei längerem Aufenthalt in der Höhe.

Die Ballonfahrten haben gelehrt, daß es erhebliche, immerhin nicht starke Vermehrungen gibt, die so rasch wie sie auftreten wieder verschwinden. Diese Zunahmen sind nicht Folge von stärkerer Verdunstung; denn bei der Ankunft auf der Erde sind die Normalzahlen da. Es kann daher auch Neubildung gar nicht in Frage kommen.

Später hatten Viale und viele andere erkannt, daß in der ersten Zeit R. von den Flutkammern der Milz ausgeschüttet werden. Nachher beim Ausgleich füllt sich die Milz wieder.

Bei *längerem Aufenthalt* in größerer Höhe kommen verschiedene Faktoren in Betracht. Ungleiche Verteilung kann nicht vorliegen; denn bei der Rückkehr in die Tiefe braucht es eine Reihe von Tagen bis zur Einstellung auf die Normalzahl. Auch konnten EGGER und FOÀ einen Unterschied zwischen inneren und äußeren Gefäßen nicht finden. Sodann erwies sich die Gesamt-Hb.-Menge pro Kilo Körpergewicht nach JAQUET und SUTER, ABDERHALDEN, LÖWY und MÜLLER als wesentlich erhöht. Übertritt von Plasma in die Gewebe (BUNGE) kommt nur im Anfang in Frage. ABDERHALDEN fand das Serum der Höhentiere etwas reicher an Eiweiß. Wie steht es nun mit der Neubildung? Theoretisch müßte eine solche nach KORANYI erwartet werden; denn es wird der Organismus, sofern die blutbildenden Organe dazu fähig sind, bei vermindertem O_2-Druck mit Polyglobulie reagieren. Es ist nicht einzusehen, warum das anders sein sollte als bei Zirkulationsstörungen und bei CO-Vergiftung.

ABDERHALDEN glaubt, der Organismus lasse in der Raumeinheit bei stärkerer Konzentration des Blutes mehr R. die Lungen passieren. Dabei erscheint nur auffallend, daß der Körper sich gegenüber der Reduktion der Zirkulationsgröße dauernd passiv verhalten sollte.

Für Neubildung spricht die sichere Erhöhung des Gesamt-Hb. und das erst allmählich eintretende Maximum der R.-Zahl, wobei offenbar doch bei den meisten Menschen das Hb. zurückbleibt.

Für Neubildung spricht entscheidend der Nachweis von BENCE, daß die Höhenpolyglobulie durch O_2-Einatmungen verschwindet und in der Höhe dadurch verhindert werden kann. Auch der Befund von BÜRKER, der in der Leber der Tiere zuerst mehr, dann allmählich immer weniger Eisen und schließlich nach 3 Wochen verminderten Eisengehalt nachweisen konnte, spricht für Aufbau von R. wegen Eisenverbrauch. Für Neubildung zeugt endlich der Nachweis von vielen Retikulocyten in der Höhe (SEYFAHRT, WOLFER) als junge R.

Das Fehlen von Normoblasten kann sicherlich nicht als Gegenbeweis herangezogen werden; denn man sieht diese Zellen bei sehr starken, aber nicht gerade stürmischen Neubildungen ebenfalls nicht geradezu häufig, namentlich nicht bei Fehlen einer Anämie.

Im gleichen Sinne zeugen die ZUNTZschen Knochenmarksbefunde an Tieren, die einige Zeit in der Höhe gelebt haben, in denen im Vergleich zu den Kontrolltieren erheblich ausgedehnteres funktionierendes Mark nachgewiesen ist.

Infolge dieser Hyperfunktion des Knochenmarkes traf daher WEBER im Hochgebirge die experimentelle Blutgiftanämie viel geringer und die Reaktion viel stürmischer (mit Normoblasten und Zellen mit Kernresten), und es brauchten die Tiere für den Ausgleich der erzeugten Anämie nur den dritten Teil der Zeit gegenüber Versuchstieren in der Ebene.

BÜRKER hat bei äußerst sorgfältiger Technik nur eine mäßige Zunahme der *Hb.-Werte von 8—11*°/$_0$ und der *R.-Zahlen von 4—12*°/$_0$ nachgewiesen, mit erheblichen individuellen Schwankungen; auch bei LAQUER erreicht die definitive Zunahme nur 15°/$_0$ für Hb. und R.

Überhaupt zeigt es sich in allen neueren Untersuchungen (bes. FRENKEL, KNOLL, SCARTAZZINI), daß individuelle Verhältnisse entscheiden und große Unterschiede bestehen, z. B. bald mehr R., bald mehr Hb.-Anstieg. Es liegt also eine biologische Reaktion vor, die von der Reaktionsfähigkeit und Anlage abhängt, und es ist nicht, wie man früher geglaubt hat, eine Änderung, die durch physikalische Bedingungen dem Körper gleichsam nolens volens aufgezwungen wird.

STÄUBLI (und ähnlich WANNER und RUPPANER) traf in der Höhe keine L.-Zunahme, sondern leichte Abnahme: nach einiger Zeit im Mittel L. 6675, N. 52,6, Eos. 2,2, £. 27,7, Monoc. 17,1, Ma. 0,4, also einseitige Monocytenzunahme, die aber von BÄR und ENGELMANN vermißt worden ist. Alle Untersucher stellen außerdem als konstant eine deutliche Lymphocytose fest und RUPPANER erbrachte den Beweis, daß beim Übergang von der Ebene in große Höhe eine mäßige Akklimatisationsleukocytose für einige Wochen eintritt mit Vermehrung der N. und der £. STÄUBLI hat ferner nach einiger Zeit auch eine Viscositätszunahme nachweisen können. Sie betrug etwa 11°/$_0$. Auch diese so mäßige Zunahme schließt eine so bedeutende Höhenpolyglobulie, wie man sie früher behauptet hatte, vollkommen aus. Nach VIAULT ändert sich die Konzentration des Plasmas in der Höhe nicht; FRENKEL-TISSOT bewies aber, daß fast immer eine Verminderung des Serumeiweißes, also eine Hydrämie eintritt und dabei eine Erniedrigung der Globuline.

Kestner wollte die Höhenglobuline nur auf den Einfluß des Sonnenlichtes zurückführen, Meyer und Pick fanden aber auch ohne Lichteinfluß in der Höhe schon die Zunahme.

Literatur zur Polyglobulie im Höhenklima.

Abderhalden: Z. Biol. **63**, 125 u. 443 (1902); Pflügers Arch. **92** (1902); **110** (1905); Med. Klin. **1905**, Nr 9; Pflügers Arch. **216**, 362 (1927). — Armand, Delille et Mayer: C. r. Soc. Biol. Paris, 25. Okt. **1902**; 31. Okt. **1903**; J. Physiol. et Path. gén. **1904**, No 3. — Aron: Z. klin. Med. **75**, 126 (1912).

Baer u. Engelmann: Dtsch. Arch. klin. Med. **112**, 56 (1913). — Balo: Z. exper. Med. **59**, 303 (1928). — Bence: Dtsch. med. Wschr. **1906**, Nr 37. — Bensaude: C. r. Soc. Biol. Paris **1901**, 1084. — Bert: C. r. Acad. Sci. Paris **1902**. — Bürker: Pflügers Arch. **105** (1904); Münch. med. Wschr. **1905**, Nr 6; **1911**, 769; **1913**, 2442; Verh. Kongr. inn. Med. **1911**, **1913**. — Bürker, Joos, Moll, Neumann: Z. Biol. **61**, 508 (1913). — Bürker, Ederle u. Kircher: Zbl. Physiol. **1913**, 623; Pflügers Arch. **167**, 148 (1917). Pneumothorax.

Calugareanu et Henry: C. r. Soc. Biol. Paris **1901**, 1037. — Campbell: Fol. haemat. (Lpz.) **1904**. — Cohnheim: Münch. med. Wschr. **1914**, 787. — Cohnheim usw.: Z. physik. Chem. **78**, 62 (1912). — Cohnheim u. Weber: Dtsch. Arch. klin. Med. **110**, 225 (1913). — Culpepper: Kongreßzbl. inn. Med. **17**, 289. Flieger.

Egger: Verh. dtsch. Kongr. inn. Med. **1893**, 262; Arch. exper. Path. u. Ther. **39** (1897). — Egger, Karcher, Miescher, Suter u. Veillon: Arch. f. exper. Path. **39** (1897). — Eggers: Münch. med. Wschr. **1926**, 776. Mexiko.

Fiessler: Dtsch. Arch. klin. Med. **81** (1904). — Finsterwald: Beitr. Klin. Tbk. **54**, 239 (1923). — Foà: Fol. haemat. (Lpz.) **1904**, 344. — Frenkel-Tissot: Münch. med. Wschr. **1921**, 1616; Schweiz. med. Wschr. **1922**, 613.

Gaule: Pflügers Arch. **89** (1902). — Giannini: Z. exper. Med. **64**, 431 (1929). — Gottstein: Berl. klin. Wschr. 1898, Nr 20; M nch. med. Wschr. **1899**, Nr 40. — Gottstein u. Schröder: Berl. klin. Wschr. **1900**, Nr 27. — Grawitz: Lehrbuch, Berl. klin. Wschr. **1895**, Nr 33. — Greppi: Kongreßzbl. inn. Med. **41**, 207. Blutungen gesteig. — Guillemard et Mory: C. r. Acad. Sci. Paris **1906**, 651; J. Physiol. et Path. gén. **1907**, 17.

Henry, Jolly et Lapique: C. r. Soc. Biol. Paris, 23. Juli **1904**. — Hirschlaff: Berl. klin. Wschr. **1918**, Nr 15. Flieger.

Izquierdo: C. r. Soc. Biol. Paris **87**, 1195 (1922). Mexiko. — Izquierdo u. Cannon: Amer. J. Physiol. **84**, 545 (1928).

Jakoby: Arch. exper. Path. **76** (1914). — Jaquet: Physiologische Wirkung des Höhenklimas. Basel 1904. — Jaquet u. Suter: Korresp.bl. Schweiz. Ärzte **1894**. — Jolly: C. r. Soc. Biol. Paris, 30. Nov. **1901**.

Karcher, Suter u. Veillon: Arch. exper. Path. **39** (1897). — Kestner: Z. Biol. **70**, **73**, 1 (1921). — Kilgore: J. amer. med. Assoc. **83**, 342 (1927). Federnarbeiter. — Knoll: Schweiz. med. Wschr. **1924**, 221. — Kündig: Korresp.bl. Schweiz. Ärzte **1897**, Nr 1.

Laquer: Dtsch. Arch. klin. Med. **110**, 189 (1913); Klin. Wschr. **1922**, 163. — Liebesny: Schweiz. med. Wschr. **1922**, 431. — Lintzel: Pflügers Arch. **222**, 674 (1929). — Lippmann: Klin. Wschr. **1926**, 1406. — Löwy: Dtsch. med. Wschr. **1904**, Nr 4; Schweiz. med. Wschr. **1924**, 493; **1929**, 700; Erg. Physiol. **24**, 216 (1925); Z. physiol. Ther. **29**, 199 (1925); Arch. f. Physiol. **207**, 632 (1925); Erg. Hyg. 8, 311 (1926); Handbuch Balneologie, Bd. 3. 1924. — Loewy u. Förster: Biochem. Z. **145**, 318 (1924). — Löwy, A., J. Löwy u. Zuntz: Pflügers Arch. **66** (1897).

Masing u. Morawitz: Dtsch. Arch. klin. Med. **98** (1910). — Meissen: Münch. med. Wschr. **1905**, Nr 14. — Meissen u. Söhröder: Münch. med. Wschr. **1897**, **1898**. — Mercier: Pflügers Arch. **26** (1894). — Meyer: Münch. med. Wschr. **1920**, 1320. — Meyer, Erich u. Seyderhelm: Dtsch. med. Wschr. **1916**, Nr 41. — Miescher: Korresp.bl. Schweiz. Ärzte **1893**, 810. — Miescher u. Jaquet: Arch. f. exper. Path. **39** (1897). — Mouge: Arch. Mal. Cœur **22**, 641 (1929).

Nitzescu: C. r. Soc. Biol. Paris **98**, 1616 (1928). — Nitzescu u. Cosma: C. r. Soc. Biol. Paris **98**, 412 (1928). — Nick: Arch. f. exper. Path. **76** (1914).

Peters: Dtsch. med. Wschr. **1920**, 181.

Reymond: C. r. Soc. Biol. Paris, 23. Nov. **1901**. — Ruppaner: Schweiz. med. Wschr. **1920**, Nr 6.

Scartazzini: Beitr. Klin. Tbk. **64**, 691 (1926). — Schauman u. Rosenqvist: Zbl. inn. Med. **1896**, Nr 22; Pflügers Arch. **68** (1897); Z. klin. Med. **35** (1898). — Schemensky: Z. klin. Med. **3**, 205 (1929). Belichtung in Höhe. — Schneider: Amer. J. med. Sci. **32** (1913); **36** (1915). — Schrötter u. Zuntz: Pflügers Arch. **92** (1903). — Schumburg u. Zuntz: Pflügers Arch. **63** (1896). — Seyderhelm: Siehe S. 74. — Seyfarth: Klin. Wschr. **1927**,

487. Unterdruck. Retikulocyten. — SHIBUYA: Z. exper. Med. **63**, 353 (1928). Knochenm. — SMITH usw.: Amer. J. med. Sci. **71**, 395 (1925). — STÄUBLI: Verh. dtsch. Kongr. inn. Med. **1910**; Obereng. med. Festschr. **1910**. — STAINES: Arch. int. Med. **14** (1914). — SUNDSTROEM: Kongreßzbl. inn. Med. **17**, 114. — SUTER u. JAQUET: Korresp.bl. Schweiz. Ärzte **1898**, Nr 4.

TURBAN: Münch. med. Wschr. **1899**, Nr 24.

VORNFELD, VAN: Pflügers Arch. **92** (1902). — VIALE: C. r. Soc. Biol. Paris **97**, 1239 (1927). — VIAULT: C. r. Acad. Sci. Paris **111**, 917 (1890); **112**, 295 (1891); Gaz. Méd. Bordeaux **1913**.

WEBER: Inaug.-Diss. Zürich 1917. — WEISS: Z. physik. Chem. **22** (1897). — WOLFER: Festschr. schweiz. naturforsch. Ges. **1929**. Reticc. — WOLFF u. KOEPPE: Münch. med. Wschr. **1893**, Nr 11 u. 43; Verh. dtsch. Kongr. inn. Med. **1893**, 277.

ZUNTZ, LÖWY, MÜLLER, CASPARI: Höhenklima und Bergwanderungen. Berlin 1906.

Infektionskrankheiten.

Allgemeine hämatologische Gesichtspunkte, besonders auch in der Beurteilung der Prognose.

Der Einfluß fast aller Infektionskrankheiten auf Blut und blutbildende Organe ist außerordentlich stark, weil die meisten Erreger einen gewaltigen Einfluß auf *mesenchymales Gewebe* aufweisen. Daher kommt es an den Abkömmlingen dieser Gewebe zu oft enormen Reaktionen, im myeloischen und lymphatischen Gewebe. Neben den Erscheinungen der Reizung und Hyperaktivität kommen je nach der Stärke der Toxine und je nach der Reaktionsfähigkeit auch toxisch bedingte Hemmungen vor.

Diese letzteren verraten sich als Minderleistungen in der Bildung weißer und roter Blutzellen, vor allem aber noch viel deutlicher in dem Rückgang der in den ersten Phasen der Krankheit vermehrten jungen Zellelemente.

Die Reizerscheinungen bestehen in überstürzter Bildung weißer und roter Zellen mit den morphologischen Kriterien der Jugend der Zellen. Sie kommen klinisch zum Ausdruck vor allem in dem Auftreten von *Leukocytosen* und histologisch in der Hyperplasie des myeloischen und lymphatischen Apparates.

Bei hoher Toxindosis sehen wir auch die *direkte* Schädigung der im Blute kreisenden Zellen, vor allem in der Verklumpung und Degeneration und Pyknose der Kerne der N., die ihre sonst feine Segmentierung verlieren, ferner in der Veränderung des Protoplasmas, das basophile Stellen, Schlenken und Klumpen aufweist und in der groben Granulation mit abnormer Farbreaktion (siehe S. 197 f.).

Bei den *roten Zellen* haben wir deutliche Schädigungen der Zellen, vor allem in der Mikrocytose (Schizocytose) und in der ungenügenden Hb.-Versorgung der Erythrocyten, so daß eine Anämie von sekundärem Charakter resultiert. Daneben entsteht erhöhter Zerfall der R. in den Organen und damit wiederum Anämie. Bei sehr schweren Prozessen wird die R.-Bildung direkt gehemmt, oder wie beim Typhus, es entstehen Nekrosen im Knochenmark. Auch die Toxine selbst erzeugen schon diese Hemmung, wie durch viele experimentelle Arbeiten bewiesen ist. Alle diese Prozesse führen zu immer stärker werdenden Anämien, deren Schwere einen guten Hinweis auf die Bedeutung des Grundleidens darstellt.

Auch im *Plasma* sehen wir starke Veränderungen: Rückgang der Proteine, Hydrämie, Vermehrung der grobdispersen Eiweißkörper, Zunahme der Galle.

Es ist klar, daß die Beachtung dieser vielseitigen Veränderungen dem Kliniker oft außerordentlich tiefen Einblick in die Natur der vorliegenden Prozesse geben muß.

Schon früher (4. Auflage) habe ich gesagt, daß die Beachtung der L.-Veränderungen an Kern und Protoplasma zweifellos eine sehr große Bedeutung gewinnen werde, und das ist denn auch eingetreten, siehe die Studie von GLOOR aus meiner Klinik. In jedem Fall einer Infektion bedeutet die systematische Beachtung dieser Veränderungen auf meiner Klinik eine unerläßliche Aufgabe, ohne die wir recht oft diagnostisch und prognostisch nicht genügend orientiert wären. An zahlreichen Einzelheiten ist das zu belegen.

Wie oft habe ich bei Grippe sehr frühe durch schwere Veränderungen an den L. den ungünstigen Ausgang vorausgesagt, auch bei kleinen Befunden auf der Lunge! Andererseits konnte ich eine als hoffnungslos bezeichnete croupöse Pneumonie, trotz 165 Pulsen und Cyanose, bei fast völligem Fehlen von Veränderungen an den L. als nicht so schwer und prognostisch aussichtsvoll erklären, und rasch ist Besserung und Heilung eingetreten.

Es gibt aber auch *Infektionen,* bei denen die Erythrocyten und *Leukocyten gar nicht verändert werden,* namentlich nicht in qualitativer Hinsicht, und das sind die Infektionen mit neurotroper Tendenz: Polyneuritis, HEINE-MEDINsche Krankheit, Encephalitis, Tetanus, Lyssa usw. Da bei diesen Ektodermosen das Mesenchym gar nicht oder nur in minimer und anders gerichteter Weise beteiligt wird, vermissen wir pathologische L.-Befunde (NAEGELI). Es ist klar, daß unter Umständen auch ein derartig negativer Blutbefund diagnostisch verwertet werden kann.

Bei den Infektionen mit Affinität zum Mesenchym können wir aber auch noch mehr oder weniger *spezifische Reaktionen* erhalten, vor allem in den L.-Reaktionen und hier kann man sagen, daß die spezifischen Toxine die L.-Kurven schreiben. Es sind dies bestimmte zeitliche Schwankungen in den Mengenverhältnissen der L.-Arten. Vor allem typisch ist die L.-Kurve beim Typhus abdominalis. Ihre Feststellung und ihr Ablauf verrät uns in außerordentlicher Feinheit das biologische Geschehen während der Krankheit. Ich habe das 1900 eingehend dargestellt und in der Klinik in den letzten 120 Fällen ausnahmslos bestätigt gefunden.

Sehr wichtig ist uns ferner die Kurve bei croupöser Pneumonie und bei den Pneumonien überhaupt.

Die Scharlachkurve mit ihrer Eosinophilie bietet wiederum ganz andere und weitgehend charakteristische Phänomene.

Um absolut gültige Gesetze handelt es sich freilich nicht, denn Komplikationen und Mischinfektionen können wesentliche Modifikationen durch das Hinzukommen neuer Gesetze bedingen. Fieber und verschiedene Ernährung machen freilich nichts aus. Solche Reize erreichen gegenüber der dominanten Reizstärke der Toxine den Schwellenwert der Erregung nicht.

Bei der Leukocytose liegt eine lebhafte Reizung und Steigerung der Leukopoese, bei Leukopenie zumeist eine Hemmung vor, um einen gewissen, oft sehr beträchtlichen Grad von Insuffizienz des Knochenmarkes.

Es gibt aber auch *von Allgemeinerscheinungen abhängige L.-Schwankungen* wie die postinfektiöse Lymphocytose und Eosinophilie, die gesetzmäßig die Erholung des Patienten begleiten.

Auf allgemeine biologische Erscheinungen ist es auch zurückzuführen, wenn diejenige Zellart, die auf der Höhe des Leidens vermehrt war, in der Rekonvaleszenz niedrige Werte aufweist, und umgekehrt jene L.-Arten bei der Genesung vermehrt auftreten, die auf der Höhe des Prozesses völlig gefehlt hatten oder wesentlich reduziert waren.

Endlich ist auf die Möglichkeit starker L.-Veränderungen durch Allergiephänomene hinzuweisen. Für Tuberkulose ist die Tuberkulinleukocytose zu erwähnen, dazu die Eosinophilie (BRÖSAMLEN); für Trichophytinreaktion hat MIESCHER[1] neutrophile Leukocytose und £.-Sturz als charakteristisch hingestellt.

---

[1] MIESCHER: Dermat. Wschr. **1915**, 1011.

Seit langer Zeit ist es allgemein anerkannt und prognostisch verwertet worden, daß die neutrophilen Zellen die erste Kampfphase darstellen und seit Jahrzehnten wird eine 2. Phase, die nachher auftretende Lymphocytose, als postinfektiöse gewertet. Vor allem belegt jeder Einzelfall von Typhus abdominalis die Richtigkeit dieser Erfahrung in der schlagendsten Weise. Das Gegenstück stellt die Miliartuberkulose dar, mit der Wochen und Monate dauernden stetigen Verminderung der 𝔏., so daß vor dem Tode oft nur noch ganz minime 𝔏.-Prozentsätze gefunden werden.

Zu beachten ist natürlich, daß sinngemäß eine veränderte Beurteilung nötig ist bei Infektionen, die auf der Höhe des Infektes zur Neutropenie führen.

Das Wiederauftreten der Eos. ist bei zahlreichen Erkrankungen gleichfalls von bester prognostischer Bedeutung. Dagegen kann ich mich von einer größeren Bedeutung einer Monocytenphase als Überwindungsphase (SCHILLING) nicht überzeugen (siehe S. 144—145).

Auch die *Serumbefunde* in bezug auf den *Eiweißgehalt* wird man prognostisch verwenden können. Je tiefer das Eiweiß sinkt und je weniger der anfänglich fast stets vorkommende Absturz zum Halt kommt, desto ungünstiger die Prognose. In der Klinik ist ferner die Beachtung der Globulinwerte von ganz besonderer Bedeutung. Auch die Serumfarbe und der Bilirubinwert leiten uns manchmal prognostisch richtig und sie bieten öfters auch wichtige diagnostische Anhaltspunkte.

Es ist in der Beurteilung der Reaktionen des Blutes bei Infekten und Intoxikationen außerdem noch auf eine Reihe *weiterer biologischer Varianten* aufmerksam zu machen, die in das Gebiet der Allgemeinerscheinungen gehören.

Der kindliche Organismus reagiert außerordentlich viel stärker als der erwachsene. Das läßt sich an der viel bedeutenderen Lymphocytose bei Pertussis, Typhus usw. klar belegen, desgleichen aus der viel bedeutenderen Eosinophilie bei Scharlach, Helminthiasis usw. Auch die enorm starke Hemmung in der Absendung N. ins Blut und wohl auch die Hemmung in der Bildung dieser Zellen im Knochenmark kommt beim Kind viel stärker zum Ausdruck. Wir kennen keine leicht pathologischen Zustände des Erwachsenen, bei denen analog dem Erythema subitum N. im Blute ganz verschwinden.

Die lymphatischen Reaktionen, die oft große diagnostische Schwierigkeiten bereiten können, sind wohl ausnahmslos Erscheinungen der Jugend, und wenn sie später vorkommen, so ist offenbar der konstitutionelle Faktor in der Ausbildung und Funktion der lymphatischen und myeloischen Gewebe entscheidend.

Wir dürfen bei unseren Deduktionen aus den Blutbefunden alle diese biologischen Momente nie außer acht lassen, damit wir in den Schlüssen große Fehler vermeiden. Nur der biologisch denkende Hämatologe wird richtig diagnostizieren!

Croupöse Pneumonie.

Die Vermehrung der L. bei croupöser Pneumonie war schon den älteren Autoren wohlbekannt und wurde später besonders eingehend von TÜRK (hier die ältere Literatur!) dargestellt. In der Regel erreichen die Werte 20 bis 30 000, ausnahmsweise höhere Zahlen.

Sehr bald indessen machten verschiedene Autoren die Erfahrung, daß es auch, immerhin ungleich seltener, *Fälle ohne Leukocytose* und sogar solche mit Leukopenie gibt. Dabei stellte es sich heraus, daß dieser zweiten Gruppe eine sehr viel schlechtere Prognose zukommt, indem über 50% der Patienten ohne Leukocytose sterben.

Bei den Pneumonien mit niedriger Leukocytose muß der Arzt sich vor allem auch die Frage vorlegen, handelt es sich überhaupt um croupöse Pneumonie und nicht um eine ätiologisch ganz andersartige Pneumonie, bei der Leukopenie nicht selten ist und dann auch gar nicht die ominöse Bedeutung hat.

Insbesondere JAKSCH, SADLER, TSCHISTOWITSCH, LAEHR usw. haben die ungünstige prognostische Bedeutung der geringen Zahl von L. hervorgehoben. EWING vermißte Leukocytose 6mal unter 101 Fällen, und alle 6 starben. Bei CABOT fehlte die Vermehrung über 10000 32mal unter 329 Pneumonien, und von diesen 32 starben 30, einer schien moribund, genas aber zuletzt, und der letzte Fall betraf eine sehr milde Infektion. Auch in den letalen Fällen von PHILOSOFOFF ist in $^7/_{10}$ die geringe L.-Zahl oder der Abfall bei der Verschlimmerung deutlich, in großem Gegensatz zu den geheilten Pneumonien. v. WYSS bemerkt, daß bei Ausschaltung der klinisch leichten Fälle mit L.-Verminderung alle anderen mit L.-Abnahme prognostisch ernst zu beurteilen seien. Drei Viertel dieser Patienten starben und die anderen blieben sehr lange sehr kritisch.

Viele Autoren dachten an enge Beziehungen zwischen der Höhe der Leukocytose und dem Fieber oder der Größe der Exsudation; doch fand man bald so viele Ausnahmen, daß eine direkte Relation durchaus bestritten werden mußte. Die einzig richtige Erklärung kann nur darin gefunden werden, daß die Höhe der Leukocytose von der Stärke der Knochenmarksreaktion abhängt und diese Reaktion in bestimmten Beziehungen zur Toxinmenge steht, insofern, als geringe Dosis der Bakterientoxine eine mäßige, große Dosis eine starke und sehr große zuerst eine bedeutende Leukocytose auslöst, dann rasch aber zum Versagen der Reaktion führt.

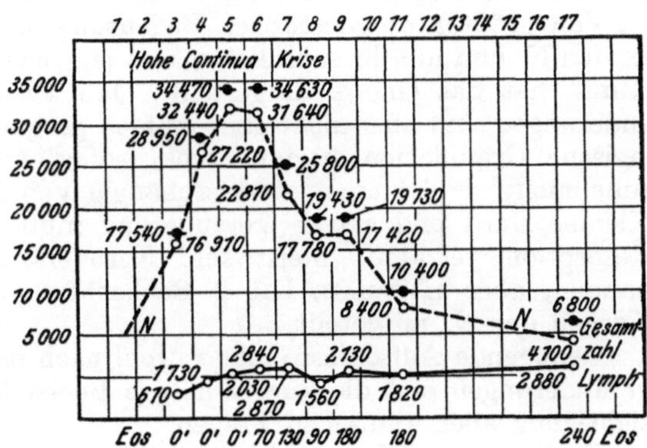

Abb. 96. Leukocytenkurve bei Pneumonia cruposa.

In der Tat ist wiederholt bei tödlichen Fällen eine starke initiale Vermehrung, bald aber ein Sinken auf subnormale Werte gesehen worden, und TSCHISTOWITSCH, RIEDER, ROSENOW, WILLIAMSON haben dies auch experimentell nachgewiesen.

Das Versagen der Reaktionsfähigkeit des Knochenmarkes erklärt uns auch, warum alle Versuche fehlschlagen, durch künstliche Mittel (Leukocytotica) die Zahl der weißen Blutzellen zu steigern.

Es ist der fehlenden Leukocytose von verschiedenen Seiten, z. B. von MARAGLIANO, jeder prognostische Wert abgesprochen worden, weil auch Patienten mit starker Vermehrung sterben und andere trotz Leukopenie geheilt werden. Mit Unrecht! Das wäre ein völliges Verkennen der Entstehung und Bedeutung biologischer Phänomene. Selbstverständlich wird eine leichte Infektion nur geringe Reaktion auslösen, und ebenso begreiflich ist es, daß manche Patienten auch trotz guter Reaktion des Knochenmarkes sterben. Der Tod tritt eben bei Pneumonie nicht ausschließlich als Toxintod ein. Einmal kann eine sehr ausgebreitete Infiltration zum Erstickungstod führen; andererseits ist an den Einfluß von Komplikationen, wie Herzmuskelinsuffizienz, Eiterung, Meningitis zu denken. In der Tat waren denn auch oft solche sekundäre Momente mit dem Tod in unbestreitbarem Zusammenhang.

Es zeugte von keinem klinischen Verständnis, wenn man lediglich nach dem Grade der Leukocytose die Prognose stellen wollte; aber sicherlich stehen wir vor einem wichtigen Faktor zur Beurteilung des Verlaufes, was sich ja schon darin kundgibt, daß über die Hälfte der Fälle ohne Leukocytose stirbt. v. WYSS sagt, bei richtiger klinischer Würdigung leiste die L.-Kurve sehr viel und zeige viel biologisch Interessantes.

In neuerer Zeit hat namentlich PAESSLER die L.-Verminderung bei Pneumonie mit dem Eindringen von Kokken in die Blutbahn in Beziehung gebracht. Dabei ist aber eher daran zu denken, daß beim Darniederliegen der reaktiven Kräfte des Organismus die Bakterien leichter in die Blutbahn eindringen und sich hier vermehren. Von anderer Seite, besonders von PROHASKA, sind Pneumokokken im Blute in allen Erkrankungen von croupöser Pneumonie nachgewiesen worden.

Untersuchungen über die *einzelnen Leukocytenarten bei croupöser Pneumonie* lagen zuerst von EINHORN und EHRLICH vor, sodann von RIEDER, KLEIN, BIEGANSKI, MONTI und BERGGRÜN, MANDYBUR, ZAPPERT, TÜRK. Auf Grund aller dieser Untersuchungen, die sich mit den Ergebnissen zahlreicher eigener decken, kann man etwa folgende Sätze als nachgewiesen betrachten, deren Formulierung und Beweisführung wir besonders TÜRK verdanken:

Die Leukocytose der croupösen Pneumonie ist eine neutrophile. Sie beginnt rasch nach dem Schüttelfrost, hält sich längere Zeit auf der Höhe und nimmt vielfach zu bis zur Krise. Mit der Krise oder schon etwas vorher beginnt ein Abfallen, oft rasch, sprungweise. Pseudokrisen erzeugen keine Reduktion der L., und erhebliche Zahlen trotz Fieberabfall sind durch neue pneumonische Herde, langsame Resolution oder durch Komplikationen bedingt.

Von größter prognostischer Bedeutung sind die patholog. Veränderungen an den N. und in sehr zahlreichen und eingehenden Untersuchungen aus meiner Klinik hat das GLOOR dargestellt. Ich verweise auf S. 197 ff. Diese Veränderungen sind aber nicht ganz einfach prognostisch zu verwerten. Die pathologische Granulation beginnt nicht sofort und kann nach der Krise noch zunehmen; sie ist auch stark abhängig von der Größe der Resorptionsfläche. Kleiner Herd und starke Veränderung muß daher starke Toxinbildung und Resorption verraten. Meist sind Kernveränderungen (s. S. 197) früher vorhanden, aber HITTMAIR hat 2 Beobachtungen ohne Veränderungen an den Kernen der N. mitgeteilt.

Genügende Aufschlüsse gibt sowohl nach den Kern- wie nach den Granulaveränderungen erst die kurvenmäßige Beobachtung unter sorgfältiger Berücksichtigung aller klinischen Fragen.

Eosinophile Zellen fehlen völlig oder sind enorm selten bis gegen die Zeit der Krise. Oft tauchen die ersten einen Tag, seltener zwei Tage vor der Krise auf, nehmen nach der Entfieberung zu und führen zu postinfektiöser Eosinophilie. Das Auftreten dieser Zellen ist prognostisch günstig, da sie eine Abnahme der Intoxikation anzeigen.

Es gibt einige wenige Beob. von Pneumonien mit erhaltener Eos., z. B. GLOOR (Monogr. S. 17) 2,3%. In solchen Fällen bestand vorher Eosinophilie, z. B. durch Trichinosis oder andere Form von Helminthiasis.

Die Lymphocyten sind stark vermindert vor der Krise, und zwar immer prozentlich erheblich herabgesetzt, gewöhnlich aber auch in absoluten Werten. Nachher steigt ihre Zahl bis zur postinfektiösen Lymphocytose.

Monocyten gehen im allgemeinen parallel den N., sind daher oft absolut vermehrt; ihre Zahl bleibt auch nach der Krise hoch.

Myelocyten und Plasmazellen kommen bei schwereren Affektionen vor, Myelocyten gewöhnlich erst nach der Krise (TÜRK, SCHINDLER, eig. Beob.).

Die roten Blutkörperchen sind öfters etwas vermindert; noch mehr sinkt das Hb. Normoblasten kommen ab und zu vor.

Die Blutplättchen sind immer zahlreich und vermehrt. Nach der Krise kommt es zu starken Zunahmen (Crise hématoblastique).

Das Fibrin ist fast ausnahmslos vermehrt, oft sehr bedeutend. Nur bei fehlender Leukocytose wird Fibrinzunahme vermißt.

Lit.: ARNETH u. ALBACHT: Z. klin. Med. **99**, 337—370 (1924). — BECKER: Dtsch. med. Wschr. **1900**, Nr 35 u. 36. — BIEGANSKY: Dtsch. Arch. klin. Med. **53** (1894). — BÖCKMANN: Dtsch. Arch. klin. Med. **29** (1881). — CABOT: Lehrbuch. — EHRLICH: Lehrbuch. — EINHORN: Inaug.-Diss. Berlin 1884. — ETIENNE et PERRIN: J. Physiol. et Path. gén.

1909. — EWING: Lehrbuch. — FELSENTHAL: Arch. Kinderheilk. **15** (1893). — GLOOR: S. 207. — HALLA: Z. Heilk. **1883**. — HAYEM: Lehrbuch. — HESS: Amer. J. Dis. Childr. **7** (1914). — HITTMAIR: Fol. haemat. (Lpz.) **32**, 129 (1926). — JAKSCH: Z. klin. Med. **23** (1893); Zbl. klin. Med. **1892**, Nr 5. — KIKODSE: Zbl. path. Anat. **1891**, Nr 3, Ref. — KLEIN: Slg klin. Vortr., N. F. **1893**, Nr 87. — LAEHR: Berl. klin. Wschr. **1893**, Nr 36. — LIMBECK: Z. Heilk. **10** (1890); Arch. f. exper. Path. **35** (1895). — LOEPER: Arch. Méd. expér. **1899**, **724**. — MARAGLIANO: Verh. dtsch. Kongr. inn. Med. **1892**; Berl. klin. Wschr. **1892**, Nr 31. — MONTI u. BERGGRÜN: Arch. Kinderheilk. **17** (1894). — MORITZ: Münch. med. Wschr. **1904**, 1448. — PÄSSLER: Münch. med. Wschr. **1901**, 819; Dtsch. Arch. klin. Med. **82** (1905). — PÉE: Inaug.-Diss. Berlin 1890. — PELGER: Kongreßzbl. inn. Med. **38**, 725. — PHILOSOFOFF: Inaug.-Diss. Zürich 1904. — PICK, G.: Prag. med. Wschr. **1890**, Nr 24. — PROHASKA: Dtsch. Arch. klin. Med. **70** (1901). — REINERT: S. 243; Münch. med. Wschr. **1892**, Nr 29. — RIEDER: S. 243. — ROHDE: Münch. med. Wschr. **1903**, 1987. — ROSENOW: Fol. haemat. (Lpz.) **1904**, 651. — RUDSIT: Fol. haemat. (Lpz.) **37**, 377 (1928). — SADLER: Fortschr. Med. **1892**. — SCHINDLER: Z. klin. Med. **54** (1904). — SKUDRO: Kongreßzbl. inn. Med. **2**, 606. — STETTNER: Z. Kinderheilk. **43**, 122 (1927). — TONGS: J. int. Dis. **30** (1922). — TSCHISTOWITSCH: Jb. Kinderheilk. **43**, 346; Zbl. med. Wiss. **1894**. — TUMAS: Dtsch. Arch. klin. Med. **41** (1887). — TÜRK: Blut bei akuten Infektionskrankheiten. Wien 1898. — WILLIAMSON: Beitr. path. Anat. **29**, 41 (1901). — WINKELMANN: Münch. med. Wschr. **1906**, 25. — WOLOWELKY: Inaug.-Diss. Basel 1919. — WYNHAUSEN: Inaug.-Diss. Amsterdam 1907 (36 Fälle). — WYSS, v.: Z. klin. Med. **70** (1910).

Bronchopneumonien. Blutbefunde bei anderen Pneumonien als den Diplokokkenaffektionen s. Typhus abdominalis, Influenza, Morbilli, Pertussis.

Typhus abdominalis.

Morphologische Blutbefunde ergeben, besonders bei fortlaufender Prüfung, sehr wertvolle diagnostische und prognostische Ergebnisse. Unsere Prüfungen bei jedem Einzelfall der Klinik zeigen beim ersten Blick auf die L.-Kurve, ob Komplikationen zu erwarten sind oder schon bestehen. In gleicher Weise tritt die Schwere der Erkrankung oder der leichte Verlauf aufs deutlichste hervor. Ich überzeuge mich immer wieder, daß die L.-Kurve für die Beurteilung unerläßlich und durch nichts zu ersetzen ist.

VIRCHOW hatte aus theoretischen Gründen (Drüsenreizung) beim Typhus eine Leukocytose angenommen; HALLA bewies aber an 15 untersuchten Fällen eine ausgesprochene L.-Verminderung. Diese Angabe wurde bald von HAYEM, LIMBECK, G. PICK, PÉE, RIEDER, JAKSCH, JEZ, ZAPPERT u. a. bestätigt. Genaue Untersuchungen von 6 Fällen legte TÜRK vor, indem er, wie schon RIEDER, USKOW, JEZ, KLEIN, CABOT, auch das Verhalten der einzelnen L.-Arten zum Hauptgegenstand seiner Untersuchungen machte.

Da manche Fragen trotzdem ungelöst blieben und bei der Differentialdiagnose gegenüber anderen Leiden sich störend bemerkbar machten, habe ich 1898 und 1899 mehr als 50 Typen systematisch untersucht und die Ergebnisse 1900 vorgelegt, so daß sie einen Abschluß der Probleme sowohl in diagnostisch praktischer als auch in theoretisch prinzipieller Weise bedeuteten.

In den folgenden Jahren ist bei sehr zahlreichen Nachuntersuchungen, von denen ich besonders diejenigen von ARONHEIM, BENNECKE, DEGANELLO, FRANKE, GALAMBOS, HIMMELHEBER, HIRSCHFELD, HULTGEN, KAST und GÜTIG, KÖLNER, KREHL, KÜHN und SUCKSTORFF, LOMMEL, MEINERTZ, MORITZ, REICHMANN, RÖMER, ROTKY, SCHOTTMÜLLER, WYNHAUSEN, ZIEGLER und SCHLECHT hervorhebe, nichts Neues oder Abweichendes gegenüber meinen Ergebnissen bekannt geworden, und haben dieselben allgemeine Zustimmung gefunden. Ich selber habe bei sehr vielen weiteren Typhusaffektionen stets nur Bestätigungen gefunden, und aus all diesen nach Hunderten zählenden systematischen Untersuchungen darf die volle Richtigkeit meiner Angaben als erwiesen betrachtet werden. Auch meine theoretische Erklärung über das Zustandekommen der Veränderungen ist heute allgemein anerkannt.

Die *Gesamtzahl der L.* erfährt bei Typhus abdominalis eine Abnahme, die zumeist von der Mitte des ersten Stadiums bis zum dritten Stadium andauert. Gewöhnlich sinken die Werte für den Erwachsenen auf 3000—5000 L.; bei jugendlichen Individuen ist oft die Gesamtzahl nicht so stark reduziert. Leichte Fälle führen zumeist zu mäßiger, sehr schwere gewöhnlich zu hochgradiger Herabsetzung, und es kann die Zahl bis auf 1000 und tiefer sinken.

Komplikationen können diese allgemeinen Regeln modifizieren, und ich muß darauf spezieller eingehen; doch ist es sehr bemerkenswert, daß KAST und GÜTIG schon bei der ersten Untersuchung von 103 Fällen 97mal die L.-Zahl unter 7000 fanden.

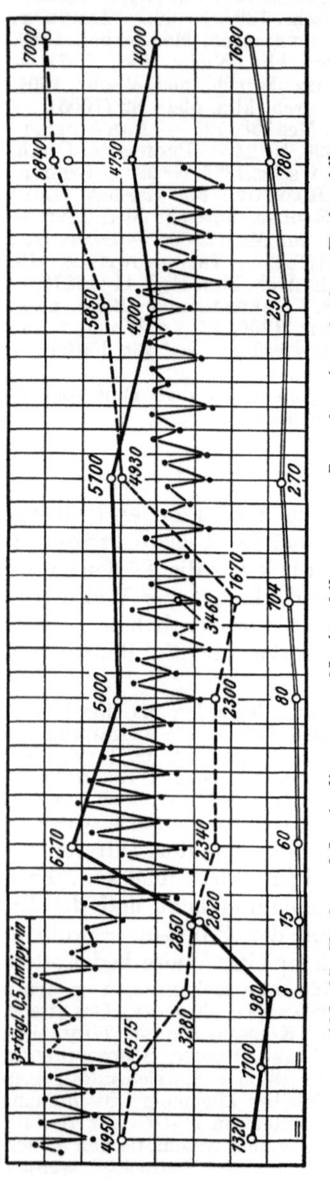

Abb. 97. Typhus abdominalis. - - - - Neutrophile. —— Lymphocyten. •—•—• Eosinophile.

Im allerersten Beginn des Typhus ist inzwischen die von mir aus den Verhältnissen des Rezidivs angenommene leichte Leukocytose gefunden worden (SAHLI, GENNARI, KORCZYNSKI, SCHOTTMÜLLER, HULTGEN). Im vierten Stadium der Krankheit weichen die Gesamtzahlen gewöhnlich nicht erheblich von der Norm ab, jedoch ist die L.-Zusammensetzung ganz abnorm.

Die *Einzelwerte der L.-Arten* sind sehr abnorme, und in ihnen prägt sich die auf der Einwirkung des Typhus-Toxins beruhende spezifische Eigenart der Affektion noch viel deutlicher aus als in den Gesamtzahlen.

Die *neutrophilen L.* zeigen eine initiale, mäßige Vermehrung, die 1—2 Tage andauert, mitunter kaum einen Tag lang besteht; dann fällt die Zahl der N. langsam auf leicht verminderte Werte im ersten Stadium. In der Folgezeit dauert die Abnahme an und pflegt immer ausgesprochener zu werden bis zum letzten Fiebertage. In einer sehr großen Zahl meiner Beobachtungen war das Minimum der N. mit 1500—2500 in den letzten Tagen der Fieber vorhanden, ein für Typhus hochcharakteristischer Befund; ebenso bei COURMONT und BARBAROUX ganz konstant. In der Rekonvaleszenz erfolgt eine stetige Zunahme, oft ziemlich rasch. Normalwerte werden bald erreicht und später oft für Wochen sogar überschritten.

Vielfach sind die Kerne der N. schwer verändert, und es herrschen stabkernige N. sehr stark vor. Desgleichen treffen wir pathol. N.-Granula, diese vor allem aber bei pneumonischen Komplikationen.

Die *Eosinophilen* verschwinden gewöhnlich mit dem Beginn des Typhus. Weitaus seltener sind spärliche Eos. bei leichten Fällen oder in den ersten Tagen, aber stets nur in Bruchteilen eines Prozentes. Im dritten Stadium tauchen die ersten Eos. wieder auf und nehmen langsam und regelmäßig zu. Die Rekonvaleszenz zeigt postinfektiöse Eosinophilie (bis 1200 Eos.) für längere Zeit.

Die $\mathfrak{L}$. nehmen im 1. und 2. Stadium gradatim ab und können bei schweren Fällen sehr niedrige Zahlen, sogar bis 100, erreichen. Mit dem Ende des 2. Stadiums pflegt aber eine erhebliche und oft rasch auftretende Zunahme sich einzufinden. Die Zahl der $\mathfrak{L}$. wird dann häufig absolut gesteigert, ausnahmsweise sogar sehr bedeutend (10000! eig. Beob. bei einem Knaben). In der Regel übertrifft der $\mathfrak{L}$.-Wert denjenigen der N., und man bezeichnet das als die charakteristische Typhuskreuzung der Kurven. In der Rekonvaleszenz kommt es zu ansehnlicher postinfektiöser Lymphocytose.

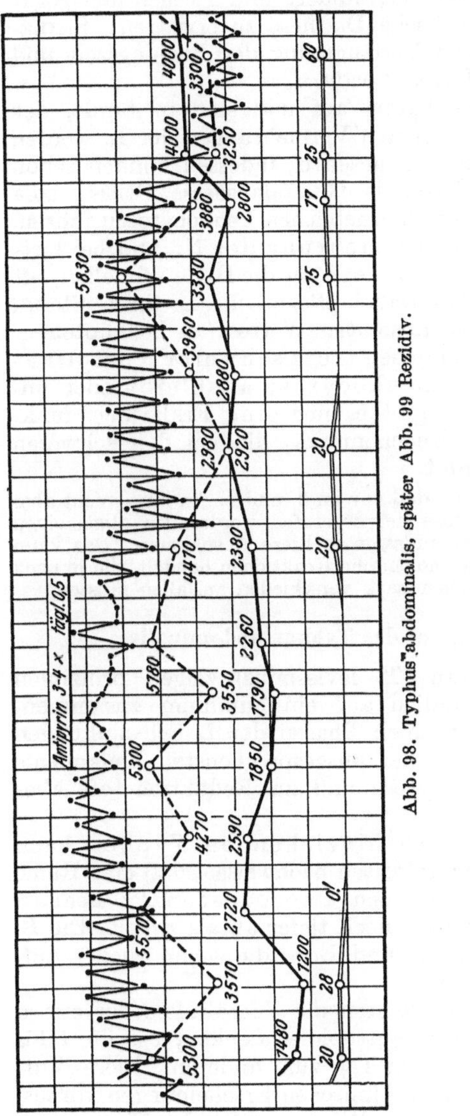

Abb. 98. Typhus abdominalis, später Abb. 99 Rezidiv.

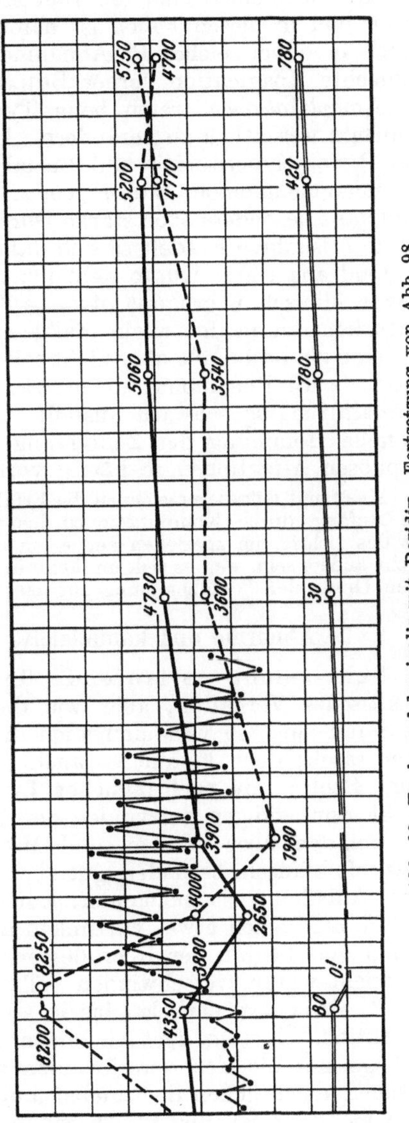

Abb. 99. Typhus abdominalis mit Rezidiv. Fortsetzung von Abb. 98.

In einzelnen Fällen, besonders bei Komplikationen, ist die L.-Zahl des 3. und 4. Stadiums nicht so bedeutend oder fehlt durch den Einfluß der Komplikation auf die Funktion des lymphatischen Systems.

Die *Monocyten* zeigen oft kleine plumpe Kerne, wenig Granula und gehen in ihren Schwankungen zumeist den N. parallel. Plasmazellen treffe ich recht oft.

Myelocyten erscheinen erst in späteren Stadien, dann gelegentlich zahlreich, meist als kleine, reife Myelocyten, so in eig. Beob. einmal 9,2% auf 6900 L. am 6. Tage eines Rezidivs bei bereits abfallender Temperaturkurve. Das

Vorkommen von etwa 1—2% Myelocyten im 2. Stadium, wie das CHALIER verzeichnet, hatte ich bisher nie festgestellt.

Im allgemeinen sind die Blutplättchen vermindert und gelegentlich sogar stark und in diesen Fällen ist hämorrhagische Diathese zu erwarten. EMILE-WEIL fand bei solcher Pl.-Abnahme auch Verlängerung der Blutungszeit und schlechte Koagulation, ferner BUDAI, LAUR, LÖSCH u. a.

Komplikationen treten beim Typhus häufig auf und sind imstande, das Blutbild wesentlich zu verändern. Die stärksten Vermehrungen der L. werden bei Perforativperitonitis und Darmblutungen gesehen; indessen können schon Bronchopneumonien, Eiterungen, z. B. Parotitis, Glutäalabscesse, Otitis media und ganz besonders auch starke Durchfälle zu erheblichen Leukocytosen führen. Ohne Ausnahme handelt es sich dabei um Vermehrung der N., und bei fortlaufend angelegter Kurve sieht man plötzlich die N. in die Höhe schnellen, oft bevor klinisch überhaupt etwas auffällt. Dabei pflegen die 𝓛. ihren Stand, natürlich nur in den allein maßgebenden absoluten Werten, zu behaupten.

Nun sind die Fälle aber nicht selten, in denen trotz schwerer Komplikation, z. B. Pneumonie, die erwartete Leukocytose ausbleibt oder unverhältnismäßig schwach ausfällt. Dafür gibt es nur eine Erklärung: funktionelle Hemmung der Zellbildung im Knochenmark, die bei den schweren typhösen Affektionen so häufig vorkommt.

KAST und GÜTIG verzeichnen die Erfahrung, daß nur im 3. und 4. Stadium, nicht aber im Anfang, durch Komplikationen Leukocytose hervorgerufen werde. Im allgemeinen ist das richtig, im speziellen kenne ich davon indessen mehrere Ausnahmen. Das kann nicht anders sein, weil es sich um komplizierte biologische Reaktionen handelt, die je nach dem Grade der Toxinhemmung auf das Knochenmark verschieden ausfallen müssen.

Abnorme und komplizierte Formen des Typhus abdominalis.

Sehr leicht verlaufende Typhen (T. levissimus) zeigen prinzipiell identisches Verhalten; aber wie die Stadien auf ein Minimum zusammengedrängt sind, so verlaufen auch die einzelnen Phasen der L.-Schwankungen sehr rasch; doch kommt es auch hier zu der ausgesprochensten Leukopenie (eig. Beob.) mit nachträglicher Lymphocytose und zu Reduktion, oft aber nicht zum völligen Schwinden der Eos.

Bei den über Wochen und Monate sich hinziehenden Typhen kann man oft klinisch, besonders gut aber hämatologisch nachweisen, daß eine Reihe von Anfällen sich ineinander schiebt. Mit den Recrudescenzen nehmen die N. anfänglich etwas zu, sinken aber bald noch tiefer ab als zuvor. Die 𝓛. fallen von Beginn der Recrudescenz an ab, und Eos., die schon wieder aufgetaucht waren, verschwinden vollständig.

Rezidive wiederholen bis in alle Einzelheiten die Verhältnisse der ersten Affektion. Überaus deutlich setzen sie mit neutrophiler Leukocytose für 1 bis 2 Tage ein; die Eos. verschwinden von einem Tag zum anderen. Diese Bluterscheinungen gehen dem Fieber und anderen klinischen Erscheinungen voraus, und mehrfach ist mir 24—36 Stunden vor dem Wiederanstieg der Temperatur bei völligem Wohlbefinden die Vorhersage des Rezidivs gelungen.

Wie das Rezidiv selbst, so verläuft auch die L.-Kurve, jetzt aber biologisch verändert und abgekürzt im Stadienverlauf.

Diagnostischer Wert der Leukocytenuntersuchungen bei Typhus.

Es ist heute anerkannt, daß Fehlen der Leukocytose und besonders Verminderung der L. diagnostisch zu den wichtigsten Symptomen eines Typhus gehören; aber selbstverständlich kommt der Blutbefund erst nach gründlicher Anamnese und Untersuchung als ein Symptom neben anderen in Betracht.

Durch die klinische und hämatologische Prüfung gelingt es fast stets, andere Affektionen mit Leukopenie wie Masern (ohne Exanthem), Influenza, gewisse Anginen, Enteritiden, Sepsis und Miliartuberkulose auszuschließen.

I. Als diagnostisch besonders wertvoll habe ich den Satz aufgestellt, *daß eine hochfieberhafte Krankheit niemals Typhus sein kann, bei der Eos. in halbwegs normaler, normaler (100—200) oder gesteigerter Zahl vorkommen.* Schon das vereinzelte Vorkommen muß zu großer Vorsicht in der Diagnose mahnen. (Die Umkehrung des Satzes ist natürlich nicht zulässig.)

Wiederholt habe ich fieberhafte Affektionen gesehen mit Milztumor, Bronchitis, wenig frequentem Puls, wenn in der gleichen Familie oder im gleichen Hause Typhus geherrscht hat. Solche Fälle konnte ich durch die Anwesenheit einer normalen Zahl von Eos. trotz der außerordentlich belastenden Anamnese als Nichttyphen erklären. Der weitere klinische Verlauf, das Versagen der Serumreaktion, das Mißlingen des Bacillennachweises, hat mir jedesmal recht gegeben. Umgekehrt konnte ich auch Typhus levissimus diagnostizieren, lange bevor die Serumreaktion positiv war.

II. Sehr auffallend und gegen Typhus oder gegen unkomplizierten Typhus sprechend ist auch die konstante Anwesenheit einer neutrophilen Leukocytose. Ich verweise auf eine Mitteilung von WIDENMANN, dessen Patienten ich selbst gesehen und als Nichttyphus erklärt hatte. In der Tat zeigte sich bald eine Eiterung. Ähnlich sind Beobachtungen von GRAWITZ (3. Aufl., S. 681) mit Milzabsceß, FEDERMANN (Milzabsceß bei Typhus mit 20—30000 L.) und von PROPPING mit 42000 L.

Bei andauernder Leukocytose ist ein unkomplizierter Typhus ganz ausgeschlossen; Typhus kann zwar noch vorliegen; doch ist das besonders für die Anfangsstadien sehr selten.

Im allgemeinen denkt man ja an Typhus, wenn nach einigen Tagen Fieber der objektive Befund immer negativ bleibt. Dieses „diagnostische Stadium", wie ich es bezeichne, fällt gewöhnlich auf das Ende der ersten Woche. Der Milztumor ist gering und vieldeutig; Serumreaktion versagt noch. Vielfach würde die Blutkultur positiv ausfallen. In dieser Zeit feiert die L.-Untersuchung ihre Triumphe. Man findet das typische Bild: Leukopenie, wenig *L*., öfters aber doch schon Überwiegen gegenüber den N., kein Stück Eos., fast kein Fibrin. Jetzt sind auch störende Komplikationen, die den Blutbefund trüben könnten, noch recht selten, oder, wenn vorhanden, haben sie oft gar keinen Einfluß. In diesem letzteren Falle wird die Diagnose erst recht sicher. Ich bin der bestimmten Überzeugung, daß der Typhus abdominalis am Ende der ersten Woche in mehr als $95^0/_0$ der Fälle aus diesem Befunde bei voller Berücksichtigung von Anamnese und Status erkannt werden kann. Damit übertrifft gerade für die Frühdiagnose der morphologische Blutbefund die Serumreaktion an Bedeutung erheblich und kann viel sicherer auch als Roseolen, Diazoreaktion usw. diagnostisch verwertet werden.

Die gleichen Ansichten werden auf Grund sorgfältiger Studien auch von FRANKE (Diskussion), KAST und GÜTIG, KÜHN und SUCKSTORFF, KÜHN, COURMONT und BARBAROUX, v. DUNGERN, DEGANELLO, GENNARI u. a. vertreten, und SAHLI (Untersuchungsmethoden, 5. Aufl., S. 905) schreibt: „Ich betone, daß nach den Erfahrungen meiner Klinik die hier geschilderten hämatologischen Verhältnisse des Typhus für die Diagnose zweifelhafter Fälle mindestens die nämliche Dignität besitzen wie die Serumreaktion, namentlich in Fällen, wo die letztere negativ ausfällt."

Ich selbst habe eine ganze Reihe von Typhen am dritten und den folgenden Tagen des Frühstadiums diagnostiziert, lange bevor Widal positiv war. Klinisch kommen zu dieser Zeit folgende Affektionen besonders in *Differentialdiagnose:*

Latente Pneumonie: starke neutrophile Leukocytose; Fibrin reichlich.

Enteritis: meist Leukocytose, Eos. nicht selten, oft vermehrt.

Eiterung: starke neutrophile Leukocytose.

Angina mit starker Rötung der Tonsillen (ohne Beläge) und großer Milz: Leukocytose kann fehlen, aber Eos. normal, oft vermehrt.

Meningitis tuberculosa: L.-Zahl normal oder vermehrt. Eos. vorhanden, aber nicht zahlreich. *L*. nehmen fortschreitend ab.

Grippe: L. sehr stark vermindert, sehr niedrige absolute N.-Werte, Eos. 0.

Miliartuberkulose: in den ersten Zeiten fehlt meist die Leukopenie, die nur seltener vorkommt und die $\mathfrak{L}$. nehmen dauernd ab.

Es gibt seltene initiale Fälle, in denen die Diagnose Typhus oder Nichttyphus schwierig fällt. Alsdann sollten tägliche Untersuchungen vorgenommen werden. Der Verlauf der Kurve entscheidet bald für oder gegen Typhus.

Spätfälle. Im allgemeinen schwieriger fällt der Entscheid, wenn bei einer schon 1—2—3 Wochen dauernden unklaren fieberhaften Krankheit eine Blutdiagnose gemacht werden sollte. Häufig ist in solchen Fällen auch die Anamnese nicht so klar und der Beginn des Fiebers unsicher. Nun sollte man aber natürlich wissen, ob man ein 1. oder 3. Stadium eines Typhus vor sich hätte; denn die Blutbefunde sind ja ganz verschiedene.

Ich erlebte einmal, daß Arzt und Patient mir von langer, mehrwöchentlicher Affektion sprachen, und bereits abfallende Fieber verzeichnet waren. Der Blutbefund stimmte indessen gar nicht für Typhus im 3. Stadium, und ich schloß diese Diagnose aus. Für Ende des 1. Stadiums aber paßte das morphologische Bild. Im Verlauf zeigte es sich, daß die anamnestischen Angaben irrig und die verzeichneten Temperaturen falsch gemessen waren. Eine spätere Serumreaktion fiel positiv aus, und nach einiger Zeit verriet eine Darmblutung, daß doch der Anfang des 2. Stadiums vorgelegen hatte. Die irrige klinische Fragestellung hatte also zu einem Irrtum geführt.

Manchmal fällt die Diagnose auch in diesen *Spätstadien* des Typhus leicht, indem das Vorherrschen oder die absolute Vermehrung der $\mathfrak{L}$. auf die richtige Fährte führt[1]. Differentialdiagnostisch kommen jetzt besonders in Betracht:

Miliartuberkulose: kann in diesen späteren Stadien, wenn auch nicht gerade häufig, L.-Verminderung zeigen. Gegen Typhus spricht die starke und progressive $\mathfrak{L}$.-Abnahme.

Chronische Tuberkulosen (Lunge, Lymphdrüsen usw.): $\mathfrak{L}$. wenig, Eos. oft normal oder sogar vermehrt.

Chronische Sepsis: nur ausnahmsweise Leukopenie; aber dann Temperaturkurve im Vergleich zu Typhus ganz abweichend. Mehrzahl der Fälle Leukocytose und völliges Fehlen der Eos. — Stark pathologische N.

In diesen späteren Stadien wird es besonders nötig, den Verlauf der L.-Kurven zum Entscheid heranzuziehen.

Die Erkennung von Rezidiven aus dem L.-Befund ist gewöhnlich durch Wiederauftreten von Leukopenie und relativer Lymphocytose leicht, während bei Komplikation (zumeist) die N. vermehrt sind. Es gelingt, Rezidive vorauszusagen, wenn man regelmäßige Untersuchungen (Kurven) vornimmt.

Auch für die *Prognose* gibt das Blutbild sehr wertvolle Anhaltspunkte. Freilich zeigen die L.-Schwankungen lediglich die Schwere der Toxinvergiftung, und kann der Tod auch aus ganz anderen Ursachen (Vasomotorenlähmung, Darmperforation, Nephritis, Herzmuskelinsuffizienz, Eiterungen usw.) eintreten.

Prognostisch günstig ist

1. Spärliche Eos. im 1. Stadium (= milde Infektion).
2. Wiederanstieg der Eos. (3. Stadium).
3. Relativ hohe N.-Werte, sofern keine Komplikation vorliegt.
4. Steigende Lymphocytose im 3. Stadium, spricht für Überwindung der schwersten Infektion.
5. Typischer Kurvenverlauf (= Fehlen besonderer Komplikationen).

Prognostisch ungünstig: tiefes Sinken aller L., besonders $\mathfrak{L}$.-Sturz; Fehlen von Leukocytose trotz schwerer Komplikationen.

Die Ursache der L.-*Schwankungen beim Typhus abdominalis* liegt in einer toxischen Insuffizienz des Knochenmarkes. Diese meine Auffassung ist klinisch, experimentell und biologisch bewiesen und allgemein angenommen. Nur die

[1] Beispiel: Eig. Beob. Dtsch. Arch. klin. Med. **67**.

biologische Änderung in der Funktion der blutbildenden Organe kann eine genügende Erklärung geben.

So gelang es in Versuchen, die STUDER unter meiner Leitung mit Typhustoxin vorgenommen hat, bei Tieren analoge Leukopenie zu erzeugen. Dasselbe Resultat verzeichnen AZZURINI und MASSART, LAVATELLI, LUCIBELLI, SCHITTENHELM u. v. a.

Negative Chemotaxis ist nicht imstande, die komplizierten Phänomene zu erklären. MEINERTZ erhielt auch durch Nucleinsäure keine Leukocytose und bestätigt meine Annahme der Knochenmarksinsuffizienz.

GRAWITZ glaubte, daß verschiedene Ernährung und Medikation einen Einfluß auf die L.-Werte beim Typhus entfalte. Diese Ansicht ist widerlegt. Übrigens habe ich mich genug davon überzeugt, daß gerade beim Typhus Medikamente, Mahlzeiten usw. gar keine Schwankungen bedingen; am ehesten geschieht dies durch Bäder.

Interessant sind auch die Zellbefunde im Knochenmark. Obwohl Nekrosen (FRÄNKEL) vielfach nachgewiesen wurden, vermißte er doch in ihrer Umgebung jede leukocytäre Reaktion, natürlich wegen funktioneller Hemmung der Zellbildung. In vielen Fällen fand ich Myelocyten spärlich und vorwiegend Myeloblasten, ähnlich SCHUR und LÖWY, LONGCOPE in 26 Fällen sogar konstant. Selbstverständlich gibt es andere Fälle mit viel Myelocyten; aber das häufige Vorkommen von Myeloblastenzellmark ist doch sehr bemerkenswert, und zeugt für die Hemmung der Cytogenese.

FOÀ hat bei Meerschweinchen Myeloblastenmark mit Typhusproteinen und -toxinen erhalten; ich selbst erzielte nur funktionelle Variationen der Marktätigkeit.

Die R. bieten beim Typhus meist keine nennenswerten Veränderungen.

HAYEM und STEIGER (schon für die erste Woche) betonen den Mangel an Fibrin im Blute des Typhuskranken. Dem stimme ich im allgemeinen zu; bei ausgedehnter Bronchitis und Bronchopneumonie sah ich aber mäßige Fibrinvermehrung.

Befunde über die L.-Veränderungen bei *Typhusschutzimpfungen* ergeben analoge Befunde wie beim Typhus, lang dauernde Leukopenie mit Lymphocytose, und beweisen die Toxingenese der L.-Schwankungen (LABOR, LIPP, A. MAYER, REICHMANN, RÖMER, SCHNEIDER, SIEWE, SULZER, THALLER). Dadurch entstehen der Typhusdiagnostik bei Geimpften Schwierigkeiten.

Bei Bacillenträgern stellte WODTKE Lymphocytose fest.

Literatur über Blutbefunde bei Typhus abdominalis und Paratyphus.

APORTIE RADAELI: Congr. Roma **1894**. — ARNONE: Kongreßzbl. inn. Med. **9**, 119. — ARONHEIM: Inaug.-Diss. Berlin 1906. — AUSTIN: J. amer. med. Assoc. **56** (1916). — AZZURINI e MASSART: Sperimentale **1904**.

BANTI: Arch. di Fisiol. **1** (1904). — BARATH: Med. Klin. **1923**, 615. Schutzimpfung. — BARBAROUX: Inaug.-Diss. Lyon 1900. — BECKER: Dtsch. med. Wschr. **1900**, Nr 35. — BENNECKE: Dtsch. Arch. klin. Med. **92**. — BEZANÇON et LABBÉ: Lehrbuch. — BOHLAND: Zbl. inn. Med. **1899**, 409. — BUCALOSSI: Fol. haemat. (Lpz.) **9**, 114. — BUDEI: Fol. haemat. (Lpz.) **30**, 63 (1924).

CABOT: Lehrbuch. — CANAVAN: Brit. med. J. **1914**. — CHALIER: Ann. Méd. **22**, 189 (1927). — CHETAGUROW: Inaug.-Diss. Petersburg 1891; Virchows Arch. **126**, Ref. — COSTANZI: Policlinico **35**, 629 (1928). — COURMONT: J. Physiol. et Path. int. **1900**, 593. — COURMONT et BARBAROUX: J. Physiol. et Path. int. **1900**, 577. — CRACIUNEANU: Inaug.-Diss. Bukarest 1903.

DECASTELLO u. HOFBAUER: Z. klin. Med. **34** (1900). — DEGANELLO: Policlinico **14**. — DUNGER: Münch. med. Wschr. **1910**, Nr **37**.

EDSALL: Amer. J. med. Sci. **1904**, 599. — EHRLICH: Inaug.-Diss. Genève 1927. — EMERSON: Bull. Hopkins Hosp. **1907**. Erythroblasten bei schweren Komplikationen. — EMILE-WEIL u. LEVY: Presse méd. **1927**, 274. — ERBEN: Z. Heilk. **1905**. — ERLICH u. HELLER: Kongreßzbl. inn. Med. **55**, 499. Diff.-Diagn.

FEDERMANN: Dtsch. med. Wschr. **1905**, Nr 15. — FELSENTHAL: S. 589. — FERGUSSON: Glasgow med. J. **1905**. — FRÄNKEL, E.: Mitt. Grenzgeb. Med. u. Chir. **11** (1903); Münch. med. Wschr. **1902**, 961. — FRANKE: Münch. med. Wschr. **1903**, 348. Ref., Disk. — FREYMUTH: Dtsch. med. Wschr. **1903**, 350.

GALAMBOS: Fol. haemat. (Lpz.) Arch. 13, 282 (1912). — GALLI: Inaug.-Diss. Zürich 1908. — GAY: Arch. int. Med. 14 (1914). — GENNARI: Gazz. Osp. **1904**, No 1; Riforma med. **1907**, Nr 11. 106 Fälle. — GERMANI: Morgagni **53**, 184. — GRAWITZ: Lehrbuch; Naturforsch.-Verslg Breslau **1904**. Disk.

HALLA: S. 589. — HARTMANN: Dtsch. Arch. klin. Med. **158**, 1 (1928). — HAYEM: Lehrbuch 1889. — HEAD: Arch. of Pediatr. **1902**, 253. — HERZ: Wien. klin. Wschr. **1909**, 1746. — HIMMELHEBER: Med. Klin. **1908**, Nr 12. — HIRSCHFELD: Dtsch. Klin. **1909**. — HÖSSLIN, v.: Dtsch. Arch. klin. Med. **91**. — HULTGEN: Amer. J. med. Sci. **142**, 253 (1911).

JACOB: Münch. med. Wschr. **1916**, 613. — JAKSCH: Prag. med. Wschr. **1890**, Nr 31 bis 33. — JEZ: Polnisch 1895.

KAST u. GÜTIG: Dtsch. Arch. klin. Med. **80** (1904); Münch. med. Wschr. **1903**, 628. — KLEIN: S. 589 — KOBLANCK: Inaug.-Diss. Berlin 1889. — KOELNER: Dtsch. Arch. klin. Med. **60** (1898). — KOHLER: Dtsch. Arch. klin. Med. **60**. — KORCZYNSKI: Wien. klin. Wschr. **1917**, Nr 41. — KREHL: Dtsch. med. Wschr. **1907**, 85. Ref. — KÜHN: Münch. med. Wschr. **1902**, 2033. — KÜHN u. SUCKSTORFF: Dtsch. Arch. klin. Med. **71** (1901). — KÜHNAU u. WEISS: Z. klin. Med. **32** (1897). — KUKOWEROW: Fol. haemat. (Lpz.) **15**, 192.

LABOR: Wien. klin. Wschr. **1916**, Nr 44. — LAUR: S. 188. — LAVATELLI: Riforma med. **1910**. — LEPINE et LYONNET: Rev. Méd. **1898**. — LEYDKERKER: Wien. klin. Rdsch. **1911**, Nr 25. — LIMBECK: Lehrb. — LIPP: Münch. med. Wschr. **1915**, Nr 16. — LOELE: Virchows Arch. **232**, 455 (1921). — LOMMEL: Münch. med. Wschr. **1917**, Nr 38. — LONGCOPE: Fol. haemat. (Lpz.) **1905**, 690. — LUCIBELLI: Riforma med. **25**.

MAC CALLUM: Fol. haemat. (Lpz.) **1**, 703. — MARCOVICI: Fol. haemat. (Lpz.) Arch. **12**, 133 (1915). — MARTEL: Inaug.-Diss. Lyon 1899. — MAYER, A.: Berl. klin. Wschr. **1917**, 536. — MEINERTZ: Med. Klin. **1910**, H. 9. — MEYER: Münch. med. Wschr. **1909**, 1535. — MORITZ: S. 589.

NAEGELI: Dtsch. Arch. klin. Med. **67** (1900); Schweiz. Korresp.bl. **1899**, Nr 17; **1902**.

PÉE: S. 589. — PETROFF: Wratsch (russ.) **1904**, Nr 23 u. 24. — PICECHI e PIERACCONI: Sperimentale **1901**. — PICK, G.: S. 589. — PROPPING: Münch. med. Wschr. **1911**, 1353.

REICHMANN: Münch. med. Wschr. **1916**. — REINERT: S. 243. — RIEDER: S. 243. — ROGERS: Brit. med. J. **1902**. — RÖMER: Beitr. Klin. Inf.krkh. 4 (1915). — ROTKY: Med. Klin. **1911**.

SABRAZÈS: C. r. Soc. Biol. Paris **101**, 49 (1929). — SADLER: S. 589. — SCHINDLER: S. 589. — SCHITTENHELM usw.: Z. exper. Path. u. Ther. **10**, 412. — SCHMITZ: Münch. med. Wschr. **1927**, 1013. — SCHNEIDER: Dtsch. med. Wschr. **1915**, Nr 14. — SCHOTTMÜLLER in Handbuch von Bergmann und Stähelin. — SCHUR u. LÖWY: Z. klin. Med. **40** (1900). — SIEVE: Dtsch. Arch. klin. Med. **117** (1915). — STAHL: S. 189. — STANZONI: Riforma med. **1924**, 1063. Schwerste An. — STEIGER: Med. Klin. **1912**, 655. — STUDER: Inaug.-Diss. Zürich 1903. — SULZER: Mil.arzt **1916**, Nr 17.

THALLER: Wien. klin. Wschr. **1916**, Nr 49. — THAYER: Bull. Hopkins Hosp. **4**, 30. — TUMAS: S. 589. — TÜRK: Lehrb.; Wien. klin. Wschr. **1907**, Nr 6.

USKOW: Zit. nach RIEDER.

WEISS: Dtsch. Arch. klin. Med. **165**, 116 (1929). Pl. — WIDENMANN: Dtsch. mil.ärztl. Z. **1901**. — WILE: Arch. of Pediatr. **1908**. — WODTKE: Zbl. Bakter. Orig. **84**, 112 (1920). — WYNHAUSEN: S. 589.

ZAPPERT: Z. klin. Med. **23** (1893). — ZIEGLER u. SCHLECHT: Dtsch. Arch. klin. Med. **92**.

Paratyphus B.

Die große Häufigkeit des Paratyphus erfordert heute eine genauere Darstellung der Blutbefunde. Ich stütze mich auf über 60 Fälle meiner Klinik, die systematisch kurvengemäß untersucht sind.

Die R. zeigen meist leichte Reduktion (etwa $^1/_2$ Million). Die Hb.-Abnahme ist etwas stärker und es entsteht Erniedrigung des F.-I.

Die L. sinken fast immer weniger als beim Typhus, bieten aber analoge Kurven, schwanken etwas irregulärer und es sinken die $\mathfrak{L}$. nicht so stark. Die Senkungsreaktion ist erheblich verstärkt, 12—35 mm.

Lit.: ALLEN: Amer. J. med. Sci. **1903**. Paratyphus; L. — ERNST: Dtsch. Arch. klin. Med. **149**, 30 (1925). — GÜTIG: Prag. med. Wschr. **1903**, Nr 20. Paratyphus. — LEHMANN: Dtsch. med. Wschr. **1924**, 575. Paratyphus kleiner Kinder (oft 11—12000 L., einmal 23000). — QUINCKE: Dtsch. Arch. klin. Med. **165**, 275 (1929). — ROLLY: Münch. med. Wschr. **1911**, 559. Paratyphus. — ROSSI: Inaug.-Diss. Zürich 1931. Paratyphus.

Typhus exanthematicus. Fleckfieber.

Vor dem Exanthem ist fast immer normale Zahl (ROTHACKER, KLIENEBERGER) oder L.-Verminderung (COCA, RABINOWITSCH, MARCOVICI, BERGER) festgestellt. Mit dem Exanthem findet sich für längere Zeit eine deutliche Leukocytose, so in 17 Fällen von SLATINEANO 12—14000, CAZENEUVE in 13 Fällen 10—30000, ähnlich bei DYCHNO, nach BERGER kaum je über 15000, ebenso auch LUKSCH, der meist schon vor dem Ausschlag eine Vermehrung festgestellt hat. Die Werte von MUNK zur Fieberperiode betrugen meist 9—12000, gelegentlich höher, diejenigen von MARCOVICI nicht über 11000, von ROTHACKER nicht über 14000, meist aber normale Zahlen. Bei einer tödlichen Erkrankung sah TUMAS Abfall der L. von 9000 auf 1600. DANIÉLOPOLU verzeichnet auch extrem hohe L.-Zahlen, bis 126000 bei schweren Fällen. Mit der Besserung am 15. Tage tritt L.-Abfall ein.

Die Zusammensetzung der später vorhandenen Leukocytose besteht vor allem in N. (70—80% bis 95—97%, ROTHACKER); die £. sind vermindert, Plasmazellen wurden in hohen Werten (bei 6—10%) von RABINOWITSCH und MARCOVICI und REICHENSTEIN, weniger reichlich auch von SCHILLING getroffen. Eos. fehlen fast immer ganz oder sind doch stark reduziert. In Spätstadien kommt es zu Lymphocytose.

SCHILLING und SCHIFF erklären das Auftreten von stabkernigen und zahlreichen jungkernigen N. als wichtig, „buntes Blutbild" mit degenerativer Verschiebung, während die Eos. nicht so völlig wie beim Typhus verschwinden und Sepsis höhere L.- und N.-Werte und toxisch degenerative Zellen zeigt. CAZENEUVE legt diagnostischen Wert auf das Auftreten von Myelocyten (2—12%, vielleicht nur stabkernige junge N.), ANIGSTEIN findet aber nur 1—3%, legt jedoch großen Wert auf das stark regenerative Blutbild mit viel jugendlichen N. bei Aneosinophilie.

Die R. sind vielfach vermindert. Mäßige Anämien werden öfters verzeichnet. Stärkere Anämie bis 52% Hb. sah DYCHNO am Ende der 2. Woche, FRANCKE dagegen erwähnt oft mäßige Polyglobulie. Nach DYCHNO steigt die R.-Resistenz allmählich bis 0,32 bis 0,36.

Lit.: ANIGSTEIN: Kongreßzbl. inn. Med. **16**, 537. — ARNOLDI: Z. klin. Med. **86**. — BERGER: Med. Klin. **1917**, Nr 33. — BRAUER: Fol. haemat. (Lpz.) **17**, 28. — CAZENEUVE: Kongreßzbl. inn. Med. **16**, 357. — COCA: Fol. haemat. (Lpz.) **14**, 51. — DANIÉLOPOLU: Arch. Mal. Cœur **1918**. — DYCHNO: Z. Hyg. **101**, 203 (1923) und Ref. Kongreßzbl. inn. Med. **26**, 93. — DYSBURO: Kongreßzbl. inn. Med. **18**, 152. — FRANCKE: C. r. Soc. Biol. Paris **97**, 1425 (1927). 60 Fälle. — JOSEPH: Z. klin. Med. **100**, 785 (1924). Nie buntes Kernbild. — KLIENEBERGER: Berl. klin. Wschr. **1921**, 1182. — LOVE: J. of Path. **1905**. — LUKSCH: Fol. haemat. (Lpz.) **4**, 520. — MARKOVICI: Fol. haemat. (Lpz.) Arch. **20**, 211 (1915). — MUNK: Berl. klin. Wschr. **1916**, Nr 20; Z. klin. Med. **82** (1916). — RABINOWITSCH: Dtsch. med. Wschr. **1913**, Nr 45. — REICHENSTEIN: Wien. klin. Wschr. **1917**, Nr 34. — ROTHACKER: Münch. med. Wschr. **1919**, 1126 u. 1197. — SCHIFF: Dtsch. med. Wschr. **1917**, Nr 38 (1919); Nr 44; Münch. med. Wschr. **1919**, 1478. — SCHILLING: Münch. med. Wschr. **1917**, 724; **1919**, 486. — SLATINEANO et GALESESCO: C. r. Soc. Biol. Paris, 21. Juli **1906**. — TUSCHINSKY: Fol. haemat. (Lpz.) **30**, 25 (1924). — TUMAS: Dtsch. Arch. klin. Med. **41**. — WALKO: Wien. klin. Wschr. **1916**, Nr 11. — WOLFF: Beitr. Klin. Inf.krkh. **5** (1916).

Febris wolhynica. Fünftage-Fieber.

Die Befunde ergeben eine mäßige oder geringe Anämie, neutrophile Leukocytose (bis 30000), Lymphocytose und Eosinophilie im Intervall.

Die Angaben von HILDEBRANDT über leukämieähnliche Blutbilder muß ich nach Einsicht der Präparate in Abrede stellen. Die Myelocyten sind nur vereinzelt, wie bei vielen anderen Infektionskrankheiten. Ähnlich spricht sich BENZLER aus. NEULAND fand in eingehender Studie: Anämie nicht häufig und unspezifisch, fast immer normale Hb.- und R.-Werte, punktierte und polychromatische Zellen indessen nahezu immer. Eine durch die Krankheit erzeugte Eos. fand er nie, ebensowenig eine sichere Lymphocytose, wohl aber in den Anfällen neutrophile Leukocytose.

Lit.: ARNOLDI: Z. klin. Med. **86**. — BENZLER: Münch. med. Wschr. **1916**, 1276; **1917**, 887. — ENDERLE: Med. Klin. **1917**, Nr 47. — GRAFE: Münch. med. Wschr. **1917**, Nr 42. — GUTMANN: Med. Klin. **1917**, Nr 44. — HILDEBRANDT: Münch. med. Wschr. **1917**, Nr 18. — JUNGMANN: Dtsch. med. Wschr. **1917**, Nr 12. — KORBAL: Dtsch. med. Wschr. **1916**, Nr 40. — LABOR: Wien. klin. Wschr. **1916**, Nr 34. — LEHNDORFF: Beitr. Klin. Inf.krkh. **7**. —

NEULAND: Nürnberg 1918. — ROOS: Med. Klin. 1917, Nr 37. — RUMPEL: Dtsch. med. Wschr. 1916, Nr 22. — SCHILLING: Münch. med. Wschr. 1917, 724. — STINZING: Münch. med. Wschr. 1917, 155. — STRISOWER: Wien. klin. Wschr. 1917, 1186; 1918, Nr 18. — THÖRNER: Dtsch. med. Wschr. 1916, Nr 50. — WERNER u. HÄUSSLER: Münch. med. Wschr. 1916, Nr 28.

Dysenterie. Ruhr.

I. *Bacillenruhr.* Nach MARCOVICI zeigen $^2/_3$ der Fälle Leukopenie, $^1/_3$ normale Werte, nur sehr wenige leichte Vermehrung (bis 10900). EWALD gibt für unkombinierte Ruhr normale oder leicht erhöhte L.-Zahlen, leichte Eosinophilie und etwas Lymphocytose an; dagegen für Mischinfektion hohe Leukocytose (20000 nicht selten) mit Vorherrschen der N. und Verschwinden aller Eos. GALAMBOS hält die Leukocytose für konstant und der Schwere des Falles parallel (bis 37000). Auch LÄMPE berichtet von Leukocytosen, sogar bis 40000 mit wenig $\mathcal{L}$.; vor dem Tode L.-Sturz.

Ich sah oft mäßige neutrophile Leukocytosen mit einer erheblichen Zahl von Plasmazellen und kleinen, reifen Myelocyten beim Abklingen der schweren Erscheinungen. Dabei waren schwer toxische Erscheinungen an den N. auch bei günstig verlaufenden Erkrankungen häufig.

Lit.: EWALD: Fol. haemat. (Lpz.) Arch. 22 (1917). — GALAMBOS: Wien. klin. Wschr. 1917, Nr 14. — GOTTSCHALK: Münch. med. Wschr. 1924, 1358. — LÄMPE: Med. Klin. 1923, 540. — MARCOVICI: Fol. haemat. (Lpz.) 26, 41 (1920). — PAETZMANN: Inaug.-Diss. München 1918.

II. *Amöbenruhr* zeigt nach SCHILLING und W. FISCHER mäßige Leukocytose, mit auffällig stark degenerativen Kernen der N. Die Eos. sind ungefähr normal die Monoc. entgegen anderslautenden englischen Angaben nicht vermehrt. W. FISCHER erwähnt leichte neutrophile Leukocytose ohne Zunahme der Monoc. und Abnahme der Eos. Das Blutbild sei wenig eigenartig und für die Diagnose kaum verwertbar. Mäßige Anämien ohne Erniedrigung des F.-I. beschreibt IZAR. Eosinophilie von 47% gibt BILLET an.

Über Befunde bei einfachem Darmkatarrh (meist [$^2/_3$] normale Werte), bei Colica mucosa (normale Zahlen, aber $\mathcal{L}$. und Monoc. vermehrt) und Darmtuberkulose s. MARCOVICI.

Lit.: BILLET: C. r. Soc. Biol. Paris 1905, 874. — IZAR: Riforma med. 1928, 1237. — SCHILLING u. W. FISCHER: Dtsch. med. Wschr. 1919, Nr 36.

Pappatacifieber

bietet bei plötzlichem Beginn und hohen Fiebern und schwerem Krankheitsgefühl nach SCHILLING und ZLOCISTI außer der vielfach nachgewiesenen Leukopenie mit Lymphocytose und Monocytose eine sehr erhebliche Zunahme der stabkernigen N., oft bis zu überraschend hohen Graden, bei allgemeiner Neutropenie und bei oft erhaltenen Eos. Auch WEINBERG hebt als diagnostisch wichtig die Lymphocytose und Mononucleose hervor.

Lit.: SCHILLING: Münch. med. Wschr. 1917, 724. — WEINBERG: Arch. Schiffs- u. Tropenhyg. 23, 1331. — ZLOCISTI: Berl. klin. Wschr. 1917, Nr 14.

Diphtherie.

Die große Mehrzahl der Fälle verläuft mit neutrophiler Leukocytose, wie zahlreiche Autoren berichten (FELSENTHAL, FLESCH und SCHLOSSBERGER, SCHLESINGER, MORSE, BILLINGS, EWING, eig. Beob.).

Starke Leukocytosen werden besonders beobachtet bei Sekundärinfektionen und schweren Fällen (20—45000 bei 3 tödlichen Fällen, TRENKEL); indessen kommt auch als Knochenmarksinsuffizienz ein starker Abfall der L. vor dem Tode vor (GILBERT, BILLINGS, TRENKEL). Leichte Fälle bieten geringe oder fehlende Leukocytose.

Die Vermehrung der L. wird von den postinfektiösen Erscheinungen der Lymphocytose und Eosinophilie abgelöst. Auch Plasmazellen kommen in hohen Werten vor, besonders nach Serumexanthemen.

Die Eos. fehlen den schweren Stadien der Diphtherie nur selten ganz, sind aber doch spärlich und treten als prognostisch günstige Erscheinungen vor dem Abfall der Temperatur in allmählich steigender Zahl auf. Bei tödlichen Affektionen sahen ENGEL und SCHLEIP zahlreiche neutrophile Myelocyten, RECKZEH und SCHINDLER indessen nur wenige.

Die Prognose darf nur unter voller Berücksichtigung des klinischen Bildes vorgenommen werden (Kurvenbeobachtungen!).

Über die Veränderungen infolge von Seruminjektionen geben BEZANÇON et LABBÉ hauptsächlich nach französischen Quellen eingehenden Bericht; indessen gehen die Befunde weit auseinander. Auf Serum sah TRENKEL bei günstig verlaufenden Fällen L.-Abnahme, dagegen bei schweren letalen nur geringe Reduktion. Auch über Tierversuche mit Diphtherietoxin geben die genannten Autoren zahlreiche Einzelheiten.

Literatur über Diphtherie.

BENNECKE: Jena 1909. — BESREDKA: Ann. Inst. Pasteur **1898**, 305. — BIENENFELD: Jb. Kinderheilk. **65** (1907). — BILLINGS: Med. Rec. **1896**, 582. — BOUCHUT et DUBRISAY: C. r. Soc. Biol. Paris **1877**, 158.
DUPÉRIÉ: C. r. Soc. Biol. Paris **1914**, 272; Gaz. Sci. méd. Bordeaux **1913**.
ENGEL: Dtsch. med. Wschr. **1897**. — EWING: N. Y. med. J. **1895**, 197.
FELSENTHAL: S. 589. — FLESCH u. SCHLOSSBERGER: Jb. Kinderheilk. **62** (1905).
GABRITSCHEWSKY: Ann. Inst. Pasteur **1894**, 673. — GRAWITZ: Z. klin. Med. **22**.
MORSE: Boston med. J., 7. März **1895**.
PÉE: S. 589.
RECKZEH: Dtsch. Arch. klin. Med. **77** (1903). — REINERT: S. 243. — RIEDER: S. 243.
SCHINDLER: S. 589. — SCHLEIP: Atlas. — SCHLESINGER: Arch. Kinderheilk. **19** (1896); **30** (1901). — SIMON: Arch. Méd. expér. **1903**; J. Physiol. et Path. gén. **5** (1903).
THOMAS: Inaug.-Diss. Leipzig 1911. — TRENKEL: Inaug.-Diss. Zürich 1919.
WEISS, S.: Jb. Kinderheilk. **58** (1903). Jodreaktion. — WILSRICH: Inaug.-Diss. Freiburg 1914.
ZIEGLER u. SCHLECHT: Dtsch. Arch. klin. Med. **92**, 567 (1908).

Die Anginaaffektionen und verwandte Krankheiten.

I. Angina mit gewöhnlicher, neutrophiler Reaktion — septische Anginen.
II. Anginen mit Eosinophilie.
III. Lymphocytenangina = lymphatische Reaktion — epidemisches Drüsenfieber.
IV. Plasmazellenangina.
V. Monocytenangina.
VI. Anginen mit unreifen Zellen — leukämische Angina als Teilerscheinung einer Myelose oder Lymphadenose.
VII. Leukämoide Reaktion bei Sepsis usw.
VIII. Granulocytopenie, Typus SCHULTZ.
IX. Symptomatische Granulocytopenien.

Unter dem klinischen Bilde der Anginaerkrankungen sieht man eine Reihe von ganz verschiedenen Affektionen verlaufen, deren Erkenntnis und Unterscheidung von außerordentlich großer diagnostischer, klinischer und praktischer Bedeutung ist. Die klinischen Bilder gleichen sich oft ganz weitgehend, obwohl es sich um völlig verschiedene Erkrankungen handelt, und nur durch sorgfältige Blutuntersuchungen kann das richtige Verständnis über die vorliegende Erkrankung erreicht werden, und mit diesem Verständnis ist dann die Prognose gegeben. Viele lymphatische Reaktionen erschrecken durch allgemeine Drüsen- und durch Milzschwellung sowie durch die Zahl der jungen

Lymphocyten und durch die Höhe der Lymphocytenwerte und täuschen leukämische Erkrankungen vor: Die Prognose wird irrtümlich schlecht gestellt, so schon in der ersten Beobachtung solcherart von TÜRK[1]. Andererseits wird bei einem beschränkten Lokalbefund und bei dem anscheinend nicht so schlimmen Blutbefund die „Agranulocytose“ verkannt und die fast stets letale Prognose zu günstig angesehen.

Schon in früheren Jahren haben wir es oft erlebt, daß eine anscheinend nicht übermäßig schwere nekrotisierende Angina gelegentlich rasch und unerwartet eine bösartige Wendung genommen hatte, und die Blutuntersuchungen ergaben dann, daß in der Tat die Angina nur eine Teilerscheinung einer schwersten akuten Leukämie gewesen war. Seit TÜRK kennen wir auch schwere, tödlich verlaufende Anginen, bei denen im Gegensatz zu den gewöhnlichen Erkrankungen die neutrophile Leukocytose völlig fehlt und im Gegenteil eine immer stärkere Reduktion der Gesamtleukocytenzahl und vor allem der N. eintritt bis zu fast völligem oder sogar völligem Verschwinden dieser Zellart aus dem Blute. Seit den klassischen Schilderungen von W. SCHULTZ fürchten wir diese an sich nicht so seltenen „Agranulocytosen“ ganz besonders. Diese Erkrankungen scheinen zunächst nach Eindruck und Gesamtbild zur Sepsis zu gehören und auch der Blutbefund spricht in keiner Weise gegen diese Annahme, indem bei zahlreichen schwersten Sepsiserkrankungen das myeloische System gehemmt und sogar vernichtet wird als eine biologische Variante einer Sepsis. TÜRK hat daher in seiner Beobachtung von septischem Granulocytenschwund gesprochen.

In der Folgezeit hat man sich freilich überlegt, ob nicht von vornherein eine konstitutionelle Anlage das immerhin doch sehr Auffällige des Bildes erklären könnte. Es könnte eben auch eine große Toxinmenge bei einer akuten Sepsis in Betracht kommen.

Nun hat 1922 W. SCHULTZ den Versuch gemacht, aus der großen Gruppe dieser „Agranulocytosen“ eine Erkrankung mit Angina und Granulocytenschwund als eine besondere Krankheit abzugrenzen, sie als Krankheit *Agranulocytose* bezeichnet und sie von den symptomatischen „Agranulocytosen“ abgesondert. Er wollte sie damit namentlich aus der Gruppe der Sepsis herausheben und als etwas Besonderes darstellen. Es ist sein großes unbestreitbares Verdienst, auf die Besonderheiten dieser Erkrankungen nachdrücklich aufmerksam gemacht und ihr Studium weitgehend gefördert zu haben.

Bevor ich aber auf die Darstellung näher eingehe, möchte ich alle Blutreaktionen, welche bei anginösen Affektionen vorkommen, schildern; *denn Reaktionen des Blutes und der blutbildenden Gewebe sind es, die uns vor Augen treten,* und erst auf Grund weiterer Untersuchungen und kritischer Betrachtungen und Abstraktionen bauen wir uns dann Krankheitsbilder auf. Nie würde dazu der Blutbefund allein genügen, so wertvoll er in diagnostischer Hinsicht auch sein kann. Aber auch der bakteriologische Befund gibt uns vielfach keine Sicherheit. Bei Diphtheriebacillenbefunden können Bacillenträger vorliegen und die vorliegende schwere Affektion ist doch etwas ganz anderes; Streptokokken können Sekundärinfektionen bei Leukämien darstellen. Fusospirillosis findet sich auch außerhalb der Angina Plaut-Vincent. So kann nur die kritische Bewertung aller Befunde uns genügende Sicherheit geben.

I. Anginen mit neutrophiler Reaktion des myeloischen Apparates.

Bei der einfachen Angina ist die mäßige neutrophile Leukocytose meist von 8—15000, gelegentlich auch bis 22000 und ein Fieber von durchschnittlich

[1] TÜRK: Wien. med. Wschr. **1907**.

3 Tagen das gewohnte Bild, sofern nicht Komplikationen dazutreten. Wenn die Lymphknoten stärker beteiligt sind, dauern die Fieber durchschnittlich 6 Tage. Mit dem Ablauf der Fieber stellt sich postinfektiöse Lymphocytose ein und die vorher verschwundenen Eos. steigen an und die N. sinken zur Norm zurück. Bei Komplikationen, wie verborgenen Eiterungen, Drüseninfektionen, dauert die leukocytäre Reaktion wesentlich länger, und diese Erscheinung macht uns vielfach gerade darauf aufmerksam, selbst bei Fehlen anderer klinischer Zeichen, daß der Prozeß in der Tiefe noch nicht abgeklungen ist.

Pathologisch in der Granulation veränderte N. finden sich nur bei schweren Fällen und nur in geringem Grade. Einige Plasmazellen sind nicht selten. Bei abscedierenden Tonsillitiden ist das klinische Bild schwerer, die Temperaturen dauern länger und die L. bewegen sich meist zwischen 12—20000. — Leicht pathologische N. kommen öfter vor.

Einzelne lang sich hinziehende febrile Erkrankungen bereiten dann erst große Sorge; eine genaue Kontrolle der Blutbefunde gibt aber Beruhigung; so folg. Beispiel:

26jähr. Arzt; nach Ablauf der gewöhnlichen Angina immer wieder peritonsilläre Eiterungen, Fieber, Drüsenschwellungen. Gewichtsabnahme.

	Gesamt-Lk.	Neutr.	Eos.	Baso.	Monoc.	Lymphoc.	Myeloc.
5. 6.	12940	9834	194	65	647	2135	65
19. 6.	7400	5994	185	74	333	814	—
22. 6.	12600	9324	294	—	840	2142	—
28. 6.	12400	9114	248	—	1488	1550	—
30. 6.	10000	8550	100	50	650	650	—
3. 7.	13700	11508	—	—	685	1507	—

Dieser Fall, der zeitweise mit seinen hohen Temperaturen und schweren subjektiven Beschwerden in seinem langen Verlaufe an eine Sepsis denken ließ, zeigt die hohe prognostische Bedeutung des Blutbildes. Es wurden nie die schweren toxischen Veränderungen der N. gefunden, wie bei allen septischen Prozessen, außerdem verschwanden die Eos. nur bei der letzten Eiterung und sanken die £. nur zeitweise und boten rasch wieder die postinfektiöse Lymphocytose. Die Verhältnisse des Blutes erlaubten bei dem klinisch zeitweise sehr kritischen Bilde eine gute Prognose zu stellen und das Vorhandensein ernsterer Komplikationen abzulehnen.

Bei fortschreitender Infektion in der Tiefe kommt es zu der gefürchteten Infektion kleiner Venen im Tonsillargebiet und darüber hinaus zu *septischen Thrombosen* der Vena facialis und jugularis, zu Embolien in die Lunge und zu eitrigen metastatischen Pneumonien, die nahezu immer zum Tode führen.

Bei diesen Erkrankungen sehen wir gewöhnlich hohe entzündliche Leukocytosen völlig entsprechend den Verlaufsarten anderer septischer Prozesse. Auch das klinische Bild entspricht dem vollständig mit Schüttelfrösten, Schweißen, Prostration, und fast immer lassen sich ohne Schwierigkeit Streptokokken im Blute nachweisen.

Wir finden klinisch und radiologisch die Erscheinungen der Lungenherde und ermessen daraus die Schwere des Leidens.

Im Blute bieten 12 Fälle meiner Klinik Leukocytose zwischen 12—24000 unter starkem Dominieren der N. Jetzt sind schwerste pathol. Veränderungen an den Kernen und an der Granulation der N. häufig, auch Vakuolen (sogar bis 10 in einem N.), Eos. verschwinden rasch, Monoc. meist in normaler Zahl, £. meist unter 1000, stark vermindert und vor dem Tode Abfall bis 219.

26jähr. Mann: 10. 11. Halsweh, 15. 11. Arzt gerufen, 39,4. 16. 11. Tonsillen groß, keine Pfröpfe, keine Lymphknoten. Atmung oberflächlich, schnell, zahlreiche bronchopneum. Herde. Pleuritisches Reiben, P. 140, Milz groß. — Später Ikterus. Vorfall: septisches Bild. Streptokokkensepsis. Tonsillitis und Peritonsillitis purulenta. Thrombophlebitis der V. faciei und jugularis. Multiple Lungenabscesse.

17. 11.	18000 L.	16650 N.	810 Monoc.	450 £.	90 Plsz.
18. 11.	22620 „	20810 „	1018 „	792 „	—
18. 11.	18750 „	16875 „	1125 „	750 „	—

2 geheilte Fälle tonsillogener Sepsis mit Lungenherden zeigten hohe neutrophile Leukocytose bis 25000 und 56000 und schwerste pathologische Veränderungen der N. Die Monoc. machen die Schwankungen der N. mit. Die ℒ. erreichten zur Zeit der schwersten Infektion niedrige Werte, gingen aber nie so tief wie bei den letalen Affektionen. Gelegentlich einige Myelocyten. Das Bild der Angina Plaut-Vincent scheint keiner einheitlichen Krankheit und keiner einheitlichen Reaktion zu entsprechen. Manche unserer Beob. zeigten starke lymphatische Reaktionen.

Auch in diesen klar ausgeprägten Bildern der Sepsis erlebt man die zweifellose toxische Knochenmarkinsuffizienz mit Übergang der Leukocytose in starke Leukopenie und extreme Neutropenie unter den schwersten toxischen Veränderungen der Blutzellen. Hierher zählt die Beobachtung von Halir (Beob. 1). In der Tonsille verborgener Absceß, Thrombose der Vena jugularis. Schwer septisches Bild mit Lungenabscessen und Empyem; Leukocytose von 30000, N. 84: in 5 Tagen auf 2400,, N. 93, Monoc. 1, ℒ. 6 gefallen; von Chiari und Redlich: 60jähr. Mann, nekrotisierende Angina, Tod nach 4 Tagen, Leukocyten nur noch 2000 und nur einkernige Zellen. Im Blute massenhaft hämolytische Streptokokken nachweisbar.

Lit. (siehe Handbücher): Bennecke: Jena 1909. — Schultz, W.: Monogr. S. 612. — Seiler: Inaug.-Diss. Zürich 1931. — Tarnow: Med. Klin. **1921**, 1024. — Trenkel S. 599.

II. Anginen mit auffälliger Eosinophilie.

Ich habe schon 1900 derartige Beobachtungen gemacht. Anginen ohne alle nekrotischen Prozesse mit stärkerem Befallensein des Allgemeinbefindens und auffälliger Milzschwellung und längeren Temperaturen, so daß diese Erkrankungen in der Zeit einer Typhusepidemie mit Typhus in Differentialdiagnose kamen. Die Eosinophilie des Blutes widerlegt aber sofort den Verdacht auf Typhus. Daß es sich um abortive Scarlatinafälle gehandelt hatte, war in keiner Weise wahrscheinlich und nicht zu beweisen. Hierher zählt vielleicht die Beobachtung Peter: 11% Eos. beim Bild der Angina Plaut-Vincent.

Natürlich ist aber stets bei Anginen mit Eos. sehr ernstlich an die Möglichkeit eines Scharlachs zu denken.

III. Lymphocytäre Anginen.

Anginen mit ungewöhnlich starker lymphocytärer Reaktion (fälschlich Monoc.-Angina), lymphoidzellige Anginen, *lymphatische* Reaktion, z. T. auch ohne ausgesprochene Angina vorkommend.

Derartige Erkrankungen erscheinen im allgemeinen klinisch nicht schwer, obwohl es auch Ausnahmen gibt; immerhin dauern die Fieber lange, meist bis 12 Tage. Eigentlich gangränöse Prozesse in der Mundhöhle fehlen, wohl aber können stärkere diphtherieähnliche Beläge über ulcerösen Partien vorhanden sein. Die meisten Kranken sind denn auch als Diphtherien geschickt worden, aber alle 15 Fälle meiner Klinik gaben nie Diphtheriebacillen. Leichte Grade von häm. Diathese, z. B. kleine Blutungen am Zahnfleisch oder am Rachendach sind nicht ungewöhnlich. (Zahlreiche eig. Beob., Schmidheiny, Königsberger, Downey.) Häufig ist eine beträchtliche Lymphdrüsenschwellung am ganzen lymphatischen Apparat nachweisbar und besonders bei jugendlichen Personen, die fast allein befallen sind, auch eine deutliche Milz- und leichte Leberschwellung. Gelegentlich ist diese Beteiligung des gesamten lymphatischen Apparates so stark, daß schon an dem klinischen Bild und dann erst recht aus dem Blutbild eine akute lymphatische Leukämie diagnostiziert wird. Das Blutbild ist in manchen Fällen für die Annahme einer akuten Lymphadenose verführerisch. Hohe Gesamtzahlen, bis 30000 und mehr Leukocyten, dabei starkes Vorherrschen der Lymphocyten, also hohe absolute Lymphocytose und dabei gerade sehr viele junge Lymphocyten und Lymphoblasten; auch stark atypische Formen. Die N. sind in Kern und Granulation normal oder bei schweren Fällen nur gering verändert. Viele dieser Zellen wurden auch als Monoc. aufgefaßt oder zwischen Lymphocyten und Monoc. nicht scharf unterschieden. Wir werden aber sehen, daß diese Trennung absolut nötig ist. Der Verlauf dieser Erkrankungen erscheint ausnahmslos günstig. Eine eigentliche schwerere häm. Diathese fehlt. Eine Beob. von Königsberger mit Verschwinden der Blutplättchen und sehr verlängerter Blutungszeit hatte eine familiäre konstitutionelle Grundlage für das Ungewöhnliche des Falles. Von kleinen lokalen Ausnahmen habe ich oben gesprochen. Veränderungen der Blutungszeit und der Gerinnungszeit sind sonst nicht bekannt. Die Lymphocytose bildet sich gewöhnlich nach längerem Bestehen allmählich zurück, kann aber doch auch mit pathologischem Einschlag eine Reihe von Monaten nachweisbar sein. Einzelne Beob. zeigen erst nach längeren Fiebern Angina lacunaris (11. Tag bei Vogt).

1. $3^1/_2$jähr. Knabe, immer blaß, Magenstörungen, einmal Angina, aber rasche Heilung. Nach $1^1/_2$ Monaten hohe Fieber, Lymphknoten, erhebliche Milzvergrößerung; sehr große Tonsillen. Hb. 57, L. 12000, N. $35^1/_2$, Eos. $^1/_3$, 𝔏. $50^1/_3$, fast zur Hälfte sehr große, vereinzelt Riesen-𝔏. als Lymphoblasten und 2% ausgesprochene Riederformen. Bleibende Heilung unter völligem Verschwinden aller pathol. Zellformen.

2. 21jähr., weiblich, akut mit hohen Fiebern bis 40° erkrankt. Tonsillen mäßig groß, nicht geschwellt, links kleiner Belag, einige Mucosapetechien im Munde, walnußgroße cervicale Lymphknoten rechts, haselnußgroße links, eine große submentale, keine anderen Lymphdrüsen, Milz palpabel, Blutkultur steril. Hb. 95, L. 4320, N. 42, Eos. $1^2/_3$, Monoc. $2^1/_3$, Ma. $^1/_3$, 𝔏. $29^1/_3 + 24^1/_3$% große pathologische 𝔏. Bald ganz gesund und Verschwinden der pathologischen 𝔏. (viele Kontrollen). 2 Jahre später starke Angina. L. 12600 und neutrophile Leukocytose ohne pathologische 𝔏. Dauerheilung.

18jähr. Mann: 30. 3. Starke Schwellung am Hals rechts, abends Schmerzen. T. 39. 31. 3. Schwellung links, Schluckweh. T. 38,5. 1. 4. Heftige Halsschmerzen, Nasenbluten, Kopfweh. T. 40. 2. 4. Halsweh stärker. 3. 4. Eindruck schwerkrank. Schmerzhafte Halsdrüsen, Rachen rot, Tonsillen groß, hochrot, schmutziggelbe nekrotische Beläge, Milz sehr groß, gut fühlbar. Temp. dauern an. 6. 4. Kleine Petechien an Gaumen und Uvula. Kleiner Ulcus am vorderen Gaumenbogen. Ab 8. 4. allmähliche Besserung. Allgemeine Drüsenschwellung geht zurück. 20. 4. Milz immer noch fühlbar, noch sehr müde, bis zum 13. 4. Beläge an den Tonsillen.

4. 4.	15000 L.	3488 N.	38 E.	525 Monoc.	10608 𝔏.	128 Plsz.	116 Myeloc.
6. 4.	12800 „	2816 „	— „	512 „	9280 „	96 „	32 „
7. 4.	12500 „	4906 „	— „	875 „	6531 „	125 „	63 „
9. 4.	5650 „	2430 „	28 „	409 „	2755 „	— „	— „
10. 4.	4680 „	1919 „	31 „	343 „	2325 „	— „	— „
12. 4.	6460 „	2035 „	258 „	452 „	3553 „	— „	— „
13. 4.	7370 „	2309 „	197 „	393 „	4447 „	— „	— „
16. 4.	5270 „	1370 „	66 „	329 „	3373 „	92 „	— „
19. 4.	5875 „	1528 „	— „	352 „	3701 „	244 „	— „
26. 4.	7000 „	3570 „	— „	770 „	2345 „	245 „	— „

Für das besondere dieser Fälle spricht, daß eine 2. Angina ein Jahr später auftretend in völliger normaler Weise die typische neutrophile Leukocytose ohne jede abnorme Reaktion des lymphatischen Apparates ergibt (eig. Beob. [Lehrbuch, 3. Aufl.], ebenso Sprunt). Es kann sich daher nicht, wie manche Autoren (Bauer, Jagic, Deussing) geglaubt haben, um eine besondere Konstitution des Individuums handeln, sondern es ist eine besondere Krankheit mit besonderem Erreger anzunehmen (Naegeli [1923]), den wir noch nicht kennen. Diese Auffassung habe ich seit Jahren auf Grund eig. Beob. vertreten und die Beobachtungen über Epidemien solcher Fälle (siehe unten) sprechen ganz außerordentlich in diesem Sinne. Ferner haben Baar durch Milchinjektion und WICHELS durch Schwefelinjektion kurze Zeit nach Abklingen der Krankheit nur gewöhnliche neutrophile Leukocytose erhalten. NYFELDT behauptet den Erreger der Krankheit gefunden zu haben. Genau aber wie die eigentliche Monocytenangina sicherlich eine besondere Krankheit darstellt, obwohl es Monocytenreaktion auch sonst gibt, genau so ist auch die gar nicht seltene Lymphocytenangina eine besondere Krankheit. Die ungewöhnliche lymphatische Reaktion des Blutes verbindet sich mit einem besonderen klinischen Krankheitsbild, so daß aus der Art und dem Verlauf der Angina und aus der allgemeinen Schwellung des lymphatischen Apparates die Abgrenzung der Krankheit möglich ist. Es zeigt sich eine ausnahmslos günstige Prognose, ein Befallensein jugendlicher Personen, vielleicht auch ein besonderes histologisches Lymphknotenbild. Leider fehlen gerade in dieser Hinsicht genügende Untersuchungen. Ich finde nur eine Schilderung von

NELKEN: Mschr. Kinderheilk. **31**, 151 (1925).

Angina mit lymphatischer Reaktion. 4jähr. Kind schwer krank, Halsaffektion ähnlich Diphtherie, masernähnlicher Ausschlag, alle Lymphknoten fühlbar, radiologisch Hilusdrüsen sehr vergrößert, Milz und Leber nichts Auffälliges. L. 58000, 7 Stabkernige, 30 Segmentkernige, 56 Lympho, 3 Monoc., 1 Myeloblast, 2 Myelocyten, dabei schwere Atypie? der Lymphocyten.

Excidierte Lymphdrüsen: Gleichmäßige Hyperplasie „lassen am ehesten an lymphatische Leukämie denken".

Später excidierte Lymphdrüsen: Starke Follikelbildung mit Keimzentren.

LONGCOPE: Mikroskopische Untersuchung einer Lymphdrüse.

„Die normale Struktur ist fast völlig verschwunden. Es besteht eine ausgesprochene lymphoide Hyperplasie der Keimzentren, deren Zellen karyorrhektische und karyokinetische Kerne zeigen. In den Lymphräumen zwischen den Strängen besteht aktive Proliferation *epitheloider* Reticulumzellen mit gelegentlicher Bildung großer einkerniger Zellen von beinahe Riesenzellengröße. Einige dieser großen epitheloiden Zellen sind auch mit den Zellen in den Lymphsträngen gemischt. Gelegentlich sieht man einen eosinophilen Leukocyten. Das Bild erinnert sehr an HODGKINsche Krankheit, obwohl man es kaum wagen darf, eine bestimmte Diagnose zu stellen."

HARTWICH: Lymphatische Reaktionen bei Anginen, mehrere Beobachtungen.

Excidierte Inguinaldrüsen sehr zahlreich, hyperplastische Adenitis, starke Zunahme der Reticulumzellen und der Sinusendothelien.

Es ist überaus auffallend, daß W. SCHULTZ in seiner Monographie zwar die Monocytenangina eingehend an Hand von sieben eig. Beob. beschreibt, daß er aber über keine eigene Lymphocytenangina verfügt und dieser Krankheit keine Sonderstellung einräumt und sie nur nebenbei zitiert. Offenbar sind aber die Lymphocytenanginen die weitaus häufigeren Erkrankungen, ganz abgesehen von den epidemischen mit Drüsenfieber. Die erste Beob. geht schon auf TÜRK (1907) zurück. In meinem Lehrbuch sind diese Erkrankungen seit der ersten Auflage geschildert und mit eigenen Beispielen belegt. Erst in der Arbeit mit MIRISCH hat SCHULTZ (1927) auch auf diese lymphocytären Anginen hingewiesen.

Epidemisches Drüsenfieber.

Vor einigen Dezennien wurde für Erkrankungen des lymphatischen Apparates mit ausgedehnter oder allgemeiner Vergrößerung der Lymphknoten und der Milz der Ausdruck *Drüsenfieber* (PFEIFFER) gebraucht. Es kann heute nicht mehr entschieden werden, was dabei vorgelegen hatte. Ganz besonders war die Affektion den Pädiatern bekannt.

In neuerer Zeit wurden ähnliche oder identische Beobachtungen als Drüsenfieber beschrieben, so von BALDRIGE als akute Infektionskrankheit 50 Fälle.

Im Blute finden sich viel „Monoc.", gelegentlich sogar überwiegend, dann auch „endotheloide Zellen" und sogar völliger Mangel an „$\mathfrak{L}$.". Die Struktur der Lymphknoten sei erhalten; CHEVALLIER berichtet auch von einer Reaktion der Endothelien in den Lymphknoten, so daß Bilder ähnlich dem Lymphogranulom entständen. Die Blutzellen erklärt er für lymphatisch; auf Kollargol und andere Reize reagiere das Knochenmark mit neutrophiler Leukocytose. Milztumor finde sich bei 50% der Fälle. Angina nicht jedesmal vorhanden.

Guthrie und Pessel erwähnen eine Epidemie von 300 Erkrankungen: plötzlicher Beginn, Schüttelfrost, Halsweh. Fieber 38—39,5, Conjunctivitis, palpable Lymphknoten, Milztumor, dann allgemeine Lymphknotenvergrößerung, besonders hinter dem Sternocleidomastoideus. Rachenrötung. Im Blut zuerst Leukocytose, nachher Lymphocytose. Tidy und Dariel sahen 24 Fälle in einer Epidemie. Ferner liegen Beobachtungen vor von West. Ob es sich um die gleiche Krankheit bei den Epidemien wie bei den isolierten Fällen handelt, läßt sich noch nicht entscheiden.

IV. Plasmazellenangina.

Diese Erkrankung verläuft klinisch völlig unter dem Bilde der eben geschilderten Affektion und ist von ihr nicht scharf abzugrenzen. Ich möchte aber eine vorläufige Trennung doch vornehmen, weil es doch nicht sicher ist, daß Plasmazellen ohne weiteres aus der normalen Lymphocytenbildung hervorgehen. Es ist nämlich nach den Untersuchungen von Aschoff und auch nach eigenen Erfahrungen viel wahrscheinlicher, daß die Plasmazellenbildung von den Adventitiazellen ausgeht, im Knochenmark wie in den Lymphknoten und daß also eine biologische Differenz anzunehmen ist. Aber unbedingt gehören Plasmazellen und Lymphocyten zusammen. Auch bei der Lymphadenosis reagiert nicht nur das normal vorhandene lymphatische System, sondern auch das lymphocytopotente adventitielle Gewebe (siehe Fabian, Naegeli, Schatiloff, siehe Lymphadenosen. Daher ist die enge Verwandtschaft unserer Gruppen III und IV ohne weiteres klar, und sie ist auch cytologisch leicht zu beweisen.

Schon bei der einfachen lymphatischen Reaktion bei den Lymphocytenanginen (Gruppe III) findet man einige Plasmazellen, die übrigens ja auch bei zahlreichen anderen Erkrankungen in einigen Prozenten, vor allem z. B. bei Rubeolen, vorkommen. Bei der Plasmazellenangina ist nun aber die Tendenz zu Plasmazellenbildung eine ganz auffällige und stark ausgeprägte, so daß Plasmazellen oft in gewaltig großen Massen in 10, 20, 30 und mehr Prozenten auftauchen, oft in enorm großen Exemplaren, aber mit allen Zwischenformen zu kleinen, großen und jungen Lymphocyten.

Diese Erkrankungen verlaufen im allgemeinen mit längeren Fiebern und schwerer Störung des Allgemeinbefindens, aber doch offenkundig ausnahmslos günstig. Die Drüsenschwellung kann ebenfalls nach Monaten noch vorhanden sein, selbst an ungewöhnlichen Orten, z. B. in der Axilla; auch die Milz kann länger groß bleiben. Selbst nach Monaten ist die starke Tendenz zu Plasmazellenbildung bei sorgfältigen Prüfungen der lymphatischen Zellen nachweisbar.

Es gibt auch sporadisch „lymphatische Reaktion“ mit Fiebern von längerer Dauer und allgemeiner Drüsenschwellung, bei denen eine Angina fehlt oder vielleicht nur sehr unerheblich und initial bestanden hat.

Zu erwägen ist bei der Diagnose, daß hochgradige lymphatische Reaktionen ätiologisch ganz anderer Art, bei Typhus, Parotitis epidemica, Erythema subitum (bis 99% $\mathfrak{L}$.!), Pertussis, bei Leicheninfektion (Cabot), nach Zeckenstich (Haberfeld), bei Rectumcarcinom mit Lymphdrüsenmetastasen (Benedict), bei Nackenkarbunkel (Hueper) und vielen anderen Affektionen vorkommen.

Literatur.

Andersen: Kongreßzbl. inn. Med. **48**, 731. R. 3,4.

Baar: Wien. klin. Wschr. **1922**, 973. — Baldrige: Arch. int. Med. **38**, 416 (1926). — Benedict: Kongreßzbl. inn. Med. **1929**, 1073 (ob hierher?). — Bloedorn u. Houghton: Arch. int. Med. **27**, 315 (1921). — Brill usw.: J. amer. med. Assoc. **84**, 668 (1925). — Bruining: Kongreßzbl. inn. Med. **22**, 393.

CADY: Amer. J. med. Sci. **175**, 527 (1928). — CALL: Kongreßzbl. inn. Med. **53**, 597. — CARNOT: Bull. Soc. méd. Hôp. Paris **1927**, 1009. — CHEVALLIER: Kongreßzbl. inn. Med. **52**, 510; Sang **2**, 166 (1928). — COSTRELL: Amer. J. med. Sci. **173**, 472 (1927). — CROSS: Zit. bei DOWNEY.

DEUSSING: Jb. Kinderheilk. **88** (1918); Dtsch. med. Wschr. **1918**, 513; Med. Klin. **1920**, 726. — DOWNEY u. MC KINLEY: Arch. int. Med. **32**, 82 (1923).

FRIESLEBEN: Dtsch. Z. Chir. **173**, 45 (1922).

GLANZMANN: Monogr. Berlin: S. Karger 1930. — GUTHRIE u. PESSEL: Amer. J. Dis. Childr. **29**, 492 (1925).

HARTMANN: Dtsch. Arch. klin. Med. **163**, 257 (1929). — HARTWICH: Dtsch. Arch. klin. Med. **163**, 257 (1929). — HERZ: Monogr. ak. Leuk. Berlin, Wien 1911. — HOPMANN: Dtsch. Arch. klin. Med. **142**, 196 (1923). — HRABOWSKI: Münch. med. Wschr. **1929**, 1283. — HUEPER: Kongreßzbl. inn. Med. **54**, 484.

JAGIC u. SCHIFFNER: Wien. med. Wschr. **1920**, 27.

KLIENEBERGER: Münch. med. Wschr. **1914**, 1159. — KÖNIGSBERGER: Arch. Kinderheilk. **80**, 161 (1927). — KWASNIEWSKY u. HENNING: Dtsch. med. Wschr. **1926**, 277.

LENHARTZ: Dtsch. Arch. klin. Med. **159**, 13 (1928). — LONGCOPE: Amer. J. med. Sci. **164**, 731 (1922). — LORENTZ: Klin. Wschr. **1929**, 211; Med. Klin. **1928**, 1582.

MARCHAND, F.: Dtsch. Arch. klin. Med. **110**, 359 (1913). Fall 2. — MERKLEN: S. 510. — MORSE: J. amer. med. Assoc. **77**, 1402 (1921).

NELKEN: Mschr. Kinderheilk. **31**, 151 (1925). L. 58000. — NYFELDT: C. r. Soc. Biol. Paris **101**, 590 (1929). Erreger.

PFEIFFER: Jb. Kinderheilk. **29**, 257 (1889). Epid. Drüsenfieber. — PREUSS: Klin. Wschr. **1926**, 993. — PREUSS u. WICHELS: Klin. Wschr. **1926**, Nr 22.

SABRAZÈS: J. Méd. franç. **1911**. — SCHMIDHEINY: Schweiz. med. Wschr. **1927**, 241. 12 F. — SCHULTZ: Dtsch. med. Wschr. **1922**, 1493. — SCHULTZ u. MIRISCH: Virchows Arch. **264**, 760 (1927). — SCHWARZ, E.: Wien. Arch. inn. Med. **19**, 206 (1929); Wien. klin. Wschr. **1929**, 98. — STERNBERG: Wien. klin. Wschr. **1920**, 553. — SPRUNT u. EVANS: Bull. Hopkins Hosp. **31**, 357, 410 (1920).

TIDY u. DARIEL: Lancet **205**, 9 (1923). 24 F. Epid. — TIDY u. MORLEY: Brit. med. J. **1**, 452 (1921). — TRENCKNER: Kongreßzbl. inn. Med. **54**, 48. — TÜRK: Wien. med. Wschr. **1907**, 399.

VOGT: Wien. klin. Wschr. **1930**, 720.

WARD: Lancet **1916**. — WEST: Arch. of Pediatr. **13**, 889 (1896). Epid. v. 96 F. — WEISS: Wien. Arch. klin. Med. **14**, 303 (1927). — WICHELS: Münch. med. Wschr. **1926**, 14. — WILSON: Fol. haemat. (Lpz.) **38**, 14 (1929).

ZADEK: Med. Klin. **1925**, 688. Zum Teil hierher. — ZIKOWSKY: Wien. klin. Wschr. **1929**, 1344.

V. Monocytenangina.

Es ist von W. SCHULTZ (1922) eine besondere Angina mit ganz ausgesprochener, lang dauernder, charakteristischer Monoc.-Vermehrung in 7 Fällen geschildert worden, ebenso von seinem Schüler BAAR. Bei seinen Beobachtungen handelt es sich fraglos um richtige Monoc.; denn die Zellen sind absolut typisch nach der bildlichen Wiedergabe, zeigen auch die feine Oxydasenreaktion der Monoc., und die Vermehrung dieser Zellen dauert Wochen oder Monate, ja selbst Jahre und es sind ungewöhnlich hohe Werte von Monoc. gesehen worden.

Auch das klinische Bild der Erkrankung ist ein besonderes. Die Rachenentzündungen bieten ein diphtherieähnliches Bild, jedoch fast immer in Beschränkung der Beläge und Nekrosen auf die Tonsillen selbst. Die Erkrankten sind jugendliche Leute zwischen 12 und 27 Jahren und das Leiden verläuft stets günstig. Es besteht immer lokale Drüsenschwellung und in einem Teil der Fälle auch generalisierte Drüsenvergrößerung, stets Milzschwellung, öfters auch Lebervergrößerung, nie Ikterus, nie Anämie, nie Pl.-Abnahme, keine häm. Diathese. Fieber anfangs hoch — 39—40,8 und was besonders auffällig ist, die Fieber dauern lange, in den Fällen von SCHULTZ 13—34 Tage. Die Milzschwellung blieb wochen- und monatelang, einmal sogar 2 Jahre.

Während nun die Monocytenwerte hoch sind, zeigen die Lymphocyten prozentlich und absolut in der akuten Phase für lange Zeit beträchtliche Abnahme, z. B.:

Fall I. 14. Tag: 11000 L., N. 23, E. $^1/_2$, Ma. $^1/_2$, *Ł*. $7^1/_2$, **Monoc. 68.**
19. Tag: 11600 L. 22. Tag: N. 26, *Ł*. 8, Monoc. 66.
2 Monate nach Entlassung: N. 42, E. 4, *Ł*. 25, Monoc. 26.

Fall II. Monoc. bis 27% in der akuten Phase.
Am 28. Tag: N. 78, Ꝉ. 16, Monoc. 5. Nach $1\frac{1}{4}$ Jahren: N. 71, Ꝉ. $12\frac{1}{2}$, Monoc. 10.
Fall III. 9. Tag: 5100 L., N. 34, Ꝉ. 10, Monoc. 50.
25. Tag: 5700 L., N. 33, E. 3, Ꝉ. 11, Monoc. 53.
Jetzt tritt komplizierende Otitis media auf, daraufhin Monoc. am 33. Tag auf 6% zu rückgedrängt, später, am 38. Tag aber Monoc. 17 und am 42. Tag Monoc. 18. Selbst nach 2 Jahren Monoc. 24%, auf 6300, N. $44\frac{1}{2}$ und Ꝉ. $26\frac{1}{2}$. In der späteren Zeit machte hier die Abtrennung der Ꝉ. von Monoc. erhebliche Schwierigkeiten.

Vierter Erkrankungsfall. Zeigt bei 16 000 L. 35% Monoc., Ꝉ. 16, später am 5. und 7. Tage 14600 L bei N. 40, Ꝉ. 11, Monoc. 39 und am 18. Tage 11000 L. bei N. 16, Ꝉ. 5 und 78 Monoc.

Sehr ähnlich eig. Beob. mit hoher Monocytose, aber Krankheitsbild recht leicht:

28jähr. Dienstmädchen hat jedes Jahr einmal an Mandelentzündungen gelitten, mußte etwa 8 Tage im Bett bleiben. Nie Gelenkrheumatismus oder andere Beschwerden in der Folge. Stammt aus gesunder Familie, in der keine Tuberkulose vorgekommen ist.

Am 3. Jan. 1930 erkrankt Pat. akut mit Frösteln, Fieber, Schmerzen im Hals. Schluckweh, Brechreiz. Sie mußte auch kleine Eiterfetzchen spucken. Hierauf tritt Kopfschmerz auf. Am folgenden Tag konsultiert Pat. den Arzt, welcher sie ins Spital einweist.

Doppelseitige Tonsillenhyperplasie, Rötung und Schwellung besonders rechts, es kommen Eitermassen aus der rechten Tonsillenfalte. Blutstatus ergibt Bestehen einer Monoc.-Angina, während klinisch das Bild sich in keiner Weise von einer lacunären resp. abscedierenden Tonsillitis unterscheidet.

	4. Tag	6. Tag	7. Tag	8. Tag	9. Tag	10. Tag	11. Tag	13. Tag	14. Tag	15. Tag
L.	5066	3844	3750	5260	5400	6930	6622	7020	8133	8800
N.	5%	19%	24%	33%	43%	45%	62%	70%	63%	68%
Ꝉ.	16 „	16 „	26 „	32 „	24 „	27 „	14 „	18 „	22 „	21 „
Mo.	78 „	62 „	46 „	28 „	27 „	25 „	17 „	8 „	10 „	9 „

Im Abstrich sind Di.-Bac. nicht gefunden worden, auch sonst nichts Besonderes. Wird beschwerdefrei nach 11 Tagen aus dem Spital entlassen.

Aus der Literatur kommen als sichere Monoc.-Anginen in Betracht die Beobachtungen von:

HALIR (Beob. 4): 20jähr. Mädchen, 9 Tage Fieber, starkes Halsweh, nur Submaxillardrüse geschwollen; bei 12200 Leukocyten mit 22% Monoc., N. 58, E. 2, Ꝉ. 23.

CARNOT: 26 Jahre. 23 Tage lang Fieber, L. 15000, N. 28, Ꝉ. 2, Monoc. 70. Großes Ulcus der Tonsillen, generalisierte Drüsenschwellung, Heilung.

BAADER: Bis 78% Monoc. Fälle von W. SCHULTZ.

HOPMANN: 83% Monoc. bei 14200 L., 3 Tage Fieber. Anfänglich Myeloblasten, gaben Oxydasen Reaktion, später gelapptkernige Monoc.

LANDSBERG: Tonsillitis, schwerer Zustand, etwas benommen. Spur Ikterus, Nekrosen der Mucosa. 3200 L., E. 1, Ꝉ. 7, Monoc. 92, Heilung nach 10 Tagen.

LÖHE u. ROSENFELD: 40jähr. Frau, nekrot. Ulcus an der Tonsille. Lymphdrüsen-Leber-Milzschwellung. 11000 L., N. 59, E. 2, Ꝉ. 16, Monoc. 24.

Es scheint nach der manchmal außerordentlich langen Dauer der Monoc.-Vermehrung sicher, daß hier etwas Besonderes vorliegt und wiederum kann ein konstitutioneller Faktor wohl ausgeschlossen werden, weil in dem Falle der eitrigen Otitis sofort die normale neutrophile Leukocytose eingetreten ist, ebenso bei HOPMANN auf Milchinjektion. Histologische Untersuchungen der Drüsen fehlen.

Da beim Tier durch den Bac. monocytogenes typische hochgradige Monocytose (ich sah Präparate durch die Liebenswürdigkeit von BLOOM-Chicago) regelmäßig erzeugt werden kann, ist das Auftreten einer Monoc.-Angina beim Menschen als besonderes Krankheitsbild mit besonderem Erreger anzunehmen.

Anginen mit Monocytenreaktion.

BAADER: Dtsch. Arch. klin. Med. **140**, 227 (1923).
CARNOT: Bull. Soc. méd. Hôp. Paris **1927**, 1009. — CATTANEO: Haematologica (Palermo) **11**, 63 (1930). Exp. Monocytose durch Vaccine.
DU BOIS: Acta med. scand. (Stockh.) **73**, 237 (1930). Eher Retikulose.
HAKEN: Dtsch. med. Wschr. **1927**, 565. — HALIR: Wien. Arch. inn. Med. 8, 343 (1924). — HOPMANN: Dtsch. Arch. klin. Med. **142**, 196 (1923).
KWASNIEWSKY u. HENNING: Dtsch. med. Wschr. **1926**, 277. 1 Teil d. Beob.
LANDSBERG: Klin. Wschr. **1929**, 507. L. 3200, Eos. 2, Ꝉ. 7, Monoc. 92%. Dauer 10 Tage. LÖHE u. ROSENFELD: Dermat. Z. **53**, 373 (1928). Genet. s. unklar. — LORENTZ: Med. Klin. **1928**, 1582; Klin. Wschr. **1929**, 211.
OTT: Schweiz. med. Wschr. **1930**, 263.
SCHULTZ, W.: Siehe S. 612. — SEILER: S. 602.

VI. Anginen mit unreifen myeloischen Zellen im Blute.

1. *Typische Leukämien,* aber für Anginen gehalten.

a) *Akute* Myelosen. Seit langer Zeit kennen wir jene Patienten, die mit dem Bilde einer gewöhnlich hoch fieberhaften Halsaffektion in die Klinik eingewiesen werden und bei denen die sorgfältige Blutuntersuchung Leukämie ergibt. Jedes Jahr kommen derartige Erkrankungen auf die Klinik unter der Diagnose: *Angina,* oder *Angina Plaut-Vincent,* oder ähnlichen Diagnosen. Die Milzschwellung, eine evtl. vorhandene Drüsenschwellung, werden als Ausdruck der Sepsis angesehen. Die Angina hat häufig (aber nicht immer!) den Charakter einer nekrotisierenden oder gangränösen Affektion. Vielfach sind auch am Zahnfleisch Infiltrate oder Nekrosen vorhanden und zeigt sich eine lokale oder allgemeine häm. Diathese. Bakterien fehlen im Blute bei eingehenden Prüfungen, oder kommen erst spät als Mischinfektion aus den Gangränherden hinzu. Die Krankheit macht den Eindruck einer schweren Infektionskrankheit; aber im Blute fehlen jene pathologischen neutrophilen Zellen ganz oder fast ganz, die wir mit Regelmäßigkeit bei schweren Kokkenaffektionen der Mundhöhle beobachten. Es ist das Bild der akuten Myeloblasten Leukämie mit pathologischen Myeloblasten, das vorliegt, und in der Regel führt die Krankheit in kürzester Zeit zum Tode. Die Angina ist hier eine Teilerscheinung des Leidens, häufig aber ein Frühzeichen, das viel zu gering bewertet wird und das ohne zuverlässige Blutuntersuchung nie richtig beurteilt wird.

b) *Chronische Myelosen* mit akutem Schub: Anginabild. Es gibt auch anscheinend chronisch verlaufende, bisher nicht erkannte Myelosen, bei denen plötzlich eine „Angina“ auftritt und nun auf dem Boden der leukämischen Krankheit rasch zum Tode führt.

Hierher zähle ich die Beob. von HALIR: 26jähr. Mann, mit 10 Jahren Mandelentzündung, kurz dauernd. Jetzige Affektion Beginn vor 10 Tagen, schleichend, mit Schluckbeschwerden, Fieber, Appetitlosigkeit, Aussehen blaß, Zahnfleisch stellenweise dunkelrot, beide Tonsillen mächtige weißgelbliche Beläge, Fötor ex ore, im Harn etwas Eiweiß. Bald Temperaturanstieg auf 39,4, Petechien, zeitweise starkes Nasenbluten, dann Milztumor, Leukocyten 13600, *L*. 5, Monoc. 13, neutrophile Myelocyten 67, E. 1%, N. 14.

Temperatur steigt, Puls 120, im Harn Eiweiß und Blut, bakteriologische Untersuchung negativ (Prof. GHON), nach 5 Tagen L. 15600, *L*. 6, Monoc. 2, N. 5, Myelocyten 87%, Exitus.

Klinische Diagnose: Angina Plaut-Vincent, Sepsis mit Reizung des myeloischen Apparates.

Autopsie: Nekrotisierende gangränöse Angina, großer Milztumor, myeloische Leukämie.

Ich halte es für wahrscheinlich, daß die Monoc. hier Promyelocyten gewesen sind und daß die Affektion einen akuten Schub auf dem Boden einer chronischen Myelosis darstellt. Die Annahme, es hätte eine septische Angina zu einem leukämischen Blutbild geführt, möchte ich zurückweisen. Das Blut entspricht einer chronischen, nicht einer akuten Affektion. Daran kann die Anamnese nichts ändern. Ob die Angina eine rein leukämische oder eine interkurrente infektiöse Affektion gewesen ist, möchte ich nicht entscheiden. Auch Kombination ist sehr wohl möglich.

c) *Chronische Lymphadenose* mit Halserscheinungen. Es gibt eine Reihe Beobachtungen der Literatur, bei denen Tonsillen bei Verkennung einer Lymphadenose operativ angegangen worden sind, so auch in mehreren eig. Beob. — Gewöhnlich entstehen enorme lebensgefährliche Blutungen, bei Kindern auch schwerste Kollapszustände und Exitus nach wenigen Tagen (Beob. STIRNIMANN).

In der Beob. BROGSITTER lag akuter Schub einer Lymphadenose vor, bei der aber schon 1/4 Jahr vorher diphtherieähnliche Rachenprozesse, schwere Anämie und fast völliges Fehlen von L. bestanden hatte.

Lit. s. Leukämien.

VII. Frage einer leukämoiden Reaktion bei Sepsis und Granulocytopenien.

Einige wenige Autoren sind wie STERNBERG der Meinung, daß es sich bei akuten Myelosen mit Mundhöhlenaffektionen um Sepsis mit myeloischer Reaktion handle, nicht aber um Leukämie. Solche septische Erkrankungen kommen natürlich auch vor, aber sind doch durchaus anders zu bewerten. Die Zahl der unreifen Zellen und der Grad der myeloischen Metaplasie ist alsdann geringfügig und die Zeichen toxischer Einwirkung auf das Blut klar ersichtlich (pathologische Neutrophile). Vor allem hat DECASTELLO die von STERNBERG erwähnten Fälle als einfache mäßige Reaktionen bei Sepsis hingestellt, die von akuter Myelose weit entfernt seien. Nun sind in letzter Zeit aber einige auffällige Beobachtungen bekanntgegeben worden, bei denen zunächst ein mäßiger Prozentsatz von Myeloblasten gefunden worden ist, die Erkrankung aber später doch mit Myelose geendigt hat. Die Erkennung einiger weniger Myeloblasten in einem pathol. Blutbilde ist aber unter Umständen nicht leicht. SCHWARZ hat eine derartige Affektion in der Gesellschaft der Ärzte zu Wien 1924 unter der Annahme eines Myeloblastenblutbildes gezeigt, später aber bekannt gegeben, daß es sich doch nicht um Myeloblasten, sondern um Lymphocyten in abnormer Gestalt gehandelt habe. Es war eine Lymphocytenangina mit Ausgang in Heilung. Auch andere Beobachtungen der Literatur mögen auf einer irrigen Deutung der Zellen beruhen. Gleichwohl ist es sehr wahrscheinlich, daß es auch heilbare Myeloblastenanginen, d. h. Anginen mit einer Myeloblastenreaktion gibt, so kritisch dieses Gebiet heute noch aufzufassen ist.

Hierher die Beob. von A. HERZ (1926) bei 50% Myeloblasten, Heilung. v. DOMARUS (1929) im Blute 48% Myeloblasten, Heilung; FRIEDEMANN (im Blute zahlreiche unreife Markzellen); KAZNELSON (1928) nach Granulocytopenie bei der Zunahme der N. unreife myeloische Zellen; JEDLIKA (1928) 51% Myeloblasten, 3% Promyelocyten (war wohl Leukämie mit Sepsis); gleiche Beob. PARVOULEK. Alle diese Fälle bieten septische und leukämische Bilder, oft mit schweren Anginen und Nekrosen in den Mundhöhlen. Diese Nekrosen sind vielfach sicher sekundär wie bei ZETTERQVIST, LINDBOM, auch in eig. Beob., BANTZ, LORET. Manche leukämoide Blutbilder bei Sepsis zählen hierher, so MORAWITZ, SIMON, TEETER, SCHENK und PEPER, SCHÄFER, REDLICH.

Lit. s. Leukämien und Kurve geheilter Granulocytopenie mit enorm viel Myelocyten (Abb. 94, S. 516).

VIII. Granulocytopenie = Agranulocytose.

Für diese „Krankheit“ hat W. SCHULTZ zuerst folgende Merkmale als wesentlich hingestellt.

1. Vorwiegendes Vorkommen bei weiblichem Geschlecht.

2. Hohe Temperaturen im Beginn und ulceröse Prozesse im Munde, aber auch gelegentlich an Vulva, Larynx usw.

3. Stets Subikterus.

4. Vereinzelt, nicht regelmäßig Milz- und Leberschwellung.

5. Keine häm. Diathese.

6. Schwere Knochenmarksaffektion, entsprechend dem enormen Rückgang der neutrophilen Zellen. Fehlen neutrophiler Elemente im Knochenmark; aber der erythroblastische Apparat ist nicht geschädigt.

7. Keine (gewöhnliche) Sepsis, keine Eiterung, keine Bacillen im Blut, oder erst später durch septische Mischinfektion. Von der Agranulocytose zu trennen wäre nach dieser Begriffsfassung von SCHULTZ, die Agranulocytosen jener Affektionen, die den ganzen leukopoetischen Apparat im Knochenmark betreffen und die FRANK *Aleukie* genannt hat, bei der auch eine Schädigung der

Blutplättchen und eine Affektion der Knochenmarksriesenzellen und damit eine häm. Diathese vorhanden ist.

Eine noch weitergehende Knochenmarkstörung prägt sich aus in der *Panmyelophthise Frank,* bei der auch die roten Blutzellen von der schädlichen Noxe getroffen werden, so daß nun auch schwerste Anämien entstehen.

Es bieten nach meiner Ansicht nur diejenigen Fälle, die außerordentlich akut in wenigen Tagen zum Tode führen, das Bild der reinen Agranulocytose ohne häm. Diathese und ohne Pl.-Reduktion. Man kann sich aber denken, daß bei längerem Verlauf der Krankheit auch diese weiteren Schädigungen noch hinzugekommen wären. Es ist doch von vornherein nicht denkbar, daß bei einer akuten Schädigung die Anämie gleich hochgradig wird, und es erscheint auch nicht wahrscheinlich, daß durch die Knochenmarksschädigung die Riesenzellenbildung oder die Pl.-Produktion schlagartig aufhören sollte; mindestens fehlen dafür zur Zeit alle Beweise.

Akute Granulocytopenien Typus SCHULTZ: eig. Beob.

32jähr. Frau. Vor $^1/_2$ Jahr heftige Angina. 16. 4. Hals- und Schluckweh, Schwellung der rechten Halsseite. 17. 4. Beschwerden größer, müde, Kopfweh. T. bis 40°. 18. 4. Schwellung auch links. T. 39—40°. 19. 4. Heftige Halsschmerzen, T. bis 39,4°. Atemnot.

20. 4. Kräftig gebaut, schwerkranker Eindruck, beide Tonsillen groß und zusammenfließende weißgelbe Beläge, schmierig; auch an Uvula und an der hinteren Rachenwand zahlreiche große Lymphdrüsenpakete. Milzdämpfung groß. Puls 112. Labil. Hb. 50%.

21. 4. Sehr unruhig, Schmerz in Armen und Beinen. T. 39,9°. P. 140. Cyanose, Dyspnoe. P. 160. Exitus. R. 4,32, Pl. reichlich L. 1080. N. —! Monoc. 36, ℒ. (altkernig) 1015, Plsz. 29. ℒ. fast alle mit Azurgranula.

Sektion: Angina necrotica. Streptokokkensepsis. Lungenödem. Alle Knochenmarkspräparate ohne Granulocyten. Ich halte hier die Sepsis eher für terminal. Blutkultur im Leben negativ. Die vollständige Vernichtung aller granulierter L. entspricht mehr dem Typus SCHULTZ.

34jähr. Arzt, früher leichte Spitzenaffektion. 5. 9. 15 akut erkrankt und 8 Tage Fieber zwischen 39 und 39,5°. 11. 9. Ikterus, Durchfälle. Am Ende der 2. Woche akut auftretende generalisierte Lymphdrüsenvergrößerung; überall haselnußgroße Knoten; erst empfindlich, dann indolent. Milz groß, palpabel. 16. 9. L. 2000, N. $8^1/_3$!, Eos. 0, Ma. $^1/_3$, Monoc. $^2/_3$, ℒ. $90^2/_3$%, davon $8^2/_3$% Plasmazellen. Excision einer Leistendrüse. Diagnose des pathologisch-anatomischen Institutes: Lymphadenom, sicher nichts Entzündliches!

Bald Abfall des Ikterus, allmähliche Entfieberung und Besserung, aber normale Temperatur erst mit 27. 9. erreicht.

25. 9. L. 8700, Hb. 90, R. 4,9, ℒ. 89%, meist an Plasmazellen erinnernd.
1. 10. L. 8800, Hb. 90.
5. 10. L. 8800, Hb. 90, ℒ. 64, Eos. 2, N. 34%.
7. 10. N. $29^1/_2$, Eos. $2^1/_2$, Ma. $1^1/_2$, Monoc. $13^1/_4$, ℒ. $52^1/_2$, fast alle normal, Plasmaz. 2.
12. 10. L. 5600, N. 54, ℒ. 41%.
Seither völlig wohl. Krankenhausdirektor.

Diese Beob. zähle ich heute zum Typus SCHULTZ der Granulocytopenien gehörend; denn die Lymphocytose ist nur eine postinfektiöse und die enorme Neutropenie entsprach der Höhe der Krankheit. Sodann ist typisch der Ikterus und das Fehlen einer Anämie und einer häm. Diathese.

Subikterus und Ikterus sind in solchen Beob. schon Zeichen der beginnenden Blutzerstörung, und dieser Prozeß wird mit größter Wahrscheinlichkeit bei längerer Lebensdauer sich noch stärker ausprägen. Auch Pl.-Abnahme und leichte Purpurazeichen finden sich oft schon nach wenigen Tagen einer Granulocytopenie.

Zeichnen wir nun das klinische Bild: Der Beginn ist gewöhnlich stürmisch mit hohen Temp., entzündlichen Prozessen an den Tonsillen mit rasch ulcerös und gangränös werdenden Stellen. Manchmal scheint das Bild einer Angina necrotica vom Charakter Plaut-Vincent oder einer Diphtherie vorzuliegen, und es werden auch die Bacillen gefunden; aber bald zeigen sich auch Ulcerationen und nekrotische Prozesse am Zahnfleisch, am Gaumen, seltener an der Nase oder an der Vulva und verraten, daß es sich um eine *allgemeine* Affektion handelt. Die Lymphknoten am Halse brauchen nicht von Beginn an geschwollen zu sein, sind aber später fast stets vergrößert. In einigen Fällen aber wurde jede Drüsenschwellung vermißt. In einer Anzahl der Fälle verläuft die Temp.-Kurve mehr oder weniger irregulär und auch der Beginn kann etwas schleichender einsetzen. Das Allgemeinbefinden leidet gewöhnlich stark, der Appetit fehlt, eine gewisse Dösigkeit, ja leichte Benommenheit der Pat. fällt frühzeitig auf. Der Puls geht hoch, ein Subikterus entsteht rasch. Im Urin finden sich Eiweiß, rote Blutkörperchen, Zylinder. Später (diese Fälle werden aber von SCHULTZ abgetrennt) sehen wir Nasenbluten, Zahnfleischblutungen, ohne das typische Bild der häm. Diathese mit Knochenempfindlichkeit und verlängerter Blutungszeit. Im Blute ist nun ein außerordentlich wichtiges Zeichen des progressiven Rückgangs der L., und zwar in allererster Linie der N. von 6000 und 5000 auf 1000, 800, 300 und noch tiefer. ELKELES sah überhaupt keine L. mehr in der Zählkammer und in Ausstrichen nur ganz vereinzelte *£*. Ein verschwindender Prozentsatz der N. 6, 5, 2, 1 ist das Gewöhnliche und in manchen Fällen kann man auch bei längstem Suchen keine einzige Zelle entdecken. Myelocyten sind vereinzelt. Öfters bereitet die Scheidung zwischen Monoc. und Lymphocyten den Autoren erhebliche Schwierigkeiten, und ich nehme an, daß zahlreiche breitleibige Lymphocyten als Monoc. gezählt werden, wie mich Kontrollen eingesandter Blutausstriche überzeugt haben. Einige Autoren finden auch Plasmazellen, so LOVETT bei 1200 L. sogar 21% neben 71% *£*. und 5% N. Die Blutplättchen sind anfänglich noch nicht wesentlich reduziert, später aber stärker, ebenso findet sich im Anfang noch keine Anämie, was nach dem oben Geschilderten nicht verwunderlich ist.

Von großer und prinzipieller Bedeutung erscheint mir der von mir regelmäßig erhobene, in der Literatur nirgends niedergelegte *Befund schwerster pathologischer Veränderungen an den Kernen, am Protoplasma und an der Granulation der N.* Das ist der Hinweis auf die infektiöse Noxe und der Beweis, daß in derartigen Fällen ein Erreger vorhanden ist, der Wirkungen auf die Mesenchymzellen entfaltet analog den Pneumo- und Streptokokken.

Die Dauer der Affektion beträgt 3 oder mehr Tage, seltener zieht sich das Leiden 10 bis 20 Tage hin. Die Mortalität stellte sich nach den bisherigen Zusammenstellungen auf etwas über 90%.

Das Knochenmark ist enorm zellarm, zeigt oft Nekrosen, enthält nur wenige oder gar keine Neutrophile, aber Myeloblasten reichlich, gelegentlich aber noch reichlicher Myelocyten und eosinophile Zellen und Riesenzellen. Bei derartigen Erkrankungen ist selbstverständlich das Knochenmark noch weniger geschädigt. Die Oxydasereaktion ist bei etwas länger dauernden Erkrankungen häufig negativ gefunden, aber Proteolyse mit Knochenmarksbrei angestellt noch positiv. Bei länger dauernden Erkrankungen ist auch diese Fermentreaktion als negativ zu erwarten. Um die nekrotischen Prozesse, z. B. in der Mundhöhle, zeigt sich nicht die geringste neutrophile Reaktion. Festgestellt sind ferner in wenigen Fällen akute endokarditische Prozesse, häufiger Leberveränderungen und Lebernekrose. Der retikuloendotheliale Apparat ist mehrfach in Hyperplasie gefunden worden, und HUEPER deutet das als kompensatorische Tätigkeit.

Besonders akute Verlaufstypen bieten im Blute keine Bakterien, in späteren Untersuchungen wurden die verschiedensten Erreger gefunden, nur selten fehlt Ikterus vollständig und, wie mir scheint, nur in perakuter Erkrankung.

Bei den in Heilung übergehenden Fällen wird später neutrophile Leukocytose mit myeloischen Zellen beobachtet. Hierher Beobachtungen von ZETTERQVIST, FRIEDMANN, ZIKOWSKI, JEDLICKA, BIX, HOCHE, OTTENHEIMER, WYAT, KAZNELSON. (Leukocytose bei der Besserung, später aber doch Tod.)

In der Behandlung werden kleine Reizdosen, z. B. $^1/_{20}$ HED auf die Röhrenknochen (FRIEDEMANN), Transfusionen, Vigantol, Terpentinöl zu Absceßbildung und Arsenpräparate empfohlen.

Granulocytopenien Typus SCHULTZ[1].

ALDER: Fol. haemat. (Lpz.) 38, 155 (1929). Übersicht. — ANDERSEN: Ref. Kongreßzbl. inn. Med. **48**, 731. — AUBERTIN u. LÉVY: Arch. Mal. Cœur **2**, 369 (1928).

BAAR: Fol. haemat. (Lpz.) **35** (1927). Isol. Erythrophthise. — BAKKER u. KUYER: Kongreßzbl. inn. Med. **56**, 112. — BALTZER: Virchows Arch. **262**, 681 (1926). — BANTZ: Münch. med. Wschr. **1925**, 1200. Anämie! — BASCH: Fol. haemat. (Lpz.) **31**, 191 (1925). Fall 5. Andere leuk. Aff. — BATTEN: Lancet **1929**, 440. — BAUTZ: Med. Klin. **1923**, 1669. Häm. Diathese. — BENHAMOU: Kongreßzbl. inn. Med. **55**, 437. — BICKEL: Kongreßzbl. inn. Med. **55**, 572. — BIX: Wien. klin. Wschr. **1928**, 1185. — BLUMENTHAL: Dtsch. med. Wschr. **1928**, 1089. — BLUMER: Amer. J. med. Sci. **179**, 11 (1930). Wohl Myelose. — BOCK u. WIEDE: Fol. haemat. (Lpz.) **42**, 7 (1930).

[1] Der hier vorgenommene Versuch, den Typus SCHULTZ von symptomatischen Granulocytopenien auszuscheiden, ist in manchen Fällen der Literatur nicht möglich. Oft finden sich kryptogenetische und symptomatische Granulocytopenien in der gleichen Publikation.

Chevallier: Sang **2**, 166 (1928). — Chiari u. Redlich: Wien. klin. Wschr. **1926**, 1510. Sepsis, viell. sekundär. — Clerc usw.: Bull. Soc. méd. Hôp. Paris **1927**, 295. — Corbin: Kongreßzbl. inn. Med. **56**, 234. — Crawford: Amer. J. med. Sci. **175**, 175, 622 (1928).

Dahlen u. Wahlgren: Acta med. scand. (Stockh.) **65**, 407 (1927). — Douwney and Mc Kinley: Arch. int. Med. **32**, 82, 112 (1923).

Ehrmann u. Preuss: Klin. Wschr. **1925**, 267. — Elkeles: Med. Klin. **1924**, 1614; **1928**, 1832. Mit Pl. >.

Feer, W.: Schweiz. med. Wschr. **1926**, 551. — Flandrin: Bull. Soc. méd. Hôp. Paris **1926**, 1459. Häm. Diath. — Franke: Fol. haemat. (Lpz.) **40**, 419 (1930). Nach 2 J. Rückfall und Tod. — Frenckner: Kongreßbl. inn. Med. **54**, 44. — Friedemann: Med. Klin. **1923**, 1357; Z. Hals- usw. Heilk. **13**, 473 (1926); Dtsch. med. Wschr. **1927**, 2193; **1930**, 901. Röntgenther.; Z. klin. Med. **108**, 54 (1928).

Gamna: Policlinico **1926**, 517. — Gundrum: Arch. int. Med. **41**, 343 (1928). 2 Anfälle. — Günthlein: Fol. haemat. (Lpz.) **39**, 196 (1929). Meist sympt. Granulocytopenien.

Haken: Dtsch. med. Wschr. **1927**, 565. Auch Granulocytopenien. — Helly: Kongerßzbl. inn. Med. **49**, 846. — Hill: Zbl. path. Anat. **55**, 404 (1927). — Hirsch: Münch. med. Wschr. **1927**, 762. Starke Anämien u. häm. Diath. — Hoche: Wien. klin. Wschr. **1928**, 344. — Hueber: Münch. med. Wschr. **1929**, 881; Frankf. Z. Path. **40**, 312 (1930). — Hueper: Arch. int. Med. **42**, 893 (1928). — Hütcheson: Arch. int. Med. **3**, 904 (1930).

Jedlicka: Sang **1928**, 10.

Kastlin: Amer. J. med Sci. **173**, 799 (1927). Häm. Diath. — Kaznelson: Med. Klin. **1928**, 658. — Kindler: Verh. Ges. inn. Med. **1922**, 557. Isol. Erythrophthise; Mschr. Ohrenheilk. **1926**, 637. Anämie. — Koch: Zbl. Path. **48**; Erg. Path. **53**, 96 (1930). — Köhler: Dtsch. Arch. klin. Med. **155**, 155 (1927). Aplast. An., häm. Diath. — Kohn: Wien. Arch. inn. Med. **7**, 123 (1923). — Kommerell: Med. Klin. **1929**, 1816. — Korak: Med. Klin. **1929**, 1171. — Krumbhaar: Trans. Assoc. amer. Physicians **41**, 343 (1926); Amer. J. med. Sci. **172**, 519 (1926). — Kwasniewsky u. Henning: Dtsch. med. Wschr. **1926**, 277. Ein Teil.

Landsberg: Klin. Wschr. **1930**, 891. Hautnekrose. — Lauter: Med. Klin. **1924**, 1324. Fall 2. — Leon: Dtsch. Arch. klin. Med. **143**, 118 (1923). — Leuchtenburger: Fol. haemat. (Lpz.) **39**, 63 (1929). — Licht u. Hartmann: Dtsch. med. Wschr. **1925**, 1518. — Lindbom: Acta med. scand. (Stockh.) Suppl. **16**, 581. — Longcope: Amer. J. med. Sci. **164**, 781 (1922). 10 F. — Lovett: J. amer. med. Assoc. **83**, 1498 (1924).

Moore u. Wieder: J. amer. med. Assoc. **85**, 512 (1925).

Nelken: Mschr. Kinderheilk. **31**, 151 (1925). — Nothmann: Klin. Wschr. **1928**, 2158.

Oppikofer: Beitr. path. Anat. **85**, 165 (1930). — Ottenheimer: Med. Klin. **1928**, 1236. — Otto: Zbl. Gynäk. **1930**, 484.

Peritz: Zbl. Chir. **1927**, 2129. Cholecystitis. — Peter: Dtsch. med. Wschr. **1923**, 279. Plaut-Vincent. O. Pl.! Knm. Riesenz.; Dermat. Wschr. **1929**, 1895. — Petri: Dtsch. med. Wschr. **1924**, 1017. — Pfab: Wien. klin. Wschr. **1925**, 1302. O. Pl., o. Megakaryoc. — Philiptschenko: Z. klin. Med. **110**, 457 (1929).

Reye: Med. Klin. **1929**, 257. 2 Phasen; Dermat. Wschr. **1929**, 1895. — Roesler: Fieberhafte leukopen. Blutkrkh. Erg. Med. **9** (1926). — Rose u. Houser: Arch. int. Med. **43**, 533 (1929). Pneumokokkensepsis. — Rotter: Virchows Arch. **258**, 17 (1925). — Rupilius: Arch. Kinderheilk. **90**, 241 (1930). — Rutledge usw.: Hopkins Hosp. Bull. **46**, 369 (1930).

Schäfer: Dtsch. Arch. klin. Med. **151**, 191 (1926) 2 Mon. später Myeloblastenleuk. — Schmidt: Ref. Kongreßzbl. inn. Med. **45**, 498. Blut b. Tonsillitis. — Schnaase: Klin. Wschr. **1928**, 2342. Knochenm. Proteolyse. — Schultz, W.: Münch. med. Wschr. **1928**, 1569, 1667; Dtsch. med. Wschr. **1922**, 1495; Verh. dtsch. path. Ges. **1930**. Disk.; akute Erkrankungen d. Gaumenmandeln. Berlin: Julius Springer 1925. — Schultz, W. u. Jacobowitz: Med. Klin. **1925**, 1642. — Schultz u. Mirich: Virchows Arch. **267**, 760 (1927). — Schwenkenbecher: Klin. Wschr. **1923**, Nr 11. Monoc.-Ang. — Spengler: Wien. klin. Wschr. **1930**, 45. Heilung. Myelobl. — Stocké: Fol. haemat. (Lpz.) **40**, 40 (1930). — Stockinger: Z. exper. Med. **65**, 27, 52 (1929).

Thoma: Med. Klin. **1928**, 2010. — Tiby u. Daniel: Lancet **205**, 9 (1923). — Trenckner: Kongreßzbl. inn. Med. **54**, 44; Klin. Wschr. **1929**, 1530. — Tschistowitsch: Dtsch. Arch. klin. Med. **162**, 231 (1928). — Türk: Wien. med. Wschr. **1907**, 399.

Weiss: Wien. Arch. inn. Med. **14**, 303 (1927); Z. klin. Med. **106**, 617 (1927). Sepsis? — Wichels: Münch. med. Wschr. **1926**, 14.

Zadek: Med. Klin. **1925**, 688. — Zikowsky: Wien. klin. Wschr. **1927**, 1576; **1928**, 1044. Ob Sepsis?

IX. Symptomatische Granulocytopenien.

Wir kennen seit vielen Jahren Krankheitszustände mit extremen niedrigen Werten der N. und sehen darin den Ausdruck besonderer, die Leukopoese hemmender Toxine und Gifte, dies vor allem beim Typhus, bei dem wir ja seit mehr als 30 Jahren die schlechte Prognose bei den Erkrankungsfällen mit niedrigen Zahlen der Gesamtleukocyten und besonders der $\mathfrak{L}$. fürchten.

Extreme niedrige Werte der N. finden wir dann auch bei Erythema subitum. Hier aber bedeutet die tiefe Zahl prognostisch absolut nichts, weil es sich um einen für den Menschen ungefährlichen Erreger handelt.

Bei Sepsis, bei Pneumonien und bei Blinddarmentzündungen kennen wir auch seit Dezennien die ganz schlechte Prognose bei niedrigen Leukocytenwerten. Wir wissen, daß bei diesen Zuständen zuerst eine Leukocytose eintritt, die dann durch die Einwirkung eines übermächtigen Toxins zu einer schweren Schädigung des Knochenmarks führt, so daß jetzt der Blutbefund in Leukopenie umschlägt.

In diese Gruppe toxischer Beeinflussungen des Knochenmarks gehören auch jene als Agranulocytosen bei Sepsis, bei Diphtherie, bei septischer Cholecystitis, besonders auch bei Lungengangrän beschriebenen Blutbefunden, eine Reihe, die sich außerordentlich leicht erweitern läßt, weil es sich hier um biologische Varianten handelt.

W. Feer sichtete 3000 Anginen der Basler Klinik und traf 186 mit weniger als 3000 L. Auch bei Diphtherie und Sepsis sah er öfters nur 900 L. und fast keine N. Ein Fall von Sepsis bei Pyelitis bot nur 300 L.

Eine andere Gruppe mit niedrigen L.-Werten stellen manche Lebercirrhosen dar, besonders auf alkoholischer Basis. Perniciosa führt zu schwerer Granulocytopenie und ich habe stets eindringlich darauf aufmerksam gemacht, daß die Zahlen der Gesamtleukocyten, der N. und vor allem der Monoc. einen direkten Maßstab für Verschlechterung oder Besserung bei Perniciosa geben. Aber trotz häufig enorm niedriger L.-Werte bei der Biermerschen Krankheit ist bisher hier nie von Agranulocytose gesprochen worden.

Ebenso ist längst bekannt die schwere Abnahme der N. und der Gesamtleukocyten bei Röntgen, Radium, Polonium, Thorium X und anderen Strahlen, und in der ersten Zeit der Röntgentherapie sind manche Patienten an zu hohen Röntgendosen unter enormem Rückgang der L. gestorben.

Bei abdominalen Formen der Lymphogranulome sind ebenfalls oft tiefe Werte der L. und N. zu erheben. In neuester Zeit wird ganz besonders auf den L.- und N.-Sturz unter dem Einfluß von Arsen, Salvarsan, Spirocid und Bismutpräparaten usw. hingewiesen, und es erscheinen dann häufig nekrotische Prozesse an den Mandeln, am Gaumen, am Zahnfleisch. Dabei spielt wohl auch die Lues neben den Medikamenten eine wichtige Rolle. Beispiele:

Die Kurve (Abb. 100) zeigt das Auftreten einer schwersten Granulocytopenie bei einer 51jähr. Frau unter Salvarsan und Bismuttherapie wegen tertiärer Lues.

Auftreten von gangränösen Prozessen in der Mundhöhle, schwere Kiefernekrose.

Gangränöser Ulcus an einem ausgetretenen Hämorrhoidalknoten. Heilung.

Abb. 94 zeigt eine schwerste Granulocytopenie bei einem 36jähr. Potator mit Lebercirrhose und Myokardaffektion. Hier ist auf Terpentinöl nach Überwindung der Leukopenie eine Leukocytose mit 57000 L. und 40000 Myeloblasten und Promyelocyten aufgetreten. Heilung. In diesen Stadien hätte man nach dem Blutbild unbedingt myeloische akute Leukämie annehmen müssen.

Die Angina war hier fraglos nur Folge des L.-Mangels. Ausgedehnte nekrotische Prozesse auf der Haut, in der Muskulatur belegen diese Auffassung.

Schwerste Abnahme der N. und L. sehen wir ferner bei heilbaren und bei tödlichen häm. Diathesen, unter Benzol, Benzin und bei klinisch ganz ähnlichen, schweren häm. Diathesen, deren Ursache uns häufig nicht klar ist und die wir als Amyelie (Untergang der weißen Blutzellen des Knochenmarks) und als Panmyelophthise (außerdem noch Untergang der roten Blutzellen) bezeichnet haben. Ich sehe in diesen Begriffen freilich nicht Krankheitseinheiten, sondern Funktionsstörungen, die zweifellos ineinander übergehen können. So läßt sich mit Radium, Röntgen, Benzin, Benzol, ohne weiteres nachweisen, daß alle Übergänge von Agranulocytose (bloßer Reduktion der N.), Amyelie, Panmyelophthise beobachtet werden können. Übrigens ist auch bei der Sepsis in der späteren Zeit mit der Schwere nicht nur die N.- und L.-Zahl im Rückgang, sondern ebenso auch die Menge der Blutplättchen und der roten Zellen. Im Grunde genommen bietet auch die Perniciosa dasselbe und auch bei der Bothriocephalusanämie (eig. Beob.) können wir Panmyelophthise beobachten mit dem Bilde der aplastischen Anämie (AUSDERAU[1]). Es ist also klar, daß

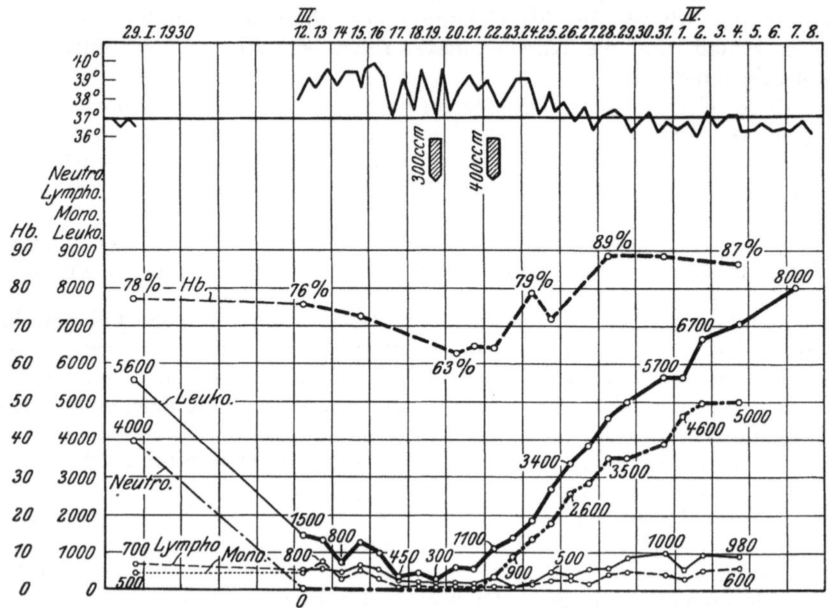

Abb. 100. Granulocytopenie bei 51jähr. Frau mit tertiärer Lues unter Salvarsan und Bismut.

hier Funktionszustände ganz verschiedener Ätiologie und ganz verschiedener prognostischer Bedeutung vorliegen. Es wird nötig sein, das hier übersichtlich zu gruppieren und darzulegen, daß symptomatische Granulocytopenien keineswegs Seltenheiten darstellen. Es gibt also Agranulocytosen in größter Menge, die nur als symptomatische betrachtet werden dürfen.

Unter all diesen Zuständen hat nun W. SCHULTZ eine besondere Krankheit, die Agranulocytose, Typus SCHULTZ, herausgehoben und sie nicht nur nach dem Blutbild, sondern auch nach dem klinischen als etwas Besonderes dargestellt. Je eingehender man sich mit diesen Fragen beschäftigt, desto mehr muß man erkennen, daß wohl die SCHULTZsche Auffassung richtig ist, daß nach seiner Schilderung eine charakteristische Krankheit vorliegt. Nur in einer Beziehung möchte ich gewisse Einwände erheben. Es scheint mir sicher, daß bei längerem Bestehen auch der Typus SCHULTZ, der Agranulocytopenie R. und Blutplättchen auch geschädigt werden können, so daß bei diesen weiteren Störungen auch die SCHULTZsche Krankheit noch nicht ohne weiteres ausgeschlossen

[1] AUSDERAU: Inaug.-Diss. Zürich 1906.

werden kann. Es ist Aufgabe weiterer Forschung, diese als Krankheitseinheit angesehene Form, gewöhnlich, aber nicht immer mit anginösen Prozessen verbunden, noch schärfer klinisch und pathologisch zu erfassen, abzugrenzen und, wenn immer möglich, auch ätiologisch zu erkennen.

Manche dieser symptomatischen Granulocytopenien werden zuerst auch als Anginen aufgefaßt.

Symptomatische Granulocytopenie.

ALLAN: Kongreßzbl. inn. Med. **52**, 760. Häm. Diath. — AUBERTIN: Monde méd. **1926**, 885. Auf Arsenobenzol; Bull. Soc. méd. Hôp. Paris **1928**, 456; **1929**, 678; Ann. Méd. **27**, 151 (1930). Salvarsan usw.

BASCH: Fol. haemat. (Lpz.) **31**, 191 (1925). Häm. Diathese. — BENATH u. PFEUFFER: Münch. med. Wschr. **1929**, 1283. Grippe, häm. Diathese. — BERTA: Virchows Arch. **272**, 313 (1929). Sepsis, schw. An., Pl.-Abn. — BICKEL: Wien. klin. Wschr. **1929**, 1186. — BLUMER: Amer. J. med. Sci. **179**, 95 (1930). Bei Sepsis. — BROGSITTER: Virchows Arch. **276**, 768 (1930). — BRUGSCH: Z. klin. Med. **111**, 485 (1929). Panmyelophthise, vielleicht Benzin. — BUCK: J. amer. med. Assoc. **93**, 1468 (1929). Schw. Anämie.

CHASSEL: Klin. Wschr. **1929**, 1962. Aleukie. — CHRISTOFF: Wien. klin. Wschr. **1929**, 335. Schw. Sepsis, Lymphdr.-Abscesse, fast o. N.-Heilung.

DALLA VOLTA: Kongreßzbl. inn. Med. **51**, 412. Lymphogran. — DAVID: Dtsch. Arch. klin. Med. **143**, 118. Sepsis; Med. Klin. **1925**, 1229. Sepsis. — DWYER: Kongreßzbl. inn. Med. **52**, **34**. Mikulicz u. Sepsis.

FARLEY: Amer. J. med. Sci. **179**, 214 (1930). Salv. — FARNADAKIS: Presse méd. **1929**, 1121. Diphth. N. 2—8%. — FEER, W.: S. 612. — FRIEDEMANN: Dtsch. med. Wschr. **1927**, 2193.

GIMPLINGER: Med. Klin. **1924**, 1073. — GORDON: Ann. int. Med. **3**, 1008 (1930). — GORKE: Münch. med. Wschr. **1920**, Nr **43**. Aleukie auf Salvarsan. — GÜNTHLEN: Fol. haemat. (Lpz.) **39**, 196 (1929). Nach Bism. Scharlach.

HABERMANN: Klin. Wschr. **1928**, 1832. Nach Impfmalaria Osteomyelitis des Unterkiefers. — HALIR: S. 481. Sepsis. — HERZOG u. ROSCHER: Z. exp. Med. **29**, 224 (1922). Salv. — HOWATH: Fol. haemat. (Lpz.) **36**, 352 (1928). Lungengangrän.

JAGIC u. SPENGLER: Med. Klin. **1923**, 431. Sepsis. — JANZ: Med. Klin. **1929**, 828. — JEDLICKA: S. 612.

KLEEBERG: Verh. Kongr. inn. Med. **1917**, 326. Thor.

LANDÉ: Klin. Wschr. **1930**, Nr 43. Bei Infekt. — LANDSBERG: Klin. Wschr. **1929**, 507. — LASCH: Med. Klin. **1929**, 425. Sepsis. — LAUTER: S. 612. — LEUCHTENBURGER: Fol. haemat. (Lpz.) **39**, 63 (1929). Fall 8. Spirocid. — LÜDTKE: Dtsch. Ges. inn. Med. **1910**; Dtsch. Arch. klin. Med. **100**. Streptokokkensepsis, 82000 L., 9 N., 85 £. Heilung.

MARCHAND: Dtsch. Arch. klin. Med. **110**, 359 (1913). — MEYER, A.: Med. Klin. **1930**, 774. Salvarsan.

OTTENHEIMER: Med. Klin. **1928**, 1236. Cholecystitis.

PERRIN: Bull. Soc. Hôp. Paris **1929**, 85. An., häm. Diathese.

SCHILOWA: Fol. haemat. (Lpz.) **42**, 297 (1930). Benzol. Knm. — STERN u. HARTMANN: Klin. Wschr. **1928**, 1230. Panmyelophth., Streptokokkensepsis. — STURSBERG: Med. Klin. **1912**, 520. Sepsis, häm. Diathese, 900 L., o. N.

THOMA: Med. Klin. **1928**, 2010. Salvarsan. — TOKUE: Kongreßzbl. inn. Med. **56**, 111. Wohl Sepsis, schw. An.

WEISS: Z. klin. Med. **106**, 617 (1927). Sepsis. — WYATT: Kongreßzbl. inn. Med. **52**, 71.

ZADEK: Med. Klin. **1925**, 688. — ZIKOWSKY: Wien. klin. Wschr. **1927**, 1576. Wohl Sepsis. — ZITTERQVIST: Acta med. scand. (Stockh.) **67**, 172 (1928).

Scarlatina.

Der Scharlach nimmt eine Sonderstellung gegenüber allen anderen Infektionskrankheiten ein, indem nur hier auf der Höhe des Fiebers hohe und oft enorme Werte von Eos. getroffen werden.

Die meisten Scharlachaffektionen verlaufen mit starker neutrophiler Leukocytose. Werte bis über 20000 habe ich oft auch bei gar nicht besonders schweren Erkrankungen gesehen. Bei sehr leichten Fällen ist die Zunahme der weißen Zellen nur eine mäßige, L.-Zahl etwa 10000; dagegen dürfte doch eine neutrophile Leukocytose nie ganz fehlen. Die L. sind schon vor Ausbruch des

Exanthems vermehrt und erfahren dann rasch einen starken Anstieg. Auf der Höhe der Affektion bleibt die erreichte Zahl mit geringen Schwankungen erhalten. Mit der Entfieberung pflegen die L. sprungweise und unregelmäßig abzunehmen; aber für alle nicht ungewöhnlich leichten Erkrankungen ist es charakteristisch, daß eine oft noch viele Tage oder mehrere Wochen dauernde Leukocytose — öfters periodischen Schüben (Fanconi) — bestehen bleibt. Erst mit dem Ende der Abschuppung finde ich in eig. Beob. Normalzahlen.

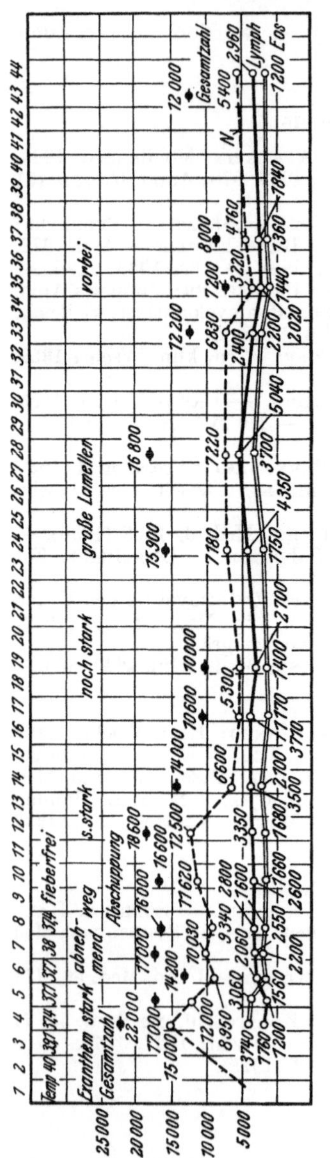

Abb. 101. Leukocytenkurve bei Scarlatina. Beispiel einer Eosinophilie.
Gesamtzahl. —— Neutrophile. ----- Lymphocyten. ═══ Eosinophile.

Diesen sonst wohl allgemein vertretenen Sätzen gegenüber macht Bennecke Opposition, indem er sagt, Scharlach an sich schaffe Leukopenie und nur die Mischinfektion Leukocytose. Dies ist aber eine rein theoretische Spekulation, die zurückgewiesen werden muß, zumal ich bei Bennecke keine nennenswerten Unterschiede finde zwischen den Fällen mit Bakteriämie und ohne solche. Zudem schließt die Eosinophilie eine starke Mischinfektion völlig aus. Reckzeh schreibt, das Charakteristische des Scharlachs ist die Leukocytose; van den Bergh und Hirschfeld fanden sie immer, ebenso Tschistowitsch. Roth traf in leichten und mittelschweren Fällen manchmal kaum erhöhte L.-Werte, bei Kindern immer viel höhere als bei Erwachsenen.

Die erste Zunahme mit Beginn der Krankheit betrifft die N., und lange Zeit, oft bis zur Abschuppung, ist der Prozentsatz und der absolute Wert sehr hoch. Im Anfang sind oft fast alle Zellen N.; dann aber sinkt der Prozentsatz stetig, auch dann, wenn immer noch die absoluten Werte erhöht sind. Die N. zeigen oft schwere Veränderungen an den Kernen und Degenerationen im Protoplasma als reichliche Vakuolenbildung, basophile Verklumpung (Döhlesche Einschlüsse), plumpe, abnorm intensiv färbbare Granula, und als Seltenheit trifft man in ihnen sogar Kokken. Diese qualitativen Veränderungen der N. gehören beim Scharlach zum wichtigsten in der Beurteilung der Schwere des Falles.

Monoc. sind immer zahlreich und absolut bedeutend vermehrt, bieten aber oft große Schwankungen.

Die *L.* erreichen im Anfang äußerst niedrige Werte, erholen sich aber mehr und mehr, und ziemlich bald entsteht eine ansehnliche postinfektiöse Lymphocytose, ohne Vermehrung der Monoc. (Roth). *Plasmazellen* sind nicht selten, aber meist in mäßiger Zahl, ausnahmsweise bei Ciuca 1mal sogar bis 17%.

Das regste Interesse beanspruchen die Eos. In den ersten 2 Tagen sind die Prozentsätze noch niedrig, die absoluten Werte vermindert, mitunter doch normal. Völliges Fehlen dürfte ungewöhnlich sein. Vom 2. und 3. Tage des Exanthems an beginnt die Vermehrung der Eos.

Bei einem 6jährigen Knaben fand ich
am 2. Tag L. 16860, N. 83,9, Eos. 2,3! Ma. 0,1, Monoc. 8,1, £. 5,2, Plasmazellen 0,4,
am 4. Tag L. 15520, N. 68,0, Eos. 5,3! Ma. 0,4, Monoc. 8,5, £. 17,0, Plasmazellen 0,9.

Die Eosinophilie geht in einer Beobachtung von TÜRK bis auf 14% und 1780, und in der am stärksten ausgesprochenen meiner Beob. gar auf 17% und absolut 3740, später 22% und 3700. Einmal konstatierte ich 25% bei 10000 L. Das Maximum der Vermehrung fällt meist auf Ende der 1. Woche.

Die Werte der Eos. sind am höchsten bei starker Leukocytose, in schweren, aber heilbaren Affektionen. Wenn die Gesamtzahl der L. nur unerheblich gestiegen ist, so finde ich relativ mäßige Vermehrungen auf 4—600; doch ist schon das für eine fieberhafte Infektionskrankheit bedeutend.

ROTH findet auch die Eosinophilie bei Kindern viel ausgesprochener als bei Erwachsenen, bei denen sie auch rasch vorübergehe.

Sehr schweren und besonders den letalen Fällen fehlt stärkere Eosinophilie (zuerst KOTSCHETKOFF, NAEGELI, GEORGESCU, MARKOVITCH, v. AMBRUS). Auch ich sah bei einem ungewöhnlich schweren septischen Scharlach am 3. Tage nur 0,1% Eos. 4. Tag Tod. Schwer septischen Scharlach ohne Eos. verzeichnen auch HEUBNER und ROTH.

Nach der zuerst eingetretenen hochgradigen Eosinophilie gegen Ende des fieberhaften Stadiums erfolgt im Beginn der Rekonvaleszenz oft ein gewisser Abfall; aber eine erhebliche, oft wieder ansteigende postinfektiöse Vermehrung zieht sich noch über viele Wochen hin, sofern die Zunahme auf der Höhe des Leidens eine beträchtliche gewesen war.

Die Ursache der Scharlacheosinophilie liegt wohl in der Bildung besonderer Substanzen in der Haut. Eine eig. Beob. spricht für diese ausschlaggebende Wichtigkeit der Hautaffektion und für Entstehung von Substanzen, die stark eosinophil chemotaktisch wirken.

Ich untersuchte 3 Geschwister, die alle gleichzeitig am 7. 2. 1900 an Scharlach erkrankt waren. Zwei boten typisches Scharlachexanthem. Die Eos. dieser Kinder betrugen: *6jähriger Knabe* am 8. 2. 144 auf 14380 L., am 9. 2. 320 auf 18740 L. und am 12. 2. 942 auf 13460 L., und eine ausgesprochene mäßige Eosinophilie blieb auch in der Folgezeit. *4jähriges Mädchen*: Die Werte verhielten sich sehr ähnlich.

Das 3. Kind, ein *7jähriges Mädchen*, zeigte ein typisches Enanthem, später eine mäßig starke Scharlachangina, indessen nie ein Hautexanthem. In diesem Falle von Scarlatina sine exanthemate mit schwerer Störung des Allgemeinbefindens und beträchtlichen Fiebern ergab die Blutuntersuchung:

2. Fiebertrag,	8. 2.	50 Eos. auf 21480 L.,	$^2/_3$% £. = 140!	$97^1/_2$% N.
	9. 2.	— Eos. auf 23320 L.,	2% £. = 470.	97% N.
	10. 2.	180 Eos. auf 18000 L.,	4% £. = 760.	95% N.
	12. 2.	— Eos. auf 23080 L.,	5% £. = 1160.	90% N.
Wohlbefinden.	14. 2.	324 Eos. auf 21400 L.,	$7^1/_2$% £. = 1645.	$85^1/_2$% N.
	17. 2.	370 Eos. auf 24200 L.,	9% £. = 2180.	81% N.
	22. 2.	40 Eos. auf 16040 L.,	16% £. = 2540.	81% N.
	2. 3.	870 Eos. auf 11600 L.,	36% £. = 4176.	52% N.

Hier fehlte also zur Höhezeit des Scharlachs die Eosinophilie. Sie kam auch später nicht deutlich zur Geltung, erst zuletzt als postinfektiöse. Ähnliche Beobachtungen über Scharlach ohne Exanthem sind sehr selten. ERBEN berichtet von einer derartigen Beobachtung, und in der Tat fehlt auch hier die Eosinophilie vollkommen! In letzter Zeit hat endlich SCHEMENSKY eine sehr gut studierte, klare Beobachtung von Scarlatina ohne Exanthem mitgeteilt, nie Eosinophilie gefunden und meine Ansicht bestätigt, daß für die Entstehung der Scharlacheosinophilie das Exanthem mit Entstehung eosinophilchemotaktischer Substanzen nötig ist. Die Parallele in der Stärke der Eosinophilie zur Stärke der Hautaffekte betont auch BIX.

Die *Mastzellen* nehmen in den späteren Stadien an Zahl zu und drücken die Hyperaktivität des Knochenmarkes aus. v. AMBRUS fand von der 3. Woche an langsam steigende Vermehrung bei 3—3,9%.

Myelocyten trifft man nach der Entfieberung gar nicht selten, meist $^1/_2$—1%; einmal betrug in eig. Beob. der Wert 3% auf 16000 L. Wiederholt sah ich auch eosinophile Myelocyten.

Bei Scharlach entwickelt sich oft eine stärkere Anämie. *Kernhaltige R.* sind vereinzelt. *Jugendliche R.* dabei häufig.

Morphologische Blutuntersuchungen verwerten wir bei Scharlach diagnostisch, wenn das Exanthem nicht typisch ausgeprägt ist, oder der Arzt erst spät konsultiert wird. Bisher ist mir die retrospektive Diagnose gelungen, und zwar aus einer Leukocytose mit reichlich Eos. Alle schwereren Fälle behalten bis zur Abschuppung eine hohe L.-Zahl.

Scarlatiniforme Erytheme zeigen gewöhnlich fast normale L. oder nur geringe Abweichung. Toxische septische Erytheme bieten im Blut oft keine einzige eosinophile Zelle, was für die Differentialdiagnose mir oft wertvoll war.

Lit.: Ambrus, v.: Jb. Kinderheilk. **101**, 81 (1923); **107**, 68 (1924). — Bennecke: Jena 1909. — Berg, van den: Arch. Kinderheilk. **25** (1898). — Bienenfeld: S. 599. — Biehler: Arch. Méd. Enf. **12** (1909). — Bix: Med. Klin. **1925**, 1689. — Bowil: J. of Path. **1902**. — Ciuca: C. r. Soc. Biol. Paris **98**, 1627 (1928). — Erben: Z. Heilk. **25** (1904). — Fanconi: Jb. Kinderheilk. **105**, **107**; Schweiz. med. Wschr. **1925**, Nr 23; Abh. Kinderheilk. Berlin: S. Karger 1926. — Felsenthal: S. 589. — Flesch u. Schlossberger: S. 619. — Flourens: Inaug.-Diss. Paris 1906. — Georgescu: Inaug.-Diss. Bukarest 1911. — Halla: S. 589. — Hayem: Lehrbuch. — Head: Arch. of Pediatr. **1902**. — Hickling: J. of Hyg. **24**, 120 (1925). — Hirschfeld: Berl. klin. Wschr. **1903**; Dtsch. Klin. **1909**. — Klein: S. 589. — Kotschetkoff: Zbl. path. Anat. **1892**, Nr 11. Ref. — Limbeck: Lehrbuch. — Markie: Lancet, 24. Aug. **1901**. — Markovitch: Presse méd. **1925**, 205. — Meerburg: Kongreßzbl. inn. Med. **53**, 665. 600 F. $^1/_4$ Leukopenie in den ersten Tagen. — Miller: Arch. of Pediatr. **29**, 289 (1912). — Mommsen: Jb. Kinderheilk. **120**, 219 (1928). — Pater: Arch. Méd. Enf. **1909**. — Pée: S. 589. — Pick, G.: S. 589. — Putzig: S. 618. — Reckzeh: Z. klin. Med. **45**; Dtsch. Arch. klin. Med. **77**. — Rieder: S. 243. — Rille: Arch. f. Dermat. **24** (1892). — Ringwald: Jb. Kinderheilk. **104**, 287 (1924). — Roth: Med. Klin. **1910**. — Sabrazès: Arch. Mal. Cœur **21**, 193 (1928). — Sacquépée: Arch. Méd. expér. **1902**. — Sadler: S. 589. — Schemensky: Zbl. inn. Med. **1918**, Nr 26. — Schiff: Mschr. Kinderheilk. **14**, 273 (1917). — Schindler: S. 589. — Stoltenberg: Klin. Wschr. **1928**, 1559. — Suma: Kongreßzbl. inn. Med. **57**, 829. — Tileston: J. inf. Dis. **1905**. — Tileston and Locke: J. inf. Dis. **1905**; Fol. haemat. (Lpz.) **3**, 99. — Tschistowitsch: Fol. haemat. (Lpz.) **4**, 305. — Türk: S. 589. — Türk, M.: Mschr. Kinderheilk. **15** (1918). — Weiss: Jb. Kinderheilk. **35** (1893). — Zappert: S. 596.

Morbilli.

Im Gegensatz zu dem Verhalten der L. bei Scharlach stehen die Befunde bei Masern. Hier gilt für das Höhestadium die deutliche Verminderung der L. und das Verschwinden der Eos.

Eine Reihe von Autoren, insbesondere Reckzeh, Felsenthal, Erben, vor allem aber in einer großen und sorgfältigen Studie Renaud, berichten übereinstimmend über folgende als Norm geltende Verhältnisse:

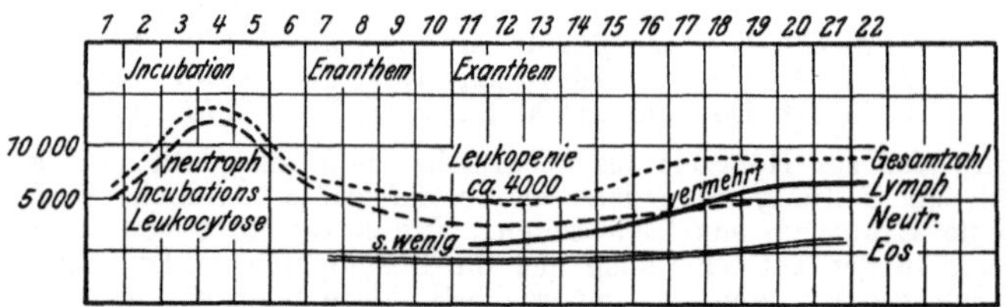

Abb. 102. Leukocytenkurve bei Masern.

1. Die *Gesamtzahl der* L. ist in der Inkubationszeit bedeutend erhöht. 4 Fälle von Renaud und 2 von Lagriffoul und Beobachtungen von Lucas, Usbeck und von Uspensky belegen dies. Dabei handelt es sich um mäßige, mitunter auch um starke neutrophile Leukocytosen, die schon 10 Tage vor dem Ausbruch des Exanthems nachgewiesen werden können. Renaud gelang in solchen Fällen die Frühdiagnose.

Gegen Ende der Inkubationszeit und ganz besonders mit dem Auftreten des Exanthems nimmt die Zahl der L. ab und erreicht ihr Minimum, und gewöhnlich besteht eine *deutliche Leukopenie am 1. und besonders am 2. Tage des*

Exanthems. Dann erhebt sich die Kurve in reinen Fällen zu normalen oder mäßig erhöhten Werten bis zum Ende der Fieber und für die Rekonvaleszenz.

In manchen Beob. findet sich Leukopenie schon vor dem Exanthemstadium (POPOFF, HECKER, MENSI, LUCAS, eig. Beob.).

Besondere Bedeutung hat eine Leukocytose nach den ersten Exanthemtagen als Ausdruck von Komplikationen. Insbesondere *Masernpneumonie* und stärkere Bronchitis bringen einen Anstieg der L.; RENAUD belegt aber auch mit einer großen Zahl genau studierter Fälle die Erfahrung, daß trotz Komplikation, z. B. trotz deutlicher Pneumonie, die Leukocytose fehlt oder nach anfänglichem Vorhandensein zurücktritt. Diese Fälle erwiesen sich als ungünstig. Sie endigten letal bei Versagen der Knochenmarksreaktion.

Die N. sind zu Beginn der Inkubation stark vermehrt. Mit dem Exanthem vollzieht sich eine progressive Abnahme, und zur Zeit des Exanthems kommt es zu starker absoluter Verminderung, die sich später verliert. Komplikationen erzeugen neutrophile Leukocytosen.

Eosinophile sind zu Beginn der Inkubation vermehrt (RENAUD), zur Zeit des Enanthems spärlich oder fehlend (eig. Beob.), in den beiden ersten Tagen des Exanthems gewöhnlich fehlend oder höchst vereinzelt.

Am Abend vor dem Exanthem zählte ich bei einem 7jährigen Knaben bei geringen Prodromen und mäßigen Temperaturen 2,9 Eos. auf 6000 L. neben 63,8 N., 0,7 Ma., 13,1 Monoc., 19,2 Ꝇ. und 0,3 Plasmazellen.

In den letzten Fiebertagen findet man einige Eos., und allmählich, bei nicht komplizierten Fällen, steigt die Zahl und führt zu postinfektiöser Eosinophilie.

Die Ꝇ. nehmen mit dem Enanthem stark ab, sind nicht zahlreich zur Zeit des Exanthems und steigen dann rasch an.

Monoc. sind (eig. Beob.) relativ zahlreich zur Zeit des Enanthems und Exanthems und können 10 und mehr Prozent erreichen. Eine auffallende Vermehrung geben auch PÉE, KLEIN und TÜRK an.

Bei systematischen Untersuchungen auf Plasmazellen fand ich diese fast stets sehr spärlich, nur einmal am 7. Tage nach Exanthemausbruch 3,7% als höchsten Wert. USBECK will oft Plasmazellen gefunden haben.

Einige Prozente von Myelocyten findet man öfters.

Die Angaben von RENAUD über 6—14% bei normalen Masern halte ich für Verkennung von Monoc.

Lit.: BARANIKOW: Wratsch (russ.) **1911**. — BENNECKE: S. 618. — CABOT: Lehrbuch. — CACCIA: Jb. Kinderheilk. **52**, 891. — CAZAL: Jb. Kinderheilk. **52**, 890. — COMBE: Arch. Méd. Enf. **1899**, 345. — DECASTELLO u. HOFBAUER: S. 595. — ENGEL: Verh. dtsch. Kongr. inn. Med. **1897**, 404. — ERBEN: S. 618. — FELSENTHAL: S. 589; Jb. Kinderheilk. **64** (1906). — FLESCH u. SCHLOSSBERGER: Jb. Kinderheilk. **62** (1905); **64** (1906). — HAYEM: Lehrbuch. — HEAD: Arch. of Pediatr. **1902**. — HECKER: Münch. med. Wschr. **1910**, 1618; Z. Kinderheilk. **1911**. — KAWAMURA: Kongreßzbl. inn. Med. **24**, 252. — KLEIN: S. 589. — LAGRIFFOUL: C. r. Soc. Biol. Paris, 27. Okt. **1906**; Arch. Méd. expér. **1906**. — LOOS: Jb. Kinderheilk. **39**. — LUCAS: Amer. J. Dis. Childr. **1914**. — MANICATIDE u. GALASESCU: Münch. med. Wschr. **1903**, 917. Ref. — MENSI: Gazz. Osp. **1913**. — MIRONESCU: Wien. klin. Wschr. **1926**, 1307. — MONDOLFI: Riv. crit. Clin. med. **1913**, 369. — NEUMARK: Arch. Kinderheilk. **53**. — PÉE: S. 589. — PICK, G.: S. 589. — PLANTENGA: Arch. Méd. Enf. **6** (1903). — POPOFF: Fol. haemat. (Lpz.) **1906**, 99. — RECKZEH: Z. klin. Med. **45**; Dtsch. Arch. klin. Med. **77**. — RENAUD: Paris 1900; Inaug.-Diss. Lausanne **1900**. — RIEDER: S. 243. — RILLE: Arch. Dermat. **1892**. — SCHIFF: Mschr. Kinderheilk. **15** (1918). — SOBOTKA: Z. Heilk. **14** (1893). — STOOS: Schweiz. Korresp.bl. **1903**, 329. — TUNNICLIFF: J. inf. Dis. **1912**. — TÜRK: S. 589. — USBECK: Z. Kinderheilk. **36**, 182 (1923). — USPENSKY: Inaug.-Diss. Petersburg 1906. — WINTERFELD u. HAHNE: Klin. Wschr. **1923**, 1977. — ZAPPERT: S. 596.

Rubeolae.

Das Charakteristische der Rubeolen im Blutbild ist eine ungewöhnliche Reaktion des lymphatischen Apparates mit Lymphoblasten und Plasmazellen, analog gewissen lymphatischen Reaktionen (s. diese).

In über 20 Beob. sah ich fast immer zu Beginn deutliche Leukopenie (bis 3—4000 L.), bald dann normale Zahlen und postinfektiöse Vermehrung.

Initiale Leukocytose traf ich nur bei einem abortiven Erkrankungsfall (14840) und hohe Werte bei einem $1^1/_2$jährigen Kinde (2. Tag: 14300).

Da in den Literaturangaben die Zeiten zu wenig berücksichtigt sind, so sind die meisten Mitteilungen von geringem Wert. So berichten FLESCH und SCHLOSSBERGER in 3 Fällen über Werte von 8500—10000. TSCHISTOWITSCH und SCHESTAKOW bei 4 Erkrankungen über normale oder leicht erhöhte Werte. HILDEBRANDT und THOMAS bei eingehenden Untersuchungen (13 Fälle) über niedrige Gesamtzahlen. CABOT fand einmal 6000 und einmal 8000, LAGRIFFOUL Leukocytose in 3 Fällen in der Inkubation, bei Exanthem 15mal normale, 5mal verminderte und 10mal vermehrte L.-Werte bei einer Kasernenepidemie.

Die N. sind zu Beginn und oft längere Zeit stark reduziert, Eos. fehlen selten, sind aber oft etwas vermindert und steigen meist rasch an; doch gibt es nicht wenige Erkrankungen mit reichlich Eos. auch an den 2 ersten Tagen, besonders wenn eine Eosinophilie schon bestanden hatte, die dann unter dem Einfluß der Krankheit auffällig wenig zurückgeht.

Das wichtigste ist die gewöhnlich *außerordentliche Vermehrung der Plasmazellen,* die meist mit dem 4. und 5. Tage ihr Maximum erreicht. HILDEBRANDT und THOMAS entdeckten diesen Befund und sahen Werte bis 17%. Meist sind zwar die Zahlen niedriger (5—10%), aber ich sah selbst 20—34% Plasmazellen. Dabei finden wir gleichzeitig mit ihrem Anstieg eine progressive Lymphocytose, *reichlich Lymphoblasten und alle Zwischenformen* (s. S. 196). Am häufigsten sind große, oft enorm große Radkernplasmazellen. Geringe Prozentsätze findet man bei geringer allgemeiner Lymphknotenschwellung; aber auch dann können starke Veränderungen der $\mathfrak{L}$. bestehen, siehe besonders die unter meiner Leitung ausgeführte Arbeit von WEBER.

Aufs schönste zeigt die Darstellung auf S. 196 die ganze L.-Morphologie der Rubeolen. Mehrfach sah ich enorme Lymphknotenschwellung am Halse, einmal sogar vor dem Exanthem (Plasmazellen nur $3^1/_2$%), und bei einem 13jährigen Mädchen wurde ich sogar wegen des Verdachtes akuter Leukämie gerufen, weil alle Lymphknoten und die Milz bedeutend vergrößert waren (Plasmazellen 34%). — Die Patientin zeigte 10 Jahre später keine lymphatische Hyperplasie und ganz normales Blutbild.

Röteln ähnliche Exantheme zeigen nach DEUSSING keine Plasmazellen.

Lit.: BARANIKOW: S. 619. — BOKAY, v.: Wien. klin. Wschr. **1923**, 570; Dtsch. med. Wschr. **1925**, 1687. — CABOT: Lehrbuch. — DEUSSING: Dtsch. med. Wschr. **1919**, 1405. — FLESCH u. SCHLOSSBERGER: S. 619. — GLANZMANN: Schweiz. med. Wschr. **1924**, 589; **1929**, 445; Erg. inn. Med. **29**, 65 (1926). — HAMBURGER: Münch. med. Wschr. **1913**, Nr 38. — HESS: Arch. int. Med. **13** (1914). — HICKING: J. Hygiene **24** (1925). — HILDEBRANDT u. THOMAS: S. 197. — LAGRIFFOUL: S. 619. — LINDBERG: Acta paediatr. (Stockh.) **4**, 1 (1924). — MENSI: Policlinico **1912**. — NAEGELI: Leukocytose, in Kraus u. Brugsch. — SCHWÄR: Münch. med. Wschr. **1913**, 1203. — TSCHISTOWITSCH: S. 589. — WEBER: Inaug.-Diss. Zürich 1920. — WILLI: Schweiz. med. Wschr. **1929**, 657.

Bei *Exanthema subitum,* das nur bei Säuglingen und kleinen Kindern vorkommt, traf GLANZMANN stets Leukopenie zwischen 2000—6500 und fast keine N.!!, erst bei der Krise 1—18% N. Die $\mathfrak{L}$. machen selbst bei der Krise 80—90% aus und die Monoc. 3—12%.

Die gleichen Befunde hebten auch v. BOKAY an Hand einer größeren Zahl von Fällen hervor und WILLI.

Erythema infectiosum

ist auch hämatologisch von anderen akuten Exanthemen verschieden.

In den 2 ersten Tagen sah ich normale und leicht erniedrigte L.-Werte, Eos. fehlten nie und waren öfters zahlreich. — Später nimmt die Gesamtzahl zu (10—14000) und die Eos. steigen z. B. von $6^1/_2$ am 1. Tag auf 10,4% am 5. Tag und von 0,4 am 2. Tag auf 5,5 am 6. Tag. Später zeigt sich fast immer leichte Eosinophilie (10—12%, 5.—8. Tag) und sogar 22% bei STRATMANN.

Die $\mathfrak{L}$. nehmen auch etwas zu, aber Plasmazellen bleiben vereinzelt und haben bei meinen zahlreichen Beobachtungen nie den Wert von $1—1^1/_2{}^0/_0$ überstiegen, mit Ausnahme eines Falles, wo sie schon (offenbar von früher her) am 2. Tag 4,5 betrugen und am 6. Tag 5,1 erreicht hatten.

Lit.: NAEGELI: Münch. med. Wschr. **1916**, 503. — SCHELTEMA: Kongreßzbl. inn. Med. **29**, 263. — STRATMANN: Dtsch. med. Wschr. **1925**, 1785. — WEBER: Korresp.bl. Schweiz. Ärzte **1916**, Nr 43.

Erythema nodosum.

Eingehende Untersuchungen bringt HOYER.

Mäßige Leukocytose wird von SYMES verzeichnet. Da das Krankheitsbild wahrscheinlich genetisch ganz heterogen ist, dürften gleichsinnige Befunde nicht zu erwarten sein. HOYER betont die Verschiedenheit des Blutbildes von akuter Polyarthritis, aber die Ähnlichkeit mit anaphylaktischen Prozessen, z. B. nach einer Tuberkulinreaktion, leichte N. und Eos.-Zunahme im Beginn.

Lit.: HOYER: Acta med. scand. (Stockh.) **57**, 587 (1923). — SYMES: Brit. med. J. **1921**, 791.

Erysipelas.

Erysipel verläuft mit neutrophiler Leukocytose, deren Grad der Schwere des Falles gewöhnlich direkt proportional geht. Oft verrät ein Absturz der L. die baldige Entfieberung oder ein Wiederanstieg das drohende Rezidiv. Milde Affektionen lassen Leukocytose vermissen. Eos. fehlen oder sind vereinzelt im Höhestadium und tauchen erst bei der Genesung wieder auf; ebenso sind die $\mathfrak{L}$. stark vermindert bis zur postinfektiösen Lymphocytose.

Lit.: BEZANÇON et LABBÉ, HALLA, HAYEM, HIRSCHFELD, KLEIN, LIMBECK, PÉE, RECKZEH, REINERT, RIEDER, TÜRK, ZAPPERT, CABOT, SCHINDLER auf S. 589 und 596. — CHANTEMESSE et REY: Presse méd. **1899**, No 52. — NEUMANN u. GUNDERMANN: Fol. haemat. (Lpz.) **31**, 41 (1924). — REICH: Beitr. klin. Chir. **41** (1904).

Variola.

Die L.-Schwankungen sind eigenartige und können in zweifelhaften Fällen zur Differentialdiagnose herangezogen werden. Ihr Hauptcharakteristicum ist die Leukocytose mit Myelocyten und Normoblasten ohne Fehlen der Eos. und mit viel Monoc., so daß der Prozentsatz der N. nicht hoch ist.

BROUARDEL hatte bereits auf das Vorkommen von Leukocytose aufmerksam gemacht und das Maximum derselben auf den 6. Tag angegeben. VERSTRAETEN konstatierte bei 11 Erkrankungen Leukocytose. R. PICK (42 Fälle) hielt die Leukocytose nicht für eine direkte Folge der Variola, sondern nur als den Ausdruck von sekundären pyogenen Infektionen, weil er in tödlichen Erkrankungen eine Vermehrung der L. vermißt hatte. Diese Ansicht ist irrig und die Begründung unrichtig. Die Leukocytose gehört zum Wesen der reinen Pockenerkrankung; aber geradeso wie sonst kann die Reaktion des Knochenmarkes in schweren Fällen versagen.

Ausgedehnte Untersuchungen liegen von COURMONT und MONTAGARD und von EMILE-WEIL vor. Danach verläuft die Pockenerkrankung (agonale Insuffizienz abgerechnet) mit Leukocytose, und kann diese schon zur Zeit des prodromalen Exanthems oder noch früher bestehen. Im vesiculären Stadium ist die Zunahme der L. regelmäßig, im pustulösen Stadium stark. Die Leukocytose bewegt sich meist zwischen 10000 und 20000, geht aber bis 30, 40 und mehr Tausende. Nach MAGRATH zeigen letale Fälle in Frühstadien hohe L.-Zahl, dann aber rasche Abnahme bis zum Tod. Diese Markinsuffizienz ist auch von PICK, VERSTRAETEN, EMILE-WEIL u. a. gesehen; dabei werden nach ARNETH und SCHILLING immer jüngere Zellen in sinkender Zahl geliefert.

SCHATZMANNS Ergebnisse lauten bei 7 Variolakranken: neutrophile Leukocytose schon zur Inkubation, keine Vermehrung der L. bei der Eruption, mehr oder weniger starke Leukocytose (mit Lymphocytose) im vesiculären Stadium.

Auch SCHILLING gibt für das papulöse Stadium geringe, mit den Bläschen deutliche und mit der Eiterung starke Leukocytose an.

Von besonderer Bedeutung ist die Zusammensetzung der L. und charakteristisch die große Zahl von *Monoc.* Während nämlich $\mathfrak{L}$. erst spärlich vorkommen, sind Monoc. außerordentlich vermehrt und in gewaltig großen Exemplaren (von SCHILLING zum Teil als Jugendformen der Monoc. gedeutet) vorhanden, wie ich aus eig. Beob. bestätigen kann. Diese eigenartige Mononucleose soll nach Ansicht von COURMONT und MONTAGARD, EMILE-WEIL, MAGRATH in allen Stadien der Pocken vorhanden sein und etwa 40—55% der Zellen ausmachen. Diagnostisch wichtig ist die große Zahl dieser Zellen in der Inkubation und beim prodromalen Exanthem, selbst dann, wenn eine stärkere Leukocytose fehlt. Nach SCHILLING fehlt aber dieser Befund in Frühstadien.

Im Gegensatz zu diesen Erfahrungen sah KÄMMERER schon vom 5. Tage an Lymphocytose. Ich habe seine Präparate gesehen; sie bieten ein ganz anderes Bild als dasjenige, das ich sonst selbst auch bemerkt hatte. ERLENMEYER traf bei 2 mittelschweren Variola ebenfalls Lymphocytose, desgleichen SCHATZMANN; SCHILLING aber erklärt die Zellen für Monoc. Bei KÄMMERER waren es aber typische $\mathfrak{L}$.! ebenso bei SCHATZMANN. SAHLI (6. Aufl.) schreibt, daß die französischen Autoren größere $\mathfrak{L}$. und Monoc. verwechseln.

Bedeutsam erscheint auch die Zahl der Myelocyten, eosinophilen wie neutrophilen, deren Werte 2—16%, im Mittel 3—5—7% betragen, besonders im Beginn des pustulösen Stadiums. BÖHM fand so viel myeloische Elemente, daß akute Myelose diagnostiziert wurde. In eig. Beob. waren ebenfalls mehrere Prozente von Myelocyten anwesend. Normoblasten sind keine Seltenheit und fast stets vorhanden, besonders in schwereren Erkrankungen. — Bei tödlichem Ausgang traf RIEDEL in 2 Fällen bis 11 und 13% Normoblasten bei hoher Leukocytose (47000 und 19500) und 4 und 11,6% Myelocyten.

Eos. fehlen nicht, was bei der Schwere der Affektion wirklich auffallend ist.

Plasmazellen kommen öfters vor (eig. Beob. $5^1/_2$%). Sie sind in späteren Stadien zahlreicher (SCHILLING).

$\mathfrak{L}$.: anfänglich nur wenige Prozente, später postinfektiöse Lymphocytose.

Über die Zahlen der *Blutplättchen* berichtet SKEDA: Im Anfang Abnahme bis 90000, aber auch bis 16000, im Stadium der Eiterungen 12—185000, beim Eintrocknen der Pusteln 100—300000.

N., zumeist unter 50%, sind absolut, in der Regel doch vermehrt.

Die Erscheinungen bei *Purpura variolosa* sind an großem Material durch SKEDA geschildert. Es besteht stärkste Abnahme der Pl. bis 20000 und tiefer, und starke Leukocytose unter starker Reduktion der N., die in Kern und Plasma schwerste Veränderungen zeigen. Gleichzeitig Normoblasten. $\mathfrak{L}$. bis 90%, so daß an lymphatische Leukämie gedacht wurde.

Bei Variola haemorrhagica mit blutigen Pusteln sah SKEDA gleichfalls starke und progressive Pl.-Abnahme, Rückgang der L. und der N., diese mit hochgradigsten pathol. Veränderungen, oft Myelocyten und Metamyelocyten, Normoblasten und zahlreiche jugendliche R.

Komplikationen erzeugen starke Zunahme der N., besonders bei Eiterungen, oft auch bei hämorrhagischen Formen; doch kann gerade in diesen letzteren Zuständen als den schwersten die Insuffizienz des Knochenmarkes durch fehlende Leukocytose hervortreten.

Nach den französischen Autoren „bleibt das Blut trotz der Komplikationen variolaartig“; es tritt nur neutrophile Leukocytose dazu. In der Tat ist die absolute Zahl der Monoc. immer noch groß.

Variolois als prinzipiell identische Affektion verhält sich auch identisch, so in 2 Fällen von COURMONT und MONTAGARD:

1. 25jähriger Mann. Vesiculäre Variolois seit 48 Stunden: $\mathfrak{L}$. 7, Monoc. 31 + besonders große Exemplare 11, neutrophile + eosinophile Myeloc. 16 + 1, N. 31, Eos. 3%.

2. 31jähriger Mann. Makulöse Variolois, 2. Tag: $\mathfrak{L}$. 1%! Monoc. 27 + 11, Myelocyten $5^1/_2 + ^1/_2$, N. 52, Eos. 3%.

Auch für Variolois verzeichnet ERLENMEYER relativ hohe Zahlen der Eos. und bis $6^1/_2$% Plasmazellen.

Hier liegen in der Tat ganz ungewöhnliche Blutbilder vor.

COURMONT berichtet, daß er alle zweifelhaften Fälle ohne jede Ausnahme nach dem Blutbild richtig diagnostiziert habe, auch in den Frühstadien, und daß er nicht in einer einzigen Beobachtung von Pocken den charakteristischen Blutbefund vermißt habe.

Bei Schutzimpfung konstatierten ERLENMEYER und SCHATZMANN Leukocytose und zuweilen Plasmazellen und Myelocyten.

Alastrim und verwandte andere Pockenarten.

In den Tropen gibt es eine Reihe pockenartiger Erkrankungen, die zwar spezifisch verschieden sind, aber durch die erfolgreiche Pockenschutzimpfung sich als der Variola vera ganz nahe verwandt erweisen. Von 1921—1926 hatten wir in Zürich über 1100 solcher Erkrankungsfälle auf meiner Klinik (LEUCH).

Entsprechend dem ganz gutartigen Verlauf und der geringen Beteiligung des Allgemeinbefindens waren auch die Blutbefunde wenig vom Normalen abweichend. Fast nie fand sich Leukocytose, nie wurden bei Hunderten von Untersuchungen Myelocyten, nur 1mal 1 Normoblast gesehen. Pathol. N. wurden fast stets vermißt.

Bei der Berner Epidemie traf PANTASIS bei den Prodromen Leukopenie und N.-Penie, später Leukocytose bis 10000, aber auch jetzt $\mathfrak{L}$. dominierend, mittelschwere Fälle bis 16000 L. — Die Befunde von SABRAZÈS sind ähnlich, „Mononucleose" beim Ausbruch.

Dagegen beschreibt HOFFMANN die Alastrimfälle aus Kuba anders. Zuerst 3 Tage mäßige Leukopenie, besonders der N. Dann N. Leukocytose (17000 im Durchschnitt, gelegentlich bis 30—40000) und Veränderungen an den Kernen, oft Myelocyten (in den ersten 3 Wochen 1—3—4—6%, gelegentlich 10—12%), Vermehrung der Monoc. in den ersten 2 Wochen. Postinfektiöse Eos. bis 15—20%, selbst 30%.

Literatur über Pocken und Alastrim.

ARNDT: Erg. inn. Med. **20**, 511 (1921).

BENNECKE: S. 618. — BÖHM: Med. Klin. **1921**, 625. — BROUARDEL: Gaz. Méd. Paris **1874**, No. 11; Bull. Soc. Méd. Hôp. Paris **1879**.

COURMONT et MONTAGARD: J. Physiol. et Path. gén. **1900**.

EMILE-WEIL: Inaug.-Diss. Paris 1901. — ERLENMEYER: Dtsch. med. Wschr. **1913**, Nr 1; **1914**.

FISCHER, W.: Arch. Schiffs- u. Tropenhyg. **19** (1915).

GOLGI: Riv. Clin. pediatr. **1873**, 239.

HALLA: S. 589. — HANNEMA: Kongreßzbl. inn. Med. **55**, 465. Alastrim. — HEAD: Arch. of Pediatr. **1902**. — HOFFMANN: Münch. med. Wschr. **1923**, 1052; **1925**, 1154. Alastrim; Arch. Schiffs u. Tropenhyg. **29**, 67 (1925). Impfung. — HOLLER: Morbus Weil.

IKEDA: Kongreßzbl. inn. Med. **50**, 555; Arch. int. Med. **37**, 660 (1926); J. amer. med. Assoc. **84**, 1807 (1925).

KALLENBERGER: Z. klin. Med. **86**. Befund wechselnd. — KÄMMERER: Dtsch. Arch. klin. Med. **99**, 354 (1910).

LEUCH: Schweiz. med. Wschr. **1923**, Nr 19.

MANICATIDE et GALESESCU: Münch. med. Wschr. **1903**, 917. Ref. — MARGRATH, BRINKERHOFF and BANCROFT: J. med. Res. **1904**. — MONTEFUSCO: Fol. haemat. (Lpz.) **10**, 355.

NIKOLAU: Kongreßzbl. inn. Med. **52**, 117, 232.

PANTASIS: Schweiz. med. Wschr. **1924**, 1189. Alastrim. — PÉE: S. 589. — PICK, R.: Arch. f. Dermat. **1898**.

RIEDEL: Berl. klin. Wschr. **1917**, Nr 35.
SABRAZÈS: Arch. Mal. Cœur **1923**, 777. Alastrim. — SCHATZMANN: Z. klin. Med. **80**, 333 (1914); Korresp.bl. Schweiz. Ärzte **1913**. — SCHILLING: In Mense, Tropenkrankheiten, S. 118; Münch. med. Wschr. **1916**, 154. — SHINTAKE: Arch. Schiffs- u. Tropenhyg. **28**, 62 (1924).
TSCHISTOWITSCH: S. 589.
VERSTRAETEN: Bull. Acad. Méd. Belg. **1875**.
WIENER: Wien. klin. Wschr. **1916**, Nr 44. Atypische Blutbilder.

Varicellen.

STÄUBLI traf bei Erwachsenen auf der Höhe Leukopenie (5380—6410), ebenso MENSI und BAER. NOBÉCOURT et MERKLEN berichten, daß bald leichte Leukocytosen, bald Verminderungen der L. beobachtet werden, unter Verminderung der Eos. ERBEN konstatierte am Tage der Eruption normale L.-Zahl, normale Eos. und Vorherrschen der Monoc. gegenüber den N., BAER aber Verminderung der Eos. ARNETH traf niedrige Gesamtzahl (6000 und 5900), mit der Heilung aber 8—11000. BENNECKE sah in 3 Fällen keine L.-Steigerung, desgleichen KÄMMERER. Ich selbst sah nie Leukocytose und meist normale Werte. Eos. können ganz fehlen. Sehr rasch tritt aber postinfektiöse Eosinophilie und starke Lymphocytose mit ziemlich vielen (1—2—4%) Plasmazellen auf. CIUCA sah 3—5% und gelegentlich bei ausgedehnterem Exanthem bis 8 und 12%. Myelocyten sah ich nie, dagegen sah sie CIUCA gelegentlich. BAER traf in der Inkubation meist Lymphocytose.

Die Angaben über Myelocyten (NOBÉCOURT in $^1/_3$ der Fälle, einmal sogar $12^1/_2$%) sind von FLESCH und SCHLOSSBERGER, KÄMMERER, ZELENSKI (4 Fälle), WEIL und ROUBIER (10 Fälle) bestritten und beruhen wohl auf Irrtum.

In eingehender Studie schildert MAYER die Verhältnisse bei Erwachsenen, zuerst Neigung zu Leukopenie und besonders Neutropenie, dann Lymphocytose und vorübergehend Monocytose; Plasmazellen und Myelocyten traf er vereinzelt. Einige Erkrankungen mit etwas höheren L.-Zahlen deutet der Autor als Leute, die an sich schon physiologisch hochnormale Werte besitzen.

Die Differentialdiagnose zwischen Alastrim und Varicellen beim Erwachsenen halte ich niemals allein aus den Blutbefunden für möglich.

Lit.: ARNETH: Münch. med. Wschr. **1904**, 1097. — BAER: Arch. Kinderheilk. **69**, 198 (1921). — BENNECKE: S. 618. — CIUCA: C. r. Soc. Biol. Paris **98**, 715 (1928). — ERBEN: S. 618. — FLESCH u. SCHLOSSBERGER: S. 619. — HOFFMANN: Münch. med. Wschr. **1923**, 1052. — KÄMMERER: Dtsch. Arch. klin. Med. **99**. — MENSI: S. 620. — MAYER: Inaug.-Diss. Zürich 1920. — NELKEN: Mschr. Kinderheilk. **32**, 128 (1926). — NOBÉCOURT: J. Physiol. et Path. gén. **1901**, 482. — PANTASIS: S. 623. — STÄUBLI: Korresp.bl. Schweiz. Ärzte **1913**, 193. — WEIL et ROUBIER: Fol. haemat. (Lpz.) **10**, 354. — ZELENSKI u. CYBULSKI: Jb. Kinderheilk. **60**.

Influenza.

Angaben aus früheren Jahren: Die meisten Autoren wie CHANTEMESSE, FRIEDREICH, KOLLMANN, MAILLART, LAVERAN, POPOFF, STIÉNON fanden bei Influenza Leukocytose, dagegen RIEDER und CABOT häufiger keine oder nur unbedeutende Vermehrung. GRAWITZ gibt sogar geringe L.-Zahlen an, so daß er wegen der Verwechslung mit Typhusleukopenie Bedenken äußert. Auch 10 von 69 Fällen CABOTs zeigen Zahlen unter 5000. CARLI verzeichnet Normalzahlen. Genauere Befunde über die einzelnen Zellarten fehlen. Diese auseinandergehenden Meinungen beruhen wohl darauf, daß ganz verschiedene Krankheiten in den Sammeltopf Influenza geworfen worden sind.

Eigene Untersuchungen bei Grippe seit 1918.

Unkomplizierte Fälle: Mit Auftreten der Fieber geht die absolute Zahl der L. zurück. Dabei zeigen die Lymphocyten am 1. und 2. Tage die stärkste Reduktion (300—800); dann steigt ihre Zahl langsam an, am 4. und 5. Tage sind normale Werte wieder erreicht, darauf folgt Lymphocytose. Die N. weisen die stärkste Verminderung ungefähr am Entfieberungstage auf (750—2000). Dann nehmen die Zellen wieder zu und erfolgt nach 5—8 Tagen Leukocytose. In den ersten Tagen der Erkrankung schon können pathologische N. erscheinen, oft in starkem Ausmaß erst später. Nach Überwindung der Leukopenie stellen sich junge Elemente ein, oft sind einzelne Metamyelocyten und reife Myelocyten anzutreffen. Mit Ausnahme von einigen leichten Fällen verschwinden die Eos. fast regelmäßig am 2. Tage aus der Blutbahn und kehren erst mit Temperaturabfall wieder zurück. Die Monoc. verhalten sich in ihrer Zahl ähnlich wie die N. In der ersten Zeit sind ihre Kerne bizarr gelappt, nach Überwinden der Infektion sieht man mehr rundkernige, breitleibige, junge Zellen.

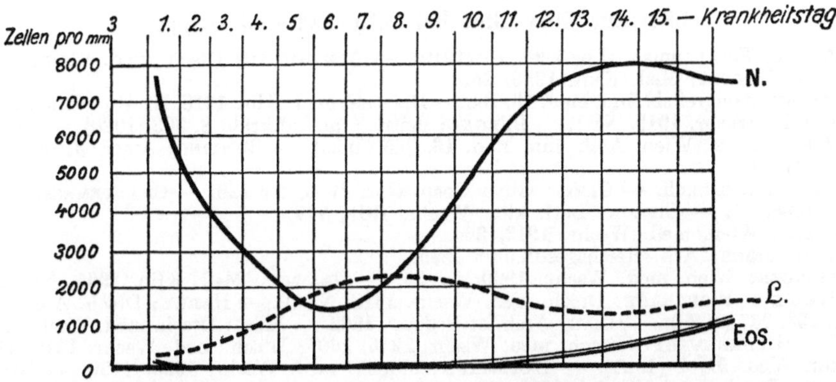

Abb. 103. Schema der Leukocytenschwankungen bei Grippe.

Zur Zeit der Entfieberung treten fast ohne Ausnahme Radkernplasmazellen auf ($^1/_2$—5%).

Komplizierte Fälle. Mit Auftreten einer Pneumonie fällt die Ⲗ.-Zahl etwas ab, um unmittelbar darauf wieder anzusteigen. Die übrigen Zellen machen im allgemeinen gar keine Schwankungen durch, wenn die komplizierende Erkrankung wie gewöhnlich am 3.—5. Tage auftritt. Tritt sie später ein, wenn die Hemmung des Knochenmarkes schon überwunden ist, so kommt es zu einer Leukocytose, die in unseren Fällen zwischen 8000 und 25900 schwankte. Das Knochenmark reagiert auf neue Reize also je nach dem Grade der Schädigung.

Retrospektive Diagnose, ob eine Pneumonie eine croupöse oder eine Grippepneumonie gewesen ist: Grippe hinterläßt eine erhöhte Zahl N. in der Rekonvaleszenz und keine ausgesprochene Lymphocytose (diese fiel eben in ein früheres Stadium); croupöse Pneumonie zeigt in der Rekonvaleszenz Lymphocytose, aber niedrige N.-Werte.

In Initialstadien ist durch starke Schweiße das Blut konzentriert, das R.-Volumen hoch. Alexander fand 8,5 Mill. R. Jetzt sind am 1. Tage die L.-Werte oft wie in der Zeit der Prodrome noch etwas hoch.

Am 4.—6. Tage treten 1—4% Radkernplasmazellen auf.

Im allgemeinen entsprechen die Befunde der Literatur, besonders die systematisch durch Berger durchgeführten, unseren Serienuntersuchungen. Wenn freilich auf den Zeitpunkt der Krankheitstage und auf biologische Verhältnisse der Reaktionsmöglichkeit oder -unmöglichkeit nicht geachtet worden ist, so mußten selbstverständlich abweichende Resultate erhalten werden.

Mit dem 1. Grippetage sinkt der Serumeiweißwert, und zwar meist erheblich, jedoch nicht regelmäßig. Sehr schwere Fälle zeigen ganz niedrige Werte (45,0 Refraktion = 5,0 Eiweißprozent).

Stets ist eine Globulinzunahme vorhanden, und zwar vom 2.—3. Tage an, und erreicht ihren Höhepunkt mit dem Ende der Krankheit (bis 70%). Die hohen Werte können 8—14 Tage bleiben, sogar auch länger.

Alle therapeutischen Versuche (Impfung mit einer polyvalenten Vaccine, Kollargol, Elektrargol, Septakrol, Serumtherapie) haben nie den geringsten Einfluß auf das charakteristische Blutbild ergeben.

Differentialdiagnostisch ist eine Krankheit mit von Beginn an konstanter Leukocytose sicher als Grippe abzulehnen. Die Leukopenie des 2.—4. Krankheitstages ist der wichtigste hämatologische Befund, prognostisch sind aber die pathol. N. am meisten zu beachten.

Literatur über Blut bei Influenza und Grippe.

ALDER: Fol. haemat. (Lpz.) **25**, 16 (1919). — ALEXANDER: Dtsch. med. Wschr. **1918**, 1250. — ARNETH: Med. Klin. **1920**, 255.

BACHE: Kongreßzbl. inn. Med. **16**, 168. – BECHER: Med. Klin. **1918**, Nr 41. – BECHER, v.: Wien. klin. Wschr. **1919**, Nr 1. — BERGER: Beitr. Klin. Inf.krkh. **8**, 303 (1920). — BOLLER u. WASSERMANN: Wien. Arch. inn. Med. **16**, 355 (1929). — BUNTING: Amer. J. med. Sci. **162**, 1 (1921).

CABOT: Lehrbuch. — CARLI: Guys Hosp. Gaz. **1906**, Nr 126. — CHANTEMESSE: Bull. méd. **1908**, 85. — CITRON: Berl. klin. Wschr. **1918**, 777.

ELIAS: Wien. med. Wschr. **1919**, 394.

FRIEDREICH: Arb. Reichsgesdh.amt **1890**.

GERBER: Wien. med. Wschr. **1900**, Nr 25. — GRAWITZ: Med. Klin. **1905**, Nr 21.

HAASE u. WOHLRABE: Dtsch. med. Wschr. **1918**, Nr 50. — HARRY: Dtsch. Arch. klin. Med. **133**, 237 (1920). — HEAD: Arch. of Pediatr. **1902**. — HESS: Dtsch. med. Wschr. **1925**, 908. — HILDEBRANDT: Münch. med. Wschr. **1916**, 1601; Dtsch. med. Wschr. **1919**, 1140; Z. klin. Med. **91**, 1 (1921). — HOFFMANN: Münch. med. Wschr. **1923**, 1199. — HOPPE-SEYLER: Dtsch. med. Wschr. **1919**, 67.

IRONS: Kongreßzbl. inn. Med. **18**, 9.

JAGIC: Wien. klin. Wschr. **1918**, 1223. — JOCHMANN: Handbuch von Mohr und Stähelin I. 1911.

KINSELLA: J. amer. med. Assoc. **74**, 1070 (1920). — KOLLMANN: Berl. klin. Wschr. **1890**. — KRAGER: Münch. med. Wschr. **1921**, 814. — KRAUSE, P.: Dtsch. med. Wschr. **1929**, 948. — KRONBERGER: Dtsch. med. Wschr. **1919**, 243. — KRONER: Berl. klin. Wschr. **1918**, 640.

LAVERAN: Bull. méd. **1898**, 85. — LEVY: Dtsch. med. Wschr. **1918**, 972. — LION: Kongreßzbl. inn. Med. **14**, 62 (1920).

MAILLART: Inaug.-Diss. Genf 1891. — MARCOVICI: Fol. haemat. (Lpz.) **23**.

NEUWIRTH: Wien. klin. Wschr. **1918**, 1152. — NIPPERDEY: Dtsch. med. Wschr. **1929**, 478. — NOEGGEROTH: Klin. Wschr. **1929**, 1845. — NÜRNBERGER: Münch. med. Wschr. **1919**, 291.

OCKEL: Ref. Kongreßzbl. inn. Med. **31**, 406. — OELLER: Dtsch. med. Wschr. **1918**, Nr 44.

POPOFF: Fol. haemat. (Lpz.) **1906**, 99.

REICHE: Münch. med. Wschr. **1920**, 1352. — REICHER: Schweiz. med. Wschr. **1921**, 394. — RIEDER: Münch. med. Wschr. **1892**, Nr 19. — ROLLY: Jkurse ärztl. Fortbildg **1918**. — ROSENOW: Med. Klin. **1918**, 737. — RÜTIMEYER: Schweiz. med. Wschr. **1921**.

SCHEMENSKY: Berl. klin. Wschr. **1919**, Nr 24. — SCHIFF u. MATYAS: Wien. klin. Wschr. **1918**, Nr 50. — SPENGLER: Wien. klin. Wschr. **1925**, 507. — STIÉNON: Ann. et Bull. Soc. roy. Sci. méd. et natur. Brux. **1896**.

UNDERHILL: J. amer. med. Assoc. **75**, 1531 (1920).

WANNER: Korresp.bl. Schweiz. Ärzte **1918**; **1919**. — WEINBERG: Arch. Schiffs- u. Tropenhyg. **23**, Beih., 197 (1920). — WOHLRABE: Inaug.-Diss. Jena 1919.

HEINE-MEDINsche Krankheit (Poliomyelitis acuta).

In der Lit. ist bisher meist Leukopenie beschrieben worden; WERNSTEDT konstatierte aber im febrilen Stadium normale oder leicht erhöhte Werte.

Eigene Befunde zeigen initial öfters auffällige neutrophile Leukocytose (bis 19000) ohne Komplikation und ohne Fieber. Die Vermehrung der N. kann lange dauern. Leichte Veränderungen im Sinne pathol. N. kommen vor und entsprechen leichteren Komplikationen.

Tödliche Fälle mit Cyanose (Acidosis) zeigen bis 27000 L. (N. 85—88) und keinerlei stärkere pathol. N.

Lit.: WERNSTEDT: Erg. inn. Med. **25**, 705 (1924).

Die

Encephalitis epidemica

unterschied sich in zahlreichen eig. Beob. (Inaug.-Diss. BÜRCKLER) durch fast völliges Fehlen von Blutveränderungen. Namentlich vermißte ich pathol. N., die bei Grippe so häufig sind. (Eine frühere eigene Angabe von zahlreichen pathol. N. entsprach einer Grippeencephalitis.) Daß bei starken Muskelkrämpfen eine Verschiebungsleukocytose auftreten muß, ist klar. Alsdann ist das Fehlen pathol. N. wichtig. Die Blutveränderungen sind also völlig verschieden von denjenigen bei Grippe, wie das auch V. SCHILLING betont, und belegen die spezifische Verschiedenheit beider Affektionen.

V. SCHILLING beschreibt für 15 akute Fälle hoch normale oder leicht vermehrte L.-Werte mit Lymphopenie und Reizung der Erythropoese. Natürlich machen Komplikationen, besonders finale Bronchopneumonien und Leukocytose pathol. N.

REICHER fand 8mal normale L.-Zahl oder neutrophile Leukocytose, 1mal aber Leukopenie und L.-Verlauf wie bei Grippe. Dieser Fall war aber eine Grippeencephalitis. PALITZSCH und GABIS trafen leichte neutrophile Leukocytose. Die Zunahme der Ꝃ. war für die günstige Prognose besonders wertvoll, gelegentlich ist auch Eosinophilie gesehen und in sehr chronischen Fällen Globulinzunahme.

Eigene Beobachtungen:

Tödlicher Fall, Tod nach 5 Tagen: 10—12000 L., 82,4% (nie patholog.), 12,8% Monoc., 4,8% Ꝃ., Eos. —, Ma. —. Tödlicher Fall, Tod nach 10 Tagen: etwa 6000 L., 85% N. (nie patholog.), 8% Monoc., 6% Ꝃ., Eos. —, Ma. 1%. Geheilter Fall: etwa 7000 L., 68,2% N. (nie patholog.), 7,8% Monoc., 18,4% Ꝃ., Eos. 4,4, Ma. 1,2%. Geheilter Fall (Spätstadium): 6000 L., 68⅓% N., 4⅔% Monoc., 35% Ꝃ., 1% Eos., ⅓% Ma. Geheilt, leichter Fall: 7 bis 8000 L., 75,5% N., 3% Monoc., 21%. Ꝃ, ¼% Eos., ½% Ma.

Lit.: BERGER u. UNTERSTEINER: Wien. Arch. inn. Med. **9**, 1 (1924). — BÜRCKLER: Inaug.-Diss. Zürich 1921. — CAWADIAS: C. r. Soc. Biol. Paris **84**, 139 (1921). Leichte Leukocytose mit 75—80% N. — CRISPELL: Ref. Kongreßzbl. inn. Med. **32**, 501. — GABRI: Policlinico **1920**, 106. — v. JAKSCH-WARTENHORST: Münch. med. Wschr. **1922**, 1033. — HUSS: Wien. klin. Wschr. **1922**, 55. — KRAUS: Kongreßzbl. inn. Med. **19**, 79. L. wechselnd. — MODEL u. WOLF: Dtsch. Z. Nervenheilk. **86**, 113 (1925). — PALITZSCH: Dtsch. Arch. klin. Med. **135**, 115 (1921). — REICHER: S. 626. — SCHARGORODSKY u. SCHEIMANN: Arch. f. Psychiatr. **83** (1928). — SCHILLING,: Disk. Ref. Kongreßzbl. inn. Med. **32**, 335. — STERN: Monogr. 2. Aufl. Berlin: Julius Springer.

Andere Encephalitiden.

Grippeencephalitis bietet natürlich das Blutbild der Grippe.

Epilepsie.

In früheren Jahren sind die Blutbefunde öfters als typisch für die Anfälle und das Wesen der Krankheit, z. B. in Differentialdiagnose gegenüber einem hysterischen Anfall dargestellt worden. Das war irrig, und die Befunde im Anfall sind auch ganz uneinheitlich (BRÜHL). Speziell hat WUTH die Blutveränderungen als zur psychomotorischen Erregung gehörig gezeichnet, nicht allein dem Krampfanfall eigen!

Lit.: BRÜHL: Z. Neur. **74**, 420 (1922); **83**, 656 (1923). — WUTH: Z. Neur. **101**, 917 (1926).

Tetanus

verläuft meist mit leichter Leukocytose, besonders zu Beginn, in schweren, tödlichen Erkrankungen aber mit sehr hohen L.-Werten. So traf BENNECKE hohe Zahlen und GROTE 47500 (N. 91, Eos. 0, Monoc. 5, 𝔏. 4), LUNA 38000. Es gibt aber auch L.-Abfall (BENNECKE). Die Leukocytose ist eine neutrophile mit Zurückdrängung der 𝔏. und der Eos., welch letztere in schweren Fällen völlig fehlen, in leichteren aber erhalten bleiben (CABOT). ARNETH, BENNECKE und ähnlich GROTE halten die Leukocytose für eine „myogene", mechanische, die parallel zu der Stärke der Krämpfe sich verhalte. Bevor systematische Untersuchungen vorliegen, ist ein Urteil in dieser Frage unmöglich.

Bei unkomplizierten Fällen trifft man keine pathologischen N., natürlich aber bei finalen Bronchopneumonien.

Lit.: ARNETH: Dtsch. med. Wschr. **1916**, Nr 51. — BENNECKE: Mitt. Grenzgeb. Med. u. Chir. **24**, 319. — CABOT: Lehrbuch. — GROTE: Dtsch. med. Wschr. **1916**, Nr 31. — LUNA: Fol. haemat. (Lpz.) **6**, 97. — SCHWARZ: Wien. med. Wschr. **1894**, Nr 49.

Lyssa.

JONNESCO gibt an, 2 Tage vor Auftreten der Anfälle Abnahme der Eos. und Zunahme der N., in der 2. Periode neutrophile Leukocytose, fehlende Eos. und Abnahme der Monoc. — Auch COURMONT et LÉSIEUR geben Leukocytose und hohe Prozentsätze der N. in den Endstadien an. Über Veränderungen an den N. liegen bis jetzt keine Befunde vor.

Lit.: JONNESCO: C. r. Soc. Biol. Paris **97**, 983 (1927). — COURMONT et LÉSIEUR: J. Physiol. et Path. gén. **1901**.

Parotitis epidemica.

Im Beginn verzeichnet BARACH in 2 Fällen Leukopenie. TÜRK fand Leukocytose bis 16000 mit $81^1/_2$% N. CABOT und ARNETH vermißten eine Vermehrung der L., ebenso LEHNDORFF und ZIMMERLI (der aber relative und absolute Lymphocytose und meist absolute Vermehrung der N. feststellte). SACQUÉPÉE, MARCOVICI, KRESTNIKOW, FEILING konstatierten mäßige Leukocytose mit Vorherrschen der 𝔏. und Monoc. Bei Orchitis erscheint neutrophile Leukocytose (eig. Beob. über 20000 L.), jedoch auch nicht regelmäßig (LEHNDORFF). F. PICK vermißte Leukocytose auch bei hohem Fieber.

Bei einer Epidemie, Soldaten gleichen Alters, sah ZIMMERLI in Frühstadien relative Monoc. bei 𝔏.-Verminderung und Abnahme der N. und Eos., später postinfektiöse Lymphocytose und Eosinophilie, nie aber hohe N.-Zahl, außer zuweilen bei Orchitis, indessen selbst bei Orchitis meist normale Werte.

WIESE stellte in seinem großen Material von 115 Fällen zuerst L.-Abnahme fest, nach einigen Tagen dann Leukocytose, aber schwere Erkrankungen boten oft Leukopenie. Im späteren Verlauf Lymphocytose und allmählich Eosinophile 6—10%.

In 10 eig. Beob. fanden sich nur selten leicht erhöhte L.-Zahlen, eher niedrige im Beginn und nachher Anstieg. 𝔏.-Werte eher hoch bis über 30, meist etwa 20%. Pathol. N. spärlich. Bei 2 nicht epidemischen Affektionen initial aber neutrophile Leukocytose von 13000 mit niedrigem 𝔏.-Wert (12—13) und später Abfall der N. und postinfektiöse Lymphocytose.

Die Verschiedenheit der Befunde läßt daran denken, daß verschiedene Erreger das Bild der Parotitis epidemica erzeugen.

Bei dem ganz abweichenden Blutbefund von CURSCHMANN lag entweder lymphatische Reaktion oder lymphatischer Mikulicz vor.

Lit.: ARNETH: Lehrbuch. — BARACH: Fol. haemat. (Lpz.) **15**, 186. — CABOT: Lehrbuch. — CURSCHMANN: Münch. med. Wschr. **1906**, 384. — FEILING: Lancet **1913**. — JAHN: Dtsch.

med. Wschr. **1928**, 1974. — KRESTNIKOW: Inaug.-Diss. Petersburg 1902. — LEHNDORFF: Wien. klin. Wschr. **1918**, Nr 20. — MARCOVICI: Fol. haemat. (Lpz.) Arch. **20**, 136; Wien. klin. Wschr. **1918**, Nr 34. — PICK, F.: Wien. klin. Rdsch. **1902**, Nr 16. — SACQUÉPÉE: Arch. Méd. expér. **1902**. — WIESE: Arch. Kinderheilk. **80**, 253 (1927). — ZIMMERLI: Z. klin. Med. **87**.

Anthrax. CHAUFFARD et BOIDIN beobachteten den Anstieg der L. vom 4. Tage mit 10000 auf 50000 am 6. Tage. Die Vermehrung betraf die N. Eos. fehlten nach dem 4. Tage. REICH konstatierte bei 40° Fieber 14300.

Aktinomykosis. Sofern Eiterungen vorliegen, kann man hohe neutrophile Leukocytosen treffen, so in eig. Beob. 22000, EWING 21500, CABOT 28000—31000. Mit Entleerung der Abscesse sinken diese Zahlen und werden sogar subnormale Werte gefunden.

Lit.: CHAUFFARD et BOIDIN: Bull. Soc. méd. Hôp. Paris, 23. Juli **1903**; J. Méd. int. **1904**. — REICH: Beitr. klin. Chir. **41** (1904).

Cholera.

Infolge großer Wasserverluste sollte man Eindickung des Blutes erwarten; allein nach C. SCHMIDT (Cholera Leipzig und Mitau 1850) war das nur ausnahmsweise in stärkerem Grade der Fall. Auch BIERNACKI nimmt mehr Wasserverluste der Gewebe als des Blutes an. Dagegen konnte MARCOVICI doch erhebliche Hb.- und R.-Zunahme als Eindickung feststellen, bis 150 Hb. und 8,0 R.; dazu hohe neutrophile Leukocytose bis 37000, ohne Eos. und Ma., mit einigen Myelocyten im akuten Stadium und viel Blutplättchen. In Spätstadien sah er viele Plasmazellen (bis 20%), bei schwersten Erkrankungen Leukopenie durch Knochenmarksinsuffizienz. Die Befunde von ROSENTHAL stimmen weitgehend mit MARCOVICI überein. BENZLER berichtet von den Mengenverhältnissen der L.-Arten.

VIRCHOW, BIERNACKI, ROGERS konstatierten alle bedeutende Leukocytosen (bis 40 bis 60000). BERGER sah in einem Falle den L.-Anstieg auf 19000, im zweiten auf 15700, PEZARSKAJA Leukocytose u. R. bis 8,7.

Lit.: BENZLER: Beitr. Klin. Inf.krkh. **4** (1916). — BERGER: Münch. med. Wschr. **1906**, 589. — MARCOVICI: Fol. haemat. (Lpz.) Arch. **20**, 203. Lit.! — PEZARSKAJA: Ref. Kongreßzentralbl. inn. Med. **41**, 763. — ROGERS: Lancet **1902**, 659. — ROSENTHAL: Berl. klin. Wschr. **1914**, Nr 8. — VIRCHOW, BIERNACKI: Dtsch. med. Wschr. **1895**, 795.

Maltafieber und Febris undulans (BANG).

Maltafieber. Für diese Krankheit wird von BRUCE (zit. bei CABOT) normale L.-Zahl verzeichnet. SCHOTTMÜLLER und ROGERS verzeichnen Leukopenie, ebenso TOMASELLI und AXISA erklären die Leukopenie als regelmäßig vorhanden. In 2 Beobachtungen von CATHOIRE verhalten sich die einzelnen Arten N. 52, £. 13, Monoc. 35! und N. 43, £. 19, Monoc. 38. Auch SCHILLING sah normale oder subnormale L.-Werte, dabei wenig N. (Knochenmarkshemmung), hohe Monocytose (4—8—24%) und chronische aregenerative Anämie und degenerative Veränderungen an den Kernen der N. PIETRA hat öfters mittelstarke Anämie festgestellt.

Lit.: AXISA: Zbl. inn. Med. **1905**, Nr 11. — CATHOIRE: Fol. haemat. (Lpz.) **5**, 477. — PIETRA: Amer. Sci. med. **51**, 163 (1927). — ROGERS: Brit. med. J., 1. April **1905**. — SCHOTTMÜLLER: Münch. med. Wschr. **1905**, 1748. — SCHILLING: In Mense: Tropenkrankheiten. — TOMASELLI: Policlinico **1908**.

Die BANG*sche Krankheit* (Bacillus abortus BANG) scheint hämatologisch oft mit Leukopenie zu verlaufen, auch mit Lymphocytose, selbst bis 2500 und pathologischen L.-Formen, fast regelmäßige Abnahme der Eos. und Zunahme der Monoc. (bis 32 Spinas), öfters leichte Anämie. Ähnlich auch bei exp. Infektionen (DA RIM).

Von GAARDE ist Hb.-Abfall bis 46% notiert.

Lit.: CURSCHMANN: Med. Klin. **1929**, 417. — CUSTER: Schweiz. med. Wschr. **1930**, 264. — GAARDE: Ref. Kongreßzbl. inn. Med. **50**, 258. — HABS: Erg. inn. Med. **31**, 567 (1929); **34**, 567 (1928). Monogr. — LÖFFLER: Schweiz. med. Wschr. **1929**, 304. — LÖFFLER u. v. ALBERTINI: Krkh.forschg 8, 1 (1930). Gr. Milz. — NATORP: Münch. med. Wschr. **1930**, 801. — RIN, DA u. WEINBERGER: Ref. Kongreßzbl. inn. Med. **51**, 699. — SPINAS: Inaug.-Diss. Zürich 1929. — STEINER: Schweiz. med. Wschr. **1929**, 1151. — WAINWRIGHT: Kongreßzbl. inn. Med. **57**, 29.

Dengue verläuft nach den Angaben aller Autoren stets mit Leukopenie, und zwar von Beginn an. Eos. bleiben beständig anwesend nach Balfour. Die Prozentwerte der Monoc. werden gewöhnlich hoch (bis 30$^0/_0$, Stitt) gefunden. In den späteren Stadien des Leidens setzt eine Lymphocytose und Eosinophilie ein. Auch Schilling verzeichnet Leukopenie von 2—3000 L., mit sehr wenig N., Lymphocytose und erhaltene Eos. Ganz gleich lauten die Angaben von Harnett, Engling (hochgradige Leukopenie), Rice (L. 7200 bis 3100, einmal nur 1200.

Lit.: Allan: Fol. haemat. (Lpz.) **9**, 150. — Balfour: Fol. haemat. (Lpz.) **5**, 477. — Carpenter and Lightburn: J. amer. med. Assoc. **1905**. — Engling: Wien. klin. Wschr. **1922**, 991. — Harnett: Ref. Fol. haemat. (Lpz.) **14**, 56 u. 324. — Joannidès: Athène méd. **1929**. — Rice: Ref. Kongreßzbl. inn. Med. **27**, 195. — Stitt: Fol. haemat. (Lpz.) **5**, 477. — Vedder: N. Y. med. J. **1907**, 203.

Febris recurrens. Die meisten Untersuchungen verzeichnen erhebliche neutrophile Leukocytosen. Einzig Kieseritzky erklärt die Leukopenie für typisch. Schilling stellte selbst stets hochnormale bis erhöhte L.-Werte und Fehlen der Eos. fest. Karwacki stellte bei 90$^0/_0$ der Erwachsenen während des Fiebers 10—15000 L. fest und bei 50$^0/_0$ keine Eos. Das qualitative Blutbild zeigt pathol. L., neutrophile Leukocytose, Abnahme oder Fehlen der Eos., Zunahme der Monoc., später postinfektiöse Lymphocytose. Vor einem Anfall besteht (Karwacki) Leukopenie mit relativer Lymphocytose.

Lit.: Böckmann: Dtsch. Arch. klin. Med. **29**. — Brande, v. d.: Kongreßzbl. inn. Med. **24**, 203. — Debele: Russ. med. Rdsch. **1905**. — Heidenreich: Berlin 1877. — Hödlmoser: Z. Heilk. **1906**. — Höglund: Acta med. scand. (Stockh.) **67**, 107 (1927). — Karwacki: Presse méd. **1925**, 1138. — Kieseritzky: Wien. klin. Wschr. **1908**, Nr 25. — Kurtacheff: Ann. Inst. Pasteur **39**, 969 (1925). — Laptschinsky: Zbl. med Wiss. **1875**. — Mayer: Z. klin. Med. **93**, 141 (1922). — Sabbi: Giorn. Clin. med. **10**, 335 (1929). — Savotchenko: Ann. Inst. Pasteur **1901**. — Suldey: Kongreßzbl. inn. Med. **13**, 205.

Rattenbißkrankheit. Die Befunde lauten auf neutrophile Leukocytose, später Lymphocytose und Monoc.-Vermehrung, öfters auch mäßige Anämie.

Lit.: Arkin: Wien. Arch. inn. Med. **11**, 133 (1925). — Dembo: Amer. J. Dis. Childr. **29**, 180 (1925). — Frassi: Morgagni **1921**, 325. — Knipers: Kongreßzbl. inn. Med. **54**, 458. — Lange, de: Kongreßzbl. inn. Med. **17**, 329. — Lookeren: Kongreßzbl. inn. Med. **23**, 353. — Medi: Arch. di Biol. **1**, 277 (1924). Exp. Meerschw. — Spaar: Kongreßzbl. inn. Med. **311**, 289.

Leishmaniosis.

Verschiedene Leishmaniaarten zeigen auch verschiedene Blutbilder.

I. Bereits früher (S. 563) sind die großen Milztumoren mit Leukopenie und Anämie bei *Kala-Azar* und kindlicher Leishmaniosis erwähnt. Diese Anämie zeigt niedrigen F.-I., erreicht meist mittlere, selten hohe Werte (R. 0,22 bei Castellani, 15 Hb. bei Fulci). Leukopenie ist ganz regelmäßig, meist unter 2000, nach Rogers oft noch unter 1000—500, Werte, die nur bei schwerster Malariakachexie auch so tief fallen.

Die Verminderung der N. unter diesen wenigen L. ist extrem; so erwähnt Rogers einmal 102 und einmal 62 N. und Cardamatis 13—22$^0/_0$. Eos. fehlen oder sind extrem selten. Daher ist die Zahl der £. relativ sehr hoch, die absolute aber niedrig. Immerhin sind auch die Monoc. prozentlich hoch (in 69$^0/_0$ der Fälle über 12$^0/_0$).

Rogers erklärt die Milzpunktion wegen der sehr verzögerten Gerinnung als gefährlich. Sahli sah bei Kala-Azar Hb. 40, R. 2,5, L. 1400, N. 28$^1/_2$, Eos. 1,5, Monoc. 8, £. 58, Ma. $^1/_2$, Myeloc. 3$^1/_2$$^0/_0$. Die hochgradige Leukopenie bestand in diesem Falle sehr lange Zeit.

II. Bei der *kindlichen Leishmaniose* mit Milztumor (Pianese, Cantieri u. a.) zeigen sich sehr starke Anämien (bis 0,99 und 1,25 R.), wenig Erythroblasten und niedrige L.-Zahlen. Auch hier sinken bei Leukopenie die N. auf 30—20$^0/_0$; die £. sind relativ hoch und ungewöhnlich hoch die Monoc. (fast immer über 10$^0/_0$, bis 33 und 44$^0/_0$, bei Quilichini nach der Heilung bis 60$^0/_0$).

III. Bei Orientbeule sind die Monoc. gleichfalls vermehrt.

Lit.: Aubert u. Heckenroth: Fol. haemat. (Lpz.) **14**, 52. — Cantieri: Arch. Kinderheilk. **59**, 321. — Cardamatis: Fol. haemat. (Lpz.) **14**, 52. — Castellani: Kongreßzbl. inn. Med. **10**, 668. — Fulci: Fol. haemat. (Lpz.) **12**, 118. — Gioseffi: Münch. med. Wschr. **1918**, 910. — Jemma: Giorn. Clin. med. **1910**; Mschr. Kinderheilk. **1912**, 321; Erg. inn. Med. **23**, 595 (1923). — Petrow: Virchows Arch. **209**. — Quilichini: Fol. haemat. (Lpz.) **15**, 185. — Rogers: Brit. med. J. **1905**. — Schilling: In Mense: Tropenkrankheiten. — Sahli: Lehrbuch. 6. Aufl.

Trypanosomiasis zeigt nach Schilling im Anfall neutrophile Leukocytose, Verminderung der Eos. (0 oder fast 0), Zunahme der Monoc. mit der Abnahme der Parasiten, £. stets vermehrt, oft im Übergewicht.

Beim Menschen ist aber das 1. Stadium mit der initialen Neutrophilie kaum gesehen. Den typischen Befund bildet die Abnahme der N.

Beim Mal di Chagas (Trypanosoma Cruzi) erwähnt DIAZ leichte Hb.-Abnahme, meist keine Leukocytose, aber ausgesprochene Lymphocytose.

Lit.: Zahlreiche Ref. Fol. haemat. (Lpz.) **5**, 481; **9**, 45; **14**, 326. — FÜLLEBORN: Arch. Schiffs- u. Tropenhyg. **1906**. — LANFRANCHI: Fol. haemat. (Lpz.) Arch. **13**, 55 (1912). — LÉGER: Ann. Inst. Pasteur **22** (1909).

Polyarthritis acuta.

Nach CABOT und TÜRK zeigen unkomplizierte Fälle, solange Fieber und Exsudation anhalten, gewöhnlich geringgradige Leukocytose, selten 15000 übersteigend. Erst ganz schwere Infektion, dann Pleuritis, Perikarditis, Pneumonie sind imstande, höhere Werte zu erzeugen. Mit Abfall des Fiebers und der Schwellungen geht die Leukocytose zurück.

Die Vermehrung betrifft die N., mitunter aber nicht häufig auch die Monoc. — Die £. sind wie die Eos. zuerst und oft lange vermindert. Gewöhnlich entdeckt man einige Eos. trotz Fieber und Exsudation. Pl. und Fibrin sind stark vermehrt; es erweist sich diese Zunahme als eine lang dauernde. Auffällig ist die nicht unwesentliche Abnahme des Hb. und der R. als postrheumatische Anämie. Selbst sehr schwere lang dauernde Erkrankungen, die mit Sepsis in Differentialdiagnose kommen, zeigen auffällig wenig pathol. N.

Diesen Befunden fügen sich die Betrachtungen von HAYEM, HALLA, LIMBECK, REINERT, RIEDER, SADLER, ZAPPERT, STIÉNON, BOSE, ACHARD und L EPER an. BULLMORE und WATERHOUSE und KOROWICKI trafen nur geringe Abweichungen vom normalen Verhalten. Es gibt Polyarthritiden, bei denen mehrere Tage lang hohe Fieber und mäßige Milzschwellung vorhanden sind, in denen das Wesen der Affektion erst später durch Befallensein der Gelenke sich verrät. In einem derartigen Falle kommt Typhus sehr ernstlich in Differentialdiagnose. So sah ich am 6. Tage eines hohen Fiebers bei im übrigen negativem Untersuchungsbefund 12000 L. mit 85% N.; dabei reichlich Fibrin. Ich schloß daraufhin die gestellte Diagnose Typhus aus, und wenige Tage später zeigte sich typische Poly arthritis, die rasch unter Aspirin geheilt ist.

Sehr wichtig sind die auffällig hochgradigen Werte der Senkungsreaktion und der Globulinwerte.

Lit.: ACHARD: C. r. Soc. Biol. Paris, 1. Dez. **1900**. — BOSE: Fol. haemat. (Lpz.) **15**, 187. — BULLMORE: Edinburgh med. J. **1907**. — HOLZWEISSIG: Mitt. Grenzgeb. Med. u. Chir. **39**, 117 (1926). — KAHLMETER: Acta med. scand. (Stockh.) Suppl.-Bd. **7**, 191 (1924); **3**, 265 (1922). — KOROWICKI: Dtsch. Ärzte-Ztg **1903**. — OCKEL: Z. klin. Med. **97**, 338 (1923). — PELGER: Ref. Kongreßzbl. inn. Med. **38**, 725. — STIÉNON: Ann. et Bull. Soc. roy. Sci. méd. et natur. Brux. **1896**. — TAKENO: Jb. Kinderheilk. **77**, 1913. — Für die übrigen siehe S. 589 und 596.

Andere Arthritiden.

Die gonorrhoische und die septische Arthritis verraten sich durch starke und evtl. progressive (10—13—18000) Leukocytosen mit wenig pathol. N., andere Fälle zeigen geringe Leukocytose.

Chronische deformierende Arthritiden zeigen oft keine oder geringe Leukocytose ohne pathol. N.; mitunter zeigen sie hohe Eiweißwerte (bis 15%, eig. Beob.) und hohe Viscosität.

Bei febrilen, chronisch verlaufenden Arthritiden gibt KAHLMETER meist Leukocytose, aber absolute Lymphocytose an. 41% seiner Fälle hatten L.-Werte über 8000, 14% über 90000.

Bei *Periarteriitis nodosa,* die von manchen Autoren als besondere Reaktion auf Sepsis gedeutet wird, ist meist N.-Leukocytose festgestellt und oft Anämie.

Eigene Erfahrungen: 22jähr. Mann, 24000 L., 87 N., 8,6 £., 4 Monoc.

27jähr. Mann: Auch 24000, später Abfall 15000, N. 79, Eos. 3,9, Monoc. 9,2, später wieder 20000 L., N. 84, Eos. 4,2, Monoc. 3,4, £. 7, £. 4,2, 2 weitere Befunde analog, immer Eos., aber vor dem Tod stark in Abnahme.

Pathol. N. fehlen, kein schwer septisches Bild.

Lit.: BANSI: Z. klin. Med. **106**, 439 (1927). — GRUBER: Zbl. Herzkrkh. **1926**, 145. — MARINESCO: C. r. Soc. Biol. Paris **89**, 903 (1923). — SACKI: Med. Klin. **1924**, 44.

Die *Stillsche Krankheit,* eine chronische Arthritis mit Milz- und besonders Lymphknotenschwellung, mit mäßiger Anämie, wird öfters als mit Leukopenie verlaufend beschrieben, so GOLDSTEIN 900 L. mit 84% ℒ.

CATTAN u. LAUR: Sang **3**, 161 (1929). Öfters Normobl. bei Streptok., Endoc. — FELTY: Hopkins Hosp. Bull. **35**, 16 (1924). — GOLDSTEIN: Med. Klin. **1926**, 1527. — MICHELI e GAMNA: Arch. Sci. med. **51**, 1 (1927). — STRAUSS: Med. Klin. **1926**, 1247.

Sepsis.

In der Mehrzahl akuter septischer Affektionen besteht Leukocytose zumeist beträchtlichen, mitunter sehr hohen Grades. Dabei handelt es sich um starkes Dominieren der N., fast immer und in steigendem Grade um pathol. N. bei bedeutender Verminderung der ℒ. und besonders der Eos., die oft fehlen oder nur höchst vereinzelt getroffen werden. Einige Myelocyten und hier und da Normoblasten können vorkommen, Blutplättchen und Fibrin sind gewöhnlich vermehrt.

Bei chronisch gewordenen Prozessen kehren allmählich die Eos. trotz Bakterien im Blute zurück und können fast normale Werte erreichen. Gleichwohl können auch diese Fälle letal endigen. Diese meine Erfahrungen bestätigt auch LENHARTZ.

Gegenüber diesem häufigsten Befund, der auch den malignen Endokarditiden eigen ist, verrät eine Leukopenie Knochenmarksinsuffizienz und schlechte Prognose, so bei CABOT, FELTY, KOCH, KREBS, LIMBECK, LAMEZAN und eigenen Beobachtungen.

Bei Lentasepsis treffe ich regelmäßig fast normale L.-Werte, aber hohe Zahlen für N., meist wenig pathol. N. oder erst bei Komplikationen. Auch an den Kernen, nicht nur an der Granulation, sind die Veränderungen oft gering; recht niedrige für Eos. und ℒ. Ein Fall, der trotz hoher Fieber mit diesem Bilde nicht stimmen wollte und alles normal zeigte, erwies sich als Hysterie mit Fälschung der hohen Temperaturen bei altem Herzfehler.

Bei der *Lentasepsis* werden fast immer allmählich fortschreitende Anämien gelegentlich hohen Grades gefunden, und oft beim Ohrläppchenversuch Endothelien im Zustande der Phagocytose (siehe S. 152).

LIMBECK verwertete puerperale Formen von Sepsis ohne Exsudation für seine Theorie, daß Leukocytose von der Exsudatbildung abhängig sei; indessen ist diese Ansicht widerlegt, und gerade manche puerperale Formen der Sepsis weisen hochgradigste Leukocytose auf (RIEDER 37000, CABOT 77500!).

Es ist daran zu denken, daß Sepsis keine ätiologische Einheit darstellt und daher auch Bakterien vorliegen könnten, deren Toxine primär eine Funktionshemmung der leukocytenbildenden Organe herbeiführen.

Differentialdiagnostisch bieten Fälle von Sepsis mit L.-Verminderung oder ungefähr normalen Werten große Schwierigkeiten; insbesondere müßte nach dem Blutbild Typhus in Betracht kommen. Bei weiterer Beobachtung ergeben sich wohl immer wesentliche klinische und hämatologische Unterschiede.

Die R. erfahren im Laufe aller schweren Sepsisfälle starke Verminderungen; noch tiefer sinken die Hb.-Werte.

So berichtet LENHARTZ von R.-Werten, die bis 1,264 und 0,882, in einer Beobachtung bei 15 Hb. gar bis 0,642 gesunken sind. Auch hämolytische Vorgänge sind beobachtet. So konstatierte GRAWITZ bei einem septischen Abortus Hämoglobinurie und nur 300000 R. infolge einer ganz akuten Erkrankung. Ähnlich sind die Befunde bei Gasbacillensepsis.

Bei stärkerer Anämie kommen selbstverständlich Poikilocytose, jugendliche und kernhaltige Erythrocyten vor, gelegentlich können eigenartige Blutbilder mit schwerer Anämie und viel Erythroblasten entstehen.

Lit.: BINGOLD: Virchows Arch. **234**, 332 (1921). — CANON: Dtsch. med. Wschr. **1892**, Nr 10. — FELTY u. KUFER: J. amer. med. Assoc. **82**, 1430 (1924). — FONTANA: Kongreßzbl. inn. Med. **52**, 235; Haematologica (Pavia) **7**, H. 4 (1926). Lenta. — GIMPLINGER: Med.

Klin. **1924**, 1073. — GLOOR: S. 207. — HALLA: S. 589. — HALLENBERGER: Zbl. Bakter. **81** (1918). — KANTHAK: Brit. med. J. **1892**. — KLEIN: Zbl. inn. Med. **1899**, 97. — KOCH: Med. Klin. **1916**, Nr 19. — KREBS: Inaug.-Diss. Berlin 1893. — KRUMBHAAR: S. 554. 12% Myc., 85% N. b. 112000. — KÜHNAU: Z. klin. Med. **28** (1895). — LAMEZAN: Zbl. Herzkrkh. **1921**, 287. — LEHMANN: Virchows Arch. **246**, 434 (1923). Gasbac. — LEHMANN u. FRAENKELL: Arch. Gynäk. **122**, 692 (1924). Puerp. Gasbac.-Aff. — LENHARTZ: Dtsch. Arch. klin. Med. **146**, 257 (1925). 160 F.; Nothnagels Slg **3**. — LENHARTZ u. SCHOTTMÜLLER: Dtsch. med. Wschr. **1925**. — LOEWENHARDT: Klin. Wschr. **1923**, 1933. — MINERBI: Arch. Sci. med. **45**, 67 (1922). Lenta. — MÜLLER: Dtsch. Arch. klin. Med. **150**, 105 (1926). — PELGER: Ref. Kongreßzbl. inn. Med. **38**, 725. Lenta. — PEPPER: J. amer. med. Assoc. **89**, 1377 (1927). Lenta. — RIEDER: S. 243. — ROSCHER: Inaug.-Diss. Berlin 1894. — SADLER: S. 589. — SCHMECKEL: Z. exper. Med. **55** (1927). — STAHL: Klin. Wschr. **1925**, 2392. — STÄUBLI: Münch. med. Wschr. **1905**, Nr 45. — STRAUSS u. ROHNSTEIN: S. 328. — WASSERTRÜDINGER: Inaug.-Diss. München 1913. — WEILL: Erythrophagie, s. Monocyten S. 152. WEITZ: Med. Klin. **1912**, 192. Gonokokkensepsis L. 54000. — ZANGEMEISTER u. GANS: Münch. med. Wschr. **1909**, 793. — ZAPPERT: S. 589. — S. auch die Lehrbücher von CABOT, DOMARUS, GRAWITZ, LIMBECK, SCHILLING, HIRSCHFELD, TÜRK.

Perityphlitis und chirurgische Affektionen.

Bei Eiterungen sind hohe Zahlen von L. im Blute vorhanden, denn die in den Abscessen liegenden N. entstammen dem Knochenmark und müssen zu dem Entzündungsherd die Blutbahn passieren. Im Sinne einer funktionellen Diagnostik wurde denn auch schon Ende der 90er Jahre eine starke Leukocytose bei Perityphlitis auf der SAHLIschen Klinik für die Schwere und das Fortschreiten des Prozesses prognostisch verwertet. Zweifelhaft erschien mir nur, ob stark entzündliche und direkt eitrige Prozesse getrennt werden könnten; denn wie z. B. die Scharlachkurve lehrt, können sehr hohe entzündliche Leukocytosen vorkommen ohne jede Eiterbildung.

Im Jahre 1901 suchte dann CURSCHMANN zu zeigen, daß die Diagnose Eiterung bei Perityphlitis gestellt werden könne, sofern die L.-Werte 25000 überschreiten. Er stellte damals 3 Verlaufstypen perityphlitischer Infektionen auf.

1. Leichte Fälle: Leukocytose fehlt, ist geringfügig oder nur initial.
2. Nichteitrige Formen zeigen nur im Anfang höhere Leukocytose, nicht über 20 bis 22000. Diese Zahl ist vorübergehend.
3. Bestehen von Anfang an oder später dauernd hohe Werte, so ist Eiterung sicher und Operation indiziert. Schon ein einzelner Wert von 25000 und höher ist dringend der Eiterung verdächtig. Kommt er im späteren Verlauf vor, so ist Absceß so gut wie sicher.

Auf die L.-Arten ist CURSCHMANN nicht eingetreten; er machte lediglich die irrige Angabe, es nehmen alle Zellen in ungefähr gleicher Weise an der Vermehrung teil.

Diese Publikation hat viele Nachprüfungen gerufen, wobei die Bestätigungen zahlreich waren, gewisse Ausnahmen aber nicht unterdrückt werden durften. Diese letzteren, in denen trotz fehlender Leukocytose ausgedehnte Eiterung vorlag und zum Tode führte, schienen die diagnostische Bedeutung der L.-Untersuchung sehr stark herabzusetzen. Trotzdem liegt in den L.-Untersuchungen bei Perityphlitis und anderen entzündlich-eitrigen Prozessen ein hervorragendes diagnostisches Hilfsmittel, und namentlich SONNENBURG und dessen Schüler traten immer wieder an Hand eines enormen Materiales für den außerordentlich hohen Wert der Blutuntersuchung ein. Unrichtig und den Wert der Prüfung beeinträchtigend, war zuerst die *Fragestellung bei diesen Problemen.*

Schwere Entzündungen können ohne jede nennenswerte Eiterbildung zu hoher Leukocytose führen[1]. Für das therapeutische Handeln bliebe dies zwar gleich; denn ohne operativen Eingriff darf man in derartigen Fällen nicht auf einen glücklichen Ausgang hoffen. Mithin ist die *hohe Leukocytose viel*

[1] Eig. Beob.: 11jähr. Knabe. 2. Tag einer akuten Perityphlitis. L. 24360, N. 83,8, Eos. 0, Ma. 0,2, Monoc. 9,6, Ꝑ. 6,4%. Operation: Sehr starke Rötung und Schwellung ohne jede Eiter- oder Exsudatbildung.

mehr ein Zeichen schwerer Affektion als direkt ein Beweis für Eiterung, obwohl in der Mehrzahl der nicht ganz akuten Fälle bei hoher L.-Zahl Absceß vorliegt.

Irrig war die einseitig chemotaktische Auffassung der Leukocytose, wonach aus der Stärke der Reaktion direkt auf den Grad der auslösenden Entzündung oder Eiterung geschlossen wurde. Die *Ausnahmen, äußerst maligner Verlauf, mit oder ohne Eiterung, aber ohne wesentliche Leukocytose,* fanden sofort eine ungezwungene Deutung mit der biologischen Auffassung der Leukocytose.

Ich hatte immer wieder vorgeführt, daß L.-Vermehrung eine Reaktionserscheinung des Knochenmarkes ist, auf die man nur bei Suffizienz der Zellbildung rechnen darf, und daß eine äußerst schwere Infektion rasch zu Insuffizienz führt, so daß also das Ausbleiben der an sich notwendigen Reaktion ein äußerst ungünstiges Zeichen darstellt.

Eine niedrige oder bald fehlende Leukocytose beruht daher 1. entweder auf geringer Infektion oder 2. auf schwerster Intoxikation.

Die starken Leukocytosen sind zwar stets der Ausdruck der schweren Formen der Erkrankung, aber auch einer guten Reaktionsfähigkeit des Markes. Man muß daher folgende Typen aufstellen:

1. Leichte Infektion: Vorübergehende Leukocytose, bis etwa 18000—20000, die rasch abfällt, bei offenkundiger Besserung aller Symptome.

2. Mittelschwere Infektion: Anfänglich starke Leukocytose über 20000, später steigende oder doch nicht abnehmende Zahl der L. Die Reaktion des Knochenmarkes ist gut, die Infektion aber doch so schwer, daß bedeutende Gefahr droht. Hier ist in der großen Mehrzahl der Fälle Eiterung vorhanden.

3. Sehr schwere Infektion: Anfänglich, für wenige Stunden, starke Leukocytose, rasch aber, wegen schwerer Insuffizienz des Markes, Abfall auf ungefähr normale Werte. Das Leben ist in Gefahr, Eiterung nicht ausgeschlossen.

Man sieht, es ist an Stelle einer einzigen Untersuchung die fortlaufende Kontrolle und die Kurvendarstellung getreten. Damit stellen sich aber neue Schwierigkeiten ein; denn gar oft wird man auf längere Beobachtung sich nicht einlassen und sofortigen Entscheid verlangen.

Dieser *sofortige Entscheid* kann getroffen werden in Berücksichtigung des gesamten klinischen Bildes. Es ist die Trennung der ganz schweren und der leichten Fälle aus dem Verhalten von Puls, Temperatur, Schmerzempfindung usw. unschwer dnrchzuführen. Nie hat jemals ein prognostisch sehr schwerer Fall mit fehlender Leukocytose klinisch als leicht imponiert.

Umgekehrt darf bei klinisch günstigem Bild eine zweite L.-Untersuchung noch abgewartet werden, die über Steigen oder Fallen der L. orientiert. Sonnenburg nimmt diese weitere Prüfung noch am gleichen Tage vor.

Wertvolle Aufschlüsse erteilt die genauere Analyse des Blutbildes. In schweren Fällen vermisse ich Eos. gänzlich; die 𝓛.-Werte sind sehr tief; fast alle Zellen sind N. Vor allem aber zeigt die hohe Zahl der pathol. N. (S. 197), die Schwere des Zustandes und gibt auch bei niedriger L.-Zahl die klare Indikation. Schilling zeigte an 2 Erkrankungen, wie sehr das klinische Bild täuscht, aber der feinere Blutbefund die Diagnose sichert. Dagegen verrät sich der günstige Verlauf bald durch Auftreten und progressive Vermehrung der Eos. und Zunahme der 𝓛. Mir hat diese Beurteilung sehr wertvollen und richtigen Aufschluß gegeben. Oft erweist sich die fortlaufende L.-Kontrolle als wichtig und der Puls- und Temperaturkurve überlegen als das feinere Reagens. Bei andauernd hoher Leukocytose trifft man auch dann Eiterung, wenn weder Fieber noch Pulserhöhung bestehen. Eiterretention zeigt sich bei den operierten Fällen zuerst in der L.-Kurve an.

Sonnenburg hält die fehlende Leukocytose bei generalisierter Peritonitis für eine Kontraindikation zur Operation. Alle Patienten erlagen dem Eingriff. Dagegen erholten sich aus diesem Stadium der Knochenmarksinsuffizienz ohne Operation doch noch einzelne, und die Eröffnung von Spätabscessen führte jetzt zur Heilung.

Aus den Studien von SONNENBURG und dessen Schülern, besonders FEDERMANN und KOTHE, sind folgende Leitsätze hervorgegangen:

1. Leichte Fälle weisen nur 1—2 Tage Leukocytose auf, die rasch unter Besserung aller Symptome abklingt. Zumeist ist die Vermehrung eine ganz geringe, bis 12—15000; selten über 20000 und 30000.

KRECKE gibt aber (1921) den Rat, bei über 15000 L. unbedingt zu operieren, und das dürfte wohl durchaus richtig sein.

2. Schwere Fälle. Die initiale Leukocytose bleibt hoch oder steigt auf 20—30000 und mehr. Eiterung nahezu immer vorhanden.

HIRSCHFELD und KOTHE erwähnen L. zwischen 60 und 92000 und gar einen Fall von gangränöser Appendicitis mit plötzlich schwerer Blutung, bei dem jetzt die L. auf 60000, 160000, 190000 stiegen, dabei 7,3% Myeloc. und 24,6% granulalose N.

3. Sehr schwere Fälle nach dem klinischen Bild. Anfänglich hochgradige Leukocytose, dann toxische Lähmung der Knochenmarksfunktion, ungefähr normale oder gar subnormale Werte. Die sinkende L.-Zahl ist hier bei schwerem klinischen Bild prognostisch als sehr schlecht zu beurteilen, sowohl bei hoher Temperatur, als ganz besonders bei niedriger.

4. Ist es zu allgemeiner Peritonitis gekommen, so gaben die Fälle mit hoher Leukocytose eine relativ gute, diejenigen mit niedriger eine schlechte Prognose. Infaust sind die Erkrankungen mit Leukopenie.

5. Bei abgekapselten Eiterungen fällt allmählich der L.-Wert bis zur Norm oder noch tiefer ab.

6. Neu auftretende Herde und Eiterungen verraten sich am besten durch Wiederanstieg der L. und werden so entdeckt, auch wenn Puls und Temperatur keine Änderungen aufweisen.

Auch für viele andere Eiterungsprozesse gibt die fortlaufende L.-Untersuchung praktisch sehr wichtige Ergebnisse (s. LINDEMANN), so für *abscedierende* Pankreatitis (mehrere eig. Beob., SONNENFELD).

Bei *osteomyelitischen Eiterungen* findet sich Leukocytose (PEWNY), ebenso in eig. Beob.

Literatur über Blutbefunde bei Perityphlitis und Peritonitis und chirurgischen Affektionen.

ALDONS: Brit. med. J. **1914**.

BÄUMLER: Dtsch. Arch. klin. Med. **73** (1902). — BERDNT: Münch. med. Wschr. **1904**, 2217. — BLASSBERG: Wien. klin. Wschr. **1902**.

CABOT: Lehrbuch. — CAZIN: 15. Congr. franç. Chir., Okt. **1902**. — DA COSTA: Amer. J. med. Sci. **1901**. — COSTE: Münch. med. Wschr. **1902**, 2038. — CURSCHMANN: Münch. med. Wschr. **1901**, Nr 48.

DAVID: Inaug.-Diss. Paris 1903.

ESAU: Med. Klin. **1923**, 1261. — ESCHBAUM: Inaug.-Diss. Bonn 1902.

FALKENSTEIN: Bruns Beitr. **119**, 419 (1920). — FEDERMANN: Mitt. Grenzgeb. Med. u. Chir. **12** (1903); **13** (1904); Münch. med. Wschr. **1904**, 2221; Arch. klin. Chir. **75** (1905); Festschrift für ORTH, 1903. Ileus nach Perityphlitis, Differentialdiagnose gegenüber Peritonitis; Ileus kein bemerkbarer Einfluß auf L.-Kurve. — FISKE: Osteomyelitis. Boston med. J. **1913**, 606. — FONIO: Schweiz. med. Wschr. **1925**, 777. — FRANKE: Münch. med. Wschr. **1903**, 348. — FRENCH: Practitioner **1904**.

GERNGROSS: Münch. med. Wschr. **1903**, 1586. — GOETJES: Münch. med. Wschr. **1903**, 723; Inaug.-Diss. Tübingen **1904**.

HAYEM et PARMENTIER: Bull. Soc. méd. Hôp. Paris, 8. Dez. **1899**. — HIRSCHFELD u. KOTHE: Dtsch. med. Wschr. **1907**, Nr 31.

JOY et WRIGHT: Med. News **1902**, 628. — JULLIARD: Rev. de Chir. **29** (1904).

KOHL: Mitt. Grenzgeb. Med. u. Chir. **22** (1911). — KOSTLIVY: Entzündl. L. Fol. haemat. (Lpz.) **9**, 113. — KOTHE: Dtsch. Z. Chir. **88** (1907); Berl. klin. Wschr. **1908**, Nr 36. — KRECKE: Münch. med. Wschr. **1921**, 1090. — KÜHN: Münch. med. Wschr. **1902**, 2033. — KÜTTNER: Arch. klin. Chir. **73**; Beibl. z. Zbl. Chir. **1902**, Nr 26; Verh. Ges. Chir. **1902**, 31. Kongr.

LAMPÉ: Beitr. klin. Chir. **74**, 230 (1911). — LAWRENCE: Kongreßzbl. inn. Med. **57**, 740. Exp. Ileus. — LINDEMANN: Beitr. klin. Chir. **101** (1916). — LOEPER: Soc. Anat., 24. Mai **1901**. — LONGRIDGE: Lancet **1903**, 2410.

MITCHELL: Brit. med. J. **1909**. — MÜLLER, E.: Münch. med. Wschr. **1903**, 1310.

NILSON: Münch. med. Wschr. **1903**, 1309.

PERUTZ: Münch. med. Wschr. **1903**, Nr 2. — PETERS: Beitr. klin. Chir. **117** (1919). Blutuntersuchung für chirurgische Diagnose. — PEWNY: Wien. klin. Wschr. **1921**, 110. — PINEY: Brit. J. Surg. **14**, 9 (1926).

REHN: Naturforsch.-Verslg Kassel **1903**; Münch. med. Wschr. **1903**, 2177. — REICH: Beitr. klin. Chir. **41** u. **42**. — RITTER: Klin. Wschr. **1926**, Nr 6. — ROBINSON: N. Y. med. J. **1916**, 1173. — ROHDE: Münch. med. Wschr. **1903**, 1987.

SAUERBRUCH: Korresp.bl. allg. ärztl. Ver. Thüringen **31** (1902). — SCHILLING: Dtsch. med. Wschr. **1922**, 764. — SCHMIDT: Mitt. Grenzgeb. Med. u. Chir. **23**, 865. — SCHNITZLER: Wien. klin. Rdsch. **1902**, Nr 10; Zbl. Chir. **1902**. — SCHULTZE: Mitt. Grenzgeb. Med. u. Chir. **27**; Inaug.-Diss. Leipzig 1913. — SEEMEN, v.: Dtsch. Z. Chir. **203**, 633 (1927). — SILHOL: Inaug.-Diss. Paris 1903. — SONDERN: Dtsch. Z. Chir. **102** (1909); Med. Rec. **1905** u. **1906**; Boston med. J. **1905**; Amer. med. J. **1906**. — SONNENBURG: 1. internat. Chir.-Kongr. Brüssel **1905**; 32. Kongr. Chir. **1903**; Dtsch. med. Wschr. **1906**, 1604; **1907**, Nr 14; **1911**, Nr 15; Arch. klin. Chir. **81** (1906). Monogr. Perityphlitis. Leipzig 1913; Ther. Gegenw. **53**, 289 (1912). — SONNENBURG, GRAWITZ, FRANZ: Dtsch. med. Wschr. **1911**, Nr 15. — SONNENFELD: Dtsch. med. Wschr. **1928**, Nr 19, 781. — SPIELER: Wien. klin. Rdsch. **1904**, 1. SPRENGEL: Münch. med. Wschr. **1904**, 1637. — STADLER: Mitt. Grenzgeb. Med. u. Chir. **11** (1903). — STAHL: Arch. klin. Chir. **121**, 359 (1922).

TUFFIER: 17. Congr. Assoc. franç. Chir. Paris **1904**. — TÜRKEL: Zbl. Grenzgeb. Med. u. Chir. **7** (1900).

VOLK: Z. Chir. **194**, 367 (1926).

WASSERMANN: Münch. med. Wschr. **1902**, 694; Arch. klin. Chir. **69** (1903). — WEBER: Inaug.-Diss. Gießen **1905**. — WIDEROE: Fol. haemat. (Lpz.) **17**, 102.

Leberabscesse verlaufen stets mit Leukocytose, sofern sie noch nicht in ein ganz chronisches torpides Stadium eingetreten sind oder zum Versagen der Knochenmarksreaktion geführt haben. Für die Diagnose leistet die Blutuntersuchung nach dem Ausspruch zahlreicher Autoren Hervorragendes, insbesondere in frischen, erst einige Wochen dauernden Erkrankungen.

So gelang mir die Diagnose in einem Falle mit septischem Charakter und nur mäßiger Leberempfindlichkeit aus der konstant hohen Leukocytose um 22000. Der Absceß konnte leider nicht bei der Operation, sondern erst bei der Sektion gefunden werden. Ganz analog verhielten sich 2 weitere Beobachtungen. In einem anderen sehr chronischen Falle betrug die Leukocytose nur 12000. Der Prozentsatz der N. war enorm hoch; Eos. fehlten völlig. Das Allgemeinbefinden war ein desolates. Exitus nach kurzer Zeit. Gerade in solchen Beobachtungen darf selbst fehlende Leukocytose nicht gegen Absceß gedeutet werden, weil die Reaktionsfähigkeit erloschen ist. Von besonderer diagnostischer Wichtigkeit sind alsdann das Fehlen der Eos., der hohe N.-Prozentsatz und die pathol. N.

Auch bei abdominaler Fettgewebsnekrose fand ich starke Leukocytose (s. WOLPIANSKY), entsprechend der Eiterung. Da in diesem Falle die Leber sehr empfindlich und enorm vergrößert war und die Punktion (durch die Leber hindurch!) Eiter ergeben hatte, so wurde hier irrig Leberabsceß angenommen.

In einer anderen Beobachtung war die Leber bei einer chronischen Sepsis ebenfalls sehr stark druckempfindlich. Im Urin wurden L. in enormer Menge ausgeschieden. Gleichwohl fehlte auch hier der vermutete Absceß, und lag lediglich Sepsis ohne Eiterung vor. TALMA hat gleiche Beobachtungen unter dem Titel Pyurie durch Leukocytose publiziert, indem er ebenfalls keinen Eiterherd entdecken konnte. Unzweifelhaft handelt es sich in derartigen Affektionen um Sepsis als Grundkrankheit.

Lit.: ARNETH: Münch. med. Wschr. **1904**, 1097. — BOINET: Gaz. Hôp. **1900**, 1583 u. 5. März **1901**. — GIRARD, SABRAZÈS, LÉGER: Gaz. Sci. méd. Bordeaux, 11. Juni **1905**. — KHOURI: C. r. Soc. Biol. Paris, 14. Okt. **1905**. — KÜTTNER: Zbl. Chir. **1902**, Nr 26. — KRAMM: Dtsch. Z. Chir. **64**. — LEGRAND et AXISA: Fol. haemat. (Lpz.) **3**, 606. — MANNABERG: Wien. med. Wschr. **1902**, Nr 13. — MARCANO: Arch. Méd. expér. **1909**. — MAUREL: C. r. Soc. Biol. Paris, 2. März **1901**. — MOSSE et SARDAT: C. r. Soc. Biol. Paris, 21. Dez. **1901**. — PERTHES: Dtsch. Z. Chir. **63**. — PERUTZ: Münch. med. Wschr. **1903**, 65. — ROGERS: Brit. med. Assoc. **1902**; Brit. med. J., 11. Nov. **1905**. — RISPAL: C. r. Soc. Biol. Paris, 9. Mai **1901**. — SCHLAYER: Münch. med. Wschr. **1903**, 1371. 11 Fälle, L. 18—62000. — SCHNITZLER: Wien. med. Presse **1901**, Nr 6; Wien. klin. Rdsch. **1902**, Nr 10. — STRAUSS: Charité-Ann. **28**. — TALMA: Berl. klin. Wschr. **1906**, Nr 22. — WOLPIANSKY: Inaug.-Diss. Zürich 1906.

Gynäkologische Affektionen mit Eiterungen.

Die eben entwickelten allgemeinen Sätze über die Bedeutung der Leukocytose gelten auch für Eiterherde im Gebiet des kleinen Beckens. Hier ist festgestellt, daß dauernd ansehnliche Leukocytose für Eiterung spricht. Bei Werten über 16000 kann dies als fast sicher gelten und ist bereits in einer beträchtlichen Zahl von Beobachtungen auch beim Versagen der gewöhnlichen klinischen Symptome ein Absceß gefunden worden. DÜTZMANN fand sogar 90mal lediglich durch Blutuntersuchung, entgegen der Wahrscheinlichkeitsdiagnose, Eiterung. Wichtig sind auch hier Kurven der L.-Schwankungen.

Normale L.-Werte sprechen nicht gegen Eiterung; insbesondere ist bei sehr chronischen Prozessen (gonorrhoischer und tuberkulöser Pyosalpinx) eine wesentliche Zunahme der L. vermißt worden. Auch die Auszählung der einzelnen L.-Arten dürfte bei chronischen Fällen versagen; denn sogar Eos. sind kaum vermindert, also wie bei chronischer Sepsis.

Bei schwerem Allgemeinbefinden ist auch hier Leukopenie prognostisch sehr ungünstig; alsdann fehlen Eos. Der Prozentsatz der N. ist ungewöhnlich hoch. Dieses Verhalten spricht auch hier für sehr stürmische akute Affektion oder bei längerer Dauer des Leidens für schwere Erkrankung mit Knochenmarksinsuffizienz. — Entscheidend sind dann die pathol. N.

Abgekapselte chronische Eiterherde verändern das Blutbild nicht. Sie haben sich aber mehrfach als steril erwiesen, so daß das Ausbleiben einer Reaktion des Organismus erklärt ist.

GRÄFENBERG hält von diagnostisch großer Bedeutung das Erhaltensein oder die Vermehrung der Eos. bei gonorrhoischen Prozessen im Puerperium; auch LANGE bezeichnet Eosinophilie bei puerperalen Affektionen als fast beweisend für *Gonorrhöe*. Bei septischen Affektionen dagegen vermißte er diese Zellen in allen schweren Fällen. Bei der Besserung findet er L.-Zunahme und relativ spät Auftreten der Eos. Eine Zunahme der Monoc. bewertet er prognostisch ungünstig.

Bei Hämatocele entstehen deutliche, mitunter erhebliche (posthäm.) Leukocytosen. In eig. Beob. verschwanden die Eos. nicht, und waren Hb. und R. parallel vermindert. Die Anämie kann diagnostisch wichtig sein, besonders in der Differentialdiagnose gegenüber Perityphlitis (HÖSSLI).

Bei Stieltorsion kommen bald hohe Leukocytosen zur Beobachtung. Wahrscheinlich fehlen dann pathol. N.

Über die Befunde bei *Puerperalfieber* liegen wenige Erfahrungen vor; doch dürfte die Analogie mit den schweren Formen der Perityphlitis eine sehr weitgehende sein. Mittelhochgradige Leukocytose, die anhält, wird als prognostisch gut erklärt (DÜTZMANN), während ein Fallen der L. bei schlechten Allgemeinbefunden als infaust gilt. Die Anwesenheit auch nur weniger Eos. ist nach POTOCKI und LACASSE prognostisch gut. Schwere Fälle lassen alle Eos. vermissen, bieten L.-Werte über 25000 und sehr hohe Prozentsätze, 95 und mehr, der N. Dies kann aber nach meinen Erfahrungen für recht chronisch verlaufende Fälle nicht gelten; hier trifft man Eos. trotz schwerster letaler Infektion dann und wann, hier und da einmal sogar nur wenig vermindert.

Nach DÜTZMANN verhält sich Eklampsie in bezug auf die L.-Bewegungen genau wie Sepsis, so daß er daraus auf die infektiöse Natur der Eklampsie schließt. Dieser Schluß ist aber auch aus hämatologischen Gründen nicht gestattet, da selbst bei Sepsis nicht die Bakterien, sondern die Toxine das Blutbild erzeugen.

Literatur über Blutbefunde bei gynäkologischen Affektionen.

ALBRECHT: Z. Geburtsh. **61**; Münch. med. Wschr. **1907**, 1307.

BÉRARD et DESCOS: Rev. franç. Gynéc. **1903**, No 1. — BIRNBAUM: Arch. Gynäk. **74** (1904). — BLUMENFHAL: Beitr. Geburtsh. **11**. — BOSCHENSKY: Gynäk. Rdsch. — BURKARD: Arch. Gynäk. **80**. —BUSSE: Arch. Gynäk. **85**; Naturforsch.-Verslg **1905**.

CABOT: Lehrbuch. — CARMICHAEL: Scott. med. J. **1904**. — CARTON: Inaug.-Diss. Paris 1903.
DÜTZMANN: Zbl. Gynäk. **1902**, Nr 14; Mschr. Geburtsh. **16** (1902); **18** (1903).
EXCHAQUET: Ann. Gynéc. Paris **1908**.
GRÄFENBERG: Arch. Gynäk. **85**.
HIMMELHEBER: Mschr. Geburtsh. **28**. — HÖSSLI: Mitt. Grenzgeb. Med. u. Chir. **27** (1914).
KIRCHMAYR: Wien. klin. Rdsch. **1903**, Nr 11. — KIRSTEIN: Arch. Gynäk. **99**. — KLEIN: Zbl. Gynäk. **1905**, 969. — KOWNETZKI: Beitr. Geburtsh. **10**.
LANGE: Z. Geburtsh. **64**. — LAUBENBURG: Zbl. Gynäk. **1902**, Nr 22. — LEISEWITZ: Z. Gynäk. **56**. — LOGOTHETOPULOS: Gynäk. Rdsch. **4**.
MOUCHOTTE: Inaug.-Diss. Paris 1903.
NEUMANN, F.: Wien. klin. Wschr. **1904**, 1113. — NÜRNBERGER: S. 626.
PANKOW: Arch. Gynäk. **73** (1904). — POTOCKI et LACASSE: Ann. Gynéc. **1904**, 337.
RASPINI: Fol. haemat. (Lpz.) **12**, 214. — ROCHETTI: Inaug.-Diss. Paris 1903.
SCHÄFFER: Arch. Gynäk. **71**. — SCHMIDT, THEOD.: Inaug.-Diss. Straßburg 1904. — SMITH: Fol. haemat. (Lpz.) **15**, 27.
WALDSTEIN u. FELLNER: Wien. klin. Wschr. **1903**, 133. — WEISS, A.: Wien. klin. Wschr. **1903**, 63. — WOLFF: Inaug.-Diss. Heidelberg 1906; Mschr. Geburtsh. **25**, 907.
ZANGEMEISTER: Dtsch. med. Wschr. **1902**; Mschr. Geburtsh. **31**.

Eiterige Meningitis und Genickstarre.

Bei eitrigen Entzündungen der Hirnhäute wird starke neutrophile Leukocytose, Verminderung der Eos., Zunahme der Pl. und des Fibrins gefunden.

RUSCA fand stets neutrophile Leukocytose (Maximum 35000) und Anwesenheit der Eos. günstiger, ihr Fehlen ungünstiger. Eine postinfektiöse Lymphocytose und Eosinophilie zeigen die geheilten Fälle. Sehr ähnlich sind die Befunde von HESS (L. zwischen 22000 und 48000, N. bis 80—92%). CABOT (36 Fälle) verzeichnet bei Genickstarre Werte bis 51000, zumeist aber nur 20000; indessen bietet der Verlauf große Schwankungen. Analog zahlreiche eig. und fremde Erfahrungen.

Tuberkulöse Meningitiden, selbst bei ansehnlicher Zunahme der L., zeigen ein auffallend spärliches Fibrinnetz.

So konnte ich bei einem isolierten und klinisch wenig ausgeprägten Fall von Genickstarre aus der gleichzeitigen Fibrinvermehrung die tuberkulöse Affektion ausschließen und die eiterige erkennen. In einer anderen Beobachtung von klinisch mildem Charakter fanden sich 29400 L., aber keine Fibrinvermehrung.

Pathol. N. sind nach PELGER selten.

Bei intermediären Besserungen sahen TÜRK, SCHINDLER, HESS, RUSCA neben Vermehrung der *L*. eine Zunahme der Eos. Bei Nachschüben kommen steile Zacken der N. vor (eig. Beob.).

Bei HEINE-MEDIN besteht Leukopenie (s. S. 254).

Lit.: ALTMANN: Med. Klin. **1905**, Nr 25. — CABOT, HALLA, JAKSCH, JEZ, LIMBECK, PÉE, RIEDER, SADLER, SCHINDLER, TÜRK s. S. 588, 589, 596, 243. — HESS: Amer. J. Dis. Childr. **7** (1914). — KOPLIK: Med. News **1904**. — LENHARTZ: Dtsch. Arch. klin. Med. **84**. — MEYER-ESTORF: Dtsch. med. Wschr. **1919**, Nr 44. — NAEGELI: Münch. med. Wschr. **1913**, Nr 4. — PATZIG: Dtsch. Arch. klin. Med. **139**, 111 (1922). Viridans Meningitis, starke Leukocytose, Heilung. — PELGER: Kongreßzbl. inn. Med. **38**, 725. — PRESSER: Prag. med. Wschr. **1892**, Nr 41. — ROHDE: Münch. med. Wschr. **1903** u. **1907**. — RUSCA: Dtsch. Arch. klin. Med. **103** (1911); Inaug.-Diss. Bern 1910. — SCHOTTMÜLLER: Münch. med. Wschr. **1905**, 1730. — SPILL: Inaug.-Diss. Breslau 1903. — ZAND: Virchows Arch. **192** (1908).

Tuberkulose.

(Siehe ferner pathol. N. S. 197, Senkungsreaktion S. 87, Globulinwerte S. 51.)

Blutbefunde bei Tuberkulösen liegen aus der älteren, namentlich aber auch aus der neueren Literatur in kaum übersehbarer Zahl vor. Vor allem suchen die Ärzte sich über die Schwere des Leidens, die Prognose und Therapie, wie im speziellen z. B. über die Fortsetzung einer Tuberkulin- oder Pneumothoraxbehandlung, zu unterrichten. Daß in der Tat der Blutbefund außerordentlich wertvolle Einblicke in die Krankheit eröffnet, ist absolut klar, und ich könnte es an Hand meiner Klinikerfahrungen mit einem Riesenmaterial belegen.

Früher ist besonders die Untersuchung nach der L.-Zahl, dann nach ARNETH über die Kernzahl der N. durchgeführt worden. Später ist die Methode von SCHILLING, Beurteilung nach der Zahl der stabkernigen N., ausgedehnt geprüft worden. Beide Methoden geben zweifellos trotz erheblicher Mängel verwertbare Resultate und zeigen viel mehr als die bloß quantitative Prüfung. Noch tiefere Einblicke gibt die Berücksichtigung der pathol. N. und auch anderer pathol. Zellen nach Kern, Protoplasma und Granulation, wie die Arbeiten aus meiner Klinik von SCHOLLENBERGER, MAYER, GSELL zeigen. Von größter Bedeutung ist die Feststellung der grobdispersen Eiweißkörper (Globulinwerte) und der Senkungsreaktion [Arbeiten aus meiner Klinik von ALDER, LÜTHY]. Viel berücksichtigt werden die Zahlen der Eos. und $\mathfrak{L}$. Entsprechend den Vorbemerkungen S. 584 ff. führen sie zu sehr wichtigen Feststellungen.

Weitaus die sichersten Schlüsse sind aber aus kombinierten kurvenmäßigen Darstellungen der Gesamt-L., Hb.- und R.-Zahlen, der L.-Arten, der Schwere der pathol. Veränderungen an den N., der Senkung und der Globulinwerte zu erreichen, selbstverständlich bei richtiger klinisch-biologischer Fragestellung. Ich kann mich bei Untersuchung eines außerordentlich großen klinischen Beobachtungsmateriales nicht an einen Fall erinnern, der in prognostischer Beziehung bei Beurteilung des gesamten Blutbildes uns getäuscht hätte.

Es erscheinen mir daher derartige häm. Untersuchungen unerläßlich, wenn man sich über Schwere, Progression, Besserung bei einem tuberkulösen Leiden aussprechen will. In Kombination mit allen klinischen und radiologischen Prüfungen erhielt man tatsächlich ausgezeichnete Einblicke.

A. Lungentuberkulose ohne Komplikationen.

I. Bei den initialen Spitzen- und Oberlappentuberkulosen sind Blutveränderungen geringfügig oder fast fehlend. Häufig liegt ausgesprochene Blässe vor, so daß vielfach irrig Chlorose diagnostiziert wird, während die genauere Untersuchung normale oder fast normale Hb.- und R.-Werte ergibt. Ist aber das Hb. reduziert, so geschieht dies immer aus besonderen Gründen. Die L. bleiben fast normal an Zahl; ausnahmsweise besteht schon jetzt Leukocytose (GRAWITZ, STRAUER, STRAUSS und ROHNSTEIN, SWAN und CARPI).

Meines Erachtens ist aber der Beweis dafür, daß es sich hier trotz der Leukocytose um reine oder leichte Tuberkulosen handelt, weder erbracht, noch leicht zu führen, und ich würde zu größter Zurückhaltung und weiterer Prüfung raten.

Die L. zeigen oft fast normale Verteilung, seltener Zunahme der N., häufig bei milden chronischen oder scheinbar initialen Fällen Lymphocytose. Die Senkung ist mäßig verstärkt, der Globulinwert an der oberen Grenze.

II. Vorgeschrittene chronische Tuberkulosen ergeben meist ungefähr normale R.-Werte (DUPÉRIÉ, SWAN, LIMBECK, STRAUER, GRAWITZ, CARPI, viele eig. Beob. bei Dyspnoe, vereinzelt Polyglobulie (MIRCOLI, TERCHETTI, eig. Beob.). Neben fast normalen Werten der $\mathfrak{L}$. sind neutrophile Leukocytosen und $\mathfrak{L}$.-Abnahme gewöhnlich mäßigen Grades häufig. Pathol. N. trifft man oft, Senkung und Globulinwerte sind hoch.

Die Hb.-Werte sind normal, nur bei Komplikation niedrig.

III. Schwere Lungentuberkulosen zeigen nur unter besonderen Bedingungen Abnahme der R. und noch mehr des Hb. In der Regel besteht neutrophile Leukocytose, starke Verminderung der Eos. und $\mathfrak{L}$. Nicht selten ist aber die Zahl der Eos. auch fast normal, und ich pflege *bei länger dauerndem hohen Fieber, zunächst unklarer Genese, bei Normalwerten der* L. *und der Eos. zuerst an versteckte Tuberkulose zu denken,* eine Annahme, die sich sehr oft als richtig erwiesen hat, und die auch GALAMBOS als zutreffend befunden hat.

REICH gibt an, daß Tuberkulose an sich keine Jodreaktion erzeuge; erst die Mischinfektion. Er sieht daher einen „vorzüglichen" diagnostischen Anhaltspunkt für Tuberkulose darin, wenn vorhandene Fieber weder Leukocytose noch Jodreaktion verursachen.

In letzter Zeit hat besonders ROMBERG großen Wert auf die L.-Befunde für die Beurteilung der Schwere des Leidens und der Progression gelegt. Normale Werte erweisen sich als prognostisch günstig, N. über 75$^0/_0$ als ungünstig. Lymphocytose und hohe Eos.-Zahlen als besonders gut. Die Beeinflussung des Blutbildes unter Tuberkulin gibt ebenfalls wertvollen Anhalt. In zahlreichen Untersuchungen meiner Klinik finde ich die gleichen Verhältnisse der L. und zahlreiche pathol. L. Sie entsprechen den allgemeinen Blutveränderungen bei Infektionskrankheiten und sind in diagnostischer und prognostischer Bedeutung schon früher (S. 584 ff.) erörtert. Ferner kommen als wichtige Befunde hinzu die hohe Senkung und die hohen Globulinwerte, die beide mit Besserungen sich vermindern und mit Verschlimmerungen ansteigen.

Komplikationen.

1. *Darmtuberkulose.* Die außerordentlich schlechte Prognose aller Fälle mit Darmtuberkulose macht es sehr wünschenswert, auch nach häm. Kriterien für diese ominöse Komplikation zu suchen. In einer sehr großen Zahl von Beobachtungen hat sich mir das plötzliche Abfallen der Hb.-Werte aus einer vorher gleichmäßig verlaufenen Hb.-Kurve als ganz wichtiges Zeichen ergeben, oft allen anderen klinischen Zeichen überlegen. Auf diese Weise gelingt es, die weitaus größte Zahl der Darmtuberkulosen zu erkennen. Die Anämie kann sehr schwer werden bis gegen 1,0 R. und 20 Hb., bleibt aber meist mittelhochgradig.

BRIEGER betrachtet auch den Abfall der Eiweißwerte im Serum als fast sicheres Zeichen von Darmtuberkulose (oder evtl. Amyloidbildung). — In eig. Beob. war dies nur gegen Ende des Lebens der Fall.

Isolierte Darmtuberkulose, eine sehr schwer zu diagnostizierende Affektion, machte in der Beob. von SONNENFELD folgendes mit abdom. Lymphogranulom in Differentialdiagnose kommendes Blutbild: L. 2400, Metamyelocyten 1$^0/_0$, Stabkernige 27, Segmentkernige 57, Monoc. 1, 𝓛. 16.

2. *Frühinfiltrate* geben entzündliche Reaktion in den L.- und N.-Zahlen, mit Abnahme der 𝓛., Anstieg der Senkung und Globulinwerte. Je nach dem Verlauf gehen diese Erscheinungen allmählich zurück oder entwickeln sich in der entzündlichen Tendenz weiter. Es ist daher neben der klinischen und radiologischen Prüfung die hämatologische ein feines Reagens zur Beurteilung.

3. *Stärker exsudative Prozesse* erzeugen nicht nur bedeutende Anstiege der L., N. und der Senkung- und Globulinwerte, sondern vermehren die pathol. N. beträchtlich; besonders finden wir starke Granula und Kernveränderungen. Gleichzeitig ist eine Anämietendenz und Schädigung der R. ganz ausgesprochen. Auch hier fällt mit akut entzündlichem Schub die Hb.-Kurve.

4. *Käsige Pneumonie* führt als analoger, nur noch viel ausgedehnterer Prozeß zur N.-Leukocytose und Anämie (falls nicht Dyspnoe die Anämie überwindet) und zu maximalen Veränderungen der pathol. N., der Senkung und der Globuline.

5. *Blutungen* erzeugen Anämie und posthäm. Diathese; z. B. 18jähriges Mädchen, ausgedehnte käsige Pneumonie, toxisches Bild. Cyanose: Hb. 100, R. 4,4, L. 41000, enorme myeloische Reaktion. Myeloc. 13, N. 68, Eos. $^1/_4$, Monoc. 5$^1/_4$, 𝓛. 6$^1/_4$, starke Polychromasie. 27$^0/_0$ Jungkernige, 22$^0/_0$ Stabkernige, 50 fast Stabkernige, 16$^0/_0$ Segmentkernige.

6. *Dyspnoe* erzeugt Anstieg der R.- und Hb.-Zahlen auf normale oder sogar abnorm hohe Werte Dabei werden die abnorm hohen Senkungswerte normaler! (s. S. 88), nicht aber sind die Globulinwerte beeinflußt.

Mein Patient mit Polyglobulie hatte erhebliche Dyspnoe, kein Fieber, bei der Sektion keine käsigen Herde, sondern rein indurative Tuberkulose.

Ob wirklich Eindickung des Blutes durch Wasserverluste bei Tuberkulose vorkommt, ist nicht sichergestellt; jedenfalls sind gerade die Fälle mit Diarrhöen durch sehr tiefe R.-Zahlen charakterisiert, ein Moment, das stark gegen die Eindickungstheorie spricht.

KNOLL und SCARTAZZINI zeigten, daß durch das Hochgebirge bei einem Teil der Lungentuberkulösen ein R.-Anstieg mit normalen, bei anderen mit erniedrigten F.-I. eintritt. Bei dieser 2. Gruppe besteht eine gewisse Knochenmarksinsuffizienz.

Durch BRIEGER ist heute der Beweis erbracht, daß die Blutmenge bei der Tuberkulose nicht erniedrigt ist und daß man nicht bei hohen Eiweißwerten im Serum von Eindickung sprechen darf. Vielmehr handelt es sich hier um pathol. Eiweißzunahme im Serum.

7. *Präagonal* sinken oft die Senkungswerte (s. S. 88).

8. *Häm. Diathese* ist bei Tuberkulose sehr selten (s. S. 418); denn im allgemeinen sind extreme Pl.-Verminderungen selbst bei ganz toxischen Affektionen selten und Purpura vasculosa scheint nicht bekannt zu sein.

Über die *Blutplättchen*werte bei Tuberkulose berichtet BANNERMAN. Bei tiefem Sinken habe ich Auftreten hämorrhagischer Diathese gesehen, aber nur für kurze Zeit. Mit der Pl.-Zunahme verschwanden die Blutungen. Es hat sich fraglos um akute Intoxikationszustände des Knochenmarks gehandelt (s. S. 426).

Die Zahlen der Monoc. sind nach meiner Erfahrung prognostisch nicht sicher einzustellen; auch WEBB und andere streiten ihnen eine prognostische Bedeutung ab. Während CUNNINGHAM die Zahlen mit der klinischen Verschlimmerung parallel ansteigen sieht, sucht ZEE-WHAY aus der Klinik HIS das Gegenteil zu beweisen.

Prognose: Auf Besserungen weisen hin die Abnahme der N. nach früherer Leukocytose, die Zunahme der Eos., besonders aber hohe £.-Werte als wichtigstes Zeichen, und zwar für alle Formen der Tuberkulose, ferner der Rückgang pathol. N. Ferner wurden in größtem Umfang die Senkungsreaktionen prognostisch verwertet, und zwar mit bestem Erfolg. Immerhin muß ich auch hier ganz ausdrücklich auf die Ausnahmen und auf die komplexe Natur in der Entstehung der Senkungszahlen hinweisen (s. S. 87).

BRIEGER warnt deswegen vor der prognostischen Bewertung der Senkungsreaktion. Bei Kritik und bei Einsicht, wie der Senkungswert beeinflußt wird, kann aber fraglos die Senkungszahl gut für die Prognose herausgezogen werden, wenn auch nach Untersuchungen meiner Klinik die Globulinwerte oft besser leiten wie die Untersuchungen von ALDER und besonders LÜTHY aus meiner Klinik ergeben haben. Höhere Werte ergeben ungünstige Prognose, und mit der Verschlimmerung steigen die Zahlen (ebenso die Angaben von DEUSCH, BRIEGER, SCHEURLEN). Auch das Absinken der Gesamtproteine ist fraglos prognostisch sehr ungünstig.

Tuberkulininjektionen. Von KÜHNAU und WEISS, GRAWITZ, RIEDER, BOTKIN, ZAPPERT, BISCHOFF, FAUCONNET ist eine Leukocytose beobachtet worden. Nach den sorgfältigen Erhebungen von FAUCONNET handelt es sich dabei um eine Zunahme von etwa 3000 N., die jedoch nicht konstant ist (SCHENITZKY) und natürlich stark von der Dosis und den allergischen Phänomenen abhängt. Nach SAHLI ist die Leukocytose nach Tuberkulin das feinste Reagens, viel feiner als die übrigen klinischen Reaktionen, und auch vorhanden beim Fehlen fieberhafter Reaktion. Dagegen bestreitet FAUCONNET eine von früheren Autoren, besonders BOTKIN, GRAWITZ, BISCHOFF angegebene £.-Vermehrung, indem weder in loco noch im Blute eine derartige Erscheinung vorkomme, im Gegenteil sogar Verminderung sich bemerkbar mache. Tatsächlich sind auch die Versuche von GRAWITZ und BISCHOFF nicht einwandfrei; jedenfalls aber in ihrer Gültigkeit durch die neueren von FAUCONNET widerlegt. SCHENITZKY fand auch über die £. wechselnde Werte. Initial muß Neutrophilie später Lymphocytosetendenz bestehen.

Auch die von GRAWITZ behauptete Eosinophilie nach Tuberkulin konnte FAUCONNET und viele andere nicht bestätigen. Die Höhe dieser Eosinophilie ist übrigens bei dem GRAWITZschen Versuche so ungeheuer, daß entweder ein Fehler vorliegt oder, wie FAUCONNET schreibt, der Patient ein Asthmatiker gewesen ist.

Als Zeichen eines günstigen Einflusses einer Tuberkulinkur und als anaphylaktisches Phänomen deuten BRÖSAMLEN, LUITHLEN, ZEEB, KAFFAUF die einige Stunden nach der

Injektion auftretende Vermehrung der Eos. Die Konstanz dieses Befundes wird aber von SCHENITZKY bestritten. Eosinophilie bei positiver Tuberkulinprobe im Gegensatz zu negativer hat auch SWAN angegeben.

Bei all diesen Prüfungen können nicht stets gleiche Reaktionen erwartet werden, weil die Reaktionslage zu verschieden ist. Prüft man freilich bei ganz leichten Infektionen, so kann man offenbar ziemlich gleichmäßige Ergebnisse erhalten.

Lymphknotentuberkulose. Bei abscedierenden Formen trifft man leichte Leukocytosen. Bei ausgedehnten mediastinalen oder retroperitonealen Lymphknotentuberkulosen konnte ich vielfach starke einseitige Verminderung der ℒ. (s. S. 136) feststellen, so daß gerade dieses Ausfallsymptom diagnostisch von Wert gewesen ist (siehe MEDWEDEWA mit Fällen meiner Beob.); dasselbe berichtet REINBACH. BECKER, PETERS durchweg ℒ. vermindert.

Auffallend war besonders die außerordentlich lange Dauer (Monate und Jahre!) dieser ℒ.-Abnahme bei schwereren Fällen, so daß kompensatorische Prozesse zur Zeit der Krankheit nicht eingetreten sind, selbst dann nicht, als die Fieber längst vorüber waren und die Patienten in blühendem Gesundheitszustand sich befanden.

ℒ.-Zunahme charakterisiert prognostisch günstige Fälle, wie ich mich oft überzeugt habe und natürlich zeigt auch hier die Kurve über lange Zeit den Charakter der Affektion am besten, besonders in Verbindung mit Senkungsreaktion und Globulinwerten.

Ab und zu trifft man, zuweilen als einzige Abnormität bei tuberkulösen Lymphknoten, eine Monoc.-Vermehrung (HESS, eig. Beob., PETERS).

Eine Sonderstellung nimmt die unter dem Bilde der Pseudoleukämie verlaufende Form der Tuberkulose ein (s. S. 549).

ADDISON*sche Krankheit.* In manchen Fällen ist Anämie, mitunter hohen Grades, beobachtet worden; aber NOTHNAGEL, NEUSSER, COLAT, TSCHIRKOFF, eben soviele eig. Beob. vermissen jede Anämie. ACUNNA und ROMBERG hatten sogar Polyglobulie (R. 7,5—8,0). — MÜLLER (1902) hat bald Anämie, bald keine, ähnlich BITTORF. Viel wichtiger und wertvoller ist die Lymphocytose der Addisonerkrankungen. In einer erheblichen Zahl von Fällen treffe ich ausgesprochene Lymphocytose und bei der Autopsie starken Status lymphaticus. Ich halte diesen Befund für unkomplizierten Addison für typisch und diagnostisch wichtig. Nur wenn Lungen-Darm-Knochentuberkulose noch daneben bestehen, scheint die ℒ.-Zahl vermindert zu sein. Ich halte heute diese Lymphocytose für ein besonders wichtiges Moment in der Diagnose des unkomplizierten Addison.

Tuberkulöse Pleuritis verläuft ohne oder mit nur geringer Leukocytose (CABOT, MOUTIER, ROHDE, SAGIANZ, MORSE, eig. Beob. usw.). Von einer Vermehrung der ℒ. im Blute ist in frühen Stadien nichts zu bemerken, so daß die Lymphocytose des Exsudates wohl eine lokale Erscheinung darstellt.

Von 16 sicher frisch entstandenen und unkomplizierten isolierten Pleuritiden tuberkulöser Art zeigen im Anfang, zwischen 2.—7. Tag, 5 Werte der ℒ. zwischen 6—10%, 6 Werte zwischen 11—15%, 5 Werte zwischen 16—20% bei ungefähr normalen L.-Zahlen (GSELL, aus meiner Klinik). Die Werte sinken also nicht so tief wie im Beginn von Pneumonien, selbst nicht bei hohen Fiebern.

Für die weitere diagnostische (ob unkompliziert) und prognostische Bewertung gelten genau die bei Lungentuberkulose erwähnten Anhaltspunkte: L.-, N.- und ℒ.-Werte, Senkungsreaktion, Globulinwerte, Anämie, wie sie alle eingehender von GSELL aus meiner Klinik geschildert sind.

Beispiele: 1. 19jähr. Mann, akut auftretende Plur. exs. Ergußdauer 1 Monat. Tier Tuberk. gestorben.

	Temp.	Erg.	S. R.	Glob.	Gew.	Leuko.	N.	Eos.	Monoc.	ℒ.
1. Woche	hochfebril	III	47	—	45,8	5470	75	1	8	16
2. „	remitt.	IV	—	63	42,7	—	—			—
4. „	subfebril	II	24	—	—	9430	77	2	7	14
7. „	afebril	0	29	48	—	—	—			—
10. „	„	—	17	49	—	8000	71	3	9	16
11. „	„	—	15	—	47,8	8000	57	5	7	31

2. 41jähr. Schlosser, schleichend beginnende Pl. ex. rechts, Ergußdauer $1^1/_2$ Monate.

	Temp.	Erguß	S. R.	Glob.	Gew.
3. Woche	subfebril	II	7	—	57,4
$3^1/_2$. „	„	II	10	60	—
4. „	„	II	19	—	57,9
6. „	afebril	I	9	32	59,3
15. „	„	0	9	32	64,0

Zur Abgrenzung nichttuberkulöser Pleuraergüsse kann die S. R. in den ersten Tagen des Ergusses in Frage kommen. Bei parapneumonischen Pleuritiden geht die S. R. mit der Pneumonie in 18—30 Stunden nach Krankheitsbeginn rapid in die Höhe.

21jähr. Arbeiter. Akute Pleuritis. Erguß dauert 2 Monate.

	Temp.	Erguß	S. R.	Glob.	Gew.	Ly.
1. Woche	Continua	IV	—	—	—	—
2. „	remitt.	IV	60	—	73,9	16
3. „	afebril	IV	52	75	69,5	—
4. „	„	III	—	60	68,5	—
5. „	„	II	38	62	70,7	19
6. „	„	I	24	—	71,3	26
8. „	„	0	—	43	72,3	—
9. „	„	0	13	—	73,1	—

65jähr. Maler, torpide Pleuritis. Ergußdauer über 6 Monate. Tier † (Tuberk.).

	Temp.	Erguß	S. R.	Glob.	
5. Monat	subfebril	IV	27	50	
6. „	afebril	III	19	48	
$6^1/_2$. „	„	II	14	63	Anstieg der Globulinwerte deutet auf frischen Prozeß. Nach 3 Wochen tritt Pleuritis ex. der anderen Seite auf.
$7^1/_2$. „	subfebril	II	51	61	

Tuberkulöse Peritonitis verhält sich gleich wie Pleuritis. Cabot verzeichnet unter 26 Fällen zumeist normale, 7mal subnormale L.-Werte.

Tuberkulöse Meningitis. Viele Autoren (Hayem, Limbeck, Türk, Monti und Berggrün, Zand, G. Pick, Rieder usw.) konnten nur normale Werte der L. feststellen; indessen kommen doch auch Leukocytosen vor, offenbar besonders bei kleinen Kindern (Morgan).

Türk verzeichnet 17—18000 und 20800, Rieder einmal 14000 und ein andermal 23000, Oelsnitz sogar 46000; Cabot berichtet 5mal unter 7 Fällen von ansehnlicher Vermehrung, ebenso Osler und Ziemke. Auch ich habe mehrfach mittelhochgradige Zunahmen getroffen. Immer handelt es sich um N.-Vermehrung. Eos. sind nahezu stets in geringen Prozentsätzen vorhanden.

Mit dem Fortschreiten des Leidens pflegt die Leukocytose anzusteigen unter Erhöhung der N.-Werte und Abnahme der Eos. und $\mathfrak{L}$.

Von Interesse ist die zuerst von Hayem hervorgehobene Tatsache, daß das Fibrin spärlich und keineswegs vermehrt ist, im Gegensatz zu eitrigen Meningitiden. Selbst bei ansehnlicher Leukocytose ist das Fehlen der Fibrinvermehrung ausgesprochen (Türk, eig. Beob.). Es liegt darin ein differentialdiagnostisches Moment, das ich in einer Reihe von Fällen mit bestem Erfolg verwendet habe.

Miliartuberkulose zeigt ungefähr normale oder leicht verminderte, selten erhöhte (Matthes) L.-Zahl. Bedeutende Leukopenie ist bereits vielfach und oft auch von mir konstatiert worden, so daß in der Abnahme der L. allein, bei der Differentialdiagnose zwischen Typhus und Miliartuberkulose, keineswegs ein Argument für Typhus gesehen werden darf.

Eos. trifft Dunger in sehr wechselnder Zahl. In eig. Beob. waren sie gewöhnlich vorhanden, meist aber sehr vermindert. Die $\mathfrak{L}$. sind nach Wack im Spätstadium stets vermindert, so daß ausgesprochene Lymphocytose entscheidend gegen Miliartuberkulose spreche. Diese Angabe kann ich auf Grund vieler Beob. bestätigen; aber bei Typhus kennen wir ja den $\mathfrak{L}$.-Sturz auch, allerdings nur in besonderen Stadien. Bei genauer Kenntnis der Anamnese und richtiger klinischer Würdigung kann der Blutbefund aber doch wichtige Befunde geben. Vor allem ist es die andauernde Abnahme der 𝔏.-Zahlen, die einen sehr wichtigen Befund bei Miliaris darstellt. Die kurvenmäßige Darstellung der L.-Werte, getrennt nach den L.-Arten und die ganz besondere Berücksichtigung der 𝔏.-Zahlen, erscheinen mir bei allen als Miliaris verdächtigen Erkrankungen von größter Bedeutung.

Knochentuberkulose. Wenn es sich um größere, aktiv fortschreitende Eiterungen handelt, so können hohe L.-Werte festgestellt werden. Indessen schließt eine normale Zahl einen chronischen Absceß nicht aus, wie dies nach den früher (S. 215f.) entwickelten biologischen Gesichtspunkten zu erwarten steht.

Ältere Literatur über Blutbefunde bei Tuberkulose.

ACUNNA: Fol. haemat. (Lpz.) **3**, 101. — ALDER: Z. Tbk. **31**. — APPELBAUM: Berl. klin. Wschr. **1902**, Nr 9. — ARNETH: Die Lungenschwindsucht. Leipzig 1905; Münch. med. Wschr. **1905**, Nr 12. — ARONHEIM: Inaug.-Diss. Straßburg 1906. — ASKANAZY: Beitr. path. Anat. **69**, 563 (1921). Miliartuberkulose unter Bantiähnlichem Bilde.

BARBAZZI: Zbl. med. Wiss. **1887**, Nr 35. — BECKER: Med. Klin. **1907**, Nr 37. — BEZANÇON: Arch. Méd. expér. **1910**; Congr. franç. Lille **1909**. — BISCHOFF: Inaug.-Diss. Berlin 1891. — BITTORF: Jena 1908. Addison. — BIZZOLI: Gazz. Osp. **1905**, No 67. — BLACK: Brit. med. J. **1913**. — BLUMENFELDT: Z. exper. Path. **20**. — BONSDORFF: Fol. haemat. (Lpz.) **9**. — BOTKIN: Dtsch. med. Wschr. **1892**, 321. — BRÖSAMLEN: Münch. med. Wschr. **1916**, Nr 16; Dtsch. Arch. klin. Med. **115**, 146 (1914); **118**; Z. exper. Path. u. Ther. **20**.

CABOT: Lehrbuch. — CARPI: Med. Klin. **1907**, Nr 22. — CATOIR: Dtsch. med. Wschr. **1907**, 663. — CHARLIER: J. Physiol. et Path. gén. **14**, 318 (1912). — COLAT: Inaug.-Diss. Bordeaux 1905. — DA COSTA: Lehrbuch. — CRAIG: Amer. J. med. Sci. **1905**. — CURL: Lancet **1905**.

DECASTELLO: Wien. med. Wschr. **1914**, 669. — DEHIO: Petersburg. med. Wschr. **1891**, Nr 1. — DOLDE: Miliartuberkulose. Inaug.-Diss. Straßburg 1918. — DUNGER: Münch. med. Wschr. **1910**, Nr 37. — DUPERIÉ: Arch. Mal. Cœur **1911**; Inaug.-Diss. Bordeaux 1910.

ENGELSMANN: Fol. haemat. (Lpz.) Arch. **19**, 335. Addison. — ETIENNE: C. r. Soc. Biol. Paris, 3. April **1909**. — EWING: Lehrbuch.

FAUCONNET: Dtsch. Arch. klin. Med. **82**, 167 u. 600 (1904). — FENOGLIO: Österr. med. Jb. **1882**, 635. — FRANKE: Beitr. Klin. Tbk. **11**. Tuberkulin bei Tieren.

GÄRTNER u. RÖMER: Wien. klin. Wschr. **1892**, Nr 2. — GHIOTTI: Fol. haemat. (Lpz.) **5**, 463. Addison. — GLOËL: Beitr. Klin. Tbk. **45**, 404 (1920). — GRAWITZ: Dtsch. med. Wschr. **1893**, Nr 51; Z. klin. Med. **21**; Lehrbuch. — GROTE: Münch. med. Wschr. **1916**, 1614. Addison; Eosinophilie und Leukopenie. — GUEZDA: Inaug.-Diss. Berlin 1886.

HAMEL: Dtsch. Arch. klin. Med. **71** (1901). Addison. — HAYEM: Lehrbuch. — HESS: Wien. klin. Wschr. **1907**, Nr 44. Lymphdrüsentuberkulose. — HIRSCHFELD, HANNA: Mschr. Kinderheilk. **10**, 38 (1911). Kindliche Tuberkulose. — HOKE: Wien. klin. Wschr. **1917**, Nr 22. Tuberkulin. — HULTGEN: Fol. haemat. (Lpz.) **13**, 51.

JAKOBÄUS: Z. klin. Med. **63**.

KJER: Beitr. Klin. Tbk. **1**, Suppl.-Bd. — KIRKOWIC: Fol. haemat. (Lpz.) **9**, 38. Leukopenie bei sehr ausgedehnter Tuberkulose. — KLEEMANN: Beitr. Klin. Tbk. **49**, 138 (1921). — KOPLIK: Med. News **1904**. — KÖSTER: Dtsch. Z. Chir. **160**, 352 (1920). — KÜHNAU u. WEISS: Z. klin. Med. **32** (1897).

LAACHE: Lehrbuch. — LAKER: Wien. klin. Wschr. **1886**. — LEONE: Kongreßzbl. inn. Med. **15**, 130. ARNETHsches Bild. — LIMBECK: Lehrbuch. — LUITHLEN: S. 165.

MALASSEZ: Progrès méd. **1874**, 38. — MASENTI: Dtsch. med. Wschr. **1912**, Nr 42. — MATTHES: Med. Klin. **1912**, 1769. Lehrb. — MEDWEDEWA: Inaug.-Diss. Zürich 1907. — MENDEL u. SELIG: Prag. med. Wschr. **1907**, Nr 41. — MEYER-BISCH: Dtsch. Arch. klin. Med. **134**, 185 (1920). Tuberkulin: Blutkonzentration. — MIRCOLI: Gazz. Osp. **1904**. — MORGAN: Amer. J. Dis. Childr. **11** (1916). — MORITZ, Osw.: Petersburg. med. Z. **1914**, Nr 3. Drüsentuberkulose. — MORSE: Amer. J. med. Sci. **1900**. — MOUTIER: C. r. Soc. Biol. Paris, 1. Dez. **1906**. — MÜLLER: Inaug.-Diss. Zürich 1902.

NEUBERT: Inaug.-Diss. Dorpat 1889. — NEUMANN: Münch. med. Wschr. **1916**, Nr 14. — NEUSSER: Nothnagels Slg **1892**. — NOTHNAGEL: Z. klin. Med. **9** (1885 u. 1890); Allg. Wien. med. Z. **1890**.

OELSNITZ: Inaug.-Diss. Paris 1903. — OPPENHEIMER: Dtsch. med. Wschr. **1889**, Nr 42 bis 44.

PAVILLARD: Inaug.-Diss. Paris 1900. — PETERS: Bruns' Beitr. **117**, 229 (1919). Drüsentuberkulose. — PHILIPPI: Beitr. Klin. Tbk. **21** (1921). Lymphknotentuberkulose. — PICK, G.: Prag. med. Wschr. **1890**, Nr 24.

RAVENTOS: Fol. haemat. (Lpz.) **14**, 41. — RAYEVSKY: N. Y. med. J. **1913**, 813. — REBAUDI e ALFONSO: Gazz. Osp. **1904**. — REICH: Beitr. klin. Chir. **42** (1904). — REICHE: Beitr. Klin. Tbk. **32**, 239 (1915). — REICHMANN: Dtsch. Arch. klin. Med. **126**; Münch. med. Wschr. **1917**, 1018. Tuberkulin. — REINERT: S. 243. — RIEDEL: Dtsch. Z. Chir. **158**, 312 (1920). Chirurgische Tuberkulose. — RIEDER: S. 243. — RINGER: Amer. J. med. Sci. **144**, 561 (1912). — ROHDE: Münch. med. Wschr. **1903**, 1987. — ROMANELLI: Gazz. Osp. **1907**, Nr 6. — ROMBACH: Fol. haemat. (Lpz.) **6**, 308. — ROMBERG: Z. Tbk. **34**, 191 (1921). — RONTABONT: Inaug.-Diss. Lyon 1912. — RUBINO: Fol. haemat. (Lpz.) **9**, 39.

SAGIANZ: Zbl. inn. Med. **1904**, Nr 1; Inaug.-Diss. Jena 1904. — SAHLI: Tuberkulinbehandlung. 5. Aufl. Basel. — SCHENITZKY: Z. exper. Path. u. Ther. **19** (1917). — SCHOLZ: Zbl. Bakter. Orig. **65**, 189 (1912). Tuberkulin. — SCHULZ: Beitr. Klin. Tbk. **21** (1911). Tuberkulin. — SCHUR u. LÖWY: Z. klin. Med. **40** (1900). — SCHWERMANN: Z. Tbk. **22**. — SIMON: Internat. Tbk.-Kongr. **1905**. — SIMON et SPILLMANN: C. r. Soc. Biol. Paris **1906**, 227. — SOLIS-COHEN: N. Y. med. J. **1912**, 53. — SPIETHOF: Hauttuberkulose. Arch. f. Dermat. **132**, 259 (1921). — STEFFEN: Dtsch. Arch. klin. Med. **98**, 355. Lungentuberkulose; Lit.! — STEIN u. ERBMANN: Dtsch. Arch. klin. Med. **56**. — STEVENS: Med. Rec., 26. Juli **1902**. — STRAUER: Z. klin. Med. **1893**. — STRAUSS u. ROHNSTEIN: S. 328. — SWAN: J. amer. med. Assoc., 12. März **1904**; Fol. haemat. (Lpz.) **16**, 74.

TARCHETTI: Gazz. Osp. **1904**, No 165. — THERASSE: Le Scalpel **1921**, 361. Jodeinfluß. — TSCHIRKOFF: Z. klin. Med. **19** (1891). Addison. — TURBAN: Z. Tbk. **26** (1916). — TÜRK: S. 589.

ULLOM and CRAIG: Amer. J. med. Sci. **1905**.

WACK: Dtsch. Arch. klin. Med. **115**, 596 (1914). Miliartuberkulose. — WARTHIN: Med. News **1895**, 89. — WEBB: Hopkins Hosp. Bull. **23**, 231 (1912); Arch. int. Med. **14** (1914). — WEIL: Z. Tbk. **29**. — WEILL, P.: Z. Tbk. **30**. — WEISS: Wien. med. Wschr. **1914**, 146. — WEISZ: Med. Klin. **1922**, 2095. — WRIGHT and King: J. amer. med. Assoc. **1911**.

ZAND: Virchows Arch. **192**. — ZAPPERT: S. 589. — ZEEB: Inaug.-Diss. Tübingen 1915. — ZIEMKE: Dtsch. med. Wschr. **1897**.

Neuere Literatur. Tuberkulose.

ACHARD: Presse méd. **1929**, 1509. Eiw. — ALEXANDER: Schweiz. med. Wschr. **1929**, 1164. — ASAL u. FALKENHEIM: Münch. med. Wschr. **1923**, 291.

BAER u. ENGELMANN: Dtsch. Arch. klin. Med. **112**. — BANANDI: Kongreßzbl. inn. Med. **33**, 304. — BANNERMANN: Lancet **207**, 593 (1924). — BECKER: Beitr. Klin. Tbk. **64** (1926); Z. Tbk. **51**, 222 (1928). — BEHMANN: Beitr. Klin. Tbk. **69**, 678 (1927). — BENDER u. DE WITT: Kongreßzbl. inn. Med. **32**, 148. — BIRCHER: Kongreßzbl. inn. Med. **27**, 335. — BLOEME, DE: Kongreßzbl. inn. Med. **40**, 40. — BRIEGER: Beitr. Klin. Tbk. **61**, 2 (1925); Schweiz. med. Wschr. **1925**, 763. — BRINKMANN: Med. Klin. **1929**, 1164. — BUCHHEIM: Beitr. Klin. Tbk. **66**, 599. Exp.

CUNNINGHAM: Kongreßzbl. inn. Med. **47**, 541; **51**, 152. — CUNNINGHAM usw.: Hopkins Hosp. Bull. **37**, 231 (1925).

DEUSCH: Dtsch. med. Wschr. **1925**, 229. — DORNEDDEN: Dtsch. med. Wschr. **1924**, 678.

EGOROFF: Z. klin. Med. **110**, 722 (1929). Rechtsverschiebung. — EICHELBERGER: Kongreßzbl. inn. Med. **49**, 469. — ENGEL u. OCKEL: Beitr. Klin. Tbk. **61**, 726 (1925).

FLACK: Amer. J. med. Sci. **1927**, 59. — FÖRTIG: Beitr. Klin. Tbk. **65**, 752 (1927). — FRANCO: Fol. med. (Napoli) **8**, 617 (1922).

GLOOR u. SCHOLLENBERGER: Münch. med. Wschr. **1929**, 1791. Anämie. — GRIESBACH: Z. Tbk. **56**, 177 (1929). Kollapsther. — GSELL: Beitr. Klin. Tbk. **75**, 701 (1930). — GUGGENHEIM: Inaug.-Diss. Zürich 1930. Linksverschiebung.

HALIR: Beitr. Klin. Tbk. **60**, 62 (1924). — HANTSCHEL: Med. Klin. **1925**, 474. — HEIMREICH: Z. Tbk. **50**, 289 (1928). Lokales Blutbild. — HEISELBECK: Inaug.-Diss. Zürich 1929. Addison. — HELBACH: Z. Tbk. **49**, 204 (1927). — HENIUS usw.: Beitr. Klin. Tbk. **62** (1926). — HENNES: Münch. med. Wschr. **1928**, 1116. — HERWIG: Beitr. Klin. Tbk. **70**, 715 (1928). Serum. Proteine im Hochgebirge. — HINDERSIN: Z. Tbk. **52**, 34 (1928).

JÜLICH: Dtsch. med. Wschr. **1925**, 391; Beitr. Klin. Tbk. **50**, 303 (1922).

KALCHER u. SONNENFELD: Z. Tbk. **40**, 426 (1924). — KALKBRENNER: Z. Tbk. **41**, 25 (1924). — KELLER: Inaug.-Diss. Zürich 1928. Path. N. usw. — KNOLL: Beitr. Klin. Tbk. **49**, 320 (1922). — KRITSCHEWSKAJA: Beitr. Klin. Tbk. **68**, 336 (1928).

LUDOVICO: Kongreßzbl. inn. Med. **49**, 847. — LÜTHY: Schweiz. med. Wschr. **1927**, 993. Eiw.-K.

MATTAUSCH: Beitr. Klin. Tbk. **70**, 633 (1928). — MAYER: Z. Tbk. **46**, 337 (1926). — MEDLAR: Kongreßzbl. inn. Med. **50**, 185; Amer. J. med. Sci. **173**, 824 (1927). — MEISSNER:

Klin. Wschr. **1930**, 1066. Schw. An. — MEYER-BIRCH: Klin. Wschr. **1922**, 1879. — MICHAILOW: Beitr. Klin. Tbk. **60**, 564 (1925). — MICHELS: Beitr. Klin. Tbk. **57**, 13 (1923). — MOSCZYTZ: Beitr. Klin. Tbk. **59**, 128 (1924). — MÜLLER: Fol. haemat. (Lpz.) **39**, 240 (1929); **42**, 239 (1930). S -Ref.

NERSTA: C. r. Soc. Biol. Paris **101**, 320 (1929). BCG.

PETERS: Z. Tbk. **35**, 196. Visk. Refr. — PITTALUGA: Kongreßzbl. inn. Med. **56**, 208. BCG.

RAFFAUF: Beitr. Klin. Tbk. **53**, 394 (1922); **60**, 31 (1924). — RAFFAUF u. GRIMM: Z. Tbk. **37**, 107 (1923). — RENEN: Beitr. Klin. Tbk. **58**, 320 (1924). — ROSENTHAL: Dtsch. med. Wschr. **1923**, 249.

SANATIS MONALDI: C. r. Soc. Biol. Paris **102**, 310 (1929). Exp. BCG. — SCARTAZZINI: Beitr. Klin. Tbk. **64**, 691 (1926). — SCHEURLEN: Beitr. Klin. Tbk. **69**, 59 (1928). — SCHEYKI: Beitr. Klin. Tbk. **60**, 553 (1925). — SCHILLING: Z. Tbk. **66**, 630 (1927). — SCHLOMOVITZ: J. amer. med. Assoc. **82**, 1845 (1924). — SCHNORRENBERG: Beitr. Klin. Tbk. **53**, 284 (1922). — SCHOLLENBERGER: Inaug.-Diss. Zürich 1929. — SCHULTE: Z. Tbk. **40**, 332 (1924). — SCHULZE: Med. Klin. **1928**, 1552. — SCHUNTERMANN: Beitr. Klin. Tbk. **67**, 544 (1927). — SEITLER: Beitr. Klin. Tbk. **57**, 480 (1924). — SONNENFELD: Dtsch. med. Wschr. **1928**, 781. — STEPHANI: Schweiz. med. Wschr. **1924**, 196; **1925**, 281; Thèse de Geneve **1924**; Kongreßzbl. inn. Med. **57**, 33. — STEUDTNER: Beitr. Klin. Tbk. **68**, 353 (1928). — SÜSSMANN: Arch. Kinderheilk. **76**, 172 (1925). — SWEANY: Kongreßzbl. inn. Med. **39**, 545.

TREMOLIÈRES: Presse méd. **1923**, 417.

VAGLIANO: Kongreßzbl. inn. Med. **22**, 263. — VAJDA: Z. Tbk. **48**, 235 (1927). Pl. — VILLA: Kongreßzbl. inn. Med. **52**, 309.

WEBB: Kongreßzbl. inn. Med. **29**, 32. — WEICHSEL: Med. Klin. **1920**, Nr 21; Monogr. Repertorium-Verlag Osterwiecke am Harz 1922; Dtsch. med. Wschr. **1924**, Nr 47; Beitr. Klin. Tbk. **63**, 967 (1926). — WIESE u. HINDERSIN: Beitr. Klin. Tbk. **62** (1926). Wohl komb. mit Leuk.

ZARUSKI: Inaug.-Diss. Zürich 1926. Eiweißbestimmung. — ZEE-WHAY: Z. klin. Med. **98**, 418 (1924).

Lepra. Hb.- und R.-Werte werden gewöhnlich als normal bezeichnet, ebenso die Gesamtzahl der L. Dagegen erwähnen mehrere Autoren bei Lepra tuberosa Eosinophilie, so MITSUDA, einmal bis 64%, ALEZAIS, SABRAZÈS, während ANDRÉ und LÉGER und CABRAL DE LIMA keine erhebliche Zunahme der Eos. entdecken konnten.

In den Pemphigusblasen wies MIGLIORINI 40% Eos. rach; auch MOREIRA erwähnt hohe Werte. Bei Lepra nervosa dagegen ist nach CABRAL DE LIMA und MOREIRA keine Eosinophilie vorhanden.

Im allgemeinen wird das Fehlen besonderer Blutbefunde bei Lepra betont.

Lit.: ALEZAIS: Fol. haemat. (Lpz.) **3**, 629. Ref. — ANDRÉ et LÉGER: Fol. haemat. (Lpz.) **9**, 151. — CABRAL DE LIMA: Fol. haemat. (Lpz.) **3**, 629. — LAGANE: Fol. haemat. (Lpz.) **16**, 69. — MIGLIORINI: Fol. haemat. (Lpz.) **3**, 629. — MITSUDA: Fol. haemat. (Lpz.) **1**, 502. — MOREIRA: Fol. haemat. (Lpz.) **2**, 346. — RINGAULT: C. r. Soc. Biol. Paris **73**, 586 (1912). — SCHILLING: In Mense, Tropenkrankheiten.

Syphilis[1].

Schon den älteren Untersuchern ist das Vorkommen starker Anämien bei Syphilis aufgefallen, und RICORD sprach direkt von syphilitischer Chlorose. Meist bleiben aber die R.- und Hb.-Werte normal und Anämien sind selten.

Im 1. Stadium fehlt Anämie in der großen Mehrzahl der Fälle. Einzelne Autoren wie BAYET, STONKOWENKOFF, DOMINICI, NEUMANN und KONRIED berichten zwar schon zu dieser Zeit über Verminderungen; doch sind solche gering und könnten schon vor der Infektion bestanden haben. JUSTUS sah kurz vor der Sekundärperiode Hb.-Abnahme.

Dagegen wird im 2. Stadium eine mäßige Anämie öfters beobachtet, besonders Hb.-Abnahme auf etwa 70%. Bei schweren Infektionen und ungünstigen äußeren Verhältnissen können starke Anämien (Hb. 50—30%) auftreten.

Im 3. Stadium ist eine mäßige Anämie nicht selten. Schwere Formen der Blutarmut dürften zumeist auf besondere Komplikationen zurückzuführen sein. Wenn Quecksilber schlecht vertragen wird, so führt es in kurzer Zeit zu schwerer Anämie, desgleichen Salvarsan und Wismut (s. S. 614).

Bei luetischer Aortitis sah HATZIEGANU oft schwere Anämie bis 3—1,2 Mill. R. mit dem Bilde der blassen Zellen und Leukopenie.

---

[1] Fast alle Angaben stammen aus früherer Zeit und sind sicher vielfach mit Fehlern belastet. Eine kritische Neubearbeitung erscheint dringend nötig.

Die morphologischen Veränderungen an den R. sind nur wenig studiert. GRAWITZ und HAMEL vermißten basophile Körnelung; ich habe sie jedoch im 3. Stadium gefunden, einmal sogar sehr reichlich ohne ersichtlichen anderen Grund, bei 100% Hb.

Das Vorkommen zahlreicher Monoc. wird oft (RILLE, HAUCK, BOSE, SABRAZÈS, MATHIS usw.) erwähnt und offenbar auch ohne Leukocytose. So erwähnt HAUCK als einzige Abweichung den Mittelwert von 14,1% Monoc. bei fehlender Leukocytose.

Eig. Beob.: 25jähriger kräftiger Mann. Lues II. Allgemeine Lymphadenitis. Hb. 90%, R. 4,5, L. 8400, N. 4150, Eos. 460, £. 2330, Monoc. 1510!

Einzelne Autoren verzeichnen auch Erhöhungen der £. (BECKER, GRAWITZ, BIEGANSKI, RILLE); doch fehlt dieser Befund offenbar in den akuteren Stadien und zeigt sich erst bei der Besserung als postinfektiöse Lymphocytose.

Die Zahl der Eos. ist gewöhnlich leicht erhöht. RILLE bringt die Größe der Zunahme in Beziehung zu der Stärke der Hautaffektionen. Auch die Mastzellen sind meist etwas vermehrt. Myelocyten werden bei stärkerer Leukocytose öfters beobachtet; BEZANÇON und LABBÉ geben 1—2% an; dabei auch einige kernhaltige Erythrocyten.

LOEPER sagt, daß akute Verschlimmerungen zu Vermehrung der N. führen, während in der Zeit der Besserung die Lymphocytose und Eosinophilie deutlich wird.

Die hereditäre Syphilis der Säuglinge und kleinen Kinder führt manchmal, aber nicht immer, zu schwersten Störungen der Blutbildung, entsprechend der starken Reaktion der blutbildenden Organe in früher Jugend. Oft entsteht das Bild der Anaemia pseudoleukaemica infantum. In anderen Fällen wird dieses Bild nur annähernd erreicht; aber kernhaltige R., schwere Anämie, starke Leukocytose bekunden die hochgradige Alteration der Blutbildung. STUHL und SCHRIDDE u. a. fanden bei syphilitischen Neugeborenen so hohe £.-Werte, daß an kongenitale lymphatische Leukämie gedacht wurde (s. S. 447).

Beziehungen zwischen Lues und perniziöser Anämie siehe S. 356.

JUSTUS hat bekanntgegeben, daß auf eine Quecksilbereinreibung oder Injektion in den ersten 24 Stunden bei unbehandelten Fällen eine deutliche, vorübergehende Hb.-Abnahme beobachtet werde (5—10—20%). Es sollten unter dem Einfluß der Syphilis die R. durch Quecksilber sehr leicht zerstörbar sein, so daß der Untersuchung direkt diagnostische Bedeutung zukäme. Die Nachprüfungen sind nicht bestätigend ausgefallen. Entweder wurde die Reaktion in einem hohen Prozentsatz der Fälle vermißt, oder auch bei anderen Affektionen getroffen (OPPENHEIM und LÖWENBACH, FEUERSTEIN, POLLIO e FONTANA, CABOT and MERTIUS, BROWN and DALE, DA COSTA, JONES).

JUSTUS berichtete später nur noch über 70—80% positiver Resultate auf Einreibung von 3 g Hydrarg. cin., wenn die Probe nach 10—12 Stunden angestellt wird.

Leukocytenzahl: Im 1. Stadium besteht keine oder geringgradige Leukocytose. Nach SABRAZÈS und MATHIS findet sich im Mittel ein Wert von 9000; LOEPER berichtet in 6 Fällen von 13—15000.

Im 2. Stadium kommen immer noch normale Werte vor (BEZANÇON et LABBÉ, eig. Beob.); häufiger sind mäßige Leukocytosen, besonders zwischen 12000 und 15000 (SABRAZÈS und MATHIS, eig. Beob.); höhere Werte bis 24000 sind ungewöhnlich (SABRAZÈS), 50000 (DOMINICI) jedenfalls seltene Ausnahmen. HAUCK verzeichnet zumeist 6—9000.

Für das 3. Stadium geben SABRAZÈS und MATHIS 9—13000 als Mittelwerte an. Auch etwas höhere Zahlen sind beobachtet, indessen ebenso auch Normalwerte.

Leukocytenarten: 1. Stadium: SABRAZÈS und MATHIS geben normale Verhältnisse oder leichte Mononucleose an; LOEPER fand konstant £.-Vermehrung.

2. Stadium: Neutrophile Leukocytose und ansehnliche Zunahme der Monoc. in den Fällen mit Leukocytose.

Beispiel: 2. Stadium. Allgemeine Lymphadenitis. Kräftiger 27jähriger Mann. L. 15200, N. 11170, Eos. 380, £. 1370, Monoc. 2280!

Nach Injektionen von Arsenobenzol sieht man sehr bedeutende neutrophile Leukocytosen, ohne Verschwinden der Eosinophilien.

Globulin und *Fibrinogen*vermehrungen sind für Lues oft beschrieben worden.

Von RINGOLD sind „Gänge“ in L.-Kernen als wichtig für die Diagnose Lues hingestellt worden. Unsere Nachprüfungen konnten den Wert der Befunde nicht bestätigen.

Literatur über Blutbefunde bei Syphilis.

ANTONI: Arch. f. Dermat. **149**, 459 (1925); Münch. med. Wschr. **1925**, 891. Ringgoldgänge. — ANZ: Ref. in Virchow und Hirsch, Jber. **2**, 537 (1892).

BAYET: J. méd. Brux. **1901**. — BECKER: Dtsch. med. Wschr. **1900**, Nr 35 u. 36. — BEZANÇON et LABBÉ: Lehrbuch. — BIEGANSKI: Arch. f. Dermat. **1892**, 43. — BOSE: C. r. Soc. Biol. Paris **1903**. — BROWN and DALE: Cincinnati Lancet clin. **1900**.

CABOT and MERTIUS: Boston med. J. **1899**, 313. — CAMMER: J. amer. med. Assoc. **91**, 689 (1928). — CLODI u. MATUSCHKA: Arch. f. Dermat. **147**, 459 (1924).

DEHIO: Petersburg. med. Wschr. **1891**, Nr 1. — DOMINICI: Presse méd. **1898**, 468.

FEUERSTEIN: Arch. f. Dermat. **67** (1903).

GAILLARD: Gaz. Hôp. **1885**, No 74. — GRÄBER: Hämatologische Studien. Leipzig 1888. — GRASSMANN: Dtsch. Arch. klin. Med. **69** (1901).

HAMEL: Dtsch. Arch. klin. Med. **67** (1900). — HATZIEGANU: Bull. Soc. méd. Hôp. Paris **1924**, 1605. — HAUCK: Arch. f. Dermat. **78** (1906). — HAZAN: J. cutan. Dis. **31** (1913). HOFF: Dtsch. Arch. klin. Med. **261**, 142 (1926).

JAWEIN: Inaug.-Diss. Petersburg 1896. — JOLLES u. OPPENHEIM: Z. Heilk. **24** (1903). — JONES: N. Y. med. J. **1900**, 513. — JUSTUS: Virchows Arch. **140** u. **148**; Dtsch. Arch. klin. Med. **75** (1903).

KEYES: Amer. J. med. Sci **1876**, 17.

LAACHE: Die Anämie. Christiania 1893. — LEUCHS: Klin. Wschr. **1926**, 106. Ringgoldgänge. — LEZIUS: Inaug.-Diss. Dorpat 1889. — LOEPER: Arch. of Parasitol. **1903**, 521. — LÖWENBACH u. OPPENHEIM: Dtsch. Arch. klin. Med. **75** (1903).

MALASSEZ: Arch. Physiol. norm. et Path. **1886**. — MATHIS: Inaug.-Diss. Bordeaux 1901. — MINET: C. r. Soc. Biol. Paris **1910**, 533. — MIRONESCU: Inaug.-Diss. Jassy 1912; Fol. haemat. (Lpz.) **12**, 196. — MONOD: Inaug.-Diss. Paris 1900.

NEUMANN u. KONRIED: Wien. klin. Wschr. **1893**, 341. — NITSCHKE: Arch. Kinderheilk **72**, 136 (1922).

OPPENHEIM u. LÖWENBACH: Dtsch. Arch. klin. Med. **71** (1902).

PAULIN: Inaug.-Diss. München 1903. — POLLIO e FONTANA: Gazz. Osp. **1905**.

REINERT: S. **243**. — REISS: Arch. f. Dermat. **1895**. — RILLE: Wien. klin. Wschr. **1893**, Nr 9.

SABRAZÈS: Gaz. Sci. méd. Bordeaux **1911**. — SABRAZÈS et MATHIS: C. r. Soc. Biol. Paris **1902**. — SAMBERGER: Wien. klin. Wschr. **1903**, Nr 43; Arch. f. Dermat. **67** (1903). — SCHLAG: Inaug.-Diss. Jena 1921. — SCHLESINGER: Syphilis und Blutkrankheiten. Berlin: Julius Springer 1928. — SCHULGOWSKI: Petersburg. med. Wschr. **1897**, 231. — SELENEFF u. STONKOWENKOFF: Ann. de Dermat. **1892**.

TOKUDA: Kongreßzbl. inn. Med. **22**, 540. — TRIMBACH: Inaug.-Diss. Straßburg 1905. — TROITZKAJA: Fol. haemat. (Lpz.) **39**, 528 (1930).

WILBUSCEWICZ: Arch. Physiol. norm. et Path. **1874**; Inaug.-Diss. Paris 1893. — WOLTER: Inaug.-Diss. Göttingen 1906.

WEILsche Krankheit. Icterus infectiosus.

Hier ist im Fieber neutrophile Leukocytose 10—20000, Maximum 28000, mit starkem Abfall der Ł. und Eos. (bis fast 0), später Lymphocytose, Eosinophilie und öfters erhebliche Anämie (besonders in Rekonvaleszenz) festgestellt. Letztere erreichte bei SICK 3,5 R., bei KLIENEBERGER 30 Hb. und 1,8 R., meist jedoch Hb. 50—60 und R. 2,5 bis 4,0.

SICK fand im Beginn und bei der Leukocytose recht oft Plasmazellen, Myelocyten erst spät. Eos. sind nicht zahlreich, aber selten fast fehlend. Auffällig erschien ihm die große Abnahme der Blutplättchen.

Die Lymphocytose der Besserung ging bis 56% bei 16400 L., die postinfektiöse Eosinophilie bis 8%. — Einige Myelocyten und Normoblasten in der Rekonvaleszenz.

Icterus catarrhalis.

Bei dem klinischen Bilde des Icterus catarrhalis, den wir heute als toxische Hepatitis auffassen, besteht keine Leukocytose (KLIENEBERGER, viele eig. Beob.) und bald Lymphocytose — Anämie tritt nicht auf —, eher Polyglobulie und Erhöhung der R.-Resistenz (WEIGELT, EPPINGER und eig. Beob.). Charakteristisch ist die fast normale R.-Senkung.

Akute gelbe Leberatrophie zeigt nach WEIGELT stets Leukocytose (12—15000) und feine Fetttropfen in den N., die ich bei vielen toxischen Leberschädigungen feststelle.

Lit.: GUDZENT: Dtsch. med. Wschr. **1917**, Nr 3; Z. klin. Med. **85**. — HOLLER: Beitr. Klin. Inf.krkh. **6**, 92 (1917). — ISHIGA: Kongreßzbl. inn. Med. **45**, 698. Exp. — KLIENEBERGER: Dtsch. Arch. klin. Med. **127**, 110; Berl. klin. Wschr. **1917**, Nr 28; **1918**, Nr 2. — LUGER: Dtsch. med. Wschr. **1917**, Nr 24. — SICK: Med. Korresp.bl. Württemberg **1917**. — STRASBURGER: Klin. Wschr. **1929**, 1391. — THÖRNER: Dtsch. med. Wschr. **1917**, Nr 34. — VANNI: Policlinico **1922**, 1038. — WEIGELT: Dtsch. med. Wschr. **1921**, 1221.

Pertussis.

Eine Leukocytose fehlt nur extrem selten (BEZANÇON et LABBÉ) und ist fast immer recht ansehnlich, besonders bei kleinen Kindern (15—51000, im Mittel 28000 nach MEUNIER und CARRIÈRE; REICHE bei Kombination mit Grippe 172000; BOURNE bei 10jährigem Kind am 16. Tag sogar 176000, davon 116000 ℒ. Die Vermehrung der L. beginnt im katarrhalischen Stadium und erreicht ihr Maximum in der konvulsiven Periode. Die Zunahme betrifft die ℒ. nach Angaben aller Autoren. So ZIEGLER nach Untersuchung von 70 Fällen, BEZANÇON und LABBÉ, MEUNIER, ASHBY und CROMBIE, der in allen Stadien Lymphocytose von etwa $60^0/_0$ bei etwa 24—14000 L. angibt.

Auch ich sah starke Lymphocytose, z. B. 1jähriges Kind 3. Woche 37600 L., N. $15^1/_2$, Eos. 3, Ma. $^1/_2$, Monoc. 4, ℒ. 76! Plasmazellen $1^0/_0$; in kat. Stadium aber auch neutrophile Leukocytose, so bei einem 4jährigen Kinde 14300 L., 70 N., $2^1/_4$ Eos., $2^2/_3$ Monoc., $24^1/_2$ ℒ.

Bei einer leichten Pertussispneumonie eines Knaben traf ich 15000 L., vorwiegend N. Der absolute Wert der ℒ. war dem Alter entsprechend normal. Eos. fehlten nicht.

Komplizierende Pneumonien zeigen öfters N.-Anstieg und pathol. N.

Die hohe ℒ.-Zahl im konvulsiven Stadium könnte außer der enormen Reaktion des lymphatischen Systems beim kleinen Kind und dem Mitwirken einer „myogenen" Leukocytose sehr wohl davon herkommen, daß zu dieser Zeit der Körper die Infektion bereits überwunden hat (schwere postinfektiöse Lymphocytose). Diese meine Annahme ist inzwischen öfters vertreten worden. HESS und REICHE verzeichnen extrem hohe ℒ.-Zahlen bei Konvulsionen.

Diese oft gewaltige Lymphocytose kann gegenüber lymphatischer Leukämie sehr große differentialdiagnostische Schwierigkeiten machen, besonders da auch unreife junge Lymphocyten beim Kind mit Pertussis oft auftreten. Die starke ℒ.-Zunahme findet sich nach SMITH schon in $80^0/_0$ der Frühstadien. Nach LASCH trifft man beim Säugling nach dem 1. Anfall bis 50000 L. und davon bis 33000 ℒ.

Nach Untersuchungen von CHURCHILL besteht Lymphocytose in $^9/_{10}$ der Fälle, wenigstens zu irgendeiner Zeit. BARACH verzeichnet zuerst Leukocytose mit Zunahme aller Zellen, dann Lymphocytose, zuletzt Vermehrung der Mastzellen, einige Myelocyten und Eosinophilie.

Lit.: ASHBY: Brit. med. J. **1910**, 1105. — BARACH: Arch. int. Med. **1908**. — BEZANÇON: Lehrbuch. — BOURNE: Brit. med. J. **1922**, 387. — CARRIÈRE: C. r. Soc. Biol. Paris **1902**. — CHURCHILL: J. amer. med. Assoc. **1906**, 1506. — CROMBIE: Edinburgh med. J. **1908**. — DUBURQUOIS: Inaug.-Diss. Bordeaux 1905. — HESS: Z. Kinderheilk. **27**, 117 (1920). — HILLENBERG: Z. Kinderheilk. **37**, 222 (1924). — LASCH: Jb. Kinderheilk. **108**, 337 (1925). — MEUNIER: C. r. Soc. Biol. Paris **1908**, 103; Arch. Méd. Enf. April **1898**. — REICHE: Siehe S. 626. — ROUSSEAU: Méd. Inf. **1912**, 54. — SCHNEIDER: Münch. med. Wschr. **1914**, 303. — SMITH: J. amer. med. Assoc. **85**, 171 (1925). — ZAMBELLI: Fol. haemat. (Lpz.) **14**, 51. — ZIEGLER: Schweiz. med. Wschr. **1926**, 84.

Malaria.

Diese Krankheit bietet für die Blutuntersuchungen besonderes Interesse, da die Parasiten die *roten Blutkörperchen* befallen und in Milz und Knochenmark sich einnisten[1]. Die Entstehung einer Anämie ist daher leicht verständlich als direkte R.-Zerstörung und als schwere Intoxikation der Erythropoese und Schädigung des Knochenmarkes. Hb.-Derivate fehlen im Serum nach den Anfällen (BUTTERFIELD).

In der Regel führt schon der erste Anfall zu Anämie, und gewöhnlich resultiert mittelhochgradige Anämie nach einer Reihe von Anfällen. Nicht selten entwickelt sich hochgradige Blutarmut, und zwar schon nach ziemlich kurzer Zeit, z. B. nach 8—10 Wochen.

So sahen KELSCH und DA COSTA in 5 Fällen akuter Malaria die R. bis gegen 1,0 sinken; indessen sind Zahlen unter 2,0 doch Seltenheiten.

In chronischen und komplizierten Erkrankungen werden häufig Werte zwischen 2 und 3 Millionen gefunden (DA COSTA, ZERI, SCHINDLER, EWING). RIEUX verzeichnet R. 1,38 und KELSCH sogar 0,583; aber auch hier sind Ziffern unter 2,0 Ausnahmen und unter 1,0 Seltenheiten, und es wird hervorgehoben, daß die schweren Anämien zwischen 1 und 2 Millionen R. auch durch zahlreiche neue Anfälle nicht mehr gesteigert werden. ZERI gibt an: R. 1,328, Hb. 35, F.-I. 1,4, L. 21200, davon 73% N.

Die Anämie ist eine sekundäre, mit blassen R. und niedrigem F.-I.; in schweren Fällen entdeckt man Makrocyten und Makroblasten, und zwar schon in Erkrankungen, die noch mehr als 2,0 R. aufweisen. RIEUX fand stets erniedrigten F.-I., und auch SCHILLING bezeichnet hyperchrome Blutbilder als selten und „Megaloblasten" als vereinzelt und meist hypochromatisch.

Viele Autoren nennen dies perniziös-anämische Form der Malaria und glauben, es sei Malaria Ursache einer Perniciosa (EWING, DA COSTA, SCHINDLER, ZERI, GRAWITZ, CRÉBASSOL, MANNABERG, FAYRER und EWART). Dies sind aber nur äußere Anklänge; denn die Erhöhung des F.-I. fehlt, so bei SCHINDLER, CRÉBASSOL usw., und wird nur ganz selten (DA COSTA 1,51, ZERI 1,4, EWING[2] verzeichnet. Vor allem aber trennt diese Fälle die starke Leukocytose (ZERI, L. 21000!) vom Blutbild der Perniciosa, abgesehen davon, daß eben frühembryonale Blutbildung nicht besteht und auch sonst vieles fehlt.

Unter den R. verzeichnen wir häufige Poikilocytose, Mikrocyten, blasse R., Makrocyten, Jollykörper, Retikulocyten, Polychromasie und oft basophile Granulation, diese besonders häufig bei der Besserung (P. SCHMIDT, SCHILLING). Normoblasten können schon in leichten Fällen auftauchen; mitunter sind sie zahlreich. Ferner trifft man bei Tertiana eine bei Giemsafärbung rote Tüpfelung, die SCHÜFFNER entdeckt hat.

SCHILLING hält den Nachweis sehr vieler punktierter R. für Malariaverdacht als sehr wichtig und empfiehlt Prüfung im dicken Tropfen, eine Methode, die sich für das Aufsuchen der Parasiten sehr bewährt hat.

Im frischen Blute sieht man sog. Messingkörperchen, rote Blutzellen, mit einem eigentümlich gelblichen Farbenton wie altes Messing (MANNABERG).

In den blutbildenden Organen sind Parasiten oft in großer Zahl vorhanden. Gewöhnlich hat die Anämie eine Ausbreitung der Erythropoese zur Folge, so vor allem in den langen Röhrenknochen, dann auch in der Milz. Es gibt auch letale aregenerative Malariaanämien mit gelbem Fettmark in den Extremitäten.

Die L. erfahren bei Malaria eigenartige Schwankungen, so daß man alle 1—2 Stunden untersuchen müßte, um vollen Einblick zu gewinnen. Daher kommt es, daß die Angaben der Literatur über L.-Werte weit auseinandergehen. Zum Teil liegt indessen die Schuld auch daran, daß bei den verschiedenen Arten der Malaria verschiedene biologische Reaktionen vorliegen, und daß man Frühfälle und schwere Endstadien getrennt besprechen muß.

---

[1] Angesichts der vorzüglichen Abbildungen über die Malariaplasmodien in vielen Lehrbüchern, z. B. SAHLI, verzichte ich auf eine Besprechung der Parasiten selbst, da eine solche ja doch ins Gebiet der allgemeinen und speziellen Pathologie gehört.

[2] EWING fand unter über 600 Malariafällen des amerikanischen Lagers vor Santiago di Cuba 19mal „perniziös-anämisches Blutbild". Leider sind keine Angaben über die Zahlenwerte von R., Hb., F.-I. und L. gemacht; aber ich vermute nach den Mitteilungen von ZERI und SCHINDLER, daß die Anämie nicht so hochgradig wie bei der Perniciosa gewesen ist und Leukocytose bestanden hat.

In frischen Fällen von Tertiana und Quartana mit regelmäßigen Fieberparoxysmen besteht im ersten Anfang des Anfalles normale oder etwas gesteigerte L.-Zahl, die aber nach kurzer Zeit einer ausgesprochenen Leukopenie auf der Höhe des Fiebers und in den Intervalen Platz macht.

VINCENT fand z. B. 11[05] Uhr (Frösteln) bei 38,3° 4220 L.; 11[09] Uhr (heftiger Frost) 39,4°, 4960 L.; 11[15] Uhr 39,4°, 10600 L.! 11[35] Uhr (Frost vorüber) 39,3°, 3700 L.; 11[45] Uhr 39,3, 2970 L. In eig. Beob. dauerte die L.-Erhöhung indessen wesentlich länger.

Bei genügend oft untersuchten Erkrankungen sieht man eine regelmäßige Kurve, indem die erst niedrige L.-Zahl zu Beginn des Anfalles eine rasch ansteigende und rasch abfallende Erhöhung erfährt. Dabei handelt es sich um eine Zunahme der N. (PÖCH, SCHINDLER, BILLINGS, eig. Beob. u. v. a.). VINCENT behauptet Lymphocytose. Diese neutrophile Leukocytose habe ich auch zur Zeit des fehlenden Anfalles nach Chininbehandlung nachweisen können (ebenso ROSS, THOMSEN, SCHILLING, GARIN u. a.).

TÜRK hat eine Zunahme der L. zu Beginn des Fiebers vermißt, aber nur eine Untersuchung zu Beginn des Schüttelfrostes vorgenommen. Jedoch hat auch TÜRK zu dieser Zeit die höchsten Prozentsätze der N. verzeichnet.

Bei den Febres perniciosae und committantes ist starke Leukocytose (bis 20—30000, einmal [KELSCH] 60000) die Regel (KELSCH, FUHRMANN, BILLET, BILLINGS, JANCSO), und nur einzelne Fälle zeigen Leukopenie, wohl als Versagen der Knochenmarksreaktion.

Mit der Besserung, sei sie spontan oder künstlich, hebt sich die L.-Zahl zu Normalzahlen und oft zu leichten Zunahmen über 7000 hinaus.

Leukocytenarten: Bereits ist die Zunahme der N. zu Beginn des Anfalles erwähnt. Im späteren Stadium und zur Intervallzeit sind die N. absolut ansehnlich vermindert. Vielfach findet man starke Veränderungen an Kernen und Granula. Myelocyten, oft von bedeutender Größe, werden zu allen Zeiten der Malaria, oft bis 1—3% (RIEUX bis 6%) getroffen.

Die ℒ. finde ich in frischeren Fällen deutlich oder stark vermindert im Anfall wie im Intervall, ebenso TÜRK, SCHINDLER usw. In gutartigen Erkrankungen kann der ℒ.-Wert steigen, und findet man besonders im Intervall postinfektiöse Lymphocytose, obwohl keine Heilung vorhanden ist. Immer jedoch tritt im Anfall eine relative ℒ.-Verminderung auf.

Über chronische Erkrankungen liegen keine eingehenden Mitteilungen vor BILLET gibt selbst für die Leukocytosen von 10—20—30000 immer Mononucleose an; nur bei Komplikationen wie Pneumonie herrschen die N. Von vielen Autoren wird die *starke Vermehrung der Monocyten* (10—20 und mehr Prozent), besonders in der Fieberremission, betont, und derselben eine differentialdiagnostische Bedeutung zugeschrieben. Tatsächlich ist eine Zunahme bei Malaria latens oft sehr ausgesprochen (eig. Beob., sehr chronische Affektion, nur gelegentlich kleine Fieberzacken, Monoc. bis $22^1/_2$% bei 4500 L.), aber doch nicht ganz regelmäßig (eig. Beob.) desgleichen GOTHEIM, und können die Monoc. die ℒ. an Menge übertreffen (TÜRK, KRAUSS); doch würde ich, zumal bei Leukopenie, daraus nur mit Vorsicht diagnostische Schlüsse ziehen, weil ähnliche Befunde auch sonst häufig sind. Ein großes Verdachtsmoment auf Malaria bildet jedoch diese Monocytose sicher. Einmal sah ich auch Erythrophagie in Monoc. bei Malaria latens.

Die *Eos.* sind im Beginn des Anfalles spärlich, desgleichen auf der Höhe des Fiebers; in der Intervallzeit aber wieder zahlreicher. Bei leichten Erkrankungen kann man hohe Prozentsätze der Eos. finden (VINCENT bis 9 und 10%, eig. Beob. 4—7%); alsdann sind die Werte selbst im Fieber bedeutend. Mit der Erholung des Patienten finde ich eine ganz regelmäßige Zunahme der ℒ. (bis 3950, 6. Tag nach Fieber, eig. Beob.), der Monoc. und der Eos.

In einer Malariaaffektion mit konstant hohen Zahlen von Eos. betrug die postinfektiöse Eosinophilie 14 Tage nach der letzten Fiebersteigerung 13% oder 1365! (eig. Beob.).

Plasmazellen trifft man bei chronischen Fällen oft in 1—3%.

Melaninhaltige L. bei der Malaria sind Monoc., selten N. (in gleichem Sinne spricht sich BNIDI aus).

Bei Malaria kommt es öfters zu Anfällen von Hämoglobinurie (Schwarzwasserfieber); dann entstehen hochgradige akute Anämien. Im Blute sind ausgelaugte Hb.-arme R. häufig. BASTIANELLI konstatierte Leukocytose; PLEHN fand dieselbe nur schwach oder fehlend, ebenso SCHILLING im Anfall.

Literatur über Blutbefunde bei Malaria.

ACTON: Fol. haemat. (Lpz.) **15**, 184. — ALDEHOFF: Prag. med. Wschr. **1891**.

BASTIANELLI e BIGNAMI: Riforma med. **1890**, No 251. — BIGNAMI e DIONISI: Internat. Kongr. Rom **1894**. — BILLET: 13. internat. Kongr. Paris **1900**; C. r. Soc. Biol. Paris **1905**, 539. — BILLINGS: Bull. Hopkins Hosp. **1894**, 89. — BNIDI: Gazz. Osp. **1903**. — BOECKMANN: Dtsch. Arch. klin. Med. **29** (1881). — BÖHM: Arch. Schiffs- u. Tropenhyg. **1918**, 49. — BROUGHTON: Kongreßzbl. inn. Med. **18**, 508. Monocytose nicht diagnostisch zuverlässig. — BUSHNELL: Clin. J. **1903**. — BUTTERFIELD: Fol. haemat. (Lpz.) **17**, 82.

DA COSTA: Lehrbuch. — CRAIK: Lancet **198**, 1110 (1920). R. bei Malaria. — CRÉBASSOL: Inaug.-Diss. Montpellier 1904.

DELANG: Brit. med. J., 28. März **1903**. — DIONISI: Riforma med. **1890**, No 258. — DOLEGA: Fortschr. Med. **1890**.

ENGEL: Dtsch. med. Wschr. **1918**, Nr 15. — EWING: N. Y. med. J. **69** (1899); Lehrbuch.

FORTESCUE: Bristol. med. J. **1904**. — FUHRMANN: Dtsch. mil.ärztl. Z. **1874**, Nr 12.

GARIN: C. r. Soc. Biol. Paris **1917**, Nr 17; Lyon méd. **132**, 327 (1923). — GOTHEIM: Fol. haemat. (Lpz.) Arch. **11**, 379. Monocytose oft, doch nicht verläßlich. — GRAWITZ: Berl. klin. Wschr. **1892**, Nr 7; Lehrbuch.

HÜLSE: Berl. klin. Wschr. **1917**, Nr 41.

JANCSO: Dtsch. Arch. klin. Med. **60** (1897). — JARNO: Wien. klin. Wschr. **1917**, Nr 29.

KELSCH: Arch. de Physiol. **1875**, 690; **1876**, 490. — KLIENEBERGER: Dtsch. Arch. klin. Med. **126**, 291 (1918). — KRAUSS: Amer. J. med. Sci., 30. Juli u. 22. Okt. **1904**.

LÖWY: Münch. med. Wschr. **1919**, 210.

MANNABERG: Nothnagels Slg. — MAURER: Zbl. Bakter. 28 (1900). — MORITZ: Petersburg. med. Wschr. **1903**.

PASTORE: Policlinico **1927**, 541. — PETROFF: Wratsch (russ.) **1905**. — PLEHN: Dtsch. med. Wschr. **1895**, Nr 25; Beiträge zur Kenntnis tropischer Malaria. Berlin 1896; Dtsch. med. Wschr. **1899**, Nr 28. — POECH: Z. Hyg. **42** (1903). — POZZI: Policlinico **1928**, 267. Knochenmarkspunktion. — PYSZKOWSKI: Dtsch. Arch. klin. Med. **123**.

RIEUX: Fol. haemat. (Lpz.) Arch. **17**, 419 (1914). — ROGERS: Brit. med. J., 5. April **1902**; Lancet, 30. Mai **1903**. — ROTKY: Wien. klin. Wschr. **1917**, 1745; **1918**, Nr 40. — RUBITSCHUNG: Arch. Schiffs- u. Tropenhyg. **29**, 217 (1925). Impfmalaria.

SAGEL: Z. klin. Med. **101**, 499 (1925). Impfmalaria. — SCHEERSCHMIDT: Inaug.-Diss. Leipzig 1912; Arch. Schiffs- u. Tropenhyg. **16**. — SCHELLONG: Die Malariakrankheiten. Berlin 1890. — SCHILLING: In Mense; Münch. med. Wschr. **1917**, 230; Dtsch. med. Wschr. **1918**, Nr 43; Dtsch. Arch. klin. Med. **130**, 21 (1919); Z. klin. Med. **100**, 742 (1924). Impfmalaria. — SCHINDLER: S. 589. — SCHROTT: Inaug.-Diss. Greifswald 1919. — SCHÜFFNER: Dtsch. Arch. klin. Med. **64** (1899); **71** (1901). — SEYFARTH: Berl. klin. Wschr. **1918**, Nr 39. — STEPHEN and CHRISTOPHERS, R. S.: Malaria committee raports, 1901. — STOSS: Berl. klin. Wschr. **1919**, Nr 48. — SWAN: Kongreßzbl. inn. Med. **25**, 140.

TALBOT: N. Y. med. J. **1909**, 248. — THOMSON: Ann. trop. Med. **1912**; Brit. med. J. **1911**. — TÜRK: S. 589.

VINCENT: Ann. Inst. Pasteur **1897**, 890.

WOENSDREGT u. VAN DAM: Kongreßzbl. inn. Med. **30**, 179.

ZIEMANN: Münch. med. Wschr. **1917**, 501. — ZAPPERT: S. 589. — ZERI: Riforma med. **1904**, Nr 34. — ZWEIG u. MATKO: Wien. med. Wschr. **1916**, Nr 42 u. 48.

Helminthiasis.

Die Blutbefunde bei allen Formen der Helminthiasis sind durch die reichliche Zahl eosinophiler Zellen miteinander verbunden. Nur seltener vermißt man eine Steigerung der Eos., z. B. bei Echinococcus, sofern es sich um völlige Vereiterung handelt oder in jenen Fällen, in denen eine enorm hochgradige, das Leben bedrohende Anämie zu Markinsuffizienz und Ausbleiben jeder biologischen Reaktion geführt hat, auch wenn vorher die Eos. sehr zahlreich gewesen waren. Gelegentlich, besonders bei Erwachsenen, fällt mit der Zeit die Eosinophilie ab, weil der chronische Reiz wohl allmählich sich abstumpft.

Anämien als viel schwerere Erscheinungen treten nur in der Minderzahl der Fälle und nur bei Hinzutritt spezieller Momente auf, siehe Perniciosa.

I. Ankylostomum duodenale und Necator americanus.

Diese Parasiten wirken als Blutsauger; für die Entstehung von Toxinen sind bisher keine gesicherten Tatsachen vorgebracht worden.

Ankylostomum erzeugt starke Eosinophilie und Leukocytose. So stieg die Zahl der Eos. bei den Einreibungen der Larven durch die Haut in den Versuchen von BRUNS und MÜLLER schon nach 6—8 Tagen, erreichte von dem Initialwert $^1/_2$—1% aus in 3 Wochen 5, in 4 Wochen 10, in 5 Wochen 25. BLOCH fand bei einem Neger 40 Eos. BUCKLERS gibt 53,6 Eos. bei 20600 L. an, SIMON bei leichter Selbstinfektion 50 Eos. BOYCOTT erzielte durch Einreiben der Larven am Arm in 50 Tagen eine Eosinophilie bis 50. Die Untersuchungen von BRUNS, LIEFMANN und MÄCKEL an 500 Patienten ergaben oft Werte bis 15, selten bis 20. 92,1% der Kranken hatten über 5, 86,8% über 7 Eos. Das Maximum mit 73 Eos. erreicht ein Fall von BOYCOTT. Hier finde ich auch den höchsten Wert der Eos., 66,2 auf 56000 L. = 37000 Eos.! — Die Eosinophilie ist am stärksten bei jungen Leuten, bei frischer Infektion und beim Fehlen von Anämie. Die Eosinophilie bleibt monatelang nach erfolgreicher Kur.

Interessant ist das Hinzutreten einer sonst die Eos. verscheuchenden Komplikation. So erwähnt LEICHTENSTERN bei eintretender croupöser Pneumonie Sinken der Eos., von 72 auf 6—7%, und WARBURG von 65% auf fast 0 und bei der Heilung Wiederanstieg, SABRAZÈS bei Hinzutritt akuter Sepsis 1% bei 35349 L., Hb. 14, R. 1,288.

Vielfach ist konstatiert, daß bei schwerer Anämie infolge Versagens der Knochenmarkstätigkeit die Eos. bedeutend sinken oder ganz verschwinden.

So bot ein Patient von LIERMBERGER bei 18 Hb. nur 3,2 Eos., nachher bei 58 Hb. aber 33,7 Eos. Mehrfach sind auch eosinophile Myelocyten getroffen worden. Als tödliche Ankylostomumanämien mit fast völligem Fehlen der Eos. finde ich Beobachtungen von DE MARCHIS (im Knochenmark aber viel), TARCHETTI und SABRAZÈS. Die schlechte Prognose und der schwere Zustand der Kranken bei geringer Eosinophilie ist oft festgenagelt.

Die Anämie tritt nur bei größerer Zahl von Ankylostomen ein, kann aber enorm schwer (ASHFORD bis 0,754) und schließlich tödlich werden.

Von prinzipieller Bedeutung ist die Tatsache, daß nicht das Blutbild der Perniciosa entsteht, auch nicht in extremsten Fällen. Stets ist der F.-I. bedeutend unter 1,0, und nur 2 Beobachtungen von ASHFORD in Portoriko bieten erhöhte F.-I. — Schon LICHTHEIM hob hervor, daß Ankylostomumanämie sich leicht von Perniciosa abgrenzen lasse. ROSENQVIST, SCHAUMAN sprechen sich in gleichem Sinne aus, und LIERMBERGER betont die „kardinale Verschiedenheit", desgleichen BOYCOTT den „fundamentalen" Unterschied, und schreibt eine Perniciosa mit 36 Hb. sei bereit zur Arbeit, ein Patient mit Ankylostomumanämie dieses Wertes liege aber beinahe in Prostration. Von Hämosiderosis der Organe ist keine Rede. Die Leber enthält sogar weniger Eisen, bis unter $^1/_3$ des normalen.

Hb. und R. können sehr tief sinken, bis 18% (LIERMBERGER), und R. bis 1,45. Der F.-I. schwankt bei diesem Autor zwischen 0,5 und 0,7, bei ZAPPERT zwischen 0,62 und 0,35!!

Literatur über Blutbefunde bei Ankylostomiasis und Uncinariosis.

ANSTREGILESO: Fol. haemat. (Lpz.) **14**, 81. — ASHFORD: N. Y. med. J. **1900**, 522; Internat. Clin. **1913**, 28; Amer. med. J. **1903**.

BAILY, ASHFORD, KING: J. amer. med. Assoc. **1907**, 471. — BLOCH: Dtsch. med. Wschr. **1903**, Nr 29. — BOYCOTT: Brit. med. J., 7. Nov. **1907**; J. of Hyg. **1904** u. **1905**; Lancet **1911**. — BREHAUT: Lancet, 1. Aug. **1908**. — BRUNS, LIEFMANN u. MÄCKEL: Münch. med. Wschr. **1905**, 253. — BRUNS u. MÜLLER: Münch. med. Wschr. **1905**, **1484**. — BUCKLERS: Zit. bei OPIE.

CODIRA: Fol. haemat. (Lpz.) **4**, 245. Suppl. — CONTI u. CURTI: Fol. haemat. (Lpz.) **4**, **246**.

FÜLLEBORN, siehe S. 287.

GRAWITZ: Dtsch. med. Wschr. **1901**, Nr 52.

HERMAN u. PASCOTTE: Bull. Acad. Méd. Belg., 25. Jan. **1908**. — HONORÉ: Fol. haemat. (Lpz.) **1904**, 783; Semaine méd. **1905**, 476. — HYNEK: Fol. haemat. (Lpz.) **1905**, 374.
KAUTSKY: Z. klin. Med. **52** (1904). — KOBAYASHI: Ref. Kongreßzbl. inn. Med. **50**, 230.
LAMBINET: Bull. Acad. Méd. Belg., 30. Mai **1908**. — LEICHTENSTERN: Dtsch. med. Wschr. **1899**. — LEMIERRE et LANTNÉJOUL: Ann. Méd. 8, 409 (1920). — LIERMBERGER: Berl. klin. Wschr. **1905**, 387. — LOHR: Z. Heilk. **1905**.
DE MARCHIS: Fol. haemat. (Lpz.) **9**, 216. — MENCKE: Z. klin. Med. **16** (1883). — MÜLLER u. RIEDER: Dtsch. Arch. klin. Med. **48**.
NARITA: Z. klin. Med. **103**, 452 (1924). — NICOLL: Brit. med. J. **1912**.
OPIE: Amer. J. med. Sci. **1904**, 477.
PARISOT: Arch. Mal. Coeur **1913**, 458.
QUADRI: Policlinico **1910**.
REUTH: Fol. haemat. (Lpz.) **10**, 271. Hb. 22! R. 2,2. — ROSENBLUM u. MALKOWA: Fol. haemat. (Lpz.) **37**, 197 (1928). — ROSENQVIST: Z. klin. Med. **49** (1903).
SABRAZÈS: Arch. Méd. expér. **1907**. — SCHAUMAN: Volkmanns klin. Vortr., N. F. **1900**, Nr 287. — SCHILLING: In Mense. — SIMON: Internat. Clin. **1906**. — STOCKMANN: Brit. med. J., 25. Juli **1903**.
TARCHETTI: Clin. med. ital. **1904**, No 6.
ZAPPERT: S. 589. — ZINN u. JACOBY: Berl. klin. Wschr. **1896**, Nr 36.

II. Bothriocephalus latus.

Viele Bothriocephalenträger werden nicht anämisch, und das einzige Zeichen, das einen Einfluß des Parasiten auf den Körper verrät, ist die ansehnliche Eosinophilie. Eig. Beob. ergaben Werte bis 560 Eos.

Viel genauer studiert sind aber die schweren Anämien. Höchstwahrscheinlich werden toxische Stoffe des Bandwurms resorbiert, wohl dann besonders, wenn der Parasit krank ist, abstirbt und in Verwesung übergeht. Wiederholt hat man bei Trägern von Bothriocephalus beobachtet, daß eine schwere Anämie dann entsteht, wenn keine Proglottiden mehr abgehen, und mehrfach sind in solchen Fällen zwar noch Eier gefunden, aber vom Bandwurm ist selbst bei der Sektion nichts mehr entdeckt worden. Unzweifelhaft war er völlig resorbiert worden. SCHAUMAN betont die Bedeutung eines konstitutionellen Faktors bei der Genese dieser Bothriocephalusanämien (siehe S. 352). Demgegenüber gibt aber RAGOSA an, daß der Bothriocephalus die direkte Ursache sei und bei 94% der Wurmträger Blutveränderungen im Sinne einer beginnenden Perniciosa (mit deutlicher Anämie und Erhöhung des F.-I.) erzeuge, was ich aber nicht als bewiesen, vielmehr als ganz unwahrscheinlich ansehe.

Die entstehende Anämie ist eine typische Perniciosa (vgl. S. 352), und zwar klinisch wie hämatologisch.

Achylia gastrica konnte ROSENQVIST noch nach Jahren, trotz völliger Heilung, nachweisen. Dieser Autor konstatierte auch periodischen toxogenen Eiweißzerfall. In bezug auf den Verlauf gibt es auch hier akute Formen mit schwerer hämorrhagischer Diathese (eig. Beob. in Inaug.-Diss. KRANTZ), in denen Knochenmarksatrophie eintritt.

Fehlen der Eos. im Blute bei Bothriocephalusanämie ist unzweifelhaft als Insuffizienz des Knochenmarkes zu deuten. Es können dann im Marke granulierte Zellen spärlich sein und dominierend Myeloblasten gefunden werden.

Interessant ist die rapid fortschreitende Heilung der Anämie nach Abtreibung der Helminthen.

ROSENQVIST beobachtete, daß selbst schwere Tuberkulose die rasche Erzielung eines normalen Blutbefundes nicht aufhielt. Dagegen verzeichnet JAWEIN eine Erkrankung, bei der nach Abgang eines verwesten Bandwurms die Anämie noch einen Monat lang beständig zunahm; dann aber plötzlicher Umschwung (bei 11 Hb. und 0,575 R.) so rapide Besserung brachte, daß 3 Tage später der Kranke schon herumging. Auch ROSENQVIST erwähnt, daß 1—2 Wochen nach der Abtreibung die Anämie noch schlimmer werden könne, aber die Besserung dann wie mit einem Schlage eintrete.

Den Zusammenhang zwischen Bothriocephalus und der schweren Anämie entdeckte zuerst der pathologische Anatom ALBRECHT, sodann BOTKIN 1883 und nachher REYHER und RUNEBERG. Experimentell gelingt es, durch Glycerinextrakte schwere Anämien bei

Hunden (SCHAUMAN und TALLQVIST) und bei Katzen (SCHMAUCH) mit „Megaloblasten" zu erzielen; aber in den bisherigen Versuchen ist das Hb. tiefer gesunken als die Zahl der R.

Die Ölsäuretheorie von FAUST und TALLQVIST ist S. 353 erörtert.

Lit. (siehe auch Perniciosa): ASKANAZY: Z. klin. Med. **27** (1895). — BABES: Virchows Arch. **141**. — BARD: Semaine méd. **1902**, Nr 30. — BOTKIN: Klinische Vorlesungen. St. Petersburg 1885. — DEHIO: Petersburg. med. Wschr. **1891**, Nr 1; Disk. zu Birch-Hirschfeld, Kongr. inn. Med. **1892**. — EWALD: Berl. klin. Wschr. **1896**, Nr 10. — FEDOROFF: Inaug.-Diss. Paris 1902. — HOFFMANN: Vorlesungen über allgemeine Therapie, 1885. — HOLST: Petersburg. med. Wschr. **1886**, Nr 41. — ISAAC u. VAN DER VELDEN: Dtsch. med. Wschr. **1904**, Nr 27. — JAWEIN: Berl. klin. Wschr. **1901**, Nr 35. — KRANTZ: Inaug.-Diss. Zürich 1906. — LICHTHEIM: Berl. klin. Wschr. **1890**; Kongr. inn. Med. **1887**. — MEYER: Med. News, 8. April **1905**. — MINNICH: Z. klin. Med. **1892**, 21. — MÜLLER, FR.: Charité-Ann. **14** (1889). — ORLOWSKY: Fol. haemat. (Lpz.) **1904**, 27. — PODWISSOTZKY: Jb. Kinderheilk. **29** (1889). — RAGOSA: Fol. haemat. (Lpz.) Arch. **19**, 268. Lit.! — REYHER: Dtsch. Arch. klin. Med. **39** (1886). — ROSENQVIST: Z. klin. Med. **49** (1903); Berl. klin. Wschr. **1901**, Nr 25. — RUNEBERG: Dtsch. Arch. klin. Med. **41**. — SCHAPIRO: Wratsch (russ.) **1887**; Z. klin. Med. **13** (1888). — SCHAUMAN: Die Bothriocephalusanämie. Berlin 1894; Dtsch. med. Wschr. **1910**; Kongr. inn. Med. **1910**. — SCHAUMAN u. TALLQVIST: Dtsch. med. Wschr. **1898**, Nr 20. — SCHMAUCH: Virchows Arch. **156**. — THOMPSON: Med. News, 8. April **1905**. — TÖRNELL: Hygiea (Stockh.) **1903**, Nr 8. — WAGNER: Dtsch. med. Wschr. **1919**, 933. — WILTSCHUR: Dtsch. med. Wschr. **1893**, Nr 30. — WINIARSKI: Inaug.-Diss. Dorpat 1892. — ZINN: Dtsch. med. Wschr. **1903**, Nr 15.

III. Tänien.

Auch hier ist Eosinophilie beträchtlichen Grades wohl nahezu regelmäßig, solange es nicht zu schwerer Anämie oder Gewöhnung an den Reiz kommt. Die Anämie kann den vollen Charakter der Perniciosa (siehe S. 354) haben.

Den Fall BECKERS habe ich selbst gesehen, außerdem die überaus interessante Erkrankung bei einem 10jährigen Mädchen, dessen Krankengeschichte SCHREIBER bekanntgegeben hat. Hier nahm die Anämie selbst nach Abtreibung des Wurmes noch einen Monat lang zu und führte zu einem desolaten Zustand. Plötzlich Umschwung, rapid fortschreitende Genesung und Dauerheilung ohne Rezidiv. Ganz gleich die Beob. DERVIS.

Lit.: BECKER: Dtsch. med. Wschr. **1900**, Nr 35. — DERVIS s. Perniciosa. — DIRKSEN: Dtsch. med. Wschr. **1903**, Nr 39, 706. — FRIEDELDIJ: Jb. Kinderheilk. **43** (1896). — GRESK u. RECKZEH: Berl. klin. Wschr., 21. Juli **1902**. — REICHENSTEIN: Wien. med. Wschr. **1908**, 746. Eos. bei Tänien. — SCHREIBER: Inaug.-Diss. Zürich 1905.

IV. Trichocephalus dispar.

Bei Trichocephalen habe ich wiederholt beträchtliche Eosinophilie gefunden.

FRENCH und BOYCOTT bestreiten zwar dieses Vorkommnis und trafen in 27 Fällen im Durchschnitt nur 2,1 Eos. Dies kann von der geringen Zahl der Helminthen oder von einer starken Anämie abhängig sein.

Auch hier hat man sehr schwere und tödliche Blutarmut beobachtet. Nach ASKANAZY ist Trichocephalus ein Blutsauger und erzeugt Anämie. Diese wird durch blutige Durchfälle und Darmgeschwüre noch gesteigert.

Eig. Beob.: $3^1/_2$jähr. Kind, seit 2 Jahren Durchfall, Appetit gut, extrem blaß, innere Organe normal, Leib aufgetrieben, unempfindlich. Urin ohne Benzaldehydreaktion. Oft blutige Durchfälle, andauernd viel Eier von Trichocephalus. Hb. 30, R. 3,68, F.-I. 0,4, L. vermindert, N. 44,8, Eos. 8,6! Ma. 1,4, Monoc. 9,0, £. 36,2. R. meist sehr klein und blaß; Poikilocytose. Etwas Polychromasie und 0,4 polychromatische Normoblasten.

GARTER gibt für ein 2jähr. Kind L. 75000 mit 38 Eos. an. Heilung. BONEM sah bei tödlicher Anämie Hb. 22, R. 0,98, L. 4250, £. 25%. Knochenmark gelb.

THEODOR gibt keine Werte von Hb und R., aber enorme Zahl der Erythroblasten, wohl Irrtum.

In der Beobachtung von SANDLER bestand hämorrhagische Diathese; Hb. 28, zuletzt 20, R. 1,2, zuletzt 0,69, L. 30600, zuletzt 14000. Hier fehlten Erythroblasten, und die Zahl der L. ist sehr hoch. Eine Sektion fehlt.

Die Fälle von BECKER ergeben Hb. 25, R. 2,85, also sehr niedrigen F.-I., L. 8700, ziemlich viel Normoblasten. MOOSBRUGGER gibt keine genauen Blutbefunde. LUZZATTO und MINERBI fanden Hb. 17, R. 0,5, Leukopenie, Subikterus, Heilung.

Mithin sind alle Trichocephalenanämien sekundären Charakters.

Lit.: ASKANAZY: Dtsch. Arch. klin. Med. 57 (1896). — BECKER: Dtsch. med. Wschr. 1902, Nr 26. — BONEM: Klin. Wschr. 1927, 1906. — GORTER: Kongreßzbl. inn. Med. 30, 427. — LUZZATTO e MINERBI: Fol. haemat. (Lpz.) 10, 271. — MOOSBRUGGER: Münch. med. Wschr. 1895, Nr 47. — SANDLER: Dtsch. med. Wschr. 1905, 95. — THEODOR: Arch. Kinderheilk. 28 (1900). — TOBLER: Z. Kinderheilk. 42, 324 (1926).

V. Ascaris lumbricoides und Oxyuris vermicularis.

DEMME (Ber. a. JENNER: Kinderspital, Bern 1890, 31) traf bei tödlichen Anämien im Kindesalter ganze Nester von Ascariden im Darm. Freilich müßte hier ein Zusammenhang zwischen Anämie und dem Parasiten erst bewiesen werden.

Bei Ascaris wie Oxyuris konnte ich mehrfach Eosinophilie nachweisen, die mit Abtreibung der Würmer verschwand. BUCKLERS konstatiert 16 Eos. bei Oxyuren, 19 bei Ascariden. Gewöhnlich sind die Werte indessen niedriger, und vereinzelt fehlt Eosinophilie. So konnte auch BOYCOTT nur bei $^2/_5$ der Kinder mit Oxyuren Eosinophilie nachweisen.

Lit.: BOYCOTT: Brit. med. J. 1903. — BUCKLERS: Münch. med. Wschr. 1894, Nr 2. — SCHEDLER: Inaug.-Diss. Freiburg 1919.

VI. Anguillula stercoralis und intestinalis.

Bei geringer Zahl erzeugen diese Helminthen lediglich Eosinophilie. Erst bei großer Menge werden sie gefährlich und können durch schwere Durchfälle (Cochinchinadiarrhöen) und Anämie zum Tode führen. So bei HEMSEN 40jähr. Bergmann Hb. 17, R. 096, L. 5600, Eos. 4$^0/_0$ Normoblasten und 21jähr. Bergmann Hb. 41, R. 3,1, L. 6300 (sehr starke Eosinophilie).

BUCKLERS sah 13$^1/_2$ Eos. bei Anguilluladiarrhöe, BRAU bis 76 Eos.

Lit.: BRAU: Fol. haemat. (Lpz.) 15, 39. — HEMSEN: Dtsch. med. Wschr. 1923, 83.

VII. Distomum haematobium. Bilharzia.

Der Wurm lebt in den Venen des Pfortadergebietes, erzeugt Affektionen der Harnwege mit Hämaturie, Dysenterie und schwere Kachexie.

Die Anämie hat den Typus einer sekundären, nach KAUTSKY bis 45 Hb. Die Zunahme der Eos. ist eine außerordentliche (BALFOUR, KAUTSKY, DOUGLAS und HARDY) und beträgt gewöhnlich 10—20$^0/_0$, bei KAUTSKY auch 39, 40 und 53$^0/_0$. Bei derartig hochgradigen Vermehrungen bestehen direkt eosinophile Leukocytosen (16600 L., davon 8800 Eos.). CONOR und NATTAN-LARIER sahen auch 1—3$^0/_0$ eosinophile Myelocyten.

Die Zahl der Monoc. ist hoch; doch betreffen die Fälle von KAUTSKY Kinder.

Auch im Urinsediment können zahlreiche Eos. vorkommen.

Lit.: BALFOUR: Lancet 1903. — COLES: Brit. med. J., 10. Mai 1902. — CONOR et BENAZET: Fol. haemat. (Lpz.) 14, 63; 15, 193. — DAY: Lancet, 11. Nov. 1911. — DOUGLAS u. HARDY: Lancet, 10. Okt. 1903. — FAIRLEY: Quart. J. Med. 12, 391. — KAUTSKY: Wien. klin. Rdsch. 1903, Nr 36; Z. klin. Med. 1904, 192. — NATTAN-LARIER: Fol. haemat. (Lpz.) 12, 207. — WARD: Brit. med. J., 21. April 1911. — ZWEIFEL: Arch. Schiffs- u. Tropenhyg. 15 (1911).

VIII. Filaria sanguinis.

Eosinophilie ist von vielen Autoren (auch in eig. Beob.) gefunden, soll aber nach MAROTTE fehlen, wenn keine klinischen Symptome vorliegen. Nach der Literatur ergibt Filaria Bancrofti 6—70$^0/_0$ Eos., Filaria loa 23—70$^0/_0$ Eos. Die Vermehrung ist angeblich stärker in der Nacht, wenn die Parasiten im Blute kreisen.

Öfters besteht leichte Leukocytose und Vermehrung der Monoc. und £. Das Vorkommen der Eosinophilie erwähnt NATTAN-LARIER bei 90$^0/_0$ der Patienten mit Filariosis. Bei Moribunden fehlt Eosinophilie (LOW). Eine Eosinophilie ohne Eingeweidewürmer ist sehr verdächtig auf Filariose und manchmal das einzige Anzeichen.

Lit.: BILLET: C. r. Soc. Biol. Paris 1906, 891. — COLES: Brit. med. J., 10. Okt. 1902. — GULLAND: Brit. med. J., 5. April 1902. — LABBÉ et BERNARD: C. r. Soc. Biol. Paris, 20. Dez. 1902. — LOW: Kongreßzbl. inn. Med. 6, 304. — MAROTTE et MORVAN: C. r. Soc. Biol. Paris, 18. Okt. 1913; Arch. Mal. Coeur 1913, S. 661. — NATTAN-LARIER et PURVU: Arch. Mal. Coeur 1909, 635. — OLPP: Münch. med. Wschr. 1918, 1417. 52$^0/_0$ Eos.! — REMLINGER:

C. r. Soc. Biol. Paris, 18. Okt. **1902**. — Sicard et Blais: C. r. Soc. Biol. Paris, 6. Dez. **1902**. — Vaquez et Clerc: C. r. Soc. Biol. Paris, 18. Okt. **1902**; Arch. Méd. expér. **1905**, No 2. — Whyte: Fol. haemat. (Lpz.) **9**, 125.

IX. Trichinosis.

Die Eosinophilie der Trichinosis gehört diagnostisch zu den wichtigsten Erscheinungen der Krankheit und hat die früher so schwierige Differentialdiagnose gegen Typhus leicht gemacht. Eosinophilie ist ein klinisches Frühsymptom, fehlt aber in den ersten 8—10 Tagen nach der Infektion.

In Deutschland beobachtete Schleip unter 60 Fällen der Homburger Epidemie nur bei dreien keine absolute Vermehrung der Eos. (wohl leichte oder abklingende Infektionen), 56 hatten 10—60%. Opie und Gulland trafen 68, van Cott 83 und Kerr gar 86% Eos.

Leichte Fälle haben geringere Vermehrung, schwere dagegen hochgradige Zunahme; vor dem Tod erfolgt rapider Absturz durch Markinsuffizienz, bis 0,3 und 0% (Opie, Stäubli, van Cott, Maasc, Howard, Bittner, Knorr, Behr).

Recht oft wird Leukocytose, meist 15—30000 L., bei van Cott 14000 bis 78200, beobachtet, die durch die enorme absolute Vermehrung der Eos. bedingt ist. Öfters nehmen daran auch die N. zu, während diese Zellen in den Erkrankungen ohne Leukocytose nicht selten absolut vermindert sind.

Bei Besserung zeigt sich absolute Vermehrung der Monoc. und 𝔏. und ungeheure Zunahme der Plättchen. Prognostisch schlecht ist Sturz der 𝔏. (Stäubli).

In den Organen finden sich eosinophile Herde in den myositischen Entzündungen, oft von außerordentlicher Ausdehnung; dabei handelt es sich ausschließlich um polymorphkernige Zellen, durch Chemotaxis aus dem Knochenmark hergelockt. Lokale Genese ist unbewiesen. Im Knochenmark trafen Opie und Knorr massenhaft eos. Myelocyten und ausschließlich hier Mitosen. Die Vermehrung war so enorm, daß die neutrophilen Elemente geradezu zurücktraten. Die Ausscheidung der Eos. erfolgt in die Bronchien. In der Mucosa trifft man massenhaft auswandernde Zellen.

Die Anämie schwerer Infektionen wird sehr beträchtlich: van Cott verzeichnet Hb. 50, R. 2,8.

Besonders interessant sind auch die experimentellen Forschungen über Trichinosis, die wir besonders Opie, Stäubli und Bittner verdanken. Nach Stäubli beginnt beim infizierten Meerschweinchen die Eosinophilie frühestens am 8. Tage als Reaktion auf die im Blute kreisenden Embryonen. In den folgenden Tagen nimmt die Zahl der L. und besonders der Eos. stark zu. Nach Opie wird das Maximum in 3—4 Wochen erreicht, wenn die größte Zahl der Embryonen kreist.

Beim Menschen und beim Versuchstier kommt nach Stäubli im Beginn der Infektion Polyglobulie vor. Worthington gelang der Nachweis der Trichinellen im menschlichen Blute nach der von Stäubli angegebenen Methode: Mischung des Blutes mit 10facher Menge 3%iger Essigsäure. Zentrifugieren. Das Sediment enthält die Parasiten in Anreicherung und wird jetzt in gewohnter Weise ausgestrichen, fixiert und gefärbt (Jennerfärbung).

Lit.: Albert: Amer. J. med. Sci. **1910**. — Atkinson: Philad. med. J. **1889**, 1243. — Behr: Fol. haemat. (Lpz.) **36**, 25 (1928). — Bittner: Fol. haemat. (Lpz.) Arch. **15**, 257 (1913). — Blank: Dtsch. Arch. klin. Med. **131**, 179 (1920). — Bloch: Dtsch. med. Wschr. **1903**, Nr 29. — Blumer u. Neumann: Amer. J. med. Sci. **1900**. — Brown: J. exper. Med. **3**, 315 (1898); Bull. Hopkins Hosp. **1897**. — Cabot: Lehrbuch. — Calamida: Zbl. Bakter. **30** (1901). — Cheney: Amer. Med. **1903**. — Da Costa: Lehrbuch. — Dragoewa: Berl. klin. Wschr. **1919**, Nr 14. — Edelmann: Fol. haemat. (Lpz.) **20**, 123. — Flury: Arch. exper. Path. **123** (1913). — Gaisböck: Wien. klin. Wschr. **1909**, Nr 12. — Gordinier: Med. Rec., 20. Okt. **1900**; Med. News, 22. Dez. **1900**. — Gruber: Münch. med. Wschr.

1914, 645. — GWYN: Zbl. Bakter. **1899**, 746. — HOWARD: Philad. med. J. **1899**, 1243. — HÜBNER: Dtsch. Arch. klin. Med. **104**, 286 (1911). — KAPPELER-BLUM: Med. Klin. **1926**, 1289. — KERR: Philad. med. J., 25. Aug. **1900**. — KNORR: Dtsch. Arch. klin. Med. **108**, 137 (1912). — MAASE u. ZONDEK: Münch. med. Wschr. **1917**, Nr 30. — MC CRAE: Amer. J. med. Sci. **7** (1902). — OPIE: Trans. Amer. Assoc. Physic. **18** (1903); Amer. J. med. Sci. **1904**, 217, 477, 988. — SCHLEIP: Naturforsch.-Verslg Kassel **1903**; Dtsch. Arch. klin. Med. **80**. Atlas. — SCHOENBORN: Dtsch. med. Wschr. **1918**, 286. — STÄUBLI: Münch. med. Wschr. **1905**, Nr 24; **1917**, Nr 35; Dtsch. Arch. klin. Med. **85**; Vjschr. Naturforsch.-Ges. Zürich **1905**; Kongr. inn. Med. **1905**; Trichinosis, Monogr. Wiesbaden 1909. — STRANSKY: Prag. med. Wschr. **1897**, 597. — THAYER: Lancet **1897**, 787. — VAN COTT u. LINTZ: J. amer. med. Assoc. **1914**, 680. — WEINDRACH: Fol. haemat. (Lpz.) **38**, 380 (1929). — WORTHINGTON: Arch. int. Med. **1909**.

X. Echinococcus.

Bei Echinococcus ist Eosinophilie häufig und Fehlen selten. Mithin ist die Blutuntersuchung für die Differentialdiagnose von bedeutendem Wert, besonders auch bei Durchbruch des Echinococcus in die Gallenwege oder ins Peritoneum, unter welchen Umständen besonders hohe Werte auftreten.

Hohe Werte der Eos. traf SABRAZÈS, 11,8, 17% und bis 1584 absolut. MEMMI 7—20%, SEELIGMANN und DUDGEON 57%, RAMSAY als höchste Zahl unter 9 Fällen 28% (s. manche Zahlen unter Literatur). TUFFIER fand die Reaktion konstant; gefehlt hat aber Vermehrung in Beob. von BEZANÇON et WEIL und GOUROUD, in 3 Fällen von BLOCH, ferner bei RIBERA, DÉVÉ (8mal), WELSCH (5mal). Die Ursache dieser Abweichung ist aus den Publikationen nicht ersichtbar. In eig. Beob. bestand mäßige Vermehrung der Eos., von denen einzelne Granula noch eine leichte basophile Komponente besaßen.

Mitunter besteht leichte Leukocytose. Eiterung reduziert nach SABRAZÈS die Eos., unterdrückt sie aber selten; selbst bei längerer Dauer der septischen Eiterung traf er noch 1,9—0,7% Eos.

In eig. Beob. zeigte ein kleiner gangränös gewordener Herd eines Lungenechinococcus bei guter Abgrenzung in der Lunge, sehr geringen Fiebern und mäßiger Eiterung:
9. 9. 21: L. 11500, Eos. 4%, N. 71½%. 21. 10. 21: L. 7200, Eos. 3%, N. 64%. 28. 1. 22: L. 5700, Eos. 3%, N. 71%. 3. 3. 22: L. 7750, Eos. 1,5%, N. 68½%. 6. 7. 22: L. 9600, Eos. 1,4%, N. 83,4%. 17. 9. 22: L. 9650, Eos. 0,8%, N. 74,4%; also ständige Abnahme mit Fortschreiten der Kachexie.

Bei Cysticercus im Zentralnervensystem mit epileptiformen Anfällen fand WATERHOUSE 38% Eos. und bei einem zweiten Fall mit 11% Eos. diese Zellen auch im Lumballiquor, ebenso auch GRUND.

Lit.: ACHARD et CLERC: Zit. bei BEZANÇON et LABBÉ, Lehrbuch. — ACHARD et LAUBRY: C. r. Soc. Biol. Paris **1901**. — AUGIER: Fol. haemat. (Lpz.) **9**, 128. Eos. 57%; nach Operation 1%. — BARLING and WELSH: Lancet, 1. Okt. **1910**. — BEZANÇON et WEIL: Siehe BEZANÇON et LABBÉ, Lehrbuch. — BLOCH: Dtsch. med. Wschr. **1903**, Nr 29. — BOIDIN: Semaine méd. **1908**. — CHAUFFARD et BOIDIN: Bull. Soc. méd. Hôp. Paris, 13. Dez. **1907**. 38% Eos. — DARGEIN et TRIBONDEAU: C. r. Soc. Biol. Paris, **16**. Nov. **1901**. — DESOIL: C. r. Soc. Biol. Paris, 15. Mai **1914**. — DÉVÉ: C. r. Soc. Biol. Paris, 1. Juli **1905**. — GOURAUD: Soc. Anat., 10. Jan. **1902**. — GRUND: S. 164. — ITHURRAT et CALEAGNO: Presse méd. **1923**, 765. — MANOLESCU: Fol. haemat. (Lpz.) **9**, 128. Eos. 25,4%. — MEMMI: Ital. Kongr. inn. Med. Pisa **1901**. — PEWNY: Wien. klin. Wschr. **1921**, 402. — RAMSAY: Fol. haemat. (Lpz.) **1906**, 626. — REICH: Beitr. klin. Chir. **41** (1904). — RIBERA y SANS: Fol. haemat. (Lpz.) **2**, 353. — ROSELLO: C. r. Soc. Biol. Paris, 9. Nov. **1907**. — SABRAZÈS: Münch. med. Wschr. **1903**, 553; Fol. haemat. (Lpz.) **12**, 202. — SABRAZÈS, LAFFARGUE et MURATET: Gaz. Méd. Bordeaux, 9. März u. 8. Nov. **1907**; 4. Juni **1911**. — SABRAZÈS et MURATET: C. r. Soc. Biol. Paris, 26. Juni **1906**; Réunion biol. Bordeaux, 7. April **1907**; Fol. haemat. (Lpz.) **5**, 489; Gaz. Méd. Bordeaux, 14. April **1907**. Eos. 20%. — SANTUCCI: Fol. haemat. (Lpz.) **1906**, 628. — SEELIGMANN and DUDGEON: Lancet, 21. Juni **1902**. — TUFFIER: Valeur sém. de l'examen du sang en chirurgie. Paris 1904. — TUFFIER et MILAN: Semaine méd., 26. Juni **1901**. — WAGNER: Zbl. inn. Med. **1908**, Nr 6. Eos. 64% bei 13000 bei Ruptur. — WATERHOUSE: Fol. haemat. (Lpz.) **15**, 193. — WELSH and BARLING: Scott. med. J. **1907**. — WILHELM et DELVOL: C. r. Soc. Biol. Paris. 12. Febr. **1910**. Eos. 60%, nach Operation 2%.

Maligne Tumoren.

Der Einfluß maligner Geschwülste auf das Blut ist in der großen Mehrzahl der Fälle deutlich. Besonders sind es Carcinome des Verdauungstraktus und der Genitalien, nicht aber die Oesophaguscarcinome, die zu Anämie führen. Dabei fällt die Störung der Erythropoese am auffälligsten in die Augen; indessen ergibt eine genauere Analyse auch bei den L. bedeutende Abnormitäten.

Folgende Momente erzeugen anämische Zustände:

1. Toxine des malignen Tumors, die einen schädlichen Einfluß auf die Erythropoese entfalten, wohl die wichtigste Ursache; denn öfters fehlen alle anderen in folgenden erwähnten Gründe, und findet sich hochgradige Blutarmut selbst bei kleinem und nicht zerfallenem Carcinom.

ROESSINGH hat in eingehenden Studien bei Carcinom keine Zeichen von Blutzerfall im Serum gefunden und ebensowenig in den Organen als Siderosis, außer bei besonderen Komplikationen, und auch dann nur selten. Diese Befunde sprechen daher, wie ich immer angenommen hatte, am wahrscheinlichsten für Hemmung der Zellbildung im Knochenmark und gegen Zellzerstörung.

2. Blutungen, durch Zerfall des Tumors und Arrosion von Gefäßen.
3. Sekundärinfektionen, durch Zerfall des Tumors begünstigt.
4. Zerstörung der Erythropoese, durch Markmetastasen.

Schwere der Anämie: Eine gewisse Anämie tritt bei der Mehrzahl der malignen Tumoren auf. Häufig ist der Grad beträchtlich, mitunter enorm. Indessen gibt es Beobachtungen, in denen während des ganzen Verlaufes eine R.-Verminderung nicht oder sehr spät entsteht, besonders bei Dyspnoe und Bluteindickung.

Ich habe sogar bei Knochenmarkscarcinosis 100% Hb. gefunden und bei Carcinom der Kardia 7,0 R. und 100 Hb. Auch CABOT traf unter 72 Magencarcinomen 34mal mehr als 4,0 R. und 19mal mehr als 5,0. Bei Rectumcarcinom mit großen Lebermetastasen fand ich 5,5 R. und 85 Hb.

Am meisten wird eine Verschlechterung der Blutmischung vermißt bei Oesophaguscarcinom, bei stark behinderter Flüssigkeitsaufnahme.

v. NOORDEN fand bei Oesophaguscarcinom Trockenrückstände von 26,5 und 27,3% (normal 21—22%). Hier verdeckt die Eindickung des Blutes infolge ungenügender Wasseraufnahme die Anämie. Es liegt Oligämie vor. Auch bei Dyspnoe infolge von Larynxcarcinom traf LABBÉ hohe Erythrocytenwerte.

Die Anämie bei Carcinom ist eine sekundäre mit niedrigem F.-I., kleinen und blassen R., und dieser Charakter bleibt *selbst in den extremsten Graden.*

Häufig kann man Hb.-Werte bis 20%, aber dabei R.-Zahlen über 2,0 antreffen. Noch tiefer geht die Anämie in folgenden eig. Beob.: Klinisch latentes Magencarcinom, 50jähr. Mann. Hb. 12, R. 1,02, L. 14200. Tod 1/2 Jahr später. 62jähr. Mann, Magencarcinom latent bis zur Sektion. Hb. 10, R. 0,84, L. 10000. Tod 3 Tage später. In beiden Fällen keine Spur des embryonalen Typus der Erythropoese. HAYEM, Pyloruscarcinom, R. 0,888, F.-I. 0,45, also Hb. etwa 8%.

Bei starker Blutregeneration sehen wir auch eine gewisse, stets jedoch mäßige Zahl von Makrocyten (meist polychromatisch) und Makroblasten; der Gesamtcharakter der sekundären Anämie bleibt aber ausgesprochen.

Erst bei *Carcinosis des Knochenmarkes* gewinnt das rote Blutbild, aber auch nur dieses, gewisse Züge der embryonalen, aber nur der spätembryonalen Blutbildung, indem zahlreich Makrocyten auftauchen, Makroblasten neben zahlreichen Normoblasten und der F.-I. 1,0 erreicht oder überschreitet.

Diese Erkrankungen haben zu der irrigen Auffassung geführt, es komme bei Carcinom auch das Blutbild der Perniciosa vor. Indessen sind diese Fälle leicht abzugrenzen:

1. durch starke Leukocytose mit oft zahlreichen Myelocyten;
2. durch andauernd ganz ungewöhnlich hohe Zahl der Erythroblasten;

3. durch Überwiegen der Normoblasten über die Makroblasten und durch starke Polychromasie der Makrocyten. Wer mit diesen Bildern nur einigermaßen vertraut ist, wird sofort die Perniciosa ausschließen und direkt Carcinosis des Knochenmarkes diagnostizieren. In eig. Beob. stellte ich die richtige Diagnose, selbst bei klinisch latentem Carcinom, oder einmal sogar lediglich aus der Betrachtung der Blutpräparate (Abb. 104), ohne Kenntnis von Anamnese und Befund.

Beispiel and. eig. Beob. 45jähr. Mann. Seit 3 Monaten „Ischias". Abmagerung, unbestimmte, aber auch lokalisierte Knochenschmerzen, Dyspepsie, Blässe, Fieber, Leber

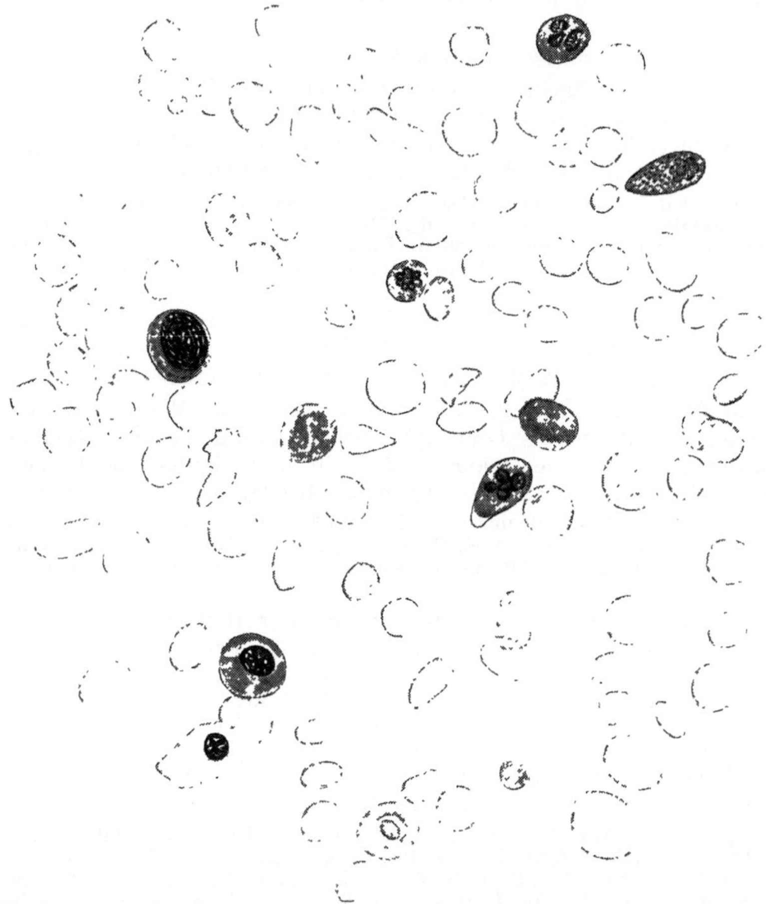

Abb. 104. Blut bei Carcinosis des Knochenmarkes (nichtkombiniertes Bild!). Vergrößerung 700fach. Enorme Zahl kernhaltiger Erythrocyten, 7 im Gesichtsfeld, in anderen bis über 20. 1 Erythroblast groß, aber vom Normoblastentypus, Makroblast. 4 Erythroblasten mit Kernzerfall, 2 mit gleichzeitiger basophiler Punktierung, nur 1 Erythroblast des Gesichtsfeldes orthochromatisch. Viele R. polychromatisch, besonders die Makrocyten. Starke Anisocytose. Mikro-Poikilocytosis.

vergrößert. Zuletzt zunehmende Abmagerung, Blässe. Bisherige Diagnosen: Lebercirrhose, Spondylitis tuberculosa, Ulcus ventriculi (zuletzt Blut erbrochen). Perniciosa.

Befund: Mager, große Leber, etwas Ascites, Knochenschmerzen. Hb. 46, R. 2,168, L. 6000, Normoblasten 255, Makroblasten 45, Myeloc. 10%, F.-I. 1,06, Makrocyten.

Hierher viele Beobachtungen der Literatur, bei denen ja öfters an Perniciosa gedacht worden ist, die Blutbefunde aber so stark abweichen, daß man diese Krankheit sofort ausschalten kann, schon weil das Gesamtbild durchaus abweicht.

Ähnliche Blutbilder sehen wir bei Kinderanämien, Sepsis, Leukämien, Intoxikationen.

Wie sehr dem Carcinom an sich lediglich die sekundäre Anämie zukommt, zeigt z. B. die Untersuchungsserie von Baradulin, der unter 81 Untersuchungen nur 3mal F.-I. =

1,0 und 1mal bei extremer Anämie (vielleicht wegen der Schwierigkeit der genauen Hb.-Ermittlung) F.-I. über 1,0 fand. Auch alle seine Sarkomfälle zeigen erniedrigte F.-I.

Ebenso haben die 20 Fälle von OSWALD MÜLLER nie erhöhte F.-I. CONTI und ROSSI verzeichnen unter 40 Fällen 7mal Normoblasten, 1mal „Megaloblasten" und nur einen F.-I. über 1,0. MOUISSET berichtet stets von niedrigem F.-I. (bis 0,4; BLANC sogar 0,22) und erklärt, dies habe „une importance de premier ordre". Auch ich habe beim Carcinom in mehreren hundert Fällen nie ein anderes als sekundär anämische Blutbild gesehen.

Die Blutarmut ist in Frühstadien gering. In manchen Fällen freilich bildet gerade die Schwere der Blutveränderung das erste klinische Symptom. Bei den klinisch manifesten Erkrankungen ist die Anämie gewöhnlich eine mittlere. Zumeist geht die Reduktion der R. auf 3—2 Millionen, und diejenige des Hb. auf 40—25%. In Spätstadien fallen die Werte, doch nur in der kleinen Minderzahl, bis auf 1,0 R. und unter 20 Hb. herab.

Als große Seltenheiten sind jene Formen anzusehen, in denen Zahlenwerte unter 1 Million erreicht werden, so CLERC und GY, R. 0,65, Hb. 7, ENGEL 0,4 und (20 ?) Hb.; G. BECKER bei Ca coli Hb. 16, R. 0,5; GRAWITZ 0,5 und 0,78, HANOT et GILBERT 0,6 R.; eig. Beob. 0,84; HAYEM 0,888; RINCK 0,9 bei 22 Hb.; ROTKY, Carc. med. oss., zuletzt R. 0,75 und Hb. 14; FRESE, Carc. med. oss., zuletzt R. 0,8, Hb. 13 und (2. Fall) R. 0,681, Hb. 12; GROSS, R. 0,84; CABOT verzeichnet unter 72 Fällen nur 4 unter 2,0 R. und keinen unter 1,0. Auch BARADULIN hat in seiner großen Serie keine R.-Zahl unter 1,0.

Der Ort der Krebslokalisation ist für die Anämie von deutlichem Einfluß. Abgesehen von der Metastasenbildung im Knochenmark, führen besonders Magen- und Darmkrebse zu hochgradigster Blutarmut, sogar in jenen Fällen, die klinisch nur anämische Symptome aufweisen (anämische Form des Magencarcinoms HAYEM, im Gegensatz zu kachektischer) und Komplikationen fehlen.

Die R. zeigen alle Veränderungen wie bei schweren Anämien. Große Erythroblastenzahlen sind Zeichen der Knochenmarkscarcinosis.

Trotz enormen Tiefstandes der R.-Werte kann auch bei Carcinom infolge besserer Ernährung, Beseitigung von Stenosen, Aufhören von Blutungen, die R.-Zahl wieder ansteigen und die Anämie sich bessern; so in einer Beob. von HAYEM: 0,888 am 29. 1. Anstieg nach Aufhören der Blutungen bis 2,8055 am 2. 3. und 2,405 am 28. 3., 3 Tage vor dem Tode. Derartige Fälle sind jedoch sehr selten. Ich selbst beobachtete den Wiederanstieg von 1,02 auf 1,574, ferner wiederholt erhebliche Hb.-Zunahmen.

Die Zahl der Pl. ist bei Carcinom immer hoch. Nach HAYEM bilden nur die letzten Lebenstage eine Ausnahme dieser Regel.

Die *Serumfarbe* ist meist extrem blaß, manchmal aber durch starken Gehalt an Galle dunkelgelb (eig. Beob. siehe LOEBNER). In diesen Fällen eines dunkeln Serums fällt jedoch (ROESSINGH) die Diazoreaktion nach HIJMANS VAN DEN BERG nur indirekt positiv aus, so daß wohl immer Lebermetastasen vorliegen.

Der *Eiweißgehalt* des Serums ist fast immer erheblich vermindert; dabei nehmen, wie ich in der Arbeit LÖBNER habe zeigen lassen, die Globuline zu. In zweifelhaften Fällen sprechen Hydrämie und Globulinvermehrung um so gewichtiger für Carcinom, je ausgeprägter diese Befunde sind.

Leukopoese bei Carcinom. Erhöhte Werte der L. gehören oft zum Bilde maligner Tumoren; immerhin verlaufen manche Carcinomfälle dauernd ohne Leukocytose, ganz selten (eig. Beob.) sogar mit Leukopenie. Der Ursachen für Leukocytose gibt es mehrere: einmal toxische Momente, dann bei ulcerierten Carcinomen Sekundärinfektionen, endlich Metastasen im Knochenmark.

Gerade latente Carcinome mit hochgradiger Anämie pflegen fast regelmäßig mit hoher oder doch ansehnlicher Vermehrung der L. zu verlaufen. Eine Ausnahme bilden die Endstadien vor dem Tode, in denen die Leukocytose öfters gering wird.

Die Vermehrung ist fast immer eine solche der N.

Einzelne Autoren berichten auch von starker Zunahme von mononucleären Zellen, besonders in den Fällen von Knochenmarkscarcinom, so SAILER und TAYLOR, 46% Mononucleäre bei 45000 L.; BRAUN über 50% von 10700 L. Hier handelt es sich aber um Ausschwemmung von Myeloblasten, wie ich mich in einem Falle überzeugen konnte.

BEZANÇON und LABBÉ nehmen eine Lymphocytose infolge von Lymphknotenreizung an. Je mehr aber das Carcinom fortgeschritten ist, und je mehr es Lymphknoten zerstört hat, desto auffallender ist die Reduktion der £., die in allen meinen zahlreichen Beobachtungen hervortritt. Auch TUFFIER et MILIAN, HARTMANN, SILHOL geben eine initiale Lymphocytose an.

Die Monoc. sind so gut wie regelmäßig erheblich vermehrt.

Eos. sind vereinzelt vermehrt getroffen, besonders in Frühstadien. Histologisch kann man ganze Nester in der Umgebung von Krebsknoten finden. In den kachektischen Stadien ist eine Verminderung der Eos. zumeist ausgesprochen.

Myelocyten kommen bei stärkeren Leukocytosen oft vor; geradezu zahlreich und wegleitend sind sie bei Knochenmarkscarcinosis.

So konnte ich einmal 10% neutr. Markzellen, KURPJUWEIT 17% entdecken. Ganz auffällig war mein Befund in der von VIDRÉ mitgeteilten Beobachtung: 100 Hb., R. fast normal, L. 18080, neutr. Myeloc. $16^3/_4$, Myeloblasten $1^3/_8$, N. $62^3/_8$, so daß an akute myeloische Leukämie, besonders auch wegen der schweren hämorrh. Diathese gedacht wurde. Über ähnliche schwere hämorrh. Diathese bei latentem Carcinom berichteten 1930 MORAWITZ und SCHMORL. Auch HIRSCHFELD (1915) schreibt von einer Erkrankung, bei der wegen der dauernden Anwesenheit von Myelocyten und myeloischer Milzpulpa (Punktion) lange an aleukämische Myelose gedacht worden ist. Ähnlich DIEBALLA bei Sarkom: Hb. 41, R. 2,6, L. 112600, N. 82,8, Eos. 0,7, neutrophile + eosinophile Myeloc. 9,8 + 0,25%, Normoblasten ganz spärlich, DOMARUS (Leukämie, Monogr. S. 423) bei einem Magencarcinom 96000 L., 23% Myeloc., viele Normoblasten, keine Myeloblasten.

SONNENFELD und ebenso BURG beschrieben die Kombination von Carcinom mit Myelose: einer der Fälle von SONNENFELD bot aber wohl ein leukämoides Blutbild, bei 112000 L. 1,6 Myelobl. 2,2 Promyelocyten, 14,6 Myc., 18,4 Metamyeloc. Der Fall beleuchtet die Schwierigkeit der Differentialdiagnose zweier stärkster Markreaktionen.

Es gibt aber auch sehr ausgedehnte Carcinosen des Knochenmarkes *ohne* starke Blutveränderungen.

So nahm ich wegen starker Schmerzen in der Lendenwirbelsäule einige Zeit nach Amputation eines Mammacarcinoms Knochenmarksmetastasen an; das Blut bot aber Hb. 105, R. ganz normal, auch mikroskopisch. L. 9950, N. 87, Eos. 0,2, Ma. 0,4, Monoc. 6,4, £. 6%, keine pathol. Zellen. Trotzdem bei der Sektion nach 3 Wochen ganz besonders zahlreiche Knochenmetastasen, in der Wirbelsäule sogar eine konfluierende Masse.

In systematischer Verfolgung dieser Fragen hat bei mir HANHART an 22 Beob. (meist Sektion) gezeigt, daß recht oft trotz vieler Markmetastasen ein erythroblastisch-myelocytotisches Blutbild fehlt. So zeigten 2 Fälle mit mehrfachen Spontanfrakturen nur mäßige Anämie mit 1% Myeloc. und sehr wenigen Normoblasten. Auch das Mark der kurzen Knochen war hier von zahlreichen Metastasen durchsetzt.

Auch HIRSCHFELD sah im Gegensatz zu dem gewöhnlichen Verhalten 2mal trotz außerordentlich verbreiteter Metastasen keine nennenswerten Abweichungen des Blutbildes.

ZADEK und SONNENFELD treffen bei *osteoplastischen* Knochenmarkscarcinosen keine oder wenig Normoblasten, Leukopenie und relative Lymphocytose.

Das Problem ist also kein mechanisches, sondern ein *biologisches* und von der Reaktionsfähigkeit des Markes abhängig. Daher ist in der Jugend, nicht aber im Alter, die Reaktion stark.

Differentialdiagnose. HAYEM hat betont, wie die schwere Anämie mit sonst unerklärter Leukocytose auf Carcinom hinweise, bereits aber auch schon das gelegentliche Fehlen einer L.-Vermehrung hervorgehoben. Tatsächlich gewährt diese Zunahme der L. wichtige Anhaltspunkte neben dem sekundären Typus der Anämie. Auch wird man sich erinnern, daß Carcinome nur höchst selten zu R.-Werten unter 1,0, und dann sicher nur durch besondere Momente (Blutungen) und oft nur vorübergehend, führen, während bei Perniciosa dieser tiefe Stand der Anämie sehr rasch erreicht und bald überschritten wird. Von besonderer Wichtigkeit sind dann auch die Befunde der Hydrämie und der Globulinvermehrung. Weitere Unterschiede geben das Verhalten der Pl. (Perniciosa wenige, Carcinom reichlich) und die große Neigung der schweren Carcinomanämien zu Thrombosen, während bei Perniciosa bei starker Anämie Thrombose nie beobachtet ist. Durch diese Befunde ist es zumeist leicht, jene anämischen Formen latenter Magencarcinome von Perniciosa abzugrenzen.

Bei den Formen von Carcinomen mit hohem F.-I., Makrocyten und Makroblasten liegen wohl immer Carcinosen des Knochenmarkes vor.

Immerhin muß man sich erinnern, daß bei diesen Knochenmarkscarcinomen Erythroblasten- und Myelocytenzahlen nicht parallel zu gehen brauchen. Einzelne Fälle überraschen durch die riesige Zahl der kernhaltigen roten Zellen, haben aber nur mäßige Myelocytenwerte. Viel seltener scheint das Umgekehrte der Fall zu sein.

Viele Autoren sprechen bei jeder schweren Blutarmut von perniziös-anämischem Blutbefund oder von perniziöser Anämie bei Carcinom (z. B. REGNAULT, GROSS, GÄRTNER, RINCK, HOUSTON, ENGEL, SERGENT et LEMAIRE, DAVIDSOHN). Analysiert man diese Fälle, so sind sie gewöhnlich durch die ausgesprochen sekundäre Anämie mit niedrigem F.-I. oder durch erhebliche neutrophile Leukocytose als absolut verschieden von Perniciosa abzutrennen. Nur Unkenntnis des Blutbefundes oder Mißbrauch in der Nomenklatur (jede schwere Anämie sei perniziös) kann zu derartig unrichtigen Bezeichnungen führen.

Die Unterscheidung der Carcinomanämie von anderen sekundären Anämien ist dagegen schwierig und oft hämatologisch nicht möglich; speziell das Ulcus ventriculi, ganz besonders die Form mit großem, callösen Ulcus, kann, selbst ohne deutliche Blutungen, zu schwerster Anämie führen.

Eig. Beob.: 24jähr. Magd. Großes callöses Ulcus, Hb. 30, R. 3,37, L. 12200, später Hb. 15 und 12%, L. 12800, N. 86%, 115 Normoblasten. 6 Tage später gestorben. Sektion.

Wenn bei einem Patienten mit längerdauernden Magenbeschwerden einige Tage nach der Blutung die Hb.- und R.-Zahlen völlig parallel gesunken sind, so habe ich dies bisher mit Erfolg für Ulcus und gegen Carcinom verwertet. Ein länger bestehendes Carcinom hätte sicher den Hb.-Wert tiefer herabgedrückt. Dagegen ist dieser diagnostische Satz sicher nicht umkehrbar und vorhandener niedriger F.-I. also nicht für Carcinom verwertbar, weil ein derartiger Befund den verschiedensten Ursachen zukommt. Für Ulcusblutung spricht auch rasche und weitgehende Besserung der Anämie.

Früher suchte man aus der Verdauungsleukocytose gewisse Anhaltspunkte zu gewinnen und deutete deren Fehlen für Carcinom (R. MÜLLER, SCHNEYER, HASSMANN, HARTUNG, HOFMANN, JEZ, KROKIEWICZ, CHADBOURNE, MARCHETTI, CAPPS). Davon ist man wegen großer Inkonstanz der Verdauungsleukocytose bei zahlreichen Erkrankungen abgekommen. Außerdem kommt Verdauungsleukocytose bei Magencarcinom vor, so 3mal auf 37 Fälle von CABOT und 10mal auf 22 Fälle von OSLER und MC CRAE.

Literatur über Blutbefunde bei Carcinom (malignen Tumoren).

ALEXANDRE: Inaug.-Diss. Paris 1887. — ARNETH: Lehrb; Z. klin. Med. **54** (1904); Dtsch. Arch. klin. Med. **76**. — ASCOLI: Clin. ital. **1905**.

BARADULIN: Fol. haemat. (Lpz.) Arch. **9**, 407. Lit.! — BAUMGARTEN: Arb. path. Inst. Tübingen **6**, 83. Latentes Prostatacarcinom; Hb. 100, R. 5,2. — G. BECKER, Karlsbader Vortr. (**1929**), 123. — BEZANÇON et LABBÉ: Lehrbuch. — BIERFREUND: Arch. klin. Chir. **41** (1890). — BIZZARI: Haematologica (Palermo) **1**, 141 (1920). Wohl Carcinosis med. oss. — BLANC: Inaug.-Diss. Paris 1901. — BLOCH: Dtsch. med. Wschr. **1903**, Nr 29. — BLUM: Med. Klin. **1928**, 1200. — BRAUN: Wien. klin. Wschr. **1896**, 482. — BURG: Dtsch. med. Wschr. **1923**, Nr 26.

CABOT: Amer. J. med. Sci. **1900**; Lehrbuch. — CAPPS: Boston med. J., 4. Nov. **1897**. — CARTOLARI: Gazz. Osp. **1920**, 86. — CLERC et GY: Bull. Soc. méd. Hôp. Paris **1909**; Arch. Mal. Coeur **1909**, 223. — CONTI e ROSSI: Fol. haemat. (Lpz.) **10**, 279.

DALAND: Fortschr. Med. **1891**, Nr 20. — DAVIDSOHN: Ver. inn. Med. Berlin, 5. Jan. **1905**. — DEHIO: Petersburg. med. Wschr. **1891**, Nr 1. — DIEBALLA u. ENTZ: Fol. haemat. (Lpz.) Arch. **15**, 59 (1913). — DONATI: Fol. haemat. (Lpz.) **1904**, 548. — DUNIN: S. 284.

EINHORN: Inaug.-Diss. Berlin 1884. — EISEN: Amer. J. med. Sci. **176**, 200 (1928). — EISENLOHR: Dtsch. Arch. klin. Med. **20** (1877); **45** (1889). — EPSTEIN: Z. klin. Med. **30** (1896). — ERBEN: Z. Heilk. **1905**. — ESCHERICH: Berl. klin. Wschr. **1884**, 145. — EWING: Lehrbuch.

FOULDS: Lancet **1927**, 1334. Klin. Perniciosa. — FRESE: Dtsch. Arch. klin. Med. **68** (1900). — FREUND: Wien. med. Bl. **1885**, Nr 9, 36; Kongr. inn. Med. **1889**.

GERHARDT: S. 284. — GOETSCH: Beitr. path. Anat. **1906**. — GRAWITZ: Dtsch. med. Wschr. **1893**, Nr 51; Lehrbuch. — GROSS: Münch. med. Wschr. **1903**. — GRUNER: Exact. diagn. latent cancer. London, Brit. med. J. **1919**, 506.

HANHART: Schweiz. med. Wschr. **1923**, Nr 26. — HAEBERLIN: Münch. med. Wschr. **1888**, Nr 22. — HALLA: S. 589. — HAMEL: Dtsch. Arch. klin. Med. **67** (1900). — HAMMERSCHLAG: Z. klin. Med. **21** (1892). — HARRINGTON and KENNEDY: Lancet, 8. Febr. **1913**. — HARRINGTON and TEACHER: Glasgow med. J. **1910**. — HARTMANN: Amer. J. med. Sci. **162**, 201 (1921). Perniciosa statt Carcinom diagnostiziert! — HARTUNG: Wien. klin. Wschr.

1895, 697. — HASSMANN: Wien. klin. Wschr. **1899**, Nr 27. — HAYEM: Lehrbuch; Arch. gén. Méd. **1904**, 2463; Méd. mod. **1897**, 161; Presse méd. **1898**, No 71. — HELMREICH: Dtsch. med. Wschr. **1921**, 15. Keine Megaloblasten! Makroblasten! — HENRY: Arch. Verdgskrkh. 4 (1898). — HIRSCHFELD: Fortschr. Med. **1901**, Nr 29; Dtsch. Klin.; Dtsch. med. Wschr. **1911**, Nr 27—29; Fol. haemat. (Lpz.) Arch. **9**, 30; in Kraus u. Brugsch 8, 314 (1915). — HOFMANN: Z. klin. Med. **33**. — HOUSTON: Brit. med. J. **1903**, 1257.

JAKSCH: Kongr. inn. Med. **1893**. — JEZ: Wien. med. Wschr. **1898**, 653. — JORDANS: Kongreßzbl. inn. Med. **55**, 832. 20% Myeloc.

KAPPIS: Münch. med. Wschr. **1907**, Nr 18. — KAST: Dtsch. Arch. klin. Med. **76** (1903). — KEITH: Practitioner **1912**. — KÖNIGSFELD: Med. Klin. **1915**, Nr 23. — KROKIEWICZ: Arch. Verdgskrkh. **6** (1900); Wien. klin. Wschr. **1899**, Nr 37. — KRUMBHAAR: S. 554. L. 120000, N. 92, Myc. 4. — KURPJUWEIT: Dtsch. Arch. klin. Med. **77** (1903); Dtsch. med. Wschr. **1903**, Nr 21.

LAACHE: Anämie. Christiania 1883. — LABBÉ: C. r. Soc. Biol. Paris, Jan. **1903**; J. des Pract., 31. Mai **1902**. — LAKER: Wien. med. Wschr. **1886**, Nr 18. — LANG: Z. klin. Med. **47** (1902). — LAVEDAN: Soc. Biol. **1924**, 619. — LEICHTENSTERN: Untersuchungen usw. Leipzig 1878. — LEMAIRE: Arch. Mal. Coeur **1912**, 799. — LENZMANN: Münch. med. Wschr. **1911**, 488. — LIMBECK: Lehrbuch. — LEVY: Fol. haemat. (Lpz.) Arch. **9**, 38. Fall 1 wohl hierher. — LEWIN: Z. Krebsforschg **26**, 494 (1928). Osteoplast. Carcinose. — LOEBNER: Dtsch. Arch. klin. Med. **127**; Inaug.-Diss. Tübingen 1918. — LOEPER: Progrès méd. **1921**, 244. — LUKSCH u. STEFANOWITSCH: Fol. haemat. (Lpz.) **5**, 13 (1907). — LUSSANA: Differentialdiagnose zwischen Perniciosa und latentem Carc. vent. Bergamo 1909. — LUZZATTO: Morgagni, 25. April **1908**; Acc. di med. Parma, 28. Febr. **1908**.

MALASSEZ: Progrès méd. Paris **1884**, No 28. — MARCONELLES: Inaug.-Diss. Paris 1910. — MÉNÉTRIER et AUBERTIN: Arch. gén. Méd. **1902**; Semaine méd. **1902**, 290. — MERKLEN: Soc. med. Hôp. Paris **1925**, 1665. Knochenmarkcarcinose statt subak. pern. An. — MICHELI: Morgagni **1907**, 401. — MOEWES: Z. klin. Med. **89**, 298 (1920). — MORACWEZSKI: Virchows Arch. **139**. — MORAWITZ: Pathol.-Tagung 1930. — MOUISSET: Rev. Méd. **1891**, 885. — MOUISSET et TOLOT: Rev. Méd. **1902**. — MUIR: J. Anat. and Physiol. **25** (1891). — MOUTIER: Arch. gén. Méd. **1906**. — MÜLLER, FR.: Z. klin. Med. **17** (1889). — MÜLLER, OSWALD: Inaug.-Diss. Berlin 1909. — MÜLLER, R.: Prag. med. Wschr. **1890**, Nr 17.

NEUBERT: Inaug.-Diss. Dorpat 1889. — NOORDEN, v.: Charité-Ann. **16** (1891); Pathologie des Stoffwechsels, S. 461; Med. Klin., 25. Okt. **1908**.

OBERNDORFER: Ärztl. Ver. München, 9. Febr. 1910. — OERUM: Fol. haemat. (Lpz.) **1**, 766. — OPPENHEIMER: Dtsch. med. Wschr. **1889**, Nr 42. — OSLER and MC CRAE: N. Y. med. J. **71**. — OSTERPEY: Berl. klin. Wschr. **1892**, 271; Inaug.-Diss. Berlin 1892.

PARMENTIER et CHABROL: Bull. Soc. méd. Hôp. Paris, 5. Aug. **1909**. — PATRIGEON: Inaug.-Diss. Paris 1877. — PÉE: Inaug.-Diss. Berlin 1890. — PETIT et MERLE: Bull. Soc. méd. Hôp. Paris, 8. Mai **1908**. — PINEY: Brit. J. Surg. **10**, 235 (1922); **11**, 707 (1924). — PLEARGE: Virchows Arch. **264**, 45 (1927). — PONS u. KRUMBHAAR: Kongreßzbl. inn. Med. **39**, 924. L. 120000, N. 95. Infektion. — POTAIN: Gaz. Hôp. 1888, No 57.

REGNAULT: Inaug.-Diss. Lyon 1904/05, Nr 117. — REICH: Beitr. klin. Chir. **41** u. **42**. — REICHMANN: Münch. med. Wschr. **1908**, 1953. — REINBACH: Arch. klin. Chir. **46** (1893). — REINERT: S. 243. — RENCKI: Arch. Verdgskrkh. **7** (1901). — RIEDER: S. **243**. — RIEUX: Rev. Méd. **1920**, 505. Knochenmarkcarcinom. — RINCK: Inaug.-Diss. Jena **1903**. — RINDFLEISCH: Verh. physik.-med. Ges. Würzburg **37** (1905). — ROESSINGH: Dtsch. Arch. klin. Med. **139**, 310 (1922). 310. — ROMAN: Beitr. path. Anat. **53**. — ROTKY: Prag. med. Wschr. **1906**, Nr 3. — LE ROY et BRIGGS: Sarkom. Arch. int. Med. **7** (1911). — ROZNOWSKI: Z. klin. Med. 81.

SAILOR and TAYLOR: Arch. int. Med. **6**, 404. — SCHAPER: Inaug.-Diss. Göttingen 1891. — SCHENK: Dtsch. med. Wschr. **1923**, 1513. Als Leuk.diagn. 140000 L., 20% unreife. — SCHNEIDER: Inaug.-Diss. Berlin 1888. — SCHLEIP: Z. klin. Med. **59** (1906); Atlas S. 122. — SCHMORL: Patholog. Tagung 1930, S. 97. — SCHNEYER: Z. klin. Med. **27**. — SCHUR u. LÖWY: Z. klin. Med. **40**, 412 (1900). — SCOTT: Amer. J. med. Sci. **1903**. — SEEMANN u. KRASNOPOLSKI: Virchows Arch. **262**, 647 (1926). Klin. Diagn.: Leukanämie. — SERGENT et LEMAIRE: Bull. Soc. méd. Hôp. Paris, 23. Okt. **1903**. — SILHOL: Rev. de Chir. **6** (1901); **1903**, 1624. — SIMON et SPILLMANN: Réunion biol. Nancy **1907**; C. r. Soc. Biol. Paris **1908**, 822, 824. — SISTO: Riforma med. **1907**, Nr 43. — SÖRENSEN: Kopenhagen 1876. — SONNENFELD: Z. klin. Med. 406 108 (1929). — SOUPAULT et LABBÉ: Rev. Méd., 10. Febr. **1900**. — STEMPELIN: S. 406. — STIÉNON: Soc. Anat. et Path. Brüssel, 19. Febr. **1909**; J. Méd. Brux. **1909**, 209. — STRAUER: Inaug.-Diss. Greifswald 1893. — STRAUSS u. ROHNSTEIN: S. 328. — SZECSI: Zbl. Bakter. **54**, 128, Beih.

THIEL: Zbl. path. Anat. **1907**, Nr 9. — THUE: Fol. haemat. (Lpz.) **4**, 264. Suppl. — TUFFIER et MILAN: Assoc. franç. Chir., Okt. **1901**; Soc. Anat. **1902**.

VAQUEZ et LAUBRY: Presse méd., 6. Mai **1903**. — VIDRÉ: Inaug.-Diss. Zürich 1911. — VILLEBRUN: Thèse de Paris **1904**.

WALEDINSKY: Fol. haemat. (Lpz.) **12**, 184; **16**, 70; Dtsch. med. Wschr. **1911**, 1608. — WARD: Lancet, 18. Juni **1910**; März **1913**. — WEINBERG: Dtsch. med. Wschr. **1921**, 826. — WOLOWNIK: Z. klin. Med. **56** (1905).
ZUMPE: Strahlenther. **12**, 696 (1921).

Ödemkrankheit.

Bei dieser Kachexie sind zahlreiche Blutbefunde verzeichnet worden. Nach JANSEN[1] entsteht Anämie bis 60% mit hohem F.-I., sogar bis 1,5, Leukopenie, Eiweißabnahme im Serum. Verkürzung der Gerinnung auf $2^1/_2$—$3^1/_2$ Minuten. Andere trafen eher R.-Zunahme. Leukopenie scheint bei fast allen Prüfungen gefunden zu sein.

Vergiftungen und Blutgifte.

Eine große Zahl chemischer Substanzen hat so ausgesprochene Einwirkungen auf die R. und die R.-Bildung, daß man von Blutgiften spricht. Die Wirkung ist verschieden, und man kann, obwohl der Einfluß gleichzeitig nach verschiedenen Richtungen sich äußert, und bei Tieren z. B. bald nach der einen, bald nach der anderen Seite ausfällt, etwa folgende Gruppen auseinanderhalten:

I. Globulicide Gifte.

Die Lebensdauer der R. wird abgekürzt. Die Zellen gehen im retikuloendothelialen Apparat zugrunde, und als Zeichen des Zerfalls findet man Schlackeneisen (Hämosiderosis). *In der Blutbahn* selbst sind die R. nicht zerstört worden und haben *keine uns heute darstellbaren besonderen Veränderungen* erlitten, wohl aber trifft man pathol. L. wie bei allen Schädigungen.

Wenn im Blut Poikilocytose, Polychromasie, basophile Punktierung gefunden werden, so sind das, wie gleichzeitige Normoblasten es beweisen, Reaktionen des Knochenmarks.

Als globulizide Gifte äußern sich vor allem die Toxine der Infektionskrankheiten, die Giftstoffe maligner Tumoren und von chemischen Stoffen vor allem das Blei, Benzin, Benzol, Salvarsan.

Bleivergiftung.

Die Blässe der Bleiarbeiter beruht in der Regel auf Gefäßkontraktionen, und unzählige Male habe ich Hb.- und R.-Zahl vollkommen normal gefunden. Gegen Oligämie zeugt der sehr gute Blutgehalt der Schleimhäute und der Retina.

Bei länger dauernden und schweren Vergiftungen sieht man häufig Anämien, die vor allem durch eine erhebliche Hb.-Abnahme sich verraten. In schweren Erkrankungen nehmen auch die R. ab.

Die Schwere der Bleianämie belegt ein tödlicher Fall von WOLFF mit 40% Hb., wenigen Normoblasten, keinen basophil punktierten R. und neutrophiler Leukocytose. Andere Angaben der Literatur lauten auf 3,5 R. mit 19000 L. und 0,5% kernhaltigen Roten (BECKER) 3,7 und 3,2 R. (MALASSEZ 1874), 3,4 und 2,2 R. (LIMBECK).

Unter mehr als 300 Bleivergiftungen sind meine tiefsten Werte:

49jähriger Mann, chronische Erkrankung mehrere Monate, dann bald wieder akute Kolik, enorm schwer: Hb. 50% (3 Tage vorher 45%), O_2Cap. 49%; R. 2,832, L. 12800, Myeloc. 0,7 und Normoblasten 2,8% (auf 1000 L.).

50jähriger Mann, Rezidiv einer akuten Kolik nach Beschneiden einer Bleikugel mit dem Taschenmesser: Hb. 69%, R. 3,42, F.-I. 1,0, L. 14200, $\eta = 4{,}2$, $\eta_1 = 2{,}25$!.

Nie entsteht Perniciosa (siehe S. 357), entgegen GRAWITZ und BECKER, siehe 2. Aufl.

Veränderungen der R. sind häufig, manchmal selbst ohne Anämie. Besonders diagnostisch wertvoll ist das Vorkommen der basophil punktierten R.

[1] JANSEN: Dtsch. Arch. klin. Med. **131**, 144 (1920).

Da diese Zellen auch bei vielen anderen Patienten, ja in geringer Menge nach P. SCHMIDT und TRAUTMANN sogar bei Gesunden vorkommen (unter 110 Gesunden 2 mit mehr als 100 punktierten R. auf 1,0 R.), genau so TRAUTMANN (bei 21% der Gesunden basophile Punktierung, aber nur bei 2% mehr als 100 auf die Million R), so kann nur eine größere Zahl diagnostisch ausschlaggebend sein. Auch müßte Fehlen von Anämie verlangt werden, weil bei jeder Blutarmut basophil gekörnte R. gefunden werden.

Auch *gesunde Leute,* die *mit Blei umgehen,* besitzen oft, aber keineswegs konstant, einige punktierte R. und einige Retikulocyten.

P. SCHMIDT traf bei 546 Arbeitern aus Bleibetrieben 72,9% ohne basophile Punktierung, bei 17,9% bis 100 und bei 9,2% über 100 veränderte Zellen auf 1,0 R. Von 301 Arbeitern ohne klinische Symptome der Bleivergiftung zeigten immer noch 5,9% mehr als 100 punktierte R. (gesunde Bleiträger). VAN EMBDEN und KLEEREKOPER trafen bei 97 Arbeitern aus Bleiweißfabriken bei allen 92 im Betrieb tätigen die punktierten R., ferner von 27 Arbeitern in Bleimühlen auch bei 23. BÜSING hat bei einzelnen anscheinend gesunden Arbeitern zweier Fabriken häufig punktierte Rote getroffen, „in sehr vielen Fällen allerdings im ganzen Präparate bloß 1 oder 2 Exemplare“, sogar dann, wenn starker Bleisaum vorlag. TRAUTMANN fand unter 38 Bleiarbeitern ohne Beschwerden 6 mit über 100 punktierten R. auf die Million und verzeichnet folgende Befunde:

	100 Anämische	100 Gesunde	233 Bleiarbeiter bei proph. Unters.	60 Maler bei proph. Unters.
keine punktierte R.	86%	79%	43,8%	30,0%
punktierte R. vorhanden . .	14 „	21 „	56,2 „	70,0 „
über 100 auf 1 Million . . .	2 „	2 „	20,6 „	33,3 „
über 200 auf 1 Million . . .	1 „	—	11,2 „	21,7 „

In der Studie von SCHNITTER über 283 Arbeiter einer Fabrik zeigten nur 5% weniger als 500 granulierte R. auf 1 Million R., und 4% besaßen mehr als 4000 auf 1 Million R., gleichzeitig auch polychromatische R. 71 Arbeiter hatten Normoblasten, keiner Megaloblasten; 75% aller Arbeiter hatten punktierte R. und waren gesunde Bleiträger.

Blutuntersuchungen werden zu prophylaktischen Zwecken durchgeführt, damit Gefährdete vor Ausbruch schwerer Krankheit entfernt werden können.

P. SCHMIDT hält 100 punktierte auf 1000000 R. für diejenige Grenze, bei der sich Entfernung aus dem Betrieb als angezeigt erweist. TRAUTMANN will für gerichtliche Fälle erst bei 300 auf 1000000 von positivem Befund reden.

Der diagnostische Wert der basophilen Punktierung für die Diagnose der Bleierkrankung galt längere Zeit als ein absoluter.

So schreibt z. B. GRAWITZ (4. Aufl., S. 753), daß „alle Bleivergifteten in auffälliger Regelmäßigkeit und in großer Zahl punktierte R. aufweisen“ und „reichliche basophil punktierte Erythrocyten bei jedem Bleikranken vorkommen, mithin eine sehr wichtige diagnostische Bedeutung haben“. Daher bemerkt er (S. 313), „das Blei ist ein schweres Blutgift, wie wir uns in der letzten Zeit aus den ganz konstanten Befunden der massenhaft auftretenden, basophil punktierten R. mit Sicherheit haben überzeugen können“.

Leider müssen aber nach meiner sehr großen Erfahrung auf diesem Gebiet (über 300 Fälle) recht erhebliche Einschränkungen vorgenommen werden.

1. Es ist direkt selten, daß man bei Bleikranken von massenhaft vorhandener basophiler Punktierung sprechen kann. Dies trifft nur für starke oder doch erhebliche Anämie mit kräftiger Regeneration zu. Für diese Fälle halte auch ich das reichliche Vorkommen basophiler Punktierung für konstant. Immerhin können auch andere Anämien den gleichen Befund zeigen.

2. Für die überaus große Mehrzahl aller Bleierkrankungen gilt für den Anfang wie für die ersten Wochen das spärliche Vorkommen basophiler Punktierung bei ungefähr 90—100 Hb. und etwa 4,5—5,0 Millionen R., weil die Phasen starker Regeneration bei diesen Werten schon vorüber sind.

Man kann zwar meistens punktierte R. finden; aber nur etwa 10—20 bei der Durchsicht von 10 Minuten, sogar weniger, als wenn man einige Tage zuvor Blutwürste gegessen hätte. Immerhin ist auch dieser bescheiden positive Befund noch wertvoll.

In einer nicht kleinen Zahl von klinisch sicheren Bleifällen findet man beim Fehlen einer Anämie keine punktierte oder nur wenige Exemplare, so daß von einem beweisenden Befund nicht die Rede sein kann.

Ich habe Fehlen der Punktierung oder äußerst spärliches Vorkommen sogar dann zu verzeichnen, wenn die Urinanalyse Blei ergeben hat, auch dann, wenn ein sehr deutlicher Bleisaum vorliegt. Die letztere Erfahrung finde ich schon von BÜSING verzeichnet, und ähnlich schreibt GÖTZL: Bei 202 Bleiarbeitern mit ausgesprochenen klinischen Symptomen des Saturnismus fehlen „häufig" punktierte R. (von jedem Patienten 4 Präparate untersucht!), selbst bei lange dauernder Beschäftigung mit Blei; als Frühsymptome können sie auftreten, aber auch fehlen. Schon NATES hat in sicheren Bleierkrankungen öfters nur spärliche punktierte R. getroffen.

Mithin ist der diagnostische Wert leider ein beschränkter. Es zeigt sich eben auch hier, daß auf *basophile Punktierung* als einem Regenerationsphänomen *nur bei lebhafterer Regeneration* gerechnet werden kann, nicht aber mit Sicherheit bei Fehlen jeder Anämie.

Es wäre auch zu untersuchen, ob bei Hinzutritt von Komplikationen wie Infektionskrankheiten die Granulation verschwindet. Vor dem Tode hat sie in den Beobachtungen von WOLFF und STADLER gefehlt, in Übereinstimmung mit den Ergebnissen der experimentellen Forschung (SABRAZÈS, NAEGELI, LUTOSLAWSKI).

In neuester Zeit stellt SCHÖNFELD das Auffinden der basophilen Punktierung diagnostisch an erste Stelle, eine Ansicht, der ich nicht zustimmen kann, und MAYERS setzt die Punktierung an 4. Stelle, zuerst fänden sich blasse Zellen, dann Anisocyten und Polychromasen. Meiner Auffassung der großen Überschätzung der basophilen Punktierung für die Diagnose Pb.-Vergiftung stimmt BÜRGER vollkommen zu.

Die Menge der punktierten R. zeigt keine Parallele zu der Schwere der Vergiftung, wohl aber im allgemeinen zu der Anämie. Starkes Schwanken in den Mengenverhältnissen ist oft betont.

So war einer meiner Bleikranken als völlig arbeitsfähig und klinisch längst beschwerdefrei aus einem Krankenhause entlassen, zeigte aber wegen mäßiger Anämie noch recht reichlich punktierte R. Über derartige Befunde verfüge ich eine ganze Anzahl. Erst mit dem erreichten normalen Hb.-Gehalt verschwinden in der Regel die veränderten Erythrocyten, also völlig unabhängig von den klinischen Befunden des Saturnismus.

Die Feststellung der basophilen Granulation in dicken Tropfen wird nur von Geübten richtig vorgenommen. Mehrere Autoren warnen vor dieser Methode.

Neben basophiler Punktierung ist im Blute der Bleikranken stets auch polychromatische R. und Retikulocyten zu treffen, freilich auch nur unter den gleichen Bedingungen und ungefähr parallel der Punktierung in den Mengenverhältnissen. Fast immer ist die Zahl der polychromatischen R. größer als diejenige der punktierten.

Bei erheblicher Anämie wimmelt es von Retikulocyten polychromatischen und punktierten R., und jetzt trifft man auch Normoblasten, Kernreste, Howell-Jollykörper, Ringkörper (mitunter zahlreich), rote basophile Punktierung. Anisocytose und Poikilocytose, nie aber Megaloblasten.

Die weißen Blutkörperchen zeigen auch bei leichten Fällen eine Tendenz zu bescheidener Leukocytose. Plasmazellen und vermehrte Mastzellen begleiten zumeist die prozentliche Steigerung der N. Mehrfach wird Lymphocytose als diagnostisch wichtig und als früheres Zeichen gegenüber der Punktierung angegeben. Lymphocytose ist aber an sich zu häufig.

Bei stärkerer Anämie findet sich oft, und von vielen Autoren erwähnt, höhere neutrophile Leukocytose und einige Myelocyten.

Nach SCHÖNFELD ist die morphologische Blutuntersuchung der Prüfung auf Porphyrin überlegen. SELLERS warnt vor prophylaktischer Untersuchung allein nach der basophilen Granulierung, sonst würden Frühfälle übersehen und Gesunde von der Arbeit entfernt.

Literatur über Blutbefunde bei Bleivergiftungen.

AGASSE: Zit. bei HERTZ. — AUB usw.: J. of exper. Med. **40**, 151 (1924).

BECKER: Dtsch. med. Wschr. **1900**, Nr 35 u. 36. — BILL usw.: Lancet **209**, 793 (1925). — BOELLKE: Virchows Arch. **176**. — BONAIN: Thèse de Bordeaux **1905**. — BOURET: Thèse de Bordeaux **1901**. — BRÜCKNER: Arch. f. Hyg. **99**, 227 (1928). Vitalgr. — BÜRGER: In Schittenhelm Blutkrankh. **1925**. — BÜSING: S. 125.

CADWALADER: Fol. haemat. (Lpz.) **2**, 808 (1905); **3**, 621 (1916). Vitalgranuläre R. — COLLINA: Gazz. Osp. **32**, 1340.

DAVID: Dtsch. Arch. klin. Med. **94**. — DECASTELLO: Med. Klin. **1913**, 545.

EMBDEN, VAN u. KLEEREKOPER: Lit. S. 125. — ENGEL: Münch. med. Wschr. **1922**, 626. — ERBEN: Z. Heilk. **1905**.
FIESSINGER et ABRAMI: Rev. Méd. **1909**, 1. — FIESSINGER et PEIGNY: Arch. Mal. Cœur **1900**, 454. — FREY: Dtsch. med. Wschr. **1907**, Nr 6.
GILBERT: S. 125. — GIUDICEANDREA: Policlinico **1900**, No 23. — GÖTZL: Ges. Ärzte Wien, 10. Juni **1910**; Fol. haemat. (Lpz.) **10**, 292. — GOODBY: Brit. med. J. **1904**, 654. — GRAWITZ: Dtsch. med. Wschr. **1899**, Nr 44; Berl. klin. Wschr. **1900**, Nr 9; **1905**, 1428; Lehrbuch.
HAMEL: Dtsch. Arch. klin. Med. **67**, Kongreßzbl. inn. Med. **52**, 309. — HEIM: Presse méd. **1922**, 92. — HERTZ: Fol. haemat. (Lpz.) Arch. **10**, 434.
KEIL: S. 126. — KEY: Amer. J. Physiol. **70**, 86 (1924). — KOGAN usw.: Kongreßzbl. inn. Med. **48**, 799. — KRETSCHMER: Dtsch. med. Wschr. **1924**, 1404. — KROKIEWICZ: Wien. klin. Wschr. **1903**, 557. — KUPERMANN: Inaug.-Diss. Zürich 1912.
LAFITTE: S. 126. — LEHMANN: Kongreßzbl. inn. Med. **41**, 121. Die deutsche Bleifarbenindustrie. Berlin: Julius Springer 1925. — LEHMANN, H.: Dtsch. med. Wschr. **1924**, 1792; Arch. f. Hyg. **94**. — LEWIN: Erg. inn. Med. **35**, 286 (1929). — LIMBECK: Lehrbuch.
MC CORD usw.: J. amer. med. Assoc. **82**, 1759 (1924). — MACHIVILADSE: Kongreßzbl. inn. Med. **54**, 203. — MAJKOWSKI: Inaug.-Diss. München 1904. — MALASSEZ: Gaz. méd. Paris **1874**, 15. — MAYERS: Kongreßzbl. inn. Med. **44**, 438. — MEYER u. SPERONI: S. 126. — MORITZ, O.: Petersburg. med. Wschr. **1903**, Nr 50. — MÜNZ: Inaug.-Diss. Königsberg 1916.
NAEGELI: Schweiz. Korresp.bl. **1913**, 1483. — NATES: Thèse de Bordeaux **1906**.
PERARSE: Kongreßzbl. inn. Med. **45**, 87. — PIERACIVI: Fol. haemat. (Lpz.) **3**, 621. — PRETI: C. r. Soc. Biol. Paris **1908**, 52.
RAUCH: Z. exper. Med. **28**, 50 (1922). — RUPP: Arch. f. Hyg. **99**, 165 (1928).
SABRAZÈS: Gaz. Sci. méd. Bordeaux, 14. Juli **1907**; Fol. haemat. (Lpz.) Arch. **9**, 103. — SABRAZÈS et BOURRET: Gaz. Sci. méd. Bordeaux **1901**, No 39. — SCHMIDT, P.: Arch. f. Hyg. **63**; Dtsch. Arch. klin. Med. **96**; Dtsch. med. Wschr. **1909**, Nr 46; Zbl. Gewerbehyg. **1**, 21 (1924). — SCHNITTER: Dtsch. Arch. klin. Med. **117**; Dtsch. med. Wschr. **1919**, 711. — SCHOENFELD: Kongreßzbl. inn. Med. **17**, 6. — SCHÖNFELD: Z. exper. Chem. **17**; Med. Klin. **1913**, 783. — SCHWARZ: Med. Klin. **1921**, 659. — SCHWARZ u. HEFKE: Dtsch. med. Wschr. **1923**, 212; Arch. f. Hyg. **96**, 321 (1926). — SEIFFERT: Münch. med. Wschr. **1921**, 1580; **1922**, 1595. — SEIFFERT u. ARNOLD: Arch. f. Hyg. **99**, 272 (1928). — SEITZ: Münch. med. Wschr. **1928**, 1544. — SELLERS: Kongreßzbl. inn. Med. **17**, 165. — SHIC: J. amer. med. Assoc. **76**, 835 (1921). — SPERANSKY u. SKLIANSKAJA: Fol. haemat. (Lpz.) **36**, 284 (1928). Knochenmark bei Meerschw.-Vergiftung. — STADLER: S. 126.
TELEKY: Münch. med. Wschr. **1924**, 266. — THIELE: Münch. med. Wschr. **1924**, 338. — TORDAY, V.: S. 126. — TRAUTMANN: S. 126; Arch. f. Hyg. **94**, 298 (1924).
VASATURO: Fol. med. (Napoli) **1927**, 750. Exp.
WOLFF: S. 126.

Benzin- und Benzolvergiftung.

(Siehe auch S. 419, 425, 613 und 668.)

Seit den Untersuchungen von SELLING ist die schwere Knochenmarksschädigung durch Benzol bekannt und auch durch mäßige Giftdosis zur Behandlung der Leukämie und Polycythämie ausgenützt. Es wird in erster Linie eine Zerstörung weißer Blutzellen herbeigeführt, oft aber auch eine solche der R.

Später ist der Einfluß auf die Blutplättchen und deren Vorstufen, der Knochenmarksriesenzellen gewaltig und es kommt zu schwerster häm. Diathese und Tod unter völliger Atrophie des Knochenmarkes.

Ein nicht ganz kleiner Teil dieser Krankheitsgruppe scheint heute bei der großen Verbreitung in der Anwendung von Benzin und Benzol in der Industrie auf Benzin- und Benzolvergiftung zurückgeführt werden zu müssen.

Die Wirkung ist äußerst variabel und individuell (SCHIKOWA u. a.), bald mehr auf L., bald auf Pl., bald auf R.

Ich selbst sah eine enorm schwere Anämie mit häm. Diathese, Milzvergrößerung, enorme Pl.-Verminderung bei einem 24jähr. Mann. Hier ist auf eine etwas brüske Bewegung beim Gehen eine Arterie am Oberschenkel rupturiert und hat zu einem gewaltigen und enorm schmerzhaften Hämatom geführt. Heilung der Anämie, der Thrombocytopenie und der häm. Diathese durch Milzexstirpation. Tod ein Jahr später an Meningokokkenmeningitis.

Von tödlicher Benzinvergiftung berichtet LAIGNEL-LAVASTINE. 19jähr. Mädchen, häm. Diathese, kleine Zahnfleischulcera. Hb. 20%, R. 1,24, L. 600. N. 12, £. 14, Monoc.

51%, Pl. 42000. Vor dem Tod R. 0,7, keine polychrom. R. Das Mädchen hatte in der Fabrik wasserdichte Stoffe herstellen müssen.

Ganz ähnlich die Beob. von VERCELLOTTI aus einer Imperméablefabrik. Vor dem Tod der 25jähr. Frau R. 0,73, L. 1600, N. 42.

Benzoldämpfe bewirkten die chron. Anämie und häm. Diathese in der Beob. von SWEENEY und trotz Transfusion und Splenektomie nach 3 Jahren den Tod des 25jähr. Mannes.

ROHNER, 2 Monate Benzoldämpfe, nach 2 Mon. Tod. R. 0,86, Hb. 20, R. 1400, N. 13, Ꝉ. 48, Endoth. 7 (?), 39. Pl. 70000, Gerinnungsz. 9', Blutungsz. 13'. Knochenmark zellarm, keine Riesenzellen.

LIGNAC glaubt durch kleine Dosen von Benzol bei Mäusen Wucherung von Gefäßwandzellen und Blastome als Stammzellenwucherung erzeugt zu haben.

FLANDRIN und ROBERTI: Vor Tod R. 0,75 — bei R. 2,01, L. noch 1680 und nur 3% N.

Lit: AIMSON: Ref. Kongreßzbl. inn. Med. **50**, 498. Met.-Hb.-Bildung. — BRÜCKEN: Dtsch. med. Wschr. **1923**, 1120. — ECKER: Ref. Kongreßzbl. inn. Med. **27**, 81. — FLANDRIN u. ROBERTI: Bull. Soc. méd. Hôp. Paris **38**, 58 (1922). Tödl. u. leichte F. — HALDJMANN: Schweiz. med. Wschr. **1929**, 838. Tödl. sek. An., Knm. nicht aplastisch. — HEUBNER: Dtsch. Z. gerichtl. Med. **4**, 29 (1924). — LAIGNEL-LAVASTINE: Bull. Soc. méd. Hôp. Paris **1928**, 1264 u. Ref. Kongreßzbl. inn. Med. **52**, 235. — LANDE u. KALLNOWSKY: Med. Klin. **1928**, 655. — LIGNAC: Krkh.forschg **6**, 97 (1928). — MAURIAC u. GALIACY: C. r. Soc. Biol. Paris **87**, 287 (1922); **89**, 1163 (1923). — NAEGELI: Schweiz. med. Wschr. **1922**, 1015. — NIKOLAJEW: Virchows Arch. **272**, 123 (1929). — ORZECHOWSKI: Virchows Arch. **271**, 191 (1929). — PASCHKIS: Verh. Ges. inn. Med. **1927**, 330. Retikuloendothel bleibt inaktiv! — PENTICACCIA: Kongreßzbl. inn. Med. **32**, 458 (1924). — ROHNER usw.: Kongreßzbl. inn. Med. **43**, 198. — RONCHETTI: Kongreßzbl. inn. Med. **26**, 379. — SANTESSON: Siehe häm. Diath. — SCHILOWA: Fol. haemat. (Lpz.) **42**, 297 (1930). Exp. — SCHMIDT, M. B.: Verh. dtsch. path. Ges. **1930**, 10. — SCHUSTROW: Dtsch. Arch. klin. Med. **150**, 271 (1926). — SELLING: Beitr. path. Anat. **51** (1911). — SWEENEY: Amer. J. med. Sci. **175**, 317 (1928). — TELEKY u. WEINER: Klin. Wschr. **1924**, 226. — VERCELLOTTI: Ref. Kongreßzbl. inn. Med. **52**, 358. — WILLIAMS: Tod, Trinitrotoluol. S. 291. Areg. An. — WORONOW: Virchows Arch. **271**, 173 (1929).

II. Intoxikationen, die das Hämoglobin chemisch verändern.

Hierher zählen die Blutveränderungen bei CO-, NO-, H_2S- und Blausäurevergiftung, indem infolge stärkerer chemischer Affinität CO-Hb., Schwefelmethämoglobin und Cyanmethämoglobin unter Verdrängung des O aus dem Hb. gebildet werden. Außer durch die klinischen Erscheinungen kann durch Spektralanalyse und durch chemische Untersuchung der Nachweis der Veränderung erbracht werden.

Bei der CO-Vergiftung ist wiederholt Polyglobulie beobachtet worden (LIMBECK, 6,6 Mill. R., ebenso eig. Beob. 6,6, REINHOLD, MÜNZER); doch ist diese nicht gesetzmäßig oder fällt oft gering aus (MÜNZER, ROTH; eig. Beob. u. 579).

An Hand von 46 akuten Intoxikationen aus meiner Klinik zeigt SCHELLENBERG das fast regelmäßige Vorkommen von Leukocytose, selbst bei 43000. Es dominieren N. Ein Drittel der Beob. zeigte pathol. N., zum Teil aber wegen Komplikationen. Tierversuche ergaben ähnliche Befunde, Leukocytose und Polyglobulie.

Nach ROTH fehlen die Eos. konstant, bei SCHELLENBERG aber nur in etwa $^1/_3$ der Fälle.

Bei chronischer CO-Vergiftung sahen BECK und FORT schwere Anämien (R. bis 1,9 u. 1,7).

III. Gifte, die das Hämoglobin in Methämoglobin verwandeln.

Infolge dieser Veränderung wird das Blut braun. Vielfach kommt es zu Hämolyse, also zur direkten R.-Zerstörung. In diese Gruppe gehören Anilin, Phenolkörper, Pyrogallol, Nitrite, Jod, Chlorate usw.

Bei einer chronischen Antifebrinvergiftung mit ungewöhnlicher Cyanose fand SCHILLING Resistenzabnahme, Milztumor, Bilirubinvermehrung, viele jugendliche R., Methämoglobin- und Innenkörperbildung.

Bei *Kalichloricumvergiftung* trafen HIRSCHFELD, LANGE und RIESS, GAISBÖCK, LEHNERT, HUBER hämoglobinämische Innenkörper und Entfärbung der R. HIRSCHFELD erwähnt Quellung und Verklumpung der neutrophilen Granula, Kugelkernleukocyten und neutrophile Pseudolymphocyten. LANGE traf eine L.-Zahl von 55—20000 und R.-Trümmer in Monoc. Er sah basophile Punktierung „erst am 3. Tag mit anderen Regenerationszeichen".

Ganz gleich lauten die Angaben von MATTHES und vor GAISBÖCK. BRANDENBURG sah bei Anämie R. bis auf 1,6. Nebenbei bestand starke Leukocytose. Bei GAISBÖCK fielen Hb. auf 34, R. auf 2,42, dabei L. 44000 mit viel Myelocyten, auch große Mastmyelocyten.

Nitrobenzolvergiftung mit schwerer Anämie, massenhaften Normo- und Makroblasten, hämoglobinämischer Degeneration beschreiben EHRLICH und LINDENTHAL[1], ebenso WALEDINSKY, MALDEN, BONDI, ERICH MEYER, GERHARDT und MASSINI, ZIEMBICKI, ROTH, HALDIMANN.

Im Falle von ERICH MEYER bestand Leukocytose von 16000; die R. sanken von 3,88 auf 2,18 und Hb. von 65 auf 54%. Erythroblasten, Polychromasie und basophile Punktierung haben gefehlt. In der ersten Beob. von GERHARDT und MASSINI erreichte die Anämie mit zahlreichen Makrocyten Werte von R. 1,8 und Hb. 50% am 9. Tage. Normoblasten fanden sich sehr reichlich, „Megaloblasten" sehr spärlich. Es bestand neutrophile Leukocytose von 22400 mit 2,7% Myelocyten. Nach weiteren 9 Tagen schon 4,0 R. und 98% Hb. In einer zweiten chronischen Vergiftung fehlte die Leukocytose.

Viele experimentelle Blutgiftanämien (siehe S. 285) sind von RIEDER, RECKZEH, TALLQVIST, BLOCH, MOSSE und ROTHMANN, BIGNAMI, SCHWALBE und SOLLEY, SCHAUMAN usw. mit Pyrodin, Pyrogallol, Dinitrobenzol, Toluylendiamin erzeugt worden. Dabei entstanden schwere Anämien mit vielen Reaktionserscheinungen, Normo- und Makroblasten. Regelmäßig wird dabei eine oft sehr starke Leukocytose beobachtet.

IV. Hämolytische Gifte.

Bei dieser Gruppe wird das rote Blutkörperchen zerstört oder die lecithinhaltige Oberflächenschicht gelöst (ALBRECHT und HEDINGER), so daß das Hb. sich dem Blutplasma beimischt. Infolge der Hämoglobinämie kommt es zu Hämoglobinurie. Hämolytisch wirken Saponinsubstanzen, Schlangengifte, Morcheln, Extr. filic. maris, Arsenwasserstoff. Nach Verbrennungen kann bei Tierexperimenten die Zerstörung der R. ebenso wie bei der Erhitzung des Blutes auf dem Objektträger wahrgenommen werden, und HEDINGER beobachtete auch am menschlichen Blute nach Verbrennungen den gleichen Vorgang. Methämoglobin wird besonders bei Perniciosa gefunden; dann bei Infektionen mit Gasbrandbazillen (SCHUMM, EICHLER)[2].

Ferner wird nach Resorption von Blut, besonders von artfremdem Blute und bei Transfusion schwere Hämocytolyse beobachtet, dann bei zahlreichen schweren Infektionen (Typhus, Scharlach, Sepsis, so beim FRÄNKELschen Gasbacillus bei Gravidität [BINGOLD, WEITZ, THORMÄLEN]), besonders aber bei Malaria (Schwarzwasserfieber).

Zwei Arsenwasserstoffvergiftungen, durch JOACHIM mitgeteilt, zeigen zur Zeit der Hämoglobinämie 16 und 18% Hb., 0,71 und 0,8 R. Wegen des Hb. im Serum war der F.-I. 1,5, wurde aber normal mit Verschwinden des Serum-Hb. Zur Zeit der größten Anämie waren enorm viele karyorrhektische Erythroblasten, viel polychromatische und punktierte R. vorhanden neben starker Leukocytose, schließlich posttoxische Eosinophilie.

Bei Verbrennungen sind bis 50000 Leukocytosen beobachtet (BECKEY und SCHMITZ)[3].

---

[1] EHRLICH u. LINDENTHAL: Z. klin. Med. **30**, 1896.
[2] SCHUMM u. EICHLER: Münch. med. Wschr. **1926**, 1111.
[3] BECKEY u. SCHMITZ: Mitt. Grenzgeb. Med. u. Chir. **31** (1919).

Paroxysmale Hämoglobinurie.

Unter Hämoglobinurie versteht man einen Zustand, bei dem gelöstes Hb. resp. Methämoglobin im Urin ausgeschieden wird, aber vollständig erhaltene R. fehlen. Diese tritt ein, wenn *große Mengen roter Blutkörperchen in der Blutbahn zerfallen,* während ein Zerfall kleiner Mengen sowie die Resorption selbst größere Blutmengen aus dem Gewebe nicht zur Hämoglobinurie führt. Das pathogenetische Verständnis ist dadurch gegeben, daß selbst das art- und körpereigene Hb., wenn es frei in der Blutbahn zirkuliert, wie ein artfremder und giftiger Körper wirkt; die Hämoglobinurie ist deshalb mit allgemeinen Krankheitserscheinungen verbunden.

Wie groß die Menge des Blutes sein muß, deren Zerfall zum Auftreten von Hämoglobinurie führt, ist nicht bekannt, ja es ist nicht mit Sicherheit erwiesen, ob die ausgeschiedene Hb.-Menge annähernd den zerfallenden R. entspricht; möglich ist, daß ein kleinerer Teil des ausgeschiedenen Blutes erst in den Nieren zerfällt.

Abgesehen von den durch chemische Gifte und durch starke Verbrennungen hervorgerufenen Hämoglobinurien verdienen besondere Beachtung: das *Schwarzwasserfieber* gewisser Malariakranken und die sog. *paroxysmale Hämoglobinurie.* In der Tierpathologie kommen ähnliche Krankheitszustände vor, so das Texasfieber der Rinder und die schwarze Harnwinde der Pferde.

Beim Schwarzwasserfieber, einem schweren Folgezustand mancher tropischer Malariaformen, ist der Mechanismus des Blutzerfalls nicht aufgeklärt. Da bei diesen Kranken Parasiten meist nicht mehr aufgefunden werden können, hat man nach einem spezifischen Hämolysin im Blut gesucht; der einwandfreie Nachweis eines solchen ist aber nicht gelungen; insbesondere ließ sich ein der paroxysmalen Hämoglobinurie analoges Hämolysin nicht finden.

Besser erforscht ist die paroxysmale Hämoglobinurie, deren Anfälle oft unmittelbar aus bestem Wohlbefinden heraus auftreten. In allen Fällen, die in der letzten Zeit beobachtet und mit modernen Hilfsmethoden untersucht worden sind, wird der Anfall durch intensive Abkühlung, z. B. der Hände oder Füße, hervorgerufen. Die meisten derartigen Kranken sind alte Luetiker, deren Blut die Wassermannsche Reaktion aufweist.

Ehrlich hat zuerst nachgewiesen, daß der Ausscheidung des Hb. durch die Nieren eine Hämolyse im abgekühlten Körperteil vorausgeht, und Donath und Landsteiner haben gezeigt, daß im Blute, auch in der anfallsfreien Zeit, ein Hämolysin vorkommt, dessen Eigenschaften sich von denen anderer künstlich hervorgerufener Hämolysine in einem wesentlichen Punkte unterscheidet. Wie jedes Normal- und Immunhämolysin ist auch das bei paroxysmaler Hämoglobinurie vorkommende komplexer Natur. Der eine Bestandteil, der lösende, ist mit dem Komplement des normalen Blutes identisch und kann durch dieses ersetzt werden; der andere, für die paroxysmale Hämoglobinurie charakteristische, hat die Eigenschaften eines Amboceptors, der sich an die R. bindet. Das Besondere dieses Amboceptors liegt darin, daß er sich nur in der Kälte an die R. bindet, in der Wärme aber sich wieder von diesen löst.

Der Nachweis des Hämolysins kann auf folgende Weise geführt werden:

Man entnimmt Blut, trennt Serum und R., wäscht letztere 3mal mit warmer physiologischer Kochsalzlösung, stellt sich eine 5—10%ige Emulsion der R. in Kochsalzlösung her und versetzt bestimmte Mengen mit dem Serum. Die Mischung kühlt man 15—20 Min. in Eiswasser ab und stellt sie in den Brutschrank. Nach 1 Stunde ist bei positivem Ausfall der Probe Hämolyse eingetreten. Erwärmt man das Serum vor dem Zusatz auf 56°, d. h. inaktiviert man es, so bleibt die Hämolyse aus; sie kann aber durch Zusatz normalen komplementhaltigen Menschenserums oder Meerschweinchenserums wieder hervorgerufen werden.

Der Versuch kann auch so angestellt werden, daß man die Blutkörperchenemulsion mit dem inaktivierten Serum des Hämoglobinurikers abkühlt und dann erst vor dem Einstellen in den Brutschrank normales komplementhaltiges Serum hinzufügt. Die Hämoglobinurikererythrocyten können durch normale Erythrocyten ersetzt werden.

Nach EMILE-WEIL finde sich pos. DONATH-LANDSTEINERscher Versuch auch sonst, beweise nur Fragilität des Blutes und sei für Hämoglobinurie unspezifisch.

Analog dem eben geschilderten Vorgang der Hämolyse in vitro kann man sich den im Körper des Hämoglobinurikers sich abspielenden denken: Durch die lokale Abkühlung der Extremitäten wird der vorhandene hämolytische Amboceptor an die Erythrocyten gebunden und bei Anwesenheit genügenden Komplementes und Wiedererwärmung tritt die Hämolyse ein.

ERICH MEYER und EMMERICH, GRAFE und L. MÜLLER haben gefunden, daß im Anfall ein Verbrauch von Komplement stattfindet, so daß in der Zeit nach den Anfällen das Blut komplementfrei gefunden werden kann. Dieser Befund ist von großer theoretischer Bedeutung; er ist aber auch bei der Anstellung des Versuchs zum Nachweis des Hämolysins zu berücksichtigen, da der Mangel des Komplementes den negativen Ausfall der Versuche mancher Autoren erklärt.

Während das morphologische Bild des Blutes bei paroxysmaler Hämoglobinurie im ganzen normal sein kann, findet man nach ERICH MEYER und EMMERICH bei diesen Kranken ein auffallendes Schwanken im numerischen Verhalten der Lymphocyten und der eosinophilen Zellen: Mit dem Anfall verschwinden die Eos. und es tritt ein L.-Sturz bis zu ganz niedrigen Werten ein, während nach dem Anfall eine reaktive Eosinophilie und Lymphocytose sich findet.

Bei stärkerem Blutzerfall entsteht vorübergehende Anämie mit den Charakteren der Blutungsanämie, mit Milz- und Lebervergrößerung, leichten Grad von Ikterus, Urobilin- und Urobilinogenurie.

Die R. des Hämoglobinurikerblutes erweisen sich bei der Resistenzprüfung zwar gegenüber Wärme und Kälte als normal; nach vorhergehender Abkühlung aber besteht größere Empfindlichkeit gegenüber Temperaturschwankungen. Die R. zeigen beim Schütteln mit Glasperlen oder nach Zentrifugieren verminderte mechanische Resistenz und sind gegenüber Saponin weniger widerstandsfähig, besonders nach vorhergehender Abkühlung. Es ist aber unentschieden, ob diese Resistenzänderung primär ist oder ob sie als Folgezustand, hervorgerufen durch die Einwirkung des Hämolysins, angesehen werden muß.

Schon EHRLICH und später HOOVES und STONE fanden im Blutpräparat derartige Fälle Monoc., die R. phagocytiert haben. KÄMMERER und ERICH MEYER konnten zeigen, daß das Serum des Hämoglobinurikers opsonische Eigenschaften gegenüber den R. besitzt.

Vollkommen abzutrennen von dem Krankheitsbild der paroxysmalen Kältehämoglobinurie ist ein anderes, das ebenfalls anfallsweise auftritt und beim Menschen bisher einmal von FRIEDRICH MEYER-BETZ beobachtet worden ist. Dieses Krankheitsbild scheint mit der schwarzen Harnwinde der Pferde identisch zu sein. Dabei entsteht eine der progressiven Muskelatrophie analoge, aber akut verlaufende und reparable hochgradige Muskelschwäche und Degeneration. Hier stammt das ausgeschiedene Hb. wahrscheinlich aus der Muskulatur. Ein der Kältehämoglobinurie analoges Hämolysin fehlt im Blute.

Aus diesem negativen Befund sowie aus dem ebenfalls negativen des Schwarzwasserfiebers geht hervor, daß die Entstehung des Hämolysins bei der paroxysmalen Hämoglobinurie wahrscheinlich nicht infolge des Blutzerfalles eintritt, sondern daß eine besondere, bisher unbekannte Schädigung zur Bildung des Hämolysins führt. Einen Hinweis, worum es sich hierbei handeln kann, gibt die oben erwähnte Tatsache, daß fast alle Kranken mit Kältehämoglobinurie Lues durchgemacht haben, sowie der von DONATH und LANDSTEINER geführte Nachweis eines gleichen Hämolysins bei einigen Fällen von Paralyse.

Mit dem die Wa. R. gebenden Körper des Luetikerblutes ist aber die Substanz des Hämoglobinurikerblutes nicht identisch (MORO und NODA).

In der Behandlung hat sich Quecksilber-Salvarsan nicht bewährt. PRINGSHEIM u. a. empfehlen 5 × 0,5 Cholesterin als 10%ige Emulsion intramuskulär, andere Kalksalze oder Normalserum oder Peptonlösungen, BONDY sah Verschwinden der Anfälle auf hypertonische NaCl-Lösung.

Literatur über Blutgiftanämien.

(Siehe auch experimentelle Anämien, S. 285.)

ACHARD et FEUILLIÉ: Bull. Soc. méd. Hôp. Paris, 13. Febr. **1908**. — AFANASSJEW: S. 286. — ALBERTONI: Pflügers Arch. **50** (1891).

BECK u. FORT: Ann. Clin. med. **2**, 437 (1924). — BETTI: Morgagni **1912**, 201. — BIGNAMIE DIONISI: Zbl. path. Anat. **1894**, 422. — BINGOLD: Beitr. Klin. Inf.krkh. **3**; Klin. Wschr. **1926**, 1550. — BIONDI: Beitr. path. Anat. **18** (1895). — BLOCH: Dtsch. Arch. klin. Chir. **77** (1903). — BONDI: Prag. med. Wschr. **1894**. — BONDY: Wien. Arch. inn. Med. **2**, 141 (1920). — BRANDENBURG: Berl. klin. Wschr. **1895**, Nr 27. — BRIEGER: Z. exper. Med. **25**, 111 (1921). Chromat-Vergiftung. — BURKHARDT: Jb. Kinderheilk. **1903**, 621.

CAMUS: Inaug.-Diss. Paris 1903. — CHOROSCHILOW: Z. klin. Med. **64**. — CHVOSTEK: Paroxysmale Hämoglobinurie. Leipzig u. Wien 1894. — CZERNECKI: Wien. med. Wschr. **1908**, Nr 42.

DENNIG: Dtsch. Arch. klin. Med. **65**. — DITTRICH: Arch. exper. Path. **29** (1892). — DONATH u. LANDSTEINER: Z. klin. Med. **58**, 171 (1906); Z. Bakter. I **45**, 205; Wien. klin. Wschr. **1908**, Nr 45; Münch. med. Wschr. **1904**, 1590; Erg. Hyg. **7**, 184 (1925). Kälte-Hb.-Urie. — DOSZA: Kongreßzbl. inn. Med. **56**, 608. — DUVOIR usw.: Paris méd. **1929**, 561. Met-Hb. Übers. Ref.

EASON: Edinburgh med. J. **6** (1906); J. of Path. **1906**, 203; Scott. med. J. **1906**. — EHRLICH: Kongr. inn. Med. **1881**; Charité-Ann. **10** (1885). — EMILE-WEIL: Sang **1**, 123 (1927). — EMILE-WEIL u. STIEFEL: Bull. Soc. méd. Hôp. Paris **42**, 471 (1928); **42**, 587 (1926). Hb.-Urie (vermind. osm. Res.). — EMRYS-ROBERTS: Brit. med. J. **1915**. — ENNEKING: Kongreßzbl. inn. Med. **42**, 553. Autohämolysin; Klin. Wschr. **1928**, 2045. Hb.-Urie.

FEIGL: Münch. med. Wschr. **1914**, Nr 28. Kal. chlor. — FEJES u. KENTZLER: Z. klin. Med. **71** (1910). — FLEISCHER: Berl. klin. Wschr. **1881**. — FOERSTER: Münch. med. Wschr. **1919**, 554. Marschhämoglobinurie. — FOIX et SALIN: Arch. Méd. expér. **24**, 305 (1912). — FÖLDES: Jb. Kinderheilk. **104**, 392 (1924). Hämoglobinurie. — FROIN et PARISOT: C. r. Soc. Biol. Paris **1914**, 72 u. 115.

GAISBÖCK: Med. Klin. **1912**, 1906. — GERBER: Wien. klin. Wschr. **1916**, Nr 39. — GERHARDT: S. 284; Münch. med. Wschr. **1918**, 521. Marschhämoglobinurie. — GIROUX: Arch. Mal. Coeur **1918**. — GRAFE u. MÜLLER: Arch. f. exper. Path. **59**.

HALDIMANN: Inaug.-Diss. Genève 1929; Schweiz. med. Wschr. **1929**, 838. Tötl. prog. An. einige Jahre nach akuter Anilinvergiftung. — HALF-KALIF: Kongreßzbl. inn. Med. **53**, 262. — HANNEMA u. RYTMA: Lancet **1922**, 1217. — HEINZ: Virchows Arch. **122** (1890); Handbuch der experimentellen Pathologie und Pharmakologie. Jena 1904. — HERTZ et MAMROT: Arch. Méd. expér. **24** (1912). — HIRSCHFELD: Ver. inn. Med. Berlin, 17. Juni 1907. — HOOVER and STONE: Arch. int. Med., Nov. **1908**. — HUBER: Dtsch. med. Wschr. **1912**, 1923. — HIJMANS VAN DEN BERGH: Berl. klin. Wschr. **1909**, 1250 u. 1609; Verh. Ges. Verdgskrkh. **1926**, 274. Hb.-Urie (negat. DONATH-LANDSTEINER). — HITTMAIR: Wien. klin. Wschr. **1925**, 431. Marsch, Hb.-Urie. — HOFF: Dtsch. Arch. **160**, 177 (1928).

JEDLICKE: Kongreßzbl. inn. Med. **22**, 228. — JEHLE: Wien. klin. Wschr. **1913**, 325. — JOACHIM: Dtsch. Arch. klin. Med. **100**.

KAMINER u. ROHNSTEIN: S. 287. — KÄMMERER u. ERICH MEYER: Fol. haemat. (Lpz.) **7**, 91. — KAZNELSON: Dtsch. Arch. klin. Med. **138**, 46 (1921). Abortive Hb.-Urie. — KOBERT: Lehrbuch. Stuttgart 1893. — KROKIEWICZ: Dtsch. med. Wschr. **1911**, 487. — KUMAGAI u. INOUE: Wien. klin. Wschr. **1912**, 361.

LANGE: Med. Klin. **1909**, Nr 51. — LATHAM: Wien. klin. Rdsch. **1897**, 121. — LEHNERT: Beitr. path. Anat. **54**, 444. — LEWIN: Lehrbuch. Wien 1885. — LICHTEMBELT: Kongreßzbl. inn. Med. **34**, 236 (1924). Met.-Hb.-Ämie. — LICHTHEIM: Slg klin. Vortr. **1878**, Nr 134. — LICHTWITZ: Berl. klin. Wschr. **1916**, 1233. — LINDBORN: Z. klin. Med. **79** (1913). — LLOYD: Guy's Hosp. Rep. **74**, 376 (1924). — LORANT: Dtsch. Arch. klin. Med. **126**, 148. LÜDKE: Dtsch. med. Wschr. **1924**, 103. Autolysin.

MACKENZIE: Kongreßzbl. inn. Med. **40**, 896. Hb.-Urie. — MALDEN: J. f. Hyg. **1907**. — MARCHAND: Arch. f. exper. Path. **22** u. **23**. — MASSINI: Dtsch. Arch. klin. Med. **101**. — MATSUO: Dtsch. Arch. klin. Med. **107**, 335. — MATTHES: Kongr. inn. Med. **1910**. — MEYER-BETZ: Dtsch. Arch. klin. Med. **100** u. **103**, 150. — MEYER, E.: Z. physik. Chem. **46** (1905);

Die paroxysmale Hämoglobinurie, in Kraus u. Brugsch **1920**. — MEYER, E. u. EMMERICH: Dtsch. Arch. klin. Med. **96**. — MICHAELIS, L.: Dtsch. med. Wschr. **1901**, Nr 4. — MILLER: Berl. klin. Wschr. **1912**. — MOHR: Dtsch. med. Wschr. **1902**, Nr 5. — MORO, NODA u. BENJAMIN: Münch. med. Wschr. **1909**, 545. — MOSSE u. ROTHMANN: S. 287. — MÜNZER: S. 580.

NASMITH and GRAHAM: Brit. med. Assoc. **1907**, 723. — NYFELDT: Kongreßzbl. inn. Med. **39**, 448. Parox. Hb.-Urie.

PAVCHKIS: Med. Klin. **1930**, 51. Fall ohne Lues. — PAUL: Wien. Akad. inn. Med. **7**, 531 (1924). Marsch, Hb.-Urie. — PEL: Fol. haemat. (Lpz.) **6**, 110. — POL: Inaug.-Diss. Heidelberg 1905. — POLLAK: Dtsch. med Wschr. **1910**, Nr 43. — PORGES u. STRISOWER: Dtsch. Arch. klin. Med. **117**, 13. — PORT: S. 287. — PRINGSHEIM: Münch. med. Wschr. **1912**, 1757.

RECKZEH: S. 287. — REICHMANN: Münch. med. Wschr. **1913**, 181. — REINHOLD: S. 287 REISS: Jb. Kinderheilk. **78** (1911). — RIEDER: S. 243. — RIESS: Arch. exper. Path. **1908**, Suppl.-Bd. — RINGER: Proc. Soc. exper. Biol. a. Med. **6** (1909). — ROSTOSKI: Festschrift für RINDFLEISCH, 1907. Hämoglobinurie nach Polyarthritis. — ROTH: Z. inn. Med. **1910**, Nr 35; **1913**, 417.

SALEN: Acta med. scand. (Stockh.) Suppl. **11**, 1—704 (1925). Monogr. Hb.-Urie. — SCHAUMAN: Slg. klin. Vortr., N. F. **1900**, Nr 287. — SCHEEL: Kongreßzbl. inn. Med. **41**, 593. Nächtl. Hb.-Urie. — SCHELLENBERG: Inaug.-Diss. Zürich 1928. CO. — SCHELLONG: Z. exper. Med. **34**, 82 (1923). Marsch-Hb.-Urie. Monogr. bei SCHITTENHELM, Handbuch 1925. — SCHIASSI: Policlinico **1920**, 397. — SCHILLING, V.: Z. klin. Med. **108**, 709 (1928). Antifebrin. — SCHOTTMÜLLER: Münch. med. Wschr. **1914**, Nr 5. — SCHREINER: Med. Klin. **1925**, 1882. Verbannung. — SCHUMM: Z. physik. Chem. **80** (1912). Chromvergiftung. — SCHWALBE u. SOLLEY: Virchows Arch. **168** (1902). — SILBERMANN: Berl. klin. Wschr. **1886**, Nr 29. — STADELMANN: Der Ikterus. Stuttgart 1901. — STEPHANS: Kongreßzbl. inn. Med. **46**, 83. — STETTNER: Z. Kinderheilk. **45**, 445 (1928). Niavanol. — STRAUSS u. ROHNSTEIN: S. 328.

TAIZO: Dtsch. med. Wschr. **1912**, 361. — TALLQVIST: Experimentelle Blutgiftanämien. Helsingfors 1899. — TEDESCO: Wien. klin. Wschr. **1912**, 1416. — THORMÄHLEN: Hämatinämie. Mitt. Grenzgeb. Med. u. Chir. **30**. — TRESPE: Münch. med. Wschr. **1911**, 1720. Anilinvergiftung.

WALEDINSKY: Ber. Univ. Tomsk **1906**. — WIDAL-ABRAMI: Semaine méd. **1913**, 613; C. r. Soc. Biol. Paris **1912**. — WEITZ: Münch. med. Wschr. **1918**, 730. — WADI: Arch. f. exper. Path. **129**, 1 (1928). Jodeinfluß auf Blut. — WIDAL et ROSTAINE: C. r. Soc. Biol. Paris, 8. Febr. **1908**. — WINTERNITZ: Z. exper. Med. **47**, 634 (1925). Urobilinämie. — WITEBSKY: Klin. Wschr. **1928**, 20. — WOLF: Semaine méd. **1911**, 522.

ZADEK: Fol. haemat. (Lpz.) **41**, 333 (1930). Antipyrin, Innenkörperanämie. — ZIEMBICKI: Kongreßzbl. inn. Med. **6**, 518.

Erkrankungen der Organe mit innerer Sekretion.

In den letzten Jahren sind namentlich unter dem Einfluß KOCHERs Studien über Blutveränderungen bei innersekretorischen Erkrankungen vorgenommen worden. Von vielen Seiten wurden als charakteristisch erklärte Befunde bekanntgegeben, aber von anderen Autoren wieder ganz in Abrede gestellt. BORCHARDT und ähnlich SAUER haben sogar für alle Affektionen innersekretorischer Drüsen das Bestehen von relativer und absoluter Lymphocytose und für die Hälfte auch Leukopenie und Eosinophilie behauptet; in eigenen umfangreichen Nachprüfungen konnte ich aber diese Ansicht nicht bestätigen. So zeigt auch eine der typischsten innersekretorischen Erkrankungen, die Bleichsucht, stets $\mathfrak{L}$.-Verminderung.

Nicht weniger schroff stehen sich die Meinungen über Veränderungen der Blutgerinnung gegenüber (siehe S. 78), indem KOCHER und KOTTMAN für verzögerte Gerinnung bei Hyperthyreosen und beschleunigte bei Hypothyreosen eintreten, während BAUER bei Hyperthyreosen die Koagulation noch mehr verzögert fand als bei Basedow, und auch SCHLÖSSMANN die Bedeutung der Gerinnungsprüfung sehr gering einschätzt.

Bei der Gerinnung liegen gewisse Differenzen der Autoren zum Teil an der Verschiedenheit der Methodik, dann in dem Vorgehen, einen unphysiologischen Prozeß, der stark von äußeren Faktoren abhängig ist, mit biologischem Geschehen in Verbindung zu setzen. Wer gar durch Viscositätsprüfung bei Störungen innersekretorischer Art Unterschiede gegenüber der Norm festlegen will, der hat sich über die Entstehung des Wertes η offenbar noch keine Rechenschaft gegeben.

Bei den morphologischen Untersuchungen der L.-Arten fällt in Betracht, daß Lymphocytose (siehe S. 135) an sich außerordentlich häufig und daher in ihrer Bedeutung vielfach überschätzt ist, und es daher, z. B. bei Basedow, gar nicht gesagt ist, daß die gefundene Lymphocytose nun auch sicher mit dem Basedow etwas zu tun hat. Wahrscheinlich und *erwiesen* wird dies *erst durch die Konstanz bei langen Serienuntersuchungen.*

Daß den Organen mit innerer Sekretion ein Einfluß auf die Blutbildung, und zwar in bedeutendem Umfang zukommt, steht allerdings auch für mich außer Frage, und ich halte die ganze *Erythro-* und *Leukopoese* für *innersekretorisch-hormonal reguliert.* Für die Erythropoese und die Entstehung innersekretorisch bedingter Anämien verweise ich auf meine Arbeiten und auf die Darstellungen auf S. 283 und S. 309 bei den Chlorosen, für die Leukopoese auf S. 527 für die Entstehung der Myelosen und Lymphadenosen.

Während ich aber bei diesen Anämien und leukämischen Hyperplasien an ein *unrichtiges Zusammenspielen* in der Funktion *zahlreicher innersekretorisch tätiger Organe* denke, scheint mir bei einer isolierten Organstörung ein Ausgleich viel leichter möglich, so daß es nicht unbedenklich und sicherlich nicht zwingend ist, eine so häufig vorkommende Anomalie wie Lymphocytose auf Versagen, z. B. der Thyreoideafunktion, zu beziehen, ganz besonders, wenn sorgfältige klinische Forschungen doch für einen guten Teil dieser Erkrankungen das Fehlen der Blutabnormität ergeben. Es ist daher kein Gegensatz, wenn ich für die schweren Basedow- und Myxödemfälle die Gültigkeit der KOCHERschen Blutbilder zugebe und mich dabei auf viele eigene Untersuchungen stütze, während ich für initiale und leichtere Erkrankungen diese Befunde oft nicht finde und deshalb an der Wichtigkeit für die Frühdiagnose stark zweifle. Wie eine Anämie durch Regeneration kompensiert und maskiert sein kann, so mag auch hier eine Störung der Leukopoese oft von einem anderen gesunden, innersekretorischen Organ ausgeglichen werden.

In anderer Weise denkt sich BAUER die Entstehung der Leukopenie mit Lymphocytose, indem er das Bestehen einer konstitutionellen Minderwertigkeit annimmt und diesen Befund direkt als das degenerative weiße Blutbild bezeichnet. Mir will diese Auffassung nicht einleuchten; ist doch dieser Blutbefund nichts anderes als der Ausdruck einer Knochenmarksinsuffizienz, die postinfektiös, posttoxisch oder innersekretorisch korrelativ bedingt sein kann. Von einer aktiven Mehrleistung des lymphatischen Apparates ist in weitaus den meisten Fällen keine Rede.

Überblickt man die folgenden Ausführungen über Blutbefunde bei Erkrankungen innersekretorisch tätiger Organe, so tritt sofort das Unbefriedigende unseres heutigen Wissens hervor. Ein tieferes Eindringen in die Probleme erscheint mir nur möglich, wenn der gleiche Erkrankungsfall über längere Zeit eingehend hämatologisch geprüft wird.

Affektionen des vegetativen Nervensystems. Über Blutveränderungen bei Reizung des visceralen Nervensystems ist bereits früher einiges (S. 250, 251 und 578) gesagt worden; namentlich ist von der Zunahme der N. und der Reduktion der Eos. auf Adrenalin und der Lymphocytose auf Pilocarpin berichtet, während auf Atropin HERRIK Eosinophilie, andere Vermehrung der N. angeben.

Interessant sind jene Fälle (S. 158, KAPPIS, LIEBMANN), in denen Entzündung im Vagus oder Tumordruck zu enormer Eosinophilie geführt hatten.

In den Versuchen von SKORCZEWSKI und WASSERBERG war aber eine Blutveränderung bei Reizwirkung der freigelegten Nerven nicht nachweisbar, so daß die Autoren Chemotaxis annehmen.

Die Befunde bei den pharmakologischen Prüfungen des visceralen Nervensystems lauten sehr verschieden, so daß PORT und BRUNOW nach eigenen Prüfungen und bei Durchsicht der Literatur ein gesetzmäßiges Verhalten der

Ergebnisse bestreiten und mehr indirekte Wirkungen des Eiweißabbaues annehmen. Auch FRIEDBERG betont die Ähnlichkeit des Pilocarpin- und des Adrenalinblutbildes und hält die Reaktionen für unspezifisch. Es gebe kein vagotonisches und kein sympathikotonisches Blutbild, und Erregungszustände im vegetabilischen Nervensystem seien ohne Einfluß auf das Blut.

SCHENK nimmt bei Tonussteigerung im autonomen System relative und absolute Lymphocytosen und geringgradige Eosinophilie an, für Sympathicus-Tonussteigerung aber kein charakteristisches Blutbild.

Über Blutveränderungen nach *Adrenalin* siehe S. 251. Die Ansicht, daß die Adrenalinlymphocytose eine Sympathicusreizwirkung mit Anschwemmung von Zellen aus der Milz bedeute, ist heute widerlegt.

HATIEGAN sah auf Adrenalin erst Lymphocytose, dann neutrophile Leukocytose; er vermißte aber antagonistische Wirkung bei Atropin gegenüber der Adrenalinlymphocytose (1. Phase) und bei Pilocarpin bei der 2. Phase.

FALTA und seine Mitarbeiter sahen in exper. Forschungen bei Erregung des autonomen Nervensystems Lymphocytose und Eosinophilie, bei Erregung des sympathischen Apparates aber Aneosinophilie und Neutrophilie (siehe S. 250 u. 278). Auf Adrenalin konnte starke Polyglobulie beobachtet werden. Sie verwendeten sehr hohe Dosen. SCHWENKER und SCHLECHT bestreiten aber diese Befunde.

Erkrankungen der Keimdrüsen. Bei Kastration von Hunden beobachtete ANTONELLI Hb.- und R.-Abnahme, Leukopenie und in einigen Fällen relative Lymphocytose. Die Abnahme des Hb. und der R. nach Kastration bei Tieren ist bei der Prüfung des Chloroseproblems schon S. 310 hervorgehoben.

HEIMANN konnte nach Entfernung der Ovarien ebenfalls bedeutende Zunahme der £., auf Injektion von Ovarialpreßsaft Abfall der £. feststellen und schließt aus diesem Befund und aus dem entgegengesetzten bei Thymektomie auf Antagonismus zwischen Thymus und Ovarien. SEYDERHELM u. TAMMANN erzielten nach Kastration des weiblichen Tieres mit Gallenfistel hypochrome Anämie, beim männlichen Hund nur geringfügig.

Beträchtliche Lymphocytose bei Eunuchoiden gibt GUGGENHEIMER an, FALTA (Lehrbuch) verzeichnet konstant Mononucleose. Ich selbst fand aber bei einem 35jähr. Manne nur 22,4% £., absolut 1637 — also niedrige Werte.

Eine eig. Beob., 38jähr. Frau, seit 8 Jahren, auffällig schwache Menses, Bild der Involutio praecox, hypophysärer Fettsucht und psychischen Störungen zeigte hohe Hb.-Werte mit leicht erhöhten Färbeindices, deutliche Mikrocytose. L.-Zahlen immer hoch, £.-Werte stets niedrig ($9^1/_2$—15,1% bei 8900 L.).

Adipositas. CARO verzeichnet bei normaler L.-Zahl mäßige Lymphocytose.

Atrophische Myotonie bietet (S. 331) in vorgeschrittenen Stadien neben vielen innersekretorischen Störungen bedeutende Anämie, gelegentlich auch Polyglobulie (eig. Beob. 125%, R. 7,759; η 5,5). Die Verhältnisse der L. bei eig. Beob. boten wenig Abnormes und keinerlei Lymphocytose.

Pankreasaffektionen (siehe S. 332). CHVOSTEK nimmt primär-pankreogene Anämien an, zu denen vielleicht auch manche perniziöse gehörten. Dem Blutbilde nach würden sie hämolytischen Anämien entsprechen und vielleicht durch Übertritt eines im Pankreas vorhandenen Hämolysins entstehen. Dafür spreche die Hämochromatose, bei der konstant Pankreasveränderungen gefunden werden. Ein konstitutioneller Faktor käme möglicherweise außerdem noch in Frage.

Diabetes. Beim diabetischen Koma sind Leukocytosen mit starken qualitativen Veränderungen an den Zellkernen beobachtet, so sah ALLEN[1] in 5 Fällen schwerer Acidosis die L. bis über 60000 ansteigen und mit Beseitigung der Störung zur Norm zurückgehen, ähnlich DODDS[2], V. SCHILLING[3] und BARMER[4] betonen besonders das Auftreten junger L. und eine Linksverschiebung bis zu den Promyelocyten, ebenso DETRE[5].

---

[1] ALLEN: Amer. J. med. Sci. **174**, 506 (1927). [2] DODDS: Lancet **1930**, 852.
[3] SCHILLING, V.: Verh. Ges. inn. Med. **1927**. [4] BARMER: Z. klin. Med. **105**, 102 (1927.)
[5] DETRE: Z. klin. Med. **107**, 319 (1928).

CARO verzeichnet in 25—33 Beob. Lymphocytose von 40—70%.

Bei *Diabetes insipidus* gibt SKORODUMOW Eosinophilie (3,8—9,5% bei 5—9000 L.) an.

Thymusaffektionen. SEILER konnte bei den Versuchstieren von MATTI mit Thymektomie trotz enorm schweren Knochenveränderungen keine wesentliche Veränderung an Hb., R. und L. entdecken; einzig blieb die für junge Hunde typische Lymphocytose viel länger bestehen als bei Kontrolltieren. MOHR sah beim Menschen bei Stat. thymicolymph. deutliche relative Lymphocytose. Von manchen Autoren (CAPELLE und BAYER, ROTH und SCHUMACHER) wird nach partieller Thymektomie bei Basedow ein gewisser Abfall der Basedowlymphocytose verzeichnet, und viele Forscher wollen die Basedowlymphocytose auf den Thymus zurückführen.

Bei **Myasthenia pseudoparalytica** mit Thymustumor wurde mehrfach Lymphocytose angegeben, viel häufiger aber vermißt.

Lymphatismus. Bisher sind deutliche Blutbefunde nicht erwiesen.

SIESS und STÖRK erklären nach 23 Fällen die R.-Zahl für normal, obwohl ausgedehntes rotes Mark schon lange bekannt sei; eine ausgesprochene Leukopenie fehle, aber die N. seien oft tief (um 3000) und erfahren auf Gelatineinjektion nur geringe Vermehrung (Torpor des Knochenmarkes). Die Lymphocyten wurden nicht vermehrt gefunden (meist unter 2000), dabei fanden sich aber breitleibige *£.*, denen eine besondere diagnostische Bedeutung beigelegt wird. Die Zahl der Eos. ist auffällig niedrig, die der Monoc. hochnormal, die Blutplättchen sind sehr reichlich.

H. KAHLER beschreibt für hypoplastische Konstitution (sog. lymphatische Konstitution, Status thymolymphaticus usw.) 17mal auf 20 Fälle absolute Vermehrung der Monoc. und £., besonders der Monoc., die auf Nucleininjektion noch besonders zunehmen. PRIBRAM nimmt für die große Mehrzahl der Fälle von Status lymphaticus Lymphocytose an und verzeichnet für $^1/_5$ auch Eosinophilie. Desgleichen sieht BORCHARDT den Status thymolymphaticus als Ursache der Lymphocytose an, nicht die veränderte Funktion innersekretorischer Drüsen. Endlich hält auch KAUFMANN den Status hypoplasticus für die Ursache der bei chronischen Magen- und Darmstörungen von ihm in 60% (90—140) gefundenen Lymphocytose. Dabei handelte es sich vielfach um ganz leichte Affektionen, so daß KAUFMANN eine Hyperthyreose ausschließt.

Bei **Infantilismus** gibt FALTA Lymphocytose und gelegentlich tiefe Hb.- und R.-Werte an, siehe auch S. 331.

Tetanie. Nach tetanischen Anfällen trafen FALTA und KAHN Polyglobulie bis 7,8 Millionen R., ähnlich auch nach Parathyreoidektomie. In Anfällen der Tetanie konnten diese Autoren Leukocytose bis 19000 L. mit Lymphocytose sehen, in den Zwischenzeiten erschien das Blutbild aber normal.

Addisonsche Krankheit siehe S. 330 u. 642.

Akromegalie. Ein besonders typischer Fall eig. Beob. (23jähr. Mann, Krankheit noch nicht lange bestehend und Hirndrucksymptome noch gering) zeigt Hb. 93%, R. 5,174, F.-I. 0,9, L. 6400, Vol.-% 42%, R.-Größe 81 μ^3. Serumfarbe normal, ebenso Refraktion und Viscositätswerte. Albumine 70—75, Globuline 25—30%. N. 59, Eos. 4, Ma. 0,4, Monoc. 11,2, £. 25,4%. Pl. zahlreich. Rote Blutzellen mikroskopisch ganz normal, ebenso die weißen Zellen.

In einer zweiten ebenso typischen Beob. fand ich bei einem 33jähr. Manne Hb. 106, R. 5,812, ausgesprochene Mikrocytose, L. 7090, Gerinnung beschleunigt, Globuline vermehrt, etwa 45%. N. 55,2. Eos. 9,3 = 750. £. 27,6% = 1957.

STEIGER gibt normale R.-, Hb.- und L.-Werte an, bei einigen leichte Eosinophilie. Die von ihm verzeichneten Myelocyten konnte ich nie beobachten, und ich halte diese Angaben nicht für richtig. Auch FALTA (Lehrbuch) erklärt alle Befunde ohne Besonderheit. Er sah in späteren Zeiten oft etwas tiefe Hb.-Werte und etwas reichlich Eos. (MENDEL verzeichnet einmal 18%) und in diesen späteren Stadien oft auch etwas Monocytose.

Bei **Dystrophia adiposo-genitalis** erwähnt FALTA gelegentlich deutliche und in späteren Stadien schwere Anämie bis zu 45%, ähnlich BORCHARDT. Die L. waren oft vermindert, besonders die N. und dann die £. vermehrt.

Eig. Beob. 25jähr. Mann. Hb. 110%, L. 5800, N. $66^1/_3$, Eos. $2^2/_3$, £. $22^2/_3$, Monoc. $7^1/_3$, Mastzellen 1%. — Pl. reichlich. Rote ganz normal. 20jähr. Mann Hb. 97, R. 4,692, L. nur 2244. Serumfarbe normal, Eiweißgehalt und Eiweißverteilung normal, N. 50,7, Eos. 5, £. 33,4%. Nach Thyreoideatherapie auffällige allgemeine Besserung und Hb. 98, R. 4,944, L. 5530, N. 47, Eos. 5, £. 40,1%.

Rachitis. Von rachitischer Megalosplenie und Anämie ist bereits S. 336 gesprochen. Leukocytosen wie Leukopenien kommen bei der oft hochgradigen Anämie vor. Mitunter dominieren 𝔏., mitunter N., Monoc. finden sich häufig vermehrt, oft trifft man einige Myelocyten. Die Erklärung ist kaum zu geben, weil sehr oft noch andere Krankheiten das klinische Bild komplizieren. Hock und Schlesinger sind der Ansicht, daß der Blutbefund mehr mit dem Grade der Anämie als mit dem Grade der Rachitis schwanke.

Lit.: Übersichtsreferat von Ostrowski: Fol. haemat. (Lpz.) Arch. **13**, 305; Aschenheim: Dtsch. Arch. klin. Med. **105**, 470.

Osteomalacie. In besonderer Studie habe ich an Hand eigener und fremder Befunde darauf hingewiesen, daß in einem ersten Stadium dieser Krankheit rotes Knochenmark und abnorm hohe Blutwerte der R. und des Hb. vorkommen und später als Insuffizienzerscheinung oft erhebliche Anämie auftritt. — Bei einer sehr eigenartigen männlichen Erkrankung fand ich Leukocytose (bis über 20000) mit Eosinophilie und einige Myelocyten.

Von besonderem Interesse ist die von mir beschriebene, mit dem Puerperium rezidivierende schwere Anämie, kombiniert mit Osteomalacie, die ein helles Licht auf innersekretorische Wurzeln dieser Anämie wie der Osteomalacie wirft. Ich stelle für die Erkrankung die Knochenmarksfunktion an die erste Stelle und halte die Knochenerweichung für einen lediglich sekundären Vorgang, erzeugt durch Druckatrophie des enorm hyperplastischen Markes.

Blutveränderungen bei Erkrankungen der Schilddrüse. Im Jahre 1908 hat Kocher die Aufmerksamkeit auf Blutveränderungen bei *Morbus Basedow* gelenkt. Während die R. in normaler oder selbst leicht erhöhter Zahl vorhanden sind und daher auch morphologische Veränderungen fehlen, findet sich oft eine eigenartige Verschiebung in den Mengenverhältnissen der L.

Die Gesamtzahl der L. ist normal oder häufiger vermindert und die 𝔏. haben auf Kosten der N. zugenommen. Die Eos. sind sehr variabel, meist vermehrt, die Mastzellen vermindert, die Monoc. sind bald vermehrt, bald normal, bald vermindert. Das wichtigste ist eine prozentliche oder in den schweren Fällen auch eine absolute Lymphocytose, begleitet, nach meinen Untersuchungen, hier und da von pathologischen 𝔏. Diese Lymphocytose hatte ich als posttoxische angesprochen, sie ist aber wohl eine hormonale. Sie entspricht einer Hyperfunktion und einer Hyperplasie des lymphatischen Apparates, während der myeloische Apparat fast immer in seiner Funktion reduziert ist und im Knochenmark Vorherrschen der Myeloblasten, also insuffiziente Granulabildung, konstatiert wird. Das wichtigste aber ist nicht die Lymphocytose, sondern die *erhebliche Neutropenie als Insuffizienz des Knochenmarkes.*

Kocher hat gezeigt, daß nach der Operation ein 𝔏.-Sturz, z. B. von 48 auf 2,7%, und jetzt neutrophile Leukocytose gefunden wird. Das sind reine Operationsfolgen, die wir auch bei Laparotomien sehen. Interessant ist die Erfahrung, daß auf bloße Gefäßligatur (eig. Beob.) die Lymphocytose sogar noch stärker werden kann, offenbar weil durch die Manipulation an der Drüse mehr Sekret ausgequetscht worden ist und den leichten operativen Einfluß auf das Blutbild nicht hat aufkommen lassen.

Kocher konnte nachweisen, daß die erfolgreiche Operation oft nach ziemlich lang anhaltender stärkerer Ausprägung des Blutbildes schließlich zu einem allmählichen Rückgang der Lymphocytose und zu einer besseren myeloischen Reaktion, wieder mehr L. und namentlich mehr N. führt. So läßt sich auch an Hand der Blutuntersuchung mit entscheiden, ob weitere Eingriffe nötig sind.

Turin, der Schüler Kochers, fand in $^2/_3$ der Erkrankungen Leukopenie, und zwar stets auf Kosten der N.; ab und zu fanden sich Plasmazellen; eine von Caro verzeichnete Vermehrung der Monoc. bestritt er. Ich vermag ebenfalls ein konstantes Verhalten dieser Zellart bei Basedow nicht festzustellen.

Als prognostisch am ungünstigsten erwiesen sich die Erkrankungen mit sehr hohem Ƚ.-Prozentsatz und starker absoluter Lymphocytose. Bei Basedowoid konstatierte TURIN dieselben L.-Veränderungen, nur abgeschwächt; bei *Jodothyrin*fütterung traf er in 13 Fällen raschen Ƚ.-Anstieg, der 12mal zu absoluter Zunahme auf Kosten der N. geführt hat. Von 14 Kolloidkröpfen erhielt TURIN normale Blutbilder. Bei Thyreoideatherapie steigert sich nach KOCHER die Lymphocytose.

Die KOCHERsche Lymphocytose des Basedowleidens ist von vielen Autoren bestätigt, von anderen sehr bestritten worden. Die Ƚ.-Zunahme ist zwar nicht in sämtlichen Fällen, wohl aber in den schweren vorhanden (viele eig. Beob.). FALTA macht auf den Wechsel des Basedowblutbildes aufmerksam und auf Fälle mit normaler Blutzusammensetzung.

Zu beachten ist natürlich das Vorkommen von Lymphocytosen unter vielen anderen Bedingungen, ganz besonders die postinfektiöse Lymphocytose.

Die roten Blutzellen sollen nach HOLLER bei Basedow groß sein und fast wie Megalocyten aussehen, was mir aber bei sehr ausgedehnten Untersuchungen nie aufgefallen ist. FÖLDES berechnet für Hypothyreosen stets ein R.-Volumen über 94 μ^3, für Hyperthyreosen aber meist niedrigere R.-Volumina und in der Mehrzahl der Fälle sogar unter 85 μ^3.

Die Gerinnungszeit soll bei Basedow nach KOTTMANN in 78% der Fälle verlängert, ebenso die Autolyse unter Zusatz von Basedowserum. FONIO findet in neuen, noch nicht publizierten Beob. fast immer verlängerte Gerinnung, die Valenz aber meist vermindert. BLUMENTHAL erzielte langsame Gerinnung, erhebliche Lymphocytose und N-.Abnahme auch bei Kaninchen und Hunden unter Fütterung mit großen Jodothyrindosen. Dabei traf er eine Hemmung der Granulabildung im Knochenmark.

Bei *Struma simplex* traf KOCHER normale Blutbefunde; ebenso lauten die Angaben von TURIN, KOSTLIVY und DE STEFANO, während CH. MÜLLER in 59% der Erkrankungen auch hier Ƚ.-Vermehrung angibt, die freilich oft nur eine prozentliche und oft auch eine geringe gewesen ist. Ähnlich lauten die Befunde von BIELAJEW und vielen anderen.

Auch für *Kretinismus* findet man oft (so auch FALTA) Hb.- und R.-Abnahme und eine gewisse Lymphocytose. In eig. Beob. waren die Anämien bei kretinischen Geschwistern oft überraschend stark und dem Aussehen nach gar nicht erwartet. Hier wäre daran zu denken, daß bei der Verminderung aller Oxydationen eine gewisse Anämie regulatorisch eintritt, weil der Körper auch weniger O_2-Träger nötig hat. STARLINGER erwähnt Fibrinogenzunahme als wichtig.

Bei *endemischem Kretinismus* sah KIND oft Abnahme von Hb. und R. und meist relative Lymphocytose, nicht selten auch absolute Lymphocytose in 73% der Fälle und Abnahme der N.

Bei eingehenden Prüfungen über *Hypothyreosen* bei 22 Fällen von endemischem Kretinismus fand WÄLCHLI in meinem Institut fast regelmäßig (20mal Gerinnungsbeschleunigung auf $1^1/_2$—$4^1/_2$ Min., aber in bezug auf L. und Ƚ. absolut keine Gesetzmäßigkeit und oft hohe Werte, z. B. 12mal zwischen 7—10000 L. Anämien kamen 16mal vor und gingen bis 2,8 und 3,29 Millionen R. Vereinzelt sind aber auch Zahlen von 5,02 und 5,36 gefunden. Dabei ist kaum irgendeine sichere Abweichung an den Erythrocyten zu treffen; nur vereinzelt findet sich Andeutung von leichter Anisocytose. Hervortretend blieb vor allem das *Fehlen jeder Regeneration*! Der F.-I. war kaum je etwas tief und 13mal höher als 1,0.

Bei diesen eingehenden Studien über die Hypothyreosen in der Arbeit von WÄLCHLI fanden wir auch 6mal Werte von über 10000 Leukocyten, 2mal 7000 und 4mal unter 7000. Der tiefste Wert war 3700. Unter den N. betrugen die absoluten Werte nur 4mal unter 4000, und zwar: 1850, 2700 (nach 2 Jahren aber dann 5000) und 3720. 7 Fälle boten die normalen absoluten Werte der N. von 4000—5000. 5mal hatten wir Zahlen über 5000, 7mal über 6000. Dabei lag der höchste Wert etwas über 11000 und war bei einer Kontrolle nach $1^1/_2$ Jahren immer noch bei 9000.

Man sieht, daß diese Verhältnisse komplizierter und unregelmäßiger liegen, als bisher beschrieben worden ist. Die Eos. boten kaum Abnormes. Die Mastzellen neigten zu erhöhten Werten und waren meist absolut erhöht. Die Ƚ. blieben prozentlich normal, in 7 Fällen übertrafen sie 25%. In absoluten Zahlen überstiegen die Ƚ. 7mal den Wert von 2000 (Maximum 3290), blieben 9mal zwischen 1500 und 2000 und 6mal unter 1500.

Von besonderer Wichtigkeit erscheint mir die Feststellung, daß pathol. N. weder nach Kern noch nach Protoplasma jemals entdeckt werden konnten. Das Alter (9—62 Jahre) scheint ohne Einfluß auf den Blutbefund und auf die Schwere des klinischen Bildes.

Nach diesen ganz besonders eingehenden Untersuchungen über Hypothyreosen möchte ich folgende Schlüsse ziehen:

1. Bei Hypo- und Athyreosen ist Gerinnungsbeschleunigung fast regelmäßig.
2. Die L.-Befunde sind uncharakteristisch und durch komplexe Bedingungen geschaffen, so daß ein durchschlagender Einfluß der Hypofunktion der Thyreoidea nicht erkennbar ist. In einzelnen Fällen freilich kann ein solcher Einfluß sich geltend machen und, wie ich gesehen habe, sich über Jahre erstrecken.
3. Toxische Einflüsse lassen sich gar nicht nachweisen.
4. Anämie mit fast normalen Hb.-Werten und leichter Erhöhung des F.-I. ist häufig. Zeichen von Regeneration fehlen, ein ganz eigenartiger Befund. Man müßte daraus wohl den Schluß ziehen, daß der Organismus mit den niedrigen R.-Werten auskommt und kein Bedürfnis nach höheren besteht.

Deusch traf bei Myxödem die R.-Zahl mäßig vermindert, die Viscosität und Refraktion des Serums aber erhöht und auf Thyreoidin dann eine Abnahme. Bei Basedow aber η-Abnahme im Serum. Die Untersuchungen von Busse bei 17 Hypothyreosen ergaben keine beschleunigte Gerinnung, aber stets Abnahme des Fibrinogens. Hellwig berechnet den Quotienten Ref.: η und findet ihn bei Hyperthyreosen stets erniedrigt wegen Viscositätszunahme, bei Hypothyreosen aber erhöht. Alle NaCl-Werte der Blutbestandteile erwiesen sich als normal, so daß eine wirkliche Eiweißzunahme vorliege. Neuschloss nimmt Erhöhung der spezifischen Viscosität des Serums bei Hypothyreose an.

Blank fand bei allen Thyreoideaaffektionen nicht häufig Lymphocytose und das Kochersche Blutbild uncharakteristisch. Bei typischem Basedow ermittelte er öfters niedrige Pl.-Zahlen.

Peillon und A. Kocher fanden bei älteren Myxödemkranken keine Lymphocytose mehr, und sie faßten diese als Persistenz eines juvenilen Blutbildes auf, das aber im Laufe der Jahre sich gegen die Norm zu ausgleiche.

Für *Myxödem* geben Bence, Engel, Falta (Lehrbuch) gleichfalls Lymphocytose und N.-Abnahme an; früher hatten schon Mendel und Leichtenstern viel $\mathfrak{L}$. konstatiert.

Eingehend beschäftigte sich mit den Blutveränderungen dieser Krankheit Esser, der bei einem 37jähr. Patienten sehr viel Monoc. bemerkt hat, ebenso bei einem Kinde, das erhebliche Anämie und Leukocytose (16500) aufwies. Esser will in beiden Fällen pathologische, wenig differenzierte Krochenmarkszellen gefunden haben. Nach experimenteller Exstirpation der Thyreoidea konstatierte er Anämie, Leukocytose, besonders Monoc.-Vermehrung, dunkelrotes Knochenmark, mit reduzierten Myelocyten und reichlich unreifen Markzellen (Myeloblasten). Bei thyreoidektomierten Hunden hat auch Kraus im Knochenmark fast nur ungranulierte Zellen gesehen.

Kochers Angaben über Myxödem verzeichnen Leukopenie mit relativer oder absoluter Lymphocytose, beschleunigte Gerinnung, auf Thyreoideapräparate R ü c k g a n g der Lymphocytose.

Auf Thyreoideatherapie bei Myxödem wird von manchen Autoren eine Abnahme der $\mathfrak{L}$. angegeben und eine Zunahme der N.

Von Bauer, Lampé, Niederberger, Beresow und anderen werden alle diese Befunde bestritten, als uncharakteristisch und wechselnd hingestellt und die funktionellen Prüfungen als unbrauchbar erklärt. Ursache der Abnormitäten sei der Status hypoplasticus.

Zondek sah auf kleine Thyreoidindosen beim Normalen leichte R.-Vermehrung, sehr starke aber bei Polycythämie.

Lit.: Antonelli: Policlinico **1914**. — Aibara: Kongreßzbl. inn. Med. **38**, 800. Adrenalin. — Asher: Z. Biol. **71**, 107 (1920). Thyreoidea, Eisen. — Baar: Z. exper. Med **50**, 594 (1926). Adrenalin. — Baggio: Arch. Sci. med. **43**, 93 (1920). Thymektomie $\mathfrak{L}$.-Abnahme; Thymusextrakt $\mathfrak{L}$.-Zunahme. — Bauer: Konstitutionelle Dispositior. Berlin 1917. — Bauer, J. u. M. Bauer: Z. klin. Med. **79**, 13 (1913). — Bauer u. Hinteregger:

Z. klin. Med. **76**, 115 (1912). — BENCE u. ENGEL: Wien. klin. Wschr. **1908**, Nr 25. Myxödem. — BERESOW: Dtsch. Arch. klin. Med. **135**, 166 (1925). Basedow. — BETTINGER: Inaug.-Diss. Heidelberg 1913. — BIELAJEW: Münch. med. Wschr. **1911**, 1415. — BILLIGHEIMER: Dtsch. Arch. klin. Med. **136**, 1 (1921). Adrenalin. — BLANK: Dtsch. Arch. klin. Med. **132**, 16 (1920). — BLUMENFELDT: Berl. klin. Wschr. **1918**, Nr 39. Adrenalin. — BLUMENTHAL: Fol. haemat. (Lpz.) **9**, 165. — BOENHEIM: Klin. Wschr. **1925**, 1159. Addison. — BORCHARDT: Dtsch. Arch. klin. Med. **106**, 182 (1912). — BOSE: Klin. Wschr. **1924**, 1357. — BROWN u. ROTH: Amer. J. med. Sci. **169**, 47 (1925). Addison. — BÜHLER: Münch. med. Wschr. **1910**, 1001. — BUSSE: Z. exper. Med. **28**, 423 (1922). — CAPELLE: Beitr. klin. Chir. **58** (1908); Münch. med. Wschr. **1908**, Nr 35. — CAPELLE u. BEYER: Beitr. klin. Chir. **72** u. **86**. — CARO: Berl. klin. Wschr. **1907**, Nr 17; **1908**, 1775; **1912**, 396. Adipositas; 1564. Diabetes. — CARPI: Gazz. Med. ital. **1908**; Berl. klin. Wschr. **1910**, Nr 45. — CHVOSTEK: Wien. klin. Wschr. **1918**, Nr 5. — CIUFFINI: Policlinico **1906**, **1909**. — COURVOISIER: Mitt. Grenzgeb. Med. u. Chir. **28** (1916). — DAZZI: Kongreßzbl. inn. Med. **18**, 180. Adrenalin; neben Verschiebung auch Knochenmarkeinfluß, viel vital granulierte R. — DEUSCH: Dtsch. Arch. klin. Med. **134**, 342 (1920); Münch. med. Wschr. **1921**, 297; Klin. Wschr. **1923**, 80. Thyr. — EDMUNDS: Kongreßzbl. inn. Med. **27**, 356; **35**, 7; **36**, 466. Adrenalin. — EMERY: Amer. J. med. Sci. **165**, 577 (1923). An. bei Myxödem. — ENDRESS: Inaug.-Diss. Tübingen 1919. Osteom. puerp. — ESPOSITO: Kongreßzbl. inn. Med. **44**, 823. Adrenalin. — ESSER: Dtsch. Arch. klin. Med. **89**. Lit.! — FALTA usw.: Z. klin. Med. **72** (1911). — FALTA u. KAHN: Z. klin. Med. **74** (1911). — FIESCHI: Kongreßzbl. inn. Med. **55**, 372. Adr. nach Splenektomie. — FÖLDES: Z. klin. Med. **100**, 268 (1924); **101**, 155 (1924). Hypothyr. — FONIO: Mitt. Grenzgeb. Med. u. Chir. **24**, 123; S. 79. Handbuch normale und pathologische Physiologie, Bd. 6, S. 68, 92. — FREY: Siehe S. 251; Mitt. Grenzgeb. Med. u. Chir. **28** (1914); Klin. Wschr. **1921**, 1742. η bei Thyr. — FRIEDBERG: Mschr. Kinderheilk. **18**, 432 (1920). — GIARDANO: Fol. haemat. (Lpz.) **12**, 182. — GIOVINE: Fol. haemat. (Lpz.) **9**, 148. — GORDON u. JAGIC: Wien. klin. Wschr. **1908**, Nr 46. — GRIMM: Jb. Kinderheilk. **89**, 442. Adrenalin. — GUGGENHEIMER: Dtsch. Arch. klin. Med. **107**, 518 (1912). — HAAS: Münch. med. Wschr. **1920**, 781. Tetanie. — HABERER: Med. Klin. **1914**, 1087; Arch. klin. Chir. **103**, 193 (1917); **109** (1918). Thymus-Basedow häufiger Vermehrung der N. u. L. — HAMMETT: Kongreßzbl. inn. Med. **38**, 370. — HATIEGAN: Wien. klin. Wschr. **1912**, Nr 39; **1917**, Nr 49. — HEIMANN: Münch. med. Wschr. **1913**, Nr 51. — HELLWIG: Klin. Wschr. **1922**, 1988. — HESS: Münch. med. Wschr. **1926**, 1691. — HIRSCHFELD: Berl. klin. Wschr. **1919**, Nr 9. Regulation der Blutzusammensetzung. — HOFMEIER: Z. exper. Med. **35**, 191 (1923). — HOLLER: Wien. klin. Wschr. **1923**, 23. — HOLLER u. RUDELKA: Dtsch. Arch. klin. Med. **154**, 165 (1927). Basedow. — HOSKINS: Kongreßzbl. inn. Med. **57**, 165. Thyr.-Fütterung. — JAKOB: Virchows Arch. **246**, 151 (1923). Hypophys. Kachexie. Mittelstarke Anämie. — JASTRAU: Mitt. Grenzgeb. Med. u. Chir. **29** (1916). — KAHLER, H.: Z. angew. Anat. **1**, 139 (1913). — KAPPIS: Mitt. Grenzgeb. Med. u. Chir. **21** (1910). — KAUFMANN: Mitt. Grenzgeb. Med. u. Chir. **28** (1915). — KIND: Mitt. Grenzgeb. Med. u. Chir. **30**, 284 (1918). Endemischer Kretinismus. — KLOSE: Erg. inn. Med. **10** (1913). — KOCHER: Arch. klin. Chir. **87** (1908); **99** (1912). Myxödem; Mitt. Grenzgeb. Med. u. Chir. **29** (1916). — KORCZYNSKI: Med. Klin. **1915**, Nr 31. — KOSTLIVY: Mitt. Grenzgeb. Med. u. Chir. **21** (1910). — KOTTMANN: Z. klin. Med. **71**; Schweiz. Korresp.bl. **1910**. — KRAUS: Kongr. inn. Med. **1906**. — KUHN: Med. Klin. **1927**, 95. Thyr. — KURLOFF: Münch. med. Wschr. **1909**, Nr 45. — LAMPÉ: Dtsch. med. Wschr. **1912**, 1127. — LANZ: Mitt. Grenzgeb. Med. u. Chir. **29** (1916). — LAVIZZARI: Fol. haemat. (Lpz.) **12**, 182. — LEICHTENSTERN: Dtsch. med. Wschr. **1893**. — LIER, v.: Beitr. klin. Chir. **69** (1910). — LOEWY u. SOMMERFELD: Dtsch. med. Wschr. **1912**, Nr 16. — LÖHR: Z. exper. Med. **53**, 599 (1927). Thyr. — MANDELSTAMM: Virchows Arch. **261**, 858 (1926). Adrenalin. — MATSCHAWARIANI: Kongreßzbl. inn. Med. **11**, 341. — MENDEL: Dtsch. med. Wschr. **1893**. — MOHR: Berl. klin. Wschr. **1918**, Nr 22. — MORONE: Fol. haemat. (Lpz.) **12**, 182. — MÜLLER, CHARLOTTE: Med. Klin. **1910**, Nr 34. — NAEGELI: S. 283, 409, 329. — NAEGELSBACH: Beitr. klin. Chir. **63**, 1913; Inaug.-Diss. Erlangen 1913. — NEUSCHLOSS: Klin. Wschr. **1924**, 1013. Thyr. η. — NIEDERBERGER: Schweiz. med. Wschr. **1924**, 886. Thyr. — NOWADWORSKI: Fol. haemat. (Lpz.) **33**, 7 (1926). Adrenalin. — OHSHINGA: Kongreßzbl. inn. Med. **57**, 67. Parathyr. — OTTO: Med. Klin. **1912**, Nr 24. — PAGNIEZ: Presse méd. **1925**, 1633. Adrenalin. — PEILLON: Mitt. Grenzgeb. Med. u. Chir. **29** (1916). — PELLACANI: Fol. haemat. (Lpz.) **15**, 22. — PETTAVEL: Mitt. Grenzgeb. Med. u. Chir. **27** (1914). — PORT u. BRUNOW: Arch. exper. Path. **76** (1914). — PRIBRAM: Z. klin. Med. **87**. — QUADRI: Modena **1911**. — QUERVAIN, DE: Schweiz. med. Wschr. **1923**, 1. — RATNER: Med. Klin. **1925**, 775. Nebenniere. — RECKZEH: Dtsch. med. Wschr. **1913**, 1396. — REICHER: C. r. Soc. Biol. Paris **91**, 977 (1924). Adrenalin. — ROSENOW: Dtsch. Arch. klin. Med. **127**. Adrenalin. — RÖSLER: Wien. Arch. inn. Med. **4**, 503 (1922). Adren. — ROTH: Dtsch. med. Wschr. **1910**, 258. — ROTH u. SCHUMACHER: Mitt. Grenzgeb. Med. u. Chir. **25** (1913). — SALIS u. VOGEL: Mitt. Grenzgeb. Med. u. Chir. **27**, 275. — SANGUINETTI: Policlinico **1921**, 97. Adrenalinleukocytose-Verschiebung. — SAUER: Dtsch. Z. Nervenheilk. **49** (1913). —

SCHENK: Dtsch. med. Wschr. **1920**, 1192. — SCHERMANN, Fol haemat. (Lpz) **41**, 445 (1930. Thyreoidea. — SCHLOSSER: Zbl. Chir. **1924**, 2476. Tetanie. — SCHLUND: Dtsch. med. Wschr. **1920**, 1273. Nebennierenentfernung. — SCHOEN u. BERCHTHOLD: Arch. exper. Path. **105**, 63 (1925). Adrenalin. — SCHOENBERGER: Z. Kinderheilk. **38**, 688 (1924). Thyr. — SCHWAB: Z. exper. Med. **65**, 782 (1929). Adrenalin. — SEILER: Mitt. Grenzgeb. Med. u. Chir. **24**, 862 (1912). — SEYDERHELM u. TAMMANN: S. 413. — SIESS u. STÖRK: Wien. med. Wschr. **1913**, Nr 18. — SKORCZEWSKI u. WASSERBERG: Z. exper. Path. u. Ther. **10**, 330. — SKORODUMOW: Fol. haemat. (Lpz.) **16**, 77. — SÖLLING: Fol. haemat. (Lpz.) **18**, 116. — STÄHELIN: Med. Klin. **1912**, Nr 24. — STAHEL: Inaug.-Diss. Zürich 1928. Eunuchoid. — STARLINGER: Arch. klin. Chir. **155**, 308 (1929). Kretin. — STEIGER: Z. klin. Med. **84**. — STEFANO, DE: Fol. haemat. (Lpz.) **10**, 364. — STOOS: Schweiz. Korresp.bl. **1903**, 329. — TONISETTI: Z. exper. Med. **45**, 51 (1925). Adrenalin. — TROTT: Arch. int. Med. **26**, 352 (1920). Hyperthyreosen sehr wechselnde Befunde, oft normal oder neutrophile Leukocytose. — TURIN: Inaug.-Diss. Bern 1910. — UNVERRICHT: Klin. Wschr. **1923**, 166. An. bei Hypothyr. — WÄLCHLI: Fol. haemat. (Lpz.) **27**, 135 (1922) u. Inaug.-Diss. Zürich 1921. Thyreosen. — WALTERHÖFER: Dtsch. Arch. klin. Med. **135**, 208 (1921). Adrenalin. — WASER: Siehe S. 336. Hämolytische Anämie bei Hypernephrom. — ZONDEK: Dtsch. med. Wschr. **1922**, 1033. — ZONDEK u. KÖHLER: Klin. Wschr. **1926**, 876; **1929**, 1697. Thyr.

Sachverzeichnis.

Mikroskopische Anatomie der Gewebe. („Handbuch der mikroskopischen Anatomie des Menschen", Band II.)

Erster Teil: **Epithel- und Drüsengewebe. Bindegewebe und blutbildende Gewebe. Blut.** Mit 305 zum Teil farbigen Abbildungen und 1 Tafel. X, 703 Seiten. 1927. RM 135.—; gebunden RM 141.—*)

Das Epithelgewebe. Von Professor Dr. J. Schaffer-Wien. — Bindegewebe und blutbildende Gewebe. Von Professor Dr. A. Maximow-Chicago. — Blut. Von Professor Dr. J. Brodersen-Hamburg. — Namen- und Sachverzeichnis.

Zweiter Teil: **Stützgewebe. Knochengewebe. Skeletsystem.** Mit 521 zum Teil farbigen Abbildungen. VII, 699 Seiten. 1930. RM 168.—; gebunden RM 176.—*)

Die Stützgewebe. Von Professor Dr. J. Schaffer-Wien. — Das Knochengewebe. Von Professor Dr. F. Weidenreich-Frankfurt a. M. — Die Organe des Skeletsystems. Von Professor Dr. H. Petersen-Würzburg. — Namen- und Sachverzeichnis.

Dritter Teil. In Vorbereitung.

Muskelgewebe. Von Professor Dr. G. Häggqvist-Stockholm.

Pathologische Anatomie und Histologie des Blutes, des Knochenmarkes, der Lymphknoten und der Milz. („Handbuch der speziellen pathologischen Anatomie und Histologie", Band I.)

Erster Teil: **Blut. Lymphknoten.** Mit 133 Abbildungen. X, 372 Seiten. 1926. RM 63.—; gebunden RM 66.—*)

Blutkrankheiten Von Professor Dr. C. Sternberg-Wien. — Fremde Blutbeimengungen. Von Professor Dr. P. Huebschmann-Düsseldorf. — Die Malaria. Von Professor Dr. C. Seyfarth-Leipzig. — Die Lymphknoten. Von Professor Dr. C. Sternberg-Wien. — Lymphomatosis granulomatosa. Von Professor Dr. Eugen Fraenkel †-Hamburg.

Zweiter Teil: **Milz. Knochenmark.** Mit 272 zum Teil farbigen Abbildungen. VII, 789 Seiten. 1927. RM 192.—; gebunden RM 195.—*)

Pathologische Anatomie der Milz. Von Geheimrat Professor Dr. O. Lubarsch-Berlin. — Knochenmark. Von Professor Dr. M. Askanazy-Genf. — Leukämien. Von Professor Dr. K. Helly-St. Gallen. — Namen- und Sachverzeichnis.

Normale und pathologische Physiologie des Blutes und der Lymphe. („Handbuch der normalen und pathologischen Physiologie", Band VI.)

Erster Teil: **Blut.** Mit 74 Abbildungen. IX, 665 Seiten. 1928. RM 58.—; gebunden RM 64.—*)

Die körperlichen Bestandteile des Blutes. Von Professor Dr. K. Bürker-Gießen. — Der normale rote Blutfarbstoff. Das Kohlenoxydhämoglobin und das Problem der Kohlenoxydvergiftung. Von Privatdozent Dr. G. Barkan-Frankfurt a. M. — Umwandlungsprodukte des ungespaltenen Blutfarbstoffes. Von Professor Dr. W. Lipschitz-Frankfurt a. M. — Konstitution der eiweißfreien Farbstoffkomponenten und ihrer Derivate (Chlorophyll). Von Geheimrat Professor Dr. H. Fischer-München. — Messung des Blutumsatzes. Von Professor Dr. P. Morawitz-Leipzig. — Plasma und Serum. Von Dr. E. Adler-Frankfurt a. M. (Unter Mitarbeit von K. Schwerin-Frankfurt a. M.) — Die Gerinnung des Blutes. Von Privatdozent Dr. A. Fonio-Langnau b. Bern). — Pathologische Physiologie der hämorrhagischen Diathesen. Von Professor Dr. P. Morawitz-Leipzig. — Physiologie der Blutgase. Von Professor Dr. G. Liljestrand-Stockholm. — Spezifisches Gewicht. Die refraktometrische Blutuntersuchung. Osmotischer Druck des Blutes. Von Privatdozent Dr. A. Alder-Zürich. — Hämolyse. Von Professor Dr. R. Brinkman-Groningen. — Die Hämoglobinurien. Von Professor Dr. E. Meyer †-Göttingen. — Die theoretische Grundlage für die Bedeutung der Wasserstoffionenkonzentration des Blutes. Von Professor Dr. L. Michaelis, z. Z. Baltimore. — Die Viscosität des Blutes. Von Professor Dr. S. M. Neuschlosz-Rosario de Santa Fé. — Die Permeabilität der Erythrocyten. Kataphorese, Ladung und Agglutination der Erythrocyten; die Senkungsreaktion. Von Professor Dr. R. Höber-Kiel.

Zweiter Teil: **Blut** (Fortsetzung). **Lymphsystem.** Mit 69 Abbildungen. VII, 471 Seiten. 1928. RM 46.—; gebunden RM 52.—*)

Über die Gesamtblutmenge. Von Professor W. Griesbach-Hamburg. — Die Leukocyten. Von Professor Dr. R. Seyderhelm-Frankfurt a. M. — Blutbildung im Hochgebirge. Von Dr. F. Laquer-Elberfeld. — Physiologie der blutbildenden Organe. Von Professor Dr. V. Schilling-Berlin. — Blutkrankheiten. Von Professor Dr. E. Meyer †-Göttingen. — Lymphsystem. Das Lymphsystem. Von Professor Dr. C. Oehme-Heidelberg. — Lymphdrüsen und lymphatisches System. Von Professor Dr. H. Oeller-Leipzig. — Der Wasserhaushalt der Pflanzen. Von Privatdozent Dr. B. Huber-Freiburg i. Br. — Sachverzeichnis.

Die Atmungsfunktion des Blutes. Von Joseph Barcroft, Fellow of Kings College, Cambridge. Ins Deutsche übertragen von Dr. Wilhelm Feldberg, Vol. Assistent am Physiologischen Institut der Universität Berlin.

Erster Teil: **Erfahrungen in großen Höhen.** Mit 47 Abbildungen. X, 218 Seiten. 1927. RM 15.—; gebunden RM 16.20

Zweiter Teil: **Hämoglobin.** Mit 63 Abbildungen. VII, 215 Seiten. 1929. RM 18.60; gebunden RM 19.80

(Bilden Band XIII und XVIII der „Monographien aus dem Gesamtgebiet der Physiologie der Pflanzen und der Tiere".)

---

*) *Jeder Band der Handbücher ist einzeln käuflich; jedoch verpflichtet die Abnahme eines Teiles eines Bandes zum Kauf des ganzen Bandes.*